中医执业及助理医师资格考试
笔试重难点精析
（上册）

主　编　昭昭医考
副主编　张剑梅
主　审　李　闯

紧扣新大纲
执业医师与
助理医师通用

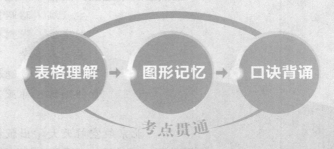

信昭昭过医考 *独家秘笈*

表格理解 → 图形记忆 → 口诀背诵

考点贯通

北京航空航天大学出版社
BEIHANG UNIVERSITY PRESS

内 容 简 介

本书分为上、下两册。上册中医基础科目包括中医基础理论、中医诊断学、中药学、方剂学,西医临床科目包括西医诊断学、传染病学、医学伦理学、卫生法规。下册中医临床科目包括中医内科学、中医外科学、中医妇科学、中医儿科学、针灸学,西医临床科目包括西医内科学。本书采用图表形式,清晰列出各单元大纲核心考点,对重难点进行详细标注和提示,将难记考点编成顺口溜、口诀帮助理解记忆。

本书可供具有规定学历的中医执业及助理医师、中医师承及确有专长的考生使用,也可作为本科生、研究生、临床医生的学习指导用书。

图书在版编目(CIP)数据

中医执业及助理医师资格考试笔试重难点精析 / 昭昭医考主编. -- 北京 ：北京航空航天大学出版社,2018.12

ISBN 978 - 7 - 5124 - 2908 - 6

Ⅰ. ①中… Ⅱ. ①昭… Ⅲ. ①中西医结合—资格考试—自学参考资料 Ⅳ. ①R2 - 031

中国版本图书馆 CIP 数据核字(2018)第 287593 号

中医执业及助理医师资格考试笔试重难点精析(上册)

主　编　昭昭医考
副主编　张剑梅
主　审　李　闯
策划编辑　黄继松
责任编辑　寿亚荷

*

北京航空航天大学出版社出版发行

北京市海淀区学院路 37 号(邮编 100191)　http://www.buaapress.com.cn
发行部电话:(010)82317024　传真:(010)82328026
读者信箱:bhpress@263.net　邮购电话:(010)82316936
涿州市新华印刷有限公司印装　各地书店经销

*

开本:787×1 092　1/16　印张:81.75　字数:3 015 千字
2019 年 1 月第 1 版　2019 年 1 月第 1 次印刷
ISBN 978 - 7 - 5124 - 2908 - 6　定价:248.00 元(全 2 册)

前 言

　　中医执业及助理医师资格考试(以下简称"中医资格考试")是执业准入性考试。这门考试的特点就是科目多、考点多、记忆难,而许多考生又没有充足的复习时间,再加上有的考生年龄大、记不住,有的基础差、学不懂,有的缺乏临床经验、理解困难,方方面面的原因对考生的考试信心造成了巨大冲击。

　　那么有没有一套中医资格考试的辅导书籍能够帮你摆脱这些困扰,使你考高分、拿到证呢? 答案是:有。

　　2019 版《中医执业及助理医师资格考试笔试重难点精析》为此应运而生! 该书是由昭昭医考团队的李闯老师带领编写的中医医师资格考试的必备辅导工具书。

　　李闯老师根据考生的这一复习特点和要求,以及考生的心理特点,结合自身多年行业辅导经验,从考生最急需解决的薄弱环节入手,依据 2019 年最新版《中医执业及助理医师资格考试大纲》,深入研究考试大纲要求、真题出题角度和出题深度,结合历年真题,领会出题人意图,编写了这本《中医执业及助理医师资格考试笔试重难点精析》,使考生在短时间内迅速捕获核心考点,轻松学懂学会,事半功倍。

　　本书中所有绿色的文字都是历年考试重点,请大家牢记。

　　一本好书,既是你有效复习的工具书,又是使你走向执业道路的助推器,希望这本书能成为你的良师益友,给你带来拿证的惊喜!

　　最后,祝大家顺利通过考试!

李闯老师

2018 年 12 月

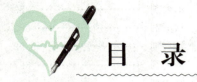

目 录

中医基础科目

西医临床科目

中医基础科目

中医基础理论

单元	内容	考点级别
第一单元	中医学理论体系的主要特点	★
第二单元	精气学说	★★
第三单元	阴阳学说	★★★
第四单元	五行学说	★★★
第五单元	藏象学说	★★
第六单元	五脏	★★★★
第七单元	六腑	★★★
第八单元	精、气、血、津液、神	★★★★
第九单元	经络	★★
第十单元	体质	★★
第十一单元	病因	★★★
第十二单元	发病	★★★
第十三单元	病机	★★★
第十四单元	防治原则	★★
第十五单元	养生与寿夭	★

第一单元　中医学理论体系的主要特点

【考点透视】

1. 理解整体观念的内涵。
2. 明确"证"的概念，注意病、证、症的区别。
3. 理解同病异治与异病同治的实质。

中医学理论体系的主要特点	整体观念	定义
		内容★★
	辨证论治	病、证、症的概念和关系★
		辨证论治的概念★★
		同病异治和异病同治★

细目一　整体观念

要点

1. 整体观念的定义

整体——统一性、完整性、联系性。

整体观念——是中医学关于人体自身的完整性及人与自然、社会环境的统一性的认识。

2. 整体观念的内容

人体是一个有机整体：①五脏一体观；②形神一体观★★
人与自然环境的统一性★
人与社会环境的统一性★

解释：

(1) 人体是一个有机整体

人体是一个内外联系、自我调节和自我适应的有机整体。主要体现于：①五脏一体观，即构成人体的脏腑、形体、官窍等各个组成部分，通过经络的沟通联络作用，构成以五脏为中心的五个生理病理系统，系统之间在结构与机能上是完整统一的。②形神一体观，即人的形体与精神是相互依附、不可分割的。

(2) 人与自然环境的统一性

人类生活在自然界中，自然界存在着人类赖以生存的必要条件。自然气候和地理环境的变化又可直接或间接地影响人体的生命活动，而人也在适应自然环境变化的过程中维持生命活动的稳定。这种人与自然环境息息相关的认识，即是"天人一体"的整体观。

(3) 人与社会环境的统一性

人与社会环境是统一的，相互联系的。政治、经济、文化、宗教、法律、婚姻、人际关系等社会因素，必然通过与人的信息交换影响着人体的各种生理、心理活动和病理变化，而人也在认识世界和改造世界的交流中，维持着生命活动的稳定、有序、平衡、协调，此即人与社会环境的统一性。

细目二　辨证论治

辨证论治	内容要点
	病、证、症的概念和关系★
	辨证论治的概念★★
	同病异治和异病同治★

解释：

(1) 病，即疾病，是致病邪气作用于人体，人体正气与之抗争而引起的机体阴阳失调、脏腑组织损伤、生理机能失常或心理活动障碍的一个完整的异常生命过程。

证，是疾病过程中某一阶段或某一类型的病理概括。证是病机的外在反映，病机是证的内在本质。

症，即症状和体征的总称，是疾病过程中表现出的个别、孤立的现象，可以是病人异常的主观感觉或行为表现，也可以是医生检查病人时发现的异常征象。症是判断疾病、辨识证的主要依据。

举例说明：感冒——是一个完整的过程，所以是病；风寒表证——证；口干、口苦、舌淡、苔白——症状、体征——症。

(2) 辨证论治的概念

辨证，即将四诊(望、闻、问、切)所收集的有关疾病的所有资料，包括症状和体征，运用中医学理论进行分析、综合，辨清疾病的原因、性质、部位及发展趋向，然后概括、判断为某种性质的证的过程。由于证是疾病过程中某一阶段或某一类型的病理概括，只能反映疾病某一阶段和某一类型的病变本质，故中医学在辨识证时，要32求同时辨明疾病的病因、病位、病性及其发展变化趋向，即辨明疾病从发生到转归的总体病机。

论治，是在辨证的基础上，确立相应的治疗原则和方法，选择适当的治疗手段和措施来处理疾病的思维和实践过程。论治过程一般分为因证立法、随法选方、据方施治三个步骤。

辨证论治是运用中医学理论辨析有关疾病的资料以确立证，论证其治则治法、方药并付诸实施的思维和实践过程。

（3）同病异治和异病同治的定义

同病异治,指同一种病,由于发病的时间、地域不同,或所处的疾病的阶段或类型不同,或病人的体质有异,故反映出的证不同,因而治疗也就有异。

异病同治,指几种不同的疾病,在其发展变化过程中出现了大致相同的病机,大致相同的证,故可用大致相同的治法和方药来治疗。

举例说明:感冒可分为风寒感冒、风热感冒、暑湿感冒等,但是治疗方法不同——同病异治;脱肛、胃下垂、子宫脱垂属于中气下陷——证同、病不同,但是治法相同——异病同治。

【昭昭医考重点提示】本单元内容需要重点掌握:①中医学理论体系的主要特点:整体观念、辨证论治;②辨证论治的定义,证、症、病的区别;③何为同病异治、异病同治,注意二者的区别。

历年真题精选

细目一:整体观念

【A1 型题】

1. 中医学整体观念的内涵是

A. 人体是一个有机的整体　　　　B. 自然界是一个整体

C. 时令、晨昏与人体阴阳相应　　D. 五脏与六腑是一个有机整体

E. 人体是一个有机整体,人与自然相统一

答案:E; 考点:整体观念的内容

解析:中医学整体观念的内涵包括:①人体是有机的整体;②人与自然界的统一性。故选择 E。

2. 中医学的基本特点是

A. 阴阳五行与藏象经络　　　　　B. 整体观念与辨证论治

C. 以五脏为主的整体观　　　　　D. 望闻问切与辨证论治

E. 辨证求因与审因论治

答案:B; 考点:中医学的基本特点

解析:中医学的基本特点是:①整体观念,人体是有机的整体,人体的各个部分是有机联系的;人和自然相统一。②辨证论治:运用望、闻、问、切的诊断方法,收集患者的症状、体征以及病史有关情况,进行分析、综合,辨明病理变化的性质和部位,判断为何种性质的"证候",这个过程就是"辨证"。"论治",就是在辨证基础上,根据正邪情况而确立的治疗法则。故选择 B。

细目二:辨证论治

【A1 型题】

1. 证候不包括

A. 四诊检查所得　　　　B. 内外致病因素　　　　C. 疾病的特征

D. 疾病的性质　　　　　E. 疾病的全过程

答案:C; 考点:证的概念

解析:中医证候是指疾病发生和演变过程中某阶段以及患者个体当时所处特定内、外环境本质的反映,它以相应的症、舌、脉、形、色、神表现出来,能够不同程度地揭示病因、病位、病性、邪正盛衰、病势等病机内容,为辨证论治提供依据,而不是疾病的全过程,故选择 C。

2. 因中气下陷所致的久痢、脱肛及子宫下垂,都可采用升提中气法治疗,此属于

A. 因人制宜　　B. 同病异治　　C. 异病同治　　D. 审因论治　　E. 虚则补之

答案:C; 考点:异病同治

解析:不同的疾病,在其发展过程中,出现了相同的证候和相同的病机,则可以采用相同的治疗方法,此为异病同治。题中久痢、脱肛、子宫下垂虽病不同,但都因中气下陷所致,故均可采用提升中气的方法治疗,属于异病同治。故选择 C。

3. 同病异治的实质是

A. 证同治异　　　　B. 证异治异　　　　C. 病同治异　　　　D. 证异治同　　　　E. 病同治同

答案：B；　考点：同病异治

解析：同病异治，指同一病证，因时、因地、因人不同，或由于病情进展程度、病机变化，以及用药过程中正邪消长等差异，表现出不同证候治疗上应相应采取不同的治法。故选择 B。

4. 感冒的治疗，可分别采用辛温解表或辛凉解表，此属于

A. 辨病论治　　　　B. 因人制宜　　　　C. 同病异治　　　　D. 异病同治　　　　E. 对症论治

答案：C；　考点：同病异治

解析：辛温解表和辛凉解表为两种不同的治法，但却都可以用来治疗感冒，此属于同病异治。故选择 C。

第二单元　精气学说

【考点透视】

本单元为大纲新增内容，理解精、气的概念及精气学说的基本内容。

精气学说	细目一	精气学说的概念
	细目二	精气学说的基本内容 ★
	细目三	精气学说在中医学中的应用

细目一　精气学说的概念

1. 精的概念

精，又称精气，在中国古代哲学中，一般泛指气，是一种充塞宇宙之中的无形（指肉眼看不见形质）而运动不息的极细微物质，是构成宇宙万物的本原；在某些情况下专指气中的精粹部分，是构成人类的本原。

精概念的产生，源于"水地说"。

2. 气的概念

气，在古代哲学中，指存在于宇宙之中的无形而不断运动的极细微物质，是宇宙万物的共同构成本原。气的概念源于"云气说"。

两汉时期的元气说同化了之前的各种气概念，认为元气是构成宇宙万物的最基本、最原始的物质。这就是后世所谓的"元气一元论"。

细目二　精气学说的基本内容

精气学说的基本内容	精气是构成宇宙的本原	精或气是构成天地万物包括人类的共同原始物质，有"无形"与"有形"两种不同的存在形式。
	精气的运动与变化	精气是活动力很强、运行不息的精微物质；气运动的形式多种多样，但主要有升、降、聚、散等几种。
	精气是天地万物的中介	精气可为天地万物相互联系、相互作用的中介性物质。
	天地精气化生为人	人为宇宙万物之一，不仅有生命，还有精神活动，故由"精气"，即气中的精粹部分所化生。

解释：

1. 精气是构成宇宙的本原

精气学说认为，宇宙中的一切事物都是由精或气构成的，宇宙万物的生成皆为精或气自身运动的结果，精或气是构成天地万物包括人类的共同原始物质。精气生万物的机理，古代哲学家常用天地之气交感，阴阳二气合和来阐释。精气自身的运动变化，分为天地阴阳二气。天地阴阳二气的交感合和是宇宙万物包括人类的发生、发展与变化的根本机制。精气有"无形"与"有形"两种不同的存在形式。所谓"无形"，即精气处于弥散

而运动的状态,充塞于无垠的宇宙空间,是精气的基本存在形式。由于用肉眼看不见,故称其"无形"。

2. 精气的运动与变化

精气是活动力很强、运行不息的精微物质。自然界一切事物的纷繁变化,都是精气运动的结果。气的运动,称为气机。气运动的形式多种多样,但主要有升、降、聚、散等几种。气的运动产生宇宙各种变化的过程称为气化,宇宙万物在形态、性能及表现方式上所出现的各种变化,皆是气化的结果。气的运动是产生气化过程的前提和条件,而在气化过程中又寓有气的各种形式的运动。

3. 精气是天地万物的中介

由于精气是天地万物生成的本原,天地万物之间又充斥着无形之气,且这无形之气还能渗入有形实体,与已构成有形实体的气进行各种形式的交换活动,因而精气可为天地万物相互联系、相互作用的中介性物质。这种中介物质维系着天地万物之间的相互联系,使它们成为一个整体,同时,使万物得以相互感应、相互影响、相互作用。

4. 天地精气化生为人

人为宇宙万物之一,宇宙万物皆由精气构成,是由天地阴阳精气交感聚合而化生。人类与宇宙中的他物不同,不仅有生命,还有精神活动,故由"精气",即气中的精粹部分所化生。气聚则成形,气散则形亡,人的生死过程,也就是气的聚散过程。

细目三　精气学说在中医学中的应用

1. 构建中医学的精气生命理论

中医学的精气学说是研究人体内精与气的内涵、来源、分布、功能、相互关系,以及与脏腑经络关系的系统理论。古代哲学精气学说关于精或气是宇宙万物本原的认识,对中医学中精是人体生命之本原,气是人体生命之维系,人体诸脏腑、形体、官窍由精化生,人体的各种生理机能由气推动和调控等理论的产生,具有极为重要的影响。中医学的精气理论接纳了古代哲学精气学说的精髓,将其作为一种思维方法引入其中,与其自身固有的理论和实践相融合,创立了独特的中医学精气生命理论。

2. 构建中医学的整体观念

精气是宇宙万物的构成本原,人类为自然万物之一,与自然万物有着共同的化生之源;运行于宇宙中的精气,充塞于各个有形之物间,具有传递信息的中介作用,使万物之间产生感应。这些哲学思想渗透到中医学中,促使中医学形成了同源性思维和相互联系的观点,构建了表达人体自身完整性及人与自然社会环境统一性的整体观念。

【昭昭医考重点提示】本单元主要熟悉并了解精气学说的一些基本内容,了解精、气的定义,均为构成宇宙万物的本原;精气是天地万物的中介;天地精气化生为人。

历年真题精选

【A1 型题】

1. 古代哲学中,构成人体的本原物质是

A. 天气　　　　B. 清气　　　　C. 阳气　　　　D. 阴气　　　　E. 精气

答案:E;　考点:精的概念

解析:精,又称精气,是构成宇宙万物的本原,是构成人类的本原。精气自身的运动变化,分为天地阴阳二气。故选择 E。

2. 天气万物相互联系的中介是

A. 天气　　　　B. 地气　　　　C. 精气　　　　D. 阴阳　　　　E. 阳气

答案:C;　考点:精气学说的基本内容

解析:精气是天地万物生成的本原,天地万物之间充斥着无形之气,且能渗入有形实体,进行各种形式的交换,因而精气为天地万物相互联系、相互作用的中介物质。故选择 C。

【B型题】

(3~4题共用选项)

A. 阴阳说　　　　B. 水地说　　　　C. 五行说　　　　D. 元气说　　　　E. 云气说

3. 古代哲学中,气的概念源自

答案:E

4. 古代哲学中,精的概念源自

答案:B;　考点:精、气的概念

解析:这个知识点来自于对精、气概念的阐述中,记忆即可。

第三单元　阴阳学说

【考点透视】

1. 明确事物或现象的阴阳属性。

2. 熟练掌握阴阳的各种关系,尤其是对立制约、互根互用、消长、转化概念的理解与运用。

3. 注意对涉及到的经典原文的理解。

阴阳学说	细目一	阴阳的概念★★
	细目二	阴阳学说的基本内容★★
	细目三	阴阳学说在中医学中的应用★

细目一　阴阳的概念

1. 阴阳的含义

阴阳,是中国古代哲学的一对范畴,是对自然界相互关联的某些事物或现象对立双方属性的概括。阴阳,既可以表示相互对立的事物或现象,又可以表示同一事物或现象内部对立着的两个方面。

阳	运动的	外向的	上升的	弥散的	温热的	明亮的	兴奋的
阴	静止的	内守的	下降的	凝聚的	寒冷的	晦暗的	抑制的

寒热、动静、明暗是阴阳的标志性属性,而水火皆具备,故称"水火者,阴阳之征兆也"。

2. 事物阴阳属性的绝对性和相对性

事物阴阳属性的绝对性,主要表现在其属阴或属阳的不可变性,即绝对性。

事物阴阳属性的相对性主要体现在三个方面:一是阴阳属性可互相转化,二是阴阳之中复有阴阳,三是因比较的对象的改变而发生改变。如昼夜阴阳属性的一般说法是:上午属阳中之阳,下午属阳中之阴,前半夜属阴中之阴,后半夜属阴中之阳。四季阴阳属性的一般说法是:夏天属太阳(阳中之阳),秋天属少阴(阳中之阴),冬天属太阴(阴中之阴),春天属少阳(阴中之阳)。

细目二　阴阳学说的基本内容

阴阳学说的基本内容	阴阳的一体观
	阴阳对立制约
	阴阳互根互用
	阴阳交感互藏
	阴阳的消长平衡
	阴阳的转化
	阴阳的自和

解释：

1. 阴阳的一体观

阴阳一体，指阴阳双方在一个统一体中，协调共济。也就是通常说的：阴阳分之为二，合之为一的观念。阴阳一体观主要有以下几方面含义：①阴阳虽然对立相反，但在一个统一体中协调共济。如气分为阴阳二气，以成天地，天地阴阳二气交感合和，产生冲气，推动宇宙万物的发生、发展变化。人体之气也含有阴气与阳气两个部分，阴阳二气协调，则一身之气冲和畅达，以维持人体的生命活动。②统一体中阴阳双方相互依赖而存在，任何一方都不能脱离另一方而单独存在。这就是阴阳的相互依存。③统一体中的阴阳双方，每一方都含有另一方，阴中含阳，阳中寓阴，所谓阴阳互藏。

2. 阴阳对立制约

指属性相反的阴阳双方在一个统一体中的相互斗争、相互制约和相互排斥。阴阳的相互对立，主要表现于它们之间的相互斗争、相互制约。阴与阳之间的对立制约，维持了阴阳之间的动态平衡，因而促进了事物的发生、发展和变化。人体处于正常生理状态下，相互对立着的阴阳两方面，处在相互制约、相互排斥、相互消长的动态之中。如果阴阳之间的对立制约关系失调，动态平衡遭到了破坏，则标志着疾病的产生。

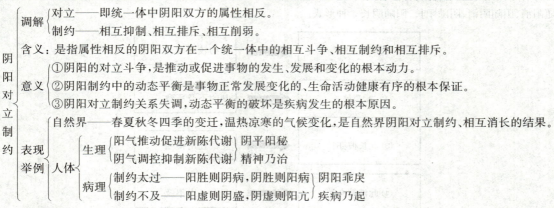

3. 阴阳互根互用

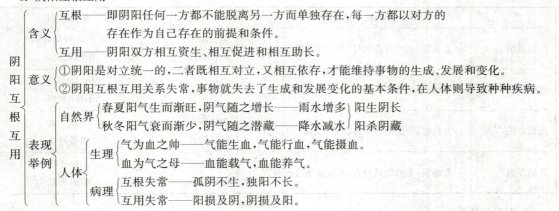

阴阳互根，指一切事物或现象中相互对立着的阴、阳两个方面，具有相互依存、互为根本的关系。即阴和阳任何一方都不能脱离另一方而单独存在，每一方都以相对的另一方的存在为自己存在的前提。"孤阴不生，独阳不生"，甚则"阴阳离决，精气乃绝"而死亡。

阴阳互用，指阴阳双方具有相互资生、促进和助长的关系。《素问·阴阳应象大论》说："阴在内，阳之守也；阳在外，阴之使也。"

4. 阴阳交感互藏

阴阳交感，指阴阳二气在运动中相互感应而交合。阴阳交感是宇宙万物赖以生成和变化的根源。古代哲学家认为，构成宇宙万物的本原之气，由自身的运动分化为相互对立的阴阳二气：阳气升腾而为天，阴气凝聚而为地。天气下降,地气上升,天地阴阳二气相互作用,交感合和,产生了宇宙万物,并推动着它们的发展和变化。《周易·系辞下》说:"天地氤氲,万物化醇;男女构精,万物化生。"

阴阳互藏,指相互对立的阴阳双方中的任何一方都包含着另一方,即阴中有阳,阳中有阴。宇宙中的任何事物都含有阴与阳两种属性不同的成分,属阳的事物含有阴性成分,属阴的事物也寓有阳阴的成分。事物或现象的阴阳属性是依据其所涵属阴与属阳成分的比例大小而定的。一般地说,表示事物属性的成分占绝对大的比例并呈显象状态,而被寓涵于事物或现象内部不得显露的成分占较小的比例,它虽不能代表事物的属性,但有非常重要的调控作用。阴阳互藏是阴阳双方交感合和的动力根源。天气下降,地气上升,古代哲学家是用"本乎天者亲上,本乎地者亲下"(《周易·乾传》)来解释的,即阴中有阳则能升,阳中有阴则能降。阴阳互藏是阴阳消长与转化的内在根据。

5. 阴阳的消长平衡

阴阳消长是阴阳运动变化的一种形式,而导致阴阳出现消长变化的根本原因在于阴阳之间存在着的对立制约与互根互用的关系。由阴阳对立制约关系导致的阴阳消长主要表现为阴阳的互为消长,有阴长阳消、阳长阴消、阴消阳长、阳消阴长 4 种形式;由阴阳互根互用关系导致的阴阳消长主要表现为阴阳的皆消皆长,有阴随阳消、阳随阴消、阴随阳长、阳随阴长 4 种形式。

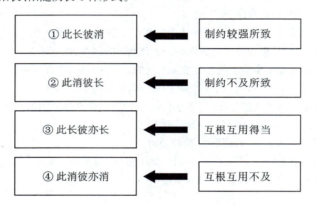

类型	消长变化机理	变化形式	临床举例
此长彼消	一方强盛,制约对方太过,致使对方减弱。	阴长阳消 阳长阴消	阴胜则阳病 阳胜则阴病
此消彼长	一方衰弱,制约对方力量减弱,导致对方亢盛。	阴消阳长 阳消阴长	阴虚则内热 阳虚则内寒
此长亦长	一方旺盛,可促进另一方也随之增长。	阴随阳长 阳随阴长	气旺生血 血盛助气
此消亦消	一方虚弱,无力资助对方,对方也随之消减。	阴随阳消 阳随阴消	阳损及阴 阴损及阳

6. 阴阳的转化

阴阳转化,指事物的总体属性,在一定条件下可以向其相反的方向转化,即属阳的事物可以转化为属阴的事物,属阴的事物可以转化为属阳的事物。阴阳双方的消长运动发展到一定阶段,事物内部阴与阳的比例出现了颠倒,则该事物的属性即发生转化,所以说转化是消长的结果。阴阳相互转化,一般都产生于事物发展变化的"物极"阶段,即所谓"物极必反"(寒极生热、热极生寒、重阴必阳、重阳必阴)。因此,在事物的发展过程中,如果说阴阳消长是一个量变的过程,阴阳转化则是在量变基础上的质变。阴阳转化一般有两种形式:一是渐变,如一年四季的温热寒凉变化;二是突变,如气候出现剧烈的寒热变化。

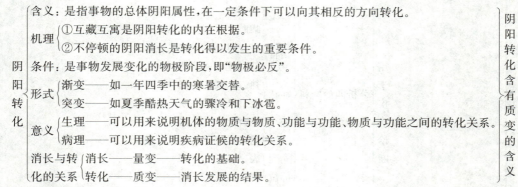

- 阴阳转化
  - 含义：是指事物的总体阴阳属性，在一定条件下可以向其相反的方向转化。
  - 机理
    - ①互藏互寓是阴阳转化的内在根据。
    - ②不停顿的阴阳消长是转化得以发生的重要条件。
  - 条件：是事物发展变化的物极阶段，即“物极必反”。
  - 形式
    - 渐变——如一年四季中的寒暑交替。
    - 突变——如夏季酷热天气的骤冷和下冰雹。
  - 意义
    - 生理——可以用来说明机体的物质与物质、功能与功能、物质与功能之间的转化关系。
    - 病理——可以用来说明疾病证候的转化关系。
  - 消长与转化的关系
    - 消长——量变——转化的基础。
    - 转化——质变——消长发展的结果。

（阴阳转化含有质变的含义）

7. 阴阳的自和

阴阳自和，指阴阳双方自动维持和自动恢复其协调平衡状态的能力和趋势。对生命体来说，阴阳自和是生命体内的阴阳二气在生理状态下的自我协调和，在病理状态下的自我恢复平衡的能力。自和是阴阳的本性，是阴阳双方自动地向最佳目标的发展和运动，是维持事物或现象协调发展的内在机制。

细目三　阴阳学说在中医学中的应用

1. 在组织结构和生理机能方面的应用

脏腑及形体组织的阴阳属性：

以部位来分，阳指上部、体表、背部、四肢外侧，阴指下部、体内、腹部、四肢内侧。

以脏腑来分，五脏属阴，六腑属阳。再如五脏分阴阳：心肺居于膈上属阳，而心属火，位南方，通于夏，属阳中之阳的太阳；肺属金，位西方，通于秋，属阳中之阴的少阴。肝、脾、肾居膈下属阴，而肝属木，位东方，通于春，属阴中之阳的少阳；肾属水，位北方，通于冬，属阴中之阴的太阴；脾属土，居中央，主四时，属阴中之至阴。《素问·金匮真言论》说：“背为阳，阳中之阳，心也；背为阳，阳中之阴，肺也。腹为阴，阴中之阴，肾也；腹为阴，阴中之阳，肝也；腹为阴，阴中之至阴，脾也。”

经络系统的阴阳属性：十二正经中有手足三阴三阳经，属腑而行于肢体外侧面的为阳经，一阳分为三阳，因行于上肢与下肢的不同而分称为手足阳明、少阳、太阳经；属脏而行于肢体内侧面的为阴经，一阴化为三阴，分称为手足太阴、厥阴、少阴经。奇经八脉中的跷脉与维脉，行于身之内侧者，称阴跷、阴维；行于身体之外侧者，称阳跷、阳维。督脉行于背，有总督一身之阳经的作用，称为“阳脉之海”。任脉行于腹，有总任一身之阴经的作用，称为“阴脉之海”。络脉中分布于体表及身体上部的称为阳络；分布于内脏、肢体深层及身体下部的称为阴络。

2. 在病理方面的应用

病邪可以分为阴、阳两大类：“夫邪之生也，或生于阴，或生于阳”（《素问·调经论》）。一般而言，六淫属阳邪，饮食居处、情志失调等属阴邪。阴阳之中复有阴阳：六淫之中，风邪、暑邪、火（热）邪属阳，寒邪、湿邪属阴。

疾病的发生发展过程就是邪正斗争的过程：阳邪侵犯人体，人体正气中的阴气奋而抗之；阴邪侵犯人体，正气中的阳气与之斗争。如此产生了邪正相搏，导致了阴阳失调而发生疾病。因此，阴阳失调是疾病的基本病机之一。阴阳失调的主要表现形式是阴阳的偏盛偏衰和互损。“阳胜则热，阴胜则寒”，“阳胜则阴病，阴胜则阳病”，“阳虚则寒，阴虚则热”，是寒热性疾病的病理总纲。

3. 在疾病诊断方面的应用

中医诊断疾病的过程包括诊察疾病和辨识证候两个方面。“善诊者，察色按脉，先别阴阳”。阴阳学说用于疾病的诊断，主要包括分析四诊所收集的资料和概括各种证候的阴阳属性两个方面。

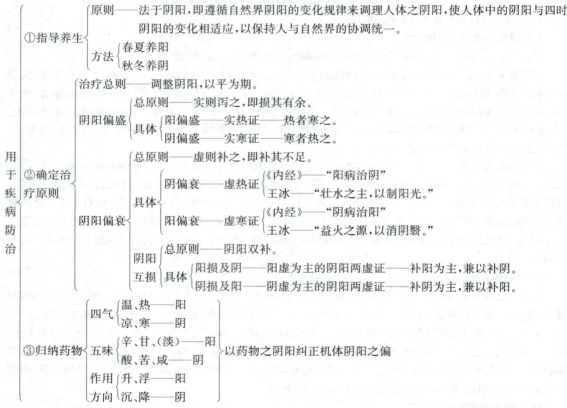

```
                              ┌ 色泽 ┌ 鲜明——阳
                              │      └ 晦暗——阴
                              │ 声息 ┌ 高亢洪亮——阳
                  ┌ 分析四诊资料 │      └ 低微无力——阴
                  │           │ 症状 ┌ 热、动、燥——阳
      用           │           │      └ 寒、静、湿——阴
      于           │           │ 脉象 ┌ 数、浮、大、洪、滑——阳
      疾           │           │      └ 迟、沉、小、细、涩——阴
      病           │           │ 病变 ┌ 表、外、上——阳
      诊           │           └ 部位 └ 里、内、下——阴
      断           │ 概括疾病证候 ┌ 表证、实证、热证——阳
                  └            └ 里证、虚证、寒证——阴
```

4. 在疾病预防和治疗方面的应用

调整阴阳,使之保持或恢复相对平衡,达到阴平阳秘,是防治疾病的基本原则,也是阴阳学说用于疾病防治的主要内容:指导养生、确定治疗原则、分析和归纳药物的性能。

```
      ┌ ①指导养生 ┌ 原则——法于阴阳,即遵循自然界阴阳的变化规律来调理人体之阴阳,使人体中的阴阳与四时
      │          │        阴阳的变化相适应,以保持人与自然界的协调统一。
      │          └ 方法 ┌ 春夏养阳
      │                └ 秋冬养阴
      │
      │          ┌ 治疗总则——调整阴阳,以平为期。
      │          │ 阴阳偏盛 ┌ 总原则——实则泻之,即损其有余。
      │          │        └ 具体 ┌ 阳偏盛——实热证——热者寒之。
  用   │          │              └ 阴偏盛——实寒证——寒者热之。
  于   │ ②确定治   │          ┌ 总原则——虚则补之,即补其不足。
  疾   ┤   疗原则  │          │        ┌ 阴偏衰——虚热证 ┌《内经》——"阳病治阴"
  病   │          │ 阴阳偏衰 │ 具体    │              └ 王冰——"壮水之主,以制阳光。"
  防   │          │          │        │ 阳偏衰——虚寒证 ┌《内经》——"阴病治阳"
  治   │          │          └        └              └ 王冰——"益火之源,以消阴翳。"
      │          │ 阴阳   ┌ 总原则——阴阳双补。
      │          │ 互损   └ 具体 ┌ 阳损及阴——阳虚为主的阴阳两虚证——补阳为主,兼以补阴。
      │          └             └ 阴损及阳——阴虚为主的阴阳两虚证——补阴为主,兼以补阳。
      │
      │          ┌ 四气 ┌ 温、热——阳 ┐
      │          │      └ 凉、寒——阴 │
      │ ③归纳药物 │ 五味 ┌ 辛、甘、(淡)——阳 ├ 以药物之阴阳纠正机体阴阳之偏
      └          │      └ 酸、苦、咸——阴 │
                 │ 作用 ┌ 升、浮——阳 │
                 └ 方向 └ 沉、降——阴 ┘
```

【昭昭医考重点提示】

1. 掌握阴阳的定义,阴阳的属性。

2. 掌握阴阳的基本内容:阴阳的一体观、阴阳对立制约、阴阳互根互用、阴阳交感互藏、阴阳的消长平衡、阴阳的转化、阴阳的自和。

3. 掌握阴阳在疾病中的治疗原则:阴阳偏盛的治疗原则是"实则泻之",即损其有余;阳偏盛而导致的实热证,用"热者寒之"的治疗方法;阴偏盛而导致的实寒证,用"寒者热之"的治疗方法。阴阳偏衰的治疗原则是"虚则补之",即补其不足。阴偏衰产生的是"阴虚则热"的虚热证,治疗当滋阴制阳,《内经》称之为"阳病治

阴"。阳偏衰产生的是"阳虚则寒"的虚寒证,治疗当扶阳抑阴,《内经》称之为"阴病治阳"。

历年真题精选

细目一:阴阳的概念

【A1 型题】

1. 事物或现象阴阳属性的征兆是

A. 寒热　　　　B. 上下　　　　C. 水火　　　　D. 晦明　　　　E. 动静

答案:C; 考点:事物或现象的阴阳属性

解析:《素问·阴阳应象大论》:"天地者,万物之上下也;阴阳者,气血之男女也;左右者,阴阳之道路也;水火者,阴阳之征兆也;阴阳者,万物之能始也。""阳"代表着积极、进取、刚强的事物或现象;"阴"代表消极、退守、柔弱的事物或现象。故选择 C。

2. 言脏腑之阴阳,脾为

A. 阴中之阳　　　　　　　　B. 阴中之阴　　　　　　　　C. 阴中之至阴

D. 阳中之阴　　　　　　　　E. 阳中之阳

答案:C; 考点:事物或现象的阴阳属性

解析:心、肺居高位,为阳;肝、脾、肾居低位,为阴;故排除 D 和 E。脾属太阴,太阴所占阴分有三,少阴有二,厥阴只有一,所以太阴为至阴。故选择 C。

3. 昼夜分阴阳,则上午为

A. 阴中之阳　　B. 阳中之阳　　C. 阳中之阴　　D. 阴中之阴　　E. 阴中之至阴

答案:B; 考点:事物或现象的阴阳属性

解析:上午为阳中之阳,下午为阳中之阴,前半夜为阴中之阴,后半夜为阴中之阳。故选择 B。

4. 以昼夜分阴阳,后半夜为

A. 阴中之阳　　B. 阳中之阴　　C. 阳中之阳　　D. 阴中之阴　　E. 阴中之至阴

答案:A; 考点:事物或现象的阴阳属性

解析:参见本细目第 3 题,故选择 A。

细目二:阴阳学说的基本内容

【A1 型题】

1. 阴阳的相互转化是

A. 绝对的　　B. 有条件的　　C. 必然的　　D. 偶然的　　E. 量变

答案:B; 考点:阴阳的相互转化

解析:阴阳的相互转化,必须具备一定的条件,比如重阴必阳,重阳必阴,寒极生热,热极生寒。故选择 B。

2. "重阴必阳,重阳必阴"说明了阴阳之间的哪种关系?

A. 相互交感　　B. 对立制约　　C. 互根互用　　D. 消长平衡　　E. 相互转化

答案:E; 考点:阴阳的转化

解析:阴阳转化,是指一事物的总体属性在一定条件下,可以向其相反的方向转化。阴阳双方的消长运动发展到一定阶段,事物内部的阴与阳的比例出现颠倒,该事物的属性即发生转化。"重""极"都是阴阳发生转化的条件。故选择 E。

3. "寒极生热,热极生寒"说明了阴阳之间的哪种关系?

A. 相互转化　　B. 相互交感　　C. 对立制约　　D. 互根互用　　E. 消长平衡

答案:A; 考点:阴阳的转化

解析:"寒极生热,热极生寒"反映了阴阳之间相互转化的关系,"极"即为阴阳转化的条件,故选择 A。

4. "阴阳离决,精气乃绝"所反映的阴阳关系是

A. 对立制约　　B. 互根互用　　C. 相互交感　　D. 消长平衡　　E. 相互转化

答案：B；　考点：阴阳的互根互用

解析："阴阳离决，精气乃绝"是由于阴和阳之间的互根关系遭到破坏而导致的，故选择 B。

5. 下列各项，可用阴阳消长来解释的是

A. 阳虚则寒　　　　　　　B. 阳长阴消　　　　　　　C. 寒者热之

D. 阴损及阳　　　　　　　E. 阴盛则阳病

答案：B；　考点：阴阳的消长

解析：阳虚则寒、阴盛则阳病、阴损及阳为阴阳失衡后出现的病理变化，故排除 A、D、E；C 为疾病的治疗原则，故选择 B。

6. 四时阴阳的消长变化，从冬至到立春为

A. 阴消阳长　　　　　　　B. 重阴必阳　　　　　　　C. 阴长阳消

D. 重阳必阴　　　　　　　E. 由阳转阴

答案：A；　考点：阴阳的消长

解析：冬天相对于春天为阴，春天相对于冬天为阳，从冬至到立春是由寒逐渐变热的过程，也是一个"阴消阳长"的过程。故选择 A。

细目三：阴阳学说在中医学中的应用

【A1 型题】

1. 阴中求阳的适应证是

A. 阴虚　　　　B. 阳虚　　　　C. 阴盛　　　　D. 阳盛　　　　E. 阴阳两虚

答案：B；　考点：阴阳学说在疾病治疗方面的应用

解析：张景岳《景岳全书·新方八略引》说："善补阳者，必于阴中求阳，则阳得阴助而生化无穷；善补阴者，必于阳中求阴，则阴得阳升而泉源不竭。"字面的意思是：善于扶阳的，必然懂得酌情加入滋阴的药，那么，阳气得到阴液的帮助就可以生化无穷；而善于滋阴的，必然懂得酌情加入扶阳的药，那么，阴液得到阳气的帮助就可以源源不竭。阴中求阳，实则为阳虚，故选择 B。

2. "壮水之主，以制阳光"的治法，最适于治疗的是

A. 阴盛则寒之证　　　　　B. 阴虚则热之证　　　　　C. 阴盛伤阳之证

D. 阴损及阳之证　　　　　E. 阳损及阴之证

答案：B；　考点：阴阳学说在疾病治疗方面的应用

解析："壮水之主，以制阳光"是王冰对于"诸寒之而热者取之阴"的注语，后又简称为"壮水制阳""滋水制火""滋阴涵阳"，是用滋阴壮水之法治疗阴虚则热之证。故选择 B。

第四单元　五行学说

【考点透视】

1. 明确五行的特性以及事物与现象的五行归类。

2. 掌握五行之间的相生相克、制化胜复、相乘相侮以及母子相及关系的应用。

五行学说	细目一	五行学说的概念★★
	细目二	五行学说的基本内容★★
	细目三	五行学说在中医学中的应用★

细目一　五行学说的概念

1. 五行的含义

五行，即木、火、土、金、水五种物质及其运动变化，是归纳宇宙万物并阐释其相互关系的五种基本属性。

2. 五行的特性和事物与现象的五行归类

（1）五行特性

五行是古人在长期的生活和生产实践中对木、火、土、金、水五种物质的直观观察和朴素认识的基础上，进行抽象而逐渐形成的理性概念，是用以识别各种事物的五行属性的基本依据。"水曰润下，火曰炎上，木曰曲直，金曰从革，土爰稼穑"是对五行特性的经典性概括。

"木曰曲直"："曲"，屈也；"直"，伸也。曲直，是指树木的枝条具有生长、柔和，能屈又能伸的特性，引申为凡具有生长、升发、条达、舒畅等性质或作用的事物和现象，归属于木。

"火曰炎上"："炎"，是焚烧、炎热、光明之义；"上"，是上升。炎上，是指火具有炎热、上升、光明的特性。引申为凡具有温热、上升、光明等性质或作用的事物和现象，归属于火。

"土爰稼穑"："爰"，通"曰"；"稼"，即种植谷物；"穑"，即收获谷物。稼穑，泛指人类种植和收获谷物的农事活动。引申为凡具有生化、承载、受纳性质或作用的事物和现象，归属于土。故有"土载四行""万物土中生""万物土中灭""土为万物之母"说。

"金曰从革"："从"，顺也；"革"，即变革。是指金有刚柔相济之性：金之质地虽刚硬，可作兵器以杀戮，但有随人意而更改的柔和之性。引申为凡具有沉降、肃杀、收敛等性质或作用的事物和现象，归属于金。

"水曰润下"："润"，即滋润、濡润；"下"即向下、下行。润下，是指水具有滋润、下行的特性。引申为凡具有滋润、下行、寒凉、闭藏等性质或作用的事物和现象，归属于水。

（2）事物与现象的五行归类

五行学说依据五行各自的特性，对自然界的各种事物和现象进行归类，从而构建了五行系统。事物和现象五行归类的方法，主要有取象比类法和推演络绎法两种。

取象比类法："取象"，即是从事物的形象（形态、作用、性质）中找出能反映本质的特有征象；"比类"，即是以五行各自的抽象属性为基准，与某种事物所特有的征象相比较，以确定其五行归属。如五季、五脏。

推演络绎法：即根据已知的某些事物的五行归属，推演归纳其他相关的事物，从而确定这些事物的五行归属。

中医学在天人相应思想指导下，以五行为中心，以空间结构的四方一位，时间结构的 五季或四时，人体结构的五脏为基本框架，将自然界的各种事物和现象以及人体的生理病理现象，按其属性进行归纳，从而将人体的生命活动与自然界的事物或现象联系起来，形成了联系人体内外环境的五行结构系统，用以说明人体以及人与自然环境的统一。

事物五行属性归类表													
自然界							五行	人体					
五音	五味	五色	五化	五气	五方	季节		五脏	五腑	五官	形体	五志	五声	变动
角	酸	青	生	风	东	春	木	肝	胆	目	筋	怒	呼	握
徵	苦	赤	长	暑	南	夏	火	心	小肠	舌	脉	喜	笑	忧
宫	甘	黄	化	湿	中	长夏	土	脾	胃	口	肉	思	歌	哕
商	辛	白	收	燥	西	秋	金	肺	大肠	鼻	皮	悲	哭	咳
羽	咸	黑	藏	寒	北	冬	水	肾	膀胱	耳	骨	恐	呻	栗

细目二　五行学说的基本内容

1. 五行相生与相克

五行相生，指木、火、土、金、水之间存在着有序的递相资生、助长和促进的关系。相生次序是：木生火，火生土，土生金，金生水，水生木。在五行相生关系中，任何一行都具有"生我"和"我生"两方面的关系。《难经》将此关系比喻为母子关系："生我"者为母，"我生"者为子。五行相生，实际上是指五行中的某一行对其子行的资生、促进和助长。

五行相克,指木、火、土、金、水之间存在着有序的递相克制、制约的关系。相克次序是：木克土、土克水、水克火、火克金、金克木。在五行相克关系中,任何一行都具有"克我"和"我克"两方面的关系。《内经》把相克关系称为"所胜""所不胜"关系："克我"者为"所不胜","我克"者为"所胜"。五行相克,实为五行中的某一行对其所胜行的克制和制约。

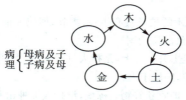

五行的相生示意图

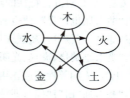

五行的相克示意图

2. 五行制化

五行制化是指五行之间既相互资生,又相互制约,维持平衡协调,推动事物间稳定有序的变化与发展。五行制化的规律是：五行中一行亢盛时,必然随之有制约,以防止亢而为害。即在相生中有克制,在克制中求发展。

规律：木生火,火生土,而木又克土；

　　　　火生土,土生金,而火又克金；

　　　　土生金,金生水,而土又克水；

　　　　金生水,水生木,而金又克木；

　　　　水生木,木生火,而水又克火。

3. 五行相乘与相侮

五行相乘,指五行中一行对其所胜的过度制约或克制。相乘的次序与相克相同,即木乘土,土乘水,水乘火,火乘金,金乘木。导致五行相乘的原因有两种情况：一是指五行中的某一行过于亢盛,对其所胜行进行超过正常限度的克制,产生相乘,如木亢乘土等；二是五行中某一行过于虚弱,难以抵御其所不胜的正常限度的克制,产生相乘,如土虚木乘等。

五行相侮,指五行中一行对其所不胜的反向制约和克制。相侮的次序是：木侮金,金侮火,火侮水,水侮土,土侮木。导致五行相侮的原因有二：一是五行中的某一行过于强盛,使原来克制它的一行不仅不能克制它,反而受到它的反向克制,产生相侮,如木亢侮金等；二是五行中某一行过于虚弱,不仅不能制约其所胜的一行,反而受到其所胜的相侮,如金虚木侮等。

4. 五行的母子相及

母子相及包括母病及子和子病及母两种情况,属于五行之间相生关系异常的变化。

母病及子：指五行中的某一行异常,累及其子行,导致母子两行皆异常。母病及子的一般规律是：母行虚弱,引起子行亦不足,终致母子两行皆不足。

子病及母：指五行中的某一行异常,影响到其母行,终致子母两行皆异常。子病及母的一般规律有三种：一是子行亢盛,引起母行亦亢盛,结果是子母两行皆亢盛,一般称为"子病犯母"；二是子行虚弱,上累母行,引起母行亦不足,终致子母俱不足；三是子行亢盛,损伤母行,以致子盛母衰,一般称为"子盗母气"。

细目三　五行学说在中医学中的应用

1. 在生理方面的应用

（1）说明五脏的生理特点

五行学说将人体的五脏分别归属于五行,并以五行的特性来说明五脏的生理机能。如木有生长、升发、舒畅、条达的特性,肝喜条达而恶抑郁,有疏通气血,调畅情志的机能,故以肝属木。

$$
说明五脏生理特点
\begin{cases}
\left.\begin{array}{l}木曰曲直,枝叶条达,有升发之性\\肝性条达,恶抑郁,有疏泄之功\end{array}\right\}肝属木\\
\left.\begin{array}{l}火性炎上,有温热之性\\心居膈上,有温煦之功\end{array}\right\}心属火\\
\left.\begin{array}{l}土性敦厚,生化万物\\脾居中焦,化生气血\end{array}\right\}脾属土\\
\left.\begin{array}{l}金性清肃,收敛肃杀\\肺性清肃,以降为顺\end{array}\right\}肺属金\\
\left.\begin{array}{l}水性滋润,下行闭藏\\肾有藏精,主水之功\end{array}\right\}肾属水
\end{cases}
$$

（2）构建天人一体的五脏系统

五行学说除以五行特性类比五脏的生理特点,确定五脏的五行属性外,还以五脏为中心,推演络绎整个人体的各种组织结构与机能,将人体的形体、官窍、精神、情志等分归于五脏,构建以五脏为中心的生理病理系统。同时又将自然界的五方、五气、五色、五味等与人体的五脏联系起来,建立了以五脏为中心的天人一体的五脏系统,将人体内外环境联结成一个密切联系的整体。

（3）说明五脏之间的生理联系

五脏的机能活动不是孤立的,而是互相联系的。五行学说运用生克制化理论来说明脏腑生理机能的内在联系,即五脏之间存在着既相互资生又相互制约的关系。以五行相生说明五脏之间的资生关系,以五行相克说明五脏之间的制约关系,以五行制化说明五脏之间的协调平衡。

$$
说明五脏之间的生理联系
\begin{cases}
五脏相生\begin{cases}肝生心,肝藏血以济心——木生火\\心生脾,心之阳以温脾——火生土\\脾\;生肺,脾\;散精以充肺——土生金\\肺生肾,肺肃降以助肾——金生水\\肾生肝,肾藏精以养肝——水生木\end{cases}\\
五脏相克\begin{cases}肝克脾,肝木条达以疏泄脾土过壅塞——木克土\\心克肺,心之阳热以制肺金肃降之太过——火克金\\脾克肾,脾主运化以制约肾水之泛滥——土克水\\肺克肝,肺气肃降以克制肝阳之上亢——金克木\\肾克心,肾水上承以制心火之亢烈——水克火\end{cases}\\
制化——以五行制化说明五脏之间的协调平衡
\end{cases}
$$

2. 在病理方面的应用

五行学说可以说明在病理情况下脏腑间的相互影响。某脏有病可以传至他脏,他脏疾病也可以传至本脏,这种病理上的相互影响称之为传变。五脏病变的相互影响,可用五行的乘侮和母子相及规律来阐释。相生关系的传变,包括"母病及子"和"子病及母"两个方面。

母病及子——疾病的传变从母脏传及子脏;子病及母——疾病的传变从子脏传及母脏。

相克关系的传变,包括"相乘"和"相侮"两个方面。如肝有病,影响到心,为母病及子;影响到肾,为子病及母;影响到脾,称为乘;影响到肺,称为侮。他脏以此类推。

3. 在疾病诊断方面的应用

五行学说将人体五脏与自然界的五色、五音、五味等都作了相应联系,构成了天人一体的五脏系统,因而观察分析望、闻、问、切四诊所搜集的外在表现,依据事物属性的五行归类和五行生克乘侮规律,可确定五脏病变的部位,推断病情进展和判断疾病的预后。即所谓"视其外应,以知其内脏"。

4. 在疾病治疗方面的应用

（1）指导脏腑用药

不同的药物,有不同的颜色与气味。以颜色分,有青、赤、黄、白、黑"五色";以气味辨,则有酸、苦、甘、辛、

咸"五味"。药物的五色、五味与五脏的关系是以天然色味为基础,以其不同性能与归经为依据,按照五行归属来确定的。青色、酸味入肝,赤色、苦味入心,黄色、甘味入脾,白色、辛味入肺,黑色、咸味入肾。

（2）控制疾病的传变

根据五行生克乘侮理论,五脏中一脏有病,可以传及其他四脏而发生传变。如肝有病可以影响到心、肺、脾、肾等脏。心、肺、脾、肾有病也可以影响肝脏。不同脏腑的病变,其传变规律不同。因此,临床治疗时除对所病本脏进行治疗之外,还要依据其传变规律,治疗其他脏腑,以防止其传变。如"见肝之病,则知肝当传之于脾,故先实其脾气"（《难经·七十七难》）。

（3）确定治则治法

运用五行相生规律来治疗疾病,其基本治疗原则是补母和泻子,即"虚则补其母,实则泻其子"。补母适用于母子关系的虚证;泻子适用于母子关系的实证。依据五行相生规律确定的治法,常用的有滋水涵木法、益火补土法、培土生金法和金水相生法四种。

运用五行相克规律来治疗疾病,其基本治疗原则是抑强扶弱。抑强,适用于相克太过引起的相乘和相侮。扶弱,适用于相克不及引起的相乘和相侮。依据五行相克规律确定的治法,常用的有抑木扶土法、培土制水法、佐金平木法和泻南补北法四种。

（4）指导针灸取穴

在针灸疗法中,针灸学家将手足十二经近手足末端的井、荥、输、经、合"五腧穴",分别配属于木、火、土、金、水五行。在治疗脏腑病证时,根据不同的病情以五行的生克规律进行选穴治疗。

（5）指导情志疾病的治疗

依据五行的相生相克,人的情志活动也有相互抑制的作用。临床上可以运用不同情志变化的相互抑制关系来达到治疗目的。如"怒伤肝,悲胜怒,……喜伤心,恐胜喜……思伤脾,怒胜思……伤肺,喜胜忧……恐伤肾,思胜恐",这就是情志病治疗中的所谓"以情胜情"之法。

【昭昭医考提示】

1. 本单元重点掌握五行的定义、特性（水曰润下,火曰炎上,木曰曲直,金曰从革,土爱稼穑）。

2. 五行的生克制化（相生次序是：木生火,火生土,土生金,金生水,水生木;相克：木克土、土克水、水克火、火克金、金克木）;五行的乘侮;根据五行的相生、相克确定的治疗原则（依据五行相生规律确定的治法,常用的有滋水涵木法、益火补土法、培土生金法和金水相生法四种。依据五行相克规律确定的治法,常用的有抑木扶土法、培土制水法、佐金平木法和泻南补北法四种）。

历年真题精选

细目一：五行学说的概念

【A1 型题】

1. 一年季节中,"长夏"所属的是

A. 木　　　　B. 火　　　　C. 土　　　　D. 金　　　　E. 水

答案：C；　考点：事物或现象的五行归类

解析：A 为春,B 为夏,C 为长夏,D 为秋,E 为冬。故选择 C。

2. 按五行属性分类,五化中属土者是

A. 生　　　　B. 长　　　　C. 化　　　　D. 收　　　　E. 藏

答案：C；　考点：事物或现象的五行归类

解析：五行与五化相对应,A 为木,B 为火,C 为土,D 为金,E 为水。故选择 C。

3. 火的特性是

A. 曲直　　　　B. 稼穑　　　　C. 从革　　　　D. 炎上　　　　E. 润下

答案：D；　考点：火的特性

解析：水曰润下,火曰炎上,木曰曲直,金曰从革,土爱稼穑。故选择 D。

细目二：五行学说的基本内容

【A1 型题】

1. 下列不按五行相生顺序排列的是

A. 呼、笑、歌、哭、呻　　　　　　B. 筋、脉、肉、皮毛、骨

C. 青、赤、黄、白、黑　　　　　　D. 角、徵、商、宫、羽

E. 酸、苦、甘、辛、咸

答案：D；　考点：事物五行属性的归类

解析：五音按照相生的顺序排列应为：角、徵、宫、商、羽。故选择 D。

2. 根据情志相胜法，可制约大怒的情志是

A. 喜　　　　　　B. 思　　　　　　C. 悲　　　　　　D. 恐　　　　　　E. 惊

答案：C；　考点：事物五行属性的归类和相克

解析："怒胜思""思胜恐""恐胜喜""喜胜忧""悲胜怒"。故选择 C。

3. 五行中火的"所胜"是

A. 水　　　　　　B. 木　　　　　　C. 土　　　　　　D. 金　　　　　　E. 火

答案：D；　考点：五行的相生和相克

解析："所胜"即"克"，水克火，火克金，金克木，木克土，土克水，故选择 D。

4. 下列关于五行生克规律的叙述，错误的是

A. 木为水之子　　　　　　　　B 火为土之母　　　　　　　　C. 水为火之所胜

D. 金为木之所胜　　　　　　　E. 木为土之所不胜

答案：D；　考点：五行相生与相克

解析：生我者为母，我生者为子。克我者，为所不胜，我克者，为所胜；金克木，金为木之所不胜。故选择 D。

5. 下列关于五行生克规律的表述，正确的是

A. 木为土之所胜　　　　　　　　B. 木为水之子　　　　　　　　C. 火为土之子

D. 水为火之所胜　　　　　　　　E. 金为木之所胜

答案：B；　考点：五行相生与相克

解析：五行相生次序：木生火，火生土，土生金，金生水，水生木。"生我"者为母，"我生"者为子。五行相克次序：木克土，土克水，水克火，火克金，金克木。"克我"者为"所不胜"，"我克"者为"所胜"。故选择 B。

6. 五行调节事物整体动态平衡的机制是

A. 生我　　　　B. 我生　　　　C. 克我　　　　D. 我克　　　　E. 制化

答案：E；　考点：五行制化与胜复

解析：生我，克我，我生，我克，为五行的相生相克；制化为正常情况下的相生相克，异常情况下的相生相克为胜复；只有正常情况下的相生相克，即制化下五行才能保持整体动态平衡。故选择 E。

7. 五行相乘，下列哪种说法是正确的？

A. 母气有余而乘其子　　　　　　B. 子气有余而乘其母

C. 气有余而乘己所胜　　　　　　D. 气有余则乘己所不胜

E. 气不及则己所胜侮而乘之

答案：C；　考点：五行相乘

解析：五行相乘指互行中某一事物对其能胜一事物的过度克制。相乘两种方式是：①太过相乘。如木气过于亢盛，出现为"木乘土"。②不及相乘。如土气不足，难以承受木的正常克制，称为"土虚木乘"。A、B 属于五行中的母子关系，D、E 属于五行中相侮关系。C 属于相乘中的太过相乘，故选择 C。

细目三：五行学说在中医学中的应用

【A1 型题】

1. 下列各项中，属于相乘传变的是

　　A. 肺病及肾　　　　B. 肺病及心　　　C. 心病及肝　　　D. 肝病及肾　　　E. 脾病及肾

答案：E；考点：五脏相乘

解析：五行相乘的次序是：木乘土,土乘水,水乘火,火乘金,金乘木。根据五脏的五行所属,可知选项中脾病及肾为相乘传变。故选择 E。

　　2. 见肝之病,知肝传脾的病机传变是

　　A. 木克土　　　　B. 木乘土　　　C. 土侮木　　　　D. 母病及子　　　E. 子病犯母

答案：B；考点：五行相乘

解析：肝属木,脾属土,属相克关系,肝木病及脾土,为木旺乘土。故选择 B。

　　3. 下列各项中,属于母病及子的是

　　A. 肺病及肾　　　　B. 肝病及肾　　　C. 肺病及心　　　D. 心病及肝　　　E. 脾病及肾

答案：A；考点：五行的母子相及

解析：金生水,肺为母,肾为子,肺病及肾为母病及子。故选择 A。

【B 型题】

（4～5 题共用选项）

　　A. 肝病及心　　　　B. 肝病及肾　　　C. 肝病及肺　　　D. 肝病及脾　　　E. 脾病及心

　　4. 属五行相乘传变的是

答案：D

　　5. 属五行相侮传变的是

答案：C；考点：五行相乘与相侮

解析：A、E 属母病及子,B 属子病及母,C 属相侮传变,D 属相乘传变。故第 4 题选择 D,第 5 题选择 C。

（6～7 题共用选项）

　　A. 母病及子　　　　B. 子病及母　　　C. 相乘传变　　　D. 相侮传变　　　E. 母子同病

　　6. 脾病及肾,体现的关系是

答案：C

　　7. 土壅木郁,体现的关系是

答案：D；考点：五行的相乘与相侮

解析：脾属土,肾属水,肝属木;土克水,脾病及肾为相乘传变;木克土,土病及木,为相侮传变。故第 6 题选择 C,第 7 题选择 D。

（8～9 题共用选项）

　　A. 泻南补北　　　　B. 扶土抑木　　　C. 滋水涵木　　　D. 培土生金　　　E. 佐金平木

　　8. 心肾不交的治法是

答案：A

　　9. 肝阳上亢的治法是

答案：C；考点：五行相生、相克在疾病治疗中的应用

解析：泻南补北即泻心火补肾水,适用于肾水不足,心火偏旺的心肾不交证,在五行属火侮水,故用泻南补北法,第 8 题选择 A;肝阳上亢为肾阴不足,肝木滋养不足而发生偏亢之象,在五行属水亏影响肝木的正常疏泄,故用滋水涵木法,第 9 题选择 C。

第五单元　藏象学说

【考点透视】

　　本单元为大纲新增内容,重点理解五脏、六腑、奇恒之腑的生理特点及临床意义,了解脏腑精气阴阳的关系。

藏象学说	
概念与特点	又写作"脏象",是指藏于体内的内脏及其表现于外的生理病理征象及与自然界相通应的事物和现象。 "藏",是藏于体内的内脏,包括五脏、六腑和奇恒之腑。由于五脏是所有内脏的中心,故"藏"之所指,实际上是以五脏为中心的五个生理病理系统。 "象",是这五个生理病理系统的外在现象和均象,其涵义有二:一是表现于外的生理病理征象;二是内在以五脏为中心的五个生理病理系统与外在自然环境的事物与现象类比所获得的比象。 藏象学说的主要特点是以五脏为中心的整体观,主要体现在以五脏为中心的人体自身的整体性及五脏与自然环境的统一性两个方面。
形成的基础	藏象学说的形成基础主要有四:①古代解剖学知识的积累,认识了内脏的某些机能。②长期生活实践的观察总结,认识了人体的复杂机能,并赋予相应的脏腑。③古代哲学思想的渗透,使藏象理论系统化。④临床经验的大量积累,可升华而形成理论,并通过临床疗效来探索和反证脏腑的生理病理,使藏象理论不断得到丰富充实和修正完善。
五脏、六腑、奇恒之腑的生理特点及临床意义	脏腑分为脏、腑和奇恒之腑三类。 脏有五,即心、肺、脾、肝、肾,合称五脏(在经络学说中,心包亦作为脏,故又称"六脏")。腑有六,即胆、胃、小肠、大肠、膀胱、三焦,合称六腑。奇恒之腑亦有六,即脑、髓、骨、脉、胆、女子胞。 中医学以生理特点的不同作为区分脏与腑的主要依据。 五脏共同的生理特点是化生和贮藏精气,六腑共同的生理特点是受盛和传化水谷。"所谓五脏者,藏精气而不泻也,故满而不能实;六腑者,传化物而不藏,故实而不能满也。"奇恒之腑在形态上中空有腔与六腑相类,机能上贮藏精气与五脏相同,与五脏和六腑都有明显区别,故称之。 五脏六腑的生理特点,对临床辨证论治有重要指导意义。一般说来,病理上"脏病多虚","腑病多实";治疗上"五脏宜补","六腑宜泻"。
脏腑精气阴阳的概念和关系	脏腑之精是一身之精在脏腑的分藏。精藏于脏腑之中,濡养脏腑,是脏腑生理机能的物质支撑。 脏腑之气是由脏腑之精化生的运行不息的极细微物质,也可以说是一身之气在脏腑的分布。脏腑之气推动和调控脏腑机能的正常发挥,是脏腑生理机能得以发挥的动力。 脏腑之阴气是脏腑之气中具有凉润、抑制、宁静等作用的部分,能够抑制、宁静脏腑机能,减缓新陈代谢;脏腑之阳气是脏腑之气中具有温煦、兴奋、推动等作用的部分,能够兴奋、推动脏腑机能,加速新陈代谢。脏腑之阴气与阳气协调共济,则脏腑之气冲和畅达,脏腑机能稳定、有序、协调。

历年真题精选

【A1 型题】

1. 区分五脏、六腑、奇恒之腑的最主要的依据是

A. 分布部位的不同　　　　B. 解剖形态的不同　　　　C. 功能特点的不同

D. 阴阳属性的不同　　　　E. 五行属性的不同

答案:C; 考点:五脏、六腑、奇恒之腑的生理特点

解析:五脏的生理特点是化生和贮藏精气,六腑的生理特点是受盛和传化水谷,奇恒之腑形态似腑,功能似脏,因而得名。三者的区别主要在其生理特点的不同。故选 C。

2. 下列各项中,哪一项最确切地说明了脏与腑的区别?

A. 实质性器官与空腔器官　　　　B. 脏病多实腑病多虚

C. 化生贮藏精气与受盛传化水谷　　D. 与水谷直接接触与不直接接触

E. 经络属性与阴阳属性

答案:C; 考点:五脏、六腑、奇恒之腑的生理特点

解析:参见本单元第 1 题。故选 C。

3. 关于脏腑精气阴阳的认识不确切的是
A. 其核心思想是五脏藏精、精化气、气分阴阳
B. 是脏腑生理功能与病理变化的解释
C. 是一身精气阴阳之间关系的体现
D. 脏腑之精是脏腑生理功能的物质支撑
E. 与脏腑的生理功能无关

答案：E；　考点：脏腑精气阴阳的理解

解析：脏腑之精是脏腑生理功能的物质支撑，脏腑之气来源于脏腑之精，是脏腑生理功能得以发挥的动力，脏腑之阴气是具有凉润、抑制、宁静等作用的部分，脏腑之阳气是具有温煦、兴奋、推动等作用的部分。阴阳之气协调共济，则脏腑之气冲和畅达，脏腑功能稳定、有序、协调。故选 E。

【B 型题】
(4～5 题共用选项)

A. 精气充满且流通布散　　　　　B. 传化水谷但不化生精气
C. 形态中空且贮藏精气　　　　　D. 水谷充满且化生精气
E. 形态充实且传化水谷

4. 对"满而不实"理解正确的是

答案：A

5. 对"实而不满"理解正确的是

答案：B；　考点：对五脏、六腑生理特点的理解

解析：五脏的生理特点是藏精气而不泻，满而不能实；六腑的生理特点是传化物而不藏，实而不能满。故第 4 题选择 A，第 5 题选择 B。

第六单元　五　脏

【考点透视】
1. 熟练掌握五脏的生理功能和特性。
2. 掌握五脏之间的关系，着重心肾、脾肺、肺肾、肝脾、肝肾的内容。
3. 明确五脏与五体、五官九窍、五志、五液和季节的关系。

细目一　五脏的生理机能与特性

一、心的生理机能与特性

心的生理机能	主血脉	指心气推动和调控血液在脉道中运行，流注全身，发挥营养和滋润作用。心主血脉包括心主血和主脉两个方面。 心主血的基本内涵，是心气能推动血液运行，以输送营养物质于全身脏腑形体官窍。另一内涵是心有生血的作用，即所谓"奉心化赤"。饮食水谷经脾胃之气的运化，化为水谷之精，水谷之精再化为营气和津液，营气和津液入脉，经心火(即心阳)的作用，化为赤色血液，即《素问·经脉别论》所谓"浊气归心，淫精于脉"。 心主脉，指心气推动和调控心脏的搏动和脉的舒缩，使脉道通利，血流通畅。心气充沛，心脏有规律的搏动，脉有规律的舒缩，血液则被输送到各脏腑形体官窍，发挥濡养作用，以维持人体正常的生命活动。 心、脉、血三者密切相连，构成一个血液循环系统。血液在脉中正常运行，必须以心气充沛，血液充盈，脉道通利为基本条件。其中心脏的正常搏动，起着主导作用。

续表

心的生理机能	藏神	又称主神明或主神志,指心有统帅全身脏腑、经络、形体、官窍的生活动和主司意识、思维、情志等精神活动的作用。人体之神,有广义与狭义之分。广义之神,是整个人体生命活动的主宰和总体现;狭义之神,指人的意识、思维、情感、性格等精神活动。心所藏之神,既是主宰人体生命活动的广义之神,又包括意识、思维、情感等狭义之神。《素问·灵兰秘典论》说:"心者,君主之官也,神明出焉。"《素问·六节藏象论》说:"心者,生之本,神之变也。" 心的主血脉与藏神机能是密切相关的。血是神志活动的物质基础之一,心血充足则能化神养神而使心神灵敏不惑,而心神清明,则能驭气以调控心血的运行,濡养全身脏腑形体官窍及心脉自身。
生理特性	心为阳脏而主通明	心在五行属火,属阳中之阳的太阳,故称为阳脏,又称"火脏"。心主通明,指心脉以通畅为本,心神以清明为要。心脉畅通和心神清明,是心阳的温煦、推动作用与心阴的凉润、宁静作用相协调的结果。
	心气下降	心火在心阴的牵制下合化为心气下行以温肾,维持人体上下协调。
心血、心气、心阴、心阳的生理作用		心血指在心、脉中流动的血液,具有濡养心脏及其形体官窍和化生心神的生理作用。心血不足,可见心悸怔忡、面色萎黄无华、舌色不荣、脉细无力,以及精神委顿、失眠健忘等病理表现。心气由心血化生,具有推动和调控心脏搏动、脉管舒缩及精神活动的生理作用。心气充沛,则心脏搏动有力,脉管舒缩有度,血运通畅,精神振奋,思维敏捷;心气虚衰,则心搏无力,血运失常,精神委顿,可见心悸气短、自汗、乏力,活动时尤甚,脉弱或结代。心阴是心气中具有凉润、宁静、抑制作用的部分,心阳是心气中具有温煦、推动、兴奋作用的部分。心阴能制约心阳,抑制心脏的搏动和精神活动。心阳能制约心阴,激发心脏的搏动和精神活动。心阴与心阳协调,则心气冲和畅达,心脏搏动和精神活动稳定有度。心阴不足则凉润、宁静、抑制等作用减退,虚热内生,可见心悸、烦躁、手足心热、少寐多梦、舌红少苔、脉细数等症;心阳虚衰则温煦、推动作用能减退,虚寒内生,可见心悸、胸闷、形寒肢冷、精神困倦、气喘自汗、面浮肢肿,或心痛暴作,面色㿠白,舌淡润,脉迟弱等症。
在体		在体合脉:指全身的血脉统属于心,由心主司。
其华		心之华在面。心血、心气的盛衰,可从面部的色泽表现出来。由于全身血气皆上注于面,故心的精气盛衰及其生理机能正常与否,可以显露于面部的色泽变化。
开窍		在窍为舌:又称心开窍于舌,指心之精气盛衰及其机能常变可从舌的变化得以反映。因而观察舌的变化可以了解心的主血脉及藏神机能是否正常。另外,《素问·金匮真言论》有"南方,赤色,入通于心,开窍于耳"的说法。
在志		心在志为喜。喜,是心之精气对外界刺激的应答而产生的良性情绪反应。心精、心血、心气充沛,心阴、心阳协调,是产生喜乐情绪的内在基础。喜乐愉悦有益于心主血脉的机能,但喜乐过度则可使心神受伤。如《灵枢·本神》说:"喜乐者,神惮散而不藏。"心为神明之主,不仅喜能伤心,而且五志过极均能损伤心神。所以《灵枢·邪气藏府病形》说:"愁忧恐惧则伤心。"
在液		心在液为汗:指心精、心血为汗液化生之源。汗液的生成、排泄与心血、心神的关系密切。心主血脉,血液与津液同源互化,故又有"血汗同源""汗为心之液"之说。心又藏神,汗液的生成与排泄又受心神的主宰与调节。
季节		心气通于夏。夏季气候炎热,在人体则心为火脏而阳气最盛,同气相求,故夏季与心相应。

二、肺的生理机能与特性

肺的生理机能	主气司呼吸	包括主呼吸之气和主一身之气两个方面。 (1)肺主呼吸之气,指肺是气体交换的场所。通过肺的呼吸作用,不断吸进清气,排出浊气,吐故纳新,实现机体与外界环境之间的气体交换,以维持人体的生命活动。肺主呼吸,实际上是肺气的宣发与肃降运动在气体交换过程中的具体表现:肺气宣发,浊气得以呼出;肺气肃降,清气得以吸入。肺气的宣发与肃降运动协调有序,则呼吸均匀通畅。

肺的生理机能	主气司呼吸	(2)肺主一身之气,指肺有主司一身之气的生成和运行的作用。体现在两个方面: ①宗气的生成。一身之气主要由先天之气和后天之气构成。宗气属后天之气,由肺吸入的自然界清气,与脾胃运化的水谷之精所化生的谷气相结合而生成。宗气在肺中生成,积存于胸中"气海",上走息道出喉咙以促进肺的呼吸,并能贯注心脉以助心推动血液运行,还可沿三焦下行脐下丹田以资先天元气,故在机体生命活动中占有非常重要的地位。 ②对全身气机的调节作用。肺有节律的呼吸,对全身之气的升降出入运动起着重要的调节作用。《素问·六节藏象论》说:"肺者,气之本。"
	主行水	指肺气的宣发肃降运动推动和调节全身水液的输布和排泄。肺主行水表现在两个方面: 一是通过肺气的宣发运动,将脾气转输至肺的水液和水谷之精中的较轻清部分,向上向外布散,上至头面诸窍,外达全身皮毛肌腠以濡润之;输送到皮毛肌腠的水液在卫气的推动作用下化为汗液,并在卫气的调节作用下有节制地排出体外。 二是通过肺气的肃降运动,将脾气转输至肺的水液和水谷精微中的较稠厚部分,向内向下输送到其他脏腑以濡润之,并将脏腑代谢所产生的浊液下输至膀胱,成为尿液生成之源。肺以其气的宣发与肃降运动输布水液,故说"肺主行水"。又因为肺为华盖,故称"肺为水之上源"。若肺气的宣发或肃降失常,均可致津液代谢障碍而出现尿少、痰饮、水肿等病证,可用宣肺利水或降气利水方法进行治疗。
	朝百脉,主治节	肺朝百脉	指全身的血液都通过百脉流经于肺,经肺的呼吸,进行体内外清浊之气的交换,然后再通过肺气宣降作用,将富有清气的血液通过百脉输送到全身。全身的血液均统属于心,心气是血液循环运行的基本动力。而血液的运行,又赖于肺气的推动和调节,即肺气具有助心行血的作用。肺通过呼吸运动,调节全身气机,从而促进血液运行。宗气有"贯心脉"以推动血液运行的作用。肺气充沛,宗气旺盛,气机调畅,则血运正常。
		肺主治节	指肺气具有治理调节肺之呼吸及全身之气、血、水的作用,是对肺的主要生理机能的高度概括。主要表现在四个方面:一是治理调节呼吸运动:肺的宣发与肃降运动协调,维持通畅均匀的呼吸,使体内外气体得以正常交换;二是调理全身气机:通过呼吸运动,调节一身之气的升降出入,保持全身气机调畅;三是治理调节血液的运行:通过肺朝百脉和气的升降出入运动,辅佐心脏,推动和调节血液的运行;四是治理调节津液代谢:通过肺气的宣发与肃降,治理和调节全身水液的输布与排泄。《素问·灵兰秘典论》说:"肺者,相傅之官,治节出焉。"
生理特性			①肺为华盖:肺位于胸腔,覆盖五脏六腑之上,位置最高,因而有"华盖"之称。肺居高位,又能行水,故称之为"水之上源"。肺覆盖于五脏六腑之上,又能宣发卫气于体表,具有保护诸脏免受外邪侵袭的作用,故有"脏之长"之称。 ②肺为娇脏:肺脏清虚而娇嫩,不耐寒热燥湿诸邪之侵;外感六淫之邪从皮毛或口鼻而入,常易犯肺而为病。 ③肺气宣降:肺气宣发,是肺气向上向外的布散运动,主要体现在以下三个方面:一是呼出体内浊气;二是将脾所转输来的津液和部分水谷精微上输头面诸窍,外达于全身皮毛肌腠;三是宣发卫气于皮毛肌腠,以温分肉,充皮肤,肥腠理,司开阖,将代谢后的津液化为汗液,并控制和调节其排泄。 肺气肃降,是肺气向内向下的布散运动,主要体现在以下三个方面: 一是吸入自然界之清气,并将吸入之清气与谷气相融合而成的宗气向下布散至脐下,以资元气; 二是将脾转输至肺的津液及部分水谷精微向下向内布散于其他脏腑以濡润之; 三是将脏腑代谢后产生的浊液下输于膀胱,成为尿液生成之源。肺的宣发与肃降,是相互制约、相互为用的两个方面。宣降运动协调,维持着肺的呼吸和行水机能。

续表

肺津、肺气、肺阴、肺阳的生理作用	肺津,即脾转输至肺的津液,具有濡养滋润肺、大肠、皮毛、鼻、喉等脏器的作用。肺津不足,津伤化燥,不但本脏不得濡养,呼吸运动失常,而且大肠、皮肤、毛发、鼻、喉亦失其滋润而见肠燥便秘、皮肤粗糙、毛发枯槁稀疏或声音嘶哑等干燥表现。肺气主要由肺津化生,具有推动和调控呼吸、行水等作用。肺气不足则呼吸无力而见少气不足以息,津液不得输布而见痰饮内生,阻塞气道,咳喘并作。肺气不足,不得布散卫气以卫外,则多发感冒。肺气中具有凉润、沉降等作用和运动趋向的部分称为肺阴,具有温煦、宣发等作用和运动趋向的部分称为肺阳。肺阴能够凉润肺脏,使肺气下行;肺阳能温暖肺脏,使肺气上行。肺阴与肺阳的作用协调,则肺气的宣发与肃降运动相反相成,呼吸均匀,和缓有度,"水精四布,五经并行"。肺阴亏虚则肺失凉润,气不下降而上逆,故见咳喘、逆气、潮热、五心烦热等症;肺阳虚衰则宣发无力,津液不得四布而停聚肺中为痰为饮,阻塞气道,常见咳喘憋气、痰多清稀,遇寒易发或加重,伴有肢冷等。
在体	在体合皮:又称肺合皮毛。肺对皮毛的作用有二:一是肺气宣发,将卫气外输于皮毛,以发挥其"温分肉,充皮肤,肥腠理,司开阖"及防御外邪的作用;二是肺气宣发,将水谷精津液外输于皮毛,以发挥其濡养、滋润的作用。若肺津亏、肺气虚,既可致卫表不固而见自汗或易罹感冒,又可因皮毛失养而见枯槁不泽。皮毛对肺的作用也主要有二:一是皮毛宣散肺气,以调节呼吸。《内经》把汗孔称作"玄府",又叫"气门",是说汗孔不仅是排泄汗液之门户,而且是随着肺气宣发肃降进行体内气体交换的场所。二是皮毛受邪,可内合于肺。如寒邪客表,卫气被遏,可见恶寒发热、头身疼痛、无汗、脉紧等症;若伴有咳喘等症,则表示病邪已伤及肺脏。故治疗外感表证时,解表与宣肺常同时并用。
其华	肺之华在毛。由于肺气宣发,将输送于肺的津液和部分水谷之精向上向外布散于全身皮毛肌腠以滋养之,使之红润光泽。
开窍	肺开窍于鼻:鼻为呼吸道之最上端,通过肺系(喉咙、气管等)与肺相连,具有主通气和主嗅觉的机能。鼻的通气和嗅觉机能,都必须依赖肺气的宣发运动。喉为肺之门户,主司发音,有赖于肺津的滋养与肺气的推动。肺津充足,喉得滋养,或肺气充沛,宣发协调,则呼吸通畅,声音洪亮。若各种内伤或过用,耗损肺津、肺气,以致喉失滋养或推动,发音失常,出现声音嘶哑、低微,称为"金破不鸣";若各种外邪袭肺,导致肺气宣降失常,郁滞不畅,出现声音嘶哑、重浊,甚至失音,称为"金实不鸣"。
在志	肺在志为忧(悲)。悲忧皆为人体正常的情绪变化或情感反映,由肺精、肺气所化生。过度悲哀或过度忧伤,又可损伤肺精、肺气,或导致肺的宣降运动失调。
在液	肺在液为涕:鼻涕由肺津所化,由肺气的宣发运动布散于鼻窍,有润泽鼻窍、防御外邪、利于呼吸的作用。肺津、肺气的作用是否正常,亦能从涕的变化中得以反映。
季节	肺气通于秋。时令至秋,暑去而凉生,草木皆凋。人体肺脏主清肃下行,为阳中之少阴,同气相求,故与秋气相应。

三、脾的生理机能与特性

生理机能	主运化		脾具有把饮食水谷转化为水谷精微(即谷精)和津液(即水精),并把水谷精微和津液吸收、转输到全身各脏腑的生理机能。
		运化食物	食物经胃的受纳腐熟,被初步消化后,变为食糜,下送于小肠作进一步消化,经脾气的作用,则分为清浊两部分。其精微部分,经脾气的激发作用由小肠吸收,再由脾气的转输作用输送到其他四脏,内养五脏六腑,外养四肢百骸。
		运化水液	指脾气将水液化为水精,亦即津液,并将其吸收、转输到全身脏腑的生理机能。脾气转输津液的途径及方式有四:一是上输于肺,通过肺气宣降布散全身;二是向四周布散,"以灌四傍",发挥其滋养濡润脏腑的作用;三是将胃、小肠、大肠中的部分水液经过三焦(六腑之一的三焦)下输膀胱,成为尿液生成之源;四是居中枢转津液,使全身津液随脾胃之气的升降而上腾下达:肺之上源之水下降,膀胱水府之津液上升。脾气健运,津液化生充足,输布正常,脏腑形体官窍得养。

生理机能	主运化	运化食物和运化水液,是脾主运化的两个方面,二者是同时进行的。饮食物的消化及其精微的吸收、转输都由脾所主。脾气不但将饮食物化为水谷精微,而且能将水谷精微吸收并转输至全身促进人体的生长发育,是维持人体生命活动的根本,故称为"后天之本"。脾为"后天之本"的理论,对养生防病有着重要意义。
	主统血	指脾气具有统摄、控制血液在脉中正常运行而不逸出脉外的作用。脾统摄血液,实际上是气的固摄作用的体现。脾气是一身之气分布到脾脏的部分,一身之气充足,脾气必然充盛;而脾气健运,一身之气自然充足。气足则能摄血,故脾统血与气摄血是统一的。
生理特性	①脾气上升	指脾气具有向上运动以维持水谷精微的上输和内脏位置相对稳定的生理特性。脾主升清,指脾气的升动转输作用,将胃肠道吸收的水谷精微和水液上输于心、肺等脏,通过心、肺的作用化生气血,以营养濡润全身。若脾气虚衰或为湿浊所困,不得升清,可见"清气在下,则生飧泄"。脾主升举内脏,指脾气上升能起到维持内脏位置的相对稳定,防止其下垂的作用。若脾气虚弱,无力升举,可见胃下垂、肾下垂、子宫脱垂、脱肛等。
	②喜燥恶湿	脾的喜燥恶湿的特性,与其运化水饮的生理机能相关。脾气健旺,运化水饮正常,水精四布,自然无痰饮水湿的停聚。脾气升动,才能将水液布散全身,而脾气升运的条件之一就是脾体干燥而不被痰饮水湿所困。因而有"脾生湿""湿困脾""脾恶湿""脾燥则升"等说法。据以上两生理特性推测,脾气下陷的病机主要有二:一是脾气虚衰,无力升举,又称为中气下陷;二是脾气为湿所困,不得上升反而下陷。
	③脾为孤脏	脾属土,居中央,与四方、四时无配;脾主运化,为精血津液生化之源,"灌四傍"而长养四脏,称为后天之本,属人体中最大最重要的脏,故称孤脏。
脾精、脾气、脾阴、脾阳的生理作用		脾精,主要指脾吸收的水谷之精。脾精由脾气转输到其他四脏,化为诸脏之精,故《素问·玉机真藏论》有"脾为孤藏,中央土以灌四傍"之说。其中脾精之浓厚者化营化血,轻清者化卫化气,故又有脾为"后天之本,气血生化之源"之论。脾精不足则既乏化营生血之源,亦缺生卫化气之本,可出现形体消瘦、面色萎黄、少气乏力、倦怠神疲等血与气皆虚的症状。脾气由脾精化生,具有化水谷为精微,化水饮为津液,转输水谷之精于全身各脏腑形体官窍,并能统摄血液等作用。脾气虚衰,可见食少腹胀、少气懒言、四肢乏力、面色㿠白、形体消瘦或浮肿、舌质苔白、脉弱等症,还可出现内脏下垂及各种出血或失精(如蛋白尿、乳糜尿)症状。脾阴即脾气中的具有凉润、宁静等作用的部分,脾阳是脾气中具有温煦、推动等作用的部分。脾阴与脾阳协调统一,维护着脾生理机能的正常发挥。脾阴虚则其凉润、宁静等作用减退,虚热内生,可见消瘦、烦热、食少、口唇生疮、舌红少津、脉细数。脾阳虚则其温煦、推动等作用减退,虚寒内生,表现为腹胀食少、腹痛喜温、大便清稀、形寒肢冷、面色㿠白,或周身浮肿、舌质淡胖、苔白滑、脉沉迟无力。
在体		在体合肉:指脾气的运化与肌肉的壮实及其机能发挥之间有着密切的联系全身的肌肉,都有赖于脾胃运化的水谷精微及津液的营养滋润,才能壮实丰满,并发挥其收缩运动。
其华		脾之华在唇。口唇的色泽可以反映脾精、脾气的盛衰。
开窍		脾开窍于口:指人的食欲、口味与脾气的运化密切相关。脾的经脉"连舌本,散舌下",舌又主司味觉,所以,食欲和口味都可反映脾的运化机能是否正常。
在志		脾在志为思。思,即思虑,属人体的情志活动。思虽为脾志,但与心神有关,故有"思出于心,而脾应之"之说。思虑过度,或所思不遂,最易妨碍脾气运化,致使脾胃之气结滞,脾气不能升清,胃气不能降浊,因而出现不思饮食、脘腹胀闷、头目眩晕等症。
在液		脾在液为涎:涎为口津,即唾液中较清稀的部分,由脾精、脾气化生并转输。涎具有保护口腔、润泽口腔、助食物的咀嚼和消化的作用。
季节		脾与四时之外的"长夏"(夏至~处暑)相通应。长夏之季,气候炎热,雨水较多,夫气下迫,地气上腾,湿为热蒸,蕴酿生化,万物华实,合于土生万物之象,而人体的脾主运化,化生精气血津液,以奉生身,类于"土爱稼穑"之理,故脾与长夏,同气相求而相通应。

四、肝的生理机能与特性

生理机能	**主疏泄**		指肝气具有疏通、畅达全身气机的作用。主要表现于以下几个方面：①促进血液与津液的运行输布：血液的运行和津液的输布代谢，有赖于气机的调畅。肝气疏泄，调畅气机，使全身脏腑经络之气的运行畅达有序。气能运血，气行则血行，故说肝气的疏泄作用能促进血液的运行，使之畅达而无瘀滞。②促进脾胃运化和胆汁的分泌排泄：肝气疏泄，畅达气机，促进和协调脾胃之气的升降，从而促进脾胃的运化。胆汁乃肝之余气所化，其分泌和排泄受肝气疏泄作用的影响。肝气疏泄，气机调畅，胆汁才能够正常的分泌与排泄。③调畅情志：肝气疏泄，能调畅气机，因而能使人心情舒畅，既无亢奋，也无抑郁。情志活动分属五脏，依赖于气机的调畅，因肝主疏泄，调畅气机，所以肝具有调畅情志的生理机能。④促进男子排精与女子排卵行经："主闭藏者肾也，司疏泄者肝也。"男子精液的贮藏与施泄，是肝肾二脏之气的闭藏与疏泄作用相互协调的结果。肝气疏泄，则精液排泄通畅有度；肝失疏泄，则排精不畅而致精瘀。女子的按时排卵，也是肝气疏泄和肾气闭藏作用相互协调的体现。气机调畅又是女子行经能否通畅有度的重要条件，因而亦受肝气的疏泄作用的影响。 肝气的疏泄作用失常，称为肝失疏泄。其病机主要有三个方面：一为肝气郁结，疏泄失职。多因情志抑郁，郁怒伤肝而致。临床多见闷闷不乐，悲忧欲哭，胸胁、两乳或少腹等部位胀痛不舒等症。二是肝气亢逆，疏泄太过。多因暴怒伤肝，或气郁日久化火，导致肝气亢逆，升发太过，临床表现为急躁易怒，失眠头痛，面红目赤、胸胁乳房走窜胀痛，或血随气逆而吐血、咯血，甚则突然昏厥，如《素问·调经论》说："血之与气并走于上，则为大厥，厥则暴死，气复反（返）则生，不反则死。"三是肝气虚弱，疏泄不及，升发无力，表现出一系列因虚而郁滞的临床表现，如忧郁胆怯、懈怠乏力、头晕目眩、两胁虚闷、时常太息、脉弱等。《灵枢·本神》说："肝气虚则恐。"
	主藏血		指肝脏具有贮藏血液、调节血量和防止出血的功能。肝藏血的生理意义有以下六个方面：
		①涵养肝气	肝藏充足的血液，化生和涵养肝气，使之冲和畅达，发挥其正常的疏泄作用。
		②调节血量	在正常情况下，人体各部分的血量，是相对恒定的。但是随着机体活动量的增减、情绪的变化、外界气候的变化等因素，人体各部分的血量也随之有所变化。如剧烈运动或情绪激动时，外周血流量增加；而在安静或休息时，外周血液分配量则减少。《素问·五脏生成》说："人卧则血归于肝"，唐代王冰注解说："肝藏血，心行之，人动则血运于诸经，人静则血归于肝脏。何者？肝主血海故也。"这种变化是通过肝的藏血和疏泄机能协调而实现的。
		③濡养肝及筋目	肝贮藏充足的血液，可濡养肝脏及其形体官窍，使其发挥正常的生理机能。《素问·五脏生成》说"肝受血而能视，足受血而能步，掌受血而能握，指受血而能摄。"
		④化生和濡养魂	维持正常神志及睡眠。《灵枢·本神》说："肝藏血，血舍魂。"肝血不足，魂不守舍，可见失眠、梦呓、梦游等。
		⑤为经血之源	肝藏血而称为血海，冲脉起于胞中而通于肝，与女子月经来潮密切相关，也称为"血海"。女子以血为本，肝藏血充足，冲脉血液充盛，是其月经按时来潮的重要保证。
		⑥防止出血	肝主凝血以防止出血。气有固摄血液之能，肝气充足，则能固摄肝血而不致出血；又因阴气主凝，肝阴充足，肝阳被涵，阴阳协调，则能发挥凝血作用而防止出血。
生理特性	**肝为刚脏**		指肝气升升主动，具有刚强躁急的生理特性而言。肝在五行属木，木性曲直，肝气具有木的冲和条达、伸展舒畅之能；肝有主疏泄的生理机能，肝气性喜条达而恶抑郁；肝内寄相火，主升主动，皆反映了肝为刚脏的生理特性。
	肝气升发		指肝气的向上升动和向外发散以调畅气机的生理特性。肝在五行属木，通于春气，比类春天树木的生长伸展和生机勃发之性，肝气具有条达疏畅、升发生长和生机盎然的特性。

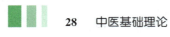

续表

肝血、肝气、肝阴、肝阳的生理作用		肝血,即肝所藏之血,有濡养目、筋、爪,化生和涵养魂与怒的作用。肝血亏虚,筋、目、魂、怒等不得濡养或涵养,则出现头昏眼花、夜盲、梦呓、易怒,或肢体震颤等征象。肝气由肝血化生,具有升发的特性,能畅达全身气的运行,进而调畅血液与津液的运行输布,调畅脾胃之气的升降,调畅胆汁的分泌与排泄,调畅情志活动,调畅男子泄精、女子排卵和月经等。肝阴是肝气中具有凉润、宁静、抑制作用的部分,肝阳是肝气中具有温煦、推动、兴奋作用的部分。肝阴与肝阳协调,肝气冲和条达。肝阴不足则肝阳偏亢,可见眩晕、头痛、耳鸣、目涩、少寐、急躁易怒、脉弦细等症;阳亢化风又可见抽搐、掉摇等症。肝阳虚衰则肝阴偏盛,肝脉寒滞,可见少腹冷痛拘急,或小腹隐痛而畏寒,囊冷阴湿或阳痿,四肢厥冷,巅顶疼痛,舌淡苔白滑,脉沉缓等症。
在体		在体合筋:筋依赖肝血的濡养。肝血充足,筋得其养,才能运动灵活而有力,能耐受疲劳,并能较快地解除疲劳,故称肝为"罢极之本"。
其华		肝之华在爪。爪甲,包括指甲和趾甲,乃筋之延续,所以有"爪为筋之余"之说。爪甲亦赖肝血的濡养,因而肝血的盈亏,可以影响到爪甲的荣枯,而观察爪甲的荣枯,又可以测知肝血是否充足。
开窍		肝在窍为目。目为视觉器官,具有视物的机能,故又称"精明"。目之所以能视物辨色,依赖肝血之濡养和肝气之疏泄的协调。肝的经脉上连目系,肝之血气循此经脉上注于目,使其发挥视觉作用。肝血充足,肝气调和,目才能正常发挥其视物辨色的机能。除肝之外,目的视物辨色还依赖于五脏六腑之精的濡养。《灵枢·大惑论》说:"五脏六腑之精气,皆上注于目而为之精。精之窠为眼,骨之精为瞳子,筋之精为黑眼,血之精为络,其窠气之精为白眼,肌肉之精为约束。"后世在此基础上发展了"五轮"学说,为眼科疾病的辨证论治奠定了理论基础。
在志		肝在志为怒。怒是人在情绪激动时的一种情志变化,由肝血、肝气所化。一般来说,怒志人人皆有,一定限度内的情绪发泄对维持机体的生理平衡有重要的意义,但大怒或郁怒不解,对于机体是一种不良的刺激,可引起肝气上逆或肝气郁结的病机变化。
在液		肝在液为泪。泪由肝精、肝血所化。肝开窍于目,泪从目出,有濡润、保护眼睛的作用。
季节		肝气通于春。春季为一年之始,阳气始生,自然界生机勃发,一派欣欣向荣的景象。人体之肝主疏泄,其气升发,恶抑郁而喜条达,为阴中之少阳,故与春气同气相求而相通应。

五、肾的生理机能与特性

生理机能	藏精	主生长发育生殖与脏腑气化肾藏精,指肾具有贮存、封藏精的生理机能。精,是构成人体和维持人体生命活动的最基本物质,是生命之本原,是脏腑形体官窍机能活动的物质基础。肾藏的精包括先天之精和后天之精,先天之精来源于父母的生殖之精,是禀受于父母的生命遗传物质,与生俱来,藏于肾中。人出生后,机体由脾胃的运化作用从饮食物中摄取的营养物质,称为"后天之精"。后天之精经脾气的转输作用以"灌四傍",则为脏腑之精。肾精的构成,是以先天之精为基础,加之部分后天之精的充养而化成。先天之精是肾精的主体成分,后天之精仅起充养作用,先、后天之精相互资助,相互为用。《素问·六节藏象论》说:"肾者,主蛰封藏之本,精之处也。"主生长发育与生殖,指肾精、肾气促进机体生长发育与生殖机能成熟的作用。人体的生、长、壮、老、已的生命过程,可分为幼年期、青年期、壮年期和老年期等几个阶段,而每一阶段机体的生长发育或衰退情况,都取决于肾精及肾气的盛衰。
	主水	指肾气具有主司和调节全身水液代谢的作用。主要体现在两方面:一是肾气对参与水液代谢脏腑的促进作用:肾气及肾阴肾阳对水液代谢过程中各脏腑之气的功能,尤其是脾肺之气的运化和输布水液的功能,具有促进和调节作用。二是肾气的生尿和排尿作用:水液代谢过程中,各脏腑形体官窍代谢后产生的浊液,下输于膀胱,在肾气的蒸化作用下,分为清浊:清者回吸收,由脾气的转输作用通过三焦水道上腾于肺,重新参与水液代谢;浊者则化为尿液,在肾与膀胱之气的推动作用下排出体外。
	主纳气	指肾气有摄纳肺所吸入的自然界清气,保持吸气的深度,防止呼吸表浅的作用。人体的呼吸,由肺所主,但吸入的清气,由肺的肃降下达于肾,必须再经肾气的摄纳潜藏,使其维持一定的深度,以利于气体的交换。故《难经·四难》说:"呼出心与肺,吸入肾与肝。"《类证治裁·喘证》说:"肺为气之主,肾为气之根。"

续表

生理特性	主蛰守位	主蛰,喻指肾有潜藏、封藏、闭藏之生理特性,是对其藏精机能的高度概括。肾的藏精、主纳气、主生殖、主二便等机能,都是肾主蛰藏生理特性的具体体现。守位,是指肾中相火(肾阳)涵于肾中,潜藏不露,以发挥其温煦、推动等作用。相火与君火相对而言。君火,即心阳,心之生理之火,又称心火;相对于心火,其他脏腑之火皆称为相火。
	肾气上升	肾阳鼓动肾阴,合化为肾气上升以济心,维持人体上下的协调。
肾精、肾气、肾阴、肾阳的生理作用		肾精为生命产生之本原,决定人体的生长发育与生殖,并能化髓充骨通脑。肾精不足常见不育不孕,小儿发育迟缓、囟门迟闭,或未老先衰,牙齿过早脱落,精神萎顿、健忘恍惚等表现。肾气由肾精化生,具有推动和调控人体的生长发育,使人具备生殖能力,促进与调节全身津液的代谢,并使肺吸入的清气下纳于肾以维持呼吸的深度的作用。同时,肾气还是人体防御机能的根本。肾气不足,可见发育迟缓、生殖能力低下、水肿尿少或尿失禁、遗精、滑精、虚喘,或卫外不固而易感冒等。肾阴是肾气中具有凉润、宁静、抑制等作用的部分,肾阳是肾气中具有温煦、推动、兴奋等作用的部分。肾阴与肾阳协调共济,则合化为冲和之肾气,推动和调控肾的各种机能活动。若肾阴不足,不能制阳,则相火偏亢,出现潮热盗汗、五心烦热、性欲亢进、遗精或梦交、舌红少苔、脉细数等症,治当滋养肾阴,"壮水之主,以制阳光";若肾阳虚衰,不能制阴,则虚寒内盛,出现畏寒肢冷、腰痛阴冷、性欲减退,或浮肿,或泄泻、夜尿频数、舌淡苔白、脉沉迟无力等症,治当温补肾阳,"益火之源,以消阴翳"。
在体		肾在体合骨,生髓:髓分骨髓、脊髓和脑髓,皆由肾精化生。肾藏精,精生髓,髓居于骨中称骨髓。骨的生长发育,有赖于骨髓的充盈及其所提供的营养。脊髓上通于脑,脑由髓聚而成,故称"脑为髓海"。肾精的盛衰,不仅影响骨骼的发育,而且也影响脊髓及脑髓的充盈。故《素问·灵兰秘典论》说:"肾者,作强之官,伎巧出焉。"齿与骨同出一源,亦由肾精充养,故称"齿为骨之余"。
其华		肾之华在发。发的生长,赖血以养,故称"发为血之余"。但发的生机根源于肾。肾藏精,精化血,精血旺盛,则毛发粗壮而润泽,由于发为肾之外候,所以发之生长与脱落,润泽与枯槁,常能反映肾精的盛衰。
开窍		肾在窍为耳及二阴:耳是听觉器官,耳的听觉灵敏与否,与肾精、肾气的盛衰密切相关。临床常以耳的听觉变化,作为判断肾精及肾气盛衰的重要标志,故说肾开窍于耳。二阴,指前阴和后阴。前阴是指排尿和生殖的器官;后阴是指排泄粪便的通道,都与肾精、肾气及肾阴、肾阳的关系密切。
在志		肾在志为恐。恐,是一种恐惧、害怕的情志活动,由肾精、肾气对外在环境的应答而产生,人人皆有。过度恐惧可伤肾精、肾气,出现二便失禁,甚则遗精、滑精等症。
在液		肾在液为唾:唾,即唾液中较稠厚的部分,由肾精化生,经肾气的推动作用,沿足少阴肾经,从肾向上经过肝、膈、肺、肺系,直达舌下之金津、玉液二穴,分泌而出,有润泽口腔,滋润食物及滋养肾精的作用。
季节		肾气通于冬。冬季是一年中气候最寒冷的季节,一派霜雪严凝,冰凌凛冽之象。自然界的物类,则静逾闭藏以度冬时。人体中肾为水脏,有润下之性,藏精而为封藏之本。同气相求,故肾与冬气相通应。

六、命门的概念和功用

命门学说是研究命门的概念、形态、部位、功用,以及与脏腑之间关系的理论。

命门一词,最早见于《灵枢·根结》:"太阳根于至阴,结于命门。命门者,目也。"命门指眼睛。《难经》将命门始作为内脏,指右肾。

关于命门的功用,有主火、水火共主、非水非火为肾间动气之不同。明·赵献可认为,命门即是真火,主持一身阳气。明·张介宾则强调了命门之中具有阴阳水火二气,从而发挥对全身的滋养、激发作用。明·孙一奎则认为,命门在两肾中间,非水非火,只是存在着的一种元气发动之机,是一种生生不息造化之机枢而已。

历代医家虽对命门的形态、部位有不同见解,但对命门与肾息息相通的认识又是基本一致的。历代医家大多认为命门与肾同为五脏之本,内寓真阴真阳。因此,目前多数医家认为肾阳即命门之火,肾阴即命门之水。肾阴、肾阳,即是真阴、真阳,或元阴、元阳。古代医家之所以称之"命门",亦即"生命之门",无非是强调肾气及肾阴、肾阳在生命活动中的重要性。

细目二 五脏之间的关系

五脏之间的关系	表现
心与肺	心主血而肺主气,心主行血而肺主呼吸。 心与肺的关系,主要表现在血液运行与呼吸吐纳之间的协同调节关系。 血液的正常运行,必须依赖于心气的推动,亦有赖于肺气的辅助。由于宗气具有贯心脉而司呼吸的生理功能,从而加强了血液运行与呼吸吐纳之间的协调平衡。因此,积于胸中的宗气是连接心之搏动和肺之呼吸的中心环节。
心与脾	心主血而脾生血,心主行血而脾主统血。心与脾的关系,主要表现在血液生成方面的相互为用及血液运行方面的相互协同。
心与肝	心与肝的关系,主要表现在行血与藏血以及精神调节两个方面。 血液运行方面:心主行血,心为一身血液运行的枢纽;肝藏血,是贮藏血液、调节血量的重要脏器。两者相互配合,共同维持血液的正常运行。 精神调节方面:心藏神,主宰意识、思维、情感等精神活动。肝主疏泄,调畅气机,维护情志的舒畅。心肝两脏,相互为用,共同维持正常的精神活动。
心与肾	心与肾在生理上的联系,主要表现为"心肾相交"。心肾相交的机理,主要从水火既济、精神互用、君相安位来阐发。 水火既济:心居上焦属阳,在五行中属火;肾居下焦属阴,在五行中属水。在上者宜降,在下者宜升,升已而降,降已而升。心位居上,故心火(阳)必须下降于肾,使肾水不寒;肾位居下,故肾水(阴)必须上济于心,使心火不亢。肾无心火之温煦则水寒,心无肾阴之凉润则火炽。心与肾之间的水火升降互济,维持了两脏之间生理机能的协调平衡。 精神互用:心藏神,肾藏精。精能化气生神,为气、神之源;神能控精驭气,为精、气之主。故积精可以全神,神清可以控精。 君相安位:心为君火,肾为相火(命火)。君火在上,如日照当空,为一身之主宰;相火在下,系阳气之根,为神明之基础。命火秘藏,则心阳充足;心阳充盛,则相火亦旺。君火相火,各安其位,则心肾上下交济。
肺与脾	肺与脾的关系,主要表现在气的生成与水液代谢两个方面。 气的生成:肺主呼吸,吸入自然界的清气;脾主运化,化生水谷之精并进而化为谷气。清气与谷气在肺中汇为宗气,宗气与元气再合为一身之气。一身之气的盛衰,主要取决于宗气的生成。 水液代谢:肺气宣降以行水,使水液正常地输布与排泄;脾气运化,散精于肺,使水液正常地生成与输布。人体的水液,由脾气上输于肺,通过肺气的宣发肃降而布散周身及下输膀胱。肺脾两脏协调配合,相互为用,是保证津液正常输布与排泄的重要环节。
肺与肝	主要体现在人体气机升降的调节方面。"肝生于左,肺藏于右;肝气从左升发,肺气由右肃降。肝气以升发为宜,肺气以肃降为顺。此为肝肺气机升降的特点所在。肝升肺降,升降协调,对全身气机的调畅,气血的调和,起着重要的调节作用。

续表

肺与肾	主要表现在水液代谢、呼吸运动及阴阳互资三个方面。 水液代谢：肺主行水，为水之上源；肾主水液代谢，为主水之脏。肺气宣发肃降而行水的作用，有赖于肾气及肾阴肾阳的促进；肾气所蒸化的水液，有赖于肺气的肃降运动使之下归于膀胱。肺肾之气的协同作用，保证了体内水液输布与排泄的正常。 呼吸运动：肺主气而司呼吸，肾藏精而主纳气。人体的呼吸运动，虽由肺所主，但亦需肾的纳气机能协助。只有肾精及肾气充盛，封藏机能正常，肺吸入的清气才能经其肃降而下纳于肾，以维持呼吸的深度。 阴阳互资：肺肾阴阳，相互资生。肺阴充足，下输于肾，使肾阴充盈。肾阴为诸阴之本，肾阴充盛，上滋于肺，使肺阴充足。肾阳为诸阳之本，能资助肺阳，推动津液输布，则痰饮不生，咳喘不作。
肝与脾	主要表现在疏泄与运化的相互为用、藏血与统血的相互协调关系。 饮食物消化：肝主疏泄，调畅气机，协调脾胃升降，并疏利胆汁，输于肠道，促进脾胃对饮食物的消化及对精微的吸收和转输。脾气健运，水谷精微充足，气血生化有源，肝得以濡养而使肝气冲和条达。 血液运行：肝主藏血，调节血量；脾主生血，统摄血液。脾气健运，水谷精微充足，气血生化有源，肝得以濡养而使肝气冲和条达。肝脾相互协作，共同维持血液的正常运行。
肝与肾	有"肝肾同源"或"乙癸同源"之称。主要表现在精血同源、藏泄互用以及阴阳互滋互制等方面。 精血同源：肝藏血，肾藏精，精血皆由水谷之精化生和充养，且能相互资生，故曰同源互化。 藏泄互用：肝主疏泄，肾主封藏，二者之间存在着相互为用、相互制约的关系。肝气疏泄可促使肾气封藏有度，肾气闭藏可防肝气疏泄太过。疏泄与封藏，相反而相成，从而调节女子的月经来潮、排卵和男子的排精。 阴阳互滋互制：肝气由肝血所化所养，内含肝阴与肝阳；肾气由肾精化生，内含肾阴与肾阳。不仅肝血与肾精之间存在着同源互化的关系，而且肝肾阴阳之间也存在着相互资养和相互制约的联系。
脾与肾	脾为后天之本，肾为先天之本，脾肾两者首先表现为先天与后天的互促互助关系；脾主运化水液，肾为主水之脏，脾肾的关系还表现在水液代谢方面。 先天后天相互资生：脾主运化水谷精微，化生气血，为后天之本；肾藏先天之精，是生命之本原，为先天之本。脾的运化水谷，是有赖于肾气及肾阴肾阳的资助和促进，始能健旺；肾所藏先天之精及其化生的元气，亦赖脾气运化的水谷之精及其化生的谷气的不断充养和培育，方能充盛。后天与先天，相互资生，相互促进。 水液代谢：脾气运化水液功能的正常发挥，须赖肾气的蒸化及肾阳的温煦作用的支持。肾主水液输布代谢，又须赖脾气及脾阳的协助，即所谓"土能制水"。脾肾两脏相互协同，共同主司水液代谢的协调平衡。
肾与命门	历代医家大多认为命门与肾关系密切，同为五脏之本，内寓真阴真阳。就临床应用来看，肾与命门的功用是一致的。肾阳即命门之火，肾阴即命门之水。肾阴、肾阳，即是真阴、真阳，或元阴、元阳。古代医家之所以称之"命门"，无非是强调肾气及肾阴肾阳在生命活动中的重要性。

历年真题精选

细目一：五脏的生理机能与特性

【A1 型题】

1. 下列哪项在心主血脉中起关键作用？

A. 心血充盈　　　B. 心气充沛　　　C. 心神安宁　　　D. 心搏如常　　　E. 脉道通利

答案：B；　考点：心的生理功能

解析：主，指主持、管理。血，指血流，脉，指经脉，为气血运行的通道。所谓心主血脉，是指心脏具有推动血液在脉道内运行的生理功能。在正常生理情况下，心气充足，推动血液运行的生理功能正常。故选择 B。

2. 与血液生成关系最密切的脏腑是

A. 心　　　　　B. 肺　　　　　C. 脾　　　　　D. 肝　　　　　E. 肾

答案：C；　考点：脾的生理功能

解析：脾的运化水谷的功能,全赖于脾气,只有在脾气强健的情况下,水谷精微才得以正常消化吸收,为化生精、气、血、津液提供足够的养料。所以与血液生成关系最密切的脏腑为脾。故选择 C。

3. 心主神志最主要的物质基础是

　　A. 津液　　　　　B. 精液　　　　　C. 血液　　　　　D. 宗气　　　　　E. 营气

答案：C；　考点：心的生理功能

解析：血液是神志活动的物质基础之一,心血充足则能化神、养神而使心神灵敏不惑。而心神清明,则能驱邪气并调控心血的运行,以濡养全身及心脉自身。故选择 C。

4. 心为"君主之官"的理论依据是

　　A. 心总统意志　　B. 心主血脉　　　C. 心主神志　　　D. 心主情志　　　E. 心总统魂魄

答案：C；　考点：心的生理功能

解析：心藏神,主神志。无论生理活动还是心理活动,都是五脏六腑尤其是五脏共同完成的。在这些生命活动中,心起着主宰作用,故历代医家又称心为人身之君主,五脏六腑之大主。故选择 C。

5. 心的主要生理功能是

　　A. 主藏血　　　　B. 主神志　　　　C. 主运化　　　　D. 主统血　　　　E. 主疏泄

答案：B；　考点：心的生理功能

解析：肝藏血,故排除 A；脾主运化,脾主统血,故排除 C、D；肝主疏泄,故排除 E。心主血脉,心主藏神,故选择 B。

6. 心为五脏六腑之大主的理论依据是

　　A. 心主血　　　　B. 心主神志　　　C. 心主思维　　　D. 心总统魂魄　　E. 心总统意志

答案：B；　考点：心的生理功能

解析：心藏神,肺藏魄,肝藏魂,脾藏意,肾藏志；心为君主之官,神明之府,是精神活动产生和依附的器官。《灵枢·邪客》亦说："心者,五脏六腑之大主也,精神之所舍也。"故选择 B。

7. 肺主气的功能取决于

　　A. 司呼吸　　　　　　　　B. 宗气的生成　　　　　　　　C. 全身气机的调节

　　D. 朝百脉　　　　　　　　E. 主治节

答案：A；　考点：肺的生理功能

解析：肺主气,是通过肺的呼吸,呼出体内的浊气,吸入自然界的清气,肺不断地吸清呼浊,从而维持人体新陈代谢的顺利进行。故选择 A。

8. 下列各项,与肺主通调水道功能关系最密切的是

　　A. 气机的调节　　　　　　B. 朝百脉　　　　　　　　　C. 主宣发与肃降

　　D. 司呼吸　　　　　　　　E. 宗气的生成

答案：C；　考点：肺的生理功能

解析：肺主通调水道,是指肺的宣发和肃降对体内津液的输布、运行和排泄有疏通和调节的作用。通过肺的宣发,水液向上、向外输布,布散全身,外达皮毛,代谢后以汗的形式由汗孔排泄；通过肺的肃降,水液向下、向内输送,而成为尿液生成之源,经肾蒸腾气化,将代谢后的水液化为尿贮存于膀胱,而后排出体外。可见肺的宣发与肃降功能与其通调水道作用密切相关。故选择 C。

9. 肺主通调水道的功能主要依赖于

　　A. 肺主一身之气　　　　　B. 肺司呼吸　　　　　　　　C. 肺输精于皮毛

　　D. 肺朝百脉　　　　　　　E. 肺主宣发和肃降

答案：E；　考点：肺的生理功能

解析：参见本细目第 8 题。故选择 E。

10. 肺为娇脏的主要依据是

　　A. 肺主一身之气　　　　　B. 肺外合皮毛　　　　　　　C. 肺朝百脉

D. 肺为水之上源 E. 肺气通于天,不耐寒热

答案:E; 考点:肺的生理功能

解析:肺为娇脏,是指肺为清虚之脏,轻清肃静,不容纤芥,不耐邪气之侵,肺气通于天,不耐寒热,故为娇嫩之脏。故选择 E。

11. 下列哪项不是脾的生理功能?

A. 水谷的受纳和腐熟 B. 水谷精微的转输

C. 水液的吸收和转输 D. 脏器位置的维系

E. 血液的统摄

答案:A; 考点:脾的生理功能

解析:脾的生理功能有:①主运化,包括运化水谷和运化水湿;②主升清,包括将水谷精微等营养物质上输于头目和维持内脏位置的相对恒定;③主统血。水谷的受纳和腐熟为胃的功能,故选择 A。

12. 脾为气血生化之源的理论基础是

A. 气能生血 B. 人以水谷为本 C. 脾主升清

D. 脾能运化水谷精微 E. 脾为后天之本

答案:D; 考点:脾的生理功能

解析:脾功能强健,水谷精微得以正常消化吸收,为化生精、气、血、津液提供足够的养料。故脾为气血生化之源的理论基础是脾能运化水谷精微。故选择 D。

13. 与血液生成关系最密切的脏是

A. 心 B. 肺 C. 脾 D. 肝 E. 肾

答案:C; 考点:脾的生理功能

解析:心主血脉,维持血液的正常运行,排除 A;肺朝百脉,肺气助心行血,排除 B;肝主疏泄,主藏血,通利气、血、水,排除 C;肾,主水液,主纳气,排除 E。故选择 C。

14. 脾主升清的确切内涵是

A. 脾的阳气主升 B. 脾以升为健

C. 脾气散精,上归于肺 D. 与胃的降浊相对而言

E. 输布津液,防止水湿内生

答案:C; 考点:脾的生理功能

解析:升,是指上升;清,是指水谷精微等营养物质;脾主升清,是指脾脏具有把水谷精微上输于头目、心、肺及维持人体脏器位置恒定的生理功能。故选择 C。

15. 具有"喜燥恶湿"特性的脏腑是

A. 肝 B. 脾 C. 胃 D. 肾 E. 肺

答案:B; 考点:脾的生理特性

解析:脾喜燥恶湿,否则会产生湿、痰、饮等病理产物,或发为水肿。胃喜润恶燥,否则无法正常受纳、腐熟水谷。只有脾的"燥"和胃的"润"相配合,才能使水谷得以正常地腐熟、受纳和传化。故选择 B。

16. 下列各项,不属于肝主疏泄功能的是

A. 调畅气机 B. 调畅情志 C. 促进骨骼发育

D. 促进脾胃的运化 E. 促进血液运行

答案:C; 考点:肝的生理功能

解析:肝主疏泄的生理功能包括:①调畅气机;②通利气血水;③促进脾胃的运化;④调畅情志;⑤促进和调节生殖功能。其中,最基本的生理功能是调畅气机。故选择 C。

17. 肝主疏泄的基本生理功能是

A. 调畅情志活动 B. 调畅全身气机

C. 促进脾胃运化 D. 促进血行和津液代谢

E. 调节月经和精液的排泄

答案：B； 考点：肝的生理功能

解析：参见本细目第 16 题，故选择 B。

18. 肝藏血的生理功能是指肝

A. 贮藏血液　　　　　　　　B. 调节血量　　　　　　　　C. 统摄血液

D. 贮藏血液和调节血量　　　E. 化生血液与统摄血液

答案：D； 考点：肝的生理功能

解析：肝藏血：是指肝贮藏血液和调节血量的作用。故选择 D。

19. 目的视觉功能主要取决于

A. 肾中精气的充盈　　　　　B. 肝血的充足　　　　　　　C. 脾气的健运

D. 肾阳的蒸化　　　　　　　E. 肾阴的滋养

答案：B； 考点：肝的生理特性

解析：肝开窍于目，肝藏血，目依赖肝血濡养才能发挥视觉功能。《素问·五脏生成篇》说："肝受血而能视。"故选择 B。

20. 五脏中，具有"刚脏"特性的是

A. 心　　　　B. 肺　　　　C. 脾　　　　D. 肝　　　　E. 肾

答案：D； 考点：肝的生理特性

解析：肝气主升主动，具有刚强、急躁的生理特性。肝主疏泄，喜条达而恶抑郁，且肝内寄相火，此均反映了肝为刚脏的特性。故选择 D。

21. 下列关于五脏所藏的叙述，错误的是

A. 心藏神　　B. 肝藏魂　　C. 肺藏魄　　D. 脾藏意　　E. 肾藏智

答案：E； 考点：肾的生理功能

解析：《素问·宣明五气篇》："五脏所藏：心藏神肺藏魄，肝藏魂，脾藏意，肾藏志。"故选择 E。

22. 肾主纳气的主要生理作用是

A. 使肺之呼吸保持一定的深度　　B. 有助于元气的固摄

C. 有助于精液的固摄　　　　　　D. 有助于元气的生成

E. 有助于肺气的宣发

答案：A； 考点：肾的生理功能

解析：纳，即受纳、摄纳之意。肾主纳气，是指肾有摄取肺所吸入的清气的生理功能。所以具体表现为肺吸入的清气必须下达肾，由肾来摄纳之，才能保持呼吸运动的平稳和深沉。故选择 A。

23. 肾中精气的主要生理功能是

A. 促进机体的生长发育　　　　B. 促进生殖功能的成熟

C. 主生长发育和生殖　　　　　D. 化生血液的物质基础

E. 人体生命活动的根本

答案：C； 考点：肾的生理功能

解析：肾中精气包括先天之精和后天之精，先天之精来源于父母，后天之精来源于水谷精微；精气的盛衰决定着人的生长、发育与生殖。故选择 C。

24. 水火之宅是指

A. 脾　　　　B. 胃　　　　C. 肾　　　　D. 肝　　　　E. 肺

答案：C； 考点：肾的生理特性

解析：肾脏寄藏命门之火，为元阴、元阳之脏，故有"水火之宅"、"阴阳之根"之称。

25. 被称为先天之本的脏是

A. 肾　　　　B. 脾　　　　C. 心　　　　D. 肝　　　　E. 肺

答案：A； 考点：肾的生理功能

解析：脾为后天之本，肾为先天之本。故选择 A。

26. "气之根"指的是
A. 脾　　　B. 心　　　C. 肺　　　D. 肝　　　E. 肾
答案：E；　考点：肾的生理功能
解析：肾主纳气，具有帮助肺保持呼吸的深度、防止呼吸浅表的作用。吸气的降纳，必须得到肾的摄纳作用的帮助。也就是说，肺的吸气，一定要依靠肾的摄纳，才能维持其深度；故选择 E。

27. 下列各项，与肾中精气生理功能关系不密切的是
A. 促进机体的生长发育　　　B. 促进水液代谢
C. 促进生殖功能的成熟　　　D. 主生长发育和生殖
E. 人体生命活动的根本
答案：E；　考点：肾的生理功能
解析：心藏神，具有主宰人体五脏六腑、形体官窍的一切生理活动和人体精神意识思维活动的功能，是人体生命活动的根本，与肾中精气无关。故选择 E。

28.《素问·六节藏象论》中，"封藏之本"指的是
A. 心　　　B. 肺　　　C. 脾　　　D. 肝　　　E. 肾
答案：E；　考点：肾的生理特性
解析：心者，生之本；肺者，相傅之官；肝者，罢极之本；肾者，封藏之本；脾者，仓廪之官。故选择 E。

29. 有主水和纳气功能的脏是
A. 肝　　　B. 心　　　C. 脾　　　D. 肺　　　E. 肾
答案：E；　考点：肾的生理功能
解析：肝主谋虑，排除 A；心主血脉，排除 B；脾主运化，排除 C；肺主气，排除 D；肾主水和纳气。故选择 E。

30. 最易发生阴阳互损的脏是
A. 心　　　B. 肝　　　C. 脾　　　D. 肺　　　E. 肾
答案：E；　考点：肾的生理特性
解析：肾因开窍二阴而司大小便。又寄藏命门之火，为元阴、元阳之脏，故有"水火之脏"、"阴阳之宅"之称，为最易发生阴阳互损的脏腑。故选择 E。

【A2 型题】
31. 患者，女，30 岁。神志不宁，虚烦不得眠，并见五心烦热，盗汗，舌红，脉细数。其病机是
A. 心气不足　B. 心血不足　C. 心阴不足　D. 心血瘀阻　E. 心神不足
答案：C；　考点：心的生理功能
解析：心阴不足，表现为阴不制阳，而致心阳偏亢，即心阴虚而心火旺。由于阴的宁静作用不足，不能收敛阳气之浮动，影响心主神志，故临床可见神志不宁，虚烦不得眠；阴虚则阳盛，虚热内生，故临床上可见五心烦热等。故选择 C。

【B 型题】
(32～33 题共用选项)
A. 肾　　　B. 脾　　　C. 胃　　　D. 肝　　　E. 肺
32. "阴阳之根本"是指
答案：A
33. "贮痰之器"是指
答案：E；　考点：五脏的生理功能与特性
解析：肾中所藏之精，包含肾阴和肾阳，其有两个来源，一是来源于父母的生殖之精，即"先天之精"；二是来源于人出生之后，机体从饮食中摄取的营养成分和脏腑代谢所化生的精微物质，即"后天之精"。"先天之精"和"后天之精"相互补充，才能使肾阴、肾阳生化无穷。肺主一身之气，通调水道，若肺失宣肃，津液停聚，则为痰浊，所以说肺为贮痰之器。故第 32 题选择 A，第 33 题选择 E。

(34～35 题共用选项)

A. 心　　　　　B. 肺　　　　　C. 脾　　　　　D. 肝　　　　　E. 肾

34．与血液运行关系最密切的脏是

答案：A

35．对津液代谢起主宰作用的脏是

答案：E；　考点：五脏的生理功能与特性

解析：心主血脉,肺通调水道,脾主运化,肝主疏泄,肾主水藏精。故第34题选择A,第35题选择E。

细目二：五脏之间的关系

【A1型题】

1. 下列各脏中,其生理特性以升为主的是

A. 肺与脾　　B. 肺与肝　　C. 肝与肾　　D. 心与肾　　E. 肝与脾

答案：E；　考点：肝与脾的生理特性

解析：肺主肃降,脾主升清,肝主疏泄;生理特性以升为主的脏腑是肝与脾。故选择E。

2. 肝藏血与脾统血的共同生理功能是

A. 贮藏血液　　B. 调节血量　　C. 统摄血液　　D. 防止出血　　E. 化生血液

答案：D；　考点：肝与脾的关系

解析：肝藏血,是指肝脏具有贮藏血液、调节血量的生理功能。脾统血,是指脾具有统摄血液在经脉内运行防御其溢出脉外的功能,故肝藏血与脾统血的共同生理功能是防止出血。故选择D。

3. 与气虚关系最密切的脏腑是

A. 心、肺　　B. 肺、脾　　C. 肺、肾　　D. 脾、胃　　E. 肝、肺

答案：B；　考点：肺与脾的关系

解析：气虚,包括两方面：①先天禀赋不足,或后天饮食失养,水谷精微不充,以致气的来源不足;②由于大病或久病之后,或年老体弱,或劳倦过度,或脾肾等脏腑功能减退,生化不足所致。故与气虚关系最密切的脏腑是肺、脾。故选择B。

4. 与血液运行关系最密切的脏腑是

A. 肝脾肾　　B. 心肝脾　　C. 心肺肾　　D. 心肝肾　　E. 肺脾肾

答案：B；　考点：五脏之间的关系

解析：心主血脉,心气推动和调控血液在脉管中正常运行,流注全身;肝藏血,具有贮藏血液、调节血量及防止出血的功能;脾统血,可统摄血液在脉内运行。故选择B。

5. 与水液代谢关系最密切的脏腑是

A. 脾胃肝　　B. 肝胆肾　　C. 肝肺脾　　D. 肺肾脾　　E. 心肾肺

答案：D；　考点：五脏之间的关系

解析：津液输布主要依靠肺、脾、肝、肾和三焦这五个脏腑相互协调配合来完成的。肺主宣发、肃降,通调水道;脾可输布津液;肝主疏泄,调畅气机,气行则水行;肾主水,可主持和调节人体津液代谢;三焦为水液运行的通路。津液的排泄主要与肺的宣发功能、脾的运化功能以及肾中阳气的气化作用相关。综上可以看出,津液的代谢,虽与多个脏腑的生理功能有关,但与其关系最为密切的是肺、脾、肾三脏。故选择D。

6. 脏腑关系中,"水火既济"指的是

A. 肝与肾　　B. 心与肾　　C. 肝与脾　　D. 肺与脾　　E. 肺与肝

答案：B；　考点：五脏之间的关系

解析：肝属木,肾属水,心属火,脾属土,肺属金,水火既济指的即是心、肾两脏。故选择B。

【A2型题】

7. 患者,女,25岁。口舌生疮,心烦失眠,小便黄赤,尿道灼热涩痛,口渴,舌红无苔,脉数。其病位在

A. 心、脾　　B. 心、胃　　C. 心、膀胱　　D. 心、小肠　　E. 心、肾

答案：D；　考点：心与小肠的关系

解析：心与小肠通过经脉相联系,在疾病上常相互影响传变,心火炽盛,可以循经下移至小肠,引起小肠泌

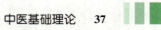

别清浊的功能失常,出现小便短赤,灼热疼痛甚或尿血等;而口舌生疮,心烦失眠,为心经热盛的表现。故选择 D。

8. 患者,男,45 岁。心烦不寐,眩晕耳鸣,健忘,腰酸梦遗,舌红少津,脉细数。其病变所在脏腑是

A. 心、脾　　　　B. 肺、肾　　　　C. 肺、肝　　　　D. 心、肾　　　　E. 肝、胃

答案:D; 考点:心与肾的关系

解析:心主神志,心烦不寐,病位在心;腰为肾府,腰酸梦遗,病位在肾。故选择 D。

【B 型题】

(9~10 题共用选项)

A. 心、肺　　　　B. 心、肝　　　　C. 肺、脾　　　　D. 肺、肝　　　　E. 肺、肾

9. 与气的生成关系最密切的是

答案:C

10. 与呼吸运动关系最密切的是

答案:E; 考点:五脏的生理功能

解析:肺主自然界之气,脾主水谷之气,故与气的生成关系最密切的是肺和脾。肺主气,司呼吸;肾主纳气,故与呼吸运动关系最密切的是肺和肾。故第 9 题选择 C,第 10 题选择 E。

(11~12 题共用选项)

A. 肺与肾　　　　B. 肺与脾　　　　C. 肺与肝　　　　D. 肺与心　　　　E. 脾与肾

11. 具有先后关系的两脏是

答案:E

12. 与呼吸关系密切的两脏是

答案:A; 考点:五脏之间的关系

解析:肾为"先天之本",脾为"后天之本",故第 11 题选择 E。肺司呼吸,肾主纳气,故第 12 题选择 A。

(13~14 题共用选项)

A. 心脾　　　　B. 肝肺　　　　C. 脾肾　　　　D. 心肾　　　　E. 肝肾

13. "乙癸同源"中的"乙癸"指的脏是

答案:E

14. "水火既济"中的"水火"指的脏是

答案:D; 考点:五脏之间关系

解析:乙癸同源又称肝肾同源,是指肝藏血,肾藏精,精血同生,乙属木,癸属水,故亦可知"乙癸"所指的脏腑为肝、肾两脏,故第 13 题选择 E。第 14 题参见本细目第 6 题,故选择 D。

细目三:五脏与五体、五官九窍、五志、五液和季节的关系

【A1 型题】

1. 下列关于五脏外合五体的叙述,错误的是

A. 心合脉　　　　B. 肝合爪　　　　C. 脾合肉　　　　D. 肺合皮　　　　E. 肾合骨

答案:B; 考点:五脏外合五体

解析:心合脉;脾合肉;肺合皮;肾合骨;肝合筋。故选择 B。

2. 脾之液为

A. 汗　　　　B. 涕　　　　C. 泪　　　　D. 唾　　　　E. 涎

答案:E; 考点:五脏主五液

解析:心在液为汗;肺在液为涕;肝在液为泪;脾在液为涎;肾在液为唾。故选择 E。

3. 五脏主五液,肾之液为

A. 汗　　　　B. 唾　　　　C. 涕　　　　D. 泪　　　　E. 涎

答案:B; 考点:五脏主五液

解析:肾在液为唾;心在液为汗;肺在液为涕;肝在液为泪;脾在液为涎。故选择 B。

4. 五脏主五志,则忧属

A. 心   B. 肾   C. 肝   D. 肺   E. 脾

答案:D; 考点:五脏主五志

解析:心在志为喜;肾在志为恐;肝在志为怒;肺在志为悲(忧);脾在志为思。故选择 D。

5. 脾在志为

A. 怒   B. 喜   C. 思   D. 悲   E. 恐

答案:C; 考点:五脏主五志

解析:参见本细目第 4 题。故选择 C。

第七单元 六 腑

【考点透视】

1. 掌握六腑的生理功能,尤其是胃、大肠以及小肠。

2. 掌握六腑和五脏之间的关系,着重脾胃之间、心和小肠之间的关系。

3. 注意六腑的别名。

细目一 六腑的生理机能

六腑	定义	胆、胃、小肠、大肠、膀胱、三焦六个脏器的总称。
	特点	是传化物而不藏,实而不能满。后世医家将此概括为"六腑以通为用"。
胆		胆位于右胁腹腔内,与肝紧密相连,附于肝之短叶间。胆为中空的囊状器官,内盛胆汁。因胆汁清静,称为"精汁",故《灵枢·本输》称胆为"中精之腑",亦有医家将其称为"中清之腑"。胆为中空器官而类腑,其内盛的胆汁应适时排泄,具有"泻而不藏"的特性,故胆为六腑之一;又因其内盛精汁,与六腑传化水谷,排泄糟粕有别,故又属奇恒之腑。
	贮藏和排泄胆汁	胆汁来源于肝,由肝之余气凝聚而成。胆汁生成后,进入胆腑,由胆腑浓缩并贮藏。藏于胆腑的胆汁,在肝气的疏泄作用下排泄而注入肠中,以促进饮食水谷的消化和吸收。
	主决断	指胆具有判断事物、做出决定的作用。胆的这一作用对于防御和消除某些精神刺激的不良影响,以维持精气血津液的正常运行和代谢,确保脏腑之间的协调关系,有着极为重要的意义。所以《素问·灵兰秘典论》说:"胆者,中正之官,决断出焉。"
胃		胃位于腹腔之内,横膈膜以下,上接食管,下连小肠。胃又称"胃脘",分为上、中、下三部。上部为上脘,包括贲门;下部为下脘,包括幽门;上下脘之间为中脘,包括胃体。其中贲门上接食管,幽门下连小肠。
	主受纳水谷	指胃气具有接受和容纳饮食水谷的作用。饮食入口,经过食管(咽)进入胃中,在胃气的通降作用下,由胃接受和容纳,暂存其中,故胃有"太仓""水谷之海"之称。
	主腐熟水谷	指胃气将饮食物初步消化,并形成食糜的作用。容纳于胃中的饮食物,经过胃气的磨化和腐熟作用后,精微物质被吸收,并由脾气转输而营养全身,未被消化的食糜则下传于小肠作进一步消化。经过胃的腐熟,水谷才能游溢出人体所需要的精微物质,人的气血才能充盛,脏腑组织才能得到水谷精的充养而发挥其各自的生理机能,故又称胃为"水谷气血之海","五脏六腑之海也"。如胃火亢盛,腐熟作用亢进,表现为吞酸嘈杂、消谷善饥等;胃的腐熟作用减退,可见胃脘部胀满疼痛,食欲不振,甚或饮食停滞等。
	生理特性	胃气下降;喜润恶燥。

续表

小肠		小肠位于腹中,其上口与胃在幽门相接,下口与大肠在阑门相连。
	主受盛化物	表现于以下两个方面:一是小肠接受由胃腑下传的食糜而盛纳之,即受盛作用。小肠承受适时下降的经过胃初步腐熟的饮食物,并在小肠内停留一定的时间,以便进一步充分的消化和吸收。二是由脾气对小肠中的食糜进一步消化,化为精微和糟粕两部分,即化物作用。故《素问·灵兰秘典论》说:"小肠者,受盛之官,化物出焉。"若小肠的受盛失常,可见腹部胀闷疼痛;如化物失常,可致消化、吸收障碍,出现消化不良,腹泻便溏,甚或完谷不化等。
	主泌别清浊	指小肠中的食糜在作进一步消化的过程中,随之分为清、浊两部分:清者,即水谷精微和津液,由小肠吸收,经脾气的转输全身;浊者,即食物残渣和部分水液,经胃和小肠之气的作用通过阑门传送到大肠。
	小肠主液	指小肠在吸收谷精的同时,吸收了大量的津液。小肠吸收的津液与谷精合为水谷之精,由脾气转输到全身,其中部分津液经三焦下渗膀胱,成为尿液生成之源。如《类经·藏象类》说:"小肠居胃之下,受盛胃中水谷而分清浊,水液由此而渗于前,糟粕由此而归于后,脾气化而上升,小肠化而下降,故曰化物出焉"。临床上,以"利小便所以实大便"的方法治疗泄泻,就是"小肠主液"理论的具体应用。
大肠		大肠居腹中,其上口在阑门与小肠相接,其下端连肛门,是一个管腔性器官。
	主传化糟粕	大肠将食物残渣经过燥化变成粪便,并将粪便传送至大肠末端,经肛门有节制地排出体外。《素问·灵兰秘典论》说:"大肠者,传导之官,变化出焉。"大肠的传化糟粕,实为对小肠泌别清浊的承接,并与胃气做通降、肺气的肃降、脾气的运化、肾气的推动和固摄作用相关。
	大肠主津	大肠接受食物残渣,吸收津液,使之形成粪便,即所谓燥化作用。大肠吸收食物残渣中的津液,由脾气转输全身,部分津液经三焦下渗于膀胱,成为尿液生成之源。由于大肠参与体内的津液代谢,故说"大肠主津"。大肠主津的机能失常,津液不得吸收,与糟粕俱下,可出现肠鸣、腹痛、泄泻等症;若大肠实热,消烁津液,或大肠津亏,肠道失润,又会导致大便秘结不通。
膀胱		膀胱位于小腹部,下有尿道,开口于前阴。
	汇聚水液	人体的津液通过肺、脾、肾等脏腑的作用,布散全身脏腑形体官窍,发挥其滋养濡润作用,其代谢后的浊液则下归于膀胱。胃、小肠、大肠中的部分津液由脾气吸收后,经三焦之腑渗入膀胱,成为尿液生成之源。因此,膀胱是水液汇聚之处,故《灵枢》称之为"津液之府"。《素问·灵兰秘典论》说:"膀胱者,州都之官,津液藏焉。"汇聚于膀胱中的水液,经肾气和膀胱之气的蒸化作用,其清者上输于脾,重新参与津液代谢,而剩余者则留于膀胱为尿液。
	贮存和排泄尿液	膀胱中尿液的贮存和排泄,由肾气及膀胱之气的激发和固摄作用调节。肾气及膀胱之气的激发与固摄作用协调,则膀胱开合有度,尿液可及时地从溺窍排出体外。若肾气与膀胱之气的激发与固摄作用失调,膀胱开合失权,既可出现小便不利或癃闭,又可出现尿频、尿急、遗尿、小便不禁等。故《素问·宣明五气》说:"膀胱不利为癃,不约为遗尿"此外,由于膀胱通过尿道与外界直接相通,故湿热邪气易从外直接侵入膀胱,引起膀胱湿热蕴结,气化不利之膀胱湿热证,主要表现为尿频、尿急、尿痛,甚或可见血尿等症。
三焦		三焦是上焦、中焦、下焦的合称。三焦概念有六腑三焦、部位三焦与辨证三焦的不同。 (1) 六腑三焦的主要生理机能是疏通水道,运行津液。《素问·灵兰秘典论》说:"三焦者,决渎之官,水道出焉。"津液自胃肠经三焦下渗膀胱,三焦水道通畅,则津液源源不断渗入膀胱,成为尿液生成之源。《灵枢·本输》说:"三焦者,中渎之府也,水道出焉,属膀胱。" (2) 部位三焦:三焦作为人体上、中、下部位的划分,源于《灵枢·营卫生会》的"上焦如雾,中焦如沤,下焦如渎"之论,与《难经·三十八难》所谓"有名而无形"的三焦相通。部位三焦,包含了上至头、下至足的整个人体,已经超出了实体六腑的概念。张介宾等医家将其称之为"孤府"。

细目二 五脏与六腑之间的关系

心与小肠	生理上	心主血脉,心阳之温煦,心血之濡养,有助于小肠的化物等机能;小肠化物,泌别清浊,清者经脾上输心肺,化赤为血,以养心脉,即《素问·经脉别论》所谓"浊气归心,淫精于脉。"
	病理上	心经实火,可移热于小肠,引起尿少、尿赤涩刺痛、尿血等小肠实热的症状。反之,小肠有热,亦可循经上熏于心,可见心烦、舌赤糜烂等症状。此外,小肠虚寒,化物失职,水谷精微不生,日久可出现心血不足的病证。
肺与大肠	生理上	肺气的下降可以推动大肠的传导,有助于糟粕下行。而大肠传导正常,腑气通畅,亦有利于肺气的下降。
	病理上	肺失清肃,津液不能下达,大肠失润,传导失常,可见大便干结难下。若肺气虚弱,推动无力,大肠传导无力,可见大便困难。中医称之为"气虚便秘"。反之,若大肠腑气不通,传导不利,则肺气壅塞而不能下降,出现胸闷、咳喘、呼吸困难等,是谓上窍不通则下窍不利,下窍不利则上窍为之闭塞。在治疗中,常通过通腑泻热治疗肺热咳喘,亦常采用宣降肺气治疗大肠腑气不通。
脾与胃	纳运相成	脾主运化,胃主受纳,受纳与运化相辅相成。二者一纳一运,紧密配合,完成饮食物的消化吸收,正如《景岳全书》说:"胃司受纳,脾司运化,一运一纳,化生精气。"在病理上,胃之受纳失常则脾之运化不利,脾失健运则胃纳失常,出现恶心呕吐、脘腹胀满、不思饮食等,称为"脾胃不和"。
	升降相因	脾气主升,以升为顺;胃气主降,以降为和。脾气主升,将水谷精微输布于头目心肺;胃气主降,将水谷下降于小肠而泌别清浊,糟粕并得以下行。脾胃之气,升降相因,相反相成,饮食物得以正常的消化吸收。在病理上,脾气不升,水谷夹杂而下,出现泄泻,甚则完谷不化;胃气不降反而上逆,可见恶心呕吐,呃逆嗳气。故《素问·阴阳应象大论》说:"清气在下,则生飧泄;浊气在上,则生䐜胀。"
	燥湿相济	脾为阴脏,喜燥而恶湿;胃为阳腑,喜润而恶燥。正如《临证指南医案》说:"太阴湿土,得阳始运,阳明燥土,得阴自安。以脾喜刚燥,胃喜柔润故也。"脾易生湿,得胃阳以制之,使脾不至于湿;胃易生燥,得脾阴以制之,使胃不至于燥。脾胃阴阳燥湿相济,是保证两者纳运、升降协调的必要条件。病理上,脾属阴,阳气易损,胃属阳,津液和阴气易伤。如湿困脾运,可导致胃纳不振;胃津不足,亦可影响脾气运化;脾湿则其气不升,胃燥则其气不降,可见中满痞胀、排便异常等症。
肝与胆	同司疏泄	肝主疏泄,分泌胆汁;胆附于肝,藏泄胆汁。两者协调合作,疏利胆汁于小肠,帮助脾胃消化饮食物。肝气疏泄正常,促进胆汁的分泌和排泄;而胆汁排泄无阻,又有利于肝气疏泄的正常发挥。病理上,若肝气郁滞,可影响胆汁疏利;胆腑郁热,也可影响肝气疏泄。最终均可导致肝胆气滞、肝胆湿热,或郁而化火、肝胆火旺之证。
	共主勇怯	《素问·灵兰秘典论》说:"肝者,将军之官,谋虑出焉。胆者,中正之官,决断出焉。"胆主决断与人的勇怯有关,而决断又基于肝之谋虑,肝胆相互配合,情志活动正常,处事果断。如《类经·藏象类》说:"胆附于肝,相为表里。肝气虽强,非胆不断。肝胆相济,勇敢乃成。"实际上,肝胆共主勇怯是以两者同司疏泄为生理学基础的。病理上,若肝胆气滞,或胆郁痰扰,均可导致情志抑郁或惊恐胆怯等病证。
肾与膀胱	生理上	肾为主水之脏,开窍于二阴;膀胱为津液之府。肾与膀胱相互协作,共同完成津液的生成、贮存与排泄。膀胱的汇聚水液及贮尿排尿,取决于肾气的盛衰。肾气充足,蒸化及固摄作用正常发挥,则尿液正常生成,贮于膀胱并有度地排泄。膀胱贮尿排尿有度,也有利于肾气的主水作用。
	病理上	若肾气虚弱,蒸化无力,或固摄无权,可影响膀胱的汇聚水液及贮尿排尿,而见尿少、癃闭或尿失禁等。膀胱湿热,或膀胱失约,也可影响到肾气的蒸化和固摄,出现尿液及其排泄异常。

历年真题精选

细目一：六腑的生理功能

【A1 型题】

1. 具有喜润恶燥特性的脏腑是

A. 肝　　　B. 肺　　　C. 脾　　　D. 胃　　　E. 大肠

答案：D；考点：胃的生理特性

解析：脾胃在五行中属土，但胃为六腑之一，故为阳土；胃又为水谷之海，多气多血，故胃性喜润恶燥。故选择 D。

2. 大肠的主要生理功能是

A. 受盛　　　B. 传化糟粕　　　C. 化物　　　D. 泌别清浊　　　E. 通行元气

答案：B；考点：大肠的主要生理功能

解析：大肠主传泻糟粕，是水谷废物排泄的通路。从胃的受纳、腐熟及脾的运化，经过小肠的泌别清浊，后由大肠排泄，构成一个水谷运化、吸收、排泄的过程。所以大便下利或秘结都是大肠的传导失常。故选择 B。

3. 利小便而实大便的理论依据是

A. 脾主运化　　　B. 肺主通调水道　　　C. 小肠主受盛

D. 小肠主化物　　　E. 小肠主泌别清浊

答案：E；考点：小肠的泌别清浊功能

解析：小肠的泌别清浊功能包括泌别清浊后的糟粕，分为食物残渣及和水两部分。食物残渣下降到大肠，形成粪便而排出体外；多余的水分则可气化生成尿液排出体外。故对于小肠泌别清浊功能失调的患者，小便不能及时气化入膀胱，水谷并走大肠，可见大便稀薄，小便短少，治疗选用分利方法，即"利小便以实大便"。故选择 E。

4. 小肠的主要生理功能是

A. 主运化　　　B. 主通调水道　　　C. 主受纳

D. 主腐熟水谷　　　E. 主泌别清浊

答案：E；考点：小肠的主要生理功能

解析：小肠主化物而分别清浊，为受盛之官，能化物而使精华归于五脏，使糟粕从六腑排泄；并使糟粕中的水分归于膀胱，渣滓归于大肠。因此小肠如有病变，可以影响大便和小便的排泄。故选择 E。

5. 津液输布的主要通道是

A. 血府　　　B. 经络　　　C. 腠理　　　D. 三焦　　　E. 分肉

答案：D；考点：津液输布的通道

解析：《素问·灵兰秘典论》说："三焦者，决渎之官，水道出焉。"故津液输布的通道为三焦。故选择 D。

6. "太仓"所指的是

A. 三焦　　　B. 胃　　　C. 小肠　　　D. 脾　　　E. 大肠

答案：B；考点：胃的别名

解析：《灵枢·胀论》说："胃者，太仓也。"故选择 B。

7. 下列哪项是胃的生理功能？

A. 水谷精微的转输　　　B. 水谷的受纳和腐熟

C. 水液的吸收和转输　　　D. 脏器位置的维系

E. 血液的统摄

答案：B；考点：胃的生理功能

解析：胃的生理功能是：受纳、腐熟水谷；主通降，以降为和。故选择 B。A、C、D、E 均属脾的生理功能。

8. 脏腑中有"主津"作用的是

A. 脾　　　　　B. 胃　　　　　C. 大肠　　　　　D. 小肠　　　　　E. 三焦

答案：C；　考点：大肠的生理功能

解析：胃主受纳、腐熟水谷，排除 B；小肠主受盛与化物，排除 D；三焦通行元气，排除 E；脾主运化、统血，排除 A；大肠，主津，故选择 C。

9. 被称为"决渎之官"的是

A. 胆　　　　　B. 胃　　　　　C. 三焦　　　　　D. 小肠　　　　　E. 膀胱

答案：C；　考点：三焦的生理功能

解析：胆为"中正之官"；胃为"受纳之官"；小肠为"受盛之官"；膀胱为"州都之官"；大肠为"传导之官"。三焦为"决渎之官"。故选择 C。

细目二：五脏与六腑之间的关系

【A1 型题】

1. 气机升降出入的枢纽是

A. 肝、肺　　　　B. 肺、肾　　　　C. 脾、胃　　　　D. 肝、胆　　　　E. 心、肾

答案：C；　考点：脾与胃的关系；

解析：胃气以下行为顺，胃气和降，则水谷得以下行。脾气以上行为顺，脾气上升，精微物质得以上输。所以气机升降出入的枢纽是胃和脾。故选择 C。

2. 脏腑关系中，被称为"燥湿相济"的是

A. 肺与大肠　　　B. 肾与膀胱　　　C. 心与肾　　　D. 肺与肝　　　E. 脾与胃

答案：E；　考点：脾与胃的关系

解析：脾喜燥恶湿，胃喜润恶燥，脏腑之中，此两脏与燥湿关系密切。故选择 E。

第八单元　奇恒之腑

【考点透视】

本单元考点不多，熟悉即可。

奇恒之腑	包括脑、髓、骨、脉、胆、女子胞六个脏器组织。
	特点：它们在形态上类腑，但其机能上似脏，主贮藏精气，与六腑传化水谷有别，故称之为奇恒之腑，亦有别于六腑的腑。
脑	位于头部的颅腔之内，为髓汇聚之处，故《灵枢·海论》说："脑为髓之海。"《素问·五脏生成》说："诸髓者，皆属于脑。"
	主宰生命活动　脑为神明之所出，称为"元神之府"（《本草纲目》），是生命的枢机，主宰人体的生命活动。
	主司感觉运动　人的感官位于头部，与脑相通，依赖脑髓的充养才能发挥感觉机能。脑主神，神能驭气，各类感觉随气运行于诸筋百节，调控肢体运动。脑髓充盈，则视物精明，听力正常，嗅觉灵敏，感觉无碍，运动如常，轻劲多力。
	主司精神活动　人的精神活动，包括思维、意识和情志活动等，都是客观外界事物反映于脑的结果。思维意识是精神活动的高级形式，是"任物"的结果。脑为髓海，主人的思维意识和记忆，是精神活动的枢纽。
	与脏腑精气的关系　心是君主之官，五脏六腑之大主，神明之所出，故将人的意识、思维及情志活动统归于心，称之"心藏神"。但把神分为神、魂、魄、意、志五种不同的表现，分别由心、肝、肺、脾、肾五脏主司，即所谓"五神脏"。如《素问·宣明五气》说："心藏神，肺藏魄，肝藏魂，脾藏意，肾藏志脑的机能与五脏密切相关，五脏之精充盈，五脏之气畅达，才能化养五神并发挥其生理机能。"

女子胞	女子胞，又称胞宫、胞脏、子宫、子脏等。女子胞位于小腹部、膀胱之后，直肠之前，通过阴道与外界相通，是女性的生殖器官。男子之胞称为"精室"。	
	主持月经	又称月信、月事、月水，是女子天癸来至后周期性子宫出血的生理现象。健康女子，约到 14 岁，天癸至，生殖器官发育成熟，子宫发生周期性变化，约 1 月（28 天）周期性排血一次，即月经开始来潮，约到 49 岁，天癸竭绝，月经闭止。月经周期中还要排卵一次。月经的产生，是脏腑经脉气血及天癸作用于胞宫的结果，久胞宫的形态与机能正常与否直接影响月经的来潮，所以胞宫有主持月经的作用。
	孕育胎儿	胞宫是女性孕育胎儿的器官。女子在发育成熟后，月经应时来潮，经后便要排卵，因而有受孕生殖的能力。此时，两性交媾，两精相合，就构成了胎孕。女子在其受孕后，女子胞即成为孕育胎儿的场所。此时，女子胞停止排泄月经，全身的气血，有相当一部分输送到胞宫，保护胎元，促进胎儿的发育，直至分娩。故《类经》说："女子之胞，子宫是也，亦以出纳精气而成胎孕者为奇。"
	女子胞与脏腑经脉的关系	**与天癸的关系** 天癸，是肾精肾气充盈到一定程度时体内出现的一种精微物质，有促进生殖器官发育成熟、女子月经来潮及排卵、男子精气溢泻，因而具备生殖能力的作用。
		与经脉的关系 女子胞与冲、任、督、带及十二经脉，均有密切关系。其中与冲脉和任脉联系最紧密。冲、任二脉，同起于胞中。冲脉与肾经并行且与阳明脉相通，能调节十二经气血，与女子月经排泄关系密切，有"冲为血海"之称；任脉与足三阴经相会，能调节全身阴经，为"阴脉之海"。任脉又与胎儿孕育密切相关，故有"任主胞胎"之称。
		与脏腑的关系 女子以血为本，经水为血液所化，月经的来潮和周期，以及孕育胎儿，均离不开气血的充盈和血液的正常运行。而心主血，肝藏血，脾胃为气血生化之源，又主统血。肾藏精，关乎天癸，且精能化血。肺主气，朝百脉而输精微。诸脏分司血的生化、统摄与调节等。故脏腑安和，血脉流畅，血海充盈，则经候如期，胎孕乃成。五脏之中，女子胞与心、肝、脾、肾的关系尤为密切。

【昭昭医考重点提示】掌握五脏、六腑包括什么，以及各自的特点，五脏的生理功能和系统联署；六腑的生理功能等。

历年真题精选

【A1 型题】

下列被称为"元神之府"的是

A. 脑 　　　　　B. 髓 　　　　　C. 骨 　　　　　D. 脉 　　　　　E. 胆

答案：A； 考点：奇恒之腑

解析：脑为元神之府，骨为髓之府。故选择 A。

第九单元　精、气、血、津液、神

【考点透视】

1. 掌握气的功能分类，尤其是元气、宗气的功能。

2. 掌握气血、精血之间的关系，重点是气血的关系。

3. 了解精、津液、神的内容。

细目一 精

人体之精的概念	是由禀受于父母的生命物质与后天水谷精微相融合而形成的一种精华物质,是人体生命的本原,是构成人体和维持人体生命活动的最基本物质。《素问·金匮真言论》说:"夫精者,身之本也。"
与古代哲学中的精概念区别	人体之精是人体生命的本原,古代哲学的精是宇宙万物的生成本原。人体之精有狭义之精、广义之精和一般意义之精之分。狭义之精,特指具有繁衍后代作用的生殖之精,是精的本始含义。广义之精,指一切构成人体和维持人体生命活动的液态精华物质。如先天之精、水谷之精、生殖之精、脏腑之精以及血、津液等,都属广义之精范畴。一般意义的精,即通常所说的先天之精、水谷之精、生殖之精、脏腑之精,不包含血、津液。

人体之精的功能	繁衍生命	由先天之精与后天之精合化而生成的生殖之精,具有繁衍生命的作用。由于具有遗传功能的先天之精主要藏于肾,并且五脏六腑之精都可资助藏于肾的先天之精,故生殖之精实由肾精化生。
	濡养作用	精能滋润、濡养人体各脏腑形体官窍。先天之精与后天之精充盛,则脏腑之精充盈,肾精也充盛,因而全身脏腑组织官窍得到精的濡养,各种生理机能得以正常发挥。
	化血作用	一是精可以转化为血,是血液生成的来源之一。二是精作为精微的生命物质,既可单独存在于脏腑组织中,也可不断地融合于血液中。如心精一般融入心血中,肝精一般融入肝血中以发挥其濡养作用。
	化气作用	先天之精可以化生先天之气(元气),水谷之精可以化生谷气,再加上肺吸入的自然界清气,综合而成一身之气。精是气的化生本原。
	化神作用	精是神化生的物质基础之一。神是人体生命活动的主宰及其外在总体现,其产生离不开精这一基本物质。只有积精,才能全神,这是生命存在的根本保证。反之,精亏则神疲,精亡则神散,生命休矣。

人体之精的分类	先天之精与后天之精	人体之精从生成来源来说,有先天之精与后天之精之分。先天之精禀受于父母,源于父母的生殖之精,是构成胚胎的原始物质,是生命产生的本原。后天之精源于饮食水谷,由脾胃等脏腑吸取饮食华而产生,是维持人体生命活动的 重要物质。先天之精为基础,后天之精为补充,二者相辅相成,使一身之精生成有源,逐渐充盛。
	生殖之精	生殖之精源于肾精,在天癸的促发下由肾藏的先天之精在水谷之精的资助充养下合化而成,起着繁衍后代的作用。人们在生殖活动过程中,通过生殖之精的交合将生命物质遗传给下一代。男女双方生殖之精结合成为胚胎,产生了新的生命体。
	脏腑之精	一身之精分藏于脏腑,成为脏腑之精。脏腑之精,指脏腑所藏的具有濡养、滋润本脏腑及其所属的形体、官窍等作用的液态精华物质。各脏腑之精都由先天之精与后天之精相融合而成,其中肾精主要由先天之精构成,而心肺脾肝四脏之精主要由后天之精构成。

各脏腑之精具有不同的存在形式及生理作用。

脏腑之精的存在形式	心精	心精与心血相融合贮存于心内,起到濡养心脏、血脉和心神的作用。
	肝精	肝精与肝血融合贮存于肝内,发挥濡养肝脏及筋目的作用。
	肺精	源于《素问·经脉别论》"输精于皮毛"之论,肺精与脾转输至肺的水谷之精和津液融合贮藏于肺中,具有滋养肺脏及皮毛的作用。
	脾精	脾精的概念源于《素问·示从容论》,主要由水谷之精构成,并由脾气输布到其他脏腑,化为该脏腑之精,故有"脾主为胃行其津液"(《素问·厥论》)、"中央土以灌四傍"(《素问·玉机真藏论》)、"脾气散精,上归于肺"(《素问·脉要精微论》)之说。脾精还有化生气血、生长肌肉的作用。
	肾精	肾精由禀受于父母的先天之精,加之分藏于肾的水谷之精的充养而生成。肾精主要有濡养肾脏、化生殖之精以繁衍生命、化髓通脑以养神等作用。

续表

生理作用	脏腑之精不仅濡养脏腑,而且化生脏腑之气,推动和调控脏腑的生理机能。	
	心精	心血化生心气,推动和调节心脏搏动、血脉的舒缩以及精神活动。
	肺精	肺精化生肺气,推动和调节呼吸运动和水液的输布。
	肝精	肝血化生肝气,疏泄气机,调畅情志,促进精血津液的运行。
	脾精	脾精化生脾气,推动和调节水谷和水液的运化、血液的生成和运行。
	肾精	肾精化生肾气,推动和调节人体的生长发育和生殖以及水液代谢、呼吸运动等。

【昭昭医考重点提示】
1. 人体之精的概念;先天之精、后天之精、一般意义的精的概念。
2. 人体之精的功能:繁衍生命、濡养作用、化血作用、化气作用、化神作用。
3. 人体之精的分类:先天之精与后天之精、生殖之精、脏腑之精。
4. 脏腑之精不仅濡养脏腑,而且化生脏腑之气,推动和调控脏腑的生理机能。
5. 脏腑之精的定义:一身之精分藏于脏腑,成为脏腑之精。脏腑之精,指脏腑所藏的具有濡养、滋润本脏腑及其所属的形体、官窍等作用的液态精华物质。

历年真题精选

【A1 型题】
精的本始含义是指
A. 脏腑之精　　　B. 生殖之精　　　C. 水谷之精　　　D. 津液　　　E. 血液
答案:B;　考点:人体之精的概念
解析:人体之精,有狭义之精、广义之精和一般意义之精之分。狭义之精,是指具有繁衍后代作用的生殖之精,是精的本始含义。广义之精是一切构成人体和维持人体生命活动的液态精化物质,包括先天之精、水谷之精、生殖之精、脏腑之精以及血、津液。一般意义的精,只是不包含广义之精的津液、血。故答案选 B。

细目二　气

人体之气的概念	气是人体内活力很强、运行不息的极精微物质,是构成人体和维持人体生命活动的基本物质之一。气运行不息,推动和调控着人体内的新陈代谢,维系着人体的生命进程。气的运动停止,则意味着生命的终止。
与古代哲学气的概念的区别	人体之气是客观存在于人体中的运动不息的细微物质,既是构成人体的基本物质,又对生命活动起着推动和调控作用。 古代哲学家认为存在于宇宙中的气,是宇宙万物包括人类的生成本原。
精与气的概念区别	精是构成人体的最基本物质,也是维持人体生命活动的基本物质。《灵枢·经脉》说:"人始生,先成精。"气是由精化生的运行不息的极细微物质。《素问·阴阳应象大论》说:"精化为气。"精为脏腑机能活动的物质基础,气是推动和调控脏腑生理机能的动力。精是人体生命的本原,气是人体生命的维系。 人体之精化为人体之气,人体之气含有阴气、阳气两部分:阴气是气中具有寒凉、抑制等特性的部分,阳气是气中具有温热、兴奋等特性的部分。气中的阴、阳两部分对立互根,协调共济,共同推动和调控机体的生命进程。

人体之气的生成	人体之气的生成之源	人体之气来源于先天之精所化生的先天之气(即元气)、水谷之精所化生的水谷之气和自然界的清气,后两者又合称为后天之气(即宗气),并通过肺、脾胃和肾等脏腑的综合作用,将此三者结合起来而成一身之气,《内经》称为"人气"。
	与气生成的相关脏腑	①肾为生气之根:肾藏先天之精,并受后天之精的充养。先天之精化生元气。②脾胃为生气之源:脾主运化,胃主受纳,共同完成对饮食水谷的消化和水谷精微的吸收。水谷之精化生水谷之气。③肺为生气之主:肺主气,主司宗气的生成,在气的生成过程中占有重要地位。
	肾与先天之气的生成关系密切,脾胃和肺与后天之气的生成关系密切,诸多脏腑的机能协调,密切配合,则人体之气的生成来源不断,人体之气得以充足旺盛。	

人体之气的运动与气化	人体之气的运动	气的运动称作气机。人体之气的运动形式,可以简单地归纳为 升、降、出、入四种基本形式。例如元气自脐下(下气海)向上运行,宗气自胸中(上气海)向下运行,属气的升降运动;白天营气随卫气由体内运行于体表,夜间卫气随营气由体表运行于内脏,称营卫出入运动。人体的浊气自下而升至肺并呼出自然界,体现肺气的宣发运动;自然界的清气由肺吸入并下纳于肾,体现肺气的肃降运动。气机的升降出入运动,对于人体的生命活动至关重要。故《素问·六微旨大论》说:"出入废则神机化灭,升降息则气立孤危。故非出入,则无以生长壮老已;非升降,则无以生长化收藏。是以升降出入,无器不有。"
	脏腑之气的运动规律	心肺位置在上,其气宜降:心属火,位南方,应夏季,属阳中之阳的太阳,其气升已而降;肺属金,位西方,应秋季,属阳中之阴的少阴,其气当右降。肝肾位置在下,在下者宜升:肾属水,位北方,应冬季,属阴中之阴的太阴,其气降已而升;肝属木,位东方,应春季,属阴中之阳的少阳,其气当左升。脾胃属土,居中央,主四时,养四脏,脾气升而胃气降,斡旋四脏之气的升降运动,为脏气升降之枢纽。脾胃之气的升降失调,不仅影响饮食物的消化和水谷精微的吸收,导致气血化生无源,而且可阻滞中焦,导致其他四脏之气的升降运动失常而出现心肾水火不济、肝肺左升右降不和等病理状态。 气的升降出入运动失常称为"气机失调"。气的运行受阻而不畅通,称作"气机不畅";受阻较甚,局部阻滞不通,称作"气滞";气的上升太过或下降不及,称作"气逆";气的上升不及或下降太过,称作"气陷";气的外出太过而不能内守,称作"气脱";气不能外达而郁结闭塞于内,称作"气闭"。
	气化的概念	气的运动而产生的各种变化称为气化。诸如体内精微物质的化生及输布,精微物质之间、精微物质与能量之间的互相转化,以及废物的排泄等都属于气化。
	形式	形式多种多样。《素问·阴阳应象大论》说:"味归形,形归气;气归精,精归化;精食气,形食味;化生精,气生形……精化为气",就是对气化过程的简要概括。体内精气血津液各自的代谢及其相互转化,是气化的基本形式。如精的生成,包括先天之精的充盛和后天水谷之精的化生;精化为气,包括先天之精化生元气和后天之精化生谷气,以及谷气分化为营卫二气;精化为髓,髓充骨而造血或汇脑而化神;精与血同源互化;津液与血同源互化;血的化生与其化气养神;津液的化生与其化汗化尿;气的生成与代谢,包括化为能量、热量以及生血、化精、化神,并分化为脏腑之气和经络之气。如此等等,皆属气化的具体体现。气化过程的有序进行,是脏腑生理活动相互协调的结果。

【昭昭医考重点提示】

1. 人体之气的概念:气是人体内活力很强运行不息的极精微物质,是构成人体和维持人体生命活动的基本物质之一。

2. 人体之气的生成:人体之气来源于先天之精所化生的先天之气(即元气)、水谷之精所化生的水谷之气和自然界的清气,后两者又合称为后天之气(即宗气),并通过肺、脾胃和肾等脏腑的综合作用,将此三者结合起来而成一身之气,《内经》称为"人气"。

3. 气机的概念及运动形式:气的运动称作气机。人体之气的运动形式,可以简单地归纳为 升、降、出、入四种基本形式。

4. 气机失调、气机不畅、气滞、气逆、气陷、气脱、气闭的概念。

人 体 之 气 的 功 能		
推动与调控作用	推动作用	指气中属阳部分(阳气)的激发、兴奋、促进等作用。主要体现于:①激发和促进人体的生长发育及生殖机能。②激发和促进各脏腑经络的生理机能。③激发和促进精血津液的生成及运行输布。④激发和兴奋精神活动。
	调控作用	指气中属阴部分(阴气)的减缓、抑制、宁静等作用。主要体现于:①抑制和减缓人体的生长发育及生殖机能。②抑制和宁静各脏腑经络的生理机能。③抑制和减缓精血津液的生成及运行输布。④抑制和宁静精神活动。
人体的各种机能活动的协调平衡和稳定有序,是一身之气中阳气部分的推动作用与阴气部分的调控作用相反相成的结果。若阴气不足,宁静、抑制等作用减弱,阴不制阳,阳气相对亢盛,激发、兴奋作用过亢,则脏腑机能虚性亢奋,精气血津液的生成、输布、运行、代谢加快,消耗过多,精神亢奋,可见遗精、多汗、出血、烦躁、失眠等症。反之,若阳气不足,激发、兴奋等作用减退,阳不制阴,阴气相对过盛,宁静、抑制等作用过亢,则脏腑机能减弱,精气血津液的生成、输布、代谢减缓,运行不畅,精神抑制,可见精瘀、血瘀、痰饮、精神萎顿等病证。		
温煦与凉润作用	温煦作用	指气中属阳部分(阳气)的促进产热,消除寒冷,使人体温暖的作用。气的温煦作用对人体有重要的生理意义:①温煦机体,维持相对恒定的体温。②温煦各脏腑、经络、形体、官窍,助其进行正常的生理活动。③温煦精血津液,助其正常施泄、循行、输布,即所谓"得温而行,得寒而凝"。
	凉润作用	指气中属阴部分(阴气)的抑制产热,消除热量,使人体寒凉的作用。气的凉润作用对人体有重要的生理意义:①凉润机体,维持相对恒定的体温。②凉润各脏腑、经络、形体、官窍,防其生理机能过亢。③凉润精血津液,防其过度代谢和运行失常。
人体体温的恒定、脏腑机能的稳定发挥及精血津液的正常运行输布,是一身之气中阳气部分的温煦作用和阴气部分的凉润作用对立统一的结果。清·何梦瑶《医碥·杂症·气》说:"阳气者,温暖之气也。"若阳气不足,温煦作用减退,产热过少,可见虚寒性病变,表现为畏寒肢冷,脏腑生理活动减弱,精血津液代谢减弱、运行迟缓等。若阴气不足,凉润作用减退,产热相对增多,可出现低热、盗汗、五心烦热、脉细数等脏腑机能虚性亢奋、精血津液代谢加快的虚热性病变。		
防御作用	气既能护卫肌表,防御外邪入侵,同时也可以祛除侵入人体内的病邪。《素问遗篇·刺法论》说:"正气存内,邪不可干。"说明气的防御功能正常,则邪气不易入侵。若气的防御作用低下,邪气易于入侵而发生疾病,故《素问·评热病论》说:"邪之所凑,其气必虚。"气的防御功能决定着疾病的发生、发展和转归。 邪气有阴邪、阳邪之分,人体正气含有阴气、阳气两部分。正气中的阳气部分能抵抗寒冷等阴邪的入侵并能祛除已侵入的阴邪,正气中的阴气部分能抵抗火热等阳邪的入侵并能祛除已侵入的阳邪。	
固摄作用	指气对体内血、津液、精等液态物质的固护、统摄和控制作用,防止其无故流失,保证它们发挥正常的生理作用。气的固摄作用表现为:①统摄血液,使其在脉中正常运行,防止其逸出脉外。②固摄汗液、尿液、唾液、胃液、肠液,控制其分泌量、排泄量,使之有度而规律地排泄,防止其过多排出及无故流失。③固摄精液,防止其妄泄。若气的固摄作用减弱,则有可能导致体内液态物质的大量丢失。例如,气不摄血引起各种出血症;气不摄津引起自汗、多尿、小便失禁、流涎、呕吐清水、泄泻滑脱等症;气不固精可以引起遗精、滑精、早泄等病证。	
中介作用	指气能感应传导信息以维系机体的整体联系。气充斥于人体各个脏腑组织器官之间,是感应传递信息之载体,彼此相互联系的中介。外在信息感应并传递于内脏,内脏的各种信息反映于体表,以及内脏之间各种信息的相互传递,都以人体之气作为信息的载体来感应和传导。例如,针灸、按摩或其他外治方法产生的激和信息,是通过气的感应运载而传导于内脏,达到调节机体生理活动协调的目的。	

【昭昭医考重点提示】

1. 人体之气的功能：推动与调控作用、温煦与凉润作用、防御作用、固摄作用、中介作用。

2. 气对人体的推动作用体现在：①激发和促进人体的生长发育及生殖机能。②激发和促进各脏腑经络的生理机能。③激发和促进精血津液的生成及运行输布。④激发和兴奋精神活动。

3. 气对人体的调控作用体现在：①抑制和减缓人体的生长发育及生殖机能。②抑制和宁静各脏腑经络的生理机能。③抑制和减缓精血津液的生成及运行输布。④抑制和宁静精神活动。

4. 气对人体的温煦作用体现在：①温煦机体，维持相对恒定的体温。②温煦各脏腑、经络、形体、官窍，助其进行正常的生理活动。③温煦精血津液，助其正常施泄、循行、输布，即所谓"得温而行，得寒而凝"。

5. 气对人体的凉润作用体现在：①凉润机体，维持相对恒定的体温。②凉润各脏腑、经络、形体、官窍，防止其生理机能过亢。③凉润精血津液，防止其过度代谢和运行失常。

6. 《素问·评热病论》说："邪之所凑，其气必虚。"

《素问遗篇·刺法论》说："正气存内，邪不可干。"

7. 气的固摄作用表现为：①统摄血液；②固摄汗液、尿液、唾液、胃液、肠液；③固摄精液，防止其妄泄。

人体之气的分类		
人体之气，因其生成来源、分布部位及功能特点的不同而有着各自不同的名称，一般可从三个层次进行分类：第一层次是人身之气，亦即一身之气；第二层次是元气、宗气、营气和卫气，都属一身之气的组成部分；第三层次是脏腑之气和经络之气，它们都由先天元气和后天宗气来构成。		
人身之气	定义	是活力很强、运行于全身的极细微物质，简称"人气"或"气"。人身之气与邪气相对而言，称为正气。
	生成	先天之精化生为元气，水谷之精化生为谷气。
	分布	行于脉中为营气，行于脉外为卫气；谷气与自然界清气相聚于胸中者为宗气；分布于脏腑、经络者称为脏腑之气、经络之气。
元气	定义	元气是人体最根本、最重要的气，是人体生命活动的原动力。元气在《难经》中又称"原气"，《内经》中无"元气"或"原气"之称，但有"真气"之说。"元""真""原"本为儒家或道家术语，中医学用之表述先天禀赋。元气、原气、真气三者的内涵是同一的，都是由先天之精化生的先天之气。
	生成	元气由肾精化生，根于命门。肾精的主体成分是先天之精，但必须得到水谷之精的充养，方能充盛而化生充足的元气。元气通过三焦流行于全身。
	生理功能	一是推动和调节人体的生长发育和生殖机能；二是推动和调控各脏腑、经络、形体、官窍的生理活动。元气含有元阴、元阳，为一身阴阳之根，脏腑阴阳之本。元阳具有推动、兴奋、温煦等作用，元阴具有宁静、抑制、凉润等作用。元阴与元阳协调平衡，元气则能发挥推动和调控各脏腑的生理机能、人体的生长发育和生殖机能。元气根于命门，故《景岳全书·传忠录下》说："命门为元气之根，为水火之宅，五脏之阴气非此不能滋，五脏之阳气非此不能发。"
宗气	定义	宗气是由谷气与自然界清气相结合而积聚于胸中的气，属后天之气的范畴。宗气的生成直接关系到一身之气的盛衰。宗气在胸中积聚之处，《灵枢·五味》称为"气海"，又名"膻中"。
	生成	一是脾胃运化的水谷之精所化生的水谷之气，二是肺从自然界中吸入的清气，二者相结合生成宗气。宗气聚于胸中，通过上出息道（呼吸道），贯注心脉及沿三焦下行的方式布散全身。
	生理功能	主要有走息道以行呼吸、贯心脉以行血气和下畜丹田以资先天三个方面。凡语言、声音、呼吸的强弱，气血的运行，肢体的寒温和活动能力，视听的感觉能力，心搏的强弱及其节律等，皆与宗气的盛衰有关。《素问·平人气象论》说："胃之大络，名曰虚里，贯膈络肺。出于左乳下，其动应衣，脉宗气也。"临床上常以"虚里"处（相当于心尖搏动部位）的搏动情况和脉象变化来测知宗气的盛衰。

营气	定义	营气是行于脉中而具有营养作用的气。营气在脉中,是血液的重要组成部分,营与血关系密切,可分不可离,故常常将"营血"并称。营气与卫气从性质、功能和分布进行比较,则营属阴,卫属阳。有些医籍将营气称为"营阴",将卫气称为"卫阳"。
	生成	由水谷精微中的精华部分化生,并进入脉中运行全身。《素问·痹论》说:"营者,水谷之精气也。和调于五脏,洒陈于六腑,乃能入于脉也。故循脉上下,贯五脏,络六腑也。"
	生理功能	有化生血液和营养全身两个方面。营气注于脉中,化为血液。《灵枢·邪客》说:"营气者,泌其津液,注之于脉,化以为血。"营气循血脉流注于全身,五脏六腑、四肢百骸都得到营气的滋养。
卫气	定义	卫气是运行于脉外而具有保卫作用的气。因其有卫护人体,避免外邪入侵的作用,故称之为卫气。
	生成	生成由水谷精微中的慓悍滑利部分化生,在脉外运行。《素问·痹论》说:"卫者,水谷之悍气也。其气慓疾滑利,不能入于脉也。故循皮肤之中,分肉之间,熏于肓膜,散于胸腹。"卫气行于脉外,外而皮肤肌腠,内而胸腹脏腑,布散全身。
	生理功能	主要有:①防御外邪;②温养全身;③调控腠理。《灵枢·本藏》说:"卫气者,所以温分肉、充皮肤、肥腠理、司开合者也。"又说:"卫气和,则分肉解利,皮肤润柔,腠理致密矣。"

营气与卫气,既有联系,又有区别。营气与卫气都来源于脾胃化生的水谷精微。但是营气性质精纯,富有营养;卫气性质慓疾滑利,易于流行。营气行于脉中,卫气行于脉外,营卫相偕而行:白天以卫气为主导,营气随卫气由体内行于体表;夜间以营气为主导,卫气随营气由体表行于内脏。若营卫二者失和,则可能出现恶寒发热、无汗或汗多、"昼不精,夜不瞑",以及抗病能力低下而易于感冒等。

脏腑之气、经络之气	定义	一身之气分布到某一脏腑或某一经络,即成为某一脏腑或某一经络之气。
	生成	脏腑之气由脏腑之精化生,也可以说是一身之气分布到各脏腑的部分。一身之气含有阴气与阳气两个部分,因而各脏腑之气也含有阴气与阳气两个部分:脏腑之阴气,是脏腑之气中具有凉润、宁静、抑制等作用的部分;脏腑之阳气,是脏腑之气中具有温煦、推动、兴奋等作用的部分。在正常情况下,脏腑之阴气与脏腑之阳气维持着协调平衡关系,因而脏腑之气冲和畅达,运行有序,各发挥其应有的作用。 由于肾气由肾精所化,而肾精的主体是先天之精,故肾气也主要属于先天之气,其所含有的肾阴、肾阳分别是各脏腑阴气与脏腑阳气的根本,所谓"五脏之阴气,非此不能滋","五脏之阳气,非此不能发"。 脏腑之气不足,如心气虚、肺气虚、脾气虚、肝气虚、肾气虚等,一般出现推动、调控、固摄、防御等作用减退的虚弱无力的病证。脏腑之阴气不足,如心阴虚、肺阴虚、脾阴虚、胃阴虚、肝阴虚、肾阴虚等,一般出现因凉润、宁静等作用减退而产生的虚热性病证和虚性亢奋的病证;脏腑之阳气不足,如心阳虚、肺阳虚、脾阳虚、胃阳虚、肝阳虚、肾阳虚等,一般出现因温煦、推动等作用减退而产生的虚寒性病证和抑制太过的病证。
	生理功能	经络之气,是一身之气运行于经络系统的极细微物质,是各种刺激、信息的感应、负载和传导者。经络之气在经络系统中运行,感应、负载和传导各种刺激、信息(如针灸、推拿、拔罐等)到达病所,因而起到治疗的作用。

【昭昭医考重点提示】

1. 人体之气的分类包括:人身之气、元气、宗气、营气和卫气、脏腑之气和经络之气。

2. 元气是人体最根本、最重要的气,是人体生命活动的原动力。

3.《景岳全书·传忠录下》说:"命门为元气之根,为水火之宅,五脏之阴气,非此不能滋,五脏之阳气,非此不能发。"

4. 宗气是由谷气与自然界清气相结合而积聚于胸中的气,属后天之气的范畴。通过上出息道(呼吸道)、贯注心脉及沿三焦下行的方式布散全身。

5. 营气是行于脉中而具有营养作用的气,由水谷精微中的精华部分化生,并进入脉中运行全身。

6. 卫气是运行于脉外而具有保卫作用的气。由水谷精微中的慓悍滑利部分化生,在脉外运行,其功能有:①防御外邪;②温养全身;③调控腠理。

📑 **历年真题精选**

【A1 型题】

1. 元气耗损和功能减退,脏腑功能低下,抗病能力下降的病机是
A. 气虚　　　　B. 气脱　　　　C. 血虚　　　　D. 津亏　　　　E. 气陷
答案:A; 考点:气的功能
解析:气虚,是指的推动、温煦、防御、固摄和气化功能的减退,从而导致机体的某些功能活动低下或衰退,抗病能力下降等衰弱的现象;气脱,是指气不能内守而外脱,不符合本题,排除 B;气陷,是气的上升不及或下降太过,排除 E;元气耗损和功能减退,与血和津液无关,排除 C、D。故选择 A。

2. 推动人体生长发育及脏腑功能活动的气是
A. 元气　　　　B. 宗气　　　　C. 营气　　　　D. 卫气　　　　E. 中气
答案:A; 考点:气的分类
解析:元气,是人体生命活动的原动力;宗气,是积于胸中的后天宗始之气;营气,是与血共同行于脉中之气;卫气,运行于脉外,起卫护、保卫作用之气。故选择 A。

3. 具有推动呼吸和血行功能的气是
A. 心气　　　　B. 肺气　　　　C. 营气　　　　D. 卫气　　　　E. 宗气
答案:E; 考点:气的功能
解析:心气,泛指心的功能活动,也可特指心脏推动气血运行的功能,排除 A;肺气,维持呼吸功能,故排除 B;营气,主要是营养全身和化生血液,排除 C;卫气,护卫肌表,温养脏腑、肌肉、皮毛,调节控制腠理的开闭、汗液的排泄,故排除 D;宗气,走息道以行呼吸,贯心脉以行气血,故选择 E。

4. 患者自汗,多尿,滑精,是因气的何种作用失常所致?
A. 推动　　　　B. 温煦　　　　C. 防御　　　　D. 固摄　　　　E. 气化
答案:D; 考点:气的生理功能
解析:气的推动作用是指气对于人体的生长发育,以及脏腑经络等组织器官生理活动起推动和激发作用,排除 A;气的温煦作用是指气是人体热量的来源,排除 B;气的防御作用是指护卫全身的肌表,防御外邪的入侵,故排除 C;气的固摄作用是指对于血液、津液等液态物质具有防止无故流失的作用;气的气化作用是指通过气的运动而产生的各种变化,排除 E。故选择 D。

【B 型题】

(5~6 题共用选项)
A. 心与脾　　　B. 肺与脾　　　C. 脾与肾　　　D. 肺与肝　　　E. 肺与心
5. 与气的生成关系最密切的脏是
答案:B

6. 与气机调节关系最密切的脏是
答案:D; 考点:脏腑与气血的关系
解析:气的生成有两个方面,一个是肺吸入自然界的清气,一个是脾胃消化和运化来的水谷之精气,故肺、脾与气的生成关系最密切;肝主疏泄,调畅人体气机,肺能调节全身气机,故与气机调节关系最密切的脏是肺和肝。故第 5 题选择 B,第 6 题选择 D。

细目三　血

血的基本概念	血是循行于脉中而富有营养的红色液态物质,又称血液。它是构成人体和维持人体生命活动的基本物质之一,具有很高的营养和滋润作用。血液必须在血管中循行,才能发挥其正常的生理效应。如因某些原因而致血液逸出于脉外,则失去其正常的生理作用,即为出血,又称"离经之血"。

续表

血的生成	血液生化之源	①水谷之精化血。《灵枢·决气》指出："中焦受气取汁,变化而赤,是谓血。"即是说明中焦脾胃受纳运化饮食水谷,吸取其中的精微物质,即所谓"汁",其中包含营气和津液,二者进入脉中,变化而成为红色的血液。因此,由水谷之精化生的营气和津液是化生血液的主要物质,也是血液的主要构成成分。②肾精化血。精与血之间存在着相互资生和相互转化的关系,因而肾精充足,则可化为肝血以充实血液。如《张氏医通·诸血门》说："精不泄,归精于肝而化清血。"
	与血生成相关的脏腑	①脾胃是血液生化之源:脾胃运化的水谷精微所产生的营气和津液,是化生血液的主要物质。②心肺对血液的生成起重要作用:脾胃运化水谷精微所化生的营气和津液,由脾向上升输于心肺,与肺吸入的清气相结合,贯注心脉,在心气的作用下变化而成为红色血液。③肾藏精,精生髓,精髓是化生血液的基本物质之一。同时肾精充足,肾气充沛,也可以促进脾胃的运化,有助于血液的化生。
血的运行	影响血液运行的因素	①血液的正常运行需要气的推动与宁静作用的协调、温煦与凉润作用的平衡。②血的运行还需要气的固摄作用的发挥。③血的运行需要脉道的完好无损与通畅无阻。④血的运行还与血液的清浊及黏稠状态相关。⑤血液的或寒或热,直接影响着血运的或迟或速。⑥阳邪侵入则阳盛,易致血液妄行;阴邪侵袭则阴盛,可致血行缓慢,甚至出现瘀血。
	影响血液运行的相关脏腑	心、肝、脾、肺等脏生理机能的相互协调与密切配合,共同保证了血液的正常运行。心阳的推动和温煦、肺气的宣发与肃降、肝气的疏泄是推动和促进血液运行的重要因素;心阴的宁静与凉润、脾气的统摄、肝气的藏血是控制和固摄血液运行的重要因素。
血的功能	濡养作用	血液由水谷精微所化生,含有人体所需的丰富的营养物质,对全身各脏腑组织器官起着濡养和滋润作用。《难经·二十二难》提出"血主濡之"。《素问·五藏生成》也提出:"肝受血而能视,足受血而能步,掌受血而能握,指受血而能摄。"血的濡养作用,较明显地反映在面色、肌肉、皮肤、毛发、感觉和运动等方面。血量充盈,濡养作用正常,则面色红润,肌肉壮实,皮肤和毛发润泽,感觉灵敏,运动自如。如若血量亏少,濡养作用减弱,则可能出现面色萎黄,肌肉瘦削,肌肤干涩,毛发不荣,肢体麻木或运动无力、失灵等。 此外,血液亦是化生经水、乳汁,养育胎儿,哺育婴儿的物质基础。若血液亏虚,则经水无源,乳汁亦见缺少,临床则可见经少,甚则经闭,以及缺乳等症。
	化神作用	血是机体精神活动的主要物质基础。《素问·八正神明论》说："血气者,人之神,不可不谨养。"《灵枢·平人绝谷》说："血脉和利,精神乃居。"说明人体的精神活动必须得到血液的营养,只有物质基础的充盛,才能产生充沛而舒畅的精神活动。若人体血气充盛,则精神充沛,神志清晰,感觉灵敏,思维敏捷。反之,在诸多因素影响下,出现血液亏耗,血行异常时,都可能出现不同程度的精神方面的病证,如精神疲惫、健忘、失眠、多梦、烦躁、惊悸,甚至神志恍惚、谵妄、昏迷等。

【昭昭医考重点提示】

1. 血的生成:①水谷之精化血。《灵枢·决气》指出:"中焦受气取汁,变化而赤,是谓血。"②肾精化血。《张氏医通·诸血门》说："精不泄,归精于肝而化清血。"

2.《难经·二十二难》提出"血主濡之"。《素问·五藏生成》也提出:"肝受血而能视,足受血而能步,掌受血而能握,指受血而能摄。"

3.《素问·八正神明论》说："血气者,人之神,不可不谨养。"《灵枢·平人绝谷》说："血脉和利,精神乃居。"

历年真题精选

【A1 型题】

下列各项,在血液运行中起关键作用的是

A. 心血充盈　　　B. 脉道通利　　　C. 心气充沛　　　D. 心神安宁　　　E. 心阳亢盛

答案：C；　考点：心与血液运行的关系

解析：心主血脉，即指心气推动和调控血液在脉管中运行，流注全身，发挥营养和激润作用。只有心气充沛，心阴与心阳协调，血液才能在脉管中正常运行，周流不息，营养全身。故本题选择 C。

细目四　津　液

概念		津液，是机体一切正常水液的总称，包括各脏腑形体官窍的内在液体及其正常的分泌物。津液是构成人体和维持生命活动的基本物质之一。 津液是津和液的总称。质地较清稀，流动性较大，布散于体表皮肤、肌肉和孔窍，并能渗入血脉之内，起滋润作用的，称为津；质地较浓稠，流动性较小，灌注于骨节、脏腑、脑、髓等，起濡养作用的，称为液。《灵枢·决气》说："腠理发泄，汗出溱溱，是谓津。""谷入气满，淖泽注于骨，骨属屈伸，泄泽补益脑髓，皮肤润泽，是谓液。"
生成输布与排泄	津液的生成	津液来源于饮食水谷，通过脾胃的运化及有关脏腑的生理机能而生成。胃主受纳腐熟，"游溢精气"而吸收饮食水谷的部分精微。小肠泌别清浊，将水谷精微和水液大量吸收后并将食物残渣下送大肠。大肠主津，在传导过程中吸收食物残渣中的水液，促使糟粕成形为粪便。
	津液的输布	主要是依靠脾、肺、肾、肝和三焦等脏腑生理机能的协调配合来完成的：①脾气转输布散津液。②肺气宣降以行水。③肾气蒸腾气化水液。④肝气疏泄促水行。⑤三焦决渎利水道。
	津液的排泄	主要通过排出尿液和汗液来完成。除此之外，呼气和粪便也将带走一些水分。因此，津液的排泄主要与肾、肺、脾的生理机能有关。由于尿液是津液排泄的最主要途径，因此肾在津液排泄中的地位最为重要。
功能	滋润濡养	津液是液态物质，有着较强的滋润作用。津液中含有营养物质，又有着丰富的濡养作用。如若津液不足，可致皮毛、肌肉、孔窍、关节、脏腑失去滋润而出现一系列干燥的病变，骨髓、脊髓、脑髓失去濡养而生理活动受到影响。
	充养血脉	津液入脉，成为血液的重要组成部分。《灵枢·邪客》中已说明津液在营气的作用下，渗注于脉中，化生为血液，以循环全身发挥滋润、濡养作用。
	调节体温	津液的代谢能调节机体体温以适应自然环境的气温变化。当天气炎热或体内发热时，津液化为汗液向外排泄以散热；当天气寒冷或体温低下时，津液因腠理闭塞而不泄，如此则可维持人体体温相对恒定。

【昭昭医考重点提示】

1. 津液的概念与生成。

2. 津液的输布主要是依靠脾、肺、肾、肝和三焦等脏腑生理机能的协调配合来完成的。

3. 津液的功能包括：滋润濡养、充养血脉、调节体温。

历年真题精选

【A1 型题】

1. 灌注于骨节、脏腑、脑髓的是

A. 精　　　　　B. 液　　　　　C. 气　　　　　D. 津　　　　　E. 血

答案：B；　考点：津液的基本概念

解析：津，质地较清稀，流动性较大，布散于体表皮肤、肌肉和孔窍，并能渗入血脉之内，起滋润作用。液，质地较浓稠，流动性较小，灌注于骨节、脏腑、脑、髓等，起濡养作用。故答案选 B。

2. 与津液代谢关系最密切的脏腑是

A. 肝脾肾　　　B. 肝肺肾　　　C. 心肝脾　　　D. 心肺脾　　　E. 脾肺肾

答案：E；　考点：津液的代谢

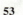

解析：津液代谢主要通过脾气的转输布散、肺气的宣降行水、肾气的蒸腾气化协调完成,故答案选 E。

细目五　神

基本概念	人体之神,指人体生命活动的主宰及其外在总体表现的统称。人体之神的含义有广义与狭义之分:广义之神指人体生命活动的主宰或其总体现,包括形色、眼神、言谈、表情、应答、举止、精神、情志、声息、脉象等方面;狭义之神指人的意识、思维、情感等精神活动。		
人体之神与古代哲学中的神	人体之神,是有关人体生命的认识,其产生有着物质依赖性,由精化生,由气培养。古代哲学中的神,指宇宙的主宰及规律,是有关宇宙万物发生发展变化的认识。		
人体之神的生成	(1) 人体内的精气血津液,是神产生的物质基础。		
	(2) 脏腑精气对自然环境与社会环境的各种刺激作出应答,便产生了意识、思维、情感等精神活动。心是接受自然环境和社会环境的事物和刺激而作出应答,产生精神活动的脏腑,故《灵枢·本神》说:"所以任物者,谓之心。"自然环境与社会环境的刺激,作用于心及其他脏腑,其精气血对各种刺激作出相应的反应,则产生了相应的情绪、意识、思维、认知、感觉等精神活动。		
人体之神的分类	人体之神有广义与狭义之分,而狭义之神又有五神、情志及思维活动之别。		
	五神	即神、魂、魄、意、志,是对人的感觉、意识等精神活动的概括。五神分属于五脏,如《素问·宣明五气》所说:"心藏神,肺藏魄,肝藏魂,脾藏意,肾藏志。"魄是与生俱来的感知觉和运动能力;魂是人的意识活动;意、志是人类特有的理智、理性等精神活动。心神统率魂、魄、意、志诸神,是精神活动的主宰,故张介宾说:"心为五脏六腑之大主,而总统魂魄,兼赅意志。"		
	情志	包括七情、五志,亦是精神活动的表现,属于神的范畴。七情,是喜、怒、忧、思、悲、恐、惊七种情志活动的概括。根据五行学说,情志分属于五脏:心在志为喜,肝在志为怒,肺在志为忧,脾在志为思,肾在志为恐,合称五志。情志是脏腑机能活动的表现形式,脏腑精气是情志活动产生的物质基础。如《素问·阴阳应象大论》说:"人有五脏化五气,以生喜怒悲忧恐。"五志虽分属五脏,但受心神统摄调节。		
	思维	思维活动,《内经》概括为意、志、思、虑、智,是对客观事物的整个认识过程,是以心神为主导的各脏腑的机能活动协调的结果。即《灵枢·本神》所说:"所以任物者谓之心,心有所忆谓之意,意之所存谓之志,因志而存变谓之思,因思而远慕谓之虑,因虑而处物谓之智。"外界事物的信息通过耳、目等感官入心,心接受外界事物信息进行思维活动;通过心的忆念活动形成对事物表象的认识,称为意;将忆念保存下来,即通过记忆来累计事物表象认识,形成志向,称为志;在此基础上酝酿思索,反复分析、比较事物的过程,称为思;在反复思索的基础上,由近而远地估计未来的思维过程称为虑;最后在上述基础上,准确处理事物,支配行为对事物做出适当反应的措施,称为智。		
人体之神的作用	调节精气血津液的代谢	神既由精、气、血、津液等作为物质基础而产生,又能反作用于这些物质。神具有统领、调控这些物质在体内进行正常代谢的作用。《类经·摄生类》说:"虽神由精气而生,然所以统驭精气而为运用之主者,则又在吾心之神。"		
	调节脏腑的生理机能	脏腑精气产生神,神通过对脏腑精气的主宰来调节其生理活动。		
	主宰人体的生命活动	《素问·移精变气论》说:"得神者昌,失神者亡。"神的盛衰是生命力盛衰的综合体现,因此神是人体生理活动和心理活动的主宰。神是机体生命存在的根本标志,形离开神则形亡,形与神俱,神为主宰。		

【昭昭医考重点提示】

1. 神的基本概念。广义的神和狭义的神的定义。

2. 人体之神与古代哲学中的神的区别。

3. 人体之神的生成。《灵枢·本神》说："所以任物者,谓之心。"

4. 人体之神的分类:五神、情志、思维。

5. 《素问·宣明五气》所说:"心藏神,肺藏魄,肝藏魂,脾藏意,肾藏志。"

心神统率魂、魄、意、志诸神,是精神活动的主宰,故张介宾说:"心为五脏六腑之大主,而总统魂魄,兼赅意志。"

6. 七情,是喜、怒、忧、思、悲、恐、惊七种情志活动的概括。根据五行学说,情志分属于五脏:心在志为喜,肝在志为怒,肺在志为忧,脾在志为思,肾在志为恐,合称五志。

7. 《灵枢·本神》所说:"所以任物者谓之心,心有所忆谓之意,意之所存谓之志,因志而存变谓之思,因思而远慕谓之虑。因虑而处物谓之智。"

8. 人体之神的作用包括:调节经气血津液的代谢、调节脏腑的生理机能、主宰人体的生命活动。

9. 《素问·移精变气论》说:"得神者昌,失神者亡。"

历年真题精选

【A1 型题】

1. 生命活动的主宰及其总体的外在表现是

A. 精　　　　　B. 气　　　　　C. 神　　　　　D. 津液　　　　　E. 血

答案:C;　考点:人体之神的基本概念;

解析:人体之神是指人体生命活动的主宰及其外在总体表现的统称,有狭义和广义之分。狭义之神指人的意识、思维、情感等精神活动,广义之神指人体生命活动的主宰或其总体表现。故选择 C。

2. 关于神、魂、魄、意、志的认识,以下说法不正确的是

A. 对人的感觉、意识等精神活动的概括

B. 心神统帅魂、魄、意、志

C. 狭义之神的五种不同表现

D. 分属五脏,以五脏的精气血为物质基础

E. 与生俱来的

答案:E;　考点:对五神的理解

解析:五神属狭义之神,即神、魂、魄、意、志,是对人的感觉、意识等精神活动的概括,分属于五脏,心神统帅诸神。故选择 E。

【B 型题】

(3~4 题共用选项)

A. 神　　　　　B. 魂　　　　　C. 魄　　　　　D. 意　　　　　E. 志

3. 肺藏

答案:C

4. 脾藏

答案:D;　考点:五脏藏神

解析:《素问·宣明五气》说:"心藏神,肺藏魄,肝藏魂,脾藏意,肾藏志。"故第 3 题选择 C,第 4 题选择 D。

(5~6 题共用选项)

A. 意　　　　　B. 志　　　　　C. 思　　　　　D. 虑　　　　　E. 智

5. 通过心的忆念活动形成对事物表象的认识,称为

答案:A

6. 在反复思索的基础上,由近而远地估计未来的思维过程,称为

答案:D; 考点:对思维活动的理解

解析:思维活动即意、志、思、虑、智,是对客观事物的整个认识过程。《灵枢·本神》说:"所以任物者谓之心,心有所忆谓之意,意之所存谓之志,因志而存变谓之思,因思而远慕谓之虑,因虑而处物谓之智。"考生注意对本段话的理解。故第5题选择A,第6题选择D。

细目六　精、气、血、津液、神之间的关系

精、气、血、津液均是人体内的精微物质,是产生一切生理机能和维持生命活动的物质基础,皆归属为"形"。而人体生命的主宰及总体现,包括意识、思维、情志等精神活动,概称之为"神"。形与神二者之间相互依附而不可分割:无形则神无以附,无神则形无以活;形为神之宅,神为形之主。形神统一是生命存在的根本保证。		
气与血的关系	气为血之帅	①气能生血:气能参与、促进血液的化生。血液的化生以营气、津液和肾精作为物质基础,在这些物质本身的生成以及转化为血液的过程中,每一个环节都离不开相应脏腑之气的推动和激发作用,这是血液生成的动力。
		②气能行血:气能推动与调控血液在脉中稳定运行。血液的运行主要依赖于心气、肺气的推动和调控,以及肝气的疏泄调畅。
		③气能摄血:气能控制血液在脉中正常循行而不逸出脉外。气的摄血主要体现在脾气统血的生理作用中。
	血为气之母	①血能养气:指血液对气的濡养作用,血足则气旺。
		②血能载气:指气存于血中,依附于血而不致散失,赖血之运载而运行全身。大失血的病人,气亦随之发生大量丧失,导致气的涣散不收,漂浮无根的气病变,称为"气随血脱"。
气与津液的关系	气能生津	气是津液生成的动力,津液的生成依赖于气的推动作用。在津液生成的一系列气化过程中,诸多脏腑之气,尤其是脾胃之气起到至关重要的作用
	气能行津	气是津液在体内正常输布运行的动力,津液的输布、排泄等代谢活动离不开气的推动与调控作用的协调和升降出入运动的有序。津液由脾胃化生之后经过脾、肺、肾及三焦之气的有序的升降出入运动,输布到全身各处,以发挥其生理作用。
	气能摄津	气的固摄作用可以防止体内津液无故地大量流失,气通过对津液排泄的有节制的控制,维持着体内津液量的相对恒定。例如,卫气司汗孔开阖,固摄肌腠,不使津液过多外泄;肾气固摄下窍,使膀胱正常贮尿,不使津液过多排泄等,都是气对于津液发挥固摄作用的体现。
	津能生气	津液在输布过程中受到各脏腑阳气的蒸腾温化,可以化生为气,以敷布于脏腑、组织、形体、官窍,促进正常的生理活动。
	津能载气	津液是气运行的载体之一。在血脉之外,气的运行必须依附于津液,否则也会使气漂浮失散而无所归,故说津能载气。因此,津液的丢失,必定导致气的损耗。例如暑热病证,不仅伤津耗液,而且气亦随汗液外泄,出现少气懒言、体倦乏力等气虚表现。而当大汗、大吐、大泻等津液大量丢失时,气亦随之大量外脱,称之为"气随津脱"。
精、血、津液之间的关系	精血同源	精与血都由水谷精微化生和充养,化源相同;两者之间又互相资生,互相转化,并都具有濡养和化神等作用。精与血的这种化源相同而又相互资生的关系称为精血同源。
	津血同源	血和津液都由饮食水谷精微所化生,都具有滋润濡养作用,二者之间可以相互资生,相互转化,这种关系称为"津血同源"。由于汗由津液化生,故又有"汗血同源"之说,《灵枢·营卫生会》有"夺血者无汗,夺汗者无血"之论。

续表

精、气、神之间的关系		精是生命产生的本原,气是生命维系的动力,神是生命活动的体现及主宰。精、气、神三者为人身之"三宝",可分而不可离。
	气能化精摄精	气的运行不息能促进精的化生;气又能固摄精,防止其无故耗损外泄。气虚可致精的化生不足而出现精亏,或致精不固聚而出现失精等病证,临床上常常采用补气生精、补气固精的治疗方法。
	精能化气	人体之精在气的推动激发作用下可化生为气。各脏之精化生各脏之气,而藏于肾中的先天之精化为元气,水谷之精化为谷气。精为气化生的本原,精足则人之气得以充盛,分布到各脏腑经络,则各脏腑经络之气亦充足;各脏之精充足则各脏之气化生充沛,自能推动和调控各脏腑、形体、官窍的生理活动。
	精与气化神	精与气都是神得以化生的物质基础,神必须得到精和气的滋养才能正常发挥作用。精盈则神明,精亏则神疲,故《内经》倡导"积精全神"以养生。气充则神明,气虚则神衰,故称气为"神之母"。
	神驭精气	神以精气为物质基础,但神又能驭气统精。人体脏腑形体官窍的机能活动及精气血等物质的新陈代谢,都必须受神的调控和主宰。形是神之宅,但神乃形之主,神安则精固气畅,神荡则精失气衰。

【昭昭医考重点提示】

1. 形与神的关系:二者之间相互依附而不可分割。无形则神无以附,无神则形无以活;形为神之宅,神为形之主。形神统一是生命存在的根本保证。

2. 气与血的关系:气为血之帅,血为气之母。

3. 气为血之帅包括:①气能生血;②气能行血;③气能摄血。

4. 血为气之母包括:①血能养气;②血能载气。

5. 气与津液的关系:气能生津,气能行津,气能摄津;津能生气,津能载气。

6. 《灵枢·营卫生会》有"夺血者无汗,夺汗者无血"之论。津血同源、汗血同源。

7. 精是生命产生的本原,气是生命维系的动力,神是生命活动的体现及主宰。精、气、神三者为人身之"三宝",可分而不可离。

8. 精气神之间的关系:气能化精摄精,精能化气,精与气化神,神驭精气。

9. 《内经》倡导"积精全神"以养生。气充则神明,气虚则神衰,故称气为"神之母"。

10. 形是神之宅,但神乃形之主,神安则精固气畅,神荡则精失气衰。

历年真题精选

【A1 型题】

1. 治疗血行瘀滞,多配用补气、行气药,是由于

A. 气能生血　　　B. 气能行血　　　C. 气能摄血　　　E. 血能载气　　　D. 血能生气

答案:B; 考点:气与血关系

解析:气与血的关系有:气能生血;气能行血;气能摄血,血为气之母;血属阴而主静。血液不能自行,其循行有赖于气的推动,气行则血行,气滞则血瘀;故治疗血行瘀滞,多配用补气、行气药。故选择 B。

2. 中医治疗血虚证时,其根据是

A. 气能生血　　　　　　B. 血能生气　　　　　　C. 血能载气

D. 气能行血　　　　　　E. 气能摄血,常加入一定量的补气药

答案:A; 考点:气与血关系

解析:从血液的组成上看,营气是血液的主要成分,即营气能化生血液。故选择 A。

【B 型题】

（3～4 题共用选项）

A. 气滞血瘀 　　　B. 气不摄血 　　　C. 气随血脱 　　　D. 气血两虚 　　　E. 气血失和

3. 肝病日久，两胁胀满疼痛，并见舌质瘀斑、瘀点。其病机是

答案：A

4. 产后大出血，继则冷汗淋漓，甚则晕厥。其病机是

答案：C；考点：气血失调

解析：两胁胀满为气滞表现，舌质瘀斑、瘀点，血瘀表现，故此患者证型为气滞血瘀；产后大出血，故患者晕厥，为气随血脱。故第 3 题选择 A，第 4 题选择 C。

第十单元　经　络

【考点透视】

1. 熟练掌握十二经脉的走向、交接、分布规律及流注次序。

2. 掌握奇经八脉的基本功能以及督脉、任脉、冲脉、带脉的别称。

概念		经络，是经脉和络脉的总称，是运行全身气血，联络脏腑形体官窍，沟通上下内外，感应传导信息的通路系统，是人体结构的重要组成部分。
		经脉是经络系统中的主干，是气血运行和信息传导的主要通道；络脉是经脉的分支，网络全身。《灵枢·本藏》说："经脉者，所以行血气而营阴阳，濡筋骨，利关节者也。"《灵枢·海论》说："夫十二经脉者，内属于腑脏，外络于肢节。"说明经络是运行气血、沟通联系脏腑肢节的通路。
	经气	在经络中运行的气称为经气，简称经气。经气是一身之气分布到经络的部分，与脏腑之气相通。经气是信息的载体，有感应和传导信息的作用，是经络沟通联系脏腑形体官窍的中介。
组成	经脉	正经有十二，故又称"十二正经"或"十二经脉"，包括手三阴经、足三阴经、手三阳经、足三阳经。十二正经是气血运行的主要通道，在肢体的分布及走向有一定的规律，相互之间有表里关系，与脏腑有直接的属络关系。
		奇经八脉是十二经脉以外的重要经脉，包括督脉、任脉、冲脉、带脉、阴维脉、阳维脉、阴跷脉、阳跷脉，有统率、联络和调节十二经脉的作用。
		十二经别是从十二经脉别出的经脉，有加强十二经脉中相为表里的两经之间联系的作用。
	络脉	别络是十二经脉及任、督各分出一支别络，加脾之大络，共 15 支，有加强十二经脉表里两经在体表的联系和渗灌气血的作用。
		浮络是浮现于体表的络脉。
		孙络是最细小的络脉。
	连属部分	十二经脉对内连属脏腑，对外连于筋肉、皮肤。经筋，是十二经脉之气濡养和支持筋肉骨节的体系，为十二经脉的附属部分，具有约束骨骼、屈伸关节的作用。皮部，是十二经脉及其所属络脉在体表的分区，经气布散之所在，具有保卫机体、抗御外邪的作用，并能反映十二经脉的病证。

【昭昭医考重点提示】

1. 经络、经气、经脉、络脉的概念。

2. 经络的组成。奇经八脉的概念。

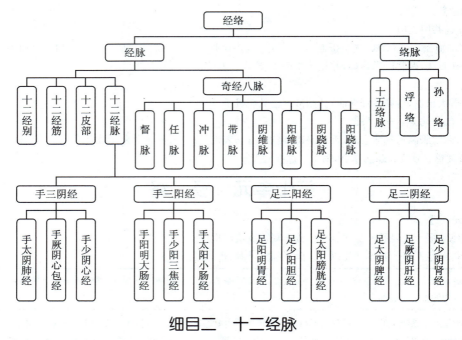

细目二 十二经脉

1. 十二经脉的循行走向总的规律

手三阴经从胸走手，手三阳经从手走头，足三阳经从头走足，足三阴经从足走胸腹。故称"头为诸阳之会"。

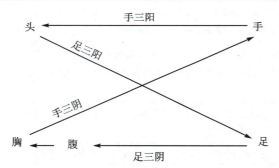

2. 交接规律

①阴经与阳经(互为表里)在手足末端相交。如手太阴肺经于手阳明大肠经交接于食指端。②阳经与阳经(同名经)在头面部相交。如手阳明大肠经与足阳明胃经交接于鼻旁。③阴经与阴经在胸部相交。如足太阴脾经与手少阴心经交接于心中。

3. 十二经脉的分布规律

其中足三阴经在足内踝 8 寸以下，为厥阴在前、太阴在中、少阴在后，至内踝 8 寸以上，太阴交出于厥阴之前。★★★

	阴经 (属脏)	阳经 (属腑)	循行部位 (阴经行于内侧，阳经行于外侧)	
手	太阴肺经 厥阴心包经 少阴心经	阳明大肠经 少阳三焦经 太阳小肠经	上肢	前线 中线 后线

续表

	阴经 （属脏）	阳经 （属腑）	循行部位 （阴经行于内侧，阳经行于外侧）	
足	太阴脾经 厥阴肝经 少阴肾经	阳明胃经 少阳胆经 太阳膀胱经	下肢	前线 中线 后线

4. 十二经脉的表里关系

手	阴经 阳经	太阴肺经 …（外侧） 阳明大肠经	厥阴心包经 …（中间） 少阳三焦经	少阴心经 …（内侧） 太阳小肠经	表里相对
足	阳经 阴经	阳明胃经 …（前侧） 太阴脾经	少阳胆经 …（外侧） 厥阴肝经	太阳膀胱经 …（后侧） 少阴肾经	表里相对

5. 十二经脉的流注次序

十二经脉是气血运行的主要通道，它们首尾相贯、依次衔接，因而脉中气血的运行也是循经脉依次传注的。

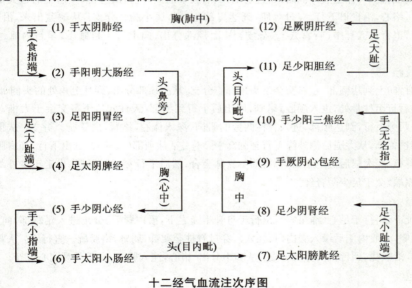

十二经气血流注次序图

【昭昭医考提示】

记忆歌诀
肺大胃脾心小肠，膀肾包焦胆肝（乡）。

6. 十二经脉循行中的重要部位和交接点

手太阴肺经

起于中焦，下络大肠，还循胃口（下口幽门，上口贲门），通过膈肌，属肺，从肺系横出腋下，沿上肢内侧前缘下行，过肘窝，入寸口，上鱼际，直出拇指桡侧端（少商穴）。分支：从手腕的后方（列缺穴）分出，沿掌背侧走向食指桡侧端（商阳穴），交于手阳明大肠经。

手阳明大肠经

起于食指桡侧端（商阳穴），经过手背部行于上肢伸侧（外侧）前缘，上肩，至肩关节前缘，向后到第七颈椎棘突下(大椎穴),再向前下行入缺盆(锁骨上窝),进入胸腔络肺,向下通过膈肌下行至大肠,属大肠。分支:从锁骨上窝上行,经颈部至面颊,入下齿中,回出挟口两旁,左右交叉于人中,至对侧鼻翼旁,交于足阳明胃经。

足阳明胃经

起于鼻翼旁(迎香穴)……旁行入目内眦,向下沿鼻柱外侧,入上齿中,出而夹口两旁,环绕口唇沿发际,到额前。分支:从颌下缘(大迎穴)分出,下行到人迎穴,沿喉咙向下后行至大椎,折向前行,入缺盆,深入体腔,下行穿过膈肌,属胃,络脾。直行者:从缺盆出体表,沿乳中线下行,夹脐两旁,下行至腹股沟处的气街。分支:从胃下口幽门处分出,沿腹腔内下行至气街,与直行之脉会合,而后沿大腿前侧下行,至膝膑,向下沿胫骨前缘行至足背,入足第二趾外侧端(厉兑穴)。分支:从膝下三寸处(足三里穴)分出,下行入中趾外侧端。分支:从足背(冲阳穴)分出,前行入足大趾内侧端(隐白穴),交于足太阴脾经。

足太阴脾经

起于足大趾内侧端……至内踝尖上八寸处,交出足厥阴肝经之前……进入腹中,属脾,络胃。向上穿过膈肌,沿食道两旁,连舌本,散舌下。分支:从胃别出,上行通过膈肌,注入心中,交于手少阴心经。

手少阴心经

起于心中,走出后属心系,向下穿过膈肌,络小肠。分支:从心系分出,夹食道上行,连于目系。直行者:从心系出来……出小指桡侧端(少冲穴),交于手太阳小肠经。

手太阳小肠经

起于小指尺侧端……循上肢外侧后缘,过肘部,到肩关节后面,绕行肩胛部,交肩上后过大椎穴,再前行入缺盆,深入体腔,络心,沿食道下行,穿过膈肌,到达胃部,下行,属小肠。分支:从缺盆出来,沿颈部上行到面颊,至目外眦后,退行进入耳中(听宫穴)。分支:从面颊部分出,向上行于目眶下,至目内眦,交于足太阳膀胱经。

足太阳膀胱经

起于目内眦,向上到达额部,左右交会于头顶部。分支:从头顶部分出,到耳上角处的头侧部。直行者:从头顶部分出,向后行至枕骨处,进入颅腔,络脑,回出后下行到项部(天柱穴),下行交会于大椎穴,再分左右沿肩胛内侧、脊柱两旁下行,到达腰部,进入脊柱两旁的肌肉,深入体腔,络肾,属膀胱。分支:从腰部分出,沿脊柱两旁下行,穿过臀部,从大腿后侧外缘下行至腘窝中。分支:从项部(天柱穴)分出下行,经肩胛内侧,从附分穴夹脊下行至髀枢,经大腿后侧至腘窝中,与前一支脉会合,然后下行穿过腓肠肌,出走于足外踝后,沿足背外侧缘至小趾外侧端,交于足少阴肾经。

足少阴肾经

起于足小趾下,斜行于足心(涌泉穴),出行于舟骨粗隆之下,沿内踝后,分出进入足跟部,向上沿小腿内侧后缘,至腘窝内侧,上股内侧后缘入脊内(长强穴),穿过脊柱至腰部,属肾,络膀胱。直行者:从肾上行,穿过肝和膈肌,进入肺,沿喉咙,到舌根两旁。分支:从肺中分出,络心,注入胸中,交于手厥阴心包经。

手厥阴心包经

起于胸中,出属心包络,向下穿过膈肌,依次络于上、中、下三焦。分支:从胸中分出,沿胸浅出胁部,当腋下三寸处(天池穴),向上至腋窝下,沿上肢内侧中线入肘,过腕部,入掌中,沿中指桡侧,出中指桡侧端。分支:从掌中分出,沿无名指出尺侧端,交于手少阳三焦经。

手少阳三焦经

起于无名指尺侧端,沿上臂外侧向上至肩部,向前行入缺盆,布于膻中,散络心包,穿过膈肌,依次属上、中、下三焦。分支:从膻中分出,上行出缺盆,至肩部,左右交会于大椎,分开上行到项部,沿耳后(翳风穴),直上出耳上角,然后屈曲向下经面颊部至目眶下。分支:从耳后分出,进入耳中,出走耳前……至目外眦(瞳子髎穴),交于足少阳胆经。

足少阳胆经

起于目外眦,上至额角(颔厌穴),再向下到耳后(完骨穴)……左右交会于大椎穴,分开前行入缺盆。分支:从耳后完骨穴分出,经翳风穴进入耳中,出走于耳前,过听宫穴至目外眦后方。分支:从目外眦分出,下行至下颌部的大迎穴处……与前脉会合于缺盆。然后下行进入胸腔,穿过膈肌,络肝,属胆,沿胁里浅出气街,绕毛际,横向至髋关节处。**直行者**:从缺盆下行至腋,沿侧胸,过季胁,下行至髋关节处与前脉会合,再向下沿大腿外侧、膝关节外缘,行于腓骨前面,直至腓骨下端(绝骨穴),浅出外踝之前,沿足背下行,出于足第四趾外侧端。**分支**:从足背(临泣穴)分出,前行出足大趾外侧端,折回分布于足大趾爪甲后丛毛处,交于足厥阴肝经。

足厥阴肝经

起于足大趾爪甲后丛毛处……在内踝尖上八寸处交出足太阴脾经之后,上行过膝内侧,沿大腿内侧中线进入阴毛中,绕阴器,至小腹,夹胃两旁,属肝,络胆,向上穿过膈肌,分布于胁肋部,沿喉咙的后边,向上进入鼻咽部,上行连接目系,出于额,上行与督脉会于头顶部。分支:从目系分出,下行颊里,环绕口唇的里边。分支:从肝分出,穿过膈肌,向上注入肺,交于手太阴肺经。

【昭昭医考重点提示】

1. 十二经脉的循行走向和交接规律。

2. 十二静脉的分布规律:足三阴经在足内踝8寸以下为厥阴在前、太阴在中、少阴在后,至内踝8寸以上,太阴交出于厥阴之前。

3. 十二经脉的表里络属关系。

4. 十二经脉的流注次序,可参考昭昭老师给的歌诀去记。肺大胃脾心小肠,膀肾包焦胆肝(乡)。

5. 十二经脉循行的重要部位和交接点。

历年真题精选

【A1 型题】

1. 在十二经脉走向中,足之三阴是

A. 从脏走手　　B. 从头走足　　C. 从足走胸　　D. 从足走腹　　E. 从手走头

答案:D; 考点:十二经脉走向

解析:手之三阴,从胸走手;手之三阳,从手走头;足之三阳,从头走足;足之三阴,从足走腹。故选择 D。

2. 手三阳经的走向为

A. 从头走足　　B. 从足走腹　　C. 从胸走手　　D. 从手走头　　E. 从手走足

答案:D; 考点:经脉走向规律

解析:参见本细目第1题,故选择 D。

3. 按十二经脉分布规律,太阳经行于

A. 面额　　B. 后头　　C. 头侧　　D. 前额　　E. 面部

答案:B; 考点:太阳经循行

解析:手、足阳明经行于面部、额部,排除 A、D;手足少阳经行于头侧部,排除 C;手足太阳经行于面颊、头顶及头后部;故选择 B。

4. 足厥阴肝经与足太阴脾经循行交叉,变换前中位置,是在

A. 外踝上8寸处　　　　　B. 内踝上2寸处　　　　　C. 内踝上3寸处

D. 内踝上5寸处　　　　　E. 内踝上8寸处

答案:E; 考点:足厥阴肝经与足太阴脾经的循行

解析:足厥阴肝经与足太阴脾经循行交叉,变换前中位置,是在内踝上8寸处。故选择 E。

5. 按十二经脉的流注次序,小肠经流注于

A. 膀胱经　　B. 胆经　　C. 三焦经　　D. 心经　　E. 胃经

答案:A; 考点:经脉流注

解析:十二经脉的流注次序为:从手太阴肺经开始,依次传至手阳明大肠经、足阳明胃经、足太阴脾经、手少阴心经、手太阳小肠经、足太阳膀胱经、足少阴肾经、手厥阴心包经、手少阳三焦经、足少阳胆经、足厥阴肝经,再回到手太阴肺经。故选择 A。

6. 手三阳经与足三阳经交接在

    A. 四肢部   B. 肩胛部   C. 头面部   D. 胸部   E. 背部

    答案：C；考点：经脉交接，

    解析：相为表里的阴阳经在四肢部交接；同名的手、足阳经在头面部相接；手、足阴经在胸部交接。故选择 C。

7. 绕阴器的经脉是

    A. 足厥阴经   B. 足少阴经   C. 足太阴经   D. 手厥阴经   E. 手太阴经

    答案：A；考点：足厥阴肝经的循行

    解析：足厥阴肝经在内踝上 8 寸处交出足太阴脾经之后，上行过膝内侧，沿大腿内侧中线进入阴毛中，绕阴器，至小腹，挟胃两旁，属肝。故选择 A。

8. 循行于上肢内侧中线的经脉是

    A. 手太阳经   B. 手少阳经   C. 手厥阴经   D. 手少阴经   E. 手太阴经

    答案：C；考点：十二经脉的走向规律

    解析：手经循行于上肢，足经循行于下肢；阳经循行于四肢外侧，阴经循行于四肢内侧；分布于四肢内侧前缘的称太阴经；分布于四肢内侧中间的称厥阴经；分布于四肢内侧后缘的称少阴经；分布于四肢外侧前缘的称阳明经；分布于四肢外侧中间的称少阳经；分布于四肢外侧后缘的称太阳经。故选择 C。

9. 三焦经在上肢的循行部位是

    A. 外侧前缘   B. 内侧中线   C. 外侧后缘   D. 内侧前缘   E. 外侧中线

    答案：E；考点：经脉分布规律

    解析：太阴、阳明在前缘；厥阴、少阳在中线；少阴、太阳在后缘；阴经行于内侧，阳经行于外侧，手少阳三焦经，在外侧中线。故选择 E。

10. 按十二经脉的流注次序，肝经向下流注的经脉是

    A. 膀胱经   B. 胆经   C. 三焦经   D. 心经   E. 肺经

    答案：E；考点：经脉的流注

    解析：参见本细目第 5 题。故选择 E。

【B 型题】

(11～12 题共用选项)

    A. 下肢外侧后缘   B. 上肢内侧中线   C. 下肢外侧前缘

    D. 上肢外侧中线   E. 上肢内侧后缘

11. 患者疼痛沿三焦经放散，其病变部位在

    答案：D

12. 患者病发心绞痛，沿手少阴经放散，其病变部位在

    答案：E；考点：经脉的循行

    解析：下肢外侧后缘为足太阳膀胱经；上肢内侧中线为手厥阴心包经；下肢外侧前缘为足阳明胃经；上肢外侧中线为手少阳三焦经；上肢内侧后缘为手少阴心经。故第 11 题选择 D，第 12 题选择 E。

细目三　奇经八脉

含义及特点	含义	奇经八脉是督脉、任脉、冲脉、带脉、阴跷脉、阳跷脉、阴维脉、阳维脉的总称。
	特点	奇经是与正经相对而言的，由于其分布不如十二经脉那样有规律，与五脏六腑没有直接的属络联系，相互之间也没有表里关系，有异于十二正经，故曰"奇经"。又因其数有八，故曰"奇经八脉"。

奇经八脉的生理机能	（1）密切十二经脉的联系。奇经八脉在循行分布过程中，不但与十二经脉交叉相接，加强十二经脉间的联系，补充十二经脉在循行分布上的不足，而且对十二经脉的联系还起到分类组合的作用。 （2）调节十二经脉气血。奇经八脉具有蓄溢和调节十二经气血的作用。当十二经脉气血满溢时，流入奇经八脉，蓄以备用；当十二经脉气血不足时，奇经中所蓄溢的气血则溢出给予补充，以保持十二经脉气血的相对恒定状态，有利于维持机体生理机能的需要。 （3）与某些脏腑关系密切。奇经八脉虽然不似十二经脉那样与脏腑有直接的属络关系，但它在循行分布过程中与脑、髓、女子胞等奇恒之腑以及肾脏等有较为密切的联系。	
督脉	循行特点	督脉起于胞中，下出会阴，沿脊柱里面上行，至项后风府穴处进入颅内，络脑，并由项沿头部正中线，经头顶、额部、鼻部、上唇，到上唇系带处。分支：从脊柱里面分出，络肾。分支：从小腹内分出，直上贯脐中央，上贯心，到喉部，向上到下颌部，环绕口唇，再向上到两眼下部的中央。
	基本机能	①调节阳经气血，为"阳脉之海"：督脉行于背部正中，背为阳，其脉与手足三阳经交会于大椎穴；督脉又与阳维脉会合于头部，故能蓄溢、调节全身阳经之气血，总督一身之阳经。②与脑、髓和肾的机能有关：督脉循行于脊柱后面，入颅络脑，分支属肾，肾能藏精生髓，脑为髓海，故督脉与脑、髓和肾的机能活动有着密切的联系。《素问·骨空论》说："督脉为病，脊强反折。"说明督脉病变，可引起脊髓与脑的病变。督脉属肾，故与肾的机能也有着密切关系。肾藏精主生殖，精冷不孕等生殖系统疾病与督脉有关。
任脉	循行特点	任脉起于胞中，下出会阴，经阴阜，沿腹部和胸部正中线上行，至咽喉，上行到下颌部，环绕口唇，沿面颊，分行至目眶下。分支：由胞中别出，与冲脉相并，行于脊柱前。
	基本机能	①调节阴经气血，为"阴脉之海"：任脉循行于腹面正中线，与足三阴经交会于关元、气海，而足三阴经上接手三阴经；任脉又与阴维脉交会于廉泉、天突，故能总任阴脉之间的相互联系，对阴经气血起着调节作用。②任主胞胎：任脉起于胞中，与女子月经来潮及妊养生殖机能有关，故为生养之本，有"任主胞胎"之说。
冲脉	循行特点	冲脉起于胞中，下出会阴，从气街部起与足少阴经相并，挟脐上行，散布于胸中，再向上行，经喉，环绕口唇，到目眶下。分支：从少腹输注于肾下，浅出气街，沿大腿内侧进入腘窝，再沿胫骨内缘，下行到足底。分支：从内踝后分出，向前斜入足背，进入大趾。分支：从胞中分出，向后与督脉相通，上行于脊柱内。
	基本机能	①调节十二经气血。冲脉上行于头，下至于足，后行于背，前布于胸腹，贯穿全身，通受十二经之气血，为总领诸经气血之要冲。当脏腑经络气血有余时，冲脉能加以涵蓄和储存，而在脏腑经络气血不足时，则冲脉给予补充灌注，以维持人体各组织器官正常生理活动的需要。由于冲脉能调节十二经脉气血，故又称其为"十二经脉之海"或"五脏六腑之海"。②与女子月经及孕育机能有关。冲脉起于胞中，具有调节妇女月经的机能，与人体生殖机能有着密切的联系，如《素问·上古天真论》说："太冲脉盛，月事以时下，故有子。""太冲脉"即冲脉，故亦称其为"血海"（《灵枢·海论》）。冲脉起于胞中，分布广泛，又为"十二经脉之海"。
带脉	循行特点	带脉起于季胁，斜向下行到带脉穴，绕身一周，并于带脉穴处再向前下方沿髂骨上缘斜行到少腹。
	基本机能	①约束纵行诸经。十二正经与奇经中的其余七脉均为上下纵行，唯有带脉环腰一周，有总束诸脉的作用。②固护胞胎。《傅青主女科》载："带脉者，所以约束胞胎之系也，带脉无力，则难以提系，必然胞胎不固。"说明带脉还有维络腰腹，提系胞胎，固护胎儿的作用。③主司带下。因带脉有病，常见妇人带下，故有"带脉主司带下"之说。
跷脉的基本机能	①主司下肢运动：具有交通一身阴阳之气和调节肢体肌肉运动的作用，主要使下肢运动灵活跷捷。②司眼睑开合：阴阳跷脉有司眼睑开合的作用，跷脉有病则目不合。	
维脉的基本机能	阴维有维系联络全身阴经的作用；阳维有维系联络全身阳经的作用。	

【昭昭医考重点提示】

1. 奇经八脉的定义及生理机能。

2. 督脉能调节阳经气血,为"阳脉之海"总督一身之阳经。《素问·骨空论》说:"督脉为病,脊强反折。"

3. 任脉调节阴经气血,为"阴脉之海",任主胞胎。

4. 冲脉①能调节十二经气血,称其为"十二经脉之海"或"五脏六腑之海";②与女子月经及孕育机能有关,"太冲脉"即冲脉,故亦称其为"血海"。

5. 带脉①约束纵行诸经;②固护胞胎;③主司带下。

6. 阴阳跷脉①主司下肢运动;②司眼睑开合。

7. 阴阳维脉:阴维有维系联络全身阴经的作用;阳维有维系联络全身阳经的作用。

历年真题精选

【A1 型题】

1. 在奇经八脉中,其循行多次与手、足三阳经及阳维脉交会的是

A. 冲脉　　　　B. 任脉　　　　C. 督脉　　　　D. 阴维脉　　　　E. 阳跷脉

答案:C; 考点:督脉的循行

解析:冲脉为十二经之海;任脉为阴脉之海;阴维脉有维系、联络全身阴经的作用;阳跷脉,有交通一身阳气和调节肢体肌肉运动的作用;督脉为阳脉之海;其循行多次与手、足三阳经及阳维脉交会的是督脉。故选择 C。

2. 奇经八脉中既称血海又称经脉之海者的是

A. 冲脉　　　　B. 任脉　　　　C. 督脉　　　　D. 带脉　　　　E. 维脉

答案:A; 考点:奇经八脉的别称

解析:冲脉为血海、十二经之海;任脉为阴脉之海;督脉为阳脉之海;带脉,约束纵行经脉,主司妇女的带下;维脉,具有维护和联络全身阴经、阳经作用。故选择 A。

【B 型题】

(3～4 题共用选项)

A. 阴跷脉,阳跷脉　　　　　　B. 阴维脉,阳维脉　　　　　　C. 督脉、任脉

D. 冲脉、任脉　　　　　　　　E. 阴跷脉、阴维脉

3. 患者,女,因流产失血过多,导致月经不调,久不怀孕。其病在哪经?

答案:D; 考点:奇经八脉的基本功能

4. 患者久病,眼睑开合失司,下肢运动不利,其病在哪经?

答案:A; 考点:奇经八脉的基本功能

解析:冲脉调节十二经气血,任脉调节月经,妊养胎儿。阴跷、阳跷脉有控制眼睑开合和主下肢运动的功能。故第 3 题选择 D,第 4 题选择 A。

(5～6 题共用选项)

A. 督脉　　　　B. 任脉　　　　C. 冲脉　　　　D. 带脉　　　　E 阴维脉

5. 被称为"十二经脉之海"的是

答案:C; 考点:奇经八脉的别称

6. 与女子妊娠密切相关的经脉是

答案:B; 考点:奇经八脉的基本功能

解析:冲脉上至头,下至足,贯穿全身,能调节十二经气血,故有"十二经脉之海"之称。任脉有调节月经,妊养胎儿的作用,故有"任主胞宫"之说。故第 5 题选择 C,第 6 题选择 B。

细目四　经别、别络、经筋、皮部

经别	概念	经别,即别行的正经。十二经别,是从十二经别行分出,深入躯体深部,循行于胸腹及头部的重要支脉。
	分布特点	十二经别,多分布于肘膝、脏腑、躯干、颈项及头部。其循行分布特点,可用"离、合、出、入"来加以概括。十二经别循行,多从四肢、肘、膝以上部位别出,称为"离";走入体腔脏腑深部,呈向心性循行,称为"入";然后浅出体表,而上头面,称为"出";阴经的经别合于相表里的阳经经别,然后一并注入六条阳经,称为"合"。每一对相表里的经别组成一"合",这样十二经别分手足三阴、三阳共组成六对,称为"六合"。
	生理机能	①加强十二经脉表里两经在体内的联系。②加强体表与体内、四肢与躯干的向心性联系。③加强了十二经脉和头面部的联系,这为"十二经脉,三百六十五络,其血气皆上于面而走空窍"(《灵枢·邪气脏腑病形》)的理论奠定了基础。④扩大十二经脉的主治范围。⑤加强足三阴、足三阳经脉与心脏的联系。
别络	概念	别络,也是从经脉分出的支脉,大多分布于体表。别络有十五条,即十二经脉各有一条,加之任脉、督脉的别络和脾之大络。另外,若再加胃之大络,也可称为十六别络。
	特点	别络多为斜行的支脉,其分布亦均有一定的规律。在四肢部,十二经脉的别络都是从四肢肘、膝以下分出,阴经的络脉走向与其相为表里的阳经,阳经的络脉走向与其相为表里的阴经,以沟通表里两经。在躯干部,共有三络分布于身前、身后、身侧,即任脉的络脉散布于腹部;督脉的络脉行于背部,散于头上并别走足太阳经;脾之大络散布于胸胁部。
	生理机能	①加强十二经脉表里两经在体表的联系。②加强人体前、后、侧面统一联系,统率其他络脉。③渗灌气血以濡养全身。
经筋	概念	经筋,是十二经脉之气濡养和支持筋肉骨节的体系,为十二经脉的附属部分,具有约束骨骼,屈伸关节的作用。
	特点	经筋均起于四肢末端,走向头身。经筋一般分布在周身的浅部,多结聚于关节和骨骼附近。有的进入胸腹腔,但不属络于脏腑。其中手足三阴经筋分布在肢体的内侧,手足三阳经筋分布在肢体的外侧。
	生理机能	经筋多附于骨和关节,具有约束骨骼,主司关节运动的作用。
皮部	概念	皮部,是十二经脉及其所属络脉在体表的分区,经气布散之所在,具有保卫机体,抗御外邪的作用,并能反映十二经脉的病证。《素问·皮部论》说:"皮有分部。""皮者,脉之部也。""欲知皮部,以经脉为纪。"由于正经有十二条,所以体表皮肤亦相应地划分为十二个部分,称之为"十二皮部"。皮部不仅是经脉在体表的分区,也与络脉的分布有密切的关系。故《素问·皮部论》还说:"凡十二经络脉者,皮之部也。"因此可以认为,十二皮部是指十二经脉及其所属络脉在皮表的分区,也是十二经脉之气的散布所在,皮部的分布范围比经络更为广泛。
	应用	①用于疾病的诊断:由于十二皮部分属于十二经脉,而十二经脉又内属于脏腑,所以脏腑、经络的病变亦能在相应的皮部分区反映出来,故在临床上观察不同部位皮肤的色泽和形态变化,即可以诊断某些脏腑、经络的病变。 ②用于疾病的治疗:通过对浅表皮部的刺激和渗透作用,结合经络穴位所形成的敷贴、药浴、温灸、热熨、梅花针等疗法,可温通气血、疏通经络、增强机体抗病能力,治疗内在脏腑的病变。

【昭昭医考重点提示】
1. 经别的概念及循行分布特点(离、合、出、入)。
2. 别络的概念及其特点。
3. 经筋的概念及其生理机能。
4. 皮部的概念及其应用。

历年真题精选

【A1 型题】
具有加强足三阴、足三阳经脉与心脏联系的是
A. 奇经　　　　B. 皮部　　　　C. 经别　　　　D. 别络　　　　E. 经筋
答案:C; 考点:经别的生理功能
解析:经别的生理功能具有加强十二经脉表里两经在体内的联系,加强体表与体内、四肢与躯干的向心性联系,也具有加强足三阴、足三阳经脉与心脏的联系,故选 C。

细目五　经络的生理功能和经络学说的应用

经络的生理机能	(1) 沟通联系作用:经络沟通联系的作用加强了脏腑与体表、脏腑与官窍、脏腑与脏腑之间,以及经脉与经脉之间的联系。 (2) 运输渗灌作用:经脉作为运行气血的主要通道而具有运输气血的作用,络脉作为经脉的分支而具有布散和渗灌经脉气血到脏腑、形体、官窍及经络自身的作用。 (3) 感应传导作用:指经络系统具有感应及传导针灸或其他刺激等各种信息的作用。如对穴刺激引起的感应及传导,通常称为"得气",即局部有酸、麻、胀的感觉及沿经脉走向传导,就是经络感应传导作用的体现。 (4) 调节作用:经络系统通过其沟通联系、运输渗灌气血作用及其经气的感受和负载信息的作用,对各脏腑、形体、官窍的机能活动进行调节,使人体复杂的生理机能相互协调,维持阴阳、动态、平衡状态。
经络学说的应用	(1) 阐释病理变化及其传变。①外邪由表传里的途径:由于经络内属于脏腑,外布于肌表,因此当体表受到病邪侵袭时,可通过经络由表及里,由浅入深,逐次向里传变而波及脏腑。②体内病变反映于外的途径:由于内在脏腑与外在形体、官窍之间,通过经络密切相连,故脏腑病变可通过经络的传导反映于外。③脏腑病变相互传变的途径:由于脏腑之间有经脉相互联系,所以一脏腑的病变可以通过经脉传到另一脏腑。 (2) 指导疾病的诊断。①循经诊断,即根据疾病表现的症状和体征,结合经络循行分布部位及其所络脏腑进行诊断。②分经诊断,即根据病变所在部位,详细区分疾病所属经脉进行诊断。 (3) 指导疾病的治疗。①指导针灸推拿治疗。②指导药物治疗。

【昭昭医考重点提示】
1. 经络学说的生理机能:①沟通联系作用;②运输渗灌作用;③感应传导作用;④调节作用。
2. 经络学说的应用:①阐释病理变化及其传变;②指导疾病的诊断;③指导疾病的治疗。

第十一单元　体　质

【考点透视】
本单元为大纲新增内容,考生重点理解体质与发病、体质与病因病机、体质与诊治的关系。

细目一　体质的概念和构成

概念	体质是指人体生命过程中,在先天禀赋和后天获得的基础上所形成的形态结构、生理机能和心理状态方面综合的相对稳定的固有特质。

续表

体质的构成	（1）形态结构的差异性。人体形态结构是个体体质特征的重要组成部分，包括外部形态结构和内部形态结构（有脏腑、经络、气血津液等）。根据中医学"司外揣内"的认识方法，内部形态结构与外观形象之间是有机的整体，外部形态结构是体质的外在表现，内部形态结构是体质的内在基础。 （2）生理机能的差异性。形态结构是产生生理机能的基础，个体不同的形态结构特点决定着机体生理机能及对刺激反应的差异，而机体生理机能的个性特征，又会影响其形态结构，引起一系列相应的改变。因此，生理机能上的差异也是个体体质特征的组成部分。 （3）心理状态的差异性。心理是指客观事物在大脑中的反映，是感觉、知觉、情感、记忆、思维、性格、能力等的总称，属于中医学神的范畴。形与神是统一的整体，体质是 特定的形态结构、生理机能与相关心理状况的综合体，形态、机能、心理之间具有内在的相关性。
体质的特点	（1）先天遗传性。父母之精是生命个体形成的基础，人类的外表形态、脏腑机能、精神状态等的个性特点均形成于胎儿期，取决于个体的遗传背景。遗传因素维持着个体体质特征的相对稳定，是决定体质形成和发展的基础。 （2）差异多样性。体质特征因人而异，其有明显的个体差异性，且千变万化，呈现出多样性特征。它通过人体形态、机能和心理活动的差异现象表现出来，因此个体多样性差异现象是体质学说研究的核心问题。 （3）形神一体性。"形神合一"是中医学体质概念的基本特征之一，复杂多样的体质差异现象全面地反映着人体在形态结构（形）以及由脏腑机能活动所产生的各种精神活动（神）这两个方面的基本特征，是特定的生理特性与心理特性的综合体，是对个体身心特性的概括。 （4）群类趋同性。同一种族或聚居在同一地域的人，因为生存环境和生活习惯相同，遗传背景和生存环境具有同一性和一致性，从而使人群的体质具有相同或类似的特点，形成了地域人群的不同体质特征，使特定人群的体质呈现类似的特征，因此体质具有群类趋同性。 （5）相对稳定性。个体禀承于父母的遗传信息，使其在生命过程中遵循某种既定的内在规律，呈现出与亲代类似的特征，这些特征一旦形成，不会轻易改变，在生命过程某个阶段的体质状态具有相对的稳定性。 （6）动态可变性。先天禀赋决定着个体体质的相对稳定性和个体体质的特异性，后天各种环境因素、营养状况、饮食习惯、精神因素、年龄变化、疾病损害、针药治疗等，又使得体质具有可变性。 （7）连续可测性。体质的连续性体现在不同个体体质的存在和演变时间的不间断性，体质的特征伴随着生命自始至终的全过程，具有循着某种类型体质固有的发展演变规律缓慢演化的趋势，这就使得体质具有可预测性，为治未病提供了可能。 （8）后天可调性。体质既是相对稳定的，又是动态可变和连续可测的，这就为改善体质的偏倾，防病治病提供了可能。

【昭昭医考重点提示】

1．体质的概念。

2．体质的构成由形态结构、生理机能和心理状态三个方面的差异性构成。

3．体质的特点包括：①先天遗传；②差异多样性；③形神一体性；④群类趋同性；⑤相对稳定性；⑥动态可变性；⑦连续可测性；⑧后天可调性。

细目二　体质的生理学基础

体质与脏腑精气血津液的关系	（1）体质与脏腑经络的关系。脏腑经络的盛衰偏倾决定体质的差异。脏腑是构成人体，维持正常生命活动的中心，人体的各项生理活动均离不开脏腑，所以，个体体质的差异必然以脏腑为中心，反映出构成身体诸要素的某些或全部的素质特征。 （2）体质与精气血津液的关系。精气血津液是决定体质特征的重要物质基础，其中精的多少优劣是体质差异的根本。

影响体质的因素	(1) **先天禀赋**。先天禀赋,是指子代出生以前在母体内所禀受的一切,包括父母生殖之精的质量,父母血缘关系所赋予的遗传性,父母生育的年龄,以及在母体内孕育过程中母亲是否注意养胎和妊娠期疾病所给予的一切影响。 (2) **年龄因素**。体质是一个随着个体发育的不同阶段而不断演变的生命过程,某个阶段的体质特点与另一个阶段的体质特点是不同的。这是因为人体有生、长、壮、老、已的变化规律,在这一过程中,人体的脏腑经络的生理机能及精气血津液的盛衰都发生着相应的变化。 (3) **性别差异**。就体质学说而论,人类最基本的体质类型可分为男性体质与女性体质两大类。由于男女在遗传性征、身体形态、脏腑结构等方面的差别,相应的生理机能、心理特征也就有异,因而体质上存在着性别差异。 (4) **饮食因素**。饮食结构和营养状况对体质有明显的影响。饮食物各有不同的成分或性味特点,而人之五脏六腑,各有所好。脏腑之精气阴阳,需五味阴阳和合而生。长期的饮食习惯和固定的膳食品种质量,日久可因体内某些成分的增减等变化而影响体质。 (5) **劳逸所伤**。过度的劳动和安逸是影响体质的又一重要因素。劳逸结合,有利于人体的身心健康,保持良好的体质。 (6) **情志因素**。情志活动由脏腑精气对外界环境的应答而产生,而过度或持久的情志变化,可损伤脏腑精气,从而影响人体的体质。 (7) **地理因素**。不同地区或地域具有不同的地理特征,影响着不同地域人群的饮食结构、居住条件、生活方式、社会民俗等,从而制约着不同地域生存的不同人群的形态结构、生理机能和心理行为特征的形成和发展。 (8) **疾病针药及其他因素**。疾病是促使体质改变的一个重要因素。一般来说,疾病改变体质多是向不利方面变化。针药作为治疗方法,直接参与对脏腑经络的调节,久之可影响机体的基本机能而改变体质。

【昭昭医考重点提示】

1. **体质与脏腑、精气血津液的关系**:脏腑经络的盛衰偏倾决定体质的差异。精气血津液是决定体质特征的重要物质基础,其中精的多少优劣是体质差异的根本。

2. **影响体质的因素**:①先天禀赋;②年龄因素;③性别差异;④饮食因素;⑤劳逸所伤;⑥情志因素;⑦地理因素;⑧疾病针药及其他因素。

细目三　体质学说的应用

体质与发病		人体的体质是正气盛衰偏倾的反映。因此,体质强弱决定着发病与否及发病情况,中医学认为"正气存内,邪不可干"。邪正交争是疾病发生的基本原理。正气虚是发病的内在根据,邪气是疾病形成的外在条件。 疾病发生与否,主要取决于正气的盛衰,而体质正是正气盛衰偏倾的反映。
体质与病因病机	决定个体对某些病因的易感性	体质反映了机体自身生理范围内阴阳寒热的盛衰偏倾,这种偏倾性决定了个体的机能状态的不同,因而对外界刺激的反应性、亲和性、耐受性不同。因此,体质因素决定着个体对某些病邪的易感性、耐受性。
	决定病变的从化和传变	从化,即病情随体质而变化。由于体质的特殊性,不同的体质类型有其潜在的、相对稳定的倾向性,可称之为"质势"。人体遭受致病因素的作用时,即在体内产生相应的病理变化,而且不同的致病因素具有不同的病变特点,这种病理演变趋势称之为"病势"。病势与质势结合就会使病变性质发生不同的变化。这种病势依附于质势,从体质而发生的转化,称之为"质化",亦即从化。 传变,指病变部位在脏腑经络等之间的传递转移,体质因素决定疾病的传变,主要体现于两个方面:一是通过影响正气强弱而决定疾病的传变,即体质强者,正气亦强,不易发生传变;体质弱者,正气亦弱,易于发生传变。二是通过决定病邪的从化而影响传变,即体质为阳盛阴虚者,感邪易从阳化热;体质为阴盛阳虚者,感邪多从阴化寒。

续表

体质与诊治	指导辨证		体质是辨证的基础,体质决定疾病的证的类型。感受相同的致病因素或患同一种疾病,因个体体质的差异可表现出阴阳表里寒热虚实等不同的证的类型,即同病异证。感受不同的病因或患不同的疾病,而体质在某些方面具有共同点时,常常可表现为相同或类似的证的类型。
	指导治疗	区别体质特征而治	在治疗中,常以患者的体质状态作为立法处方用药的重要依据。针对证的治疗实际上包含了对体质内在偏颇的调整,是根本的治疗,也是治病求本的反映。如面色白而体胖,属阳虚体质者,感受寒湿阴邪,易从阴化寒化湿,当用附子、肉桂、干姜等大热之品以温阳祛寒或通阳利湿;面色红而形瘦,属阴虚体质者,内火易动,若同感受寒湿阴邪,反易从阳化热伤阴,治宜清润之品。因此,偏阳质者,多发实热证,当慎用温热伤阴之剂;偏阴质者,多发实寒证,当慎用寒凉伤阳之药。针刺治疗也要根据病人体质施以补泻之法:体质强壮者,多发为实性病证,当用泻法;体质虚弱者,多发为虚性病证,当用补法。如《灵枢·根结》说:"刺布衣者深以留之,刺大人者微以徐之。"
		根据体质特征注意针药宜忌	一般来说,体质偏阳者宜甘寒、酸寒、咸寒、清润,忌辛热温散;体质偏阴者宜温补益火,忌苦寒泻火;素体气虚者宜补气培元,忌耗散攻伐;阴阳平和质者宜视病情权衡寒热补泻,忌妄攻蛮补;痰湿质者宜健脾芳香化湿,忌阴柔滋补;湿热质者宜清热利湿,忌滋补厚味;瘀血质者,宜疏利气血,忌固涩收敛等。 　不同的体质对药物的反应不同,一般说来,体质强壮者,对药物耐受性强,剂量宜大,用药可峻猛;体质瘦弱者,对药物耐受性差,剂量宜小,药性平和。 体质不同,针灸治疗后的疼痛反应和得气反应有别。一般体质强壮者,对针石、火燔的耐受性强,体质弱者,耐受性差;肥胖体质者,多气血迟涩,对针刺反应迟钝,进针宜深,刺激量宜大,多用温针艾灸;瘦长体型者气血滑利,对针刺反应敏感,进针宜浅,刺激量相应宜小,少用温灸。
		兼顾体质特征,重视善后调理	疾病初愈或趋向恢复时,调理时皆须兼顾患者的体质特征。如体质偏阳者大病初愈,慎食狗肉、羊肉、桂圆等温热及辛辣之味;体质偏阴者大病初愈,慎食龟鳖、熟地等滋腻之物和五味子、诃子、乌梅等酸涩收敛之品。
体质与养生	善于养生者,要根据各自不同的体质特征,选择相应的措施和方法。		
	饮食调养		体质偏阳者,进食宜凉而忌热;体质偏寒者,进食宜温而忌寒;形体肥胖者多痰湿,饮食宜清淡而忌肥甘;阴虚之体,饮食宜甘润生津之品,忌肥腻厚味、辛辣燥烈之品;阳虚之体宜多食温补之品。
	精神调摄		气郁质者,精神多抑郁不爽,神情多愁闷不乐,性格多孤僻内向,多愁善感,气度狭小,应注意情感上的疏导,消解其不良情绪,以防过极;阳虚质者,精神多萎靡不振,神情偏冷漠,多自卑而缺乏勇气,应帮助其树立起生活的信心。

【昭昭医考重点提示】

1. 疾病发生与否,主要取决于正气的盛衰,而体质正是正气盛衰偏倾的反映。"正气存内,邪不可干。"邪正交争是疾病发生的基本原理。

2. 体质因素决定着个体对某些病邪的易感性、耐受性。

3. 从化和传变的定义。

历年真题精选

【A1 型题】

1. 体质是指人体的

A. 身体素质　　　B. 身心特性　　　C. 心理素质　　　D. 形态结构　　　E. 遗传特质

答案:B;　考点:体质的概念

解析：体质是指在人体生命过程中，在先天禀赋和后天获得的基础上所形成的形态结构、生理功能和心理状态方面综合的相对稳定的固有特质。本题其他选项均不能很好地表达体质的构成，B选项全面，故答案选择B。

【B型题】

（2～3题共用选项）

A. 质势　　　B. 从化　　　C. 传变　　　D. 易感性　　　E. 病势

2. 病情随体质而发生的转化称为

答案：B

3. 不同体质类型所具有的潜在的、相对稳定的倾向性称为

答案：A；　考点：体质与病因病机的关系

解析：人体的体质是正气盛衰偏倾的反映。从化，即病情随体质而变化；质势，不同体质类型所具有的潜在的、相对稳定的倾向性；传变，是疾病的变化及发展趋势；病势，人体遭受致病因素的作用时，所发生的病理演变趋势；易感性，由于体质的不同，人体对外界刺激的反应性、亲和性、耐受性会不同。故第2题选择B，第3题选择A。这几个概念考生需要理解。

（4～5题共用选项）

A. 甘寒凉润　　　B. 补气培元　　　C. 温补益火　　　D. 清热利湿　　　E. 健脾芳化

4. 体质偏阴者治宜

答案：C

5. 体质偏阳者治宜

答案：A；　考点：体质与治疗

解析：临床根据体质不同，在选择用药时有宜忌：体质偏阳宜甘寒清润，忌辛热温散；体质偏阴宜温补益火，忌苦寒泻火；素体气虚宜补气培元，忌耗散克伐；痰湿体质宜健脾芳化，忌阴柔滋补；湿热体质宜清热利湿，忌滋补厚味。故第4题选择C，第5题选择A。

第十二单元　病　因

【考点透视】

1. 熟练掌握六淫、七情内伤、痰饮、瘀血的致病特点，尤其注意寒邪、湿邪的致病特点。
2. 结合经典原文，理解五味偏嗜、劳逸失度的相关内容。

病因	即导致疾病发生的原因，又称为致病因素。如六气异常、疠气传染、七情内伤、饮食失宜、劳逸失度、持重努伤、跌仆金刃、外伤及虫兽所伤等，均可导致发病而成为病因。某些病理产物如痰饮、瘀血、医、药失当及先天因素等，也可成为病因。
分类	《内经》将病因分为阴阳两类，如《素问·调经论》说："夫邪之生也，或生于阴，或生于阳。其生于阳者，得之风雨寒暑；其生于阴者，得之饮食居处，阴阳喜怒。"
	《内经》还提出了病因的"三部"分类，如《灵枢·百病始生》说："夫百病之始生也，皆生于风雨寒暑，清湿喜怒。喜怒不节则伤脏，风雨则伤上，清湿则伤下。"
	宋·陈言在《三因方》中将病因分为外所因、内所因和不内外因三类，即六淫邪气侵犯为外所因，七情所伤为内所因，饮食劳倦、跌仆金刃及虫兽所伤等为不内外因。
辨症求因	中医探求病因，主要是以临床表现为依据，通过分析病证的症状、体征来推求病因，为治疗用药提供依据。这种方法称为"辨症求因"，又称"审症求因"，是中医病因学的主要特点之一。

细目一 六 淫

概念		六淫,指风、寒、暑、湿、燥、火(热)六种外感病邪。正常情况下,风、寒、暑、湿、燥、火是自然界六种不同的气候变化,是万物生长变化和人类赖以生存的条件,称为"六气"。当自然界气候变化异常,超过了人体的适应能力,或人体正气不足,抗病能力下降,不能适应自然界气候变化而导致发病时,六气则成为六淫,又称为六邪。
共同致病特点	外感性	六淫致病,其侵犯途径多从肌表、口鼻而入,或两者同时受邪。如风寒湿邪易犯人肌表,温热燥邪易自口鼻而入等。由于六淫邪气均是自外界侵犯人体,故称其为外感致病因素,所致疾病即称为"外感病"。
	季节性	六淫致病常具有明显的季节性。如春季多风病,夏季多暑病,长夏多湿病,秋季多燥病,冬季多寒病等。六淫致病与时令气候变化密切相关,故其所致病变又称为"时令病"。由于气候异常变化的特殊性,因此夏季也可见寒病,冬季也可有热病。
	地域性	六淫致病与生活、工作的区域环境密切相关。如西北多燥病、东北多寒病、江南多湿热病;久居潮湿环境多湿病;长期高温环境作业者,多燥热或火邪为病等。
	相兼性	六淫邪气既可单独伤人致病,又可两种以上同时侵犯人体而为病。如风热感冒、暑湿感冒、湿热泄泻、风寒湿痹等。如《素问·痹论》说:"风寒湿三气杂至,合而为痹也。其风气胜者为行痹,寒气胜者为痛痹,湿气胜者为着痹也。"

【昭昭医考重点提示】

1. 六淫的概念。

2. 六淫的共同治病特点：外感性、季节性、地域性、相兼性。

六淫各自的性质及致病特点		
风邪	风性轻扬开泄,易袭阳位	风邪具轻扬、向上、向外特性。开泄,指风邪伤人易使腠理不固而汗出。故风邪侵袭,常伤及人体的上部(头、面和肌表,易出现头痛、汗出、恶风、咽痒、咳嗽等症)。
	风性善行而数变	"善行",指风性善动不居,游走不定。故风邪致病具有病位游走、行无定处的特点。如风寒湿三气杂至而引起的痹证,若见游走性关节疼痛,痛无定处,即是风邪偏盛的表现,称为"行痹"或"风痹"。"数变",指风邪致病变幻无常,发病迅速。如风疹常表现为皮肤瘙痒时作,疹块发无定处,此起彼伏,时隐时现等。而且以风邪为先导的外感病,一般发病急,传变也较快。
	风性主动	指风邪致病具有动摇不定的特征。如风邪伤人,常见颜面肌肉抽掣,或眩晕、震颤、抽搐、颈项强直、角弓反张、两目上视等。
	风为百病之长	一指风邪常兼它邪而伤人致病。故凡寒、湿、暑、燥、热诸邪,常依附于风而侵犯人体,从而形成外感风寒、风湿、风热、风燥等证。二指风邪伤人致病最多。风邪终岁常在,且风邪伤人,无孔不入,表里内外均可伤及,易发生多种病证。古人习惯将风邪作为外感致病因素的总称。
寒邪	寒为阴邪,易伤阳气	寒即阴气盛的表现,故称其为阴邪。感受寒邪,最易损伤人体阳气,即"阴盛则阳病"。寒邪袭于肌表,卫阳被遏,可见恶寒、发热、无汗、鼻塞、流清涕等症;寒邪直中脾胃,脾阳受损,可见脘腹冷痛、呕吐、腹泻等症;若心肾阳虚,寒直中于少阴,则可见恶寒蜷卧、手足厥冷、下利清谷、小便清长、精神萎靡、脉微细等症。
	寒性凝滞	指寒邪伤人,易致所伤部位之气血津液凝结,经脉阻滞。寒邪伤人,阳气受损,失其温煦,易使经脉气血运行不畅,甚或凝结阻滞不通,不通则痛。故寒邪是最易导致疼痛的外邪。如寒客肌表经络,气血凝滞不通,则头身肢体关节疼痛,痹证中若以关节冷痛为主者,称为"寒痹"或"痛痹";寒邪直中脾胃,则脘腹剧痛;寒客肝脉,可见少腹或外阴部冷痛等。
	寒性收引	指寒邪伤人,可致气机收敛,腠理、筋脉挛急收缩。如寒邪伤及肌表,卫阳被郁遏不得宣,可见无汗等;寒客血脉,则气血凝滞,血脉挛缩,可见头身疼痛,脉紧等。《素问·举痛论》说:"寒则气收。"

暑邪	暑为阳邪，其性炎热	暑为盛夏火热之气所化，故暑邪为阳邪。暑邪伤人多表现为一系列阳热症状，如高热、心烦、面赤、脉洪大等。
	暑性升散，易扰心神，易伤津耗气	暑为阳邪，易升发上犯，故易上扰心神、头目，出现心胸烦闷不宁、头昏、目眩、面赤等。暑邪伤人，可致腠理开泄而多汗。且汗出过多，不仅伤津，而且气随津泄则易耗气，故临床除常见口渴喜饮、尿赤短少等津伤之症外，往往可见气短、乏力，甚则耗伤太过，清窍失养而突然昏倒、不省人事等。《素问·举痛论》说："炅则气泄。"
	暑多夹湿	暑季气候炎热，且常多雨潮湿，热蒸湿动，故暑邪致病，多夹湿邪为患。临床表现除发热、烦渴等暑热症状外，常可见身热不扬、汗出不畅、四肢困重、倦怠乏力、胸闷呕恶、大便溏泄不爽等湿滞症状。
湿邪	湿为阴邪，易伤阳气	湿与水同类，故属阴邪。阴邪侵入，机体阳气与之抗争，故湿邪侵入，易伤阳气。脾主运化水液，性喜燥而恶湿，故外感湿邪，常易困脾，致脾阳不振，运化无权，从而使水湿内生、停聚，发为泄泻、水肿、痰饮等。所以说湿易损伤脾阳。《素问·六元正纪大论》说："湿胜则濡泄，甚则水闭胕肿。"清·叶桂《温热论·外感温热篇》说："湿胜则阳微。"
	湿性重浊	湿邪致病，常出现以沉重感及附着难移为特征的临床表现，如头身困重、四肢酸楚沉重并且附着难移等。湿邪外袭肌表，困遏清阳，清阳不升，则头重如束布帛，如《素问·生气通天论》说："因于湿，首如裹。"湿邪阻滞经络关节，阳气不得布达，则可见肌肤不仁、关节疼痛重着或屈伸不利等，病位多固定且附着难移，称之为"湿痹"或"着痹"。湿邪为患，易出现分泌物和排泄物秽浊不清的特征。如湿浊在上，则面垢、眵多；湿浊下注，则小便浑浊或滞涩不利、妇女白带过多；湿滞大肠，则大便溏泄、下痢脓血；湿邪浸淫肌肤，则可见湿疹浸淫流水等。
	湿性黏滞，易阻气机	湿邪致病，其黏腻停滞的特性主要表现在三个方面：一是症状的黏滞性。湿邪为患，易呈现分泌物和排泄物黏滞不爽的特征，如湿热痢疾的大便排泄不爽，淋证的小便滞涩不畅，以及汗出而黏、口黏、口甘和舌苔厚滑黏腻等。二是病程的缠绵性。因湿性黏滞，易阻气机，气不行则湿不化，胶着难解，故湿邪为病，起病隐缓，病程较长，反复发作，或缠绵难愈。如湿温、湿疹、湿痹（着痹）等，皆因其湿难除而不易速愈，或反复发作。三是易阻气机。因湿为重浊之邪，故伤人最易留滞于脏腑经络，阻遏气机，使脏腑气机升降失常，经络阻滞不畅。如湿阻胸膈，气机不畅则胸膈满闷；湿阻中焦，脾胃气机升降失常，纳运失司，则脘痞腹胀、食欲减退；湿停下焦，肾与膀胱气机不利，则小腹胀满、小便淋涩不畅等。
	湿性趋下，易袭阴位	湿邪类水属阴而有趋下之势，故湿邪为病，多易伤及人体下部。如水肿、湿疹、脚气等病以下肢较为多见，故《素问·太阴阳明论》说："伤于湿者，下先受之。"小便浑浊、泄泻、下痢、妇女带下等，多由湿邪下注所致。但易伤人体下部的病邪尚有寒邪，如《灵枢·百病始生》说："清（寒）湿袭虚，病起于下。"
燥邪	燥性干涩，易伤津液	燥邪为多发于秋季的干燥涩滞之病邪，侵犯人体，最易损耗津液，出现各种干燥、涩滞的症状，如口燥咽干，皮肤干涩，甚则皲裂，毛发不荣，小便短少，大便干结等。《素问·阴阳应象大论》说："燥胜则干。"
	燥易伤肺	肺为娇脏，喜润而恶燥。肺司呼吸，开窍于鼻，燥邪易从口鼻而入，故最易损伤肺津，从而影响肺气之宣降，甚或燥伤肺络，则见干咳少痰，或痰黏难咯，或痰中带血，甚则喘息胸痛等。由于肺与大肠相表里，肺津耗伤，大肠失润，传导失司，可现大便干涩不畅等症。

续表

火热	火热为阳邪,其性燔灼趋上	火热之性燔灼、升腾,故为阳邪。阳邪伤人,发为实热性病证,临床多见高热、恶热、烦渴、汗出、脉洪数等症。火性炎上,火热之邪易侵害人体上部,故火热病证,多发生在人体上部,尤以头面部为多见,如目赤肿痛、咽喉肿痛、口舌生疮糜烂、口苦咽干、牙龈肿痛、头痛眩晕、耳内肿痛或流脓等。
	火热易扰心神	火性炎上躁扰,故火邪伤人尤易影响心神,轻者心神不宁而心烦、失眠;重者可扰乱心神,出现狂躁不安,或神昏、谵语等症。
	火热易伤津耗气	火热之邪伤人,因其性燔灼急迫,一是可迫津外泄,使气随津泄而致津亏气耗;二是直接消灼津液,耗伤人体的阴气。故火热之邪致病,临床表现除热象外,往往伴有口渴喜冷饮、咽干舌燥,小便短赤,大便秘结等津伤阴亏的征象。若阳热过盛,大量伤津耗气,还可兼见体倦乏力、少气懒言等气虚症状,重者可致全身津气脱失的虚脱证。
	火热易生风动血	"生风",指火热之邪侵犯人体,燔灼津液,劫伤肝阴,筋脉失养失润,易引起肝风内动的病证。临床表现为高热神昏、四肢抽搐、两目上视、角弓反张等。"动血",指火热邪气入于血脉,迫血妄行和损伤血络。轻则血行加速而脉数,甚则可灼伤脉络,迫血妄行,引起各种出血证,如吐血、衄血、便血、尿血、皮肤发斑、妇女月经过多、崩漏等。
	火邪易致疮痈	火邪入于血分,结聚于局部,燔灼腐肉,易发为痈肿疮疡,以局部红肿热痛为临床特征。

【昭昭医考重点提示】

1. 六淫各自的性质及致病特点大家要熟记,属于必考内容。

风邪——风性轻扬开泄,易袭阳位;风性善行而数变;风性主动;风为百病之长。

寒邪——寒为阴邪,易伤阳气;寒性凝滞;寒性收引。

暑邪——暑为阳邪,其性炎热;暑性升散,易扰心神;暑易伤津耗气;暑多夹湿。

湿邪——湿为阴邪,易伤阳气;湿性重浊;湿性黏滞,易阻气机;湿性趋下,易袭阴位。

燥邪——燥性干涩,易伤津液;燥易伤肺。

火邪——火热为阳邪,其性燔灼趋上;火热易扰心神;火热易伤津耗气;火热易生风动血;火邪易致疮痈。

2. 经文熟记:

《素问·举痛论》说:"寒则气收。炅则气泄。"

《素问·六元正纪大论》说:"湿胜则濡泄,甚则水闭胕肿。"

清·叶桂《温热论·外感温热篇》说:"湿胜则阳微。"

《素问·阴阳应象大论》说:"燥胜则干。"

历年真题精选

【A1 型题】

1. 最易导致病位游走不定的外邪是

A. 暑　　　　　B. 燥　　　　　C. 湿　　　　　D. 风　　　　　E. 寒

答案:D;考点:风邪致病特点

解析:风邪,轻扬开泄,易袭阳位,风性善行而数变,主动,风为百病之长。故选择 D。

2. 寒邪袭人,导致肢体屈伸不利,是由于

A. 其性收引,以致经络、筋脉收缩而挛急

B. 其为阴邪,伤及阳气,肢体失于温煦

C. 其性凝滞,肢体气血流行不利

D. 其与肾相应,肾精受损,不能滋养肢体

E. 其邪袭表,卫阳被遏,肢体肌肤失于温养

答案:A; 考点:寒邪的致病特点

解析:寒性收引,寒邪侵袭人体,可使气机收敛,腠理、经络、筋脉收缩而挛急。故选择 A。

3. 最易导致疼痛的外邪是

A. 风   B. 寒   C. 暑   D. 燥   E. 湿

答案:B;考点:寒邪的致病特点

解析:寒性凝滞,即凝结阻滞不通的意思;不通则痛,故寒邪最易导致疼痛的发生。故选 B。

4. 六淫之中只有外感而无内生的邪气是

A. 风   B. 寒   C. 暑   D. 湿   E. 火

答案:C; 考点:暑邪的致病特点

解析:风、寒、暑、湿、火均可外感;其中,风,可有内生肝风;寒,有内生虚寒;湿,有内生痰湿;火,有内生肝火;只有暑邪只能外感,不能内生。故选择 C。

5. 可致首如裹的邪气是

A. 风   B. 寒   C. 暑   D. 湿   E. 火

答案:D; 考点:湿邪的致病特点

解析:湿为阴邪,易阻遏气机,损伤阳气,湿性重浊、黏滞,故易致首如裹。故选择 D。

6. 六淫邪气中,具有"重浊"特点的是

A. 风   B. 寒   C. 暑   D. 湿   E. 火

答案:D; 考点:湿邪的致病特点

解析:参见本细目第 5 题,故选择 D。

7. 六淫邪气中,具有"阻遏气机"特点的是

A. 风   B. 暑   C. 湿   D. 寒   E. 火

答案:C; 考点:湿邪的致病特点

解析:参见本细目第 5 题,故选择 C。

8. 易伤血分,可会聚于局部,腐蚀血肉,发为痈肿疮疡的邪气是

A. 风   B. 湿   C. 寒   D. 火   E. 燥

答案:D; 考点:火邪的致病特点

解析:火邪致病特点:火为阳邪,其性炎上;火易耗气伤津;火易生风动血;火热易致肿疡。故选择 D。

9. 下列哪项是火邪、燥邪、暑邪共同的致病特点?

A. 耗气   B. 上炎   C. 伤津   D. 动血   E. 生风

答案:C; 考点:火邪、燥邪、暑邪的致病特点

解析:火邪、燥邪、暑邪均为阳邪,易损伤津液,故选择 C。

【A2 型题】

10. 患者久病湿疹,面垢多眵,大便溏泄,时发下痢脓血,小便浑浊不清,湿疹浸淫流水,舌苔白厚腻,脉濡滑。病属湿邪为患,此证反映了湿邪的哪种性质?

A. 重着   B. 黏腻   C. 趋下   D. 秽浊   E. 类水

答案:D; 考点:湿邪致病特点

解析:湿性重浊,"重",即沉重或重着之意,"浊",即秽浊,多指分泌物秽浊不清而言。湿邪致病可出现多种秽浊症状,如面垢眵多、大便溏泄、下痢黏液脓血、小便浑浊、妇女白带过多、湿疹浸淫流水等,都是湿性重浊的病理反映。故选择 D。

11. 患者关节疼痛重着,四肢酸困沉重,头重如裹,其病因是

A. 风邪   B. 寒邪   C. 暑邪   D. 湿邪   E. 痰饮

答案:D; 考点:六淫致病特点

解析:湿性重浊、黏滞,易阻遏气机,损伤阳气,导致上述症状,故选择 D。

【B型题】

（12～13题共用选项）

A. 风　　　　　B. 寒　　　　　C. 暑　　　　　D. 燥　　　　　E. 火

12. 六淫邪气中,最易伤肺的是

答案：D

13. 具有明显季节性的邪气是

答案：C；考点：六淫邪气的特点

解析：燥邪,干涸,其气敛肃,易伤肺津。暑为夏季和长夏的邪气,具有明显的季节性。故第12题选择D,第13题选择C。

细目二　疠　气

概念	疠气,是一类具有强烈致病性和传染性病邪的统称。又称为"疫毒""疫气""异气""戾气""毒气""乖戾之气"等。明·吴又可《温疫论·原序》说："夫瘟疫之为病,非风非寒非暑非湿,乃天地间别有一种异气所感。"
传播途径	疠气可通过空气传染,多从口鼻侵犯人体而致病;也可随饮食污染、蚊虫叮咬、虫兽咬伤、皮肤接触、性接触、血液传播等途径感染而发病。
种类	种类繁多,其所引起的疾病,统称为疫疠,又称疫病、瘟病,或瘟疫病。如时行感冒、痄腮(腮腺炎)、烂喉丹痧(猩红热)、白喉、天花、疫毒痢(中毒性痢疾)、肠伤寒、霍乱、鼠疫、疫黄(急性传染性肝炎)以及流行性出血热、艾滋病(A1DS)、严重急性呼吸综合征(SARS)、禽流感、甲型H1N1流感等,都属感染疠气引起的疫病,实际上包括了现代临床许多传染病和烈性传染病。
致病特点	**发病急骤**：病情危笃疠气之邪,其性暴戾,其伤人致病大多具有发病急骤,来势凶猛,变化多端,病情险恶的特点。病程中常出现发热、扰神、动血、生风、剧烈吐泻等危重病状。所以说疠气致病病情凶险,死亡率高。
	传染性强,易于流行：疠气可通过空气、食物、接触等多种途径伤人致病。无论男女老少,体质强弱,凡触之者,多可发病。且疠气发病,传染性强,可致疫病流行。
	一气一病：症状相似。疠气种类不同,所致之病各异。不同的疠气可专门侵犯某脏腑、经络或某一部位而发病。每一种疠气所致之疫病,均有各自的临床特点和传变规律,所谓"一气致一病",且大都症状相似。例如痄腮,无论男女,大都表现为耳下腮部肿胀等。

【昭昭医考重点提示】

1. 疠气的概念及传播途径。

2. 疠气的致病特点：发病急骤,传染性强,易于流行,一气一病。

 历年真题精选

【A1型题】

疠气与六淫邪气的主要区别是

A. 体外入侵　　　　　　　　B. 具有强烈传染性

C. 多从皮毛口鼻而入　　　　D. 多与季节气候有关

E. 多与地理环境有关

答案：B；考点：疠气的致病特点

解析：疠气,即疫疠之气,是一类具有强烈传染性的病邪,故选择B。

细目三　七情内伤

概念	七情,指喜、怒、忧、思、悲、恐、惊七种正常的情志活动,是人体脏腑生理和精神活动对内外环境变化产生的情志反应,一般不会导致或诱发疾病。 七情内伤,指喜、怒、忧、思、悲、恐、惊七种引发和诱发疾病的情志活动。过于突然、强烈或持久不解的七情反应,超越了人体生理和心理的适应和调节能力,导致脏腑精气损伤,机能失调,或人体正气虚弱,脏腑精气虚衰,对情志刺激的适应和调节能力低下,引发或诱发疾病时,七情则成为病因,因病从内发而称之为"七情内伤"。
七情与脏腑精气的关系	情志活动与脏腑精气有着密切的关系。五脏精气是情志活动产生和保持正常的物质基础。外界的各种刺激只有作用于相应的内脏,五脏精气应答,才能表现出不同的情志反应。《素问·天元纪大论》说:"人有五脏化五气,以生喜、怒、思、忧、恐。"即心"在志为喜",肝"在志为怒",脾"在志为思",肺"在志为忧",肾"在志为恐"。如果五脏精气发生病变,就会影响人的情志活动,出现异常的情志反应。如《灵枢·本神》说:"肝气虚则恐,实则怒……心气虚则悲,实则笑不休。" 另一方面,外在环境的变化过于强烈,情志过激或持续不解,又可导致五脏精气的失常,气血运行失调,如大喜大惊伤心,大怒郁怒伤肝,过度思虑伤脾,过度悲忧伤肺,过度恐惧伤肾等。

七情内伤的致病特点		直接伤及内脏。《灵枢·百病始生》说:"喜怒不节则伤脏。"
	损伤相应之脏	七情过激损伤相应之脏。即心在志为喜,过喜则伤心;肝在志为怒,过怒则伤肝;脾在志为思,过度思虑则伤脾;肺在志为悲为忧,悲忧过度则伤肺;肾在志为恐,过恐则伤肾。
	影响心神	心主神志,七情皆从心而发,故七情内伤均可作用于心神,导致心神不宁,甚至精神失常。如《灵枢·本神》说:"是故怵惕思虑者则伤神……喜乐者,神惮散而不藏;愁忧者,气闭塞而不行;盛怒者,迷惑而不治;恐惧者,神荡惮而不收。"《素问·举痛论》也说:"惊则心无所倚,神无所归","思则心有所存,神有所归。"说明不仅喜乐过度可伤心,致使精神涣散,神志失常,而且怵惕思虑、盛怒、恐惧、大惊等情志太过都可伤及心神。七情发于心而应于五脏。无论何种情志致病,均可影响心神和损伤相应的脏腑。对此《类经·疾病类·情志九气》解释说:"情志之伤,虽五脏各有所属,然求其所由,则无不从心而发。"又说:"心为五脏六腑之大主,而总统魂魄,兼赅意志。故忧动于心肺应,思动于心则脾应,怒动于心则肝应,恐动于心则肾应,此所以五志惟心所使也。"《灵枢·口问》也说:"心者,五脏六腑之大主也……故悲哀愁忧则心动,心动则五脏六腑皆摇。"
	数情交织,易伤心肝脾	七情伤脏,既可单一情志伤人,又可两种以上情志交织伤人。由于心、肝、脾三脏在人体生理和情志活动中发挥着重要作用,故情志内伤,最易损伤心、肝、脾三脏。
	易损伤潜病之脏腑	潜病,是指已经存在但无明显临床表现的病证。潜病之脏腑是指潜病所在的脏腑。潜病之脏腑因其正气已虚,即是情志易伤之所,故七情内伤易伤于损伤潜病之脏腑。例如曾患胸痹、飧泄、头痛等病证的患者,若遭遇情志刺激,最易导致潜病发作或反复发作。
		影响脏腑气机情志内伤影响脏腑之气的运行,导致脏腑气机升降失常而出现相应的临床表现。故《素问·举痛论》说:"百病生于气也,怒则气上,喜则气缓,悲则气消,恐则气下,惊则气乱,思则气结。"
	多发为情志病	情志病,系指发病与情志刺激有关或具有情志异常表现的病证。包括:①因情志刺激而发的病证,如郁证、癫、狂等。②因情志刺激而诱发的病证,如胸痹、真心痛、眩晕、胃脘疼痛等。③其他原因所致但具有情志异常表现的病证,如消渴、恶性肿瘤、慢性肝胆疾病等,大都有异常的情志表现,并且其病情也随其情绪变化而有相应的变化。
	影响病情变化	七情变化对病情具有两方面的影响:一是有利于疾病康复。良性的或积极乐观的情绪,有利于病情的好转乃至痊愈。二是诱发疾病发作或加重病情。消极悲观的情绪,或七情强烈波动,可诱发疾病发作或使病情加重、恶化。

续表

怒则气上	指大怒致使肝气上逆,甚则血随气逆的病机变化。临床主要表现为:头胀头痛,面红目赤,急躁易怒;血随气逆则呕血,甚则昏厥猝倒;若肝气横逆犯脾,可兼见腹痛、腹泻等症。《素问·生气通天论》说:"大怒则形气绝,而血菀于上,使人薄厥。"《素问·举痛论》说:"怒则气逆,甚则呕血及飧泄。"
喜则气缓	指过度喜乐,致使心气涣散或心神惮散的病机变化。轻者可见心悸失眠、少气无力、精神不集中等;重者神志失常、狂乱,或见心气暴脱而大汗淋漓、气息微弱、脉微欲绝等。如《素问·阴阳应象大论》说:"暴喜伤阳。"《灵枢·本神》又说:"喜乐者,神惮散而不藏。"
悲则气消	指过度悲忧,导致肺气耗伤或宣降失常的病机变化。临床常见意志消沉、精神不振、气短胸闷、乏力懒言等症。《素问·举痛论》说:"悲则心系急,肺布叶举,而上焦不通,荣卫不散,热气在中,故气消矣。"
恐则气下	指过度恐惧,致使肾气失固,气陷于下的病机变化。临床可见二便失禁、遗精、滑精、骨痿等症。《灵枢·本神》说:"恐惧而不解则伤精,精伤则骨痿厥,精时自下。"
惊则气乱	指猝然受惊,导致心神不定,气机逆乱的病机变化。临床可见惊悸不安、慌乱失措,甚则神志错乱。《素问·举痛论》说:"惊则心无所倚,神无所归,虑无所定,故气乱矣。"
思则气结	指过度思虑,导致心脾气机郁滞,运化失职的病机变化。临床可见心悸、失眠、多梦、精神萎靡及倦息乏力、食少、腹胀、便溏等症状。《素问·举痛论》说:"思则心有所存,神有所归,正气留而不行,故气结矣。"

【昭昭医考重点提示】

1. 七情内伤的概念。

2. 七情内伤的致病特点。

3. 经文熟记:

《灵枢·口问》说:"心者,五脏六腑之大主也……故悲哀愁忧则心动,心动则五脏六腑皆摇。"

《素问·举痛论》说:"百病生于气也,怒则气上,喜则气缓,悲则气消,恐则气下,惊则气乱,思则气结。"

《素问·生气通天论》说:"大怒则形气绝,而血菀于上,使人薄厥。"

《素问·举痛论》说:"怒则气逆,甚则呕血及飧泄。"

《素问·阴阳应象大论》说:"暴喜伤阳。"

《灵枢·本神》又说:"喜乐者,神惮散而不藏。"

《素问·举痛论》说:"惊则心无所倚,神无所归,虑无所定,故气乱矣。"

《素问·举痛论》说:"思则心有所存,神有所归,正气留而不行,故气结矣。"

历年真题精选

【A1 型题】

1. 下列七情致病影响脏腑气机的表述,不准确的是

A. 思则气结　　B. 恐则气乱　　C. 怒则气上　　D. 喜则气缓　　E. 悲则气消

答案:B;　考点:七情对脏腑气机的影响

解析:怒则气上,喜则气缓,悲则气消,恐则气下,寒则气收,惊则气乱,劳则气耗,思则气结。故选择 B。

2. 七情刺激,易导致心气涣散的是

A. 喜　　　　　B. 怒　　　　　C. 悲　　　　　D. 恐　　　　　E. 惊

答案:A;　考点:七情致病

解析:参见本细目第 1 题,故选择 A。

【B型题】

(3～4题共用选项)

A. 气上　　　　B. 气下　　　　C. 气结　　　　D. 气消　　　　E. 气乱

3. 过度思虑可导致的是

答案：C

4. 过度恐惧可导致的是

答案：B；　考点：情志致病

解析：参见本细目第1题。故第3题选择C,第4题选择B。

(5～6题共用选项)

A. 怒则气上　　　B. 悲则气消　　　C. 喜则气缓　　　D. 思则气结　　　E. 恐则气下

5. 患者因受精神刺激突发二便失禁,遗精。其病机是

答案：E

6. 患者因受精神刺激而气逆喘息,面红目赤,呕血,昏厥猝倒。其病机是

答案：A；　考点：情志致病

解析：恐则气下是指大惊卒恐,则导致气机下陷,出现肾气受伤的一系列病证,如二便失禁、遗精滑泄等;怒则气上,指郁怒、暴怒可致肝气上逆或肝阳上亢,出现头痛头晕,面红目赤甚至呕血等症。故第5题选择E,第6题选择A。悲则气消是情志悲哀,使人神情挫折,意气消沉;思则气结,气结指脾气郁结,脾主运化,忧思过度,则脾气郁结,运化失常,出现胸脘痞满、食减纳呆、大便溏泄等症状。

(7～8题共用选项)

A. 怒　　　　B. 喜　　　　C. 思　　　　D. 悲　　　　E. 恐

7.《素问·调经论》说:"血有余",则

答案：A

8.《素问·调经论》说:"血不足",则

答案：E；　考点：经典原文对七情的描述

解析：《素问·调经论》原文:"血有余则怒,不足则恐。"故第7题选择A,第8题选择E。

细目四　饮食失宜

饮食不节即饮食失于节制。如过饥过饱,或饥饱无常,均可影响健康,导致疾病发生。	
过饥	指摄食不足,如饥而不得食,或有意识限制饮食,或因脾胃机能虚弱而纳少,或因七情强烈波动而不思饮食,或不能按时饮食等。过饥,一方面因气血亏虚而脏腑组织失养,机能衰退,全身虚弱;另一方面因正气不足,抗病力弱,易感邪而发病。
过饱	即饮食过量,或暴饮暴食,或中气虚弱而强食,以致脾胃难以运化而致病。轻则饮食积滞不化,以致"宿食"内停,可见脘腹胀满疼痛,嗳腐泛酸,呕吐、泄泻、厌食等。重则食滞日久,可至脾胃大伤,或可聚湿、化热、生痰而变生他病。
饮食不洁指食用不清洁、不卫生或陈腐变质或有毒的食物而成为致病因素。**饮食不洁**所致病变以胃肠病为主。如进食腐败变质食物,则胃肠机能紊乱,出现脘腹疼痛、恶心呕吐、肠鸣腹泻等。如进食或误食被毒物污染或有毒性的食物,则会发生食物中毒,轻则脘腹疼痛,呕吐腹泻;重则毒气攻心,神志昏迷,危及生命。	
饮食偏嗜指过于喜食某种性味的食物或专食某些食物。包括饮食偏寒偏热,偏嗜五味,或食类偏嗜等。	
寒热偏嗜	良好的饮食习惯要求寒温适中。若过于偏嗜寒热饮食,可导致人体阴阳失调而发生某些病变。如偏食生冷寒凉之品日久,则易损伤脾胃阳气,导致寒湿内生;如偏嗜辛温燥热饮食日久,则易致肠胃积热等。

续表

五味偏嗜	指长期嗜食酸、苦、甘、辛、咸不同味道的饮食物。五味各入五脏,如果长期嗜好某种性味的食物,就会导致该脏的脏气偏盛,机能失调而发生多种病变。故《素问·至真要大论》又说:"久而增气,物化之常也。气增日久,夭之由也。"
食类偏嗜	指偏食某种或某类食品,或厌恶某类食物而不食等,久之也可成为导致某些疾病发生的原因。如过食肥甘厚味,可聚湿生痰、化热,易致肥胖、眩晕、中风、胸痹、消渴等病变。若嗜酒成癖,久易聚湿、生痰、化热而致病,甚至变生癥积。

【昭昭医考重点提示】饮食失宜指饮食不节、饮食不洁、饮食偏嗜。

历年真题精选

【A1 型题】

1.《素问·五藏生成篇》说:多食甘,则

A. 肉胝而唇揭　　　　B. 骨痛而发落　　　　C. 脉急而爪枯

D. 脉凝泣而变色　　　　E. 皮槁而毛拔

答案:B; 考点:饮食失宜致病

解析:多食咸,则脉凝泣而变色;多食苦,则皮槁而毛拔;多食辛,则筋急而爪枯;多食酸,则肉胝而唇揭;多食甘,则骨痛而发落。故选择 B。考生在做此类题时,要结合五行相克来理解性记忆,如多食咸,咸在五行为水,水克火,多食咸则会出现心脉的表现。

2.《素问·五藏生成篇》说:多食辛,则

A. 肉胝而唇揭　　　　B. 筋急而爪枯　　　　C. 骨痛而发落

D. 脉凝泣而变色　　　　E. 皮槁而毛拔

答案:B; 考点:五味所伤

解析:参见本细目第 1 题,故选择 B。

细目五　劳逸失度

过度劳累	劳力过度	即过度劳伤形体而积劳成疾,或是病后体虚,勉强劳作而致病。其病变特点主要表现在两个方面:一是过度劳力而耗气,出现少气懒言,体倦神疲,喘息汗出等。《素问·举痛论》说:"劳则气耗。"二是劳伤筋骨。长时间用力太过,则致形体组织损伤,久而积劳成疾。《素问·宣明五气》说:"久立伤骨,久行伤筋。"
	劳神过度	即长期思虑劳神而积劳成疾。长思久虑,暗耗心血,损伤脾气,以致心神失养而心悸、健忘、失眠、多梦和脾失健运而纳少、腹胀、便溏、消瘦等。
	房劳过度	即房事太过,或手淫过度,或妇女早孕多育等,以致耗伤肾精肾气而致病。常见腰膝酸软、眩晕耳鸣、精神萎靡、性功能减退、早衰等。

过度安逸包括体力过逸和脑力过逸。其致病特点主要表现在三个方面:

一是安逸少动,气机不畅。若长期运动减少,则人体气机失于通达,可致脾胃等脏腑机能活动呆滞不振,出现食少、胸闷、腹胀、肌肉软弱或发胖臃肿等。久则进一步影响血液运行和津液代谢,导致气滞血瘀、水湿痰饮内生。

二是阳气不振,正气虚弱。过度安逸,或长期卧床,则阳气失于振奋,以致脏腑经络机能减退,体质虚弱,正气不足,抗病力下降等。常见动则心悸、气喘汗出等,或易感外邪而致病。《素问·宣明五气》说:"久卧伤气,久坐伤肉。"

三是长期用脑过少,加之阳气不振,可致神气衰弱,常见精神萎靡、健忘、反应迟钝等。

【昭昭医考重点提示】

1. 过度劳累包括：劳力过度、劳神过度、房劳过度。
2. 过度安逸包括：体力过逸和脑力过逸。其致病特点包括：一是安逸少动,气机不畅;二是阳气不振,正气虚弱;三是长期用脑过少,加之阳气不振,可致神气衰弱,常见精神萎靡、健忘、反应迟钝等。

历年真题精选

1. 下列关于劳逸损伤与疾病发生关系的叙述,错误的是

A. 久视伤血   B. 久坐伤肉   C. 久立伤骨   D. 久思伤心   E. 久行伤筋

答案：D；考点：过度劳累

解析：久视伤血,久卧伤气,久坐伤肉,久立伤骨,久行伤筋,是谓五劳所伤。故选择 D。

2. 依据《素问·宣明五气篇》理论,久卧易伤及的是

A. 气   B. 血   C. 肉   D. 精   E. 筋

答案：A；考点：五味所伤

解析：参见本细目第 1 题,故选择 A。

3. 患者,男,40 岁。腰膝酸软,眩晕耳鸣,精神萎靡,性功能减退,并有遗精、早泄。其病因是

A. 劳力过度   B. 房劳过度   C. 劳神过度   D. 思虑过度   E. 安逸过度

答案：B；考点：过疲劳累

解析：房劳过度,是指性生活不节,房事过度。肾藏精,主封藏,肾精不宜过度耗泄,若房事过频则耗伤肾精,临床常出现腰膝酸软,眩晕耳鸣,精神萎靡,性功能减退,或遗精、早泄、阳痿等肾精虚或肾气不固之症,故选择 B。

细目六　痰　饮

概念	痰饮是人体水液代谢障碍所形成的病理产物,一般以较稠浊者称为痰,清稀者称为饮。痰分为有形之痰和无形之痰。有形之痰,指视之可见,闻之有声的痰液,如咳嗽吐痰、喉中痰鸣等,或指触之有形的痰核等。无形之痰,是指只见其征象,不见其形质,但从痰治疗有效,从而推测其病因为痰。如眩晕、癫狂等,是无形之痰在作祟。饮则流动性较大,可留积于人体脏器组织的间隙或疏松部位。因其停留的部位不同而表现各异。如《金匮要略·痰饮咳嗽病脉证并治》的"痰饮""悬饮""溢饮""支饮"等。
形成	多因外感六淫,或七情内伤,或饮食不节等,以致脏腑机能失调,气化不利,水液代谢障碍,津液停聚而形成。由于肺、脾、肾、肝及三焦等对水液代谢起着重要作用,故痰饮的形成,多与肺、脾、肾、肝及三焦的机能失常密切相关。
痰饮的致病特点：痰饮一旦产生,可随气流行,外而经络、肌肤、筋骨,内而脏腑,无处不到,易导致各种不同的病变。	
阻滞气血运行	痰饮通常称为有形实邪,其随气流行,或停滞于经脉,或留滞于脏腑。若流注经络,可致经脉阻滞,气血运行不畅,出现肢体麻木、屈伸不利,甚则半身不遂等。若结于局部,可形成瘰疬痰核、阴疽流注等。若留滞于脏腑,可致脏腑气机失常。如肺失宣降而胸闷气喘、咳嗽吐痰等;胃失和降而恶心呕吐等;搏阻心脉而胸闷心痛等;痰结咽喉形成"梅核气"等。
影响水液代谢	痰饮本为水液代谢障碍所形成的病理产物,但痰饮形成之后又可作为致病因素反过来作用于机体,进一步影响肺、脾、肾等脏腑的机能活动而加重水液代谢失常。如痰湿困脾,脾气不升,可致水湿不运;痰饮阻肺,肺失宣降,可致水液不布;痰饮停滞下焦,影响肾气的蒸化,可致水液停蓄。
易于蒙蔽心神	痰饮致病,随气上逆,易于蒙蔽清窍,扰乱心神,致使心神活动失常,出现头晕目眩、精神不振等;或者痰浊上犯,与风、火相合,尤易扰乱神明,出现神昏谵妄,甚或引起癫、狂、痫等疾病。
致病广泛,变幻多端	由于痰饮随气流行,内可五脏六腑,外可四肢百骸、肌肤腠理。故其致病面广,发病部位不一,且又易于兼邪致病,因而痰饮所形成的病证繁多,症状表现十分复杂,故有"百病多由痰作祟"之说。且痰饮停滞体内,还可夹风、夹热、化寒、化火、化燥;既可上犯清窍,也可下注足膝,且病势缠绵,病程较长。

【昭昭医考重点提示】

1. 痰饮的概念：痰饮是人体水液代谢障碍所形成的病理产物，一般以较稠浊者称为痰，清稀者称为饮。痰分为有形之痰和无形之痰。

2. 痰饮的形成，多与肺、脾、肾、肝及三焦的机能失常密切相关。

3. 由于痰饮随气流行，内可五脏六腑，外可四肢百骸、肌肤腠理。故其致病面广，发病部位不一，且又易于兼邪致病，因而痰饮所形成的病证繁多，症状表现十分复杂，故有"百病多由痰作祟"之说。

历年真题精选

【A1 型题】

症见肠鸣辘辘有声，其病机为

A. 饮在胸胁　　　B. 饮在胸膈　　　C. 饮在肠间　　　D. 饮溢肌肤　　　E. 饮伏体内

答案：C；考点：饮邪的致病特点

解析：饮在胃肠间，表现为腹中肠鸣辘辘有声，心悸气短乏力，呕吐清水等。故选择 C。

细目七　瘀　血

概念		瘀血是指体内因血行滞缓或血液停积而形成的病理产物，又称"恶血""坏血""蓄血""败血""污血"等。瘀血既是病理产物，又是具有致病作用的"死血"。"瘀血"与"血瘀"的概念不同，血瘀是指血液运行不畅或血液瘀滞不通的病理状态，属于病机学概念；瘀血是指具有致病性的病理产物，属于病因学概念。
形成	血出致瘀	各种外伤，如跌打损伤、金刃所伤、手术创伤等，致血脉损伤而出血；或其他原因，如脾不统血、肝不藏血、热灼脉络而致出血以及妇女经行不畅、流产等，其所出之血未能排出或及时消散，留积于体内则成瘀血。
	血行不畅致瘀	凡是影响血液正常运行，使血液运行不畅的各种因素，均可致瘀血。如气滞致瘀、因虚致瘀（气虚而推动无力、阳虚而脉道失于温通、阴虚而脉道失于柔润、津液亏虚而无以充养血脉等）、血寒致瘀（寒邪入于血脉则血液凝涩而运行不畅）、血热致瘀（火热邪气入舍于血，血热互结，煎灼血中津液，血液黏稠而不畅）等。
致病的特点	易于阻滞气机	瘀血一旦形成，必然影响和加重气机郁滞，即所谓"血瘀则气滞"。且气机郁滞，又可引起局部或全身的血液运行不畅，出现局部青紫、肿胀、疼痛等症。
	影响血脉运行	瘀血形成之后，无论其瘀滞于脉内，还是留积于脉外，均可导致 局部或全身的血液运行失常。如瘀血阻滞于心，心脉痹阻，气血运行不畅，可致胸痹心痛；瘀血阻滞于脉道，损伤脉络，血逸脉外，可致出血，血色紫黯有块等。
	影响新血生成	瘀血为病理性产物，不仅已失去其对机体的濡养滋润作用，且因其阻滞于体内，尤其是瘀血日久不散，还可严重地影响气血的运行，脏腑机能失常，生机受阻，影响新血的生成。因而有"瘀血不去，新血不生"之说。故久瘀之人，常可表现出肌肤甲错、毛发不荣等失于濡养的临床特征。
	病位固定，病证繁多	瘀血一旦停滞于某脏腑组织，多难于及时消散，故其致病又具有病位相对固定的特征，如局部刺痛、固定不移，或肿块形成等。而且因瘀血阻滞的部位不同、形成原因各异、兼邪不同，其病理表现也就不同。如瘀阻于心，血行不畅则胸闷心痛；瘀阻于肺，则宣降失调，或致脉络破损，可见胸痛、气促、咯血；瘀阻胞宫，经行不畅，可见痛经、闭经、经色紫黯有块；瘀阻于肢体肌肤，可见局部肿痛青紫；所以说瘀血致病，病证繁多。
小结		凡是影响血液正常运行，引起血液运行不畅，或致血离经脉而瘀积的内外因素，均可导致瘀血。
症状特点		①疼痛：多为刺痛，痛处固定不移，拒按，夜间痛甚。②肿块：瘀血积于皮下或体内则可见肿块，肿块部位固定。③出血：因瘀血阻滞，损伤血络，血溢脉外而见出血色紫黯，或夹有瘀血块。④色紫黯：一是面色紫黯，口唇、爪甲青紫等；二是舌质紫黯，或舌有瘀斑、瘀点等。⑤可出现肌肤甲错、脉涩或脉结代等。

【昭昭医考重点提示】

1. 瘀血的概念：瘀血是指体内因血行滞缓或血液停积而形成的病理产物，又称"恶血""坏血""蓄血""败血""污血"等。瘀血既是病理产物，又是具有致病作用的"死血"。

2. 瘀血的症状特点：①疼痛；②肿块；③出血；④色紫黯；⑤可出现肌肤甲错、脉涩或脉结代等。

历年真题精选

【A1型题】

1. 以下各项，不是瘀血常见症状的是

A. 肿块　　　　B. 胀痛　　　　C. 出血　　　　D. 唇甲青紫　　　　E. 肌肤甲错

答案：B；考点：瘀斑致病的特点

解析：瘀血致病的共同特点是：疼痛固定，刺痛，肿块，出血，肌肤甲错，面色黧黑，唇甲青紫等，胀痛为气滞的特点。故选择 B。

2. 下列各项，属瘀血内阻临床表现的是

A. 面色黧黑　　　　B. 面黑干焦　　　　C. 面黑浅淡　　　　D. 眼周发黑　　　　E. 耳轮焦黑

答案：A；考点：瘀血致病的临床表现

解析：参见本细目第1题的解析，故选择 A。

第十三单元　发　病

【考点透视】

理解发病的基本原理及几种发病类型。

发病，是机体处于病邪的损害与正气的抗损害的相搏交争过程。《灵枢·根结》有"正邪相搏"记载。《内经》提出了"两虚相得"和"外内合邪"的发病观，如《灵枢·百病始生》说："猝然逢疾风暴雨而不病者，盖无虚，故邪不能独伤人。此必因虚邪之风，与其身形，两虚相得，乃客其形。"《素问·咳论》则指出，先有脏腑损伤，内疾产生，若再有外邪侵袭，则"外内合邪因而客之"，导致疾病发生。

细目一　发病的基本原理

	1. 正气与邪气的概念。
正气的基本概念	正气，相对"邪气"而言，指人体内具有抗病、驱邪、调节、修复等作用的一类细微物质。正气含有阴气、阳气两部分：阴气有凉润、宁静、抑制、沉降等作用和运动趋向，阳气有温煦、推动、兴奋、升发等作用和运动趋向。阴气能抵抗阳邪的侵袭，并能抑制、祛除阳邪，阻止阳热病证的发展以使病情向愈；阳气能抵抗阴邪的入侵，并能制约、祛除阴邪，阻止阴寒病证的传变并使之康复。阳虚体质者，易引致寒邪的侵袭；阴虚体质者，易引致热邪的伤害。
正气的防御作用	①抵御外邪：正气强盛，抗邪有力，则病邪难以入侵，故不发病，或虽邪气已经进入，但正气盛，能及时抑制或消除邪气的致病力亦不发病。 ②祛除病邪：正气强盛，可祛除入侵病邪，或阻止邪气的深入，致病较轻浅，预后良好。 ③修复调节：正气对邪气侵入而导致的机体阴阳失调、脏腑组织损伤、精血津液亏耗及生理机能失常，有调节、修复的作用，可使疾病向愈。 ④维持脏腑经络机能的协调，防止痰饮、瘀血、结石等病理产物以及内风、内寒、内湿、内燥、内火等内生五"邪"的产生。
邪气基本概念	邪气，泛指各种致病因素，简称"邪"。包括由外而入或由体内产生的各种具有致病作用的因素。如六淫、疠气、外伤、虫兽伤、寄生虫、七情内伤、饮食失宜、痰饮、瘀血、结石等。

续表

	《素问·调经论》根据病邪来源不同,用阳邪与阴邪区分外感和内伤两类病邪:"夫邪之生也,或生于阴,或生于阳。其生于阳者,得之风雨寒暑;其生于阴者,得之饮食居处,阴阳喜怒。"《素问·八正神明论》将邪气分为"虚邪"与"正邪",《灵枢·刺节真邪》称为"虚风"和"正风",指出四时不正之气(如六淫、疠气)乘虚侵入,致病较重者,为虚邪或虚风;四时之正气(六气)因人体一时之虚而侵入,致病轻浅者,称为正邪或正风。
邪气对机体的损害作用	①导致生理机能失常:邪气侵入发病,可导致机体的阴阳失调,脏腑经络等组织器官的机能紊乱,气血精津液的代谢失常。②造成脏腑组织的形质损害:邪气作用于人体,可对机体的皮肉筋骨、脏腑经络等组织器官造成不同程度的损伤,或致气血精津液等物质的亏耗而为病。③改变体质类型:邪气侵入,还能改变个体的体质特征,进而影响其对疾病的易罹倾向。如阴邪致病,损伤阳气,久之可使体质由原型转变为阳虚体质,使之易感阴寒之邪;阳邪致病,易伤阴气,可使体质转化为阴虚体质,使之易感阳热之邪。

2. 正气不足是疾病发生的内在因素。

《素问遗篇·刺法论》说:"正气存内,邪不可干。"《素问·评热病论》说:"邪之所凑,其气必虚。"正气在发病中起主导作用。主要体现在以下几个方面:

正虚感邪而发病	正气不足,抗邪无力,外邪乘虚而入,疾病因之发生。如《灵枢·百病始生》说:"猝然逢疾风暴雨而不病者,盖无虚,故邪不能独伤人。此必因虚邪之风,与其身形,两虚相得,乃客其形"。
正虚生邪而发病	正气不足,调节脏腑经络机能活动的能力下降,易致脏腑机能紊乱,精气血津液的代谢失常,可"内生五邪"而发病;或导致病理产物的积聚而引起新的病变。如《灵枢·口问》说:"故邪之所在,皆为不足。"
正气强弱可决定发病的证候性质	邪气侵入,若正气充盛,奋起抗邪,邪正相搏剧烈,多表现为实证;正气不足,脏腑机能减退,气血精津液亏损,多表现为虚证或虚实夹杂证。若正气虚衰,不能敌邪,邪气易于深入内脏,为病多重。

3. 邪气是发病的重要条件。

邪气在发病中的作用主要有:

(1) 邪气是疾病发生的原因。一般说来,没有邪气侵袭,人体不会发病。

(2) 影响发病的性质、类型和特点。不同的邪气作用于人体,表现出不同的发病特点、证候类型。如六淫邪气致病,发病急,病程较短,初起多有卫表证候,证属风、寒、暑、湿、燥、火。七情内伤,发病多缓慢,病程较长,多直接伤及内脏,或致气机紊乱气血失调产生病变。

(3) 影响病情和病位。邪气的性质、感邪的轻重、邪所中的部位与发病时病情的轻重有关。

(4) 某些情况下主导疾病的发生。在邪气的毒力和致病力特别强,超越人体正气抗御能力和调节范围时,邪气对疾病的发生起着决定性的作用。如疠气、高温、高压、电流、枪弹伤、虫兽伤等,即使正气强盛,也难免被损伤而产生病变。

4. 邪正相搏的胜负与发病。

邪气伤人,必然引起邪正相争,而邪正相争的胜负,不仅关系着疾病的发生,还关系疾病全过程病变的发展、变化与转归。就发病而言,邪气伤人,若正胜邪却则不发病。即病邪伤人之初,由于机体正气充足,正气驱邪外出,正胜邪却,机体不被邪气所侵害,可不发病。若邪胜正负则发病。即邪气伤人之后,正虚抗邪无力,邪气得以深入,则引起疾病发生。而且发病后,邪正相争的状态还决定其证候类型、病变性质、病情轻重。如正盛邪实,多形成实证;正虚邪衰,多形成虚证;正虚邪盛,多形成较为复杂的虚实夹杂证。感受阳邪,易形成实热证;感受阴邪,易形成实寒证或寒湿证。感邪轻或正气强,病位多轻浅;感邪重或正气弱,病位常较深重。

【昭昭医考重点提示】

1. 正气与邪气的概念。

2. 正气的防御作用及邪气对机体的损害作用。

3. 正气不足是发病的内在因素。《素问遗篇·刺法论》说:"正气存内,邪不可干。"《素问·评热病论》说:"邪之所凑,其气必虚。"

4. 邪气是发病的重要条件。① 邪气是疾病发生的原因；② 影响发病的性质、类型和特点；③ 影响病情和病位；④ 某些情况下主导疾病的发生。

细目二　影响发病的主要因素

环境与发病	环境,指与人类生存密切相关的自然环境、社会环境而言,主要包括气候变化、地域因素、生活工作环境、社会环境等。这些因素均可形成病邪或导致正气不足而影响发病。
体质与发病	不同的体质,在发病中可①决定发病倾向,如体质虚弱,则易感邪发病,且发病后易形成虚实夹杂证。②决定对某种病邪的易感性,如阳虚之体,每易感受寒邪；阴质之质,每易感受热邪等。③决定某些疾病发生的证候类型,如感湿邪,阳盛之体易热化形成湿热病变；阳虚者则易寒化为寒湿病变等。
精神状态与发病	精神状态能影响内环境的协调平衡,故能影响发病。精神状态好情志舒畅,气机通畅,气血调和,脏腑机能协调,则正气强盛,邪气难以入侵,或虽受邪也易祛除。

【昭昭医考重点提示】影响发病的主要因素有环境、体质、精神状态。

细目三　发病类型

卒发、顿发	感邪即发又称为卒发、顿发,即感邪后立即发病。多见于：①新感外邪较盛。如感受风寒、风热、温热、暑热、温毒邪气,邪气较盛时,多感邪即发。②情志剧变。剧烈的情绪变化,如暴怒、过度悲伤均可致气机逆乱,气血失调,脏腑机能障碍而顷刻发病。③毒物所伤。误服有毒食品,药物中毒,吸入有毒的秽浊之气,可使人中毒而迅速发病。④外伤。无论何种外伤,伤人后立即发病。⑤感受疠气。由于其毒烈,致病力强,来势凶猛,感邪后多呈暴发。
徐发缓发	徐发又称为缓发,指感邪后缓慢发病。徐发与致病因素的种类、性质,以及体质因素等密切相关。徐发多见于内伤邪气致病,如思虑过度、房事不节、忧愁不解、嗜酒成癖,引起机体渐进性病理改变,不断积累,而逐渐出现临床症状。在外感病中,如感受湿邪,其性黏滞重浊,起病多缓慢。正气不足之人,若感邪较轻,正气抗邪缓慢,亦可见到徐发。
伏而后发	伏而后发即指感受邪气后,并不立即发病,病邪在机体内潜伏一段时间,或在诱因的作用下,过时而发病。这种发病形式多见于外感性疾病和某些外伤。外感性疾病多见于感受温热邪气所形成的"伏气温病"等。外伤所致的肌肤破损,经过一段时间后,发为破伤风、狂犬病等,亦属伏而后发。伏邪发病时,病情一般较重且多变。
继发	继发指在原发疾病的基础上,继发新的疾病。其特点是新的疾病与原发病在病理上有密切联系。如肝阳上亢所致的中风,小儿食积而致的疳积等。
合病	合病之说,首见于《伤寒论》,指外感病初起时两经同时受邪而发病。如太阳与少阳合病,太阳与阳明合病等。
复发	定义：复发指疾病初愈或慢性疾病的缓解阶段,在某些诱因的作用下,引起疾病再度发作或反复发作的一种发病形式。引起复发的机理是余邪未尽,正气未复,或慢性病变宿根未除,均可在诱因的作用下而引起复发。 基本特点：①原病基本病证特点再度出现,但又不是原有病理过程的完全重现,大多比原病更复杂,病情更重。②复发的次数愈多,其宿根难除,大多反复发作,且容易留下后遗症。③大多有诱因。 诱因：①外感致复：疾病初愈,邪气未尽,正气未复,或宿根未除,抗病力低下,易外感邪气而复发。②食复：因饮食失宜而致疾病复发。③劳复：因形神过劳,或早犯房事而致疾病复发。④药复：因病后滥用补剂,或药物调理失当而致疾病复发。⑤情志致复：因情志失调引起疾病复发。⑥某些气候因素、地域因素也可成为复发的诱因。

【昭昭医考重点提示】
1. 发病类型包括：卒发、缓发、徐发、伏而后发、继发、合病、复发。

2. 卒发、缓发、徐发、伏而后发、继发、合病、复发的定义。

历年真题精选

【A1 型题】

1. 下列关于与疾病发生有关的外环境的叙述,错误的是

A. 气候因素　　　B. 地域因素　　　C. 生活环境　　　D. 工作场所　　　E. 外界精神刺激

答案：E；　考点：与疾病发生的外环境

解析：外界精神刺激为情志致病,为内因致病。故选择 E。

【B 型题】

(2～3 题共用选项)

A. 感邪即发　　　B. 徐发　　　C. 伏而后发　　　D. 继发　　　E. 合病

2. 肝胆疾病日久不愈,引发癥积或结石,其发病类型是

答案：D

3. "冬伤于寒,春必病温",其发病类型是

答案：C；　考点：发病的类型

解析：感邪即发为感邪后立即发病;徐发为感邪后缓慢发病;伏而后发,指感受邪气后,并不立即发病,病邪在机体内潜伏一段时间,或在某诱因作用下,过时而发病;继发为在原发病的基础上,发生新的疾病;合病指外感病初起时两经同时受邪而发病。故第 2 题选择 D,第 3 题选择 C。

(4～5 题共用选项)

A. 邪气偏盛　　　B. 正气不足　　　C. 邪盛正衰　　　D. 正盛邪实　　　E. 正虚邪恋

4. 疾病发生的重要条件是

答案：A

5. 疾病发生的内在根据是

答案：B；　考点：发病的基本原理

解析：正气不足是疾病发生的内在因素,邪气是发病的重要条件,正所谓：正气存内,邪不可干,邪之所凑,其气必虚。故第 4 题选择 A,第 5 题选择 B。

第十四单元　病　机

【考点透视】

1. 重点掌握邪正盛衰、阴阳失调的内容,尤其是对虚实真假、阴阳格拒的理解。

2. 熟悉精气血失常、津液代谢失常与内生"五邪"的内容。

病机,即疾病发生、发展与变化的规律和机理。

《素问·至真要大论》总结归纳了脏腑病机和六气病机,被后世称为"病机十九条"：

"诸风掉眩,皆属于肝。诸寒收引,皆属于肾。诸气愤郁,皆属于肺。诸湿肿满,皆属于脾。诸热瞀瘛,皆属于火。诸痛痒疮,皆属于心。诸厥固泄,皆属于下。诸痿喘呕,皆属于上。诸禁鼓栗,如丧神守,皆属于火。诸痉项强,皆属于湿。诸逆冲上,皆属于火。诸胀腹大,皆属于热。诸躁狂越,皆属于火。诸暴强直,皆属于风。诸病有声,鼓之如鼓,皆属于热。诸病胕肿,疼酸惊骇,皆属于火。诸转反戾,水液浑浊,皆属于热。诸病水液,澄澈清冷,皆属于寒。诸呕吐酸,暴注下迫,皆属于热。"

细目一 邪正盛衰

邪正盛衰与虚实变化	虚实病机	《素问·通评虚实论》说:"邪气盛则实,精气夺则虚。" 实,指以邪气亢盛为主,而正气未衰,正邪激烈相争,临床上出现一系列以太过、亢奋、有余为特征的一种病理变化。常见壮热、狂躁、声高气粗、腹痛拒按、二便不通、脉实有力、舌苔厚腻等。常见于外感六淫和疠气致病的初期和中期,或由于湿、痰、水饮、食积、气滞、瘀血等引起的内伤病变。 虚,指以正气虚损为主,而邪气已退或不明显,正邪难以激烈相争,出现一系列以虚弱、衰退和不足为特征的一种病理变化。常见神疲体倦、面色无华、气短、自汗、盗汗,或五心烦热,或畏寒肢冷,脉虚无力等。多见于素体虚弱,精气不充;或外感病的后期,以及各种慢性病证日久,耗伤人体的精血津液;或因暴病吐利、大汗、亡血等致使正气脱失的病变。
	虚实变化	(1) 虚实错杂:①虚中夹实,即以正虚为主,又兼有实邪为患的病理变化。如脾虚湿滞病变,即是由于脾气亏损,运化无力,而致湿自内生,阻滞中焦所致。临床上既有脾气虚弱的神疲肢倦、食少、食后腹胀、大便稀溏等症状,又兼见湿滞的口黏、舌苔厚腻等。② 实中夹虚,即以邪实为主,又兼有正气虚损的病理变化。如外感热病发展过程中,由于热邪耗伤津液,可形成邪热炽盛兼津液损伤之证。临床表现既有高热气粗、心烦不安、面红目赤、尿赤便秘、苔黄脉数等实热,又兼见口渴引饮、舌燥少津等津液不足之症。 (2) 虚实真假:①真实假虚,指病机的本质为"实",但表现出"虚"的假象。大多是因邪气过盛,结聚体内,阻滞经络,气血不能外达所致,故真实假虚又称为"大实有羸状",如因瘀血内阻而出现的妇女崩漏下血,热结肠胃而见泻下稀水臭秽的"热结旁流"等。②真虚假实,是指病机的本质为"虚",但表现出"实"的假象。大多是因正气虚弱,脏腑经络之气不足,推动无力所致,故真虚假实证又称为"至虚有盛候"。如脾气虚弱,运化无力之食少脘腹胀满;气血亏损,血海空虚之女子经闭等。
邪正盛衰与疾病转归	正胜邪退	指在疾病过程中,正气渐复并趋强盛,而邪气渐趋衰减,疾病向好转和痊愈方向发展的一种病理变化。多是因为患者的正气较盛,抗邪能力较强,或因为邪气较弱,或因治疗及时、正确,疾病可以较快地趋于好转、痊愈。
	邪去正虚	指在疾病过程中,正气抗御邪气,邪气退却而正气大伤的病理变化。多因邪气亢盛,正气耗伤较重;或正气素虚,感邪后再伤正气;或攻邪猛烈,正气伤所致。此时的病机特点是邪气已退,对机体的损害作用也已消失,但正气被消耗的状况尚有待恢复。邪去正虚多见于重病的恢复期,其最终的转归一般仍然是趋向好转、痊愈。
	邪胜正衰	指在疾病过程中,邪气亢盛,正气渐弱,机体抗邪无力,疾病趋于恶化、危重,甚至向死亡方面转归的一种病理变化。多是由于机体的正气大虚,或邪气过盛,或失于治疗,或治疗不当,以致机体正气不能制止邪气的致病性,病情因而趋向恶化和加剧。
	邪正相持	指在疾病过程中,机体正气不甚虚弱,而邪气亦不亢盛,则邪正双方势均力敌,相持不下,病势处于迁延状态的一种病理变化。此时,由于正气不能完全祛邪外出,邪气可以稽留于一定的部位,病邪既不能消散,亦不能深入,又称为"邪留"或"邪结"。一般说来,邪气留结之处,即是邪正相搏病理表现明显之所。疾病则随邪留部位的不同而有不同的临床表现。
	正虚邪恋	指在疾病过程中,正气大虚,余邪未尽,或邪气深伏伤正,正气无力 祛除病邪,致使疾病处于缠绵难愈的病理变化。一般多见于疾病后期,且是多种疾病由急性转为慢性,或慢性病久治不愈,或遗留某些后遗症的主要原因之一。

【昭昭医考重点提示】

1. 病机的概念及《病机十九条》的内容。

2.《素问·通评虚实论》说："邪气盛则实，精气夺则虚。"

3. 真实假虚：指病机的本质为"实"，但表现出"虚"的假象。大多是因邪气过盛，结聚体内，阻滞经络，气血不能外达所致，故真实假虚又称为"大实有羸状"，如因瘀血内阻而出现的妇女崩漏下血，热结肠胃而见泻下稀水臭秽的"热结旁流"。

4. 真虚假实：是指病机的本质为"虚"，但表现出"实"的假象。大多是因正气虚弱，脏腑经络之气不足，推动无力所致，故真虚假实证又称为"至虚有盛候"。如脾气虚弱，运化无力之食少脘腹胀满；气血亏损，血海空虚之女子经闭等。

5. 邪正盛衰与疾病转归：正胜邪退、邪去正虚、邪盛正衰、邪正相持、正虚邪恋。

历年真题精选

【A1 型题】

1. 下列关于实的叙述，错误的是

A. 外感邪盛　　　　　　　　B. 肌肤经络闭塞　　　　　　　　C. 气机升降失调

D. 脏腑功能亢进　　　　　　E. 气血壅滞瘀结

答案：C；考点：实证

解析：实是指邪气盛；气机升降失调为气机紊乱，故选择 C。

【A2 型题】

2. 患者久病，纳食减少，疲乏无力，腹部胀满，但时有缓减，腹痛而喜按，舌胖嫩而苔润，脉细弱而无力。其病机是

A. 真实假虚　　　B. 真实病证　　　C. 真虚假实　　　D. 真虚病证　　　E. 虚中夹实证

答案：C；考点：真虚假实

解析：患者腹部胀满，为实象；纳食减少，疲乏无力，舌胖嫩而苔润，脉细弱而无力为虚象。此患者为脾虚患者，脾虚则运化无力，故患者纳食减少，腹部胀满，脉细弱而无力。故选 C。

3. 患者胃肠热盛，大便秘结。腹满硬痛而拒按，潮热，神昏谵语，但又兼见面色苍白，四肢厥冷，精神萎顿。其病机是

A. 虚中夹实　　　B. 真实假虚　　　C. 由实转虚　　　D. 真虚假实　　　E. 实中夹虚

答案：B；考点：真实假虚

解析：患者胃肠热盛，大便秘结。腹满硬痛而拒按，潮热，神昏谵语，为阳明腑实证；面色苍白，四肢厥冷，精神萎顿，为虚证。故患者证候为真实假虚证。选择 B。

4. 患者身患外感实热病证，兼见喘喝，气不能接续，甚则心悸气短。其病机是

A. 实中夹虚　　　B. 虚中夹实　　　C. 真虚假实　　　D. 真虚假实　　　E. 因虚致实

答案：A；考点：虚实证候

解析：患者外感，为实热证；喘喝，气不能接续，甚则心悸气短为肾气虚，肾不纳气所致；为本虚标实，实中夹虚证。故选择 A。

5. 虚的病机概念，主要是指

A. 卫气不固　　　　　　　　B. 正气虚损　　　　　　　　C. 脏腑功能低下

D. 气血生化不　　　　　　　E. 气化无力

答案：B；考点：虚的病机概念

解析：实，是指邪气盛；虚，是指正气虚。故选择 B。

细目二　阴阳失调

1. 阴阳偏胜	指人体在邪正斗争及其盛衰变化中,阴或阳一方病理性亢盛的病变,属于"邪气盛则实"的实性病机。	
阳偏胜	概念	即是阳盛,指机体在疾病过程中所出现的一种阳气病理性偏盛、机能亢奋、机体反应性增强、热量过剩的病理变化。
	病机特点	多表现为阳盛而阴未虚的实热病变。
	原因	多由于感受温热阳邪,或阴邪从阳化热;也可由于情志内伤,五志过极而化火;或气滞、血瘀、食积等郁而化热所致。阳气病理性亢盛,多以热、动、燥为其特点,故常见壮热、烦渴、面红、目赤、尿黄、便干、苔黄、脉数等症。阳气亢盛,必然消灼津液和阴气。所以说"阳胜则阴病"。阳盛之初,对津液和阴气的损伤一般不明显,因而表现为实热病变。如果病情发展,阳气亢盛且明显耗伤机体津液和阴气,病变可从实热转化为实热兼津亏阴虚;若致阴气大伤,则病由实转虚而发展为虚热性病变。
阴偏胜	概念	即是阴盛,指机体在疾病过程中所出现的一种阴气病理性偏盛、机能抑制、热量耗伤过多的病理变化。
	病机特点	多表现为阴盛而阳未虚的实寒病变。
	原因	多由于感受寒湿阴邪,或过食生冷,寒邪中阻等。阴气过盛,多以寒、静、湿为其特点,如形寒、肢冷、蜷卧、舌淡而润、脉迟等。阴气过盛,必然损伤阳气,所以说"阴胜则阳病"。故在阴偏胜时,常同时伴有程度不同的阳气不足。若阳气损伤较重,可发展为虚寒性病变。
2. 阴阳偏衰	指人体在疾病过程中,阴或阳一方虚衰不足的病变,属于"精气夺则虚"的虚性病机。	
阳偏衰	概念	即是阳虚,指机体阳气虚损,温煦、推动、兴奋等作用减退,出现机能减退或衰弱,代谢减缓,产热不足的病理变化。
	病机特点	多表现为阳气不足,阳不制阴,阴气相对偏亢的虚寒证。
	原因	多因先天禀赋不足,或后天失养,或劳倦内伤,或久病损伤阳气致。阳偏衰虽也可见到面色㿠白、畏寒肢冷、脘腹冷痛、舌淡、脉迟等寒象,但还有喜静蜷卧、脉微细等虚象。所以阳虚则寒与阴胜则寒,不仅在病机上有区别,而且在临床表现方面也有不同:前者是虚而有寒;后者是以寒为主,虚象不明显。
	总结	阳气不足可发生于五脏六腑,如心阳、脾阳和肾阳等,皆可出现虚衰病变,但一般以肾阳虚衰最为重要。肾阳为人身诸阳之本,所以肾阳虚衰在阳气偏衰的病机中占有极其重要的地位。
阴偏衰	概念	即阴虚,指机体阴气不足,凉润、宁静、抑制等作用减退,出现代谢相对增快,机能虚性亢奋,产热相对增多的病理变化。
	病机特点	多表现为阴气不足,阴不制阳,阳气相对偏盛的虚热证。
	原因	多因阳邪伤阴,或因五志过极,化火伤阴,或因久病伤阴所致。阴气虚衰,主要表现为凉润、抑制与宁静的作用减退,阴不能制约阳,阳气相对偏亢,从而形成阴虚内热、阴虚火旺和阴虚阳亢等多种病变,表现出虚热及虚性亢奋的症状,如低热、五心烦热、骨蒸潮热、面红升火、消瘦、盗汗、舌红少苔、脉细数等,即所谓"阴虚则热"。阴虚则热与阳胜则热的区别:病机不同,其临床表现也有所区别:前者是虚而有热;后者以热为主,虚象并不明显。
	总结	阴气不足可见于五脏六腑,如肺阴、脾阴、胃阴、心阴、肝阴和肾阴皆可发生亏虚的病变,但一般以肾阴亏虚为主。肾阴为人身诸阴之本,所以肾阴不足在阴偏衰的病机中占有极其重要的地位。
3. 阴阳互损	指在阴或阳任何一方虚损的前提下,病变发展损及另一方,形成阴阳两虚的病机。	

续表

阴损及阳	指由于阴气亏损日久,以致阳气生化不足,形成以阴虚为主的阴阳两虚病理,如肝肾阴虚,水不涵木,阴不制阳的肝阳上亢,随着病变发展,可进一步损及阳气,可继而出现畏寒、肢冷、面白、脉沉细等阳虚征象。
阳损及阴	指由于阳气虚损日久,以致阴气化生不足,形成以阳虚为主的阴阳两虚病理。如肾阳亏虚之水肿,其病机主要为阳气不足,温煦、推动作用减退,水液停聚所致。但其病变发展,则又可因阳气不足而导致阴气化生无源而阴虚,出现日益消瘦,烦躁升火,甚至阴虚风动而抽搐等。

4. **阴阳格拒**　指在阴阳偏盛至极的基础上,阴阳双方相互排斥而出现寒热真假病变的一类病机。

阴盛格阳	指阴气偏盛至极,壅闭于里,寒盛于内,逼迫阳气浮越于外的一种病理变化。寒盛于内是疾病的本质,由于排斥阳气于外,可在原有面色苍白、四肢逆冷、精神萎靡、畏寒蜷卧、脉微欲绝等寒盛于内表现的基础上,又出现面红、烦热、口渴、脉大无根等假热之象,故称为真寒假热证。
阳盛格阴	指阳气偏盛至极,深伏于里,热盛于内,格阴于外的一种病理变化。热盛于内是疾病的本质,但由于格阴于外,可在原有壮热、面红、气粗、烦躁、舌红、脉数大有力等热盛于内表现的基础上,又现四肢厥冷、脉象沉伏等假寒之象,故称为真热假寒证。

5. **阴阳亡失**　指机体的阴气或阳气突然大量地脱失,导致生命垂危的一种病理变化。

亡阳	指机体的阳气突然大量脱失,而致全身机能严重衰竭的一种病理变化。多因邪气过盛,正不敌邪,阳气突然脱失所致;也可因汗出过多,或吐泻太过,气随津泄,阳气外脱;或由于素体阳虚,劳伤过度,阳气消耗过多所致;亦可因慢性疾病,长期大量耗散阳气所致。阳气暴脱,多见冷汗淋漓、面色苍白、四肢逆冷、精神萎靡、脉微欲绝等生命垂危的临床征象。
亡阴	指由于机体阴气发生突然大量消耗或丢失,而致全身机能严重衰竭的一种病理变化。亡阴多由于热邪炽盛,或邪热久留,大量伤耗阴气,煎灼津液,或逼迫津液大量外泄而为汗,以致阴气随之大量消耗而突然脱失;也可由于长期大量耗损津液和阴气,日久导致亡阴者。阴气脱失,多见手足虽温而大汗不止、烦躁不安、心悸气喘、体倦无力、脉数疾躁动等危重征象。
小结	由于机体的阴和阳存在着互根互用的关系,阴亡则阳无所依附而散越,阳亡则阴无以化生而耗竭,故亡阴可以迅速导致亡阳,亡阳也可继而出现亡阴,最终导致"阴阳离决,精气乃绝",生命活动终止而死亡。

阴阳失调的病机虽然是复杂的,但其中最基本的病机是阴阳的偏胜和偏衰。阴阳偏胜不仅可以导致其对方的亏损,也可以形成阴阳格拒或阴阳转化;阴阳偏衰不仅可发展为阴阳互损,也可导致阴阳亡失。

【昭昭医考重点提示】
1. 阴阳失调包括:阴阳偏盛、阴阳偏衰、阴阳互损、阴阳格拒、阴阳亡失。
2. 阴阳失调最基本的病机是阴阳的偏胜和偏衰。

历年真题精选

【A1 型题】
1. 邪热内盛,深伏于里,阳气被逼,不能外达,手足厥冷。属于
　A. 阳损及阴　　　B. 阳盛格阴　　　C. 阴盛格阳　　　D. 阴损及阳　　　E. 阴阳脱失
　答案:B;　考点:阴阳失调
　解析:阳损及阴,指由于阳气虚弱而累及阴精化生不足,排除 A;阳盛格阴,指热极似寒的一种反常表现,病的本质属热,因邪热内盛,深藏于里,阳气被逼,郁闭于内,不能外透,格阴于外,表现为四肢厥冷,脉象沉伏等假寒证,故选择 B。阴盛格阳与阳盛格阴相反,排除 C;阴损及阳,是阴阳俱虚,排除 D;阴阳脱失,是机体的阴液和阳气突然大量的亡失,导致生命垂危,排除 E。
　2. 以阴阳失调来阐释真寒假热或真热假寒,其病机是

A. 阴阳偏盛　　　B. 阳偏衰　　　C. 阴阳格拒　　　D. 阴阳互损　　　E. 阴阳离决

答案：C；考点：**阴阳格拒**

解析：阴阳格拒是阴阳失调病机中比较特殊的一类病机,主要包括阴盛格阳和阳盛格阴两方面。主要由于某些原因引起阴和阳的一方盛极,因而壅盛于内,将另一方排斥格拒于外,迫使阴阳之间不相维系,从而形成真寒假热或真热假寒等复杂的临床现象。故选择 C。

3. 导致虚热证的病理变化是

A. 阳偏衰　　　B. 阴偏衰　　　C. 阳偏胜　　　D. 阴偏胜　　　E. 阳盛格阴

答案：B；考点：**阴偏衰的病机特点**

解析：阴偏衰,是指人体之阴气不足,滋润、宁静、潜降、成形和制约阳热的功能减退,阴不制阳,因而出现燥、热、升、动和化气太过等阳偏亢的病理状态。其病机特点多为制约阳热和滋润、内守、宁静功能减退,导致阳相对亢盛的虚热证。故选择 B。

【A2 型题】

4. 患者久病,畏寒喜暖,形寒肢冷,面色白,蜷卧神疲,小便清长,下利清谷,偶见小腿浮肿,按之凹陷如泥,舌淡,脉迟。其病机是

A. 阳气亡失　　　B. 阳盛格阴　　　C. 阳损及阴　　　D. 阳气偏衰　　　E. 阳盛耗阴

答案：D；考点：**阴阳失调**

解析：阳气亡失的临床表现为大汗淋漓,汗稀而凉,肌肤手足逆冷,精神疲惫,神情淡漠,排除 A；阳盛格阴临床表现为壮热、面红、气粗、烦躁、脉数有力,病势严重的情况下可出现四肢厥冷,脉象沉等假寒之象,排除 B；阳损及阴的临床表现为四肢厥冷,下利清谷,又可见阳浮于外之症,如身热反不恶寒,面颊泛红等假热之象,排除 C；阳盛耗阴的临床表现为壮热、溲赤、便干、口干欲饮、脉细数等,排除 E。故选择 D。

5. 患者,男,40 岁,素有高血压病史,现症见眩晕耳鸣,面红头胀,腰膝酸软,失眠多梦,时有遗精或性欲亢进,舌红,脉沉弦细。其病机是

A. 阴虚内热　　　B. 阴损及阳　　　C. 阴虚阳亢　　　D. 阳损及阴　　　E. 阴虚火旺

答案：C；考点：**阴阳失衡**

解析：素有高血压病史,现症见眩晕耳鸣,面红头胀,为肝阳上亢；面红头胀,腰膝酸软,失眠多梦,时有遗精或性欲亢进,舌红,脉沉弦细,为肾阴亏虚之证。故选择 C。

6. 患者年高体衰,病属虚寒,久已卧床不起。今日晨起突然面色泛红,烦热不宁,语言增多,并觉口渴,舌淡,脉大而无根。其病机是

A. 阴盛格阳　　　B. 阳虚阴盛　　　C. 阳损及阴　　　D. 阳气亡失　　　E. 阴阳离决

答案：A；考点：**阴阳失调**

解析：阴盛格阳,简称格阳,指体内阴寒过盛,阳气被拒于外,出现内真寒而外假热的证候。临床常见某些寒证因阴寒过于内,反而外见浮热、口渴、手足躁动不安、脉洪大等假热症状。但患者身虽热,却反而喜盖衣被；口虽渴而饮水不多,喜热饮或漱水而不欲饮；手足躁动,但神态清楚;脉虽洪大,但按之无力。患者久病,病属虚寒,突然出现面色泛红、烦热不宁等阳热证,为阴盛格阳证。故选择 A。

7. 患者急性发病,壮热,烦渴,面红目赤,溲黄,便干,舌苔黄。其病机是

A. 阳盛格阴　　　B. 阳损及阴　　　C. 阳热偏盛　　　D. 阳盛伤阴　　　E. 阴盛格阳

答案：C；考点：**阴阳失调**

解析：急性发病,壮热,烦渴,面红目赤,溲黄,便干,舌苔黄为阳明腑实证。阳盛格阴为真热假寒,排除 A；阳损及阴为阴阳两虚,排除 B；阳盛伤阴为热证和阴虚证并见,排除 D；阴盛格阳为真寒假热证,排除 E。故选择 C。

【B 型题】

(8~9 题共用选项)

A. 实热　　　B. 实寒　　　C. 虚热　　　D. 虚寒　　　E. 真寒假热

8. 阴偏衰所形成的病理变化是

答案：C

9. 阴偏胜所形成的病理变化是

答案：B；　考点：阴阳盛衰

解析：阴偏衰则阳盛，阳盛则热；实相对于邪气言，虚相对于脏腑言，外感引起的发热为实热，内伤引起的发热为虚热，故阴偏衰引起的病理变化为虚热；阴盛则寒，邪气盛为实寒。故第8题选择C，第9题选择B。

细目三　精、气、血的失常

精 的 失 常		
精虚	指肾精(主要为先天之精)和水谷之精不足，及其功能低下所产生的病理变化。因先天禀赋不足，或后天失养，或过劳伤肾，以及脏腑精亏不足，日久累及于肾等，均能导致肾精不足的病理变化。肾精不足常见生长发育不良、女子不孕、男子精少不育或滑遗过多、精神萎顿、耳鸣、健忘，以及体弱多病、未老先衰等。脾失健运，或饮食不当等，可致水谷之精生成不足的病理变化。水谷之精不足，可出现面黄无华、肌肉瘦削、头昏目眩、疲倦乏力等虚弱状态。		
精的施泄失常	失精	指生殖之精和水谷之精大量丢失的病理变化。失精的临床表现有两类：一是生殖之精的大量丢失，表现为精液排泄过多，或兼有滑精、梦遗、早泄等症，并兼有精力不支、思维迟钝、失眠健忘、少气乏力、耳鸣目眩等症。治疗一般宜补肾气加填肾精，而偏实者当泻肝火兼滋肾阴。二是水谷之精大量丢失，表现为长期蛋白尿或乳糜尿，并兼有少气乏力、精力不支、面黄无华、肌肉瘦削、失眠健忘等，治疗当用补脾气以摄精。精脱为失精之重证。若精泄不止，则成精脱。精为气的化生本原，精脱必致气的大量损耗而致气脱。精脱的治疗以固气为要。
	精瘀	指男子精滞精道，排精障碍而言。多因房劳过度，忍精不泄，少年手淫，或久旷不交，或惊恐伤肾，或瘀血、败精、湿热瘀阻，或手术所伤等所致。精瘀的主要临床表现是排精不畅或排精不能，可伴随精道疼痛、睾丸小腹重坠、精索小核硬结如串珠、腰痛、头晕等症状。治疗则应审因论治，或补气，或疏肝，或活血化瘀，或祛痰利湿。

气 的 失 常	
气虚	指一身之气不足及其功能低下的病理变化。多因先天禀赋不足，或后天失养，或肺脾肾的机能失调而致气的生成不足。也可因劳倦内伤，或久病不复等，过多耗气所致。常见神疲、乏力、眩晕、自汗、易感冒、面白、舌淡、脉虚等。
气机失调，即气的升降出入运动失常，包括气滞、气逆、气陷、气闭、气脱等病理变化。	

气机失调	气滞	指气的运行不畅，或郁滞不通的病理变化。多是由于情志抑郁，或痰、湿、食积、热郁、瘀血等的阻滞，影响到气的流通；或因脏腑机能失调，如肝气失于疏泄、大肠失于传导等所致。气滞大多属于邪实，但亦有因气虚推动无力而致者。气滞的病理表现有多个方面：气滞于某一经络或局部，可出现相应部位的胀满、疼痛。气滞则血行不利，津液输布不畅，故气滞甚者可引起血瘀、津停，形成瘀血、痰饮水湿等病理产物。由于肝升肺降、脾升胃降，在调整全身气机中起着极其重要的作用，故脏腑气滞以肺、肝、脾胃为多见。肺气壅塞，见胸闷、咳喘；肝郁气滞，见情志不畅、胁肋或少腹胀痛；脾胃气滞，见脘腹胀痛，休作有时，大便秘结等。气滞的表现虽然各不一样，但共同的特点不外闷、胀、疼痛。因气虚而滞者，一般在闷、胀、痛方面不如实证明显，并兼见相应的气虚征象。
	气逆	指气升之太过，或降之不及，以致气逆于上的一种病理变化。气逆，多因情志所伤，或饮食不当，或外邪侵犯，或痰浊壅阻所致，亦可因虚而无力下降导致气机上逆者。气逆多见于肺、肝、胃等脏腑。肺气上逆，发为咳逆上气；胃气上逆，发为恶心、呕吐、嗳气、呃逆；肝气上逆，发为头痛头胀，面红目赤，易怒等。

续表

气机失调	气陷	指气的上升不足或下降太过,以气虚升举无力而下陷为特征的一种病理变化。气陷多由气虚发展而来,与脾的关系最为密切,通常又称"脾气下陷"气陷的病理变化,主要表现为"上气不足"与"中气下陷"两方面。"上气不足",主要指上部之气不足,头目失养的病变。多因脾气虚损,升清无力,以致头目失养,可见头晕、目眩、耳鸣等症。"中气下陷",指脾气虚损,升举无力,气机趋下,甚至内脏下垂,常见气短乏力,语声低微,小腹坠胀,便意频频,以及胃下垂、子宫脱垂、脱肛等。
	气闭	指气机闭阻,失于外达,甚至清窍闭塞,出现昏厥的一种病理变化。多与情志刺激,或外邪、痰浊等闭塞气机有关。气闭病机有而因触冒秽浊之气所致的闭厥,突然精神刺激所致的气厥,剧痛所致的痛厥,痰闭气道之痰厥等等。
	气脱	指气虚至极,不能内守而大量脱失,以致生命机能突然衰竭的一种病理变化。多是由于正不敌邪,或慢性疾病,长期耗气而衰竭,以致突然气不内守而外脱;或因大出血、大汗等气随血脱或气随津泄而致气脱。可见面色苍白、汗出不止、目闭口开、全身瘫软、手撒、二便失禁、脉微欲绝或虚大无根等症状。
		气脱与亡阳、亡阴在病机和临床表现方面多有相同之处,病机都属气的大量脱失,临床上都可见因气脱失而致生命机能严重衰竭的表现。但亡阳是阳气突然大量脱失,当见冷汗淋漓、四肢厥冷等寒象;亡阴是阴气突然大量脱失,当出现大汗而皮肤尚温、烦躁、脉数疾等热性征象。若无明显寒象或热象,但见气虚不固及生命机能衰竭的上述表现,则称为气脱。

血 的 失 常		
血虚		指血液亏少,濡养功能减退的病理变化。多因失血过多,或脾胃虚弱,血液生化乏源;或血液的化生障碍;或久病消耗等因素而致营血暗耗等,均可导致血虚。常见面色淡白或萎黄、唇舌爪甲色淡无华、神疲乏力、头目眩晕、心悸不宁、脉细等临床表现。血虚以心、肝两脏为多见。
血运失常	血瘀	指血液的运行不畅,甚至血液瘀滞不通的病理变化。血瘀主要是血液运行不畅,或形成瘀积,可为全身性病变,亦可瘀阻于脏腑、经络、形体、官窍等某一局部。血瘀病机的形成,多与气虚、气滞、痰浊、瘀血、血寒、血热、津亏等所致血行不畅有关。
	出血	指血液溢出血脉的病理变化。若突然大量出血,可致气随血脱而引起全身机能衰竭。出血病机的形成多与血热、气虚、外伤及瘀血内阻等有关。

精、气、血关系失调		
精与气血关系的失调	精气两虚	由于精可化气,气聚为精,故精气两虚或精伤及气、气伤及精,都可见精气两虚。肾主藏精化元气,因此,精气两虚多与肾有关。肾之精气亏虚,以生长、发育迟缓,生殖机能障碍以及早衰等为临床特征。
	精血不足	肾藏精,肝藏血,两者精血同源。病及肝肾,或肝病及肾,肾病及肝皆可形成肝肾精血不足的病机,常见面色无华、眩晕、耳鸣、神疲健忘、毛发脱落稀疏、腰膝酸软;男子精少、不育;女子月经延期、经少、不孕等。
	气滞精瘀	或血瘀精阻:气机阻滞,疏泄失司,或瘀血内阻,血瘀气滞,皆可致精道瘀阻而形成气滞精瘀或血瘀精阻的病机变化。

续表

气与血关系的失调	气滞血瘀	指气机阻滞,导致血液运行障碍,出现血瘀的病理变化。气滞可致血瘀,血瘀可致气滞,两者互相影响。多见于肝肺气滞而致心血、肝血瘀滞的病变,出现疼痛、瘕聚、癥积、咳喘、心悸、胸痹等。
	气虚血瘀	指因气虚推动无力而致血行不畅,甚至瘀阻不通的病理变化。多见于心气不足,运血无力而致的惊悸怔忡、喘促、胸闷、水肿等症。
	气不摄血	指因气虚统摄无力,以致血逸脉外而出血的病理变化。由于脾主统血,所以气不摄血的病变,多与脾气亏虚有关。
	气随血脱	指在大量出血的同时,气随血液的流失而脱失,形成气血两脱的危重病理变化。常见于外伤失血、呕血,或妇女产后大出血的过程中。
	气血两虚	即气虚和血虚同时存在的病理变化。多因久病气血耗伤;或先有失血,气随血耗;或先因气虚,血液生化障碍而日渐衰少而形成气血两虚。气血两虚,则脏腑经络、形体、官窍失之濡养,机能衰退,出现脏腑组织不荣的病变。常见面色淡白或萎黄、少气懒言、疲乏无力、形体瘦怯、心悸失眠、肌肤干燥、肢体麻木,甚至感觉障碍、肢体痿废不用等。

【昭昭医考重点提示】

1. 气机失调,即气的升降出入运动失常,包括气滞、气逆、气陷、气闭、气脱等病理变化。
2. 气脱与亡阳、亡阴的区别。
3. 血的失常包括:血虚和血运失常(血瘀和出血)。
4. 精与气血关系失调包括:精气两虚、精血不足、气滞精瘀。
5. 气与血关系的失调包括:气滞血瘀、气虚血瘀、气不摄血、气随血脱、气血两虚。

细目四　津液代谢失常

津液不足		指津液亏损,脏腑组织失于滋养,表现一系列干燥枯涩征象的病理变化。导致津液不足的原因:一是热邪伤津,如外感燥热之邪,灼伤津液。二是耗失过多,如吐泻、大汗、多尿或久病耗津等。三是生成不足,如脏腑机能减退,津液生成不足。轻者,常见口渴引饮、大便燥结、小便短少色黄及口、鼻、皮肤干燥等。重则可出现目眶深陷、小便全无、精神委顿。甚至大肉尽脱、手足震颤、舌光红无苔等。
津液输布、排泄障碍		津液输布障碍,指津液转输、运行失调,津液停滞体内某些部位的病变。津液排泄障碍,指津液化为汗、尿的作用失调,导致水液贮留体内为患。津液的输布障碍和排泄障碍,均导致痰饮水湿形成,且两者常相互影响,导致湿浊困阻、痰饮凝聚、水液贮留等多种病变。
津液与气血关系失调	水停气阻	指津液代谢障碍,水湿痰饮停留导致气机阻滞的病理变化。因水湿痰饮的形成,可因气滞而水停,而痰饮等有形之邪停滞,又易阻碍气的运行,故水停与气滞常常并见。
	气随津脱	指津液大量耗失,气失其依附而出现暴脱亡失的病理变化。多由高热伤津,或大汗伤津,或严重吐泻耗伤津液等所致。如《金匮要略心典·痰饮篇》说:"吐下之余,定无完气。"
	津枯血燥	指津液亏损,导致血燥虚热内生或血燥生风的病理变化。多因高热伤津,或烧伤导致津液耗损,或阴虚痨热,津液暗耗,而致津枯血燥。
	津亏血瘀	指津液耗损导致血行瘀滞不畅的病理变化。津液充足是保持血脉充盈,血行通畅的重要条件。若因高热、烧伤,或吐泻、大汗出等因素,致使血中津液大量亏耗,则血液循行滞涩不畅,从而发生血瘀之病变。
	血瘀水停	指因血脉瘀阻,血行不畅导致津液输布障碍而水液停聚的病理变化。血瘀则津液不行,从而导致津停为水湿痰饮。

【昭昭医考重点提示】

1. 《金匮要略心典·痰饮篇》说："吐下之余,定无完气。"

2. 津液代谢失常包括:津液不足、津液输布排泄障碍。

3. 津液与气血关系失调包括:水停气阻、气随津脱、津枯血燥、津亏血瘀、血瘀水停。

历年真题精选

【A1 型题】

1. 恶心呕吐,呃逆嗳气频作,其病机是

A. 痰浊上壅　　　B. 肺气上逆　　　C. 肝气上逆　　　D. 胃气上逆　　　E. 奔豚气逆

答案:D;　考点:气机失调

解析:胃气以降为和,胃气上逆则胃失和降,发为恶心呕吐,呃逆嗳气。故选择 D。

2. 下列关于津枯血燥形成原因的叙述,错误的是

A. 高热伤津　　　B. 烧伤耗津　　　C. 失血脱液　　　D. 痰瘀阻津　　　E. 阴虚劳热

答案:D;　考点:津枯血燥的成因

解析:高热伤津、烧伤耗津、失血脱液、阴虚劳热均可导致津枯血燥。痰瘀阻津是津液输布排泄障碍的原因,不是津枯血燥形成的原因。故选择 D。

【A2 型题】

3. 患者,男,56 岁。因情急恼怒而突发头痛而胀,继则昏厥仆倒,呕血,不省人事,肢体强痉,舌红苔黄,脉弦。其病机是

A. 气郁　　　B. 气逆　　　C. 气脱　　　D. 气陷　　　E. 气结

答案:B;　考点:气机紊乱

解析:气郁,因情志不舒,气机郁结所致,症见胸满胁痛、噫气腹胀,排除 A;气逆,指气上逆不顺而出现的病变证候,火热之气逆乱上冲之证;气脱,指机体正气虚怯,元气衰惫,气随血脱,阴阳欲离而出现的危重证候,排除 C;气陷,是指在气虚的病变基础上,以气的升清功能不足和无力升举为主要特征的病理状态,排除 D;气结,指气留滞不行,排除 E。患者生气后,气不往下,反往上走,出现头胀,继而晕厥,为气逆证,故选择 B。

【B 型题】

(4～5 题共用选项)

A. 气能生血　　　B. 气能摄血　　　C. 气能行血　　　D. 血能载气　　　E. 血能生气

4. 治疗血虚,常配伍补气药,其根据是

答案:A

5. 气随血脱的生理基础是

答案:D;　考点:气血关系

解析:气能生血,气能行血,气能摄血,气为血帅;治疗血虚,常配伍补气药,是根据气能生血;气随血脱的生理基础是血能载气,即西医的气体由血液运输。故第 4 题选择 A,第 5 题选择 D。

细目五　内生"五邪"

1. **概念**　内生"五邪",指在疾病过程中,机体自身由于脏腑机能异常而导致化风、化火、化寒、化燥、化湿的病理变化。因病起于内,又与风、寒、湿、燥、火外邪所致证的临床征象类似,故分别称为"内风""内寒""内湿""内燥""内火",统称为内生"五邪"。内生"五邪"并不是致病因素,而是由于脏腑机能失调及精气血津液代谢失常所引起的综合性病机变化。

内生"五邪"属内伤病的病机;外感六淫属于外感病的病因。

2. 风气内动　即"内风"，与外风相对，指脏腑精气阴阳失调，体内阳气亢逆而致风动之征的病理变化。凡是在疾病发展过程中，因为阳盛，或阴虚不能制阳，阳升无制，出现动摇、眩晕、抽搐、震颤等类似风动的征象，都是风气内动的具体表现。	
肝阳化风	指肝阳偏亢，或肝肾阴亏，阴不制阳，致肝阳亢逆无制而动风的病理变化。多由于情志所伤，肝郁化火；或年老肝肾阴亏；或操劳过度等，耗伤肝肾之阴，导致阴虚阳亢，风气内动。常见临床表现：轻者可见筋惕肉瞤、肢麻震颤、眩晕欲仆，或见口眼㖞斜、半身不遂。严重者则因血随气升而发猝然仆倒，或为闭证，或为厥证。
热极生风	又称热甚动风，指邪热炽盛，燔灼津液，劫伤肝阴，筋脉失养而动风的病理变化。多见于热性病的极期，由于火热亢盛，煎灼津液，致使筋脉失养，动而生风。常见临床表现：在高热不退基础上出现痉厥、抽搐、鼻翼扇动、目睛上吊、神昏谵语等。
阴虚风动	指阴气虚衰，宁静、抑制作用减退而动风的病理变化。多见于热病后期，或由于久病耗伤，阴气和津液大量亏损，阴虚则阳亢，抑制能力减弱，加之筋脉失之滋润，变生内风。临床可见筋挛肉瞤、手足蠕动等动风症状，并见低热起伏、舌光红少苔、脉细如丝等阴气衰少表现。
血虚生风	是血液虚少，筋脉失养而动风的病理变化。多由于生血不足或失血过多，或久病耗伤营血，肝血不足，筋脉失养，或血不荣络，致虚风内动。临床可见肢体麻木，肌肉跳动，甚则手足拘挛不伸等症。
血燥生风	指血虚津亏，失润化燥，肌肤失于儒养而生风的病理变化。临床可见皮肤干燥或肌肤甲错，并有皮肤瘙痒或脱屑等症状。
3. 寒从中生　又称"内寒"，指机体阳气虚衰，温煦作用减退，阳不制阴而虚寒内生的病理变化。多因先天禀赋不足，阳气素虚，或久病伤阳，或外感寒邪，过食生冷，损伤阳气，以致阳气虚衰所致。常见面色苍白，畏寒喜热，四肢不温，舌质淡胖，苔白滑润，脉沉迟弱或筋脉拘挛，肢节痹痛等。内寒病机多见于心脾肾。 阳虚阴盛之寒从中生，与外感寒邪之外寒的区别："内寒"的临床特点主要是虚而有寒，以虚为主；"外寒"的临床特点是以寒为主，多为实寒。两者之间的联系：寒邪侵犯人体，必然会损伤体阳气，而日久可致阳虚；阳气素虚之体，易感寒邪而致病。	
4. 湿浊内生　又称"内湿"，指因体内水液输布排泄障碍而致湿浊停滞的病理变化。多因过食肥甘，嗜烟好酒，恣食生冷，内伤脾胃，以致脾失健运，或喜静少动，素体肥胖，情志抑郁，以致气机不利，津液输布障碍，聚而成湿所致。脾气的运化失职是湿浊内生的关键，但脾气运化有赖肾阳的温煦，故脾阳虚亦易导致湿浊内生。 其临床表现常因湿邪阻滞部位不同而异。如湿邪留滞经脉之间，则见头闷重如裹，肢体重着或屈伸不利；湿犯上焦，则胸闷咳嗽；湿阻中焦，则脘腹胀满、食欲不振、口腻或口甜、舌苔厚腻；湿滞下焦，则腹胀便溏、小便不利。 外感湿邪与内生湿浊常密切相关。湿邪外袭每易伤脾，困遏脾气，而脾失健运，内湿素盛之体，又易外感湿邪而发病。	
5. 津伤化燥　又称"内燥"，指津液耗伤，各脏腑、形体、官窍失其滋润而出现干燥枯涩的病理状态。多因久病伤津耗液，或大汗、大吐、大下，或亡血失精导致津亏，也可因热性病过程中热盛伤津所致。内燥病变可发生于各脏腑、形体、官窍，但以肺、胃及大肠为多见。常见肌肤干燥不泽，起皮脱屑，甚则皲裂，口燥咽干，舌上无津，大便燥结，小便短赤等症。如以肺燥为主，还兼见干咳无痰、甚则咯血；以胃燥为主时，可见饥少、舌干少津；若系肠燥，则兼见便秘等症。 另外，因气虚或气滞，津液不得布散而发挥滋润作用，也可导致内燥产生。	
6. 火热内生	**实火**	①阳气过盛化火的"壮火"，又称为"气有余便是火"。②外感六淫病邪，郁而从阳化火。③病理性代谢产物（如痰、瘀血、结石等）和食积、虫积等邪郁化火。④情志刺激，气机郁结，日久化火等。临床多表现为壮热、烦渴、尿赤、便结、舌苔黄、脉数有力等。
	虚火	阴气亏虚，不能制阳，阳气相对亢盛而化热化火，虚热虚火内生。一般说来，阴虚内热多见全身性的虚热征象，如五心烦热、骨蒸潮热、面部烘热、消瘦、盗汗、舌红少苔、脉细数无力等；阴虚火旺，多见集中于机体某一部位的火热征象，如虚火上炎所致的牙痛、齿衄、咽痛、升火颧红等。此外，气虚无力推动机体的精血津液的代谢，可致代谢迟缓或郁滞而虚火内生。

【昭昭医考重点提示】

1. 内生五邪的概念。
2. 风气内动的主要表现有：肝阳化风、热极生风、阴虚风动、血虚生风、血燥生风。
3. 寒从中生(内寒)的概念、内湿、内燥的概念。
4. 阳气过盛化火的"壮火"，称为"气有余便是火"。

历年真题精选

【A1 型题】

1. 形成寒从中生的原因，主要是

A. 心肾阳虚，温煦气化无力　　　　　B. 肺肾阳虚，温煦气化失常

C. 脾肾阳虚，温煦气化失司　　　　　D. 肝肾阳虚，温煦气化失职

E. 胃肾阳虚，温煦腐化无力

答案：C；考点：寒从中生的机制

解析：内寒的产生多与脾肾阳气不足有关系，脾为后天之本，为气血生化之源，脾阳能达于四肢肌肉起温煦作用，肾阳为阳气之根，能温煦全身脏腑组织，故内寒的主要原因是脾肾阳虚，温煦气化失司。故选择 C。

2. 下列关于火热内生机制的叙述，错误的是

A. 气有余便是火　　　　　B. 邪郁化火　　　　　C. 五志过极化火

D. 精亏血少，阴虚阳亢　　　E. 外感暑热阳邪

答案：E；考点：火热内生机制

解析：火热内生的机制为：①阳气过盛化火；②邪郁化火；③五志过极化火；④阴虚火旺。外感暑热阳邪为外感。故选择 E。

【B 型题】

(3～4 题共用选项)

A. 风气内动　　　B. 寒从中生　　　C. 湿浊内生　　　D. 津伤化燥　　　E. 火热内生

3. 久病累及脾肾，以致脾肾阳虚，温煦气化失司，可以形成

答案：B

4. 邪热炽盛，煎灼津液，伤及营血，燔灼肝经，可以形成

答案：A；考点：内因致病

解析：脾肾阳虚，阳衰则阴盛，阴为寒，故寒从中生；邪热炽盛，燔灼肝经，热极生风，可以形成风气内动。故第 3 题选择 B，第 4 题选择 A。

细目六　疾病传变

		1. 疾病传变的形式
病位传变		包括表里之间与内脏之间的传变。 表与里，是一个相对的概念。疾病表里的传变，即是病邪的表里出入。包括：表邪入里和里病出表。表邪入里，指外邪侵袭肌表之后，由表传里，病及脏腑的病理传变过程。多是由于机体正气受损，抗病能力减退，病邪入里，或因邪气过盛，或因失治、误治等，以致表邪不解，迅速传变入里所致。里病出表，指病邪原本位于脏腑，由于正气渐复，抗邪有力，病邪由里透达于外的病理传变过程。如温热病变之汗出而热邪外解，脉静身凉，症状缓解等。
外感病传变	六经传变	指疾病的病位在六经之间的传移，实际上是对伤寒热病六个不同发展阶段的病变规律和本质的概括。六经由表入里传变的基本形式是由阳入阴，即先太阳、阳明、少阳，而后太阴，少阴、厥阴的六个层次，以说明疾病由轻到重的发展过程。若正气不支，邪气亢盛，病邪也可不经阳经而直接侵犯阴经，称为直中三阴。

外感病传变	三焦传变	指外感病循上、中、下三焦发生传移。温热病邪,多自口鼻而入,首先侵犯上焦肺卫。病邪深入,则从上焦传入中焦脾胃,再入下焦肝肾。这是疾病由浅入深,由轻而重的一般发展过程,故之为顺传。若病邪从肺卫直接传入心包,病情恶化,则称为逆传。
	卫气营血传变	指温热病过程中,病变部位在卫、气、营、血四个阶段的传移变化。卫分是温病的初期阶段,病位在肺卫;气分为温病的中期,病位在胃、肠、脾及肺、胆;营分是温病的严重阶段,病位在心包及心,血分属温病的晚期,病位在肝、肾及心。卫气营血传变,一般从卫分,发展为气分,再入营分、血分。反映病邪由浅入深,病势由轻而重的发展过程,称为"顺传"。若邪入卫分后,不经过气分阶段,直接深入营分或血分,称为"逆传"。此外,卫气营血传变,还有初起即不见卫分阶段,而径入气分、营分者,亦有卫分证未罢,又兼见气分证的"卫气同病";或气分证尚存,同时出现营分、血分证而成"气营两燔""气血两燔"等。
内伤病传变	脏与脏	脏与脏之间的传变:即指病位传变发生于五脏之间,这是内伤病最主要的病位传变形式。
	脏与腑	脏与腑传变:具体传变形式则是按脏腑之间表里关系而传。
	腑与腑	腑与腑传变:指病变部位在六腑之间发生传移变化。
	形脏内外	形脏内外传变:包括病邪通过形体而内传相关之脏腑,及脏腑病变影响外在形体。如《素问·痹论》说:"五脏皆有合,病久而不去者,内舍于其合也。故骨痹不已,复感于邪,内舍于肾;筋痹不已,复感于邪,内舍于肝;脉痹不已,复感于邪,内舍于心;肌痹不已,复感于邪,内舍于脾;皮痹不已,复感于邪,内舍于肺。所谓痹者,各以其时,重感于风寒湿之气也。"

2. 病性转化

寒热转化	寒化热	实寒转为实热	以寒邪化热入里为常见。如太阳表寒证,疾病初起恶寒重,发热轻,脉浮紧,以后继则出现阳明里热证,而见壮热,不恶寒反恶热,心烦口渴,脉数。
		虚寒转化为虚热	虚寒转化为虚热病变,即"阳损及阴"。
	热转寒	实热转为虚寒	一般多是"壮火食气"所致。如外感高热患者,由于大汗不止,阳从汗脱;或因吐泻过度,阳随津脱,病机就由实热转为虚寒的亡阳危证,出现冷汗淋漓、体温骤降、四肢厥冷、面色苍白、脉细微欲绝等症。
		实热转为实寒	如风湿热邪痹阻肢体关节的热痹证,或因治疗用药,或素体阳虚,热去而从寒化为风寒湿邪痹阻的寒痹证。
		虚热转为虚寒	虚热转化为虚寒病变,即为"阴损及阳"。
虚实转化	由实转虚		指疾病本来是以邪气盛为矛盾主要方面的实性病变,转化为以正气虚损为矛盾主要方面的虚性病变,多是由于邪气过于强盛,正不敌邪,正气耗损所致。此外,因失治、误治等原因,致使病程迁延,虽邪气渐去,然正气已伤,亦可由实转虚。如肝火上炎的眩晕,日久可因火盛伤阴而发展为肝肾阴虚的病变。
	因虚致实		指疾病本来是以正气亏损为矛盾主要方面的虚性病变,转变为邪气盛为主的实性病变。多是由于脏腑机能减退,气化失常,以致全身气血津液等代谢障碍,从而产生食积、水饮、痰浊、瘀血等病理变化;或因正虚病证,复感外邪,邪盛致实,如肺肾两虚的哮喘,因肺卫不固,复感风寒,哮喘复发,表现以寒邪束表、痰涎壅肺的实性病变。

【昭昭医考重点提示】
1. 疾病的传变形式包括:部位传变、外感病传变、内伤病传变。

2. 外感病传变包括：六经传变、三焦传变、卫气营血传变。

3. 病性转化包括：寒热转化、虚实转化。

第十五单元　防治原则

【考点透视】理解正治与反治的内容及应用。

细目一　预　防

预防与治未病的概念	预防，就是采取一定的措施，防止疾病的发生与发展，传统称为"治未病"。预防，对于健康人来说，可增强体质，预防疾病的发生；对于病者而言，可防止疾病的发展与传变。中医学历来重视预防，早在《内经》就提出"治未病"的预防思想。孙思邈在《千金要方·论诊候》中提出："古人善为医者，上医医未病之病，中医医欲病之病，下医医已病之病"，将疾病分为未病、欲病、已病三类，这是中医学最早的三级预防概念，亦与现代预防医学的三级预防思想甚为相合。	
	治未病，包括未病先防和既病防变两个方面。	
未病先防	(1) 养生以增强正气	其措施主要有：①顺应自然；②养性调神；③护肾保精；④形体锻炼；⑤调理饮食；⑥针灸、推拿、药物调养等。
	(2) 防止病邪侵害	其措施主要有：①避其邪气，《素问·上古天真论》说："虚邪贼风，避之有时。"②药物预防以防止病邪伤害。
既病防变	(1) 早期诊治	《素问·阴阳应象大论》说："故邪风之至，疾如风雨，故善治者治皮毛，其次治肌肤，其次治筋脉，其次治六腑，其次治五脏。治五脏者，半死半生也。"《素问·八正神明论》说："上工救其萌芽……下工救其已成。"
	(2) 防止疾病的传变	①阻截病传途径；②先安未受邪之地。

【昭昭医考重点提示】

1. 中医学最早的三级预防概念是：未病、欲病、已病。

2. 治未病包括：未病先防和既病防变两个方面。

3. 既病防变包括：早期诊治、防止疾病的传变。

细目二　治　则

1. 概念	
治病求本	指在治疗疾病时，通过辨析其病因病机，抓住疾病的本质，并针对疾病的本质进行治疗。因此，治病求本是中医学治疗疾病的指导思想，位于治则治法理论体系的最高层次。
治则	是治疗疾病时所必须遵循的基本原则，是在整体观念和辨证论治精神指导下而制定的治疗疾病的准绳。如扶正祛邪、调整阴阳、正治反治、治标治本、调理精气血津液及三因制宜等，属于基本治则，从属于治病求本的指导思想。
治法	治法是在一定治则指导下制订的针对疾病与证的具体治疗大法、治疗方法和治疗措施。其中治疗大法是针对一类相同病机的证而确立的，如汗、吐、下、和、清、温、补、消等八法，其适应范围相对较广，是治法中的较高层次。治疗方法则是在治疗大法限定范围之内，针对某一具体的证所确立的具体治疗方法，如辛温解表、镇肝息风、健脾利湿等，它可以决定选择何种治疗措施。治疗措施，是在治法指导下对病证进行治疗的具体技术、方式与途径，包括药治、针灸、按摩、导引、熏洗等，是治法中的较低层次。
2. 正治与反治　是针对疾病过程中病变本质与征象是否一致而提出的治则。	
正治	指采用与疾病的证候性质相反的方药以治疗的一种原则。适用于疾病的征象与其本质相一致的病证。由于采用的方药与疾病证候性质相逆，如热证用寒药，故又称"逆治"。包括寒者热之、热者寒之、虚者补之、实者泻之。

续表

反治	指顺从病证的外在假象而治的一种治疗原则。适用于疾病的征象与其本质不相符的病证,即病有假象者。由于采用的方药性质与病证假象性质相同,故又称为"从治"。究其实质,仍然是针对疾病本质而进行的治疗。包括:①热因热用,即以热治热,是用热性药物来治疗具有假热征象的病证。适用于阴盛格阳的真寒假热证。②寒因寒用,即以寒治寒,是用寒性药物来治疗具有假寒征象的病证。适用于阳盛格阴的真热假寒证。③塞因塞用,即以补开塞,是用补益药物来治疗具有闭塞不通症状的虚证。适用于"至虚有盛候"的真虚假实证。④通因通用,即以通治通,是用通利的药物来、治疗具有通泻症状的实证。适用于"大实有羸状"的真实假虚证。

3. 治标与治本　　标与本是相对而言的,这里主要是用来概括病变过程中矛盾的主次关系。如邪与正,正气为本,邪气为标;病机与症状,病机为本,症状为标;疾病先后,旧病、原发病为本,新病、继发病为标。在复杂多变的疾病过程中,根据标本主次的不同,治疗上就有先后缓急之分。

缓则治本	多用在病情缓和、病势迁延、暂无急重病状的情况下,此时必须着眼于疾病本质的治疗。因标病产生于本病,本病得治,标病自然也随之而去。如痨病肺肾阴虚之咳嗽,肺肾阴虚是本,咳嗽、潮热、盗汗是标,标病不至于危及生命,故治疗多不选用单纯止咳、敛汗之剂来治标,而采滋补肺肾之阴以治其本,本病得以恢复,咳嗽盗汗等诸症也自然会消除。
急则治标	适用于病情严重,在疾病过程中又出现某些急重症状的情况。这时则应当先治或急治。此时的危重症状已成为疾病矛盾的主要方面,若不及时解决就要危及生命,或影响本病的治疗,故必须采取紧急措施先治其标。如病因明确的剧痛,频繁呕吐,二便不通等,可分别采用缓急止痛、降逆止呕、通利二便等治标之法,缓解危机再图其本。又如水臌病人,就原发病与继发病而言,臌胀多是在肝病基础上形成,则肝血瘀阻为本,腹水为标,如腹水不重,则宜化瘀为主,兼以利水;但若腹水严重、腹部胀满、呼吸急促、二便不利时,则为标急,此时当先治标病之腹水,待腹水减退,病情稳定后,再治其肝病。又如大出血病人,由于大出血会危及生命,故不论何种原因的出血,均应采用"急则治其标"紧急止血,待血止,病情缓和后再治其本。
标本兼治	病变过程中标本错杂并重时,当标本兼治。如素体气虚,抗病力低下,反复感冒,如单补气则易留邪,只解表则易伤正,当标本兼顾,治宜益气解表等。

4. 扶正与祛邪

概念	扶正,即扶助正气以提高机体的抗病能力。适用于各种虚性病变,即"虚则补之"。祛邪,即祛除邪气以安正气。适用于各种实性病变,即所谓"实则泻之"。
运用	包括:①单独运用。扶正,适用于虚性病变或真虚假实;祛邪,适用于实性病变或真实假虚。②同时运用。即攻补兼施,适用于虚实夹杂的病变。按主次有扶正兼祛邪和祛邪兼扶正的不同。③先后运用。适用于虚实夹杂病变。先扶正后祛邪,即先补后攻,适应于正虚为主,兼祛邪反更伤正气,或机体不能耐受攻伐者;先祛邪后扶正,即先攻后补,适用于邪盛为主,兼扶正反会助邪,或正气尚能耐受攻伐者。

5. 调整阴阳

损其有余	即"实则泻之"。适用于疾病过程中人体阴阳偏盛有余的实性病变。"阳胜则热"的实热则"热者寒之";"阴胜则寒"的实寒则"寒者热之"。
补其不足	即"虚则补之",适用于疾病过程中人体阴阳中一方虚损不足的病变。"阴虚则热"的虚热,当"壮水之主,以制阳光",也可"阳中求阴",即在补阴时适当佐以补阳药,如肾阴虚衰而相火上僭的虚热证,可用滋阴降火的知柏地黄丸少佐温热药性的肉桂以阳中求阴。"阳虚则寒"的虚寒则"益火之源,以消阴翳",也可"阴中求阳",即补阳时适当佐以补阴药,如真武汤中大量补阳药中配以芍药,以阴中求阳。
阴阳两补	适用于阴阳两虚病变。阳损及阴者,以阳虚为主,则在补阳的基础上辅以补阴;阴损及阳者,以阴虚为主,则应在补阴的基础上辅以补阳。

6. 调理精气血津液

续表

气与血	气虚生血不足,而致血虚者,宜补气为主,辅以补血,或气血双补;气虚行血无力而致血瘀者,宜补气为主,辅以活血化瘀;气滞致血瘀者,行气为主,辅以活血化瘀;气虚不能摄血者,补气为主,辅以收涩止血。血虚不足以养气,可致气虚,宜补血为主,辅以益气;但气随血脱者,应先益气固脱以止血,待病势缓和后再进补血之品。
气与津液	气虚而致津液化生不足者,宜补气生津;气不行津而成水湿痰饮者,宜补气、行气以行津;气不摄津而致体内津液丢失者,宜补气以摄津。津停而致气阻者,在治水湿痰饮的同时,应辅行气导滞;气随津脱者,宜补气以固脱,辅以补津。
气与精	气滞致精阻而排出障碍者,治宜疏利精气;精亏不化气或气虚不化精的精气两虚,治宜补气填精并用。
精血津液	"精血同源",故血虚者在补血的同时,也可填精补髓;精亏者在填精补髓的同时,也可补血。"津血同源",病理上常有津血同病而见津血亏少或津枯血燥,治当补血养津或养血润燥。
7. 三因制宜	
因时制宜	是根据时令气候特点,考虑用药的治则。如《素问·六元正纪大论》所说:"用寒远寒,用凉远凉,用温远温,用热远热,食宜同法。"
因地制宜	是根据不同地域环境特点,考虑用药的治则。不同的地域,地势有高下,气候有寒热湿燥,水土性质各异,以及生活习惯与方式的不同,病理变化亦不尽相同,因此,处方用药要因地制宜。
因人制宜	是根据病人的年龄、性别、体质等不同特点,考虑用药的治则。

【昭昭医考重点提示】

1. 何谓正治?何谓反治?
2. 正治包括哪些治疗方法?反治包括哪些治疗方法?各适用于什么病证?
3. 举例说明"急则治标,缓则之本,标本兼治"。
4. 扶正与祛邪的概念,临床运用如何?
5. 举例说明调整阴阳中的"补其不足"。
6. 怎样理解"用寒远寒,用凉远凉,用温远温,用热远热"?

历年真题精选

【A1 型题】

1. 用寒远寒,用热远热,属于

A. 因病制宜　　　　B. 因地制宜　　　　C. 因人制宜　　　　D. 因时制宜　　　　E. 因证制宜

答案:D; 考点:因人、因时、因地制宜

解析:用寒远寒,是指秋冬季节,气候由凉变寒,阴盛阳衰,人体腠理致密,阳气内敛,此时若非大热之证,就当慎用塞凉之品,以防苦寒伤阳。用热远热,亦然,炎热的季节,慎用热性的药物。故选择 D。

2. 塞因塞用不适用于

A. 脾虚腹胀　　　B. 血虚便秘　　　C. 血枯经闭　　　D. 肾虚尿闭　　　E. 血瘀经闭

答案:E; 考点:塞因塞用适应症

解析:因塞证而用塞法。前"塞"为塞法,指补养固涩;后"塞"为塞证,指本虚标实之满胀不通的病证。脾虚腹胀,腹胀为脾虚引起,为本虚标实;血虚便秘、血枯经闭、肾虚尿闭均为本虚标实;血瘀经闭,血瘀为实证,经闭为实证,故不能用塞因塞用治法。故选择 E。

3. 用补益药物治疗具有闭塞不通症状的虚证,其治则是

A. 实者泻之　　B. 虚者补之　　C. 通因通用　　D. 塞因塞用　　E. 攻补兼施

答案:D;　考点:中医治法

解析:塞因塞用即以补开塞,用补益药治疗具有闭塞不通症状的病证,适用于因虚而闭阻的真虚假实证。故选择 D。

4. 少年慎补,老年慎泻,属于

A. 因人制宜　　B. 因时制宜　　C. 因病制宜　　D. 因地制宜　　E. 因证制宜

答案:A;　考点:因人制宜的含义

解析:少年阶段,正气旺盛,体质强健,病邪一旦袭击后致病多表现为实证,可侧重于攻邪泻实,但应慎补;老年阶段,生机减退,脏腑气血已衰,生理性衰退与老年病相杂,从而呈现出多病性,易表现为虚证或虚中夹实,故要注意扶正补虚,应慎用泻法,以防伤正。故选择 A。

5. "通因通用"适用于治疗的病证是

A. 实证　　　　　　　B. 虚证　　　　　　　C. 虚实错杂证

D. 真虚假实证　　　　E. 真实假虚证

答案:E;　考点:通因通用的适应证

解析:通因通用是用通利的药物治疗具有实性通泻症状的病证之法,所以对应的是真实假虚证。故选择 E。

【B 型题】

(6~7 题共用选项)

A. 热因热用　　B. 寒因寒用　　C. 通因通用　　D. 塞因塞用　　E. 寒者热之

6. 适用于热结旁流的治则是

答案:C

7. 适用于真寒假热的治则是

答案:A;　考点:治则

解析:热因热用即以热药治疗真寒假热之法;寒因寒用指用寒凉药治疗内真热而外假寒的方法;通因通用是以通治通,即用通利药治疗具有实性通泄症状的病证;塞因塞用指用药物治疗补养固涩本虚标实之满胀不通的病证;寒者热之指寒性的疾病,用温热的方药治疗。故第 6 题选择 C,第 7 题选择 A。

第十六单元　养生与寿夭

【考点透视】

本单元为大纲新增内容,考生对此部分内容了解即可,注意《内经》对人体生命进程及其规律的阐释。

细目一　养　生

概念	养生,又称道生、摄生、保生,即采取各种方法以保养身体,增强体质,预防疾病,延缓衰老。	
养生的原则	①顺应自然	了解和把握自然界各种变化的规律和特点,保持与自然的统一,即"天人合一"。
	②形神兼养	注意将调养形体与调摄精神活动相结合,使"形与神俱",即保持形神合一。
	③调养脾肾	脾为后天之本,肾为先天之本,保养肾精,"食饮有节",才能保养脾肾。
	④因人而异	根据每个人的体质特点、所患疾病、生活习惯等的不同,制定具体的养生方法,才能达到有效养生的目的。

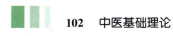

续表

养生的方法	①适应自然,避其邪气	即提高自身的适应能力,顺应自然界四季气候变化规律,注意"虚邪贼风,避之有时",防止疾病的发生。
	②调摄精神,内养真气	保持良好心态,精神内守,喜怒有节对养生具有重要意义。《素问·上古天真论》就指出:"恬淡虚无,真气从之,精神内守,病安从来?"
	③饮食有节,谨和五味	注意饮食不可过饥过饱,不可过于偏食。
	④劳逸结合,不可过劳	讲究"起居有常,不妄作劳","与天地同纪"。
	⑤和于术数,适当调补	术数包括导引、吐纳等,即要注意活动肢体,动静结合才有益养生。同时,可以根据自身的体质适当进食调补之品。

细目二　生命的寿夭

1. 人体生命的产生与变化规律	
人体生命的产生	《内经》有两种说法:一是人体生命由父母媾精而产生。如《灵枢·天年》说:"人之始生……以母为基,以父为楯。"《素问·金匮真言论》说:"夫精者,身之本也。"《灵枢·经脉》说:"人始生,先成精,精成而脑髓生,骨为干,脉为营,筋为刚,肉为墙,皮肤坚而毛发长。"这是中医学的生命观。二是人类如同宇宙万物,由天地精气相合而生成。如《素问·宝命全形论》说:"人以天地之气生……天地合气,命之曰人。"这是中国古代哲学的生命观。
人体生命进程及其规律	《内经》中有多篇作了描述。《素问·上古天真论》以女子七七、男子八八之数论述人体生长发育到衰老的过程:"女子七岁,肾气盛,齿更发长……五七,阳明脉衰,面始焦……七七,任脉虚,太冲脉衰少……丈夫八岁,发长齿更……八八,则齿发去。"《灵枢·天年》以十岁为纪描述了人体生命活动的进程和发展变化规律:"人生十岁,五脏始定,血气已通,其气在下,故好走。二十岁,血气始盛,肌肉方长,故好趋。三十岁,五脏大定,肌肉坚固,血气盛满,故好步。四十岁,五脏六腑十二经络皆大盛以平定,腠理始疏,荣华颓落,发颇斑白,平盛不摇,故好坐。五十岁,肝气始衰,肝叶始薄,胆汁始减,目始不明。六十岁,心气始衰,苦忧悲,血气懈惰,故好卧。七十岁,脾气虚,皮肤枯。八十岁,肺气衰,魄离,故言善误。九十岁,肾气焦,四脏经脉空虚。百岁,五脏皆虚,神皆去,形骸独居而终矣。"
人体生命的产生及其发展变化	《内经》对人体生命的产生及其发展变化的论述,主要强调三点:一是脏腑精气的充盛及其生理机能的协调是生命进程的基础;二是形神合一是生命的保证;三是肾精、肾气是构成生命、维持生命活动的根本。
2. 决定寿夭的基本因素	
脏腑机能协调者寿	《灵枢·天年》说:"人之寿夭各不同,或夭寿,或卒死,或病久,愿闻其道……五脏坚固,血脉和调,肌肉解利,皮肤致密,营卫之行不失其常,呼吸微徐,气以度行,六腑化谷,津液布扬,各如其常,故能长久。"
肾精肾气充盛者寿	《素问·上古天真论》说:"有其年已老而有子者,何也?……此其天寿过度,气脉常通,而肾气有余也。"
与天地融为一体者寿	《素问·四气调神大论》说:"夫四时阴阳者,万物之根本也,所以圣人春夏养阳,秋冬养阴,以从其根,故与万物沉浮于生长之门。"《素问·上古天真论》说:"夫上古圣人之教下也,皆谓之虚邪贼风,避之有时,恬淡虚无,真气从之,精神内守,病安从来。是以志闲而少欲,心安而不惧,形劳而不倦,气从以顺,各从其欲,皆得所愿。故美其食,任其服,乐其俗,高下不相慕,其民故曰朴。是以嗜欲不能劳其目,淫邪不能惑其心,愚智贤不肖不惧于物,故合于道。所以能年皆度百岁而动作不衰者,以其德全不危也。"

【昭昭医考重点提示】

1. 养生的原则:①顺应自然;②形神兼养;③调养脾肾;④因人而异。

2. 养生的方法：①适应自然，避其邪气；②调摄精神，内养真气；③饮食有节，谨和五味；④劳逸结合，不可过劳；⑤和于术数，适当调补。

3. 决定寿夭的基本因素是：脏腑机能协调者寿；肾精肾气充盛者寿；与天地融为一体者寿。

历年真题精选

【A1 型题】

1. "春夏养阳，秋冬养阴"是属于哪一种养生原则？

A. 顺应自然　　　B. 形神兼养　　　C. 调养脾胃　　　D. 护肾保精　　　E. 因人而异

答案：A；　考点：养生的原则

解析：养生的原则首要顺应自然，要天人合一，春夏阳气偏盛，秋冬阴气偏盛，人体要适应自然界这种变化，故有"春夏养阳，秋冬养阴"的养生方法，答案选择 A。

2. 《素问·上古天真论》提到女子"筋骨坚，发长极，身体盛壮"的年龄是

A. 二七　　　B. 四七　　　C. 五七　　　D. 六七　　　E. 三七

答案：B；　考点：人体生命的变化规律

解析：《素问·上古天真论》以女子七七、男子八八之数论述了人体生长发育到衰老的过程："女子七岁，肾气盛，齿更发长；二七而天癸至，任脉通，太冲脉盛，月事以时下，故有子；三七肾气平均，故真牙生而长极；四七筋骨坚，发长极，身体盛壮。……七七任脉虚，太冲脉衰少，天癸竭，地道不通，故形坏而无子也。丈夫八岁肾气实，发长齿更；二八肾气盛，天癸至，精气溢泻，阴阳和，故能有子。……八八，则齿发去。"故选择 B。

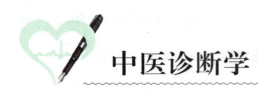

中医诊断学

单元	内容	考点级别
第一单元	绪论	★
上篇		
第二单元	望诊	★★★★
第三单元	望舌	★★★★
第四单元	闻诊	★★★
第五单元	问诊	★★★★
第六单元	脉诊	★★★★
第七单元	按诊	★★
下篇		
第八单元	八纲辨证	★★★★
第九单元	病因辨证	★★
第十单元	气血津液辨证	★★★
第十一单元	脏腑辨证	★★★★
第十二单元	六经辨证	
第十三单元	卫气营血辨证	★
第十四单元	三焦辨证	

第一单元 绪 论

【考点透视】

考生在本单元主要了解中医诊断的基本原理：司外揣内、见微知著、以常衡（达）变，及中医诊断的基本原则：整体审察、四诊和参、病证结合。

要点一 中医诊断的基本原理

基本原理	含义
司外揣内	通过诊察其反映于外部的现象，便有可能测知内在的变动情况。
见微知著	指机体的某些局部，常包含着整体的生理、病理信息，通过微小的变化，可以测知整体的情况。
以常衡变	又称以常达变，指在认识正常的基础上，发现太过、不及的异常变化。

要点二 中医诊断的基本原则★★★★

整体审察	指诊断疾病时，重视病人整体的病理联系，同时，还要将病人与其所处环境结合起来综合地判断病情。
四诊合参	四诊并重，诸法参用，综合收集病情资料。
病证结合	中医历来强调辨证，但也不忽视辨病，把辨证与辨病结合起来。

第二单元　望　诊

【考点透视】

1. 掌握得神、失神、少神、假神的表现及临床意义。
2. 掌握五色主病的内容及小儿指纹病理变化的临床意义。
3. 熟悉形态、头面五官、躯体、皮肤、排泄物与分泌物的望诊内容。

望诊，是医生运用视觉对人体外部情况进行有目的的观察，以了解健康状况，测知病情的方法。

细目一　望神★★★★

要点一　得神、失神、少神、假神的常见临床表现及其意义

分类	临床表现	临床意义
得神	神志清楚，语言清晰，面色荣润（心的精气充足）；两目精彩，反应灵敏，动作自如（肝肾精气充足）；呼吸平稳，肌肉不削（脾肺的精气充足）。	正气充足，精气充盛（健康）；正气未伤，精气未衰（病轻）。
失神	(1) 精亏神衰而失神：精神萎靡，甚或神志不清，面色无华，语言错乱（心之精气亏虚）。 (2) 邪盛神乱而失神：神昏谵语，循衣摸床，撮空理线；猝然昏倒，两手握固，牙关紧急。	(1) 精亏神衰而失神：正气大伤，精气亏虚，机体功能严重衰减，常见于久病、重病。 (2) 邪盛神乱而失神：邪气亢盛，热扰神明，邪陷心包；肝风挟痰蒙蔽清窍，闭阻经络；多见于急重病人。
少神	精神不振，面色少华（心之精气不足）；两目乏神，动作迟缓（肝肾精气不足）；少气懒言，肌肉松弛，倦怠乏力（肺脾精气不足）。	正气不足，精气轻度损伤，机体功能较弱（轻病或重病恢复期，或体质较弱）。
假神	久病重病之人，本已失神：精神萎靡，两目晦暗，神昏不语，毫无食欲，面色晦暗无华，但突然精神转佳，目光转亮，言语不休，相见亲人，预进饮食，两颧泛红如妆。	精气衰竭已极，阴不敛阳，虚阳外越，阴阳（阴阳离绝）之候。古人称之为"回光返照"或"残灯复明"。

要点二　神乱的常见临床表现及其意义

神乱分类	临床表现	临床意义
焦虑恐惧	指病人时时恐惧，焦虑不安，心悸气促，不敢独处一室。	心胆气虚，心神失养，见于卑慄、脏躁之人。
狂病	表现为狂躁妄动，胡言乱语，少寐多梦，打人骂詈，不避亲疏。	暴怒气郁化火，煎津为痰，痰火扰乱心神。以狂躁妄动为特点，有痰有火，属阳证。
癫病	病人表情淡漠，神识痴呆，喃喃自语，哭笑无常，悲观失望。	痰蒙心神，以淡漠痴呆为特征，有痰无火，属于阴证。
痫病	病人突然昏倒，口吐涎沫，两目上视，四肢抽搐，醒后如常。	脏气失调，肝风挟痰上逆，阻闭清窍。

细目二　望面色★★★★

要点一　常色与病色的分类、临床表现及其意义

分类	特点		临床表现	临床意义
常色	明润含蓄红黄隐隐（国人）	主色	属个体素质，一生基本不变。	健康人面部皮肤的色泽，表示人体精神气血津液充盈。
		客色	外界因素（如季节、昼夜、阴晴、气候等）的不同，或生活条件的差别，而微有相应变化的正常肤色。	
病色	晦暗暴露	善色	面色虽有异常，但仍光明润泽，为"气至"。	人体在疾病状态时面部显示的色泽。善色：病变尚轻，脏腑精气未衰，胃气尚能上荣于面。其病易治，预后较好。恶色：病变深重，脏腑精气已衰，胃气不能上荣于面。其病难治，预后较差。
		恶色	指病人面色异常，且枯槁晦暗，"气不至"。	

附：

1.《望诊遵经》"色以润泽为本"，即以胃气为本之意。　（93真题）

面色	善色	恶色
青	翠羽	草兹
赤	鸡冠	衃血
黄	蟹腹	枳实
白	豕膏	枯骨
黑	乌羽	炲

2. 病色交错。（此表十分重要，92、93、94、95、96、97真题）

五脏	正病正色	病色交错			
		色生病（吉中之顺）	病生色（吉中小逆）	病克色（凶中之顺）	色克病（凶中之逆）
肝	青	黑	赤	黄	白
心	赤	青	黄	白	黑
脾	黄	赤	白	黑	青
肺	白	黄	黑	青	赤
肾	黑	白	青	赤	黄

注：（1）相生为吉，顺证。色生病为吉中大顺，病生色为吉中小逆。

（2）相克为凶，逆证。病克色为凶中顺，色克病为凶中逆。

3. 面部脏腑分属。（95真题）

《灵枢·五色篇》：

鼻——明堂，眉间——阙，额——庭（颜），颊侧——藩，耳门——蔽。

中庭——面首，阙上——咽喉，阙中（印堂）——肺，阙下（下极，山根）——心，下极之下（年寿）——肝，肝部左右——胆，肝下（准头）——脾，方上（脾两旁）——胃，中央（颧下）——大肠，挟大肠——肾，明堂（鼻端）以上——小肠，明堂以下——膀胱子处。

《素问·刺热篇》（96、01真题）：

额——心,鼻——脾,左颊——肝,右颊——肺,颏——肾。

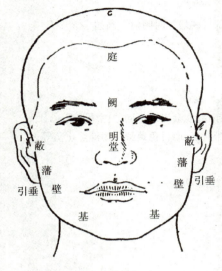

明堂藩蔽图

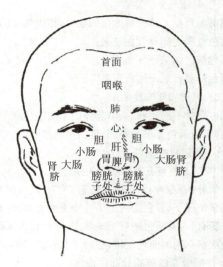

面部色诊分属部位图

要点二　五色主病的临床表现及其意义　（96、98、03 真题）★★★★

五色主病	所主病证★	病机	具体表现★
青	寒证、气滞、血瘀、疼痛、惊风	寒凝、气滞、血瘀——面部血行瘀阻。 疼痛、惊风——经脉拘急。	面色淡青或青黑——寒盛、痛剧； 突见面青灰，唇青紫，伴肢凉脉微——心阳暴脱，心血瘀阻（真心痛）； 久病面唇青紫——心血瘀阻或肺气闭塞； 面色青黄（青黄相兼，即苍黄）——肝郁脾虚； 小儿眉间、鼻柱、唇周发青——惊风。
赤	热证 （或戴阳证）	邪热亢盛，血行加速，面部经脉扩张，气血充盈，或精气衰竭，阴不敛阳，虚阳上越。	满面通红——实热证，里热亢盛； 午后两颧潮红娇嫩——虚热证，阴虚火旺。
黄	脾虚、湿证	脾虚气血不充或湿证气血受困，不能上荣。	萎黄（淡黄、枯槁无光）——脾胃虚； 黄胖（面黄虚浮）——脾虚湿蕴； 黄疸（面目一身俱黄）； 鲜红如橘子色——阳黄（湿热熏蒸）； 晦暗如烟熏——阴黄（寒湿郁阻）。
白	虚证（血虚、气虚、阳虚）、寒证、失血 （97 真题）	气虚血少或阳虚寒盛→气血不荣于面。	淡白无华，唇舌色淡——血虚证或失血； 㿠白或㿠白虚浮——阳虚或阳虚水泛； 突然发生面色苍白——亡阳气血暴脱； 苍白日久——阴寒内盛，寒邪凝滞。
黑	肾虚、寒证、水饮、瘀血、剧痛 （93 真题）	肾阳虚衰，阴寒水盛，血失温养或剧痛，脉络拘急，血行不畅。	面色暗淡或黧黑——肾阳虚衰（水寒不化，浊阴上泛）；（03 真题） 面色干焦——肾阴虚； 面色黧黑，肌肤甲错——血瘀日久； 眼眶周围发黑——肾虚水饮或寒湿带下。

要点三　面部色诊的意义

（一）判断气血的盛衰

面部是观察人体气血变化的窗口,体内气血的盛衰在面部反映最及时明显。例如,

面色红润光泽→气血充盛;

面色淡白无华→气血不足;

面色晦暗青紫→气血瘀滞等。

（二）识别病邪的性质

机体感受不同病邪,会引起体内不同的病理变化,反映在面部就会出现不同的色泽改变。

例如,面部色赤多为热邪,色白多为寒邪,色青紫多为气滞血瘀,面目色黄鲜明为湿热熏蒸等。

（三）确定疾病的部位

1. 按照五色与五脏的对应关系诊察:

青为肝色,赤为心色,白为肺色,黄为脾色,黑为肾色。

正常情况下,五色隐约见于皮肤光泽之间,含蓄而不外露。

脏腑有病,其病色则可明显暴露于外,称为真脏之色外露。

故观察不同的面色变化,有助于判断不同的脏腑病位。

2. 按照颜面的脏腑分部位诊察

（1）《灵枢·五色》划分法　先将面部划分为不同的部位并给予命名,如前额——庭、颜,眉间——阙,鼻——明堂,颊侧——藩,耳门——蔽,等;然后规定脏腑在面部的分属,庭候首面,阙上候咽喉,阙中(印堂)候肺,阙下(下极、山根)候心,下极之下(年寿)候肝,肝部左右候胆,肝下(鼻端、准头、面王)候脾,方上(即鼻翼)候胃,中央(颧下)候大肠,挟大肠(颊部下方)候肾,面王以上(即鼻端两旁上方)候小肠,面王以下(即人中部位)候膀胱、胞宫。

（2）《素问·刺热》划分法　左颊候肝,右颊候肺,额候心,鼻候脾,颏候肾。当脏腑有病时,可在面部对应的区域出现色泽的改变,观察面部不同区域的色泽变化,有助于判断病变的具体脏腑定位。

（四）测疾病的轻重与转归

色属阴主血,常反映血液的盈亏与运行情况。

泽属阳主气,常反映脏腑精气和津液的盛衰。

不论何色,凡无光泽,均属病重,预后较差。

细目三　望形态

要点一　形体强弱胖瘦的临床表现及其意义

形体		临床表现	临床意义
强弱	体强	胸廓宽厚,骨骼粗大,皮肤润泽,肌肉丰满。	内脏坚实,气血旺盛,抗病能力强。
	体弱	胸廓狭窄,骨骼细小,皮肤枯槁,肌肉消瘦。	内脏脆弱,气血不足,抗病能力弱。
胖瘦	肥胖	体胖能食,肌肉坚实,神旺有力——形气有余; 体胖食少,肉松皮缓,神疲乏力——形盛气虚; "肥人湿多""肥人多痰"。	
	消瘦	体瘦食多——中焦有火;(94真题) 体瘦食少,舌淡便溏——中气虚弱; 久病卧床不起,骨瘦如柴——脏腑精气衰竭,气液干枯。 "瘦人多火""瘦人多痨嗽"。	

要点二　姿态异常(动静姿态、异常动作)的临床表现及其意义

姿态异常		临床表现及其意义
动静姿态	坐形 (92、97真题)	(1) 坐而喜仰,但坐不得卧,卧则气逆,多为咳喘肺胀,或水饮停于胸腹等所致肺实气逆。 (2) 坐而喜俯,少气懒言,多属体弱气虚。 (3) 但卧不得坐,坐则神疲或昏眩,多为气血俱虚,或夺气脱血,或肝阳化风。 (4) 坐时常以手抱头,头倾视深,为精神衰败。
	卧式	(1) 卧时常向外,躁动不安,身轻能自转侧,多为阳证、热证、实证。 (2) 卧时喜向里,喜静懒动,身重不能转侧,多为阴证、寒证、虚证。 (3) 蜷卧缩足,喜加衣被者,多为虚寒证。 (4) 仰卧伸足,掀去衣被,多属实热证。 (5) 咳逆倚息不得卧,卧则气逆,多为肺气壅滞,或心阳不足,水气凌心,或肺有伏饮。
	立姿	(1) 站立不稳,伴见眩晕者,多属肝风内动,或脑有病变。 (2) 不耐久站,站立时常欲倚靠它物支撑,多属气虚血衰。 (3) 若以两手护腹,俯身前倾者,多为腹痛之征。
	行态	(1) 以手护腰,弯腰曲背,行动艰难,多为腰腿疼。 (2) 行走之际,突然止步不前,以手护心,多为脘腹痛或心痛。 (3) 行走时身体震动不定,为肝风内动。
异常动作		(1) 病人睑、面、唇、指(趾)不时颤动者,在外感热病中,多是动风预兆;在内伤杂病中,多是气血不足,筋脉失养,虚风内动。 (2) 四肢抽搐或拘挛,项背强直,角弓反张者,常见于小儿惊风、痫病、破伤风等。 (3) 猝然昏倒,不省人事,口眼歪斜,半身不遂者,属中风病。卒倒神昏,口吐涎沫,四肢抽搐,醒后如常者,属痫病。 (4) 恶寒战栗(寒战),见于疟疾发作,或伤寒、温病邪正剧争欲作战汗之时。 (5) 肢体软弱无力,行动不灵而无痛,是痿病。关节拘挛,屈伸不利而痛,多属痹病。 (6) 儿童手足伸曲扭转,挤眉眨眼,努嘴伸舌,状似舞蹈,不能自制,多由气血不足,风湿内侵所致。

细目四　望头面五官

头面:
1. 头形:小儿头形过大、过小,皆为畸形。
2. 囟门:
① 囟陷——虚证:吐泻伤津,或气血不足,或脾胃虚寒,或先天不足;
② 囟填——实热:温病火邪上攻(风热,湿热),颅内水液停聚;
③ 解颅——肾气不足,或发育不良,佝偻病;
④ 方颅——佝偻病,先天性梅毒。
3. 头摇:肝风内动之兆,或老年气血虚衰。

要点一　望头发的主要内容及其临床意义
头发的生长与肾气和精血的盛衰关系密切,故望发可以诊察肾气的强弱和精血的盛衰。
正常人发:黑稠密润泽,是肾气充盛,精血充足的表现。

头发	含义及临床意义	具体表现及意义
发黄	发黄干枯,稀疏易落。 多属精血不足,可见于慢性虚损病人或大病之后精血未复。	稀疏易落,或干枯不荣——精血不足(慢性虚损病人或大病之后)【题眼】 小儿发黄稀疏,生长迟缓——先天不足,肾精亏损; 小儿发结如穗,枯黄无泽——疳积。
发白	青少年白发,但亦有因先天禀赋所致者。	伴耳鸣、腰酸——肾虚; 伴失眠、健忘——劳神伤血。
脱发		片状脱发(斑秃)——血虚受风;(94真题) 青壮年脱发伴腰酸、健忘、眩晕——肾虚;【题眼】 有头皮发痒、多屑、多脂——血热化燥。

要点二　面肿、腮肿及口眼㖞斜的临床表现及其意义

面部形态	临床表现	具体表现及意义
面肿	面部浮肿,按之凹陷者	(1) 颜面浮肿,发病迅速者,为阳水,外感风邪,肺失宣降。 (2) 颜面浮肿,兼见面色㿠白,发病缓慢者属阴水,脾肾阳虚,水湿泛滥。 (3) 颜面浮肿,兼见面唇青紫,心悸气喘,不能平卧者,多属心肾阳虚,血行瘀滞,水气凌心所致。
腮肿		一侧或两侧腮部以耳垂为中心肿起,边缘不清,按之柔韧感、压痛——痄腮(由风温毒邪,壅阻少阳所致,相当于流行性腮腺炎);★ 颔下颌上耳前发红肿起,伴寒热、疼痛——发颐或托腮痈(由阳明热毒上攻所致)。
口眼歪斜		单侧见口眼㖞斜,肌肤不仁,患缓健急,口目不闭,流泪,不能鼓腮,语言不利——面瘫(风邪中络); 若兼半身不遂为中风病,肝阳上亢,风痰阻闭经络。
面削颧耸		又称面脱。因气血虚衰,脏腑精气衰竭。

要点三　目的脏腑分属,望目色、目形、目态的主要内容及其临床意义

（一）目的脏腑分属

“五轮学说”——黑眦胞白仁★★★★

目部	黑睛	两眦	胞睑	白睛	瞳仁
五脏	肝	心	脾	肺	肾
五轮	风轮	血轮	肉轮	气轮	水轮
五体	筋	脉	肉	皮	骨

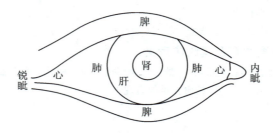

目部五脏分属图

（二）望目色

异常目色	病证病机	临床表现及意义
目赤肿痛	多属实热证。	白睛色红为肺火或外感风热； 两眦赤痛为心火； 睑缘赤烂为脾有湿热； 全目赤肿为肝经风热上攻。
白睛发黄	多由湿热或寒湿内蕴,肝胆疏泄失常,胆汁外溢所致。	为黄疸的主要标志。
目眦淡白	多属血虚、失血。	血少不能上荣于目所致。
目胞色黑晦暗	多属肾虚。【题眼】	
黑睛灰白混浊	多因邪毒侵袭,或肝胆实火上攻,或湿热熏蒸,或阴虚火炎等,使黑睛受伤而成。	称为目生翳。

（三）望目形

异常目形	临床表现及意义
目胞浮肿	为水肿的常见表现。
眼窠凹陷【题眼】	多为伤津耗液或气血不足。可见于吐泻伤津或气血虚衰的病人；久病重病眼球深陷,伴形瘦如柴,属病危脏腑精气竭绝,正气衰竭。
眼球突出（96真题）	兼喘满上气者,属肺胀,为痰浊阻肺、肺气不宣、呼吸不利兼颈前微肿,急躁易怒者,称为瘿病,因肝郁化火、痰气壅结所致。
胞睑红肿	睑缘肿起结节如麦粒,红肿较轻者,称为针眼；胞睑漫肿,红肿较重者,称为眼丹,为风热邪毒或脾胃蕴热上攻于目。

（四）望目态

异常目态	临床表现及意义
瞳孔缩小	见于川乌、草乌、毒蕈、有机磷类农药及吗啡、氯丙嗪等药物中毒。
瞳孔散大	见于颅脑损伤（如头部外伤）、出血中风病等,提示病情危重； 两侧瞳孔完全散大,对光反射消失则是临床死亡的指征之一； 也可见于青风内障或颠茄类药物中毒等。
目睛凝视	病人两眼固定,不能转动。 固定前视者,称瞪目直视； 固定上视者,称戴眼反折； 固定侧视者,称横目斜视。多属肝风内动所致。【考点】(95真题)
睡眠露睛 ★	病人昏昏欲睡,睡后胞睑未闭而睛珠外露。 多属脾气虚弱,气血不足,胞睑失养所致。 常见于吐泻伤津和慢惊风的患儿。【题眼】(95、98真题)
胞睑下垂 ★	又称睑废,指胞睑无力张开而上睑下垂者。 双睑下垂者,多为先天不足、脾肾亏虚； 单睑下垂者,多见于外伤所致。

要点四 望口、唇、齿、龈的主要内容及其临床意义

（一）望口

口异常	临床表现及意义
口之形色	(1) 口角流涎(小儿) 多属脾虚湿盛；(成人)多为中风口歪不能收摄。 (2) 口疮 唇内和口腔肌膜出现灰白色小溃疡,周围红晕,局部疼痛,多由心脾二经积热上熏所致。 (3) 口糜 口腔肌膜糜烂成片,口气臭秽,多由湿热内郁,上蒸口腔而成。 (4) 鹅口疮 小儿口腔、舌上出现片状白屑,状如鹅口者,多因感受邪毒,心脾积热,上熏口舌所致。
口之动态	(1) 口张:口开而不闭,属虚证。若状如鱼口,但出不入,则为肺气将绝。 (2) 口噤:口闭而难开,牙关紧急,属实证,多因筋脉拘急所致,可见于中风、痫病、惊风、破伤风等。 (3) 口撮:上下口唇紧聚,不能吸吮,可见于小儿脐风。 (4) 口歪:口角向一侧歪斜,见于风邪中络,或中风病的中经络。 (5) 口振:战栗鼓颔,口唇振摇,多为阳虚寒盛或邪正剧争所致,可见于温病、伤寒欲作汗时,或疟疾发作时。 (6) 口动:口频繁开合,不能自禁,是胃气虚弱的表现；若口角掣动不止,是热极生风或脾虚生风之象。

（二）望唇

唇异常	临床表现及意义
唇之色泽	(1) 唇色红润此为正常人的表现,说明胃气充足,气血调匀。 (2) 唇色淡白多属血虚或失血。 (3) 唇色深红多属热盛。 (4) 口唇赤肿而干多为热极。 (5) 口唇樱桃红色多见于煤气中毒。
唇之形态	(1) 口唇干裂——津液已伤。 (2) 口唇糜烂——脾胃积热上蒸。 (3) 唇内溃烂,色淡红——虚火上炎。 (4) 唇边生疮,红肿疼痛——心脾积热。 (5) 唇角生疔,麻木痒痛,多为锁口疔；人中部生疔,多为人中疔。 (6) 人中满唇反久病而人中沟变平,口唇翻卷不能覆齿,称"人中满唇反",为脾气将绝,属病危。

（三）望齿

齿异常	临床表现及意义
齿之色泽	(1) 牙齿洁白润泽,是津液内充、肾气充足的表现。 (2) 牙齿干燥,为胃阴已伤。 (3) 牙齿光燥如石:是阳明热盛,津液大伤。(95真题) (4) 牙齿燥如枯骨:是肾阴枯涸,精不上荣,见于温热病的晚期。 (5) 牙齿枯黄脱落,见于久病者,多为骨绝。 (6) 齿焦有垢,为胃肾热盛,但气液未竭；齿焦无垢,为胃肾热甚,气液已竭。
齿之动态	(1) 牙关紧急多属风痰阻络或热极生风。 (2) 咬牙龂齿为热盛动风。 (3) 睡中龂齿多因胃热或虫积所致,也可见于正常人。

（四）望牙龈

牙龈异常	临床表现及意义
牙龈色泽	（1）牙龈淡红而润泽是胃气充足，气血调匀。 （2）牙龈淡白多是血虚或失血。 （3）牙龈红肿疼痛多是胃火亢盛。
牙龈形态	（1）齿衄：齿缝出血，痛而红肿，多为胃热伤络；不痛不红微肿者，多为气虚，或肾火伤络。 （2）牙宣龈肉萎缩，牙根暴露，牙齿松动，多属肾虚或胃阴不足。 （3）牙疳牙龈溃烂，流腐臭血水，多因外感疫疠之邪，积毒上攻所致。

要点五　望咽喉的主要内容及其临床意义

咽喉异常	临床表现及意义
咽喉色泽	（1）咽部深红，肿痛明显属实热证，多因肺胃热毒壅盛所致。 （2）咽部嫩红，肿痛不显属阴虚证，多由肾水亏少，阴虚火旺所致。 （3）咽喉淡红漫肿多属痰湿凝聚所致。
咽喉形态	（1）乳蛾：一侧或两侧喉核红肿肥大，形如乳头或乳蛾，表面或有脓点，咽痛不适。属肺胃热盛，邪客喉核，或虚火上炎，气血瘀滞。 （2）喉痈：咽喉部红肿高突，疼痛剧烈，吞咽困难。多因脏腑蕴热，复感外邪，热毒客于咽喉所致。 （3）咽喉腐烂溃烂成片或凹陷者，为肺胃热毒壅盛；若腐烂分散浅表者，为肺胃之热尚轻；若溃腐日久，周围淡红或苍白者，多属虚证。 （4）伪膜：咽部溃烂处上覆白腐，形如白膜者。伪膜松厚，容易拭去，去后不复生，属肺胃热浊上壅于咽，证较轻；伪膜坚韧，不易剥离，重剥则出血，或剥去随即复生，此属重证，多是白喉，又称"疫喉"，因肺胃热毒伤阴而成，属烈性传染病。 （5）成脓咽喉：局部红肿高突，有波动感，压之柔软凹陷者，多已成脓；压之坚硬则尚未成脓。

细目五　望躯体四肢

要点一　望颈项的主要内容及其临床意义

颈项内容		含义	临床意义
颈	瘿瘤	颈部结喉处有肿块突起，或大或小，或单侧或双侧，可随吞咽而上下移动。	多因肝郁气结痰凝，或水土失调，痰气搏结所致。
	瘰疬	颈侧颌下有肿块如豆，累累如串珠。	多由肺肾阴虚，虚火内灼，炼液为痰，结于颈部，或外感风火时毒，夹痰结于颈部所致。
	颈瘘	颈部痈肿、瘰疬溃破后，久不收口，形成管道，又名鼠瘘。	多由痰火久结，气血凝滞，疮孔不收。
	颈痈	颈部两侧焮红漫肿，疼痛灼热，甚至溃烂流脓者。	多由风热邪毒蕴蒸，气血壅滞，痰毒互结于颈项所致。
	项强	项部拘紧或强硬。	兼有恶寒、发热，是风寒侵袭太阳经脉，经气不利所致；兼壮热、神昏、抽搐者，多属温病火邪上攻，或脑髓有病；兼头晕者，多属阴虚阳亢，或经气不利；睡眠之后，项强而痛，并无他苦者，为落枕，多因睡姿不当，项部经络气滞。

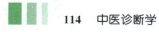
续表

颈项内容		含义	临床意义
颈	项软	颈项软弱,抬头无力。小儿项软。	多因先天不足,肾精亏损,后天失养,发育不良,可见于佝偻病患儿。 久病、重病颈项软弱,头垂不抬,眼窝深陷,多为脏腑精气衰竭之象,属病危。
气管	气管偏移	气管不居中,向一侧偏移。	多为胸膈有水饮或气体,或因单侧瘿瘤、肿物等,挤压、牵拉气管所致,可见于悬饮、气胸、石瘿、肉瘿、肺部肿瘤等。
颈脉	颈脉搏动	在安静状态时出现颈侧人迎脉搏动明显。	可见于肝阳上亢或血虚重证等。
	颈脉怒张	颈部脉管明显胀大,平卧时更甚。	多见于心血瘀阻,肺气壅滞及心肾阳衰、水气凌心的病人。

要点二　望四肢的主要内容及其临床意义

（一）外形

四肢外形异常		临床表现及意义
四肢	肢体萎缩	四肢或某一肢体肌肉消瘦、萎缩、松软无力。 多因气血亏虚或经络闭阻,肢体失养所致。
	肢体肿胀	（1）四肢红肿疼痛者,多为热壅血瘀所致。 （2）足部或下肢肿胀,甚至兼全身浮肿者,多见于水肿。 （3）下肢肿胀,皮肤粗厚如象皮者,多见于丝虫病。
	下肢畸形	（1）直立时两踝并拢而两膝分离,称为膝内翻（又称 O 形腿）。 （2）两膝并拢而两踝分离,称为膝外翻（又称 X 形腿）。 （3）踝关节呈固定型内收位,称足内翻。 （4）踝关节呈固定型外展位,称足外翻。 均属先天不足,肾气不充,或后天失养,发育不良。
膝部	膝部肿大	（1）膝部红肿热痛,屈伸不利,多见于热痹,为风湿郁久化热。 （2）膝部肿大而股胫消瘦,称为"鹤膝风",多因寒湿久留,气血亏虚。
小腿	小腿青筋	小腿青筋暴露,形似蚯蚓。多因寒湿内侵,络脉血瘀所致。

（二）动态

四肢动态异常	临床表现及意义
肢体痿废	肢体肌肉萎缩,筋脉弛缓,痿废不用,多见于痿病。常因精津亏虚 或湿热浸淫,筋脉失养所致。若双下肢痿废不用者,多见于截瘫病人。
四肢抽搐	四肢筋脉牵急与弛张间作,舒缩交替,动作有力。多因肝风内动,筋脉拘急所致。
手足拘急	手足筋肉挛急不舒,屈伸不利,多因寒邪凝滞,或气血亏虚,筋脉失养所致。
手足颤动	手足时时掣动,动作弛缓无力,如虫之蠕行。多为阴虚动风所致。
扬手掷足	热病中,神志昏迷,手足躁动不宁,是热扰心神所致。
循衣摸床,撮空理线	重病神识不清,病人不自主地伸手抚摸衣被、床沿,或伸手向空,手指时分时合,为病重失神之象。

附：下窍(二阴)

1. 前阴

阴肿：阴囊肿不痛不痒——坐地触风受湿，或水肿严重。

阴户肿胀(阴肿)：作痛——劳伤血分；不痛——水肿。

水疝：阴囊肿大透明。　【考点】(00真题)

肿大而不透明、不坚硬——小肠坠入囊中(狐疝)。

疝证(气、血、筋、颓、寒、水、狐)均属睾丸或肿或痛——肝郁、受寒、湿热、气虚，或久立远行。

阴缩：阴茎、阴囊或阴户收缩入腹——寒凝经络，或外感热病，热入厥阴，阴液大伤，以致宗筋失养，见于阴阳虚极之危证。　【考点】(04真题)

阴挺(阴茄)：中气不足，脾虚下陷，或产后用力过早，努伤。

前阴生疮，破后腐烂，血水淋漓，或流脓水——梅毒，或房事不洁。

小儿阴囊紧实或色紫红——气充形足；松弛下陷或色白——气血亏而体弱多疾。

2. 后阴

肛裂——大肠热结，燥屎撑裂，或伴有痔疮。

痔瘘——肠内湿热风燥四气相合而成。

脱肛——中气不足，气虚下陷，见于老人、小儿、妇女产后，或泻痢日久病人；习惯性便秘、长期咳嗽，亦常为诱因。

细目六　望皮肤

要点一　望皮肤色泽的内容及其临床意义

肤色异常	概念	临床表现及意义
皮肤发赤	皮肤突然鲜红成片，色如涂丹，边缘清楚，灼热肿胀者，为丹毒。	发于头面者，名抱头火丹； 发于小腿足部者名流火； 发于全身，游走不定者，名赤游丹； 发于上部者，多由风热化火所致； 发于下部者，多因湿热化火而成。 亦有因外伤染毒而引起者。
皮肤发黄	面目、皮肤、爪甲俱黄者，为黄疸。	多因外感湿热、疫毒，内伤酒食，或脾虚湿困，血瘀气滞等所致。 黄色鲜明如橘皮色者，属阳黄，因湿热蕴蒸，胆汁外溢肌肤而成。 黄色晦暗如烟熏色者，属阴黄，因寒湿阻遏，胆汁外溢肌肤所致。
皮肤紫黑	面、手、乳晕、腋窝、外生殖器、口腔黏膜等处呈弥漫性棕黑色改变者，多为黑疸。	由劳损伤肾所致；周身皮肤发黑亦可见于肾阳虚衰的病人。
皮肤白斑	四肢、面部等处出现白斑，大小不等，界限清楚，病程缓慢者，为白驳风。	多因风湿侵袭，气血失和，血不荣肤所致。

要点二　望斑疹的内容及其临床意义

斑和疹都是全身性疾病表现于皮肤的症状。

斑疹	概念★	临床表现及意义
斑 (95、97真题)	皮肤黏膜出现深红色或青紫色片状斑块，平摊于皮肤，摸之不碍手，压之不褪色。	外感温热邪毒，热毒窜络，内迫营血，或脾虚血失统摄，或阳衰寒凝血瘀，或外伤血溢肌肤。

续表

斑疹	概念★	临床表现及意义
疹	皮肤出现红色或紫红色、粟粒状疹点,高出皮肤,抚之碍手,压之褪色的症状。 (1)麻疹疹色桃红,形似麻粒,先延于耳后发际,渐延及颜面、躯干和四肢,疹发透彻后按出疹顺序依次消退。因外感时邪所致,属儿科常见传染病。 (2)风疹疹色淡红,细小稀疏,瘙痒不已,时发时止。为外感风热时邪所致。 (3)瘾疹皮肤上出现淡红色或苍白色风团,大小形态各异,瘙痒,搔之融合成片,高出皮肤,发无定处,出没迅速,时隐时现。为外感风邪或过敏所致。	常见于麻疹、风疹、瘾疹等病,也可见于温热病中。 多因外感风热时邪,或过敏,或热入营血所致。
斑疹顺逆鉴别	顺证:色红身热,先见于胸腹,后延及四肢,斑疹发后热退神清、邪去正安。 逆证:布点稠密成团,色深红或紫暗,先见于四肢,后延及胸腹,壮热不退。神识不清者——邪气内陷。★	

要点三 望水疱的内容及其临床意义

水疱	概念	临床意义
白㾦	又称白疹,指皮肤上出现的一种白色小疱疹。其特点是晶莹如粟,高出皮肤,擦破流水,多发于颈胸部,四肢偶见,面部不发。	多因外感湿热之邪,郁于肌表,汗出不彻而发,见于湿温病。 白㾦有晶㾦、枯㾦之分。色白,点细,形如粟,明亮滋润像水晶的,称晶㾦,顺证。 㾦色干枯则称为枯㾦,是津液枯竭,逆证。
水痘	小儿皮肤出现粉红色斑丘疹,很快变成椭圆形小水疱,晶莹明亮,浆液稀薄,皮薄易破,分批出现,大小不等,兼有轻度恶寒发热表现者,为水痘。	因外感时邪,内蕴湿热所致,属儿科常见传染病。
湿疹	周身皮肤出现红斑,迅速形成丘疹、水疱,破后渗液,出现红色湿润之糜烂面者。	多因湿热蕴结,复感风邪,郁于肌肤而发。
热气疮	口角、唇边、鼻旁出现成簇粟米大小水疱,灼热痒痛。	多外感风热或肺胃蕴热上熏。
缠腰火丹	腰部皮肤掀红,可见成簇水疱性皮疹,簇生成群,带状分布,缠腰而生。	腰部皮肤掀红,可见成簇水疱性皮疹,簇生成群,带状分布,缠腰而生。

要点四 望疮疡的内容及其临床意义【重点考点】(92、93、01真题)★★★★

疮疡	病因	表现★	特点	临床意义★
痈	感受热毒之邪,热毒蕴结,局部热盛,肉腐而发。	红肿高大,根盘紧束,掀热疼痛。	未脓易消,已脓易溃,脓汁黄稠,溃后易敛。	多由湿热火毒内蕴,气血瘀滞所致。
疽	气血亏虚,阴寒凝滞,内陷筋骨而发。慢性发病,不易治愈。	漫肿无头,肤色不变,或紫黑塌陷,不热少痛。	未脓难消,已脓难溃,脓汁稀薄,溃后难敛。	多由气血亏虚,阴寒凝滞所致。
疔	外感毒邪或火毒蕴结而发。	形小如粟,根深如钉,漫肿灼热,麻木痒痛。	发病较急,变化迅速,易致疔毒走黄。	因竹木刺伤,或感受疫毒、火毒等邪所致。
疖	外感风邪或邪热内蕴。	形小而圆,红肿热痛不甚,脓出即愈。	症状轻微,但易反复发作。	因外感火热毒邪或湿热蕴结所致。

细目七   望排出物

要点一   望痰、涕的内容及其临床意义

痰涕	病证	病机
痰	痰黄黏稠,坚而成块,属热痰	热邪煎熬津液
	痰白而清稀或有灰黑点,属寒痰	寒伤阳气,气不化津,湿聚为痰
	痰白滑而量多,易咯出,属湿痰	脾虚不运,水湿不化,聚而成痰
	痰少而黏,难于咯出者,属燥痰	燥邪伤肺,或肺阴虚津亏(07真题)
	痰中带血,色鲜红,为热伤肺络	肺阴亏虚,或肝火犯肺,或痰热壅肺
	咳吐脓血腥臭痰,属肺痈	热毒蕴肺,化腐成脓
涕	新病鼻塞流清涕	外感风寒
	鼻流浊涕	外感风热
	阵发性清涕,量多如注,伴喷嚏频作,多属鼻鼽	风寒束于肺卫
	久流浊涕,质稠、量多、气腥臭者,为鼻渊	湿热蕴阻

附:涎与唾

口流清涎——脾冷;吐粘涎——脾热。

口中涎多——脾胃虚寒;口中粘涎——脾胃湿热。

涎自口角流出不自知,唾更甚——脾气虚,或小儿胃热虫积。

吐出多量唾沫——胃中寒,或积冷,或湿滞,或宿食。

多唾——(亦可见)肾寒、肾虚证。

要点二   望呕吐物的内容及其临床意义

呕吐物病证	临床意义
呕吐物清稀无酸臭	寒呕(胃阳不足,腐熟无力或寒邪伤胃,损伤胃阳导致水饮内停)
呕吐清水痰涎,胸闷,苔腻	痰饮
呕吐物秽浊酸臭味	热呕(邪热犯胃,胃失和降)
呕吐不消化食物,味酸	伤食(饮食自倍,肠胃乃伤)
呕吐黄绿苦水	肝胆湿热
吐血色暗红或紫暗有块,夹食物残渣	胃积热火或肝火犯胃或胃腑血瘀

要点三   望大便、小便的内容及其临床意义

异常二便	临床表现及意义
大便	大便清稀如水样,完谷不化,或如鸭溏——寒湿;大便色黄褐如糜状,粘而臭秽——肠中湿热(夏秋之际多发); 大便如粘冻,夹有脓血——痢疾;大便干如羊屎,多日一便,排出困难——肠道津亏; 先血后便,色鲜红——近血(痔疮之类);先便后血,色淡红——远血; 大便白如陶土——黄疸。
小便	小便清长量多——虚寒证;小便短少黄赤——实热证。 尿中带血,排尿困难而痛——血淋;尿中有砂石——石淋。 尿如脂膏,排尿困难而痛——膏淋(湿热蕴结于下焦,气化不利)。

细目八　望小儿指纹

要点　望小儿指纹的方法及其正常表现　（07真题）

望小儿指纹		主要内容
正常小儿指纹	概念	在食指掌侧前缘,隐隐显露于掌指横纹附近,纹色浅红,呈单支且粗细适中。
	方法	向光,医生握小儿食指的末端,小儿食指掌侧前缘用清水自指尖向指根擦几次。
病理小儿指纹（93、94真题）★	三关测轻重	指纹显于风关——邪气入络,邪浅病轻; 指纹显于气关——邪气入经,邪深病重; 指纹显于命关——邪入脏腑,病情严重; 指纹直达指端(透关射甲)——病情凶险,预后不良。
	浮沉分表里	指纹浮而显露——病邪在表; 指纹沉隐不显——病邪在里。
	红紫辨寒热	指纹偏红——外感表证、寒证;指纹紫红——里热证; 指纹青色——疼痛、惊风;指纹淡白——脾虚、疳积; 指纹紫黑——血络郁闭,危重。
	淡滞定虚实	指纹浅淡而纤细——虚证; 指纹浓滞而增粗——实证。

附：

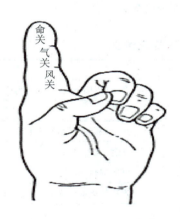

历年真题精选

细目一：望神

【A1型题】

1. 假神的病机是

A. 气血不足,精神亏损　　　　B. 机体阴阳严重失调

C. 脏腑虚衰,功能低下　　　　D. 精气衰竭,虚阳外越

E. 阴盛于内,格阳于外

答案：D；考点：假神的病机

解析：假神提示脏腑精气耗竭殆尽,正气将绝,阴不敛阳,虚阳外越,阴阳即将离决,属病危。故选择D。A为少神的病机;B为机体阴阳严重失调,描述过于笼统;C为失神病机;E为阴阳格拒的病机。

2. 下列除哪项外,均提示病情严重,预后不良?

A. 目暗睛迷　　　　B. 舌苔骤剥　　　　C. 脉微欲绝　　　　D. 抽搐吐沫　　　　E. 昏迷烦躁

答案：D；　考点：假神的病机

解析：选项 A、B、C、E 均为脏腑精气将绝，形体极度衰弱的表现，此种情况一旦出现多为病重失神之象，预后不良。D 为神乱意识障碍的主要临床表现，尚未达到病情严重预后不良的程度。故选择 D。

3. 下列不属谵妄表现的是

A. 意识大部分丧失　　　　　　B. 谵语　　　　　　　　　　　C. 躁动不安

D. 意识模糊　　　　　　　　　E. 错觉

答案：A；　考点：谵妄的表现

解析：谵妄为热扰心神之实证，临床可见谵语、躁动不安、意识模糊、错觉等。选项 B、C、D、E 符合谵妄的表现，谵妄并没有提到意识丧失，更多的是清醒程度差。故选择 A。

细目二：望面色

【A1 型题】

1. 主水饮，肾虚水泛，气血受困的面色特点是

A. 面色白　　　B. 面色黧黑　　　C. 眼眶黑　　　D. 面色紫黑　　　E. 黄如烟熏

答案：B；　考点：五色主病的内容和机制

解析：黑色主肾虚、水饮、血瘀、寒证等。面色黧黑多属肾阳虚，水寒不化，浊阴上泛，气血受困所致。故选择 B。

2. 湿热熏蒸的面色是

A. 黄而鲜明　　　B. 黄如烟熏　　　C. 苍黄　　　D. 淡黄消瘦　　　E. 淡黄浮肿

答案：A；　考点：黄色主病的内容和机制

解析：A 为阳黄，乃湿热熏蒸为患。B 为阴黄，为寒湿郁滞所致。C 多属肝郁脾虚。D 多属脾胃气虚，气血不足。E 多属脾气虚衰，湿邪内盛。故选择 A。

3. 下列各项，不属面色青主病的是

A. 寒证　　　B. 惊风　　　C. 湿证　　　D. 气滞　　　E. 血瘀

答案：C；　考点：青色主病的内容和机制

解析：青色主瘀血、肝病、寒证、痛证、惊风。湿证属黄色主病，故选择 C。

细目三：望形态

【A1 型题】

1. 肺气壅滞多表现为

A. 坐而仰首　　　　　　　　　B. 神倦俯卧　　　　　　　　　C. 坐而喜俯

D. 蜷卧缩足，喜加衣被　　　　E. 但卧不得坐，坐则昏眩

答案：A；　考点：姿态异常的临床意义

解析：B、C、D、E 均为虚证，A 为实证，为肺实气逆的表现。故选 A。

【B 型题】

(2～3 题共用选项)

A. 形瘦少食　　　B. 形瘦多食　　　C. 形盛气虚　　　D. 形盛有余　　　E. 皮肤枯槁

2. 中焦有火的表现是

答案：B

3. 肥胖多痰是指

答案：C；　考点：形体的临床意义

解析：中焦有火，消耗较大，故形瘦多食，故第 2 题选 B；肥胖多痰者属形盛气虚，水湿难以周流，痰湿积聚所致，故第 3 题选 C。

细目四：望头面五官

【A1 型题】

1. 痰热内闭的目态是

A. 戴眼反折　　　　B. 目睛微定　　　　C. 昏睡露睛　　　　D. 双睑下垂　　　　E. 横目斜视

答案：B；　考点：目态的主要内容和临床意义

解析：A、E 属肝风内动，牵引目系所致。B 提示痰热内闭。C 多由于脾气虚弱，气血不足，胞睑失养所致。D 多为先天不足，脾肾亏虚。故选择 B。

2. 下列各项与牙齿干燥如枯骨关系最密切的是

A. 热盛伤津　　　　B. 阳明热盛　　　　C. 胃阴不足　　　　D. 肾阴枯涸　　　　E. 肺阴亏虚

答案：D；　考点：望齿的主要内容和临床意义

解析：齿为骨之余，骨为肾所主。正常人牙齿洁白润泽而坚固，是肾气旺盛，津液充足的表现，牙齿干燥，甚者齿如枯骨，为胃津已伤或肾阴枯竭。故选择 D。

细目五：望躯体四肢

【A1 型题】

手足蠕动的临床意义是

A. 肝阳化风　　　　B. 热极生风　　　　C. 血虚生风　　　　D. 阴虚动风　　　　E. 寒凝筋脉

答案：D；　考点：望四肢的临床意义

解析：手足蠕动是指手足时时掣动，动作弛缓无力，如虫之蠕行，多为阴虚动风。故选 D。

细目六：望皮肤

【A1 型题】

疹的主要特点是

A. 色深红或青紫　　　　　　　　B. 平铺于皮肤　　　　　　　　C. 抚之碍手

D. 压之不褪色　　　　　　　　　E. 点大成片

答案：C；　考点：望斑疹的内容及临床意义

解析：凡色红，点小如粟米，高出皮肤，抚之碍手，压之褪色者，为疹。故选择 C。

细目七：望排出物

【A1 型题】

1. 风痰的特征是

A. 色黄黏稠　　　　B. 白而清稀　　　　C. 清稀多泡沫　　　　E. 少而黏稠　　　　D. 白滑而量多

答案：C；　考点：痰的临床意义

解析：A 为热痰，因热邪内盛，煎熬、浓缩津液成痰。B 为寒痰，因寒邪客肺，津凝成痰，或脾虚失运，聚湿为痰。C 为风痰。D 多为湿痰，因脾失健运，水湿内停，聚而成痰。E 为燥痰，因燥邪犯肺，耗伤肺津，或肺阴虚，肺失润养所致。故选择 C。

【B 型题】

（2～3 题共用选项）

A. 黄而黏稠，坚而成块　　　　　B. 白而清稀　　　　　　　　　C. 清稀而多泡沫

D. 白滑而量多，易咯　　　　　　E. 少而黏，难咯

2. 寒痰的特征是

答案：B

3. 湿痰的特征是

答案：D；考点：痰的临床意义

解析：参见本细目第 1 题。故第 2 题选择 B，第 3 题选择 D。

细目八：望小儿指纹

【B 型题】

（1~2题共用选项）

A. 显于风关　　　B. 达于气关　　　C. 达于命关　　　D. 透关射甲　　　E. 未超风关

1. 邪入脏腑，病情严重者，指纹的表现是

答案：C

2. 病情凶险者，指纹的表现是

答案：D；　考点：小儿指纹病理变化的临床表现

解析：络脉的长短反映着病情的轻重，病情越重，络脉越长，络脉达于命关，为病邪深重；若络脉透过三关直达指端者，称为透关射甲，病多凶险，预后不佳。故第1题选择C，第2题选择D。

第三单元　望　舌

【考点透视】

1. 掌握各种常见舌质、舌苔，尤其是淡白舌、绛舌、裂纹舌、腻苔的临床意义。

2. 熟悉个别病证出现的特殊舌苔。

舌诊是观察病人舌质和舌苔的变化以诊察疾病的方法，是望诊的重要内容，是中医诊法的特色之一。

细目一　舌诊原理与方法

要点一　舌诊原理

舌诊原理	主要内容
反映心、神的病变	舌为心之苗，手少阴心经之别系舌本； 心主神明，舌体的运动又受心神的支配，因而舌体运动是否灵活自如，语言是否清晰，与神志密切相关。
反映脾、胃的功能状态	舌为脾之外候，足太阴脾经连舌本、散舌下，舌居口中司味觉； 舌苔是禀胃气而生，与脾胃运化功能相应； 脾胃为后天之本，气血的生化之源，故舌象亦是全身营养和代谢功能的反映，代表了全身气血津液的盛衰。
反映其他脏腑的病变★	肝藏血、主筋，足厥阴肝经络舌本； 肾藏精，足少阴肾经循喉咙、挟舌本； 足太阳膀胱经经筋结于舌本； 肺系上达咽喉，与舌根相连； 其他脏腑组织，由经络沟通，也直接、间接与舌产生联系。
脏腑的病变反映于舌，具有一定的规律	舌质多候五脏病变，侧重血分；舌苔多候六腑病变，侧重气分。 舌尖多反映上焦心肺的病变；舌中多反映中焦脾胃的病变；舌根多反映下焦肾的病变；舌两侧多反映肝胆的病变。 "舌尖属上脘，舌中属中脘，舌根属下脘"。
反映气血津液的盛衰	舌为血脉丰富的肌性组织，有赖气血的濡养和津液的滋润； 舌体的形质和舌色与气血的盈亏和运行状态有关； 舌苔和舌体的润燥与津液的多少有关。

附：

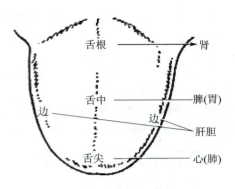

舌诊脏腑部位分属图

要点二　舌诊方法与注意事项

舌诊以望诊为主，有时还须结合闻诊、问诊和打摸揩刮等方法进行全面诊察。

舌诊方法	(1) 望舌的体位和伸舌姿势：患者取正坐姿势，尽量张开口，自然舒展地将舌伸出口外，充分暴露。 (2) 望舌的顺序：舌尖—舌中—舌边—舌根。先看舌质，再看舌苔。★ 　舌质看舌的颜色、光泽、形状及动态。 　舌苔主要看有无色泽、质地及分布状态等。 (3) 刮舌与揩舌。
舌诊注意事项	(1) 光线影响：应以充足而柔和的自然光线为好。 (2) 饮食或药品影响。 (3) 口腔对舌象的影响，如牙齿残缺，可造成同侧舌苔偏厚。

细目二　正常舌象

要点　正常舌象的特点及临床意义

舌诊的内容主要分望舌质和望舌苔两方面。

舌质，又称舌体，是舌的肌肉脉络组织。

舌苔，是舌体上附着的一层苔状物。

正常舌象的主要特征

正常舌象	舌色淡红鲜明，舌质滋润，舌体大小适中、柔软灵活；舌苔均匀薄白而润。
主要特征	淡红舌，薄白苔。★
临床意义	胃气旺盛，气血津液充盈，脏腑功能正常。
影响因素	年龄性别因素；体质禀赋因素；气候环境因素。

细目三　望舌质★★★★

要点一　舌神变化（荣、枯）的特征与临床意义

舌神变化		
	荣舌	枯舌
特征	舌色红活明润，舌体活动自如者。	舌色晦暗枯涩，活动不灵者。
临床意义	阴阳气血精神皆足，生机乃旺，虽病也是善候，预后较好。	阴阳气血精神皆衰，生机已微，预后较差。

要点二　舌色变化(淡白、淡红、红、绛、青紫)的特征与临床意义★★★★

舌色	特征	临床意义
淡红	舌色淡红润泽、白中透红。	气血调和,常见于正常人或病轻者。
淡白	舌色较正常人的淡红色浅淡的,白色偏多红色偏少。全无血色者,称为枯白舌。	气血两亏或阳虚。　(96、03 真题) 枯白舌主脱血夺气。 淡白湿润,而舌体胖嫩——阳虚水泛; 淡白光莹瘦薄——气血两虚。　(00 真题)
红舌	舌色较正常人的舌色红,甚至呈鲜红色。	实热、阴虚。 舌鲜红而起芒刺,或裂纹,兼黄厚苔,实热证。 若鲜红而少苔,或有裂纹或光红无苔,虚热证。
绛舌	较红舌更深的红色,或略带暗红色。	主里热亢盛、阴虚火旺。 舌绛干燥,有芒刺、裂纹——里热炽盛; 舌绛少苔或无苔——阴虚火旺。　(97 真题)
青紫舌	全舌呈紫色,或局部现青紫斑点。 淡紫舌　舌淡而泛现青紫(由淡白舌发展而来); 紫红舌　舌红而泛现紫色; 绛紫　舌绛而泛现紫色(由绛红舌发展而来); 斑点舌　舌体局部出现青紫色斑点、大小不等,不高于舌面。	主血行不畅。 舌绛紫,干燥少津——热毒炽盛,气血壅滞; 舌淡紫,湿润或青紫——阴寒内盛,寒凝血瘀; 全舌青紫而暗或有瘀点、瘀斑——血瘀证。(92 真题)

要点三　舌形变化(老嫩、胖瘦、点刺、裂纹、齿痕)的特征与临床意义(01 真题)★★★★

舌形是指舌体的形状。

异常舌形		特征	临床意义★
老嫩	老	老是舌质纹理粗糙,坚敛苍老,色较暗。	属实证。
	嫩	舌质纹理细腻,浮胖娇嫩,舌色浅淡者。	属虚证。
胖瘦	胖大	舌体比正常舌大而厚,伸舌满口,为胖大舌。舌体肿大满嘴,甚至不能闭口,为肿胀舌。	主水湿内停、痰湿热毒上泛。 舌淡白胖嫩,苔水滑——脾肾阳虚,津液不化,积水停饮。淡红或红而胖大,伴黄腻苔——湿热痰饮上溢。 肿胀舌其成因有三:一是心脾有热,舌多鲜红而肿胀,甚者伴有疼痛;二是素善饮酒,多见温热病;三是中毒,多见舌紫而肿胀。
	瘦薄	舌体比正常舌瘦小而薄,为瘦薄舌。	主气血两虚、阴虚火旺。 瘦薄舌色淡——气血两虚。 瘦薄而色红绛干燥——阴虚火旺,津液耗伤。
齿痕		舌体边缘见牙齿的痕迹,称为齿痕舌或称齿印舌。常与胖大舌同见。	主脾虚,水湿内盛。 淡白而湿润——寒湿壅盛;淡红而有齿痕——脾虚或气虚。 舌红而肿胀满口,舌有齿痕湿热痰浊壅滞。 舌淡红而嫩,舌体不大而边有轻微齿痕,可为先天性齿痕。如病中见之,提示病情较轻,多见于小儿或气血不足者。

续表

裂纹	舌面上有多少不等、深浅不一,各种形态明显的裂沟。	热盛、伤阴、血虚不润、脾虚湿侵。 红绛舌而有裂纹——热盛伤津,或阴虚液涸; 淡白舌而有裂纹——血虚不润; 若淡白胖嫩,边有齿痕而又有裂纹——脾虚湿侵。 健康人舌面上出现裂纹、裂沟,裂纹中一般有舌苔覆盖,且无不适感觉者,为先天性舌裂,应与病理性裂纹舌作鉴别。
点刺	点,突出于舌面的红色或紫红色星点。大者为星,称红星舌;小者为点,称红点舌。刺,是指舌乳头突起如刺,摸之棘手的红色或黄黑色点刺,多见于舌尖部。	脏腑热极,血分热盛。 芒刺出现的部位,可分辨热在何脏,如舌尖生点刺,多为心火亢盛;舌边有点刺,多属肝胆火盛;舌中生点刺,多为胃肠热盛。

要点四 舌态变化(强硬、痿软、颤动、歪斜、吐弄、短缩)的特征与临床意义 (03、05真题)★★★★

舌态是指舌体的动态。

舌态	特征	临床意义★
强硬舌	舌体板硬强直,运动不灵活。	多见于热入心包,或高热伤津,或风痰阻络。 外感热病:热入心包,扰乱心神,使舌无主宰;高热伤津,筋脉失养。 内伤杂病:肝风挟痰,阻于廉泉络道,或肝阳上亢,风火上攻,筋脉失养。(01真题)
痿软舌	舌体软弱,无力不能随意伸缩回旋。	伤阴或气血俱虚。 久病舌淡而痿——气血俱虚;(99、03真题) 新病舌干红而痿——热灼津伤;(94真题) 久病舌绛而痿——阴亏已极。
颤动舌	舌体震颤抖动,不能自主。	肝风内动。 久病舌淡白而颤动:多属血虚动风。 新病舌绛而颤动:多属热极生风。 舌红少津而颤动:多属阴虚动风。
歪斜舌	舌体偏于一侧	主中风或中风先兆、喑痱。
吐弄舌	舌伸出口外不即回缩者为"吐舌";舌反复吐而即回,或舌舐口唇四周,掉动不停者,为"弄舌"	两者皆因心、脾二经有热所致。 吐舌:疫毒攻心或正气已绝,往往全舌色紫红绛。 弄舌:动风先兆,二者皆可见小儿智能发育不全。
短缩舌	舌体卷短、紧缩,不能伸长。	无论因虚因实,皆属危重证候。(92、93、99、03、06真题) 舌多淡白或青紫而湿润——寒凝筋脉; 舌胖而苔黏腻——痰浊内阻; 舌红绛而干——热盛伤津动风; 舌淡白胖嫩——气血俱虚。 先天性舌系带过短,无辨证意义。

要点五　舌下络脉变化的特征与临床意义

舌下络脉变化特征（94真题）	临床意义
脉络短而细,色偏淡。	多气血不足。
脉络曲张如紫色珠子状大小不等的结节等改变。	皆为血瘀的征象。

附：舌态与病机总结★★★
气血俱虚：痿软、颤动、短缩；
热灼津伤：强硬、痿软、短缩；
气血俱虚、热灼津伤：痿软、短缩；
动风：强硬、歪斜、颤动、弄舌；
中风：强硬、歪斜。

细目四　望舌苔★★★★

要点一　苔质变化（厚薄、润燥、腐腻、剥落、真假）的特征与临床意义★★★★

苔质		苔象特征★	临床意义★
薄厚苔		以"见底"和"不见底"为标准,透过舌苔能隐隐见到舌质的为"薄苔",不能见到舌质者则为"厚苔"。	测邪气至深浅。 薄转厚提示邪气渐盛,或表邪入里,为病进。 厚转薄提示正气胜邪,内邪消散外达,为病退。 舌苔的厚薄变化,一般是渐变的过程,薄苔突然增厚,提示邪气极盛,迅速入里。 苔骤然消退,舌上无新生舌苔,为正不胜邪,或胃气暴绝。
润燥苔		润苔：舌苔干湿适中,不滑不燥。 滑苔：舌面水分过多,伸舌欲滴,扪之湿而滑。 燥苔：舌苔干燥,扪之无津,甚则舌苔干裂。 糙苔：苔质粗糙如砂石,扪之糙手,津液全无。	了解津液变化。 润苔　正常舌苔或津液未伤 ⎫ 滑苔　痰饮、水湿　　　　　⎬反映体内 燥苔　津液已伤　　　　　　⎭津液的情况 糙苔　热盛伤津之重症 特殊情况下,也有湿邪反燥而热盛苔反润者,如湿邪传入气分,气不化津,则舌苔反燥；热邪传入血分,阳邪入阴,蒸动阴气,则舌苔反润。
腐腻【重点】（92、94、02真题）	腐	腐苔指苔质颗粒疏松,粗大而厚,形如豆腐渣堆积舌面,揩之可去者。	阳气与湿浊的消长。 阳热有余,蒸腾胃中腐浊邪气上升而成,多见于食积胃肠,内痈、湿热口糜。 "浮垢苔"：苔色晦暗垢浊。 "脓腐苔"：舌上粘厚一层,有如疮脓。 "霉腐苔"：舌生一层白膜,或现饭粒样糜点——胃脘腐败,津液悉化为浊腐上泛。
	腻	腻苔指苔质颗粒细腻致密,揩之不去,刮之不脱,如涂有油腻之状,中间厚边周薄者。	阳气与湿浊的消长。 湿浊内蕴,阳气被遏——主病湿浊、痰饮、食积、湿热、顽疾。 舌苔薄腻,或腻而不板滞多为食积,或脾虚湿困。 舌苔白腻而滑为痰浊、寒湿内阻。 舌苔黏腻而厚,口中发甜为脾胃湿热。 舌苔黄腻而厚为痰热、湿热、暑湿等邪内蕴。

续表

苔质	苔象特征★	临床意义★
剥落	舌面本有苔,疾病过程中舌苔全部或部分脱落,脱落处光滑无苔。根据舌苔剥脱的部位和范围大小,可分为以下几种: **光剥苔:**舌苔全部退去,以致舌面光洁如镜(又称为光滑舌或镜面舌)。 **花剥苔:**舌苔剥落不全,剥脱处光滑无苔,余处斑斑驳驳地残存舌苔,界限 明显。 **地图舌:**舌苔不规则地大片脱落,边缘凸起,界限清楚,形似地图。 (98 真题) **类剥苔:**剥脱处并不光滑,似有新生颗粒。 **前剥苔:**舌前半部分苔剥脱。 **中剥苔:**舌中部分苔剥脱。 **根剥苔:**舌根部分苔剥脱。 **鸡心苔:**舌苔周围剥脱,仅留中心一小块。	测胃气、胃阴之存亡,判断疾病预后。 舌红苔剥多为阴虚。 舌淡苔剥或类剥多为血虚或气血两虚。 镜面舌而舌色红绛胃阴枯竭,胃乏生气。 舌色白如镜,甚至毫无血色主营血大虚,阳气虚衰。 舌苔部分脱落,未剥处仍有腻苔者为正气可虚,痰浊未化。 动态观察舌苔之剥脱舌苔从全到剥是胃的气阴不足,正气衰败的表现。舌苔剥脱后,复生薄白之苔为邪去正胜,胃气渐复之佳兆。
真假	判断舌苔之真假,以有根无根作为标准。 真苔指舌苔紧贴舌面,似从舌里生出,乃胃气所生,又称为有根苔。 假苔指舌苔浮涂舌上,不像从舌上长出来者,又称为无根苔。	辨别疾病的轻重与预后。 真苔:脾胃生气熏蒸食浊等邪气上聚于舌面而成。 病之初期、中期,舌见真苔且厚,为胃气壅实,病邪深重;久病见真苔,说明胃气尚存。 假苔:胃气告匮,不能接生新苔,而旧苔仅浮于舌面,并逐渐脱离舌体。 新病出现假苔,乃邪浊渐聚,病情较轻,久病出现假苔,是胃气匮乏,不能上潮,病情危重。

要点二　苔色变化(白、黄、灰黑)的特征与临床意义 ★★★★

苔色,指舌苔的颜色,主要有白、黄、灰黑苔。

苔色	特征	临床意义★
白苔	舌面上所附着的苔垢呈现白色。 白苔有厚薄之分,苔白而薄,透过舌苔可看到舌体者,是薄白苔;苔白而厚,不能透过舌苔见到舌体者,是厚白苔。	一般常见于表证、寒证、湿证。但在特殊情况下,白苔也主热证。 (1)薄白苔正常舌象,或见于表证初期,或是里证轻,或是阳虚内寒。 (2)苔薄白而滑多为外感寒湿,或脾肾阳虚,水湿内停。 (3)苔薄白而干多见于外感风热。 (4)苔白厚腻多为湿浊内停,或为痰饮、食积。 (5)苔白厚而干主痰浊湿热内蕴。 (6)苔白如积粉,扪之不燥(称"积粉苔")常见于瘟疫或内痈等病,系秽浊时邪与热毒相结而成。 (04 真题) (7)苔白燥裂如砂石,扪之粗糙("糙裂苔")提示内热暴起,津液暴伤。

续表

苔色	特征	临床意义 ★
黄苔	舌苔呈现黄色。 根据苔黄的程度,有淡黄、深黄和焦黄之分。 淡黄苔:又称微黄苔,苔呈浅黄色,多由薄白苔转化而来。 深黄苔:又称正黄苔,苔色黄而深厚。 焦黄苔:又称老黄苔,是正黄色中夹有灰黑色苔。	(1)薄黄苔提示热势轻浅,多见于外感风热表证或风寒化热。 (2)苔淡黄而滑润多津(黄滑苔)多是阳虚寒湿之体,痰饮聚久化热,或为气血亏虚,复感湿热之邪。　(02真题) (3)苔黄而干燥,甚至干裂多见于邪热伤津,燥结腑实之证。 (4)苔黄而腻主湿热或痰热内蕴,或食积化腐。
灰黑苔	苔色浅黑,为灰苔;苔色深黑,为黑苔。灰苔与黑苔只是颜色深浅之别,故常并称为灰黑苔。	主阴寒内盛,或里热炽盛。 (1)苔灰黑而湿润主阳虚寒湿内盛,或痰饮内停。　(05真题) (2)苔灰黑而干燥主热极津伤。 (3)苔黄黑(霉酱苔)多见于胃肠素有湿浊宿食,积久化热,或湿热夹痰。

细目五　舌象综合分析

　　舌体颜色、形质主要反映脏腑气血津液的情况。舌苔的变化主要与感受病邪和病证的性质有关,观察舌体可以了解脏腑虚实,气血津液的盛衰;观察舌苔重在辨病邪的寒热、邪正消长及胃气的存亡。

要点一　舌质和舌苔的综合诊察

舌质和舌苔的综合诊察		临床意义
舌苔或舌质单方面出现异常		意味着病情尚属单纯。 (1)淡红舌而伴有干、厚、腻、滑、剥等苔质变化,或苔色出现黄、灰、黑等异常时,提示病邪性质、病程长短、病位深浅、病邪盛衰和消长等方面的情况,正气尚未明显损伤,临床治疗时应以祛邪为主。 (2)舌苔薄白而出现舌质老嫩,舌体胖瘦或舌色红绛、淡白、青紫等变化时,反映脏腑功能强弱,或气血、津液的盈亏以及运行的畅滞,或为病邪损及营血的程度等,临床治疗应着重于调整阴阳,调和气血,扶正祛邪。
舌质和舌苔均出现异常	舌苔和舌体变化一致	病机相同,所主病证一致,说明病变比较单纯。 (1)舌质红,舌苔黄而干燥,主实热证; (2)舌体红绛而有裂纹,舌苔焦黄干燥,多主热极津伤; (3)青紫舌与白腻苔并见,提示气血瘀阻,痰湿内阻。★
	舌苔和舌体变化不一致	病因病机复杂,对二者的病因病机及相互关系综合分析。 (1)淡白舌黄腻苔者: 舌淡白多主虚寒,黄腻苔又常为湿热之征; 脾胃虚寒而感受湿热之邪可见上述之舌象; 表明本虚标实,寒热夹杂。 (2)红绛舌白滑腻苔: 舌色红绛属内热盛,而白滑腻苔又常见于寒湿内阻,分析可能是由于外感热病,营分有热,故舌色红绛,但气分有湿则苔白滑而腻; 又有素体阴虚火旺,复感寒湿之邪或饮食积滞,亦可见红绛舌白滑腻苔。 所以当舌苔和舌体变化不一致时,往往提示体内存在两种或两种以上的病理变化,病情一般比较复杂。

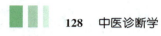

舌质和舌苔的综合诊察			临床意义
舌象的动态分析	观察舌象的动态改变,可以了解疾病的进退、顺逆	外感病	舌苔由薄变厚表明邪由表入里; 舌苔由白转黄,为病邪化热; 舌色转红,舌苔干燥为邪热充斥,气营两燔。 舌苔剥落,舌质红绛为热入营血,气阴俱伤。
		内伤杂病	舌象亦会产生一定的变化规律,如中风病人舌色淡红,舌苔薄白,表示病情较轻,预后良好;如舌色由淡红转红、转暗红、红绛、紫暗,舌苔黄腻或焦黑,或舌下络脉怒张,表明风痰化热,瘀血阻滞。 反之,舌色由暗红、紫暗转为淡红,舌苔渐化,多提示病情趋向稳定好转。

附：舌色兼各色苔及各主症(综合)

舌色	兼各色苔	主症
淡白舌	透明苔:苔薄白透明。淡白湿亮,似苔非苔。	中阳不运,水湿之气上滋——脾胃虚寒。
	白干苔:①苔干而板硬;②苔糙如砂石。	阳虚津亏,邪热滞于中焦——脾胃热滞。
		津液枯涸,邪热内结——热结津伤。
	黄裂苔:①津液微干;②滑润。	素体衰弱,气津双亏,浮热上扰——气虚津少。
		气虚津少夹湿。
	黑燥苔:苔灰黑,干燥如刺,刮之即净。(98真题)	阳虚寒甚。
淡红舌	光莹舌:光莹无苔,干湿适中。	胃肾阴虚,或气血两亏。(胃之气阴不足)
	偏白滑苔:舌质淡红,左有白滑苔一条,余处光莹无苔。	肝胆湿热化燥伤阴,主: ①病邪入半表半里; ②肝胆病,湿浊化燥伤阴; ③阴虚而胃停宿垢。
	淡红红点舌白腻干苔	血热内蕴,而外受风寒侵袭为主:①风寒外束,热蕴营血;②热盛伤津,而脾胃湿滞。
	根白、尖黄苔:舌淡红,满布薄白苔,尖部淡黄色。	①热在上焦;②外感风寒在表;③风寒化热,将欲传里。
	黄黑苔:舌质淡红,外周为黄糙苔,中心为厚腻之黑褐苔。	①痰湿郁热,有化燥伤阴之势; ②脾胃湿热蕴结。(07真题)
红绛舌	浮垢苔:舌质红而有暗晦浮垢苔。	正气虚,湿热未净。
	红舌白滑苔:①舌质苍老;②舌质娇嫩浮胖。	主里热挟湿。
		主阳虚湿盛。
	红舌黑(灰)苔	虚寒证。
	边红中黑润苔	寒热兼夹,主: ①里寒外热; ②外寒暑热,内停生冷; ③肝胆热而肠胃寒。

舌色	兼各色苔	主症
红绛舌	舌根红尖黑苔	心热内炽。
	红瘦舌黑苔	热盛伤津，或阴虚火旺，以致血燥津枯。
	绛舌薄白苔　（94真题）	素体阴虚火旺，复感风寒，其绛舌必出现在表证之前；或表邪未解，热入营血，其绛舌必逐渐变化而成。
	绛粘腻舌：①摸之觉有津液；②舌上粘腻透明黏液。（02真题）	津亏而湿热上蒸，或有痰浊。 热盛而中焦挟有秽浊之征；营热；阴虚火旺。
	绛舌黄白苔　（99、02真题）	气营两燔
	绛舌黄润苔	①阴虚夹湿，阴虚火旺而胃肠积有湿热； ②血热夹湿，湿郁化热，蕴于血分； ③营热湿重，外感邪热入营，胃肠湿重于热； ④热初入营，外感热病，热邪由气分初入营。
	绛舌黄粘腻苔	阴虚营热兼痰饮
	红绛舌黄瓣苔：黄苔满布，干涩而厚，分裂成块，裂缝可见红底。	胃肠热结且热已入营
	紫舌白腻苔	①酒毒内炽，风寒入里； ②湿热内盛。
	红绛舌类干苔：满布厚或薄白苔，望之似干，扪之湿润。	①湿热伤津，但湿邪却不断上溢； ②气虚挟湿，气不布津，湿气却源源上渗。 舌绛而苔厚腻——湿热伤津； 舌淡红而苔薄类干——气虚挟湿。
青紫舌	青紫舌黄滑苔	①寒凝血脉；②食滞脾胃。
	淡紫舌灰苔	虚弱病体，热入血分。
	青舌黄苔	①夏日感受暑热，恣食生冷，以致中寒吐泻； ②阴盛于内，逼热上浮，成真寒假热之象。 主病：寒湿内盛。
	葡萄疫舌	瘟疫病
危重舌象（07真题）	无苔，如去膜猪肾或如镜面	热病伤阴，或胃气将绝。
	舌粗糙有刺，象沙鱼皮，而又干枯燥裂。	津液枯竭
	舌头敛缩有如荔枝干肉，完全没有津液。	热极津枯
	舌本干晦如猪肝色，或舌红如柿色。	气血败坏
	舌质短而阴囊缩。	肝气将绝
	舌质色赭带黑。	肾阴将绝
	舌起白色如雪花片。	脾阳将绝

要点二　舌诊的临床意义

　　舌象变化能较客观地反映病情，故对临床辨证、立法、处方、用药以及判断疾病转归，分析病情预后，都有十分重要的意义。

舌诊临床意义	具体表现
判断邪正盛衰	气血充盛则舌色淡红而润;气血不足则舌色淡白;气滞血瘀则舌色青紫或舌下络脉怒张。 津液充足则舌质舌苔滋润;津液不足则舌干苔燥。 舌苔有根,表明胃气旺盛;舌苔无根或光剥无苔,表明胃气衰败等。
区别病邪性质	不同的病邪致病,舌象特征亦各异。 如外感风寒,苔多薄白;外感风热,苔多薄黄。 寒湿为病,舌淡而苔白滑;痰饮、湿浊、食滞或外感秽浊之气,均可见舌苔厚腻;燥热为病,则舌红苔燥;瘀血内阻,舌紫暗或有瘀点等。 风、寒、热、燥、湿、痰、瘀、食等诸种病因,大多可从舌象上加以辨别。
辨别病位浅深	病邪轻、浅多见舌苔变化,而病情深、重可见舌苔舌体同时变化。以外感温热病而言,其病位可划分为卫、气、营、血四个层次。若邪在卫分,则舌苔薄白;邪入气分,舌苔白厚而干或见黄苔,舌色红;舌绛则为邪入营分;舌色深红、紫绛或紫暗,舌枯少苔或无苔为邪入血分。 由此说明不同的舌象提示病位浅深不同。
推断病势进退	病情发展的进退趋势,可从舌象上反映出来。 从舌苔上看,舌苔由薄转厚,由白转黄,由黄转焦黑色,苔质由润转燥,提示热邪由轻变重、由表及里、津液耗损;反之,舌苔由厚变薄,由黄转白,由燥变润,为邪热渐退,津液复生,病情向好的趋势转变。舌苔突然剥落,舌面光滑无苔,为邪盛正衰,胃气、胃阴暴绝;薄苔突然增厚,是病邪急剧入里的表现。 从舌质观察,舌色淡红转红、绛,甚至转为绛紫,或舌上起刺,是邪热深入营血,有伤阴、血瘀之势;舌色由淡红转为淡白、淡青紫,或舌胖嫩湿润,则阳气受伤,阴寒渐盛,病邪由表入里,由轻转重,由单纯变复杂,病势在进展。
估计病情预后	舌荣有神,舌面薄苔,舌态正常者为邪气未盛,正气未伤之象,预后较好。舌质枯晦,舌苔无根,舌态异常者为正气亏损,胃气衰败,病情多凶险。

历年真题精选

【A1 型题】

1. 邪热夹酒毒上壅的舌象是

A. 舌色青紫　　　B. 舌色晦暗　　　C. 舌紫肿胀　　　D. 舌脉粗长　　　E. 舌多瘀斑

答案:C;　考点:舌色的临床意义

解析:A 为血瘀所致,还可见于某些先天性心脏病,或药物、食物中毒等病。B 表明津液匮乏,气血大亏。C 多见于酒毒内蕴,酒癖患者。D 由气滞血瘀所致。E 多为瘀血内阻,或肝失疏泄,或肺失宣肃,气滞而血瘀,或气虚而致血流缓慢,或外伤损伤络脉,血溢致瘀。故选择 C。

2. 阳虚湿盛的舌象是

A. 舌红苔白滑　　　　　　B. 舌淡嫩苔白滑　　　　　　C. 舌边红苔黑润

D. 舌红瘦苔黑　　　　　　E. 舌绛苔黏腻

答案:B;　考点:舌质和舌苔的临床意义

解析:A 为湿热内盛之证。B 为阳虚湿盛之证。C 为肝胆热盛,痰湿久郁。D 为阴虚有热,热极津枯之证。E 为热入营血,兼有痰湿之证。故选择 B。

3. 舌红绛而光者,属

A. 阴虚　　　B. 气虚　　　C. 血虚　　　D. 气阴两虚　　　E. 水固火炎

答案:A;　考点:舌色的临床意义

解析:绛舌主热入营血、阴虚火旺及瘀血,舌红绛少苔或无苔,为阴虚火旺。故选择 A。

4. 气血两虚证的舌象是

A. 舌体淡瘦　　　B. 舌淡齿痕　　　C. 舌尖芒刺　　　D. 舌暗瘀点　　　E 舌红裂纹

答案：A；　考点：舌形变化的临床意义

解析：A多见于心脾两虚，气血不足。B多由气虚、阳虚、津液内停所致。C多为心火亢盛。D为气血郁滞。E为阴虚内热证。故选择 A。

5. 下列除哪项外，均是舌颤动的病因？

A. 气血两虚　　　B. 亡阳伤津　　　C. 热极生风　　　D. 酒毒所伤　　　E. 心脾有热

答案：E；　考点：颤动舌的临床意义

解析：颤动舌主肝风内动，若舌淡白而颤动，多见于气血两虚；舌红少苔而颤动，多见于肝肾阴虚；舌红绛而颤动不已，伴眩晕肢麻，为肝阳化风；舌绛紫而颤动，伴高热惊厥，为热极生风，排除 A、C。B一般容易引起虚风内动，引起颤动舌。D多为湿热内盛，耗伤阴精，日久可致肝风内动或肝肾亏虚，均可以起颤动舌。E为吐弄舌的病机，故选择 E。

6. 舌绛少苔有裂纹，多见于

A. 热邪内盛　　　B. 气血两虚　　　C. 阴虚火旺　　　D. 瘀血内阻　　　E. 脾虚湿侵

答案：C；　考点：舌质变化的临床意义

解析：绛舌主热入营血，阴虚火旺及瘀血，舌绛而少苔或无苔，或有裂纹，则为阴虚火旺。故选择 C。

7. 舌淡白胖嫩，苔白滑者，常提示的是

A. 阴虚夹湿　　　B. 脾胃湿热　　　C. 气分有湿　　　D. 阳虚水停　　　E. 瘀血内阻

答案：D；　考点：舌诊的临床意义

解析：淡白舌主阳虚，嫩舌多见于虚证，气血亏虚，或阳虚不化，白滑苔为湿盛的舌象。故选择 D。本题与本单元第 2 题都是在考阳虚湿盛或水停的舌象，考生要掌握此考点。

【A2 型题】

8. 患者，男，60 岁。形寒便溏，完谷不化，夜尿频多清长，下肢不温，舌质淡白，脉沉细。其舌苔应是

A. 透明苔　　　B. 白干苔　　　C. 黄苔　　　D. 黄腻苔　　　E. 灰苔

答案：A；　考点：舌苔变化的临床意义

解析：由题目中描述的诸症可判定患者为脾肾阳虚证。B常见于风热表证，不符合题意，可排除；C主热证、里证；D主湿热内蕴、痰饮化热或食积化热，因此也要排除；E主热极或寒盛，故排除。通过排除法可确定答案为 A。

9. 患儿，3 岁。形体消瘦，面色不华，舌根青筋显露，容易感冒，腹泻，食欲不佳，舌淡红，其舌苔应见

A. 白厚　　　B. 薄白　　　C. 黄腻　　　D. 花剥　　　E. 白腻

答案：B；　考点：舌苔变化的临床意义

解析：舌苔乃胃气、胃阴上蒸于舌面而生成，舌苔薄白可见于正常人，亦主表证及病情轻浅的里证、体内无明显热证者。A主邪盛入里，或内有痰、饮、水、湿、食积等，病情相对较重。C主湿热内蕴、痰饮化热或食积化热。D是胃气、胃阴不足，或气血两虚，不能上承以续生新苔所致，病情一般较复杂。E多见于痰饮、湿阻。题目中患儿为脾胃气虚之证，病情轻浅，故选择 B。

10. 患者恶寒发热，头身疼痛，无汗，鼻塞流涕，脉浮紧。其舌苔应是

A. 白厚　　　B. 薄白　　　C. 黄腻　　　D. 花剥　　　E. 白腻

答案：B；　考点：舌苔变化的临床意义

解析：参见本单元第 9 题。题目中所描述为外感表寒证，故选择 B。

11. 患者腹部痞胀，纳呆呕恶，肢体困重，身热起伏，汗出热不解，溲黄便溏。其舌象应是

A. 舌红苔黄腻　　　B. 舌红苔黄糙　　　C. 舌绛苔少而干

D. 舌绛苔少而润　　　E. 舌红苔白而干

答案：A；　考点：舌质和舌苔的综合观察

解析：A主湿热内蕴、痰饮化热或食积化热。B为伤津之症。C为阴虚火旺，热盛伤津，津液受损。D为阴虚之症。E为燥热伤津之症，强调热盛伤津。题目中所描述症状表现为湿热蕴脾之症。故选择 A。

【B型题】

(12～13题共用选项)

A. 舌色淡红　　　　B. 舌质淡白　　　　C. 舌质绛红　　　　D. 舌质紫暗　　　　E. 舌起粗大红刺

12. 邪入营血证的舌象是

答案：C

13. 气血瘀滞证的舌象是

答案：D；　考点：舌质的临床意义

解析：A反映心气旺盛，胃气充足，气血运行正常，为气血调和的征象，多见于正常人，或者外感病初期，病情轻浅者。B主阳虚证、气血两虚证。C主热入营血，阴虚火旺及瘀血。D多为瘀血内阻或肝失疏泄，或肺失宣肃，气滞而血瘀，或气虚而致血流缓慢，或外伤损伤络脉，血溢致瘀。E提示脏腑阳热亢盛，或血分热盛。故第12题选择C，第13题选择D。

(14～15题共用选项)

A. 病邪入里　　　　B. 寒邪化热　　　　C. 邪退正复　　　　D. 热退津复　　　　E. 湿热留恋

14. 舌苔由黄燥转为白润，提示

答案：D

15. 舌苔由薄白转为白厚，提示

答案：A；　考点：苔色变化的临床意义

解析：舌苔黄燥主热盛伤津，舌苔白润为各种内伤杂病病情轻浅、体内无明显热象者，舌苔由黄燥转为白润即为病情转好，热退津复之象。故第14题选择D。舌苔薄白可见于正常人，亦主表证及病情轻浅的里证、体内无明显热证者。舌苔白厚主邪盛入里，或内有痰、饮、水、湿、食积等，病情相对较重。舌苔由薄白转为白厚提示邪气渐盛，或表邪入里，为病进。故第15题选择A。

第四单元　闻　诊

【考点透视】

1. 掌握谵语、郑声，独语、错语的概念及其临床意义。

2. 掌握几种常见的病室气味异常的临床意义。

3. 熟悉哮、喘、白喉、百日咳等的声音特点。

闻诊是通过听声音和嗅气味来诊察疾病的方法。听声音包括诊察病人的声音、呼吸、语言、咳嗽、心音、呕吐、呃逆、嗳气、太息、喷嚏、呵欠、肠鸣等各种响声。嗅气味包括嗅病体发出的异常气味、排出物的气味及病室的气味。

细目一　听声音

要点一　音哑与失音的临床表现及其意义

声音异常		临床表现及意义
音哑与失音	音哑： 语声嘶哑者； 病轻。	★"金实不鸣"：新病音哑或失音者，多属实证，多因外感风寒或风热袭肺，或痰湿壅肺，肺失清肃，邪闭清窍所致。 ★"金破不鸣"：久病音哑或失音者，多属虚证，多因各种原因导致阴虚火旺，肺肾精气内伤所致。 暴怒喊叫或持续高声宣讲，伤及喉咙所致音哑或失音者，亦属气阴耗伤。
	失音： 语而无声者，或称为"喑"； 病重。	久病重病，突见语声嘶哑，多是脏气将绝之危象。 妇女妊娠末期出现音哑或失音者，称为妊娠失音(子喑)，系因胎儿渐长，压迫肾之络脉，肾精不能上荣于舌咽。

附：

1. 发声高亢有力，声音连续，前轻后重——形状气足；病多属实、热证；若感受风寒湿诸邪，常有鼻塞而声音重浊。

发声低微细弱，声音继续，前重后轻或语声轻清——体弱气怯，病多虚、寒证。

2. 睡中鼾声：并非病态，多气道不利。

若昏睡不醒，鼾声不绝，手撒尿遗——中风入脏，危证。　（00真题）

3. 呻吟不止——身有痛楚或胀满；

攒眉呻吟——头痛；

呻吟不起——腰腿痛；

呻吟而扪心或护腹——胸脘或腹痛；

扪腮——齿痛。

4. 语声寂然，喜惊呼者——骨节间病，或病深入骨；

语声暗然不彻者——心膈间病。　【题眼】

5. 惊风证：阵发惊呼，发声尖锐，表情惊恐。

小儿夜啼：惊恐为病，或心脾经有热，或脾寒腹痛。　（02真题）

要点二　语言(谵语、郑声、独语、错语、狂言、言謇)的临床表现及其意义

语言：沉默寡言——虚、寒证；烦躁多言——热、实证。　（92、93、94、96、97、99、01真题）

语言	临床表现★	临床意义★
谵语★	神识不清，语无伦次，声高有力的症状。	多属邪热内扰神明所致，属实证。见于外感热病、温邪内入心包或阳明实热证、痰热扰乱心神等。
郑声★	神识不清，语言重复，时断时续，语声低弱模糊的症状。	多因久病 脏气衰竭，心神散乱所致，属虚证。见于多种疾病的晚期、危重阶段。
独语	自言自语，喃喃不休，见人语止，首尾不续的症状。	多因心气虚弱，神气不足，或气郁痰阻，蒙蔽心神所致，属阴证。常见于癫病、郁病。
错语	病人神识清楚而语言时有错乱，语后自知言错的症状。	证有虚实之分，虚证多因心气虚弱，神气不足致，多见于久病体虚或老年脏气衰微之人；实证多为痰湿、瘀血、气滞阻碍心窍所致。
狂言	精神错乱，语无伦次，狂叫骂詈的症状。	多因情志不遂，气郁化火，痰火互结，内扰神明所致。多属阳证、实证，常见于狂病、伤寒蓄血证。
言謇	神志清楚、思维正常而吐字困难，或吐字不清。	因习惯而成者，不属病态。病中言语謇涩，每与舌强并见者，多因风痰阻络所致，为中风之先兆或后遗症。

要点三　咳嗽、喘、哮的临床表现及其意义

呼吸：外感邪气有余，呼吸气粗而快——热、实证；

内伤正气不足，呼吸气微而慢——虚、寒证。

久病肺肾之气欲绝，气粗而断续——假实证；

温热病，热在心包，气微而昏沉——假虚证。

呼吸	概念	临床表现及意义
咳嗽	肺气向上冲击喉间而发出的一种"咳一咳"的声音。有声无痰谓之咳，有痰无声谓之嗽，有痰有声谓之咳嗽。	多因六淫外邪袭肺、有害气体刺激、痰饮停肺、气阴亏虚等而致肺失清肃宣降，肺气上逆所致。 (1)咳声重浊沉闷，多属实证，寒痰湿浊停聚于肺，肺失肃降。 (2)咳声轻清低微，多属虚证，多久病肺气虚损，失于宣降。 (3)咳声不扬，痰稠色黄，不易咯出，多属热证，多热邪犯肺，肺津被灼。 (4)咳有痰声，痰多易咯，多属痰湿阻肺。 (5)干咳无痰或少痰，多燥邪犯肺或阴虚肺燥。 (6)咳声短促，呈阵发性、痉挛性，连续不断，咳后有鸡鸣样回声，并反复发作者，为顿咳(百日咳)，多因风邪与痰热搏结所致，常见于小儿。 (7)咳声如犬吠，伴有声音嘶哑，吸气困难，是肺肾阴虚，疫毒攻喉所致，多见于白喉。
喘★	气喘，指呼吸困难、急迫、张口抬肩，甚至鼻翼扇动，难以平卧。	与脾、肾有关。喘有虚实之分。 (1)实喘发作急骤，呼吸深长，息粗声高，唯以呼出为快者，为实喘。多为风寒袭肺或热邪壅肺，痰饮停肺，肺失宣肃，或水气凌心所致。 (2)虚喘病势缓慢，呼吸短浅，急促难续，息微声低，唯以深吸为快，动则喘甚者，为虚喘。是肺肾亏虚，气失摄纳，或心阳气虚所致。
哮★	呼吸急促似喘，喉间有哮鸣音的症状。	多因痰饮内伏，复感外邪所诱发，或因久居寒湿之地，或过食酸咸生冷所诱发。

备注：喘不兼哮，但哮必兼喘。喘以气息急迫、呼吸困难为主，哮以喉间哮鸣声为特征。临床上哮与喘常同时出现，所以常并称为哮喘。

附：

1. 上气：肺气不得宣散，上逆与喉间，气道窒塞，呼吸急促。 （92真题）

① 咳逆上气，兼见时时吐浊，但坐不得卧——痰饮内停胸膈；

② 感喉咙不利——阴虚火旺，火逆上气；

③ 上气多兼身肿——外邪束于皮毛，肺气壅塞，水津不布。

2. 短气：呼吸气急而短，不足以息，数而不能接续，似喘而不抬肩，喉中无痰鸣声。

① 饮停胸中，则短气而渴，四肢历节痛，脉沉——实证；

② 肺气不足，则体虚气短，小便不利；

③ 伤寒，心腹胀满而短气——邪在里，实证；心腹濡满而短气——邪在里，虚证。

3. 少气(气微)：呼吸微弱，短而声低，虚虚怯怯，非如短气之不相连续，形体状态一般无改变——虚证。

要点四　呕吐、呃逆、嗳气的临床表现及其意义

异声	病机★	概念	临床表现及意义
呕吐	胃失和降胃气上逆	饮食物、痰涎从胃中上涌，由口中吐出的症状。有声有物为呕吐，有物无声为吐，有声无物为干呕。	虚寒证：吐势徐缓，声音微弱，吐物呈清水痰涎。 实热证：吐势较猛，声音壮厉，吐物呈黏痰黄水，或酸或苦。 霍乱：吐利并作。 反胃：朝食暮吐——胃阳虚，或脾肾俱虚，不能消谷。 水逆症：口干欲饮，饮后则呕——太阳蓄水证，或有痰饮。 胸闷腹满，便秘不通——肠有燥屎，秽浊上犯。 气郁之呕吐：胸闷胁痛——肝气犯胃；胃痛则呕吐脓汁。

续表

异声	病机★	概念	临床表现及意义
呃逆	胃失和降胃气上逆	从咽喉发出的一种不由自主的冲击声,声短而频,呃呃作响的症状。俗称打嗝,唐代以前称"哕"	新病闻呃,其声有力——寒邪或热邪客于胃。 久病闻呃,其声低气短——胃气将绝之兆。 实热证:呃声频频,连续有力,高亢而短。 虚寒证: 呃逆低沉而长,音弱无力,良久一声。
嗳气		胃中气体上出咽喉所发出的一种声长而缓的症状。古称"噫"	呃逆上冲,其声低怯而不能上达咽喉或时郑声——脾胃气衰,虚气上逆; 气味酸腐,兼胸脘胀满——宿食不消,胃脘气滞; 声响亮,频频发作,得嗳与矢气则脘腹宽舒——肝气犯胃; 声低沉,无酸腐气味,纳谷不馨——脾胃虚弱,多见久病或老人; 寒气客于胃,以致胃气上逆——噫;汗吐下后,胃气不和,亦致嗳气不除。

要点五　太息的临床表现及其意义

概念	又称叹息,指情志抑郁,胸闷不畅时发出的长吁或短叹声。
临床表现及其意义	不自觉地发出太息声,太息之后自觉宽舒者,情志不遂,肝气郁结。(95 真题)★

细目二　嗅气味

要点一　口气、排泄物之气味异常的临床意义

气味	概念	临床意义
口气	从口中散发出的异常气味	(1) 口气酸臭,并伴食欲不振,脘腹胀满者,多属食积胃肠。 (2) 口气臭秽者,多属胃热。 (3) 口气腐臭,或兼咳吐脓血者,多是内有溃腐脓疡。 (4) 口气臭秽难闻,牙龈腐烂者,为牙疳。
排泄物之气	汗气	
	痰、涕之气	(1) 咳吐浊痰脓血,腥臭异常,多是肺痈,为热毒炽盛所致。 (2) 咳痰黄稠味腥,为肺热壅盛所致。 (3) 咳痰涎清稀,味咸,属寒证。 (4) 鼻流浊涕腥秽,为鼻渊;鼻流清涕无气味者,为外感风寒。
	二便之气	(1) 大便酸臭难闻,多肠有郁热。 (2) 大便溏泄而腥者,多属脾胃虚寒。 (3) 小便黄赤混浊,有臊臭味,多膀胱湿热。 (4) 尿有甜味,为消渴。
	经、带、恶露之气	(1) 月经臭秽者,多属热证;黄稠而臭秽,多湿热。 (2) 月经味腥者,多属寒证;清稀而腥者,多寒湿。 (3) 异常颜色,味奇臭,多癌症。 (4) 产后恶露臭秽,多湿热或湿毒下注。
	呕吐物之气	清稀无臭味,多属胃寒;酸腐臭秽,多胃热。呕吐未消化的食物,味酸腐为食积。

要点二　病室气味异常的临床意义

病室气味是由病体本身或排出物、分泌物散发而形成。气味从病体发展到充斥病室,说明病情重笃。临床上通过嗅病室气味,可作为推断病情及诊断特殊疾病的参考。

病室异常气味	
概念	由病体本身或排出物、分泌物散发而形成。
临床表现及意义	(1) 病室臭气触人,多为瘟疫类疾病。 (2) 病室有血腥味,病者多患失血。 (3) 病室散有腐臭气,病者多患溃腐疮疡。 (4) 病室尸臭,多为脏腑衰败,病情重笃。 (5) 病室尿臊气(氨气味),见于肾衰。 (6) 病室有烂苹果样气味(酮体气味),多为消渴并发症患者,属危重病证。 (7) 病室有蒜臭气味,多见于有机磷中毒。

历年真题精选

细目一:听声音

【A1 型题】

1. 下列哪项不属于听诊内容?
A. 错语　　　B. 呃逆　　　C. 嗳气　　　D. 咳嗽　　　E. 耳鸣
答案:E; 考点:听诊的基本内容
解析:听声音是指听辨患者在疾病过程中的语声、语言、呼吸、咳嗽、呕吐、呃逆、嗳气、太息、喷嚏、呵欠、肠鸣等各种声响。耳鸣属于问诊内容,不属于听诊内容,故选择 E。

2. 语言謇涩,病因多属
A. 热扰心神　　B. 痰火扰心　　C. 风痰阻络　　D. 心气不足　　E. 心阴大伤
答案:C; 考点:语言謇涩的临床意义
解析:语言謇涩指的是神志清楚,思维正常,但言语不流利,吐词不清晰者,多因风痰阻络所致。故选择 C。

3. 独语,病因多属
A. 热扰心神　　B. 痰火扰心　　C. 风痰阻络　　D. 心气不足　　E. 心阴大伤
答案:D; 考点:独语的临床意义
解析:独语是指自言自语,喃喃不休,见人则止,首尾不续者。多因心气不足,神失所养,或气郁生痰,蒙蔽心窍所致,故选择 D。

4. 咳声如犬吠样,可见于
A. 百日咳　　B. 白喉　　C. 感冒　　D. 肺痨　　E. 肺痿
答案:B; 考点:咳声的临床意义
解析:A 是指咳声阵发,发则连声不绝,咳声终止时声如鸡啼,因其病程较长,缠绵难愈,所以称为百日咳。B 为咳声如犬吠,伴声音嘶哑,吸气困难。C 是以鼻塞、流涕、喷嚏、头痛、恶寒、发热、全身不适等为主要临床表现的外感疾病,虽有咳嗽,但并没有特异性。D 是指体质虚弱,气血不足,感染痨虫,侵蚀肺脏所致的具有传染性的慢性虚弱性疾病,临床主要似咳嗽、咯血、潮热、盗汗及身体逐渐消瘦等为其特征。E 是由于肺叶痿弱不用,临床以咳吐浊唾涎沫为主症。故选择 B。

5. 唐代以前所称的哕,是指
A. 呃逆　　B. 嗳气　　C. 恶心　　D. 干呕　　E. 噫气
答案:A; 考点:呃逆的概念及临床意义

解析：古称的"哕"，俗称"打呃"，也就是呃逆，是指胃气上逆导致膈肌拘挛，声自咽部冲出，发出一种不由自主的呃呃声。B是指胃中气体上出咽喉而发出的长而缓的声音，古称"噫"，俗称"打饱嗝"。C又称反胃，指胃气上逆，泛恶欲吐之证。D为胃失和降，胃气上逆所致，有声无物为干呕。E即指嗳气，是胃中气体上出咽喉所发出的声响，其声长而缓，古代称为噫气，亦属胃气失和而上逆的一种表现，与短促冲击有声的呃逆不同。故选择A。

6. 言语轻迟低微，欲言不能复言者，称为
A. 郑声　　　B. 谵语　　　C. 错语　　　D. 夺气　　　E. 独语
答案：D；考点：夺气的概念
解析：言语轻缓声音低微，欲言而不能接续者，称为夺气，故选择D。A是指神识不清，语言重复，时断时续，声音低弱者。B为神识不清，语无伦次，声高有力者。C为语言错乱，语后自知，不能自主者。E为自言自语，喃喃不休，见人则止，首尾不续者。

7. 肺气不得宣散，上逆喉间，气道窒塞，呼吸急促，称为
A. 喘证　　　B. 哮证　　　C. 上气　　　D. 短气　　　E. 少气
答案：C；考点：常见病态呼吸的概念及临床意义
解析：A指呼吸困难，短促急迫，甚则张口抬肩，鼻翼扇动，不能平卧。B是指呼吸喘促而喉间有哮鸣音。C指肺气上逆，肺气不得宣散，上逆喉间，气道窒塞，呼吸急促。D指呼吸短促，息虽促而不能接续，气虽急而不伴痰鸣，似喘而不抬肩。E指呼吸微弱而声低，气少不足以息，言语无力的表现。故选择C。

8. 独语、错语的共同病因是
A. 风痰阻络　　　B. 热扰心神　　　C. 心气大伤　　　D. 心气不足　　　E. 痰火扰心
答案：D；考点：独语、错话的临床意义
解析：独语为自言自语，喃喃不休，见人则止，首尾不续者。多因心气不足，神失所养，或气郁生痰，蒙蔽心窍所致。错语为语言错乱，语后自知，不能自主者。虚证多由心脾两虚，心神失养所致，实证多由痰浊、瘀血、气郁等阻遏心神而成。两者的共同病因为心气不足，气郁痰阻。故选择D更适合。

9. 顿咳常见于
A. 青年　　　B. 老年　　　C. 小儿　　　D. 女性　　　E. 男性
答案：C；考点：顿咳的临床意义
解析：咳声阵发，发则连声不绝，咳声终止时声如鸡啼，称为顿咳，因其病程较长，缠绵难愈，所以也称为百日咳，多见于小儿，为风邪与伏痰搏结，郁而化热，阻遏气道所致，故选择C。

10. 咳声重浊者，多属
A. 风寒　　　B. 寒湿　　　C. 痰饮　　　D. 燥热　　　E. 肺热
答案：A；考点：咳声的临床意义
解析：咳声重浊，痰白清稀，鼻塞不通，多是外感风寒，咳不扬，痰稠色黄而不易咳出，多属肺热。咳声沉闷，痰多易咳，多属寒痰湿浊停聚。干咳无痰，或痰少而黏，不易咳出，多属燥邪犯肺或肺阴亏虚。故选择A。

11. 外感风寒或风热之邪，或痰湿壅肺，肺失宣肃，导致的音哑或失音，称为
A. 子喑　　　B. 金破不鸣　　　C. 金实不鸣　　　D. 少气　　　E. 短气
答案：C；考点：音哑或失音的临床意义
解析：A以妊娠晚期出现声音嘶哑，音浊不扬，甚至不能出声为主要表现。B多属虚证，是肺气损伤而致。C属实证，多见外感风寒或风热，痰浊阻滞以致肺气不宣而失音。D为呼吸微弱短促，言语无力。E为呼吸短促而不相接续。故选择C。

【B型题】
（12～13题共用选项）
A. 心气大伤　　　B. 心气不足　　　C. 痰火扰心　　　D. 风痰阻络　　　E. 热扰心神
12. 郑声的病因多为
答案：A

13. 言语謇涩的病因多为

答案：D；　考点：郑声、言语謇涩的病因

解析：郑声是指神识不清，语言重复，时断时续，声音低弱者，多属心气大伤，精神散乱之虚证。故12题选择 A。言语謇涩指的是神志清楚，思维正常，但言语不流利，吐词不清晰者，多因风痰阻络所致。故第13题选择 D。

(14～15 题共用选项)

A. 夜间咳甚　　　　B. 咳声不扬　　　　C. 咳声低微　　　　D. 咳声重浊　　　　E. 天亮咳甚

14. 肾水亏损之咳嗽，多表现为

答案：A

15. 脾虚之咳嗽，多表现为

答案：E；　考点：咳嗽的临床意义

解析：A多为久咳致喘，久病肺病及肾，肾水亏虚。B多属肺热。C为肺燥阴虚。D多是外感风寒。E为痰湿或痰热咳嗽，脾虚则蕴湿生痰，因此也为脾虚之咳嗽。故第14题选择 A，第15题选择 E。

细目二：嗅气味

【A1 型题】

1. 肝胃蕴热的口味是

A. 口中泛酸　　　　B. 口中酸馊　　　　C. 口甜黏腻　　　　D. 口中味苦　　　　E. 口中味咸

答案：A；　考点：口气异常的临床意义

解析：A多属肝胃蕴热。B多属食积胃肠。C多属湿热蕴脾。D多属肝胆火旺。E多属肾病。故选择 A。

2. 胃热患者，其口气为

A. 酸臭　　　　B. 奇臭　　　　C. 臭秽　　　　D. 腥臭　　　　E. 腐臭

答案：C；　考点：口气异常的临床意义

解析：A多属食积胃肠。B多为龋病。C多属胃热。D多属口腔不洁。E多为疮疡溃脓。选C。

第五单元　问　诊

【考点透视】

本单元考点较多较散，需理解记忆，尤其是问寒热、问汗、问疼痛、问饮食口味等内容，考题出现频率较高，考生需重点掌握。

"问诊"是询问病人有关疾病的情况，病人的自觉症状、既往病史、生活习惯等，从而了解患者的各种病态感觉以及疾病的发生发展、诊疗等情况的诊察方法。

细目一　问诊内容

要点一　主诉的概念与意义

主诉★	
概念	病人就诊时最感痛苦的症状、体征及持续时间。
意义	是病人就诊的主要原因，也是疾病的主要矛盾所在，是调查、认识、分析及处理疾病的重要线索。确切的主诉常可作为某系统疾病的诊断向导，可初步估计疾病的范畴和类别、病势的轻重缓急等情况。
询问注意事项	(1) 要把主诉抓准，病人的陈述可能是零乱而主次不分的，而主症一般只有一个或两三个。 (2) 要将主诉所述症状的部位、性质、程度、时间等询问清楚，不能笼统、含糊。 (3) 主诉不等于疾病的病名。 (4) 主诉简明扼要，一般少于20字。

要点二　十问歌

十问歌(背诵)★	
出处	明代医家张介宾的《景岳全书·十问篇》
内容	一问寒热二问汗,三问头身四问便, 五问饮食六胸腹,七聋八渴俱当辨, 九问旧病十问因,再兼服药参机变, 妇女尤必问经期,迟速闭崩皆可见, 再添片语告儿科,天花麻疹全占验。

细目二　问寒热

寒热的概念:

问寒热		概念★	产生原理
寒	恶风	病人自觉怕冷的感觉	病人遇风觉冷,避之可缓者。	取决于病邪的性质和机体阴阳的盛衰两个方面。
	恶寒		病人自觉怕冷,多加衣被或近火取暖而不能缓解者。	阳盛则热,阴盛则寒,阴虚则热,阳虚则寒。
	畏寒		病人自觉怕冷,多加衣被或近火取暖能够缓解者。	
热		发热,包括病人体温升高,或体温正常而病人自觉全身或局部(如手、足、心)发热。	

问寒热		概念★	产生原理
寒	恶风	病人自觉怕冷的感觉	病人遇风觉冷,避之可缓者。	取决于病邪的性质和机体阴阳的盛衰两个方面。阳盛则热,阴盛则寒,阴虚则热,阳虚则寒。
	恶寒		病人自觉怕冷,多加衣被或近火取暖而不能缓解者。	
	畏寒		病人自觉怕冷,多加衣被或近火取暖能够缓解者。	
热		发热,包括病人体温升高,或体温正常而病人自觉全身或局部(如手、足、心)发热。	

要点一　恶寒发热的临床表现及其意义

恶寒发热	
概念	病人恶寒的同时,伴有体温升高。
产生原因	外邪袭表,影响卫阳"温分肉"的功能所致。肌表失煦则恶寒;正气奋起抗邪,则阳气趋向于表,又因寒邪外束,玄府闭塞,阳气不得宣发,则郁而发热。
临床分型意义	恶寒重发热轻　风寒表证。因寒为阴邪,束表伤阳,故恶寒明显。 发热轻而恶风　伤风表证。因风性开泄,玄府开张,故自汗恶风。 发热重恶寒轻　风热表证。因热为阳邪,易致阳盛,故发热明显。

要点二　但寒不热的临床表现及其意义

但寒不热		
概念		病人只感寒冷而不发热的症状,是里寒证的寒热特征。
临床分型	新病恶寒	主症:病人突然感觉怕冷,且体温不高的症状。 兼症:常伴有四肢不温,或脘腹、肢体冷痛,或呕吐泄泻,或咳喘痰鸣,脉沉紧等症。 主要见于里实寒证。多因感受寒邪较重,寒邪直中脏腑、经络,郁遏阳气,机体失于温煦所致。
	久病畏寒	主症:病人经常怕冷,四肢凉,得温可缓的症状。 兼症:常兼有面色㿠白,舌淡胖嫩,脉弱等症。 主要见于里虚寒证,因阳气虚衰,形体失于温煦所致。

要点三　但热不寒(壮热、潮热、微热)的临床表现及其意义

但热不寒★			
概念	病人只发热而无怕冷感觉的症状,是里热证的寒热特征。		
临床分型	壮热	病人身发高热,持续不退(体温＞39℃以上),属里实热证,伤寒阳明经和温病气分阶段。	
	潮热★	即病人定时发热或定时热甚,有一定规律,如潮汐之有定时。	阳明潮热:热势较高,日晡(申时)热甚,兼腹胀便秘,——阳明腑实证。
			阴虚潮热:午后或入夜低热,有热自骨内向外透发,兼颧红、盗汗(骨蒸潮热)——阴虚证。
			*发热以夜间为主——温病热入营分,耗伤营阴。
			湿温潮热:身热不扬,午后热甚,兼头身困重——湿温病(湿邪黏腻,实遏热伏)。
			瘀血潮热:午后和夜间有低热,可兼见肌肤甲错,舌有瘀点瘀斑者,属瘀血积久,郁而化热。
	微热	指发热不高,体温一般在37～38℃,或仅自觉发热的症状。常见于某些内伤病和温热病的后期	气虚发热:长期微热,烦劳则甚,兼见有少气自汗、倦怠乏力等症。
			血虚发热:时有低热,兼面白、头晕、舌淡脉细等症。
			阴虚发热:长期低热,兼颧红、五心烦热等症。
			气郁发热:每因情志不舒而时有微热,兼胸闷、急躁易怒等症。
			小儿夏季热:小儿在夏季气候炎热时长期发热不已,兼见烦躁、口渴、无汗、多尿等症,至秋凉时不治自愈。是由于小儿气阴不足,不能适应夏令炎热气候所致。

要点四　寒热往来的临床表现及其意义

寒热往来		
概念及意义	病人自觉恶寒与发热交替发作的症状,是正邪相争,互为进退的病理反映,为半表半里证寒热的特征。	
临床分型	寒热往来无定时	病人自觉时冷时热,一日多次发作而无时间规律的症状,兼见口苦、咽干、目眩、胸胁苦满、不欲饮食、脉弦等症,多见于少阳病。外感病邪由表入里而尚未达于里,邪气停于半表半里之间的阶段。
	寒热往来有定时	病人恶寒战栗与高热交替发作,发有定时,每日发作一次,或二三日发作一次的症状,兼见头痛剧烈、口渴、多汗等症,常见于疟疾。是因疟邪侵入人体,潜伏于半表半里的膜原部位,疟邪内入与阴争则恶寒战栗,外出与阳争则身发壮热。

细目三　问　汗

要点一　特殊汗出(自汗、盗汗、绝汗、战汗)的临床表现及其意义★★★

特殊汗出	症状★	临床表现及意义★
自汗	指醒时经常汗出,活动后尤甚。	多见于气虚证和阳虚证。
盗汗	睡时汗出,醒则汗止。	多见于阴虚证。

特殊汗出	症状★		临床表现及意义★
绝汗	病情危重的情况下出现大汗不止	亡阳之汗：病人冷汗淋漓,兼见面色苍白、四肢厥冷、脉微欲绝者。	属亡阳证。阳气暴脱于外,不能固密津液,津无所依而随阳气外泄。
		亡阴之汗：汗热而黏腻如油,兼见躁扰烦渴、脉细数疾者。	属亡阴证。为内热逼迫竭之阴外泄。
战汗	病人先恶寒战栗,表情痛苦,几经挣扎,而后汗出	邪去正安：汗出后热退脉缓,则疾病好转。	见于温病或伤寒病邪正相争剧烈之时,是疾病发展的转折点。
		邪盛正衰：汗出后仍身发高热,脉来急疾,则疾病恶化。	

要点二　局部汗出(头汗、半身汗、手足心汗、阴汗)的临床表现及其意义

局部汗出	症状	临床表现及意义
头汗	病人仅头部或头颈部出汗较多,又称为"但头汗出"。	多因上焦热盛,或中焦湿热蕴结,或病危虚阳上越,或进食辛辣、热汤,饮酒,使阳气旺盛,热蒸于头。
半身汗	病人仅半侧身体汗出的症状,或左侧,或右侧,或上半身,或下半身。经常无汗出的半侧是病变的部位。	可见于中风、痿证、截瘫等病人。多因风痰、痰瘀、风湿等阻滞经络,营卫不能周流,气血失和所致。
手足心汗	指病人手足心汗出较多。	因阴经郁热熏蒸,或阳明燥热内结,或脾虚运化失常。
阴汗	外生殖器及其周围汗出。	多因下焦湿热郁蒸。

细目四　问疼痛

要点一　疼痛的性质及其临床意义

不同病因、病机所致疼痛,其性质特点表现各异,故询问疼痛的性质特点,有助于辨析疼痛的病因与病机。常见疼痛的性质如下：

问疼痛的性质★★★★

疼痛性质★	特点★	临床意义★
胀痛	痛而且胀	气滞
	但头目胀痛	
刺痛	痛如针刺	瘀血
冷痛	痛有冷感而喜暖	阳气不足或寒邪阻络
灼痛	痛有灼热感而喜凉	火邪窜络,或阴虚阳亢
重痛	痛有沉重感(头、四肢、腰及全身)	湿邪
	头重痛(头重如裹)	湿邪,亦可见肝阳上亢,气血上壅
酸痛	痛而有酸软感觉	湿证,唯腰膝酸痛多属肾虚
绞痛	痛势剧烈如刀绞	有形实邪阻闭气机;或寒邪凝滞气机
空痛	痛有空虚感	虚证
隐痛	痛不剧烈,绵绵不休(头、胸脘、腹)	虚证

续表

疼痛性质★	特点★	临床意义★
走窜痛	疼痛部位游走不定,走窜攻冲作痛	气滞;风证
固定痛	疼痛部位固定不移	瘀血、寒湿、湿热阻滞或热壅血瘀
掣痛	抽掣牵扯而痛	经脉失养或阻滞不通所致

附:一般而规律:

新病疼痛,痛势剧烈,持续不解,或痛而拒按,多属实证;

久病疼痛,痛势较轻,时痛时止,或痛而喜按,多属虚证。

要点二　问头痛、胸痛、胁痛、胃脘痛、腹痛、腰痛的要点及其临床意义

痛的部位		要点★	临床意义★
头痛	部位辨经络	前额部连眉棱骨痛	属阳明经头痛
		侧头部痛,痛在两侧太阳穴附近为甚者	属少阳经头痛
		后头部连项痛	属太阳经头痛
		巅顶痛	属厥阴经头痛
		全头重痛	多为太阴经头痛
		脑中痛,或牵及于齿 *	多属少阴经头痛
	性质辨寒热虚实	头痛连项,遇风加重者	属风寒头痛
		头痛怕热,面红目赤者	属风热头痛
		头痛如裹,肢体困重者	属风湿头痛
		头痛绵绵,过劳则盛者	属气虚头痛
		头痛眩晕,面色苍白者	属血虚头痛
		头脑空痛,腰膝酸软者	属肾虚头痛

注:头痛有虚实的不同。凡外感风、寒、暑、湿、燥、火以及瘀血、痰浊、郁火等阻滞或上扰脑窍所致者,多属实证;凡气血阴精亏虚,不能上荣于头,脑窍空虚所致者,多属虚证。

胸痛	指胸的某一部位疼痛的症状	多与心肺病变有关。 (1)左胸心前区憋闷作痛,时痛时止者,多因痰、瘀等邪气阻滞心脉所致; (2)胸痛剧烈,面色青灰,手足青冷者,多因心脉急骤闭塞不通所致,可见于真心痛等病; (3)胸痛,壮热面赤,喘促鼻扇者,多因热邪壅肺,脉络不利所致,可见于肺热病等; (4)胸痛,颧赤盗汗,午后潮热,咳痰带血者,多因肺阴亏虚,虚火灼络所致,可见于肺痨等病; (5)胸痛,壮热,咳吐脓血腥臭痰者,多因痰热阻肺,热壅血瘀所致,可见于肺痈等病。
胁痛	胁的一侧或两侧疼痛的症状	多与肝胆病变有关。 (1)胁肋胀痛,太息易怒者为肝郁气滞; (2)胁肋胀痛,纳呆厌食,身目发黄者为肝胆湿热; (3)胁肋灼痛,面红目赤者为肝胆火盛; (4)胁肋刺痛,或胁下触及肿块,固定而拒按者属肝血瘀阻; (5)胁痛,患侧肋间饱满胀,咳唾引痛者为悬饮痛,是饮邪停留胸胁。

胃脘痛	上腹部、剑突下,胃之所在部位疼痛的症状		胃失和降,气机不畅,导致胃脘痛。 实证多在进食后疼痛加剧,虚证多在进食后疼痛缓解。 胃脘突然剧痛暴作,出现压痛及反跳痛者,多胃脘穿孔。 胃脘疼痛失去规律,痛无休止而明显消瘦者,考虑胃癌的可能。
腹痛	剑突下至耻骨毛际以上的腹部疼痛(胃脘所在部位除外)	大腹疼痛	多属脾胃之病变	腹部持续性疼痛,阵发性加剧,伴腹胀、呕吐、便闭者,多见于肠痹或肠结,因肠道麻痹、梗阻、扭转或套叠,气机闭塞不通所致; 全腹痛,有压痛及反跳痛者,多因腹部脏器穿孔或热毒弥漫所致; 脐外侧及下腹部突然剧烈绞痛,向大腿内侧及阴部放射,尿血者,多系结石所致; 腹部脏器破裂,或癌瘤亦可引起腹痛,疼痛部位多是破裂脏器或癌瘤所在部位; 妇女小腹及少腹部疼痛,常见于痛经、异位妊娠破裂等病; 另外,某些心肺病变可引起上腹部疼痛。肠痈、脂膜痈等病,可致全腹、脐周或右少腹疼痛。
		小腹疼痛	多属膀胱、大小肠及胞宫的病变	
		少腹疼痛	多属肝经的病变	
腰痛	腰部两侧,或腰脊正中疼痛的症状		腰部经常酸软而痛,多肾虚; 腰部冷痛沉重,阴雨天加重,多寒湿; 腰部刺痛,或痛连下肢者,多瘀血阻络; 腰部突然剧痛,向少腹部放射,尿血者,多结石阻滞; 腰痛连腹,绕如带状,多带脉损伤。

细目五　问头身胸腹

要点　问头晕、胸闷、心悸、脘痞、腹胀、麻木、疲乏的要点及其临床意义

问头身胸腹	概念★	临床意义
头晕★	病人自觉头脑眩晕,轻者闭目自止,重者感觉自身或眼前景物旋转,不能站立。	头晕而胀,烦躁易怒,舌红苔黄,脉弦数者,多因肝火上炎; 头晕胀痛,头重脚轻,舌红少津,脉弦细者,多因肝阳上亢; 头晕面白,神疲乏力,舌淡,脉细弱者,多因气血亏虚; 头晕且重,如物裹缠,痰多苔腻者,多因痰湿内阻; 头晕耳鸣,腰酸遗精者,多因肾虚精亏; 若外伤后头晕刺痛者,多属瘀血阻络。
胸闷	患者自觉胸部痞塞满闷。	与心、肺等脏气机不畅,肺失宣降,肺气壅滞; 胸闷,心悸气短者,多属心气不足,或心阳不足; 胸闷,咳喘痰多者,多属痰饮停肺; 胸闷,壮热,鼻翼扇动者,多热邪或痰热壅肺; 胸闷气喘,畏寒肢冷者,多寒邪客肺; 胸闷气喘,少气不足以息者,多肺气虚或肾气虚。

问头身胸腹	概念★	临床意义
心悸★	病人自觉心跳不安的症状。 惊悸：因惊恐而心悸，或心悸易惊，恐惧不安者。 怔忡：无明显外界诱因，心跳剧烈，上至心胸，下至脐腹，悸动不安者。	突受惊吓，气短神疲，惊悸不安，舌淡苔薄，脉细数为心胆气虚； 心神不安，惊悸不宁，胆怯烦躁、失眠眩晕、呕恶为胆郁痰扰； 心悸，胸闷，气短，精神疲倦，或有自汗，活动后诸症加重，面色淡白，舌质淡，脉虚为心气虚； 心悸怔忡，心胸憋闷或痛，气短，自汗，畏冷肢凉，舌质淡胖或紫暗，苔白滑，脉弱或结或代为心阳虚； 心悸，兼见面色无华，舌淡脉细为心血不足； 心悸，兼见心烦少寐，头晕目眩，五心烦热，盗汗，舌红少苔，脉细数，为心阴虚； 心悸怔忡，心胸憋闷疼痛，痛引肩背内臂，时作时止为心脉痹阻； 心悸，气短，咳喘痰鸣，形寒肢冷，下肢浮肿，舌质淡胖，苔白滑，脉沉迟无力为肾虚水泛； 心悸，头晕目眩，纳差乏力，失眠多梦，舌淡，脉细弱，为心脾两虚。
脘痞	病人自觉胃脘胀闷不舒。	是脾胃病变的表现： 脘痞，嗳腐吞酸者，多为食积胃脘； 脘痞，食少，便溏者，多属脾胃气虚； 脘痞，饥不欲食，干呕者，多为胃阴亏虚； 脘痞，纳呆呕恶，苔腻者，多为湿邪困脾； 脘痞，胃脘有振水声者，为饮邪停胃。
腹胀	病人自觉腹部胀满不舒，如物支撑。	多因脾、胃肠、肝肾等病变，导致气机不畅。腹胀有虚、实之分。 腹部时胀时减而喜按者，多属虚证，因脾胃虚弱，健运失司所致； 持续胀满不减而拒按者，多属实证，因食积胃肠，或实热内结，气机阻塞所致； 若腹部胀大如鼓，皮色苍黄，腹壁青筋暴露者，称为鼓胀。多因酒食不节、情志内伤或房劳太过，致使肝脾肾功能失常，气血水等邪结聚于腹内而成。
麻木	病人肌肤感觉减退，甚至消失，亦称不仁。	可因气血亏虚、风寒入络、肝风内动、风痰阻络、痰湿或瘀血阻络，肌肤、经脉失养所致。 肌肤麻木，神疲乏力，舌淡白者，多为气血亏虚； 肢体麻木，眩晕欲仆者属肝风内动； 半身麻木，兼有口眼歪斜者，多属痰瘀阻结。
疲乏	患者自觉肢体倦怠，运动无力，是多种内科疾病的常见症状	因气血亏虚，或阳气虚衰，或脾虚湿困等导致，与肝、脾、肾脏关系最为密切。临床常见于虚劳、肝病、消渴、肾病、痿病。

细目六　问耳目

要点一　耳鸣、耳聋的临床表现及其意义

要点二　目眩的临床表现及其意义

要点三　目昏、雀盲的临床表现及其意义

问耳目	概念	病因病机	临床表现及意义
耳鸣★	耳中有响声如潮水或蝉鸣，妨碍听觉。	实证：暴鸣声大，以手按之更甚。	肝胆三焦之火循经上扰；或脾湿过盛，清阳不升，清窍失养。
		虚证：鸣声渐小，以手按之可减轻。	肾虚精亏，髓海不充，耳失所养。
耳聋	患者听力减退，甚至听觉完全丧失。	虚证耳鸣、耳聋：渐起耳鸣，声细如蝉，按之可减，或耳渐失聪而听力减退者	多属实证。可因肝胆火盛、肝阳上亢、痰火壅结、气血瘀阻、风邪上袭，或药毒损伤耳窍等所致。
目眩	病人自觉视物旋转动荡，如在舟车之上，或眼前如有蚊蝇飞动。	实者	多因肝阳上亢、肝火上炎、肝阳化风及痰湿上蒙清窍所致。
		虚者	多因气虚、血亏、阴精不足，目失充养所致。
目昏	视物昏暗不明，模糊不清。	多由肝肾亏虚，精血不足，目失充养。	常见于久病或年老、体弱之人。
雀盲	白昼视力正常，每至黄昏视物不清，如雀盲。		

细目七　问睡眠

要点一　失眠的临床表现及其意义
要点二　嗜睡的临床表现及其意义

问睡眠	概念	病因病机	临床表现及意义
失眠	病人经常不易入睡，或睡而易醒不能再睡，或睡而不酣时易惊醒，甚至彻夜不眠的病证，常伴有多梦。又称"不寐"或"不得眠"	阳不入阴，神不守舍，多阴虚或阳盛所致，有虚、实之分。虚者多因阴血亏虚、心神失养，或心胆气虚、心神不安所致，常见于心脾两虚、心肾不交、心胆气虚等证。实者多因邪气内扰心神所致，如心肝火盛，或痰火扰神，或食滞内停所致的"胃不和则卧不安"等。	(1) 不易入睡，甚至彻夜不眠，兼心烦不寐者，多见心肾不交； (2) 睡后易醒，不易再睡者，兼心悸、便溏，多见于心脾两虚； (3) 睡眠时时惊醒，不易安卧者，多见于胆郁痰扰； (4) 夜卧不安，腹胀嗳气酸腐者，多为食滞内停。
嗜睡	患者神疲困倦，睡意很浓，经常不自主地入睡	痰湿内盛，或阳虚阴盛	(1) 困倦嗜睡，伴头目昏沉，胸闷脘痞，肢体困重者，痰湿困脾，清阳不升所致； (2) 饭后嗜睡，兼神疲倦怠，食少纳呆者，多由脾失健运，清阳不升所致； (3) 大病之后，精神疲乏而嗜睡，是正气未复的表现； (4) 精神极度疲惫，神识朦胧，困倦欲睡，肢冷脉微者，系心肾阳衰，神失温养所致。

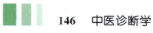

细目八 问饮食与口味

要点一 口渴与饮水：口渴多饮、渴不多饮的临床表现及其意义

询问病人口渴与饮水的情况,可以了解病人津液的盛衰和输布是否障碍,以及病性的寒热虚实。

口渴饮水的多少直接反映体内津伤的程度。

口渴与饮水	概念	临床表现及意义
口渴多饮	口干,欲饮水,饮水则舒	(1) 口渴咽干,鼻干唇燥,发于秋季者,多因燥邪伤津。 (2) 口干微渴,兼发热者,多见于外感温热病初期,伤津较轻。 (3) 大渴喜冷饮,兼壮热面赤,汗出,脉洪数者,属里热炽盛,津液大伤,多见实热证。 (4) 口渴多饮,伴小便量多,多食易饥,体渐消瘦者,为消渴病。 (5) 口渴咽干,夜间尤甚,兼颧红盗汗,舌红少津者,属阴虚证。
渴不多饮		(1) 渴不多饮,兼身热不扬,头身困重,苔黄腻者,属湿热证。 (2) 口渴饮水不多,兼身热夜甚,心烦不寐,舌红绛者,属温病营分证。 (3) 渴喜热饮,饮水不多,或饮后即吐者,多为痰饮内停。 (4) 口干但欲漱水而不欲咽,兼面色黧黑,或肌肤甲错者,为瘀血内停。

要点二 食欲与食量：食欲减退、厌食、消谷善饥、饥不欲食、除中的临床表现及其意义 ★★★★

询问病人的食欲和食量情况,可以了解脾胃功能的强弱、判断疾病的轻重和估计预后的好坏。

食欲与食量	概念★	临床表现及意义★
食欲减退	病人进食的欲望减退,甚至不思进食。	(1) 食欲减退,兼面色萎黄,食后腹胀,疲乏无力者,多属脾胃虚弱。 (2) 纳呆食少,兼见脘闷腹胀,头身困重,便溏苔腻者,多属湿邪困脾。 (3) 纳呆食少,脘腹胀闷,嗳腐食臭者,多属食滞胃脘。
厌食	患者厌恶食物,或恶闻食味。	(1) 厌食,兼脘腹胀满,嗳气酸腐,舌苔厚腻者,多属食滞胃脘。 (2) 厌食油腻之物,兼脘腹痞闷,呕恶便溏,肢体困重者,多属湿热蕴脾。 (3) 厌食油腻厚味,伴胁肋胀痛灼热,口苦泛呕,身目发黄者,为肝胆湿热。 (4) 妇女在妊娠早期,若有择食或厌食反应,多为妊娠后冲脉之气上逆,影响胃之和降所致,属生理现象。 (5) 严重者,反复出现恶心呕吐,厌食,甚至食人即吐,则属病态,称为妊娠恶阻。
消谷善饥★	患者食欲过于旺盛,进食量多,食后不久即感饥饿。	消谷善饥,兼多饮多尿,形体消瘦者,多见于消渴病; 消谷善饥,兼大便溏泄者,多属胃强脾弱。
饥不欲食★	病人虽然有饥饿感,但不想进食或进食不多。	饥不欲食,兼脘痞,胃中有嘈杂、灼热感,舌红少苔,脉细数者,是因胃阴不足,虚火内扰所致。
除中	危重病人,本来毫无食欲,突然索食,食量大增。	是假神的表现之一,因胃气败绝所致。

要点三 口味

口淡、口甜、口黏腻、口酸、口涩、口苦、口咸的临床表现及其意义 ★★

口味异常是指病人口中的异常味觉。

询问病人口味的异常变化,可诊察内在脏腑的疾病。

口味异常	概念	临床表现及意义 ★
口淡	病人味觉减退,口中乏味,甚至无味	多见于脾胃虚弱证
口甜	病人自觉口中有甜味	多见于脾胃湿热或脾虚之证
口黏腻	病人自觉口中黏腻不爽	常见于痰热内盛、湿热蕴脾及寒湿困脾之证
口酸	病人自觉口中有酸味,或泛酸	多因肝胃郁热或饮食停滞所致
口涩	病人自觉口有涩味,如食生柿子	为燥热伤津,或脏腑热盛所致
口苦	病人自觉口中有苦味	多见于心火上炎或肝胆火热之证
口咸	病人自觉口中有咸味	多见于肾病或寒水上泛的病证

细目九　问二便

要点一　大便异常(便次、便质、排便感觉)的临床表现及其意义

大便异常		概念	临床表现及意义
便次异常	便秘	大便燥结,排出困难,便次减少,甚则多日不便。	因胃肠积热,或阳虚寒凝,或气血阴津亏损,或腹内癥块阻结等,导致肠道燥化太过,肠失濡润,或推运无力,传导迟缓,气机阻滞所致。
	泄泻	大便次数增多,粪质稀薄不成形,甚至呈水样。	因外感风寒湿热疫毒之邪,或饮食所伤,食物中毒,痨虫或寄生虫寄生于肠道,或情志失调,肝气郁滞,或脾肾阳气亏虚等,导致脾失健运所致。
便质异常	完谷不化	大便中含有较多未消化食物。	多见于脾虚、肾虚或食滞胃肠的泄泻。
	溏结不调	大便时干时稀。	多因肝郁脾虚所致;若大便先干后溏,多属脾虚。
	脓血便	大便中含有脓血黏液。	多见于痢疾或肠癌,常因湿热疫毒等邪,阻滞肠道,肠络受损所致。
	便血	血从肛门排出体外,或大便带血,或便血相混,或便后滴血,或全为血便。	多因脾胃虚弱,气不摄血,或胃肠积热、湿热蕴脾、气血瘀滞等。 远血:便黑如柏油,或便血紫暗,其来较远,多见于胃脘等部位出血。 近血:便血鲜红,血附在大便表面,或于排便前后滴出者,为近血,多见于内痔、肛裂等。
排便感异常****	肛门灼热	排便时肛门有灼热感。	多因大肠湿热下注,或大肠郁热下迫直肠所致,见于湿热泄泻或湿热痢疾。
	里急后重	腹痛窘迫,时时欲便,肛门重坠,便出不爽。	多因湿热内阻,肠道气滞所致,常见于湿热痢疾。
	排便不爽	排便不通畅,有滞涩难尽之感。	多因湿热蕴结,肠道气机不畅;或肝气犯脾,肠道气滞;或因食滞胃肠等所致。
	大便失禁	大便不能控制,滑出不禁,甚则便出而不自知。	多因脾肾虚衰、肛门失约所致。见于久病年老体衰,或久泻不愈的患者。
	肛门重坠	肛门有下坠之感,常于劳累或排便后加重。	多属脾虚中气下陷,常见于久泻或久利不愈的患者。

附:脾虚——泄泻、完谷不化、肛门气坠、大便先干后溏;

肝郁乘脾——泄泻、大便时干时稀、排便不爽;

肾虚——黎明腹痛作泄、完谷不化、滑泻;

便溏——脾气虚、脾气下陷、脾胃湿热;(1993真题)

湿热痢——里急后重、肛门灼热、下利脓血。(2003真题)

要点二　小便异常(尿次、尿量、排尿感觉)的临床表现及其意义

小便异常		概念	临床表现及意义
尿次异常	小便频数	排尿次数增多,时欲小便。	小便短赤,频数急迫者,为淋证,是湿热蕴结下焦,膀胱气化不利所致。 小便澄清,频数量多,夜间明显者,是因肾阳虚或肾气不固,膀胱失约。
	癃闭	小便不畅,点滴而出为"癃";小便不通,点滴不出为"闭"。	癃闭有虚实的不同。 因湿热蕴结,或瘀血、结石或湿热、败精阻滞、阴部手术者,多属实证; 因老年气虚,肾阳不足,膀胱气化不利者多属虚证。
尿量异常	尿量增多	尿次、尿量皆明显超过正常量次。	小便清长量多,属虚寒证; 多饮多尿而形体消瘦者,属消渴病,因肾阴亏虚,开多合少所致。
	尿量减少	尿次、尿量皆明显少于正常量次。	小便短赤量少,多属实热证,或汗、吐、下后伤津所致;尿少浮肿,是肺、脾、肾三脏功能失常,气化不利,水湿内停所致。
排尿感异常	尿道涩痛	排尿不畅,且伴有急迫、疼痛、灼热感,见于淋证。	可因湿热蕴结、热灼津伤、结石或瘀血阻塞等所致。
	余沥不尽	排尿后小便点滴不尽。	多因老年人肾阳亏虚,肾气不固所致。
	小便失禁	病人神志清醒时,小便不能随意控制而自遗。	多属肾气不固,膀胱失约所致。
	遗尿	睡时不自主排尿。	多属肾气不足,膀胱虚衰所致。

细目十　问经带

要点一　经期、经量异常的临床表现及其意义

要点二　闭经、痛经、崩漏的临床表现及其意义

要点三　带下异常(白带、黄带)的临床表现及其意义

问经带		概念	临床意义
经期异常	月经先期	月经周期提前7天以上,并连续两个月经周期以上。	多因脾气亏虚、肾气不足,冲任不固;或因阳盛血热、肝郁化热、阴虚火旺,热扰冲任,血海不宁所致。
	月经后期	月经周期延后7天以上,并连续两个月经周期以上。	因营血亏损、肾精不足,或因阳气虚衰,生血不足,使血海空虚所致者,属虚证;因气滞或寒凝血瘀,痰湿阻滞,冲任受阻所致者,属实证。
	月经先后不定期	指经期不定,月经或提前或延后7天以上,并连续两个月经周期以上。	多因肝气郁滞,或脾肾虚损,使冲任气血失调,血海蓄溢失常。
经量异常	月经过多	月经周期、经期基本正常,但经量较常量明显增多。	多因热伤冲任,迫血妄行;或气虚,冲任不固;或瘀阻胞络,络伤血溢等。
	月经过少	月经周期基本正常,但经量较常量明显减少,甚至点滴即净。	属虚者,多因精血亏少,血海失充所致;实者,常因寒凝瘀阻,痰湿阻滞,冲任气血不畅所致。

续表

问经带		概念	临床意义
闭经★		指女子年逾18周岁,月经尚未来潮,或已行经,未受孕、不在哺乳期,而停经达3个月以上。	多因肝肾不足,气血亏虚,阴虚血燥,血海空虚;或因痨虫侵及胞宫,或气滞血瘀、阳虚寒凝、痰湿阻滞胞脉,冲任不通所致。
痛经★		正值经期或行经前后,出现周期性小腹疼痛,或痛引腰骶,甚至剧痛难忍。	(1) 经前或经期小腹胀痛或刺痛,多属气滞或血瘀。 (2) 小腹冷痛,得温痛减者,多属寒凝或阳虚。 (3) 经期或经后小腹隐痛,多属气血两虚或肾精不足,胞脉失养所致。
崩漏★		非行经期间,阴道内大量出血,或持续下血,淋沥不止者。一般来势急,出血量多者,称为崩,或称崩中;来势缓,出血量少者,称为漏,或称漏下。	多因热伤冲任,迫血妄行;或脾肾气虚,冲任不固;或瘀阻冲任,血不归经所致。 崩与漏在病势上虽有缓急之分,但发病机理基本相同,在疾病演变过程中,又常互相转化,交替出现。
带下异常	白带	带下色白量多,质稀如涕,淋沥不绝。	多属脾肾阳虚,寒湿下注所致。
	黄带	带下色黄,质黏,气味臭秽。	带下色黄,质黏,气味臭秽。

历年真题精选

细目一:问寒热

【B型题】

(1～2题共用选项)

A. 壮热汗出　　　B. 身热不扬　　　C. 日晡潮热　　　D. 长期微热　　　E. 骨蒸发热

1. 肠道燥热内结,腑气不通的热型是

答案:C

2. 阴虚火旺的热型是

答案:E;　考点:潮热的临床意义

解析:潮热有日晡潮热、骨蒸潮热、湿温潮热、瘀血潮热,考生要抓住这几个潮热的特点,并要掌握其临床意义,日晡潮热属阳明腑实证,骨蒸潮热多属阴虚火旺所致,湿温潮热为湿郁热蒸之象,瘀血潮热属瘀血积久,郁而化热。

细目二:问汗

【A1型题】

1. 外感热病中,正邪相争,提示病变发展转折点的是

A. 战汗　　　B. 自汗　　　C. 盗汗　　　D. 冷汗　　　E. 热汗

答案:A;考点:战汗的临床表现及意义

解析:A指先全身恶寒,战栗,接着大汗出,若汗出热退,脉静身凉,是邪去正复之佳兆,主疾病向愈;若汗出而身热不减,仍烦躁不安,脉来疾急,为邪胜正衰之危候,主病情恶化。B由于阳气亏虚,不能实卫固表,腠理疏松,津液外泄,故见自汗。C是因入睡之时,卫气入里,腠理不固,加上阴虚所生之虚热蒸津外泄,故睡时汗出;醒后卫气复归于表,腠理固密,虽阴虚内热,也不能蒸津外出,故醒后汗止。D为亡阳之汗,表现为大汗淋漓,汗出如珠,冷汗清稀,兼见面色苍白,四肢厥冷,脉微欲绝等。E热汗,即阳汗。故选择A。

2. 自汗、盗汗并见,其病机是

A. 精血亏虚　　　B. 阴阳两虚　　　C. 阳气不足　　　D. 津液不足　　　E. 以上均非

答案:B;考点:自汗、盗汗的病机

解析：自汗多见于气虚或阳虚证,常伴有气短乏力、神疲畏寒、舌淡脉弱等症。盗汗多见于阴虚内热或气阴两虚证,常伴有颧红、潮热、咽干、舌红少苔等症。二者并见可以见于气阴两虚或者阴阳两虚。故选择 B。

3. 外感病汗出热退身凉者,表示
　A. 表邪入里　　B. 阳气衰少　　C. 汗出亡阳　　D. 真热假寒　　E. 邪去正安
答案：E；　考点：战汗的临床表现及意义

解析：在外感病中,正邪相争,提示病变发展转折点的是战汗,是指先全身恶寒、战栗,接着大汗出,若汗出热退、脉静身凉,是邪去正复之佳兆,主疾病向愈;若汗出而身热不减,仍烦躁不安,脉来疾急,为邪胜正衰之危候,主病情恶化。故选择 E。

【A2 型题】

4. 患儿,3 岁。自汗明显,伴盗汗,汗出以头部、肩背明显,动则益甚。面色少华,少气乏力,平时容易感冒,舌淡苔少,脉细弱。其证候是
　A. 表虚不固　　B. 营卫不和　　C. 气阴虚弱　　D. 心脾两虚　　E. 肝肾阴虚
答案：C；　考点：自汗、盗汗的临床表现及意义

解析：题目中强调自汗明显,自汗多见于气虚或阳虚证,常伴有气短乏力、神疲畏寒、舌淡脉弱等症。伴见盗汗提示存在阴虚内热或气阴两虚证,面色少华,少气乏力,平时容易感冒,舌淡苔少,脉细弱等症提示气阴两虚明显。故选择 C。

细目三：问疼痛

【A1 型题】

1. 有形实邪闭阻气机所致的疼痛,其疼痛性质是
　A. 胀痛　　C. 冷痛　　E. 隐痛　　B. 灼痛　　D. 绞痛
答案：D；　考点：疼痛的性质及临床意义

解析：A 主气滞,多属肺肝胃肠气滞之证,排除 A。B 属热证,多属火热之邪窜扰经络,或阴虚火旺,组织被灼所致,故排除。C 属寒证,因寒邪侵入脏腑、经络所致者,多属实寒证;因阳气不足,脏腑形体失于温煦所致者,多属虚寒证,C 也要排除。D 多因有形实邪阻闭气机,或寒邪凝滞气机所致,故答案为 D。E 多属虚证,由于精血亏损或阳虚生寒,脏腑、形体失于充养、温煦而致。也要排除。

2. 情志郁结不舒所致胸痛的特点是
　A. 胸背彻痛　　B. 胸痛喘促　　C. 胸痛咯血　　D. 胸痛走窜　　E. 胸部刺痛
答案：D；　考点：胸痛的特点

解析：情志郁结不舒致气滞,此种胸痛特点为窜痛。A 为真心痛,B、C 为肺系症状,E 为瘀血所致。故选择 D。

细目四：问头身胸腹

【A1 型题】

下列各项属痰湿内阻头晕临床表现的是
　A. 头晕胀痛　　B. 头晕昏沉　　C. 头晕眼花　　D. 头晕耳鸣　　E. 头晕欲仆
答案：B；　考点：头晕的特点及临床意义

解析：头晕胀痛多为肝火上炎或肝阳上亢,故排除。头晕昏沉或头晕且重提示痰湿内阻,故选择 B。头晕眼花多为气血亏虚所致,故排除。头晕耳鸣多提示肝肾阴虚。头晕欲仆多提示风阳上扰。考生做题时注意题干的"痰湿",结合湿的特点不难选择 B。

细目五：问耳目

【A1 型题】

视物旋转动荡,如在舟车之上,称为
　A. 目昏　　B. 目痒　　C. 目眩　　D. 雀目　　E. 内障
答案：C；　考点：目眩的概念及临床意义

解析：A 为视物昏暗,模糊不清。B 是指睑边、眦内,甚则痒连睛珠,痒极难忍为主症,但睛珠完好,视力

也正常。临床上由于风、火、湿热、血虚均可引起目痒。C俗称眼花,两眼发黑,眼冒金花,或眼前如有蚊蝇飞动的自觉症状,常兼头晕,轻者闭目可止,重者如坐车船,旋转不定。D指白昼视力正常,每至黄昏视物不清,如雀之盲。E中医学称之为圆翳内障,圆翳内障本病是指晶珠混浊,视力缓降,渐至失明的慢性眼病。故选择C。

细目六:问睡眠

【A1 型题】

下列各项,不属于失眠的临床意义是

A. 肝郁化火　　　B. 心胆气虚　　　C. 痰火扰心　　　D. 食积胃脘　　　E. 阴虚火旺

答案:A;　考点:失眠的临床意义

解析:失眠多由阴虚或阳盛所致,虚者多因阴血亏虚,心神失养,或心胆气虚,心神不安所致;实者多因邪气内扰心神,如心肝火盛,或痰火扰神,或食滞内停所致,故选 A。

细目七:问饮食与口味

【A1 型题】

1. 下列哪项不会出现口渴多饮?

A. 热盛伤津　　　B. 汗出过多　　　C. 剧烈呕吐　　　D. 泄下过度　　　E. 湿热内阻

答案:E;　考点:口渴多饮的临床意义

解析:口渴多饮指口渴而饮水较多,是体内津液损伤的基本表现之一,多见于燥证、热证。比如外感热病、里热炽盛及消渴病等。A 为热病伤津。B、C、D 均可造成津液内伤,而口渴多饮。E 并不耗津液,故口不渴。故选择 E。

2. 患者口淡乏味,常提示的是

A. 痰热内盛　　　B. 湿热蕴脾　　　C. 肝胃郁热　　　D. 脾胃虚弱　　　E. 食滞胃脘

答案:D;　考点:口味的临床意义

解析:痰热内盛时的口味为黏腻而苦,故排除。湿热蕴脾时口味多为黏腻而甜,故排除。肝胃郁热时口味多为口酸,也需排除。食滞胃脘口味为口酸。脾胃虚弱时口味多为口淡,故选择 D。

细目八:问二便

【A1 型题】

1. 大便时干时稀的临床意义

A. 脾气虚　　　B. 脾阳虚　　　C. 命门火衰　　　D. 肝郁脾虚　　　E. 湿邪困脾

答案:D;　考点:大便溏结不调的临床意义

解析:大便时干时稀,多由肝郁脾虚所致;大便先干后溏,多属脾虚。故选 D。

2. 久病小便频数,色清量多,夜间明显的临床意义

A. 肾虚水泛　　　B. 热盛伤津　　　C. 中气下陷　　　D. 膀胱湿热　　　E. 肾气不固

答案:E;　考点:小便频数的临床意义

解析:小便频数,澄清量多,夜间明显者,是因肾阳虚或肾气不固,膀胱失约所致,故选 E。

细目九:问经带

【A1 型题】

下列各项,不能导致妇女月经先期的是

A. 肾气不足　　　B. 阳盛血热　　　C. 营血亏损　　　D. 阴虚火旺　　　E. 脾气亏虚

答案:C;　考点:问月经先期的意义

解析:月经先期或因气的固摄作用减弱所致,或因血热(虚、实兼可)迫血妄行所致,血虚不会造成月经先期,故选择 C。

第六单元 脉 诊

【考点透视】

1. 掌握正常脉象的特点及其含义。
2. 掌握28种脉象的特征及所主病证,以及相类脉的差别,如结、代、促三脉,弱脉和微脉。

细目一 脉诊概述

脉诊又称切脉,是医生用手指对患者身体某些特定部位的动脉进行切按,体验脉动应指的形象,以了解健康或病情,辨别病证的一种诊察方法。

要点一 脉象形成原理

脉象是手指感觉脉搏跳动的形象,或称为脉动应指的形象。人体的血脉贯通全身,内连脏腑,外达肌表,运行气血,周流不休,所以,脉象能够反映全身脏腑功能、气血、阴阳的综合信息。

脉象的产生,与心脏的搏动、心气的盛衰、脉管的通利和气血的盈亏及各脏腑的协调作用直接有关。

脉象形成原理	具体内容
心、脉是形成脉象的主要脏器	(1)心脏的搏动 在宗气和心气的作用下,心脏一缩一张的搏动,把血液排入脉管而形成脉搏。脉源源出于心,脉搏是心功能的具体表现。因此,脉搏的动与心脏搏动的频率、节律基本一致。 (2)脉管的舒缩 脉是气血运行的通道,脉管尚有约束、控制和推进血液沿着脉管运行的作用。当血液由心脏排入脉管,则脉管必然扩张,然后血管依靠自身的弹性收缩,压迫血液向前运行。脉管的这种一舒一缩功能,既是气血周流、循行不息的重要条件,也是产生脉搏的重要因素。所以脉管的舒缩功能正常与否,能直接影响脉搏,产生相应的变化。 (3)心阴与心阳的协调。心血和心阴是心脏生理功能活动的物质基础,心气和心阳主导心脏的功能活动。心阴、心阳的协调,是维持脉搏正常的基本条件。当心气旺盛,血液充盈,心阴、心阳调和时,心脏搏动的节奏和谐有力,脉搏亦从容和缓,均匀有力。反之,可以出现脉搏的过大过小、过强过弱、过速过迟或节律失常等变化。
气、血是形成脉象的物质基础	气、血是构成人体组织和维持生命活动的基本物质。脉道必赖血液以充盈,因而血液的盈亏,直接关系到脉象的大小;气属阳主动,血液的运行全赖于气的推动,脉的壅遏,营气有赖于气的固摄,心搏的强弱和节律亦赖气的调节。 脉乃血脉,赖血以充,赖气以行。心与脉、血相互作用,共同形成"心主血脉"的活动整体。
其他脏腑与脉象形成的关系	(1)肺主气,司呼吸。肺对脉的影响,首先体现在肺与心,以及气与血的功能联系上。由于气对血有运行、统藏、调摄等作用,所以肺的呼吸运动是主宰脉动的重要因素,一般情况下,呼吸平缓则脉象徐和;呼吸加快,脉率亦随之急促;呼吸匀和深长,脉象流利盈实;呼吸急迫浅促,或肺气壅滞而呼吸困难,脉象多呈细涩;呼吸不已则脉动不止,呼吸停息则脉搏亦难以维持。 (2)脾胃能运化水谷精微,为气血生化之源,"后天之本"。气血的盛衰和水谷精微的多寡,表现为脉之"胃气"的多少。脉有胃气为平脉(健康人的脉象),胃气少为病脉,无胃气为死脉,所以临床上根据胃气的盛衰,可以判断疾病预后的善恶。同时,血液之所以能在脉管中正常运行而形成脉搏,还依赖脾气的统摄与裹护,使血液不溢于脉管之外而在脉管内运行,即"脾主统血"之谓。 (3)肝藏血,具有贮藏血液、调节血量的作用。肝主疏泄,可使气血调畅,经脉通利。肝的生理功能失调,可以影响气血的正常运行,从而引起脉象的变化。 (4)肾藏精,为元气之根,是脏腑功能的动力源泉,亦是全身阴阳的根本。肾气充盛则脉搏重按不绝,尺脉有力,是谓"有根"。若精血衰竭,虚阳浮越则脉象变浮,重按不应指,视为无根脉,提示阴阳离散、病情危笃。

要点二　诊脉部位

		诊脉部位		
寸口	概念	又称气口或脉口,是指单独切按桡骨茎突内侧一段桡动脉的搏动,根据其脉动形象,以推测人体生理、病理状况的一种诊察方法。		
	定位分部★	寸口脉分寸、关、尺三部。 以腕后高骨(桡骨茎突)为标记定关,内侧的部位关前(腕侧)为寸,关后(肘侧)为尺。 两手有寸、关、尺三部,三部又施浮、中、沉三候。		
	寸口诊法原理★	一是寸口位于手太阴肺经的原穴部位,是脉之大会。 气血循环流注起始于手太阴肺经,营卫气血遍布周身,循环五十度又终止于肺经,复会于寸口,为十二经脉的始终。脉气流注肺而总会聚于寸口,故全身各脏腑生理功能的盛衰,营卫气血的盈亏,均可从寸口部的脉象上反映出来。		
		二是寸口脉气最明显。 寸口部是手太阴肺经"经穴"(经渠)和"腧穴"(太渊)的所在处,为手太阴肺经经气流注和经气渐旺,以至达到最旺盛的特殊反应点,故前人有"脉会太渊"之说,其脉象变化最有代表性。		
		三是可反映宗气的盛衰。 肺脾同属太阴经,脉气相通,手太阴肺经起于中焦,而中焦为脾胃所居之处,脾将通过胃所受纳腐熟的食物之精微上输于肺,肺朝百脉而将营气与呼吸之气布散至全身,脉气变化见于寸口,故寸口脉动与宗气一致。		
		四是便于诊察。 寸口处为桡动脉,该动脉所在桡骨茎突处,其行径较为固定,解剖位置亦较浅表,毗邻组织比较分明,方便易行,便于诊察,脉搏强弱易于分辨,同时诊寸口脉沿用已久,在长期医疗实践中,积累了丰富的经验,所以说寸口部为诊脉的理想部位。		
其他诊脉部位	三部九候诊法	又称为遍诊法,出自《素问·三部九候论》。 遍诊上、中、下三部有关的动脉,以判断病情的一种诊脉。 上为头部,中为手部,下为足部。 上、中、下三部又各分为天、地、人三候,三三合而为九,故称为三部九候诊法。		
	人迎寸口诊法	是对人迎和寸口脉象互相参照,进行分析的一种方法。 寸口主要反映内脏的情况,人迎(颈总动脉)主要反映体表情况,这二处脉象是相应的,来去大小亦相一致。 正常:春夏季人迎脉稍大于寸口脉;秋冬季寸口脉稍大于人迎脉。 异常:人迎脉大于寸口脉一倍、二倍、三倍时,疾病由表入里,并说明表邪盛为主。 人迎脉大于寸口脉四倍者名为"外格",大而数者是危重的证候。反之,寸口脉大于人迎脉一倍、二倍、三倍时,为寒邪在里,或内脏虚,寸口脉四倍于人迎脉者名为"内关",大而数者亦为危重征象。		
	仲景三部诊法	张仲景《伤寒杂病论》中常用寸口、趺阳、太溪三部诊法。 三部诊法是以诊寸口脉候脏腑病变,诊趺阳脉候胃气,诊太溪脉候肾气; 多在寸口无脉搏或者观察危重病人时运用; 两手寸口脉象十分微弱,而趺阳脉尚有一定力量时, 提示患者的胃气尚存,尚有救治的可能; 趺阳脉难以触及时,提示患者的胃气已绝,难以救治。 有以寸口、人迎、趺阳三脉为三部诊法,其中以寸口候十二经,以人迎、趺阳分候胃气。		

附：常用的寸口三部分候脏腑如下：★★★

寸口	寸	关	尺
左	心	肝胆	肾（膀胱、小肠）
右	肺	脾	肾（大肠）

要点三　诊脉方法

<table>
<tr><td colspan="4" align="center">诊脉方法</td></tr>
<tr><td rowspan="3">患者
体位</td><td colspan="3">正坐位或仰卧位</td></tr>
<tr><td colspan="3">平臂：前臂自然向前平展。
平心：与心脏置于同一水平，手腕伸直，手掌向上，手指微微弯曲。</td></tr>
<tr><td colspan="3">脉枕：在腕关节下面垫一松软的脉枕，使寸口部位充分伸展，局部气血畅通，便于诊察脉象。</td></tr>
<tr><td rowspan="13">医生
指法</td><td rowspan="3">选指</td><td>使用手指</td><td>医生左手或右手的食指、中指和无名指三个手指。</td></tr>
<tr><td>指目诊察</td><td>指目是指尖和指腹交界棱起处，手指触觉较灵敏的部位。</td></tr>
<tr><td>三指平齐</td><td>手指略呈弓形，与受诊者体表呈 45°左右为宜。</td></tr>
<tr><td rowspan="2">布指</td><td>中指定关</td><td>医生先以中指按在掌后高骨内侧动脉处，然后食指按在关前（腕侧）定寸，无名指按在关后（肘侧）定尺。</td></tr>
<tr><td>布指疏密</td><td>与患者手臂长短、医生手指粗细相适应；
病人的手臂长或医者手指较细者，布指宜疏，反之宜密。</td></tr>
<tr><td rowspan="8">运指</td><td rowspan="8">运用指力的轻重、挪移及布指变化以体察脉象</td><td></td></tr>
<tr><td>举法：医生用较轻的指力，按在寸口脉搏跳动部位，以体察脉搏部位的方法。亦称"轻取"或"浮取"。</td></tr>
<tr><td>按法：医生用较重的指力，甚至按到筋骨体察脉象的方法。此法又称"重取"或"沉取"。</td></tr>
<tr><td>寻法：寻是指切脉时指力从轻到重，或从重到轻，左右推寻，调节最适当指力的方法。
在寸口三部细细寻找脉动最明显的部位，统称寻法，以捕获最丰富的脉象信息。</td></tr>
<tr><td>循法：循是指切脉时三指沿寸口脉长轴循行，诊察脉之长短，比较寸关尺三部脉象的特点。医生手指用力适中，按至肌肉以体察脉象的方法称为"中取"。</td></tr>
<tr><td>总按：即三指同时用力诊脉的方法。从总体上辨别寸、关、尺三部和左右两手脉象的形态、脉位的浮沉等。总按时一般指力均匀，但亦有三指用力不一致的情况。</td></tr>
<tr><td>单诊：用一个手指诊察一部脉象的方法。主要用于分别了解寸、关、尺各部脉象的形态特征。</td></tr>
<tr><td>注意事项：注意诊察患者的脉位（浮沉、长短）、脉次（至数与均匀度）、脉形（大小、软硬、紧张度等）、脉势（强弱与流利度等）及左右手寸关尺各部表现。
先用总按的方法，从总体上辨别脉象的形态、脉位的浮沉，然后再使用循法和单诊手法等辨别左右手的寸、关、尺各部脉象的形态特征。</td></tr>
</table>

续表

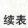

平息	概念	医生在诊脉时注意调匀呼吸,即所谓"平息"。
	意义	一方面医生保持呼吸调匀,清心宁神,以自己的呼吸计算病人的脉搏至数;另一方面平息有利于医生思想集中,可以仔细地辨别脉象。
切脉	时间	一般每次诊脉每手应不少于1分钟,两手以3分钟左右为宜。
	注意事项	注意每次诊脉的时间至少应在五十动,一则有利于仔细辨别脉象变化;二则切脉时初按和久按的指感有可能不同,对临床辨证有一定意义,所以切脉的时间要适当长些。

要点四　脉象要素

脉象要素			
四要素	脉位	脉搏跳动显现的部位和长度	正常脉搏的脉位:不浮不沉,中取可得,寸、关、尺三部有脉。
			异常脉搏的脉位: (1)脉位表浅者为浮脉。 (2)脉位深沉者为沉脉。 (3)脉搏超越寸、关、尺三部者为长脉。 (4)脉动不及寸、尺者为短脉。
	脉数	脉搏跳动的至数和节律	正常成人脉搏的频率:72~90次/分,且节律均匀,没有歇止。
			异常成人脉搏的频率: (1)一息五至以上为数脉。 (2)一息不满四至为迟脉。 (3)出现歇止者,有促、结、代等脉的不同。 (4)脉律快慢不匀者,为三五不调。
	脉形	脉搏跳动的宽度等形态	脉形主要与脉管的充盈度、脉搏搏动的幅度等因素有关。 (1)如脉管较充盈,搏动幅度较大者为洪脉。 (2)脉管充盈度较小,搏动幅度较小者为细脉。 (3)脉管弹性差、欠柔和者为弦脉。 (4)脉体柔软无力者为濡脉、缓脉等
	脉势	脉搏应指的强弱、流畅等趋势	正常脉象,应指和缓,力度适中。 (1)应指有力为实脉。 (2)应指无力为虚脉。 (3)通畅状态较好,脉来流利圆滑者为滑脉。 (4)通畅状态较差,脉来艰涩不畅者为涩脉。
八要素	脉位	脉动显现部位的浅深	脉位表浅为浮脉;脉位深沉为沉脉。
	脉率	又称至数,脉搏的频率	正常:一息脉来四五至为平脉。 异常:一息六至为数脉,一息三至为迟脉。
	脉长	脉动应指的轴向范围长短	脉动范围超越寸、关、尺三部称为长脉。 应指不及三部,但见关部或寸部者均称为短脉。
	脉势	脉搏的强弱	脉搏应指有力为实脉,应指无力为虚脉。
	脉宽	脉动应指的径向范围大小,手指感觉到脉道的粗细	脉道宽大的为大脉,狭小的为细脉。

八要素	流利度	脉搏来势的流利通畅程度	脉来流利圆滑者为滑脉;来势艰难,不流利者为涩脉。
	紧张度	脉管的紧急或弛缓程度	脉管绷紧为弦脉,弛缓为缓脉。
	均匀度	脉动节律是否均匀	脉律不均匀,脉搏搏动无规律,可见于散脉、微脉等,出现歇止者,有促、结、代等脉的不同。
		脉搏力度、大小是否一致	一致为均匀,不一致为参差不齐。

细目二　正常脉象★★★★

要点一　正常脉象的表现

要点二　正常脉象的特点(胃、神、根)

正常脉象		具体内容
表现★		寸、关、尺三部有脉。
		一息四五至,相当于72～90次/分。
		不浮不沉,不大不小,从容和缓,节律一致。
		尺部沉取有一定力量。
		随生理活动、气候、季节和环境不同而有相应变化。
特点★	胃	也称胃气,主要反映脾胃运化功能的盛衰和营养状况的优劣。
		有胃气的特点是徐和、从容、软滑的感觉。
	神	脉搏有力是有神的标志。
		脉之有神是指有力柔和、节律整齐。
	根	脉之有根关系到肾。
		脉之有根主要表现在尺脉有力、沉取不绝两个方面。

细目三　常见脉象的特征与临床意义★★★★

要点　常见脉象的脉象特征及鉴别

　　浮脉、沉脉、迟脉、数脉、虚脉、实脉、洪脉、细脉、滑脉、涩脉、弦脉、紧脉、缓脉、濡脉、弱脉、微脉、结脉、促脉、代脉、散脉、芤脉、革脉、伏脉、牢脉、疾脉、长脉、短脉、动脉。

　　(一)常见脉象的脉象特征及主病

脉纲	脉名	脉象特征★	主病★
浮脉类	浮脉	轻取即得,重取稍弱而不空	表证,亦主虚证
	洪脉	指下极大如波涛汹涌,来盛去衰	热邪亢盛
	濡脉	浮而细软	主虚,又主湿
	散脉	浮散无根至数不齐	元气离散,脏腑之气将绝
	芤脉	浮大中空,如按葱管	失血伤阴
	革脉	弦急中空,如按鼓皮	精血虚寒,失精亡血,半产,漏下
沉脉类	沉脉	轻取不应,重按始得	里证(有力为实,无力为虚)
	伏脉	重按推筋著骨始得	邪闭,厥证,痛极
	牢脉	沉按实大弦长	阴寒内实,疝气,癥瘕
	弱脉	柔细而沉	气血不足

续表

脉纲	脉名	脉象特征★	主病★
迟脉类	迟脉	脉来迟慢,一息不足四至(<60次/分)	寒证(有力为寒积,无力为虚寒),亦见邪热、结聚之证
	缓脉	一息四至,脉来急缓	湿证、脾虚
	涩脉	往来艰涩,如轻刀刮竹	气滞血瘀,精伤血少,夹食夹痰
	结脉	脉来缓慢,时见一止,止无定数	阴盛气结,寒痰血瘀
数脉类	数脉	一息五至以上(>90次/分)	热证(有力为实热,无力为虚热),亦主虚证
	促脉	脉来急数,时见一止,止无定数	阳盛实热,气滞血瘀,痰饮,食停聚,肿痛
	疾脉	一息七至以上,脉来急疾	阳极阴竭,元气将脱
	动脉	脉短而豆,滑数有力	疼痛,惊恐
虚脉类	虚脉	举之无力,按之空虚	虚证,多为气血两虚,亦见于脏腑诸虚
	微脉	极细极软,似有似无,至数不明	阴阳气血诸虚,阳虚危候
	细脉	脉细如线,但应指明显	气血两虚,诸虚劳损,主湿
	代脉	脉来一止,止有定数,良久方来	脏气衰微,跌扑损伤,风证,痛证,妇女妊娠亦可见
	短脉	首尾俱短,不及本位	有力为气郁,无力为气损,痰滞、食积亦可见
实脉类	实脉	举按均有力	实证
	滑脉	往来流利,应指圆滑,如盘走珠	痰饮,食滞,实热
	紧脉	紧张有力,如转绳索	实寒症,疼痛,宿食
	长脉	首尾端直,超过本位	阳气有余,热证
	弦脉	端直以长,如按琴弦	肝胆病,痛证,痰饮,疟疾,虚劳内伤、中气不足亦可见

附：＊【危候】

1. 久病、气虚,或虚劳、失血、久泄等病证——洪脉；

2. 正气耗散,脏腑之气将绝——散脉(举之浮散不聚,稍用力按之则无)；

3. 新病邪实——脉弱；

4. 两手脉潜伏,同时太溪、跌阳脉都不见；

5. 虚脱(真元衰惫、心气衰败)——脉促而细小无力；

6. 失血、阴虚——牢脉；

7. 阳亢无制,真阴垂危——脉疾,而按之益坚；

8. 元阳将脱,虚阳外越——脉疾,而虚弱无力；

9. 劳瘵病——疾脉；

10. 阳虚危候——微脉。

＊【归纳】

主虚证：浮、濡、芤、革、弱、缓、涩、疾、虚、微、代、细、短、散、数；　(97真题)

主实证：实脉类,洪、伏、牢(94、97真题)、涩、促、数；

主湿证：濡、缓、细；

主痰饮：涩、结、促、滑、弦、短；

主宿食：涩、促、短、紧、滑；

主痛证：动、紧、弦、伏。

(二) 常见脉象的脉象鉴别

1. 比类法鉴别

(1)归类或称分纲,即将28种脉象进行归类、分纲,就能提纲挈领,执简驭繁。例如：

浮脉类有浮、洪、濡、散、芤、革；

沉脉类有沉、伏、弱、牢；

迟脉类有迟、缓、涩、结；

数脉类有数、疾、促、动；

虚脉类有虚、细、微、代、短；

实脉类有实、滑、弦、紧、长、大。

（2）辨异　在了解同类脉象相似特征的基础上，再将不同之处进行比较而予以区别，这就是脉象的辨异。

脉象辨异		
相似脉部位比较（脉位）	脉名	特征
表浅	浮	举之有余，重按稍减而不空，脉形不大不小。
	芤脉	浮大中空，有边无中。
	濡脉	浮细无力而软。
	革脉	浮取弦大搏指，外急中空，如按鼓皮。
	散脉	浮而无根，至数不齐，脉力不匀。
在皮下深层	沉脉	轻取不应，重按始得。
	伏脉	脉位比沉脉更深更沉，须推筋着骨始得，甚则暂时伏而不见。
	牢脉	沉取实大弦长，坚牢不移。
	弱脉	沉而细软无力。
相似脉至数比较（至数）	脉名	特征
脉率快于正常脉象	数脉	一息五至以上，不足七至。
	疾脉	一息七八至（91～120 次/分）。
	促脉	脉率每息在五至以上，且有不规则的歇止。
脉率慢于正常脉象	迟脉	一息不足四至。
	缓脉	一息四至，脉来怠缓无力。
	结脉	脉率不及四至，且有不规则的歇止。
相似脉节律不整比较	脉名	节律
节律不整 有间歇的脉象★	促脉	数而时止，止无定数。
	结脉	缓而时止，止无定数。
	代脉	脉来一止，止有定数，良久方还。
节律不整 无间歇的脉象	涩脉	脉律不齐，三五不调，往来艰涩，形态不匀。
	散脉	脉律不齐，浮散无根。
	微脉	根细极软，似有似无。
相似脉脉宽比较（宽细）	脉名	特征
具有细的特征的脉象	细脉	脉细如线，应指显然。
	濡脉	浮细无力而软。
	弱脉	沉细无力而软。
	微脉	脉极细极软，似有若无。
具有宽的特征的脉象	洪脉	脉体宽大，充实有力，来盛去衰。
	实脉	三部脉充实有力，其势来去皆盛。

相似脉脉长比较(长短)	脉名	特征
具有长的特征的脉象	长脉	脉动应指超逾三部。
	弦脉	端直以长,如按琴弦。
	牢脉	长而沉实弦。
具有短的特征的脉象	短脉	脉动应指不及三部,且常兼迟涩。
	动脉	短而滑数。

相似脉脉紧张度比较	脉名	特征
脉体较硬	弦脉	脉长而坚硬,如按琴弦。
	紧脉	紧张有力,如按绳索,在脉势绷急和脉形宽大两方面超过弦脉。
	革脉	浮大搏指,弦急中空,如按鼓皮。
脉体柔软	濡脉	脉浮细而软。
	弱脉	沉而软小无力。
	缓脉	脉来怠缓无力,弛纵不鼓。

相似脉脉流利度比较	脉名	特征
脉来流利	数脉	频率快,一息五至以上,而不满七至。
	滑脉	往来流利圆滑,如珠走盘。
	动脉	短而滑数,厥厥动摇。
脉来艰涩	涩脉	形细而行迟,往来艰涩不畅,脉势不匀,如轻刀刮竹。

2. 对举法鉴别

对举法就是把两种相反的脉象对比而加以鉴别的方法。

如分别进行：浮与沉、迟与数、虚与实、滑与涩、洪与细、长与短、弦与紧、紧与缓、散与牢的鉴别比较。

细目四　相兼脉与真脏脉

要点一　相兼脉的概念与主病

相兼脉是两种或两种以上的单因素脉相兼出现,复合构成的脉象。

相兼脉	主病
浮紧脉	多见于外感寒邪之表寒证,或风寒痹病疼痛。
浮缓脉	多见于风邪伤卫,营卫不和的太阳中风证。
浮数脉	多见于风热袭表的表热证。
浮滑脉	多见于表证夹痰,常见于素体多痰湿而又感受外邪者
沉迟脉	多见于里寒证。
沉弦脉	多见于肝郁气滞,或水饮内停。
沉涩脉	多见于血瘀,尤常见于阳虚而寒凝血瘀者。
沉缓脉	多见于脾虚,水湿停留。
沉细数脉	多见于阴虚内热或血虚。
弦紧脉	多见于寒证、痛证,常见于寒滞肝脉,或肝郁气滞等所致疼痛等。

续表

相兼脉	主病
弦数脉	多见于肝郁化火或肝胆湿热、肝阳上亢。
弦滑数脉	多见于肝火夹痰、肝胆湿热或肝阳上扰、痰火内蕴等病证。
弦细脉	多见于肝肾阴虚或血虚肝郁、或肝郁脾虚等证。
滑数脉	多见于痰热(火)、湿热或食积内热。
洪数脉	多见于阳明经证、气分热盛、外感热病。

要点二　真脏脉的概念与临床意义

(一)真脏脉的概念

真脏脉又称"败脉""绝脉""死脉""怪脉",是在疾病危重期出现的无胃、无神、无根的脉象,表示病邪深重,元气衰竭,胃气已败。

(二)真脏脉的临床意义

真脏脉	主要特征	临床意义
无胃之脉	无冲和之意,应指坚搏	提示邪盛正衰,胃气不能相从,心、肝、肾等脏气独现,是病情重危的征兆之一。 (1)如脉来弦急,如循刀刃,称偃刀脉。 (2)脉动短小而坚搏,如循薏苡子,为转豆脉;或急促而坚硬如弹石,称弹石脉。
无神之脉	脉律无序,脉形散乱	主要由脾(胃)、肾阳气衰败所致,提示神气涣散,生命即将告终。 (1)如脉在筋肉间连连数急,三五不调,止而复作,如雀啄食状,称雀啄脉。 (2)如屋漏残滴,良久一滴者,称屋漏脉。 (3)脉来乍疏乍密,如解乱绳状,称解索脉。
无根之脉	虚大无根或微弱不应指	为三阴寒极,亡阳于外,虚阳浮越的征象。 (1)若浮数之极,至数不清,如釜中沸水,浮泛无根,称釜沸脉,为三阳热极,阴液枯竭之候。 (2)脉在皮肤,头定而尾摇,似有似无,如鱼在水中游动,称鱼翔脉。 (3)脉在皮肤,如虾游水,时而跃然而去,须臾又来,伴有急促躁动之象,称虾游脉。

(三)七怪脉形态及临床意义

怪脉:元·危亦林《世医得效方》"十怪脉",去偃刀、转豆、麻促——"七绝脉"。

名称		特征	临床意义
釜沸脉	脉在皮肤	浮数之极,至数不清,如釜中沸水,浮泛无根。	三阳热极,阴液枯竭,主脉绝,临死前脉象
鱼翔脉		脉在皮肤,头定而尾摇,似有似无,如鱼在水中游动。	三阴寒极,阳亡于外
虾游脉		如虾游水,时而跃然而去,须臾又来,其急促躁动之象仍如前。	孤阳无依,躁动不安之候,主大肠气绝
屋漏脉	脉在筋肉间	如屋漏残滴,良久一滴,即脉搏极迟缓,溅起无力。	胃气营卫将绝
雀啄脉		连连数急,三五不调,止而复作,如雀啄食之状。	脾无谷气已绝于内
解索脉		乍疏乍密,如解乱绳状,时快时慢,散乱无序。	肾与命门之气皆亡
弹石脉	脉在筋肉下	如指弹石,辟辟凑指,毫无柔和软缓之象。	肾气竭绝

细目五　诊小儿脉

要点一　小儿正常脉象的特点

小儿脏腑娇嫩、形气未充,且又生机旺盛、发育迅速,故正常小儿的平和脉象,较成人脉软而速,年龄越小,脉搏越快。

按成人正常呼吸定息:

2～3岁小儿,脉动6至为常脉,约每分钟脉跳100～120次;

5～10岁小儿,脉动6至为常脉,约每分钟脉跳100次左右,4～5至为迟脉。

要点二　常见小儿病脉的临床意义

小儿疾病一般都比较单纯,故其病脉也不似成人那么复杂。主要以脉的浮、沉、迟、数辨病证的表、里、寒、热;以脉的有力、无力定病证的虚、实。

浮脉:浮脉多见于表证。浮而有力为表实,浮而无力为表虚。

沉脉:沉脉多见于里证。沉而有力为里实,沉而无力为里虚。

迟脉:迟脉多见于寒证。迟而有力为实寒,迟而无力为虚寒。

数脉:数脉多见于热证。数而有力为实热,数而无力为虚热。

浮数为表热,沉数为里热。

历年真题精选

【A1型题】

1. 按寸口脉分候脏腑,左关脉可候

A. 心与膻中　　　B. 肾与小腹　　　C. 脾与胃　　　D. 肝、胆与膈　　　E. 肺与胸中

答案:D; 考点:寸口脉与脏腑的关系

解析:寸关尺分候脏腑,历代医家说法不一,目前多以下述为准:左寸可候:心与膻中;右寸可候:肺与胸中;左关可候:肝胆与膈;右关可候:脾与胃;左尺可候:肾与小腹;右尺可候:肾与小腹。故选择D。

2. 下列除哪项外,均有脉率快的特点?

A. 数　　　B. 促　　　C. 滑　　　D. 疾　　　E. 动

答案:C; 考点:数脉类脉象特征

解析:数脉类包括数、促、疾、动脉,A一息脉来五至以上。B脉来急数,时而一止,止无定数来提到脉率快。D脉来急疾,一息七八至。E脉形如豆,厥厥动摇,滑数有力。C脉往来流利,应指圆滑,如珠滚玉盘之状。故选择C。

3. 下列除哪项外,指下均有脉气紧张之感觉?

A. 弦　　　B. 紧　　　C. 长　　　D. 革　　　E. 牢

答案:C; 考点:脉象特征

解析:A指端直以长,如按琴弦,弦是脉气紧张的表现。B指脉来绷急,状若牵绳转索。C指首尾端长,超过本位。D指浮而搏指,中空外坚,如按鼓皮。E指沉按实大弦长,坚牢不移。故选择C。

4. 邪盛病进时,常见的脉象是

A. 实　　　B. 大　　　C. 紧　　　D. 滑　　　E. 长

答案:B; 考点:大脉临床意义

解析:A指三部脉举按均有力,主实证。B指脉体宽大,但无脉来汹涌之势。大脉的出现提示病情加重。C指脉来绷急,状若牵绳转索。寒邪侵袭人体,与正气相搏,以致脉道紧张而拘急,故见紧脉。D指往来流利,如珠走盘,应指圆滑,主痰饮、食积、实热,邪气壅盛于内,正气不衰,气实血涌,故脉往来甚为流利,应指圆滑。E指首尾端长,超过本位,主肝阳有余,火热邪毒等有余之症。故选择B。

5. 下列脉象除哪项外,均主实证?

A. 弦　　　　　　B. 濡　　　　　　C. 滑　　　　　　D. 紧　　　　　　E. 长

答案：B；考点：脉象主症

解析：A指端直以长,如按琴弦(弦是脉气紧张的表现),主肝胆病、痰饮、痛证、疟疾。B指浮而细软,如帛在水中,主虚证、湿证。C指往来流利,如珠走盘,应指圆滑,主痰饮、食积、实热。D指脉来绷急,状若牵绳转索。寒邪侵袭人体,与正气相搏,以致脉道紧张而拘急,故见紧脉。E指首尾端长,超过本位,主肝阳有余,火热邪毒等有余之症。故选择 B。

6. 在脉象上濡脉与弱脉的主要区别是

A. 节律　　　　　B. 至数　　　　　C. 脉力　　　　　D. 脉位　　　　　E. 流利度

答案：D；考点：相类脉鉴别

解析：濡脉指浮而细软,如帛在水中,主虚证、湿证。弱脉极软而沉细,主气血阴阳俱虚证。濡脉浮细而无力,弱脉沉细而无力,因此二者脉位相反。故选择 D。

7. 下列哪种脉象主虚证?

A. 滑　　　　　　B. 结　　　　　　C. 促　　　　　　D. 动　　　　　　E. 疾

答案：E；考点：常见脉象主症

解析：A指往来流利,如珠走盘,应指圆滑,主痰饮、食积、实热。B指脉来缓,时而一止,止无定数,主阴盛气结、寒痰血瘀、癥瘕积聚。C指脉来数,时而一止,止无定数,主阳热亢盛、气血痰食郁滞。D指脉形如豆,厥厥动摇,滑数有力,主痛证、惊证。E指脉来急疾,一息七八至,主阳极阴竭,元阳将脱。故选择 E。

8. 下列哪项不属于滑脉所主病证?

A. 痰饮　　　　　B. 食滞　　　　　C. 实热　　　　　D. 疟疾　　　　　E. 恶阻

答案：D；考点：滑脉主症

解析：滑脉指往来流利,如珠走盘,应指圆滑,主痰饮、食积、实热。妇女妊娠见滑脉,是气血充盛而调和的表现。故选择 D。

9. 寒邪中阻,宿食不化,腹痛拒按,舌苔白厚,脉象可见

A. 滑数　　　　　B. 弦紧　　　　　C. 结代　　　　　D. 细涩　　　　　E. 迟缓

答案：B；考点：弦、紧脉临床意义

解析：题干论述为塞邪中阻、食滞内停。弦紧脉主寒证、痛证、宿食内停。故选 B。

10. 下列各项,不属于弦脉所主的病证是

A. 肝郁　　　　　B. 胃热　　　　　C. 诸痛　　　　　D. 痰饮　　　　　E. 疟疾

答案：B；考点：弦脉临床意义

解析：弦脉主肝胆病、痰饮、痛证、疟疾。故选择 B。

11. 下列除哪项外,均是气血不足证的常见脉象?

A. 虚　　　　　　B. 细　　　　　　C. 弱　　　　　　D. 微　　　　　　E. 结

答案：E；考点：常见脉象的临床意义

解析：A主虚证。B主气血两虚,诸虚劳损,湿证。C主气血不足、阳虚。D主气血大虚,阳气衰微。E主阴盛气结,寒痰血瘀,癥瘕积聚。故选择 E。

【B型题】

(12～13题共用选项)

A. 脉位的浮沉　　　　　　　　B. 脉力的大小　　　　　　　　C. 脉形的长短

D. 脉率的快慢　　　　　　　　E. 脉律的齐否

12. 濡脉与弱脉的主要不同点,在于

答案：A

13. 结脉与促脉的主要不同点,在于

答案：D；考点：相类脉鉴别

解析：濡脉指浮而细软,如帛在水中。弱脉极软而沉细。濡脉浮细而无力,弱脉沉细而无力,因此二者脉

位相反。结脉与促脉都属于节律失常而有歇止的脉象,但结脉是迟而歇止,促脉是数而歇止,二者脉率快慢不同。故第 12 题选择 A,第 13 题选择 D。

(14～15 题共用选项)

　　A. 结脉　　　　B. 促脉　　　　C. 代脉　　　　D. 微脉　　　　E. 弱脉

14. 脉来缓而时止,止无定数者,称为

答案:A

15. 脉沉细而软者,称为

答案:E; 考点:常见脉象特征

解析:A 指脉来缓,时而一止,止无定数。B 指脉来数,时而一止,止无定数。C 指脉来时见一止,止有定数,良久方来。D 指极细极软,按之欲绝,似有若无。E 指极软弱而沉细。故第 14 题选择 A,第 15 题选择 E。

(16～17 题共用选项)

　　A. 滑　　　　B. 促　　　　C. 弦　　　　D. 涩　　　　E. 数

16. 胸痹心痛患者,脉象多见

答案:C

17. 心烦不寐患者,脉象多见

答案:E; 考点:常见脉象妁临床意义

解析:A 主痰饮、食积、实热。B 主阳热亢盛,气血痰食郁滞。C 主肝胆病、痰饮、痛证、疟疾。D 主精血亏少、气滞血瘀、夹痰、夹食。E 主热证,有力为实热,无力为虚热。胸痹心痛属痛证,心烦不寐多属虚热内扰。故第 16 题选择 C,第 17 题选择 E。

第七单元　按　诊

【考点透视】

1. 熟悉按诊的方法,以及按肌肤、按腹部的要点。

2. 注意水饮、水臌、气胀、积、聚的腹部按诊特点。

按诊是医生用手直接触摸或按压病人某些部位,以了解局部冷热、润燥、软硬、压痛、肿块或其他异常变化,从而推断疾病部位、性质和病情轻重等情况的一种诊断方法。

要点一　按诊的方法与注意事项

四法	概念			临床意义
触	医生将自然并拢的第二、三、四、五手指掌面或全手掌轻轻接触或轻柔地进行滑动触摸病人局部皮肤。			了解肌肤的凉热、润燥等情况,用于分辨病属外感还是内伤,是否汗出,及阳气津血的盈亏。
摸	医生用指掌稍用力寻抚局部,如胸腹、腧穴、肿胀部位等。			探明局部的感觉情况,如有无疼痛和肿物,肿胀部位的范围及肿胀程度等,以辨别病位及病性的虚实。
按	医生以重手按压或推寻局部,如胸腹部或某一肿胀或肿瘤部位,了解深部有无压痛或肿块,肿块的形态、大小、质地的软硬、光滑度、活动程度等。			辨脏腑虚实和邪气痼结情况。
叩	医生用手叩击病人身体某部,使之震动产生叩击音、波动感或震动感。	直接叩击法		确定病变的性质和程度的一种检查方法。
		间接叩击法	拳掌叩击法	
			指指叩击法	

备注:直接叩击法　医生用中指指尖或并拢的二、三、四、五指的掌面轻轻地直接叩击或拍打按诊部位,通过听音响和叩击手指的感觉来判断病变部位的情况。

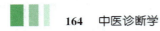

续表

间接叩击法	**拳掌**：医生用左手掌平贴在病人的诊察部位,右手握成空拳叩击左手背,边叩边询问患者叩击部位的感觉,有无局部疼痛,医生根据病人感觉以及左手震动感,以推测病变部位、性质和程度。 临床常用以诊察腹部和腰部疾病。
	指指：医生用左手中指第二指节紧贴病体需诊察的部位, 　　　　其他手指稍微抬起,勿与体表接触, 　　　　右手指自然弯曲,第二、四、五指微翘起, 　　　　以中指指端叩击左手中指第二指节前端, 　　　　叩击方向应与叩击部位垂直, 　　　　叩时应用腕关节与掌指关节活动之力,指力要均匀适中, 　　　　叩击动作要灵活、短促、富有弹性, 　　　　叩击后右手中指应立即抬起,以免影响音响。 此法病人可采取坐位或仰卧位,常用于对胸背腹及肋间的诊察,如两肋叩击音实而浊,多为悬饮之表现。

按诊注意事项
(1) 体位与手法的选择按诊的体位及触、摸、按、叩四种手法的选择应具有针对性。
(2) 医生举止要稳重大方,态度要严肃认真,手法要轻巧柔和;避免突然暴力或冷手按诊引起病人精神和肌肉紧张,以致不配合,影响准确性。
(3) 争取病人的主动配合,使病人能准确地反映病位的感觉。
(4) 要边检查边注意观察病人的反应及表情变化,注意对侧部位以及健康部位与疾病部位的比较,以了解病痛所在的准确部位及程度。

要点二　按肌肤手足的内容及其临床意义

按肌肤手足		临床意义	具体表现
按肌肤	诊寒热	了解人体阴阳的盛衰、表里虚实和邪气的性质	(1) 肌肤寒冷、体温偏低者为阳气衰少。 (2) 肌肤冷而大汗淋漓、面色苍白、脉微欲绝者为亡阳之征象。 (3) 肌肤灼热,体温升高者为阳气盛,多为实热证。 (4) 若汗出如油,四肢肌肤尚温而脉躁疾无力者,为亡阴之征象。 (5) 身灼热而肢厥为阳热内盛,格阴于外所致,属真热假寒证。 (6) 外感病汗出热退身凉,为表邪已解。 (7) 皮肤无汗而灼热者,为热甚。 (8) 身热初按热甚,久按热反转,轻者为热在表;久按其热反,甚者为热在里。 (9) 肌肤初扪之不觉很热,但扪之久即感灼手者,称身热不扬。常兼头身困重,脘痞、苔腻等症,主湿热蕴结证。 (10) 局部病变通过按肌肤之寒热可辨证之阴阳。 　　　皮肤不热,红肿不明显者,多为阴证; 　　　皮肤灼热而红肿疼痛者,多为阳证。
	诊润燥滑涩	了解汗出与否及气血津液的盈亏情况	(1) 皮肤干燥者,尚未出汗;干瘪者,为津液不足。湿润者,身已出汗;肌肤滑润者,为气血充盛。 (2) 肌肤枯涩者,为气血不足。 (3) 新病皮肤多滑润而有光泽,为气血未伤之表现。 (4) 久病肌肤枯涩者,为气血两伤;肌肤甲错者,多为血虚失荣或瘀血所致。

按肌肤手足		临床意义	具体表现
按肌肤	诊疼痛	分辨疾病的虚实	(1) 肌肤濡软,按之痛减者,为虚证。 (2) 硬痛拒按者,为实证。 (3) 轻按即痛者,病在表浅。 (4) 重按方痛者,病在深部。
	诊肿胀		(1) 按之凹陷,举手不能即起者,为水肿。 (2) 按之凹陷,举手即起者,为气肿。
	诊疮疡	判断证之阴阳寒热	(1) 肿硬不热者,属寒证。 (2) 肿处灼手而压痛者,属热证。 (3) 根盘平塌漫肿者,属虚证。 (4) 根盘收束而隆起者,属实证。 (5) 患处坚硬多无脓;边硬顶软者已成脓。
诊尺肤		判断疾病的性质	(1) 尺肤热甚,其脉象洪滑数盛者多为热证。 (2) 尺肤凉,而脉象细小者,多为泄泻、少气。 (3) 按尺肤迟而不起者,多为风水。 (4) 尺肤粗糙如枯鱼之鳞者,多为精血不足,或瘀血内阻,或脾阳虚衰、水饮不化之痰饮病。
按手足		判断阳气存亡,推测疾病预后	(1) 阳虚之证,四肢犹温,为阳气尚存;若四肢厥冷,多病情深重。 (2) 手足俱冷者,为阳虚寒盛,属寒证。 (3) 手足俱热者,多为阳盛热炽,属热证。 (4) 热证见手足热者,属顺候; 　　热证反见手足逆冷者,属逆候。 (5) 手足心与手足背比较:手足背热甚者,多为外感发热,手足心热甚者,多为内伤发热。 (6) 手心热与额上热比较:额上热甚于手心热者为表热;手心热甚于额上热者为里热。

要点三　按腹部辨疼痛、痞满、积聚的要点

按腹部要点		临床常见表现
辨疼痛	腹痛	(1) 腹痛喜按,按之痛减,腹壁柔软者,多为虚证,常见的有脾胃气虚等。 (2) 腹痛拒按,按之痛甚,并伴有腹部硬满者,多为实证,如饮食积滞、胃肠积热之阳明腑实、瘀血肿块等。 (3) 局部肿胀拒按者,多为内痈。 (4) 按之疼痛,固定不移,多为内有瘀血。 (5) 按之胀痛,病处按此联彼者,为病在气分,多为气滞气闭。
	腹部压痛	(1) 右季肋部压痛,见于肝、胆、右肾和降结肠的病变。 (2) 上腹部压痛,见于肝、胆、胃脘、胰和横结肠病变。 (3) 左季肋部压痛,见于脾、左肾、降结肠等病变。 (4) 脐部压痛,见于小肠、横结肠、输尿管病变。 (5) 下腹部压痛,常见于膀胱疾病、肠痈或女性生殖器官病变。 (6) 左少腹作痛,按之累累有硬块者,多为肠中有宿粪。 (7) 右少腹作痛而拒按,或出现"反跳痛"(按之局部有压痛,若突然移去手指,腹部疼痛加剧),或按之有包块应手者,常见于肠痈等病。

续表

按腹部要点		临床常见表现
辨痞满	脘腹痞满	是自觉心下或胃脘部痞塞不适和胀满的一种症状。 （1）心下部按之较硬而疼痛者，多属实证，多因邪实积聚胃脘部。 （2）按之濡软而无疼痛者，则属于虚证，多因胃腑虚弱所致。
	脘腹胀满	（1）凡腹部按之手下饱满充实而有弹性、有压痛者，多为实满。 （2）若腹部虽膨满，但按之手下虚软而缺乏弹性、无压痛者，多为虚满。 （3）腹部高度胀大，如鼓之状者，称为鼓胀。 （4）鼓胀中气鼓和水鼓的鉴别，可以通过以下方法： 　两手分置于腹部两侧对称位置， 　一手轻轻叩拍腹壁，另一手若有波动感，按之如囊裹水者为水鼓； 　一手轻轻叩拍腹壁，另一手无波动感，以手叩击如击鼓之膨膨然者为气鼓。 （5）肥胖之人腹如鼓，按之柔软，无脐突、无病证表现，不属病态。
辨积聚	癥瘕积聚的鉴别	（1）凡肿块推之不移，肿块痛有定处者，为癥积，病属血分。 （2）肿块推之可移，或痛无定处，聚散不定者，为瘕聚，病属气分。 （3）肿块大者为病深，形状不规则，表面不光滑者为病重。 （4）坚硬如石者为恶候。 （5）腹中结块，按之起伏聚散，往来不定，或按之形如条索状，久按转移不定，或按之手下如蚯蚓蠕动者，多为虫积。 （6）小腹部触及肿物，若触之有弹性，不能被推移，呈横置的椭圆形或球形，按压时有压痛，有尿意，排空尿后肿物消失者，多因积尿所致。 （7）排空尿后小腹肿物不消，若系妇女停经后者，多为怀孕而胀大的胞宫；否则可能是石瘕等胞宫或膀胱的肿瘤。
	妇女妊娠	妊娠3个月后，一般可以在其小腹部触及胀大的胞宫； 妊娠5~6个月时，胞宫底约与脐平； 妊娠7个月时，胞宫底在脐上3横指；妊娠9个月至足月时，胞宫底在剑突下二横指。 （1）妊娠后腹形明显大于正常，皮肤光亮，按之胀满者，多为胎水肿满。 （2）腹形明显小于正常，而胎儿尚存活者，多为胎萎不张。

要点四　按胸部虚里的内容及其临床意义

按虚里★	
部位	即心尖搏动处，位于左乳下第四、五肋间，乳头下稍内侧，当心脏收缩时，心尖向胸壁冲击而引起的局部胸壁的向外搏动，可用手指指尖触到。
正常表现	虚里按之应手，动而不紧，缓而不息，动气聚而不散，节律清晰一致，一息4~5至，是心气充盛，宗气积于胸中的正常征象。
病理表现与临床意义	（1）虚里按之其动微弱者为不及，宗气内虚之征，或为饮停心包之支饮。 （2）搏动迟弱，或久病体虚而动数者，多为心阳不足。 （3）按之弹手，洪大而搏，或绝而不应者，是心肺气绝，属于危候。 （4）孕妇胎前产后，虚里动高者为恶候。 （5）虚损劳瘵之病，虚里日渐动高者为病进。 （6）虚里搏动数急而时有一止，为宗气不守。 （7）胸高而喘，虚里搏动散漫而数者，为心肺气绝之兆。 （8）虚里动高，聚而不散者，为热甚，多见于外感热邪、小儿食滞或痘疹将发之时。 （9）因惊恐、大怒或剧烈运动后，虚里动高，片刻之后即能平复如常不属病态；肥胖之人因胸壁较厚，虚里搏动不明显，亦属生理现象。

要点五　按腧穴的内容及其临床意义

1. 按腧穴的概念：是按压身体的某些特定穴位，通过穴位的变化和反应来判断内脏某些疾病的方法。

2. 腧穴的概：是脏腑经络之气转输之处，是内脏病变反映于体表的反应点。

3. 按腧穴的方法：

(1) 根据按诊需要，取坐位或卧（仰卧、俯卧、侧卧）位；

(2) 医生用单手或双手的食指或拇指按压腧穴，若有结节或条索状物时；

(3) 手指应在穴位处滑动按寻，进一步了解指下物的形态、大小、软硬程度、活动情况等。

4. 按腧穴注意事项：发现穴位上是否有结节或条索状物，有无压痛或其他敏感反应，然后结合望、闻、问诊所得资料综合分析判断疾病。

按腧穴	
正常表现	正常腧穴按压时有酸胀感、无压痛、无结节或条索状物、无异常感觉和反应。
病理表现	有明显压痛，或有结节，或有条索状物，其他敏感反应等。
诊断脏腑病变的常用腧穴	(1) 肺病：中府、肺俞、太渊。 (2) 心病：巨阙、膻中、大陵。 (3) 肝病：期门、肝俞、太冲。 (4) 脾病：章门、太白、脾俞。 (5) 肾病：气海、太溪。 (6) 大肠病：天枢、大肠俞。 (7) 小肠病：关元。 (8) 胆病：日月、胆俞。 (9) 胃病：胃俞、足三里。 (10) 膀胱病：中极。

历年真题精选

【A1 型题】

1. 腹胀满，无压痛，叩之作空声，可见于

A. 水臌　　　　　B. 气胀　　　　　C. 痰饮　　　　　D. 积聚　　　　　E. 内痈

答案：B；　考点：按腹部辨积聚的要点

解析：A 为腹部高度胀大，如鼓之状者，以手分置腹之两侧，一手轻拍，另一手可触到波动感。同时，按之如囊裹水，且腹壁有凹痕者，为水臌。B 为腹部胀满，按之有充实感觉，有压痛，叩之声音重浊的，为实满；腹部膨满，但按之不实，无压痛，叩之作空声的，为气胀，多属虚满。C 痰饮多由外感六淫，或饮食所伤及七情内伤等，使肺、脾、肾及三焦等脏腑气化功能失常，津液代谢障碍，以致水液停滞而成。D 是指腹内的结块，或胀或痛的一种病证。E 为右小腹作痛，按之疼痛。故选择 B。

2. 腹内结块，痛有定处，按之有形而不移，其证为

A. 鼓胀　　　　　B. 痞满　　　　　C. 积聚　　　　　D. 水臌　　　　　E. 结胸

答案：C；　考点：按腹部辨积聚的要点

解析：A 为腹部高度胀大，如鼓之状者。B 是自觉心下或胃脘部痞塞不适和胀满的一种症状。C 指腹内的结块，或胀或痛的一种病证。但积和聚不同，痛有定处，按之有形而不移的为积，病属血分；痛无定处，按之无形聚散不定的为聚，病属气分。D 为腹部高度胀大，如鼓之状者。E 指邪气内结，引起胸腹胀满疼痛、手不可近的病证。故选择 C。

第八单元　八纲辨证

【考点透视】
1. 熟悉：八纲证候的辨证要点。
2. 掌握：寒热、虚实证候真假的辨证依据。

细目一　概　述

要点　八纲辨证的概念

八纲：指表、里、寒、热、虚、实、阴、阳八个纲领。

根据病情资料，运用八纲进行分析综合，从而辨别疾病现阶段病变部位的浅深、病情性质的寒热、邪正斗争的盛衰和病证类别的阴阳，以作为辨证纲领的方法，称为八纲辨证。

细目二　表　里

要点一　表证与里证的概念
要点二　表证与里证的临床表现、辨证要点

	表证	里证
概念	六淫、疫疠等邪气，经皮毛、口鼻侵入机体的初期阶段，正(卫)气抗邪于肌表浅层，以新起恶寒发热为主要表现的轻浅证候。	病变部位在内，脏腑、气血、骨髓等受病所反映的证候。
临床表现	新起恶风寒，或恶寒发热，头身疼痛，喷嚏，鼻塞，流涕，咽喉痒痛，微有咳嗽，气喘，舌淡红，苔薄，脉浮。	多种多样，概而言之，凡非表证(及半表半里证)的特定证候，一般都属里证的范畴，即所谓"非表即里"。
辨证要点	一般以新起恶寒，或恶寒发热并见，脉浮，内部脏腑的症状不明显。	无新起恶寒发热并见，以脏腑症状为主要表现。
证候特征	多见于外感病初期，具有起病急、病位浅、病程短的特点。	可见于外感疾病的中、后期阶段，或为内伤疾病。不同的里证，可表现为不同的证候，一般病情较重，病位较深，病程较长。

要点三　表证与里证的鉴别要点 ★★★★

表证和里证的辨别，主要审察寒热症状，内脏证候是否突出，舌象、脉象等变化。

鉴别内容		表证★	里证★
病位		皮毛、经络	脏腑
病史、病程		新病、短	久病、长
主要症状★	寒热	恶寒、发热同见，发热多无定时	但寒不热，但热不寒或无寒热，发热多有定时
	舌苔	苔白	视病情具体而定
	脉	浮	不浮
治疗		解表	和里

细目三　寒　热

要点一　寒证与热证的概念
要点二　寒证与热证的临床表现、鉴别要点

寒热	寒证	热证
概念	感受寒邪,或阳虚阴盛,导致机体功能活动衰退所表现的具有冷、凉特点的证候。	感受热邪,或脏腑阳气亢盛,或阴虚阳亢,导致机体机能活动亢进所表现的具有温、热特点的证候。
临床表现	恶寒,畏寒,冷痛,喜暖,口淡不渴,肢冷蜷卧,痰、涎、涕清稀,小便清长,大便稀溏,面色㿠白,舌淡,苔白而润,脉紧或迟等。	发热,恶热喜冷,口渴欲饮,面赤,烦躁不宁,痰、涕黄稠,小便短黄,大便干结,舌红,苔黄燥少津,脉数等。

寒证与热证的鉴别要点★★★★

鉴别内容	寒证	热证
寒热喜恶	怕冷,恶热	恶热喜寒
口渴	不渴或渴喜热饮	渴喜冷饮
面色	白	赤
四肢	冷	热
大便	稀溏	秘结
小便	清长	短赤
舌象	舌淡、苔白润	舌红苔黄
脉象	迟	数

细目四　虚　实

要点一　虚证与实证的概念

要点二　虚证与实证的临床表现、鉴别要点

虚实	虚证	实证
概念	人体阴阳、气血、津液、精髓等正气亏虚,而邪气不著,表现为不足、松弛、衰退特征的各种证候。	人体感受外邪,或疾病过程中阴阳气血失调,体内病理产物蓄积,以邪气盛、正气不虚为基本病理,表现为有余、亢盛、停聚特征的各种证候。
临床表现	一般久病、势缓者多为虚证,耗损过多者多虚证,体质素弱者多虚证。 各种虚证的表现极不一致,各脏腑虚证的表现更是各不相同,很难用几个症状全面概括。	一般新起、暴病者多为实证,病情急剧者多实证,体质壮实者多实证。 感受邪气的性质及致病特点的差异,以及病邪侵袭、停积部位的不同,实证的证候表现各不相同,很难以哪几个症状作为实证的代表。

虚证与实证的鉴别要点(重点)★★★★

虚证与实证主要从病程、病势、体质及症状、舌脉等方面加以鉴别。

鉴别内容	虚证	实证
病程	长	短
体质	虚弱	壮实
精神	萎靡	兴奋
声息	声低息微	声高气粗
疼痛	喜按	拒按
胸腹胀满	按之不痛,胀满时减	按之疼痛,胀满不减

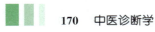

续表

鉴别内容	虚证	实证
发热	五心烦热,午后微热	蒸蒸壮热
恶寒	畏寒,加衣、近火可减	恶寒,加衣、近火不减
舌	质嫩,苔少或无苔	质老,苔厚腻
脉	无力	有力

细目五　阴　阳

要点一　阴证与阳证的概念

阴证:凡见抑制、沉静、衰退、晦暗等表现的里证、寒证、虚证,向下的、不易发现的,或病邪性质为阴邪致病、病情变化较慢等。

阳证:凡见兴奋、躁动、亢进、明亮等表现的表证、热证、实证,向上的、容易发现的,或病邪性质为阳邪致病、病情变化较快等。

要点二　阴证与阳证的鉴别要点(重点)★★★★

阴证与阳证的鉴别,其要点可见于表里、寒热、虚实证候的鉴别之中,亦可从四诊角度进行对照鉴别。

鉴别要点		阴证	阳证
一般规律		症状表现于内的、向下的均属阴证范畴。	症状表现于外的、向上的均属阳证范畴。
四诊	望	面色苍白或暗淡,身重蜷卧,倦怠无力,精神萎靡,舌淡胖嫩,舌苔润滑。	面色潮红或通红,狂躁不安,口唇燥裂,舌红绛,苔黄燥或黑而生芒刺。
	闻	语声低微,静而少言,呼吸怯弱,气短。	语声壮厉,烦而多言,呼吸气粗,喘促痰鸣。
	问	恶寒畏冷,喜温,食少乏味,不渴或喜热饮,小便清长或短少,大便溏泄气腥。	身热,恶热,喜凉,恶食,心烦,口渴引饮,小便短赤涩痛,大便干硬,或秘结不通,或有奇臭。
	切	腹痛喜按,肢凉,脉沉、细、迟、无力等。	腹痛拒按,肌肤灼热,脉浮、洪、数、大、滑、有力等。

要点三　阳虚证、阴虚证的临床表现

	阳虚证	阴虚证
临床表现	畏冷,肢凉,口淡不渴,或喜热饮,或自汗,小便清长或尿少不利,大便稀薄,面色㿠白,舌淡胖,苔白滑,脉沉迟(或为细数)无力。 可兼有神疲、乏力、气短等气虚的表现。	形体消瘦,口燥咽干,两颧潮红,五心烦热,潮热,盗汗,小便短黄,大便干结,舌红少津或少苔,脉细数等。
病因病机	久病损伤,阳气亏虚,或气虚进一步发展; 久居寒凉之处,或过服寒凉清苦品,阳气渐伤; 年高而命门之火渐衰。	热病之后,或杂病日久,伤耗阴液;情志过极,火邪内生,久伤及阴精; 房事不节,耗伤阴精; 过服温燥之品,使阴液暗耗。
证候分析	阳气亏虚,机体失却温煦,不能抵御阴寒之气,而寒从内生,故见畏冷肢凉等一派虚寒的证候; 阳气不能蒸腾、气化水液,则见便溏、尿清或尿少不利,舌淡胖等症; 阳虚水湿不化,则口淡不渴,阳虚不能温化和蒸腾津液上承,则可见渴喜热饮。	阴液亏少,则机体失却濡润滋养,同时由于阴不制阳,则阳热之气相对偏旺而生内热,故表现为一派虚热、干燥不润、虚火内扰的证候。

	阳虚证	阴虚证
常见证候	心阳虚证、脾阳虚证、胃阳虚证、肾阳虚证、胞宫(精室)虚寒证,以及虚阳浮越证等,并表现有各自脏器的证候特征。	常见肺阴虚证、心阴虚证、胃阴虚证、肝阴虚证、肾阴虚证等,并表现出各自脏器的证候特征。
备注	阳虚证易与气虚同存,即阳气亏虚证;阳虚则寒,必有寒象并易感寒邪; 阳虚可发展演变成阴虚(即阴阳两虚)和亡阳; 阳虚可导致气滞、血瘀、水泛,产生痰饮等病理变化。	阴虚可与气虚、血虚、阳虚、阳亢、精亏、津液亏虚以及燥邪等证候同时存在,或互为因果,而表现为气阴亏虚证、阴血亏虚证、阴阳两虚证、阴虚阳亢证、阴精亏虚证、阴津(液)亏虚证、阴虚燥热证等。 阴虚进而可发展成阳虚、亡阴,阴虚可导致动风、气滞、血瘀、水停等病理变化。

要点四　亡阳证、亡阴证的临床表现与鉴别要点

	亡阳证	亡阴证
临床表现	冷汗淋漓、汗质稀淡,神情淡漠,肌肤不温,手足厥冷,呼吸气弱,面色苍白,舌淡而润,脉微欲绝等。	汗热味咸而黏,如珠如油,身灼肢温,虚烦躁扰,恶热,口渴饮冷,皮肤皱瘪,小便极少,面赤颧红,呼吸急促,唇舌干燥,脉细数疾等。
病因	阳气由虚而衰的基础上的发展,阴寒之邪极盛而致阳气暴伤,大汗、失精、大失血等阴血消亡,阳随阴脱,剧毒刺激,严重外伤,瘀痰阻塞心窍等而使阳气暴脱所致。	病久而阴液亏虚基础上发展,可因壮热不退、大吐大泻、大汗不止、大量出血、严重烧伤致阴液暴失而成。
证候分析	阳气极度衰微而欲脱,失却温煦、固摄、推动之能,故见冷汗、肢厥、面色苍白、神情淡漠、气息微弱、脉微等垂危病状。	由于阴液欲绝,阴不能制阳,故见脉细数疾,身灼烦渴,面赤唇焦,呼吸急促等阴竭阳盛的证候; 阳热逼迫欲绝之阴津外泄,故见汗出如油。

　亡阳证、亡阴证的鉴别要点(重点)★★★★

　亡阴证与亡阳证均在疾病的危重阶段,突然大汗淋漓,必须及时、准确地辨识。根据汗质的稀冷如水或黏热如油,结合病情,身凉或身灼、四肢厥逆或温和、面白或面赤、脉微或数疾等,一般不难辨别。鉴别见下表。

鉴别	汗液	寒热	四肢	面色	气息	口渴	唇舌象	脉象
亡阳	汗冷、味淡不粘	身冷微寒	厥冷	苍白	微弱	不渴或欲热饮	唇舌淡白苔白润	脉微欲绝
亡阴	汗热而粘如油	身热恶热	温和	面赤颧红	息粗	口渴饮冷	唇舌干红	细数、疾无力

细目六　八纲证候间的关系

　八纲证候间的关系,主要可归纳为正候相兼、证候错杂、证候转化、证候真假四个方面。

要点一　证候相兼、错杂与转化(寒证转化为热证、热证转化为寒证、实证转虚)的概念

证候间关系	概念	常见证型	临床表现及意义
证候相兼	广义:各种证候的相兼存在	表实寒证 表实热证 里实寒证 里实热证 里虚寒证 里虚热证等	一般是有关纲领证候的相加。 如恶寒重发热轻,头身疼痛,无汗,脉浮紧等,为表实寒证;五心烦热,盗汗,口咽干燥,颧红,舌红少津,脉细数等,为里虚热证。
	狭义:在疾病某一阶段,其病位无论是在表、在里,但病情性质上没有寒与热、虚与实等相反的证候存在。		

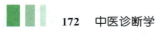

续表

证候间关系	概念	常见证型	临床表现及意义
证候错杂	病某一阶段,不仅表现为病位的表里同时受病,而且呈现寒、热、虚、实性质相反的证候。	表里同病寒热错杂虚实夹杂	一是表里同病而寒热虚实性质全一致,表里实寒证; 二是表里同病,寒热性质相同,但虚实性质不同,如表实寒里虚寒证; 三是表里同病,虚实性质相同,寒热性质不同,表实寒里实热证,即"寒包火"证; 四是表里同病,而寒与热、虚与实的性质均相反的证候,临床上除可有表实寒里虚热证外,其余组合极少见到。
证候转化	疾病在其发展变化过程中,其病位、病性,或邪正盛衰的状态发生变化,由一种证候转化为对立的另一种证候。	表里出入	病情表与里的相互转化,或病情由表入里而转化为里证,或病邪由里出表而有出路。
			表证入里:病情由浅入深,病势发展。
			由里出表:邪有出路,病情向愈趋势。
		寒热转化	疾病的寒热性质发生相反的转变。
			寒证化热示阳气旺盛。
			热证转寒示阳气衰惫。
		虚实转化	提示邪与正之间的盛衰关系出现了本质性变化。
			实证转虚为疾病的一般规律。
			虚证转实常常是证候的虚实夹杂。

要点二　证候真假(寒热真假、虚实真假)的鉴别要点

某些疾病在病情的危重阶段,可以出现一些与疾病本质相反的"假象",掩盖着病情的真象。

所谓"真",是指与疾病内在本质相符的证候。

所谓"假",是指疾病表现出某些不符合常规认识的假象,即与病理本质所反映的常规证候不相应的某些表现。

证候真假的内容主要包括寒热真假与虚实真假。

当病情发展到寒极或热极的时候,有时会出现一些与其寒、热本质相反的"假象"症状或体征,即所谓真热假寒、真寒假热。

辨别寒热证候的真假,应以表现于内部、中心的症状为准、为真,肢末、外部的症状是现象,可能为假象,辨别寒热证真假的关键是胸腹的冷热,胸腹灼热者为热证,胸腹部冷而不灼热者为寒证。

其鉴别主要指真寒假热与真热假寒的鉴别以及真虚假实与真实假虚的鉴别。

（一）寒热真假的比较(重点)★★★★

类型	别名	概念	病因病机	临床表现
真热假寒	阳盛格阴	内有真热而外见某些假寒的"热极似寒"证候。	阳盛于内,格阴于外。	假寒:四肢凉甚至厥冷,神识昏沉,面色紫暗,脉沉迟。 真热:身热,胸腹灼热,口鼻气灼,口臭息粗,口渴引饮,小便短黄,舌红苔黄而干,脉有力。
真寒假热	阴盛格阳,戴阳证	内有真寒而外见某些假热的"寒极似热"证候。	阳气虚衰阴寒内盛迫虚阳浮于上,越于外。	真寒:自觉发热,欲脱衣揭被,触之胸腹无灼热、下肢厥冷; 假热:面色浮红如妆,非满面通红;神志躁扰不宁,疲乏无力;口渴但不欲饮;咽痛而不红肿;脉浮大或数,按之无力(假热);便秘而便质不燥,或下利清谷,小便清长(或尿少浮肿),舌淡苔白。

（二）寒热真假的鉴别要点（重点）★★★★

辨别寒热证候的真假，应以表现于内部、中心的症状为准、为真，肢末、外部的症状是现象，可能为假象，辨别寒热真假的关键是胸腹的冷热，胸腹灼热者为热证，胸腹部冷而不灼热者为寒证。

项目	假象	真象
病程	多在疾病后期。	多贯穿疾病全过程。
部位	多在四肢、皮肤和面色。	脏腑、气血、津液方面真象多表现在胸腹、二便、舌象、脉象等上。
症状	假热之面赤，面色白，仅在颧颊上浅红娇嫩，时隐时现。	真热面红，为满面通红。
	假寒常表现为四肢厥冷，而胸腹部却是大热，按之灼手，或周身寒冷却不欲近衣被。	真寒为身蜷卧，欲近衣被。
饮水	假热者必不喜水，即使用有喜者，服后见呕。	真热者渴，喜冷饮。
	假寒者必多喜水，或服后反快而无所逆者。	真寒者口不渴，或喜热饮，饮而不多。

（三）虚实真假的比较（重点）★★★★

类型	别名	概念	形成机理	临床表现
真虚假实	至虚有盛候	本质为虚证，反见某些盛实现象的证候。	正气虚甚，气机不运以致阻闭不通不利。	假实：腹部胀满，呼吸喘促，或二便闭涩，脉数等表现。 真虚：腹虽胀满但有时缓解，或触之腹内无肿块而喜按；虽喘促但气短息弱；虽大便闭塞而腹部不甚硬满；虽小便不利但无舌红口渴等。并有神疲乏力，面色萎黄或淡白，脉虚弱，舌淡胖嫩等。
真实假虚	大实有羸状	本质为实证，反见某些虚羸现象的证候。	实邪内阻，大积大聚，经脉阻滞，气血不畅，气血不畅，脏腑未得温煦、濡养。	假虚：神情默默，倦怠懒言，身体羸瘦，脉象沉细。 真实：虽默默不语却语时声高气粗；虽倦怠乏力却动之觉舒；肢体羸瘦而腹部硬满拒按；脉沉细而按之有力。

虚实真假的鉴别要点

虚实真假的辨别，关键在于：

1. 脉象的有力无力、有神无神，其中尤以沉取之象为真谛；
2. 舌质的嫩胖与苍老；
3. 言语、呼吸的高亢粗壮与低怯微弱；
4. 病人体质状况、病之新久、治疗经过等，也是辨析的依据。

历年真题精选

【A1 型题】

1. 下列哪项不属于八纲辨证的内容？
A. 病性寒热　　　B. 病变吉凶　　　C. 邪正盛衰　　　D. 病变类别　　　E. 病变部位

答案：B；考点：八纲辨证的概念

解析：八纲辨证是医生运用八纲，对四诊所获得的所有病情资料进行分析综合，从而初步获得关于病位、病性、邪正盛衰、病证类别的总印象的辨证方法。故选择 B。

2. 辨别寒热真假时要注意，真象常出现于
A. 面色　　　B. 体表　　　C. 四肢　　　D. 舌、脉　　　E. 以上均非

答案：D；　考点：寒证与热证的临床表现、鉴别要点

解析：假象多出现在四肢、肌肤和面色方面，而脏腑、气血、津液等内在表现才如实地反映了疾病的本质，因此，辨证时应以胸腹、二便、舌象、脉象等表现作为诊断的主要依据。故选择 D。

3. 下列哪项是虚热证与实热证的鉴别要点？
　A. 发热口干　　　B. 盗汗颧红　　　C. 大便干结　　　D. 小便短赤　　　E. 舌红而干

答案：B；　考点：虚热证与实热证的鉴别要点

解析：虚热证表现为五心烦热，或骨蒸潮热，颧红盗汗，口燥咽干，心烦失眠，形体消瘦，或眩晕耳鸣，小便短黄，大便干结，舌红少苔少津，脉细数。实热证表现为身热烦躁，胸闷气粗，口干欲饮，脘腹胀痛拒按，大便秘结，小便短黄，舌红苔黄，脉滑数或洪数。区别二者，故选择 B。

4. 危重患者，突然头额冷汗大出，四肢厥冷，属于
　A. 亡阴　　　B. 亡阳　　　C. 阳虚　　　D. 阴虚　　　E. 以上均非

答案：B；　考点：阴证与阳证的鉴别要点

解析：A 表现为汗热味咸而黏，如珠如油，身体灼热、恶热，虚烦躁扰或昏谵，口渴欲饮，皮肤皱瘪，小便极少或无尿，面赤唇焦，舌红干瘦，脉细数疾等。B 表现为冷汗淋漓、汗质稀淡，神情淡漠或呆滞，肌肤不温，肢冷畏寒，呼吸气微，面色苍白，舌淡而润，尿微欲绝。C 表现为经常畏冷，四肢不温，嗜睡蜷卧，面色㿠白，口淡不渴，或渴喜热饮，或口泛清涎，小便清长，大便溏薄或完谷不化，舌淡胖，苔白滑，脉沉迟或细弱等。D 表现为五心烦热，或骨蒸潮热，颧红盗汗，口燥咽干，心烦失眠，形体消瘦，或眩晕耳鸣，小便短黄，大便干结，舌红少苔少津，脉细数。故选择 B。

5. 下列除哪项外，均为里实热证的表现？
　A. 身发高热　　　B. 两颧潮红　　　C. 口渴饮冷　　　D. 热汗不止　　　E. 脉象洪数

答案：B；　考点：里实热证的临床表现

解析：里实热证表现为壮热喜凉，口渴饮冷，面红目赤，烦躁或神昏谵语，腹胀满痛拒按，大便秘结，小便短赤，舌红苔黄而干，脉洪滑数实。B 为虚热的表现。故选择 B。

6. 下列各项，属实热证的是
　A. 头颅过大　　　B. 头颅过小　　　C. 囟填　　　D. 囟陷　　　E. 解颅

答案：C；　考点：实热证的诊断

解析：A 为先天不足，肾精亏损，水液停聚于颅脑所致。B 为先天肾精不足，颅骨发育不良所致。C 属实证。D 多属虚证。E 多是先天肾气不足，或后天脾胃虚弱，骨骼失养，发育不良所致。故选择 C。

7. 下列除哪项外，不是虚寒证的临床表现？
　A. 畏寒喜暖　　　B. 口淡不渴　　　C. 脉沉而紧　　　D. 小便清长　　　E. 大便溏薄

答案：C；　考点：虚寒证的临床表现

解析：虚寒证表现为经常畏冷，四肢不温，嗜睡蜷卧，面色㿠白，口淡不渴，或渴喜热饮，或口泛清涎，小便清长，大便溏薄或完谷不化，舌淡胖，苔白滑，脉沉迟或细弱等。脉沉而紧为实证表现。故选择 C。

【A2 型题】
8. 患者身热不恶寒，反恶热，烦渴喜冷饮，神昏谵语，便秘溲赤，手足逆冷，舌红苔黄而干，脉沉数有力。其证候是
　A. 表寒里热　　　B. 表热里寒　　　C. 真热假寒　　　D. 真寒假热　　　E. 上热下寒

答案：C；　考点：真热假寒的临床表现

解析：手足冷，脉沉等，似属寒证，但四肢冷而身热不恶寒反恶热，脉沉数而有力，更见烦渴喜冷饮，咽干、口臭、谵语、小便短赤，大便燥结或热痢下重，舌质红，苔黄而干等症，提示为真热假寒之象。故选 C。

9. 患者，男，40 岁。素有高血压病史，现眩晕耳鸣，面红头胀，腰膝酸软，失眠多梦，时有遗精或性欲亢进，舌红，脉沉弦细。其病机是
　A. 阴虚内热　　　B. 阴损及阳　　　C. 阴虚阳亢　　　D. 阳损及阴　　　E. 阴虚火旺

答案：C；　考点：证候相兼与错杂

解析：题目中症状眩晕耳鸣，腰膝酸软，失眠多梦，脉沉弦细为阴虚证的表现。素有高血压病史，面红头胀，时有遗精或性欲亢进，舌红则为阳热亢盛的表现。故选择 C。

10. 患者胃肠热盛，大便秘结，腹满硬痛而拒按，潮热，神昏谵语，但又兼见面色苍白，四肢厥冷，精神萎顿。其病机是

A. 虚中夹实　　　B. 真实假虚　　　C. 由实转虚　　　D. 真虚假实　　　E. 实中夹虚

答案：B；考点：虚实真假

解析：A 往往见于实证深重，拖延日久，正气大伤、余邪未尽的患者；亦可见于素体大虚，复感邪气的患者。其特点是以正虚为主，实邪为次。B 指疾病本身属实证，但又出现一些似乎是虚的现象。C 是在疾病过程中，有些本来是实证，由于病邪久留，损伤正气，而转为虚证。D 指疾病本质属虚证，但又出现一些似乎是实的现象。E 常常发生于实证过程中正气受损的患者，亦可见于原来体虚而新感外邪的患者。它的特点是以实邪为主，正虚为次。题干中，胃肠热盛、腹满硬痛提示为实证，面色苍白、四肢厥冷为虚寒之象，本证为真实假虚。故选择 B。

11. 久病患者，纳食减少，有缓减，腹痛而喜按，疲乏无力，腹部胀满，但时减，舌胖嫩而苔润，脉细弱而无力。其病机是

A. 真实假虚　　　B. 真实病证　　　C. 真虚假实　　　D. 真虚病证　　　E. 虚中夹实

答案：C；考点：虚实真假

解析：参见本细目第 10 题，本证素体脾虚，运化无力，因而出现腹胀而痛的实证表现，为真虚假实。故选择 C。

12. 患者，男，35 岁。2 日来发热微恶寒，口苦，胁痛，尿短黄，大便黏臭，舌红苔薄白，脉数。其证候是

A. 表里俱热　　　B. 表寒里热　　　C. 真寒假热　　　D. 真热假寒　　　E. 表热里寒

答案：B；考点：表里寒热证的辨证

解析：患者发热微恶寒提示表寒为主，口苦，胁痛，尿短黄，大便黏臭，舌红苔薄白，脉数等症提示里热较重。故选择 B。

13. 患者面色苍白，时而泛红如妆，其证型是

A. 实热内炽　　　B. 阴虚火旺　　　C. 肝胆湿热　　　D. 真寒假热　　　E. 真热假寒

答案：D；考点：证候真假的鉴别

解析：题目以面色来考查寒热真假的鉴别。时而泛红如妆，面虽赤，但仅颧红如妆，时隐时现，与热证的满面通红不同，患者一般情况下面色苍白，实际上因阳气衰微，阴寒内盛，逼迫虚阳浮越于外，虚阳浮越的"戴阳"或"格阳"证，即为真寒假热证。故选择 D。

第九单元　病因辨证

[考点透视]
掌握六淫证候的临床表现。

细目一　六淫辨证

要点一　风淫证、寒淫证、暑淫证、湿淫证、燥淫证、火淫证的临床表现★

六淫	临床表现★
风淫证	发热恶风，头痛，汗出，咳嗽，鼻塞流涕，苔薄白，脉浮缓； 或肢体麻木，强直，痉挛，四肢抽搐，角弓反张，或皮肤瘙痒。
暑淫证	伤暑则恶热，汗出，口渴，疲乏，尿黄，舌红，苔白或黄，脉虚数； 中暑则发热，猝然昏倒，汗出不止，口渴，气急，甚或昏迷惊厥，舌绛干燥，脉濡数。

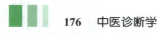
续表

六淫	临床表现★
湿淫证	伤湿,则头胀而痛,胸前作闷,口不作渴,身重而痛,发热体倦,小便清长,舌苔白滑,脉濡或缓; 冒湿,则首如裹,遍体不舒,四肢懈怠,脉来濡弱; 湿伤关节,则关节酸痛重者,屈伸不利。
寒淫证	恶寒发热,无汗,头痛,身痛,喘咳,苔薄白,脉浮紧; 或手足拘急,四肢厥冷,脉微欲绝;或腹痛肠鸣,泄泻,呕吐等。
燥淫证	凉燥:初见头微痛,恶寒,无汗,咳嗽,喉痒,鼻塞,舌白而干,脉浮; 湿燥:身热有汗,口渴,咽干,咳逆胸痛,甚者痰中带血,以及上气鼻干,舌干苔黄,脉浮数。
火淫证	壮热,口渴,面红目赤,烦躁,谵妄,衄血,吐血,斑疹; 或狂越,痈肿,舌质红绛,脉洪数或细数。

六淫	证候分析
风淫证	风为阳邪,其性开泄,易袭阳位,善行而数变,常兼夹其他邪气为患。 风淫证具有发病迅速、变化快、游走不定的特点。 风邪侵袭的部位及兼夹的邪气不同,常见风邪袭表、风邪犯肺、风客肌肤、风中经络、风毒窜络、风胜行痹、风水相搏。 风邪袭表证:肺卫失调,腠理疏松,卫气不固,则具有恶寒发热、脉浮等表证的特征症状,并以汗出、恶风、脉浮缓为特点; 风邪犯肺证:外邪易从肺系而入,风邪侵袭肺系,肺气失宣,鼻窍不利,则见咳嗽、咽喉痒痛、鼻塞、流清涕或喷嚏等症; 风客肌肤证:风邪侵袭肤腠,邪气与卫气搏击于肌表,见皮肤瘙痒、丘疹; 风邪中络证:风邪或风毒侵袭经络、肌肤,经气阻滞,肌肤麻痹,则可出现肌肤麻木、口眼㖞斜等症; 风胜行痹证:风与寒湿合邪,侵袭筋骨关节,阻痹经络,则见肢体关节游走疼痛; 风水相搏证:风邪侵犯肺卫,宣降失常,通调水道失职,则见突起面睑肢体浮肿。
暑淫证	感受暑热之邪所致。 暑为阳邪,具有暑性炎热升散,耗气伤津,易夹湿邪等致病特点。 由于暑性炎热升散,故见发热恶热,汗出多; 暑邪耗气伤津,而见口渴喜饮,气短神疲,尿黄短等症; 暑夹湿邪,阻碍气机,故见肢体困倦,苔白或黄; 暑闭心神,引动肝风,则见神昏,甚至猝然昏倒、昏迷、惊厥、抽搐; 暑闭气机,心胸气滞而见胸闷; 脾胃运化失司,气机升降失调,则表现为腹痛、呕恶; 肺气闭阻,玄府不通,则为无汗、气喘。
湿淫证	外湿侵袭,如淋雨、下水、居处潮湿、冒受雾露等而形成,又可因脾失健运,水液不能正常输布而化为湿浊,或多食油腻、嗜酒饮冷等而湿浊内生所致。 湿为阴邪,具有阻遏气机,损伤阳气,黏滞缠绵,重浊趋下等致病特点。湿邪阻滞气机、困遏清阳,故湿淫证以困重、闷胀、酸楚、腻浊、脉濡缓或细等为证候特点。 外湿、内湿在证候表现上,有一定的差异,外湿以肢体困重、酸痛为主,或见皮肤湿疹、瘙痒,或有恶寒微热,病位偏重于体表,是因湿郁于肌肤,阻滞经气所致; 内湿以脘腹痞胀、纳呆、恶心、便稀等为主,病位多偏重于内脏,是因湿邪阻滞气机,脾胃运化失调所致。

六淫	证候分析
寒淫证	感受阴寒之邪所致。寒为阴邪，具有凝滞、收引、易伤阳气的特性。 寒淫证有伤寒证和中寒证之分，两者在病因、病位、证候表现、病机等方面有异同。 (1) 伤寒证：是指寒邪外袭于肌表，阻遏卫阳，阳气抗邪于外所表现的表实寒证，又称外寒证、表寒证、寒邪束表证、太阳表实证、太阳伤寒证等。寒邪袭表，郁闭肌肤，阳气失却温煦，见恶寒、头身疼痛、无汗、苔白、脉浮紧等症。 (2) 中寒证：是指寒邪直接内侵脏腑、气血遏制及损伤阳气，阻滞脏腑气机和血液运行所表现的里实寒证，又称内寒证、里寒证等。 寒邪客于不同脏腑，可有不同的证候特点： 寒邪客肺，肺失宣降，故见咳嗽、哮喘、咯稀白痰等症； 寒滞胃肠，使胃肠气机失常，运化不利，见脘腹疼痛、肠鸣腹泻、呕吐等。 寒邪常与风、湿、燥、痰、饮等邪共存，而表现为风寒证、寒湿证、凉燥证、寒痰证、寒饮证等。 寒邪侵袭，常可形成寒凝气滞证、寒凝血瘀证，耗伤阳气则可演变成虚寒证，甚至导致亡阳。
燥淫证	秋天的常见证候，有明显的季节性。发于初秋气温者为温燥，发于深秋气凉者为凉燥。 燥邪侵袭，易伤津液，而与外界接触的皮肤、清窍和肺系首当其冲，燥淫证主要表现为皮肤、口唇、鼻孔、咽喉、舌苔干燥，干咳少痰等症；大便干燥，小便短黄，口渴饮水，系津伤自救的表现。 燥淫证主要是感受外界燥邪所致，所以除了"干燥"的证候以外，还有"表证"的一般表现，如轻度恶寒或发热、脉浮等。
火淫证	外界阳热之邪侵袭，或过食辛辣燥热之品，或寒湿等邪气郁久化热，或情志过极而化火，为脏腑气机过旺等所致。 火为阳邪，具有炎上、耗气伤津、生风动血，易致肿疡等特性。 阳热之气过盛，火热燔灼急迫，气血沸涌，则见发热恶热，颜面色赤，舌红或绛，脉数有力；热扰心神，则见烦躁不安；邪热迫津外泄，则汗多；阳热之邪耗伤津液，则见口渴喜饮，大便秘结，小便短黄等。 火热所导致的病理变化，最常见者为伤津耗液，甚至亡阴； 火热迫血妄行可见各种出血； 火热使局部气血壅聚，血肉腐败而形成痈肿脓疡； 火热炽盛可致肝风内动，则见抽搐、惊厥； 火热闭扰心神，则见神昏谵语等，其中不少为危重证候。

细目二　情志辨证★★★★

要点一　喜证的临床表现
要点二　怒证的临床表现
要点三　悲恐证的临床表现
要点四　忧思证的临床表现

情志	概念★	临床表现	证候分析
喜证	由于过度喜乐，导致神气失常，以喜笑不休、精神涣散等为主要表现。	喜笑不休，心神不安，精神涣散，思想不集中，甚则语无伦次，举止失常，肢体疲软，脉缓。	喜则气缓，喜乐无制，则可损伤心神，使心气弛缓，神气不敛，故见肢体疲软，喜笑不休，心神不安，精神涣散，思想不集中等症； 暴喜过度，神不守舍，诱发痰火扰乱心神，则见语无伦次，举止失常等症。

续表

情志	概念★	临床表现	证候分析
怒证	由于暴怒或过于愤怒,导致肝气横逆、阳气上亢,以烦躁多怒、胸胁胀闷、面赤头痛等为主要表现。	烦躁多怒,胸胁胀闷,头胀头痛,面红目赤,眩晕,或腹胀、泄泻,甚至呕血、发狂、昏厥,舌红苔黄,脉弦劲有力。	怒则气上,大怒不止,使肝气升发太过,阳气上亢成本证。肝气郁滞而欲发,则见胸胁胀闷,烦躁易怒;肝气上逆,血随气涌,故见面红目赤,头胀头痛,眩晕,甚至呕血;阳气暴张而化火,冲扰神气,可表现为发狂,或突致昏厥;肝气横逆犯脾,则见腹胀、泄泻;舌红苔黄,脉弦劲有力,气逆阳亢之征。
悲恐证	由于悲伤过度,或经受过度惊骇,使气机消沉,以情绪悲哀或恐惧、胆怯易惊、神疲乏力等为主要表现。	善悲喜哭,精神萎靡,疲乏少力,面色惨淡,胆怯易惊,恐惧不安,心悸失眠,常被恶梦惊醒,甚则二便失禁,或为滑精、阳痿等。	悲则气消,悲哀太过,则神气涣散,意志消沉,故见悲哀好哭,精神萎靡,疲乏无力,面色惨淡;惊恐伤肾,恐则气下,肾气不固,胆气不壮,神气不宁,故见胆怯易惊,恐惧不安,心悸失眠,常被恶梦惊醒,甚至出现二便失禁、滑精、阳痿等症。
忧思证	由于思虑过度,或过分忧愁,导致心、脾等脏腑气机紊乱,以忧愁不乐、失眠多梦等为主要表现。	情志抑郁,忧愁不乐,表情淡漠,胸闷胁胀,善太息,失眠多梦,头晕健忘,心悸倦怠乏力,纳谷不馨,腹胀,脉沉弦等。	思则气结,神气郁滞,故见情绪忧虑,郁郁寡欢,表情淡漠,胸闷胁胀,善太息;思虑过度,暗耗心血,血不养神,则头晕,健忘,失眠,多梦,心悸等症;思伤脾,忧思过度,最易损伤脾胃,使中焦气机不畅,受纳、运化失常,则见纳谷不馨,腹胀等症;脾气不运,营气不充,可见倦怠乏力。

历年真题精选

【A1 型题】

1. 下列哪项不是火淫的临床表现?

A. 壮热口渴   B. 面红目赤   C. 烦躁不宁   D. 舌质红绛   E. 脉象濡数

答案:E;考点:火淫的临床表现

解析:火淫的临床表现为壮热,口渴,面红目赤,心烦,汗出,或烦躁谵妄,衄血,吐血,斑疹,或躁扰发狂,或见痈脓,舌质红绛,脉象洪数或细数。题目中脉象的描述与火淫的临床表现不符。故选择 E。

2. 暑淫证候的表现是

A. 头昏沉,嗜睡,胸脘痞闷   B. 口渴饮水,口唇鼻咽干燥

C. 发热恶熟,汗出,气短神疲   D. 突发皮肤瘙痒、丘疹

E. 肠鸣腹泻,脘腹拘急冷痛

答案:C;考点:暑淫证候的临床表现

解析:暑淫证候临床表现为发热恶热,汗多头昏,烦渴喜冷饮,神疲气短,肢倦乏力,胸闷懒言,食少呕恶,小便短黄灼热,舌红苔黄少津,脉虚数。故选择 C。

3. 阳虚证最主要的表现是

A. 舌质淡白苔薄白   B. 口不渴或少饮   C. 面色白而无华

D. 脉沉细无力   E. 经常畏寒肢凉

答案：E；　考点：阳虚证的临床表现

解析：阳虚则机体失于温煦，寒从中生，出现畏寒的表现，阳虚证虽然可有各种表现，但失于温煦是其最主要表现。故选择 E。

4. 舌红绛而光者，属

A. 阴虚　　　　B. 气虚　　　　C. 血虚　　　　D. 气阴两虚　　　　E. 水涸火炎

答案：A；　考点：阴虚证临床表现

解析：舌绛少苔或无苔为阴虚火旺，故选择 A。

5. 下列各项不属亡阳证表现的是

A. 脉微欲绝　　　B. 唇舌淡白　　　C. 气息微弱　　　D. 汗出稀冷　　　E. 四肢温和

答案：E；　考点：亡阳证的临床表现

解析：亡阳证的表现为大汗出、汗冷、味淡微黏、身凉恶寒、四肢厥冷、蜷卧神疲、口淡不渴，或喜热饮，舌淡白润，脉微欲绝。故选择 E。

6. 下列各项中，哪两脏可同有血虚的证候？

A. 心、脾　　　B. 肝、脾　　　C. 心、肺　　　D. 心、肝　　　E 肝、肾

答案：D；　考点：血虚证所涉及的脏腑

解析：心主血脉而藏神，肝藏血而主魂，血虚则心肝失养，神魂不宁，可见心、肝可同有血虚。故选择 D。

7. 下列各项，不是血虚证临床表现的是

A. 经少经闭　　　B. 头晕眼花　　　C. 心烦失眠　　　D. 面色淡白　　　E. 肢体麻木

答案：C；　考点：血虚证临床表现

解析：血虚证表现为面白无华或萎黄，唇色淡白，爪甲苍白，头晕眼花，心悸失眠，手足发麻，妇女经血量少色淡，经期错后或闭经，舌淡苔白，脉细无力。心烦一般为虚热内扰所致。故选择 C。

8. 情志郁结所致胸痛的表现是

A. 胸背彻痛　　　B. 胸痛咳嗽　　　C. 憋闷疼痛　　　D. 胀痛走窜　　　E. 刺痛不移

答案：C；　考点：气滞的临床表现

解析：情志郁结可致肝失疏泄，气机不畅，而致两胁胀痛，胸闷，善叹息，或见急躁易怒。故选择 C。

9. 下列各项，属瘀血内阻临床表现的是

A. 面色黧黑　　　B. 面黑干焦　　　C. 面黑浅淡　　　D. 眼周发黑　　　E. 耳轮焦黑

答案：A；　考点：血瘀证的临床表现

解析：血瘀证的临床表现为疼痛和针刺刀割，痛有定处，拒按，常在夜间加剧。肿块在体表者，色呈青紫；在腹内者，紧硬按之不移，称为癥积。出血反复不止。色泽紫暗，中夹血块，或大便色黑如柏油。面色黧黑，肌肤甲错，口唇爪甲紫暗，或皮下紫斑，或肤丝状如缕，或腹部青筋外露，或下肢筋青胀痛等。妇女常见经闭。舌质紫暗，或见瘀斑瘀点，脉象细涩。故选择 A。

10. 下列各项，可见口干但欲漱水不欲咽症状的是

A. 湿热　　　B. 阴虚　　　C. 痰饮　　　D. 瘀血　　　E. 温病营分证

答案：D；　考点：血瘀证的临床表现

解析：渴不多饮即患者虽有口干或口渴感觉，但又不想喝水或饮水不多，是津液轻度损伤或津液输布障碍的表现。可见于阴虚、湿热、痰饮、瘀血等证。阴虚为口燥咽干而不多饮。湿热证为渴不多饮。痰饮证为渴喜热饮，饮水不多。瘀血证见口干但欲漱水不欲咽症状，瘀血阻络则气化不利，津不上承而口干，津液本不缺乏，故仅漱水润口而不下咽。温病营分证热必耗津故渴，气分热势已减，故饮水不多。故选择 D。

11. 痰湿内阻所致头晕的特征，是伴有

A. 胀痛　　　B. 刺痛　　　C. 眼花　　　D. 耳鸣　　　E. 昏沉

答案：E；　考点：痰证的临床表现

解析：A 多为肝火上炎。B 多为外伤后，属瘀血阻络。C 多为气血亏虚。D 多为肝阳上亢。E 为痰湿内阻。故选择 E。此类题在不同单元有出现，请考生一定掌握。

12. 下列哪项不是阴水证的临床表现?
A. 水肿先从下肢肿起　　　　B. 下半身肿痛　　　　C. 腰酸肢冷
D. 水肿皮薄光亮　　　　E. 起病缓,病程长
答案:D;　考点:阴水证的临床表现
解析:阴水证的临床表现为身肿,腰以下为甚,按之凹陷不易恢复,脘闷腹胀,纳呆食少,大便溏稀,面色㿠白,神疲肢倦,小便短少,舌淡,苔白滑,脉沉缓;或水肿日益加剧,小便不利,腰膝冷痛,四肢不温,畏寒神疲,面色白,舌淡胖,苔白滑,脉沉迟无力。D 为阳水的临床表现。故选 D。

13. 大肠液亏证的主症是
A. 口干咽燥　　　　B. 口臭头晕　　　　C. 便干难以排出
D. 舌红苔白干　　　　E. 脉象细涩
答案:C;　考点:津液亏虚证的辨证要点
解析:大便秘结干燥,难以排出,常数日一行,口干咽燥,或伴见口臭、头晕等症,舌红少津,脉细涩。本证以大便干燥难以排出为辨证要点。故选择 C。

【A2 型题】
14.患者恶寒发热,无汗,头痛,身痛,喘咳。其证候是
A. 湿淫　　　B. 暑淫　　　C. 寒淫　　　D. 风淫　　　E. 燥淫
答案:C;　考点:寒淫证候的临床表现
解析:A 表现为头胀而痛,胸前作闷,口不作渴,身重而痛,发热体倦,小便清长,舌苔白滑,脉濡或缓。冒湿,则首如裹,遍体不舒,四肢懈怠,脉来濡弱,湿伤关节,则关节酸痛重着,屈伸不利。B 表现为发热,汗出,口渴,疲乏,尿黄,舌红,苔白或黄,脉象虚数。中暑,发热,猝然昏倒,汗出不止,口渴,气急,甚或昏迷惊厥,舌绛干燥,脉濡数。C 表现为恶寒发热,无汗,头痛,身痛,喘咳,鼻塞,苔薄白,脉浮紧;或手足拘急,四肢厥冷,脉微欲绝;或腹痛肠鸣,泄泻,呕吐等。D 表现为发热恶寒,头痛,汗出,咳嗽,鼻塞流涕。苔薄白、脉浮缓,或肢体颜面麻木不仁,口眼歪斜,或颈项强直,四肢抽搐,或皮肤瘙痒。E 表现为燥淫壮热,口渴,面红目赤,心烦,汗出,或烦躁谵妄,衄血,吐血,斑疹,或躁扰发狂,或见痈脓,舌质红绛,脉象洪数或细数。故选择 C。

15.患者头胀且痛,胸闷,口不渴,身重而痛,发热体倦,小便清长,舌苔白滑,脉濡缓。其证候是
A. 伤暑　　　B. 冒湿　　　C. 伤湿　　　D. 中暑　　　E. 以上均非
答案:C;　考点:湿淫证候的临床表现
解析:A 见发热,汗出,口渴,疲乏,尿黄,舌红,苔白或黄,脉象虚数。B 表现为首如裹,遍体不舒,四肢懈怠,脉来濡弱,湿伤关节,则关节酸痛重着,屈伸不利。C 表现为头胀而痛,胸前作闷,口不作渴,身重而痛,发热体倦,小便清长,舌苔白滑,脉濡或缓。D 见发热,猝然昏倒,汗出不止,口渴,气急,甚或昏迷惊厥,舌绛干燥,脉濡数。故选择 C。

16.患儿,22 天。面目皮肤发黄 20 天。色泽鲜明如橘皮,精神疲倦,不欲吮乳,尿黄便秘,舌红苔黄。其证候是
A. 肝失疏泄　　B. 瘀积发黄　　C. 寒湿阻滞　　D. 湿热熏蒸　　E. 胆道不利
答案:D;　考点:湿淫证候的辨证
解析:面目皮肤发黄,色泽鲜明如橘皮为湿热蕴结脾胃,熏蒸肝胆,致胆汁外溢。精神疲倦,不欲吮乳,尿黄便秘,舌红苔黄为湿热内蕴之证。故选 D。

第十单元　气血津液辨证

【考点透视】
1. 掌握阴阳虚损及气血同病的辨证要点;
2. 熟悉气虚、气滞、血病、津液类辨证内容。

细目一　气病辨证

要点一　气虚证的临床表现、辨证要点
要点二　气陷证的临床表现、辨证要点
要点三　气不固证的临床表现、辨证要点
要点四　气脱证的临床表现、辨证要点
要点五　气滞证的临床表现、辨证要点
要点六　气逆证的临床表现、辨证要点
要点七　气闭证的临床表现、辨证要点

气病辨证	概念	临床表现	辨证要点★
气虚证	元气不足，气的推动、固摄、防御、气化等功能减退，或脏器组织的机能减退，以气短、乏力、神疲、脉虚等为主要表现的虚弱证候。	气短声低，少气懒言，精神疲惫，体倦乏力，脉虚，舌质淡嫩，或有头晕目眩，自汗，动则诸症加重。	病体虚弱，神疲、乏力、气短、脉虚。
气陷证	气虚无力升举，清阳之气下陷，以自觉气坠，或脏器下垂为主要表现的虚弱证候。	头晕眼花，气短疲乏，脘腹坠胀感，大便稀溏，形体消瘦，或见内脏下垂、脱肛、阴挺等。	体弱而瘦，气短、气坠、脏器下垂。
气不固证	指气虚失其固摄之能，以自汗，或大便、小便、经血、精液、胎元等不固为主要表现的虚弱证候。	气短，疲乏，面白，舌淡，脉虚无力；或见自汗不止；或为流涎不止；或见遗尿，余溺不尽，小便失禁；或为大便滑脱失禁；或妇女出现崩漏，或为滑胎、小产；或见男子遗精、滑精、早泄等。	病体虚弱，疲乏、气短、脉虚及自汗或二便、经、精等的不固。
气脱证	元气亏虚已极，急骤外泄，以气息微弱、汗出不止等为主要表现的危重证候。	呼吸微弱而不规则，汗出不止，口开目合，全身瘫软，神识朦胧，二便失禁，面色苍白，口唇青紫，脉微，舌淡，舌苔白润。	病势危重，气息微弱、汗出不止、脉微等。
气滞证	人体某一部分或某一脏腑、经络的气机阻滞，运行不畅，以胀闷疼痛为主要表现的证候。	胸胁、脘腹等处或损伤部位的胀闷或疼痛，疼痛性质可为胀痛、窜痛、攻痛，症状时轻时重，部位不固定，按之一般无形，通常随嗳气、肠鸣、矢气等而减轻，或症状随情绪变化而增减，脉象多弦，舌象可无明显变化。	胸胁脘腹或损伤部位的胀闷、胀痛、窜痛。
气逆证	指气机失调，气上冲逆，以咳嗽喘促、呃逆、呕吐等为主要表现的证候。	咳嗽频作，呼吸喘促，呃逆、嗳气不止，或呕吐、呕血；头痛、眩晕，甚至昏厥、咯血等。	以咳喘或呕吐、呃逆等为突出表现。
气闭证	指邪气阻闭神机或脏器、官窍，以突发昏厥或绞痛为主要表现的实性急重证候。	突然发生势急、症重之昏厥，或内脏绞痛，或二便闭塞，呼吸气粗，声高，脉沉弦有力等。	以突发昏厥或绞痛、二便闭塞、息粗、脉实为主要表现。

附: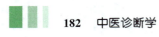

气病辨证	证候分析
气虚证	气虚证所反映的是机体气生成不足,消耗太过的状态, 原因主要有:久病、重病、劳累过度等,使元气耗伤太过; 　　　　　先天不足,后天失养,致元气生成匮乏; 　　　　　年老体弱,脏腑机能减退而元气自衰。 元气不足,脏腑机能衰退,故出现气短、声低、懒言、神疲、乏力;气虚而不能推动营血上荣,则头晕目眩,舌淡嫩; 卫气虚弱,不能固护肌表,故为自汗; "劳则气耗",故活动劳累则诸症加重; 气虚鼓动血行之力不足,故脉象虚弱。 气虚证临床常见于心、肺、脾、肾、胃等脏腑疾病,此时除见气虚证一般表现外,还有各脏腑气虚的特定表现。
气陷证	气陷多是气虚的发展,或为气虚的一种特殊表现形式,一般指脾(中)气的下陷。 清阳之气不升,则自觉气短、气坠,头晕眼花; 气陷而机体失却营精的充养,则见神疲乏力,形体消瘦; 脾失健运,水谷精微下趋,则见大便稀溏; 气陷无力升举,不能维持脏器正常位置,故觉脘腹坠胀,甚至出现内脏下垂。
气不固证	本证因气虚固摄失职所致。 气不固,包括不能固摄津液、血液、小便、大便、精液、胎元等。其辨证是有气虚证的一般证候表现,并有各自"不固"的证候特点。 气不摄血则可导致妇女崩漏及各种慢性出血;气不摄津则可表现为自汗、流涎;气虚不能固摄二便,可表现为遗尿、余溺不尽、小便失禁,或大便滑脱失禁;气不摄精,见遗精、滑精、早泄;气虚胎元不固,可导致滑胎、小产。
气脱证	本证可由气虚证、气不固证发展而来;也可以在大失血、大汗、大吐、大泻、出血中风等情况下,出现"气随血脱""气随津脱";或于长期饥饿、极度疲劳、暴邪骤袭等状态下发生。 真气欲脱,则心、肺、脾、肾等脏腑之气皆脱。 气息微弱欲绝、汗出不止,为肺气外脱之征;面白、脉微、神识朦胧,为心气外越之象;二便失禁为肾气欲脱的表现;全身瘫软、口开、手撒,为脾气外泄之征。
气滞证	引起气滞证的原因,主要有三方面: 一是情志不舒,忧郁悲伤,思虑过度,而致气机郁滞; 二是痰饮、瘀血、宿食、蛔虫、砂石等病理物质的阻塞,或阴寒凝滞,湿邪阻碍,外伤络阻等,都能导致气机郁滞; 三是脏气虚弱,运行乏力而气机阻滞。 气机阻滞的主要机理是气的运行发生障碍,气机不畅则痞胀,障碍不通则疼痛,气得运行则症减,故气滞以胀闷疼痛为主要临床表现。
气逆证	气逆一般是在气滞基础上的一种表现形式。 导致气逆的原因,可有外邪侵袭、痰饮瘀血内停、寒热刺激、情志过激等。 表现为气机的当降不降而反上升,或升发太过。 主要是指肺胃之气不降而上逆,或肝气升发太过而上逆。

续表

气病辨证	证候分析
气闭证	形成气闭证的主要原因有： 强烈精神刺激，使神机闭塞； 砂石、虫、痰等阻塞脉络、管腔，导致气机闭塞； 溺水、电击等意外事故，致使心、肺气闭。

细目二　血病辨证

要点一　血虚证的临床表现、辨证要点

要点二　血脱证的临床表现、辨证要点

要点三　血瘀证的临床表现、辨证要点

要点四　血热证的临床表现、辨证要点

要点五　血寒证的临床表现、辨证要点

血病辨证	概念	临床表现	辨证要点★
血虚证	血液亏虚，不能濡养脏腑、经络、组织，以面、睑、唇、舌色白、脉细为主要表现的虚弱证候。	面色淡白或萎黄，眼睑、口唇、舌质、爪甲的颜色淡白；头晕；或见眼花、两目干涩、心悸、多梦、健忘、神疲，手足发麻；或妇女月经量少、色淡、延期甚或经闭，脉细无力等。	病体虚弱，面、睑、唇、舌、爪甲的颜色淡白、脉细。
血脱证	突然大量出血或长期反复出血，血液亡脱，以面色苍白、心悸、脉微或芤为主要表现的危重证候。	面色苍白，头晕，眼花，心悸，气短，四肢逆冷，舌色枯白，脉微或芤。	有血液严重损失的病史，面色苍白、脉微或芤。
血瘀证	指瘀血内阻，血行不畅，以固定刺痛、肿块、出血、瘀血舌脉征为主要表现的证候。	疼痛特点为刺痛、痛久拒按、固定不移、常在夜间痛甚；肿块的性状是在体表者包块色青紫，腹内者触及质硬而推之不移；出血的特征是出血反复不止，色紫暗或来血块，或大便色黑如柏油状，或妇女血崩、漏血；瘀血舌脉征主要有面色黧黑，或唇甲青紫，或皮下紫斑，或肌肤甲错，或腹露青筋，或皮肤出现丝状红缕，或舌有紫色斑点、舌下络脉曲张，脉多细涩或结、代、无脉等。	固定刺痛、肿块、出血、瘀血舌脉征。
血热证	火热内炽，侵迫血分，以身热口渴、斑疹吐衄、烦躁谵语、舌绛、脉数等为主要表现的实热证候。即血分的热证。	身热夜甚，或潮热，口渴，面赤，心烦，失眠，躁扰不宁，甚或狂乱，神昏谵语，或见各种出血色深红，或斑疹显露，或为疮痈，舌绛，脉数疾等。	身热口渴、斑疹吐衄、烦躁谵语、舌绛、脉数。
血寒证	寒邪客于血脉，凝滞气机，血行不畅，以患处冷痛拘急、畏寒、唇舌青紫，妇女月经想期、经色紫暗夹块等为主要表现的实寒证候。即血分的寒证。	畏寒，手足或少腹等患处冷痛拘急、得温痛减，肤色紫暗发凉，或为痛经、月经愆期、经色紫暗、夹有血块，唇舌青紫，苔白滑，脉沉迟弦涩等。	患处冷痛拘急、畏寒、唇舌青紫，妇女月经愆期、经色紫暗夹块。

附：

血病辨证	证候分析
血虚证	本证多因血液耗损过多或生化不足所致。 可因先天禀赋不足,或因脾胃、肾脏病变,生化乏源;或因各种急慢性出血,或因思虑劳神过度,暗耗阴血;或因虫积肠道,耗吸营养等导致。 血液亏虚,脉络空虚,形体组织缺乏濡养荣润,则见颜面、眼睑、口唇、舌质、爪甲的颜色淡白,脉细无力; 血虚而脏器、组织得不到足够的营养,则见头晕,眼花,两目干涩,心悸,手足发麻,妇女月经量少、色淡; 血虚失养而心神不宁,故症见多梦,健忘,神疲等。
血脱证	导致血脱证的主要原因是突然大量出血,诸如呕血、便血、崩漏、外伤失血等,也可以是因长期失血、血虚进一步发展而成。 所以大失血、严重血虚等病史可以作为血脱证的主要诊断依据。 血液大量耗失,血脉空虚,不得荣润,则见面色苍白,舌色枯白,脉微或芤; 血液亡失,心脏、清窍失养,则见心悸,头晕,眼花等症。
血瘀证	本证多因气滞而血行不畅,或阳气亏虚,运血无力,或血寒、血热,或外伤出血等引起;也可因湿热、痰浊、砂石阻遏,使血行不畅,脉络阻滞不通所致。 血瘀证的机理主要为瘀血内积,气血运行受阻,不通则痛,故有刺痛、固定、拒按等特点; 夜间阳气内藏,阴气用事,血行较缓,瘀滞益甚,故夜间痛增; 血液瘀积不散而凝结成块,则见肿块紫暗、出血紫暗成块; 血不循经而溢出脉外,则见各种出血; 血行障碍,气血不能濡养肌肤,则见皮肤干涩、肌肤甲错; 血行瘀滞,则血色变紫变黑,故见面色黧黑、唇甲青紫; 脉络瘀阻,则见络脉显露、丝状红缕,舌现斑点,脉涩等症。 瘀血可阻滞于各种脏器、组织,而有不同的血瘀证名,如心脉瘀阻证、瘀阻脑络证、胃肠血瘀证、肝经血瘀证、瘀阻胞宫证、瘀滞胸膈证、下焦瘀血证、瘀滞肌肤证、瘀滞脉络证等,并表现出各自脏器、组织的证候特点。
血热证	本证多因外感温热之邪,或情志过极、气郁化火,或过食辛辣燥热之品,导致火热内炽所致。 热在血分,血行加速,脉道扩张,则见面红目赤,舌绛,脉数疾;血热迫血妄行,可见各种出血;血热内扰心神,而见心烦,失眠,躁扰不宁,甚则狂乱,神昏谵语;热邪内犯营血,灼肉腐血,可为疮痈脓疡;身热夜甚,口渴,为热邪升腾,耗伤津液之象。 血热证常见于外感温热病中,即卫气营血辨证中的血分证;又可见于外科疮疡病、妇科月经病、其他杂病之中。
血寒证	血寒证主要因寒邪侵犯血脉,或阴寒内盛,凝滞脉络而成。 寒凝脉络,气血运行不畅,阳气不得流通,组织失于温养,故常表现为患处的寒冷、疼痛,寒性凝滞收引,故其痛具有拘急冷痛、得温痛减的特点。 肤色紫暗,月经愆期,经色紫暗,夹有血块,唇舌青紫,脉沉迟弦涩等,均为血行不畅之瘀血征象。 血寒证属实寒证的范畴,寒滞肝脉证、寒凝胞宫证、寒凝脉络证等,均属于血寒证。

细目三　气血同病辨证

气病或血病发展到一定的程度,往往影响到另一方的生理功能而发生病变,从而表现为气血同病的证候。

临床常见的气血同病证候,有气滞血瘀证、气虚血瘀证、气血两虚证、气不摄血证和气随血脱证等。

各证的临床表现,一般是两个基本证候的相合而同时存在。

要点　气滞血瘀、气虚血瘀、气血两虚、气不摄血、气随血脱证的临床表现、辨证要点

气血同病辨证	概念	临床表现	辨证要点★
气滞血瘀证	气机郁滞,导致血行瘀阻所产生的证候。	胸胁胀满疼痛,乳房胀痛,情志抑郁或易怒,兼见痞块刺痛、拒按,妇女痛经,经血紫暗有块,或闭经,舌紫暗或有瘀点瘀斑,脉弦涩。	临床以身体局部胀闷走窜疼痛,甚或刺痛,疼痛固定、拒按;或有肿块坚硬,局部青紫肿胀;或有情志抑郁,性急易怒;或有面色紫暗,皮肤青筋暴露,妇女可见经闭或痛经,经色紫暗或夹血块,或乳房胀痛;舌质紫暗或有斑点,脉弦涩等为辨证依据。
气虚血瘀证	指气虚运血无力,导致血液瘀滞于体内所产生的证候。属本虚标实证。	面色淡白,神疲乏力,气短懒言,食少纳呆;面色晦滞,局部青紫、肿胀、刺痛不移而拒按,或肢体瘫痪、麻木,或可触及肿块,舌淡紫或有瘀点瘀斑,脉细涩。	临床以面色淡白无华或面色紫暗,倦怠乏力,少气懒言,局部疼痛如刺,痛处固定不移、拒按,舌淡紫,或有斑点,脉涩等为辨证依据。
气血两虚证	气虚证和血虚证同时存在所表现的证候。	头晕目眩,少气懒言,神疲乏力,自汗,面色淡白或萎黄,唇甲淡白,心悸失眠,形体消瘦,舌淡而嫩,脉细弱。	以少气懒言,神疲乏力,自汗;面色淡白无华或萎黄,口唇、爪甲颜色淡白,或见心悸失眠,头晕目眩,形体消瘦,手足发麻;舌质淡白,脉细无力等为辨证依据。
气不摄血证	气虚摄血无力,导致血溢脉外所产生的证候。	吐血、便血、崩漏、皮下瘀斑、鼻衄,神疲乏力,气短懒言,面色淡白,舌淡,脉弱。	临床以衄血、便血、尿血、崩漏、皮下青紫色斑块等各种慢性出血,并见面色淡白无华,神疲乏力,少气懒言,心慌,食少,舌淡白,脉弱等为辨证依据。
气随血脱证	由大失血,导致元气外脱所产生的危重证候。	大出血时,突然面色苍白,大汗淋漓,四肢厥冷,呼吸微弱,甚至晕厥,舌淡,脉微欲绝或见芤脉。	临床以大量出血的同时,出现面色苍白,气少息微,冷汗淋漓,舌淡,脉微欲绝或散大无根等为辨证依据。

附：

气血同病辨证	证候分析
气滞血瘀证	气机郁滞日久,血行瘀阻不畅,故见气滞及血瘀证表现。 本证以情志不舒,同时伴有胸胁胀满疼痛、刺痛,女子月经不调为诊断要点。 肝主疏泄而藏血,具有条达气机,调节情志的功能,情志不遂或外邪侵袭肝脉则肝气郁滞,疏泄失职,故情绪抑郁或急躁易怒,胸胁胀满疼痛,乳房胀痛; 气为血帅,肝郁气滞,日久不解,必致瘀血内停,故渐成胁下痞块,刺痛拒按; 肝主藏血,为妇女经血之源,肝血瘀滞,瘀血停滞,积于血海,阻碍经血下行,经血不畅则致经闭、痛经。 舌质紫暗或有瘀斑,脉弦涩,均为瘀血内停之症。
气虚血瘀证	气为血之帅,气虚则推动血行无力,导致血液瘀滞难行,形成气虚血瘀证,故见气虚和血瘀表现。 气虚血瘀证虚中夹实,以气虚和血瘀的证候表现为辨证要点。面色淡白,身倦乏力,气短懒言,食少纳呆为气虚之证; 气虚运血无力,血行缓慢,终致瘀阻络脉,故面色晦滞,局部青紫、肿胀; 血行瘀阻,不通则痛,故疼痛如刺,拒按不移,瘀阻脑络则肢体瘫痪、麻木,结成癥瘕积聚时可触及肿块。 气虚舌淡,血瘀舌紫暗,气虚血少则脉细,涩脉主瘀,是为气虚血瘀证的常见舌脉。

气血同病辨证	证候分析
气血两虚证	本证多由久病不愈,气虚不能生血,或血虚无以化气所致。 气血互根、互化,血虚则脏腑组织失养,气虚则机能活动减退,故见气血亏虚表现。 气血两虚证,以气虚与血虚的证候共见为辨证要点。 少气懒言,乏力自汗,为脾肺气虚之象;心悸失眠,为血不养心所致;血虚不能充盈脉络,见唇甲淡白,脉细弱;气血两虚不得上荣于面、舌,则见面色淡白或萎黄,舌淡嫩;不得外养肌肉则致形体瘦弱。
气不摄血证	气为血之帅,统摄血液运行。 气虚则统血无权,血不归经而外溢,故见气虚及各种出血表现。气不摄血证,以出血和气虚证共见为辨证要点。 血液能循行脉内而不溢于脉外,全赖气的统摄作用,气虚统摄无权,血即离经而外溢,溢于胃肠,便为吐血、便血;溢于肌肤,则见皮下瘀斑;脾虚统血无权,冲任不固,渐成月经过多或崩漏;气虚则气短,倦怠乏力;血虚则面白无华;舌淡,脉细弱,皆为气血不足之征。
气随血脱证	血为气之母,血脱则气无所依附,元气随血外脱,导致温运、推动、固摄等功能失职。 本证以大出血时突然出现气脱之证为辨证要点。 由于气血相互依存,当血液大量亡失之时,则气无所依,乃随之外脱。 气脱阳亡,不能上荣于面,故面色苍白; 不能温煦四末,故手足厥冷; 不能温固肌表,故见大汗淋漓; 神随气散,神无所主,故昏厥。 舌淡,脉微欲绝或芤,皆为失血亡阳气脱之象。

细目四　津液病辨证

要点一　痰证的临床表现、辨证要点

要点二　饮证的临床表现、辨证要点

要点三　水停证的临床表现、辨证要点

要点四　津液亏虚证的临床表现、辨证要点

津液病辨证	概念	临床表现	辨证要点★
痰证	指痰浊内阻或流窜,以咳吐痰多、胸闷、呕恶、眩晕、体胖,或局部有圆滑包块,苔腻,脉滑等为主要表现的证候。	常见咳嗽痰多,痰质黏稠,胸脘痞闷,呕恶,纳呆,或头晕目眩,或形体肥胖,或神昏而喉中痰鸣,或神志错乱而为癫、狂、痫,或某些部位出现圆滑柔韧的包块等,舌苔腻,脉滑。	以咳吐痰多、胸闷、呕恶、眩晕、体胖,或局部有圆滑包块,苔腻,脉滑为主要表现。
饮证	指水饮停聚于腔隙或胃肠,以胸闷脘痞、呕吐清水、咳吐清稀痰涎、肋间饱满、苔滑等为主要表现的证候。	脘腹痞胀,泛吐清水,脘腹部水声辘辘;肋间饱满,咳唾引痛;胸闷,心悸,息促不得卧;身体、肢节疼重;咳吐清稀痰涎,或喉间哮鸣有声;头目眩晕,舌苔白滑,脉弦或滑等。	以胸闷脘痞、呕吐清水、咳吐清稀痰涎、肋间饱满、苔滑等为主要表现。
水停证	水停证是指体内水液因气化失常而停聚,以肢体浮肿、小便不利,或腹不痞胀,吉淡胖等为主要表现的证候。	头面、肢体甚或全身水肿,按之凹陷不易起,或为腹水而见腹部膨隆、叩之音浊,小便短少不利,身体困重,舌淡胖,苔白滑,脉濡缓等。	以肢体浮肿、小便不利,或腹大痞胀,舌淡胖等为主要表现。

续表

津液病辨证	概念	临床表现	辨证要点★
津液亏虚证	津液亏虚证是指体内津液亏少,脏腑、组织、官窍失却滋润、濡养、充盈,以口渴尿少,口、鼻、唇、舌、皮肤、大便干燥等为主要表现的证候。	口、鼻、唇、舌、咽喉、皮肤、大便等干燥,皮肤枯瘪而缺乏弹性,眼球深陷,口渴欲饮水,小便短少而黄,舌红,脉细数无力等。	以口渴尿少,口、鼻、唇、舌、皮肤、大便干燥等为主要表现。

要点五　痰证、饮证、水停证、津液亏虚证的证候分析

津液病辨证	证候分析
痰证	本证多因外感六淫、饮食不当、情志刺激、过逸少动等,影响肺、脾、肾等脏的气化功能,以致水液未能正常输布而停聚凝结成痰。 痰的生成与脾的运化功能失常,水湿不化而凝聚密切相关; 痰浊为病,颇为广泛,见症多端。 痰浊最易内停于肺,而影响肺气的宣发肃降,故痰证以咳吐痰多、胸闷等为基本表现。 痰浊中阻,胃失和降,可见脘痞、纳呆、泛恶呕吐痰涎等症; 痰的流动性小而难以消散,故常凝积聚于某些局部而形成圆滑包块; 痰亦可随气升降,流窜全身,如痰蒙清窍,则头晕目眩; 痰蒙心神则见神昏、神乱; 痰泛于肌肤则见形体肥胖; 苔腻、脉滑等为痰浊内阻的表现。
饮证	本证可因外邪侵袭,或为中阳素虚,使水液输布障碍而停聚成饮。饮邪主要停积胃肠、胸胁、心包、肺等身体的管腔部位。 狭义的"痰饮":饮邪停留于胃肠,阻滞气机,胃失和降,可见泛吐清水,脘腹痞胀,腹部水声辘辘; 悬饮:饮邪停于胸胁,阻碍气机,压迫肺脏,则有肋间饱满,咳唾引痛,胸闷息促等症; 支饮:饮邪停于心肺,阻遏心阳,阻滞气血运行,则见胸闷心悸,气短不得卧等症; 饮邪犯肺,肺失宣降,气道滞塞,则见胸部紧闷,咳吐清稀痰涎,或喉间哮鸣有声; 饮邪内阻,清阳不能上升,则见头目眩晕;舌苔白滑,脉弦或滑等,亦为饮证的表现。 根据饮停主要部位的不同,临床有饮停胃肠证、饮停胸胁证、饮停心包证、饮邪客肺证等,并表现出各自的证候特点。
水停证	本证多风邪外袭,或湿邪内阻,亦可因房劳伤肾,或久病肾虚等,影响肺、脾、肾的气化功能,使水液运化、输布失常而停聚为患。 此外,瘀血内阻,经脉不利,亦可影响水液的运行,使水蓄腹腔等部位,而成血瘀水停。 水为有形之邪,水液输布失常而泛溢肌肤,故以水肿、身体困重为主症; 水液停聚腹腔,而成腹水,故见腹部膨隆,叩之音浊; 膀胱气化失司,水液停蓄而不泄,故见小便不利; 舌淡胖,苔白滑,脉濡,是水湿内停之征。 根据形成水停的机理、脏器的不同,临床常见的水停证有风水相搏(风袭水停)证、脾虚水泛证、肾虚水泛证、水气凌心证等。
津液亏虚证	本证多因大汗、大吐、大下、高热、烧伤等,使津液耗损过多;或外界气候干燥,或体内阳气偏亢,使津液耗损;饮水过少,或脏气虚衰,使津液生成不足所致。 津液亏少,不能充养、濡润脏器、组织、官窍,则见口、鼻、唇、舌、咽喉、皮肤、大便等干燥,皮肤枯瘪而缺乏弹性,眼球深陷,口渴欲饮水等一派干燥少津的症状;津液亏少,阳气偏旺,则有舌红、脉细数等症。津液亏虚的常见证有肺燥津伤证、胃燥津亏证、肠燥津亏证等,均有干燥见症,并表现出各自脏器的证候重点。

附：痰饮、悬饮、支饮、溢饮四饮的鉴别★★★★

痰饮分类	临床表现	病机
痰饮	**饮停胃肠**：脘腹痞胀、呕吐清涎、胃中振水音、肠间水声辘辘。	饮停胃肠,胃失和降
悬饮	**饮停胸胁**：胸胁饱满、胀痛、咳嗽、转侧则痛增、脉弦。	饮停胸胁,阻碍气机
支饮	**饮停心肺**：胸闷心悸、气短不能平卧等。	饮停心包,阻遏心阳
溢饮	**饮溢四肢**：肢体沉重、酸痛,或浮肿,小便不利。	饮溢四肢

阳水与阴水的鉴别★★★★

类型	病因	病机	性质	发病特点	临床表现
阳水	多因外邪侵袭所致。	风邪犯肺,通调失职;湿邪困脾,脾失健运。	实证	发病急,病程短	眼睑、颜面先肿,迅速遍及全身,皮薄光亮,小便短少,伴咽喉肿痛、咳嗽及表证。
阴水	多因久病,脾肾阳气虚衰所致。	脾肾阳气虚衰,运化、主水失职。	虚实夹杂	发病缓,病程长	足胫、下肢先肿,渐至全身,腰以下肿甚,按之凹陷难复,小便短少,兼脾、肾阳虚的表现。

历年真题精选

【A1 型题】

1. 患者神疲乏力,少气懒言,常自汗出,头晕目眩,舌淡苔白,脉虚无力。其证候是

A. 气虚　　　　　B. 气陷　　　　　C. 气逆　　　　　D. 气微　　　　　E. 气滞

答案：A；　考点：气虚证的辨证

解析：气少懒言,神疲乏力由于元气亏虚,脏腑组织功能减退所致;头晕目眩为气虚清阳不升,不能温养头目;自汗为气虚毛窍疏松,外卫不固;舌淡苔白为气虚无力鼓动血脉,血不上营于舌;脉虚无力为气虚运血无力。故选择 A。

2. 患者头晕目花,少气倦怠,腹部有坠胀感,脱肛,舌淡苔白,脉弱。其证候是

A. 气滞　　　　　B. 气虚　　　　　C. 气陷　　　　　D. 气结　　　　　E. 气逆

答案：C；　考点：气陷证的辨证

解析：头晕目花为清阳之气不能升举;少气倦怠为气虚功能衰退;腹部坠胀、脱肛为气陷于下,以致诸脏器失其升举之力;舌淡苔白、脉弱为气虚血不足。患者的症状表现为气虚无力升举而反下陷的证候,故选择 C。

3. 患者,男,56 岁。素患眩晕,因情急恼怒而突发头痛而胀,继则昏厥仆倒,呕血,不省人事,肢体强痉,舌红苔黄,脉弦。其病机是

A. 气郁　　　　　B. 气逆　　　　　C. 气脱　　　　　D. 气陷　　　　　E. 气结

答案：B；　考点：气逆证的辨证

解析：头痛、眩晕、昏厥、不省人事、肢体强痉多因郁怒伤肝,肝气上逆,肝气升发太过,气火上逆而见;呕血为血随气逆而上涌。故选择 B。

4. 患者,女,53 岁。腹中可扪及积块,软而不坚,固着不移,胀痛并见,脉弦。其证候是

A. 肝气郁滞　　　B. 瘀血内结　　　C. 气滞血阻　　　D. 气滞痰阻　　　E. 气虚血瘀

答案：C；考点：气滞血阻的临床特点

解析：腹中可扪及积块,固着不移提示有瘀。胀痛提示气滞,故证候为气滞血瘀。故选择 C。

5. 患者,女,42 岁。眩晕昏蒙,头重如裹,胸闷恶心,纳呆多寐,舌苔白腻,脉濡滑。其病机是

A. 风湿　　　　　B. 气虚　　　　　C. 血虚　　　　　D. 痰浊　　　　　E. 肾虚

答案：D；考点：**痰证的临床表现**

解析：脘闷、纳呆呕恶，多寐为痰湿中阻，气机不畅。晕眩昏蒙为痰浊蒙蔽清窍，清阳不升。苔白腻，脉滑皆痰湿之征。故选择 D。

6. 患者，男，60 岁。腹胀大如鼓，按之如囊裹水，有波动感。应首先考虑的是

  A. 水饮   B. 痞满   C. 积聚   D. 水臌   E. 内痈

答案：D；考点：**水臌的临床表现**

解析：腹大如鼓按之如囊裹水，且腹壁凹痕者，为水臌。故选择 D。

7. 患者，男，46 岁。腹痛腹泻 2 天，日泻 10 余次水便，经治已缓，目前口渴心烦，皮肤干瘪，眼窝凹陷，舌淡白苔薄黄，脉细无力。其证候是

  A. 津亏   B. 阴虚   C. 亡阴   D. 外燥   E. 实热

答案：A；考点：**津液亏虚证的辨证**

解析：患者腹痛腹泻 2 天，日泻 10 余次水便，津液大亏。口渴心烦为津液亏虚，虚热内扰、皮肤干瘪、眼窝凹陷是由于津亏则使皮肤口唇咽失去濡润滋养，故呈干燥不荣之象；舌淡白苔薄黄，脉细数皆为津亏内热之象。故选择 A。

8. 患者曾发高热，热退而见口鼻、皮肤干燥，形瘦，目陷，唇舌干燥，舌紫绛边有瘀斑、瘀点。其病机是

  A. 津液不足   B. 津亏血瘀   C. 津枯血燥   D. 津停气阻   E. 气阴两亏

答案：B；考点：**津亏血瘀证的辨证**

解析：口鼻、皮肤干燥，形瘦，目陷，唇舌干燥由于津亏则使皮肤口唇咽失去濡润滋养，故呈干燥不荣之象。舌紫绛边有瘀斑、瘀点皆为瘀血内阻之象。故选择 B。

【B 型题】

（9~10 题共用选项）

  A. 刺痛拒按，固定不移，舌暗，脉涩   B. 气短疲乏，脘腹坠胀，舌淡，脉弱

  C. 胸胁胀闷窜痛，时轻时重，脉弦   D. 面色淡白，口唇爪甲色淡，舌淡，脉细

  E. 少气懒言，疲乏无力，自汗，舌淡，脉虚

9. 血瘀证可见的症状是

答案：A

10. 气陷证可见的症状是

答案：B；考点：**血瘀证、气陷证的辨证要点**

解析：血瘀证的临床表现为疼痛如针刺刀割，痛有定处，拒按，常在夜间加剧。肿块在体表者，色呈青紫；在腹内者，紧硬按之不移，称为癥积。出血反复不止，色泽紫暗，中夹血块，或大便色黑如柏油。面色黧黑，肌肤甲错，口唇爪甲紫暗，或皮下紫斑，或肤表丝状如缕，或腹部青筋外露，或下肢筋青胀痛等。妇女常见经闭。舌质紫暗，或见瘀斑瘀点，脉象细涩。故第 9 题选择 A。气陷证临床表现为头晕目花，少气倦怠，久痢久泄，腹部有坠胀感，脱肛或子宫脱垂等。舌淡苔白，脉弱。故第 10 题选择 B，注意与选项 E 区别，E 为气虚证。

（11~12 题共用选项）

  A. 气滞血瘀   B. 气不摄血   C. 气随血脱   D. 气血两虚   E. 气血失和

11. 肝病日久，两胁胀满疼痛，并见舌质瘀斑、瘀点。其病机是

答案：A

12. 产后大出血，继则冷汗淋漓，甚则晕厥。其病机是

答案：C；考点：**气滞血瘀、气随血脱证的临床特点**

解析：肝主疏泄而藏血，具有条达气机，调节情志的功能。肝病日久，则肝气郁滞，疏泄失职，故见两胁胀满疼痛。气为血帅，气滞则血凝，故见舌质瘀斑、瘀点。故第 11 题选择 A。产后大量出血时，血失气脱，正气大伤，随即出现气脱之症，气脱阳亡，不能温煦四肢，则手足厥冷；不能温固肌表，别大汗淋漓；神随气散，神无所主，则为晕厥。故第 12 题选择 C。

（13～14 题共用选项）

A. 气血两虚　　　B. 气血失和　　　C. 气滞血瘀　　　D. 气不摄血　　　E. 气随血脱

13. 两胁胀痛,舌紫暗及瘀斑,其病机是

答案：C

14. 气短乏力,兼见月经量多,其病机是

答案：D；　考点：气滞血瘀、气不摄血的临床特点

解析：肝主疏泄而藏血,具有条达气机,调节情志的功能。肝病日久,则肝气郁滞,疏泄失职,故见两胁胀满疼痛。气为血帅,气滞则血凝,故见舌质瘀点、瘀斑。故第 13 题选择 C。气短乏力,兼见月经量多,为气虚而不能统血,气虚与失血并见的证候。故第 14 题选择 D。

第十一单元　脏腑辨证

【考点透视】

1. 本单元为考试的重点,考点涉及内容较多,尤其是五脏病辨证与脏腑兼症。

2. 考生在掌握脏腑病或脏腑兼症的临床表现时要结合其生理功能理解性记忆。

细目一　心与小肠病辨证

要点一　心气虚、心阳虚、心阳虚脱证的临床表现、鉴别要点

证型	概念	临床表现	辨证要点★
心气虚证	心气不足,鼓动无力,以心悸、神疲及气虚症状为主要表现的虚弱证候。	心悸、胸闷,气短,精神疲倦,或有自汗,活动后诸症加重,面色淡白,舌质淡,脉虚。	本证以心悸、神疲与气虚症状共见为辨证的主要依据。
心阳虚证	指心阳虚衰,温运失司,鼓动无力,虚寒内生,以心悸怔忡、心胸憋闷及阳虚症状为主要表现的虚寒证候。	心悸怔忡,心胸憋闷或痛,气短,自汗,畏冷肢凉,神疲乏力,面色㿠白,或面唇青紫,舌质淡胖或紫暗,苔白滑,脉弱或结或代。	本证以心悸怔忡、心胸憋闷与阳虚症状共见为辨证的主要依据。
心阳虚脱证	指心阳衰极,阳气欲脱,以心悸胸痛、冷汗、肢厥、脉微为主要表现的危重证候。	在心阳虚证的基础上,突然冷汗淋漓,四肢厥冷,面色苍白,呼吸微弱,或心悸,心胸剧痛,神志模糊或昏迷,唇舌青紫,脉微欲绝。	本证以心悸胸痛、冷汗、肢厥、脉微等表现为辨证依据。

（一）心气虚证与心阳虚证的鉴别要点

鉴别内容	心气虚证	心阳虚证
共同点	均可见心悸、胸闷、气短等症。	
不同点	无寒象,疲乏等症表现明显。	有畏冷肢凉、面色晦暗等表现。

（二）心气虚证、心阳虚证、心阳暴脱证的鉴别要点

鉴别内容	心气虚证	心阳虚证	心阳暴脱证
共同点	功能损伤由轻到重的三个阶段,三者之间相互联系。		
不同点	以心悸、胸闷兼气虚证为特征。	在心气虚的基础上,出现心胸闷痛、畏寒肢冷等虚寒证候为特征。	在心阳虚的基础上,突然出现冷汗、肢厥、脉微等亡阳证候为特征。

要点二 心血虚证、心阴虚证的临床表现、鉴别要点

心与小肠病辨证	概念	临床表现	辨证要点	共同点	不同点
心血虚证	血液亏虚，心与心神失于濡养，以心悸、失眠、多梦及血虚症状为主要表现的虚弱证候。	心悸，头晕眼花，失眠，多梦，健忘，面色淡白或萎黄，舌色淡，脉细无力	本证多有久病、失血等病史，以心悸、失眠、多梦与血虚症状共见为辨证的主要依据。	均可见心悸、失眠、多梦等症。	血虚以"色白"为特征而无热象。
心阴虚证	指阴液亏损，心与心神失养，虚热内扰，以心烦、心悸、失眠及阴虚症状为主要表现的虚热证候。	心烦，心悸，失眠，多梦，口燥咽干，形体消瘦，或见手足心热，潮热盗汗，两颧潮红，舌红少苔乏津，脉细数。	本证以心烦、心悸、失眠与阴虚症状共见为辨证的主要依据。		阴虚以"色赤"为特征而有明显热象。

心血虚证与心阴虚证的鉴别要点

证型	相同症状★	不同症状
心血虚证	心失所养心神不安心悸失眠多梦	有血虚表现：—面色淡白或萎黄，唇舌色淡，脉细无力。
心阴虚证		有阴虚表现：—口燥咽干，形体消瘦，五心烦热，潮热盗汗，两颧潮红，舌红少苔乏津，脉细数。

要点三 心脉痹阻证的临床表现及瘀阻心脉、痰阻心脉、寒凝心脉、气滞心脉四证的鉴别

证型	概念	临床表现	辨证要点★
心脉痹阻证	指瘀血、痰浊、阴寒、气滞等因素阻痹心脉，以心悸怔忡、胸闷、心痛为主要表现的证候。又名心血（脉）瘀阻证。	心悸怔忡，心胸憋闷疼痛，痛引肩背内臂，时作时止。或以刺痛为主，舌质晦暗或有青紫斑点，脉细、涩、结、代；或以心胸憋闷为主，体胖痰多，身重困倦，舌苔白腻，脉沉滑或沉涩；或以遇寒痛剧为主，得温痛减，畏寒肢冷，舌淡苔白，脉沉迟或沉紧；或以胀痛为主，与情志变化有关，喜太息，舌淡红，脉弦。	本证以心悸怔忡，心胸憋闷疼痛与瘀血症状共见为辨证的主要依据。

	分型	症状特点★	伴见症状
心脉痹阻证	瘀阻心脉证	以刺痛为特点	伴见舌暗，或有青紫色斑点，脉细涩或结或代等瘀血内阻症状。
	痰阻心脉证	以闷痛为特点	多伴体胖痰多，身重困倦，苔白腻，脉沉滑或沉涩等痰浊内盛的症状。
	寒凝心脉证	以痛势剧烈，突然发作，遇寒加剧，得温痛减为特点	伴见畏寒肢冷，舌淡苔白，脉沉迟或沉紧等寒邪内盛的症状。
	气滞心脉证	以胀痛为特点	其发作往往与精神因素有关，常伴见胁胀，善太息，脉弦等气机郁滞的症状。

瘀阻心脉、痰阻心脉、寒凝心脉、气滞心脉四证的鉴别要点

证型	共同主症	临床表现
瘀阻心脉证	心悸怔忡,心胸憋闷作痛,痛引肩背内臂,时作时止	心胸刺痛,舌暗或有青紫斑点,脉细涩或结代。
痰阻心脉证		心胸闷痛,体胖痰多,身重困倦,苔白腻,脉沉滑或沉涩。
寒凝心脉证		心胸剧痛,遇寒加重,得温痛减,形寒肢冷,舌淡苔白,脉沉迟或沉紧。
气滞心脉证		心胸胀痛,胁胀善太息,舌淡红,脉弦。

要点四　痰蒙心神证、痰火扰神证的临床表现、鉴别要点

证型	概念	临床表现	辨证要点★	共同点	不同点★
痰蒙心神证	指痰浊蒙蔽心神,以神志抑郁、错乱、痴呆、昏迷为主要表现的证候。又名痰迷心窍证。	神情痴呆,意识模糊,甚则昏不知人,或神情抑郁,表情淡漠,喃喃独语,举止失常。或突然昏仆,不省人事,口吐涎沫,喉有痰声。并见面色晦暗,胸闷、呕恶,舌苔白腻,脉滑等。	本证以神志抑郁、错乱、痴呆、昏迷与痰浊症状共见为辨证的主要依据。	均有神志异常的表现,均可或见神昏。	以抑郁、痴呆、错乱为主,有痰无火,无热证表现。
痰火扰神证	是指火热痰浊交结,扰闭心神,以狂躁、神昏及痰热症状为主要表现的证候。又名痰火扰心(闭窍)证。	发热,口渴,胸闷,气粗,咯吐黄痰,喉间痰鸣,心烦,失眠,甚则神昏谵语,或狂躁妄动,打人毁物,不避亲疏,胡言乱语,哭笑无常,面赤,舌质红,苔黄腻,脉滑数。	本证以神志狂躁、神昏谵语与痰热症状共见为辨证的主要依据。		其症以神志狂躁、神昏谵语为主,既有痰,又有火。

要点五　心火亢盛证的临床表现、鉴别要点
要点六　瘀阻脑络证的临床表现、鉴别要点
要点七　小肠实热证的临床表现、鉴别要点

证型	概念	临床表现	辨证要点★
心火亢盛证	指火热内炽,扰乱心神,迫血妄行,上炎口舌,热邪下移,以发热、心烦、吐衄、舌赤生疮、尿赤涩灼痛等为主要表现的实热证候。	发热,口渴,心烦,失眠,便秘,尿黄,面红,舌尖红绛,苔黄,脉数有力。甚或口舌生疮、溃烂疼痛;或见小便短赤、灼热涩痛;或见吐血、衄血;或见狂躁谵语、神识不清。(1)以口舌生疮、赤烂疼痛为主者,称为心火上炎证。(2)兼小便赤、涩、灼、痛者,称为心火下移证,习称心移热于小肠。(3)吐血、衄血表现突出者,称为心火迫血妄行证。(4)以狂躁谵语、神识不清为主症者,称为热扰心神证或热闭心神证。	本证以发热、心烦、吐衄、舌赤生疮、尿赤涩灼痛等症为辨证的主要依据。
瘀阻脑络证	指瘀血犯头,阻滞脑络,以头痛、头晕及瘀血症状为主要表现的证候。	头晕、头痛经久不愈,痛如锥刺,痛处固定,或健忘、失眠,心悸,或头部外伤后昏不知人,面色晦暗,舌质紫暗或有斑点,脉细涩。	本证以头痛、头晕与瘀血症状共见为辨证的主要依据。

证型	概念	临床表现	辨证要点★
小肠实热证	指心火下移小肠,以小肠里热炽盛为主要表现的证候。	心烦失眠,面赤口渴,口舌生疮,溃烂灼痛,小便赤涩,尿道灼痛,尿血,舌红苔黄,脉数。	本证以小便赤涩灼痛与心火炽盛为辨证的主要依据。

细目二 肺与大肠病辨证

要点一 肺气虚证、肺阴虚证的临床表现、鉴别要点

证型	概念	临床表现	辨证要点★	共同点	不同点★
肺气虚证	指肺气虚弱,呼吸无力,卫外不固,以咳嗽无力、气短而喘、自汗等为主要表现的虚弱证候。	咳嗽无力,气短而喘,动则尤甚,咯痰清稀,声低懒言,或有自汗、畏风,易于感冒,神疲体倦,面色淡白,舌淡苔白,脉弱。	本证以咳嗽无力、气短而喘、自汗与气虚症状共见为辨证的主要依据。	咳嗽	有气虚表现:咳嗽无力,气短而喘,伴有气虚症状
肺阴虚证	指肺阴亏虚,虚热内扰,以干咳少痰、潮热、盗汗等为主要表现的虚热证候。又名肺虚热证。	干咳无痰,或痰少而黏、不易咯出,或痰中带血,声音嘶哑,口燥咽干,形体消瘦,五心烦热,潮热盗汗,两颧潮红,舌红少苔乏津,脉细数。	本证以干咳、痰少难咯、潮热、盗汗等为辨证的主要依据。		有阴虚表现:干咳少痰,伴有虚热内扰、潮热盗汗等阴虚症状。

要点二 风寒犯肺证、寒痰阻肺证、饮停胸胁证的临床表现、鉴别要点

证型	概念	临床表现	辨证要点	共同点	不同点★
风寒犯肺证	指风寒侵袭,肺卫失宣,以咳嗽、咯稀白痰、恶风寒等为主要表现的证候。	咳嗽,咯少量稀白痰,气喘,微有恶寒发热,鼻塞,流清涕,喉痒,或见身痛无汗,舌苔薄白,脉浮紧。	本证多有外感风寒的病史,以咳嗽、咯稀白痰与风寒表证共见为辨证的主要依据。		痰色白多为风寒侵袭,伴有风寒表证,舌苔薄白,脉浮紧。
寒痰阻肺证	指寒饮或痰浊停聚于肺,肺失宣降,以咳喘、痰白量多易咯等为主要现的证候。又名寒饮停肺证、痰湿阻肺证。	咳嗽,痰多、色白、质稠或清稀、易咯,胸闷,气喘,或喉间有哮鸣声,恶寒,肢冷,舌质淡,苔白腻或白滑,脉弦或滑。	本证以咳喘,痰白量多易咯等为辨证的主要依据。痰稀者为寒饮停肺证,痰稠者为寒痰阻肺证。	咳嗽,咳痰	寒饮或痰浊停聚于肺,伴有寒象,舌质淡,苔白腻或白滑,脉弦或滑。
饮停胸胁证	指水饮停于胸腔,阻碍气机,以胸廓饱满、胸胁胀闷或痛等为主要表现的证候。	胸廓饱满,胸胁部胀闷或痛,咳嗽,气喘,呼吸、咳痰或身体转侧时牵引胁痛,或有头目晕眩,舌苔白滑,脉沉弦。	本证以胸廓饱满、胸胁胀闷或痛等为辨证的主要依据。		水饮停于胸胁,伴有胸廓饱满、胸胁胀闷或痛,舌苔白滑,脉沉弦。

要点三　风热犯肺证、肺热炽盛证、痰热壅肺证、燥邪犯肺证的临床表现、鉴别要点

证型	概念	临床表现	辨证要点★	病机
风热犯肺证	指风热侵袭,肺卫失宣,以咳嗽、发热恶风等为主要表现的证候。本证在三焦辨证中属上焦病证,在卫气营血辨证中属卫分证。	咳嗽,痰少而黄,气喘,鼻塞,流浊涕,咽喉肿痛,发热,微恶风寒,口微渴,舌尖红,苔薄黄,脉浮数。	本证多有感受风热的病史,以咳嗽、痰少色黄与风热表证共见为辨证的主要依据。	风热犯肺肺卫失宣
肺热炽盛证	指火热炽盛,壅积于肺,肺失清肃,以咳喘气粗、鼻翼扇动等为主要表现的实热证候。简称肺热证或肺火证。本证在卫气营血辨证中属气分证,在三焦辨证中属上焦病证。	发热,口渴,咳嗽,气粗而喘,甚则鼻翼扇动,鼻息灼热,胸痛,或有咽喉红肿疼痛,小便短黄,大便秘结,舌红苔黄,脉洪数。	本证以新病势急,咳喘气粗、鼻翼扇动与火热症状共见为辨证的主要依据。	火热炽盛壅积于肺
痰热壅肺证	指痰热交结,壅滞于肺,肺失清肃,以发热、咳喘、痰多黄稠等为主要表现的证候。	指痰热交结,壅滞于肺,肺失清肃,以发热、咳喘、痰多黄稠等为主要表现的证候。	本证以发热、咳喘、痰多黄稠等为辨证的主要依据。	痰热交结壅滞于肺
燥邪犯肺证	指外感燥邪,肺失宣降,以干咳痰少、鼻咽口舌干燥等为主要表现的证候,简称肺燥证。燥邪有偏寒、偏热的不同,而有温燥袭肺证和凉燥袭肺证之分。	干咳无痰,或痰少而黏,不易咯出,甚则胸痛,痰中带血,或见鼻衄、口、唇、鼻、咽、皮肤干燥,尿少,大便干结,舌苔薄而干燥少津。或微有发热恶风寒,无汗或少汗,脉浮数或浮紧。	本证与气候干燥有关,以干咳,痰少,质黏及燥邪犯表证为辨证的主要依据。	燥邪犯肺肺卫失宣

要点四　风水相搏证的临床表现

证型	概念	临床表现	辨证要点★
风水相搏证	指风邪外袭,肺卫失宣,水湿泛溢肌肤,以突起头面浮肿及卫表症状为主要表现的证候。	眼睑头面先肿,继而遍及全身,上半身肿甚,来势迅速,皮肤薄而发亮,小便短少,或见恶寒重发热轻,无汗,舌苔薄白,脉浮紧。或见发热重恶寒轻,咽喉肿痛,舌苔薄黄,脉浮数。	本证以突起头面浮肿与卫表症状共见为辨证的主要依据。

要点五　肠道湿热证、肠热腑实证、肠燥津亏证的临床表现、鉴别要点

证型	概念	临床表现	辨证要点★	病机
肠道湿热证	指湿热内蕴,阻滞肠道,以腹痛、暴泻如水、下痢脓血、大便黄稠秽臭及湿热症状为主要表现的证候。又名大肠湿热证。	身热口渴,腹痛腹胀,下痢脓血,里急后重,或暴泻如水,或腹泻不爽,粪质黄稠秽臭,肛门灼热,小便短黄,舌质红,苔黄腻,脉滑数。	本证以腹痛、暴泻如水、下痢脓血、大便黄稠秽臭等与湿热症状共见为辨证的主要依据。	湿热内蕴阻滞肠道

证型	概念	临床表现	辨证要点★	病机
肠热腑实证	指里热炽盛,腑气不通,以发热、大便秘结、腹满硬痛为主要表现的实热证候。又名大肠热结证、大肠实热证。六经辨证中称为阳明腑证,卫气营血辨证中属气分证,三焦辨证中属中焦证。	高热,或日晡潮热,汗多,口渴,脐腹胀满硬痛、拒按,大便秘结,或热结旁流,大便恶臭,小便短黄,甚则神昏谵语、狂乱,舌质红苔黄厚而燥,或焦黑起刺,脉沉数(或迟)有力。	本证以发热、大便秘结、腹满硬痛为辨证的主要依据。	里热炽盛腑气不通
肠燥津亏证	指津液亏损,肠失濡润,传导失职,以大便燥结、排便困难及津亏症状为主要表现的证候。	大便干燥如羊屎,艰涩难下,攀日一行,腹胀作痛,或可于左少腹触及包块,口干,或口臭,或头晕,舌红少津,苔黄燥,脉细涩。	本证多属病久而势缓,以大便燥结、排便困难与津亏症状共见为辨证的主要依据。	津液亏损肠失濡润

细目三 脾与胃病辨证

要点一 脾气虚证、脾阳虚证、脾虚气陷证、脾不统血证的临床表现、鉴别要点

证型	概念	临床表现	辨证要点★
脾气虚证	指脾气不足,运化失职,以食少、腹胀、便溏及气虚症状为主要表现的虚弱证候。	不欲食,纳少,脘腹胀满,食后胀甚,或饥时饱胀,大便溏稀,肢体倦怠,神疲乏力,少气懒言,形体消瘦,或肥胖、浮肿,面色淡黄或萎黄,舌淡苔白,脉缓或弱。	本证以食少,腹胀,便溏与气虚症状共见为辨证的主要依据。
脾阳虚证	指脾阳虚衰,失于温运,阴寒内重,以食少、腹胀腹痛、便溏等为主要表现的虚寒证候。又名脾虚寒证。	食少,腹胀,腹痛绵绵,喜温喜按,畏寒怕冷,四肢不温,面白少华或虚浮,口淡不渴,大便稀溏,甚至完谷不化,或肢体浮肿,小便短少,或白带清稀量多,舌质淡胖或有齿痕,舌苔白滑,脉沉迟无力。	本证以食少,腹胀腹痛、便溏与虚寒症状共见为辨证的主要依据。
脾虚气陷证	指脾气虚弱,中气下陷,以脘腹重坠、内脏下垂及气虚症状为主要表现的虚弱证候。又名中气下陷证。	脘腹重坠作胀,食后益甚,或便意频数,肛门重坠,或久泻不止,甚或脱肛,或小便浑浊如米泔,或内脏、子宫下垂,气短懒言,神疲乏力,头晕目眩,面白无华,食少,便溏,舌淡苔白,脉缓或弱。	本证以脘腹重坠、内脏下垂与气虚症状共见为辨证的主要依据。
脾不统血证	指脾气虚弱,不能统摄血行,以各种慢性出血为主要表现的虚弱证候。又名脾不摄血证。	各种慢性出血,如便血、尿血、吐血、鼻衄、紫斑,妇女月经过多、崩漏,食少便溏,神疲乏力,气短懒言,面色萎黄,舌淡,脉细无力。	本证以各种慢性出血与气血两虚证共见为辨证的主要依据。

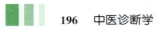

证型	病机★	相同症状	不同症状	舌象	脉象
脾气虚证	脾气亏虚 运化失职	均以脾气虚为病理基础,纳呆、腹胀,食后尤甚,便溏肢倦。	食少懒言,神疲乏力,面色萎黄或浮肿,或消瘦。	舌质淡或胖嫩有齿痕,苔白润	脉缓弱或沉细弱或虚大
脾阳虚证	脾阳虚衰 失于温运 阴寒内生		腹痛喜温喜按,肢冷尿少等。	舌质淡胖或边有齿痕苔白滑	脉沉迟无力
脾虚气陷证	脾气亏虚 升举无力 而反下陷		脘腹坠胀,或便意频数,肛门坠重,甚则脱肛,或子宫下垂等脏器脱垂表现。	舌质淡,苔薄白	脉缓弱
脾不统血证	脾气虚弱,不能统摄血液。		便血、尿血、鼻衄,或 妇女月经过多、崩漏等各种出血证。	舌淡苔白	脉细弱

要点二 湿热蕴脾证、寒湿困脾证的临床表现、鉴别要点

证型	概念	临床表现	辨证要点★	共同点	不同点
湿热蕴脾证	指湿热内蕴,脾失健运,以腹胀、纳呆、发热、身重、便溏不爽等为主要表现的湿热证候。又名中焦湿热、脾经湿热证。	脘腹胀闷,纳呆,恶心欲呕,口中黏腻,渴不多饮,便溏不爽,小便短黄,肢体困重,或身热不扬,汗出热不解,或见面目发黄鲜明,或皮肤发痒,舌质红,苔黄腻,脉濡数或滑数。	本证以腹胀、纳呆、发热、身重、便溏不爽、苔黄腻等为辨证的主要依据。	病机:均因湿邪困脾,脾胃纳运失职所致。症状:可见脘腹痞闷,纳呆呕恶,便溏,肢体困重,面目发黄苔腻,脉濡等。	病性属湿热,故有舌质红苔黄腻,身热不扬,阳黄,脉濡数等湿热内蕴表现。
寒湿困脾证	指寒湿内盛,困阻脾阳,脾失温运,以纳呆、腹胀、便溏、身重等为主要表现的寒湿证候。又名湿困脾阳证、寒湿中阻证、太阴寒湿证。	脘腹胀闷,口腻纳呆,泛恶欲呕,口淡不渴,腹痛便溏,头身困重,或小便短少,肢体肿胀,或身目发黄,面色晦暗不泽,或妇女白带量多,舌体淡胖,舌苔白滑或白腻,脉濡缓或沉细。	本证以纳呆、腹胀、便溏、身重、苔白腻等为辨证的主要依据。		病性属寒湿,故见舌淡苔腻白滑,腹痛喜暖,口淡不渴,带下量多清稀,阴黄,脉濡缓等寒湿内停表现。

证型	相同症状	不同症状	舌象	脉象
湿热蕴脾证	脘腹痞闷,纳呆,恶心呕吐,便溏,肢体困重。	身热起伏,汗出热不解,肌肤发黄色泽鲜明,皮肤发痒,小便短赤。	舌红苔黄腻	濡数
寒湿困脾证		口淡不渴,肢体浮肿,小便不利。	舌淡苔白腻	濡缓

要点三 胃气虚证、胃阳虚证、胃阴虚证的临床表现、鉴别要点

证型	概念	临床表现	辨证要点★
胃气虚证	指胃气虚弱,胃失和降,以胃脘隐痛或痞胀、喜按,食少等主要表现的虚 弱证候。	胃脘隐痛或痞胀,按之觉舒,食欲不振,或得食痛缓,食后胀甚,嗳气,口淡不渴,面色萎黄,气短懒言,神疲倦怠,舌质淡,苔薄白,脉弱。	本证以胃脘痞满、隐痛喜按,食少与气虚症状共见为辨证的主要依据。

续表

证型	概念	临床表现	辨证要点★
胃阳虚证	指阳气不足,胃失温煦,以胃脘冷痛、喜温喜按,畏冷,肢凉等为主要表现的虚寒证候。又名胃虚寒证。	胃脘冷痛,绵绵不已,时发时止,喜温喜按,食后缓解,泛吐清水或夹有 不消化食物,食少脘痞,口淡不渴,倦怠乏力,畏寒肢冷,舌淡胖嫩,脉沉迟无力。	本证以胃脘冷痛、喜温喜按,畏冷肢凉为辨证的主要依据。
胃阴虚证	指阴液亏虚,胃失濡润、和降,以胃脘嘈杂,饥不欲食,脘腹痞胀、灼痛等为主要表现的虚热证候。又名胃虚热证。虚热证不明显者,则称胃燥津亏证。	胃脘嘈杂,饥不欲食,或痞胀不舒,隐隐灼痛,干呕,呃逆,口燥咽干,大便干结,小便短少,舌红少苔乏津,脉细数。	本证以胃脘嘈杂、灼痛,饥不欲食与虚热症状共见为辨证的主要依据。

证型	病机	相同症状	不同症状	舌象	脉象
胃气虚证	胃气亏虚 胃失和降		胃部按之觉舒,气短懒言,神疲乏力	舌质淡 苔薄白	脉弱
胃阳虚证	胃阳不足 胃失温煦	胃痛痞胀	胃脘冷痛,喜温喜按,畏寒肢冷	舌淡胖嫩	脉沉迟 无力
胃阴虚证	胃阴亏虚 胃失濡润		胃脘嘈杂,饥不欲食,或痞胀不舒,隐隐灼痛,干呕,呃逆,口燥咽干	舌红少 苔乏津	脉细数

要点四　胃热炽盛证、寒饮停胃证的临床表现、鉴别要点

证型	概念	临床表现	辨证要点★
胃热炽盛证	指火热壅滞于胃,胃失和降,以胃脘灼痛、消谷善饥等为主要表现的实热证候。又名胃(实)热(火)证。	胃脘灼痛、拒按,渴喜冷饮,或消谷善饥,或口臭,牙龈肿痛溃烂,齿衄,小便短黄,大便秘结,舌红苔黄,脉滑数。	本证以胃脘灼痛、消谷善饥等与实火症状共见为辨证的主要依据。
寒饮停胃证	指寒饮停积于胃,胃失和降,以脘腹痞胀、胃中有振水声、呕吐清水为等为主要表现的证候。	脘腹痞胀,胃中有振水声,呕吐清水痰涎,口淡不渴,眩晕,舌苔白滑,脉沉弦。	本证以脘腹痞胀、胃中有振水声、呕吐清水等为辨证的主要依据。

证型	病机	相同症状	不同症状	舌象	脉象
胃热炽盛证	火热壅滞于胃,胃失和降		胃部灼痛,渴喜冷饮,口臭,牙龈肿痛溃烂	舌红苔黄	脉滑数
寒饮停胃证	胃阳不足 胃失温煦	胃痛痞胀	呕吐清水痰涎,口淡不渴	舌苔白滑	脉沉弦

要点五　寒滞胃脘证、食滞胃脘证、胃肠气滞证的临床表现、鉴别要点

证型	概念	临床表现	辨证要点★
寒滞胃脘证	指寒邪犯胃,阻滞气机,以胃脘冷痛,痛势急剧等为主要表现的实寒证候。又名中焦实寒证。	胃脘冷痛,痛势暴急,遇寒加剧,得温则减,恶心呕吐,吐后痛缓,口淡不渴,或口泛清水,腹泻清稀,或腹胀便秘,面白或青,恶寒肢冷,舌苔白润,脉弦紧或沉紧。	本证多有寒冷刺激的诱因,以胃脘冷痛,痛势急剧等为辨证的主要依据。

续表

证型	概念	临床表现	辨证要点★
食滞胃肠证	指饮食停积胃肠,以脘腹痞胀疼痛,呕泻酸馊腐臭食物等为主要表现的证候。又名食滞胃脘证。	脘腹胀满疼痛、拒按,厌食,嗳腐吞酸,呕吐酸馊食物,吐后胀痛得减,或腹痛,肠鸣,矢气臭如败卵,泻下不爽,大便酸腐臭秽,舌苔厚腻,脉滑或沉实。	本证多有伤食病史,以脘腹痞胀疼痛、呕泻酸馊腐臭等为辨证的主要依据。
胃肠气滞证	指胃肠气机阻滞,以脘腹胀痛走窜、嗳气、肠鸣、矢气等为主要表现的证候。	胃脘、腹部胀满疼痛,走窜不定,痛而欲吐或欲泻,泻而不爽,嗳气,肠鸣,矢气,得嗳气、矢气后痛胀可缓解,或无肠鸣、矢气则胀痛力口剧,或大便秘结,苔厚脉弦。	本证以脘腹胀痛走窜、嗳气、肠鸣、矢气等为辨证的主要依据。

证型	病机	相同症状	不同症状	舌象	脉象
寒滞胃脘证	寒邪犯胃,阻滞气机	胃痛痞胀	胃脘部冷痛,痛势剧烈,得温则减	舌苔白润	脉弦紧或沉紧
食滞胃肠证	饮食阻滞肠胃,气机受阻		脘腹痞胀疼痛、呕泻酸馊腐臭	舌苔厚腻	脉滑或沉实
胃肠气滞证	肠胃气机阻滞		脘腹胀痛走窜、肠鸣、嗳气	苔厚	脉弦

细目四 肝与胆病辨证

要点一 肝血虚证、肝阴虚证的临床表现、鉴别要点

分型	概念	临床表现	辨证要点	共同点★	不同点★
肝血虚证	指血液亏损,肝失濡养,以眩晕、视力减退、经少、肢麻手颤等及血虚症状为主要表现的虚弱证候。	头晕眼花,视力减退或夜盲,或肢体麻木,关节拘急,手足震颤,肌肉𥆧动,或为妇女月经量少、色淡,甚则闭经,爪甲不荣,面白无华,舌淡,脉细。	本证以眩晕、视力减退、经少、肢麻手颤等与血虚症状共见为辨证的主要依据。	均属肝的虚证,均有头晕等表现。	血虚,无热象,常见眩晕视物模糊、经少、肢麻手颤等症。
肝阴虚证	指阴液亏损,肝失濡润,阴不制阳,虚热内扰,以头晕、目涩、胁痛、烦热等为主要表现的虚热证候。又名肝虚热证。	头晕眼花,两目干涩,视力减退,或胁肋隐隐灼痛,面部烘热或两颧潮红,或手足蠕动,口咽干燥,五心烦热,潮热盗汗,舌红少苔乏津,脉弦细数。	本证以头晕、目涩、胁痛等与虚热症状共见为辨证的主要依据。		阴虚,虚热表现明显,常见眼干涩、潮热、颧红、手足蠕动等症。

要点二 肝郁气滞证、肝火炽盛证、肝阳上亢证的临床表现、鉴别要点

分型	概念	临床表现	辨证要点★
肝郁气滞证	指肝失疏泄,气机郁滞,以情志抑郁、胸胁或少腹胀痛等为主要表现的证候。又名肝气郁结证,简称肝郁证。	情志抑郁,善太息,胸胁、少腹胀满疼痛,走窜不定。或咽部异物感,或颈部瘿瘤、瘰疬,或胁下肿块。妇女可见乳房作胀疼痛,月经不调,痛经。舌苔薄白,脉弦。病情轻重与情绪变化关系密切。	本证多与情志因素有关,以情志抑郁、胸胁或少腹胀痛等为辨证的主要依据。

续表

分型	概念	临床表现	辨证要点★
肝火炽盛证	指火热炽盛,内扰于肝,气火上逆,以头痛、烦躁、耳鸣、胁痛等及火热症状为主要表现的实热证候。又名肝火上炎证、肝经实火证,简称肝火(热)证。	头晕胀痛,痛如刀劈,面红目赤,口苦口干,急躁易怒,耳鸣如潮,甚或突发耳聋,失眠,恶梦纷纭,或胁肋灼痛,吐血、衄血,小便短黄,大便秘结,舌红苔黄脉弦数。	本证以头痛、烦躁、耳鸣、胁痛等与火热症状共见为辨证的主要依据。
肝阳上亢证	指肝阳亢扰于上,肝肾阴亏于下,以眩晕耳鸣、头目胀痛、面红、烦躁、腰膝酸软为主要表现的证候。	眩晕耳鸣,头目胀痛,面红目赤,急躁易怒,失眠多梦,头重脚轻,腰膝酸软,舌红少津,脉弦有力或弦细数。	本证以眩晕耳鸣、头目胀痛、面红、烦躁、腰膝酸软等为辨证的主要依据。

肝火炽盛证、肝阳上亢证的鉴别要点★★★★

分型	相同症状	不同症状★
肝火炽盛证	头晕胀痛,面红目赤,口苦口干,急躁易怒,耳鸣,失眠。	属火热过盛的实证 以目赤头痛、胁肋灼痛、口苦口渴、便秘尿黄等火热症为主,阴虚证候不突出,病程较短,病势较急。
肝阳上亢证		属上实下虚,虚实夹杂;系肝肾阴虚阳亢所致;以眩晕、头目胀痛、头重脚轻等上亢症状为主,且见腰膝酸软、耳鸣等下虚症状;阴虚证候明显,病程较长。

要点三　肝风内动四证的临床表现、鉴别要点★★★★

分型	概念	临床表现	辨证要点★
肝阳化风证	指肝阳上亢,亢则化风,肝风内动,以眩晕、肢麻震颤、头胀痛、面赤,甚至突然昏仆、口眼㖞斜、半身不遂等为主要表现的证候。	眩晕欲仆,步履不稳,头胀头痛,急躁易怒,耳鸣,项强,头摇,肢体震颤,手足麻木,语言謇涩,面赤,舌红,或有苔腻,脉弦细有力。甚至突然昏仆,口眼㖞斜,半身不遂,舌强语謇。	本证以眩晕、肢麻震颤、头胀痛、面赤,甚至突然昏仆、口眼㖞斜、半身不遂等为辨证主要依据。
热极生风证	指邪热炽盛,热极动风,以高热、神昏、抽搐为主要表现的证候。本证在卫气营血辨证中归属血分证。	高热口渴,烦躁谵语或神昏,颈项强直,两目上视,手足抽搐,角弓反张,牙关紧闭,舌质红绛,苔黄燥,脉弦数。	本证以高热、神昏、抽搐为辨证的主要依据。
阴虚动风证	肝阴亏虚,虚风内动,以眩晕、手足震颤、蠕动或肢体抽搐等及阴虚症状为主要表现的证候。	手足震颤、蠕动,或肢体抽搐,眩晕耳鸣,口燥咽干,形体消瘦,五心烦热,潮热颧红,舌红少津,脉弦细数。	本证以眩晕、手足震颤、蠕动与阴虚内热症状共见为辨证的主要依据。
血虚生风证	指肝血亏虚,虚风内动,以眩晕、肢体震颤、麻木、拘急、瞤动、瘙痒等及血虚症状为主要表现的证候。	眩晕,肢体震颤、麻木,手足拘急,肌肉瞤动,皮肤瘙痒,爪甲不荣,面白无华,舌质淡白脉细或弱。	本证以眩晕、肢麻、震颤、瘙痒、拘急、瞤动等与血虚症状共见为辨证的主要依据。

肝风内动四证的鉴别要点★★★★

证型	性质★	主症★	兼症	舌象	脉象
肝阳化风证	上实下虚证	眩晕欲仆,头摇肢颤,謇涩或舌强不语	手足麻木,步履不正	舌红,白或腻	弦而有力
热极生风证	实热证	手足抽搐,颈项强直,两目上视,牙关紧闭,角弓反张	高热神昏,燥热如狂	舌质红绛	弦数
阴虚动风证	虚证	手足蠕动	午后潮热,五心烦热,口咽干燥,形体消瘦	舌红少津	弦细数
血虚生风证	虚证	手足震颤,肌肉𥆧动,拘急不利	肢体关节麻木眩晕耳鸣,面白无华	舌淡,苔白	细

要点四 寒滞肝脉证的临床表现
要点五 肝胆湿热证的临床表现
要点六 胆郁痰扰证的临床表现

证型	概念	临床表现	辨证要点★
寒滞肝脉证	指寒邪侵袭,凝滞肝经,以少腹、前阴、巅顶等肝经经脉循行部位冷痛为主要表现的实寒证候。又名寒凝肝经证、肝寒证、肝经实寒证。	少腹冷痛,阴部坠胀作痛,或阴器收缩引痛,或巅顶冷痛,得温则减,遇寒痛增,恶寒肢冷,舌淡,苔白润,脉沉紧或弦紧。	本证以少腹、前阴、巅顶冷痛与实寒症状共见为辨证的主要依据。
肝胆湿热证	指湿热内蕴,肝胆疏泄失常,以身目发黄、胁肋胀痛等及湿热症状为主要表现的证候。以阴痒、带下黄臭等为主要表现者,称肝经湿热(下注)证。	身目发黄,胁肋胀痛,或胁下有痞块,纳呆,厌油腻,泛恶欲呕,腹胀,大便不调,小便短赤,发热或寒热往来,口苦口干,舌红,苔黄腻,脉弦滑数。或为阴部潮湿、瘙痒、湿疹,阴器肿痛,带下黄稠臭秽等。	本证以胁肋胀痛、身目发黄,或阴部瘙痒、带下黄臭等与湿热症状共见为辨证的主要依据。
胆郁痰扰证	指痰浊或痰热内扰,胆郁失宣,以胆怯、惊悸、烦躁、失眠、眩晕、呕恶等为主要表现的证候。	胆怯易惊,惊悸不宁,失眠多梦,烦躁不安,胸胁胀闷,善太息,头晕目眩,口苦呕恶,舌淡红或红,苔白腻或黄滑,脉弦缓或弦数。	本证以胆怯、惊悸、烦躁、失眠、眩晕、呕恶等为辨证的主要依据。

细目五 肾与膀胱病辨证
要点一 肾阳虚、肾阴虚、肾精不足、肾气不固、肾虚水泛证的临床表现、鉴别要点★★★★

证型	概念	临床表现	辨证要点★
肾阳虚证	指肾阳亏虚,机体失却温煦,以腰膝酸冷、性欲减退、夜尿多为主要表现的虚寒证候。又名元阳亏虚证、命门火衰证。	头目眩晕,面色㿠白或黧黑,腰膝酸冷疼痛,畏冷肢凉,下肢尤甚,精神萎靡,性欲减退,男子阳痿早泄、滑精精冷,女子宫寒不孕,或久泻不止,完谷不化,五更泄泻,或小便频数清长,夜尿频多,舌淡,苔白,脉沉细无力,尺脉尤甚。	本证以腰膝酸冷、性欲减退、夜尿多与虚寒症状共见为辨证的主要依据。

续表

证型	概念	临床表现	辨证要点★
肾阴虚证	指肾阴亏损,失于滋养,虚热内扰,以腰酸而痛、遗精、经少、头晕耳鸣 等为主要表现的虚热证候。又名真阴(肾水)亏虚证。	腰膝酸软而痛,头晕,耳鸣,齿松,发脱,男子阳强易举、遗精、早泄,女子经少或经闭,崩漏,失眠,健忘,口咽干燥,形体消瘦,五心烦热,潮热盗汗,骨蒸发热,午后颧红,小便短黄,舌红少津、少苔或无苔,脉细数。	本证以腰酸而痛、遗精、经少、头晕耳鸣等与虚热症状共见为辨证的主要依据。
肾精不足证	指肾精亏损,脑与骨、髓失充,以生长发育迟缓、早衰、生育机能低下等为主要表现的虚弱证候。	小儿生长发育迟缓,身体矮小,囟门迟闭,智力低下,骨骼痿软;男子精少不育,女子经闭不孕,性欲减退;成人早衰,腰膝酸软,耳鸣耳聋,发脱齿松,健忘恍惚,神情呆钝,两足痿软,动作迟缓,舌淡,脉弱。	本证多与先天不足有关,以生长发育迟缓、早衰、生育机能低下等为辨证的主要依据。
肾气不固证	指肾气亏虚,失于封藏、固摄,以腰膝酸软,小便、精液、经带、胎气不固等为主要表现的虚弱证候。	腰膝酸软,神疲乏力,耳鸣失聪;小便频数而清,或尿后余沥不尽,或遗尿,或夜尿频多,或小便失禁;男子滑精、早泄,女子月经淋沥不尽,或带下清稀量多,或胎动易滑。舌淡,苔白,脉弱	本证以腰膝酸软,小便、精液、经带、胎气不固与气虚症状共见为辨证的主要依据。
肾虚水泛证	指肾的阳气亏虚,气化无权,水液泛溢,以水肿下肢为甚、尿少、畏冷肢凉等为主要表现的证候。	腰膝酸软,耳鸣,身体浮肿,腰以下尤甚,按之没指,小便短少,畏冷肢凉,腹部胀满,或见心悸,气短,咳喘痰鸣,舌质淡胖苔白滑脉沉迟无力。	本证以水肿下肢为甚、尿少、畏冷肢凉等为辨证的主要依据。

(一)肾阳虚证与肾虚水泛证的鉴别要点

证型	病机	相同症状	不同症状	舌象	脉象
肾阳虚证	命门火衰,温煦失职,火不暖土,气化不行。	均以肾阳亏虚为病理基础,都有畏寒肢冷,腰膝酸冷,面白神疲等虚寒之象。	以温煦失职,生殖机能减退为主。腰膝酸冷,性欲减退,夜尿频多等与虚寒症状共见头晕目眩,面色㿠白或黧黑,腰膝酸冷疼痛,畏寒肢冷,下肢尤甚,精神萎靡,性欲减退,男子阳痿早泄、滑精精冷,女子宫寒不孕,或久泻不止,完谷不化,五更泄泻,或小便频数清长,夜尿频多。	舌淡苔白	脉沉细无力,尺部尤甚
肾虚水泛证	肾阳虚弱,气化无权,水液泛滥。		以气化无权,水湿泛滥之水肿尿少为主要表现。腰膝酸软,耳鸣,身体浮肿,腰以下为甚,按之没指小便短少。	舌质淡胖苔白滑	脉沉迟无力

（二）肾阴虚证与肾精不足证的鉴别要点

证型	病机	相同症状	不同症状	舌象	脉象
肾阴虚证	命门火衰,温煦失职,火不暖土,气化不行。	皆属肾阴的虚证,均可见腰膝酸软、头晕耳鸣齿松发脱等症。	有阴虚内热的表现.性欲偏亢,梦遗、经少;失眠多梦,阳强易举,遗精早泄,潮热盗汗,咽干颧红,溲黄便干。	舌淡红苔白	沉细
肾精不足证	肾阳虚弱,气化无权,水液泛滥。		主要为生长发育迟缓,早衰,生育机能低下,无虚热表现。成人精少,经闭,发脱齿摇,健忘耳聋,动作迟缓,足痿无力,精神呆钝。	舌淡红苔白	沉细

要点二　膀胱湿热证的临床表现

证型	概念	临床表现	辨证要点
膀胱湿热证	指湿热侵袭,蕴结膀胱,以小便频急、灼涩疼痛及湿热症状为主要表现证候。	小便频数,排尿灼热涩痛,小便短赤,尿血或有砂石,小腹胀痛,腰痛,发热口渴,舌红苔黄腻,脉濡数。	本证属新病势急,以小便频急、灼涩疼痛等与湿热症状共见为辨证的主要依据。

细目六　脏腑兼病辨证

要点一　心肾不交证、心脾气血虚证的临床表现、鉴别要点

鉴别内容		心肾不交证	心脾气血虚证
概念		指心与肾的阴液亏虚,阳气偏亢,以心烦、失眠、梦遗、耳鸣、腰酸等为主要表现的虚热证候。又名心肾阴虚阳亢(火旺)证。	脾气亏虚,心血不足,以心悸、神疲、头晕、食少、腹胀、便溏等为主要表现的虚弱证候。简称心脾两虚证。
临床表现		心烦失眠,惊悸健忘,头晕,耳鸣,腰膝酸软,梦遗,口咽干燥,五心烦热,潮热盗汗,便结尿黄,舌红少苔,脉细数。	心悸怔忡,头晕,多梦,健忘,食欲不振,腹胀,便溏,神疲乏力,或见皮下紫斑,女子月经量少色淡、淋沥不尽,面色萎黄,舌淡嫩,脉弱。
辨证要点★		心烦、失眠、腰酸、耳鸣、梦遗与虚热症状并见为辨证的主要依据。	本证以心悸、神疲、头晕、食少、腹胀、便溏等为辨证的主要依据。
共同症状		心悸、失眠	
不同	病机	多由心肾阴液亏虚所致。	多由脾气亏虚,心血不足所致。
	兼症	兼有腰酸、腰痛、耳鸣及虚热症状。	多伴食少、腹胀、便溏等症状。

要点二　肝火犯肺证、肝胃不和证、肝郁脾虚证的临床表现、鉴别要点

鉴别内容	肝火犯肺证	肝胃不和证	肝郁脾虚证
概念	指肝火炽盛,上逆犯肺,肺失肃降,以胸胁灼痛、急躁、咳嗽痰黄或咳血等为主要表现的实热证候。	指肝气郁结,胃失和降,以脘胁胀痛、嗳气、吞酸、情绪抑郁等为主要表现的证候。又名肝气犯胃证、肝胃气滞证。	指肝失疏泄,脾失健运,以胁胀作痛、情志抑郁、腹胀、便溏等为主要表现的证候。又称肝脾不调证。

鉴别内容		肝火犯肺证	肝胃不和证	肝郁脾虚证
临床表现		胸胁灼痛,急躁易怒,头胀头晕,面红目赤,口苦口干,咳嗽阵作,痰黄稠黏,甚则咳血,舌红,苔薄黄,脉弦数。	胃脘、胁肋胀满疼痛,走窜不定,嗳气,吞酸嘈杂,呃逆,不思饮食,情绪抑郁,善太息,或烦躁易怒,舌淡红,苔薄黄,脉弦。	胸胁胀满窜痛,善太息,情志抑郁,或急躁易怒,食少,腹胀,肠鸣矢气,便溏不爽,或腹痛欲便、泻后痛减,或大便溏结不调,舌苔白,脉弦或缓。
辨证要点★		本证以胸胁灼痛、急躁、咳嗽痰黄或咳血等与实热症状共见为辨证的主要依据。	本证以脘胁胀痛、嗳气、吞酸、情绪抑郁等为辨证的主要依据。	本证以胁胀作痛、情志抑郁、腹胀、便溏等为辨证的主要依据。
共同症状		胸胁胀痛、急躁易怒		
不同	病机	肝火炽盛,上逆犯肺所致。	多由肝郁气滞引起,导致胃失和降、脾失健运。	
	临床表现	胸胁灼痛,面红目赤,口苦口干,伴有咳嗽阵作,痰黄稠黏。	临床可见嗳气、吞酸等胃失和降的表现,或便溏、腹胀等脾失健运的表现。	

要点三 心肺气虚证、脾肺气虚证、肺肾气虚证的临床表现、鉴别要点

鉴别内容	心肺气虚证	脾肺气虚证	肺肾气虚证
概念	指心肺两脏气虚,以咳喘、心悸、胸闷等为主要表现的虚弱证候。	指脾肺两脏气虚,以咳嗽、气喘、咯痰、食少、腹胀、便溏等为主要表现的虚弱证候。又名脾肺两虚证。	指肺肾气虚,摄纳无权,以久病咳喘、呼多吸少、动则尤甚等为主要表现的虚弱证候。又名肾不纳气证。
临床表现	胸闷,咳嗽,气短而喘,心悸,动而尤甚,吐痰清稀,神疲乏力,声低懒言,自汗,面色淡白,舌淡苔白,或唇舌淡紫,脉弱或结或代。	食欲不振,食少,腹胀,便溏,久咳不止,气短而喘,咯痰清稀,面部虚浮,下肢微肿,声低懒言,神疲乏力,面白无华,舌淡,苔白滑,脉弱。	咳嗽无力,呼多吸少,气短而喘,动则尤甚,吐痰清稀,声低,乏力,自汗,耳鸣,腰膝酸软,或尿随咳出,舌淡紫,脉弱。
辨证要点★	本证以咳喘、心悸、胸闷与气虚症状共见为辨证的主要依据。	本证以咳嗽、气喘、咯痰、食少、腹胀、便溏与气虚症状共见为辨证的主要依据。	本证以久病咳喘、呼多吸少、动则尤甚与气虚症状共见为辨证主要依据。
共同症状	均有肺气虚,呼吸功能减退,而见咳喘无力、气短、咯痰清稀等症。		
兼有症状	兼有心悸怔忡、胸闷等心气不足的证候。	兼有食少、腹胀、便溏等脾失健运的证候。	兼呼多吸少、腰酸耳鸣、尿随咳出等肾失摄纳的证候。

要点四 心肾阳虚证、脾肾阳虚证的临床表现、鉴别要点

鉴别内容	心肾阳虚证	脾肾阳虚证
概念	指心与肾的阳气虚衰,失于温煦,以心悸、水肿等为主要表现的虚寒证候。又名心肾虚寒证。水肿明显者,可称水气凌心证。	指脾肾阳气亏虚,虚寒内生,以久泻久利、水肿、腰腹冷痛等为主要表现的虚寒证候。
临床表现	畏寒肢冷,心悸怔忡,胸闷气喘,肢体浮肿,小便不利,神疲乏力,腰膝酸冷,唇甲青紫,舌淡紫,苔白滑,脉弱。	腰膝、下腹冷痛,畏冷肢凉,久泄久泻,或五更泄泻,完谷不化,便质清冷,或全身水肿,小便不利,面色㿠白,舌淡胖,苔白滑,脉沉迟无力。

续表

鉴别内容	心肾阳虚证	脾肾阳虚证
辨证要点★	本证以心悸、水肿与虚寒症状共见为辨证的主要依据。	本证以久泻久痢、水肿、腰腹冷痛等与虚寒症状共见为辨证的主要依据。
共同点	均有畏冷肢凉、舌淡胖、苔白滑等虚寒证候,且有腰膝酸冷、小便不利、浮肿等肾阳虚水湿内停的表现。	
不同点	心悸怔忡、胸闷气喘、面唇紫暗等心阳不振、血行不畅的症状突出。	有久泄久利、完谷不化等脾阳虚、运化无权的表现。

要点五 心肝血虚证、肝肾阴虚证、肺肾阴虚证的临床表现、鉴别要点

鉴别内容	心肝血虚证	肝肾阴虚证	肺肾阴虚证
概念	指血液亏少,心肝失养,以心悸、多梦、眩晕、肢麻、经少与血虚症状为主要表现的证候。	肝肾阴液亏虚,虚热内扰,以腰酸胁痛、眩晕、耳鸣、遗精等为主要表现虚热证候。又名肝肾虚火证。	指肺肾阴液亏虚,虚热内扰,以干咳、少痰、腰酸、遗精等为主要表现的虚热证候。
临床表现	心悸心慌,多梦健忘,头晕目眩,视物模糊,肢体麻木,震颤,女子月经量少色淡,甚则经闭,面白无华,爪甲不荣,舌质淡白,脉细。	头晕,目眩,耳鸣,健忘,胁痛,腰膝酸软,口燥咽干,失眠多梦,低热 或五心烦热,颧红,男子遗精,女子月经量少,舌红,少苔,脉细数。	咳嗽痰少,或痰中带血,或声音嘶哑,腰膝酸软,形体消瘦,口燥咽干,骨蒸潮热,盗汗,颧红,男子遗精,女子经少,舌红,少苔,脉细数。
辨证要点★	本证以心悸、多梦、眩晕、肢麻等与血虚症状共见为辨证的主要依据。	本证以腰酸胁痛、眩晕、耳鸣、遗精等与虚热症状共见为辨证的主要依据。	本证以干咳、少痰、腰酸、遗精等与虚热症状共见为辨证的主要依据。
共同点	心肝阴血不足为主要病机。	肝肾阴虚证和肺肾阴虚证都有肾阴虚的证候,均见腰膝酸软、耳鸣、遗精及阴虚内热的表现。	
不同点	临床证见心悸、失眠多梦、眩晕肢麻、视力减退等。	肝阴虚损,失于滋养,常见胁痛、目涩、眩晕等症。	兼肺阴亏损,肺失清肃,故有干咳、痰少难咯等表现。

细目七 脏腑辨证各相关证候的鉴别

要点 各脏腑间相关证候的鉴别要点

（一）心脾气血虚证与心肝血虚证鉴别

鉴别	心脾气血虚证	心肝血虚证
共同	均有心血不足,心及心神失养,而见心悸、失眠多梦等症。	
不同	兼有脾虚失运,血不归经的表现,常见食少、腹胀、便溏、慢性失血等症。	兼有肝血不足,失于充养的 表现,常见眩晕、肢麻、视力减退、经少等症。

（二）肝胃不和、肝郁脾虚、胃肠气滞三证的鉴别

证型	病机	相同症状	不同症状	舌象	脉象
肝胃不和证	肝失疏泄，横逆犯胃，胃失和降。	均有肝气郁结，而见胸胁胀满疼痛、情志抑郁或烦躁等表现。	抑郁易怒，胸胁胀痛兼胃失和降，常有纳少脘胀、呕恶、呃逆、嗳气、嘈杂等胃气上逆的症状	苔薄白或薄黄	脉弦或带数
肝郁脾虚证	肝失疏泄，横逆犯脾，脾失健运。		兼脾失健运，常有食少、腹胀、便溏等症腹痛肠鸣，腹泻不爽。	苔白	脉弦或缓弱
胃肠气滞证	多因情志不遂，外邪内侵，病理产物 或病邪停滞，导致胃肠气机阻滞而成。	肝气郁结的证候不明显。	以脘腹胀痛 走窜、嗳气、肠鸣、矢气等为主要表现。	苔厚	脉弦

（三）肝胆湿热证与湿热蕴脾证的鉴别★★★★

鉴别		肝胆湿热证★	湿热蕴脾证★
共同		均因湿热内蕴所致，见湿热证候及脾胃纳运升降失职表现；均可出现脘腹胀满、纳呆呕恶、身目发黄色鲜明、大便不调、小便短黄、舌质红苔黄腻、脉滑数等症。	
不同	病位	肝胆	脾胃
	症状	以胁肋胀痛、胁下痞块、黄疸、口苦等肝胆疏泄失常症状为主，尚可出现寒热往来及阴部瘙痒，妇女带下黄臭等症。	故以脘腹胀闷、纳呆呕恶、大便溏泄等受纳运化功能失常症状为主，还可出现肢体困重、身热不扬等症状。
	病机	疏泄功能失职	纳运升降失职

（四）肝火犯肺证与燥邪犯肺证、热邪壅肺证、肺阴虚证的鉴别

证型	病机	相同症状	不同症状	舌象	脉象
肝火犯肺证	肝经气火上逆犯肺，肺失清肃。	四证均可能有咳嗽、咳血的表现。	急躁易怒，胁肋灼痛等肝火内炽的症状。	舌红,苔薄黄	脉弦数
燥邪犯肺证	外界燥邪侵犯肺卫，肺系津液耗伤。		咳血，只发于秋季，必兼发热恶寒之表证。	苔薄而干燥少津	脉浮数或浮紧
热邪壅肺证	邪热内盛，痰热互结，壅闭于肺。		新病势急，咳喘气粗，鼻翼扇动与火热症状共见。	舌红苔黄或黄腻	脉数或滑数
肺阴虚证	内伤久病，肺津受损，虚热内生。		潮热盗汗等阴虚内热症状。	舌红少苔乏津	脉细数

（五）肝肾阴虚证与肝阳上亢证的鉴别★★★★

证型	性质	病机	相同症状	不同症状	舌象	脉象
肝肾阴虚证	虚证	肝肾阴液亏虚,阴不制阳,虚热内扰	均有肝肾阴亏,阴不制阳的病机,均有头晕目眩、耳鸣、腰膝酸软等症。	头晕目眩,耳鸣,颧红盗汗、五心烦热、男子遗精、女子月经量少等肾阴虚表现。	舌红少苔	脉细数
肝阳上亢证	本虚标实证	肝肾阴亏,阴不制阳,亢阳上扰		耳鸣,腰膝酸软、面红目赤、急躁易怒、头目胀痛、头重脚轻等肝阳亢逆、气血上冲的症状。	舌红	脉弦或弦细数

历年真题精选

【A1 型题】

1. 下列哪项是燥邪犯肺证与肺阴虚证的鉴别要点?
A. 有无发热恶寒　　　　B. 有无胸痛咳血　　　　C. 有口干咽燥
D. 痰量的多少　　　　E. 咯痰的难易
答案:A; 考点:肺阴虚、燥邪犯肺证的鉴别要点

解析:燥邪犯肺证的临床表现为干咳无痰,或痰少而黏,不易咳出。唇、舌、咽、鼻干燥欠润、轻微发热恶寒,头身酸痛,舌尖红苔薄而干,脉浮细。肺阴虚证的临床表现为咳喘无力,气少不足以息,动则益甚,体倦懒言,声音低怯,痰多清稀,面色㿠白,或自汗畏风,易于感冒,舌淡苔白,脉虚弱。二者的区别为燥邪犯肺为燥邪袭表,肺卫失宣,而见轻微发热恶寒。肺阴虚为肺阴亏损,虚热内生,以干咳无痰或痰少而黏与阴虚见症为辨证要点。故选择 A。

2. 齿燥如枯骨者,属
A. 热盛伤津　　B. 阳明热盛　　C. 肾阴枯涸　　D. 胃阴不足　　E. 肾气虚乏
答案:C; 考点:肾阴虚证的临床表现

解析:牙齿干燥,甚者齿如枯骨,为胃津已伤或肾阴枯竭。故选择 C。

3. 下列肝胆病中,哪项不见眩晕
A. 肝血虚　　B. 肝阴虚　　C. 胆郁痰扰　　D. 肝阳上亢　　E. 肝气郁结
答案:E; 考点:肝脏证候临证鉴别

解析:肝血虚,肝阴虚,头目不得荣养,均可出现眩晕;胆郁痰扰,痰湿上蒙清窍,也可出现眩晕;肝阳上亢,上扰清窍,也可见眩晕。肝气郁结以气滞的症状为主,不会出现眩晕,故选择 E。

4. 下列除哪项外,均为肾虚的症状?
A. 腰膝酸软　　B. 耳鸣耳聋　　C. 牙齿动摇　　D. 尿频急痛　　E. 阳痿遗泄
答案:D; 考点:肾虚证的临床表现

解析:A、B、C、E 均为肾虚失于滋养或失于固摄封藏所表现的症状,尿频急痛为实证,故选择 D。

5. 干呕呃逆,胃脘嘈杂,口干咽燥,舌红少苔。其证候是
A. 食滞胃脘　　B. 胃阴虚　　C. 肝脾不调　　D. 肝胃不和　　E. 胃阳虚
答案:B; 考点:胃阴虚证的辨证

解析:干呕呃逆为阴虚热扰,胃气上逆。胃脘嘈杂为胃阴不足,则胃阳偏亢,虚热内生,热郁胃中,胃气不和。口燥咽干为胃阴亏虚,上不能滋润咽喉。舌红少苔是阴虚内热的征象。故选择 B。

6. 饥不欲食可见于
A. 胃火亢盛　　B. 胃强脾弱　　C. 脾胃湿热　　D. 胃阴不足　　E. 肝胃蕴热
答案:D; 考点:胃阴不足的临床表现

解析:饥不欲食是由于脾气尚健,能运化水谷,故有饥饿感,但胃阴不足,胃的受纳,腐熟功能不足,故不欲

食,因此选择 D。

7. 大便中夹有不消化的食物,酸腐臭秽,其常见病因是

A. 肝脾不调　　　B. 寒湿内盛　　　C. 大肠湿热　　　D. 脾胃虚弱　　　E. 食滞胃肠

答案：E；考点：食滞胃肠证的临床表现

解析：食滞胃肠主要表现为泻下稀便,夹有不消化食物,酸腐臭秽,脘腹胀满,嗳腐吞酸,苔厚脉滑。此为宿食停滞,胃肠受阻,传化失常所导致。故选择 E。

8. 脏腑湿热证的共同特点是

A. 黄疸　　　B. 腹痛　　　C. 腹泻　　　D. 舌苔黄腻　　　E. 头胀重

答案：D；考点：脏腑湿热证的临床表现

解析：能反映脏腑湿热的其同特点的一定不是某个脏腑专属的表现,只有舌脉可以反映。D 舌苔黄腻是湿热的特征表现,也是脏腑湿热的共同特点。故选择 D。

9. 呕吐吞酸,胸胁胀满,嗳气频作,脘闷食少。其证候是

A. 食滞胃脘　　　B. 胃阴虚　　　C. 肝脾不调　　　D. 肝胃不和　　　E. 胃阳虚

答案：D；考点：肝胃不和证的临床表现、辨证要点

解析：肝气犯胃者,肝郁化火,横逆犯胃,肝胃气机不畅,则见上述表现。故选择 D。

【A2 型题】

10. 患者,男,70 岁。神志痴呆,表情淡漠,举止失常,面色晦滞,胸闷泛恶,舌苔白腻,脉滑。其病机是

A. 痰迷心窍　　　B. 痰火扰心　　　C. 心血瘀阻　　　D. 肾精亏虚　　　E. 心脾两虚

答案：A；考点：痰蒙心神证的临床表现

解析：表情淡漠,神志痴呆,举止失常多由肝气郁结,气郁生痰,痰浊上蒙心窍所致,属于癫证。面色晦滞为湿浊郁遏中焦,清阳不升,浊气上泛。脘闷作恶为胃失和降,胃气上逆,舌苔白腻,脉滑是痰浊内盛之象。故选择 A。考生在做此类题时,注意抓题干的主要信息,以便帮助解题,如本题的苔白腻是一个关键信息,用它可排除 B、C、D、E,只有 A 项正确。

11. 患者,男,50 岁。咳嗽喘促,呼多吸少动则益甚,声低息微,腰膝酸软,舌淡,脉沉细两尺无力。其病机是

A. 肺气虚损　　　B. 肺阴虚亏　　　C. 肺肾气虚　　　D. 肺肾阴虚　　　E. 肾气虚衰

答案：C；考点：肺肾气虚的临床表现

解析：咳嗽喘促为肺气虚的表现,呼多吸少动则益甚,声低息微,腰膝酸软为肾气虚的表现。舌淡为气虚,脉沉细两尺无力为肾气虚的表现。由此可见患者肺肾两脏气虚,降纳无权,故选择 C。

12. 患者,男,54 岁。咳嗽气粗,痰多痰黄,面赤身热,口干欲饮,舌红苔黄,脉滑数。其证候是

A. 痰热郁肺　　　B. 肺阴亏耗　　　C. 风燥伤肺　　　D. 风热犯肺　　　E. 风寒袭肺

答案：A；考点：痰热壅肺证的临床表现

解析：咳嗽气粗,痰多痰黄为痰热蕴结于肺,肺失清肃而气上逆;面赤身热,口干欲饮为热盛伤津。舌红苔黄腻,脉滑数为痰热内盛之象。故选择 A。

13. 患者干咳,连青作呛,咽喉干痛,唇鼻干燥,痰少而黏,口干,伴身热恶寒,舌质红干而少津,苔薄黄,脉浮数。其证候是

A. 风热犯肺　　　B. 风燥伤肺　　　C. 痰热郁肺　　　D. 肝火犯肺　　　E. 肺阴亏耗

答案：B；考点：风燥犯肺证的临床表现

解析：干咳无痰,或痰少而黏,不易咳出为燥邪犯肺,津液被伤,肺不得滋润而失清肃,唇、舌、咽、鼻都见干燥而欠润为伤津化燥,气道失其濡润;身热恶寒为肺为燥邪所袭,肺卫失宣;燥邪伤津则舌红,燥袭肺津,苔多黄。脉浮数为风燥之象。故选择 B。

14. 患者,女,36 岁,已婚,面色萎黄,神疲乏力,气短懒言,食少便溏,月经淋漓不断,经血色淡,舌淡无苔,脉沉细无力。其病机是

A. 脾不统血　　　B. 脾肾阳虚　　　C. 气血两虚　　　D. 脾肺气虚　　　E. 肝血木足

答案：A；　考点：脾不统血的临床表现

解析：脾不统血证主要表现为面色萎黄或苍白无华，神疲乏力，气短懒言，或食少便溏，并见出血，或便血，或溺血，肌衄，鼻衄，或妇女月经过多，崩漏，舌淡，脉细无力等。该病例符合此证的临床表现，故应选择 A。

15. 患者身目发黄，黄色鲜明，腹部痞满，肢体困重，便溏尿黄，身热不扬，舌红苔黄腻，脉濡数。其证候是
A. 肝胆湿热　　B. 大肠湿热　　C. 肝火上炎　　D. 湿热蕴脾　　E. 寒湿困脾
答案：D；　考点：湿热蕴脾的临床表现

解析：题干中的舌苔黄腻提示内有湿热可排除 C、E，具体湿热在何脏何腑，可参照其他信息，题干中的腹部痞满、肢体困重、身热不扬均提示病位在脾，故此证为湿热蕴脾，故选 D。考生在做此类题时均可按照此思路推理。故选择 D。

16. 患者眩晕耳鸣，头目胀痛，面红目赤，急躁易怒，腰膝酸软，头重足轻，舌红，脉弦细数。其证候是
A. 肝火上炎　　B. 肝阳上亢　　C. 肝阴不足　　D. 肝气郁结　　E. 肝阳化风
答案：B；　考点：肝阳上亢的临床表现

解析：眩晕耳鸣，头目胀痛，面红目赤为肝肾之阴不足，肝阳亢逆无制，气血上冲；急躁易怒为肝失柔顺；腰膝酸软为肝肾阴虚，筋脉失养；阳亢于上，阴亏于下，上盛下虚，故头重脚轻；舌红、脉弦细，为肝肾阴虚，肝阳亢盛之象。故选择 B。

17. 患者，男，50 岁。眩晕欲仆，头重脚轻，筋惕肉瞤，肢麻震颤，腰膝酸软，舌红苔薄白，脉弦细。其病机是
A. 肝阳上亢　　B. 肝肾阴虚　　C. 肝阳化风　　D. 阴虚风动　　E. 肝血不足
答案：C；　考点：肝阳上亢的临床表现

解析：眩晕欲仆为肝阳化风，肝风内动，上扰头目，故头重脚轻；风动筋挛，则筋惕肉瞤；肝肾阴虚，筋脉失养，故肢麻震颤，腰膝酸软。故选择 C。

18. 患者，男，45 岁。平日急躁易怒，今日因事与人争吵时突感头晕，站立不住，面赤如醉，舌体颤动，脉弦。其证候是
A. 肝火上炎　　B. 肝阳上亢　　C. 热极生风　　D. 肝阳化风　　E. 肝气郁结
答案：D；　考点：肝风内动的临床表现

解析：患者平日急躁易怒说明平素具有肝阳上亢的现象，现与人争吵出现头晕，舌体颤动，有动风之象，为肝阳化风证候。故选择 D。

19. 患者，女，26 岁，已婚。胃脘痞满，不思饮食，频频泛恶，干呕，大便秘结，舌红少津，脉细弱。其病机是
A. 脾阴不足　　B. 胃阴不足　　C. 胃燥津亏　　D. 胃热炽盛　　E. 肝胃不和
答案：B；　考点：脾胃证的临床表现

解析：题干中的舌红少津提示有阴津不足，排除 D、E。脾的不足主要在气、阳，没有脾阴不足一说，排除 A。结合题干的特征性症状不思饮食，提示本证为胃阴不足，故选 B。

20. 患者，男，45 岁。心烦不寐，眩晕耳鸣健忘，腰酸梦遗，舌红少津，脉细数。其病变所在脏腑为
A. 心　　B. 肾　　C. 肝　　D. 心、肾　　E. 肝、胃
答案：D；　考点：心、肾病证的临床表现

解析：患者心烦不寐，病变的脏腑为心，眩晕耳鸣健忘，腰酸梦遗病变的脏腑为肾。故选择 D。

21. 患者平素性急易怒，时有胁胀，近日胁胀加重，伴食欲不振，食后腹胀，便溏，舌苔薄白，脉弦。其证候是
A. 脾气虚　　B. 脾阳虚　　C. 脾肾阳虚　　D. 肝脾不调　　E. 肝胃不和
答案：D；　考点：肝脾不调证的临床表现

解析：患者平素性急易怒，时有胁胀提示情志不舒，肝失疏泄。伴食欲不振，食后腹胀，便溏，为肝郁乘脾，脾失健运之症。题目中未见嗳气呃逆，吞酸嘈杂善太息等肝胃不和症状。故选择 D。

22. 患者，女，56 岁。咳喘 10 年，伴见胸闷心悸，咯痰清稀，声低乏力，面白神疲，舌质淡白，脉弱。其证候是

A. 心肺气虚 　　　B. 肺气虚 　　　C. 寒邪客肺 　　　D. 脾肺气虚 　　　E. 肾不纳气

答案：A；考点：心肺气虚证的临床表现

解析：患者咳喘10年必有肺气虚，胸闷心悸提示心气不足，咯痰清稀，声低乏力，面白神疲，舌质淡白，脉弱等为一派心肺气虚的表现。故选择A。

23. 患者心悸怔忡，神识朦胧，困倦易睡，畏寒肢冷，肢面浮肿，下肢为甚，舌淡暗苔白滑，脉沉细微。其证候是

A. 痰湿困脾 　　　B. 脾气虚弱 　　　C. 心肾阳衰 　　　D. 脾肾阳虚 　　　E. 以上均非

答案：C；考点：心肾阳虚的临床表现、辨证要点

解析：患者心悸怔忡，神识朦胧提示病变及心，困倦易睡，畏寒肢冷，舌淡暗苔白滑，脉沉细微提示阳气虚衰，肢面浮肿，下肢为甚提示肾阳衰惫。故选择C。

24. 患者，男，65岁。眩晕，耳鸣如蝉，健忘失眠，胁痛，腰膝酸痛，盗汗，舌红少苔，脉细数。其证候是

A. 肾精不足 　　　B. 肾阴虚 　　　C. 肝阴虚 　　　D. 肝肾阴虚 　　　E. 肝阳上亢

答案：D；考点：肝肾阴虚证的临床表现、辨证要点

解析：由患者年龄65岁及眩晕，耳鸣如蝉，健忘失眠的表现均提示肾精亏虚，胁痛提示肝络受损，腰膝酸痛，盗汗，舌红少苔，脉细数提示肾阴虚证。故选择D。

25. 患者，男，50岁。咳喘20日余，现咳嗽痰少，口燥咽干，形体消瘦，腰膝酸软，颧红盗汗，舌红少苔，脉细数。其病机是

A. 肺气虚损 　　　B. 肺阴虚亏 　　　C. 肺肾阴虚 　　　D. 肺肾气虚 　　　E. 肾气虚衰

答案：C；考点：肺肾阴虚证的临床表现、辨证要点

解析：题目中患者咳喘20日余，多为肺气亏虚，久病及肾；咳嗽痰少，口燥咽干，形体消瘦，舌红少苔，脉细数提示阴虚证；腰膝酸软，颧红盗汗提示肾阴亏虚。故选择C。

26. 患儿，3岁。发育迟缓，坐、立、行走、牙齿的发育都迟于同龄小儿。颈项痿软，天柱骨倒，不能行走，舌淡苔薄。其证候是

A. 脾肾气虚 　　　B. 气血虚弱 　　　C. 肝肾不足 　　　D. 心血不足 　　　E. 肾阳亏虚

答案：C；考点：肝肾不足证的临床表现、辨证要点

解析：小儿生长发育迟缓，是由于肾精不足，从题目的症状来看C最适合。

【B型题】

（27～28题共用选项）

A. 咳嗽，咯痰稀白 　　　B. 咳嗽，痰多泡沫 　　　C. 咳喘，咯痰黄稠

D. 咳嗽，痰少难咯 　　　E. 咳喘，痰多易咯

27. 热邪壅肺证，可见

答案：C

28. 燥邪犯肺证，可见

答案：D；考点：热邪壅肺、燥邪犯肺证的临证鉴别

解析：热邪壅肺，热伤肺津，炼液成痰，痰热互结为黄稠痰。燥邪犯肺，易伤肺津，痰少而难咯。故第27题选择C，第28题选择D。

（29～30题共用选项）

A. 脾气虚 　　　B. 脾阳虚 　　　C. 寒湿困脾 　　　D. 食滞胃脘 　　　E. 命门火衰

29. 患者大便稀溏，纳差，腹胀，食后尤甚，舌淡白有齿痕。其证候是

答案：A

30. 患者清晨腹痛，痛即作泻，形寒肢冷，神疲，面色白，脉迟无力。其证候是

答案：E；考点：不同脏腑类证鉴别

解析：患者大便稀溏、纳差，腹胀，食后尤甚，是由于脾气虚致运化功能失常，从而出现一系列上述症状。患者清晨腹痛，痛即作泻，形寒肢冷，神疲面白，是由于命门火衰，不能温煦所致。故第29题选A，第30题

选 E。

（31～32 题共用选项）

A. 尿频尿急，尿道灼痛，尿黄短少
B. 头痛目赤，急躁易怒，胁痛便秘
C. 腹部痞闷，纳呆便溏，面目发黄
D. 腹痛下痢，赤白黏冻，里急后重
E. 阴囊湿疹，瘙痒难忍，小便短赤

31. 肝胆湿热可见

答案：E

32. 湿热蕴脾可见

答案：C；　考点：肝胆湿热、湿热蕴脾证的临床表现

解析：肝胆湿热证的临床表现为胁肋胀痛，或有痞块，口苦，腹胀，纳少呕恶，大便不调，小便短赤，舌红苔黄腻，脉弦数。或寒热往来，或身目发黄，或阴囊湿疹，或睾丸肿胀热痛，或带浊阴痒等。故第31题选择 E。湿热蕴脾证的临床表现为脘腹痞闷，纳呆呕恶，便溏尿黄，肢体困重，或面目肌肤发黄，色泽鲜明如橘，皮肤发痒，或身热起伏，汗出热不解。舌红苔黄腻，脉濡数。故第32题选择 C。

（33～34 题共用选项）

A. 肝阳化风证
B. 阴虚动风证
C. 血虚生风证
D. 热极生风证
E. 肝阳上亢证

33. 可见步履不稳，眩晕欲仆症状的是

答案：A

34. 可见眩晕肢体震颤，面白无华症状的是

答案：C；　考点：几种内风的临床表现

解析：A 表现眩晕欲仆，头摇肢颤语言謇涩，或舌强不语，或猝然倒地，不省人事，半身不遂。B 表现为手足蠕动，午后潮热，五心烦热，口咽干燥，形体消瘦。C 表现为手足震颤，肌肉跳动，关节拘急不利，肢体麻木，眩晕耳鸣，面白无华，爪甲不荣，头痛项强，手足麻木，步履不正。D 表现为手足抽搐，颈项强直，角弓反张，两目上视，牙关紧闭，高热神昏，燥热如狂。E 表现为眩晕耳鸣，头目胀痛，面红目赤，急躁易怒，心悸健忘，失眠多梦，腰膝酸软，头重脚轻，舌红少苔，脉弦有力。故第33题选择 A，第34题选择 C。

（35～36 题共用选项）

A. 肺肾气虚　B. 肺气虚　C. 脾肺气虚　D. 心肺气虚　E. 肾气不固

35. 久病咳喘，乏力少气，呼多吸少，自汗耳鸣，舌淡脉弱，其证候是

答案：A

36. 久病咳喘，胸闷心悸，乏力少气，自汗声低，舌淡脉弱，其证候是

答案：D；　考点：肺肾气虚、心肺气虚证的临床表现、辨证要点

解析：久病咳喘，提示病变本在肺，日久及肾，表现为乏力少气，呼多吸少，自汗耳鸣，舌淡脉弱。故第35题选择 A。久病喘咳，肺气已虚，兼见胸闷心悸，可见此症为心肺气虚，是指心肺两脏气虚所表现的证候，多由久病咳喘，耗伤心肺之气，以心悸咳喘与气虚证共见为辨证要点。故第36题选择 D。

第十二单元　六经辨证

【考点透视】

1. 熟悉六经病证的特点，注意太阳、阳明病经腑证的表现特点，少阴、厥阴病寒化、热化的临床表现。
2. 熟悉卫分、气分、营分、血分的临床表现，以及上、中、下三焦的发病机制及临床表现。
3. 明确传经、直中、合病、并病的概念。

六经辨证是由东汉·张仲景在《素问·热论》的基础上，根据伤寒病的证候特点和传变规律而总结出来的一种用于外感病的辨证方法。

六经，指太阳、阳明、少阳、太阴、少阴和厥阴。六经辨证，就是以六经所系经络、脏腑的生理病理为基础，

将外感病过程中所出现的各种证候,综合归纳为太阳病证、阳明病证、少阳病证、太阴病证、少阴病证和厥阴病证六类证候,用来阐述外感病不同阶段的病理特点,并指导临床治疗。

细目一　太阳病证

要点一　太阳病提纲

原文:太阳之为病,脉浮,头项强痛而恶寒。

太阳病证指风寒之邪侵犯人体肌表,正邪抗争,营卫失和,以恶风寒、脉浮、头痛等为主要表现的证候。

要点二　太阳病本证(太阳中风证、太阳伤寒证)的临床表现、鉴别要点、治法方药 ★

太阳病本证	概念	临床表现	辨证要点	治法方药
太阳中风证	以风邪为主的风寒之邪侵袭太阳经脉,卫强营弱,以发热、恶风、汗出、脉浮缓等为主要表现的证候。	发热,恶风,汗出,脉浮缓,或见鼻鸣,干呕。	恶风,汗出,脉浮缓	调和营卫,祛风解肌。桂枝汤
太阳伤寒证	以寒邪为主的风寒之邪侵犯太阳经脉,卫阳被遏,毛窍闭伏,以恶寒、发热、无汗、头身疼痛、脉浮紧等为主要表现的证候。	恶寒,发热,头项强痛,身体疼痛,无汗,脉浮紧,或见气喘。	恶寒,无汗,头身痛,脉浮紧	发汗解表,宣肺平喘。麻黄汤

附:鉴别

均以热、头痛、恶风寒、脉浮为基本证候;均为风寒袭表,营卫失调。	中风证基本病机:卫阳不固,营阴失守,以汗出、脉浮缓,唯其汗出,故又称表虚证。
	伤寒证基本病机:卫阳被遏,营阴郁滞,以无汗、脉浮紧,唯其无汗,故又称表实证。

要点三　太阳病变证(栀子豉汤证、麻黄杏仁石膏甘草汤证、葛根黄芩黄连汤证、真武汤证)的临床表现、鉴别要点、治法方药

太阳病变证	概念	临床表现	辨证要点	治法方药
栀子豉汤证	发汗吐下后,实邪已去,余热留扰胸膈,出现虚烦不得眠证候。	虚烦不得眠,卧起不安,甚至胸中有窒塞感。	虚烦不得眠,反复颠倒,心中懊恼。	清宣郁热。栀子豉汤:栀子、淡豆豉。
麻黄杏仁石膏甘草汤证	表证误用汗下,或疾病自然转变后,出现的身热、汗出、气喘等为主要表现的证候。	身热,汗出,气喘,咳嗽,咯痰,舌质红苔правы黄,脉数。	身热,汗出,气喘,咳嗽,咯痰。	清宣肺热。麻黄杏仁石膏甘草汤:麻黄、杏仁、生石膏、甘草。
葛根黄芩黄连汤证	表证不解,邪热内陷,下迫于肠,出现的以下利不止、身热汗出等为主要表现的证候。	下利不止,身热汗出,气喘,恶寒发热,脉促。	下利不止,身热汗出,气喘。	清热止利,表里双解。葛根黄芩黄连汤:葛根、黄芩、黄连、甘草。
真武汤证	表证不解,过汗伤阳,肾阳虚衰而导致的阳虚水泛的证候。	心悸,头晕,肌肉跳动,震颤,站立不稳,发热。	心悸,头晕,站立不稳,发热。	温阳利水。真武汤:茯苓、芍药、生姜、白术、附子。

附：鉴别

均属里热实证	栀子豉汤证	无形邪热郁于胸膈。 临床表现：为心烦不得眠，心中懊恼，反复颠倒，或胸中窒，或心中结痛，苔黄。
	麻黄杏仁石膏甘草汤证	病变重心在邪热壅肺。 临床表现：为汗出而喘，身热或高或低而不恶寒，尚有口渴、脉数等。
	葛根黄芩黄连汤证	以里热为主，挟有表邪，系热盛于里，邪热下迫大肠所致。 临床表现：下利不止，利下臭恶稠黏，肛门灼热，小便黄，喘而汗出，或兼表证，舌红苔黄，脉数。
	真武汤证	里虚证，系因少阴阳虚，水气泛滥所致。 临床表现：心下悸，头眩，身瞤动，振振欲擗地或全身水肿，小便不利，苔白，脉沉。

细目二　阳明病证

要点一　阳明病提纲

1. 原文：阳明之为病，胃家实是也。
2. 概念：阳明病证指伤寒病发展过程中，阳热亢盛，胃肠燥热所表现的证候。
3. 主要病机：是"胃家实"，属里实热证，为邪正斗争的极期阶段。
4. 阳明病证又可分为阳明经证和阳明腑证。

要点二　阳明病热证的临床表现、鉴别要点、治法方药

　　阳明病热证指邪热亢盛，充斥阳明之经，弥漫全身，肠中尚无燥屎内结，以高热、汗出、口渴、脉洪等为主要表现的证候。

阳明病证	概念	临床表现	辨证要点★	治法方药
阳明病热证	邪热亢盛，充斥阳明之经，弥漫全身，肠中尚无燥屎内结，以高热、汗出、口渴、脉洪等主要表现证候。	身大热，不恶寒，反恶热，汗大出，大渴引饮，心烦躁扰，面赤，气粗，苔黄燥，脉洪大。	大热 大汗 大渴 脉洪大	辛寒清热。 白虎汤：白虎加人参汤。
阳明病实证	邪热内盛，与肠中糟粕相搏，燥屎内结，以潮热汗出、腹满痛、便秘、脉沉实等为主要表现的证候。	日晡潮热，手足汗出，脐腹胀满疼痛，拒按，大便秘结，甚则神昏谵语，狂躁不得眠，舌苔黄厚干燥，或起芒刺，甚至苔焦黑燥裂，脉沉实或滑数。	潮热汗出 腹满痛 便秘 脉沉实	攻下实热，荡涤燥结。 调胃承气汤：小承气汤，大承气汤。

附：鉴别

一	白虎汤证	皆为热盛津伤	里实热证。 辨证要点：大热、大汗、大渴、脉洪大。
	白虎加人参汤	两证鉴别要点在于津气损伤程度的轻重	由阳明病热证兼气津两伤症状组成。 辨证要点：发热、舌上燥而口渴甚，伴见时时恶风或背微。

二	调胃承气汤证		重在泻热,故燥热邪气偏盛者宜之。 病机特点:燥热实邪初结胃肠,燥热偏亢而痞满不甚,病位偏高。 临床证候有蒸蒸发热,汗出,心烦,甚则谵语,腹胀满,不大便,舌红,苔黄燥,脉滑数或沉实等。主方为缓下剂。
	小承气汤证	皆为苦寒攻下之剂皆治阳明病实证	重在通腑,故腑气不通为主者宜之。 病机特点:气滞明显,痞满较甚而燥热结聚较轻。临床证候有潮热,汗出,心悸,甚则谵语,腹大满,大便硬或热结旁流。舌红,苔黄厚而干,脉滑而疾等。 主方为轻下剂。
	大承气汤证		泻热与通腑之力俱重,故燥热内结,腑气不通皆重者宜用之。 病机特点:阳明燥热实邪严重内阻,腑气不通,痞满燥实坚皆俱。临床证候有潮热,谵语,手足濈然汗出,大便秘结,腹胀满痛或绕脐痛,甚者热结旁流,喘冒不得卧,目中不了了,睛不和,循衣摸床,惕而不安,舌红,苔老黄焦燥起刺,脉沉实有力等。 主方为峻下剂。

细目三　少阳病证

要点一　少阳病提纲

原文:少阳之为病,口苦,咽干,目眩也。

少阳病证,是指邪气侵扰胆腑,邪正分争于半表半里之间,以致枢机不利,气失条畅所表现的证候。

要点二　少阳病本证及少阳病兼变证的临床表现、鉴别要点、治法方药

少阳病证		概念	临床表现	辨证要点	治法方药
少阳病本证		邪犯少阳胆腑,枢机不运,经气不利,以寒热往来、胸胁苦满等为主要表现的证候。	口苦,咽干,目眩,寒热往来,胸胁苦满,默默不欲饮食,心烦欲呕,脉弦。	寒热往来胸胁苦满。	和解少阳。代表方剂是小柴胡汤。
少阳病兼变证	大柴胡汤证	少阳病不解,邪入阳明,化燥成实而出现的临床证候。	呕吐不止,剑突下急迫感,烦躁。	呕不止、心下急、郁郁微烦。	和解少阳,泻热通腑。代表方剂是大柴胡汤。
	柴胡加龙骨牡蛎汤证	伤寒误下,邪入少阳,邪气弥漫,烦惊谵语的临床证候。	胸烦满,烦惊谵语,小便不利,一身尽重,难以转侧。	烦惊谵语、小便不利。	和解枢机,驱邪畅气。代表方剂是柴胡加龙骨牡蛎汤。

附:鉴别

均为柴胡证类	小柴胡汤证	邪犯少阳,胆火内郁,枢机不利,证见口苦、咽干、目眩、往来寒热、胸胁苦满、默默不欲饮食、心烦喜呕、脉弦,治宜和解少阳、疏利气机。
	大柴胡汤证	邪犯少阳,兼有里实,证见往来寒热,胸胁苦满,呕不止,心下急,郁郁微烦,治宜和解少阳,兼泻里实。
	柴胡加龙骨牡蛎汤证	邪犯少阳,枢机不利,表里三焦为病,证见胸满烦惊,小便不利,谵语一身尽重,不可转侧,治宜和解泄热,重镇安神。

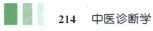

续表

均为邪犯少阳枢机不利	大柴胡汤证	兼阳明里实,除往来寒热、胸胁苦满等症外,尚有郁郁微烦、呕不止、心下痞硬、腹满痛、不大便或下利等症。 治疗除和解少阳外,还可通下里实。方药为小柴胡汤去人参、甘草,加芍药、枳实、大黄而成。
	柴胡加龙骨牡蛎汤证	兼邪气弥漫三焦,扰动心神,尚有烦惊谵语、小便不利等症,旨在和解枢机,驱邪畅气。方药为小柴胡汤去甘草,加龙骨、牡蛎、铅丹、桂枝、茯苓、大黄而成。

细目四　太阴病证

要点一　太阴病提纲

原文:太阴之为病,腹满而吐,食不下,自利益甚,时腹自痛。

太阴病证是指脾阳虚弱,寒湿内生,以腹满而痛、不欲食、腹泻等为主要表现的虚寒证候。

要点二　太阴病本证及太阴病兼变证的临床表现、治法方药

太阴病证		概念	临床表现	辨证要点	治法方药
太阴病本证			腹满而吐,食不下,大便泄泻,口不渴,时腹自痛,四肢欠温,脉沉缓或弱。	腹满时痛,腹泻等,虚寒表现。	温中健脾,散寒燥湿。 四逆汤或理中汤
太阴病兼变证	太阴兼表证	由风寒外束,脾阳不足而出现的临床证候	恶寒,发热,头痛,便溏,脉浮。	恶寒、便溏、脉浮。	轻散表寒。 桂枝汤
	太阴痛证	由太阳表证误下,邪陷太阴,脾伤气滞络瘀而出现的临床证候。	腹满时痛或大实痛,拒按。	腹痛,拒按。	轻者: 通阳益脾,活血和络。 桂枝加芍药汤 重者: 通阳益脾,活血和络,泻实导滞。 桂枝加大黄汤

细目五　少阴病证

要点一　少阴病提纲

原文:少阴之为病,脉微细,但欲寐也。

少阴病证,是外感病过程中的后期阶段,全身性阴阳衰惫所表现证候的概括。

要点二　少阴病寒化证(四逆汤证、真武汤证、附子汤证)的临床表现、鉴别要点、治法方药
要点三　少阴热化证(黄连阿胶汤证)的临床表现、鉴别要点、治法方药

少阴病证		概念	临床表现	辨证要点	治法方药
少阴病寒化证	四逆汤证	心肾阳气虚衰,阴寒独盛,病性从阴化寒,以畏寒肢凉、下利清谷等主要表现的虚寒证候	无热恶寒,但欲寐,四肢厥冷,下利清谷,呕不能食,或食入即吐,或身热反不恶寒,甚面赤,脉微细。	畏寒肢厥下利清谷脉微细	急救回阳,温经散寒。 四逆汤

少阴病证		概念	临床表现	辨证要点	治法方药
少阴病寒化证	真武汤证	少阴阳虚,水饮不化,水气泛溢而出现的临床证候	腹痛,下利清谷,小便不利,四肢沉重疼痛,或肢体水肿,心悸。	腹痛,小便不利,水肿	温阳利水。真武汤
	附子汤证	阳虚寒湿不化,留着肢体关节,阳虚偏盛的临床证候	身体、骨节疼痛,手足寒,背恶寒,脉沉。	身体痛,骨节痛,手足寒	温经散寒,除湿止痛。附子汤
少阴热化证(黄连阿胶汤)		心肾阴虚阳亢,病性从阳化热,以心烦不寐、舌尖红、脉细数等为主要表现的虚热证候	心烦不得眠,口燥咽干,舌尖红,脉细数。	心烦不得眠,以及阴虚证候	滋阴降火。黄连阿胶汤

附:黄连阿胶汤证与栀子豉汤证的鉴别
共同点:均以心烦、不得眠为主症,但有虚实之分,不可不辨。
栀子豉汤证:无形邪热扰于胸膈,表现为心中懊憹,反复颠倒,或胸中窒证或心中结痛,苔黄,证属实,故治宜清宣郁热。
黄连阿胶汤证:为阴虚火旺,火因水虚而生,表现为口燥咽干,舌尖红,脉细数,证属虚,治宜滋阴泻火。

细目六　厥阴病证

要点一　厥阴病提纲

原文:厥阴之为病,消渴,气上撞心,心中疼热,饥而不欲食,食则吐蛔。下之利不止。
厥阴病证指伤寒病发展传变的较后阶段,表现为阴阳对峙、寒热交错、厥热胜复的证候。

要点二　厥阴病寒热错杂证(乌梅丸证)的临床表现、治法方药
要点三　厥阴病寒证的临床表现、治法方药

厥阴病	临床表现	辨证要点	治法方药
寒热错杂证	消渴,气上撞心,心中疼热,饥而不欲食,食则吐蛔。脉微,四肢厥冷,呕吐或吐蛔,病者静而复时烦,得食而呕。	消渴,气上撞心,心中疼热、饥而不欲食	清上温下,安蛔止痛。乌梅丸
厥阴病寒证	手足厥寒,脉细欲绝。		温经散寒,养血通脉。当归四逆汤

细目七　六经病证的传变

要点一　传经、直中、合病、并病的概念★

六经病证传变		概念★
传经		病邪自外侵入,逐渐向里发展,由某一经病证转变为另一经病证。
		循经传:病邪自外侵入,逐渐向里发展,由某一经病证转变为另一经病证,称为"传经"。按伤寒六经的顺序相传者,即太阳病证—阳明病证—少阳病证—太阴病证—少阴病证—厥阴病证。
		越经传:隔一经或两经以上相传者。
		表里传:相互表里的两经相传者,如太阳病传少阴病等。
直中		伤寒病初起不从阳经传入,而病邪直入于三阴者。
合病		伤寒病不经过传变,两经或三经同时出现的病证,如太阳阳明合病、太阳太阴合病等。
并病		伤寒病凡一经病证未罢,又见他经病证者,如太阳少阴并病,太阴少阴并病等。

第十三单元 卫气营血辨证

1. 来源：清代叶天士的《外感温热篇》。

2. 外感温热病发展过程中，不同病理阶段所反映的证候，分为卫分证、气分证、营分证、血分证四类，用以说明病位的浅深、病情的轻重和传变的规律，并指导临床治疗。

细目一 卫分证

1. 卫分证指温热病邪侵袭肌表，卫气功能失调，肺失宣降，以发热、微恶风寒、脉浮数一等为主要表现的表热证候。

2. 临床表现：发热，微恶风寒，少汗，头痛，全身不适，口微渴，舌边尖红，苔薄黄，脉浮数，或有咳嗽、咽喉肿痛。

要点一 风热犯卫证的临床表现、治法方药
要点二 燥热犯卫证的临床表现、治法方药

卫分证	共同点	临床表现	辨证要点	治法方药
风热犯卫证	均有风热表证的表现	发热，微恶风寒，无汗或少汗，头痛，咳嗽，口微渴，苔薄白，舌边尖红，脉浮。	发热，微恶风寒，舌边尖红，脉浮数	辛凉解表，宣肺泄热。银翘散
燥热犯卫证		发热，微恶风寒，头痛，少汗，咳嗽少痰，咽干鼻燥，口渴，苔白舌红，右脉数大。	发热恶寒，咳嗽少痰、咽干鼻燥	辛凉甘润，轻透肺卫。桑杏汤

细目二 气分证

气分证指温热病邪内传脏腑，正盛邪炽，阳热亢盛所表现的里实热证候。根据邪热侵犯肺、胸膈、胃肠、胆等脏腑、组织的不同，而兼有不同的表现。

要点一 邪热壅肺证的临床表现、治法方药
要点二 热扰胸膈证的临床表现、治法方药
要点三 热结肠道证的临床表现、治法方药

气分证	临床表现	辨证要点	治法方药
邪热壅肺证	身热，汗出，烦渴，咳喘，或胸闷胸痛，舌红苔黄，脉数。	身热而不恶寒，咳喘，舌红苔黄，脉数。	清热宣肺平喘。麻黄杏仁石膏甘草汤
热扰胸膈证	身热，心烦懊侬，坐卧不安，舌苔微黄，脉数。	心烦懊侬、坐卧不安。	清宣郁热。栀子豉汤
热结肠道证	日晡潮热，腹满胀痛拒按，便秘，尿色红赤，小便不畅。	身热、大便不通、小便不畅	通大肠之秘，泄小肠之热。导赤承气汤

细目三 营分证

1. 营分证指温热病邪内陷，营阴受损，心神被扰，以身热夜甚、心烦不寐、斑疹隐隐、舌绛等为主要表现的证候。

2. 临床表现：身热夜甚，口不甚渴或不渴，心烦不寐，甚或神昏谵语，斑疹隐隐，舌质红绛无苔，脉细数。

要点一 热灼营阴证的临床表现、治法方药

要点二　热陷心包证的临床表现、治法方药

营分证	临床表现	辨证要点	治法方药
热灼营阴证	身热夜甚，心烦躁扰，甚或时有谵语，斑疹隐隐，咽燥口干而反不甚渴，舌质红绛苔薄或无苔，脉细数。	身热夜甚、心烦躁扰、斑疹隐隐	清营泄热。 兼表著，佐以透表。 清营汤
热陷心包证	身灼热，神昏谵语，或昏愦不语，或痰壅气粗，舌謇肢厥。	身灼热、神昏谵语	清心开窍。 清宫汤送服安宫牛黄丸，或紫雪丹、至宝丹

细目四　血分证

1. 血分证指温热病邪深入血分，耗血、伤阴、动血、动风，以发热、谵语神昏、抽搐或手足蠕动、斑疹、吐衄、舌质深绛等为主要表现的证候。

2. 临床表现：身热夜甚，躁扰不宁，甚或谵语神昏，斑疹显露、色紫黑，吐血、衄血、便血、尿血，舌质深绛，脉细数；或见抽搐，颈项强直，角弓反张，目睛上视，牙关紧闭，脉弦数；或见手足蠕动、瘛疭等；或见持续低热，暮热早凉，五心烦热，神疲欲寐，耳聋，形瘦，脉虚细。

3. 辨证要点：身热夜甚，昏狂谵妄，斑疹紫暗，出血动风，舌深绛，脉细数。

要点一　热盛动血证的临床表现、治法方药
要点二　热盛动风证的临床表现、治法方药
要点三　热盛伤阴证的临床表现、治法方药

血分证	临床表现	辨证要点	治法方药
热盛动血证	身体灼热，躁扰不安，甚或昏狂谵妄，斑色紫黑，成片成块，或吐衄便血，舌质深绛，脉数。	身体灼热，躁扰不安，斑色紫黑	凉血散血，清热解毒。 犀角地黄汤
热盛动风证	身热壮盛，头晕胀痛，手足躁烦，甚则狂乱、神昏，疼厥，舌干绛，脉弦数。	身热壮盛，甚则狂乱、神昏	凉肝息风。 羚角钩藤汤
热盛伤阴证	持续低热，暮热早凉，五心烦热，口干咽燥，神倦，耳聋，形瘦，舌质绛，脉细数等。	持续低热，暮热早凉、五心烦热	育阴清热。 黄连阿胶汤

细目五　卫气营血证的传变

要点　顺传与逆传的概念★

1. 顺传：病变多从卫分开始，依次传入气分、营分、血分，反映了温病由浅入深的演变规律。

2. 逆传：指邪入卫分后，不经过气分阶段而直接深入营分、血分。实际"逆传"只是顺传规律中的一种特殊类型，病情更加急剧、重笃。

第十四单元　三焦辨证

1. 来源：清代吴鞠通的《温病条辨》。

2. 三焦所脏腑的病理变化和临床表现，标志着温热病发展过程中不同病理阶段。

上焦病证：包括手太阴肺经和手厥阴心包经的病变，其中手太阴肺的证候多为温病的初起阶段，病较轻浅。

中焦病证：主要包括手阳明大肠、足阳明胃和足太阴脾的病变。

脾胃同属中焦，阳明主燥，太阴主湿，邪入阳明而从燥化，则多呈现里热燥实证；邪入太阴从湿化，多为湿温病证。多见温热病的中期或极期阶段，病情较重。

下焦病证：主要包括足少阴肾和足厥阴肝的病变，多为肝肾阴虚之候，属温热病的末期阶段，病情深重。

3. 治疗原则：治上焦如羽,治中焦如衡,治下焦如权。

细目一　上焦病证

要点　上焦病证的临床表现、鉴别要点、治法方药

上焦病证指温热之邪侵袭手太阴肺和手厥阴心包,以发热汗出、咳嗽气喘,或谵语神昏等为主要表现的证候。

上焦病证	临床表现	鉴别要点	治法方药
邪袭肺卫证	发热,微恶风寒,咳嗽,头痛,口微渴,舌边尖红赤,舌苔薄白欠润,脉浮数等。	以发热、微恶风寒、咳嗽	辛凉解表,宣肺泄热。银翘散、桑菊饮
邪热壅肺证	身热,汗出,咳喘,口渴,苔黄,脉数等。	身热、咳喘、苔黄	清热宣肺。麻杏石甘汤
湿热阻肺证	恶寒,身热不扬,胸闷,咳嗽,咽痛,苔白腻,脉濡缓等。	恶寒、身热不扬、胸闷、咳嗽、苔白腻	芳香辛散,宣气化湿。三仁汤(加减)
邪陷心包证	灼热,神昏,肢厥,舌謇,舌绛等。	神昏、肢厥、舌绛	清心开窍。清宫汤送服安宫牛黄丸,或至宝丹、紫雪丹
湿蒙心包证	神志昏蒙,时清时昧,舌苔垢腻,舌质红或绛等。	神志时清时昧、舌苔垢腻	清热化湿,豁痰开窍。菖蒲郁金汤合苏合香丸或至宝丹

细目二　中焦病证

要点　中焦病证的临床表现、鉴别要点、治法方药

中焦病证指温热之邪侵袭中焦脾胃,邪从燥化和邪从湿化,以发热口渴、腹满便秘,或身热不扬、呕恶脘痞、便溏等为主要表现的证候。

中焦病证	共同点	临床表现	鉴别要点	治法方药
阳明热炽证	发热,脉数,均属里实热证	壮热,大汗,心烦,面赤,口渴引饮,舌红苔黄燥,脉洪大而数等。	壮热、大汗、渴饮、脉洪大而数。	清热生津。白虎汤
阳明热结证		日晡潮热,大便秘结,或热结旁流,腹部硬满疼痛,舌苔黄、灰、黑而燥,脉沉实有力等。	潮热、便秘、苔焦燥、脉沉实有力。	软坚攻下泄热。调胃承气汤
湿热中阻证		身热不扬,或高热持续不为汗衰,或烦躁,胸脘痞满,泛恶欲呕舌,苔白腻,或白厚,或黄腻等。	身热、脘痞、呕恶、苔腻。	辛开苦降,清化湿热。王氏连朴饮
湿热积滞肠腑证		身热,烦躁,汗出不解,呕恶,脘腹胀满疼痛,大便溏垢不爽,舌苔黄腻或黄浊,脉滑数等。	身热、腹痛、大便溏垢、苔黄腻黄浊。	清心开窍。枳实导滞汤

细目三　下焦病证

要点　下焦病证的临床表现、鉴别要点、治法方药

下焦病证指温热之邪犯及下焦,劫夺肝肾之阴,以身热颧红、手足蠕动或瘛疭、舌绛苔少等为主要表现的证候。

下焦病证	临床表现	鉴别要点	治法方药
肾精耗损证	低热持续不退,手足心热甚于手足背,神倦萎顿,消瘦无力,口燥咽干,耳聋,舌绛不鲜干枯而萎,脉虚等。	手足心热甚于手足背、口干咽燥、舌绛不鲜,干枯而萎、脉虚。	滋补肝肾之阴。加减复脉汤
虚风内动证	神倦,肢厥,耳聋,五心烦热,心中憺憺大动,手足蠕动甚或瘛疭,舌干绛而萎,脉虚等。	手足蠕动,甚或瘛疭,舌干绛而萎,脉虚。	滋阴息风。三甲复脉汤或大定风珠

细目四　三焦病证的传变

要点　顺传与逆传的概念 ★

(一) 顺传

三焦病证多由上焦手太阴肺经开始,传入中焦,进而传入下焦,为顺传,标志着病情由浅入深,由轻到重的病理进程。

(二) 逆传

病邪从肺卫而传入心包者,称为逆传,说明邪热炽盛,病情重笃。

历年真题精选

【A1 型题】

1. 阳明经证与腑证的鉴别要点是

A. 有无发热　　　　　　　　　B. 有无汗出　　　　　　　　　C. 有无神志改变

D. 有无燥屎内结　　　　　　　E. 有无舌苔黄燥

答案：D；　考点：**阳明病提纲**

解析：阳明经证,是指阳明病邪热弥漫全身,充斥阳明之经,肠中并无燥屎内结所表现出的临床证候。阳明腑证,是指阳明经邪热不解,由经入腑,或热自内发,与肠中糟粕互结,阻塞肠道所表现出的临床证候。阳明腑证较经证为重,往往是阳明经证进一步的发展。误用发汗使津液外泄,于是肠中干燥,热与糟粕充斥肠道,结而不通,则脐腹部胀满疼痛,大便秘结。故选择 D。

2. 下列除哪项外,均为阳明腑实证的临床表现?

A. 脉沉迟而实　　　　　　　　B. 日晡潮热　　　　　　　　　C. 身热不扬

D. 腹胀拒按　　　　　　　　　E. 大便秘结

答案：C；　考点：**阳明腑实证临床表现**

解析：阳明腑实证的临床表现为日晡潮热、手足汗出,脐腹胀满疼痛,大便秘结,或腹中转矢气,甚者谵语,狂乱,不得眠,舌苔多厚黄干燥,边尖起芒刺,甚至焦黑燥裂。脉沉迟而实或滑数。故选择 C。

3. 少阴经头痛的特征是

A. 前额连眉棱骨痛　　　　　　B. 两侧太阳穴处痛　　　　　　C. 后头部连项痛

D. 头痛连齿　　　　　　　　　E. 头痛晕沉

答案：D；　考点：**少阴病提纲**

解析：A 属阳明经;B 属少阳经;C 属太阳经;D 属少阴经;E 属湿邪困脾。故选择 D。

4. 下列各项不属气分证临床表现的是

A. 心烦懊恼　　B. 便秘溲赤　　C. 胁痛口苦　　D. 谵语狂乱　　E. 身热夜甚

答案：E；　考点：**气分证临床表现**

解析：气分证的临床表现为发热,不恶寒反恶热,心烦,口渴,汗出,溲赤,舌红苔黄,脉数。或兼咳喘、胸痛、痰稠色黄;或兼心烦懊恼,坐卧不安;或兼日晡潮热,腹满胀痛拒按,时或谵语、狂乱,便秘或纯痢稀水;或兼胁痛,口苦,干呕,脉弦数等。身热夜甚,为热入营分的表现。故选择 E。

【A2 型题】

5. 患者心烦不得卧,口燥咽干,舌尖红,脉细数。其诊断是

A. 太阴病证   B. 厥阴病证   C. 少阳病证

D. 少阴热化证   E. 少阴寒化证

答案:D;   考点:少阴热化证临床表现

解析:A 表现为腹满欲吐,食不下,自利,口不渴,时腹自痛,舌淡苔白滑,脉沉缓而弱。B 以上热下寒为主症,表现为消渴,气上冲心,心中疼热,饥而不欲食,食则吐蛔。C 是对外感病过程的后期阶段,全身性阴阳衰惫所表现证候的概括。D 表现为心烦不得眠,口燥咽干,舌尖红少津,脉象细数。E 表现为无热恶寒,脉微细,但欲寐,四肢厥冷,下利清谷,呕不能食,或食入即吐,脉微欲绝,甚则身热反不恶寒,面赤。故选择 D。

6. 感冒患者,恶寒发热轻微,但以脘腹冷痛、呕吐、腹泻为主要症状,舌苔薄,脉紧。其病机是

A. 寒邪伤及卫阳   B. 寒邪伤及太阴   C. 寒邪直中少阴

D. 寒邪直中脾胃   E. 寒邪伤及厥阴

答案:D;   考点:六经病证的传变

解析:A 为人体卫外功能失常,肺卫失宣所表现的证候。B 为腹满欲吐,食不下,自利,口不渴,时腹自痛,舌淡苔白滑,脉沉缓而弱,以虚寒之象为辨证要点。C 为心肾阳气虚衰,病邪入里从阴化寒所表现的全身性虚寒证候,以无热恶寒,肢厥,下利,脉微为辨证要点。D 指病邪不经阳经传入,而直接侵袭阴经发病者,一发病就呈现三阴经的证候,题中强调以脘腹冷痛、呕吐、腹泻为主要症状即表现了此特点。E 以上热下寒为主症,消渴,气上冲心,心中疼热,饥而不欲食,食则吐蛔。故选择 D。

中药学

单元	内容	考点级别
第一单元	中药的性能	★
第二单元	中药的作用	★★
第三单元	中药的配伍	★★
第四单元	中药的用药禁忌	★★
第五单元	中药的剂量与用法	★
第六单元	解表药	★★★★
第七单元	清热药	★★★★★
第八单元	泻下药	★★
第九单元	祛风湿药	★★
第十单元	化湿药	★★
第十一单元	利水渗湿药	★★★
第十二单元	温里药	★★
第十三单元	理气药	★★★
第十四单元	消食药	★
第十五单元	驱虫药	★
第十六单元	止血药	★★★
第十七单元	活血化瘀药	★★★★
第十八单元	化痰止咳平喘药	★★★★
第十九单元	安神药	★★
第二十单元	平肝息风药	★★
第二十一单元	开窍药	★
第二十二单元	补虚药	★★★★★
第二十三单元	收涩药	★★
第二十四单元	攻毒杀虫止痒药	★
第二十五单元	拔毒化腐生肌药	★

第一单元　中药的性能

【考点透视】

熟悉本单元内容,考试涉及内容较少,重点要明确辛、甘、酸、苦、咸五味的的作用。

中药的性能	又称药性,是指中药具有的若干特性,又称为中药的偏性。其主要内容包括四气、五味、升降浮沉、归经、毒性。			
四气	定义		又称四性,指药物的寒、热、温、凉四种不同药性。	
	原理		"疗寒以热药,疗热以寒药。"能够减轻或消除热证的药物属于寒性或凉性,如黄芩、板蓝根等有清热解毒作用;而能够减轻或消除寒证的药物属于温性或热性,如附子、干姜等有温中散寒作用。	
	作用	寒凉药	具有清热泻火、凉血解毒、滋阴除蒸、泻热通便、清热利尿、清化痰热、清心开窍、凉肝息风等作用。	
		温热药	具有温里散寒、暖肝散结、补火助阳、温阳利水、温经通络、引火归原、回阳救逆等作用。	
五味	定义		指药物有辛、甘、酸、苦、咸五种不同的味道,因而具有不同的治疗作用。	
	辛	作用	发散、行气、行血。	
		适应证	解表药、行气药、活血药多具有辛味。多用治表证及气血阻滞之证。如苏叶发散风寒、木香行气除胀、川芎活血化瘀等。此外,辛味药还有润养的作用,如款冬花润肺止咳,菟丝子滋养补肾等。	
	甘	作用	补益、和中、调和药性、缓急止痛。	
		适应证	滋养补虚,调和药性及制止疼痛的药物多具有甘味。多用治正气虚弱、身体诸痛,及调和药性、中毒解救等。如人参大补元气,熟地黄滋补精血,饴糖缓急止痛,甘草调和药性并解药食中毒等。	
	酸	作用	收敛、固涩。	
		适应证	固表止汗、敛肺止咳、涩肠止泻、固精缩尿、固崩止带的药物多具有酸味。多用治体虚多汗、肺虚久咳、久泻滑肠、遗精滑精、遗尿尿频、崩带不止等证。如山茱萸、五味子涩精、敛汗,乌梅敛肺止咳、涩肠止泻,乌梅、五味子生津止渴等。	
	苦	作用	具有清泄火热、泄降气逆、通泻大便、燥湿、坚阴(泻火存阴)等作用。	
		适应证	清热泻火、下气平喘、降逆止呕、通利大便、清热燥湿、苦温燥湿、泻火存阴的药物多具有苦味。多用治热证、火证、喘证、呕恶、便秘、湿证、阴虚火旺等证。如栀子、黄芩清热泻火,杏仁降泄肺气,陈皮降逆止呕,大黄泻热通便,龙胆草、黄连清热燥湿,苍术、厚朴苦温燥湿,知母、黄柏泻火存阴。	
	咸	作用	软坚散结、泻下通便。	
		适应证	泻下或润下通便及软化坚硬、消散结块的药物多具有咸味,多用治大便燥结、痰核、瘰疬、瘿瘤、癥瘕痞块等证,如芒硝泻下通便,海藻、牡蛎消散瘿瘤,鳖甲软坚消癥等。	
	淡	作用	渗湿、利小便。	
		适应证	多用治水肿、脚气、小便不利之证。如薏苡仁、通草、灯心草、茯苓、猪苓、泽泻等。	
升降浮沉	升浮		即向上、向外;发表、透疹、升阳、涌吐、开窍等药具有升浮作用; 影响因素:四气(温热)、五味(辛甘淡)、质地(花类、叶类)、炮制(酒、姜)等。	
	沉降		即向下、向内;收敛固涩、泻下、利水、潜阳、镇惊安神、止咳平喘、止呕等药具有沉降作用。 影响因素:四气(寒凉)、五味(酸苦咸)、质地(金石贝壳类、种子类)、炮制(醋、盐水)等。	
	"诸花皆升,旋复独降;诸子皆降,苍耳独升。"			

续表

归经	定义	指药物对于机体某部分的选择性作用,即某药对某些脏腑经络有特殊的亲和作用,因而对这些部位的病变起着主要的或特殊的治疗作用,药物归经不同,其治疗作用也不同。归经指明了药物治病的适应范围,也就是说明了药效的所在,包含了药物定性定位的概念。
	原理	以中医的生理病理作为理论基础,结合药物在人体发挥的治疗作用得出来的。
毒性		毒性指药物对机体所产生的不良影响及损害性。毒性反应与副作用不同,它对人体的危害性较大,甚至可危及生命。所谓毒性一般系指药物对机体所产生的不良影响及损害性。包括急性毒性、亚急性毒性、亚慢性毒性、慢性毒性和特殊毒性如致癌、致突变、致畸胎、成瘾等。

历年真题精选

细目一:四气、五味

【A1型题】

1. 解表药的味多是

A. 辛味　　　　B. 酸味　　　　C. 甘味　　　　D. 苦味　　　　E. 咸味

答案:A; 考点:药物性质

解析:解表药以辛温发散为主要功能,以辛味居多。故选择A。

2. 能缓和拘急疼痛的药物大多具有的药味是

A. 苦味　　　　B. 咸味　　　　C. 辛味　　　　D. 甘味　　　　E. 酸味

答案:D; 考点:药物药性

解析:甘有补益、和中、调和药性和缓急止痛的作用。故选择D。

【B型题】

(3～4题共用选项)

A. 苦寒　　　　B. 甘寒　　　　C. 辛苦温　　　　D. 甘苦温　　　　E. 甘辛温

3. 清热燥湿药的性味多为

答案:A

4. 理气药的性味多为

答案:C; 考点:清热燥湿药和理气药的性味

解析:清热燥湿药的性味多为苦寒,理气药的性味多为辛苦温。故第3题选择A,第4题选择C。

细目二:升降浮沉

【A1型题】

下列哪项属于药性升浮药物的功效?

A. 止咳平喘　　　B. 渗湿利尿　　　C. 息风潜阳　　　D. 祛风散寒　　　E. 清热泻下

答案:D; 考点:药物药性

解析:升、浮,指药物向上、向外的趋向性作用;沉、降,指药物向里、向下的趋向性作用。一般而言,发表、透疹、升阳、涌吐、开窍等药具有升浮作用,收敛固涩、泻下、利水、潜阳、镇惊安神、止咳平喘、止呕等药具有沉降作用。故选择D。

细目三:归经

【A1型题】

1. 归经的理论基础是

A. 阴阳学说　　　B. 五行学说　　　C. 运气学说　　　D. 整体观念　　　E. 脏腑经络理论

答案:E; 考点:归经的理论基础

解析:归经的理论基础是脏腑经络理论。故选择E。

2. 蝉蜕的主要归经是

A. 肺、脾　　　　　B. 肺、肾　　　　　C. 肺、心　　　　　D. 肺、肝　　　　　E. 肺、大肠

答案：D；考点：蝉蜕的归经

解析：蝉蜕归肺、肝经。故选择 D。

【B 型题】

(3～4 题共用选项)

A. 肺、胃、肾经　　　　　　　　　B. 肺、脾、肾经　　　　　　　　　C. 心、脾、肾经

D. 心、肝、肾经　　　　　　　　　E. 心、肝、脾经

3. 知母的主要归经是

答案：A

4. 龟甲的主要归经是

答案：D

解析：知母苦、甘、寒，归肺、胃、肾经。故第 3 题选择 A。龟甲甘、寒，归肾、肝、心经。故第 4 题选择 D。

第二单元　中药的作用

【考点透视】

了解中药作用的基本原理，明确中药的对症治疗功效与对因治疗功效。

中药作用的基本原理	中药的作用	不外是祛邪去因，扶正固本，协调脏腑经络机能，从而纠正阴阳盛偏衰，使机体恢复到阴平阳秘的正常状态。"以偏纠偏"
	不良作用	副作用是指在常用剂量即治疗剂量时出现与治疗需要无关的不适反应，一般都较轻微，对机体危害不大，停药后能消失。
中药的功效	功效与主治的关系	中药的主治，是指其所主治的病证，又称为"应用"或"适应证"。从认识方法看来，主治是确定功效的依据；从临床运用的角度来看，功效提示中药的适应范围。
	功效的分类 对因治疗	中药的对因治疗功效包含祛邪、扶正、调理脏腑功能、消除病理产物等方面的内容。
	功效的分类 对症治疗	功效对症治疗功效是指能缓解或消除疾病过程中出现的某些症状，具有减轻痛苦、防止病势恶化的意义。止痛、止咳、止血、止呕、止咳平喘、止汗、涩肠止泻、涩精止遗等皆属对症治疗功效。
		对因治疗与对症治疗，前者属治本，后者属治标。临床遣方用药时，应根据具体病情，或治其本，或治其标，或标本兼治。

【A1 型题】

1. 中药的作用指的是

A. 中药的治疗作用与不良反应　　　B. 中药的治疗功效　　　　　　　　C. 中药的不良作用

D. 中药的升降浮沉　　　　　　　　E. 中药的药性理论

答案：A；考点：中药的作用

解析：中药的作用是指中药对机体的影响，或机体对药物的反应，包括治疗作用及不良作用(不良反应)。故选择 A。

2. 具有祛风散寒的功效，所能治疗的病症是

A. 风寒湿痹，痿软无力　　　　　　B. 肺痈吐脓，肺热咳嗽

C. 热淋涩痛，小便不利　　　　　　D. 风湿热痹，关节红肿

E. 脘腹胀满，恶心呕吐

答案：A； 考点：中药的功效与主治的关系

解析：此题是以举例说明中药的功效与其治疗的病症相对应,祛风散寒的功效,治疗的病症当以风寒证为主,故选择 A。

3. 下列各项,属对症治疗功效的是

A. 止痛　　　　　 B. 泻下　　　　　 C. 安神　　　　　 D. 理气　　　　　 E. 息风

答案：A； 考点：中药的功效

解析：中药的功效分类有对因治疗功效与对症治疗功效。对因治疗功效包含祛邪、扶正、调理脏腑功能、消除病理产物等方面的内容,如祛风、清热、泻下等;对症治疗功效指能缓解或消除疾病过程中出现的某些症状,如止痛、止汗、止咳平喘、涩精止遗等。故选择 A。

第三单元　中药的配伍

【考点透视】

明确 7 种配伍关系的概念及应用举例,注意相须和相使、相畏和相杀的鉴别。

中药配伍的意义	从中药的发展史来看,在医药萌芽时代,治疗疾病一般都是采用单味药物的形式,后来由于药物品种日趋增多,对药性特点不断明确,对疾病的认识逐渐深化,由于疾病可表现为数病相兼,或表里同病,或虚实互见,或寒热错杂的复杂病情,因而用药也就由简到繁,出现了多种药物配合应用的方法,并逐渐形成了配伍用药的规律,从而既照顾到复杂病情,又增进了疗效,减少了毒副作用。因此,掌握中药配伍规律对指导临床用药意义重大。	
中药配伍的内容	七情	药物单独或配合应用主要有单行、相须、相使、相畏、相杀、相恶、相反七种情况,称为中药的"七情"配伍。
	单行	就是单用一味药物治疗某种病情单一的疾病。对病情比较单纯的病证,往往选择一种针对性强的药物即可达到治疗目的,如独参汤。
	相须	就是两种功效相似的药物配合应用,可以增强原有药物的疗效。如麻黄配桂枝,能增强发汗解表、祛风散寒的作用;石膏与知母配合,能明显增强清热泻火的治疗。
	相使	就是以一种药物为主,另一种药物为辅,两种药物合用,辅药可以提高主药的功效。如黄芪补气利水,茯苓利水健脾,两药配合,茯苓能提高黄芪补气利水的治疗效果;大黄清热泻火、泻热通便,芒硝润燥通便,可增强大黄峻下热结、排除燥屎的作用。
	相畏	就是一种药物的毒副作用能被另一种药物所抑制。如生半夏和生南星的毒性能被生姜减轻或消除,所以说生半夏和生南星畏生姜。
	相杀	就是一种药物能够减轻或消除另一种药物的毒副作用。如生姜能减轻或消除生半夏和生南星的毒性或副作用,所以说生姜能杀生半夏和生南星的毒。相畏、相杀实际上是同一配伍关系从不同角度的两种提法。
	相恶	就是两药合用,一种药物能破坏另一种药物的功效。如人参恶莱菔子,莱菔子能削弱人参的补气作用。
	相反	就是两种药物同用能产生或增强毒性或副作用。如甘草反甘遂,贝母反乌头等,详见用药禁忌"十八反""十九畏"中的若干药物。
	提倡使用的配伍关系：相须、相使、相畏、相杀;配伍禁忌：相恶、相反。	

历年真题精选

【A1 型题】

1. 干姜配伍附子,可降低附子的毒性,属于

A. 相须　　　　　B. 相使　　　　　C. 相畏　　　　　D. 相杀　　　　　E. 相反

答案:D;　考点:中药配伍的意义

解析:中药"七情"配伍理论:单行、相须、相使、相畏、相杀、相恶、相反。A 相须,指功效相似的药物配伍协同增效;B 相使,指主药配合辅药,有互相增强作用;C 相畏,指一种药物的毒性可以被另一种药物减轻或消除;D 相杀,指一种药物能减轻或消除另一种药物的毒性;E 相反,指两药合用产生毒性反应或副作用。干姜杀附子之毒,故选择 D。

2. 使用化痰药治疗癫痫惊厥者,最常配伍的是

A. 清热、消食药　　　　　　B. 平肝息风、安神药　　　　　C. 安神、理气药

D. 安神、泻下药　　　　　　E. 补虚、消食药

答案:B;　考点:药物的配伍

解析:使用化痰药治疗癫痫、惊厥、眩晕、昏迷者,最常配伍平肝息风、开窍、安神药。故选择 B。

【B 型题】

(3~4 题共用选项)

A. 相使　　　　　B. 相杀　　　　　C. 相畏　　　　　D. 相反　　　　　E. 相恶

3. 两药合用,以一种药为主,另一种药为辅,辅药能提高主药疗效的配伍关系,称为

答案:A

4. 两药合用,一种药物的毒副作用能被另一种药物所抑制的配伍关系,称为

答案:C;　考点:药物的七情配伍关系

解析:理解记忆药物的七情配伍关系,注意相杀、相畏表达方式上的不同。

第四单元　中药的用药禁忌

【考点透视】

1. 牢记"十八反""十九畏"的内容。

2. 注意区别妊娠的慎用药与禁用药。

用药禁忌		主要包括配伍禁忌、证候禁忌、妊娠禁忌和服药饮食禁忌四个方面。
配伍禁忌	十八反	甘草反甘遂、大戟、海藻、芫花;乌头反贝母、瓜蒌、半夏、白蔹、白及;藜芦反人参、沙参、丹参、玄参、细辛、芍药。(本草明言十八反,半蒌贝蔹及攻乌,藻戟遂芫俱战草,诸参辛芍叛藜芦。)
	十九畏	硫黄畏朴硝,水银畏砒霜,狼毒畏密陀僧,巴豆畏牵牛,丁香畏郁金,川乌、草乌畏犀角,牙硝畏三棱,官桂畏赤石脂,人参畏五灵脂。
证候禁忌		由于药物的药性不同,其作用各有专长和一定的适应范围,因此,临床用药也就有所禁忌,称"证候禁忌"。如麻黄性味辛温,功能发汗解表,散风寒,又能宣肺平喘利尿,故适用于外感风寒表实无汗或肺气不宣的喘咳,对表虚自汗及阴虚盗汗、肺肾虚喘则禁止使用。

续表

妊娠用药禁忌	概念	妊娠用药禁忌是指妇女妊娠期治疗用药的禁忌。某些药物具有损害胎元以致堕胎的副作用,所以应作为妊娠禁忌的药物。根据药物对胎元损害的程度不同,一般可分为慎用与禁用两类。
	禁用药物	指毒性较强或药性猛烈的药物,如巴豆、牵牛子、大戟、商陆、麝香、三棱、莪术、水蛭、斑蝥、雄黄、砒霜等。
	慎用的药物	慎用的药物包括通经去瘀、行气破滞及辛热滑利之品,如桃仁、红花、牛膝、大黄、枳实、附子、肉桂、干姜、木通、冬葵子、瞿麦等。
	慎用的药物可以根据病情需要酌情使用,禁用的药物绝对不能使用。	
饮食禁忌	一般的饮食禁忌	一般忌食生冷、油腻、腥膻、有刺激性的食物。 根据病情的不同,饮食禁忌也有区别。如热性病,应忌食辛辣、油腻、煎炸性食物;寒性病,应忌食生冷食物、清凉饮料等;胸痹患者应忌食肥肉、脂肪、动物内脏及烟、酒等;肝阳上亢头晕目眩、烦躁易怒等应忌食胡椒、辣椒、大蒜、白酒等辛热助阳之品;黄疸胁痛应忌食动物脂肪及辛辣烟酒刺激物品;脾胃虚弱者应忌食油炸黏腻、寒冷固硬、不易消化的食物;肾病水肿应忌食盐、碱过多和酸辣太过的刺激食品;疮疡、皮肤病患者,应忌食鱼、虾、蟹等腥膻发物及辛辣刺激性食品。
	特殊疾病的饮食禁忌	古代文献记载,甘草、黄连、桔梗、乌梅忌猪肉,鳖甲忌苋菜,常山忌葱,地黄、何首乌忌葱、蒜、萝卜,丹参、茯苓、茯神忌醋,土茯苓、使君子忌茶,薄荷忌蟹肉,以及蜜反生葱、柿反蟹,等等,也应作为服药禁忌的参考。

历年真题精选

细目一:配伍禁忌

【A1 型题】

1. 下列各组药物中,不属于配伍禁忌的是

A. 川贝母与川乌　　　　　　B. 藜芦与赤芍　　　　　　C. 肉桂与赤石脂

D. 水银与砒霜　　　　　　　E. 硫黄与厚朴

答案:E;　考点:配伍禁忌"十八反""十九畏"的内容

解析:"十八反":本草明言十八反,半蒌贝蔹及攻乌,藻戟遂芫俱战草,诸参辛芍叛藜芦。A、B 选项属于"十八反"的禁忌。"十九畏":硫黄原是火中精,一见朴硝便相争。水银莫与砒霜见,狼毒最怕密陀僧。巴豆性烈最为上,偏与牵牛不顺情。丁香莫与郁金见,牙硝难合京三棱,川乌草乌不顺犀,人参最怕五灵脂,官桂善能调冷气,若逢石脂便相欺。C、D 选项属于"十九畏"禁忌。硫黄与矿物药朴硝禁忌,而不是与厚朴禁忌,故选择 E。

2. 人参配莱菔子在药物七情配伍关系中属

A. 相使　　　　B. 相畏　　　　C. 相杀　　　　D. 相反　　　　E. 相恶

答案:E;　考点:中药"七情"配伍理论

解析:中药"七情"配伍理论:单行、相须、相使、相畏、相杀、相恶、相反。A 相使,指主药配合辅药,互相增强作用;B 相畏,指一种药物的毒性可以被另一种药物减轻或消除;C 相杀,指一种药物能减轻或消除另一种药物的毒性;D 相反,指两药合用,产生毒性反应或副作用;E 相恶,一种药物破坏另一种药物的功效。莱菔子能削弱人参的补气作用。故选择 E。

3. 下列各组药物中,属于配伍禁忌的是

A. 巴豆与牵牛　　　　　　B. 丁香与三棱　　　　　　C. 牙硝与郁金

D. 官桂与五灵脂　　　　　E. 人参与石脂

答案:A;　考点:十九畏的内容

解析：参见本细目第 1 题。故选择 A。

4. 下列药物中，不宜与藜芦配伍的是

A. 黄芩　　　　　B. 黄连　　　　　C. 黄柏　　　　　D. 龙胆草　　　　　E. 苦参

答案：E；　考点：十八反的内容

解析：参见本细目第 1 题。故选择 E。

5. "十九畏"中，人参"畏"的是

A. 三棱　　　　　B. 朴硝　　　　　C. 硫黄　　　　　D. 五灵脂　　　　　E. 密陀僧

答案：D；　考点：十九畏的内容

解析：参见本细目第 1 题。故选择 D。

细目二：妊娠用药禁忌

【A1 型题】

孕妇应慎用的药物是

A. 金银花　　　　　B. 连翘　　　　　C. 牛黄　　　　　D. 鱼腥草　　　　　E. 蒲公英

答案：C；　考点：药物的禁忌

解析：C 牛黄为息风止痉药，孕妇慎用，其他选项为清热药，无孕妇的禁忌。故选择 C。

第五单元　中药的剂量与用法

【考点透视】

重点关注先煎、后下、包煎、另煎、冲服等煎煮方法的典型药物。

剂量	影响中药剂量的因素	毒剧药物、剂型、配伍、年龄、体质、病情、季节等。
		除了剧毒药、峻烈药、精制药及某些贵重药外，一般中药常用内服剂量为 5～10g，部分常用量较大，剂量为 15～30g；新鲜药物常用量为 30～60g。
中药的用法	一般煎煮法	先将药材浸泡 30～60 分钟，用水量以高出药面为度。一般中药煎煮两次，第二煎加水量为第一煎的 1/3～1/2。两次煎液去渣滤净混合后分 2 次服用。煎煮的火候和时间，要根据药物性能而定。一般来讲，解表药、清热药宜武火煎煮，时间宜短，煮沸后煎 3～5 分钟即可；补养药需用文火慢煎，时间宜长，煮沸后再续煎 30～60 分钟。某些药物因其质地不同，煎法比较特殊，处方上需加以注明，归纳起来包括先煎、后下、包煎、另煎、溶化、泡服、冲服、煎汤代水等不同煎煮法。
	先煎	主要指有效成分难溶于水的一些金石、矿物、介壳类物，应打碎先煎，煮沸 20～30 分钟，再下其他药物同煎，以使有效成分充分析出。如磁石、代赭石、生铁落、生石膏、寒水石、紫石英、龙骨、牡蛎、海蛤壳、瓦楞子、珍珠母、石决明、紫贝齿、龟甲、鳖甲等。此外，附子、乌头等毒副作用较强的药物，宜先煎 45～60 分钟后再下他药，久煎可以降低毒性，安全用药。
	后下	主要指某些气味芳香的药物，久煎其有效成分易于挥发而降低药效，须在其他药物煎沸 5～10 分钟后放入，如薄荷、青蒿、香薷、木香、砂仁、沉香、白豆蔻、草豆蔻等。此外，有些药物虽不属芳香药，但久煎也能破坏其有效成分，如钩藤、大黄、番泻叶等亦属后下之列。
	包煎	主要指那些黏性强、粉末状及带有绒毛的药物，宜先用纱布袋装好，再与其他药物同煎，以防止药液混浊或刺激咽喉引起咳嗽及沉于锅底，加热时引起焦化或煳化。如蛤粉、滑石、青黛、旋覆花、车前子、蒲黄及灶心土等。
	另煎	又称另炖，主要是指某些贵重药材，为了更好地煎出有效成分，还应单独另煎，即另炖 2～3 小时。煎液可以另服，也可与其他煎液混合服用。如人参、西洋参、羚羊角、麝香、鹿茸等。

续表

中药的用法	溶化	又称烊化,主要是指某些胶类药物及黏性大而易溶的药物,为避免入煎粘锅或黏附其他药物影响煎煮,可单用水或黄酒将此类药加热溶化即烊化后,用煎好的药液冲服,也可将此类药放入其他药物煎好的药液中加热烊化后服用。如阿胶、鹿角胶、龟甲胶、鳖甲胶、鸡血藤胶及蜂蜜、饴糖等。
	泡服	又叫焗服,主要是指某些有效成分易溶于水或久煎容易破坏药效的药物,可以用少量开水或复方其他药物滚烫的煎出液趁热浸泡,加盖闷润,减少挥发,半小时后去渣即可服用。如藏红花、番泻叶、胖大海等。
	冲服	主要指某些贵重药,用量较轻,为防止散失,常需要细末制成散剂,用温开水或复方其他药物煎液冲服。如麝香、牛黄、珍珠、羚羊角、猴枣、马宝、西洋参、鹿茸、人参、蛤蚧等。某些药物,根据病情需要,为提高药效,也常研成散剂冲服。如用于止血的三七、花蕊石、白及、紫珠草、血余炭、棕榈炭及用于息风止痉的蜈蚣、全蝎、僵蚕、地龙和用于制酸止痛的乌贼骨、瓦楞子、海蛤壳、延胡索等。某些药物高温容易破坏药效或有效成分难溶于水,也只能做散剂冲服。如雷丸、鹤草芽、朱砂等。此外,还有一些液体药物如竹沥汁、姜汁、藕汁、荸荠汁、鲜地黄汁等也需冲服。
	煎汤代水	主要指为了防止某些药物与其他药物同煎使煎液混浊,难于服用,宜先煎后取其上清液代水再煎煮其他药物,如灶心土等。此外,某些药物质轻用量多,体积大,吸水量大,如玉米须、丝瓜络、金钱草等,也需煎汤代水用。
服药时间		汤剂一般每日1剂,煎2次分服,两次间隔时间为4~6小时左右。临床用药时可根据病情增减,如急性病、热性病可1日2剂。至于饭前还是饭后服则主要取决于病变部位和性质。一般来讲,病在胸膈以上者如眩晕、头痛、目疾、咽痛等宜饭后服;如病在胸膈以下,如胃、肝、肾等脏腑疾患,则宜饭前服。某些对胃肠有刺激性的药物宜饭后服;补益药多滋腻碍胃,宜空腹服;驱虫药、泻下药也宜空腹服;治疟药宜在症疾发作前的两小时服用;安神药宜睡前服;慢性病定时服;急性病、呕吐、惊厥及石淋、咽喉病需煎汤代茶饮者,均可不定时服。

历年真题精选

【A1型题】

1. 龟甲入汤剂应当
A. 包煎　　B. 先煎　　C. 后下　　D. 另煎　　E. 烊化
答案:B; 考点:龟甲的使用方法
解析:煎煮方法需要特殊处理的有:①矿石类、贝壳类、动物甲壳类、某些有毒中药需先煎;②含挥发性成分、气芳香、久煎有效成分易破坏的应后下;③含黏液质、绒毛、花粉等饮片宜包煎;④某些贵重药材应另煎;⑤一些用量少的贵重药材研末冲服;⑥胶类、蜜膏类宜加热烊化服用。龟甲属于动物甲壳类,质地坚硬,有效成分不易煎出,入汤剂宜先煎。故选择B。

2. 钩藤入汤剂宜
A. 先煎　　B. 后下　　C. 包煎　　D. 另煎　　E. 烊化
答案:B; 考点:钩藤的使用方法
解析:钩藤含挥发性成分,若久煎,其有效成分会被破坏,因此,钩藤入汤剂宜后下。故选择B。

3. 辛夷入汤剂宜
A. 烊化　　B. 冲服　　C. 后下　　D. 包煎　　E. 先煎
答案:D; 考点:辛夷的使用方法
解析:辛夷有毛,易刺激咽喉,入汤剂宜用纱布包煎。故选择D。

4. 入汤剂宜另煎的药物是
A. 人参　　B. 当归　　C. 黄芪　　D. 杜仲　　E. 石斛
答案:A; 考点:人参的用法

解析：人参为贵重药材,为了更好地煎出有效成分,还应单独另煎,即另炖 2～3 小时。煎液可以另服,也可与其他煎液混合服用。故选择 A。

5. 下列药物入汤剂宜包煎的是

A. 茯苓   B. 滑石   C. 地肤子   D. 泽泻   E. 茵陈蒿

答案：B; 考点：滑石的用法

解析：滑石为粉末状矿物质药材,故应用时当用布包。故选择 B。

6. 下列各药中,入汤剂宜包煎的药物是

A. 砂仁   B. 沉香   C. 磁石   D. 五灵脂   E. 天南星

答案：D; 考点：五灵脂的用法

解析：砂仁、沉香入汤剂宜后下。磁石宜打碎先煎。五灵脂宜包煎。天南星多制用。故选择 D。

【B 型题】

(7～8 题共用选项)

A. 驱虫药   B. 泻下药   C. 滋补药   D. 安神药   E. 健胃药

7. 宜在睡前服的药物是

答案：D

8. 宜在饭后服的药物是

答案：E; 考点：特殊类别药物的服药时间

解析：A、B、C 宜空腹服,D 宜睡前服,E 宜饭后服。故第 7 题选择 D,第 8 题选择 E。

第六单元　解表药

【考点透视】

1. 本单元内容较为重点,需要了解每一味中药的功效、主治,尤其是生姜、香薷、薄荷、葛根、柴胡等常考药物。

2. 注意某些药物的特别功效。

3. 注意某些药物的特殊用法。

性能特点	大多辛散轻扬,主入肺与膀胱经。
功效与主治病证	偏行肌表,能促进机体发汗,使表邪由汗而解,从而达到治愈表证、防止传变的目的。部分解表药兼能利水消肿、止咳平喘、透疹、止痛、消疮等。 解表药主要用治恶寒发热、头身疼痛、无汗或有汗不畅、脉浮之外感表证。部分解表药可用于水肿、咳喘、麻疹、风疹、风湿痹痛、疮疡初起等兼有表证者。
分类	辛温解表药——主治风寒表证。 辛凉解表药——主治风热表证。
配伍	应根据四时气候变化的不同而恰当地配伍祛暑、化湿、润燥药;若虚人外感,应随证配伍补气、补血、补阴、补阳药以扶正祛邪;辛凉解表药在用于温病初起时,应适当同时配伍清热解毒药。
使用注意事项	使用发汗作用较强的解表药时,用量不宜过大,以免发汗太过,耗阳伤阴,导致"亡阳""伤阴"的弊端;表虚自汗、阴虚盗汗以及疮疡日久、淋证、失血患者,也应慎用解表药;使用解表药还应注意因时因地而宜,如春夏腠理疏松,容易出汗,解表药用量宜轻,冬季腠理致密,不易出汗,解表药用量宜重;本类药物辛散轻扬,入汤剂不宜久煎,以免有效成分挥发而降低药效。

细目一　发散风寒药

共性：辛温——肺或膀胱经——发散风寒或发汗——外感风寒表证或兼治风寒湿痹、咳喘、水肿兼表。

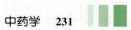

常用单味辛温解表药见下表。

药名	性味归经	功效★★	主治★	特殊记忆★★
麻黄	辛、微苦,温。归肺、膀胱经	①发汗解表 ②宣肺平喘 ③利水消肿	①风寒表实无汗证(＋桂枝); ②肺气不宣的喘咳证(＋苦杏仁); ③水肿兼表证(＋白术)。	发汗力强
桂枝	辛、甘,温。归心、肺、膀胱经	①发汗解肌 ②温通经脉 ③助阳化气,行水消肿	①风寒表虚有汗证(＋白芍);风寒表实无汗证(＋麻黄)。 ②风寒湿痹,寒凝血滞之月经不调,经闭、痛经、癥瘕,虚寒腹痛。 ③胸痹作痛,阳虚心悸;阳虚水肿,痰饮证。	善于引药入上肢,为上肢病的引经药
紫苏	辛、温。归肺、脾经	①发表散寒 ②行气宽中 ③安胎 ④解鱼蟹毒(大剂量)	①风寒感冒,咳嗽胸闷; ②脾胃气滞(行气宽中常用紫苏梗); ③气滞胎动证(常用苏梗); ④食鱼蟹中毒所致腹痛吐泻。	安胎药(苏梗行气安胎)
生姜	辛,微温。归肺、脾经	①发汗解表 ②温中止呕 ③温肺止咳	①风寒表证(轻症); ②胃寒呕吐; ③风寒客肺的咳嗽;解鱼蟹、生半夏及天南星毒。	呕家圣药
荆芥	辛,微温。归肺、肝经	①祛风解表 ②透疹止痒 ③消疮止血	①风寒表证、风热表证(＋防风);疮疡初起有表证者。 ②麻疹透发不畅,风疹瘙痒(＋升麻)。 ③吐血、衄血、便血、崩漏等。	透疹主要用荆芥穗;止血用荆芥炭
防风	辛、甘,微温。归膀胱、肝、脾经	①祛风解表 ②胜湿止痛 ③解痉	①风寒表证,风热表证,表证夹湿; ②风寒湿痹,风湿痒疹; ③破伤风,小儿惊风。	内风、外风均可,通治"一切风邪",为"风药中之润剂"
羌活	辛、苦,温。归膀胱、肾经	①解表散寒 ②祛风胜湿,止痛	①风寒表证,表证夹湿,风寒头痛; ②风寒湿痹。	善治太阳经头痛;上半身风寒湿痹痛
【昭昭医考提示】由羌活对应记忆独活(祛风湿药),二者作用相同,但是羌活善治上半身风寒湿痹痛,独活善治下半身风寒湿痹痛				
细辛	辛,温。有小毒。归肺、肾、心经	①祛风散寒 ②通窍 ③止痛 ④温肺化饮	①风寒表证(鼻塞、头痛、肢体疼痛甚),阳虚外感; ②鼻渊头痛; ③头风、头痛、牙痛及风湿痹痛; ④寒饮咳喘。	古有"细辛不过钱",用量为 1～3 克,反藜芦

续表

药名	性味归经	功效★★	主治★	特殊记忆★★
白芷	辛，温。归肺、胃经	①解表散寒 ②通窍止痛 ③燥湿止带 ④消肿排脓	①外感风寒或表证夹湿兼见头痛鼻塞者； ②阳明头痛，眉棱骨痛，鼻渊头痛，牙痛； ③风寒湿痹，寒湿带下； ④疮痈肿毒。	善治阳明经头痛
香薷	辛、微温。归肺、胃、脾经	①发汗解表，和中化湿 ②利水消肿	①夏季乘凉饮冷，阳气被阴邪所遏之阴暑证； ②水肿，小便不利。	发汗作用类似于麻黄，有"六月麻黄""夏月麻黄"之称，是治疗"阴暑"的专用药
藁本	辛，温。归膀胱、肝经	①发表散寒 ②祛风胜湿，止痛	①风寒表证，表证夹湿，巅顶疼痛； ②风寒湿痹。	善治厥阴经头痛
苍耳子	辛、苦、温，有小毒。归肺经	①散风寒，通鼻窍 ②除湿止痛，止痒	①鼻渊头痛，风寒表证头痛，表证夹湿； ②风湿痹痛，风湿痒疹，疥癣。	治疗鼻渊头痛要药；有毒，不宜过量诸子皆降，苍耳独生
辛夷	辛，温，归肺、胃经	发散风寒，通鼻窍	鼻渊头痛，风寒头痛，鼻塞。	入汤剂需包煎
西河柳	辛，微温，归肺、胃、心经	①发表透疹； ②祛风除湿		

细目二　发散风热药

共性：辛凉——肺经——疏散风热或透表退热——外感风热表证及温病初起，兼治风热咳嗽、麻疹不透、目眵多泪等。常用单味辛凉药见下表。

药名	性味归经	功效★★	主治★	特殊记忆★★
薄荷	辛，凉。归肺、肝经	①宣散风热 ②清利头目，利咽 ③透疹 ④疏肝行气	①风热感冒，温病初起（＋金银花）； ②风热头痛、目赤、咽喉肿痛（＋板蓝根）； ③麻疹不透，风疹瘙痒（＋牛蒡子）； ④肝郁气滞，胸闷胁痛（＋柴胡）。	气味芳香，入汤剂后下
	昭昭医考提示：按照薄荷的常用日常制品来记忆薄荷的功效，如薄荷糖、风油精等			
牛蒡子	辛、苦、寒。归肺、胃经	①疏散风热 ②宣肺利咽，祛痰止咳 ③解毒透疹 ④消肿疗疮	①风热感冒，温病初起； ②风热或肺热咳嗽，咯痰不畅，咽喉肿痛； ③麻疹不透，风热痒疹； ④热毒疮肿，痄腮。	又名：鼠粘子、大力子、恶实 可滑肠，脾虚便溏忌用

续表

药名	性味归经	功效★★	主治★	特殊记忆★★
蝉蜕	甘寒。归肺、肝经	①疏散风热,开音 ②透疹止痒 ③明目退翳 ④息风止痉	①风热感冒,温病初起,咽痛音哑; ②麻疹不透,风疹瘙痒; ③风热或肝热目赤翳障; ④小儿惊哭夜啼,破伤风。	善治声音嘶哑
【昭昭医考提示】通过动物的习性来记忆蝉蜕的功效,如蝉叫一个夏天也不会声音嘶哑的,故有很好的开音作用。				
桑叶	苦、甘,寒。归肺、肝经	①疏散风热 ②清肺润肺 ③平肝明目 ④凉血止血	①风热感冒及温病初起之咳嗽头痛(+菊花); ②肺燥咳(+黄芩); ③肝阳眩晕,目赤肿痛,视物昏花(+菊花); ④血热吐衄。	秋末冬初桑叶好,故名霜桑叶、冬桑叶
菊花	辛、甘、苦,微寒。归肝、肺经	①疏散风热 ②平抑肝阳 ③清肝明目 ④清热解毒	①风热感冒,温病初起,风热头痛(+桑叶); ②肝阳头痛、眩晕 ③风热或肝热上攻之目赤肿痛,肝阴虚之眼目昏花 ④热毒疮肿。	有黄菊花、白菊花、野菊花之分:外感风热用黄菊花;明目用白菊花;解毒用野菊花
葛根	甘、辛,凉。归脾、胃经	①解肌退热 ②透疹 ③生津止渴 ④升阳止泻	①外感表证,项背强痛,+桂枝(桂枝加葛根汤); ②麻疹初起透发不畅(+牛蒡子); ③热病烦渴,消渴证(+天花粉); ④湿热泻痢初起,脾虚泄泻,+黄芩、黄连(葛根芩连汤);	止泻用煨葛根,是治疗外感发热、头痛、无汗、项背强痛的首选药
柴胡	苦、辛,微寒。归肝、胆经	①解表退热 ②疏肝解郁, ③升举阳气	①邪在少阳之寒热往来(要药),感冒高热,+黄芩(小柴胡汤); ②肝郁气结,胁肋疼痛,月经不调,痛经(要药)(+白芍); ③气虚下陷之久泻脱肛,子宫脱垂,胃下垂等(+升麻)。	为治疗少阳病的专用药;善治少阳经头痛;少用是升阳,量大是退热。 解表生用;疏肝醋炙
升麻	辛,微甘,微寒。归肺、脾胃、大肠经	①发表透疹 ②清热解毒 ③升举阳气	①风热头痛,麻疹透发不畅; ②热毒疮痈,咽喉肿痛,口舌生疮,痄腮,丹毒,温毒发斑; ③气虚下陷之久泻脱肛,崩漏下血及胃下垂,子宫脱垂等,+柴胡。	少用是升阳
蔓荆子	药性微寒	①疏散风热 ②清利头目 ③祛风止痛	①风热头昏头痛,牙痛; ②风热目赤肿痛或目昏多泪; ③风湿痹痛,肢体挛急。	善治厥阴经头痛
淡豆豉	药性凉	解表,除烦		除烦,常配伍栀子(栀子豉汤)

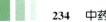

续表

药名	性味归经	功效★★	主治★	特殊记忆★★
浮萍	药性寒	①发汗解表;②透疹止痒;③利水消肿。		
木贼	药性微寒	①疏散风热;②明目退翳;③凉血止血。		

鉴别用药	相同点	不同点
桑叶	均能疏散风热,平抑肝阳,清肝明目,常相须为用治疗 外感风热、肝火上炎的目赤肿痛及肝阳眩晕等证。	桑叶疏散风热之力较强,并长于清肺润燥,兼能凉血止血,可用于肺热燥咳以及血热吐衄。
菊花		菊花则平肝明目之力较强,并能清热解毒,多用于肝阳上亢或疮痈肿毒。

鉴别用药	相同点	不同点
柴胡	三者皆能发表、升阳,均可治风热感冒、发热、头痛,以及清阳不升等证。其中柴胡、升麻两者均能升阳举陷,用治气虚下陷,食少便溏、久泻脱肛、胃下垂、肾下垂、子宫脱垂等脏器脱垂。升麻、葛根两者又能透疹,常治麻疹初期,透发不畅。	柴胡主升肝胆之气,长于疏散少阳半表半里之邪、退热、疏肝解郁,为治疗少阳证的要药,常用于伤寒邪在少阳、寒热往来、胸胁苦满、口苦咽干、目眩;感冒发热;肝郁气滞,胸胁胀痛,月经不调,痛经等。
升麻		升麻主升脾胃清阳之气,其升提(升阳举陷)之力较柴胡为强,并善于清热解毒,常用于多种热毒证。
葛根		葛根主升脾胃清阳之气而达到生津止渴、止泻之功,常用于热病烦渴、阴虚消渴;热泻热痢、脾虚泄泻。同时,葛根解肌退热,对于外感表证,发热恶寒、头痛无汗、项背强痛,无论风寒表证、风热表证,均可使用。

【昭昭医考重点提示】

1. 能用来透疹的药物有:薄荷、牛蒡子、蝉蜕、葛根、浮萍、西河柳、荆芥。

2. 能用来通鼻窍的药物有:细辛、白芷、苍耳子、辛夷。

3. 羌活与藁本均有的功效是:发散风寒、除湿止痛。

4. 白芷善治阳明头痛;细辛善治少阴头痛;藁本、蔓荆子善治厥阴经头痛;羌活善治太阳头痛及上半身风湿痹痛。

5. 善治项背强痛的药物是葛根(其善解肌舒缓筋脉)。葛根功能:解肌退热,透疹,生津,升阳止泻。主治:外感表证,项背强痛,麻疹初起,热病烦渴,消渴病,湿热泻痢初起,脾虚泄泻(以功效推主治)。

6. 邪在少阳半表半里往来寒热证,最宜选择的药物是:柴胡(因其解表退热,善透散半表半里之热),常配伍的药物是黄芩。

7. 细辛有小毒,常用量是1~3克,研末内服剂量是0.5~1克。主治:风寒表证(尤宜鼻塞、头痛、肢体疼痛较甚者),阳虚外感,鼻渊头痛,头风头痛,牙痛,风寒湿痹痛,寒饮咳喘。

【历年真题精选】

细目一:发散风寒药

【A1 型题】

1. 麻黄具有的功效是

A. 解鱼蟹毒　　　B. 平喘利水　　　C. 祛风胜湿　　　D. 行气宽中　　　E. 温经通阳

答案:B; 考点:麻黄的功效

解析：麻黄发汗解表,宣肺平喘,利水消肿。故选择 B。

2. 既治风寒表实无汗,又治风寒表虚有汗的药物是

A. 麻黄　　　　B. 紫苏　　　　C. 桂枝　　　　D. 香薷　　　　E. 荆芥

答案：C；考点：桂枝的功效

解析：桂枝具有发汗解肌之功,倘若配伍得当,则既可以治疗风寒表实无汗,又治风寒表虚无汗。其余药物则多用于治疗风寒表实无汗。故选择 C。

3. 具有散风寒,通鼻窍功效的药物是

A. 桂枝　　　　B. 生姜　　　　C. 防风　　　　D. 辛夷　　　　E. 紫苏

答案：D；考点：辛夷的功效

解析：A 发汗解肌、温通经脉、助阳化气;B 解表散寒、温中止呕、温肺止咳;C 祛风解表,胜湿止痛,止痉;D 发散风寒、通鼻窍;E 解表散寒、行气宽中、解鱼蟹毒、安胎。故选择 D。

4. 细辛具有的功效是

A. 回阳救逆　　B. 温肝暖肾　　C. 温中降逆　　D. 宣通鼻窍　　E. 理气和胃

答案：D；考点：细辛的功效

解析：细辛解表散寒,祛风止痛,通窍,温肺化饮。故选择 D。

5. 下列解表药中兼有化湿和中功效的是

A. 紫苏　　　　B. 香薷　　　　C. 生姜　　　　D. 白芷　　　　E. 防风

答案：B；考点：香薷的功效

解析：紫苏解表散寒,行气宽中,解鱼蟹毒。香薷发汗解表,化湿和中,利水消肿。生姜解表散寒,温中止呕,温肺止咳,解毒。白芷解表散寒,祛风止痛,通鼻窍,燥湿止带,消肿排脓。防风祛风解表,胜湿止痛,止痉。故本题选择 B。

6. 下列药物中,能燥湿止带的是

A. 防风　　　　B. 白芷　　　　C. 羌活　　　　D. 苍耳子　　　　E. 藁本

答案：B；考点：白芷的功效

解析：防风祛风解表,胜湿止痛,止痉。白芷解表散寒,祛风止痛,通鼻窍,燥湿止带,消肿排脓。羌活解表散寒,祛风胜湿,止痛。苍耳子发散风寒,通鼻窍,祛风湿,止痛。藁本祛风散寒,除湿止痛。故选择 B。

7. 功能祛风散寒止痛,善治巅顶头痛的药物是

A. 白芷　　　　B. 藁本　　　　C. 细辛　　　　D. 吴茱萸　　　　E. 苍耳子

答案：B；考点：藁本的功效

解析：五种药物均有祛风散寒之功,白芷治疗阳明头痛,藁本则擅长治疗巅顶头痛,苍耳子善治鼻渊头痛,细辛善治少阴头痛,吴茱萸善治厥阴头痛。故选择 B。

8. 既可用治外感风寒,又可用于外感风热的药物是

A. 麻黄　　　　B. 防风　　　　C. 桂枝　　　　D. 紫苏　　　　E. 羌活

答案：B；考点：防风的功效

解析：防风祛风解表,胜湿止痛,止痉。配伍得当,既可用治外感风寒,又可用于外感风热。其余药物能够发汗解表,常用于风寒感冒。故选择 B。

【A2 型题】

9. 患者外感风寒,恶寒发热,头身疼痛,无汗,喘咳。治疗宜选用

A. 麻黄　　　　B. 桂枝　　　　C. 细辛　　　　D. 杏仁　　　　E. 白前

答案：A；考点：麻黄的主治病证

解析：本题所述为外感风寒,治疗宜选用辛温解表药,可排除 D、E 选项,A 麻黄发汗力较桂枝强,风寒表实无汗宜用,兼可宣肺平喘。故选择 A。

10. 患者外感风寒,恶寒发热,无汗,腹痛,吐泻,舌苔白腻。治疗宜选用

A. 麻黄　　　　B. 桂枝　　　　C. 香薷　　　　D. 防风　　　　E. 白芷

答案：C； 考点：香薷的主治病证

解析：A麻黄发汗解表、宣肺平喘、利水消肿、散寒通滞；B桂枝发汗解肌、温通筋脉、助阳化气；C香薷发汗解表、化湿和中、利水消肿；D防风祛风解表、胜湿止痛、止痉；E白芷解表散寒、祛风止痛、通鼻窍、燥湿止带、消肿排脓、祛风止痒。本题所述病证中有"吐泻"，提示脾胃失调，选取有化湿和中功效的香薷较好，故选择C。

细目二：发散风热药

【A1型题】

1. 下列药物中，长于清利头目的是

A. 葛根　　　　　　B. 柴胡　　　　　　C. 升麻　　　　　　D. 蔓荆子　　　　　　E. 淡豆豉

答案：D； 考点：蔓荆子的功效

解析：A葛根能透疹、升阳止泻；B柴胡能升阳举陷、退热截疟；C升麻长于发散风热；D蔓荆子长于清利头目；E淡豆豉利水渗湿。故选择D。

2. 蜜炙桑叶多用于

A. 清肺热　　　　　B. 疏风热　　　　　C. 清肝热　　　　　D. 清血热　　　　　E. 润肺燥

答案：E； 考点：桑叶的应用

解析：桑叶疏散风热、清肺润燥、平肝明目、凉血止血。蜜炙能增强润肺止咳作用，可润肺燥。看到"蜜炙"就想到"润燥"，故选择E。

3. 治疗外感发热，邪郁肌腠，项背强痛者，应首选

A. 荆芥　　　　　　B. 白芷　　　　　　C. 薄荷　　　　　　D. 葛根　　　　　　E. 柴胡

答案：D； 考点：葛根的应用

解析：患者"外感发热，邪郁肌腠，项背强痛"，治宜解肌退热。葛根解肌退热，透发麻疹，生津止渴，升阳止泻。故选择D。而荆芥祛风解表，透疹消疮，止血。白芷解表散寒，祛风止痛，通鼻窍，燥湿止带，消肿排脓。薄荷疏散风热，清利头目，利咽透疹，疏肝行气。柴胡疏散退热，疏肝解郁，升阳举陷。

4. 下列各项不属薄荷功效的是

A. 疏散风热　　　　B. 疏肝行气　　　　C. 清热凉血　　　　D. 透疹利咽　　　　E. 清利头目

答案：C； 考点：薄荷的功效

解析：薄荷属辛凉解表药，功能疏散风热，清利头目利咽透疹，疏肝行气。故选择C。

5. 薄荷、牛蒡子除均可疏散风热外，还具有的功效是

A. 利咽透疹　　　　B. 宣肺祛痰　　　　C. 明目退翳　　　　D. 息风止痉　　　　E. 疏肝理气

答案：A； 考点：薄荷、牛蒡子的功效

解析：薄荷疏散风热，清利头目，利咽透疹，疏肝行气。牛蒡子疏散风热，宣肺祛痰，利咽透疹，解毒散肿。故选择A。

6. 治疗风热郁闭，咽喉肿痛，大便秘结者，应首选

A. 薄荷　　　　　　B. 蝉蜕　　　　　　C. 菊花　　　　　　D. 蔓荆子　　　　　　E. 牛蒡子

答案：E； 考点：牛蒡子的应用

解析："风热郁闭"治宜疏风清热，"咽喉肿痛"治宜利咽消肿，"大便秘结"治宜通便。综合判断应选择具有滑肠和利咽之功的疏散风热药。而牛蒡子疏散风热，宣肺祛痰，利咽透疹，解毒散肿。故选择E。薄荷疏散风热，清利头目，利咽透疹，疏肝行气。蝉蜕疏散风热，利咽开音，透疹，明目退翳，息风止痉。二者都不具有滑肠之功。菊花疏散风热，平抑肝阳，清肝明目，清热解毒。蔓荆子疏散风热，清利头目。

7. 治疗外感风热，发热，微恶寒，头痛，咽喉肿痛，兼胸闷胁肋胀痛，应首选

A. 升麻　　　　　　B. 薄荷　　　　　　C. 葛根　　　　　　D. 蝉蜕　　　　　　E. 牛蒡子

答案：B； 考点：薄荷的功效

解析：患者"外感风热，发热，微恶寒"，治宜疏散风热，"头痛"治宜清利头目，"咽喉肿痛"治宜清热利咽，"胸闷胁肋胀痛"治宜疏肝行气，薄荷疏散风热，清利头目，利咽透疹，疏肝行气。故选择B。升麻升阳举陷。葛根解肌退热，透发麻疹，生津止渴，升阳止泻。蝉蜕疏散风热，利咽开音，透疹，明目退翳，息风止痉。牛蒡子疏

散风热,宣肺祛痰,利咽透疹,解毒散肿。

【A2 型题】

8. 患者,男,50 岁。自觉两目模糊,视物不清,伴有头痛,眩晕,舌红少苔,脉细弦。治疗应首选

A. 升麻　　　　B. 葛根　　　　C. 薄荷　　　　D. 柴胡　　　　E. 菊花

答案:E; 考点:菊花的应用

解析:患者"两目模糊,视物不清,伴有头痛,眩晕",是因肝阳上亢,上扰头目。治宜平肝潜阳,清肝明目。而选项 E 菊花疏散风热,平抑肝阳,清肝明目,清热解毒。常用于:①风热感冒,温病初起;②肝阳眩晕,肝风实证;③目赤昏花;④疮痈肿毒。而升麻发表透疹,清热解毒,升举阳气;葛根解肌退热,透发麻疹,生津止渴,升阳止泻;薄荷疏散风热,清利头目,利咽透疹,疏肝行气;柴胡疏散退热,疏肝解郁,升阳举陷。故选择 E。

第七单元　清热药

【考点透视】

1. 本单元涉及考题较多,对清热泻火、清热解毒药要重点掌握。

2. 熟悉清热燥湿以及清热凉血、清虚热的药物。

3. 留意一些药物的特别主治,如黄芩可安胎、贯众可治虫疾。

细目一　概　述

分类	清热泻火、清热燥湿、清热凉血、清热解毒、清虚热五类。
功效	具有清热泻火、燥湿、凉血、解毒及清虚热的作用。
主治病证	清热泻火药主治气分实热证及脏腑火热证;清热燥湿药主治湿热证;清热凉血药主治血热证;清热解毒药主治热毒证;清虚热药主治虚热证。
配伍方法	使用清热药,首先要辨别热证的虚实,若里热有表证者,当先解表或表里同治;气血两燔者,宜气血两清;里热兼阴虚者,应兼以滋阴;里热积滞者,当配以泻下;兼脾胃虚弱者,应辅以补脾。
使用注意事项	本类药物多寒凉,易伤脾胃,故脾胃气虚,食少便溏者慎用;苦寒药物易化燥伤阴,热证伤阴或阴虚患者慎用;阴盛格阳、真寒假热之证,禁用清热药;使用本类药物,中病即止,以免克伐太过损伤正气。

细目二　清热泻火药

共性:本类药苦寒或甘寒——清泄实热郁火——外感热病气分高热证(四大症:大热、大汗、大渴、脉洪大)以及肺、胃、肝、心脏腑火热证。常用单味清热泻火药见下表。

药名	性味归经	功效★★	主治★	特殊记忆★★
石膏	甘、辛,大寒。归肺、胃经	①生用清热泻火,除烦止渴; ②煅后收湿敛疮,生肌止血(外用)。	①温热病气分高热,肺热喘咳,胃火上炎之牙龈肿痛、头痛、口舌生疮等(十知母)(白虎汤); ②疮疡溃而不敛,湿疹、水火烫伤,外伤出血。	为治疗气分实热证药,以治疗四大症为主。 生石膏内服,入汤剂打碎先煎;煅石膏只能外用。
知母	苦、甘,寒。归肺、胃、肾经	①清热泻火 ②滋阴润燥	①热病壮热烦渴;肺热咳嗽(十生石膏)。 ②燥热咳嗽(十贝母)。 阴虚劳嗽,阴虚火旺,潮热盗汗,内热消渴,阴虚肠燥便秘。	能上清肺,中凉胃,下泻肾中相火。

【昭昭医考提示】知母贝母款冬花治疗咳嗽一把抓。(趣味记忆)

续表

药名	性味归经	功效★★	主治★	特殊记忆★★
天花粉	苦、微甘,寒。归肺、胃经	①清热泻火 ②生津止渴 ③消肿排脓	①热病伤津口渴,内热消渴; ②肺热咳嗽,肺燥咳嗽,咳痰带血; ③痈肿疮疡,跌打肿痛;注射液又能引产。	天花粉针剂可以用于中期的妊娠引产,孕妇忌用。 不可与乌头类药物同用。
栀子	苦,寒。归心、肺、胃、三焦经	①泻火除烦 ②清热利尿 ③凉血解毒 ④消肿止痛	①热病心烦、郁闷、躁扰不宁(＋淡豆豉)。 ②湿热黄疸(＋茵陈蒿、大黄),热淋,血淋。 ③血热吐血、衄血、尿血。 ④热毒疮肿,跌打肿痛。	①治疗热病引起心烦的首选药; ②善于清泻三焦火热之邪; ③止血应炒炭使用。
夏枯草	苦、辛,寒。归肝、胆经	①清肝明目 ②散结消肿	①肝阳或肝火上升之头目眩晕;目赤肿痛、目珠夜痛; ②痰火郁结之瘰疬、瘿瘤。	被称为"肝家要药",泻肝火以疗目疾,解肝郁以散郁结。 用量:10～15克。
芦根	药性寒	①清热生津 ②除烦止呕 ③利尿	①热病烦渴,舌燥少津;肺热或外感风热咳嗽,肺痈吐脓。 ②胃热呕哕。 ③小便短赤,热淋涩痛。	善治胃热呕吐。
竹叶	药性寒	①清热除烦,生津 ②利尿	①热病烦渴,心火上炎之口舌生疮(＋木通)。热入心包之神昏谵语。 ②热淋,小便不利。	
淡竹叶	药性寒	①清热除烦 ②利尿	①热病烦渴;心火上炎并移热于小肠之口疮、尿赤。 ②水肿,热淋,湿热黄疸。	
决明子	药性微寒	①清肝明目 ②润肠通便	①肝热或肝经风热所致目赤肿痛、羞明多泪,目暗不明; ②热结肠燥便秘。	

【昭昭医考提示】决明子、石决明均有"决明之称",都可以清肝明目。对比记忆

细目三 清热燥湿药

共性:本类药物均味苦性寒,寒能清热,苦能燥湿,具有清热燥湿,清热泻火的作用,治疗外感或内伤之湿热火毒诸证(湿温、暑湿、湿热中阻、湿热泻痢、黄疸、带下、淋痛、疮疹)以及诸脏腑火热证。常用单味清热燥湿药见下表。

药名	性味归经	功效★★	主治★	特殊记忆★★
黄芩	苦,寒。归肺、胆、胃、大肠经	①清热燥湿 ②泻火解毒 ③凉血止血 ④清热安胎	①湿温泻痢黄疸淋; ②热病烦渴,肺热咳嗽,少阳寒热,咽痛,目赤,痈肿疮毒; ③血热吐血、咳血、衄血、便血、崩漏; ④血热胎动不安。	清热生用,安胎炒用,清上焦热用,酒炒,止血用黄芩炭;善于清肺火,治疗上焦湿热。
黄连	苦,寒。归心、肝、胃、大肠经	①清热燥湿 ②泻火 ③解毒	①湿热痞满、呕吐、泻痢、黄疸等。 ②热病高热、烦躁、神昏,内热心烦不寐,胃火牙痛,口舌生疮;肝火犯胃之呕吐吞酸;血热吐衄。 ③痈疽肿毒,目赤肿痛,耳道疖肿,湿热疮疹等。	善于治疗中焦湿热,清心胃之火。
黄柏	苦,寒。归肾、膀胱、大肠经	①清热燥湿 ②泻火解毒 ③退虚热	①湿热下注之带下、淋浊、脚气、足膝红肿;黄疸、湿热泻痢、湿疹、湿疮。 ②热毒疮肿,口舌生疮,血热出血。 ③阴虚盗汗、遗精,骨蒸潮热(十知母)。	善于治疗下焦湿热,泻肾中相火。
【昭昭医考提示】黄柏连芩能燥湿,泻火解毒功相似,连清心胃芩清肺,柏泻相火利下湿黄芩治疗上焦湿热,黄连治疗中焦湿热,黄柏治疗下焦湿热。				
龙胆	苦,寒。归肝、胆	①清热燥湿 ②泻肝胆火	①湿热下注阴肿阴痒、带下、阴囊湿疹、黄疸; ②肝火上炎之头痛目赤,耳聋胁痛;高热抽搐、小儿急惊,带状疱疹。	
【昭昭医考提示】龙胆入于肝胆经,清肝胆实火,清肝胆湿热,与中成药龙胆泻肝丸联系记忆,龙胆泻肝丸的作用及主治同于龙胆草。				
苦参	药性寒	①清热燥湿 ②杀虫止痒 ③利尿	①湿疹,湿疮,阴痒,带下,湿热黄疸、泻痢、便血; ②疥癣,麻风; ③湿热淋痛,小便不利。	反藜芦。 苦参的清热燥湿作用类似于黄柏,治疗下焦湿热。
秦皮	清热燥湿,收涩止痢,止带,明目。			
白鲜皮	清热燥湿,祛风解毒。			

细目四　清热解毒药

共性:苦寒或辛寒——清热解毒——外感或内生实热火毒诸证(痈疮肿毒、丹毒、痄腮、咽喉肿痛、肺痈、肠痈、热毒泻痢、水火烫伤、蛇虫咬伤)等。

根据所治疗病证的不同分为四类:①用于温热病理的药(相当于西药的广谱抗菌药);②用于咽喉肿痛的药;③用于热毒泻痢的药;④用于痈肿疮疡的药。详见下表。

一、用于温热病理的药

药名	性能特点	功效★★	主治★	特殊记忆★★
金银花	甘，寒。归肺、胃、大肠经	①清热解毒 ②疏散风热	①疮痈疔肿，肠痈、肺痈、乳痈；热毒泻痢； ②外感热病，风热表证（＋连翘）。	既有黄色，又有白色，故名金银花，别名"双花"。
连翘	苦，微寒，归肺、心、胆经	①清热解毒，疏散风热 ②消肿散结 ③利尿	①外感热病，风热表证； ②疮痈疮毒、乳痈、肺痈、瘰疬痰核； ③热淋涩痛。	祛上焦风热一也；清心经热二也，为疮家圣药三也。
昭昭医考提示：金银花、连翘在疏散风热、清热解毒方面常常相须配伍使用，联系中成药银翘解毒丸（疏风解表，清热解毒），治疗风热感冒。					

药名	性能特点	功效	主治	特殊记忆
大青叶	苦，寒。归心、肺、胃经	①清热解毒 ②凉血消斑 ③利咽消肿	①丹毒，口疮，痄腮，痈肿疮毒； ②温病热入血分之高热、神昏、发斑； ③咽喉肿痛。	善治气血两燔证
板蓝根	苦，寒。归心、胃经	①清热解毒，凉血 ②利咽	①痄腮、丹毒、大头瘟疫；温病发热、头痛或发斑疹。 ②咽喉肿痛。	以解头面热毒和局部热毒为主
青黛	药性寒	①清热解毒，凉血消斑 ②定惊	①痄腮肿痛，喉痹，火毒痈疮；热毒发斑，血热吐血、咯血等证；肝火扰肺之咳嗽胸痛、痰中带血。 ②小儿急惊发热抽搐。	内服 1.5～3 克。本品难溶于水，一般作散剂冲服，或入丸剂服用。外用。
【昭昭医考提示】大青叶、板蓝根、青黛为同一种药物的三种不同药用部位。 中成药板蓝根颗粒：清热解毒，凉血利咽，治疗肺热所致的咽喉肿痛，和板蓝根的作用相同。					

二、用于咽喉肿痛的药物

药名	性能特点	功效★★	主治★	特殊记忆★★
马勃	药性平	①清热解毒，利咽； ②止血。		伴开音，善止血
射干	苦，寒。归肺经	①清热解毒，散结消肿 ②祛痰利咽	①痈肿、瘰疬、久疟疟母、经闭。 ②痰多咳喘，咽喉肿痛（尤宜于热结痰壅者）。	是治疗痰热壅盛引起咳喘痰多的首选药，常配伍麻黄——射干麻黄汤。
山豆根	药性寒，有毒	清热解毒，利咽消肿	痈肿疮毒，牙龈肿痛，湿热黄疸；火毒蕴结之咽喉肿痛，肺热咳嗽。	属于抗癌药，可用于早期的肺癌、喉癌。

三、用于热毒泻痢的药物

药名	性能特点	功效	主治	特殊记忆★★
白头翁	苦，寒。归胃、大肠经	清热解毒，凉血止痢。	热毒血痢。阿米巴痢。	善治热毒血痢

药名	性能特点	功效	主治	特殊记忆★★
马齿苋	药性寒	①清热解毒(滑利) ②凉血止血 ③通淋	①热毒血痢,热毒疮疡; ②血热崩漏,便血; ③热淋,血淋。	又名太阳草、鼠耳草、马生菜,"莫要小看马齿苋,治疗痢疾是灵丹"。
鸦胆子	药性寒,有小毒	①清热解毒;②燥湿杀虫;③止痢截疟;④外用腐蚀赘疣。		内服:每次10~15粒(治疟)或10~30粒(治痢)。味极苦,不宜入汤剂,用龙眼肉或空心胶囊包裹吞服。

四、用于痈肿疮疡的药物

药名	性能特点	功效★★	主治★	特殊记忆★★
蒲公英 (黄花地丁)	苦、甘、寒。归肝、胃经	①清热解毒 ②消肿散结 ③利湿通淋	①乳痈,疮痈肿毒,各种内痈。 ②咽喉肿痛,目赤肿痛,毒蛇咬伤。 ③湿热黄疸,热淋涩痛。	善治乳痈
鱼腥草	辛,微寒。归肺经	①清热解毒,排脓消痈 ②利尿通淋	①热毒疮毒,肺痈吐脓,肺热咳嗽痰稠。 ②湿热泻痢;热淋涩痛。	善治肺痈
败酱草	辛、苦,微寒。归胃、大肠、肝经	①清热解毒,消痈排脓 ②祛瘀止痛	①肠痈,肝痈,肺痈,痈肿疮毒。 ②血滞胸痛腹痛,产后瘀阻腹痛。	善治肠痈
大血藤 (红藤)	药性平	①清热解毒 ②活血止痛 ③祛风通络		善治肠痈
紫花地丁	药性寒	①清热解毒 ②凉血消肿	善治疔疮肿毒。	是治疗血热壅滞引起的痈肿疔毒、红肿热痛的通用之药
白花蛇舌草	药性寒	①清热解毒,消痈 ②利湿	①痈肿疮毒,咽喉肿痛,毒蛇咬伤,肠痈。 ②热淋涩痛;亦治胃癌,食管癌,直肠癌。	抗癌药
野菊花	药性微寒	①清热解毒 ②疏风平肝	①疔疮痈肿 ②风热感冒,咽喉肿痛,目赤肿痛,头痛眩晕	
熊胆	药性寒	①清热解毒 ②清肝明目 ③息风止痉	①疮痈肿毒,咽喉肿痛,痔疮肿痛。 ②目赤肿痛,目生障翳。 ③高热动风,小儿急惊,癫痫,子痫。	
金荞麦	药性微寒	①清热解毒;②祛痰排脓;③散瘀止痛		
土茯苓	药性寒	解毒、利湿,通利关节	—	治疗梅毒的首选药
重楼	药性微寒	清热解毒、消肿止痛、息风定惊		别名:蚤休、七叶一枝花

细目五 清热凉血药

共性：味苦甘寒或咸寒——心、肝——清热凉血兼滋润、活血——外感热病热入营血之高热神昏谵语以及火热内生之血热妄行诸证。常用清热凉血药见下表。

药名	性能特点	功效★★	主治★	特殊记忆★★
生地黄	甘、苦、寒。归心、肝、肾经	①清热凉血 ②养阴生津 ③润肠	①温热病热入营血证；血热吐衄、便血、尿血、崩漏下血，+水牛角。 ②热病后期伤阴，阴虚发热，内热消渴。 ③阴虚肠燥便秘，麦冬、玄参。	苦甘与共生地黄，清热养阴效用良
【昭昭医考提示】生地黄、熟地黄为同一种药物的两种不同加工形式，生地黄蒸熟后变熟地黄，性能发生了改变：熟地黄属于补血药，补血滋阴，补精益髓，治血虚证、肾阴虚证。				
玄参	苦、甘、咸、寒。归肺、胃、肾经	①清热凉血 ②滋阴降火 ③解毒散结 ④润肠	①温病热入营血，温毒发斑。 ②热病伤阴心烦不眠，阴虚火旺骨蒸潮热。 ③咽喉肿痛，痈肿疮毒，瘰疬痰核，阳毒脱疽。 ④阴虚肠燥便秘。	反藜芦 别名：黑参、元参
赤芍	苦、微寒。归肝经	①清热凉血 ②散瘀止痛	①温病热入营血之斑疹吐衄，火热内伤之血热吐衄，皮下出血。 ②血滞经闭、痛经，产后瘀阻、癥瘕，跌打伤肿、痈肿疮毒。 ③目赤肿痛，肝郁化火胁痛。	反藜芦
牡丹皮	苦、辛、微寒。归心、肝、肾经	①清热凉血 ②活血散瘀 ③退虚热	①温病热入营血而发斑疹，血热吐血、衄血。 ②血滞经闭、痛经，产后瘀阻、癥瘕，跌打伤肿、痈肿疮毒，肠痈腹痛。 ③温病伤阴，阴虚发热，久病伤阴无汗骨蒸。	善治无汗骨蒸、肠痈
【昭昭医考提示】丹皮、赤芍均既能凉血又能活血，做到凉血不留瘀，活血不妄行；赤芍偏于祛瘀止痛。				
紫草	药性寒	①凉血活血 ②解毒透疹	①温病血热毒盛之斑疹紫黑； ②疮疡，湿疹，阴痒，水火烫伤，麻疹。	
水牛角	药性寒	①清热凉血； ②泻火解毒，定惊。	高热神昏，血热斑疹吐衄，惊风。	

鉴别用药	相同点	不同点
牡丹皮	均味苦性微寒，均具有清热凉血、活血散瘀的功效，具有止血不留瘀，活血不动血的特点，血热、血瘀所致的病证常相须为用。同可用于治疗热入营血，斑疹吐衄；血滞经闭，痛经癥瘕，跌打瘀肿，痈肿疮毒等证。	牡丹皮兼辛味，清热凉血并能清透阴分伏热，可用于温热病后期，邪伏阴分，夜热早凉及肠痈腹痛等证。
赤芍		赤芍苦泄，散瘀止痛力强，血滞诸证尤为多用，并能泻肝火用于肝热目赤肿痛。

鉴别用药	相同点	不同点
生地黄	清热凉血,养阴生津;适用于热入营血、热病伤阴、阴虚内热等证。	玄参泻火解毒力强,可用于痈肿疮毒,咽喉肿痛证。
玄参		生地黄清热凉血作用较强,故血热出血、内热消渴多用。

细目六　清虚热药

共性:味苦咸甘寒——肝、肾经——退虚热、除疳热兼凉血——热病后期阴伤发热、久病伤阴之骨蒸潮热及小儿疳热。常用单味清虚热药见下表。

药名	性能特点	功效★★	主治★★	特殊记忆★★
青蒿	苦、辛,寒。归肝、胆、肾经	①退虚热 ②凉血 ③解暑热 ④截疟	①阴虚发热,骨蒸潮热,虚热兼表;热病后期,夜热早凉或低热不退,+鳖甲。 ②血热疹痒、吐血、衄血。 ③暑热外感,发热口渴。 ④疟疾寒热。	不宜久煎。
地骨皮	甘、寒。归肺、肝、肾经	①退虚热 ②凉血 ③清肺降火 ④生津	①阴虚发热,有汗骨蒸,小儿疳积。 ②血热吐血、衄血、尿血。 ③肺热咳嗽。 ④内热消渴。	善治有汗骨蒸
白薇	药性寒	①退虚热 ②凉血清热 ③利尿通淋 ④解毒疗疮	①阴虚发热,骨蒸潮热,产后虚热,阴虚外感。 ②温病热入营血证,肺热咳嗽。 ③热淋,血淋。 ④疮痈肿毒,咽喉肿痛,毒蛇咬伤。	
胡黄连	药性寒	①退虚热 ②除疳热 ③清湿热 ④解热毒	①骨蒸潮热; ②小儿疳积; ③湿热泻痢、黄疸; ④咽痛、疮肿、痔肿便血。	
银柴胡	药性微寒退虚热,除疳热			

【昭昭医考提示】胡黄连与黄连、银柴胡与柴胡进行对比。

【昭昭医考重点提示】
1. 重点掌握清热药的分类,共有五类。
2. 石膏、知母;金银花、连翘;生地黄、玄参等药对的配伍意义。
3. 黄芩、黄连、黄柏的区别及各自的特殊治疗。
4. 清热解毒药中特殊药物的特殊治疗。

历年真题精选

细目二:清热泻火药

【A1 型题】

1. 石膏的性味是

A. 辛苦大寒　　　B. 辛咸大寒　　　C. 辛酸大寒　　　D. 辛甘大寒　　　E. 甘淡大寒

答案:D; 考点:石膏的性味归经

解析:石膏"辛甘大寒,归肺胃"。故选择 D。

2. 芦根、淡竹叶的共同功效,除清热除烦外,还有

A. 利尿   B. 止呕   C. 生津   D. 排脓   E. 凉血

答案：A； 考点：芦根和淡竹叶功效的共性

解析：芦根和淡竹叶均有清热泻火、除烦、利尿之功效；芦根还具有生津止渴的功效。故选择 A。

3. 具有凉血功效的药物是

A. 石膏   B. 知母   C. 芦根   D. 天花粉   E. 栀子

答案：E； 考点：栀子的功效

解析：A 石膏生用清热泻火、除烦止渴；B 知母清热泻火、生津润燥；C 芦根清热泻火、生津止渴、除烦止呕、利尿；D 天花粉清热泻火、生津止渴、消肿排脓；E 栀子泻火除烦、清热利湿、凉血解毒。故选择 E。

4. 治疗热病伤津，烦热口渴，呕逆时作，舌燥少津者，应首选

A. 石膏   B. 知母   C. 天花粉   D. 芦根   E. 栀子

答案：C； 考点：芦根的主治病证

解析：针对本题所述症状，应选择兼具清热泻火、生津止渴、除烦止呕功效的药物，A 石膏生用清热泻火、除烦止渴；B 知母清热泻火、生津润燥；C 芦根清热泻火、生津止渴、除烦止呕、利尿；D 天花粉清热泻火、生津止渴、消肿排脓；E 栀子泻火除烦、清热利湿、凉血解毒。故选择 C。

5. 肺热壅盛，喘促气急，治疗宜与平喘药配伍的是

A. 栀子   B. 芦根   C. 石膏   D. 夏枯草   E. 淡竹叶

答案：C； 考点：石膏的应用

解析：石膏常与麻黄、杏仁配伍，清肺经实热，其余 4 项无此功效。故选择 C。

6. 治疗脾虚便溏尤应慎用的药物是

A. 石膏   B. 芦根   C. 知母   D. 天花粉   E. 淡竹叶

答案：C； 考点：知母的使用注意事项

解析：石膏甘、辛，大寒之品，寒凉药容易损伤脾胃，且具有滑肠之效。故脾虚便溏者尤应忌用。而知母性寒质润，有滑肠作用，故脾虚便溏者应慎用。故选择 C。

7. 功能泻火除烦，善于清泻三焦火邪的药物是

A. 栀子   B. 决明子   C. 金银花   D. 夏枯草   E. 芦根

答案：A； 考点：栀子的功效

解析：栀子泻火除烦，清热利湿，凉血解毒；焦栀子凉血止血；决明子清热明目，润肠通便；金银花清热解毒，疏散风热；夏枯草清热泻火，明目，散结消肿；芦根清热泻火，生津止渴，除烦，止呕，利尿。故选择 A。

8. 下列具有清热生津、止呕、除烦功效的药物是

A. 大青叶   B. 鱼腥草   C. 夏枯草   D. 蒲公英   E. 芦根

答案：E； 考点：芦根的功效

解析：大青叶清热解毒，凉血消斑；鱼腥草清热解毒，消痈排脓，利尿通淋；夏枯草清热泻火，明目，散结消肿；蒲公英清热解毒，消肿散结，利湿通淋；芦根清热泻火，生津止渴，除烦，止呕，利尿。故选择 E。芦根的功效在多道考题中出现，考生务必掌握。

【B 型题】

(9~10 题共用选项)

A. 石膏   B. 知母   C. 栀子   D. 天花粉   E. 夏枯草

9. 治疗肝火上炎，目珠疼痛，应选用

答案：E

10. 治疗痰火郁结，瘰疬痰核，应选用

答案：E； 考点：夏枯草的应用

解析：A 石膏生用清热泻火、除烦止渴；B 知母清热泻火、生津润燥；C 栀子泻火除烦、清热利湿、凉血解毒；D 天花粉清热泻火、生津止渴、消肿排脓；E 夏枯草清热泻火明目、散结消肿，可治疗头痛眩晕，目珠夜痛，瘰疬瘿瘤，乳痈肿痛。针对第 9、10 题所述症状，应选用夏枯草。故第 9 题选择 E，第 10 题选择 E。

(11~12题共用选项)

| A. 石膏 | B. 知母 | C. 芦根 | D. 天花粉 | E. 夏枯草 |

11. 治疗胃热呕逆,宜选用

答案：C

12. 治疗热淋涩痛,宜选用

答案：C；考点：芦根的应用

解析：A 石膏用于外感热病,高热烦渴,肺热咳喘,胃火亢盛;B 知母用于外感热病,高热烦渴,肺热咳喘,阴虚消渴,肠燥便秘;C 芦根用于热病烦渴,胃热呕逆,肺热咳嗽,肺痈吐脓,热淋涩痛;D 天花粉用于热病烦渴,肺热燥咳,疮疡肿毒;E 夏枯草用于目赤肿痛,瘰疬瘿瘤,乳痈肿痛。故第 11 题选择 C,第 12 题选择 C。

细目三：清热燥湿药

【A1 型题】

1. 胃火炽盛,消谷善饥,烦渴多饮者,治疗宜选用

| A. 黄柏 | B. 栀子 | C. 黄连 | D. 黄芩 | E. 苦参 |

答案：C；考点：黄连的应用

解析：B 选项为清热泻火药,归心、肺、三焦经,不作用于胃,A、C、D、E 均为清热燥湿药,其中黄柏长于清下焦湿热,黄连长于清中焦湿热,尤善消胃火,可治胃火炽盛,消谷善饥之消渴证,黄芩善清中上焦湿热。故选择 C。

2. 黄芩具有黄柏不具有的功效是

| A. 燥湿 | B. 泻火 | C. 解毒 | D. 清肺热 | E. 退虚热 |

答案：D；考点：黄芩、黄柏的功效

解析：黄芩和黄柏均可以清热燥湿、泻火解毒。黄芩还可以止血、安胎,作用偏于中、上二焦;黄柏作用偏于下焦,还可以除蒸,解毒疗疮。故选择 D。

细目四：清热解毒药

【A1 型题】

1. 下列清热解毒药中,兼有止血功效的是

| A. 穿心莲 | B. 秦皮 | C. 白鲜皮 | D. 熊胆 | E. 马齿苋 |

答案：E；考点：马齿苋的功效

解析：A 穿心莲清热解毒、凉血、消肿、燥湿;B 秦皮清热解毒;C 白鲜皮可清热燥湿、祛风解毒;D 熊胆清热解毒、息风止痉、清肝明目;E 马齿苋可清热解毒、凉血止血、止痢。故选择 E。

2. 具有燥湿功效的药物是

| A. 蒲公英 | B. 紫花地丁 | C. 鱼腥草 | D. 穿心莲 | E. 青黛 |

答案：D；考点：穿心莲的功效

解析：A 蒲公英兼能利湿通淋,清肝明目;B 紫花地丁兼能凉血消肿;C 鱼腥草兼能利尿通淋;D 穿心莲兼有凉血、消肿、燥湿之功效;E 青黛清肝泻火、定惊。故选择 D。

3. 贯众具有的功效是

| A. 止血 | B. 止泻 | C. 止呕 | D. 止咳 | E. 止痒 |

答案：A；考点：贯众的功效

解析：贯众清热解毒,凉血止血,杀虫。故选择 A。

4. 治疗大头瘟毒,头面红肿,咽喉不利,宜首选

| A. 穿心莲 | B. 板蓝根 | C. 金银花 | D. 山豆根 | E. 蒲公英 |

答案：B；考点：板蓝根的功效

解析：板蓝根具有清热解毒,凉血利咽的功效,多用于温热病发热、头痛、喉痛,或温毒发斑、痄腮、痈肿疮毒、丹毒、大头瘟等多种热毒炽盛之证。故选择 B。

5. 治疗咽喉红肿疼痛,兼有肺热咳嗽痰多者,应首选

A. 射干　　　　B. 鱼腥草　　　　C. 马勃　　　　D. 板蓝根　　　　E. 山豆根

答案：A；考点：射干的应用

解析："咽喉红肿疼痛"治宜利咽，"肺热咳嗽痰多"治宜清肺热止咳化痰。射干清热解毒，消痰，利咽，故 A 为正确选项。鱼腥草清热解毒，消痈排脓，利尿通淋；马勃清热解毒，利咽，止血；板蓝根清热解毒，凉血，利咽；山豆根清热解毒，利咽消肿。

【A2 型题】

6. 患者，女，30 岁。产后 5 天，右侧乳房红肿胀痛，触摸到硬块，大便如常，小便色黄。治疗应首选

A. 大青叶　　　　B. 蒲公英　　　　C. 淡竹叶　　　　D. 栀子　　　　E. 知母

答案：B；考点：蒲公英的应用

解析：患者"右侧乳房红肿胀痛，触摸到硬块"可诊断为乳痈，"小便色黄"可知有热存在。治宜清热解毒，消痈散结。而蒲公英清热解毒，消肿散结，利湿通淋，故 B 为正确选项。而大青叶清热解毒，凉血消斑；淡竹叶清热泻火，除烦，利尿；栀子泻火除烦，清热利湿，凉血解毒；焦栀子凉血止血；知母清热泻火，生津润燥。

【B 型题】

(7～8 题共用选项)

A. 连翘　　　　B. 白头翁　　　　C. 土茯苓　　　　D. 蒲公英　　　　E. 板蓝根

7. 被誉为"治痢要药"的药物是

答案：B

8. 被誉为"疮家圣药"的药物是

答案：A；考点：白头翁、连翘的功效

解析：白头翁清热解毒，凉血止痢，被誉为"治痢要药"；连翘清热解毒，消肿散结，疏散风热，常用于痈肿疮毒，瘰疬痰核，故有"疮家圣药"之称。故第 7 题选择 B，第 8 题选择 A。

细目五：清热凉血药

【A1 型题】

1. 生地黄、玄参的共同功效，除清热凉血外，还有

A. 止血　　　　B. 解毒　　　　C. 养阴　　　　D. 利尿　　　　E. 化瘀

答案：C；考点：生地黄和玄参的共同功能

解析：生地黄、玄参均能清热凉血、养阴，玄参又能泻火解毒。A、B、D、E 均不是两者的共同功效，故选择 C。

2. 具有养阴生津动效的药物是

A. 生地黄　　　　B. 牡丹皮　　　　C. 赤芍　　　　D. 紫草　　　　E. 金银花

答案：A；考点：生地黄的功效

解析：生地黄清热凉血，养阴生津；牡丹皮清热凉血，活血祛瘀；赤芍清热凉血，散瘀止痛；紫草清热凉血，活血，解毒透疹；金银花清热解毒，疏散风热。故选择 A。

3. 治疗血热妄行，应首选

A. 生地黄　　　　B. 玄参　　　　C. 牡丹皮　　　　D. 赤芍　　　　E. 羚羊角

答案：A；考点：生地黄的功效

解析：生地黄清热凉血，养阴生津，且兼具凉血止血的功效，为治疗热入营血，血热妄行的常用药，故选择 A。玄参清热凉血，泻火解毒，滋阴。牡丹皮清热凉血，活血祛瘀。赤芍清热凉血，散瘀止痛。羚羊角平肝息风，清肝明目，清热解毒。故选择 A。

4. 具有清热，解毒，养阴功效的药物是

A. 玄参　　　　B. 赤芍　　　　C. 紫草　　　　D. 生地黄　　　　E. 牡丹皮

答案：A；考点：玄参的功效

解析：玄参清热凉血，泻火解毒，滋阴。赤芍清热凉血，散瘀止痛。紫草清热凉血，活血，解毒透疹。生地黄清热凉血，养阴生津。牡丹皮清热凉血，活血祛瘀。故选择 A。

第八单元　泻下药

【考点透视】
1. 掌握攻下药、峻下逐水药的功效、主治以及使用注意。
2. 注意有特殊用法、用量的药物。

分类	攻下药、润下药、峻下逐水药。
性能特点	多为沉降之品,主归大肠经。
作用与适应证	有泻下通便作用,以排除胃肠积滞和燥屎等,主要适用于大便秘结,胃肠积滞,实热内结及水肿停饮等里实证。其中攻下药多苦寒沉降,主入胃肠经;既有较强的攻下通便作用,又有清热泻火之效;主要适用于大便秘结,燥屎坚结及实热积滞之证。润下药多为种子和种仁,富含油脂,味甘质润,多入脾、大肠经,能润滑大肠,促使排便而不峻泻,泻下通便作用和缓;主要适用于年老津枯、产后血虚、热病伤津及失血等所致的肠燥津枯便秘。峻下逐水药大多苦寒有毒,药力峻猛,服药后引起剧烈腹泻,有的兼能使体内潴留的水饮通过二便排出体外,消除肿胀;主要适用于全身水肿,大腹胀满,以及停饮等正气未衰之证。
配伍方	应根据里实证的兼症及病人的体质,进行适当的配伍。兼有表邪者,当先解表后攻里,必要时可与解表药同用,表里双解,以免表邪内陷;兼有正虚者,应与补益药同用,攻补兼施,使邪攻而不伤正;本类药亦常配伍行气药,以加强泻下导滞作用;若属热积还应配伍清热药;属寒积者应与温里药同用。
使用注意事项	使用泻下药中的攻下药、峻下逐水药时,因其作用峻猛,或有毒性,易伤正气及脾胃,故年老体虚、脾胃虚弱者当慎用;妇女胎前产后及月经期应忌用;应用作用较强的泻下药时,当奏效即止,慎勿过剂,以免损伤胃气;应用作用峻猛而有毒性的泻下药时,一定要严格炮制法度,控制用量,避免中毒现象发生,确保用药安全。

细目一　攻下药

共性:大多苦寒——沉降——大肠——泻下通便兼泻火——大便秘结或燥屎坚结兼外感热病高热神昏、谵语发狂或火热上炎致头痛、目赤、咽痛、牙龈肿痛、吐血、衄血等。常用单味攻下药见下表。

药名	性能特点	功效★★	主治★	特殊记忆★★
大黄	苦,寒。归大肠、脾、胃、肝、心经	①泻下攻积; ②清热泻火解毒; ③凉血止血; ④活血化瘀; ⑤清利湿热。	①大便秘结,胃肠积滞,+芒硝,湿热泻痢初起; ②火邪上炎之目赤、咽喉肿痛、口舌生疮、牙龈肿痛,热毒疮疡,烧伤,烫伤; ③血热吐血、衄血、咯血、便血; ④瘀血经闭,产后瘀阻腹痛,癥瘕积聚,跌打损伤; ⑤湿热黄疸,+茵陈蒿,淋证涩痛。	别名:将军、锦文 泻下攻积用生大黄后下,活血化瘀用酒大黄,止血用大黄炭5~15g。 本品为峻烈攻下之品,易伤正气,如非实证,不宜妄用;本品苦寒,易伤胃气,脾胃虚弱者慎用;其性沉降,且善活血祛瘀,故妇女怀孕、月经期、哺乳期应忌用。

【昭昭医考提示】记忆大黄功效的方法:一积二火三血四湿热,一积代表泻下攻积,二火代表清热泻火解毒,三血包括凉血止血、活血化瘀,四湿热代表清热利湿。

药名	性能特点	功效★★	主治★	特殊记忆★★
芒硝	咸、苦,寒。归胃、大肠经	泻下攻积,润燥软坚,清热消肿。	①实热积滞,大便燥结(+大黄); ②咽喉肿痛,口舌生疮,目赤肿痛,疮疡,肠痈,乳痈,痔疮肿痛。	不入汤剂,溶服。 畏硫黄(朴硝),畏三棱(牙硝),内服,10~15g,冲入药汁内或开水溶化后服;外用适量。 【使用注意】孕妇及哺乳期妇女忌用或慎用。
芦荟	药性寒	①泻下通便; ②清肝; ③杀虫。	①热结便秘; ②癣疮(外用); ③小儿疳积,虫积腹痛。	不入汤剂,多入丸剂,每次1~2g。
番泻叶	药性寒	泻热通便,消积健胃,行水消胀。	热结便秘,食积胀满,水肿胀满。	入汤剂后下或开水泡服;番泻叶剂量过大,可致恶心呕吐、腹痛等。

鉴别用药	相同点	不同点
大黄	均能泻热通便,外用均能清热消肿,常相须为用治疗肠燥便秘,并可治痈疮肿毒。但大黄味苦,泻下力强,有荡涤肠胃之功,为治疗热结必之主药	大黄清热泻火力强,并能止血、解毒、活血祛瘀、清利湿热,可用于温病热毒、血热出血、瘀血证、湿热黄疸与淋证等。
芒硝		芒硝味咸,可软坚泻下,善除燥屎坚结;外用治疗咽喉肿痛、疮疡、目赤等。

细目二　润下药

共性:甘平沉降——大肠——润肠通便——肠燥便秘。常用单味润下药见下表。

药名	性能特点	功效★★	主治★	特殊记忆★★
火麻仁	药性平 润肠通便	兼有滋养补虚作用	肠燥便秘	火麻仁、郁李仁打碎生用,便溏的患者忌用。
郁李仁		利水消肿	老人、产妇及体弱津血不足的肠燥便秘证 水肿胀满,脚气浮肿	
松子仁		润肺止咳	肺燥干咳	

细目三　峻下逐水药

共性:大多苦寒沉降入大肠经,有毒,具有峻下逐水作用,排除水液兼利尿,治疗水肿、鼓胀、胸胁停饮及痰饮喘满等;部分药兼治风痰癫痫、疮毒及虫积等。常用峻下逐水药见下表。

药名	功效★★	主治★	特殊记忆★★
甘遂	泻水逐饮	消肿散结	水肿,鼓胀,胸胁停饮	疮痈肿毒	入丸、散服,每次0.5~1g。外用适量,生用。内服醋制用,以减低毒性。反甘草。
大戟				煎服,1.5~3g;入丸散剂,每次1g。外用适量,生用。内服醋制用,以减低毒性。反甘草。
芫花		祛痰止咳,杀虫疗疮		煎服,1.5~3g。入丸散剂,每次0.6g。外用适量。内服醋制用,以降。低毒性。反甘草。

药名	功效★★	主治★	特殊记忆★★
牵牛子	泻下逐水,去积杀虫。	水肿,鼓胀;痰饮喘咳;虫积腹痛。	煎服,3～9g。入丸散剂,每次1.5～3g。本品炒用药性减缓。 【使用注意】孕妇忌用。不宜与巴豆、巴豆霜同用。
巴豆	①峻下冷积 ②逐水退肿 ③祛痰利咽 ④蚀疮去腐	①寒积便秘(+大黄),腹满胀痛,小儿痰食积滞。 ②大腹水肿。 ③寒实结胸,喉痹痰阻。 ④痈肿脓成未溃,恶疮烂肉,疥癣。	畏牵牛子。服巴豆时,不宜食热粥、饮开水等热物,以免加剧泻下。服巴豆后若泻下不止,用黄连、黄柏煎汤冷服,或是冷粥以缓解。

【昭昭医考重点提示】
1. 重点掌握泻下药的分类,共有三类。
2. 大黄、芒硝药对的配伍意义,功效。

历年真题精选

细目一:攻下药

【A1型题】

1. 具有凉血解毒功效的药物是

A. 大黄　　　　B. 芒硝　　　　C. 芦荟　　　　D. 火麻仁　　　　E. 桃仁

答案:A; 考点:大黄的功效

解析:大黄、芒硝、芦荟、火麻仁、桃仁均有泻下或润下的功效,A大黄兼能清热凉血,B芒硝兼能清热消肿,C芦荟兼能清肝杀虫,D火麻仁兼能滋养补虚,E桃仁活血祛瘀。故选择A。

2. 具有泻下,清肝,杀虫功效的药物是

A. 番泻叶　　　B. 大黄　　　　C. 芒硝　　　　D. 甘遂　　　　E. 芦荟

答案:E; 考点:芦荟的功效

解析:番泻叶泻下通便;大黄泻下攻积,清热泻火,凉血解毒,逐瘀通经;芒硝泻下攻积,润燥软坚,清热消肿;甘遂泻水逐饮,消肿散结;芦荟泻下通便,清肝,杀虫。故选择E。

【B型题】

(3～4题共用选项)

A. 大黄　　　　B. 芦荟　　　　C. 番泻叶　　　　D. 甘遂　　　　E. 大戟

3. 治疗烧烫伤,应选用

答案:A

4. 治疗热淋涩痛,应选用

答案:A; 考点:大黄的应用

解析:除泻下作用外,A大黄可治疗血热吐衄、目赤咽痛、热毒疮疡、烧烫伤、瘀血诸证、湿热痢疾、黄疸、淋证;B芦荟可治小儿疳积、癣疮;C番泻叶可治腹水肿胀;D甘遂可治水肿、胸胁停饮、风痰癫痫、疮痈肿毒;E大戟可治疗水肿、胸胁停饮、瘰疬痰核、疮痈肿毒。故第3题选择A,第4题选择A。对大黄的功效、主治,历年考题都有出现,考生一定要掌握。

细目二:润下药

【A1型题】

1. 郁李仁具有的功效是

A. 活血祛瘀　　　B. 清肝泻火　　　C. 利水消肿　　　D. 软坚散结　　　E. 凉血解毒

答案：C；　考点：郁李仁的功效

解析：郁李仁的功效是利水消肿、润肠通便。故选择 C。

2. 既能润肠通便，又能利水消肿的药物是

A. 知母　　　　　B. 杏仁　　　　　C. 决明子　　　　D. 郁李仁　　　　E. 火麻仁

答案：D；　考点：郁李仁的功效

解析：A 知母清热泻火、生津润燥；B 杏仁止咳平喘、润肠通便；C 决明子清热明目、润肠通便；D 郁李仁润肠通便、利水消肿；E 火麻仁润肠通便、滋养补虚。故选择 D。

细目三：峻下逐水药

【A1 型题】

1. 具有消肿散结功效的药物是

A. 芫花　　　　　B. 巴豆　　　　　C. 甘遂　　　　　D. 牵牛子　　　　E. 芦荟

答案：C；考点：甘遂的功效

解析：芫花泻水逐饮，祛痰止咳，杀虫疗疮。巴豆峻下冷积，逐水退肿，祛痰利咽，外用蚀疮。甘遂泻水逐饮，消肿散结。牵牛子泻下逐水，去积杀虫。芦荟泻下通便，清肝、杀虫。故选择 C。

2. 既能泻下逐水，又能去积杀虫的药物是

A. 槟榔　　　　　B. 甘遂　　　　　C. 使君子　　　　D. 牵牛子　　　　E. 京大戟

答案：D；　考点：牵牛子的功效

解析：槟榔杀虫消积，行气，利水，截疟。甘遂泻水逐饮，消肿散结。使君子杀虫消积。牵牛子泻下逐水，去积杀虫。京大戟泻水逐饮，消肿散结。故选择 D。

第九单元　祛风湿药

【考点透视】

熟悉药物的功效，注意同类药物功效的比较。

细目一　概　述

性能特点	味多辛苦，性或温或凉。
主治病证	能祛留着于肌肉、经络、筋骨的风湿之邪，有的还兼有散寒、舒筋、通络、止痛、活血或补肝肾、强筋骨等作用。主要用于风湿痹证之肢体疼痛，关节不利、肿大，筋脉拘挛等症。部分药物还适用于腰膝酸软、下肢痿弱等。
配伍方法	根据痹证的类型、邪犯的部位、病程的新久等，选择药物，并作适当配伍。如风邪偏盛的行痹，应选择善能祛风的祛风湿药，佐以活血养营之品；湿邪偏盛的着痹，应选用温燥的祛风湿药，佐以健脾渗湿药；寒邪偏盛的痛痹，当选温性较强的祛风湿药，佐以通阳温经之品；外邪入里而从热化或郁久化热的热痹，当选用寒凉的祛风湿药，酌情配伍凉血清热解毒药；感邪初期，病邪在表，当配伍散风胜湿的解表药；病邪入里，须与活血通络药物同用；若夹有痰浊、瘀血者，须与祛痰、散瘀药同用；久病体虚，肝肾不足，抗病能力减弱，应选用强筋骨的祛风湿药，配伍益气血、补肝肾的药物，扶正以祛邪。
使用注意事项	痹证多属慢性病，为了服用方便，可制成酒或丸散剂。也可制成外敷剂型，直接用于患处。部分祛风湿药辛温性燥，易耗伤阴血，阴亏血虚者应慎用。

细目二　祛风寒湿药

共性：药性偏温，主要用于风寒湿痹症。

药名	性能特点	功效★★	主治★	特殊记忆★★
独活	辛、苦,微温。归肾、肝、膀胱经	①祛风湿,止痛;②解表。	①风寒痹痛,腰膝酸痛,＋羌活;少阴头痛,皮肤湿痒。②表证夹湿	善治下半身风寒湿痹;独活辛温苦燥,易耗气伤血,无风寒湿邪者及气血虚者慎用。

【昭昭医考提示】羌活、独活功效相似,在治疗风湿痹症方面可以相须配伍使用,羌活善治上半身风寒湿痹,独活善治下半身风寒湿痹。

威灵仙	辛、咸,温。归膀胱经	①祛风湿,通经络,止痛;②消痰水,治骨鲠。	①风寒湿痹,肢体拘挛,瘫痪麻木。②痰饮积聚,诸骨鲠喉。	治疗诸骨鲠喉轻症;威灵仙辛散走窜,久服易伤正气,体弱者慎服。
木瓜	酸,温。归肝、脾经	①舒筋活络;②化湿和胃;③生津开胃。	①风湿痹痛,筋脉拘挛,脚气肿痛。②湿阻中焦致吐泻转筋。③消化不良证。	木瓜酸温,阴虚腰膝酸痛及胃酸过多者忌服。
川乌	药性热,有大毒。	①祛风除湿;②散寒止痛。	①风寒湿痹,寒湿头痛(宜于重症)。②心腹冷痛,寒疝疼痛;局部麻醉(外用)。	川乌煎汤,1.5～3g;川乌宜炮制后用(三生饮除外),入汤剂应先煎30～60分钟,以减低毒性;川乌孕妇忌用;酒浸、酒煎服易致中毒,应慎用;不宜与半夏、瓜蒌、天花粉、浙贝母、川贝母、白蔹、白及同用。
蕲蛇(乌梢蛇类似)	甘、咸,温。有毒。归肝经	①祛风通络;②定惊止痉。	①风湿顽痹,筋脉拘挛,麻风,顽癣,皮肤瘙痒;中风半身不遂,口眼㖞斜,肢体麻木。②破伤风,急慢惊风。	属于虫类药,善行搜风,作用于肝经,善于息肝风止惊抽。乌梢蛇作用类似蕲蛇,但是比蕲蛇力缓。
青风藤	祛风湿,通经络,利小便。			

细目三　祛风湿清热药

共性:性质偏寒凉,主要治疗风湿热痹。

药名	性能特点	功效★★	主治★	特殊记忆★★
秦艽	辛、苦,微寒。归胃、肝、胆经	①祛风湿,通络止痛;②退虚热;③清湿热。	①风湿痹证,风寒湿痹,表证夹湿(最宜于风湿热痹);②骨蒸潮热;③湿热黄疸。	
防己	苦、辛,寒。归膀胱、肾、脾经	①祛风湿,止痛;②利水消肿。	①风湿痹证(尤宜于热痹);②水肿,腹水,脚气浮肿,小便不利。	有汉防己、木防己之别,汉防己主水气,木防己主风气。

续表

药名	性能特点	功效★★	主治★		特殊记忆★★
豨莶草	祛风湿 通经络 降血压	清热解毒	①风湿痹痛,肢体麻木; ②中风手足不遂; ③高血压病。	痈肿疮毒,湿疹瘙痒	豨莶草与臭梧桐相须配伍使用制成豨桐丸,既可祛风湿,又能降血压。
臭梧桐					
青风藤		利小便			
海风藤	祛风湿,通经络				
络石藤		凉血消肿			
桑枝	药性平	①祛风通络; ②利水。	①风湿痹痛; ②水肿,脚气浮肿。	善治上肢肩臂疼痛。	

【昭昭医考提示】桑叶、桑枝、桑白皮均是桑树的药用部位,不同的部位作用不一样。

细目四　祛风湿强筋骨药

共性:适用于痹症日久损及肝肾引起的腰膝酸软、筋骨无力、五迟五软等症。

药名	性能特点	功效★★	主治★	特殊记忆★★
桑寄生	苦、甘、平。归肝、肾经	①祛风湿; ②补肝肾,强筋骨,安胎。	①风湿痹证,腰膝酸痛,+独活; ②肝肾虚损,冲任不固所致胎漏,胎动不安。	安胎:补肝肾安胎

【昭昭医考提示】杜仲与桑寄生的共同点:补肝肾、强筋骨、安胎。

五加皮	辛、苦、微甘、温。归肝、肾经	①祛风湿; ②补肝肾,强筋骨; ③利水。	①风湿痹证,四肢拘挛; ②肝肾不足所致腰膝酸软、小儿行迟; ③水肿,脚气浮肿。	
狗脊	祛风湿,补肝肾,强腰膝。			

【昭昭医考提示】对于带有皮类的药材,大部分有利水作用,如桑白皮、茯苓皮、大腹皮、冬瓜皮、西瓜皮等;五加皮又叫南五加皮,香加皮又叫北五加皮,杠柳皮,有毒,偏于强心利尿。

【昭昭医考重点提示】
1. 重点掌握祛风湿药的分类,共有三类。
2. 独活、木瓜、蕲蛇、秦艽、防己、桑寄生等的功效。

历年真题精选

细目二:祛风寒湿药
【A1型题】
1. 独活具有的功效是
A. 活血　　　　B. 行气　　　　C. 化痰　　　　D. 泻下　　　　E. 解表
答案:E;考点:独活的功效
解析:独活能够祛风湿、止痛、解表。故选择E。
2. 白花蛇的功效是
A. 祛风,解表,止痛　　　　B. 祛风,通络,利尿　　　　C. 祛风,活络,定惊

D. 祛风湿,强筋骨　　　　　　　　　E. 祛风湿,治骨鲠

答案:C; 考点:**白花蛇的功效**

解析:白花蛇祛风,活络,定惊。故选择 C。

【B 型题】

(3~4 题共用选项)

A. 威灵仙　　　B. 防己　　　C. 狗脊　　　D. 独活　　　E. 木瓜

3. 既能祛风湿,又能消骨鲠的药物是

答案:A

4. 既能祛风湿,又能强腰膝的药物是

答案:C; 考点:**威灵仙、狗脊的功效**

解析:威灵仙祛风湿,通经络,消骨鲠。防己祛风湿,止痛,利水消肿。狗脊祛风湿,补肝肾,强腰膝。此外,狗脊的绒毛有止血作用。独活祛风湿,止痛,解表。木瓜舒筋活络,和胃化湿。故第 3 题选择 A,第 4 题选择 C。

细目三:祛风湿清热药

(1~2 题共用选项)

A. 化湿和胃　　　B. 凉血消肿　　　C. 活血止痛　　　D. 清热解毒　　　E. 清退虚热

1. 豨莶草具有的功效是

答案:D

2. 络石藤具有的功效是

答案:B; 考点:**稀莶草、络石藤的功效**

解析:豨莶草祛风湿,利关节,解毒。络石藤祛风通络,凉血消肿。故第 1 题选择 D,第 2 题选择 B。

(3~4 题共用选项)

A. 独活　　　B. 秦艽　　　C. 防己　　　D. 狗脊　　　E. 川乌

3. 既能祛风湿,又能温经止痛的药物是

答案:E

4. 既能祛风湿,又能退虚热的药物是

答案:B; 考点:**川乌、秦艽的功效**

解析:独活祛风湿,止痛,解表。秦艽祛风湿,通络止痛,退虚热,清湿热。防己祛风湿,止痛,利水消肿。狗脊祛风湿,补肝肾,强腰膝。此外。狗脊的绒毛有止血作用。川乌祛风湿,温经止痛。故第 3 题选择 E,第 4 题选择 B。

细目四:祛风湿强筋骨药

【A1 型题】

1. 五加皮具有的功效是

A. 通便　　　B. 利尿　　　C. 凉血　　　D. 安胎　　　E. 和胃

答案:B; 考点:**五加皮的功效**

解析:五加皮祛风湿、补肝肾、强筋骨、利水。故选择 B。

2. 治疗风湿痹证,腰膝酸痛,下肢痿软无力,遇劳更甚者,应首选

A. 防己　　　B. 秦艽　　　C. 五加皮　　　D. 豨莶草　　　E. 白花蛇

答案:C; 考点:**五加皮的功效**

解析:患者“风湿痹证”治宜祛风湿,止痹痛。肝主筋,腰为肾之府,肝肾亏虚,故见“腰膝酸痛,下肢痿软无力”。防己祛风湿,止痛,利水消肿。秦艽祛风湿,通络止痛,退虚热,清湿热。五加皮祛风湿,补肝肾,强筋骨,利水。豨莶草祛风湿,利关节,解毒。故选择 C。

3. 桑寄生、五加皮除均可祛风湿外,还具有的功效是

A. 清热安胎　　　B. 利尿消肿　　　C. 定惊止痉　　　D. 温通经络　　　E. 补肝肾,强筋骨

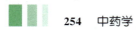

答案：E； 考点：桑寄生、五加皮的功效

解析：桑寄生祛风湿，补肝肾，强筋骨，安胎。五加皮祛风湿，补肝肾，强筋骨，利水。二者均具有祛风湿，补肝肾，强筋骨作用，用于风湿痹证，筋骨痿软。故选择 E。

第十单元　化湿药

【考点透视】

掌握药物的功效与主治，特别对苍术与厚朴、砂仁与豆蔻要注意对比记忆。

性能特点	本类药辛香温燥，主入脾、胃经。
功效	促进脾胃运化，消除湿浊。
主治病证	解除因湿浊引起的脾胃气滞，主治湿浊内阻，脾为湿困，运化失常所致的脘腹痞满、呕吐泛酸、大便溏薄、食少体倦、舌苔白腻等症，此外，有芳香解暑之功，也可用于湿温、暑湿等证。
配伍方法	应根据湿困的不同情况及兼症进行适当的配伍应用。湿阻气滞，胺腹胀满痞闷者，常与行气药配伍；湿阻而偏于寒湿，脘腹冷痛者，可配温中祛寒药；脾虚湿阻，脘痞纳呆，神疲乏力者，常配伍补气健脾药；如用于湿温、湿热、暑热者，常与清热燥湿、解暑、利湿之品同用。
使用注意事项	化湿药气味芳香，多含挥发油，一般以作为散剂服用疗效较好，如入汤剂宜后下，不宜久煎，以免降低疗效。本类药多辛温香燥，易于耗气伤阴，故阴虚、血虚及气虚者宜慎用。

药名	性能特点	功效★★	主治★		特殊记忆★★
广藿香	化湿，解暑	止呕、发表	①湿阻中焦证；湿热困脾。	呕吐，尤宜于湿浊中阻所致者	
佩兰			② 暑湿及湿温初起。		善于治疗脾经湿热上泛引起的口中甜腻感。
苍术	辛、苦、温。归脾、胃经	①燥湿健脾；②祛风散寒；③明目。	①湿阻中焦证，＋陈皮、厚朴，痰饮，水肿；②风寒湿痹，湿盛脚气，痿证，＋黄柏；③表证夹湿者，＋羌活；④夜盲，眼目昏涩。		苍术阴虚内热，气虚多汗者忌用。
厚朴	辛、苦、温。归脾、胃、肺、大肠经	①燥湿消痰；②下气除满；③平喘。	①湿阻中焦，脾胃气滞之胺腹胀满，＋苍术；②食积或便秘胀满，＋大黄、枳实；③咳嗽痰多，＋半夏。		厚朴苦降下气，辛温燥烈，故体虚及孕妇慎用。
砂仁	化湿、行气、温中	止泻、安胎	湿阻中焦证；脾胃气滞证	脾胃虚寒吐泻，妊娠恶阻，气滞胎动不安	有安胎作用，类似于苏梗、砂仁，阴虚火旺者慎用，3～6g。入汤剂宜后下。
白豆蔻		止呕		胃寒呕吐	白豆蔻火升作呕者忌服；3～6g。入汤剂宜后下。
草豆蔻					化湿作用强，属于燥湿药。
草果	药性温	①燥湿温中；②除痰截疟。			化湿作用强，属于燥湿药。草豆蔻阴虚火旺者忌服。

【昭昭医考重点提示】

本节重点掌握化湿药的适应证,苍术、厚朴、藿香、佩兰的功效及适应证;砂仁、白豆蔻、草豆蔻的异同点。

历年真题精选

【A1型题】

1. 具有燥湿健脾功效的是

A. 苍术　　　　B. 厚朴　　　　C. 藿香　　　　D. 佩兰　　　　E. 砂仁

答案:A;　考点:苍术的功效

解析:A苍术燥湿健脾,祛风湿,发汗,明目;B厚朴燥湿,朴燥湿消痰,下气除满;C藿香化湿解暑,发表止呕;D佩兰化湿解暑;E砂仁化湿行气,温中止泻,安胎。故选择A。

2. 砂仁具有的功效是

A. 温肝　　　　B. 暖肾　　　　C. 温肺　　　　D. 温中　　　　E. 回阳

答案:D;　考点:砂仁的功效

解析:砂仁化湿行气,温中止泻,安胎。故本题的正确答案为D。

3. 肉豆蔻与白豆蔻均具有的功效是

A. 涩肠止泻,下气平喘　　　　　　B. 温中散寒,行气消胀

C. 温中行气,燥湿止带　　　　　　D. 收敛固涩,制酸止痛

E. 涩肠止泻,敛肺止咳

答案:B;　考点:肉豆蔻、白豆蔻的功效

解析:肉豆蔻涩肠止泻,温中行气;白豆蔻化湿行气,温中止呕。故二者均具有的功效是B温中散寒,行气消胀。故选择B。

4. 苍术具有的功效是

A. 消积平喘　　　　　　B. 利水消肿　　　　　　C. 行气止呕

D. 燥湿健脾　　　　　　E. 温中截疟

答案:D;　考点:苍术的功效

解析:苍术能够燥湿健脾,祛风散寒。故选择D。

【A2型题】

5. 患者,女,58岁。因暑天乘凉饮冷,出现恶寒发热,头痛脘痞,恶心,呕吐频作,食少泄泻,舌苔腻,脉濡,治疗应首选

A. 黄连　　　　B. 藿香　　　　C. 生姜　　　　D. 竹茹　　　　E. 紫苏

答案:B;　考点:藿香的应用

解析:患者"暑天乘凉饮冷"为感受寒湿、暑湿之邪。其后出现"恶心,呕吐"可知寒湿、暑湿之邪侵犯中焦脾胃。治宜化湿、止呕、解暑。故藿香为最佳选项。黄连清热燥湿,泻火解毒。生姜解表散寒,温中止呕,温肺止咳,解毒。竹茹清热化痰,除烦止呕,凉血止血。紫苏降气化痰,止咳平喘,润肠通便。故选择B。

第十一单元　利水渗湿药

【考点透视】

熟悉各药物的功效主治,重点掌握茯苓、泽泻、滑石、虎杖、金钱草等药物,尤其是虎杖,要注意与大黄对比记忆。

细目一 概 述

性能特点	味多甘淡,主归膀胱、小肠经。
功效	有利水消肿、利尿通淋、利湿退黄之功。
主治病证	用于小便不利、水肿、泄泻、痰饮、淋证、黄疸、湿疮、带下、湿温等水湿所致的各种病证。
配伍方法	须视不同病证配伍有关药物。如水肿骤起有表证者,配宣肺解表药;水肿日久,脾肾阳虚者,配温补脾肾药;湿热合邪者,配清热药;寒湿相并者,配温里祛寒药;热伤血络而尿血者,配凉血止血药等;至于泄泻、痰饮、湿温、黄疸等,则常与健脾、芳香化湿或清热燥湿等药物配伍。此外,气行则水行,气滞则水停,故利水渗湿药常与行气药配伍,可提高疗效。
使用注意事项	本类药物渗利,易耗伤津液,对阴虚津少、肾虚遗精遗尿者,宜慎用或忌用。有些药物有较强的通利作用,孕妇应慎用。

细目二 利水消肿药

共性:味多甘淡,利水渗湿——小便不利、水肿等水湿病证。

药名	性能特点	功效★★		主治★	特殊记忆★★
茯苓(药用部位是菌核)	甘、淡、平。归脾、心、肾经	利水渗湿	健脾安神	脾虚证,尤宜于兼便溏或泄泻者 心悸,失眠	茯苓皮:利水消肿;白茯苓:健脾;茯苓根(茯神):安神。被称为"平补性利尿药"。
				小便不利,水肿,痰饮	
猪苓(药用部位是菌核)	药性平				免疫性抗癌药。
泽泻	甘、淡、寒。归肾、膀胱经		泄热	肾阴虚	选择性泻热;泽泻肾虚精滑无湿热者禁服。

【昭昭医考提示】茯苓记忆:茯苓甘淡,利水功善,兼能健脾,眩悸能安;茯苓、猪苓、泽泻常常配伍使用治疗水湿病证,如五苓散、猪苓汤等。

薏苡仁	甘、淡、微寒。归脾、胃、肺经	①利水渗湿;②健脾止泻;③除痹;④清热排脓。	①小便不利,水肿,脚气肿痛;湿温。②脾虚泄泻。③湿痹筋脉拘急。④肺痈,肠痈。	食疗佳品;善治肺痈、肠痈 薏苡仁生用利水清热,炒用健脾止泻。
香加皮	利水消肿,祛风湿,强筋骨。本品有毒,服用不宜过量。			
冬瓜皮	利水消肿,清热解暑。			

【昭昭医考提示】茯苓、薏苡仁均可利水渗湿、健脾,在这两方面常常配伍使用,如制成参苓白术散——补脾胃、益肺气——脾胃虚弱。

细目三 利尿通淋药

共性:均可治疗淋证(尿频、尿急、尿痛)——热淋、血淋、膏淋、石淋、劳淋等。

药名	性能特点	功效★★	主治★	特殊记忆★★
车前子	甘，寒。归肾、肝、肺经	①利水通淋；②渗湿止泻；③清肝明目；④清肺化痰。	①湿热淋证，小便不利，水肿兼热，+滑石。②暑湿水泻(利小便所以实大便)。③肝热目赤，肝肾亏虚目暗不明(配补肝肾药)。④肺热咳嗽痰多。	包煎
滑石	甘、淡，寒。归膀胱、胃经	①利尿通淋；②清热解暑；③外用收湿敛疮。	①湿热淋证，小便不利，湿热泄泻，+车前子。②暑热烦渴，湿温胸闷，+甘草(六一散)。③湿疮，湿疹，痱子。	滑石用块者宜打碎先煎，滑石粉包煎
海金沙	药性寒	利尿通淋，排石止痛	热淋，血淋，石淋，膏淋等涩痛；水肿。	包煎，五淋通治，尤善止尿道疼痛。
木通		利尿通淋、下乳，木通还可泄热	实证乳汁不下；心火上炎之口舌生疮或下移小肠之心烦尿赤，+竹叶。	木通苦寒泄降通经，脾胃虚寒者慎用，孕妇忌用。
通草			虚证乳汁不下	通草孕妇慎用。
萹蓄		杀虫止痒	蛔虫病，蛲虫病湿疹，阴痒。	萹蓄有缓通大便作用，故脾虚便溏者慎用。
石韦		利尿通淋	清肺止咳；凉血止血	肺热咳喘；血热崩漏、尿血、吐血、衄血。	善治石淋、血淋。
瞿麦		破血通经	瘀血经闭。	瞿麦苦寒通利，孕妇忌用，妇女经期慎用。
草薢	药性平：①利湿浊；②祛风湿止痛。		①膏淋，白浊，湿盛带下。②风湿痹痛。	治湿最长，治风次之，善治膏淋。
地肤子	药性寒：①利尿通淋；②祛风止痒。			

细目四　利湿退黄药

本类药主要治疗黄疸、淋证。

药名	性能特点	功效★★	主治★	特殊记忆★★
茵陈蒿	苦，微寒。归脾、胃、肝、胆经	清热利湿，利胆退黄	黄疸，+栀子、大黄；湿疮，湿疹瘙痒。	治疗黄疸的专用药。
金钱草	甘、淡，微寒。归肝、胆、肾、膀胱经	①利尿通淋；②除湿退黄，排石；③解毒消肿。	①热淋，石淋；②湿热黄疸，肝胆结石；③热毒疮肿，毒蛇咬伤。	善治石淋、湿热黄疸。金钱草治热毒疮痈或毒蛇咬伤，可取鲜品捣汁服或以渣外敷。
虎杖	利湿退黄，清热解毒，散瘀止痛，化痰止咳，泻热通便。		湿热黄疸，淋浊，带下；水火烫伤，痈肿疮毒，毒蛇咬伤；经闭，癥瘕，跌打损伤；肺热咳嗽。此外，还有泻热通便的作用，可用于热结便秘。	

鉴别用药	相同点	不同点
大黄	均具有活血散瘀、清热解毒、利胆退黄、泻下通便的功效,治疗瘀血诸证、痈肿疮毒、水火烫伤、湿热黄疸、淋证、热结便秘等。	大黄泻下攻积,清热凉血,用于积滞便秘,血热吐衄,目赤咽肿,湿热痢疾。
虎杖		虎杖还能化痰止咳,用于肺热咳嗽。

【昭昭医考重点提示】

本节重点掌握利水渗湿药的适应证、分类;重点掌握茯苓、猪苓、泽泻的异同点;大黄、虎杖的异同点;茯苓、薏苡仁、滑石、车前子、茵陈蒿、金钱草等的功效及主治等。

历年真题精选

细目二:利水消肿药

【A1 型题】

1. 泽泻具有的功效是

A. 泄热　　　　B. 清肝　　　　C. 健脾　　　　D. 清肺　　　　E. 解暑

答案:A; 考点:泽泻的功效

解析:泽泻是利水消肿药,除具有利水消肿外,还能渗湿,泻热。故选择 A。

2. 利水渗湿作用较强,治疗水湿停滞所致小便不利,水肿,泄泻,带下,宜首选

A. 石韦　　　　B. 滑石　　　　C. 萆薢　　　　D. 木通　　　　E. 猪苓

答案:E; 考点:猪苓的应用

解析:上述 5 个选项中的药物均为治疗水湿的常用药物,但几种药物比较来看,尤以猪苓的利水渗湿作用最强,兼具利水消肿之功,且无补益的作用,故选择 E。

细目三:利尿通淋药

【A1 型题】

1. 治疗湿热淋证,宜选用

A. 石韦　　　　B. 大青叶　　　　C. 板蓝根　　　　D. 青黛　　　　E. 山豆根

答案:A; 考点:石韦的应用

解析:A 石韦宜用于湿热淋证;B 大青叶、C 板蓝根长于清热解毒凉血;D 青黛长于清肝泻火、定惊;E 山豆根长于利咽消肿。故选择 A。

2. 滑石具有的功效是

A. 清热除痹　　B. 清肝明目　　C. 清肺化痰　　D. 清热凉血　　E. 清解暑热

答案:E; 考点:滑石的功效

解析:滑石的功效:利水通淋、清热解暑、祛湿敛疮。故选择 E。

3. 治疗夏伤暑湿,身热烦渴,小便不利,泄泻者,应首选

A. 茯苓　　　　B. 猪苓　　　　C. 金钱草　　　　D. 滑石　　　　E. 泽泻

答案:D; 考点:滑石的应用

解析:针对本题所述症状,应选用兼具清热解暑功效的药物。A 茯苓利水渗湿、健脾宁心;B 猪苓利水消肿、渗湿;C 金钱草利湿退黄、利尿通淋、解毒消肿;D 滑石利水通淋、清热解暑、祛湿敛疮;E 泽泻利水消肿、渗湿泄热。故选择 D。

【B 型题】

(4～5 题共用选项)

A. 泽泻　　　　B. 滑石　　　　C. 茵陈　　　　D. 萆薢　　　　E. 地肤子

4. 具有利湿去浊,祛风除痹功效的药物是

答案:D

5. 具有利湿退黄,解毒疗疮功效的药物是

答案:C; 考点:草薢、茵陈蒿的功效

解析:泽泻利水消肿,渗湿,泄热。滑石利水通淋,清解暑热,收湿敛疮。茵陈利湿退黄,解毒疗疮。草薢利湿去浊,祛风除痹。地肤子利尿通淋,清热利湿,止痒。故第 4 题选择 D,第 5 题选择 C。

细目四:利湿退黄药

【A1 型题】

1. 具有清热利湿功效的药物是

A. 丹参　　　　　　B. 牛膝　　　　　　C. 苏木　　　　　　D. 姜黄　　　　　　E. 虎杖

答案:E; 考点:虎杖的功效

解析:A 丹参、B 牛膝为活血调经药;C 苏木活血疗伤;D 姜黄为活血止痛药;E 虎杖为利水渗湿药。故选择 E。

2. 具有利尿通淋功效的药物是

A. 川芎　　　　　　B. 丹参　　　　　　C. 郁金　　　　　　D. 桃仁　　　　　　E. 牛膝

答案:E; 考点:牛膝的功效

解析:除了活血之外,A 川芎兼能祛风止痛;B 丹参兼能凉血消痈、除烦安神;C 郁金兼能行气解郁、清心凉血、利胆退黄;D 桃仁兼能润肠通便、止咳平喘;E 牛膝兼能补肝肾、强筋骨、利水通淋、引火下行。故选择 E。

3. 金钱草具有的功效是

A. 清肺润燥　　　　B. 清肺化痰　　　　C. 泄热通便　　　　D. 解毒消肿　　　　E. 清热解暑

答案:D; 考点:金钱草的功效

解析:金钱草利湿退黄、利水通淋、解毒消肿。故选择 D。

【B 型题】

(4～5 题共用选项)

A. 茵陈　　　　　　B. 草薢　　　　　　C. 虎杖　　　　　　D. 地肤子　　　　　E. 金钱草

4. 具有利湿退黄,解毒消肿功效的药物是

答案:E

5. 具有利湿退黄,散瘀止痛功效的药物是

答案:C; 考点:虎杖、金钱草的功效

解析:茵陈利湿退黄,解毒疗疮。草薢利湿去浊,祛风除痹。虎杖利湿退黄,清热解毒,散瘀止痛,化痰止咳,泻热通便。地肤子利尿通淋,清热利湿,止痒。金钱草利湿退黄,利尿通淋,解毒消肿。故第 4 题选择 E,第 5 题选择 C。

第十二单元　温里药

【考点透视】

1. 重点掌握附子、肉桂、吴茱萸的功效、主治、用法。

2. 注意药物的特殊的使用事项。

3. 注意功效相近的药物的鉴别,如附子与肉桂。

细目一　概　述

性能特点	味辛性温热。
功效	温里祛寒、温经止痛。
主治病证	治疗里寒证,尤以里寒实证为主。个别药还能助阳、回阳,用治虚寒证、亡阳证。

续表

配伍方法	应根据不同的证候作适当的配伍。外寒已入里,表寒未解者,宜与辛温解表药同用;寒凝经脉,气滞血瘀者,宜配行气活血药;寒湿内阻者,宜配芳香化湿或温燥祛湿药;脾肾阳虚者,宜配温补脾肾药;亡阳气脱者,宜与大补元气药同用。
使用注意事项	本类药物性多辛热燥烈,易耗阴助火,故天气炎热时或素体火旺者当减少用量;热伏于里,热深厥深,真热假寒证当禁用;凡实热证、阴虚火旺、津血亏虚者宜忌用;孕妇慎用。

细目二　常用单味温里药

共性:辛——温——温里散寒——里寒证及心脾肾阳虚证。

药名	性能特点	功效 ★★	主治 ★	特殊记忆 ★★
附子	辛,大热。有毒。归心、肾、脾经	①回阳救逆;②补火助阳;③散寒止痛。	①亡阳欲脱,+干姜。②肾阳不足,命门火衰之畏寒肢冷,阳痿,宫冷,尿频;脾肾阳虚之脘腹冷痛,泄泻,水肿;心阳虚衰之心悸、胸痹,+肉桂。③寒湿痹痛,阳虚外感。	被称为"回阳救逆第一品药"。附子有毒,宜先煎0.5～1小时,至口尝无麻辣感为度。附子不宜与半夏、瓜蒌、天花粉、川贝母、浙贝母、白蔹、白及等同用。
干姜	辛,热。归脾、胃、心、肺经	①温中散寒;②回阳通脉;③温肺化饮。	①脾胃受寒或虚寒所致腹痛,呕吐,泄泻;②亡阳欲脱,+附子;③寒饮咳喘,+细辛。	具有温肺化饮的药物有:干姜、细辛。

【昭昭医考提示】生姜、干姜、炮姜属于同一种药物的不同药用形式,生姜属于呕家圣药,干姜属于温里药,炮姜属于温经止血药。相关方剂:理中丸——干姜、人参、白术、炙甘草——温中散寒,暖胃——脾胃虚寒证;四逆汤——附子、干姜、炙甘草——温中祛寒,回阳救逆——亡阳厥逆证。

药名	性能特点	功效 ★★	主治 ★	特殊记忆 ★★
肉桂	辛、甘,热。归肾、脾、心、肝经	①补火助阳;②引火归元;③散寒止痛;④温通经脉。	①肾阳不足,命门火衰之阳痿,宫冷,肢冷,+附子。②下元虚冷,虚阳上浮之上热下寒证。③阳虚中寒之脘腹腹痛,食少便溏。④经寒血滞之痛经,经闭,寒疝腹痛,寒湿痹痛,腰痛,阴疽,疮肿脓成不溃或久溃不敛。	畏赤石脂。肉桂入汤,1～4.5g;后下。研末冲服,每次1～2g。

【昭昭医考提示】肉桂与桂枝:二药均能温助阳气、温通经脉。桂枝发汗解肌力强,既走表又走里;而肉桂专走里,长于温里散寒,补火助阳,引火归元,治下元虚冷,虚阳上浮之上热下寒证。

药名	性能特点	功效 ★★	主治 ★	特殊记忆 ★★
吴茱萸	辛、苦,热。有小毒。归肝、脾、胃经	①散寒止痛,降逆止呕;②助阳止泻。	①寒疝腹痛,经寒痛经;中寒肝逆之头痛,吐涎沫;呕吐吞酸,+黄连(左金丸)。②虚寒腹痛泄泻,+五味子(四神丸);寒湿脚气肿痛,或上冲于腹之腹胀,困闷欲死。	吴茱萸内服,用量1.5～4.5g。或入丸散,外用适量。
丁香	药性温	①温中降逆,散寒止痛;②温肾助阳。	①中寒呃逆,呕吐,+柿蒂(丁香柿蒂汤),泄泻,脘腹冷痛。②肾阳虚之阳痿,宫冷。	畏郁金

药名	性能特点	功效★★	主治★	特殊记忆★★
小茴香	药性温	①散寒止痛 ②理气和胃	①寒疝腹痛,睾丸偏坠胀痛,经寒痛经。 ②胃寒呕吐,寒凝气滞之脘腹胀痛。	善治寒疝腹痛
花椒	药性热,有小毒	①温中止痛 ②杀虫止痒	①脘腹冷痛,中寒呕吐、泄泻。 ②虫积腹痛,蛔、蛲虫所致者尤宜;湿疹,阴痒。	3~6克
高良姜	药性热:①温中止痛;②温中止呕。			

【昭昭医考重点提示】

本节重点掌握温里药的适应证,附子、干姜的配伍意义;附子、干姜、肉桂、吴茱萸等的功效及主治等。

历年真题精选

【A1 型题】

1. 治疗脾胃虚寒,脘腹冷痛,痰多清稀者,应首选

A. 附子　　　　B. 肉桂　　　　C. 干姜　　　　D. 细辛　　　　E. 高良姜

答案:C;考点:干姜的应用

解析:A附子温里作用最强,可补火助阳、回阳救逆,C干姜善于温肺散寒化饮,B肉桂、D细辛、E高良姜温里作用较弱,可温中散寒。本题所述病证为寒饮咳喘,用干姜温肺化饮比较合适。故选择 C。

2. 具有补火助阳功效的药物是

A. 附子　　　　B. 干姜　　　　C. 细辛　　　　D. 花椒　　　　E. 高良姜

答案:A;考点:附子的功效

解析:A附子温里作用最强,可补火助阳,B干姜、C细辛、D花椒、E高良姜温里作用较弱,可温中散寒。看到"补火助阳"应首选附子,故选择 A。

3. 具有散寒止痛,疏肝下气,燥湿,助阳止泻功效的药物是

A. 附子　　　　B. 肉桂　　　　C. 干姜　　　　D. 吴茱萸　　　　E. 高良姜

答案:D;考点:吴茱萸的功效

解析:A附子回阳救逆、补火助阳、散寒止痛;B肉桂补火助阳、散寒止痛、温通经脉、引火归元;C干姜温中散寒、回阳通脉、温肺化饮;D吴茱萸散寒止痛,疏肝下气,燥湿,助阳止泻;E高良姜散寒止痛、温中止呕。故选择 D。

4. 肉桂具有的功效是

A. 温通经脉　　　　B. 回阳救逆　　　　C. 温肺化饮　　　　D. 疏肝下气　　　　E. 温中降逆

答案:A;考点:肉桂的功效

解析:肉桂的功效是:补火助阳、散寒止痛,温经通脉、引火归元。故选择 A。

5. 丁香主治的病证是

A. 蛔虫腹痛　　　　B. 脚气肿痛　　　　C. 阳虚外感　　　　D. 胃寒呕逆　　　　E. 寒湿痹痛

答案:D;考点:丁香的适应证

解析:丁香能够温中降逆,散寒止痛,温肾助阳。常用于治疗胃寒呕吐,呃逆;脘腹冷痛;阳痿,宫冷。故选择 D。

6. 小茴香善于治疗的是

A. 亡阳厥逆　　　　B. 厥阴头痛　　　　C. 寒饮咳喘　　　　D. 虚阳上浮　　　　E. 寒疝腹痛

答案:E;考点:小茴香的适应证

解析:小茴香散寒止痛,理气和胃。用于寒疝腹痛,睾丸偏坠疼痛,少腹冷痛,痛经;中焦虚寒气滞证。故

选择 E。

7. 治疗气血虚寒,痈肿脓成不溃,或溃后久不收口,肾阳不足,畏寒肢冷,阳痿,尿频,应首选
A. 吴茱萸　　　B. 小茴香　　　C. 干姜　　　D. 肉桂　　　E. 丁香
答案:D; 考点:肉桂的应用
解析:患者"气血虚寒,痈肿脓成不溃,或溃后久不收口",主要是因为气血不足,而"肾阳不足,畏寒肢冷,阳痿,尿频"则是因为肾阳虚衰,治宜生气养血,补火助阳,而肉桂能够补火助阳,加入补气药中能够鼓舞正气生长,故为最适宜的选项,余项虽然都具有温里之功,但不能鼓舞正气生长。故选择 D。

【A2 型题】

8. 患者呕吐吞酸,嗳气频繁,胸胁闷痛,脉弦。治疗应选用
A. 干姜　　　B. 高良姜　　　C. 吴茱萸　　　D. 丁香　　　E. 小茴香
答案:C; 考点:吴茱萸的功效
解析:"患者呕吐",病位在胃,胁肋为肝经所过,故肝郁气滞可见"嗳气频繁,胸胁闷痛,脉弦"。综合判断,该患者为肝郁犯胃,治宜疏肝解郁,降逆止呕。吴茱萸不但可散寒止痛,同时可以疏肝解郁,降逆止呕,兼能制酸止痛,治肝郁犯胃的胁痛口苦,与黄连配伍,如左金丸。干姜温中散寒,回阳通脉,温肺化饮。高良姜温中止痛,温中止呕。丁香温中降逆,散寒止痛,温肾助阳。小茴香散寒止痛,理气和胃。故选择 C。

【B 型题】

(9～10 题共用选项)
A. 丁香　　　B. 肉桂　　　C. 吴茱萸　　　D. 干姜　　　E. 花椒
9. 治疗中焦虚寒,肝气上逆之巅顶头痛,宜选用
答案:C
10. 治疗蛔虫引起的腹痛,呕吐,宜选用
答案:E; 考点:吴茱萸、花椒的应用
解析:A 丁香治疗胃寒呕吐、呃逆、脘腹冷痛、阳痿宫冷;B 肉桂治疗阳痿宫冷、腹痛寒疝、腰痛胸痹、阴疽、痛经闭经、虚阳上浮诸证;C 吴茱萸治疗肝寒气滞诸痛、中焦虚寒、肝气上逆之巅顶头痛、胃寒呕吐、虚寒泄泻;D 干姜治疗腹痛、呕吐、泄泻、亡阳证、寒饮咳喘;E 花椒治疗蛔虫引起的腹痛、呕吐。故第9题选择C,第10题选择E。

(11～12 题共用选项)
A. 丁香　　　B. 细辛　　　C. 花椒　　　D. 小茴香　　　E. 高良姜
11. 治疗睾丸偏坠胀痛,应选用
答案:D
12. 治疗阳痿肾阳不足证,应选用
答案:A; 考点:小茴香、丁香的应用
解析:小茴香散寒止痛,理气和胃。尤其适用于睾丸偏坠胀痛,故第11题选择D。丁香温中降逆,散寒止痛,温肾助阳。阳痿肾阳不足可以选用,故第12题选择A。细辛解表散寒,祛风止痛,通窍,温肺化饮。花椒温中止痛,杀虫止痒。高良姜温中止痛,温中止呕。

(13～14 题共用选项)
A. 寒湿痹痛　　　B. 胸痹心痛　　　C. 热毒血痢　　　D. 寒饮咳喘　　　E. 寒疝腹痛
13. 吴茱萸的主治病证是
答案:A
14. 薤白的主治病证是
答案:B; 考点:吴茱萸、薤白的功效
解析:吴茱萸散寒止痛,降逆止呕,助阳止泻,常用于寒凝疼痛,胃寒呕吐,虚寒泄泻。薤白通阳散结,行气导滞,常用于胸痹心痛,脘腹痞满胀痛,泻痢里急后重。故第13题选择A,第14题选择B。

第十三单元　理气药

【考点透视】
1. 重点掌握陈皮、枳实、木香、川楝子、香附的功效、主治。
2. 对功效相近的药物注意鉴别,如陈皮与青皮,木香、乌药与香附。

细目一　概　述

性能特点	味多辛苦温而芳香,主归脾、胃、肝、肺经。
功效	有理气健脾、疏肝解郁、理气宽胸、行气止痛、破气散结等作用。
主治病证	主治脾胃气滞所致的脘腹胀痛、嗳气吞酸、恶心呕吐、大便失常,或肝气郁结所致的胁肋胀痛、疝气疼痛、乳房胀痛、月经不调,以及肺气壅滞之胸闷胸痛、咳嗽气喘等。
配伍方法	脾胃气滞由饮食积滞引起的,配消导药;湿热阻滞者,配清热除湿药;由脾胃气虚者,配补中益气药;寒湿困脾者,配苦温燥湿药;肝气郁滞,由肝血不足引起者,配养血柔肝药;由肝经受寒引起者,配暖肝散寒药;由瘀血阻滞引起者,配活血化瘀药;肺气壅滞因外邪客肺者,配宣肺解表药;因痰饮阻肺者,配祛痰化饮药。
使用注意事项	本类药物性多辛温香燥,易耗气伤阴,故气阴不足者慎用。

细目二　具体药物

共性:辛或苦——温(少数寒)——气滞或气逆证;多数兼可止痛。

药名	性能特点	功效★★	主治★	特殊记忆★★
陈皮(成熟)	辛、苦,温。归脾、肺经	①理气调中;②燥湿化痰。	①脾胃气滞之脘腹胀痛,嗳气,恶心呕吐。②湿浊中阻之胸闷腹胀,纳呆便溏;痰湿壅肺之咳嗽气喘,+半夏。	为橘子成熟的果皮,性质缓和。
青皮(未成熟)	药性温	①疏肝破气;②消积散结化滞。	①肝郁气滞之胸胁、乳房胀痛或结块,乳痈,疝气痛。②食积腹胀痛;癥瘕积聚、久疟痞块。	为橘子未成熟的果皮,性质猛烈,为破气药;醋制增强疏肝作用。
枳实	苦、辛、微寒。归脾、胃、大肠经	①破气消积;②化痰除痞;③升阳举陷。	①食积便秘胀痛,+厚朴,泻痢里急后重;②痰湿阻滞之胸脘痞满,痰滞胸痹,+薤白,治胃扩张,胃下垂,脱肛,子宫脱垂。	未成熟的橙子的果实为破气药。
枳壳	药性微寒:①理气宽中;②行滞消胀。			接近成熟的橙子的果皮。
木香	辛、苦,温。归脾、胃、大肠、胆、三焦经	①行气调中止痛;②健脾消食。	①脾胃气滞之脘腹胀痛,下痢腹痛,里急后重;+黄连(香连丸)胁肋胀痛,泄泻。②脾虚气滞之食少吐泻。	能行散诸气,木香生用行气力强,煨用行气力缓,而多用于脾虚泄泻。

续表

药名	性能特点	功效 ★★	主治 ★	特殊记忆 ★★
香附	辛、微苦、微甘、平。归肝、三焦经	①疏肝解郁；②调经止痛。	①肝郁气滞之胁痛、脘腹胀痛，疝痛。②肝郁月经不调，痛经，乳房胀痛；脾胃气滞，脘腹胀痛。	被称为"气病之总司，女科之主帅"，醋制增强疏肝作用。
沉香	辛、苦、温。归脾、胃、肾经	①行气止痛；②温中止呕；③纳气平喘。	①寒凝气滞之胸腹胀闷作痛。②胃寒呕吐。③下元虚冷，肾不纳气虚喘；痰饮咳喘属上盛下虚者。	沉香煎汤，1～5g，后下；研末，每次0.5～1.5g；或磨汁冲服。
川楝子（金铃子）	苦，寒。小毒。归肝、胃、小肠、膀胱经	①行气止痛；②杀虫；③疗癣。	①肝郁气滞或肝胃不和之胸胁、脘腹胀痛，疝气痛，＋延胡索。②虫积腹痛。③头癣。	
薤白	辛、苦、温。归肺、心、胃、大肠经	①通阳散结；②行气导滞。	①痰浊闭阻胸阳之胸痹证，＋瓜蒌。②胃肠气滞，泻痢里急后重。	治疗胸痹的要药。
佛手 香橼	①疏肝理气；②和中化痰。			
	治疗肝郁气滞之胸闷胁痛；脾胃气滞之脘腹疼痛；咳嗽痰多。			
乌药	药性温	①行气止痛；②温肾散寒。	①寒郁气滞之胸闷胁痛、脘腹胀痛、疝痛及痛经；②肾阳不足，膀胱虚寒之尿频，遗尿。	善于温散中下焦寒凝气滞而止痛。
荔枝核	药性温	①行气散结；②祛寒止痛。	寒疝腹痛，睾丸肿痛；痛经，产后腹痛；肝胃不和胃脘痛。	善治睾丸疼痛。
檀香	行气止痛，散寒调中。煎服，宜后下。入丸散。			
大腹皮	行气宽中，利水消肿。			

【昭昭医考重点提示】

1. 枳实、青皮均有的功效是：破气、消积。

2. 枳实的主治病证：①食积便秘胀痛，泻痢里急后重；②痰湿阻滞之胸脘痞满，痰滞胸痹；③胃扩张，胃下垂，脱肛，子宫脱垂等。

```
历年真题精选
```

【A1 型题】

1. 既能疏肝破气，又能消积导滞的药物是

A. 陈皮　　　　　B. 青皮　　　　　C. 枳实　　　　　D. 木香　　　　　E. 香附

答案：B；　考点：青皮的功效

解析：理气药中具有破气之功的有青皮、枳实，故排除 A、D、E，青皮消积化滞，枳实化痰消积。故选择 B。

2. 性微寒的行气药是

A. 木香　　　　　B. 香附　　　　　C. 沉香　　　　　D. 薤白　　　　　E. 枳实

答案：E；　考点：枳实的性味

解析：行气药性多温，A 木香、C 沉香、D 薤白性温，B 香附甘平，E 枳实性微寒。故选择 E。

3. 具有理气、调中、燥湿、化痰功效的药物是

A. 陈皮　　　　B. 青皮　　　　C. 枳实　　　　D. 木香　　　　E. 香附

答案：A；考点：陈皮的功效

解析：A 陈皮理气健脾、燥湿化痰；B 青皮疏肝破气、消积化滞；C 枳实破气除痞、化痰消积；D 木香行气止痛、健脾消食；E 香附疏肝解郁、调经止痛、理气调中。故选择 A。

4. 下列各项不属青皮主治病证的是

A. 胸胁胀痛　　B. 乳房胀痛　　C. 食积腹痛　　D. 疝气疼痛　　E. 呕吐呃逆

答案：E；考点：青皮的主治证候

解析：青皮疏肝破气，消积化滞。主要用于肝郁气滞证；气滞脘腹疼痛；食积腹痛；症瘕积聚，久疟痞块。故选择 E。

5. 具有行气调中止痛功效的药物是

A. 柿蒂　　　　B. 木香　　　　C. 香附　　　　D. 乌药　　　　E. 薤白

答案：B；考点：木香的功效

解析：柿蒂降气止呃。木香行气止痛，健脾消食。香附疏肝解郁，调经止痛，理气调中。乌药行气止痛，温肾散寒。薤白通阳散结，行气导滞。故选择 B。

6. 具有行气止痛，温肾纳气功效的药物是

A. 香附　　　　B. 青皮　　　　C. 沉香　　　　D. 木香　　　　E. 佛手

答案：C；考点：沉香的功效

解析：香附疏肝解郁，调经止痛，理气调中。青皮疏肝破气，消积化滞。沉香行气止痛，温中止呕，纳气平喘。木香行气止痛，健脾消食。佛手疏肝解郁，理气和中，燥湿化痰。故选择 C。

【A2 型题】

7. 患者胁肋胀痛，常因情志变动而痛有增减，胸闷不舒，嗳气吞酸，饮食减少，舌红苔薄黄，脉弦数。治疗应选用

A. 川楝子　　　B. 陈皮　　　　C. 木香　　　　D. 佛手　　　　E. 枳实

答案：D；考点：佛手的应用

解析：患者肝郁不舒，则会出现"胁肋胀痛，常因情志变动而痛有增减，胸闷不舒"，木克脾土，则会出现"嗳气吞酸"，治宜疏肝与和胃同用。佛手疏肝解郁，理气和中，燥湿化痰，故选择 D。川楝子行气止痛，杀虫，更适用于肝郁化火。陈皮理气健脾，燥湿化痰。木香行气止痛，健脾消食。枳实破气除痞，化痰消积。

8. 患者，男，50 岁，素体肥胖，胸闷憋气，时感胸痛，甚则胸痛彻背，舌质紫暗，苔薄腻，脉弦滑。治疗应首选

A. 青皮　　　　B. 乌药　　　　C. 薤白　　　　D. 木香　　　　E. 香附

答案：C；考点：薤白的应用

解析：患者"素体肥胖，胸闷憋气，时感胸痛，甚则胸痛彻背"，可诊断为胸痹，其主要的病机是痰浊阻滞胸部气机。故治宜通阳散结，行气导滞。C 为治疗胸痹的要药。青皮疏肝破气，消积化滞；乌药行气止痛，温肾散寒；木香行气止痛，健脾消食；香附疏肝解郁，调经止痛，理气调中。故选择 C。

第十四单元　消食药

【考点透视】

掌握各味药除消食外的其他功效特点。

细目一　概　述

含义	凡以消食化积、增进食欲为主要功效的药物，称为消食药。
性能特点	甘、平；少数偏温，归脾、胃经。有沉降趋向。

续表

功效	消食化积,增进食欲。
适应病证	食积不化所致脘腹胀满、嗳腐吞酸、恶心呕吐、大便失常及脾胃虚弱、消化不良等症。
配伍应用	(1) 依据病机配伍:食积者多兼气滞,常配伍理气药。 (2) 依据兼邪配伍:食积兼寒者,配温中散寒药;食积兼热者,配苦寒轻泻药;食积兼湿阻中焦者,配芳香化湿药。若食积兼脾胃虚弱者,配补气健脾药。
使用注意	部分消食药有耗气之弊,故气虚及无食积、痰滞者宜慎用。

细目二　具体药物

药名	性能特点	功效★★	主治★	特殊记忆★★
山楂	酸、甘,微温。归脾、胃、肝经	①消食化积 ②行气散瘀	①食滞不化,肉食不消,泻痢腹痛。 ②瘀血痛经、经闭,产后瘀阻腹痛,胸痹心痛;疝气偏坠胀痛。	善治肉食积滞
神曲	药性温	消食和胃兼发表	食积不化,脘腹胀满、不思饮食及肠鸣泄泻;丸剂中有金石药,加入本品以助消化。	
麦芽	甘、平。归脾、胃、肝经	①消食健胃 ②回乳消胀 ③疏肝解郁	①食积不化,消化不良; ②妇女断乳或乳汁郁积之乳房胀痛; ③肝郁气滞,肝胃不和。	善治谷食积滞 10~15g,大剂量为 30~120g;或入丸散;回乳可用至 60g 麦芽回乳,授乳期妇女不宜用。
鸡内金	甘、平。归脾、胃、小肠、膀胱经	①消食健胃 ②固精止遗 ③化坚消石	①饮食积滞,消化不良,小儿疳积; ②遗尿,遗精; ③泌尿系或肝胆结石症。	
莱菔子	辛、甘、平。归脾、胃、肺经	①消食除胀 ②降气化痰	①食积气滞之脘腹胀满; ②痰涎壅盛之气喘咳嗽,＋白芥子、苏子。	本品辛散耗气,故气虚及无食积、痰滞者慎用。不宜与人参同用。
稻芽	药性温:①消食和中;②健脾开胃兼补虚。			

【昭昭医考重点提示】

1. 重点掌握山楂、神曲、麦芽、鸡内金、莱菔子的功效及主治。

2. 消食药治疗饮食积滞,脘腹胀满,最常配伍理气药。

3. 丸剂中含金石、介类药时,常以之为糊丸,赋形、助消化的药物是神曲。

4. 麦芽功能:消食和中,回乳疏肝。授乳期妇女不宜使用;其消食大剂量可用至 30~120g。

5. 善治肉食油腻积滞的药是山楂。

6. 麦芽善消淀粉类食积。

7. 神曲善治食积兼表证。

◇◇◇ 历年真题精选 ◇◇◇

【A1 型题】

1. 既能消食化积,又能降气化痰的药物是

A. 山楂　　　　　B. 神曲　　　　　C. 莱菔子　　　　　D. 麦芽　　　　　E. 谷芽

答案：C；　考点：莱菔子的功效.

解析：本题 5 个选项均具有消食化积之功效，A 山楂兼能行气散瘀；B 神曲可和胃；C 莱菔子降气化痰；D 麦芽回乳消胀；E 谷芽健脾开胃。故选择 C。

2. 具有消食化积、活血散瘀功效的药物是

A. 山楂　　　　　B. 莱菔子　　　　　C. 鸡内金　　　　　D. 麦芽　　　　　E. 谷芽

答案：A；　考点：山楂的功效

解析：本题 5 个选项均具有消食化积之功效，A 山楂兼能行气散瘀；B 莱菔子降气化痰；C 鸡内金涩精止遗、化坚消石；D 麦芽回乳消胀；E 谷芽健脾开胃。故选择 A。

3. 具有消食和中、健脾开胃功效的药物是

A. 莱菔子　　　　　B. 谷芽　　　　　C. 白术　　　　　D. 苍术　　　　　E. 木瓜

答案：B；　考点：谷芽的功效

解析：莱菔子消食除胀，降气化痰。谷芽消食和中，健脾开胃。白术健脾益气，燥湿利尿，止汗，安胎。苍术燥湿健脾，祛风散寒。木瓜舒筋活络，和胃化湿。故选择 B。

4. 治疗外感表证兼有食积者，宜选用的药物是

A. 神曲　　　　　B. 麦芽　　　　　C. 青皮　　　　　D. 莪术　　　　　E. 山楂

答案：A；　考点：神曲的功效

解析：神曲消食和胃。治疗饮食积滞，尤宜外感表证兼食积。麦芽消食健胃，回乳消胀，疏肝解郁。青皮疏肝破气，消积化滞。莪术破血行气，消积止痛。山楂消食化积，行气散瘀。故选择 A。

【A2.型题】

5. 患者痰壅气逆，咳嗽喘逆，痰多胸闷，食少难消，舌苔白腻，脉滑。治疗宜选用

A. 山楂　　　　　B. 莱菔子　　　　　C. 神曲　　　　　D. 鸡内金　　　　　E. 麦芽

答案：B；　考点：莱菔子的应用

解析：本题 5 个选项均具有消食化积之功效，A 山楂兼能行气散瘀；B 莱菔子降气化痰；C 神曲可和胃；D 鸡内金涩精止遗、化坚消石；E 麦芽回乳消胀。本题所述症状中有痰壅气逆、痰多胸闷，可用莱菔子降气化痰，故选择 B

第十五单元　驱虫药

【考点透视】

掌握槟榔、使君子的功效，熟悉苦楝皮的疗癣功效，以及榧子的功效、雷丸的用法。

细目一　概　述

含义	凡以驱除或杀灭肠道寄生虫为主要功效的药物，称为驱虫药。
性能特点	味多苦，多入脾、胃或大肠经；沉降趋向。
功效	驱虫或杀虫。对人体肠道寄生虫有毒杀作用。
适应病证	肠道寄生虫病，如蛔虫病、蛲虫病、钩虫病、绦虫病等。
配伍应用	虫病兼积滞者，配消积导滞药；便秘者，配泻下药；脾胃虚弱、运化失常者，配健运脾胃药；体虚者，宜补虚与驱虫兼施，或先补虚后驱虫。
使用注意	(1)服药时向：一般应在空腹时服，以使药物充分作用于虫体，而保证疗效。 (2)毒药控量：部分药物有毒，使用时应注意剂量，以免中毒。 (3)特殊注意：发热或腹痛较剧时，宜先清热或止痛，待缓解后再使用驱虫药；孕妇及老弱患者应慎用。

细目二 具体药物

共性：苦——脾、胃或大肠——杀虫——寄生虫病。

药名	性能特点	功效★★	主治★	特殊记忆★★
使君子	甘，温。归脾、胃经	①杀虫 ②消积	①蛔虫病，蛲虫病； ②小儿疳积。	小儿用量不超过 20 粒/日，使君子煎汤，9～12g，去壳取仁，捣碎；小儿每岁每天 1～1.5 粒。
苦楝皮	苦，寒。有毒。归脾、胃、肝经	①杀虫 ②疗癣	①蛔虫病，蛲虫病，钩虫病； ②头癣，疥疮。	苦楝皮有毒，能伤胃损肝，脾胃虚寒、肝病患者、孕妇慎用。
槟榔	苦，辛，温。归胃、大肠经	①杀虫，缓泻 ②消积，行气 ③利水 ④截疟	①绦虫病，姜片虫病，蛔虫病，蛲虫病，钩虫病等； ②食积气滞之腹胀、便秘，泻痢里急后重； ③水肿，脚气肿痛； ④疟疾。	槟榔煎汤，3～10g，单用驱杀绦虫、姜片虫，须用 30～60g，或入丸散。
贯众	苦，微寒。有小毒，归肝、脾经	①杀虫 ②清热解毒 ③止血	①钩虫病、绦虫病、蛲虫病； ②风热感冒，温毒发斑，痄腮；预防麻疹、流感、流脑； ③血热衄血、吐血、便血、崩漏。	
雷丸	药性寒。小毒，杀虫，消积。雷丸不入煎剂(雷丸加热超过 60℃,其含蛋白酶容易被破坏)。			
南瓜子	药性平。杀虫兼通便。南瓜子宜研粉，冷开水调服。			
鹤草芽	药性凉。杀虫兼泻下。鹤草芽不入煎剂(鹤草芽所含有效成分为鹤草酚，其不溶于水)。			
榧子	药性平。杀虫消积，润燥止咳、润肠通便。			

【昭昭医考重点提示】

1. 苦楝皮有毒，其功能：清热燥湿，杀虫疗癣；注意文火久煎；肝病不宜。

2. 有小毒，味苦性寒，宜研粉用；含蛋白酶，加热超过 60℃容易被破坏的药物是雷丸。

3. 生用清热解毒，炒炭止血的药物是贯众。

4. 善杀虫消积除疳，且味甘而香，小儿喜用的药物是使君子。使君子小儿内服 1 日总量：不超过 20 粒。使君子注意：不与热茶同饮。

5. 槟榔的功效是：杀虫缓泻，消积，行气，利水，截疟。槟榔的主治病证有：①寄生虫病(绦虫病、蛔虫病、蛲虫病、姜片虫病、构虫病)；②食积气滞之腹胀、便秘③泻痢里急后重；④水肿、脚气肿痛；⑤疟疾等。槟榔驱杀绦虫、姜片虫的剂量为 30～60g。

历年真题精选

【A1 型题】

1. 驱虫药的服用时间是

A. 饭前服　　　　B. 空腹服　　　　C. 饭后服　　　　D. 定时服　　　　E. 睡前服

答案：B；考点：驱虫药的服用时间

解析：驱虫药一般应在空腹时服用，使药物充分作用于虫体而保证疗效。故选择 B。

2. 既能杀虫，又能消积的是

A. 贯众　　　　B. 槟榔　　　　C. 花椒　　　　D. 雷丸　　　　E. 榧子

答案：E；考点：榧子的功效

解析：贯众清热解毒，凉血止血，杀虫。槟榔杀虫消积，行气，利水，截疟。花椒温中止痛，杀虫止痒。雷丸杀虫消积。榧子杀虫消积，润肠通便，润肺止咳。故选择 E。

3. 具有行气消积功效的药物是

A. 使君子　　　　B. 苦楝皮　　　　C. 槟榔　　　　D. 贯众　　　　E. 雷丸

答案：C；考点：槟榔的功效

解析：使君子杀虫消积。苦楝皮杀虫，疗癣。槟榔杀虫消积，行气，利水，截疟。贯众功专清热解毒，凉血止血，杀虫。雷丸杀虫消积。故选择 C。

第十六单元　止血药

【考点透视】

1. 熟悉各药物的功效特点，重点掌握大小蓟、白茅根、三七的功效、主治。
2. 注意相似药物的特点比较，如大蓟与小蓟、槐花与地榆、茜草与蒲黄。

细目一　概　述

含义	凡以制止机体内外出血为主要功效的药物，称为止血药。
性能特点	药性有寒、温、散、敛之异，主归心、肝、脾经。
分类	凉血止血、收敛止血、化瘀止血、温经止血。
适应证	适用于各种原因引起的内外出血证。
配伍方法	止血药应用，应根据出血病因、病情选择适当的药物，并进行必要的配伍，以期标本兼顾。如血热妄行出血者，应选用凉血止血药，并配清热泻火、清热凉血药；阴虚火旺、阴虚阳亢出血者，宜配伍滋阴降火、滋阴潜阳药；瘀血内阻、血不循经出血者，应选择化瘀止血药，并配伍行气活血药；虚寒性出血者，应选用温经止血药或收敛止血药，并配伍益气健脾、温阳药；气虚引起的出血，应选择收敛止血药，并配补气补药；出血过多，气随血脱者，则须急投大补元气之药以益气固脱。此外，据前贤"下血必升举，吐衄必降气"的用药经验，对于便血、崩漏等下部出血病证，应适当配伍升举之品；而对于衄血、吐血等上部出血病证，可适当配伍降气之品。
使用注意事项	"止血不留瘀"，这是运用止血药必须始终注意的问题。而凉血止血药与收敛止血药，易凉遏敛邪，有止血留瘀之弊，故出血兼有瘀滞者不宜单独使用。若出血过多，气随血脱者，当急投大补元气之药，以挽救气脱危候。

细目二　凉血止血药

味苦或甘，性寒凉——清血分热而止血——主治血热妄行出血证；过量滥用有留瘀之害。常用单味凉血止血药见下表。

药名	性能特点	功效★★	主治★		特殊记忆★★
大蓟	甘、苦、凉。归心、肝经。	①凉血止血②散瘀解毒消痈	①血热咳血、衄血、吐血、崩漏、尿血，外伤出血；②热毒痈肿。		二者常常相须配伍使用
小蓟				利尿	血尿、血淋	
地榆	苦、酸，微寒。归肝、胃、大肠经。	①凉血止血②解毒敛疮	①血热咳血、衄血、吐血、尿血、便血、痔血、崩漏及月经量多；②烫伤，湿疹，皮肤溃烂，疮疡肿毒。		善于治疗下焦血分实热引起的出血，如便血、尿血、崩漏、痔疮出血等。不宜用于大面积水火烫伤。

药名	性能特点	功效★★	主治★	特殊记忆★★
白茅根	甘、寒。归心、肺、胃、膀胱经	①凉血止血 ②清热利尿 ③清肺胃热	①血热衄血、咳血、吐血、尿血； ②热病烦渴，胃热呕吐，肺热咳喘，＋芦根； ③血淋，热淋，小便不利，水肿，湿热黄疸。	善于清泻肺胃有热引起的出血。
侧柏叶	药性微寒	①凉血收敛止血 ②祛痰止咳 ③生发乌发	①各种出血证； ②肺热咳嗽痰多； ③血热脱发，须发早白，烫伤(外用)。	侧柏叶，多服久服可导致头晕、恶心等不良反应，不宜过服或久服。
【昭昭医考提示】侧柏叶与柏子仁为同一种药物的两个不同部位，柏子仁的作用——养心安神、润肠通便。				
槐花	药性微寒	①凉血止血 ②清肝泻火明目	①血热妄行所致各种出血证，尤宜于便血，痔疮出血； ②肝火上炎之头痛目赤。	善于治疗痔疮出血。
苎麻根	药性寒	①凉血止血 ②清热安胎 ③利尿解毒	①血热所致各种出血证； ②胎动不安，胎漏下血； ③湿热淋痛；热毒疮肿，蛇虫咬伤。	安胎作用类似于黄芩。

细目三　化瘀止血药

本类药性味虽各异，却能消散瘀血而止血，主治瘀血内阻，血不循经之出血证，有止血不留瘀之长，为治出血之佳品。常用单味化瘀止血药见下表。

药名	性能特点	功效★★	主治★	特殊记忆★★
三七	甘、微苦，温。归肝、胃经	①化瘀止血 ②活血定痛 ③兼补虚强体	①咳血、吐血、便血、崩漏，外伤出血； ②跌打损伤，瘀血肿痛，胸腹刺痛； ③出血、瘀血兼体虚者。	做到止血不留瘀，活血不妄行，被称为"伤科要药"。
蒲黄	甘、平。归肝、心包经	①活血化瘀 ②收敛止血 ③利尿通淋	①血瘀心腹疼痛，痛经，产后瘀阻腹痛＋五灵脂(失笑散)； ②吐血，咯血、衄血、尿血，便血，崩漏，外伤出血； ③血淋涩痛。	包煎
茜草	苦、寒。归肝经	①凉血止血 ②祛瘀，通经	①吐血、衄血、崩漏、尿血、便血； ②经闭，痛经，跌打肿痛。	
降香	化瘀止血，理气止痛。 煎服，3～6g，宜后下；研末吞服，每次1～2g。外用适量，研末外敷。			

细目四　收敛止血药

本类药味多涩，或为炭类，或质黏，性多平，或凉而不寒，虽善收涩止血但有留瘀恋邪之弊，主治出血而无瘀滞者，若有瘀血或邪实者慎用。常用单味收敛止血药见下表。

药名	功效★★	性能特点	主治★	特殊记忆★★
白及	①收敛止血 ②消肿生肌	苦、甘、微寒。归肺、胃、肝经	①咳血、衄血、吐血、外伤出血等; ②痈肿疮疡、烫伤,手足皲裂、肛裂、肺痈咳吐腥痰脓血日渐减少者。	反乌头,善治肺胃出血
仙鹤草	①收敛止血 ②止痢 ③截疟、解毒 ④杀虫止痒 ⑤补虚	药性平	①咳血、吐血、尿血、便血、崩漏; ②久泻、久痢; ③疟疾,疮痈肿毒; ④滴虫性阴道炎所致阴痒带下; ⑤脱力劳伤。	别名:脱力草
棕榈炭	收敛止血、收涩止带			
血余炭	收敛止血、化瘀利尿			

细目五　温经止血药

本类药性温热,能温脾阳、固冲脉而统摄血液,功善温经止血,主治脾不统血、冲脉失固之虚寒性出血。常用单味温经止血药见下表。

药名	性能特点	功效★★	主治★	特殊记忆★★
艾叶	辛、苦、温。归肝、脾、肾经	①温经止血 ②散寒调经、安胎 ③燥湿止痒	①虚寒性崩漏下血、胎漏,＋阿胶 ②经寒痛经,月经不调,带下清稀,宫冷不孕;脘腹冷痛,＋香附。 ③外用治湿疹瘙痒。	
炮姜	药性热	①温经止血 ②温中止痛、止泻	①虚寒性吐血、便血、崩漏等证; ②脾胃虚寒腹痛、吐泻等。	

【昭昭医考重点总结】

1. 既能凉血止血,又能散瘀解毒消痈的药物组是大蓟、小蓟。大蓟散瘀消痈力强,小蓟兼能利尿通淋,宜于血尿、血淋。

2. 既能清热生津、止呕,又能利尿的药物组是白茅根、芦根。白茅根长于:凉血止血;芦根长于:清透气分之热,排脓,除烦。

3. 治血热内扰所致胎动不安,胎漏下血,宜选的药物是苎麻根。

历年真题精选

细目二:凉血止血药

【A1 型题】

1. 白茅根具有的功效是

A. 解毒敛疮　　　B. 消肿生肌　　　C. 清热利尿　　　D. 祛痰止咳　　　E. 活血祛瘀

答案:C;考点:白茅根的功效

解析:白茅根的功效:凉血止血、清热利尿、清肺胃热。故选择 C。

2. 小蓟具有的功效是

A. 解毒消痈　　　B. 收湿敛疮　　　C. 消肿排脓　　　D. 化腐生肌　　　E. 燥湿止痒

答案:A;考点:小蓟的功效

解析:小蓟的功效:凉血止血、散瘀解毒消痈。故选择 A。

3. 具有散瘀消痈功效的药物是

A. 大蓟   B. 地榆   C. 槐花   D. 白茅根   E. 侧柏叶

答案：A；考点：大蓟的功效

解析：5 个选项均为凉血止血药，各药除具有凉血止血的功能外，其中大蓟还能散瘀解毒消痈；地榆解毒敛疮，为治烫伤之要药；槐花清肝泻火；白茅根功专清热利尿，清肺胃热；侧柏叶可化痰止咳，生发乌发。故选择 A。

4. 既能解毒消痈，又能凉血止血的药物是

A. 侧柏叶、茜草   B. 艾叶、炮姜   C. 三七、蒲黄

D. 紫草、赤芍   E. 大蓟、小蓟

答案：E；考点：大蓟、小蓟的功效

解析：侧柏叶凉血止血，化痰止咳，生发乌发。茜草凉血化瘀止血，通经。艾叶温经止血，散寒调经，安胎。炮姜温经止血，温中止痛。三七化瘀止血，活血定痛。蒲黄止血，化瘀，利尿。紫草清热凉血，活血，解毒透疹。赤芍清热凉血，散瘀止痛。大蓟凉血止血，散瘀解毒消痈。小蓟凉血止血，散瘀解毒消痈。故选择 E。

5. 善治血热便血、痔血及肝热目赤头痛的药物是

A. 虎杖   B. 槐花   C. 小蓟   D. 地榆   E. 大蓟

答案：B；考点：槐花的功效

解析：5 种药物除虎杖外均具有凉血止血之功，其中虎杖散瘀止痛，擅长治疗水火烫伤，跌打损伤；槐花凉血止血，清肝泻火，擅长治疗血热便血、痔血及肝热目赤头痛；大蓟、小蓟凉血止血，散瘀解毒消痈，常用于血热出血证，热毒痈肿；地榆凉血止血，解毒敛疮，擅长治疗水火烫伤。故选择 B。

【A2 型题】

6. 患者小便短数，灼热刺痛，尿色黄赤，舌苔黄腻，脉数。治疗应选用

A. 大蓟   B. 地榆   C. 槐花   D. 白茅根   E. 侧柏叶

答案：D；考点：白茅根的功效

解析：患者"小便短数，灼热刺痛，尿色黄赤"，治宜清热利尿。白茅根凉血止血，清热利尿，清肺胃热。故选择 D。大蓟凉血止血，散瘀解毒消痈。地榆凉血止血，解毒敛疮。槐花凉血止血，清肝泻火。侧柏叶凉血止血，化痰止咳，生发乌发。

7. 患者，女，28 岁。经来淋漓不净，经色鲜红，诊为崩漏，近日颜面长有痤疮，色红肿痛，舌红苔略黄，脉细数。治疗应首选

A. 白茅根、芦根   B. 大蓟、小蓟   C. 地榆、白及

D. 艾叶、地榆   E. 三七、茜草

答案：B；考点：大蓟、小蓟的应用

解析：患者"经来淋漓不净，经色鲜红"，因其血色及脉象，可诊断其主要病因是热迫血妄行。治宜凉血止血。"颜面痤疮，色红肿痛"治宜散瘀解毒消痈。而大蓟、小蓟能够凉血止血，散瘀解毒消痈。故选择 B。

细目三：化瘀止血药

【A1 型题】

1. 既能活血定痛，又能敛疮生肌的药物是

A. 三七   B. 茜草   C. 红花   D. 血竭   E. 桃仁

答案：D；考点：血竭的功效

解析：三七化瘀止血，活血定痛。茜草凉血化瘀止血，通经。红花活血通经，祛瘀止痛。血竭活血定痛，化瘀止血，敛疮生肌。桃仁活血祛瘀，润肠通便，止咳平喘。故选择 D。

【A2 型题】

2. 患者胸部刺痛，固定不移，入夜更甚，时或心悸不宁，舌质紫暗，脉沉涩。治疗宜选用

A. 艾叶   B. 白及   C. 三七   D. 槐花   E. 小蓟

答案：C；考点：三七的应用

解析：A艾叶温经止血、散寒调经、安胎；B白及收敛止血、消肿生肌；C三七化瘀止血、活血定痛；D槐花凉血止血、清肝泻火；E小蓟凉血止血、散瘀解毒消痈。本题所述症状"舌质紫暗，脉沉涩"提示有血瘀证，宜用活血止血药三七。故选择C。

【B型题】

（3～4题共用选项）

A. 白及　　　　　B. 仙鹤草　　　　　C. 棕榈炭　　　　　D. 血余炭　　　　　E. 炮姜

3. 具有止痢功效的药物是

答案：B

4. 具有杀虫功效的药物是

答案：B；　考点：仙鹤草的功效

解析：白及收敛止血，消肿生肌。仙鹤草收敛止血，止痢，截疟，补虚，解毒杀虫。棕榈炭收敛止血，止泻止带。血余炭收敛止血，化瘀利尿。炮姜温经止血，温中止痛。故第3、4题均选择B。

（5～6题共用选项）

A. 活血行气，祛风止痛　　　　　　　　B. 活血行气，清心凉血

C. 活血调经，除烦安神　　　　　　　　D. 活血通经，清热解毒

E. 活血通经，祛瘀止痛

5. 郁金具有的功效是

答案：B

6. 红花具有的功效是

答案：E；　考点：郁金、红花的功效

解析：郁金能够活血止痛，行气解郁，清心凉血，利胆退黄。红花活血通经，祛瘀止痛。故第5题选择B，第6题选择E。

细目四：收敛止血药

【B型题】

（1～2题共用选项）

A. 止痢杀虫　　　B. 清热解毒　　　C. 固精缩尿　　　D. 涩肠止泻　　　E. 化瘀利尿

1. 血余炭除收敛止血外，具有的功效是

答案：E

2. 仙鹤草除止血外，具有的功效是

答案：A；　考点：血余炭、仙鹤草的功效

解析：考生在记忆中药的功效时，要注意药物的其他功效。血余炭与仙鹤草均为收敛止血药，血余炭兼可化瘀利尿，仙鹤草兼可止痢、截疟、补虚。故第1题选E，第2题选A。

细目五：温经止血药

【B型题】

（1～2题共用选项）

A. 侧柏叶　　　　　B. 仙鹤草　　　　　C. 白及　　　　　D. 三七　　　　　E. 炮姜

1. 具有温经止血功效的药物是

答案：E

2. 只有凉血止血功效的药物是

答案：A；　考点：侧柏叶、炮姜的功效

解析：侧柏叶凉血止血，化痰止咳，生发乌发。仙鹤草收敛止血，止痢，截疟，补虚，解毒杀虫。白及收敛止血，消肿生肌。三七化瘀止血，活血定痛。炮姜温经止血，温中止痛。故第1题选择E，第2题选择A。

第十七单元　活血化瘀药

【考点透视】

1. 熟悉各药物的功效,重点掌握川芎、郁金、丹参、益母草、牛膝的功效、主治。
2. 注意相似药物的特点比较,如桃仁与红花、川芎与丹参、郁金与姜黄。
3. 注意个别药物的使用注意与用法用量,如五灵脂、血竭。

细目一　概　述

性能特点	味多为辛、苦、温,部分动物类药味咸,主入心、肝二经。
功效	活血止痛、活血调经、活血消肿、活血疗伤、活血消痈、破血消癥。
主治病证	适用于一切瘀血阻滞证。内科的胸、腹、头痛,痛如针刺,痛有定处;中风不遂,肢体麻木及关节痹痛日久;伤科的跌仆损伤,瘀肿疼痛;外科的疮疡肿痛;妇科的月经不调、经闭、痛经、产后腹痛等。
配伍方法	应用本类药物,除根据各类药物的不同效用特点而随证选用外,尚需针对形成瘀血的原因加以配伍,以标本兼顾。如寒凝血脉者,配温里散寒药、温通经脉药;热灼营血,瘀热互结者,配清热凉血、泻火解毒药;痰湿阻滞,血行不畅者,配化痰除湿药;风湿痹阻,经脉不通者,当与祛风除湿通络药合用;久病体虚或因虚而瘀者,配补益药;癥瘕积聚者,配软坚散结药;由于气血关系密切,在使用活血化瘀药时,常配伍行气药,以提高活血祛瘀之效。
使用注意事项	本类药物行散力强,易耗血动血,月经过多及其他出血无瘀者忌用;孕妇慎用或忌用。

细目二　活血止痛药

共性:辛→活血止痛兼行气→气血瘀滞→各种痛证(头痛、胸胁痛、心腹痛、痛经、产后腹痛、肢体痹痛、跌打损伤之瘀痛等),也可用于其他瘀血证。常用单味活血止痛药见下表。

药名	性能特点	功效★★	主治★	特殊记忆★★
川芎	辛,温。归肝、胆、心包经	①活血行气 ②祛风止痛	①月经不调,痛经,经闭,＋当归(四物汤),难产,产后瘀阻腹痛;胸痹心痛,胁肋作痛,肢体麻木,跌打损伤,疮痈肿痛。 ②头痛,风湿痹痛。	能上行巅顶、下达血海、旁通四肢,外彻皮肤,为血中之气药。
【昭昭医考提示】川芎善治头痛,可以用于治疗各种头痛,太阳经头痛、少阳经头痛、阳明经头痛、厥阴经头痛均可配伍川芎;相关方剂:川芎茶调散——疏风止痛——外感风邪所致的头痛。				
郁金	辛、苦、寒。归肝、胆、心、肺经	①活血止痛 ②行气解郁 ③凉血清心 ④利胆退黄	①胸腹胁肋胀痛或刺痛,月经不调,痛经,癥瘕痞块。 ②热病神昏,癫痫发狂,＋石菖蒲; ③血热吐血,衄血,尿血,妇女倒经; ④湿热黄疸、肝胆或泌尿系结石症	畏丁香
延胡索	辛、苦、温。归心、肝、脾经	活血,行气,止痛	血瘀气滞胸胁、脘腹疼痛,胸痹心痛,痛经,产后瘀阻腹痛,跌打损伤等。	专治一身上下诸痛,醋制可以增强止痛作用。

药名	性能特点	功效 ★★	主治 ★	特殊记忆 ★★
姜黄	性温	①破血行气 ②通经止痛	①气滞血瘀所致胸胁刺痛,经闭,痛经;疮肿。 ②跌打瘀痛,风湿痹痛,肩臂痛。	善治上肢肩臂疼痛。

【昭昭医考提示】善治上肢肩臂疼痛的药物有：桂枝、桑枝、羌活、姜黄

药名	性能特点	功效 ★★	主治 ★	特殊记忆 ★★
五灵脂	药性温	①活血通脉止痛 ②化瘀止血 ③解蛇虫毒	①血滞痛经,经闭,产后瘀阻腹痛,胸胁脘腹刺痛,+蒲黄; ②瘀滞崩漏; ③蛇虫咬伤。	包煎。 活血止痛宜生用,化瘀止血宜炒用。 畏人参。
乳香		①活血止痛 ②消肿生肌	行气	二者常常相须配伍,使用多服易致呕吐,故胃弱呕逆者慎用;孕妇忌用,无瘀滞者不宜用;疮疡溃后、脓多勿用。
没药				

细目三　活血调经药

大多辛散苦泄——肝经——活血化瘀兼通经、调经——主治月经不调、痛经、经闭及产后瘀滞腹痛。亦常用于瘀血痛证,癥瘕,跌打损伤,疮痈肿毒。常用单味活血调经药见下表。

药名	性能特点	功效 ★★	主治 ★	特殊记忆 ★★
丹参	苦,微寒。归心、肝经	①活血祛瘀 ②通经止痛 ③除烦除烦 ④凉血消痈	①胸痹心痛,脘腹疼痛,癥瘕积聚,肝脾肿大。 ②月经不调,血滞经闭,产后瘀滞腹痛;热痹肿痛。 ③热病高热烦躁,内热心烦,斑疹,心悸怔忡,失眠。 ④疮痈肿痛	反藜芦,一味丹参散,功同四物汤
益母草（坤草）	辛、苦、微寒。归心、肝、膀胱经	①活血祛瘀调经 ②利尿消肿 ③清热解毒	①月经不调,痛经,经闭,产后瘀阻腹痛,跌打伤痛; ②小便不利,水肿; ③疮痈肿毒,皮肤痒疹。	妇科经产之要药
桃仁	苦、甘、平。归心、肝、肺、大肠经	①活血祛瘀 ②润肠通便 ③止咳平喘	①血滞经闭,痛经,产后腹痛,癥瘕,跌打肿痛;肺痈,肠痈。 ②肠燥便秘。 ③咳喘。	桃仁、红花常常相须配伍使用,如桃红四物汤 （桃仁对应杏仁来记忆：杏仁止咳平喘、润肠通便）
红花	辛,温。归心、肝经	①活血通经 ②祛瘀消癥止痛	①血滞经闭,痛经,产后恶露不尽。 ②胸痹心痛,癥瘕积聚,跌打肿痛,斑疹色暗。	

续表

药名	性能特点	功效★★	主治★	特殊记忆★★
怀牛膝	苦、甘、酸，平。归肝、肾经	①活血通经 ②利水通淋 ③引血下行 ④补肝肾，强筋骨	①月经不调，痛经，经闭，难产，产后瘀阻腹痛，癥瘕，跌打伤痛。 ②小便不利，淋证涩痛，湿热下注足膝肿痛，＋黄柏、苍术。 ③吐血，衄血，牙龈肿痛，口舌生疮；肝阳上亢之头痛眩晕。 ④肝肾亏虚之腰膝酸痛，筋骨无力，风湿痹痛，筋脉拘挛，痿证。	四大怀药之一，属于地道药材。 怀牛膝、川牛膝共有的作用活血通经、利水通淋、引血下行，牛膝酒灸长于补肝肾、强筋骨；川牛膝活血力强，长于逐瘀通经、通利关节。
西红花	药性寒	①活血祛瘀 ②凉血解毒 ③解郁安神	①血滞经闭，痛经，产后瘀阻腹痛，癥瘕积聚，跌打伤痛。 ②热入营血，温毒发斑； ③忧郁痞闷，惊悸发狂。	1～3克
鸡血藤	药性温	①活血补血，调经止痛； ②舒筋活络。	①月经不调，痛经，经闭，跌打损伤；血虚萎黄。 ②手足麻木，肢体瘫痪，风湿痹痛，＋木瓜。	
王不留行		药性平：①活血通经；②下乳消肿；③利尿通淋。		穿山甲、王不留，妇人服了乳长流。
泽兰		活血调经，利水消肿。		

细目四　活血疗伤药

共性：多辛、苦、咸——肝、肾——活血化瘀、消肿止痛、续筋接骨、止血生肌敛疮——主治跌打损伤、瘀肿疼痛、骨折筋损、金疮出血等伤科疾患，也可治其他瘀血证。常用单味活血疗伤药见下表。

药名	性能特点	功效★★	主治★	特殊记忆★★
土鳖虫	药性寒，有小毒	①破血逐瘀 ②续筋接骨	①血滞经闭，产后瘀阻腹痛，癥瘕痞块； ②跌打损伤，筋伤骨折。	别名：土元、䗪虫
血竭	药性平	①活血定痛 ②化瘀止血，生肌敛疮	①瘀血经闭，痛经，产后瘀阻腹痛；癥瘕痞块，胸腹刺痛，跌打损伤，瘀血肿痛。 ②外伤出血，溃疡不敛。	研末1～2g
自然铜		药性平，散瘀止痛，接骨疗伤。 煎汤，3～9g，打碎先煎；或醋淬研细末入散剂，每次0.3g。		
苏木		活血疗伤，祛瘀通经。		
骨碎补		破血续伤，补肾强骨。		

细目五　破血消癥药

共性：多辛苦——肝经——破血逐瘀，消癥散积——瘀血时间长、程度重的癥瘕积聚。亦可用于血瘀经闭、瘀肿疼痛、偏瘫等。常用单味破血消癥药见下表。

药名	性能特点	功效★★	主治★	特殊记忆★★
三棱	①破血行气 ②消积止痛	①经闭腹痛、癥瘕积聚、胸痹心痛； ②积滞不化、脘腹胀痛。		畏牙硝
莪术				三棱、莪术醋制增强活血祛瘀止痛作用
水蛭	咸、苦，平。小毒。归肝经	破血通经、逐瘀消癥	血瘀经闭、癥瘕积聚、跌打损伤	
穿山甲	药性微寒：①活血消癥；②通经下乳；③消肿排脓。			

【昭昭医考重点提示】

1. 乳香、没药均有的功效是活血止痛、消肿生肌。

2. 莪术、三棱均能破血行气、消积止痛，主治血瘀与食积之重症。莪术辛温，三棱苦泄性平。

3. 丹参、郁金均能活血止痛、凉血清心。川芎、延胡索、郁金、姜黄除活血化瘀外，又均能：行气止痛。

4. 川牛膝、牛膝性平均能：活血通经、利水通淋，引火（血）下行。牛膝酒炙长于补肝肾、强筋骨；川牛膝活血力强，长于逐瘀通经、通利关节。

5. 既能活血通经，又能下乳消肿的药物：穿山甲、王不留行。

6. 治痰火或湿热蒙蔽清窍之神昏、癫狂痫，宜选用：郁金配石菖蒲。

7. 掌握活血化瘀药的分类，常见代表药物的功效及主治等。

历年真题精选

细目二：活血止痛药

【A1型题】

1. 具有活血止痛，行气解郁，凉血清心功效的药物是

A. 川芎　　　　B. 丹参　　　　C. 延胡索　　　　D. 姜黄　　　　E. 郁金

答案：E；考点：郁金的功效

解析：A川芎活血行气、祛风止痛；B丹参活血调经、祛瘀止痛、凉血消痈、除烦安神；C延胡索活血行气止痛；D姜黄活血止痛；E郁金活血止痛、行气解郁、清心凉血、利胆退黄。故选择E。

2. 治疗血瘀气滞，经行腹痛，兼风湿肩臂疼痛者，应选用

A. 桃仁　　　　B. 丹参　　　　C. 红花　　　　D. 姜黄　　　　E. 益母草

答案：D；考点：姜黄的应用

解析：患者"血瘀气滞"，治宜活血行气，"风湿肩臂疼痛"治宜通经络，祛风湿除痹痛。姜黄活血行气，通经止痛，故选择D。桃仁活血祛瘀，润肠通便，止咳平喘；丹参活血调经，祛瘀止痛，凉血消痈，除烦安神；红花活血通经，祛瘀止痛；益母草活血调经，利尿消肿，清热解毒。

【A2型题】

3. 患者经期小腹胀痛拒按，胸胁乳房胀痛，经行不畅月经色紫暗、有块，舌质紫暗，脉弦。治疗应选用

A. 肉桂　　　　B. 艾叶　　　　C. 牡丹皮　　　　D. 川芎　　　　E. 青皮

答案：D；考点：川芎的功效

解析：本题所述病证为血瘀经行不畅，此5个选项中，川芎为妇科要药，善治血瘀气滞痛证，活血调经，其余选项均无调经之功效。故选择D。

4. 患者外感风邪，头痛较甚，伴恶寒发热，目眩鼻塞，舌苔薄白，脉浮。治疗宜选用

A. 川芎　　　　B. 丹参　　　　C. 郁金　　　　D. 牛膝　　　　E. 益母草

答案：A；考点：活血化瘀药的主治病证

解析：A川芎、C郁金为活血止痛药，B丹参、E益母草、D牛膝为活血调经药，本题所述为外感风邪所致头痛，故可排除调经药B、D、E，川芎可祛风止痛，上行头目，为治头痛要药，郁金则偏重于清热凉血、利胆退黄，故排除C。故选择A。

细目三：活血调经药

【A1 型题】

1. 具有利尿通淋功效的药物是

A. 川芎   B. 丹参   C. 郁金   D. 桃仁   E 牛膝

答案：E；考点：牛膝的功效

解析：除了活血之外，A 川芎兼能祛风止痛；B 丹参兼能凉血消痈、除烦安神；C 郁金兼能行气解郁、清心凉血、利胆退黄；D 桃仁兼能润肠通便、止咳平喘；E 牛膝兼能补肝肾、强筋骨、利水通淋、引火下行。故选择 E。

2. 下列药物中，不具有行气，止痛功效的药物是

A. 川芎   B. 郁金   C. 丹参   D. 三棱   E. 姜黄

答案：C；考点：丹参的功效

解析：川芎、郁金、三棱、姜黄都具有行气、止痛之功。丹参活血调经，祛瘀止痛，凉血消痈，除烦安神，重在活血，不具有行气之功。故选择 C。

3. 桃仁与红花共同的功效是

A. 活血祛瘀   B. 化瘀止血   C. 利尿消肿   D. 润肠通便   E. 止咳平喘

答案：A；考点：桃仁、红花的功效

解析：桃仁活血祛瘀，润肠通便，止咳平喘。红花活血通经，祛瘀止痛。它们的共同功效是活血化瘀，故选择 A。

【A2 型题】

4. 患者腰痛以酸软为主，喜按喜揉，腿膝无力，遇劳更甚，卧则减轻。治疗应选用

A. 牛膝   B. 桃仁   C. 红花   D. 郁金   E. 鸡血藤

答案：A；考点：牛膝的功效

解析：A 牛膝兼能补肝肾强筋骨；B 桃仁兼能润肠通便；C 红花兼能祛瘀止痛；D 郁金兼能利胆退黄；E 鸡血藤兼能祛风通络。本题所述病证腰膝酸软，遇劳则甚，为肾虚所致筋骨无力，故选择 A。

细目五：破血消癥药

【A1 型题】

三棱与莪术具有的共同功效是

A. 破血行气，消积止痛   B. 破血行气，利水消肿

C. 活血消痈，通络止痛   D. 活血调经，凉血安神

E. 活血祛瘀，生肌敛疮

答案：A；考点：三棱、莪术的功效

解析：三棱、莪术均为破血消癥药，其还有消积止痛的功效，故选 A。

第十八单元   化痰止咳平喘药

【考点透视】

1. 熟悉各药的功效特点，重点掌握半夏、白芥子、旋覆花、贝母、杏仁等命题率较多的药物。

2. 注意功效相似药物的鉴别，如川贝母与浙贝母、杏仁与桃仁、杏仁与紫苏子等。

细目一   概   述

性能特点	本类药或辛或苦，或温或寒，多入肺经。辛开宣散，苦燥降泄，温化寒清。
功效	宣降肺气、化痰止咳、降气平喘；部分药物分别兼能散寒、清热、散结、润肺等。

续表

主治病证	化痰药主治痰证。痰，既是病理产物，又是致病因素，它"随气升降，无处不到"，所以痰的病证甚多：如痰阻于肺之咳喘痰多；痰蒙心窍之昏厥、癫痫；痰蒙清阳之眩晕；痰扰心神之睡眠不安；肝风夹痰之中风、惊厥；痰阻经络之肢体麻木，半身不遂，口眼歪斜；痰火(气)互结之瘰疬、瘿瘤；痰凝肌肉、流注骨节之阴疽流注等，皆可用化痰药治之。止咳平喘药用于外感、内伤所致各种咳嗽和喘息。
配伍方法	使用本类药物，除根据病证的不同，有针对性地选择相应的化痰药及止咳平喘药外，还应根据痰证和咳喘的不同病因和病性进行配伍，以治病求于本，标本兼顾。如外感所致者，当配解表散邪药；火热而致者，应配清热泻火药；兼里寒者，配温里散寒药；如属虚劳者，配补虚药。此外，如癫痫、惊厥、眩晕、昏迷者，则当配平肝息风、开窍、安神药；属痰核、瘰疬、瘿瘤者，配软坚散结之品；阴疽流注者，配温阳通滞散结之品。治痰证除分清不同痰证而选用不同的化痰药外，应据成痰之因，审因论治。"脾为生痰之源"，故常配健脾燥湿药同用，以标本兼顾。又因痰易阻滞气机，"气滞则痰凝，气行则痰消"，故常配理气药同用，以加强化痰之功。
使用注意事项	某些温燥之性强烈的刺激性化痰药，凡痰中带血或有出血倾向者，慎用；麻疹初起有表邪之咳嗽，不宜单投止咳药，当以疏解清宣为主，以免恋邪而致久喘不已及影响麻疹之透发，对收敛性及温燥之药尤为所忌。

细目二　温化寒痰药

该类药性多温燥——温肺散寒或燥湿化痰——主治寒痰、湿痰证；还可治寒痰、湿痰所致眩晕、肢体麻木、阴疽流注等。常用单味温化寒痰药见下表。

药名	性能特点	功效★★	主治★	特殊记忆★★
半夏	辛，温。有毒。归脾、胃、肺经	①燥湿化痰 ②降逆止呕 ③消痞散结，外用消肿止痛	①痰多咳喘，痰饮眩悸(＋陈皮)；风痰眩晕，痰厥头痛(＋白术)。 ②胃气上逆，恶心呕吐(＋生姜)。 ③胸脘痞闷，梅核气(＋厚朴)；瘿瘤痰核，痈疽肿毒。	反乌头
天南星	苦、辛，温。有毒。归肺、肝、脾经	①燥湿化痰 ②祛风止痉 ③散结消肿止痛(外用)	①顽痰咳嗽，风痰眩晕； ②中风口眼㖞斜、癫痫，破伤风； ③痈疽肿痛，瘰疬痰核	
白附子	药性温，有毒	①燥湿化痰，祛风止痉 ②解毒散结	①中风痰壅，口眼㖞斜，破伤风，惊风癫痫，偏正头痛； ②毒蛇咬伤，瘰疬痰核。	善治头面风痰
旋覆花	辛、苦、咸，微温。归肺、胃、脾、大肠经	①降气化痰 ②降逆止呕	①痰涎壅肺之喘咳痰多，痰饮蓄结之胸膈痞闷； ②噫气，呕吐(＋代赭石)。	包煎；诸花皆升，旋复独降
白芥子	辛，温。归肺经	①温肺化痰 ②利气散结，通络止痛	①寒痰咳喘，悬饮胁痛(＋苏子、莱菔子)。 ②痰阻经络之肢体关节疼痛，阴疽流注。	皮里膜外之痰，非白芥子不能达
白前	药性微温。降气祛痰止咳——肺气壅实之咳喘气逆、痰多。			

【昭昭医考提示】前胡＝白前＋疏散风热。

细目三　清化热痰药

该类药性多寒凉，清热化痰，主治热痰咳喘及由痰所致瘰疬瘿瘤、癫痫惊厥等。常用单味清热化痰药见下表。

药名	性能特点	功效★★	主治★	特殊记忆★★
瓜蒌	甘,寒。归肺、胃、大肠经	①清热化痰 ②利气宽胸 ③消肿散结 ④润肠通便	①肺热咳嗽,痰稠不易咳出; ②胸痹,结胸; ③乳痈肿痛,肺痈,肠痈; ④肠燥便秘。	反乌头 瓜蒌皮长于清肺化痰、利气宽胸;瓜蒌仁长于润肺化痰,滑肠通便;全瓜蒌二者均有。
桔梗	辛、苦、平。归肺经	①宣肺,利咽 ②祛痰,排脓	①咳嗽痰多,咯痰不爽,咽痛音哑; ②肺痈胸痛,咳吐脓血,痰黄腥臭。	善于利咽、肺痈。 桔梗大量致恶心,故呕吐、眩晕等气机上逆之症及阴虚久咳、咳血者忌用。
川贝母	苦、甘、微寒。归肺、心经	①清热化痰 ②润肺止咳 ③开郁散结消痈	①肺热咳喘,外感咳嗽; ②肺燥咳嗽,肺虚久咳,阴虚劳嗽; ③痰火或火郁胸闷,瘰疬,疮肿,乳痈,肺痈。	反乌头 偏于润
浙贝母	苦、寒。归肺、心经	①清热化痰 ②开郁散结消肿	①肺热咳喘,风热咳嗽; ②瘰疬,疮肿,乳痈,肺痈。	反乌头 偏于清
竹茹	甘、微寒。归肺、胃、胆经	①清热化痰 ②除烦止呕,凉血止血 ③清热安胎	①肺热咳嗽,咳痰黄稠。 ②痰火内扰之心烦失眠;胃热呕吐,妊娠恶阻;吐血、衄血、崩漏; ③胎热胎动。	善治胃热呕吐
【昭昭医考提示】能用来清热安胎的药——黄芩、苎麻根、竹茹。				
竹沥	药性寒	清热豁痰,定惊利窍。	肺热痰壅咳喘,中风痰迷,惊痫癫狂	内服30~50g,冲服。本品不能久藏,但可熬膏瓶贮,称竹沥膏;近年以安瓿瓶密封装置,可以久藏。
昆布		①消痰软坚;②利水消肿。	①瘰疬,瘿瘤; ②脚气肿痛,水肿,小便不利。	
海藻				反甘草
天竺黄		药性寒:①清热化痰;②清心定惊。		
海蛤壳		药性寒:①清肺化痰;②软坚散结;③利尿消肿;④制酸止痛。		打碎先煎

细目四　止咳平喘药

本类药归肺经,或寒或热,有的止咳,有的平喘,或兼而有之而止咳平喘,主治外感或内伤所致咳嗽、喘息之证。常用单味止咳平喘药见下表。

药名	性能特点	功效★★	主治★	特殊记忆★★
苦杏仁	苦,微温。有小毒。归肺、大肠经	①止咳平喘 ②润肠通便	①咳嗽气喘 ②肠燥便秘	被称为止咳平喘要药

续表

药名	性能特点	功效★★	主治★	特殊记忆★★
百部	甘、苦，平。归肺经	①润肺止咳 ②杀虫灭虱	①新久咳嗽，百日咳，肺痨咳嗽 ②蛲虫病，头虱，体虱	被称为止咳要药，尤宜于久咳、百日咳、肺痨咳
紫苏子	辛，温。归肺、大肠经	①降气化痰，止咳平喘 ②润肠通便	①痰壅咳喘气逆，＋厚朴 ②肠燥便秘	
桑白皮	甘，寒。归肺经	①泻肺平喘 ②利水消肿	①肺热咳喘痰多 ②浮肿尿少，小便不利	
葶苈子	苦、辛，大寒。归肺、膀胱经		①痰壅肺实咳喘 ②浮肿尿少，小便不利	
紫菀		①润肺下气 ②化痰止咳	①外感咳嗽，咳痰不爽 ②肺虚久咳，痰中带血	偏于化痰
款冬花				偏于止咳
枇杷叶	药性微寒	①清肺止咳 ②降逆止呕	①肺热咳嗽痰稠 ②胃热烦渴，呕哕	
白果	药性平，有小毒	①敛肺化痰平喘 ②除湿止带缩尿	①咳喘气逆痰多 ②白浊，带下，尿频遗尿	
胖大海	药性寒：①清宣肺气；②清肠通便。寒滑肠，脾虚便溏者忌服。			

【昭昭医考重点提示】

重点掌握化痰止咳平喘药的分类；重点掌握半夏、白附子、天南星、瓜蒌、桔梗、枇杷叶、苦杏仁、百部、桑白皮的功效及主治等。

历年真题精选

细目二：温化寒痰药

【A1 型题】

1. 半夏、天南星均具有的功效是

A. 祛风止痉　　　B. 消痞散结　　　C. 降逆止呕　　　D. 燥湿化痰　　　E. 利气通络

答案：D；考点：半夏、天南星的功效

解析：半夏与天南星内服均能燥湿化痰，半夏兼有降逆止呕、消痞散结之功，天南星兼有息风解痉之功，本题考查的是两者共性，故选择 D。

2. 具有降逆止呕功效的药物是

A. 白前　　　B. 旋覆花　　　C. 桔梗　　　D. 前胡　　　E. 白芥子

答案：B；考点：旋覆花的功效

解析："诸花皆升，旋覆独降"，B 可降胃气止呕。A 降气化痰。C 宣肺，祛痰，利咽，排脓。D 降气祛痰，疏散风热。E 温肺化痰，利气，散结消肿。故选择 B。

3. 长于治疗寒痰咳喘，胸满胁痛的药物是

A. 白芥子　　　B. 紫苏子　　　C. 杏仁　　　D. 葶苈子　　　E. 桔梗

答案：A；考点：白芥子的功效

解析：患者"寒痰咳喘"治宜温肺化痰，止咳平喘。白芥子温肺化痰，利气，散结消肿。故本题答案选择 A。紫苏子降气化痰，止咳平喘，润肠通便。杏仁止咳平喘，润肠通便。葶苈子泻肺平喘，利水消肿。桔梗宣肺，祛痰，利咽，排脓。

4. 治疗痰壅气逆,咳喘痰多,胸闷食少,甚则不能平卧,宜选用的药物是

A. 紫苏子、白芥子、莱菔子　　　　B. 紫菀、款冬花、川贝母

C. 桑叶、贝母、北沙参　　　　　　D. 杏仁、麻黄、甘草

E. 麻黄、石膏、杏仁

答案:A; 考点:紫苏子、白芥子、莱菔子的应用

解析:患者"痰壅气逆,咳喘痰多,胸闷食少",是因气滞痰食阻滞,治宜降气快膈,化痰消食,方用三子养亲汤。故选择 A。

细目三:清化热痰药

【A1 型题】

1. 治疗外感风热,应首选

A. 百部　　　　B. 川贝母　　　　C. 桔梗　　　　D. 杏仁　　　　E. 旋覆花

答案:C; 考点:桔梗的应用

解析:A 百部润肺止咳;B 川贝母清热化痰、润肺止咳;C 桔梗清热化痰、利咽排脓,治疗咳嗽痰多,胸闷不畅;D 杏仁止咳平喘;E 旋覆花降气化痰。故选择 C。

2. 桔梗具有的功效是

A. 温肺祛痰　　　B. 降气止呕　　　C. 开宣肺气　　　D. 燥湿化痰　　　E. 利气宽胸

答案:C; 考点:桔梗的功效

解析:桔梗宣肺,祛痰,利咽,排脓。故选择 C。

3. 具有清热化痰,润肠通便功效的药物是

A. 海藻　　　　B. 竹沥　　　　C. 贝母　　　　D. 昆布　　　　E. 瓜蒌

答案:E; 考点:瓜蒌的功效

解析:海藻消痰软坚,利水消肿。竹沥清热降火,豁痰利窍。贝母清热化痰,润肺止咳,散结消肿。昆布消痰软坚,利水消肿。瓜蒌清热化痰,宽胸散结,润肠通便。故选择 E。

细目四:止咳平喘药

【A1 型题】

1. 能止咳平喘,润肠通便,且无毒性的药物是

A. 葶苈子　　　B. 杏仁　　　C. 白芥子　　　D. 黄药子　　　E. 苏子

答案:E; 考点:苏子的功效;

解析:A 葶苈子泻肺平喘、利水消肿;B 杏仁止咳平喘、润肠通便,有小毒;C 白芥子无润肠通便作用;D 黄药子有毒;E 苏子降气化痰、止咳平喘、润肠通便。故选择 E。此题易混答案是 B,但杏仁有小毒,因此考生复习时对某些药物的细节要留意。

2. 百部的主要功效是

A. 化痰　　　B. 止咳　　　C. 平喘　　　D. 清肺　　　E. 泻肺

答案:B; 考点:百部的功效

解析:百部功效润肺止咳,杀虫灭虱。故选择 B。

3. 既能润肺止咳,又能润肠通便的药物是

A. 郁李仁　　　B. 薏苡仁　　　C. 杏仁　　　D. 火麻仁　　　E. 酸枣仁

答案:C; 考点:杏仁的功效

解析:郁李仁润肠通便,利水消肿。薏苡仁利水消肿,渗湿,健脾,除痹,清热排脓。杏仁止咳平喘,润肠通便。火麻仁润肠通便。酸枣仁养心益肝,安神,敛汗。故选择 C。

【B 型题】

(4~5 题共用选项)

A. 旋覆花　　　B. 款冬花　　　C. 紫菀　　　D. 白芥子　　　E. 杏仁

4. 有小毒,婴幼儿应慎用的药物是

答案：E

5. 性温燥，阴虚燥咳者不宜的药物是

答案：D；　考点：白芥子、杏仁的使用注意

解析：A 旋覆花性微温，阴虚燥咳者忌用，入汤剂包煎；B 款冬花与 C 紫菀无论寒热虚实皆可随证配伍；D 白芥子性温燥，耗气伤阴，阴虚者慎用；E 苦杏仁有小毒，婴儿慎用。故第 4 题选择 E，第 5 题选择 D。

（6～7 题共用选项）

A. 葶苈子　　　　B. 杏仁　　　　C. 白芥子　　　　D. 黄药子　　　　E. 苏子

6. 能止咳平喘，润肠通便，且无毒性的药物是

答案：E

7. 能止咳平喘，润肠通便，但有小毒的药物是

答案：B；　考点：苏子、杏仁的功效

解析：葶苈子泻肺平喘，利水消肿。杏仁止咳平喘，润肠通便，有小毒。白芥子温肺化痰，利气散结。黄药子化痰散结消瘿，清热解毒。苏子降气化痰，止咳平喘，润肠通便。故第 6 题选择 E，第 7 题选择 B。

第十九单元　安神药

【考点透视】

1. 熟悉药物的功效特点，尤其注意朱砂、磁石、酸枣仁、远志的功效。

2. 注意功效相似的药物的鉴别，如朱砂与磁石、琥珀与合欢皮、酸枣仁与柏子仁。

细目一　概　述

含义	具有安定神志，治疗神志不安疾患的药物，称安神药。
性能特点	主归心、肝经。重镇安神药质重沉降；养心安神药甘润滋养。
分类	安神药分为重镇安神药和养心安神药。
功效	金石贝壳类药有镇心去怯，安神定志之功，植物类药多能滋养而养心安神。
适应病证	神志不安，症见心悸、失眠、多梦、癫狂、惊痫等。
配伍方法	使用安神药时，应根据导致心神不宁的病因、病机的不同，选用适宜的安神药物治疗，进行相应的配伍。如实证的心神不安，应选用重镇安神药，如因火热所致者，则配清泻心火、疏肝解郁、清肝泻火药物；因痰所致者，则配祛痰、开窍药物；因血瘀所致者，则配活血化瘀药；属肝阳上扰者，当配伍平肝潜阳药物；癫狂、惊风等证，应以化痰开窍或平肝息风药为主，本类药物多作为辅药应用。虚证心神不安，选用养心安神药物，若属血虚阴亏者，应配伍补血、养阴药；心脾两虚者，则与补益心脾药配伍；心肾不交者，又与滋阴降火、交通心肾之品配伍。
使用注意事项	矿石类安神药及有毒药物，只宜暂用，不可久服，中病即止。矿石类安神药，如作丸、散服，易伤脾胃，不宜长期服用，并须酌情配伍养胃健脾之品。入煎剂应打碎先煎、久煎。部分药物具有毒性，须慎用。

细目二　重镇安神药

共性：该类药多为矿石、贝壳或化石，质重镇潜，善镇心安神定惊，主治心火炽盛、痰火内扰所致惊悸失眠、惊痫癫狂；部分药物还能平肝潜阳，兼治肝阳上亢之头晕目眩。常用单味重镇安神药见下表。

药名	性能特点	功效★★	主治★	特殊记忆★★
朱砂	甘,寒。有毒。归心经	①镇心安神 ②清热解毒	①心火亢盛之心神不安,胸中烦热,惊悸不眠,癫狂,癫痫,+黄连。 ②疮疡,咽痛,口疮,+冰片(冰硼散)。	切忌火煅。 研末冲,或入丸散,0.1~0.5g。 使用注意:朱砂有毒,不宜久服或过量;肝肾功能不正常者慎用。

【昭昭医考提示】相关方剂:朱砂安神丸(朱砂、黄连、当归、生地黄、甘草)——清心养血,镇惊安神——心火亢盛、阴血不足的神志不安。

| 磁石 | 咸,寒。归肝、心、肾经 | ①镇惊安神
②平肝潜阳
③聪耳明目
④纳气平喘 | ①心神不宁,心悸失眠,惊风癫痫,+朱砂(磁朱丸);
②肝阳上亢,头晕目眩;
③耳鸣,耳聋,目昏;
④肾虚喘促。 | 磁石煎汤,9~30g打碎先煎;入丸散,每次1~3g。
使用注意:磁石因吞服后不易消化,故脾胃虚弱者慎服。 |
| 龙骨 | 甘、涩,微寒。归心、肝经 | ①镇惊安神
②平肝潜阳
③收敛固涩
④收湿敛疮 | ①心神不宁,心悸失眠,惊痫,癫狂;
②肝阳上亢之烦躁易怒,头晕目眩;
③自汗,盗汗,遗精,带下,崩漏;
④湿疮湿疹,疮疡久溃不敛。 | 生用打碎先煎,用于镇惊安神、平肝潜阳;煅用收敛固涩、收湿敛疮。 |

【昭昭医考提示】龙骨、牡蛎常常相须配伍使用,牡蛎作用:镇惊安神、平肝潜阳、收敛固涩、软坚散结、制酸止痛。

| 琥珀 | 药性平 | ①镇惊安神
②活血散瘀
③利尿通淋 | ①惊悸失眠,惊风癫痫;
②血滞经闭,癥瘕;
③小便不利,癃闭。 | 琥珀不入煎剂,宜研末冲服。 |

细目三　养心安神药

本类药多为植物种子或种仁,甘润滋养,善养心安神,主治心肝血虚、心脾两虚等所致虚烦不眠、心悸怔忡、健忘多梦等。常用单味养心安神药见下表。

药名	性能特点	功效★★	主治★	特殊记忆★★
酸枣仁	甘、酸,平。归心、肝、胆经	养心益肝;安神,敛汗;生津	①阴血亏虚之心神不宁,失眠多梦,惊悸怔忡,+川芎; ②自汗,盗汗。	
远志	苦、辛,温。归心、肾、肺经	①宁心安神 ②祛痰开窍 ③消散痈肿	①心神不安,惊悸,失眠,健忘。 ②咳嗽痰多;痰阻心窍之癫痫发狂,神志恍惚。 ③痈疽肿痛,乳房肿痛。	远志对胃有刺激性,故溃疡病或胃炎患者慎用。
柏子仁	药性平	①养心安神 ②润肠通便 ③止汗	①虚烦不眠,心悸怔忡 ②肠燥便秘 ③阴虚盗汗	
夜交藤	药性平	①养血安神 ②祛风通络	①虚烦失眠多梦,+合欢皮。 ②血虚身痛肢麻,风湿痹痛。	
合欢皮	药性平:①解郁安神;②活血消肿。			

【昭昭医考重点提示】

1. 磁石、龙骨除均能镇心安神、平肝潜阳。磁石还能聪耳明目、纳气平喘；龙骨还能收敛固涩、收湿敛疮。

2. 柏子仁、酸枣仁、夜交藤均有的功效是养心安神。酸枣仁与柏子仁还均能止汗。柏子仁兼可润肠通便；夜交藤还能祛风通络。

3. 琥珀、合欢皮均有的功效是：安神、活血。合欢皮能解郁安神，活血消肿；琥珀功能安神定惊，活血散疼，利尿通淋。

4. 朱砂切忌火煅。

历年真题精选

【A2 型题】

1. 患者失眠，健忘，心悸，自汗出。治疗应选用

A. 朱砂　　　　B. 酸枣仁　　　　C. 合欢皮　　　　D. 远志　　　　E. 磁石

答案：B；　考点：酸枣仁的应用

解析：患者"失眠、健忘"是因血不养神，治宜养血，"自汗"治宜敛汗。酸枣仁养心益肝，安神，敛汗。朱砂清心镇惊，安神解毒。合欢皮解郁安神，活血消肿。远志宁心安神，祛痰开窍，消散痈肿。磁石镇惊安神，平肝潜阳，聪耳明目，纳气定喘。故选择 B。

2. 患者，女，36 岁。面色萎黄，头晕眼花，心悸失眠，舌淡少苔，脉细弱。治疗应首选

A. 酸枣仁　　　　B. 合欢皮　　　　C. 磁石　　　　D. 远志　　　　E. 朱砂

答案：A；　考点：酸枣仁的应用

解析：患者"面色萎黄，头晕眼花，心悸失眠"，此为血虚不能养神，治宜养血柔肝，安神。而酸枣仁养心益肝，安神，敛汗。故为正确选项。合欢皮解郁安神，活血消肿。磁石镇惊安神，平肝潜阳，聪耳明目，纳气定喘。远志宁心安神，祛痰开窍，消散痈肿。朱砂清心镇惊，安神解毒。4 种药物虽然都能安神，但不具有养血之功。故选择 A。

3. 患者自幼患有痫证，近期发作较频，并见心神不安，心悸，失眠，健忘，舌淡白，脉滑。治疗应选用

A. 竹茹　　　　B. 茯苓　　　　C. 琥珀　　　　D. 党参　　　　E. 远志

答案：E；　考点：远志的应用

解析：远志能开心气而宁心安神，通肾气而强志不忘，祛痰开窍，用于癫痫、惊狂。本题所述症状较适宜。A 竹茹清热化痰，B 茯苓清热，C 琥珀重镇安神，D 党参补气。故选择 E。

【B 型题】

（4~5 题共用选项）

A. 合欢皮　　　　B. 酸枣仁　　　　C. 远志　　　　D. 琥珀　　　　E. 磁石

4. 既能活血消肿，又能解郁安神的药物是

答案：A

5. 既能活血散瘀，又能镇惊安神的药物是

答案：D；　考点：合欢皮、琥珀功效；

解析：合欢皮解郁安神，活血消肿。酸枣仁养心益肝，安神，敛汗。远志宁心安神，祛痰开窍，消散痈肿。琥珀镇惊安神，活血散瘀，利尿通淋。磁石镇惊安神，平肝潜阳，聪耳明目，纳气定喘。故 4 题选择 A，5 题选择 D。

第二十单元　平肝息风药

【考点透视】

本单元的药物的功效的特点可通过相似药物的比较进行掌握，如石决明与决明子、龙骨与牡蛎、羚羊角与牛黄、钩藤与天麻、珍珠与珍珠母、地龙与僵蚕、全蝎与蜈蚣。

细目一 概 述

含义	凡以平抑肝阳、息风止痉为主要功效的药物,称为平肝息风药。
性能特点	药性偏寒凉或偏温燥,个别性平;皆入肝经,多为沉降。
分类	根据功效特点及主治病证的不同,分为平抑肝阳药和息风止痉药两类。
功效	平肝潜阳、息风止痉。
适应证	肝阳上亢、肝风内动证。部分药兼有镇静安神、清肝明目、降逆、凉血等作用,某些息风止痉药物兼有祛风通络作用。又可用治心神不宁、目赤肿痛、呕吐、呃逆、喘息、血热出血,以及风中经络之口眼㖞斜、痹痛等证。
配伍方法	须根据病因、病机及兼症的不同,进行相应的配伍。如属阴虚阳亢者,多配伍滋养肾阴药物;肝火上炎者,多配伍清泻肝火药物;兼心神不安,失眠多梦者,当配伍安神药物;肝阳化风,肝风内动者,应将息风止痉与平肝潜阳药并用;热极生风,肝风内动者,当配伍清热泻火解毒药物;阴血亏虚,肝风内动者,当配滋补阴血药物;脾虚慢惊风,当配伍补气健脾药物;兼窍闭神昏者,当配伍开窍药物;兼痰邪者,当配伍祛痰药物。
使用注意事项	本类药物有性偏寒凉或性偏温燥之不同,故当注意使用。若脾虚慢惊者,不宜用寒凉之品;阴虚血亏者,当忌温燥之品。

细目二 平抑肝阳药

本类药以平肝为主要功效,兼能镇惊安神、清肝明目,主治肝阳上亢之头晕目眩等;性多寒凉,多数为矿石介类药,少数为植物类药;前者因质重而功主平肝潜阳,后者虽质轻却有平抑肝阳功效。常用单味平肝药见下表。

药名	性能特点	功效★★	主治★	特殊记忆★★
石决明	咸,寒。归肝经	①平肝潜阳 ②清肝明目	①肝阳上亢之头晕目眩 ②肝火目赤翳障,肝虚目昏	入汤剂打碎先煎 外用点眼宜煅 后水飞
【昭昭医考提示】石决明、决明子均有决明之称,故多用于明目。决明子——清肝明目、润肠通便。				
牡蛎	咸,微寒。归肝、肾经	①平肝潜阳 ②镇惊安神 ③软坚散结 ④收敛固涩(煅用) ⑤制酸止痛(煅用)	①阴虚阳亢之头晕目眩,阴虚风动 ②烦躁不安,心悸失眠 ③瘰疬痰核,癥瘕积聚 ④自汗、盗汗,遗精,崩漏,带下 ⑤胃痛泛酸	先煎
代赭石	苦,寒。归肝、肺、胃、心经	①平肝潜阳 ②重镇降逆 ③凉血止血	①肝阳上亢之头晕目眩 ②嗳气,呕吐,呃逆(＋旋复花)喘息 ③血热吐血,衄血,崩漏	先煎 赭石含微量砷,故不宜长期服
珍珠母	药性寒	①平肝潜阳 ②清肝明目 ③安神定惊 ④收湿敛疮	①肝阳上亢之头晕目眩 ②肝热目赤,肝虚目昏 ③惊悸失眠 ④湿疹,湿疮	先煎
刺蒺藜	药性平,有小毒	①平肝 ②疏肝 ③祛风明目 ④散风止痒	①肝阳上亢之头晕目眩 ②肝气郁结之胸胁胀痛,乳闭胀痛 ③风热目赤翳障 ④风疹瘙痒	
罗布麻叶	药性凉平抑肝阳,清热利尿			

细目三　息风止痉药

本类药以息风止痉为主要功效，兼能化痰解毒、通络止痛，主治肝风内动、癫痫抽搐及破伤风等证；寒温不一，多为虫类药，且具毒性。常用单味息风止痉药见下表。

药名	性能特点	功效★★	主治★★	特殊记忆★★
羚羊角	咸，寒。归肝、心经	①平肝息风 ②清肝明目 ③清热解毒	①肝风急惊，癫痫抽搐（十钩藤）；肝阳上亢之头晕目眩。 ②肝火炽盛之目赤头痛。 ③温热病之壮热神昏、谵语狂躁或抽搐、温毒发斑、疮痈肿毒。	煎服，1～3g；宜单煎2小时以上。磨汁或研粉服，每次0.3～0.6g。
牛黄	苦，凉。归心、肝经	①化痰开窍 ②凉肝息风 ③清热解毒	①热病神昏。常与麝香、冰片、朱砂等开窍醒神、清热解毒之品配伍，如安宫牛黄丸。 ②小儿惊风、癫痫。 ③口舌生疮，咽喉肿痛，牙痛，痈疽疔毒。	入丸、散剂，每次0.15～0.35克；外用适量，研末敷患处。 使用注意：非实热证不宜使用，孕妇慎用。
钩藤	甘，凉。归肝、心包经	①息风止痉 ②清热平肝	①肝风内动，惊痫抽搐。 ②肝经有热之头胀头痛；肝阳上亢之头痛眩晕。	入汤剂后下，不宜久煎
天麻	甘，平。归肝经	①息风止痉 ②平抑肝阳 ③祛风通络	①虚风内动，急慢惊风，癫痫抽搐，破伤风。 ②肝阳上亢之头痛眩晕。 ③风湿痹痛，肢体麻木，手足不遂。	古有"定风草"之称
全蝎	辛，平。有毒。归肝经	①息风镇痉 ②攻毒散结 ③通络止痛	①急慢惊风，癫痫抽搐，破伤风。 ②疮疡肿毒，瘰疬结核。 ③中风面瘫，半身不遂；偏正头痛，风湿顽痹。	全蝎入煎剂3～6g，研末吞服，每次0.6～1g，外用适量。 有毒，孕妇忌服，血虚生风者慎服。
蜈蚣	辛，温。有毒。归肝经			入煎剂3～5g，研末吞服，每次0.6～1g，外用适量。 有毒。孕妇忌服，血虚生风者慎服。
地龙	咸，寒。归肝、脾、膀胱经	①清热息风 ②平喘 ③通络 ④利尿	①高热神昏狂躁，急惊风，癫痫抽搐； ②肺热哮喘； ③痹痛肢麻，半身不遂； ④小便不利，尿闭不通。	
僵蚕	药性平	①息风止痉 ②祛风止痛 ③止痒 ④化痰散结	①急慢惊风，癫痫； ②中风面瘫，风热或肝热头痛目赤，咽喉肿痛，牙痛； ③风疹瘙痒； ④瘰疬痰核，痄腮	

鉴别用药	相同点	不同点
羚羊角	均归心、肝经,共同功效:清肝热、息风止痉。同可用治温热病壮热神昏及肝风惊厥抽搐。	性寒,又可平肝潜阳、明目、散血、解热、镇痛。常用治肝阳上亢之头晕目眩、肝火目赤头痛,及热毒发斑、风湿热痹、肺热咳喘、百日咳等证。
牛黄		性凉,又可化痰开窍,清热解毒。常用治热入心包或痰蒙清窍之癫痫和口舌生疮、咽喉肿痛、牙痛、痈疽疔毒等证。

鉴别用药	相同点	不同点
钩藤	均能息风止痉、平肝潜阳。常用治肝风内动、惊痫抽搐,以及肝阳上亢的头痛、头晕、目眩等证。	钩藤能清热,尤宜于热极动风与肝经风热病证。
天麻		天麻性平,无论寒热虚实皆可应用,并能祛风湿,止痹痛,可用治风湿痹痛以及肢体麻木、手足不遂等证。

【昭昭医考重点提示】

1. 石决明、珍珠母、蒺藜均有的功效是平抑肝阳,明目。

2. 石决明与珍珠母善能清肝明目;

3. 牡蛎、龙骨均能平肝潜阳、镇惊安神、收敛固涩(煅用可止汗、固精、止带、固崩)。牡蛎又能软坚散结。牡蛎主治癥瘕积聚、瘰疬痰核;煅后制酸止痛,治胃痛泛酸等。龙骨长于镇惊安神,收湿敛疮。

4. 既能息风止痉、又可通络的药物有天麻、地龙、全蝎、蜈蚣。

5. 既能息风止痉、又可祛风的药物是僵蚕、天麻;二药既息内风,又祛外风。

6. 羚羊角、牛黄均有的功效是息风止痉、清热解毒。羚羊角还可平肝潜阳、清肝明目、凉血。牛黄长于化痰开窍。

历年真题精选

细目二:平抑肝阳药

【A1型题】

1. 治疗阴虚阳亢所致的烦躁不安,心悸失眠,头晕目眩,耳鸣者,应首选

A. 决明子　　　　B. 地龙　　　　C. 钩藤　　　　D. 牡蛎　　　　E. 酸枣仁

答案:D; 考点:牡蛎的应用

解析:决明子清热明目,润肠通便。地龙清热定惊,通络,平喘,利尿。钩藤清热平肝,息风定惊。牡蛎重镇安神,潜阳补阴,软坚散结。酸枣仁养心益肝,安神,敛汗。患者主因是"阴虚阳亢",治宜滋阴潜阳,故选择D。

【B型题】

(2~3题共用选项)

A. 补阳　　　　B. 通阳　　　　C. 升阳　　　　D. 潜阳　　　　E. 同阳

2. 石决明具有的功效是

答案:D

3. 桂枝具有的功效是

答案:B; 考点:石决明、桂枝的功效

解析:石决明平肝潜阳,清肝明目。桂枝发汗解肌,温经通脉,助阳化气。桂枝可用于治疗胸痹,主要是应用通阳之功。故第2题选择D,第3题选择B。

细目三：息风止痉药

【A1 型题】

1. 既能息风止痉，又能祛风湿，止痹痛的药物是

A. 羚羊角　　　　B. 石决明　　　　C. 决明子　　　　D. 天麻　　　　E. 珍珠

答案：D；考点：天麻的功效

解析：A 羚羊角兼能散血解毒、解热镇痛；B 石决明平肝潜阳，兼能清肝明目；C 决明子平抑肝阳，兼能明目、润肠通便；D 天麻兼能祛风通络、止痹痛；E 珍珠兼能明目消翳、解毒生肌、润肤养颜。故选择 D。

2. 羚羊角具有的功效是

A. 平肝潜阳，软坚散结　　　　　　　B. 息风止痉，降逆止血

C. 平肝潜阳，清热解毒　　　　　　　D. 平肝潜阳，祛风止痛

E. 息风止痉，通络散结

答案：C；考点：羚羊角的功效

解析：羚羊角平肝潜阳、清肝明目、清热解毒。故选择 C。

3. 下列除哪项外，均是治疗慢惊风的药物

A. 羚羊角　　　　B. 白僵蚕　　　　C. 全蝎　　　　D. 蜈蚣　　　　E. 天麻

答案：A；考点：羚羊角的应用

解析：白僵蚕祛风定惊，化痰散结。全蝎、蜈蚣息风止痉，攻毒散结，通络止痛。天麻息风止痉，平抑肝阳，祛风通络。4 种药物均具有息风止痉之功，故可以用于慢惊风的治疗。而羚羊角平肝息风，清肝明目，清热解毒，不用于治疗慢惊风。故本题答案选择 A。

4. 白僵蚕具有的功效是

A. 收敛生肌　　　　B. 明目去翳　　　　C. 解毒散结　　　　D. 燥湿化痰　　　　E. 消痰行水

答案：C；考点：白僵蚕的功效

解析：僵蚕祛风定惊，化痰散结。故选择 C。

第二十一单元　开窍药

【考点透视】

熟悉麝香与石菖蒲的功效。

细目一　概　述

性能特点	味辛，其气芳香，善于走窜，皆入心经。
功效	通关开窍、起闭回苏、醒脑复神。
主治病证	用于温病热陷心包、痰浊蒙蔽清窍之神昏谵语，以及惊风、癫痫、中风等猝然昏厥、痉挛抽搐等证。又可用治湿浊中阻，胸腹冷痛满闷；血瘀、气滞疼痛，经闭癥瘕；湿阻中焦，食少腹胀及目赤咽肿、痈疽疔疮等证。
配伍方法	使用开窍药，须辨寒闭、热闭。寒闭当温开，热闭当凉开。此外，还须根据疾病性质进行必要配伍，凉开宜选用辛凉的开窍药，并配清热泻火解毒药物；温开宜选辛温的开窍药，并配伍温里祛寒药。若兼有惊厥抽搐者，还须配平肝息风止痉药物；兼见烦躁不安者，须配伍安神定惊药物；如以疼痛为主者，可配伍行气药或活血化瘀药物；若痰浊壅盛者，须配伍化湿、祛痰药物。
使用注意事项	本类药物辛香走窜，为救急、治标之品，且能耗伤正气，只宜暂服，不可久用；因本类药物辛香，其有效成分易于挥发，内服多不宜入煎剂，只入丸、散剂服用。

细目二 具体药物

药名	性能特点	功效★★	主治★	特殊记忆★★
麝香	辛，温。归心、脾经	开窍醒神 活血通经 消肿止痛 催产下胎	①热病神昏，中风痰厥，气郁暴厥，中恶神昏。 ②胸痹心痛，心腹暴痛，癥瘕，痹痛麻木，跌打损伤，经闭，难产死胎。 ③疮肿，瘰疬，咽喉肿痛	誉为"开窍醒神第一药"。入丸散，0.03～0.1g。使用注意麝香走窜力强，妇女月经期及孕妇禁用。
冰片	辛，苦，微寒。归心、脾、肺经	①开窍醒神 ②清热止痛	①热病神昏，中风痰厥，中恶神昏，胸痹心痛； ②疮疡肿痛，咽喉肿痛，口舌生疮，目赤肿痛，耳道流脓。	冰片入丸散，0.15～0.3g。冰片辛香走窜，孕妇慎用。
石菖蒲	辛，苦，温。归心、胃经	①开窍宁神 ②化湿和胃 ③宁神益志	①痰湿蒙蔽清窍之神昏，癫痫，耳聋，耳鸣，心气不足之心悸失眠，健忘恍惚。 ②湿阻中焦之脘腹痞胀，噤口痢。	石菖蒲辛香温散，易伤阴耗气，阴血亏虚及精滑多汗者慎用。
苏合香	药性温。开窍醒神，辟秽止痛。 苏合香辛香温燥，故阴虚火旺者慎用。安息香辛香苦燥，阴虚火旺者慎用。			

【昭昭医考重点提示】 重点掌握麝香、冰片、石菖蒲的功效及主治等。

历年真题精选

【A1 型题】

1. 治疗湿浊蒙蔽清窍所致的神志昏乱，健忘，耳鸣者，应首选

A. 磁石　　　　B. 竹茹　　　　C. 冰片　　　　D. 牛黄　　　　E. 石菖蒲

答案：E；　考点：石菖蒲的功效

解析：本题所述为湿浊蒙蔽清窍所致病证，故选用开窍药，排除 A、B、D，冰片兼有清热止痛作用，石菖蒲可宁神益智，正可治疗题中所述神志昏乱、健忘，故选择 E。

2. 具有开窍宁神，化湿和胃功效的药物是

A. 石菖蒲　　　B. 苏合香　　　C. 麝香　　　　D. 冰片　　　　E. 牛黄

答案：A；　考点：石菖蒲的功效

解析：石菖蒲开窍醒神，化湿和胃，宁神益智。苏合香开窍醒神，辟秽，止痛。麝香开窍醒神，活血通经，消肿止痛，催生下胎。冰片开窍醒神，清热止痛。牛黄化痰开窍，凉肝息风，清热解毒。故选择 A。

3. 下列不具有开窍功效的药物是

A. 苏合香　　　B. 冰片　　　　C. 琥珀　　　　D. 牛黄　　　　E. 远志

答案：C；　考点：琥珀的功效

解析：苏合香、冰片、牛黄、远志均具有开窍醒神的作用，而琥珀镇惊安神，活血散瘀，利尿通淋。不具有开窍的功效，故选择 C。

4. 热闭、寒闭神昏，均常选用的药物是

A. 石菖蒲　　　B. 麝香　　　　C. 牛黄　　　　D. 羚羊角　　　E. 苏合香

答案：B；　考点：麝香的功效

解析：麝香开窍醒神，活血通经，消肿止痛，催产下胎。寒闭、热闭皆能治疗。故选择 B。

第二十二单元　补虚药

【考点透视】

1. 本单元涉及的考题较多,要熟记四大类补虚药中涉及的各个药物的功效特点,尤其是人参、黄芪、白术、山药、补骨脂、熟地黄、白芍、沙参、麦冬等。

2. 注意鉴别相似药物的功效特点,如人参与党参、人参与黄芪、黄芪与白术、苍术与白术、杜仲与续断、当归与熟地黄、生地黄与熟地黄、当归与白芍、白芍与赤芍、北沙参与南沙参、龟甲与鳖甲、麦冬与天冬等。

细目一　概　述

含义	补充人体物质亏损、增强人体功能活动,以提高抗病能力、消除虚弱证候为主要功效的药物,称为补虚药,习称补益药或补养药。
功效	具有补虚作用。
适应证	主治人体正气虚弱、精微物质亏耗引起的精神萎靡、体倦乏力、面色淡白或萎黄、心悸气短、脉象虚弱等。具体地讲,补虚药的补虚作用又有补气、补阳、补血、补阴的不同,分别主治气虚证、阳虚证、血虚证、阴虚证。此外,有的还分别兼有祛寒、润燥、生津、清热等及收涩功效,故又有其相应的主治病证。
配伍方法	首先应因证选药,必须根据气虚、阳虚、血虚与阴虚的证候不同,选择相应的对证的药物。补气药和补阳药,补血药和补阴药,往往相辅而用;气血两虚,阴阳两虚者应气血双补或阴阳并补。正虚邪实者,须配祛邪药以扶正祛邪。补虚药常配理气健脾药,以使补气更好发挥疗效。
使用注意事项	补虚药原为虚证而设,凡身体健康,并无虚弱表现者,不宜滥用,以免导致阴阳平衡失调;实邪方盛,正气未虚者,以祛邪为要,亦不宜使用,以免"闭门留寇"。补气药性多壅滞,易致中满,湿盛中满者忌用。补阳药性多温燥,易助火伤阴,阴虚火旺者不宜使用。补血药多滋腻黏滞,妨碍运化,凡湿滞脾胃、脘腹胀满、食少便溏者慎用。补阴药多甘寒滋腻,凡脾胃虚弱、痰湿内阻、腹满便溏者不宜用。补虚药使用时应注意顾护脾胃,适当配伍健脾消食药,以促进运化,使补虚药能充分发挥作用。补虚药若需久服,宜作蜜丸、煎膏(膏滋)、片剂、口服液、颗粒剂或酒剂等,以便保存和服用,若作汤剂,宜文火久煎,使药味尽出。个别挽救虚脱的补虚药,宜制成注射剂,以备急用。

细目二　补气药

补气药以补气增强脏腑功能活动为主要功效,主治气虚诸证(肺气虚、脾气虚等证)。常用单味补气药见下表。

药名	性能特点	功效★★	主治★	特殊记忆★★
人参	甘、微苦,微温。归脾、肺经	①大补元气 ②补脾益肺 ③生津止渴 ④安神益智	①气虚欲脱,＋附子(参附汤,或者重用人参,独参汤)。 ②脾气虚弱食欲不振、呕吐泄泻,＋白术、茯苓(四君子汤)。肺气虚弱气短喘促,脉虚自汗,＋麦冬、五味子。 ③热病津伤口渴,消渴病。 ④心神不安,失眠多梦,惊悸健忘。	"大补元气"要药反藜芦;恶莱菔子、皂荚;畏五灵脂人参宜文火另煎人参煎汤,3～9g,大补元气可用15～30g;研粉,一次1g,一日2次;或入丸散服用人参时不宜饮茶水和吃白萝卜。

续表

药名	性能特点	功效★★	主治★	特殊记忆★★
党参	甘,平。归脾、肺经	①补脾肺气 ②生津补血	①脾气亏虚之食欲不振、呕吐泄泻;肺气亏虚之气短喘促,脉虚自汗。 ②血虚萎黄,头晕心慌;气津两伤之气短口渴。	常代替人参
黄芪	甘,微温。归脾、肺经	①补气健脾 ②益卫固表 ③利尿消肿 ④托毒生肌 ⑤升阳举陷	①脾胃气虚,脾肺气虚,中气下陷,气虚发热。 ②自汗,盗汗。 ③气虚水肿,小便不利。 ④气血不足之疮痈不溃或溃久不敛。 ⑤气血双亏,血虚萎黄,气不摄血;血痹肢麻、半身不遂;消渴病。	
白术	甘、苦,温。归脾、胃经	①补气健脾 ②燥湿利水 ③止汗 ④安胎	①脾胃气虚之食少便溏,倦怠乏力,+党参。 ②脾虚水肿,痰饮,+茯苓。 ③表虚自汗,+黄芪。 ④脾虚气弱之胎动不安。	
山药	甘,平。归脾、肺、肾经	①益气养阴 ②补脾肺肾 ③固精止带	①脾虚气弱之食少便溏或泄泻;肾阴虚证,消渴证。 ②肺气虚或肺肾两虚之喘咳。 ③肾气虚遗精,尿频,带下。	平补脾肺肾良药,食疗佳品
甘草	甘,平。归脾、胃、肺、心经	①益气补中 ②祛痰止咳 ③清热解毒 ④缓急止痛 ⑤缓和药性	①心气虚之心动悸,脉结代;脾虚乏力,食少便溏(炙甘草汤)。 ②咳嗽气喘。 ③疮痈肿毒,食物或药物中毒。 ④脘腹或四肢挛急疼痛。 ⑤调和诸药。	别名:国老 甘草易助湿壅气,湿盛中满者不宜,反大戟、甘遂、芫花、海藻,大剂量服用可引起浮肿。
西洋参	药性凉	①补气养阴 ②清热生津	①热病气阴两伤之烦倦; ②阴虚火旺之咳嗽痰血;津液不足之口干舌燥,内热消渴。	反藜芦
太子参	药性平	补气健脾,生津润肺	脾虚食少倦怠,气津两伤口渴;肺虚咳嗽;心悸,失眠,多汗。	别名:孩儿参、童参 反藜芦
大枣	药性温:①补中益气;②养血安神;③缓和药性。 大枣甘温易助湿生热,湿盛中满、食积、虫积、龋齿作痛及痰饮咳嗽者不宜。			
白扁豆	药性微温:①健脾化湿;②消暑解毒。			补脾祛湿要药
蜂蜜	药性平:①补中缓急;②润肺止咳;③滑肠通便;④解毒。			蜂蜜甘润滑腻,易助湿滞气,湿盛中满、痰多咳嗽及大便稀溏者忌服。
饴糖	药性温:①补脾益气;②缓急止痛;③润肺止咳。			

鉴别用药	相同点	不同点
人参	均能补脾气、补肺气、益气生津、益气生血和扶正祛邪,常用于肺、脾气虚证,气津两伤证,以及正虚邪实病证。	人参补气力强,并能大补元气,可用治气虚欲脱的危重病证,还能安神益智、益气壮阳,可治气血不足的心神不安以及阳痿证等。
党参		党参补气力弱,但能养血,可用于血虚证等。

鉴别用药	相同点	不同点
人参	均为补气要药,同用可增强补气之效。	人参能大补元气,复脉固脱,并能补心、脾、肺气,以及能安神增智,为治内伤气虚第一要药。
黄芪		黄芪则以补脾、肺之气为主,并有补气升阳、益卫固表、托毒生肌、利尿消肿等作用,可用于相应气虚的多种病证。

鉴别用药	相同点	不同点
黄芪	均能补气、利水、止汗	黄芪补脾肺之气;黄芪补中气而升阳,长于治疗中气不足、气虚下陷诸证;黄芪补气利水;黄芪补气固表之力强于白术。此外,黄芪还能补气托毒、补气生血、补气通络。
白术		白术主要补脾气;白术补中气长于治疗脾虚失运、水湿痰饮内停诸证;白术补气燥湿,能补气安胎等。

鉴别用药	相同点	不同点
白术	均能健脾燥湿,可治脾失健运,湿浊中阻证。	白术能补气健脾,并能固表止汗、益气安胎,可用治气虚自汗、气虚胎动不安等。
苍术		苍术则燥湿力强,尤宜于湿盛不虚者,同时还能祛风湿、发汗解表、明目,可治风湿痹痛、外感风寒湿表证,以及夜盲症等。

【昭昭医考提示】记忆相关方剂：四君子合剂——益气健脾——脾胃气虚;补中益气丸——补中益气、升阳举陷——脾胃虚弱、中气下陷证;参苓白术散——补脾胃、益肺气——脾胃虚弱、食少便溏;香砂六君丸——益气健脾、和胃——脾虚气滞

细目三　补血药

补血药以补血或养血为主要功效,兼能滋阴,主治血虚、阴血亏虚等证。常用单味补血药见下表。

药名	性能特点	功效★★	主治★	特殊记忆★★
当归	甘、辛、温。归肝、心、脾经	①补血 ②调经 ③活血、止痛 ④润肠通便	①血虚萎黄,眩晕心悸,+川芎(四物汤)。 ②月经不调,经闭,痛经。 ③虚寒腹痛,瘀血作痛,跌打损伤,痹痛麻木;痈疽疮疡。 ④血虚肠燥便秘。	补血调经要药 当归温润,湿盛中满,大便泄泻者忌服。
熟地黄	甘,微温。归肝、肾经	①补血滋阴 ②补精益髓	①血虚萎黄,眩晕,心悸,月经不调,崩漏;肾阴不足之潮热,盗汗,遗精,消渴。 ②精血亏虚之腰酸脚软,头晕眼花,耳聋耳鸣,须发早白。	补血滋阴要药 熟地黄滋腻,易碍消化,脾胃气滞,痰湿内阻,食少便溏者忌用。

续表

药名	性能特点	功效★★	主治★	特殊记忆★★
何首乌	苦、甘、涩，微温。归肝、肾经	①补益精血(制) ②解毒(生) ③截疟(生) ④润肠通便(生)	①制首乌：补肝肾，益精血，乌须发；主治精血不足之头晕眼花，须发早白、腰酸脚软，遗精，崩漏，带下病。 ②疮肿，瘰疬(生)。 ③体虚久疟(生)。 ④肠燥便秘(生)。	
白芍	甘、苦、酸，微寒。归肝、脾经	①养血调经 ②敛阴止汗 ③柔肝止痛 ④平抑肝阳	①血虚萎黄，月经不调，痛经，崩漏。 ②阴虚盗汗、表虚自汗。 ③肝脾不和之胸胁脘腹疼痛或四肢拘急作痛。 ④肝阳上亢之头痛眩晕。	反藜芦
阿胶	甘，平。归肺、肝、肾经	①补血止血 ②滋阴润肺	①血虚眩晕，心悸；吐血、衄血、便血、崩漏等出血，妊娠胎漏，+艾叶。 ②阴虚燥咳或虚劳喘咳；阴虚心烦失眠。	烊化。 阿胶滋腻，易碍消化，脾胃气滞、痰湿内阻、食少便溏者忌用。
龙眼肉	药性温：①补益心脾；②养血心神。			

鉴别用药	相同点	不同点
当归	均能补血，常相须为用以治血虚诸证。	当归补血行血，调经止痛，为妇科调经要药，可用于血虚血寒诸证，以及风湿痹痛、痈疽疮疡，且能润肠通便，可用于血虚肠燥便秘证。
熟地黄		熟地黄功专补血滋阴，益精髓，为补益肾精血要药，可治肝肾精血亏虚诸证。

鉴别用药	相同点	不同点
生地黄	均能滋阴，可用治阴虚证。	生地黄性寒，能清热凉血，养阴生津，长于治疗热入营血、热病伤阴、阴虚发热诸证，其滋阴力不及熟地黄。
熟地黄		熟地黄性温，功专补血滋阴，益精髓，长于治疗血虚证以及肝肾亏虚诸证。

【鉴别用药】白芍与赤芍，二药《神农本草经》不分，通称芍药，唐末宋初始将二者区分。二药同出一物、性微寒。前人谓"白补赤泻，白收赤散"，一语道破二者的主要区别。二药的功效和应用均不同。在功效方面，白芍长于养血调经，敛阴止汗，平抑肝阳；赤芍则长于清热凉血，活血散瘀，清泻肝火。在应用方面，白芍主治血虚阴亏，肝阳偏亢诸证；赤芍主治血热、血瘀、肝火所致诸证。又白芍、赤芍皆能止痛，均可用于治疗疼痛病证。但白芍长于养血柔肝，缓急止痛，主治肝阴不足，血虚肝旺，肝气不疏所致的胁肋疼痛、脘腹四拘挛疼痛；赤芍长于活血祛瘀止痛，主治血滞诸痛证，因能清热凉血，故血热瘀滞者尤为适宜。

细目四　补阴药

补阴药多甘寒，以滋阴补液为主，兼能润燥、清热，主治阴液亏虚诸证(含肺阴虚、胃阴虚、心阴虚、肝肾阴虚)，以阴虚干燥及阴虚生热为主要表现。常用单味补阴药见下表。

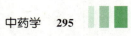

药名	性能特点	功效★★		主治★		特殊记忆★★
南沙参	甘,微寒。归肺、胃经	润肺养阴益胃生津	祛痰,益气	肺阴虚、胃阴虚证	肺热燥咳有痰,阴虚劳嗽咯血;气阴两伤 之舌干口渴	反藜芦
北沙参			清心除烦润肠通便		心阴虚、心火旺之心烦失眠、肠燥便秘	
麦冬						
玉竹						
石斛	甘,微寒。归胃、肾经	①养胃生津②滋阴除热③明目,强腰		①热病伤津或胃阴不足之舌干口燥,内热 消渴;②阴虚虚热不退;③肾虚视物不清,腰膝酸软。		
天冬	药性寒	养阴润燥,清肺生津。		肺阴虚证;肾阴虚证;热病伤津之食欲不振、口渴以及肠燥便秘。		
黄精	甘,平。归脾、肺、肾经	补气养阴,健脾,润肺,益肾。		①肺虚燥咳,劳嗽久咳;肾虚精亏之腰膝酸软,须发早白,头晕乏力。②气虚倦怠乏力,阴虚口干便燥;气阴两虚,内热消渴。		黄精易助湿,脾虚有湿、咳嗽痰多及中寒便溏者不宜。
枸杞子	甘,平。归肝、肾、肺经	滋补肝肾,益精明目		①肝肾阴虚之头晕目眩,视力减退,腰膝酸软,枸杞＋菊花(杞菊地黄丸);消渴。②阴虚咳嗽。		
龟甲	甘、咸,寒。归肾、肝、心经	滋阴潜阳	益肾健骨、养血补心	阴虚阳亢之头晕目眩,热病伤阴之虚风内动。	①肾虚腰膝痿弱,筋骨不健,小儿囟门 不合。②心血不足之心悸、失眠、健忘。③血热崩漏、月经过多。	先煎。龟甲、鳖甲甘寒,脾胃虚寒及孕妇慎用。
鳖甲	咸,寒。归肝、肾经		退热除蒸,软坚散结		久疟疟母,癥瘕	
百合	药性微寒	①养阴润肺②清心安神		①肺虚久咳,劳嗽咯血;②虚烦惊悸,失眠多梦,精神恍惚。		
女贞子	药性寒凉	滋补肝肾	明目乌发	阴虚发热,肝肾亏虚之目暗不明,视力减退;须发早白。		常相须配伍使用,制成二至丸。
墨旱莲(旱莲草)			凉血止血	阴虚内热之吐血、衄血、尿血、便血、崩漏。		
桑葚	药性寒:①滋阴补血兼清热;②生津;③润肠。					
蛤蟆油	药性平:①补肾益精;②养阴润肺。					
楮实子	药性寒:①滋阴益肾;②清肝明目;③利尿。					

鉴别用药	相同点	不同点
麦冬	均为清热滋阴生津之品，同具养肺阴、润肠通便之功；同治燥咳痰黏、劳嗽咯血、内热消渴及阴亏肠燥便秘。二者常相须为用。	麦冬甘微寒，归心肺胃经，滋阴润燥清热力弱于天冬，而滋腻性较小为其所长。且能养胃生津、清心除烦，又治胃阴不足之舌干口渴，阴虚火旺之心烦不眠及心神不安等证。凡心肺胃三经阴伤有火之证，皆可用之，作用部位偏上。
天冬		天冬甘苦大寒，归肺肾经，清火润燥之功强于麦冬，且可滋肾阴，长于滋肾阴而降虚火，作用部位偏下。

鉴别用药	相同点	不同点
南沙参	均具有清肺养阴、益胃生津的作用，均可用于肺热阴虚引起的燥咳或劳嗽咯血，及热病伤津，舌干口渴、食欲不振。	南沙参兼有化痰及益气作用
北沙参		北沙参的养阴、清热、生津之力优于南沙参。

鉴别用药	相同点	不同点
龟甲	均能滋阴清热，潜阳息风，常相须为用，治疗阴虚发热、阴虚阳亢、阴虚风动等证。	龟甲滋阴之力较强，并能益肾健骨、养血补心，可用于肾虚骨弱、心血不足以及阴虚有热的崩漏等证。
鳖甲		鳖甲则长于清虚热，并善于软坚散结，常用于阴虚发热、癥瘕、疟母等证。

细目五　补阳药

补阳药多甘咸温，能温助人体之阳气，以补肾阳为主，兼可强筋骨、益精血、固涩等，主治阳虚诸证（含肾阳虚、脾阳虚及心阳虚证）。常用单味补阳药见下表。

药名	性能特点	功效★★	主治★	特殊记忆★★
鹿茸	甘、咸，温。归肾、肝经	①补肾阳 ②益精血、强筋骨 ③调冲任 ④托疮毒	①肾阳不足之阳痿精冷，宫冷不孕。 ②精血亏虚之筋骨无力、神疲羸瘦、眩晕耳鸣，小儿骨软行迟、囟门不合。 ③冲任虚寒、带脉不固之崩漏、带下量多。 ④阴疽内陷，疮疡久溃不敛。	补肾壮阳的峻药研末冲服,1～2g，或入丸散。鹿茸温热峻烈，阴虚阳亢、实热、痰火内盛、血热出血及外感热病均不宜服用。
杜仲	甘，温。归肝、肾经	①补肝肾、强筋骨 ②安胎 ③降血压	①肝肾不足的腰膝酸痛，筋骨无力。 ②肝肾亏虚之胎动不安，胎漏下血。 ③高血压病属肝肾亏虚者。	
续断	苦、辛，微温。归肝、肾经	补益肝肾、强筋健骨、止血安胎、疗伤续折。	①肝肾不足腰痛脚弱、遗精；肝肾亏虚崩漏经多、胎漏下血、胎动欲坠。 ②跌仆损伤、金疮、痈疽肿痛。	
巴戟天		①补肾阳、强筋骨 ②祛风湿		
淫羊藿				别名：仙灵脾
仙茅				
肉苁蓉		①补肾助阳 ②润肠通便	①肾虚阳痿，不孕。 ②精血亏虚之腰膝痿弱，筋骨无力。 ③肠燥便秘。	阴虚火旺、大便稀溏或实热便秘者忌用。
锁阳				
核桃仁	药性温，补肾，温肺，润肠。肾虚腰痛脚弱，肺肾两虚咳喘，肠燥便秘。			

续表

补骨脂	补肾壮阳,固精缩尿,温脾止泻,纳气平喘。 主治:肾虚阳痿,腰膝冷痛;肾虚滑精,遗尿,尿频;脾肾阳虚,五更泄泻;肾不纳气,虚寒喘咳。
益智仁	暖肾固精缩尿,温脾开胃摄唾。
菟丝子	补肾益精,养肝明目,止泻,安胎。 ①肾虚腰痛,阳痿遗精,尿频,宫冷不孕。②肝肾不足,目暗不明。③脾肾阳虚,便溏泄泻。④肾虚胎动不安。
沙苑子	补肾固精,养肝明目。
冬虫夏草	药性平:益肾补肺,止血化痰。 ①肾虚阳痿、腰膝酸痛、肺肾两虚久咳虚喘。 ②肺阴不足之劳嗽痰血。
蛤蚧	补肺益肾,纳气平喘,助阳益精。 煎服,5~10g;研末每次1~2g,日3次;浸酒服用1~2对。
海马	药性温:①补肾助阳;②活血散结;③消肿止痛。3~9g;研末,每次1~1.5g。

鉴别用药	相同点	不同点
杜仲	均归肝肾经,药性偏温,均能补肝肾、强筋骨,安胎,治肾虚腰痛脚弱、筋骨无力、胎动不安常相须为用。	杜仲补益作用较好,且可安胎、降压,故肾虚腰酸、胎动不安、习惯堕胎及高血压肝肾不足或肝阳上亢者,尤为常用。
续断		续断,补肝肾、强腰膝、安胎作用虽不及杜仲,但能行血通脉、续筋骨,为补而不滞之品,又为妇科崩漏、乳汁不行、外科痈疽疮疡、伤科跌打损伤所常用。

鉴别用药	相同点	不同点
杜仲	补肝肾,强筋骨,安胎。同可用治肾虚腰痛或足膝痿弱,肝肾亏虚之胎动不安。	杜仲又可温补肾阳。常用治肾虚阳痿,精冷不固,小便频数,风湿腰痛冷重。
桑寄生		桑寄生善祛风湿。常用治痹证日久,伤及肝肾,腰膝酸软,筋骨无力者。

【昭昭医考重点提示】

1. 人参、西洋参、党参、太子参均能:补气生津。人参的主治病证是:脾肺气虚证及气津两伤证。人参的功效是:大补元气,安神益智;党参的性效是:甘补性平,不腻不燥兼可养血;西洋参的性能特点是:苦凉清泄而养阴清火。

2. 人参的主治病证有:气虚欲脱、脾气虚证、肺气虚证、消渴病、心神不安。

3. 黄芪、白术均能补气、止汗、利水。

4. 既能益气补脾,又可祛痰止咳、解毒的药物是甘草。

5. 既补肾阳,又可益肾精的药物有鹿茸、肉苁蓉、蛤蚧、冬虫夏草、锁阳、核桃仁、紫河车。

6. 能峻补元阳,为血肉有情之品是鹿茸。能补血止血,为血肉有情之品是阿胶。

7. 补血又活血的药物是当归、鸡血藤。

8. 枸杞子、女贞子、菟丝子除补肝肾外,又均能明目。枸杞子还能润肺止咳。女贞子还能:清虚热、乌须发;楮实子功能:清肝、利尿。

9. 平补气血精阳的药物是紫河车。

10. 某男性患者,患肾虚腰膝酸软,阳痿,又患脾虚大便溏泄,阴阳两虚之口渴,治当补阳益阴,止泻,生津,宜选菟丝子。

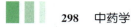

历年真题精选

细目二：补气药

【A1 型题】

1. 中阳衰微,胃有寒湿者忌用的药物是

A. 太子参　　　B. 西洋参　　　C. 益智仁　　　D. 菟丝子　　　E. 山药

答案：B；　考点：补虚药的禁忌

解析：A 太子参与 E 山药可气阴双补、补气健脾、养胃,C 益智仁温脾开胃摄唾,D 菟丝子平补阴阳治疗脾虚便溏,中阳衰微,胃有寒湿者均可使用,B 西洋参偏于苦寒,养阴作用较强,易助寒湿,中阳衰微,胃有寒湿者忌用。故选择 B。

2. 治疗大失血、大吐泻所致体虚欲脱、脉微欲绝之证,宜首选

A. 西洋参　　　B. 太子参　　　C. 人参　　　D. 党参　　　E. 黄芪

答案：C；　考点：人参的应用

解析：人参大补元气、补脾益肺、生津、安神,为拯危救脱的要药。适用于因大汗、大泻、大失血,或大病、久病所致元气虚极欲脱,脉微欲绝的危重证候。故选择 C。

3. 山药具有的功效是

A. 补肾固精　　　B. 养血安神　　　C. 补气升阳　　　D. 益卫固表　　　E. 补脾祛湿

答案：A；　考点：山药的功效

解析：山药补脾养胃、生津益肺、补肾涩精。故选择 A。

4. 甘草具有的功效是

A. 补气燥湿　　　B. 益气养阴　　　C. 生津养血　　　D. 托毒生肌　　　E. 润肺止咳

答案：E；　考点：甘草的功效

解析：甘草补脾益气,祛痰止咳,缓急止痛,清热解毒,调和诸药。故选择 E。

5. 生用燥湿利水,炒用健脾止泻的药物是

A. 西洋参　　　B. 白术　　　C. 黄芪　　　D. 人参　　　E. 甘草

答案：B；　考点：白术的功效

解析：白术健脾益气,燥湿利尿,止汗,安胎。故选择 B。西洋参补气养阴,清热生津。黄芪健脾补中,升阳举陷,益卫固表,利尿,托毒生肌。人参大补元气,补脾益肺,生津,安神。甘草补脾益气,祛痰止咳,缓急止痛,清热解毒,调和诸药。

【A2 型题】

6. 患者咳嗽痰白清稀,食少便溏,下肢轻度浮肿,舌淡苔白,脉弱。治疗应选用

A. 党参　　　B. 甘草　　　C. 山药　　　D. 白术　　　E. 黄柏

答案：D；　考点：白术的应用

解析：患者脾失健运,不能运化水湿,则湿聚成痰,故见"咳嗽痰白清稀,下肢轻度浮肿",脾失健运,则水谷不化,故见"食少便溏"。治宜健脾益气,燥湿利尿。白术健脾益气,燥湿利尿,止汗,安胎。故选择 D。

细目三：补血药

【A1 型题】

1. 白芍具有的功效是

A. 补益精血,润肠通便　　　　　B. 补血养阴,润肺止咳

C. 平抑肝阳,柔肝止痛　　　　　D. 养阴润肺,益胃生津

E. 滋阴潜阳,清心除烦

答案：C；　考点：白芍的功效

解析：白芍的功效是：养血敛阴、柔肝止痛、平抑肝阳、止汗。故选择 C。

2. 何首乌具有的功效是

A. 补血,润肺止咳　　　　　　B. 滋阴,补益心脾　　　　　　C. 解毒,润肠通便

D. 养血,益胃生津　　　　　　E. 敛阴,补血益精

答案：C；考点：何首乌的功效

解析：制首乌补益精血,固肾乌须；生首乌解毒,截疟,润肠通便。故选择 C。

细目四：补阴药

【A1 型题】

1. 具有清心安神功效的药物是

A. 玉竹　　　B. 龙眼肉　　　C. 人参　　　D. 莲子　　　E. 百合

答案：E；考点：百合的功效

解析：玉竹养阴润燥,生津止渴。龙眼肉补益心脾,养血安神。人参大补元气,补脾益肺,生津,安神增智。莲子固精止带,补脾止泻,益肾养心。百合养阴润肺,清心安神。故选择 E。

2. 龟甲、鳖甲共同具有的功效是

A. 养血补心　　　B. 软坚散结　　　C. 益肾健骨　　　D. 滋阴潜阳　　　E. 清肺化痰

答案：D；考点：龟甲与鳖甲的功效

解析：龟甲与鳖甲,二药均能滋阴清热,潜阳息风,常相须为用,治疗阴虚发热、阴虚阳亢、阴虚风动等证。故选择 D。

【A2 型题】

3. 患者腰膝酸软乏力,失眠多梦,心悸健忘。治疗宜选用

A. 麦冬　　　B. 百合　　　C. 龟甲　　　D. 续断　　　E. 巴戟天

答案：C；考点：龟甲的应用

解析：D 续断、E 巴戟天补阳,A 麦冬、B 百合、C 龟甲补阴。本题所述症状腰膝酸软,属肾阴虚,故排除补阳药 D、E,麦冬兼能润肺清心；百合兼能清心安神、养胃阴、清胃热；龟甲兼能养血补心,正好治疗题中所述失眠多梦、心悸健忘的心阴血虚的症状,故选择 C。

细目五：补阳药

【A1 型题】

1. 在使用注意方面,宜从小量开始,缓缓增加,以免阳升风动,头晕目赤的药物是

A. 冬虫夏草　　　B. 石斛　　　C. 鳖甲　　　D. 白术　　　E. 鹿茸

答案：E；考点：鹿茸的使用注意事项

解析：服用鹿茸宜从小量开始,缓缓增加,不可骤用大量,以免阳升风动、头晕目赤,或伤阴动血。凡发热者均当忌服。故选择 E。

2. 杜仲具有的功效是

A. 补肝肾,强筋骨,安胎　　　　　　B. 补阳益阴,固精安胎

C. 补肾壮阳,温脾止泻　　　　　　D. 补肝肾,行血脉,强筋骨

E. 祛风湿,强筋骨,明目

答案：A；考点：杜仲的功效

解析：杜仲的功效：补肝肾,强筋骨,故选择 A。

3. 补骨脂具有的功效是

A. 补气健脾　　　B. 温脾止泻　　　C. 祛风除湿　　　D. 固表止汗　　　E. 益气生津

答案：B；考点：补骨脂的功效

解析：补骨脂的功效：补肾壮阳、固精缩尿、温脾止泻、纳气平喘。故选择 B。

4. 具有补肾壮阳,祛风除湿功效的药物是

A. 肉苁蓉　　　B. 淫羊藿　　　C. 续断　　　D. 鹿茸　　　E. 杜仲

答案：B；考点：淫羊藿的功效

解析：肉苁蓉补肾助阳,润肠通便。淫羊藿补肾壮阳,祛风除湿。续断补益肝肾,强筋健骨,止血安胎,疗伤续折。鹿茸补肾阳,益精血,强筋骨,调冲任,托疮毒。杜仲补肝肾,强筋骨,安胎。故选择 B。

5. 杜仲与续断均具有的功效是

A. 行血脉　　　B. 止呕吐　　　C. 逐寒湿　　　D. 补肝肾　　　E. 定喘咳

答案：D;　考点：杜仲与续断的功效

解析：杜仲与续断,二药均归肝肾经,药性偏温,均能补肝肾、强筋骨、安胎,治肾虚腰痛脚弱、筋骨无力、胎动不安常相须为用。故选择 D。

6. 具有固精缩尿,温脾摄唾功效的药物是

A. 肉苁蓉　　　B. 沙苑子　　　C. 补骨脂　　　D. 山茱萸　　　E. 益智仁

答案：E;　考点：益智仁的功效

解析：肉苁蓉补肾助阳,润肠通便。沙苑子补肾固精,养肝明目。补骨脂补肾助阳,固精缩尿,温脾止泻,纳气平喘。山茱萸补益肝肾,收敛固涩。益智仁暖肾固精缩尿,温脾开胃摄唾。故选择 E。

7. 具有补肾益精,养血益气功效的药物是

A. 沉香　　　B. 磁石　　　C. 蛤蚧　　　D. 益智仁　　　E. 紫河车

答案：E;　考点：紫河车的功效

解析：沉香行气止痛,温中止呕,纳气平喘。磁石镇惊安神,平肝潜阳,聪耳明目,纳气定喘。蛤蚧补肺益肾,纳气平喘,助阳益精。益智仁暖肾固精缩尿,温脾开胃摄唾。紫河车补肾益精,养血益气。故选择 E。

【A2 型题】

8. 患儿,男,2 岁。面色萎黄,发育不良,形体明显瘦小,行迟,骨软无力,囟门不合。治疗应首选

A. 白芍　　　B. 玉竹　　　C. 杜仲　　　D. 当归　　　E. 鹿茸

答案：E;　考点：鹿茸的应用

解析：白芍养血敛阴,柔肝止痛,平抑肝阳,常用于肝血亏虚,月经不调;肝脾不和,胸胁脘腹疼痛,四肢挛急疼痛;肝阳上亢,头痛眩晕。玉竹养阴润燥,生津止渴,常用于肺阴虚证;胃阴虚证;热伤心阴,烦热多汗,惊悸。杜仲补肝肾,强筋骨,安胎,常用于肾虚腰痛及各种腰痛;胎动不安,习惯性流产。当归补血调经,活血止痛,润肠通便,常用于血虚、血瘀诸证。鹿茸补肾阳,益精血,强筋骨,调冲任,托疮毒,常用于肾阳虚衰,精血不足证;肾虚骨弱,腰膝无力或小儿五迟;妇女冲任虚寒,崩漏带下;疮疡久溃不敛,阴疽疮肿内陷不起。故选择 E。

【B 型题】

(9～10 题共用选项)

A. 祛寒除湿　　　B. 祛风止痒　　　C. 益肝明目　　　D. 活血止痛　　　E. 温脾止泻

9. 补骨脂具有的功效是

答案：E

10. 仙茅具有的功效是

答案：A;　考点：补骨脂与仙茅的功效

解析：补骨脂具有的功效是补肾壮阳、固精缩尿、温脾止泻、纳气平喘;仙茅具有的功效是温肾壮阳、祛寒除湿、培补肝肾。故第 9 题选择 E,第 10 题选择 A。

第二十三单元　收涩药

【考点透视】

1. 重点掌握五味子、乌梅、肉豆蔻、山茱萸、莲子的功效。

2. 注意鉴别五味子与乌梅、肉豆蔻与豆蔻、莲子与芡实的功效特点。

细目一　概　述

性能特点	味多酸涩,主入肺、脾、肾、大肠经;寒温不一。
功效	具有固表止汗、敛肺止咳、涩肠止泻、固精缩尿、收敛止血、止带等作用。
主治病证	适用于久病体虚、正气不固、脏腑功能衰退所致的自汗、盗汗、久咳虚喘、久泻、久痢、遗精、滑精、遗尿、尿频、崩带不止等滑脱不禁的病证。
配伍方法	应用收涩药治疗乃属于治病之标,因此临床应用本类药时,须与相应的补益药配伍同用,以标本兼顾。如气虚自汗、阴虚盗汗者,应分别与补气药、补阴药同用;脾肾阳虚久泻、久痢者,当配伍温补脾肾药;肾虚遗精、滑精、遗尿、尿频者,当配伍补肾药;冲任不固,崩漏下血者,当配伍补肝肾、固冲任药;肺肾虚损,久咳虚喘者,当配伍补肺益肾纳气药等。
使用注意事项	本类药物性涩收敛,故凡表邪未解、湿热内蕴所致的泻痢、带下、血热出血,以及郁热未清者,均不宜用。误用有"闭门留寇"之弊。但某些收敛药除收湿作用之外,兼有清湿热、解毒等功效,则又当分别对待

细目二　常用单味收涩药

药名	性能特点	功效★★	主治★	特殊记忆★★
麻黄根	药性平	固表止汗	自汗盗汗	止汗专用药
【昭昭医考提示】麻黄、麻黄根药用部位不同,功效完全不一样;麻黄——发汗解表、宣肺平喘、利水消肿;麻黄根功专止汗。				
浮小麦	药性凉	益气除热; 固表止汗	气虚自汗,阴虚盗汗,骨蒸劳热	
五味子	酸,温。 归肺、肾、心经	收敛固涩,益气生津,补肾宁心。	①肺虚久咳或肺肾不足之咳喘。 ②津伤口渴,消渴;表虚自汗,阴虚盗汗。 ③肾虚遗精、滑精;脾肾两虚五更泄泻。 ④虚烦心悸、失眠多梦。	
五倍子	药性寒	敛肺降火,止咳止汗,涩肠止泻,固精止遗,收敛止血,收湿敛疮。		
乌梅	酸,平。 归肝、肺、大肠、脾经	①敛肺止咳 ②涩肠止泻 ③生津止渴 ④安蛔止痛	①肺虚久咳 ②久泻久痢 ③虚热消渴 ④蛔厥腹痛 ⑤崩漏、便血	乌梅止泻止血宜炒炭,生津安蛔当生用
赤石脂	甘、酸、涩、温。 归大肠、胃经	涩肠止泻,收敛止血,敛疮生肌。	①泻痢不止、便脓脱肛、崩漏。 ②赤白带下。 ③湿疮流水、溃疡不敛、外伤出血。	畏肉桂
诃子	药性平	涩肠止泻,敛肺止咳,利咽开音。	①久泻,久痢,便血脱肛。 ②肺虚久咳,咽痛,久咳失音。	诃子敛肺清火开音宜生用,涩肠止泻宜煨用。
肉豆蔻	药性温	①涩肠止泻 ②温中行气	①久泻不止。 ②虚寒气滞之脘腹胀痛,食少呕吐。	肉豆蔻温中止泻宜煨用。

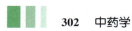

续表

罂粟壳	药性平。有毒敛肺,涩肠,止痛。 罂粟壳止咳宜蜜炙用,止泻、止痛宜醋炒用。 煎汤,3~6g。罂粟壳酸涩收敛,故咳嗽与泻痢初起者忌服;有毒易成瘾,故不宜大量或久服。		
椿皮	苦、涩,寒。 归大肠、胃、肝经	①清热燥湿,涩肠 ②止血 ③止带 ④杀虫	①久泻久痢,湿热泻痢 ②崩漏,便血 ③赤白带下 ④蛔虫病、疮癣作痒
莲子肉	甘、涩,平。 归脾、肾、心经	①补脾止泻 ②益肾固精 ③止带 ④养心安神	①脾虚久泻,食欲不振 ②肾虚遗精,滑精 ③脾肾两虚之带下 ④心肾不交的虚烦,惊悸失眠
芡实	药性平	益肾固精,健脾止泻,除湿止带。	①肾虚遗精,小便不禁,白带过多 ②脾虚久泻不止
山茱萸 (山萸肉)	酸、甘,微温。 归肝、肾经	①补益肝肾 ②收敛固涩	①肝肾亏虚之头晕目眩、腰膝酸软、阳痿 ②肾虚遗精滑精,小便不禁,虚汗不止,妇女崩漏及月经过多
桑螵蛸	甘、咸,平。 归肝、肾经	①固精缩尿 ②补肾助阳	①肾阳亏虚的遗精滑精,遗尿尿频,小便白浊,白带过多 ②阳痿不育
海螵蛸	咸、温。 归肝、脾、肾经	①收敛止血 ②固精止带 ③制酸止痛 ④收湿敛疮	①崩漏下血,肺胃出血,创伤出血 ②肾虚遗精、赤白带下 ③胃痛吐酸 ④湿疮湿疹,溃疡不敛
覆盆子	药性微温	①益肾,固精、缩尿 ②明目	①肾虚阳痿,肾虚不固遗精滑精、遗尿尿频 ②肝肾不足的目暗不明
金樱子	药性平	固精缩尿止带,涩肠止泻。	①遗精滑精,遗尿尿频 ②久泻久痢 ③崩漏带下

【昭昭医考重点提示】

1. 五味子、五倍子均有的功效是:敛肺止咳、涩肠止泻、涩精、敛汗。五味子还能滋肾、宁心安神、益气生津;五倍子尚可:止血、下气降火、收湿敛疮。

2. 既能敛肺涩肠,又可生津的药物有:五味子、乌梅。

3. 既能涩肠止泻,又可止血、止带的药是椿皮、赤石脂。

4. 金樱子、覆盆子、桑螵蛸均有的功效是固精缩尿。

5. 既能益肾固精,又可补脾的药是莲子、芡实。

历年真题精选

【A1 型题】

1. 浮小麦具有的功效是

A. 收敛止血　　　B. 益气止汗　　　C. 涩精止带　　　D. 涩肠敛汗　　　E. 止血止汗

答案:B;　考点:浮小麦的功效

解析:浮小麦的功效是:固表止汗、益气除热,故选择 B。

2. 具有固表止汗,益气除热功效的药物是

A. 麻黄根　　　B. 浮小麦　　　C. 麻黄　　　D. 五味子　　　E. 山茱萸

答案:B;　考点:浮小麦的功效

解析:麻黄根固表止汗。浮小麦固表止汗,益气,除热。麻黄发汗解表,宣肺平喘,利水消肿。五味子收敛固涩,益气生津,补肾宁心。山茱萸补益肝肾,收敛固涩。故选择 B。

3. 治疗蛔虫引起蛔厥腹痛呕吐,肺虚久咳,宜首选

A. 槟榔　　　B. 花椒　　　C. 乌梅　　　D. 使君子　　　E. 苦楝皮

答案:C;　考点:乌梅的应用

解析:槟榔杀虫消积、行气、利水、截疟,适用于肠道寄生虫病。花椒温中止痛、杀虫止痒,适用于虫积腹痛,有杀虫驱蛔之功。乌梅敛肺止咳,涩肠止泻,安蛔止痛,生津止渴。使君子杀虫消积,用于蛔虫病,蛲虫病,小儿疳积。苦楝皮杀虫,疗癣,适用于蛔虫病,钩虫病,蛲虫病,疥癣,湿疮。故选择 C。

4. 具有敛肺涩肠,下气利咽功效的药物是

A. 芡实　　　B. 椿皮　　　C. 诃子　　　D. 乌梅　　　E. 莲子

答案:C;　考点:诃子的功效

解析:芡实益肾固精,健脾止泻,除湿止带。椿皮清热燥湿,收敛止带,止泻,止血。诃子涩肠止泻,敛肺止咳,利咽开音。乌梅敛肺止咳,涩肠止泻,安蛔止痛,生津止渴。莲子固精止带,补脾止泻,益肾养心。故选择 C。

5. 山茱萸具有的功效是

A. 补益肝肾,敛疮　　　　　　　B. 收敛固涩,止咳　　　　　　　C. 收敛固涩,止血

D. 补益肝肾,润肺　　　　　　　E. 补肾涩精,止泻

答案:E;　考点:山茱萸的功效

解析:山茱萸的功效:补肾涩精,止泻。故选择 E。

6. 具有涩肠,止血,杀虫功效的药物是

A. 椿皮　　　B. 苦楝皮　　　C. 贯众　　　D. 榧子　　　E. 肉豆蔻

答案:A;　考点:椿皮的功效

解析:A 椿皮兼有涩肠、止血、杀虫之功效;B 苦楝皮、D 榧子为驱虫药;C 贯众为清热解毒药;E 肉豆蔻为收涩药。故选择 A。

【B 型题】

(7~8 题共用选项)

A. 山茱萸　　　B. 五倍子　　　C. 莲子　　　D. 诃子　　　E. 金樱子

7. 具有补脾止泻,养心安神功效的药物是

答案:C

8. 具有益肾固精,养心安神功效的药物是

答案:C;　考点:莲子的功效

解析：山茱萸补益肝肾，收敛固涩。五倍子敛肺降火，止咳止汗，涩肠止泻，固精止遗，收敛止血，收湿敛疮。莲子固精止带，补脾止泻，益肾养心。诃子涩肠止泻，敛肺止咳，利咽开音。金樱子固精缩尿止带，涩肠止泻。故此二题答案均为 C。

第二十四单元　攻毒杀虫止痒药

【考点透视】

本单元内容考试很少涉及，了解雄黄、硫黄的功效即可。

细目一　概　述

使用注意事项	本类药物多具有不同程度的毒性，无论外用或内服，均应严格掌握剂量及用法，不宜过量或持续使用，以防发生毒副反应。制剂时应严格遵守炮制和制剂法度，以减低毒性而确保用药安全。内服宜制成丸、散应用。

细目二　具体药物

药名	功效★★	主治★	用法用量及使用注意
雄黄	解毒，杀虫，祛痰截疟。	痈肿疔疮，湿疹疥癣，蛇虫咬伤；小儿喘满咳嗽，疟疾。	用法用量：外用适量，研末敷，香油调搽或烟熏。内服 0.05～0.1g，入丸、散用。 使用注意：内服宜慎，不可久服。外用不宜大面积涂擦及长期持续使用。孕妇禁用。切忌火煅，火煅后有剧毒。
硫黄	外用解毒杀虫止痒，内服补火助阳通便。	外用治疥癣，湿疹，阴疽疮疡；内服治阳痿，虚喘冷哮，虚寒便秘。	
白矾	外用解毒杀虫，燥湿止痒；内服止血，止泻，化痰。		
蛇床子	杀虫止痒，燥湿祛风，温肾壮阳。		
蟾酥	解毒，止痛，开窍醒神。		用法用量：内服 0.015～0.03g，研细，多入丸、散用。外用适量。 使用注意：本品有毒，内服慎勿过量。外用不可入目。孕妇忌用。
蜂房	攻毒杀虫，祛风止痛。		

第二十五单元　拔毒化腐生肌药

【考点透视】

本单元内容考试很少涉及，了解升药、硼砂的功效即可。

细目一　概　述

使用注意事项	本类药物多为矿石重金属类，或经过加工炼制而成。多具有剧毒性或强大刺激性，使用时应控制剂量和用法，外用也不可过量或过久应用，有些药不宜在头面及黏膜上使用，以防发生毒副反应。含有砷、汞、铅等的药物毒副反应甚大，更应严加注意，以确保用药安全。

细目二　具体药物

药名	功效 ★★	主治 ★	用法用量及使用注意
升药	拔毒，去腐	痈疽溃后，脓出不畅，腐肉不去，新肉难生；湿疮、黄水疮、顽癣及梅毒等。	用法用量：外用适量。本品只供外用，不能内服。且不用纯品，而多配煅石膏外用。用时，研极细粉末，干掺或调敷，或以药捻沾药粉使用。 使用注意：本品有大毒，外用不可过量或持续使用。外疡腐肉已去或脓水已尽者，不宜用。
砒石	外用攻毒杀虫，蚀疮去腐；内服祛痰平喘，截疟。		用法用量：外用适量，研末撒敷，宜作复方散剂或入膏药、药捻用。内服一次 0.002～0.004g，入丸、散。 使用注意：本品有剧毒，内服宜慎；外用也应注意，以防局部吸收中毒。孕妇忌服。不可作酒剂服用。忌火煅。
炉甘石	解毒明目退翳，收湿止痒敛疮。		宜炮制后使用。
硼砂	外用清热解毒，内服清肺化痰。		外用适量。研极细末干撒或调敷患处；或化水含漱。内服，1.5～3g，入丸、散用。

历年真题精选

【A1 型题】
硼砂外用的功效是
A. 清肺化痰　　　B. 清热解毒　　　C. 攻毒杀虫　　　D. 解毒止痒　　　E. 蚀疮去腐
答案：B；　考点：硼砂的功效
解析：硼砂外用清热解毒，内服清肺化痰。故本题选择 B。

方剂学

单元	内容	考点级别
第一单元	总论	★★
第二单元	解表剂	★★★
第三单元	泻下剂	★★
第四单元	和解剂	★★★
第五单元	清热剂	★★★★
第六单元	祛暑剂	★★
第七单元	温里剂	★★
第八单元	表里双解剂	★★
第九单元	补益剂	★★★★
第十单元	固涩剂	★★
第十一单元	安神剂	★★
第十二单元	开窍剂	★
第十三单元	理气剂	★★★★
第十四单元	理血剂	★★★★
第十五单元	治风剂	★★
第十六单元	治燥剂	★★★
第十七单元	祛湿剂	★★★
第十八单元	祛痰剂	★★★
第十九单元	消食剂	★
第二十单元	驱虫剂	★

本章考试重点单元是：清热剂、理气剂、理血剂、补益剂，在掌握方剂组成时，要注意相似方剂的共同药物和不同药物。应特别注意某些药物在方剂中的配伍意义。

第一单元　总　论

【考点透视】

1. 掌握君臣佐使的作用，尤其是佐药的 3 种作用。
2. 理解方剂变化形式在常用方剂中的体现。
3. 熟悉常用剂型及其特点。

细目一　方剂与治法

方剂与治法的关系	治法是指导遣药组方的原则,方剂则是体现和完成治法的主要手段,故云"方从法出,法随证立"。		具体表现为"以法组方""以法遣方""以法类方""以法释方"等四方面,而这四方面又可以简单概括为"以法统方"。
常用治法	指清代医家程钟龄在《医学心悟·医门八法》中概括总结的汗、吐、下、和、温、清、消、补八法。		
	汗法	是通过开泄腠理、调畅营卫、宣发肺气等方法,使在表的外感六淫之邪随汗而解的一类治法。	主要治疗外感六淫之邪所致的表证。	辛温发汗、辛凉发汗。
	吐法	吐法是通过涌吐的方法,使停留在咽喉、胸膈、胃脘的痰涎、宿食或毒物从口中吐出的一类治法。	适用于中风痰壅,宿食壅阻胃脘,毒物尚在胃中;或痰涎壅盛之癫狂、喉痹,以及霍乱吐泻不得等属于病位居上、病势急骤、内蓄实邪、体质壮实者。	因吐法易伤胃气,故体虚气弱、妇人新产、孕妇等均应慎用。
	下法	是通过泻下、荡涤、攻逐等方法,使停留于胃肠的宿食、燥屎、冷积、瘀血、结痰、停水等从下窍而出,以祛邪除病的一类治法。	邪在肠胃而致大便不通、燥屎内结,或热结旁流,以及停痰留饮、瘀血积水等形症俱实之证。	寒下、温下、润下、逐水、攻补兼施。
	和法	是通过和解或调和的方法,使半表半里之邪,或脏腑、阴阳、表里失和之证得以解除的一类治法。	适用于邪犯少阳、肝脾不和、肠胃不和、气血营卫失和等证。	和解少阳、透达膜原、调和肝脾、疏肝和胃、分消上下、调和肠胃等。
	温法	是通过温里祛寒的方法,以治疗里寒证的一类治法。	里寒证。	温中祛寒、回阳救逆、温经散寒。
	清法	是通过清热、泻火、解毒、凉血等方法,以清除里热之邪的一类治法。	适用于里热证、火证、热毒证,以及虚热证等里热病证。	清气分热、清营凉血、清热解毒、清脏腑热。
	消法	是通过消食导滞、行气活血、化痰利水、驱虫等方法,使气、血、痰、食、水、虫等渐积形成的有形之邪渐消缓散的一类治法。	适用于饮食停滞、气滞血瘀、癥瘕积聚、水湿内停、痰饮不化、疳积虫积,以及疮疡痈肿等病证。	消食导滞、行气活血、化痰利水、驱虫等。
	补法	是通过补益人体气血阴阳,以治疗各种虚弱证候的一类治法。	虚证。	补气、补血、补阴、补阳。
	一法之中,八法备焉;八法之中,百法备焉。		

【昭昭医考重点提示】掌握方剂与治法之间的关系,常用八法的定义、适应证、分类等。

细目二　方剂的组成与变化

方剂的组成原则	君药	针对主病或主症起主要治疗作用的药物。
	臣药	①辅助君药加强治疗主病或主症的药物。 ②针对重要的兼病或兼症起主要治疗作用的药物。
	佐药	①佐助药，即配合君、臣药以加强治疗作用，或直接治疗次要兼症的药物。 ②佐制药，即用以消除或减弱君、臣药物的毒性，或能制约君、臣药物峻烈之性的药物。 ③反佐药，即病重邪甚，可能拒药时，配伍与君药性味相反而又能在治疗中起相成作用的药物，以防止药病格拒。
	使药	①引经药，即能引方中诸药至特定病所的药物。 ②调和药，即具有调和方中诸药作用的药物。
方剂的变化形式	药味增减的变化	是指在主病、主症、基本病机，以及君药不变的前提下，改变方中的次要药物，以适应变化了的病情需要，即"随症加减"。
	药量增减的变化	药物的用量直接决定药力的大小。当方剂的药物组成相同，而用量不相同时，会发生药力变化，其结果可以是单纯的方剂药力大小的改变，也可以导致药物配伍关系及君臣佐使的相应变化，从而改变方剂的功用和主治证候。
	剂型更换的变化	方剂的剂型较多，不同剂型各有特点。同一方剂，尽管用药及其剂量完全相同，但剂型不同，其作用亦有异，但这种差异往往只是表现在药力大小和峻缓的区别上，在主治病证上也多有轻重缓急之分别。

【昭昭医考重点提示】掌握方剂组成原则君、臣、佐、使的意义，方剂的变化形式有哪些。

细目三　剂　型

汤剂	是将药物饮片加水或酒浸泡，再煎煮一定时间后，去渣取汁而制成的液体剂型。汤剂是目前中医临床最为传统与常用的剂型。汤剂可以内服或外用，大部分汤剂为内服，而外用汤剂多用于洗浴、熏蒸及含漱等。汤剂吸收快，能迅速发挥药效；而且可以根据病情需要进行加减，能照顾每个患者或具体病变的不同阶段，因而多适用于病证较重或病情不稳定的患者。但汤剂也有不足之处，如服用量大、某些药物的有效成分不易煎出或易挥发散失、不适宜大规模生产、不利于患者携带等。	
丸剂	丸剂是将药物研成细粉或用其提取物，并加入适宜的黏合剂而制成球形的固体剂型。丸剂吸收较慢，药效持久，节省药材，便于患者服用与携带。一般来说，丸剂适用于慢性、虚弱性疾病。但也有丸剂药性比较峻猛者，多为芳香类药物与剧毒药物，不宜作汤剂煎服，如安宫牛黄丸、舟车丸等。常用的丸剂有蜜丸、水丸、糊丸、浓缩丸等。	
	蜜丸	是将药物细粉用炼制的蜂蜜为黏合剂而制成的丸剂。蜜丸性质柔润，作用缓和持久，并有补益和矫味作用，常用于治疗慢性虚弱性疾病，需要长期服用。
	水丸	也称水泛丸，是将药物细粉用水（冷开水或蒸馏水）或酒、醋、蜜水、药汁等为黏合剂制成的小丸。水丸易于崩解，溶散快，吸收起效快，易于吞服，适用于多种疾病。
	糊丸	是将药物细粉用米糊、面糊、曲糊等为黏合剂而制成的小丸。糊丸黏合力强，质地坚硬，崩解与溶散迟缓，内服可延长药效、减轻剧毒药的不良反应和对胃肠道的刺激。
	浓缩丸	是将药物或方中部分药物煎汁浓缩成膏，并与其他药物细粉混合干燥粉碎后，再用水或蜂蜜或药汁制成丸剂。浓缩丸体积小，有效成分高，服用剂量小，可用于治疗多种疾病。

续表

散剂		是将药物粉碎,混合均匀后所制成粉末状的制剂。散剂制作简便,吸收较快,节省药材,便于服用及携带。散剂有内服和外用两类。
	内服散剂	分为两种:①研成细粉,以温开水冲服,量小者亦可直接吞服。这类散剂吸收快,便于携带与服用。②制成粗末,以水煎取汁服用,称为煮散,这类散剂实际类似汤剂。
	外用散剂	为极细粉末,直接作用于病变部位,对创面刺激小可外敷、掺撒疮面或患病部位。亦有作点眼、吹喉等使用。
膏剂		是将药物用水或植物油煎熬去渣而制成的剂型,有内服和外用两种。内服膏剂有流浸膏、浸膏、煎膏三种;外用膏剂分软膏、硬膏两种。其中内服膏剂中的流浸膏与浸膏多数用于调配其他制剂,如合剂、糖浆剂、冲剂、片剂等,这里只介绍煎膏。
	煎膏	又称膏滋,是将药物加水反复煎煮,去渣浓缩后,加炼蜜或炼糖制成的半液体剂型。煎膏体积小、含量高、便于服用、口味甜美、有滋润补益作用,一般多用于慢性虚弱性疾病的患者,有利于较长时间服用。
	软膏	又称药膏,是将药物细粉与适宜的基质制成具有适当黏稠度的半固体外用制剂。其中用乳剂型基质的,亦称乳膏剂,多用于皮肤、黏膜或疮面。软膏具有一定的黏稠性,外涂后渐渐软化或熔化,因而药物可慢慢吸收,持久发挥疗效,适用于外科疮疡疖肿、烧烫伤等患者。
	硬膏	又称膏药,古称薄贴。硬膏是以植物油将药物煎至一定程度后去渣,再煎至滴水成珠,加入黄丹等搅匀、冷却而成。用时加温摊涂在布或纸上,软化后贴于患处或穴位上,可用于治疗局部病和全身性疾病,如疮疡肿毒、跌打损伤、风湿痹证,以及腰痛、腹痛等。

【昭昭医考重点提示】本节主要了解各种剂型的特点及适应证。

历年真题精选

细目一:方剂与治法
【A1型题】
适宜用开窍剂治疗的证候是
A. 阳明腑实,神昏谵语　　　　　　B. 阴虚风动,神倦瘛疭
C. 瘀热扰神,谵语如狂　　　　　　D. 热陷心包,窍闭神昏
E. 火毒扰神,错语不眠
答案:D; 考点:方剂与治法的关系
解析:A宜用泻下剂,B宜用滋阴剂,C宜用清热化痰之剂,D宜用开窍剂,E宜用清热解毒之剂。故选择D。

细目二:方剂的组成与变化
【A1型题】
1. 由逍遥散变化为黑逍遥散,属于
A. 药物加减的变化　　　　　　　　B. 药量增减的变化
C. 剂型更换的变化　　　　　　　　D. 药物加减和药量增减变化的联合运用
E. 药量增加和剂型更换变化的联合运用
答案:A; 考点:方剂变化形式
解析:黑逍遥散是在逍遥散的基础上加生地黄或者熟地黄,以治疗血虚较甚者。原方药量无变化,只是随症加减药味,剂型也都是散剂。故选择A。

(2~3题共用选项)
A. 针对主病或主症起主要治疗作用

B. 针对重要的兼病或兼症超主要治疗作用

C. 针对次要兼症起直接治疗作用

D. 消减或制约君、臣药的毒性和峻烈之性

E. 防止病重邪甚时药病格拒

2. 上述佐助药涵义的表述,正确的是

答案:C

3. 上述反佐药涵义的表述,正确的是

答案:E;　考点:佐药的作用

解析:A 为君药作用,B 为臣药作用,C 为佐药的佐助作用,D 为佐药的佐制作用,E 为佐药的反佐作用。故 2 题选择 C,3 题选择 E。

细目三:剂型

【A1 型题】

1. 下列剂型中没有固定剂型的是

A. 酒剂　　　　　B. 锭剂　　　　　C. 茶剂　　　　　D. 丹剂　　　　　E. 散剂

答案:D;　考点:常用剂型及其特点

解析:丹剂有外用和内服 2 种,丹剂无固定剂型,如属水丸剂的有梅花点舌丹,属糊丸剂的有人丹、小金丹,属蜡丸剂的有黍米寸金丹等。其余剂型有固定剂型。故选择 D。

2. 散剂的特点中不包括的是

A. 节省药材　　　B. 吸收缓慢　　　C. 不易变质　　　D. 制作简便　　　E. 便于携带

答案:B;　考点:常用剂型及其特点

解析:散剂是将药物粉碎,混合均匀,制成粉末状制剂,分为内服和外用两类。散剂的特点是制作简便,吸收较快,节省药材,便于服用及携带。故选择 B。

第二单元　解表剂

【考点透视】

在熟悉各方剂组成及功效的基础上,重点掌握小青龙汤、九味羌活汤、止嗽散、银翘散、桑菊饮、败毒散的组成及功用、主治。

细目一　概　述

适用范围	主要适用于表证。凡风寒初起或温病初起,以及麻疹、疮疡、水肿、痢疾等病初起之时,见恶寒、发热、身痛、无汗或有汗、苔薄白、脉浮等表证者,均可使用解表剂治疗。	
应用注意事项	(1)	由于表证有寒热之异,患者体质有强弱之别,故应酌情选用不同类型的解表剂。如表证属风寒者,当用辛温解表剂;表证属风热者,当用辛凉解表剂;若见气、血、阴、阳等不足者,还须结合补益法使用,以扶正祛邪。
	(2)	解表剂多以辛散轻扬药物为主组方,不宜久煎,以免药性耗散,作用减弱。
	(3)	解表剂一般宜温服,服后应避风寒,或增衣被,或辅之以粥,以助汗出。取汗程度,以遍身持续微微汗出为佳。若汗出不彻则病邪不解,而汗出太过则耗气伤津。汗出病痊,即当停服,不必尽剂。
	(4)	饮食方面,应注意禁食生冷油腻,以免影响药物的吸收和药效的发挥。
	(5)	表里同病者,一般应先解表,后治里;若表里并重,则当表里双解;若外邪已入于里,或麻疹已透,或疮疡已溃等,则不宜继续使用解表剂。

细目二 辛温解表

麻黄汤《伤寒论》	
组成	麻黄、桂枝、杏仁、炙甘草。（干妈姓桂）
功用	发汗解表,宣肺平喘。
主治	外感风寒表实证。恶寒发热,头身疼痛,无汗而喘,舌苔薄白,脉浮紧。
方义解释	君:麻黄——发汗解表,宣肺平喘 臣:桂枝——解肌发表,温经止痛 　　麻、桂相配,有峻汗之功 佐:杏仁——降肺平喘 佐使:炙甘草——调和药性,缓麻黄、桂枝峻烈之性 全方配伍特点:麻黄、桂枝并用,开腠畅营,发汗解表之力较强;麻黄、杏仁并用,宣中有降,宣肺平喘之效较著。

运用	辨证要点	本方是治疗外感风寒表实证的基础方。临床应用以恶寒发热、无汗而喘、脉浮紧为辨证要点。
	加减变化	1. 若喘急胸闷、咳嗽痰多、表证不甚者,去桂枝,加苏子、半夏以化痰止咳平喘; 2. 若鼻塞流涕重者,加苍耳子、辛夷以宣通鼻窍; 3. 若夹湿邪而兼见骨节酸痛者,加苍术、薏苡仁以祛风除湿;兼里热之烦躁、口干,酌加石膏、黄芩以清泻郁热。
	使用注意	本方为辛温发汗之峻剂,故《伤寒论》对"疮家""淋家""衄家""亡血家",以及外感表虚自汗、血虚而脉兼"尺中迟""误下而见""身重心悸"等,虽有表寒证,亦皆禁用。麻黄汤药味虽少,但发汗力强,不可过服,否则汗出过多必伤人正气。

桂枝汤《伤寒论》	
组成	桂枝、白芍、炙甘草、生姜、大枣。（桂枝要炒姜枣）
功用	解肌发表,调和营卫。
主治	外感风寒表虚证。恶风发热,汗出头痛,鼻鸣干呕,苔白不渴,脉浮缓或浮弱。
方义解释	君:桂枝——解肌散寒,扶助卫阳 臣:白芍——敛营养阴 　　桂、芍相配,散中寓收,调和营卫 佐:生姜——助桂枝发汗,温胃止呕 　　大枣——助白芍益阴,补脾益气 　　姜、枣升腾脾胃之气,助桂、芍调和营卫 佐使:甘草——调和药性;合桂枝辛甘化阳,合白芍酸甘化阴 　　桂枝:白芍=1:1 　　药后配合"啜热稀粥"。 全方配伍特点:发中有补,散中有收,邪正兼顾,祛邪扶正,阴阳并调。

运用	辨证要点	本方为治疗外感风寒表虚证的基础方,又是调和营卫、调和阴阳治法的代表方。临床应用以恶风、发热、汗出、脉浮缓为辨证要点。
	加减变化	1. 恶风寒较甚者,宜加防风、荆芥、淡豆豉疏散风寒; 2. 体质素虚者,可加黄芪益气,以扶正祛邪; 3. 兼见咳喘者,宜加杏仁、苏子、桔梗宣肺止咳平喘。
	使用注意	凡外感风寒表实无汗者禁用。服药期间禁食生冷、黏腻、酒肉、臭恶等物。

	小青龙汤《伤寒论》	
组成	白芍、干姜、五味子、麻黄、炙甘草、细辛、半夏、桂枝。(少将为嘛甘心下跪)	
功用	解表散寒,温肺化饮。	
主治	外寒里饮证。恶寒发热,头身疼痛,无汗,喘咳,痰涎清稀量多,胸痞,或干呕,或痰饮喘咳不得平卧,或身体疼重,或头面四肢浮肿,舌苔白滑,脉浮。	
方义解释	君:麻黄、桂枝——发散风寒,宣畅肺气 　　(麻黄利水消肿,桂枝化气利水) 臣:干姜、细辛——温肺化饮,助君解表 佐:芍药——敛阴,防过汗伤正 　　五味子——敛肺气,防肺气耗散 　　半夏——燥湿化痰,和胃降逆 使:甘草——益气和中,调和药性 全方配伍特点:表里同治,散收并用,以辛温发表、温化水饮为主。	
运用	辨证要点	本方是治疗外感风寒,寒饮内停喘咳的常用方。临床应用以恶寒发热,无汗,喘咳,痰多而稀,舌苔白滑,脉浮为辨证要点。
	加减变化	1. 表寒轻者,可去桂枝,麻黄改用炙麻黄; 2. 兼有热象而出现烦躁者,加生石膏、黄芩以清郁热; 3. 兼喉中痰鸣者,加杏仁、射干、款冬花以化痰降气平喘; 4. 若鼻塞,清涕多者,加辛夷、苍耳子以宣通鼻窍; 5. 兼水肿者,加茯苓、猪苓以利水消肿。
	使用注意	本方辛散温化之力较强,应以确属水寒相搏于肺者方可使用,且视病人体质强弱酌定剂量。

	大青龙汤《伤寒论》
组成	麻黄、桂枝、炙甘草、杏仁、石膏、生姜、大枣。
功用	发汗解表,兼清郁热。
主治	外感风寒,兼有郁热证。恶寒发热,头身疼痛,无汗,烦躁,口渴,脉浮紧。
方义解释	略

	九味羌活汤《此事难知》
组成	羌活、防风、白芷、甘草、细辛、黄芩、川芎、苍术、生地黄。(强风百草细,秦川有苍生)
功用	发汗祛湿,兼清里热。
主治	外感风寒湿邪,内有蕴热证。恶寒发热,无汗,头痛项强,肢体酸楚疼痛,口苦微渴,舌苔白或微黄,脉浮。
方义解释	君:羌活——祛风散寒除湿 臣:防风——祛风解表 　　苍术——祛风燥湿 佐:细辛、川芎、白芷——散风寒,行气血 　　黄芩——泄气分之热 　　生地——泄血分之热 使:甘草——调和诸药 九味配伍,既能统治风寒湿邪,又能兼顾协调表里,共成发汗祛湿、兼清里热之剂。表寒较重者,服本方之后,还需配合啜热粥,目的是资助胃气以酿汗,加强发汗祛邪之功。表证较轻者,微发其汗即可,故药后不必啜热粥。 体现了"分经论治"的思想: 太阳经:羌活　阳明经:白芷　少阳经:黄芩　太阴经:苍术　少阴经:细辛　厥阴经:川芎 防风为风药之卒徒,走十二经

运用	辨证要点	以恶寒发热，头痛无汗，肢体酸楚疼痛，口苦微渴为证治要点。
	加减变化	1. 兼湿较轻，肢酸不甚，去苍术、细辛； 2. 痹痛甚剧，加独活、威灵仙、姜黄； 3. 湿重胸满，去生地，加枳壳、厚朴； 4. 内热不著，减生地、黄芩用量； 5. 里热甚者，加石膏、知母。
	使用注意	风热表证及阴虚内热者不宜使用。

止嗽散《医学心悟》		
组成	陈皮、桔梗、荆芥、白前、百部、甘草、紫菀。（陈庚借钱去百草园）	
功用	宣利肺气，疏风止咳。	
主治	风邪犯肺证。咳嗽咽痒，咯痰不爽，或微有恶风发热，舌苔薄白，脉浮缓。	
方义 解释	君：紫菀、百部——止咳化痰 臣：桔梗——开宣肺气 　　白前——降气化痰 佐：荆芥——疏风解表，以祛在表之余邪 　　陈皮——理气化痰 使：甘草——调和诸药	

【昭昭医考重点提示】重点掌握麻黄汤、桂枝汤、小青龙汤、九味羌活汤的组成、功效、主治及方义解释等。

细目三　辛凉解表

银翘散《温病条辨》		
组成	薄荷、桔梗、连翘、芦根、竹叶、淡豆豉、金银花、荆芥穗、甘草、牛蒡子。（荷梗连根叶似伞，豆花接穗甘如牛）	
功用	辛凉透表，清热解毒。	
主治	温病初起。发热，微恶风寒，无汗或有汗不畅，头痛口渴，咳嗽咽痛，舌尖红，苔薄白或薄黄，脉浮数。	
方义 解释	君：金银花、连翘——轻清透表，清热解毒 臣：牛蒡子、薄荷——疏散风热，清利咽喉 　　荆芥穗、淡豆豉——辛散表邪，透热外出 佐：桔梗——宣肺利咽止咳 　　竹叶、芦根——清热生津止渴 使：甘草——清热解毒，调和药性 本方所用药物均系轻清之品，用法强调"香气大出，即取服，勿过煮"，体现了吴氏"治上焦如羽，非轻莫举"的用药原则。 全方配伍特点：辛凉之中配伍少量辛温之品，既有利于透邪，又不悖辛凉之旨。疏散风邪与清热解毒相配，外散风热，内清热毒，疏清兼顾，以疏散为主。	
运用	辨证要点	《温病条辨》称本方为"辛凉平剂"，是治疗外感风热表证的常用方。临床应用以发热，微恶寒，咽痛，口渴，脉浮数为辨证要点。

运用	加减变化	1. 渴为伤津较甚者,加天花粉生津止渴; 2. 项肿咽痛系热毒较甚者,加马勃、玄参清热解毒,利咽消肿; 3. 衄血由热伤血络所致者,去荆芥穗、淡豆豉之辛温,加白茅根、侧柏炭、栀子炭凉血止血; 4. 咳者,是肺气不利,加杏仁苦降肃肺以加强止咳之功; 5. 胸膈闷者,乃夹湿邪秽浊之气,加藿香、郁金芳香化湿,辟秽祛浊。
	使用注意	凡外感风寒及湿热病初起者禁用。方中药物多为芳香轻宣之品,不宜久煎。

桑菊饮《温病条辨》

组成	薄荷、菊花、芦根、连翘、桔梗、杏仁、桑叶、甘草。（荷花根,巧接杏桑果）
功用	疏风清热,宣肺止咳。
主治	风温初起,表热轻证。但咳,身热不甚,口微渴,脉浮数。
方义 解释	君:桑叶、菊花——疏散上焦风热 臣:薄荷——疏散风热 　　桔梗、杏仁——一升一降,助君药祛邪,宣肺止咳 佐:连翘——透邪清热 　　芦根——清热生津止渴 使:甘草——调和诸药 诸药相伍,使上焦风热得以疏散,肺气得以宣降,则表证解、咳嗽止。

运用	辨证要点	"辛凉轻剂"。 咳嗽,发热不甚,口微渴,脉浮数。
	加减变化	1. 气分热甚,加石膏、知母; 2. 咳嗽较频,加黄芩; 3. 咳痰黄稠,加瓜蒌、黄芩、桑白皮、贝母; 4. 络伤咳血,加白茅根、茜草、丹皮; 5. 津伤渴甚,加天花粉; 6. 热毒咽痛,加玄参、板兰根。
	使用注意	肺热甚者当加味配伍,以免病重药轻; 风寒咳嗽,不宜使用; 不宜久煎。

麻黄杏仁甘草石膏汤《伤寒论》

组成	麻黄、杏仁、炙甘草、石膏。
功用	辛凉疏表,清肺平喘。
主治	外感风邪,邪热壅肺证。身热不解,咳逆气急,甚则鼻煽,口渴,有汗或无汗,舌苔薄白或黄,脉浮而数。
方义 解释	君:麻黄——宣肺平喘,兼散表邪（"火郁发之"） 　　石膏——清泻肺热,兼透热生津 　　麻黄、石膏相伍（石膏用量倍于麻黄）宣肺而不助热,清肺而不留邪 臣:杏仁——苦降肺气,止咳平喘 佐使:甘草——益气和中,调和诸药 四药合用,解表与清肺并用,以清为主;宣肺与降气并用,以宣为主。共奏辛凉疏表,清肺平喘之功。

运用	辨证要点	发热喘急,口渴引饮,有汗或无汗,苔薄黄,脉滑数。
	加减变化	1. 肺热盛,重用石膏,加桑白皮、黄芩、知母; 2. 表寒明显,减少石膏,加薄荷、苏叶、桑叶; 3. 痰多气急,加葶苈子、枇杷叶; 4. 痰稠胸闷,加瓜蒌、贝母、黄芩、桔梗。
	使用注意	风寒实喘、虚证喘逆者,禁用本方。

柴葛解肌汤《伤寒六书》	
组成	柴胡、干葛、甘草、黄芩、羌活、白芷、芍药、桔梗(生姜三片大枣二枚石膏一钱)。
功用	解肌清热。
主治	外感风寒,郁而化热证。恶寒渐轻,身热增盛,无汗头痛,目疼鼻干,心烦不眠,咽干耳聋,眼眶痛,舌苔薄黄,脉浮微洪。

【昭昭医考重点提示】重点掌握辛凉解表剂银翘散、桑菊饮、麻杏甘石汤的组成功效、主治、方义解释等。

细目四　扶正解表

败毒散《太平惠民和剂局方》		
组成	独活、羌活、川芎、人参、茯苓、甘草、桔梗、柴胡、前胡、枳壳(生姜、薄荷)。(活熊深伏草梗,二虎只可强攻)	
功用	散寒祛湿,益气解表。	
主治	气虚,外感风寒湿表证,憎寒壮热,头项强痛,肢体酸痛,无汗,鼻塞声重,咳嗽有痰,胸膈痞满,舌淡苔白,脉浮而按之无力。	
方义解释	君:羌活、独活——发散全身风寒湿邪,通络止痛 臣:川芎——祛风行血,宣痹止痛 　　柴胡——辛散解肌,助君宣散外邪 佐:枳壳、桔梗、前胡、茯苓——宣降肺气,化痰止咳 　　人参——扶正祛邪,散中有补,防邪复犯 　　生姜、薄荷——解表散邪 佐使:甘草——益气补中,调和药性 综观全方,邪正兼顾,祛邪为主,共奏散寒祛湿、益气解表之功。	
运用	辨证要点	恶寒发热,肢体酸楚疼痛,无汗,脉浮重按无力
	加减变化	1. 正气不虚,表邪较重,去人参,加荆、防; 2. 气虚较重,重用人参,加黄芪; 3. 湿邪较甚,酸痛较重,加威灵仙、桑枝、秦艽、防己; 4. 咳嗽较甚,加杏仁、白前; 5. 痢疾初起,加白芍、木香。
	使用注意	非外感风寒湿邪,寒热无汗;暑温、湿热蒸迫肠中而成痢疾者,禁用。

参苏饮《太平惠民和剂局方》	
组成	人参、紫苏叶、干葛、半夏、姜汁、前胡、茯苓、枳壳、桔梗、木香、陈皮、炙甘草(生姜、枣)。
功用	益气解表,理气化痰。
主治	气虚外感风寒,内有痰湿证。恶寒发热,无汗,头痛,鼻塞,咳嗽痰白,胸脘满闷,倦怠无力,气短懒言,苔白脉弱。

【昭昭医考重点提示】重点掌握败毒散的组成功效、主治、方义解释等

历年真题精选

细目二：辛温解表

【A1 型题】

1. 止嗽散的组成药物中含有

A. 青皮　　　　　B. 木香　　　　　C. 香附　　　　　D. 厚朴　　　　　E. 陈皮

答案：E；　考点：止嗽散的药物组成

解析：止嗽散的组成：桔梗、荆芥、紫菀、百部、白前、甘草、陈皮。故选择 E。

2. 九味羌活汤的组成药物中含有

A. 白芍药　　　　B. 山茱萸　　　　C. 生地黄　　　　D. 麦门冬　　　　E. 枸杞子

答案：C；　考点：九味羌活汤的药物组成

解析：九味羌活汤的组成：羌活、防风、苍术、细辛、川芎、香白芷、生地黄、黄芩、甘草。故选择 C。

3. 羌活胜湿汤与九味羌活汤的组成药物中均含有的是

A. 防风、川芎　　B. 黄芩、川芎　　C. 羌活、藁本　　D. 羌活、独活　　E. 羌活、蔓荆子

答案：A；　考点：九味羌活汤的组成药物

解析：羌活胜湿汤的组成：羌活、独活、藁本、防风、甘草、川芎、蔓荆子。九味羌活汤的组成：羌活、防风、苍术、细辛、川芎、香白芷、生地黄、黄芩、甘草。故选择 A。

【B 型题】

(4～5 题共用选项)

A. 黄连　　　　　B. 杏仁　　　　　C. 细辛　　　　　D. 熟地黄　　　　E. 石膏

4. 小青龙汤的组成药物中含有

答案：C

5. 九味羌活汤的组成药物中含有

答案：C；　考点：小青龙汤、九味羌活汤的药物组成

解析：小青龙汤的组成：麻黄、芍药、细辛、干姜、炙甘草、桂枝、五味子、半夏。故 4 题选择 C。九味羌活汤的组成：羌活、防风、苍术、细辛、川芎、香白芷、生地黄、黄芩、甘草。故 5 题选择 C。

细目三：辛凉解表

【A1 型题】

1. 太阳病，发汗未愈，风寒入里化热，身热不解，汗出而喘，舌苔薄白，脉滑数者，治疗应选用

A. 泻白散　　　　　　　　　　　　B. 葛根黄芩黄连汤

C. 麻黄杏仁甘草石膏汤　　　　　　D. 桂枝加厚朴杏子汤

E. 小青龙加石膏汤

答案：C；　考点：麻黄杏仁甘草石膏汤的主治证候

解析：麻黄杏仁甘草石膏汤主治风寒入里化热，身热不解，汗出而喘，舌苔薄白，脉滑数者。故选择 C。

2. 桑菊饮与桑杏汤中均含有的药物是

A. 杏仁　　　　　B. 桔梗　　　　　C. 象贝　　　　　D. 连翘　　　　　E. 苇根

答案：A；　考点：桑菊饮与桑杏汤中的药物组成

解析：桑菊饮的组成：桑叶、菊花、杏仁、连翘、薄荷、苦桔梗、甘草、苇根。桑杏汤组成：桑叶、杏仁、沙参、象贝、香豉、栀皮、梨皮。故选择 A。

细目四：扶正解表

【A1 型题】

1. 败毒散的组成药物中不包括

A. 柴胡、前胡　　　B. 羌活、独活　　　C. 桔梗、枳壳　　　D. 人参、甘草　　　E. 当归、芍药

答案：E；考点：败毒散的药物组成

解析：败毒散的药物组成有柴胡、前胡、川芎、枳壳、羌活、独活、茯苓、桔梗、人参、甘草。故选择 E。

2. 再造散的组成药物中含有

A. 川芎　　　　　B. 当归　　　　　C. 丹参　　　　　D. 桃仁　　　　　E. 红花

答案：A；考点：再造散的药物组成

解析：再造散的组成：黄芪、人参、桂枝、甘草、熟附子、细辛、羌活、防风、川芎、煨生姜。故选择 A。

第三单元　泻下剂

【考点透视】

掌握每节的主要方药的组成、功效与主治，尤其是大承气汤、温脾汤、麻子仁丸、济川煎，另外注意十枣汤的调服用意。

细目一　概　述

适用范围	主要适用于里实证。里实证有因热而结实者，有因寒而结实者，有因燥而结实者，有因水而结实者，均可使用泻下剂。此外，邪实而正虚者，也可使用泻下剂，但当使用泻下剂中的攻补兼施剂为宜。
应用注意事项	（1）临证首当辨别里实证的性质及患者体质的虚实，分别选用相应治法方剂。热结者，宜寒下；寒结者，宜温下；燥者，宜润下；水结者，宜逐水；邪实而正虚者，又当攻补兼施。 （2）泻下剂是为里实证而设，用于表证已解，里实已成之时。若患者表证未解，里实虽成，亦不可纯用泻下剂，以防表邪随泻下内陷而变生他证，应权衡表里证之轻重缓急，或先解表后攻里或表里双解。 （3）里实证若兼瘀血、虫积、痰浊等，应酌情将泻下剂与活血祛瘀、驱虫、化痰等治法方剂配合使用。 （4）年老体弱、孕妇、产后或正值经期、病后伤津或亡血者，均应慎用或禁用泻下剂。必须使用时，也宜配伍补益扶正之品，祛邪不忘扶正。 （5）泻下剂易伤胃气，得效即止，慎勿过剂。服药期间应注意调理饮食，少食或忌食油腻或不易消化的食物，以免重伤胃气。

细目二　寒　下

	大承气汤《伤寒论》
组成	大黄、枳实、厚朴、芒硝。（皇后只是笑） 本方煎服方法为：先煎枳实、厚朴，后下大黄，再溶服芒硝。大黄之所以生用、后下，是取其泻下之力峻猛。若大黄久煎，则泻下之力缓，达不到峻下热结之功效。
功用	峻下热结。
主治	（1）阳明腑实证。大便不通，频转矢气，脘腹痞满，腹痛拒按，按之则硬，甚或潮热谵语，手足濈然汗出，舌苔黄燥起刺，或焦黑燥裂，脉沉实。（阳明腑实证的特点归纳为"痞、满、燥、实"四字。所谓"痞"即自觉胸脘闷塞不通，有压重感；"满"是脘腹胀满，按之有抵抗感；"燥"是肠中燥屎干结不下；"实"是实热内结，腹痛拒按，大便不通，或下利清水而腹痛不减，以及潮热谵语、脉实等） （2）热结旁流证。下利清水，色纯青，其气臭秽，脐腹疼痛，按之坚硬有块，口舌干燥，脉滑实。 （3）里热实证之热厥、痉病或发狂等。
方义解释	君：大黄——泻热通便，荡涤肠胃 臣：芒硝——泻热通便，软坚润燥 　　二者相须配伍，峻下热结 佐：厚朴、枳实——行气散结，消痞除满，助硝黄推荡积滞，加速排泄。 全方配伍特点：泻下与行气并重，泻下以利行气，行气以助泻下，相辅相成，共成峻下热结的最佳配伍。

续表

运用	辨证要点	本方为治疗阳明腑实证的基础方,又是寒下法的代表方。临床应用以痞、满、燥、实及舌红苔黄,脉沉实为辨证要点。
	加减变化	1. 若兼气虚者,宜加入参以补气,以防泻下气脱; 2. 兼阴津不足者,宜加玄参、生地等以滋阴润燥。
	使用注意	本方为泻下峻剂,凡气虚阴亏、燥结不甚者,以及年老、体弱等均应慎用,孕妇禁用;注意中病即止,以免耗损正气。
	小承气汤:大黄、枳实、厚朴　　功效:轻下热结 调胃承气汤:大黄、芒硝、甘草　　功效:缓下热结	

大黄牡丹汤《金匮要略》		
组成	大黄、芒硝、桃仁、丹皮、冬瓜子。(将军忙逃丹东)	
功用	泻热破瘀,散结消肿。	
主治	肠痈初起,湿热瘀滞证。右少腹疼痛拒按,按之其痛如淋,甚则局部肿痞,或右足屈而不伸,伸则痛剧,小便自调,或时时发热,自汗恶寒,舌苔薄腻而黄,脉滑数。	
方义解释	君:大黄——泻肠中湿热郁结,祛肠中稽留之瘀血 　　桃仁——破血散瘀,助通下 臣:芒硝——软坚散结,助大黄泻下 　　丹皮——凉血祛瘀 佐使:冬瓜子——清肠中湿热,排脓消痈 本方泻下、清利、破瘀诸法并用,共奏泻热破瘀、散结消肿之功,是治疗湿热瘀滞之肠痈初起的常用方剂。	
运用	加减变化	1. 妇女热毒较重者,加蒲公英、金银花、紫花地丁、败酱草以加强清热解毒之力。 2. 血瘀较重者,加赤芍、乳香、没药以活血祛瘀。
	使用注意	肠痈溃后;老人、孕妇、妇女产后,忌用。

大陷胸汤《伤寒论》	
组成	大黄、芒硝、甘遂。
功用	泻热逐水。
主治	水热互结之结胸证。心下疼痛,拒按,按之硬,或从心下至少腹硬满疼痛,手不可近;伴见短气烦躁,大便秘结,舌上燥而渴,日晡小有潮热,舌红,苔黄腻或兼水滑,脉沉紧或沉迟有力。

细目三　温　下

温脾汤《备急千金要方》	
组成	大黄、芒硝、附子、当归、干姜、人参、甘草。(为姜大人父子归校干杯)
功用	攻下冷积,温补脾阳。
主治	阳虚寒积证。腹痛便秘,脐下绞结,绕脐不止,手足不温,苔白不渴,脉沉弦而迟。

方义解释	君：附子——温补脾阳，祛除寒邪 　　大黄——荡涤泻下，攻逐积滞 臣：芒硝、当归——润肠软坚，助大黄泻下攻积 　　干姜——温中助阳，助附子温阳祛寒 佐：人参、甘草——益气补脾 使：甘草——调和药性 本方由温补脾阳药与寒下攻积药配伍组成，温通、泻下、补益三法兼备，温阳以祛寒、攻下不伤正，共奏攻下冷积、温补脾阳之功。	
运用	辨证要点	便秘或久痢赤白，腹痛，手足不温，脉沉弦。
	加减变化	1. 腹中胀痛，加厚朴、木香； 2. 腹中冷痛，加肉桂、吴茱萸。

细目四　润　下

	麻子仁丸《伤寒论》	
组成	麻子仁、杏仁、白芍、大黄、枳实、厚朴。（二人要小承气）	
功用	润肠泄热，行气通便。	
主治	肠胃燥热，脾约便秘证。大便干结，小便频数。	
方义解释	君：火麻仁——润肠通便 臣：杏仁——降气润肠 　　白芍——养血敛阴，柔肝理脾 佐：枳实、厚朴——下气破结 　　大黄——通便泄热 使：蜂蜜——润燥滑肠，调和药性 本方润肠药与攻下药并用，攻润相合，下不伤正。本方为丸剂，初服 10 小丸，依次渐加也意在缓下，润肠通便。	
运用	辨证要点	大便秘结，小便频数，舌苔微黄。
	加减变化	1. 痔疮便秘，加桃仁、当归； 2. 痔疮出血，加槐花、地榆； 3. 伤津较甚，加生地、玄参、石斛。
	使用注意	1. 本方虽然为缓下之剂，但药多破滞，故体虚、年老者不宜常服； 2. 孕妇不宜服用。
	济川煎《景岳全书》	
组成	当归、牛膝、肉苁蓉、泽泻、升麻、枳壳。（止泻当用生牛肉）	
功用	温肾益精，润肠通便。	
主治	肾阳虚弱，精津不足证（肾虚便秘）。大便秘结，小便清长，腰膝酸软，头目眩晕，舌淡苔白，脉沉迟。	

续表

方义 解释	君：肉苁蓉——味甘咸性温,功能温肾益精,暖腰润肠 臣：当归——补血润燥,润肠通便 　　牛膝——补益肝肾,壮腰膝,性善下行 佐：枳壳——下气宽肠而助通便 　　泽泻——渗利小便而泄肾浊 　　升麻——升清阳 诸药合用,既可温肾益精治其本,又能润肠通便以治标,用药灵巧,补中有泻,降中有升,寓通于补之中,寄降于升之内。

细目五　逐　水

	十枣汤《伤寒论》
组成	芫花、甘遂、大戟各等分,大枣十枚。
功用	攻逐水饮。
主治	(1) 悬饮。咳唾胸胁引痛,心下痞硬,干呕短气,头痛目眩,胸背掣痛不得息,舌苔滑,脉沉弦。 (2) 水肿,一身悉肿,尤以身半以下肿甚,腹胀喘满,二便不利。
用法 要点	(1) 三味等分为散末,或装入胶囊,以大枣 10 枚煎汤送服。 (2) 清晨空腹服用,从小量开始,以免量大下多伤正。若服后下少,次日加量。 (3) 服药得快下利后,宜食糜粥以保养脾胃。 (4) 若泻后精神、胃纳俱好,而水饮未尽者,可再投本方;若泻后精神疲乏,食欲减退,则宜暂停攻逐;若患者体虚邪实,又非攻不可者,可用本方与健脾补益剂交替使用,或先攻后补,或先补后攻。 (5) 年老体弱慎用,孕妇忌服。 (6) 本方作用峻猛,只可暂用,不可久服。

细目六　攻补兼施

	黄龙汤《伤寒六书》
组成	大黄、芒硝、枳实、厚朴、当归、人参、甘草、桔梗(生姜、大枣)。
功用	攻下通便,补气养血。
主治	阳明腑实,气血不足证。自利清水,色纯青,或大便秘结,脘腹胀满,腹痛拒按,身热口渴,神疲少气,谵语,甚则循衣摸床,撮空理线,神昏肢厥,舌苔焦黄或焦黑,脉虚。

【昭昭医考重点提示】重点掌握大承气汤、大黄牡丹皮汤、温脾汤、麻子仁丸的组成、功效、主治、方义解释等。

历年真题精选

细目二：寒下

【A1 型题】

1. 热结旁流,脐腹疼痛,按之坚硬有块,口干舌燥,脉滑实者。治宜选用

A. 黄龙汤　　　　B. 大承气汤　　　　C. 调胃承气汤　　　　D. 小承气汤　　　　E. 济川煎

答案：B；　考点：大承气汤的应用

解析：大承气汤可用于阳明腑实证,热结旁流证以及里热实证之热厥、痉病或发狂等,故选择 B。

2. 大黄牡丹汤的组成药物除大黄、牡丹皮外,其余的是

A. 桃仁、红花、赤芍　　　　　　　B. 桃仁、芒硝、冬瓜子

C. 连翘、甘草、金银花　　　　　　D. 连翘、贝母、炙甘草

E. 连翘、赤芍、金银花

答案：B；　考点：大黄牡丹汤的药物组成

解析：大黄牡丹汤的组成：大黄、牡丹皮、桃仁、芒硝、冬瓜子，故选择 B。

细目三：温下

【B 型题】

(1～2 题共用选项)

A. 大便稀溏　　　B. 腰膝酸软　　　C. 小便频数　　　D. 久痢赤白　　　E. 手足厥逆

1. 大黄附子汤的主治证候中有

答案：E

2. 麻子仁丸的主治证候中有

答案：C；　考点：大黄附子汤与麻子仁丸的主治证候

解析：大黄附子汤的主治证候为阳虚寒结，腹痛便秘，胁下偏痛，发热，手足厥冷，舌苔白腻，脉紧弦。故 1 题选择 E。麻子仁丸主治胃肠燥热，脾约便秘证，大便干结，小便频数。故 2 题选择 C。

(3～4 题共用选项)

A. 食积便秘　　　B. 血虚便秘　　　C. 气虚便秘　　　D. 脾约便秘　　　E. 冷积便秘

3. 麻子仁丸主治的是

答案：D

4. 大黄附子汤主治的是

答案：E；　考点：大黄附子汤与麻子仁丸的主治

解析：麻子仁丸主治胃肠燥热，脾约便秘证，大便干结，小便频数。大黄附子汤的主治证候为阳虚寒结，腹痛便秘。故 3 题选择 D，4 题选择 E。

细目四：润下

【A1 型题】

1. 不属于济川煎组成药物的是

A. 芍药　　　　B. 牛膝　　　　C. 泽泻　　　　D. 升麻　　　　E. 枳壳

答案：A；　考点：济川煎的药物组成

解析：济川煎的组成：当归、牛膝、肉苁蓉、泽泻、升麻、枳壳。故选择 A。

2. 不属于麻子仁丸组成药物的是

A. 芍药　　　　B. 杏仁　　　　C. 大黄　　　　D. 厚朴　　　　E. 甘草

答案：E；　考点：麻子仁丸的药物组成

解析：麻子仁丸的组成：麻子仁、芍药、枳实、大黄、厚朴、杏仁。故选择 E。

细目五：逐水

【A1 型题】

舟车丸的功用是

A. 化瘀行水　　　B. 行气逐水　　　C. 攻逐水饮　　　D. 温阳化饮　　　E. 健脾利水

答案：B；　考点：舟车丸的功效

解析：舟车丸行气破滞，逐水消肿，通利二便。故选择 B。

第四单元　和解剂

[考点透视]

1. 重点掌握大小柴胡汤、逍遥散、半夏泻心汤的组成、功效、主治。

2. 理解某些药物在方剂中的配伍意义,如痛泻要方中的防风、大柴胡汤中的芍药等。

细目一　概　述

适用范围	主要适用于邪在少阳、肝脾不和、肠胃不和之证。和解剂原为治疗伤寒邪入少阳而设,因少阳属胆,位于表里之间,既不宜发汗,又不宜吐下,唯有和解一法最为适当。然而,胆附于肝,与肝互为表里,胆经发病可影响及肝,肝经发病也可影响及胆,且肝胆疾病又可累及脾胃,导致肝脾不和;若中气虚弱,寒热互结,又可导致肠胃不和。因此,肝脾不和证、肠胃不和证也是和解剂的适用范围。
应用注意事项	(1)临床依据病证不同,应分别选用和解少阳、调和肝脾、调和肠胃的治法与方剂。 (2)和解剂组方配伍较为独特,既祛邪又扶正,既透表又清里,既疏肝又治脾,无明显寒热补泻之偏,性质平和,作用和缓,照顾全面,所以应用范围较广,主治病证较为复杂。然而,该法毕竟以祛邪为主,纯虚证不宜使用,纯实证者亦不可选用,以免贻误病情。 (3)凡外邪在表,未入少阳者;或邪已入里,阳明热盛者,均不宜使用和解剂。

细目二　和解少阳

小柴胡汤《伤寒论》	
组成	柴胡、黄芩、人参、炙甘草、半夏、生姜、大枣。(生芹菜炒大虾仁)
功用	和解少阳。
主治	(1)伤寒少阳证。往来寒热,胸胁苦满,默默不欲饮食,心烦喜呕,口苦,咽干,目眩,舌苔薄白,脉弦者。 (2)热入血室证。妇人中风,经水适断,寒热发作有时。 (3)黄疸、疟疾,以及内伤杂病而见少阳证者。
方义解释	君:柴胡——疏散少阳之邪 臣:黄芩——清泄少阳之热 　　二者相伍,一散一清,和解少阳 佐:半夏、生姜——和胃降逆止呕 　　人参、大枣、甘草——益气和中,扶正祛邪,御邪内传 使:甘草——调和诸药 诸药合用,使邪气得解,枢机得利,胃气调和,诸症自除。原方"去滓再煎",使药性更为醇和,药汤之量更少,减少了药液对胃的刺激,避免停饮致呕。 全方配伍特点:和解少阳为主,兼补胃气;祛邪为主,兼顾正气。
运用	**辨证要点**　本方为治疗伤寒少阳证的基础方,又是和解少阳法的代表方。临床应用以往来寒热,胸胁苦满,默默不欲饮,心烦喜呕,口苦,咽干,苔白,脉弦为辨证要点。临床上只要抓住前四者中的一二主症,便可用本方治疗,不必待其证候悉具。正如《伤寒论》所说"伤寒中风,有柴胡证,但见一证便是,不必悉具。"
	加减变化　1. 若胸中烦而不呕,为热聚于胸,去半夏、人参,加瓜蒌清热理气宽胸; 2. 渴者,是热伤津液,去半夏,加天花粉止渴生津; 3. 腹中痛,是肝气乘脾,宜去黄芩,加芍药柔肝缓急止痛; 4. 胁下痞硬,是气滞痰郁,去大枣,加牡蛎软坚散结; 5. 心下悸,小便不利,是水气凌心,宜去黄芩,加茯苓利水宁心; 6. 不渴,外有微热,是表邪仍在,宜去人参,加桂枝解表; 7. 咳者,是素有肺寒留饮,宜去人参、大枣、生姜,加五味子、干姜温肺止咳。
	使用注意　方中柴胡升散,芩、夏性燥,故对阴虚血少者禁用。

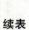

蒿芩清胆汤《重订通俗伤寒论》	
组成	青蒿、淡竹茹、半夏、赤茯苓、青子芩、枳壳、陈皮、碧玉散(滑石、甘草、青黛)。(青竹如碧玉,黄芩下子陈)
功用	清胆利湿,和胃化痰。
主治	少阳湿热证。寒热如疟,寒轻热重,口苦膈闷,吐酸苦水,或呕黄涎而黏,甚则干呕呃逆,胸胁胀疼,小便黄少,舌红苔白腻,间现杂色,脉数而右滑左弦者。
方义解释	君:青蒿——清透少阳之邪,化湿辟秽 　　青子芩——清泄胆热,且燥湿 　　二者相伍,内清湿热,透邪外出 臣:半夏——燥湿化痰,降逆止呕 　　竹茹——清胆胃之热,化痰止呕 　　枳壳、陈皮——理气和胃,宽畅胸膈 佐使:碧玉散、赤茯苓——清热利湿,引湿热从小便而解 诸药合用,可使胆热清,痰湿化,气机畅,胃气和,诸症得解。
运用	辨证要点	寒热如疟,寒轻热重,胸胁胀闷,吐酸苦水,舌红苔腻,脉弦数。
	加减变化	1. 胆热犯胃甚者,加黄连,苏叶; 2. 湿重,加藿香,苡仁、蔻仁; 3. 小便不利,加车前子、泽泻、通草; 4. 若见黄疸则加茵陈、栀子、大黄以清热利湿退黄。
	使用注意	邪犯少阳,寒重热轻者禁用。

细目三　调和肝脾

四逆散《伤寒论》	
组成	炙甘草、枳实、柴胡、芍药。(四逆菜籽是草药)
功用	透邪解郁,疏肝理脾。
主治	(1) 阳郁厥逆证。手足不温,或腹痛,或泄利下重,脉弦。 (2) 肝脾气郁证。胁肋胀闷,脘腹疼痛,脉弦。
方义解释	君:柴胡——透邪升阳,疏肝解郁(肝用) 臣:芍药——养血敛阴,柔肝缓急(肝体) 　　柴胡、芍药一升一敛,合而调肝 佐:枳实——行气解郁,泄热破结 　　配柴胡升降气机,配芍药调和气血 使:甘草——益气补脾;调和诸药;与芍药同用,可缓急止痛 　　甘草、枳实合而理脾 四药合用,透邪解郁,疏肝理脾,能使邪去郁解,气血调畅,清阳得伸,四逆自愈。原方配合白饮(米汤)和服,是借谷物之气以助胃气,取中气和则阴阳之气自相顺接之意。由于本方有疏肝理脾之功,也可治疗肝脾气郁所致胁肋脘腹疼痛诸症。
运用	辨证要点:手足不温(四逆程度较轻,冷不过肘、膝,或仅指、趾不温),或胁肋疼痛,脉弦。 使用注意:阳衰阴盛之寒厥,忌用。

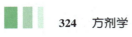

续表

逍遥散《太平惠民和剂局方》		
组成	炙甘草、当归、茯苓、白芍药、白术、柴胡、煨生姜、薄荷。（逍遥嘱咐魏生将薄荷当柴草烧）	
功用	肝疏解郁，养血健脾。	
主治	肝郁血虚脾弱证。两胁作痛，头痛目眩，口燥咽干，神疲食少，或月经不调，乳房胀痛，脉弦而虚。	
方义解释	君：柴胡——疏肝解郁（肝郁） 臣：白芍——养血柔肝（血虚） 　　当归——养血和血（血虚） 佐：白术、茯苓、甘草——益气健脾　（脾弱） 　　薄荷——散肝郁所生之热（肝郁） 　　煨生姜——温胃和中　（脾弱） 使：甘草——益气和中，调和药性；和芍药缓急止痛 全方配伍特点：肝脾同调，以疏肝为主，气血兼顾，以理气为先，使木郁达之，脾弱得复，血虚得养。	
运用	辨证要点	本方为疏肝健脾的代表方，又是妇科调经的常用方。临床应用以两胁作痛，神疲食少，月经不调，脉弦而虚为辨证要点。
	加减变化	1. 肝郁气滞较甚，加香附、郁金、陈皮以疏肝解郁； 2. 血虚甚者，加熟地以养血； 3. 肝郁化火者，加丹皮、栀子以清热凉血。
	使用注意	肝郁多因情志不遂所致，治疗时须嘱病人心情达观，方能获效。
痛泻要方《丹溪心法》		
组成	白术、白芍药、陈皮、防风。（臣，痛泻要烧住房）	
功用	补脾柔肝，祛湿止泻。	
主治	脾虚肝旺之痛泻。肠鸣腹痛，大便泄泻，泻必腹痛，泻后痛缓，舌苔薄白，脉两关不调，左弦而右缓者。	
方义解释	君：白术——甘苦温，补脾燥湿止泻 臣：白芍——柔肝缓急止痛 佐：陈皮——理气燥湿，醒脾和胃 佐使：防风——散肝舒脾，胜湿止泻；（香能舒脾，风能胜湿，为理脾引经药） 健脾药与柔肝药相配，调和肝脾而重在补脾。	
运用	辨证要点	肠鸣腹痛，大便泄泻，泻必腹痛，泻后痛缓，脉弦而缓。
	加减变化	1. 久泻不止，加升麻；舌苔黄腻，加黄连、木香； 2. 泄泻呈水样，加茯苓、车前子； 3. 气滞甚者，加厚朴、木香； 4. 脾虚甚者，加党参、山药； 5. 兼食积，加山楂、神曲、麦芽； 6. 中焦虚寒，加干姜、吴茱萸。
	使用注意	湿热或热毒引起的腹痛泄泻，禁用。

细目四　调和肠胃

半夏泻心汤《伤寒论》	
组成	半夏、黄芩、干姜、人参、黄连、大枣、炙甘草。（芩连姊炒姜拌枣）

功用	寒热平调,消痞散结。	
主治	寒热错杂之痞证。心下痞,但满而不痛,或呕吐,肠鸣下利,舌苔腻而微黄。	
方义解释	君:半夏——辛散结除痞,降逆止呕 臣:干姜——辛温中散寒 黄连、黄芩——苦降泄除热 佐:人参、甘草、大枣——甘益气补虚 诸药合用,可使寒去热清,中虚得补,升降复常,痞满可除,呕利自愈。 全方配伍特点:寒热并用,辛开苦降,补泻兼施。	
运用	辨证要点	本方为治疗中气虚弱,寒热错杂,升降失常而致肠胃不和的常用方;又是体现调和寒热,辛开苦降治法的代表方。临床应用以心下痞满,呕吐泻利,苔腻微黄为辨证要点。
	加减变化	湿热蕴积中焦,呕甚而痞,中气不虚,或舌苔厚腻者,可去人参、甘草、大枣、干姜,加枳实、生姜以下气消痞止呕。
	使用注意	本方主治虚实互见之证,若因气滞或食积所致的心下痞满者不宜使用。

【昭昭医考重点提示】重点掌握小柴胡汤、四逆散、逍遥散、痛泻要方、半夏泻心汤的组成、功效、主治、方义解释等。

历年真题精选

细目二:和解少阳

【A1型题】

1. 柴葛解肌汤与大柴胡汤的组成药物中均含有的是

A. 枳实、芍药   B. 桔梗、芍药   C. 黄芩、半夏   D. 黄芩、桔梗   E. 黄芩、芍药

答案:E;考点:大柴胡汤的药物组成

解析:大柴胡汤的组成:柴胡、黄芩、芍药、半夏、生姜、枳实、大枣、大黄。柴葛解肌汤的组成:柴胡、葛根、黄芩、羌活、白芷、芍药、桔梗、生姜、甘草、大枣、石膏。故选择E。

2. 小柴胡汤的组成药物中不含有的是

A. 柴胡   B. 黄芩   C. 干姜   D. 人参   E. 大枣

答案:C;考点:小柴胡汤的药物组成

解析:小柴胡汤的组成:柴胡、黄芩、人参、半夏、甘草、生姜、大枣。故选择C。

【B型题】

(3~4题共用选项)

A. 内泻热结   B. 活血祛瘀   C. 和解清热   D. 泻火除湿   E. 缓急止痛

3. 大柴胡汤中配伍大黄的主要意义是

答案:A

4. 大柴胡汤中配伍芍药的主要意义是

答案:E;考点:大柴胡汤的配伍意义

解析:大柴胡汤中轻用大黄配枳实以内泻阳明热结,行气消痞,亦为臣药。芍药柔肝缓急止痛,与大黄相配可治腹中实痛,与枳实相伍可以理气和血,以除心下满痛。故3题选择A,4题选择E。

细目三:调和肝脾

【A1型题】

1. 逍遥散与一贯煎相同的功用是

A. 和营   B. 益气   C. 滋阴   D. 疏肝   E. 补脾

答案：D；　考点：逍遥散、一贯煎的功效

解析：逍遥散疏肝解郁，健脾和营。一贯煎主治肝肾阴虚，肝气不疏证。故选择 D。

2. 痛泻要方中配伍防风的主要用意是

A. 祛风止痉　　　B. 散寒除湿　　　C. 散肝疏脾　　　D. 疏风宽肠　　　E. 疏风止痛

答案：C；　考点：痛泻要方中防风的配伍意义

解析：痛泻要方中配伍少量防风，具有升散之性，能散肝郁、疏脾气。故选择 C。

细目四：调和肠胃

【A1 型题】

1. 体现寒热并用，辛开苦降、消补兼施配伍特点的方剂是

A. 半夏泻心汤　　B. 生姜泻心汤　　C. 甘草泻心汤　　D. 健脾丸　　　E. 枳实消痞丸

答案：A；　考点：半夏泻心汤配伍特点

解析：本方即小柴胡汤去柴胡、生姜，加黄连、干姜而成。因无半表证，故去解表之柴胡、生姜，痞因寒热错杂而成，故加寒热平调之黄连、干姜，变和解少阳之剂，而为调和肠胃之方。半夏泻心汤配伍特点为寒热互用以和其阴阳，苦辛并进以调其升降，补泻兼施以顾其虚实。故本题选择 A。

2. 半夏泻心汤与小柴胡汤两方组成中均含有的药物是

A. 人参、黄芩、半夏、干姜、甘草　　　　B. 人参、生姜、半夏、甘草、大枣

C. 柴胡、黄芩、人参、甘草、生姜　　　　D. 半夏、黄芩、人参、甘草、大枣

E. 半夏、黄连、黄芩、甘草、大枣

答案：D；　考点：半夏泻心汤与小柴胡汤两方的药物组成

解析：半夏泻心汤的组成：半夏、黄芩、干姜、人参、黄连、大枣、甘草。小柴胡汤的组成：柴胡、黄芩、人参、甘草、半夏、生姜、大枣。故本题选择 D。

第五单元　清热剂

【考点透视】

1. 本单元为考试重点，应熟悉各主要方剂内容，重点掌握竹叶石膏汤、清营汤、凉膈散、仙方活命饮、龙胆泻肝汤、芍药汤、白头翁汤等方剂的组成、功效。

2. 理解某些方剂中药物的配伍意义，如普剂消毒饮中的升麻、柴胡，玉女煎中的牛膝等。

细目一　概　述

适用范围	适用于里热证。一般是在表证已解，热已入里，或里热已盛而尚未结实的情况下使用。
应用注意事项	(1) 辨明里热所在部位。邪热在气则清气，入营血则清营凉血，热盛于脏腑则需结合脏腑所在的部位选择方药。若热在气而治血，则将引邪深入；若热在血而治气，则无济于事。 (2) 辨明热证真假，勿被假象所迷惑。如为真寒假热之证，不可误投清热剂。 (3) 辨明热证的虚实。应注意屡用清热泻火之剂而热仍不退者，当改用甘寒滋阴壮水之法，阴复则其热自退。 (4) 权衡轻重，量证投药。热盛而药轻，无异于杯水车薪；热微而药重，势必热去寒生；对于平素阳气不足、脾胃虚弱，外感之邪虽已入里化热，亦应慎用，必要时配伍护中醒脾和胃之品，以免伤阳碍胃。 (5) 对于热邪炽盛，服清热剂入口即吐者，可于清热剂中少佐温热之品，或采用凉药热服的反佐法。

细目二　清气分热

白虎汤《伤寒论》	
组成	石膏、知母、炙甘草、粳米。
功用	清热生津。

主治	气分热盛证。壮热面赤,烦渴引饮,汗出恶热,脉洪大有力。
方义解释	君:石膏——清热泻火,止渴除烦 臣:知母——清热滋阴生津 　　(石膏,辛甘大寒)(知母,苦寒质润) 佐:粳米、甘草——益胃护津,防石膏、知母大寒伤中 使:甘草——调和诸药 四药相配,共成清热生津之功,使其热清津复,诸症自解。

运用	辨证要点	"四大",即:大热、大汗、大渴、脉洪大。
	加减变化	1. 若气血两燔,引动肝风,加羚羊角、水牛角; 2. 兼阳明腑实,加大黄、芒硝; 3. 烦渴引饮甚者,加天花粉、芦根、麦门冬。
	使用注意	表证未解的无汗发热;脉见浮细或沉;血虚发热,脉洪无力;真寒假热的阴盛格阳证均不可误用。

竹叶石膏汤《伤寒论》	
组成	竹叶、石膏、半夏、麦门冬、人参、炙甘草、粳米。(厦门人煮食干净米)
功用	清热生津,益气和胃。
主治	伤寒、温病、暑病余热未清,气津两伤证。身热多汗,心胸烦闷,气逆欲呕,口干喜饮,气短神疲,或虚烦不寐,舌红苔少,脉虚数。

细目三　清营凉血

清营汤《温病条辨》	
组成	犀角(水牛角代)、生地黄、玄参、竹叶、麦冬、丹参、黄连、银花、连翘。(翘连花选生丹麦主席)
功用	清营解毒,透热养阴。
主治	热入营分证。身热夜甚,神烦少寐,时有谵语,目常喜开或喜闭,口渴或不渴,斑疹隐隐,脉细数,舌绛而干。
方义解释	君:水牛角——清营解毒,凉血散瘀 臣:生地、玄参、麦冬——清热养阴生津 佐:银花、连翘——清热解毒,透热转气("入营犹可透热转气") 　　竹叶——清心除烦　　黄连——清心泻火 　　丹参——清心凉血活血 诸药为伍,共奏清营解毒、透热养阴之功。全方配伍特点:清营解毒为主,兼以养阴生津、透热转气。

运用	辨证要点	本方为治疗热邪初入营分证的常用方。临床应用以身热夜甚,神烦少寐,斑疹隐隐,舌绛而干,脉数为辨证要点。
	加减变化	1. 若寸脉大,舌干较甚者,可去黄连,以免苦燥伤阴; 2. 若热陷心包而窍闭神昏者,可与安宫牛黄丸或至宝丹合用以清心开窍; 3. 若营热动风而见痉厥抽搐者,可配用紫雪,或酌加羚羊角、钩藤、地龙以息风止痉; 4. 如气分热邪尤盛,可重用银花、连翘、黄连,或更加石膏、知母及大青叶、板蓝根、贯众之属,以增强清热解毒之力。
	使用注意	使用本方应注意舌诊,原著说:"舌白滑者,不可与也。"并在该条自注中说"舌白滑,不惟热重,湿亦重矣,湿重忌柔润药",以防滋腻而助湿留邪

犀角地黄汤《小品方》，录自《外台秘要》	
组成	犀角(水牛角代)、生地黄、芍药、牡丹皮。(岳母牺牲)
功用	清热解毒，凉血散瘀。
主治	热入血分证。 (1) 热扰心神，身热谵语，舌绛起刺，脉细数。 (2) 热伤血络，斑色紫黑、吐血、衄血、便血、尿血等，舌红绛，脉数。 (3) 蓄血瘀热，喜忘如狂，漱水不欲咽，大便色黑易解等。
方义 解释	君：水牛角——清心，凉血，解毒 臣：生地——凉血止血，养阴清热 佐使：牡丹皮、芍药——凉血，散瘀 四药相配，清热之中兼以养阴，使热清血宁而无耗血之虑；凉血之中兼以散瘀，使血止而无留瘀之弊。全方共成清热解毒，凉血散瘀之剂。

运用	辨证要点	各种失血，斑色紫黑，神昏谵语，身热舌绛。
	加减变化	附：热入血分之各种出血证用药： 吐血：黄芩、石膏、白及、三七 衄血：黄芩、栀子、侧柏叶、白茅根 便血：地榆、槐花 尿血：白茅根，小蓟 皮下出血(紫癜)：紫草、仙鹤草、旱莲草、茜草、大枣
	使用注意	阳虚失血，脾胃虚弱者忌用。

细目四　清热解毒

黄连解毒汤《肘后备急方》，名见《外台秘要》引崔氏方	
组成	黄连、黄芩、黄柏、栀子。
功用	泻火解毒。
主治	三焦火毒证。大热烦躁，口燥咽干，错语不眠；或热病吐血、衄血；或热甚发斑，或身热下利，或湿热黄疸；或外科痈疡疔毒。小便黄赤，舌红苔黄，脉数有力。
方义 解释	君：黄连——清心泻火，兼清中焦之火 臣：黄芩——清上焦之火 佐：黄柏——泻下焦之火 　　栀子——清泻三焦之火，引热下行 四药合用，苦寒直折，可使三焦之火邪祛而热毒解，诸症可愈。全方配伍特点：集苦寒之芩、连、柏、栀于一方，直折火热。

运用	辨证要点	本方为苦寒直折，清热解毒的基础方。临床应用以大热烦躁，口燥咽干，舌红苔黄，脉数有力为辨证要点。
	加减变化	1. 便秘者，加大黄以泻下焦实热；吐血、衄血、发斑者，酌加玄参、生地、丹皮以清热凉血； 2. 发黄者，加茵陈、大黄以清热祛湿退黄； 3. 疔疮肿毒者，加蒲公英、银花、连翘以增强清热解毒之力。
	使用注意	本方为大苦大寒之剂，久服或过量易伤脾胃，非火盛者不宜使用。

续表

凉膈散《太平惠民和剂局方》	
组成	川大黄、朴硝、炙甘草、栀子、薄荷、黄芩、连翘、竹叶。（黄老将军巧捉萧何任）
功用	泻火通便，清上泄下。
主治	上中二焦邪郁生热证。烦躁口渴，面赤唇焦，胸膈烦热，口舌生疮，睡卧不宁，谵语狂妄，或咽痛吐衄，便秘溲赤，或大便不畅，舌红苔黄，脉滑数。
方义解释	君：连翘（重用）——清热解毒，透散上焦之热 臣：黄芩——清肺与胸膈郁热 　　栀子——通泻三焦，引火下行 　　大黄、芒硝——泻火通便，荡涤中焦燥热内结 佐：薄荷——清头目，利咽喉 　　竹叶——清上焦之热 使：甘草、蜂蜜——生津润燥，调和诸药 全方配伍，清上与泻下并行，泻下是为清泄胸膈郁热而设，即所谓"以泻代清"。本方虽有通腑之功，但治疗目标在于胸膈烦热，而不在于热结便秘。因此，对于上、中二焦邪郁生热而无便秘者亦可使用。

普济消毒饮《东垣试效方》	
组成	酒炒黄芩、酒炒黄连、陈皮、甘草、玄参、柴胡、桔梗、连翘、板蓝根、马勃、牛蒡子、薄荷、僵蚕、升麻。（陈胜巧拦截牛马，才将秦国老凯旋回黄河）
功用	清热解毒，疏风散邪。
主治	大头瘟。恶寒发热，头面红肿焮痛，目不能开，咽喉不利，舌燥口渴，舌红苔白兼黄，脉浮数有力。
方义解释	君：酒黄连，酒黄芩（重用）——清热泻火，祛上焦头面热毒 臣：牛蒡子、连翘、薄荷、僵蚕——辛凉疏散头面风热 佐：玄参、马勃、板蓝根——清热解毒 　　甘草、桔梗——清利咽喉 　　陈皮——理气疏壅，以散热郁之结 　　升麻、柴胡——疏散风热；引诸药上行头面；"火郁发之" 诸药配伍，共收清热解毒、疏散风热之功。

仙方活命饮《校注妇人良方》	
组成	白芷、贝母、防风、赤芍药、当归尾、甘草、节皂角刺、穿山甲、天花粉、乳香、没药、金银花、陈皮、酒。
功用	清热解毒，消肿溃坚，活血止痛。
主治	阳证痈疡肿毒初起。红肿掀痛，或身热凛寒，苔薄白或黄，脉数有力。
方义解释	君：金银花——清热解毒 臣：当归、赤芍、乳香、没药、陈皮——行气通络，活血散瘀，消肿止痛 佐：白芷、防风——疏风散结消肿 　　穿山甲、皂刺——通络，溃坚，引药直达病所 　　花粉、贝母——清热化痰，散结排脓 佐使：甘草——清热解毒，调和诸药 　　　酒——通瘀，引药力至病所 诸药合用，共奏清热解毒、消肿溃坚、活血止痛之功。 本方以清热解毒、活血化瘀、通经溃坚诸法为主，佐以透表、行气、化痰散结，其药物配伍较全面地体现了外科阳证疮疡内治消法的配伍特点。前人称本方为"疮疡之圣药，外科之首方"，适用于阳证而体实的各类疮疡肿毒。若用之得当，则"脓未成者即消，已成者即溃"。

细目五　清脏腑热

	导赤散《小儿药证直诀》
组成	生地黄、木通、生甘草梢、竹叶。（竹竿通地）
功用	清心利水养阴。
主治	心经火热证。心胸烦热，口渴面赤，意欲饮冷，以及口舌生疮或心热移于小肠，小便赤涩刺痛。舌红，脉数。
方义解释	君：木通——清心降火，利水通淋（苦寒） 臣：生地——清心热，凉血滋阴 佐：竹叶——清心除烦，引药下行 佐使：生甘草梢——清热解毒，直达茎中止淋痛；防君臣药寒凉伤胃（佐制）；调和诸药 四药合用，甘寒与苦寒相合，滋阴利水为主，滋阴而不恋邪，利水而不伤阴，泻火而不伐胃，共收清热利水养阴之效。本方选药配伍，与小儿稚阴稚阳、易寒易热、易虚易实、疾病变化迅速的特点和治实宜防其虚、治虚宜防其实的治则要求十分吻合，《医宗金鉴》以"水虚火不实"五字概括本方证之病机较为贴切。

运用	辨证要点	心胸烦闷，口渴，口舌生疮，或小便赤涩，舌红脉数。
	加减变化	1. 心热：加黄连； 2. 阴虚甚：加麦冬； 3. 小便淋沥作痛：加萹蓄、瞿麦、滑石； 4. 血淋：加白茅根、小蓟、旱莲草； 5. 小便不利：加车前子、赤茯苓。
	使用注意	方中木通苦寒，生地阴柔寒凉，故脾胃虚弱者慎用。

	龙胆泻肝汤《医方集解》
组成	龙胆草、黄芩、栀子、泽泻、木通、当归、生地黄、柴胡、甘草、车前子。（龙车通黄山，当地卸柴草）
功用	清泻肝胆实火，清利肝经湿热。
主治	(1) 肝胆实火上炎证。头痛目赤，胁痛，口苦，耳聋，耳肿，舌红苔黄，脉弦数有力。 (2) 肝经湿热下注证。阴肿，阴痒，筋痿，阴汗，小便淋浊，或妇女带下黄臭等，舌红苔黄腻，脉弦数有力。
方义解释	君：龙胆草——清肝胆火，泻肝胆湿热 臣：黄芩、栀子——泻火解毒，清热燥湿，加强君药清热利湿之力（苦寒，苦以折火、燥湿，寒以清火热） 佐：泽泻、木通、车前子——清利湿热 　　生地、当归——滋阴养血（祛邪不伤正） 佐使：柴胡——疏肝利胆；引经 　　　甘草——缓苦寒之品伤胃；调和诸药 诸药合用，使火降热清，湿浊得利，循经所发诸症皆可相应而愈。 全方配伍特点：泻中有补，利中有滋，降中寓升，祛邪而不伤正，泻火而不伐胃。

运用	辨证要点	本方为治肝胆实火上炎，湿热下注的常用方。临床应用以口苦溺赤，舌红苔黄，脉弦数有力为辨证要点。
	加减变化	1. 若肝胆实火较盛，可去木通、车前子，加黄连以助泻火之力； 2. 若湿盛热轻者，可去黄芩、生地，加滑石、薏苡仁以增利湿之功； 3. 若玉茎生疮，或便毒悬痈，以及阴囊肿痛，红热甚者，可去柴胡，加连翘、黄连、大黄以泻火解毒。
	使用注意	方中药多苦寒，易伤脾胃，故对脾胃虚寒和阴虚阳亢之证皆非所宜。

	左金丸《丹溪心法》
组成	黄连：吴茱萸＝6：1。

功用	清泻肝火,降逆止呕。
主治	肝火犯胃证。胁肋疼痛,嘈杂吞酸,呕吐口苦,舌红苔黄,脉弦数。
方义解释	君:黄连——清泻肝、胃之火、清心火 佐使:吴茱萸——和胃降逆,疏肝解郁,制黄连之寒 二药合用,共收清泻肝火,降逆止呕之效。 全方配伍特点:辛开苦降,肝胃同治,泻火而不至凉遏,降逆而不碍火郁,相反相成。
运用	辨证要点	本方是治疗肝火犯胃,肝胃不和证的常用方。临床应用以呕吐吞酸,胁痛口苦,舌红苔黄,脉弦数为辨证要点。
	加减变化	黄连与吴茱萸用量比例为6∶1。吞酸重者,加乌贼骨、煅瓦楞以制酸止痛;胁肋痛甚者,可合四逆散以加强疏肝和胃之功。
	使用注意	吐酸属胃虚寒者忌用

苇茎汤《外台秘要》,引自《古今录验方》

组成	苇茎、薏苡仁、瓜瓣、桃仁。(三人买围巾)
功用	清肺化痰,逐瘀排脓。
主治	肺痈,热毒壅滞,痰瘀互结证。身有微热,咳嗽痰多,甚则咳吐腥臭脓血,胸中隐隐作痛,舌红苔黄腻,脉滑数。
方义解释	君:苇茎——清肺泄热,利窍 臣:瓜瓣——清热化痰,利湿排脓 　　(即甜瓜子,今用冬瓜子代) 　　薏苡仁——上清肺热而排脓,下利肠胃而渗湿 佐:桃仁——活血逐瘀,润燥通便

泻白散《小儿药证直诀》

组成	地骨皮、桑白皮、甘草、粳米。(白骨精是草包)
功用	清泻肺热,止咳平喘。
主治	肺热喘咳证。气喘咳嗽,皮肤蒸热,日晡尤甚,舌红苔黄,脉细数。
方义解释	君:桑白皮——清泻肺热,平喘止咳 臣:地骨皮——助君药降肺中伏火 佐:炙甘草、粳米——养胃和中,调和诸药 四药合用,共奏泻肺清热,止咳平喘之功。 全方配伍点:清中有润、泻中有补,既不是清透肺中实热以治其标,也不是滋阴润肺以治其本,而是清泻肺中伏火以消郁热,对小儿"稚阴"之体具有标本兼顾之功,与肺为娇脏、不耐寒热之生理特点亦甚吻合:
运用	辨证要点	本方为治疗肺热咳嗽的常用方。 临证以咳喘气急,皮肤蒸热,舌红苔黄,脉细数为辨证要点。

清胃散《脾胃论》

组成	生地黄、当归身、丹皮、黄连、升麻。(生母当黄妈)
功用	清胃凉血。
主治	胃火牙痛。牙痛牵引头疼,面颊发热,其齿喜冷恶热,或牙宣出血,或牙龈红肿溃烂,或唇舌腮颊肿痛,口气热臭,口干舌燥,舌红苔黄,脉滑数。

方义解释	君：黄连——直折胃腑之热 臣：升麻——清热解毒,火郁发之 佐：生地黄——凉血滋阴 　　丹皮——凉血清热 　　当归——养血活血,消肿止痛 使：升麻——兼以引经为使 诸药合用,共奏清胃凉血之效,以使上炎之火得降,血分之热得除,于是循经外发诸症皆可因热毒内彻而解。 《医方集解》载本方有石膏,其清胃之力更强。	
运用	辨证要点	本方为治胃火牙痛的常用方,凡胃热证或血热火郁者均可使用。临床应用以牙痛牵引头痛,口气热臭,舌红苔黄,脉滑数为证治要点。
	加减变化	1. 肠燥便秘者,加大黄以导热下行; 2. 口渴饮冷者,加重石膏用量,以清热生津; 3. 胃火炽盛之牙衄,加牛膝,导血热下行; 4. 大便秘结者,加大黄,釜底抽薪,引热下行; 5. 津伤口渴思饮者,加玄参、花粉,清热生津。

玉女煎《景岳全书》

组成	石膏、熟地、麦冬、知母、牛膝。(十亩麦地一头牛,胃热阴虚玉女愁)
功用	清胃热,滋肾阴。
主治	胃热阴虚证。头痛,牙痛,齿松牙衄,烦热干渴,舌红苔黄而干;亦治消渴、消谷善饥等。

芍药汤《素问病机气宜保命集》

组成	芍药、当归、黄连、槟榔、木香、炒甘草、大黄、黄芩、官桂。(秦香莲当兵,将军要炒肉)
功用	清热燥湿,调气和血。
主治	湿热痢疾。腹痛,便脓血,赤白相兼,里急后重,肛门灼热,小便短赤,舌苔黄腻,脉弦数。

方义解释	君：芍药——柔肝理脾,调和气血,止腹痛(重用) 臣：黄连、黄芩——清热解毒,燥湿止痢 佐：大黄——通因通用,伍木香槟榔攻下肠中积滞 　　木香、槟榔——行气导滞 　　当归——柔肝和血 　　官桂——防苦寒伤阳,冰伏湿热;助归芍行血之力 使：甘草——调和,合芍药缓急止痛 诸药合用,湿去热清,气血调和,故下痢可愈。 全方配伍特点：气血并治,兼以通因通用;寒热共投,侧重于热者寒之。	
运用	辨证要点	本方为治疗湿热痢疾的常用方。临床应用以痢下赤白,腹痛里急,苔腻微黄为辨证要点。
	加减变化	原方后有"如血痢则渐加大黄,汗后脏毒加黄柏半两",可资临床参考。 1. 如苔黄而干,热甚伤津者,可去肉桂,加乌梅,避温就凉;如苔腻脉滑,兼有食积,加山楂、神曲以消导; 2. 如热毒重者,加白头翁、银花以增强解毒之力; 3. 如痢下赤多白少,或纯下血痢,加丹皮、地榆凉血止血。
	使用注意	痢疾初起有表证者忌用。

白头翁汤《伤寒论》	
组成	白头翁、黄柏、黄连、秦皮。（秦莲喊拜拜）
功用	清热解毒，凉血止痢。
主治	热毒痢疾。腹痛，里急后重，肛门灼热，下痢脓血，赤多白少，渴欲饮水，舌红苔黄，脉弦数。
方义解释	君：白头翁——清热解毒，凉血止痢 臣：黄连、黄柏——清热解毒，燥湿止痢 佐使：秦皮——清热解毒，收涩止痢 四药合用，共奏清热解毒、凉血止痢之功。

运用	辨证要点	腹痛，里急后重，下痢赤多白少，舌红苔黄，脉弦数。
	加减变化	1. 兼有表邪，加葛根、连翘、银花； 2. 里急后重甚者，加木香、槟榔、枳壳； 3. 脓血多者，加赤芍、丹皮、地榆； 4. 夹食滞者，加焦山楂、枳实； 5. 阿米巴痢，合桂圆肉包鸦胆子同服。

细目六 清虚热

青蒿鳖甲汤《温病条辨》	
组成	青蒿、鳖甲、细生地、知母、丹皮。（母鳖好生蛋）
功用	养阴透热。
主治	温病后期，邪伏阴分证。夜热早凉，热退无汗，舌红苔少，脉细数。
方义解释	君：青蒿——清热透邪，引邪外出 　　鳖甲——滋阴退热，入络搜邪 臣：生地、知母——滋阴清热 佐：丹皮——凉血透热（辛苦性凉） 诸药合用，滋清兼备，标本兼顾，清中有透，养阴而不恋邪，祛邪而不伤正，共奏养阴透热之功。

当归六黄汤《兰室秘藏》	
组成	当归、生地黄、黄芩、黄柏、黄连、熟地黄、黄芪。
功用	滋阴泻火，固表止汗。
主治	阴虚火旺盗汗。发热盗汗，面赤心烦，口干唇燥，大便干结，小便黄赤，舌红苔黄，脉数。
方义解释	君：当归、生地黄、熟地黄——滋养阴血，壮水制火 臣：黄连、黄芩、黄柏——泻火除烦，清热坚阴 佐：黄芪——益气实卫固表止汗 诸药合用，养血育阴，泻火彻热，益气固表，标本兼顾，可使营阴内守，卫外固密，发热盗汗诸症相应而愈。

【昭昭医考重点提示】重点掌握白虎汤、清营汤、犀角地黄汤、黄连解毒汤、龙胆泻肝汤、导赤散、白头翁汤、芍药汤、泻白散、青蒿鳖甲汤等的组成、功效、主治及方义解释等。

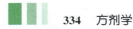

细目二：清气分热

【A1 型题】

下列各项中，不属于竹叶石膏汤组成的药物是

A. 石膏、麦冬　　　B. 甘草、半夏　　　C. 人参、粳米　　　D. 知母、生地　　　E. 竹叶、麦冬

答案：D；　考点：竹叶石膏汤的药物组成

解析：竹叶石膏汤的药物组成：竹叶、石膏、半夏、麦冬、人参、甘草、粳米。故本题选择 D。

细目三：清营凉血

【A1 型题】

清营汤的功用是

A. 泻火养阴，凉血散瘀　　　　　　B. 益气养阴，宁心安神

C. 清热凉血，养阴生津　　　　　　D. 清营透热，养阴活血

E. 泻火解毒，凉血止血

答案：D；　考点：清营汤的功用

解析：清营汤清营透热，养阴活血。故本题选择 D。

细目四：清热解毒

【A1 型题】

1. 下列具有疏风散邪，清热解毒功用的方剂是

A. 黄连解毒汤　　B. 普济消毒饮　　C. 清瘟败毒饮　　D. 青蒿鳖甲汤　　E. 龙胆泻肝汤

答案：B；　考点：普济消毒饮的功用

解析：黄连解毒汤泻火解毒。普济消毒饮清热解毒，疏风散邪。清瘟败毒饮清热解毒，凉血泻火。青蒿鳖甲汤养阴透热。龙胆泻肝汤泻肝胆实火，清下焦湿热。故本题选择 B。

2. 下列除哪项外，均是防风通圣散主治病证的临床表现

A. 憎寒壮热　　B. 头目眩晕　　C. 目赤睛痛　　D. 大便秘结　　E. 郁郁微烦

答案：E；　考点：防风通圣散的主治病证

解析：临床上常用防风通圣散治疗外感病侵入肌肤所致的表里俱实诸症。如重症感冒、流行性感冒、荨麻疹、风疹、猩红热、腮腺炎、扁桃体炎等病所致的头晕、头痛、目赤肿痛、口苦咽干、胸膈痞闷、咳嗽脓涕、身热无力、大便燥结、小便短赤及疮疖斑疹等症。故本题选择 E。

3. 组成药物中含有连翘的方剂是

A. 温胆汤　　B. 凉膈散　　C. 清骨散　　D. 温脾汤　　E. 清胃散

答案：B；　考点：凉膈散的药物组成

解析：温胆汤的组成：半夏、竹茹、枳实、陈皮、甘草、茯苓、生姜、大枣。凉膈散的组成：川大黄、朴硝、甘草、山栀子仁、薄荷叶、黄芩、连翘。清骨散的组成：银柴胡、胡黄连、秦艽、鳖甲、地骨皮、青蒿、知母、甘草。温脾汤的组成：大黄、当归、干姜、附子、人参、芒硝、甘草。清胃散的组成：升麻、生地黄、当归、川黄连、牡丹皮、石膏。故本题选择 B。

4. 四妙勇安汤的药物组成是

A. 玄参、甘草、当归、金银花　　　　B. 陈皮、地丁、川芎、连翘

C. 连翘、蒲公英、苦参、板蓝根　　　D. 野菊花、黄连、地丁、桑叶

E. 赤芍、苦参、甘草、大青叶

答案：A；　考点：四妙勇安汤的药物组成

解析：四妙勇安汤的组成：金银花、玄参、当归、甘草。故本题选择 A。

5. 具有解毒消痈，化痰散结，活血祛瘀功用的方剂是

A. 四妙勇安汤　　B. 犀黄丸　　　C. 仙方活命饮　　D. 大黄牡丹汤　　E. 苇茎汤

答案：C；考点：仙方活命饮的功用

解析：四妙勇安汤清热解毒，活血止痛。犀黄丸清热解毒，凉血散瘀。仙方活命饮清热解毒，消肿溃坚，活血止痛。大黄牡丹汤泻热破瘀，散结消肿。苇茎汤清肺化痰，逐瘀排脓。故本题选择 C。

6. 清热解毒与疏散风热并用，寓"火郁发之"之义的方剂是

A. 黄连解毒汤　　B. 普济消毒饮　　C. 清瘟败毒饮　　D. 青蒿鳖甲汤　　E. 龙胆泻肝汤

答案：B；考点：普济消毒饮的配伍特点

解析：黄连解毒汤四药合用，苦寒直折，三焦之火邪去而热毒解。普济消毒饮升麻、柴胡疏散风热，并引诸药上达头面，且寓"火郁发之"之意，功兼佐使之用。诸药配伍，共收清热解毒，疏散风热之功。清瘟败毒饮诸药合用，既清气分之火，又凉血分之热，是治疗气血两燔的主要方剂。青蒿鳖甲汤滋清兼备、标本兼顾、清中有透，使养阴而不恋邪，祛邪而不伤正，阴复邪去而热退。龙胆泻肝汤泻中有补，利中有滋，降中寓升，祛邪而不伤正，泻火而不伐胃，使火降热清，湿浊得利，循经所发诸症皆可相应而愈。故本题选择 B。

7. 下列方剂，药物组成中不含有栀子的是

A. 茵陈蒿汤　　B. 八正散　　C. 凉膈散　　D. 龙胆泻肝汤　　E. 仙方活命饮

答案：E；考点：仙方活命饮的药物组成

解析：仙方活命饮组成：白芷、贝母、防风、赤芍、当归、甘草、皂角刺、穿山甲、天花粉、乳香、没药、金银花、陈皮。故本题选择 E。

8. 具有解表通便功用的方剂是

A. 麻黄杏仁甘草石膏汤　　B. 葛根黄芩黄连汤　　C. 防风通圣散
D. 大柴胡汤　　E. 凉膈散

答案：C；考点：防风通圣散的功用

解析：麻黄杏仁甘草石膏汤辛凉疏表，清肺平喘。葛根黄芩黄连汤解表清里，主治协热下痢。大柴胡汤和解少阳，内泻热结。凉膈散泻火通便，清上泄下。防风通圣散解表通便。故本题选择 C。

细目五：清脏腑热

【A1 型题】

1. 具有解表清里功用的方剂是

A. 葛根黄芩黄连汤　　B. 麻黄杏仁甘草石膏汤　　C. 凉膈散
D. 小柴胡汤　　E. 竹叶石膏汤

答案：A；考点：葛根黄芩黄连汤的功用

解析：葛根黄芩黄连汤解表清里。麻黄杏仁甘草石膏汤辛凉疏表，清肺平喘。凉膈散泻火通便，清上泄下。小柴胡汤和解少阳。竹叶石膏汤清热生津，益气和胃。故本题选择 A。

2. 泻白散与清骨散的组成中，均含有的药物是

A. 地骨皮　　B. 桑白皮　　C. 牡丹皮　　D. 五加皮　　E. 茯苓皮

答案：A；考点：泻白散与清骨散的药物组成

解析：泻白散组成：地骨皮、桑白皮、甘草。清骨散组成：银柴胡、黄连、秦艽、鳖甲、地骨皮、青蒿、知母、甘草。故本题选择 A。

3. 芍药汤与白头翁汤的组成中，均含有的药物是

A. 大黄　　B. 秦皮　　C. 黄连　　D. 黄芩　　E. 黄柏

答案：C；考点：芍药汤、白头翁汤的药物组成

解析：芍药汤组成：芍药、当归、黄连、槟榔、木香、甘草、大黄、黄芩、官桂。白头翁汤组成：白头翁、黄柏、黄连、秦皮，故本题选择 C。

【B 型题】

（4～5 题共用选项）

A. 枳实导滞丸　　B. 普济消毒饮　　C. 龙胆泻肝汤　　D. 芍药汤　　E. 清营汤

4. 药物组成中不含黄连的方剂是

答案：C

5. 药物组成中不含黄芩的方剂是

答案：E；　考点：龙胆泻肝汤、清营汤的药物组成

解析：龙胆泻肝汤组成：龙胆草、黄芩、栀子、泽泻、木通、当归、生地黄、柴胡、甘草、车前子。故 4 题选择 C。清营汤组成：犀角（水牛角代）、生地黄、元参、竹叶心、麦冬、丹参、黄连、银花、连翘。故 5 题选择 E。

（6～7 题共用选项）

A. 肝郁气滞胁痛　　　　　　　B. 肝郁化火胁痛　　　　　　　　C. 肝郁血虚胁痛

D. 肝郁阴虚胁痛　　　　　　　E. 肝胆实火胁痛

6. 金铃子散主治

答案：B

7. 龙胆泻肝汤主治

答案：E；　考点：金铃子散、龙胆泻肝汤主治

解析：金铃子散主治肝郁化火证所致心胸胁肋诸痛，时发时止，口苦，舌红苔黄，脉弦数。故 6 题选择 B。龙胆泻肝汤主治肝胆实火胁痛，本方证是由肝胆实火上炎或肝胆湿热循经下注所致。故 7 题选择 E。

（8～9 题共用选项）

A. 玉女煎　　　B. 导赤散　　　C. 六一散　　　D. 黄连解毒汤　　　E. 竹叶石膏汤

8. 心胸烦热，口渴面赤，口舌生疮者，治疗应选用

答案：B

9. 小便短赤，尿时热涩刺痛者，治疗应选用

答案：B；　考点：导赤散的主治

解析：导赤散主治心经火热证。心胸烦热，口渴面赤，意欲饮冷，以及口舌生疮；或心热移于小肠，小便赤涩刺痛，舌红，脉数。故 8、9 题均选择 B。

细目六：清虚热

【A1 型题】

1. 青蒿鳖甲汤主治证的热型是

A. 骨蒸潮热　　　B. 夜热早凉　　　C. 日晡潮热　　　D. 身热夜甚　　　E. 皮肤蒸热

答案：B；　考点：青蒿鳖甲汤主治

解析：青蒿鳖甲汤适用于温热病后期，余热未尽而阴液不足之虚热证。临床应用以夜热早凉，热退无汗，舌红少苔，脉细数为辨证要点。故选择 B。

【B 型题】

（2～3 题共用选项）

A. 清骨散　　　B. 知柏地黄丸　　　C. 清营汤　　　D. 黄连解毒汤　　　E. 五味消毒饮

2. 有清骨蒸潮热作用的方剂是

答案：A

3. 有清血分之热作用的方剂是

答案：C；　考点：清营汤、清骨散的功用

解析：清骨散清虚热，退骨蒸。知柏地黄丸滋阴降火，用于阴虚火旺，潮热盗汗，口干咽痛，耳鸣遗精，小便短赤。清营汤清营解毒，透热养阴。黄连解毒汤泻火解毒。五味消毒饮清热解毒，消散疔疮。故 2 题选择 A，3 题选择 C。

第六单元　祛暑剂

【考点透视】

熟悉方剂的功效,注意香薷散与新加香薷饮的功效区别。

细目一　概　述

适用范围	适用于夏月暑热证。暑为阳邪,其性炎热,故暑病多表现为身热、面赤、心烦、小便短赤、舌红脉数或洪大等一系列阳热证候。此外,暑病常有多种兼症:暑性升散,最易伤津耗气,又往往出现口渴喜饮、体倦少气等症;夏月天暑下迫,地湿上蒸,人处湿热交蒸之中,故暑病多夹湿邪,常兼胸闷、泛恶、苔白腻等湿阻气机证;夏令贪凉露卧,不避风寒,加之腠理疏松,阳气外泄,为病易兼夹表寒。
应用注意事项	(1) 运用祛暑剂,应注意辨别暑病的本证、兼症及主次轻重。暑病病情各异,兼症不同,治法用方差异甚大。 (2) 暑多夹湿,祛暑剂中每多配伍祛湿之品,是为常法,但须注意暑湿主次轻重。如暑重湿轻,则湿易从热化,祛湿之品不宜过于温燥,以免灼伤津液;如湿重暑轻,则暑为湿遏,祛暑又不宜过用甘寒凉润之品,以免阴柔助湿。

细目二　祛暑解表

香薷散《太平惠民和剂局方》	
组成	香薷、白扁豆、厚朴。
功用	祛暑解表,化湿和中。
主治	阴暑。恶寒发热,头重身痛,无汗,腹痛吐泻,胸脘痞闷,舌苔白腻,脉浮。
方义解释	君:香薷——辛温芳香,解表散寒,祛暑化湿,具有祛在表之寒湿之功,是夏月解表之要药 臣:厚朴——辛香温燥,行气化湿而解胸闷,去苔腻 佐:白扁豆——甘平,健脾和中,兼能渗湿消暑 使:酒——少许,温散以助药力 诸药合用,共奏祛暑解表,化湿和中。

细目三　祛暑利湿

六一散《黄帝素问宣明论方》	
组成	滑石∶甘草＝6∶1。
功效	清暑利湿。
主治	暑湿证。身热烦渴,小便不利,或泄泻。

细目四　祛暑益气

清暑益气汤《温热经纬》	
组成	西洋参、石斛、麦冬、黄连、竹叶、荷梗、知母、甘草、粳米、西瓜翠衣。(西湖荷叶翠,草黄知今冬)
功用	清暑益气,养阴生津。
主治	暑热气津两伤证。身热汗多,口渴心烦,小便短赤,体倦少气,精神不振,脉虚数。

续表

方义 解释	君:西洋参——益气生津,养阴清热 　　西瓜翠衣——清热解暑 臣:荷梗——清热解暑 　　石斛、麦冬——养阴清热 佐:黄连、知母、竹叶——清心热除烦 佐使:甘草、粳米——益胃和中;调和药性 诸药合用,共奏清暑益气、养阴生津之效。

【昭昭医考重点提示】重点掌握六一散、清暑益气汤的组成、功效、主治等。

历年真题精选

【A1 型题】

1. 患者感受暑湿,首选

A. 六一散　　　　B. 猪苓汤　　　　C. 泻白散　　　　D. 五苓散　　　　E. 二妙散

答案:A; 考点:六一散的主治

解析:六一散功能清暑利湿,用于治疗暑湿证,主症为身热烦渴,小便不利,泄泻。

【B 型题】

(2~3 题共用选项)

A. 祛暑解表,化湿和中　　　　　　　B. 祛暑解表,清热化湿
C. 清暑解表,化气利湿　　　　　　　D. 清暑化湿,理气和中
E. 祛暑化湿,健脾和中

2. 香薷散的功用是

答案:A

3. 新加香薷饮的功用是

答案:B; 考点:香薷散与新加香薷饮的功用

解析:香薷散祛暑解表,化湿和中,用于阴暑,方剂偏温;新加香薷饮祛暑解表,清热化湿,用于暑温夹湿,复感于寒,方剂偏凉。故 2 题选 A,3 题选择 B。

第七单元　温里剂

【考点透视】

1. 重点掌握理中丸、大小建中汤、吴茱萸汤、四逆汤的组成、功效、主治。
2. 熟悉当归四逆汤、阳和汤的药物组成。
3. 注意某些方剂除了温里作用之外的其他功效。

细目一　概　述

适用范围	适用于里寒证。凡因素体阳虚,寒从中生;或因外寒直中三阴,深入脏腑;或因过服寒冷,损伤阳气,症见畏寒肢凉、喜温蜷卧、面色苍白、口淡不渴、小便清长、脉沉迟或缓等里寒证者,均可使用温里剂治疗。

续表

应用注意事项	(1) 辨清寒证所在的部位,有针对性地选择方剂。 (2) 辨清寒热的真假,真热假寒证不可误用。 (3) 因人、因地、因时制宜,斟酌药量大小。 (4) 阴寒太盛,服药入口即吐者,可于本类方剂之中反佐少许寒凉之品,或采用热药冷服的方法,避免寒热格拒。 (5) 素体阴虚或失血之人应慎用温里剂,以免温燥药物重伤阴血。 (6) 寒为阴邪,易伤阳气,故本类方剂多配伍补气药物,以使阳气得复。

细目二　温中祛寒

理中丸《伤寒论》

组成	人参、干姜、炙甘草、白术。
功用	温中祛寒,补气健脾。
主治	(1) 脾胃虚寒证。脘腹绵绵作痛,喜温喜按,呕吐,大便稀溏,脘痞食少,畏寒肢冷,口不渴,舌淡苔白润,脉沉细或沉迟无力。 (2) 阳虚失血证。便血、吐血、衄血或崩漏等,血色暗淡,质清稀。 (3) 脾胃虚寒所致的胸痹,或病后多涎唾,或小儿慢惊等。
方义解释	君:干姜——温中祛寒 臣:人参——补气健脾(气旺则阳亦复) 佐:白术——健脾燥湿(脾为湿土,喜燥而恶湿) 使:炙甘草——益气和中,调和诸药 四药配伍,共奏温中祛寒、补气健脾之功。本方为治疗中焦虚寒之主方,凡中焦脾胃虚寒所致之胸痹、小儿慢惊、病后多涎唾、久久不已者,均可使用本方治疗,是异病同治之典范。 全方配伍特点:温补并用,以温为主。

运用	辨证要点	本方是治疗中焦脾胃虚寒证的基础方。临床应用以脘腹绵绵作痛,呕吐便溏,畏寒肢冷,舌淡,苔白,脉沉细为辨证要点。
	加减变化	(1) 若虚寒甚者,可加附子、肉桂以增强温阳祛寒之力; (2) 呕吐甚者,可加 生姜、半夏降逆和胃止呕; (3) 下利甚者,可加茯苓、白扁豆健脾渗湿止泻;阳虚失血者,可将干姜易为炮姜,加艾叶、灶心土温涩止血; (4) 胸痹,可加薤白、桂枝、枳实振奋胸阳,舒畅气机。
	使用注意	湿热内蕴中焦或脾胃阴虚者禁用。

小建中汤《伤寒论》

组成	桂枝、炙甘草、大枣、芍药、生姜、饴糖。(桂枝汤倍芍药加胶饴)
功用	温中补虚,和里缓急。
主治	中焦虚寒,肝脾不和证。腹中拘急疼痛,喜温喜按,神疲乏力,虚怯少气;或心中悸动,虚烦不宁,面色无华;或伴四肢酸楚,手足烦热,咽干口燥。舌淡苔白,脉细弦。

方义解释	君：饴糖（重用）——温中补虚；和里缓急 臣：桂枝——温阳气，祛寒邪 　　白芍——益阴养血和营，缓急止痛 佐：生姜——温胃散寒 　　大枣——补脾益气 使：炙甘草——助饴糖、桂枝养阳，温中缓急；又合芍药酸甘化阴，柔肝益脾和营 六药合用，温中补虚缓急之中，蕴有柔肝理脾、益阴和阳之意，用之可使中气强健，阴阳气血生化有源。

大建中汤《金匮要略》	
组成	蜀椒、干姜、人参、胶饴。
功用	温中补虚，降逆止痛。
主治	中阳衰弱，阴寒内盛之脘腹剧痛证。腹痛连及胸脘，痛势剧烈，其痛上下走窜无定处，或腹部时见块状物上下攻撑作痛，呕吐剧烈，不能饮食，手足厥冷，舌质淡，苔白滑，脉沉伏而迟。

吴茱萸汤《伤寒论》	
组成	吴茱萸、人参、生姜、大枣。（吴玉找姜大人）
功用	温中补虚，降逆止呕。
主治	肝胃虚寒，浊阴上逆证。食后泛泛欲呕，或呕吐酸水，或干呕，或吐清涎冷沫，胸满脘痛，巅顶头痛，畏寒肢凉，甚则伴手足逆冷，大便泄泻，烦躁不宁，舌苔白滑，脉沉弦或迟。
方义解释	君：吴茱萸——味辛苦而性热，归肝、脾、胃、肾经，既能温胃暖肝以祛寒，又善和胃降逆以止呕 臣：生姜——温胃散寒，降逆止呕 佐：人参——甘温，益气健脾 使：大枣——甘平，合人参以益脾气，合生姜以调脾胃，并能调和诸药 四药配伍，温中与降逆并施，寓补益于温降之中，共奏温中补虚、降逆止呕之功。

细目三　回阳救逆

四逆汤《伤寒论》		
组成	炙甘草、干姜、生附子。	
功用	回阳救逆。	
主治	心肾阳衰寒厥证。四肢厥逆，恶寒蜷卧，神衰欲寐，面色苍白，腹痛下利，呕吐不渴，舌苔白滑，脉微细。	
方义解释	君：附子——温肾祛寒，回阳救逆 臣：干姜——温中祛寒，助附子回阳救逆 佐：炙甘草——益气温中，解附子毒；缓姜、附峻烈之性 本方药仅三味，大辛大热，力专效宏，脾肾之阳同建，共奏回阳救逆之功。 全方配伍特点：附子与干姜相须为用，破阴复阳，回阳救逆，脾肾两顾，既壮先天肾阳，又温后天脾阳，脾肾之阳共建；峻中寓缓，使破阴复阳而无辛烈暴散之虑。	
运用	辨证要点	本方是回阳救逆的基础方。临床应用以四肢厥逆，神衰欲寐，面色苍白，脉微细为辨证要点。
	使用注意	若服药后出现呕吐拒药者，可将药液置凉后服用。本方纯用辛热之品，中病手足温和即止，不可久服。真热假寒者忌用。

细目四 温经散寒

当归四逆汤《伤寒论》		
组成	当归、桂枝、芍药、细辛、炙甘草、通草、大枣。（通知当归要找心肝）	
功用	温经散寒，养血通脉。	
主治	血虚寒厥证。手足厥寒，或腰、股、腿、足、肩臂疼痛，口不渴，舌淡苔白，脉沉细或细而欲绝。	
方义解释	君：当归——补血和血，为温补肝经要药 　　桂枝——温经散寒，温通血脉 臣：细辛——温经散寒，助桂枝温通血脉 　　白芍——养血和营，助当归补养营血 佐：通草——通经脉，畅血行 使：大枣、甘草——益气健脾，调和诸药 全方温阳与散寒并用，养血与通脉兼施，温而不燥，补而不滞，可使营血充，寒邪除，阳气振，经脉通，则手足自温，其脉可复，腰、股、腿、足、肩臂疼痛亦除。	
阳和汤《外科证治全生集》		
组成	熟地黄、麻黄、鹿角胶、白芥子、肉桂、甘草、炮姜炭。（姜妈治阴疽，鹿肉皆炒熟）	
功用	温阳补血，散寒通滞。	
主治	阴疽。如贴骨疽、脱疽、流注、痰核、鹤膝风等，患处漫肿无头，皮色不变，酸痛无热，口中不渴，舌淡苔白，脉沉细或迟细。	
方义解释	君：熟地——滋阴补血，填精益髓 　　鹿角胶——温肾助阳，强壮筋骨 臣：姜炭、肉桂——温阳散寒以通血脉 佐：麻黄——开腠理以达表，宣散在表之寒邪 　　白芥子——祛皮里膜外寒痰湿滞制熟地、鹿角胶之滋腻 使：甘草——解毒，调药 本方诸药合用，温阳与补血并用，祛痰与通络相伍，可使阳虚得补，营血得充，寒凝痰滞得除。	

【昭昭医考重点提示】重点掌握理中丸、小建中汤、四逆汤、当归四逆汤的组成、功效、主治等。

历年真题精选

细目二：温中祛寒

【A1 型题】

1. 理中丸除温中祛寒外，还具有的功用是

A. 和中缓急　　B. 和胃止呕　　C. 降逆止痛　　D. 养血通脉　　E. 补气健脾

答案：E；考点：理中丸的功效

解析：理中丸温中祛寒，补气健脾。故选择 E。

2. 小建中汤中配伍芍药的意义是

A. 益阴养血，柔肝缓急　　　　B. 养阴复脉，柔肝缓急

C. 益气养阴，缓急止痛　　　　D. 益气养血，复脉定悸

E. 养阴补血，活血通脉

答案：C；考点：小建中汤的配伍意义

解析：本方重用饴糖为君，温补中焦，缓急止痛。臣以桂枝温阳气，祛寒邪；白芍养营阴，缓肝急，止腹痛。

佐以生姜温胃散寒,大枣补脾益气。炙甘草益气和中,调和诸药,是为佐使之用。故选择 C。

3. 大建中汤的组成药物是

A. 生附子、干姜、肉桂、炙甘草　　　　B. 蜀椒、人参、干姜、胶饴

C. 蜀椒、人参、干姜、炙甘草　　　　　D. 蜀椒、生附子、肉桂、胶饴

E. 干姜、人参、桂枝、胶饴

答案:B;　考点:大建中汤的药物组成

解析:大建中汤组成:蜀椒、人参、干姜、胶饴。故本题选择 B。

4. 吴茱萸汤除温中补虚外,还具有的功用是

A. 缓急止痛　　B. 散寒止痛　　C. 降逆止呕　　D. 降逆止痛　　E. 降逆止呃

答案:C;　考点:吴茱萸汤的功效

解析:吴茱萸汤的功用温中补虚、降逆止呕。故本题选择 C。

5. 下列各项,不属理中丸主治范围的是

A. 阳虚失血　　　　　　　　　　　B. 脾胃虚寒之腹痛

C. 中焦虚寒之小儿慢惊风　　　　　D. 肝胃虚寒之胃脘痛

E. 脾胃虚寒之胸痹

答案:D;　考点:理中丸的主治证候

解析:理中丸主治:①脾胃虚寒证:脘腹绵绵作痛,喜温喜按,呕吐,大便稀溏,脘痞食少,畏寒肢冷,口不渴,舌淡苔白润,脉沉细或沉迟无力;②阳虚失血证:便血、吐血、衄血或崩漏等,血色暗淡,质清稀;③脾胃虚寒所致的胸痹,或病后多涎唾,或小儿慢惊等。故本题选择 D。

【A2 型题】

6. 患者,男,58 岁。胸满而痛,遇冷易诱发,伴下利,口不渴,不欲饮食,舌淡苔白,脉沉细而弦。治疗应选用

A. 大建中汤　　B. 小建中汤　　C. 厚朴温中汤　　D. 吴茱萸汤　　E. 理中丸

答案:E;　考点:理中丸的应用

解析:本患者为脾胃虚寒证,参考本细目第 5 题,故选择 E。

【B 型题】

(7~8 题共用选项)

A. 温中补虚,理气健脾　　　　　　B. 温中补虚,和里缓急

C. 温中补虚,降逆止痛　　　　　　D. 温中补虚,降逆止呕

E. 温中补虚,散寒止痛

7. 大建中汤的功用是

答案:C

8. 吴茱萸汤的功用是

答案:D;　考点:大建中汤、吴茱萸汤的应用

解析:大建中汤温中补虚,降逆止痛。吴茱萸汤温中补虚,降逆止呕。故 7 题选择 C,8 题选择 D。

细目三:回阳救逆

【A1 型题】

1. 下列各项中,属于四逆汤主治病证临床表现的是

A. 神衰欲寐　　B. 脐腹痛　　C. 心下满痛　　D. 泄痢下重　　E. 烦躁欲死

答案:A;　考点:四逆汤的主治病证

解析:四逆汤主治病证为伤寒太阳病误汗伤阳,症见四肢厥逆,恶寒蜷卧,呕吐不渴,腹痛下利,神衰欲寐,舌苔白滑,脉微欲绝者,以及瘟疫、疟疾、厥证、脱证、痛证见有上述症状,属阴证者。故本题选择 A。

2. 回阳救急汤除回阳救急外,还具有的功用是

A. 益气养阴　　B. 养血通脉　　C. 益气生脉　　D. 活血止痛　　E. 养血敛阴

答案：C； 考点：回阳救急汤的功效

解析：本方功用是回阳救急，益气生脉。故选择 C。

（3～4 题共用选项）

A. 茯苓　　　B. 附子　　　C. 白术　　　D. 甘草　　　E. 人参

3. 生脉散与四君子汤的组成中均含有药物是

答案：E

4. 四逆散与四逆汤的组成中均含有药物是

答案：D； 考点：生脉散、四君子汤、四逆散、四逆汤药物的组成

解析：生脉散的组成：人参、麦门冬、五味子。四君子汤的组成：人参、白术、茯苓、炙甘草。四逆散的组成：柴胡、芍药、枳实、甘草。四逆汤的组成：人参、甘草、干姜、附子。故 3 题选择 E，4 题选择 D。

（5～6 题为共用选项）

A. 四逆汤　　　B. 当归四逆汤　　　C. 四逆散　　　D. 右归丸　　　E. 大建中汤

5. 患者心胸中大寒痛，呕不能食，腹中寒，上冲皮起，见有头足，上下痛而不可触及，舌苔白滑，脉细紧。治疗应首选

答案：E

6. 患者四肢厥逆，恶寒蜷卧，呕吐不渴，腹痛下痢，神衰欲寐，舌苔白滑，脉微细。治疗应首选

答案：A； 考点：大建中汤与四逆汤的主症特点

解析：大建中汤的腹痛特点是：腹痛连及胸脘，痛势剧烈，其痛上下走窜无定处，或腹部时见块状物上下攻撑作痛。四逆汤主治寒厥，症见四肢厥逆，恶寒蜷卧，腹痛下利，神衰欲寐等，故 5 题选择 E，6 题选择 A。

细目四：温经散寒

【A1 型题】

1. 黄芪桂枝五物汤的功用是

A. 温经散寒，养血通脉　　　B. 益气温经，和血通痹

C. 回阳救逆，益气生脉　　　D. 回阳救逆，养阴固脱

E. 温中补虚，降逆止痛

答案：B； 考点：黄芪桂枝五物汤的功用

解析：黄芪桂枝五物汤的功用是益气温经，和血通痹。故本题选择 B。

2. 下列方剂组成药物中，不含有附子的是

A. 实脾散　　　B. 真武汤　　　C. 乌梅丸　　　D. 温脾汤　　　E. 阳和汤

答案：E； 考点：阳和汤的药物组成

解析：实脾散组成：厚朴、白术、木瓜、草果仁、大腹子、附子、白茯苓、干姜、甘草、木香。真武汤组成：茯苓、芍药、白术、生姜、附子。温脾汤组成：大黄、当归、干姜、附子、人参、芒硝、甘草。乌梅丸组成：乌梅、附子、细辛、干姜、黄连、当归、蜀椒、桂枝、人参、黄柏。阳和汤组成：熟地黄、白芥子、鹿角胶、肉桂、姜炭、麻黄、甘草。故本题选择 E。

3. 黄芪桂枝五物汤与当归四逆汤组成中均含有的药物是

A. 生姜、芍药、桂枝　　　B. 大枣、桂枝、生姜

C. 黄芪、桂枝、芍药　　　D. 芍药、生姜、大枣

E. 桂枝、芍药、大枣

答案：E； 考点：黄芪桂枝五物汤与当归四逆汤的组成药物

解析：黄芪桂枝五物汤组成：黄芪、桂枝、芍药、生姜、大枣。当归四逆汤的组成：当归、桂枝、芍药、细辛、通草、大枣、炙甘草。故本题选择 E。

4. 胶艾汤主治证的病机是

A. 冲任虚损　　　B. 脾阳不足　　　C. 血热妄行　　　D. 肝火犯肺　　　E. 下焦瘀热

答案：A； 考点：胶艾汤主治的病机

解析：胶艾汤主治证的病机是妇人冲任虚损,血虚有寒证。故本题选择 A。

第八单元　表里双解剂

【考点透视】

熟悉方剂功效,掌握葛根黄芩黄连汤、大柴胡汤的方药组成及配伍意义。

细目一　概　述

适用范围	表证未除,里证又急之表里同病的病证。表里同病的临床表现比较复杂,从八纲来分,凡表实里虚、表虚里实、表寒里热、表热里寒,以及表里俱热、表里俱寒、表里俱虚、表里俱实等证,均可用表里双解剂治疗。
应用注意事项	(1) 必须既有表证,又有里证者,方可应用,否则即不相宜。 (2) 辨别表证与里证的寒、热、虚、实,然后针对病情选择适当的方剂。 (3) 分清表证与里证的轻重主次,而后权衡表药与里药的比例,方无太过或不及之弊。

细目二　解表清里

葛根芩连汤《伤寒论》	
组成	葛根、炙甘草、黄芩、黄连。
功用	解表清里。
主治	协热下利。身热下利,胸脘烦热,口干作渴,喘而汗出,舌红苔黄,脉数或促。
方义解释	君:葛根——解表清热,升阳止泻 臣:黄芩、黄连——清热燥湿,厚肠止利 使:甘草——和中调药 四药合用,外疏内清,表里同治,使表解里和,热利自愈。原方先煮葛根,后纳诸药,可使"解肌之力优而清中之气锐"(《伤寒论》)。本方功能解表清里,然从药物配伍作用来看,显然以清里热为主,故本方对热泻、热痢,不论有无表证,皆可用之。

细目三　解表攻里

大柴胡汤《金匮要略》	
组成	柴胡、黄芩、芍药、半夏、生姜、枳实、大枣、大黄。(胡琴伴江嫂,找将军只是打豺虎)
功用	和解少阳,内泻热结。
主治	少阳阳明合病。往来寒热,胸胁苦满,呕不止,郁郁微烦,心下痞硬,或心下满痛,大便不解或协热下利,舌苔黄,脉弦数有力。
方义解释	君:柴胡(重用)、黄芩——和解少阳 臣:大黄(轻用)——内泻热结 　　枳实——行气除痞 佐:芍药——柔肝缓急止痛;防泻下伤阴 　　半夏、生姜重用——和胃降逆 　　大枣——调和药性 全方配伍,和解少阳,内泻热结,使少阳与阳明之邪得以双解,可谓一举两得。本方系小柴胡汤去人参、甘草,加大黄、枳实、芍药而成,亦是小柴胡汤与小承气汤两方加减合成,是和解为主兼以泻下阳明的方剂。小柴胡汤为治疗伤寒少阳病的主方,因兼阳明胃家实,故去补益胃气之人参、甘草,加大黄、枳实、芍药以治疗阳明热结。 全方配伍特点:和解少阳之中寓内泻阳明之用,既不悖少阳禁下之旨,又表里同治,使少阳与阳明合病得以双解。

续表

运用	辨证要点	本方为治疗少阳阳明合病的常用方。临床应用以往来寒热、胸胁苦满、心下满痛、呕吐、便秘、苔黄、脉弦数有力为辨证要点。
	加减变化	1. 兼黄疸者,可加茵陈、栀子以清热利湿退黄; 2. 胁痛剧烈者,可加川楝子、延胡索以行气活血止痛; 3. 胆结石者,可加金钱草、海金沙、郁金、鸡内金以化石。

防风通圣散《宣明论方》	
组成	防风、荆芥、连翘、麻黄、薄荷、川芎、当归、白芍、白术、山栀、大黄、芒硝石膏、黄芩、桔梗、甘草、滑石、生姜。
功用	疏风解表,泻热通便。
主治	风热壅盛,表里俱实证。憎寒壮热,头目昏眩,目赤睛痛,口苦口干,咽喉不利,胸膈痞闷,咳呕喘满,涕唾稠黏,大便秘结,小便赤涩,舌苔黄腻,脉数有力。亦用治疮疡肿毒,肠风痔漏,丹斑瘾疹等。

【昭昭医考重点提示】重点掌握葛根芩连汤、大柴胡汤的组成、功效及主治等。

历年真题精选

【A1 型题】

1. 葛根芩连汤的适应病证是

A. 脾虚泄泻　　　　B. 湿热血痢　　　　C. 暑湿吐泻　　　　D. 热毒血痢　　　　E. 协热下利

答案:E; 考点:葛根芩连汤的主治

解析:葛根芩连汤为解表清里剂,主治协热下利,症见身热下利,胸脘烦热,口干作渴,喘而汗出,舌红苔黄,脉数。故选择 E。

2. 大柴胡汤与葛根芩连汤的药物组成中均有

A. 黄芩　　　　B. 黄连　　　　C. 生姜　　　　D. 甘草　　　　E. 葛根

答案:A; 考点:大柴胡汤与葛根芩连汤的组成

解析:大柴胡汤由小柴胡汤去人参、甘草,加大黄、枳实、芍药而成,含柴胡、黄芩、半夏、生姜、大枣、大黄、枳实、芍药。葛根芩连汤的组成:葛根、黄芩、黄连、甘草。故选择 A。

【B 型题】

(3~4 题共用选项)

A. 清泄肺热　　　　　　　　　　　　B. 清热泻火

C. 和解清热,以除少阳之邪　　　　　D. 清热燥湿,厚肠止利

E. 清泄胆热

3. 大柴胡汤中配伍黄芩的意义

答案:C

4. 葛根芩连汤中配伍黄芩的意义

答案:D;考点:大柴胡汤与葛根芩连汤的配伍意义

解析:大柴胡汤主治少阳阳明合病,治当和解少阳,内泻热结,方中配伍黄芩,和解清热,以除少阳之邪;葛根芩连汤主治协热下利,治当解表清里,方中配伍黄芩,清热燥湿,厚肠止利。故第 3 题选择 C,第 4 题选择 D。

(5~6 题共用选项)

A. 身热下利,胸脘灼热,舌红苔黄,脉数

B. 寒热如疟,胸胁胀痛,舌红苔白腻,脉数右滑左弦

C. 往来寒热,胸胁苦满,舌苔薄白,脉弦

D. 憎寒壮热,胸膈痞闷,舌苔黄腻,脉数有力

E. 往来寒热,胸胁苦满,苔黄,脉弦数有力

5. 防风通圣散的主治病证是

答案：D

6. 大柴胡汤中的主治病证是

答案：E； 考点：大柴胡汤与防风通圣散的主治病证

解析：防风通圣散主治风热壅盛,表里俱实证,临床表现因正邪交争激烈出现憎寒壮热之象,故第5题选择D。大柴胡汤主治少阳阳明合病,临床表现有少阳的往来寒热,与阳明胃家实象,故第6题选择E。

第九单元　补益剂

【考点透视】

1. 本单元考试内容较多,需要重点复习,熟悉各方剂的组成、功效。

2. 对以下方剂需要重点掌握其组成、功效、主治,并能理解其配伍意义：四君子汤、参苓白术散、补中益气汤、玉屏风散、完带汤、生脉散、归脾汤、炙甘草汤、六味地黄丸、肾气丸等。

细目一　概　述

适用范围	适用于虚证。凡是由于正气不足,气、血、阴、阳虚损所导致的病证,均可使用补益剂治疗。
应用 注意事项	(1) 要辨清病证的虚实真假。"大实有羸状,至虚有盛候",真虚假实证可以使用补益剂;若为真实假虚证,误用补益之剂,则实者更实,且贻误病情。 (2) 要辨清虚证的实质和具体的病位。虚证有气血阴阳虚损的不同,并有心肝脾肺肾等脏腑部位的区别,临证区分清楚,给予合适的补益剂。 (3) 注意脾胃功能。补益药性多滋腻,容易壅中滞气,故在补益剂中适当配伍理气醒脾之品,以资运化,使之补而不滞。 (4) 补益药大多味厚滋腻,故宜慢火久煎,以使药力尽出。 (5) 补益剂多以空腹或饭前服用为佳,有利于药物的吸收。

细目二　补　气

四君子汤《太平惠民和剂局方》	
组成	人参、白术、茯苓、炙甘草。
功用	益气健脾。
主治	脾胃气虚证。面色萎白,语声低微,气短乏力,食少便溏,舌淡苔白,脉虚弱。
方义 解释	君：人参——益气补虚,健脾养胃,脾气健旺则运化复常,气血化生充足 臣：白术——健脾燥湿 佐：茯苓——健脾渗湿 使：炙甘草——益气和中,调和诸药 四药配伍,共奏益气健脾之功。

参苓白术散《太平惠民和剂局方》	
组成	莲子肉、薏苡仁、砂仁、桔梗、白扁豆、茯苓、人参、炒甘草、白术、山药、大枣。(一连人上山,四君子找豆梗)
功用	益气健脾,渗湿止泻。
主治	脾虚湿盛证。饮食不化,胸脘痞闷,肠鸣泄泻,四肢乏力,形体消瘦,面色萎黄,舌淡苔白腻,脉虚缓。

方义 解释	君：四君子汤(人参、白术、茯苓、甘草)——益气健脾以补虚； 臣：山药——甘平,健脾止渴 　　莲子肉——甘平而涩,补脾厚肠,涩肠止泻。二药协助四君子汤以健脾益气,并有止泻之功。 　　白扁豆——甘平,健脾化湿；薏苡仁——甘淡微寒,健脾渗湿。 佐：砂仁——芳香醒脾,行气导滞,化湿和胃 　　桔梗——宣利肺气,通调水道,又载药上行,与诸补脾药合用,有"培土生金"之意。 使：炙甘草、大枣——补脾和中,调和诸药 诸药配伍,补中焦之虚损,助脾气之运化,渗停聚之湿浊,行气机之阻滞,恢复脾胃受纳与 健运之功,则诸症自除。

补中益气汤《内外伤辨惑论》

组成	黄芪、炙甘草、人参、当归、橘皮、升麻、柴胡、白术。(异功无夫,胡麻当妻)
功用	补中益气,升阳举陷。
主治	(1)脾虚气陷证。饮食减少,体倦肢软,少气懒言,面色萎黄,大便稀溏,舌淡,脉虚；以及脱肛、子宫脱垂、久泻、久痢、崩漏等。 (2)气虚发热证。身热自汗,渴喜热饮,气短乏力,舌淡,脉虚大无力。
方义解释	君：黄芪——补中益气,升阳固表 臣：人参、白术——益气健脾,助君补气生阳 佐：当归——养血补虚(气虚日久致血虚) 　　陈皮——理气和胃,使补而不滞 　　升麻、柴胡——升阳举陷 佐使：甘草——和中,调药 《本草纲目》谓："升麻引阳明清气上升,柴胡引少阳清气上行,此乃禀赋虚弱,元气虚馁及劳役饥饱,生冷内伤,脾胃引经最要药也。"诸药合用,使气虚得补,气陷得升,元气内充,诸症自愈。气虚发热者,亦借甘温益气之法而除之。 《脾胃论》云："惟当以甘温之剂,补其中而升其阳,甘寒以泻其火则愈。"即因烦劳则虚而生热,采用甘温之品以补元气,而虚热自退,为"甘温除热"法,补中益气汤为"甘温除热"法的代表方剂。 全方配伍特点：补气为主,升提为辅,补中寓升；甘温益气为主,略佐行气,补中兼行,补而不滞。
运用	辨证要点	本方为补气升阳,甘温除热的代表方。临床应用以体倦乏力,少气懒言,面色萎黄,脉虚软无力为辨证要点。
	加减变化	1. 若兼腹中痛者,加白芍以柔肝止痛； 2. 头痛者,加蔓荆子、川芎、藁本、细辛以疏风止痛； 3. 咳嗽者,加五味子、麦冬以敛肺止咳； 4. 兼气滞者,加木香、枳壳以理气解郁； 5. 本方亦可用于虚人感冒,加苏叶少许以增辛散之力。
	使用注意	阴虚发热及内热炽盛者忌用。

生脉散《医学启源》

组成	人参、麦门冬、五味子。
功用	益气生津,敛阴止汗。
主治	(1)温热、暑热,耗气伤阴证。汗多神疲,体倦乏力,气短懒言,咽干口渴,舌干红少苔,脉虚数。 (2)久咳伤肺,气阴两虚证。干咳少痰,短气自汗,口干舌燥,脉虚细。

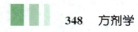

续表

方义解释	君：人参——大补元气，益肺生津 臣：麦冬——养阴清热，润肺生津 佐：五味子——敛肺止汗，生津止渴 三药合用，一补一润一敛，共奏益气养阴、生津止渴、敛阴止汗之效，使气复津生，汗止阴存，气充脉生，故名"生脉"。

玉屏风散《医方类聚》	
组成	防风、黄芪、白术。（大枣一枚）。
功用	益气固表止汗。
主治	表虚自汗。汗出恶风，面色㿠白，舌淡苔薄白，脉浮虚。亦治虚人腠理不固，易感风邪。

细目三 补 血

四物汤《仙授理伤续断秘方》		
组成	当归、川芎、白芍、熟地黄。	
功用	补血调血。	
主治	营血虚滞证。头晕目眩，心悸失眠，面色无华，妇人月经不调，量少或经闭不行，脐腹作痛，甚或瘕块硬结，舌淡、口唇、爪甲色淡，脉细弦或细涩。	
方义解释	君：熟地——滋补阴血，补肾填精 臣：当归——补血养肝，和血调经 佐：白芍——养血柔肝和营 　　川芎——活血行气 四药配伍，共奏补血调血之功。 全方配伍特点：以熟地黄、白芍阴柔补血之品与辛香之当归、川芎等量相配，动静相宜，补血而不滞血，行血而不伤血，补中有行，温而不燥，滋而不腻。	
运用	辨证要点	本方是补血调经的基础方。临床应用以面色无华，唇甲色淡，舌淡，脉细为辨证要点。
	加减变化	1. 若兼气虚者，加人参、黄芪，以补气生血； 2. 以血滞为主者，加桃仁、红花，白芍易为赤芍，以加强活血祛瘀之力； 3. 血虚有寒者，加肉桂、炮姜、吴茱萸，以温通血脉； 4. 血虚有热者，加黄芩、丹皮，熟地易为生地，以清热凉血； 5. 妊娠胎漏者，加阿胶、艾叶，以止血安胎。
	使用注意	对于阴虚发热及血崩气脱之证则非所宜。

当归补血汤《内外伤辨惑论》
组成	黄芪：当归＝5：1
功用	补气生血。
主治	血虚阳浮发热证。肌热面红，烦渴欲饮，脉洪大而虚，重按无力；亦治妇人经期、产后血虚发热头痛，或疮疡溃后，久不愈合者。

方义解释	君：黄芪（重用）——补气生血；补气而固肌表 臣：补血和营 方中重用黄芪为君药，黄芪的用量是当归的五倍，其意有二：一是本方治证乃因阴血极度亏虚，以致不能涵阳，阳气欲浮越散亡，若治疗不及时，则阳气外亡，故重用黄芪，量大力宏，急固欲散亡之阳气，即"有形之血不能速生，无形之气所当急固"；二是有形之血生于无形之气，故用黄芪大补肺之气，以资化源，使气旺血生。配以少量当归养血和营，补虚治本。二药配伍，使阴血渐充，阳气潜藏，则浮阳秘敛，阳生阴长，气旺血生，而虚热自退。 妇人经期、产后血虚，发热头痛，取其益气养血而退热。对于疮疡溃后因气血不足而久不愈合者，亦可用本方补气养血以助生肌收口。

归脾汤《正体类要》

组成	白术、当归、茯苓、炒黄芪、远志、龙眼肉、炒酸枣仁、人参、木香、炙甘草、生姜、大枣。（四君归期早，远知龙眼香）
功用	益气补血，健脾养心。
主治	（1）心脾气血两虚证。心悸怔忡，健忘失眠，盗汗，体倦食少，面色萎黄，舌淡，苔薄白，脉细弱。 （2）脾不统血证。便血，皮下紫癜，妇女崩漏，月经超前，量多色淡，或淋漓不止，舌淡，脉细弱。
方义解释	人参、黄芪、白术、甘草、姜、枣——益气健脾和胃 当归、龙眼肉——补血养心 茯神、酸枣仁、远志——安神定志 木香——理气醒脾，使补而不滞 煎煮时加入少量姜、枣调和脾胃，以资化源。全方共奏益气补血、健脾养心之功，为治疗心脾气血两虚证之良方。 本方配伍特点：心脾同治，重在补脾；气血并补，重在补气；补行结合，补而不滞。
运用	辨证要点｜本方是治疗心脾气血两虚证的常用方。临床应用以心悸失眠，体倦食少，便血或崩漏，舌淡，脉细弱为辨证要点。
	加减变化｜（1）崩漏下血偏寒者，可加艾叶炭、炮姜炭，以温经止血； （2）偏热者，加生地炭、阿胶珠、棕榈炭，以清热止血。

细目四　气血双补

八珍汤《瑞竹堂经验方》

组成	人参、白术、茯苓、当归、川芎、白芍药、熟地黄、炙甘草、生姜、大枣。
功用	益气补血。
主治	气血两虚证。面色苍白或萎黄，头晕目眩，四肢倦怠，气短懒言，心悸怔忡，饮食减少，舌淡苔薄白，脉细弱或虚大无力。
方义解释	四君子汤（参苓术草）——益气健脾 四物汤（归地芍芎）——养血和营 生姜、大枣——调和脾胃

炙甘草汤《伤寒论》

组成	炙甘草、生姜、桂枝、人参、生地黄、阿胶、麦门冬、麻仁、大枣、清酒。（阿妈卖地，贵大人干生气，气的脉结代来心动悸）

续表

功用	益气滋阴，通阳复脉。
主治	(1) 阴血阳气虚弱，心脉失养证。脉结代，心动悸，虚羸少气，舌光少苔，或质干而瘦小者。 (2) 虚劳肺痿。干咳无痰，或咳吐涎沫，量少，形瘦短气，虚烦不眠，自汗盗汗，咽干舌燥，大便干结脉虚数。
方义解释	君：生地——滋阴养血 炙甘草——补气生血 臣：阿胶、麦冬、胡麻仁——滋心阴，养心血，充血脉 人参、大枣——益心气，补脾气(气血生化有源) 佐：桂枝、生姜——温心阳，通血脉 使：清酒——温通血脉，以行药力 诸药合用，滋而不腻，温而不燥，使气血充足，阴阳调和，则脉复悸止。

细目五　补　阴

六味地黄丸《小儿药证直诀》		
组成	熟地黄、山萸肉、干山药、泽泻、牡丹皮、茯苓。(地八山山四，泽丹茯苓三)	
功用	滋补肝肾。	
主治	肝肾阴虚证。腰膝酸软，头晕目眩，耳鸣耳聋，盗汗，遗精，消渴，骨蒸潮热，手足心热，口燥咽干，牙齿动摇，足跟作痛，小便淋沥，以及小儿囟门不合，舌红少苔，脉沉细数。	
方义解释	君：熟地——滋阴补肾，填精益髓 臣：山茱萸——补养肝肾，并能涩精 山药——补益脾肾，亦能固精 佐：泽泻——利湿泄浊，防熟地之滋腻 丹皮——清泻肝火，制萸肉之性温 茯苓——淡渗脾湿，助山药健脾运 全方配伍特点：三补三泻，以补为主；肝脾肾三阴并补，以补肾阴为主。	
运用	辨证要点	本方是治疗肝肾阴虚证的基础方。临床应用以腰膝酸软，头晕目眩，口燥咽干，舌红少苔，脉沉细数为辨证要点。
	加减变化	(1) 若虚火明显者，加知母、玄参、黄柏等以加强清热降火之功； (2) 兼脾虚气滞者，加白术、砂仁、陈皮等以健脾和胃。
	使用注意	脾虚泄泻者慎用。
左归丸《景岳全书》		
组成	怀熟地、炒山药、枸杞、山茱萸、川牛膝、鹿角胶、龟板胶、菟丝子。(鱼牛狗兔鹿龟山，熟地左归蜜成丸)	
功用	滋阴补肾，填精益髓。	
主治	真阴不足证。头晕目眩，腰酸腿软，遗精滑泄，自汗盗汗，口燥舌干，舌红少苔，脉细。	
方义解释	君：熟地(重用)——滋肾填精，大补真阴 臣：山茱萸——养肝滋肾，涩精敛汗 山药——补脾益阴，滋肾固精 枸杞——补肾益精，养肝明目 龟、鹿二胶——阴阳并补，阳中求阴 佐：菟丝子、川牛膝——补肝肾，强腰膝，健筋骨 诸药合用，共奏滋阴补肾、填精益髓之效。	

	大补阴丸《丹溪心法》
组成	熟地黄、龟板、黄柏、知母、猪脊髓(蜂蜜)。(黄母猪拱地板)
功用	滋阴降火。
主治	阴虚火旺证。骨蒸潮热,盗汗遗精,咳嗽咯血,心烦易怒,足膝疼热,舌红少苔,尺脉数而有力。
方义解释	君:熟地、龟板——滋阴潜阳,壮水制火 臣:黄柏——泻相火以坚阴 　　知母——清润肺金,滋清肾水 佐使:猪脊髓、蜂蜜——填精益髓,既能助熟地、龟板以滋阴,又能制黄柏苦燥 诸药合用,滋阴精而降相火,培其本而清其源,使阴复阳潜,虚火降,诸症愈。

	百合固金汤《慎斋遗书》
组成	熟地、生地、当归身、白芍、甘草、桔梗、玄参、贝母、麦冬、百合。
功用	滋养肺肾,止咳化痰。
主治	肺肾阴亏,虚火上炎证。咳嗽气喘,痰中带血,咽喉燥痛,头晕目眩,午后潮热,舌红少苔,脉细数。
方义解释	君:百合——甘苦微寒,滋阴清热,润肺止咳 　　生地、熟地——既能滋阴养血以金水相生,又能清热凉血以止血 臣:麦冬——甘寒,助百合以滋阴清热,润肺止咳 　　玄参——咸寒,助二地滋阴凉血,以清虚火,并可清利咽喉 佐:当归——治咳逆上气,伍白芍以养血和血 　　贝母——清热润肺,化痰止咳 使:桔梗——宣肺利咽,化痰散结,并可载药上行 　　甘草——清热泻火,并调和诸药 合而用之,滋肾保肺,金水并调,使阴血渐充,虚火自清,痰化咳止,肺气自固。

	一贯煎《续名医类案》
组成	北沙参、麦冬、当归身、生地黄、枸杞子、川楝子。(一贯杀狗当地廉卖)
功用	滋阴疏肝。
主治	肝肾阴虚,肝气郁滞证。胸脘胁痛,吞酸吐苦,咽干口燥,舌红少津,脉细弱或虚弦。亦治疝气瘕聚。
方义解释	君:生地黄——滋阴养血,补益肝肾 臣:当归、枸杞——养血滋阴柔肝 　　北沙参、麦冬——滋养肺胃,养阴生津 佐:川楝子(少用)——疏肝泄热,理气止痛,复其条达之性 诸药合用,使阴虚得除,肝体得养,肝气得舒,则诸症可解。

细目六　补　阳

	肾气丸《金匮要略》
组成	干地黄、山萸肉、山药、泽泻、牡丹皮、茯苓、桂枝、炮附子。(肾气六位加富贵)
功用	补肾助阳。
主治	肾阳不足证。腰痛脚软,身半以下常有冷感,少腹拘急,小便不利,或小便反多,入夜尤甚,阳痿早泄,舌淡而胖,脉虚弱,尺部沉细;以及痰饮,水肿,消渴,脚气,转胞等。

方义解释	君：干地黄——滋阴补肾 臣：山茱萸、山药——补肝脾，益精血阴中求阳 佐使：桂枝、附子——温补肾阳，少火生气 　　　泽泻、茯苓——利水渗湿泄浊 　　　丹皮——清泻肝火 全方配伍，助阳之弱以化水，滋阴之虚以生气，使肾阳振奋，气化复常，则诸症自除。 全方配伍特点：补阳之中配伍滋阴之品，阴中求阳，使阳有所化；少量补阳药与大队滋阴药为伍，微微生火，少火生气；补中有泻，以补为主，以泻助补。	
运用	辨证要点	本方为补肾助阳的常用方。临床应用以腰痛脚软，小便不利或反多，舌淡而胖，脉虚弱而尺部沉细为辨证要点。
	加减变化	(1) 方中干地黄现多用熟地，桂枝改用肉桂，如此效果更好； (2) 若夜尿多者，宜肾气丸加五味子； (3) 小便数多，色白体羸，为真阳亏虚，宜加补骨脂、鹿茸等，以加强温阳之力； (4) 若用于阳痿，证属命门火衰者，酌加淫羊藿、补骨脂、巴戟天等以助壮阳起痿之力。
	使用注意	若咽干口燥、舌红少苔属肾阴不足，虚火上炎者，不宜使用。此外，肾阳虚而小便正常者，为纯虚无邪，不宜使用本方。吴仪洛称："此亦为虚中夹邪滞而设尔。若纯虚之证，而兼以渗利，未免减去药力，当用右归丸或右归饮。"(《成方切用》)

右归丸《景岳全书》		
组成	熟地黄、山药、山茱萸、枸杞子、菟丝子、鹿角胶、杜仲、肉桂、当归、制附子。(狗兔鹿归富山中，要熟鱼肉吃)	
功用	温补肾阳，填精益髓。	
主治	肾阳不足，命门火衰证。年老或久病气衰神疲，畏寒肢冷，腰膝软弱，阳痿遗精，或阳衰无子，或饮食减少，大便不实，或小便自遗，舌淡苔白，脉沉而迟。	
方义解释	君：附子、肉桂、鹿角胶——三药并用，培补肾中元阳，温里祛寒 臣：熟地黄、山萸肉、枸杞子、山药——滋阴益肾，养肝补脾，填精补髓，取"阴中求阳"之意 佐：菟丝子、杜仲——补肝肾，强腰膝，配以当归养血和血，共补肝肾精血 诸药合用，以温肾阳为主，并能阴阳兼顾、肝脾肾并补。	

细目七　阴阳双补

地黄饮子《圣济总录》		
组成	熟地黄、巴戟天、炒山茱萸、石斛、肉苁蓉、炮附子、五味子、官桂、白茯苓、麦门冬、菖蒲、远志、生姜、大枣。	
功用	滋肾阴，补肾阳，开窍化痰。	
主治	下元虚衰，痰浊上泛之喑痱证。舌强不能言，足废不能用，口干不欲饮，足冷面赤，脉沉细弱。	
方义解释	君：熟地黄、山茱萸——滋补肾阴，填精益髓 　　肉苁蓉、巴戟天——温壮肾阳 臣：附子、官桂——辛热，助肉苁蓉、巴戟天温养下元，肉桂还可摄纳浮阳，引火归原 　　石斛、麦冬、五味子——滋养肺肾，金水相生，壮水以济火 佐：石菖蒲、远志、白茯苓——三药合用，化痰开窍，以治痰浊阻窍，并可交通心肾，亦是开窍化痰、交通心肾 使：生姜、大枣——和中调药 诸药合用，补养下元，摄纳浮阳，水火既济，痰化窍开，喑痱自愈。	

【昭昭医考重点提示】重点掌握四君子汤、补中益气汤、参苓白术散、四物汤、归脾汤、六味地黄丸、肾气丸等方剂的组成、功效、主治及方义解释等。

历年真题精选

细目二：补气

【A1 型题】

1. 下列除哪项外,均是补中益气汤主治病证的临床表现
A. 胸脘闷胀　　　B. 发热汗出　　　C. 渴喜热饮　　　D. 体倦肢软　　　E. 脉洪而虚

答案：A；　考点：补中益气汤的主治证候

解析：补中益气汤主治：①治烦劳内伤,身热心烦,头痛恶寒,懒言恶食,脉洪大而虚；②或喘或渴,或阳虚自汗,或气虚不能摄血；③或疟痢脾虚,久不能愈；④一切清阳下陷,中气不足之证。故本题选择 A。

2. 参苓白术散中具有芳香醒脾之功的药物是
A. 桔梗　　　B. 砂仁　　　C. 藿香　　　D. 佩兰　　　E. 厚朴

答案：B；　考点：参苓白术散的配伍意义

解析：参苓白术散的配伍意义：方中人参、白术、茯苓益气健脾渗湿为君。配伍山药、莲子肉助君药以健脾益气,兼能止泻；并用白扁豆、薏苡仁助白术、茯苓以健脾渗湿,均为臣药。更用砂仁醒脾和胃,行气化滞,是为佐药。桔梗宣肺利气,通调水道,又能载药上行,培土生金；炙甘草健脾和中,调和诸药,共为佐使。综观全方,补中气,渗湿浊,行气滞,使脾气健运,湿邪得去,则诸症自除。故本题选择 B。

3. 玉屏风散的功用有
A. 固表　　　B. 涩肠　　　C. 止泻　　　D. 固冲　　　E. 补肾

答案：A；　考点：玉屏风散的功用

解析：玉屏风散益气固表止汗。故本题选择 A。

【B 型题】

(4～5 题共用选项)
A. 四物汤　　　B. 归脾汤　　　C. 当归补血汤　　　D. 四君子汤　　　E. 八珍汤

4. 患者妊娠 2 个月,食少便软,面色萎白,语声低微,四肢乏力,舌质淡,脉细缓。治疗应首选

答案：D

5. 患者面色萎黄,头晕眼花,四肢倦怠,气短少言,心悸不安,食欲减退,舌淡苔白,脉细弱。治疗应首选

答案：E；　考点：四君子汤、八珍汤的应用

解析：四物汤主治营血虚滞证。症见头晕目眩,心悸失眠,面色无华,妇人月经不调,量少或经闭不行,脐腹作痛,甚或瘕块硬结,舌淡,口唇、爪甲色淡,脉细弦或细涩。归脾汤主治心脾气血两虚证。症见心悸怔忡,健忘失眠盗汗,体倦食少,面色萎黄,舌淡,苔薄白,脉细弱。当归补血汤主治血虚阳浮发热证。症见肌热面赤,烦渴欲饮,脉洪大而虚,重按无力。亦治妇人经期、产后血虚发热头痛；或疮疡溃后,久不愈合者。四君子汤主治脾胃气虚证。症见面色萎白,语声低微,气短乏力,食少便溏,舌淡苔白,脉虚弱。八珍汤主治气血两虚证。症见面色苍白或萎黄,头晕眼花,四肢倦怠,气短懒言,心悸怔忡,食欲减退,舌质淡,苔薄白,脉细虚。结合题干描述,第 4 题为脾胃气虚证,故选择 D,第 5 题为气血两虚证,故选择 E。

(6～7 题共用选项)
A. 渗湿　　　B. 通便　　　C. 升阳　　　D. 补血　　　E. 疏肝

6. 参苓白术散的功用是

答案：A

7. 炙甘草汤的功用是

答案：D；　考点：参苓白术散、炙甘草汤的功效

解析：参苓白术散的功用益气健脾,渗湿止泻。炙甘草汤的功用益气滋阴,通阳复脉,为阴阳气血并补之

剂。故 6 题选择 A,7 题选择 D。

细目三：补血

【A1 型题】

1. 四物汤的主治证是

A. 气衰血少　　　B. 劳倦内伤　　　C. 冲任虚损　　　D. 郁怒伤肝　　　E. 阴精亏虚

答案：C；　考点：四物汤的主治

解析：四物汤主治冲任虚损。症见月水不调,脐腹疼痛,崩中漏下。血瘕块硬,时发疼痛。妊娠胎动不安,血下不止,及产后恶露不下,结生瘕聚,少腹坚痛,时作寒热。故选择 C。

2. 归脾汤除益气补血外,还具有的功用是

A. 健脾养心　　　B. 补血调血　　　C. 敛阴止汗　　　D. 滋阴复脉　　　E. 益阴降火

答案：A；　考点：归脾汤的功用

解析：归脾汤的功用益气补血,健脾养心。故选择 A。

细目四：气血双补

【A1 型题】

炙甘草汤中配伍桂枝、生姜的主要用意是

A. 温阳化气　　　B. 温经散寒　　　C. 温经通脉　　　D. 通阳复脉　　　E. 通阳化气

答案：D；　考点：炙甘草汤的配伍意义

解析：炙甘草汤中炙甘草、人参、大枣益心气,补脾气,以资气血生化之源;阿胶、麦冬、麻仁滋心阴,养心血,充血脉,共为臣药。佐以桂枝、生姜辛行温通,温心阳,通血脉,诸厚味滋腻之品得姜、桂则滋而不腻。用法中加清酒煎服,以清酒辛热,可温通血脉,以行药力,是为使药。诸药合用,滋而不腻,温而不燥,使气血充足,阴阳调和,则心动悸、脉结代,皆得其平。故本题选择 D。

细目五：补阴

【A1 型题】

1. 下列各项,不属六味地黄丸主治证临床表现的是

A. 腰膝酸软,盗汗遗精　　　　　　B. 耳鸣耳聋,头晕目眩

C. 骨蒸潮热,手足心热　　　　　　D. 小便不利或反多

E. 舌红少苔,脉沉细数

答案：D；　考点：六味地黄丸的主治病证

解析：六味地黄丸主治肝肾阴虚证。症见腰膝酸软,头晕目眩,耳鸣耳聋,盗汗,遗精,消渴,骨蒸潮热,手足心热,口燥咽干,牙齿动摇,足跟作痛,小便淋漓,以及小儿囟门不合,舌红少苔,脉沉细数。故本题选择 D。

2. 大补阴丸的组成药物中含有

A. 黄精　　　B. 黄芩　　　C. 黄连　　　D. 黄柏　　　E. 黄芪

答案：D；　考点：大补阴丸的药物组成

解析：大补阴丸的组成药物有熟地黄、知母、龟板、猪脊髓。故本题选择 D。

3. 左归丸与一贯煎相同的功用是

A. 滋阴　　　B. 疏肝　　　C. 补脾　　　D. 降火　　　E. 益气

答案：A；　考点：左归丸与一贯煎的功效

解析：左归丸的功用滋阴补肾,填精益髓。一贯煎的功用滋阴疏肝。故本题选择 A。

4. 大补阴丸中既能填精补阴,又能制约黄柏苦燥的药物是

A. 熟地黄　　　B. 龟板　　　C. 知母　　　D. 猪脊髓　　　E. 山茱萸

答案：D；　考点：大补阴丸的配伍意义

解析：大补阴丸方中重用熟地黄、龟板滋阴潜阳,壮水制火,即所谓培其本,共为君药。继以黄柏苦寒泻相火以坚阴;知母苦寒而润,上能清润肺金,下能滋清肾水,与黄柏相须为用,苦寒降火,保存阴液,平抑亢阳,即所谓清其源,均为臣药。应用猪脊髓、蜂蜜为丸,此乃血肉甘润之品,填精益髓,既能助熟地黄、龟板以滋阴,又

能制黄柏之苦燥,俱为佐使。本证若仅滋阴则虚火难清,单清热则犹恐复萌,故须培本清源,使阴复阳潜,虚火降而诸症悉除。故本题选择 D。

5. 逍遥散与一贯煎相同的功用是

A. 和营　　　B. 益气　　　C. 滋阴　　　D. 疏肝　　　E. 补脾

答案:D; 考点:逍遥散与一贯煎相同的功用

解析:逍遥散的功用疏肝解郁,健脾和营。一贯煎的功用滋阴疏肝。故本题选择 D。

【A2 型题】

6. 患者,男,34 岁,遗精半年,腰脊酸痛,头晕耳鸣,骨蒸潮热,虚烦盗汗,口燥咽干,舌红少苔,脉细数。治疗应选用六味地黄丸加

A. 枸杞子、菊花　　　　B. 知母、黄柏　　　　C. 龙骨、牡蛎

D. 麦冬、五味子　　　　E. 黄连、麦冬

答案:B; 考点:六味地黄丸的加减

解析:本证候虚火上炎的表现较重,知柏地黄丸滋阴降火,主治肝肾阴虚,虚火上炎证。故本题选择 B。

细目六:补阳

【A1 型题】

1. 右归丸除温补肾阳外,还具有的功用是

A. 填精补血　　B. 补益脾胃　　C. 理气健脾　　D. 散寒止痛　　E. 纳气平喘

答案:A; 考点:右归丸的功效

解析:右归丸温补肾阳,填精补血。故本题选择 A。

2. 肾气丸中配伍少量桂枝、附子的主要用意是

A. 温肾暖脾,以助阳气　　　　B. 温肾助阳,散寒通脉

C. 温补肾阳,少火生气　　　　D. 温补脾肾,化气行水

E. 补阳益精,温肾纳气

答案:C; 考点:肾气丸的配伍意义

解析:肾气丸的配伍意义如柯琴所云"此肾气丸纳桂、附于滋阴剂中十倍之一,意不在补火,而在微微生火,即生肾气也"。故本题选择 C。

细目七:阴阳双补

【A1 型题】

药物组成中含有熟地黄、肉桂的方剂是

A. 一贯煎　　B. 暖肝煎　　C. 肾气丸　　D. 炙甘草汤　　E. 地黄饮子

答案:E; 考点:地黄饮子的药物组成

解析:地黄饮子的药物组成:熟地黄、巴戟天、山茱萸、石斛、肉苁蓉、附子、五味子、肉桂、白茯苓、麦冬、石菖蒲、远志。故选择 E。

第十单元　固涩剂

【考点透视】

1. 掌握真人养脏汤、四神丸、固冲汤的组成、功效与主治。
2. 熟悉牡蛎散与玉屏风散在功效与主治上的区别。

细目一　概　述

| 适用范围 | 适用于气、血、精、津耗散滑脱之证。凡是气、血、精、津滑脱不禁,散失不收,表现为自汗、盗汗、久咳不止、久泻久痢、遗精滑泄、小便失禁、崩漏、带下等均可使用固涩剂治疗。 |

续表

应用 注意事项	（1）固涩剂治疗耗散滑脱之证，皆因正气亏虚而致，临证应酌情配伍相应的补益药，使之标本兼顾。 （2）若为元气大虚，亡阳欲脱所致的大汗淋漓、小便失禁或崩中不止者，急需使用大剂参附之类回阳固脱，而非单纯固涩剂所能治疗。 （3）固涩剂为正虚无邪者而设，故凡外邪未去，误用固涩，则有"闭门留寇"之弊。此外，对于热病多汗、痰饮咳嗽、火扰遗泄、热痢初起、伤食泄泻、实热崩带等，均非本类方剂所适用。

细目二　固表止汗

牡蛎散《太平惠民和剂局方》	
组成	生黄芪、麻黄根、煅牡蛎、小麦。（骑马卖牡蛎）
功用	敛阴止汗，益气固表。
主治	体虚自汗、盗汗证。常自汗出，夜卧更甚，心悸惊惕，短气烦倦，舌淡红，脉细弱。
方义 解释	君：煅牡蛎——质重咸涩微寒，重可镇心，咸以潜阳，涩能敛汗，敛阴潜阳，固涩止汗 臣：生黄芪——味甘微温，益气实卫，固表止汗 佐：麻黄根——甘平，功专收敛止汗，"能引诸药外至卫分而固腠理" 佐使：小麦甘凉，专入心经，益心气，养心阴，退虚热 全方配伍，益气固表，敛阴潜阳，涩补共用，则腠理得固，气阴得养，心阳内潜，汗出止而神魂定，气阴充而正气复。

细目三　敛肺止咳

九仙散《卫生宝鉴》	
组成	人参、款冬花、桑白皮、桔梗、五味子、阿胶、乌梅、贝母、罂粟壳。（桑白五人早没款，母将叫英借九仙）
功用	敛肺止咳，益气养阴。
主治	久咳肺虚证。久咳不已，咳甚则气喘自汗，痰少而黏，脉虚数。

细目四　涩肠固脱

真人养脏汤《太平惠民和剂局方》	
组成	人参、当归、白术、肉豆蔻、肉桂、炙甘草、白芍药、木香、诃子、罂粟壳。（真人和穆桂英要挡住草寇）
功用	涩肠固脱，温补脾肾。
主治	久泻久痢，脾肾虚寒证。泻利无度，滑脱不禁，甚至脱肛坠下，脐腹疼痛，喜温喜按，倦怠食少，舌淡苔白，脉迟细。
方义 解释	君：罂粟壳重用——涩肠止泻 臣：肉豆蔻、诃子——温脾暖胃，涩肠止泻 佐：人参、白术——益气健脾 　　当归、白芍——养血和血止痛 　　肉桂——温补脾肾，消散阴寒 　　木香——理气醒脾，使补涩不滞 使：炙甘草——调和诸药，合参、术益气，合芍药缓急止痛 综观全方，具有标本兼治，重在治标；脾肾兼顾，补脾为主；涩中寓通，补而不滞等配伍特点，诚为治疗虚寒泻痢、滑脱不禁之良方，故费伯雄言其"于久病正虚者尤宜"。

四神丸《内科摘要》	
组成	肉豆蔻、补骨脂、五味子、吴茱萸、生姜、红枣。（四神早将骨肉喂鱼）
功用	温肾暖脾，固肠止泻。
主治	脾肾阳虚之肾泄证。五更泄泻，不思饮食，食不消化，或久泻不愈，腹痛喜温，腰酸肢冷，神疲乏力，舌淡，苔薄白，脉沉迟无力。
方义解释	君：补骨脂——善补命门之火，温肾暖脾 臣：肉豆蔻——温脾暖胃，涩肠止泻 佐：五味子——固肾益气，涩精止泻 　　吴茱萸——温暖肝脾肾而散阴寒 使：生姜——暖胃散寒 　　大枣——补脾和胃 诸药合用，俾火旺土强，肾泄自愈，正如《绛雪园古方选注》所言："四种之药，治肾泄有神功也。"

细目五　涩精止遗

桑螵蛸散《本草衍义》	
组成	桑螵蛸、远志、炙龟甲、菖蒲、龙骨、人参、茯神、当归。（人参汤调下）（神龙远飘，仆人归家）
功用	调补心肾，涩精止遗。
主治	心肾两虚证。小便频数，或尿如米泔色，或遗尿，或遗精，心神恍惚，健忘，舌淡苔白，脉细弱。
方义解释	君：桑螵蛸——补肾固精止遗 臣：龙骨——收敛固涩，重镇安神 　　龟甲——滋补心肾 佐：人参——大补元气，补气安神 　　当归——补益心血 　　茯神、菖蒲、远志——安神定志；菖蒲开心窍，远志通肾气上达于心，合菖蒲则交通心肾 诸药相合，共奏调补心肾、交通上下、补养气血、涩精止遗之功。

细目六　固崩止带

固冲汤《医学衷中参西录》	
组成	炒白术、生黄芪、煅龙骨、煅牡蛎、山萸肉、生杭芍、海螵蛸、茜草、棕榈炭、五倍子。
功用	固冲摄血，益气健脾。
主治	脾肾亏虚，冲脉不固证。猝然血崩或月经过多，或漏下不止，色淡质稀，头晕肢冷，心悸气短，神疲乏力，腰膝酸软，舌淡，脉微弱。
方义解释	君：重用山萸肉——甘酸而温，补益肝肾，收敛固涩 臣：煅龙骨、煅牡蛎——收涩固脱，以增强君药固涩滑脱之功 　　白术——补气健脾，以助脾运统摄 　　生黄芪——益气摄血，升举清阳 佐：白芍——补益肝肾，养血敛阴 　　棕榈炭、五倍子——收涩止血 　　海螵蛸、茜草——固涩下焦，止血、化瘀 综合全方，补涩并用，补气固冲以治其本，收涩止血以治其标，并止血与化瘀兼顾。

续表

固经丸《丹溪心法》	
组成	炒黄芩、白芍、炙龟板、炒黄柏、椿树根皮、香附。（龟伯要春妇勤固经）
功用	滋阴清热，固经止血。
主治	阴虚血热之崩漏。月经过多，或崩中漏下，血色深红或紫黑稠黏，手足心热，腰膝酸软，舌红，脉弦数。
方义解释	君：重用龟板——咸甘性平，益肾滋阴而降火 　　白芍——苦酸微寒，敛阴益血以养肝 　　黄芩——苦寒，清热止血 臣：黄柏——苦寒泻火坚阴，既助黄芩以清热，又助龟板以降火 佐：椿树根皮——苦涩而凉，固经止血 　　香附（少量）——辛苦微温，调气活血 诸药合用，使阴血得养，火热得清，气血调畅，则诸症自愈。

易黄汤《傅青主女科》	
组成	炒山药、炒芡实、黄柏、车前子、白果。
功用	固肾止带，清热祛湿。
主治	肾虚湿热带下。带下黏稠量多，色黄如浓茶汁，其气腥秽，舌红，苔黄腻。
方义解释	君：重用炒山药、炒芡实——补脾益肾，固涩止带 臣：收涩止带，兼除湿热 佐：少量黄柏——苦寒入肾，清热燥湿 　　车前子——甘寒，清热利湿 诸药合用，重在补涩，辅以清利，使肾虚得复，热清湿祛，则带下自愈。

【昭昭医考重点提示】重点掌握牡蛎散、九仙散、真人养脏汤、四神丸、固经丸等的组成、功效及主治等。

历年真题精选

细目二：固表止汗
【A1 型题】
玉屏风散与牡蛎散相同的功用是
A. 固表　　　　B. 涩肠　　　　C. 止遗　　　　D. 固冲　　　　E. 补肾
答案：A；　考点：玉屏风散与牡蛎散相同的功用
解析：玉屏风散益气固表止汗。牡蛎散益气固表，敛阴止汗。故本题选择 A。

细目四：涩肠固脱
【A1 型题】
1. 真人养脏汤主治之久泻久痢的主要病机是
A. 肾阳衰微　　　B. 脾胃虚寒　　　C. 肠胃寒积　　　D. 脾肾虚寒　　　E. 肝肾虚寒
答案：D；　考点：真人养脏汤的主治病证
解析：真人养脏汤主治久泻久痢，积滞虽去，但脾肾虚寒、肠失固摄，以致大便滑脱不禁，甚至中气下陷，脱肛坠下。故本题选择 D。

2. 四神丸的组成药物中含有
A. 草豆蔻　　　B. 白豆蔻　　　C. 肉豆蔻　　　D. 砂仁　　　　E. 厚朴
答案：C；　考点：四神丸的药物组成
解析：四神丸的组成：肉豆蔻、补骨脂、五味子、吴茱萸。故本题选择 C。

3. 下列各项,属四神丸功用的是

A. 固表止汗   B. 固经止血   C. 健脾止带   D. 涩肠止泻   E. 涩精止遗

答案:D;考点:四神丸的功效

解析:四神丸温肾暖脾,固肠止泻。故本题选择 D。

4. 主治久泻、久痢属寒热错杂、正气虚弱的方剂是

A. 乌梅丸   B. 四神丸   C. 枳实消痞丸   D. 真人养脏汤   E. 半夏泻心汤

答案:D;考点:真人养脏汤的主治

解析:真人养脏汤主治久泻久痢,脾肾虚寒证。泻痢无度,滑脱不禁,甚至脱肛坠下,脐腹疼痛,喜温喜按,倦怠食少,舌淡苔白,脉迟细。故本题选择 D。

细目六:固崩止带

【A1 型题】

1. 固冲汤除固冲摄血外,还具有的功用是

A. 补肾涩精   B. 补气健脾   C. 补气生血   D. 温补脾肾   E. 温经止痛

答案:B;考点:固冲汤的功效

解析:固冲汤的功用固冲摄血,补气健脾。故本题选择 B。

2. 固冲汤的组成药物中不含有的是

A. 白术   B. 生黄芪   C. 五味子   D. 海螵蛸   E. 山萸肉

答案:C;考点:固冲汤的组成

解析:固冲汤的药物组成:白术、生黄芪、龙骨、牡蛎、山萸肉、生杭芍、海螵蛸、茜草、棕榈炭、五倍子。故选择 C。

第十一单元　安神剂

【考点透视】

掌握朱砂安神丸、酸枣仁汤、天王补心丹的组成、功效、主治,理解其配伍意义,尤其注意在方剂中有特殊使用的药物。

细目一　概　述

适用范围	适用于神志不安的病证。凡心、肝、肾三脏之阴阳偏盛偏衰,或其相互间功能失调所致,表现为心悸怔忡、失眠健忘、烦躁惊狂等,均可使用安神剂治疗。
应用注意事项	(1) 神志不安病证一般按虚实论治,但病机常虚实夹杂,且互为因果,故组方配伍时常重镇与滋养药物配合运用,标本兼顾。 (2) 重镇安神剂多由金石、贝壳类药物组方,容易伤损胃气,不宜久服。脾胃虚弱者,应适当配伍健脾和胃之品。 (3) 某些安神药,如朱砂等有毒,久服会引起慢性中毒,亦应注意。 (4) 神志不安病证多与精神因素有关,药物治疗配合必要的思想开导或安抚,才能疗效显著。 (5) 神志不安病证还有因热、因痰、因瘀、阳明腑实、因虚损为主所致者,又当分别应用清热、祛痰、活血、攻下、补益等治法,与有关单元互参,以求全面掌握,使方证互宜,不致以偏概全。

细目二　重镇安神

朱砂安神丸《内外伤辨惑论》	
组成	朱砂、黄连、炙甘草、生地黄、当归。(老猪当皇帝)
功用	镇心安神,清热养血。

续表

主治	心火亢盛,阴血不足证。失眠多梦,惊悸怔忡,心烦神乱,或胸中懊憹,舌尖红,脉细数。	
方义解释	君:朱砂——重镇安神,清心泻火 臣:黄连——清心泻火,除烦安神(朱砂、黄连,性寒,入心经) 佐:生地、当归——滋阴养血 佐使:炙甘草——和中调药,防朱砂碍胃 诸药配伍,标本兼治,清中有养,使心火得清,阴血得充,心神得养,则神志自安。	
运用	辨证要点	失眠,惊悸,舌红,脉细数。
	使用注意	方中朱砂含硫化汞,不宜多服久服,以免引起中毒;阴虚、脾弱者忌用。

细目三　滋养安神

天王补心丹《校注妇人良方》		
组成	人参、茯苓、玄参、丹参、桔梗、远志、当归、五味子、麦门冬、天门冬、柏子仁、炒酸枣仁、生地黄、朱砂、竹叶。	
功用	滋阴清热,养血安神。	
主治	阴虚血少,神志不安证。心悸怔忡,虚烦失眠,神疲健忘,或梦遗,手足心热,口舌生疮,大便干结,舌红少苔,脉细数。	
方义解释	君:生地黄——入心养血,入肾滋阴,滋阴养血,壮水以制虚火 臣:天门冬、麦门冬——滋阴清热 　　酸枣仁、柏子仁——养心安神 　　当归——补血润燥,共助生地黄滋阴补血,养心安神 佐:玄参——滋阴降火 　　茯苓、远志——养心安神 　　人参——补气以生血,并能安神益智 　　五味子——酸以敛心气,安心神 　　丹参——清心活血,合补血药使补而不滞,则心血易生 　　朱砂——镇心安神,以治其标 使:桔梗——舟楫,载药上行,使药力缓留于上部心经 　　竹叶——清泄虚火 诸药配伍,共奏滋阴清热、养血安神之功。 全方配伍特点:滋阴补血以治本,养心安神以治标,标本兼治,心肾两顾,以补心治本为主。	
运用	辨证要点	本为治疗心肾阴血亏虚所致神志不安的常用方。临床应用以心悸失眠,手足心热,舌红少苔,脉细数为辨证要点。
	加减变化	(1)失眠重者,可酌加龙骨、磁石以重镇安神; (2)心悸怔忡甚者,可酌加龙眼肉、夜交藤以增强养心安神之功; (3)遗精者,可酌加金樱子、煅牡蛎以固肾涩精。
	使用注意	本方滋阴之品较多,脾胃虚弱、纳食欠佳、大便不实者,不宜长期服用。
酸枣仁汤《金匮要略》		
组成	炒酸枣仁、甘草、知母、茯苓、川芎。(酸枣川芎苓知草)	
功用	养血安神,清热除烦。	
主治	肝血不足,虚热内扰证。虚烦失眠,心悸不安,头目眩晕,咽干口燥,舌红,脉弦细。	

方义解释	君：酸枣仁——养血补肝，宁心安神
	臣：茯苓——宁心安神
	知母——滋阴润燥，清热除烦
	佐：川芎——疏达肝气，与君药相伍，一收一散，养血调肝
	佐使：甘草——调和药性；和中缓急
	诸药相伍，标本兼治，养中兼清，补中有行，共奏养血安神、清热除烦之效。

【昭昭医考重点提示】重点掌握朱砂安神丸、酸枣仁汤、天王补心丹的组成、功效及主治等。

历年真题精选

细目二：重镇安神

【A1 型题】

1. 朱砂安神丸组成中含有的药物是

A. 栀子　　　　B. 黄连　　　　C. 石膏　　　　D. 竹叶　　　　E. 知母

答案：B；考点：朱砂安神丸药物组成

解析：朱砂安神丸药物组成：朱砂、黄连、当归、生地黄、炙甘草。故本题选择 B。

2. 朱砂安神丸中泻火除烦的药物是

A. 栀子　　　　B. 黄连　　　　C. 石膏　　　　D. 竹叶　　　　E. 知母

答案：B；考点：朱砂安神丸的配伍意义

解析：方中黄连苦寒，入心经，清心泻火，以除烦热为臣。故选择 B。

细目三：滋养安神

【A1 型题】

1. 甘麦大枣汤的主治病证是

A. 肠风　　　　B. 痿痹　　　　C. 脏毒　　　　D. 脏躁　　　　E. 梅核气

答案：D；考点：甘麦大枣汤的主治病证

解析：甘麦大枣汤主治脏躁，多见于更年期综合征，其他精神失常类疾病凡属脏阴不足、虚热躁扰者均可参考使用。故选择 D。

2. 酸枣仁汤中养肝血，安心神的药物是

A. 知母　　　　B. 川芎　　　　C. 茯苓　　　　D. 甘草　　　　E. 酸枣仁

答案：E；考点：酸枣仁汤的配伍意义

解析：酸枣仁汤的药物组成：酸枣仁、甘草、知母、茯苓、川芎。配伍意义：方中重用酸枣仁为君，以其甘酸质润，入心、肝之经，养血补肝，宁心安神。茯苓宁心安神；知母苦寒质润，滋阴润燥，清热除烦，共为臣药。与君药相伍，以助安神除烦之功。佐以川芎之辛散，调血血，疏肝气，与大量之酸枣仁相伍，辛散与酸收并用，补血与行血结合，具有养血调肝之妙。甘草和中缓急，调和诸药为使。故选择 E。

3. 天王补心丹中敛心气而安神的药物是

A. 丹参、五味子　　　　　　　　B. 茯苓、五味子　　　　　　　　C. 远志、五味子

D. 人参、五味子　　　　　　　　E. 酸枣仁、五味子

答案：E；考点：天王补心丹的配伍意义

解析：天王补心丹的配伍意义：方中重用甘寒之生地黄，入心能养血，入肾能滋阴，故能滋阴养血，壮水以制虚火，为君药。天冬、麦冬滋阴清热，酸枣仁、柏子仁养心安神，当归补血润燥，共助生地黄滋阴补血，并养心安神，俱为臣药。玄参滋阴降火；茯苓、远志养心安神；人参补气以生血，并能安神益智；五味子之酸以敛心气，安心神；丹参清心活血，合补血药使补而不滞，则心血易生；朱砂镇心安神，以治其标，以上共为佐药。桔梗为

舟楫,载药上行以使药力缓留于上部心经,为使药。故选择 E。

4. 下列各项,属天王补心丹组成药物的是

A. 西洋参　　　　B. 丹参　　　　C. 沙参　　　　D. 党参　　　　E 苦参

答案:B; 考点:天王补心丹的药物组成

解析:天王补心丹的药物组成:酸枣仁、柏子仁、当归、天冬、麦冬、生地、人参、丹参、玄参、茯苓、五味子、远志、桔梗。故选择 B。

5. 甘麦大枣汤除养心安神、和中缓急外,还具有的功用是

A. 补心血　　　　B. 补脾气　　　　C. 益肝血　　　　D. 滋肾水　　　　E. 益脾阴

答案:B; 考点:甘麦大枣汤的功效

解析:方中甘草、大枣有益气和中,润燥缓急之功。故选择 B。

6. 天王补心丹与朱砂安神丸组成中均含有的药物有

A. 酸枣仁　　　　B. 炙甘草　　　　C. 玄参　　　　D. 黄柏　　　　E. 生地黄

答案:E; 考点:天王补心丹、朱砂安神丸的组成

解析:天王补心丹的药物组成:酸枣仁、柏子仁、当归、天冬、麦冬、生地、人参、丹参、玄参、茯苓、五味子、远志、桔梗。朱砂安神丸的药物组成:朱砂、黄连、当归、生地黄、炙甘草。故本题选择 E。

第十二单元　开窍剂

【考点透视】

1. 明确凉开与温开的方剂名。

2. 掌握凉开三宝的功效特点及其在临床应用的区别。

细目一　概　述

适用范围	适用于窍闭神昏证。窍闭神昏证,也简称闭证,多由邪气壅盛,蒙蔽心窍所致。其中因温热邪毒内陷心包,痰热蒙蔽心窍所致者,称之为热闭;因寒湿痰浊之邪或秽浊之气蒙闭心窍所致者,称之为寒闭,均是开窍剂的适用范围。
应用注意事项	(1) 应用开窍剂时,应首先辨别闭证和脱证。凡邪盛气实而见神志昏迷、口噤不开、两手握固、二便不通、脉实有力的闭证,可以使用开窍剂治疗。对正气衰竭之汗出肢冷、呼吸气微、手撒遗尿、口开目合、神识不清、脉象虚弱无力或脉微欲绝的脱证,不得使用开窍剂。 (2) 辨别闭证之属热属寒,热闭者治以凉开,寒闭者治以温开。 (3) 对于阳明腑实证而见神昏谵语者,只宜寒下,不宜用开窍剂。至于阳明腑实兼有邪陷心包之证,则应该根据病情缓急,或先于开窍,或先投寒下,或开窍与寒下并用。 (4) 开窍剂大多为芳香药物,善于辛散走窜,只宜暂用,不宜久服,久服则易伤元气,故临床多用于急救,中病即止,待患者神志清醒后,应根据不同表现进行辨证施治。 (5) 开窍剂中的麝香等药有碍胎元,孕妇慎用。 (6) 本类方剂多制成丸、散剂或注射剂。丸剂、散剂使用时,宜温开水化服或鼻饲,不宜加热煎煮,以免药性挥发,影响疗效。

细目二　凉　开

安宫牛黄丸(牛黄丸)《温病条辨》	
功用	清热解毒,开窍醒神。
主治	邪热内陷心包证。高热烦躁,神昏谵语,舌謇肢厥,舌红或绛,脉数有力。亦治中风昏迷,小儿惊厥属邪热内闭者。

续表

紫雪《外台秘要》	
功用	清热开窍,息风止痉。
主治	温热病,热闭心包及热盛动风证。高热烦躁,神昏谵语,痉厥,口渴唇焦,尿赤便秘,舌质红绛,苔黄燥,脉数有力或弦数;以及小儿热盛惊厥。

至宝丹《灵苑方》引郑感方,录自《苏沈良方》	
功用	化浊开窍,清热解毒。
主治	痰热内闭心包证。神昏谵语,身热烦躁,痰盛气粗,舌绛苔黄垢腻,脉滑数。亦治中风、中暑、小儿惊厥属于痰热内闭者。

细目三　温　开

苏合香丸(吃力伽丸)《外台秘要》	
功用	芳香开窍,行气止痛。
主治	寒闭证。突然昏倒,牙关紧闭,不省人事,苔白,脉迟。亦治心腹卒痛,甚则昏厥,属寒凝气滞者。

【昭昭医考重点提示】重点掌握四个开窍剂的功效及主治。

历年真题精选

【A1 型题】

1. 下列除哪项外,均是至宝丹的功用

A. 清热　　　　B. 开窍　　　　C. 通便　　　　D. 化浊　　　　E. 解毒

答案:C;　考点:至宝丹的功用

解析:至宝丹的功用为清热开窍、化浊解毒。故本题选择 C。

2. 至宝丹的功用是

A. 开窍定惊,清热化痰　　　　B. 清热解毒,开窍醒神

C. 清热解毒,开窍安神　　　　D. 化浊开窍,清热解毒

E. 清热开窍,息风止痉

答案:D;　考点:至宝丹的功用

解析:参见本细目第 1 题,故本题选择 D。

第十三单元　理气剂

【考点透视】

1. 重点掌握越鞠丸、苏子降气汤、定喘汤、旋覆代赭汤的方剂组成、功效、主治,理解某些药物在方中的配伍意义,如定喘汤中的白果,旋覆代赭汤中的旋覆花、代赭石的配伍意义。

2. 熟悉其他方剂的功效,注意天台乌药散的组成。

细目一　概　述

适用范围	适用于气滞或气逆病证。凡是肝气郁滞或脾胃气滞而见脘腹、胸胁胀痛,嗳气吞酸,呕恶食少,大便失常等症;或是胃气上逆或肺气上逆而见咳喘,呕吐,嗳气,呃逆等症者,均可用理气剂治疗。

364 方剂学

续表

应用注意事项	(1) 要辨清气病之虚实,勿犯虚虚实实之戒。若气滞实证,当须行气,误用补气,则使气滞愈甚;若气虚之证,当补其虚,误用行气,则使其气更虚。 (2) 要辨兼夹病证,若气机郁滞与气逆不降相兼为病,则分清主次,行气与降气配合使用;若兼气虚者,则需配伍适量补气之品。 (3) 理气药多属芳香辛燥之品,容易伤津耗气,易动血或动胎,应适可而止,勿使过剂;对于年老体弱、阴虚火旺、孕妇或素有崩漏吐衄者,均应慎用。

细目二　行　气

<table>
<tr><td colspan="3" align="center">越鞠丸《丹溪心法》</td></tr>
<tr><td>组成</td><td colspan="2">香附、川芎、苍术、栀子、神曲。(越鞠智取降服熊猪)</td></tr>
<tr><td>功用</td><td colspan="2">行气解郁。</td></tr>
<tr><td>主治</td><td colspan="2">六郁证。胸膈痞闷,脘腹胀痛,嗳腐吞酸,恶心呕吐,饮食不消。
本方治证乃因喜怒无常,忧思过度,或饮食失节,寒温不适所致。气、血、痰、火、湿、食六者相因而郁,称之为六郁。六郁之中以气郁为主,故治宜行气解郁为主,使气行则血行,气行则痰、火、湿、食诸郁自解。</td></tr>
<tr><td>方义解释</td><td colspan="2">君:香附——行气解郁,以治气郁
臣佐:川芎——血中气药,既可活血祛瘀以治血郁,又可助香附行气解郁
　　　栀子——清热泻火,以治火郁
　　　苍术——燥湿运脾,以治湿郁
　　　神曲——消食导滞,以治食郁
因痰郁多因气滞湿聚而成,若气行湿化,则痰郁亦随之而解,故方中不另加治痰之品,此亦治病求本之意。
全方配伍特点:以五药治六郁,贵在治病求本;诸法并举,重在调畅气机。</td></tr>
<tr><td rowspan="2">运用</td><td>辨证要点</td><td>本方是主治气血痰火湿食"六郁"的代表方。临床应用以胸膈痞闷,脘腹胀痛,饮食不消等为辨证要点。</td></tr>
<tr><td>加减变化</td><td>(1) 若气郁偏重者,可重用香附,酌加木香、枳壳、厚朴等以助行气解郁;
(2) 血郁偏重者,重用川芎,酌加桃仁、赤芍、红花等以助活血祛瘀;
(3) 湿郁偏重者,重用苍术,酌加茯苓、泽泻以助利湿;
(4) 食郁偏重者,重用神曲,酌加山楂、麦芽以助消食;
(5) 火郁偏重者,重用山栀,酌加黄芩、黄连以助清热泻火;
(6) 痰郁偏重者,酌加半夏、瓜蒌以助祛痰。</td></tr>
<tr><td colspan="3" align="center">柴胡疏肝散《证治准绳》</td></tr>
<tr><td>组成</td><td colspan="2">柴胡、陈皮、川芎、香附、芍药、枳壳、炙甘草。(陈琼只想烧干柴)</td></tr>
<tr><td>功用</td><td colspan="2">疏肝行气,活血止痛。</td></tr>
<tr><td>主治</td><td colspan="2">肝气郁滞证。胁肋疼痛,胸闷喜太息,情志抑郁易怒,或嗳气,脘腹胀满,脉弦。</td></tr>
<tr><td>方义解释</td><td colspan="2">君:柴胡——疏肝解郁
臣:香附——疏肝理气
　　川芎——行气火血止痛
佐:陈皮、枳壳——理气行滞
　　芍药、甘草——养血柔肝止痛
使:甘草——调和诸药</td></tr>
</table>

| 运用 | 辨证要点 | 本方为疏肝解郁的常用方剂。以胁肋胀痛,脉弦为证治要点。 |
| | 使用注意 | 本方行气之品多芳香辛燥,易伤正气,不宜久服;孕妇慎用。 |

瓜蒌薤白白酒汤《金匮要略》

组成	瓜蒌实、薤白、白酒。
功用	通阳散结,行气祛痰。
主治	胸阳不振,痰气互结之胸痹轻证。胸部满痛,甚至胸痛彻背,喘息咳唾,短气,舌苔白腻,脉沉弦或紧。
方义解释	君:瓜蒌实——理气宽胸,涤痰散结(祛痰结) 臣:薤白——通阳散结,行气止痛(通阳气) 佐:白酒——行气活血(通阳气) 药仅三味,配伍精当,共奏通阳散结、行气祛痰之功,使胸中阳气宣通,痰浊消散,气机宣畅,则胸痹诸症可除。 本方药简力专,行气祛痰与通阳宽胸相合,为治胸痹的基础方。

半夏厚朴汤《金匮要略》

组成	半夏、厚朴、茯苓、生姜、苏叶。(夏后将复苏)
功用	行气散结,降逆化痰。
主治	梅核气。咽中如有物阻,咯吐不出,吞咽不下,胸膈满闷,或咳或呕,舌苔白润或白滑,脉弦缓或弦滑。
方义解释	君:半夏——化痰散结,降逆和胃 臣:厚朴——行气开郁,下气除满 佐:茯苓——渗湿健脾 　　生姜——和胃止呕;解半夏的毒 佐使:苏叶——芳香行气,宣肺疏肝;引药上咽喉 全方辛苦合用,辛以行气散结,苦以燥湿降逆,使郁气得疏,痰涎得化,梅核气自除。

运用	辨证要点	咽中如有物阻,吐之不出,咽之不下,苔白腻,脉弦滑
	加减变化	(1)气郁甚者酌加香附、郁金; (2)胁肋疼痛者酌加川楝子、延胡索; (3)咽痛者酌加玄参、桔梗; (4)郁结化热,心烦者酌加栀子、连翘、黄芩。
	使用注意	宜于痰气互结而无热者;不宜于气郁化火或阴虚津少

厚朴温中汤《内外伤辨惑论》

组成	厚朴、陈皮、炙甘草、茯苓、草豆蔻仁、木香、干姜、生姜。
功用	行气除满,温中燥湿。
主治	脾胃寒湿气滞证。脘腹胀满或疼痛,不思饮食,四肢倦怠,舌苔白腻,脉沉弦。
方义解释	君:厚朴——辛温苦燥,辛散行气以消胀,苦温燥湿以除满 臣:草豆蔻——辛温芳香,温中散寒,燥湿运脾 佐使:陈皮——理气燥湿 　　　木香——善畅脾胃之气而止痛 　　　干姜——温脾散寒 　　　生姜——暖胃散寒 　　　茯苓、甘草——渗湿健脾以和中 诸药合用,共成行气除满、温中燥湿之功,使寒湿得除,气机调畅,脾胃复健,则痛胀自解。

天台乌药散《圣济总录》	
组成	天台乌药、木香、小茴香、青皮、高良姜、槟榔、川楝子、巴豆。（巴豆麸炒川楝子，去巴豆及麸，仅川楝子入药酒）
功用	行气疏肝，散寒止痛。
主治	肝经气滞寒凝证。小肠疝气，少腹控引睾丸而痛，偏坠肿胀，或少腹疼痛，苔白，脉弦。
方义解释	君：乌药——辛温，行气疏肝，散寒止痛 臣：青皮——疏肝理气 　　小茴香——暖散寒 　　高良姜——散寒止痛 　　木香——行气止痛 四药配伍，共奏行气散结，祛寒止痛。 佐使：槟榔——直达下焦，行气化滞而破坚 　　　苦寒之川楝子与辛热之巴豆同炒，去巴豆而用川楝子，既可减川楝子之寒，又能增强其行气散结之效 　　　酒——温经散寒 诸药合用，使寒凝得散，气滞得疏，肝络得调，则疝痛、腹痛可愈。
暖肝煎《景岳全书》	
组成	枸杞子、小茴香、肉桂、乌药、沉香、木香当归、茯苓（生姜三五片）
功用	温补肝肾、行气止痛。
主治	肝肾不足，寒滞肝脉证。睾丸冷痛，或小腹疼痛，疝气痛，畏寒喜暖，舌淡苔白，脉沉迟。

细目三　降　气

苏子降气汤《太平惠民和剂局方》		
组成	紫苏子、半夏、当归、炙甘草、前胡、厚朴、肉桂、生姜、大枣、苏叶。（苏子归朴前，官桂伴三苏）	
功用	降气平喘，祛痰止咳。	
主治	上实下虚喘咳证。痰涎壅盛，胸膈满闷，喘咳短气，呼多吸少，或腰疼脚弱，肢体倦怠，或肢体浮肿，舌苔白滑或白腻，脉弦滑。	
方义解释	君：苏子——降气平喘，止咳化痰 臣：半夏、厚朴、前胡——祛痰止咳，降气平喘 佐：肉桂——温补下元，纳气平喘 　　当归——养血润燥，止咳 　　生姜、苏叶——宣肺散寒 使：甘草、大枣——和中调药 诸药合用，重在降气平喘，祛痰止咳，兼以温养下元。 全方配伍特点：上下并治，标本兼顾，降气祛痰以治标，温肾补虚以治本，但以治上治标为主；宣降结合，大队降逆之品中配伍少量宣肺散邪之品，但以降肺为主。	
运用	辨证要点	本方为治疗痰涎壅盛，上实下虚之喘咳的常用方。临床应用以胸膈满闷，痰多稀白，苔白滑或白腻为辨证要点。
	加减变化	（1）若痰涎壅盛，喘咳气逆难卧者，可酌加沉香以加强其降气平喘之功； （2）兼表证者，可酌加麻黄、杏仁以宣肺平喘，疏散外邪； （3）兼气虚者，可酌加人参等益气。
	使用注意	本方药性偏温燥，以降气祛痰为主。对于肺肾阴虚的喘咳，以及肺热痰喘之证，均不宜使用。

续表

	定喘汤《摄生众妙方》	
组成	白果、麻黄、苏子、甘草、款冬花、杏仁、桑白皮、炒黄芩、半夏。（秦老用果子麻花拌杏仁霜）	
功用	宣降肺气,清热化痰。	
主治	风寒外束,痰热内蕴证。咳喘痰多气急,质稠色黄,或微恶风寒,舌苔黄腻,脉滑数者。	
方义解释	君:麻黄——宣肺平喘,解散风寒 　　　白果——敛肺定喘,祛痰止咳 　　　一散一敛,既加强平喘之功,又使发散而不耗伤肺气,敛肺而不留邪 臣:苏子、杏仁、半夏、款冬花——降气平喘,止咳化痰 佐:桑白皮、黄芩——清泄肺热,止咳平喘 使:甘草——和中调药 诸药合用,可使肺气宣降,痰热得清,风寒得解,喘咳痰多诸症自除。	
运用	辨证要点	痰多色黄,苔黄腻,脉滑数或兼微恶寒。
	加减变化	(1) 无表证者,减少麻黄用量; (2) 痰多者,加瓜蒌、胆南星; (3) 肺热重者,酌加生石膏、鱼腥草。
	使用注意	阴虚咳喘,不宜用
	旋覆代赭汤《伤寒论》	
组成	旋覆花、人参、生姜、代赭石、炙甘草、半夏、大枣。（旋覆代赭吓三人）	
功用	降逆化痰,益气和胃。	
主治	胃虚痰阻气逆证。胃脘痞闷或胀满,按之不痛,频频嗳气;或见纳差、呃逆、恶心,甚或呕吐,舌苔白腻,脉缓或滑。	
方义解释	君:旋覆花——下气化痰,降逆除噫 臣:代赭石——重镇降逆 佐:半夏、生姜——燥湿化痰,降逆和胃 　　　人参、炙甘草、大枣——益气补虚,防金石药伤胃 使:炙甘草——调和诸药 诸药配合,可使痰涎得消,逆气得平,中虚得复,心下之痞硬除而噫气、呃呃得止。	

【昭昭医考重点提示】重点掌握越鞠丸、柴胡疏肝散、半夏厚朴汤、苏子降气汤、定喘汤等的组成、功效、主治、配伍意义等。

历年真题精选

细目二:行气

【A1 型题】

1. 越鞠丸中以行气为主的药物是

A. 木香　　　　B. 沉香　　　　C. 香附　　　　D. 枳壳　　　　E. 厚朴

答案:C;　考点:越鞠丸的配伍意义

解析:越鞠丸行气解郁。方中香附辛香入肝,行气开郁为君药。故选择 C。

2. 属于天台乌药散组成药物的是

A. 川楝子　　　　B. 陈皮　　　　C. 草豆蔻　　　　D. 肉桂　　　　E. 厚朴

答案:A;　考点:天台乌药散的药物组成

解析:天台乌药散的组成:乌药、木香、小茴香、青皮、高良姜、槟榔、川楝子、巴豆。故选择 A。

细目三：降气

【A1 型题】

1. 苏子降气汤中配伍当归和肉桂的意义是

A. 温肾纳气　　　B. 养血补肝　　　C. 温补下虚　　　D. 祛痰止咳　　　E. 温肾祛寒

答案：C；　考点：苏子降气汤的配伍意义

解析：苏子降气汤中肉桂温肾纳气治疗下虚，为辅药；当归养血润燥，制约大队燥药伤阴的副作用，为佐药；故选择 C。

2. 旋覆代赭汤的功用不包括

A. 益气　　　　　B. 降逆　　　　　C. 和胃　　　　　D. 止咳　　　　　E. 化痰

答案：D；　考点：旋覆代赭汤的功用

解析：旋覆代赭汤益气和胃、化痰降逆。故选择 D。

3. 苏子降气汤组成中不包含的药物是

A. 当归　　　　　B. 肉桂　　　　　C. 前胡　　　　　D. 厚朴　　　　　E. 葶苈子

答案：E；　考点：苏子降气汤的药物组成

解析：苏子降气汤的组成：紫苏子、半夏、当归、甘草、前胡、厚朴、姜汁、肉桂。故选择 E。

4. 定喘汤的组成药物中含有

A. 半夏、当归　　　　　　　　B. 麻黄、杏仁　　　　　　　　C. 桑白皮、地骨皮

D. 黄芩、陈皮　　　　　　　　E. 苏子、化橘红

答案：B；　考点：定喘汤的药物组成

解析：定喘汤的组成药物：白果、麻黄、苏子、甘草、款冬花、杏仁、桑白皮、黄芩、法半夏。故选择 B。

5. 旋覆花、代赭石在旋覆代赭汤中的配伍意义是

A. 温胃化痰止呕　　　　　　　B. 平冲降逆止呕　　　　　　　C. 祛痰降逆和胃

D. 镇冲逆除嗳气　　　　　　　E. 化痰消食和胃

答案：D；　考点：旋覆代赭汤的配伍意义

解析：旋覆代赭汤中旋覆花性温而能下气消痰，降逆止嗳，为君药。代赭石质重而沉降，善镇冲逆，但味苦气寒，故用量稍小为臣药；两药相配镇冲逆除嗳气。故选择 D。

第十四单元　理血剂

【考点透视】

1. 重点掌握血府逐瘀汤、补阳还五汤、温经汤、生化汤、咳血方、小蓟饮子的组成、功效、主治，理解某些药物在方剂配伍中的特殊使用。

2. 熟悉桃核承气汤、复原活血汤、失笑散、桂枝茯苓丸、槐花散、黄土汤等的功效、主治。

细目一　概　述

适用范围	适用于瘀血或出血病证。凡是瘀血阻滞，或是血溢脉外，离经妄行者，均可用理血剂治疗。
应用注意事项	（1）必须辨清造成瘀血或出血的原因，分清标本缓急，做到急则治其标，缓则治其本，或标本兼顾。 （2）逐瘀过猛，或是久用逐瘀之品，均易耗血伤正，因而只能暂用，不可久服，中病即止，勿使过剂。此外，在使用活血祛瘀剂时，常辅以养血益气之品，以使祛瘀而不伤正。 （3）止血之剂多有滞血留瘀之弊，故临证用方时多在止血剂中伍以适当的活血祛瘀之品，或选用兼有活血祛瘀作用的止血药，使血止而不留瘀。至于出血本因瘀血内阻，血不循经所致者，治当祛瘀为先，因瘀血不去则出血不止。 （4）活血祛瘀药性多破泄，易于动血、伤胎，故凡妇女经期，月经过多及孕妇均应慎用或忌用。 （5）对于出血病人，应嘱其卧床静养为宜。

细目二   活血祛瘀

桃核承气汤《伤寒论》	
组成	桃仁、大黄、桂枝、炙甘草、芒硝。（将军忙逃贵国）
功用	逐瘀泻热。
主治	下焦蓄血证。少腹急结，小便自利，甚则烦躁谵语，神志如狂，至夜发热；以及血瘀经闭，痛经，脉沉实而涩者。
方义解释	君：桃仁——苦甘平，活血破瘀 　　　大黄——苦寒，荡涤邪热，活血下瘀。 臣：芒硝——咸苦寒，泻热软坚，软化瘀结之邪热，与大黄配伍使邪热瘀结从大便而出； 　　　桂枝——辛甘温，通行血脉，既助桃仁活血祛瘀，又防芒硝、大黄寒凉凝血之弊 　　　（桂枝与硝、黄同用，且硝、黄用量大于桂枝，相反相成，桂枝得硝、黄则温通而不助热，硝、黄得桂枝则寒下又不凉遏） 佐使：甘草——护胃安中，缓诸药之峻烈 全方配伍，使蓄血除，瘀热清，邪有出路，诸症自平。
血府逐瘀汤《医林改错》	
组成	桃仁、红花、当归、生地黄、川芎、赤芍、牛膝、桔梗、柴胡、枳壳、甘草。（桃红四物汤＋四逆散＋桔梗、牛膝）
功用	活血化瘀，行气止痛。
主治	胸中血瘀证。胸痛，头痛，日久不愈，痛如针刺而有定处，或呃逆日久不止，或饮水即呛，干呕，或内热瞀闷，或心悸怔忡，失眠多梦，急躁易怒，入暮潮热，唇暗或两目暗黑，舌质暗红，或舌有瘀斑或瘀点，脉涩或弦紧。
方义解释	桃红四物汤（白芍易赤芍，熟地易生地）——活血祛瘀而养血 四逆散（枳实易枳壳）——行气和血而疏肝（肝经循行部位） 桔梗——开宣肺气，载药上行 牛膝——通利血脉，引血下行 全方配伍特点：气血并调，既行血分瘀滞，又解气分郁结；养活同施，活血而无耗血之虑，行气又无伤阴之弊；升降兼顾，既能升达清阳，又佐降泄下行，使气血和调。

运用	辨证要点	本方广泛用于因胸中瘀血而引起的多种病证。临床应用以胸痛，头痛，痛有定处，舌暗红或有瘀斑，脉涩或弦紧为辨证要点。
	加减变化	（1）若瘀痛入络，可加全蝎、穿山甲、地龙、三棱、莪术等以破血通络止痛； （2）气机郁滞较重，加川楝子、香附、青皮等以疏肝理气止痛； （3）血瘀经闭、痛经者，可用本方去桔梗，加香附、益母草、泽兰等以活血调经止痛； （4）胁下有痞块，属血瘀者，可酌加丹参、郁金、䗪虫、水蛭等以活血破瘀，消癥化滞。
	使用注意	由于方中活血祛瘀药较多，故孕妇忌用。

补阳还五汤《医林改错》	
组成	生黄芪、当归尾、赤芍、地龙、川芎、红花、桃仁。（补阳当地穷人持红旗）
功用	补气，活血，通络。
主治	中风之气虚血瘀证。半身不遂，口眼㖞斜，语言謇涩，口角流涎，小便频数或遗尿失禁，舌暗淡，苔白，脉缓无力。

续表

方义 解释		君：黄芪——大补脾胃之气,气以促血行,祛瘀而不伤正 臣：当归尾——活血,化瘀而不伤血 佐：桃仁、红花、川芎、赤芍——活血祛瘀 　　地龙——通经活络 全方配伍,则气旺、瘀消、络通,诸症自愈。 全方配伍特点：大量补气药与少量活血药相伍,使气旺血行以治本,祛瘀通络以治标,标本兼顾,补气而不壅滞,活血而不伤正。
运用	辨证要点	本方既是益气活血法的代表方,又是治疗中风后遗症的常用方。临床应用以半身不遂,口眼㖞斜,舌暗淡,苔白,脉缓无力为辨证要点。
	加减变化	(1) 本方生黄芪用量独重,但开始可先用小量(一般从 30～60g 开始),效果不明显时,再逐渐增加。原方活血祛瘀药用量较轻,使用时可根据病情适当加大。 (2) 若半身不遂以上肢为主者,可加桑枝、桂枝以引药上行,温经通络；下肢为主者,加牛膝、杜仲以引药下行,补益肝肾； (3) 日久效果不显著者,加水蛭、虻虫以破瘀通络； (4) 语言不利者,加石菖蒲、郁金、远志等以化痰开窍； (5) 口眼㖞斜者,可合用牵正散以化痰通络； (6) 痰多者,加制半夏、天竺黄以化痰； (7) 偏寒者,加熟附子以温阳散寒； (8) 脾胃虚弱者,加党参、白术以补气健脾。
	使用注意	使用本方需久服才能有效,愈后还应继续服用,以巩固疗效,防止复发。王氏谓："服此方愈后,药不可断,或隔三五日吃一副,或七八日吃一副。"但若中风后半身不遂属阴虚阳亢,痰阻血瘀,见舌红苔黄、脉洪大有力者,非本方所宜。

复元活血汤《医学发明》

组成	柴胡、栝楼根、当归、红花、甘草、穿山甲、酒大黄、酒桃仁。
功用	活血祛瘀,疏肝通络。
主治	跌打损伤,瘀血阻滞证。胁肋瘀肿,痛不可忍。
方义 解释	君：酒制大黄——荡涤凝瘀败血,导瘀下行,推陈致新 　　柴胡——疏肝行气,并可引诸药入肝经 　　两药合用,一升一降,以攻散胁下之瘀滞 臣：桃仁、红花——活血祛瘀,消肿止痛 　　穿山甲——破瘀通络,消肿散结 佐：当归——补血活血 　　栝楼根——"续绝伤"、"消仆损瘀血",既能入血分助诸药而消瘀散结,又可清热润燥 使：甘草——缓急止痛,调和诸药 大黄、桃仁酒制,及原方加酒煎服,乃增强活血通络之意。诸药配伍,升降同施,以调畅气血；活中寓养,则活血破瘀而不耗伤阴血。瘀祛新生,气行络通,胁痛自平。

温经汤《金匮要略》

组成	吴茱萸、当归、白芍药、川芎、人参、桂枝、阿胶、牡丹皮、生姜、甘草、半夏、麦冬。(贵嫂人娇老母凶,吓得姜鱼迈门归)
功用	温经散寒,养血祛瘀。

主治	冲任虚寒,瘀血阻滞证。漏下不止,或血色暗而有块,淋漓不畅,或月经超前或延后,或逾期不止,或一月再行,或经停不至,而见少腹里急,腹满,傍晚发热,手心烦热,唇口干燥。舌质暗红,脉细而涩。亦治妇人宫冷,久不受孕。(本方病证瘀、寒、虚、热错杂,但以冲任虚寒、瘀血阻滞为主。)
方义解释	君:吴茱萸——辛苦而热,辛能行气以止痛,热可温经而散寒 　　桂枝——辛甘而温,温经散寒,长于温通血脉 臣:当归——辛甘温,补血活血,并善于止痛,为妇科调经的要药 　　川芎——辛温,活血祛瘀以调经,行气开郁而止痛 　　丹皮——苦辛微寒,既助诸药活血散瘀,又能清血分虚热 佐:阿胶——甘平,养血止血、滋阴润燥 　　白芍——酸苦微寒,养血敛阴,柔肝止痛 　　麦冬——甘苦微寒,养阴清热 　　三药合用,养血调肝,滋阴润燥,且清虚热,并可制约吴茱萸、桂枝之温燥。 　　人参、甘草——益气健脾,以资生化之源,阳生阴长,气旺血充 　　半夏——辛开以通降胃气,不仅和胃安中、散结,而且与参、草相伍,健脾和胃,以助祛瘀调经; 　　生姜——既温胃气以助生化,又助吴茱萸、桂枝以温经散寒 使:甘草——调和诸药 诸药并用,共奏温经散寒、祛瘀养血、清泄虚热之功。

生化汤《傅青主女科》

组成	全当归、川芎、桃仁、炮干姜、炙甘草、黄酒、童便。(穷鬼炒桃酱)
功用	养血祛瘀,温经止痛。
主治	血虚寒凝,瘀血阻滞证。产后恶露不行,小腹冷痛。
方义解释	君:重用全当归——补血活血,化瘀生新,行滞止痛 臣:川芎——活血行气 　　桃仁——活血祛瘀 佐:炮姜——入血散寒,温经止痛 　　黄酒——温通血脉以助药力 使:炙甘草——和中缓急,调和诸药 童便同煎者,乃取其益阴化瘀,引败血下行之意。全方配伍得当,寓生新于化瘀之内,使瘀血化,新血生,诸症向愈。正如唐宗海所云"血瘀可化之,则所以生之,产后多用",故名"生化"。
运用	辨证要点	本方为妇女产后的常用方,甚至有些地区民间习惯作为产后必服之剂,虽多属有益,但应以产后血虚瘀滞偏寒者为宜。 临床应用以产后恶露不行,小腹冷痛为辨证要点。
	使用注意	若产后血热而有瘀滞不宜使用;若恶露过多、出血不止,甚则汗出气短神疲者,当属禁用。

失笑散《太平惠民和剂局方》

组成	五灵脂、炒蒲黄。
功用	活血祛瘀,散结止痛。
主治	瘀血停滞证。心腹刺痛,或产后恶露不行,或月经不调,少腹急痛等。

桂枝茯苓丸《金匮要略》

组成	桂枝、茯苓、丹皮、桃仁、芍药、白蜜。
功用	活血化瘀,缓消癥块。

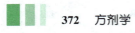

主治	瘀阻胞宫证。妇人素有癥块,妊娠漏下不止,或胎动不安,血色紫黑晦暗,腹痛拒按,或经闭腹痛,或产后恶露不尽而腹痛拒按者,舌质紫暗或有瘀点,脉沉涩。
方义解释	君:桂枝——辛甘而温,温通血脉,以行瘀滞 臣:桃仁——味苦甘平,活血祛瘀,助君药以化瘀消癥 佐:丹皮、芍药——味苦而微寒,既可活血以散瘀,又能凉血以清退瘀久所化之热,芍药并能缓急止痛 　　茯苓——甘淡平,渗湿祛瘀,以助消癥之功,健脾益胃,扶助正气 使:白蜜——甘缓而润,以缓诸药破泄之力 诸药合用,共奏活血化瘀、缓消癥块之功,使瘀化癥消,诸症皆愈。本方既用桂枝以温通血脉,又佐丹皮、芍药以凉血散瘀,寒温并用,则无耗伤阴血之弊。本方治漏下之症,采用行血之法,又体现"通因通用",使癥块得消,血行常道,则出血得止。

细目三　止　血

		十灰散《十药神书》
组成		大蓟、小蓟、荷叶、侧柏叶、白茅根、茜根、栀子、大黄、牡丹皮、棕榈皮(白藕汁、萝卜汁、京墨)。(大鸡蛋黄和小鸡毛,总值一百钱) 用法:上药各烧灰存性,研极细末,用纸包,碗盖于地上一夕,出火毒,用时先将白藕捣汁或萝卜汁磨京墨半碗,调服五钱,食后服下。
功用		凉血止血。
主治		血热妄行之上部出血证。呕血、吐血、咯血、嗽血、衄血等,血色鲜红,来势急骤,舌红,脉数。
方义解释		君:大蓟、小蓟——凉血止血,祛瘀 臣:荷叶、侧柏叶、白茅根、茜根——凉血止血 　　棕榈皮——收涩止血 佐:栀子、大黄——清热泻火 　　丹皮——凉血祛瘀,使血止而不留瘀 使:藕汁——清热凉血散瘀 　　萝卜汁——降气清热以助止血 　　京墨——收涩止血
运用	辨证要点	本方为治疗血热妄行所致各种上部出血证的常用方。 临床应用以血色鲜红,舌红苔黄,脉数为辨证要点。
	使用注意	本方为急则治标之剂,血止之后,还当审因图本,方能巩固疗效;对虚寒性出血则不宜使用。本方为散剂,既可内服,又能外用,但应预先制备,使火气消退,方可使用。方中药物皆烧炭,但应注意"存性",否则药效不确。
		咳血方《丹溪心法》
组成		青黛、瓜蒌仁、海粉、炒山栀子、诃子(蜜姜汁)。(海带嗑瓜子)
功用		清肝宁肺,凉血止血。
主治		肝火犯肺之咳血证。咳嗽痰稠带血,咯吐不爽,心烦易怒,胸胁作痛,咽干口苦,颊赤便秘,舌红苔黄,脉弦数。

方义解释	君：青黛——咸寒，入肝、肺二经，清肝泻火，凉血止血 　　山栀子——苦寒，入心、肝、肺经，清热凉血，泻火除烦，炒黑可入血分而止血 臣：瓜蒌仁——甘寒，入肺，清热化痰，润肺止咳 　　海粉(现多用海浮石)——清肺降火，软坚化痰 佐：诃子——苦涩性平入肺与大肠经，清降敛肺，化痰止咳 佐使：以蜜同姜汁为丸，蜜可润肺，姜汁辛温可制约诸寒凉药，使其无凉遏之弊 诸药合用，共奏清肝宁肺之功，使木不刑金，肺复宣降，痰化咳平，其血自止。 全方配伍特点：肝肺同治，以清肝为主，清肺化痰为辅；寓止血于清热泻火之中。		
运用	辨证要点	本方为治疗肝火犯肺之咳血证的常用方。临床应用以咳痰带血，胸胁作痛，舌红苔黄，脉弦数为辨证要点。	
	加减变化	(1)火热伤阴者，可酌加沙参、麦冬等以清肺养阴； (2)若咳甚痰多者，可加川贝、天竺黄、枇杷叶等以清肺化痰止咳； (3)本方去诃子、海浮石，加青蒿、丹皮，治疗鼻衄，亦有较好疗效。	
	使用注意	因本方属寒凉降泄之剂，故肺肾阴虚及脾虚便溏者，不宜使用。	

小蓟饮子《玉机徽义》

组成	生地黄、小蓟、滑石、木通、蒲黄、藕节、淡竹叶、当归、山栀子、甘草。(六一节牧童当生煮三黄鸡)		
功用	凉血止血，利水通淋。		
主治	热结下焦之血淋、尿血。尿中带血，小便频数，赤涩热痛，舌红，脉数。		
方义解释	君：小蓟——甘凉入血分，功擅清热凉血止血，又可利尿通淋，尤宜于治疗尿血、血淋之症 臣：生地——凉血止血，养阴清热 　　藕节、蒲黄——凉血止血消瘀 佐：滑石、竹叶、木通——清热利水通淋 　　栀子——清热泻火，导热下行 　　当归——养血和血，引血归经 使：甘草——和中调药 诸药合用，共成凉血止血为主，利水通淋为辅之方。		
运用	辨证要点	小便赤涩热痛，舌红，脉数	
	加减变化	(1)尿痛，加琥珀末、海金砂； (2)血淋、尿血日久气阴两伤，减木通、滑石，加太子参、黄芪、阿胶。	
	使用注意	血淋、尿血属寒证者，不宜使用	

槐花散《普济本事方》

组成	槐花、柏叶、荆芥穗、枳壳。		
功用	清肠止血，疏风行气。		
主治	风热湿毒，壅遏肠道，损伤血络证。肠风、脏毒，或便前出血，或便后出血，或粪中带血，以及痔疮出血，血色鲜红或晦暗，舌红苔黄，脉数。		

黄土汤《金匮要略》

组成	甘草、干地黄、白术、炮附子、阿胶、黄芩、灶心黄土。(叫附子在黄土地勤除草)		
功用	温阳健脾，养血止血。		

续表

主治	脾阳不足,脾不统血证。大便下血,先便后血,以及吐血、衄血、妇人崩漏,血色暗淡,四肢不温,面色萎黄,舌淡苔白,脉沉细无力。
方义解释	君:灶心黄土——温中、收敛、止血 臣:白术、附子——温补脾阳(气),复脾统血之权 佐:生地、阿胶——止血;养血 　　黄芩——止血 　　黄芩、生地、阿胶,制约术、附之温燥 使:甘草——和中调药 诸药合用,为温中健脾、养血止血之良剂。

【昭昭医考重点提示】重点掌握桃核承气汤、血府逐瘀汤、补阳还五汤、生化汤、桂枝茯苓丸、小蓟饮子、黄土汤等的组成、功效、主治、配伍意义等。

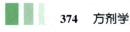

历年真题精选

细目二:活血祛瘀

【A1型题】

1. 温经汤(《金匮要略》)主治证候的病因病机是

A. 五劳虚极　　　　　　　　B. 产后血虚受寒　　　　　　　　C. 冲任虚损

D. 下焦蓄血　　　　　　　　E. 冲任虚寒,瘀血阻滞

答案:E; 考点:温经汤的病因病机

解析:温经汤主治证候皆因冲任虚寒,瘀血阻滞。故本题选择 E。

2. 生化汤除活血化瘀,止痛外,还具有的功用是

A. 祛风　　　　B. 温经　　　　C. 行气　　　　D. 疏肝　　　　E. 除湿

答案:B; 考点:生化汤的功效

解析:生化汤活血化瘀,止痛温经。主治产后瘀血腹痛,恶露不行,小腹冷痛。故本题选择 B。

3. 血府逐瘀汤除活血祛瘀外,还具有的功用是

A. 散结消癥　　　B. 温经散寒　　　C. 补气通络　　　D. 行气止痛　　　E. 疏肝解郁

答案:D; 考点:血府逐瘀汤的功用

解析:血府逐瘀汤活血祛瘀,行气止痛。主治上焦瘀血,头痛胸痛,胸闷呃逆,失眠不寐,心悸怔忡,瘀血发热,舌质暗红,边有瘀斑或瘀点,唇暗或两目暗黑,脉涩或弦紧等症。故本题选择 D。

4. 组成药物中含有炮姜、川芎的方剂是

A. 生化汤　　　B. 温经汤　　　C. 血府逐瘀汤　　　D. 通窍活血汤　　　E. 身痛逐瘀汤

答案:A; 考点:生化汤的药物组成

解析:生化汤:当归、川芎、桃仁、干姜、甘草。温经汤:吴茱萸、当归、芍药、川芎、人参、桂枝、阿胶、牡丹皮、生姜、甘草、半夏、麦冬。血府逐瘀汤:桃仁、红花、当归、生地黄、川芎、赤芍、牛膝、桔梗、柴胡、枳壳、甘草。通窍活血汤:赤芍、川芎、桃仁、大枣、红花、老葱、鲜姜、麝香。身痛逐瘀汤:秦艽、川芎、桃仁、红花、甘草、羌活、没药、当归、五灵脂、香附、牛膝、地龙。故本题选择 A。

5. 温经汤的君药是

A. 当归、川芎　　　　　　　　B. 当归、肉桂　　　　　　　　C. 当归、吴茱萸

D. 吴茱萸、桂枝　　　　　　　E. 当归、桂枝

答案:D; 考点:温经汤的配伍意义

解析:方中吴茱萸、桂枝温经散寒,通利血脉,其中吴茱萸功擅散寒止痛,桂枝长于温通血脉,共为君药。

故本题选择 D。

6. 组成药物中含有蒲黄、五灵脂的方剂是

A. 血府逐瘀汤　　B. 通窍活血汤　　C. 膈下逐瘀汤　　D. 少腹逐瘀汤　　E. 身痛逐瘀汤

答案：D；　考点：少腹逐瘀汤的组成药物

解析：少腹逐瘀汤的组成：小茴香、干姜、延胡索、没药、当归、川芎、官桂、赤芍、蒲黄、五灵脂。故本题选择 D。

细目三：止血

【A1 型题】

1. 咳血方与小蓟饮子中均含有的药物是

A. 山栀子　　　　B. 青黛　　　　C. 炙甘草　　　　D. 生地黄　　　　E. 滑石

答案：A；　考点：咳血方与小蓟饮子共有的药物

解析：咳血方的组成：青黛、瓜蒌仁、海浮石粉、山栀子、煨诃子。小蓟饮子的组成：生地黄、小蓟、滑石、木通、蒲黄、藕节、淡竹叶、当归、山栀子、炙甘草。故本题选择 A。

2. 槐花散的功用有

A. 祛湿排脓　　　B. 清热解毒　　　C. 行气解郁　　　D. 疏风下气　　　E. 解表散邪

答案：D；　考点：槐花散的功效

解析：槐花散清肠止血，疏风下气。主治湿浊内阻，肠胃不调，脘腹胀满，大便下血。故本题选择 D。

3. 咳血方主治证的病机是

A. 肝火犯肺，灼伤肺络　　　　　　　B. 脾阳不足，统血失常

C. 阴虚火旺，损伤肺络　　　　　　　D. 血热妄行，损伤肺络

E. 心脾两虚，气不摄血

答案：A；　考点：咳血方主治证的病机

解析：本方证系肝火犯肺，灼伤肺络所致。故本题选择 A。

第十五单元　治风剂

【考点透视】

1. 重点掌握消风散、镇肝息风汤、天麻钩藤饮、大定风珠的组成、功效、主治。

2. 熟悉川芎茶调散、大秦艽汤、羚角钩藤汤的功效、主治。

细目一　概　述

适用范围	适用于外风或内风证。风证，分为外风证与内风证。外风证是风从外袭所引起的病证，以头痛、骨节疼痛、筋脉抽搐、口眼㖞斜、皮肤瘙痒等为主；内风证是风从内生所引起的病证，以头晕目眩、手足抽搐、言语不利等为主，均可使用治风剂治疗。
应用注意事项	(1) 辨清病变属性，热者当清，寒者当温，虚者当补。 (2) 辨治风证，外风治宜疏散，酌情配伍平息内风药；内风治宜平息，酌情配伍疏散外风药。 (3) 内风外风夹杂者，治宜相互兼顾，分清主次。

细目二　疏散外风

川芎茶调散《太平惠民和剂局方》	
组成	川芎、荆芥、白芷、羌活、炙甘草、细辛、防风、薄荷、清茶。（薄荷老姐放枪，穷仔细）
功用	疏风止痛。
主治	外感风邪头痛。偏正头痛，或巅顶作痛，目眩鼻塞，或恶风发热，舌苔薄白，脉浮。

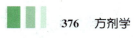
方义解释	川芎(君)、白芷、羌活、荆芥、防风、细辛——祛风(散寒)止痛
	薄荷——清利头目,疏风散热(重用)
	清茶——苦寒上清头目,制约风药的温燥与升散
	甘草——和中调药
	诸药配伍,共奏疏散风寒、通经止痛之效。
	全方配伍特点:辛温疏风药为主,升散之中寓有清降,疏风止痛而不温燥。

运用	辨证要点	本方是治疗外感风邪头痛之常用方。临床应用以头痛,鼻塞,舌苔薄白,脉浮为辨证要点。
	加减变化	(1) 风为百病之长,外感风邪,多有兼夹。若属外感风寒头痛,宜减薄荷用量,酌加苏叶、生姜以加强祛风散寒之功;
		(2) 外感风热头痛,加菊花、僵蚕、蔓荆子以疏散风热;
		(3) 外感风湿头痛,加苍术、藁本以散风祛湿;
		(4) 头风头痛,宜重用川芎,并酌加桃仁、红花、全蝎、地龙等以活血祛瘀、搜风通络。
	使用注意	导致头痛的原因很多,有外感与内伤的不同,对于气虚、血虚及肝肾阴虚、肝阳上亢、肝风内动等引起的头痛,均不宜使用。

消风散《外科正宗》

组成	荆芥、防风、牛蒡子、蝉蜕、苍术、苦参、石膏、知母、当归、胡麻、生地、木通、甘草。
功用	疏风除湿,清热养血。
主治	风疹,湿疹。皮肤瘙痒,疹出色红,或遍身云片斑点,抓破后渗出津水,苔白或黄,脉浮数。

方义解释	君:荆芥、防风、牛蒡子、蝉蜕——辛散透达,疏风散邪
	臣:苍术——祛风燥湿
	苦参——清热燥湿,为湿邪而设
	木通——渗利湿热
	石膏、知母——清热泻火,为热邪而用
	佐:生地、当归、胡麻仁——养血活血
	使:甘草——清热解毒,和中调药
	诸药配伍,共奏疏风除湿、清热养血之效。

运用	辨证要点	皮肤瘙痒,疹出色红,脉浮数。
	使用注意	若风疹属虚寒者,不宜使用。服药期间,应忌食辛辣、鱼腥、烟酒、浓茶等,以免影响疗效。

牵正散《杨氏家藏方》

组成	白附子、白僵蚕、全蝎、热酒。
功用	祛风化痰,通络止痉。
主治	风中头面经络。口眼㖞斜,或面肌抽动,舌淡红,苔白。

方义解释	君:白附子——辛温燥烈,入阳明经而走头面,以祛风化痰,尤其善散头面之风
	臣:全蝎、僵蚕——祛风止痉,其中全蝎长于通络,僵蚕且能化痰,合用既助君药祛风化痰之力,又能通络止痉
	佐使:热酒——调服,以助宣通血脉,并能引药入络,直达病所
	药虽三味,合而用之,力专而效著。风邪得散,痰浊得化,经络通畅,则㖞斜之口眼得以复正。

大秦艽汤《素问病机气宜保命集》

组成	秦艽、川芎、独活、当归、白芍药、石膏、甘草、川羌活、防风、白芷、黄芩、白术、白茯苓、生地黄、熟地黄、细辛

功用	疏风清热，养血活血。
主治	风邪初中经络证。口眼㖞斜，舌强不能言语，手足不能运动，或恶寒发热，苔白或黄，脉浮数或弦细。

小活络丹(活络丹)《太平惠民和剂局方》	
组成	川乌、草乌、地龙、天南星、乳香、没药。(冷酒或荆芥汤送服)
功用	祛风除湿，化痰通络，活血止痛。
主治	风寒湿痹。肢体筋脉疼痛，麻木拘挛，关节屈伸不利，疼痛游走不定，舌淡紫，苔白，脉沉弦或涩。亦治中风手足不仁，日久不愈，经络中有湿痰瘀血，而见腰腿沉重或腿臂间作痛。

细目三　平息内风

羚角钩藤汤《通俗伤寒论》		
组成	羚角片(先煎)、霜桑叶、川贝、鲜生地、双钩藤(后入)、滁菊花、茯神木、生白芍、甘草、淡竹茹。	
功用	凉肝息风，增液舒筋。	
主治	肝热生风证。高热不退，烦闷躁扰，手足抽搐，发为痉厥；甚则神昏，舌绛而干，或舌焦起刺，脉弦而数；以及肝热风阳上逆，头晕胀痛，耳鸣悸，面红如醉，或手足躁扰，甚则瘛疭，舌红，脉弦数。	
方义解释	君：羚羊角——凉肝息风 　　钩藤——清热平肝，息风解痉 臣：桑叶、菊花——清热平肝，加强凉肝息风 佐：白芍——养阴泄热，柔肝舒筋 　　生地——凉血滋阴 　　川贝、竹茹——清热化痰 　　茯神木——平肝、宁心安神 使：甘草——调和诸药，与地、芍酸甘化阴，养阴增液，柔筋缓急 诸药配伍，共奏凉肝息风、增液舒筋之效。 全方配伍特点：凉肝息风之中，兼以辛凉透散；增液舒筋之中，佐以化痰安神。	
运用	辨证要点	本方是治疗肝经热盛动风的常用方。临床应用以高热烦躁，手足抽搐，舌绛而干，脉弦数为辨证要点。
	加减变化	(1) 若邪热内闭，神昏谵语者，宜配合紫雪或安宫牛黄丸以清热开窍； (2) 抽搐甚者，可配合止痉散以加强息风止痉之效； (3) 便秘者，加大黄、芒硝通腑泻热。 (4) 本方清热凉血解毒之力不足，运用时可酌加水牛角、丹皮等。
	使用注意	若温病后期，热势已衰，阴液大亏，虚风内动者，不宜应用。

镇肝息风汤《医学衷中参西录》	
组成	怀牛膝、生赭石、生龙骨、生牡蛎、生龟板、生白芍、玄参、天冬、川楝子、生麦芽、茵陈、甘草。
功用	镇肝息风，滋阴潜阳。
主治	类中风。头目眩晕，目胀耳鸣，脑部热痛，面色如醉，心中烦热；或时常噫气，或肢体渐觉不利，口眼渐形㖞斜，甚或眩晕欲扑，昏不知人，移时始醒，或醒后不能复元，脉弦长有力。

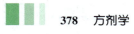

续表

方义 解释	君：怀牛膝——重用，引血下行，补益肝肾 臣：生赭石、龟板、龙骨、牡蛎——镇逆潜阳 佐：玄参、天冬、白芍——滋阴清热，壮水涵木 　　茵陈、川楝子、生麦芽——清泄肝热，疏肝理气 佐使：甘草——和中调药，兼防石类药、介类药妨碍胃气 诸药配伍，共奏滋阴潜阳、镇肝息风之效。 全方配伍特点：重用潜镇下行之法，兼以滋阴清疏之品，镇潜以治标，滋阴以治本。	
运用	辨证要点	本方是治疗类中风之常用方。无论是中风之前，还是中风之时，抑或中风之后，皆可运用。临床应用以头目眩晕，脑部热痛，面色如醉，脉弦长有力为辨证要点。
	加减变化	（1）心中烦热甚者，加石膏、栀子以清热除烦； （2）痰多者，加胆南星、竹沥水以清热化痰； （3）尺脉重按虚者，加熟地黄、山茱萸以补肝肾； （4）中风后遗有半身不遂、口眼㖞斜等不能复元者，可加桃仁、红花、丹参、地龙等活血通络。
	使用注意	若属气虚血瘀之风，则不宜使用本方。

天麻钩藤饮《杂病证治新义》

组成	天麻、钩藤、生决明、山栀、黄芩、川牛膝、杜仲、益母草、桑寄生、夜交藤、朱茯神。
功用	平肝息风，清热活血，补益肝肾。
主治	肝阳偏亢，肝风上扰证。头痛，眩晕，失眠多梦，或口苦面红，舌红苔黄，脉弦或数。
方义 解释	君：天麻、钩藤——清热平肝息风 臣：石决明——平肝潜阳，除热明目，助天麻、钩藤平肝息风 　　川牛膝——引血下行，兼能活血利水 　　栀子、黄芩——清泻肝热 佐：益母草——活血利水 　　杜仲、桑寄生——补益肝肾 　　夜交藤、朱茯神——安神定志 诸药配伍，共奏平肝息风、清热活血、补益肝肾之效。

大定风珠《温病条辨》

组成	阿胶、生龟板、干地黄、麻仁、五味子、炙甘草、生鸡子黄、生鳖甲、生白芍、生牡蛎、麦冬。
功用	滋阴息风。
主治	阴虚风动证。手足瘛疭，形瘦神倦，舌绛少苔，脉气虚弱，时时欲脱者。
方义 解释	君：鸡子黄、阿胶——血肉有情之品，滋阴养液息虚风 臣：白芍、生地、麦冬——滋阴柔肝，壮水涵木 佐：龟板、鳖甲、牡蛎——滋阴潜阳 　　麻仁——养阴润燥 　　五味子——与滋阴药相伍收敛真阴；与甘草相配酸甘化阴 使：炙甘草——调和诸药 全方配伍特点：滋阴养液为主，介类潜阳为辅，寓息风于滋养之中。

续表

	辨证要点	本方是治疗温病后期,真阴大亏,虚风内动之常用方。临床应用以神倦瘛疭,舌绛苔少,脉虚弱为辨证要点。
运用	加减变化	(1) 若兼气虚喘急,加人参补气定喘; (2) 气虚自汗,加人参、龙骨、小麦补气敛汗; (3) 气虚心悸,加人参、小麦、茯神补气宁神定悸; (4) 若低热不退,加地骨皮、白薇以退虚热。
	使用注意	若阴液虽亏而邪热尤盛者,则非本方所宜。正如吴鞠通在《温病条辨》所说:"壮火尚盛者,不得用定风珠复脉。"

【昭昭医考重点提示】重点掌握川芎茶调散、消风散、天麻钩藤饮、羚角钩藤汤等的组成、功效、主治、配伍意义等。

历年真题精选

细目二:疏散外风

【A1 型题】

1. 下列方剂组成药物中含有石膏与知母的是

A. 大定风珠　　　B. 消风散　　　C. 川芎茶调散　　　D. 地黄饮子　　　E. 羚角钩藤汤

答案:B;　考点:消风散的药物组成

解析:大定风珠:鸡子黄、阿胶、生白芍、干地黄、麦冬、生龟板、生牡蛎、鳖甲、麻仁、五味子、炙甘草。消风散:当归、生地、防风、蝉蜕、知母、苦参、胡麻仁、荆芥、苍术、牛蒡子、石膏、甘草、木通。川芎茶调散:薄荷、川芎、荆芥、羌活、白芷、防风、细辛、炙甘草、细茶末。地黄饮子:熟地黄、巴戟天、山茱萸、石斛、肉苁蓉、附子、五味子、官桂、白茯苓、麦门冬、石菖蒲、远志、生姜、大枣、薄荷。羚角钩藤汤:羚羊角、钩藤、桑叶、菊花、茯神、地黄、贝母、甘草、竹茹、芍药。故本题选择 B。

2. 大秦艽汤的功用是

A. 祛风清热,养血活血　　　　　B. 疏风养血,清热除湿　　　　　C. 疏风止血

D. 祛风化痰止痉　　　　　　　　E. 祛风除湿,化痰通络

答案:A;　考点:大秦艽汤的功用

解析:大秦艽汤祛风清热,养血活血。主治手足不能运动,舌强不能言语。故本题选择 A。

细目三:平息内风

【A1 型题】

1. 大定风珠的药物组成中含有

A. 柏子仁　　　B. 桃仁　　　C. 郁李仁　　　D. 杏仁　　　E. 麻子仁

答案:E;　考点:大定风珠的药物组成

解析:大定风珠的组成:白芍、阿胶、生龟板、干地黄、麻仁、五味子、生牡蛎、麦冬、炙甘草、鸡子黄、鳖甲。故本题选择 E。

2. 主治肝肾阴亏,肝阳上亢,气血逆乱所致类中风证的方剂是

A. 羚角钩藤汤　　　B. 地黄饮子　　　C. 大定风珠　　　D. 天麻钩藤饮　　　E. 镇肝息风汤

答案:E;　考点:镇肝息风汤的主治

解析:镇肝息风汤主治肝肾阴亏,肝阳上亢,气血逆乱所致类中风。头目眩晕,目胀耳鸣,脑部热痛,面色如醉,心中烦热,或时常噫气,或肢体渐觉不利,口眼歪斜;甚或眩晕颠仆,昏不知人,移时始醒,或醒后不能复原,脉弦长有力。故本题选择 E。

第十六单元　治燥剂

【考点透视】

1. 掌握桑杏汤、麦门冬汤、养阴清肺汤、增液汤的组成、功效主治,注意桑杏汤与桑菊饮、麦门冬汤与养阴清肺汤的药物组成区别。

2. 理解麦门冬汤、养阴清肺汤、清燥救肺汤的配伍意义,以及个别药物在方剂中的作用。

3. 熟悉其他方剂的功效。

细目一　概　述

适用范围	适用于燥证。燥证,分外燥证与内燥证。外燥证是燥邪外袭所产生的病证,以咳嗽、头痛、鼻塞咽干等为主;内燥证是燥从内生所产生的病证,以咽喉干痛、干咳少痰或无痰、舌红少苔等为主。
应用注意事项	(1)应辨清外燥内燥,外燥宜疏散,内燥宜滋润。 (2)疏散外燥药易伤津,药量宜轻;滋润内燥药易壅滞,应酌情配伍辛开药。 (3)燥证夹湿者,治宜相互兼顾,用药应有主次之分。

细目二　轻宣润燥

杏苏散《温病条辨》		
组成	苏叶、半夏、茯苓、前胡、苦桔梗、枳壳、甘草、生姜、大枣、杏仁、橘皮。(夏玲姓苏,只找江草菊借钱)	
功用	轻宣凉燥,理肺化痰。	
主治	外感凉燥证。恶寒无汗,头微痛,咳嗽痰稀,鼻塞咽干,苔白脉弦。	
方义解释	君:苏叶——疏散凉燥 　　杏仁——降肺润燥化痰 臣:桔梗、枳壳——宣降肺气 　　前胡——疏风降气化痰 佐:半夏、橘皮、茯苓——理气化痰 佐使:草、姜、枣——和诸药,调营卫 诸药配伍,共奏疏散风寒、轻宣凉燥、理肺化痰之效。	
运用	辨证要点	本方为治疗凉燥证的代表方 恶寒无汗,咳嗽痰稀,咽干,苔白,脉弦。
	加减变化	(1)无汗加羌活; (2)汗后咳不止去苏叶、羌活,加苏梗; (3)兼泄泻腹满加苍术、厚朴; (4)眉棱骨痛加白芷; (5)兼热象加黄芩。
	使用注意	若凉燥化热则不宜使用。
清燥救肺汤《医门法律》		
组成	霜桑叶、煅石膏、甘草、人参、胡麻仁、阿胶、麦门冬、杏仁、枇杷叶。	
功用	清肺润燥,益气养阴。	
主治	温燥伤肺,气阴两伤证。干咳无痰,气逆而喘,头痛身热,咽喉干燥,鼻燥,胸满胁痛,心烦口渴,舌干少苔,脉虚大或数。	

方义解释	君：重用桑叶——质轻气寒,清透肺中燥热之邪 臣：石膏——辛甘而寒,甘寒润肺滋燥,辛寒清泄肺热 　　麦冬——甘寒清热,养阴润肺 佐：人参——补益肺脾,生化津液 　　麻仁——养阴润肺滋燥 　　阿胶——补血养阴润肺 　　杏仁——苦润,苦降肺气,兼以润肺 　　枇杷叶——清降肺气止咳 佐使：甘草——益脾胃,补肺气,调和诸药 诸药合用,共奏清肺润燥、益气养阴之效。

桑杏汤《温病条辨》	
组成	桑叶、杏仁、沙参、象贝、香豉、栀子皮、梨皮。(傻贝母只吃桑杏梨皮)
功用	清宣温燥,润肺止咳。
主治	外感温燥证。身热不甚,口渴,咽干鼻燥,干咳无痰或痰少而黏,舌红,苔薄白而干,脉浮数而右脉大者。
方义解释	君：桑叶——轻宣燥热 　　杏仁——降肺润燥化痰 臣：豆豉——辛凉解表 　　贝母——清热化痰 　　沙参——润肺生津止咳 佐：栀子皮——清泄肺热 　　梨皮——清热润燥,止咳化痰

细目三　滋阴润燥

麦门冬汤《金匮要略》		
组成	麦门冬、半夏、人参、甘草、粳米、大枣。	
功用	清养肺胃,降逆下气。	
主治	(1)虚热肺痿。咳嗽气喘,咽喉不利,咯痰不爽,或咳唾涎沫,口干咽燥,手足心热,舌红少苔,脉虚数。 (2)胃阴不足证。呕吐,纳少,呃逆,口渴咽干,舌红少苔,脉虚数。	
方义解释	君：重用麦门冬——滋养肺胃阴津,清肺胃虚热 臣：人参——益气生津 佐：粳米、大枣——益脾胃,助人参益气生津,寓"培土生金"之意 　　半夏——辛开苦降,降逆下气,化其痰涎,并制约滋补药壅滞 佐使：甘草——益气和中,润肺利咽 诸药配伍,以奏滋养肺胃,降逆下气之效。 全方配伍特点：大量甘润药中少佐辛燥之品,润燥相宜,滋而下腻,燥不伤津;培土生金,肺胃同治。	
运用	辨证要点	本方为治疗肺胃阴虚,气机上逆所致咳嗽或呕吐之常用方。临床应用 以咳唾涎沫,短气喘促,或口干呕逆,舌干红少苔,脉虚数为辨证要点。
	加减变化	(1)若津伤甚者,可加沙参、玉竹以养阴液; (2)若阴虚胃痛、脘腹灼热者,可加石斛、白芍以增加养阴益胃止痛之功。

续表

玉液汤《医学衷中参西录》	
组成	山药、生黄芪、知母、生鸡内金、葛根、五味子、天花粉。
功用	益气滋阴,固肾止渴。
主治	消渴之气阴两虚证。口常干渴,饮水不解,小便频数量多,或小便浑浊,困倦气短,舌嫩红而干,脉虚细无力。
方义解释	君:生山药、生黄芪——益气养阴,补脾固肾 臣:知母、天花粉——滋阴清热,润燥止渴 佐:葛根——升阳生津,助脾气上升以散精达肺 　　鸡内金——助脾健运,化水谷为津液 　　五味子——酸收而固肾生津,使津液不下流 诸药配伍,共奏益气滋阴、固肾止渴之效。
增液汤《温病条辨》	
组成	玄参、麦冬、细生地。
功用	增液润燥。
主治	阳明温病,津亏便秘证。大便秘结,口渴,舌干红,脉细数或沉而无力。

【昭昭医考重点提示】重点掌握杏苏散、桑杏汤、清燥救肺汤、增液汤等的组成、功效、主治、配伍意义等。

历年真题精选

细目二:轻宣润燥

【A1 型题】

1. 桑菊饮与桑杏汤中均含有的药物是

A. 杏仁　　　　B. 桔梗　　　　C. 象贝　　　　D. 连翘　　　　E. 苇根

答案:A；　考点:桑菊饮与桑杏汤中共有的药物

解析:桑菊饮的药物组成:桑叶、菊花、杏仁、连翘、薄荷、苦桔梗、甘草、苇根。桑杏汤的药物组成:桑叶、杏仁、沙参、象贝、香豉、栀皮、梨皮。故本题选择 A。

【A2 型题】

2. 患者头微痛,恶寒无汗,咳嗽痰稀,鼻塞咽干,舌苔白,脉弦。治疗应选用

A. 杏苏散　　　B. 麻黄汤　　　C. 止嗽散　　　D. 小青龙汤　　　E. 百合固金汤

答案:A；　考点:杏苏散的主治

解析:此为外感凉燥证,治疗当以清宣凉燥,理肺化痰,方用杏苏散。故本题选择 A。

细目三:滋阴润燥

【A1 型题】

1. 百合固金汤所治阴虚证的主要脏腑是

A. 肺、肾　　　　B. 肝、胃　　　　C. 心、肝　　　　D. 脾、胃　　　　E. 肺、胃

答案:A；　考点:百合固金汤的主治特点

解析:百合固金汤主治肺肾阴亏,虚火上炎证。治法以养阴润肺、化痰止咳为主。故本题选择 A。

2. 麦门冬汤中配伍粳米、大枣、甘草的意义有

A. 佐金平木　　B. 培土生金　　C. 扶土抑木　　D. 滋水涵木　　E. 益火补土

答案:B；　考点:麦门冬汤的配伍意义

解析:方中重用麦冬为君,甘寒清润,既养肺胃之阴,又清肺胃虚热。人参益气生津为臣。佐以甘草、粳

米、大枣益气养胃,合人参益胃生津,胃津充足,自能上归于肺,此正"培土生金"之法。肺胃阴虚,虚火上炎,不仅气机逆上,而且进一步灼津为涎,故又佐以半夏降逆下气,化其痰涎,虽属温燥之品,但用量很轻,与大剂麦门冬配伍,则其燥性减而降逆之用存,且能开胃行津以润肺,又使麦门冬滋而不腻,相反相成。甘草并能润肺利咽,调和诸药,兼作使药。故本题选择 B。

3. 玉液汤的功用是

A. 滋阴清热　　　B. 滋阴养胃　　　C. 养阴润肺　　　D. 养阴清肺　　　E. 润燥止渴

答案:E; 考点:玉液汤的功用

解析:玉液汤的功用益气生津,润燥止渴。主治津液不布,胃燥耗津,口渴引饮;脾气亏虚,肾失封藏,水精下流,小便频数量多;肾虚胃燥,气虚胃燥津伤,困倦气短,舌嫩红而干,脉虚细无力。故本题选择 E。

4. 增液汤的药物组成中含有

A. 党参　　　B. 白参　　　C. 玄参　　　D. 沙参　　　E. 丹参

答案:C; 考点:增液汤的药物组成

解析:增液汤的组成:玄参、麦冬、细生地。故本题选择 C。

5. 百合固金汤的主治证候中常见

A. 咳痰带血　　　B. 干咳无痰　　　C. 咳痰黄稠　　　D. 咯痰不爽　　　E. 咳喘

答案:A; 考点:百合固金汤的主治证候

解析:百合固金汤主治肺肾阴亏,虚火上炎证。咳嗽气喘,痰中带血,咽喉燥痛,头晕目眩,午后潮热,舌红少苔,脉细数。故本题选择 A。

【B型题】

(6～7题共用选项)

A 杏苏散　　　B. 清燥救肺汤　　　C. 桑杏汤　　　D. 麦门冬汤　　　E. 养阴清肺汤

6. 含有半夏、麦冬、人参的方剂是

答案:D

7. 含有生地、麦冬、玄参的方剂是

答案:E; 考点:麦门冬汤的药物组成

解析:杏苏散:半夏、茯苓、前胡、苦桔梗、枳壳、甘草、大枣、杏仁、橘皮。清燥救肺汤:桑叶、石膏(煅)、甘草、人参、胡麻仁、真阿胶、麦门冬、杏仁、枇杷叶。桑杏汤:桑叶、杏仁、沙参、象贝、香豉. 栀皮、梨皮。麦门冬汤:麦门冬、半夏、人参、甘草、粳米、大枣。养阴清肺汤:大生地、麦冬、甘草、玄参、贝母、丹皮、薄荷、白芍。故6题选择 D,7题选择 E。

(8～9题共用选项)

A. 疏散肺经风热　　　　B. 透达肝经郁热　　　　C. 辛凉散邪利咽

D. 清利头目利咽　　　　E. 辛凉解表疏肝

8. 薄荷在逍遥散中的作用是

答案:B

9. 薄荷在养阴清肺汤中的作用是

答案:C; 考点:逍遥散、养阴清肺汤中的药物配伍作用

解析:逍遥散中薄荷少许,助柴胡疏肝郁而生之热。养阴清肺汤中薄荷散邪宣肺利咽。故8题选择 B,9题选择 C。

第十七单元　祛湿剂

【考点透视】

1. 掌握平胃散、藿香正气散、五苓散、猪苓汤、真武汤、实脾散、羌活胜湿汤、独活寄生汤、完带汤的组成、功效、主治,注意同类方剂在药物组成上的区别。

2.熟悉其他方剂的功效。

细目一　概　述

适用范围	适用于湿病。湿证分外湿证与内湿证。外湿证是湿邪外袭所引起的病证,以肢体沉重、头胀身困、筋脉不利等为主;内湿证是湿邪从内生所引起的病证,以腹胀腹泻、恶心呕吐、水肿淋浊、黄疸、痿痹等为主。
应用注意事项	(1)应辨清病变寒热,夹寒者宜温,夹热者宜清。 (2)辨清病变虚实,实证当以渗利,虚者当以温化。 (3)祛湿药多伤津,所以辨治应当兼顾阴津。

细目二　燥湿和胃

平胃散《简要济众方》	
组成	苍术、厚朴、陈皮、炙甘草、生姜、大枣。
功用	燥湿运脾,行气和胃。
主治	湿滞脾胃证。脘腹胀满,不思饮食,口淡无味,恶心呕吐,嗳气吞酸,肢体沉重,怠惰嗜卧,常多自利,舌苔白腻而厚,脉缓。
方义解释	君:苍术——燥湿健脾,使湿怯而脾运有权,脾健则湿邪得化。湿邪阻碍气机,且气行则湿化 臣:厚朴——行气除满,且可化湿 厚朴与苍术相伍,行以除湿,燥湿以运脾,使滞气得行,湿浊得去 佐:陈皮——理气和胃,燥湿醒脾,以助苍术、厚朴之力 使:调和诸药,且能益气健脾和中 煎加生姜、大枣,生姜温散水湿,且和胃降逆,大枣补脾益气以助甘草培土制水之功,姜、枣合用尚能调和脾胃。 诸药配伍共奏燥湿运脾,行气和胃之效。
运用	辨证要点	本方为治疗湿滞脾胃证之基础方。 临床应用以脘腹胀满,舌苔厚腻为辨证要点。
	加减变化	属湿热者,＋黄连、黄芩; 属寒湿者,＋干姜、草豆蔻; 湿盛泄泻者,＋茯苓、泽泻(或五苓散); 呕吐甚,＋藿香、半夏(不换金正气散); 兼气滞,＋木香、砂仁(香砂平胃散); 兼食滞,＋山楂、神曲、麦芽(加味平胃散)。
	使用注意	阴虚气滞,脾胃虚弱者,不宜使用。
藿香正气散《太平惠民和剂局方》	
组成	大腹皮、白芷、紫苏、茯苓、半夏曲、白术、陈皮、厚朴、桔梗、藿香、炙甘草、生姜、大枣。
功用	解表化湿,理气和中。
主治	外感风寒,内伤湿滞证。恶寒发热,头痛,胸膈满闷,脘腹疼痛,恶心呕吐,肠鸣泄泻,舌苔白腻,以及山岚瘴疟等。

方义解释	君：藿香——解表散寒,芳香化湿,辟秽和中,升清降浊
	臣：白芷、紫苏——既助藿香解表散寒,又助藿香芳香化湿
	半夏曲——醒脾燥湿
	厚朴——行气化湿
	佐：陈皮——行气燥湿和胃
	桔梗——宣利肺气
	大腹皮——行气利湿
	白术——健脾燥湿
	茯苓——渗湿健脾
	佐使：生姜、大枣、甘草——健脾和胃,调和诸药
	诸药配伍,共奏解表化湿、理气和中之效。
	全方配伍特点：表里同治,以治里为主。

运用	辨证要点	藿香正气散主治外感风寒,内伤湿滞证。临床应用以恶寒发热,上吐下泻,舌苔白腻为辨证要点。
	加减变化	(1) 若表邪偏重,寒热无汗者,可加香薷以助解表;
		(2) 兼气滞脘腹胀痛者,可加木香、延胡索以行气止痛。
	使用注意	本方重在化湿和胃,解表散寒之力较弱,故服后宜温覆以助解表。湿热霍乱之吐泻,则非本方所宜。

细目三　清热祛湿

茵陈蒿汤《伤寒论》	
组成	茵陈、栀子、大黄。
功用	清热,利湿,退黄。
主治	湿热黄疸证。一身面目俱黄,黄色鲜明,发热,无汗或但头汗出,口渴欲饮,恶心呕吐,腹微满,小便短赤,大便不爽或秘结,舌红苔黄腻,脉沉数或滑数有力。
方义解释	君：茵陈——清热利湿退黄 臣：栀子——清热利湿,通利三焦,引湿热自小便而出 佐：大黄——泻热逐瘀,通利大便,导瘀热由大便而出 诸药配伍,共奏清利湿热、退黄导热下行之效。 全方配伍特点：利湿与泻热并进,通利二便,前后分消。
运用	辨证要点	本方为治疗湿热黄疸之常用方,其证属湿热并重。临床应用以一身面目俱黄,黄色鲜明,舌苔黄腻,脉沉数或滑数有力为辨证要点。

运用	加减变化	(1) 若湿重于热者,可加茯苓、泽泻、猪苓以利水渗湿;
		(2) 热重于湿者,可加黄柏、龙胆草以清热祛湿;
		(3) 胁痛明显者,可加柴胡、川楝子以疏肝理气。
	使用注意	大黄宜剂量稍大且后下;不宜久服或大量应用;阴黄及孕妇不宜应用。

三仁汤《温病条辨》	
组成	杏仁、飞滑石、白通草、白蔻仁、竹叶、厚朴、生薏苡仁、半夏。(三人扑通滑竹下)
功用	宣畅气机,清利湿热。

续表

主治		湿温初起及暑温夹湿之湿重于热证。头痛恶寒,身重疼痛,肢体倦怠,面色淡黄,胸闷不饥,午后身热,苔白不渴,脉弦细而濡。
方义解释		君:杏仁——宣利上焦气机 　　白蔻仁——宣畅中焦气机 　　薏苡仁——渗利下焦气机 臣:通草、滑石、竹叶——清热利湿 佐:半夏、厚朴——行气化湿,散结除满 诸药配伍,共奏清利湿热、宣畅气机之效。 全方配伍特点:宣上、畅中、渗下,从三焦分消湿热病邪。
运用	辨证要点	本方主治属湿温初起,湿重于热之证。临床应用以头痛恶寒,身重疼痛,午后身热,苔白不渴为辨证要点。
	加减变化	(1)若湿温初起,卫分症状较明显者,可加藿香、香薷以解表化湿; (2)若寒热往来者,可加青蒿、草果以和解化湿。
	使用注意	舌苔黄腻,热重于湿者则不宜使用。

八正散《太平惠民和剂局方》

组成		车前子、瞿麦、萹蓄、滑石、山栀子仁、炙甘草、木通、大黄、灯心草。
功用		清热泻火,利水通淋。
主治		湿热淋证。尿频尿急,溺时涩痛,淋沥不畅,尿色混赤,甚则癃闭不通,小腹急满,口燥咽干,舌苔黄腻,脉滑数。
方义解释		君:木通、滑石——清热利湿,利水通淋 臣:车前子、瞿麦、萹蓄——清热利湿,利水通淋 佐:栀子——清泻三焦湿热 　　大黄——泄热降火 　　灯芯草——导热下行 使:甘草——和药缓急 诸药配伍,共奏清热泻火、利水通淋之效。
运用	辨证要点	尿频、尿急、尿痛,淋沥不畅,舌红苔黄,脉滑数。
	加减变化	(1)血淋可加大蓟、小蓟、白茅根、石苇; (2)石淋可加金钱草、海金沙、琥珀、冬葵子; (3)膏淋可加草薢、石菖蒲; (4)热毒炽盛可加金银花、蒲公英; (5)腰痛可加牛膝。
	使用注意	淋证日久,虚弱者,不宜用。 孕妇慎用。

甘露消毒丹《医效秘传》

组成	滑石、黄芩、茵陈、石菖蒲、川贝母、木通、藿香、连翘、白蔻仁、薄荷、射干。
功用	利湿化浊,清热解毒。
主治	湿温时疫,邪在气分,湿热并重证。发热倦怠,胸闷腹胀,肢酸咽痛,身目发黄,颐肿口渴,小便短赤,泄泻淋浊;舌苔白或厚腻或干黄,脉濡数或滑数。

方义解释	君：滑石——利水渗湿,清热解暑 茵陈——善清利湿热而退黄 黄芩——清热燥湿,泻火解毒 臣：石菖蒲、藿香、白豆蔻——行气化湿,悦脾和中,令气畅湿行 　木通——清热利湿通淋,导湿热从小便而去,以益其清热利湿之力 佐：连翘、射干、贝母、薄荷——合以清热解毒,散结消肿而利咽止痛 纵观全方,利湿清热,两相兼顾,且以芳香行气悦脾,寓气行则湿化之义;佐以解毒利咽,令湿热疫毒俱去,诸症自除。

连朴饮《霍乱论》

组成	制厚朴、川连(姜汁炒)、石菖蒲、制半夏、香豉、焦栀子、芦根。
功用	清热化湿,理气和中。
主治	湿热霍乱。上吐下泻,胸脘痞闷,心烦躁扰,小便短赤,舌苔黄腻,脉滑数。

当归拈痛汤(拈痛汤)《医学启源》

组成	羌活、防风、升麻、葛根、白术、苍术、当归身、人参、甘草、苦参、黄芩、知母、茵陈、猪苓、泽泻。
功用	利湿清热,疏风止痛。
主治	湿热相搏,外受风邪证。遍身肢节烦痛,或肩背沉重,或脚气肿痛,脚膝生疮,舌苔白腻微黄,脉弦数。

二妙散《丹溪心法》

组成	黄柏、苍术、姜汁。
功用	清热燥湿。
主治	湿热下注证。筋骨疼痛,或两足痿软,或足膝红肿疼痛,或湿热带下,或下部湿疮、湿疹,小便短赤,舌苔黄腻者。

细目四　利水渗湿

五苓散《伤寒论》

组成	猪苓、泽泻、白术、茯苓、桂枝。
功用	利水渗湿,温阳化气。
主治	膀胱气化不利之蓄水证。小便不利,头痛微热,烦渴欲饮,甚则水入则吐;或脐下动悸,吐涎沫而头目眩晕;或短气而咳,或水肿、泄泻。舌苔白,脉浮或浮数。
方义解释	泽泻(君) 猪苓、茯苓(臣)——利水渗湿 白术(佐)——健脾燥湿 桂枝(佐)——外解太阳之表;内助膀胱气化 诸药配伍,共奏利水渗湿、温阳化气兼以解表之效。

猪苓汤《伤寒论》

组成	猪苓、茯苓、泽泻、阿胶、滑石。
功用	利水,养阴,清热。
主治	水热互结证。小便不利,发热,口渴欲饮,或心烦不寐,或兼有咳嗽、呕恶、下利,舌红苔白或微黄,脉细数。又治血淋,小便涩痛,点滴难出,小腹满痛者。

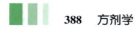

方义解释	君：猪苓——归肾、膀胱经，专以淡渗利水 臣：泽泻、茯苓——甘淡，以增猪苓利水渗湿之力，且泽泻性寒兼可泄热，茯苓尚可健脾以助运湿 佐：滑石之甘寒，利水、清热两彰其功。阿胶滋阴润燥，既益已伤之阴，又防诸药渗利重伤阴血 五药合方，利水渗湿为主，清热养阴为辅，体现了利水而不伤阴、滋阴而不碍湿的配伍特点。水湿去，邪热清，阴津复，诸症自除。血淋而小便不利者，亦可用本方利水通淋、清热止血。
防己黄芪汤《金匮要略》	
组成	防己、甘草、白术、黄芪、生姜、大枣。
功用	益气祛风，健脾利水。
主治	表虚不固之风水或风湿证。汗出恶风，身重微肿，或肢节疼痛，小便不利，舌淡苔白，脉浮。
方义解释	君：防己——祛风行水 　　黄芪——益气固表，兼可利水 　　两药相合，祛风除湿而不伤正，益气固表而不恋邪，使风湿俱去，表虚得固 臣：白术——补气健脾祛湿，既助防己祛湿行水之功，又增黄芪益气固表之力 佐：姜、枣——调和营卫 　　甘草——和中，兼可调和诸药 诸药相伍，祛风与除湿健脾并用，扶正与祛邪兼顾，使风湿俱去，诸症自除。

细目五　温化寒湿

苓桂术甘汤《伤寒论》	
组成	茯苓、桂枝、白术、炙甘草。
功用	温阳化饮，健脾利湿。（仲景云："病痰饮者，当以温药和之。"）
主治	中阳不足之痰饮。胸胁支满，目眩心悸，短气而咳，舌苔白滑，脉弦滑或沉紧。
方义解释	君：茯苓——健脾利水，渗湿化饮，既能消除已聚之痰饮，又善平饮邪之上逆 臣：桂枝——温阳化气，平冲降逆 　　苓、桂相合为温阳化气，利水平冲之常用组合 佐：白术——健脾燥湿 　　苓、术相须，为健脾祛湿的常用组合，在此体现了治生痰之源以治本之意；桂、术同用，也是温阳健脾的常用组合。 使：炙甘草——用于本方，其意有三：一可合桂枝以辛甘化阳，以襄助温补中阳之力；二可合白术益气健脾，崇土以利制水；三可调和诸药，功兼佐使之用。 四药合用，温阳健脾以助化饮，淡渗利湿以平冲逆。全方温而不燥，利而不峻，标本兼顾，配伍严谨，为治疗痰饮病之和剂。 此方服后，当小便增多，是饮从小便而去之征，故原方用法之后有"小便当利"之说。此亦即《金匮要略》"夫短气有微饮者，当从小便去之"之意。
真武汤《伤寒论》	
组成	茯苓、芍药、生姜、白术、炮附子。（朱少妇生子）
功用	温阳利水。
主治	阳虚水泛证。畏寒肢厥，小便不利，心下悸动不宁，头目眩晕，身体筋肉瞤动，站立不稳，四肢沉重疼痛，浮肿，腰以下为甚；或腹痛，泄泻；或咳喘呕逆。舌质淡胖，边有齿痕，舌苔白滑，脉沉细。

方义解释	君：附子——温壮肾阳，以化气行水；兼暖脾土，以温运水湿 臣：白术——健脾燥湿，使水有所制 　　茯苓——淡渗利湿，使水湿从小便而去，并助白术健脾 佐：生姜——温散，既助附子温阳散寒，又合茯苓、白术宣散水湿 佐以芍药，一者利小便 以行水，二者柔肝缓急以止腹痛，三者敛阴舒筋以治筋肉瞤动，四者防止温燥药物伤耗阴津，以利久服缓治。 诸药配伍，共奏温阳利水之效。

实脾散《重订严氏济生方》

组成	厚朴、白术、木瓜、木香、草果仁、大腹子、炮附子、白茯苓、炮干姜、炙甘草、生姜、大枣。
功用	温阳健脾，行气利水。
主治	脾肾阳虚，水气内停之阴水。身半以下肿甚，手足不温，口中不渴，胸腹胀满，大便溏薄，舌苔白腻，脉沉弦而迟者。
方义解释	君：附子、干姜——温肾暖脾，扶阳抑阴 臣：茯苓、白术——渗湿健脾，使水湿从小便去 佐：木瓜——除湿醒脾和中 　　厚朴、木香、大腹子(槟榔)、草果——行气导滞，使气化则湿化，气顺则胀消 　　草果、厚朴——兼可燥湿 　　槟榔——兼能利水 佐使：甘草、生姜、大枣——益脾和中 　　　生姜——兼能温散水气 　　　甘草——调和诸药 诸药相伍，共奏温阳健脾、行气利水之效。 全方配伍特点：脾肾同治，温脾为主；寓行气于温利之中。

运用	辨证要点	本方为治疗脾肾阳虚水肿之常用方。临床应用以身半以下肿甚，胸腹胀满，舌淡苔腻，脉沉迟为辨证要点。
	加减变化	(1) 若气短乏力，倦惰懒言者，可加黄芪补气以助行水； (2) 小便不利，水肿甚者，可加猪苓、泽泻以增利水消肿之功； (3) 大便秘结者，可加牵牛子通利二便。
	使用注意	若属阳水者，非本方所宜。

细目六　祛湿化浊

完带汤《傅青主女科》

组成	白术、苍术、山药、人参、白芍、车前子、甘草、陈皮、黑荆芥、柴胡。（完带深山打柴草，陈嫂借钱买二猪）
功用	补脾疏肝，化湿止带。
主治	脾虚肝郁，湿浊带下。带下色白，清稀如涕，面色㿠白，倦怠便溏，舌淡苔白，脉缓或濡弱。

方义 解释	君：白术——补脾祛湿，使脾气健运，湿浊得消；山药——兼能固肾止带 臣：人参——补中益气，助君药补脾之力 　　苍术——燥湿运脾，以增祛湿化浊之力 　　白芍——柔肝理脾，肝木达而脾土自强 　　车前子——渗利水湿，使湿浊从小便分利 佐：陈皮——理气燥湿； 　　柴胡、黑荆芥——得白术则升发脾胃清阳，配白芍则疏肝解郁 使：甘草——调药和中 诸药相配，共奏补脾疏肝、化湿止带功效。 全方配伍特点：培土抑木，肝脾同治，寓补于散，寄消于升。	
运用	辨证要点	本方为治脾虚肝郁，湿浊下注带下之常用方。临床应用以带下清稀色白，舌淡苔白，脉濡缓为辨证要点。
	加减变化	(1) 若兼湿热，带下兼黄色者，加黄柏、龙胆草以清热燥湿； (2) 兼有寒湿，小腹疼痛者，加炮姜、盐茴香以温中散寒； (3) 腰膝酸软者，加杜仲、续断以补益肝肾； (4) 日久病滑脱者，加龙骨、牡蛎以固涩止带。
	使用注意	带下证属湿热下注者，非本方所宜

萆薢分清饮《杨氏家藏方》

组成	益智、川萆薢、石菖蒲、乌药、盐。
功用	温肾利湿，分清化浊。
主治	下焦虚寒之膏淋、白浊。小便频数，浑浊不清，白如米泔，凝如膏糊，舌淡苔白，脉沉。

羌活胜湿汤《内外伤辨惑论》

组成	羌活、独活、藁本、防风、炙甘草、川芎、蔓荆子。
功用	祛风，胜湿，止痛。
主治	风湿在表之痹证。肩背痛不可回顾，头痛身重，或腰脊疼痛，难以转侧，苔白，脉浮。

独活寄生汤《备急千金要方》

组成	独活、桑寄生、杜仲、牛膝、细辛、秦艽、茯苓、肉桂心、防风、川芎、人参、甘草、当归、芍药、干地黄。
功用	祛风湿，止痹痛，益肝肾，补气血。
主治	痹证日久，肝肾两虚，气血不足证。腰膝疼痛、痿软，肢节屈伸不利，或麻木不仁，畏寒喜温，心悸气短，舌淡苔白，脉细弱。
方义 解释	君：独活——性善下行，治伏风，除久痹，以祛下焦与筋骨间的风寒湿邪 臣：细辛——长于入少阴肾经，搜剔阴经之风寒湿邪，除经络留湿 　　秦艽——祛风湿，舒筋络，利关节 　　桂心——温经散寒，通利血脉 　　防风——祛一身之风湿 　　君臣相伍，祛风寒湿邪，止痹痛。 佐：桑寄生、杜仲、牛膝——补益肝肾，强壮筋骨，且桑寄生兼可祛风湿，牛膝兼能活血通筋脉 　　当归、川芎、地黄、白芍——养血和血；人参、茯苓、甘草——健脾益气 　　诸药合用，补肝肾，益气血。其中白芍与甘草相合，尚能柔肝缓急，以助舒筋止痛；当归、川芎、牛膝、桂心活血，寓"治风先治血，血行风自灭"之意。 使：甘草——调和诸药 诸药配伍，共奏祛风湿、止痹痛、益气血、补肝肾之效。 全方配伍特点：祛风寒湿邪为主，补益肝肾气血为辅，邪正兼顾，祛邪不伤正，扶正不留邪。

运用	辨证要点	本方为治疗久痹而致肝肾两虚、气血不足证之常用方。临床应用以腰膝冷痛、肢节屈伸不利、心悸气短、脉细弱为辨证要点。
	加减变化	(1) 痹证疼痛较剧者，可酌加制川乌、制草乌、白花蛇等以助搜风通络，活血止痛； (2) 寒邪偏盛者，酌加附子、干姜以温阳散寒； (3) 湿邪偏盛者，去地黄，酌加防己、薏苡仁、苍术以祛湿消肿； (4) 正虚不甚者，可减地黄、人参。
	使用注意	痹证之属湿热实证者忌用。

【昭昭医考重点提示】重点掌握平胃散、藿香正气散、茵陈蒿汤、八正散、五苓散、猪苓汤、实脾散、独活寄生汤等的组成、功效、主治、配伍意义等。

历年真题精选

细目二：燥湿和胃

【A1 型题】

平胃散与藿香正气散组成中均含有的药物是

A. 陈皮、白术　　B. 陈皮、厚朴　　C. 陈皮、苍术　　D. 厚朴、苍术　　E. 白术、厚朴

答案：B；　考点：平胃散与藿香正气散的药物组成

解析：平胃散：苍术、厚朴、陈皮、甘草。藿香正气散：藿香、白芷、紫苏、茯苓、半夏曲、陈皮、白术、厚朴、姜汁、苦桔梗、炙甘草。故本题选择 B。

细目三：清热祛湿

【A1 型题】

1. 三仁汤除清利湿热外，还具有的功用是

A. 理气和中　　B. 行气和胃　　C. 升清降浊　　D. 通阳化气　　E. 宣畅气机

答案：E；　考点：三仁汤的功用

解析：三仁汤的功用为清利湿热、宣畅气机。主治湿温初起，头痛恶寒，面色淡黄，身重疼痛，午后身热，胸闷不饥等症。用于治疗急性肾小球肾炎，肾盂肾炎，急性卡他性中耳炎，妊娠呕吐，伤寒百日咳等症。故本题选择 E。

2. 三仁汤中具有"宣上、畅中、渗下"作用的药物是

A. 杏仁、草蔻仁、薏苡仁　　　　B. 杏仁、白蔻仁、冬瓜仁

C. 杏仁、白蔻仁、薏苡仁　　　　D. 杏仁、桃仁、薏苡仁

E. 桃仁、白蔻仁、薏苡仁

答案：C；　考点：三仁汤的药物配伍作用

解析：方中杏仁宣利上焦肺气，气行则湿化；白蔻仁芳香化湿，行气宽中，畅中焦之脾气；薏苡仁甘淡性寒，渗湿利水而健脾，使湿热从下焦而去。三仁合用，三焦分消，是为君药。故本题选择 C。

3. 二妙散的功用是

A. 清热利水　　B. 清热燥湿　　C. 清热养阴　　D. 利湿消肿　　E. 解毒化湿

答案：B；　考点：二妙散的功用

解析：二妙散的功用为清热燥湿止痒，主治湿热下注证，筋骨疼痛，下肢痿软无力，足膝红肿疼痛，或湿热带下或下部湿疮等，小便短赤，舌苔黄腻者。故本题选择 B。

细目四：利水渗湿

【A1 型题】

组成药物中不含有甘草的方剂是

A. 蒿芩清胆汤   B. 小蓟饮子   C. 猪苓汤   D. 桂苓甘露散   E. 八正散

答案：C；考点：猪苓汤的药物组成

解析：蒿芩清胆汤：青蒿、淡竹茹、仙半夏、赤茯苓、青子芩、生枳壳、陈广皮、碧玉散。小蓟饮子：生地黄、小蓟、滑石、木通、蒲黄、藕节、淡竹叶。桂苓甘露散：茯苓、甘草、白术、泽泻、官桂、石膏、寒水石、滑石、猪苓。猪苓汤：猪苓、茯苓、泽泻、阿胶、滑石。八正散：车前子、瞿麦、萹蓄、滑石、山栀子仁、甘草、木通。故本题选择 C。

细目五：温化寒湿

【A1 型题】

1. 实脾散的功用是

A. 健脾和胃,消食止泻   B. 益气健脾,渗湿止泻

C. 健脾和胃,消痞除满   D. 温阳健脾,行气利水

E. 燥湿运脾,行气和胃

答案：D；考点：实脾散的功用

解析：实脾散温阳健脾,行气利水。主治脾肾阳虚,水气内停之阴水,身半以下肿甚,手足不温,口中不渴,胸腹胀满,大便溏薄,舌苔白腻,脉沉弦而迟者。故本题选择 D。

2. 真武汤与实脾散的组成中,均含有的药物是

A. 茯苓、干姜、附子   B. 白术、干姜、附子   C. 白术、茯苓、附子

D. 甘草、茯苓、干姜   E. 甘草、茯苓、附子

答案：C；考点：真武汤、实脾散的药物组成

解析：真武汤：茯苓、芍药、白术、生姜、附子。实脾散：厚朴、白术、木瓜、木香、草果仁、大腹子、附子、白茯苓、干姜、甘草。故本题选择 C。

3. 白术与苍术并用的方剂是

A. 健脾丸   B. 完带汤   C. 参苓白术散   D. 藿香正气散   E. 九味羌活汤.

答案：B；考点：完带汤的药物配伍特点

解析：完带汤：白术、山药、人参、白芍、车前子、苍术、甘草、陈皮、黑芥穗、柴胡。方中重用白术、山药补脾祛湿,使脾能健运,湿浊自消,苍术燥湿,以资君药祛湿。故本题选择 B。

细目六：祛湿化浊

【A1 型题】

下列各项中,不属于独活寄生汤的药物组成是

A. 人参、芍药、甘草   B. 杜仲、当归、生地   C. 杜仲、牛膝、肉桂

D. 细辛、防风、秦艽   E. 白术、羌活、川断

答案：E；考点：独活寄生汤的药物组成

解析：独活寄生汤的药物组成是：独活、桑寄生、杜仲、牛膝、细辛、秦艽、茯苓、肉桂、防风、川芎、人参、甘草、当归、芍药、地黄。故本题选择 E。

第十八单元　祛痰剂

【考点透视】

1. 重点掌握二陈汤的组成与功效。

2. 熟悉其他方剂的功效,注意相似方剂在主治症状表现上的关键不同点。

细目一　概　述

适用范围	适用于痰病。痰有广义与狭义之分：狭义之痰是专指有形之痰；而广义之痰是泛指诸多符合痰的病证表现与病理变化，病变部位比较广泛，如《医方集解》曰："在肺则咳，在胃则呕，在头则眩，在心则悸，在背则冷，在胁则胀，其变不可胜穷也。"痰病见有咳嗽、气喘、呕吐、中风、头晕目眩、头痛、胸痹、癫、狂、痫、瘰疬等症，均可使用祛痰剂治疗。
应用注意事项	(1) 应辨清病变属性，热痰宜清，寒痰宜温，风痰宜息等。 (2) 辨治痰病，治痰必治脾，治脾以绝生痰之源。 (3) 治痰药多伤津，治痰应当兼顾阴津，以免化痰伤津。 (4) 治热宜清，但治痰必用温，必须酌情配伍温药，即"病痰饮者，当以温药和之"。

细目二　燥湿化痰

二陈汤《太平惠民和剂局方》		
组成	半夏、橘红、茯苓、炙甘草、生姜、乌梅。（夏苓姜草半红梅）	
功用	燥湿化痰，理气和中。	
主治	湿痰证。咳嗽痰多，色白易咯，恶心呕吐，胸膈痞闷，肢体困重，或头眩心悸，舌苔白滑或腻，脉滑。	
方义 解释	君：半夏——燥湿化痰，降逆和胃 臣：橘红——理气化痰，气顺痰消 君臣相配，其意有二：一是等量合用，相辅相成，以增强燥湿化痰之力，并体现治痰先理气，气顺则痰消之意；二是半夏、橘红皆以陈久者良，而无过燥之弊，故方名"二陈"，半夏、橘红为本方燥湿化痰的基本结构。 佐使：茯苓——健脾渗湿，湿去脾旺，痰无由生 　　　生姜——化痰和胃，解半夏毒 　　　乌梅——敛肺，合半夏散中寓收，祛痰不伤正 　　　甘草——调和诸药 诸药合用，共奏燥湿化痰、理气和中之效。	
运用	辨证要点	痰邪为病的基础方。 咳嗽痰多易咯，舌苔白腻或白润，脉缓、滑。
	加减变化	(1) 湿痰，加苍术、厚朴； (2) 热痰，加胆星、瓜蒌； (3) 寒痰，加干姜、细辛； (4) 风痰，加天麻、僵蚕； (5) 食痰，加莱菔子、麦芽； (6) 郁痰，加香附、青皮、郁金； (7) 痰核、瘰疬，加海藻、昆布、牡蛎。
	使用注意	药性偏温燥，阴虚燥痰或咯血者忌用。
温胆汤《三因极一病证方论》		
组成	半夏、竹茹、枳实、陈皮、炙甘草、茯苓、生姜、大枣。	
功用	理气化痰，和胃利胆。	
主治	胆郁痰扰证。胆怯易惊，头眩心悸，心烦不眠，夜多易梦；或呕恶呃逆，眩晕，癫痫。苔白腻，脉弦滑。	

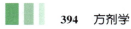

方义解释	君：半夏——燥湿化痰，和胃止呕 臣：竹茹——清热化痰，除烦止呕 　　半夏与竹茹相伍，一温一凉，化痰和胃，止呕除烦。 　　陈皮——理气行滞，燥湿化痰 　　枳实——降气导滞，消痰除痞 　　陈皮与枳实相合，亦一温一凉，理气化痰 佐：茯苓——健脾渗湿 　　生姜、大枣——调和脾胃，生姜兼制半夏毒性 使：甘草——调和诸药 本方诸药配伍，温凉兼进，不寒不燥，共奏理气化痰、清胆和胃之效。

细目三　清热化痰

清气化痰丸《医方考》	
组成	陈皮、杏仁、枳实、黄芩、瓜蒌仁、茯苓、胆南星、半夏、姜汁。（陈皮杏仁拌黄瓜实难服）
功用	清热化痰，理气止咳。
主治	痰热咳嗽。咳嗽气喘，咳痰黄稠，胸膈痞闷，甚则气急呕恶，烦躁不宁，舌质红，苔黄腻，脉滑数。
方义解释	君：胆南星、瓜蒌仁——清热化痰，瓜蒌仁尚能导痰热从大便而下 臣：制半夏、黄芩——化痰散结，清热降火 佐：杏仁——降利肺气以宣上 　　陈皮——理气化痰以畅中，气顺痰消 　　枳实——破气化痰以宽胸 　　茯苓——健脾渗湿，以杜生痰之源 使：姜汁——化痰和胃 诸药配伍，以使肺热得清，痰热得化，气机得畅，诸症悉平。
小陷胸汤《伤寒论》	
组成	黄连、半夏、瓜蒌实。
功用	清热化痰，宽胸散结。
主治	痰热互结证。胸脘痞闷，按之则痛，或心胸闷痛，或咳痰黄稠，舌红苔黄腻，脉滑数。
方义解释	君：全瓜蒌——甘寒，清热涤痰，宽胸散结 用时先煮，意在"以缓治上"，而通胸膈之痹。 臣：黄连——苦寒泄热除痞 　　半夏——辛温化痰散结 两者合用，一苦一辛，体现辛开苦降之法；与瓜蒌相伍，润燥相得，是为清热化痰，散结开痞的常用组合。 本方证为痰热互结心下，病位局限，病情相对较轻，病势较缓，仅见胸脘痞闷、按之始痛、脉象浮滑，故用瓜蒌与黄连、半夏相伍，清热涤痰散结。

细目四　润燥化痰

贝母瓜蒌散《医学心悟》	
组成	贝母、瓜蒌、天花粉、茯苓、橘红、桔梗。

功用	润肺清热，理气化痰。
主治	燥痰咳嗽。咳嗽呛急，咯痰不爽，涩而难出，咽喉干燥哽痛，苔白而干。

方义解释	君：贝母——润肺清热，化痰止咳
	瓜蒌——清肺润燥，开结涤痰
	臣：天花粉——清降肺热，生津润燥。痰因湿聚，湿自脾来，痰又易阻滞气机
	佐：橘红——理气化痰、茯苓健脾渗湿，但因橘红温燥、茯苓渗利，故用量较轻
	佐使：桔梗——宣肺化痰，且引诸药入肺经
	诸药配伍，清润宣化并用，肺脾同调，以润肺化痰为主，润肺不留痰，化痰不伤津，共奏润肺清热、理气化痰之效。

细目五　温化寒痰

苓甘五味姜辛汤《金匮要略》	
组成	茯苓、甘草、干姜、细辛、五味子。
功用	温肺化饮
主治	寒饮咳嗽。咳嗽量多，清稀色白，或喜唾涎沫，胸满不舒，舌苔白滑，脉弦滑。

三子养亲汤《皆效方》，录自《杂病广要》	
组成	紫苏子、白芥子、莱菔子。
功用	温肺化痰，降气消食。
主治	痰壅气逆食滞证。咳嗽喘逆，痰多胸痞，食少难消，舌苔白腻，脉滑。

细目六　化痰息风

半夏白术天麻汤《医学心悟》	
组成	半夏、天麻、茯苓、橘红、白术、甘草、生姜、大枣。
功用	化痰息风，健脾祛湿。
主治	风痰上扰证。眩晕，头痛，胸膈痞闷，恶心呕吐，舌苔白腻，脉弦滑。

方义解释	君：半夏——燥湿化痰，降逆止呕
	天麻——平肝息风，止眩晕
	两者配伍为治风痰眩晕头痛之要药。李东垣《脾胃论》云："足太阴痰厥头痛，非半夏不能疗；眼黑头眩，风虚内作，非天麻不能除。"
	臣：白术、茯苓——健脾祛湿，以治生痰之源
	佐：橘红——理气化痰，使气顺则痰消
	佐使：甘草——和中调药；生姜、大枣——调和脾胃，生姜兼能制约半夏毒性。
	诸药配伍，风痰并治，标本兼顾，以化痰息风治标为主，健脾祛湿治本为辅，共奏化痰息风、健脾祛湿之效。本方是在二陈汤燥湿化痰的基础上，加入健脾燥湿之白术、平肝息风之天麻而组成。

【昭昭医考重点提示】重点掌握二陈汤、清气化痰丸、半夏白术天麻汤等的组成、功效、主治、配伍意义等。

历年真题精选

细目二：燥湿化痰

【A1 型题】

1. 二陈汤主治之咳嗽属于

A. 湿痰　　　　　B. 寒痰　　　　　C. 热痰　　　　　D. 风痰　　　　　E. 燥痰

答案：A；　考点：二陈汤的主治病证

解析：二陈汤主治湿痰证，咳嗽痰多，色白易咯，恶心呕吐，胸膈痞闷，肢体困重，或头眩心悸，舌苔白滑或腻，脉滑。故本题选择 A。

2. 下列方剂，用法中有乌梅的是

A. 平胃散　　　B. 止嗽散　　　C. 清燥救肺汤　　　D. 玉液汤　　　E. 二陈汤

答案：E；　考点：二陈汤的组成

解析：乌梅敛肺，涩肠，生津，安蛔。用于肺虚久咳，久痢滑肠，虚热消渴，蛔厥呕吐腹痛；胆道蛔虫症。二陈汤组成：半夏、陈皮、茯苓、甘草、干姜、乌梅。方用少许乌梅，起收敛肺气之效。故本题选择 E。

细目三：清热化痰

【A1 型题】

1. 小陷胸汤主治证候中有

A. 痰白而稀　　　B. 干咳无痰　　　C. 咳痰黄稠　　　D. 痰中带血　　　E. 咳嗽痰多

答案：C；　考点：小陷胸汤的主治证候

解析：小陷胸汤主治痰热互结证。胸脘痞闷，按之则痛，或心胸闷痛，或咳痰黄稠，舌红苔黄腻，脉滑数。故本题选择 C。

2. 清气化痰丸的主治证候中，不包括的是

A. 胸膈痞满　　　B. 舌苔白腻　　　C. 脉象滑数　　　D. 咳嗽痰黄　　　E. 小便短赤

答案：B；　考点：清气化痰丸的主治证候

解析：清气化痰丸主治痰热咳嗽。咳嗽气喘，咯痰黄稠，胸膈痞闷，甚则气急呕恶，烦躁不宁，舌质红，苔黄腻，脉滑数。故本题选择 B。

细目五：温化寒痰

【A1 型题】

苓甘五味姜辛汤的功效是

A. 润肺化痰　　　B. 利水消痰　　　C. 化痰息风　　　D. 温肺化饮　　　E. 燥湿化痰

答案：D；　考点：苓甘五味姜辛汤的功效

解析：苓甘五味姜辛汤属于温化寒痰的代表方剂，功效温肺化饮，故本题选择 D。

细目六：化痰息风

【A1 型题】

1. 眩晕头痛，胸膈痞闷，恶心呕吐，舌苔白腻，脉弦滑者，治宜选用

A. 温胆汤　　　　　　　　B. 镇肝息风汤　　　　　　　C. 羚角钩藤汤

D. 天麻钩藤饮　　　　　　E. 半夏白术天麻汤

答案：E；　考点：半夏白术天麻汤的主治证候

解析：半夏白术天麻汤主治风痰上扰证。眩晕，头痛，胸膈痞闷，恶心呕吐，舌苔白腻，脉弦滑。故本题选择 E。

【B 型题】

(2～3 题共用选项)

A. 消风散　　　　　　　　B. 二陈汤　　　　　　　　C. 川芎茶调散

D. 天麻钩藤饮　　　　　　E. 半夏白术天麻汤

2. 外感风邪头痛、头风，治宜选用

答案：C

3. 风痰上扰头痛、眩晕，治宜选用

答案：E；　考点：川芎茶调散、半夏白术天麻汤的应用

解析：消风散主治风疹、湿疹。二陈汤主治湿痰证。川芎茶调散主治外感风邪头痛，偏正头痛，或巅顶作

痛。天麻钩藤饮主治肝阳偏亢，肝风上扰证。半夏白术天麻汤主治风痰上扰证眩晕，头痛。故 2 题选择 C，3 题选择 E。

第十九单元　消食剂

【考点透视】
1. 重点掌握保和丸、健脾丸、枳实消痞丸的组成、功效、主治，理解其中的配伍意义。
2. 熟悉其他方剂的功效。

细目一　概　述

适用范围	适用于饮食积滞。消食剂适应证比较缓、病情比较轻，治疗取"渐消缓散"之意，以缓缓消除饮食积滞为主。
应用 注意事项	（1）应辨清病变属性，实证以消食为主，虚证以消补为主。 （2）应用消食剂，不宜长期服用，避免损伤脾胃之气。

细目二　消食化滞

保和丸《丹溪心法》	
组成	山楂、神曲、半夏、茯苓、陈皮、连翘、莱菔子。（神父下山敲陈锣）
功用	消食和胃。
主治	食滞胃脘证。脘腹痞满胀痛，嗳腐吞酸，恶食呕逆，或大便泄泻，舌苔厚腻，脉滑。
方义 解释	君：重用山楂，能消一切饮食积滞，善于消肉食之积 臣：神曲——消食健脾，善于化酒食陈腐油腻之积 　　莱菔子——下气消食除胀，善于消谷面之积 三药并用，以消各种饮食积滞。 佐：半夏、陈皮——理气化湿，和胃止呕 　　茯苓——健脾和中，利湿止泻 　　连翘——清热散结 诸药配伍，共奏消食和胃、清热祛湿之效，使食积得消，湿祛热清，胃气因和，诸症悉除。
枳实导滞丸《内外伤辨惑论》	
组成	大黄、枳实、神曲、茯苓、黄芩、黄连、白术、泽泻。
功用	消导化积，清热利湿。
主治	湿热食积证。脘腹胀痛，下痢泄泻，或大便秘结，小便短赤，舌苔黄腻，脉沉有力。
方义 解释	君：大黄——攻积泻热，使积热从大便而下 臣：枳实——行气消积，除脘腹之胀满 佐：黄连、黄芩——清热燥湿，又可厚肠止痢 　　茯苓、泽泻——甘淡，渗利水湿而止泻 　　白术——甘苦性温，健脾燥湿，使攻积而不伤正 　　神曲——甘辛性温，消食化滞，使食消则脾胃和 诸药相伍，积祛食消，湿祛热清，诸症自解。此方用于湿热食滞之泄泻、下痢，亦属"通因通用"之法。

细目三　健脾消食

健脾丸《证治准绳》	
组成	白术、木香、酒炒黄连、甘草、茯苓、人参、神曲、陈皮、砂仁、炒麦芽、山楂、山药、肉豆蔻。

续表

功用	健脾和胃,消食止泻。
主治	脾虚食积证。食少难消,脘腹痞闷,大便溏薄,倦怠乏力,苔腻微黄,脉虚弱。
方义解释	君:重用白术、茯苓——健脾祛湿以止泻 臣:山楂、神曲、麦芽——消食和胃,除已停之积 　　人参、山药——益气补脾,以助茯苓、白术健脾之力 佐:木香、砂仁、陈皮——理气开胃,醒脾化湿,既除脘腹痞闷,又使全方补而不滞 　　肉豆蔻——涩肠止泻 　　黄连——清热燥湿,并解除食积所化之热 佐使:甘草——补中和药 诸药合用,共奏健脾和胃,消食止泻之功。 全方配伍特点:补气健脾与消食行气并用,消补兼施,补重于消。

运用	辨证要点	本方为治疗脾虚食滞之常用方。临床应用以脘腹痞闷,食少难消,大便溏薄,苔腻微黄,脉虚弱为辨证要点。
	加减变化	(1) 湿甚者加车前子、泽泻以利水渗湿; (2) 兼寒者去黄连,加干姜以温中祛寒; (3) 本方为消补兼施之剂,但补益之药多壅滞,消克之品易伤脾,临床应用时应权衡轻重,配伍适宜。

【昭昭医考重点提示】重点掌握保和丸的组成、功效、主治、配伍意义等。

历年真题精选

细目二:消食化滞

【A1 型题】

1. 保和丸的组成药物中含有

A. 陈皮、甘草　　　　B. 茯苓、白术　　　　C. 半夏、生姜　　　　D. 神曲、银花　　　　E. 山楂、连翘

答案:E; 考点:保和丸的药物组成

解析:保和丸的组成:山楂、神曲、半夏、茯苓、陈皮、连翘、莱菔子。故本题选择 E。

【B 型题】

(2~3 题共用选项)

A. 舟车丸　　　　B. 保和丸　　　　C. 枳实消痞丸　　　　D. 木香槟榔丸　　　　E. 枳实导滞丸

2. 具有消导化积、清热祛湿功用的方剂是

答案:E

3. 具有行气导滞、攻积泄热功用的方剂是

答案:D; 考点:枳实导滞丸、木香槟榔丸的功效

解析:舟车丸行气破泄,逐水消肿,通利二便。保和丸消食和胃。枳实消痞丸消痞除满,健脾和胃。木香槟榔丸行气导滞,攻积泄热。枳实导滞丸消导化积,清热利湿。故 2 题选择 E,3 题选择 D。

细目三:健脾消食

【A1 型题】

1. 健脾丸的组成药物中含有

A. 薏苡仁　　　　B. 莱菔子　　　　C. 鸡内金　　　　D. 黄芪　　　　E. 黄连

答案:E; 考点:健脾丸的药物组成

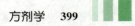

解析：健脾丸的组成：白术、木香、黄连、甘草、白茯苓、人参、神曲、陈皮、砂仁、麦芽、山楂、山药、肉豆蔻。故本题选择 E。

2. 枳术丸的功用是

A. 行气化滞　　　B. 消食导滞　　　C. 消痞除满　　　D. 燥湿和胃　　　E. 健脾消痞

答案：E；考点：枳术丸的功效

解析：枳术丸功用为健脾消食，行气化湿，用于脾胃虚弱，食少不化，脘腹痞满。故本题选择 E。

第二十单元　驱虫剂

【考点透视】

掌握乌梅丸的组成、功效、主治及其配伍意义。

乌梅丸《伤寒论》	
组成	乌梅、细辛、干姜、黄连、当归、炮附子、蜀椒、桂枝、人参、黄柏、蜜。
功用	温脏安蛔。
主治	脏寒蛔厥证。脘腹阵痛，烦闷呕吐，时发时止，得食则吐，甚则吐蛔，手足厥冷，或久泻久痢。（蛔厥之证是因患者素有蛔虫，复由肠道虚寒，蛔虫上扰所致。本证既有虚寒的一面，又有虫扰气逆化热的一面，针对寒热错杂、蛔虫上扰的病机，治宜寒热并调、温脏安蛔之法。柯琴说"蛔得酸则静，得辛则伏，得苦则下"）
方义解释	君：重用味酸之乌梅——取其酸能安蛔，使蛔静则痛止 臣：蜀椒、细辛——药性辛温，辛可伏蛔，温可祛寒 佐：黄连、黄柏——性味苦寒，苦能下蛔，寒能清解因蛔虫上扰、气机逆乱所生之热 　　附子、桂枝、干姜——辛热之品，既可增强温脏祛寒之功，亦有辛可制蛔之力 　　当归、人参——补养气血，且合桂枝以养血通脉，以解四肢厥冷 使：蜜、甘草——甘缓和中 诸药合用，共奏温脏安蛔之功。 本方所治的久泻久痢，实属脾胃虚弱，肠滑失禁，气血不足而湿热积滞未去之寒热虚实错杂证候。方中重用乌梅，酸收涩肠；人参、当归、桂枝、附子、干姜、细辛、蜀椒温阳散寒，补虚扶正；黄连、黄柏清热燥湿。诸药合用，切中病机，故可奏效。 全方配伍特点：酸苦辛并进，使蛔虫"得酸则静，得辛则伏，得苦则下"；寒热并用，邪正兼顾。
运用	**辨证要点**：本方为治疗脏寒蛔厥证的常用方。临床应用以腹痛时作，烦闷呕吐，常自吐蛔，手足厥冷为辨证要点。 **加减变化**： （1）本方以安蛔为主，杀虫之力较弱，临床运用时可酌加使君子、苦楝根皮、榧子、槟榔等以增强驱虫作用。 （2）若热重者，可去附子、干姜； （3）寒重者，可减黄连、黄柏； （4）口苦，心下疼热甚者，重用乌梅、黄连，并加川楝子、白芍； （5）无虚者，可去人参、当归； （6）呕吐者，可加吴茱萸、半夏； （7）大便不通者，可加大黄、槟榔。

【昭昭医考重点提示】重点掌握乌梅丸的组成、功效、主治、配伍意义等。

历年真题精选

【A 型题】

药物组成中含有桂枝的方剂是

A. 乌梅丸   B. 芍药汤   C. 暖肝煎   D. 阳和汤   E. 地黄饮子

答案：A； 考点：乌梅丸的药物组成

解析：乌梅丸的药物组成：乌梅、细辛、干姜、黄连、当归、附子、蜀椒、桂枝、人参、黄柏。故选择 A。

西医临床科目

西医诊断学

单元	内容	考点级别
第一单元	症状学	★★★★
第二单元	问诊	★★★★
第三单元	检体诊断	★★★★
第四单元	实验室诊断	★★★
第五单元	心电图诊断	★★★
第六单元	影像诊断	★★★
第七单元	病历与诊断方法	★★★

第一单元　症状学

细目一　发　热

【考点透视】

1. 掌握发热的问诊要点。

2. 理解发热的临床表现。

3. 了解发热的病因。

要点	内容
要点一 发热的 病因★	1. **感染性发热**。临床最多见，各种病原体所引起的急、慢性感染均能引起感染性发热。常见病因见下表。 表格内容见下 2. **非感染性发热**。 （1）无菌性坏死物质吸收，如大手术、内出血、大面积烧伤、恶性肿瘤、白血病、急性溶血、心肌梗死或肢体坏死等。 （2）抗原-抗体反应，如风湿热、血清病、药物热、结缔组织疾病等。 （3）内分泌与代谢障碍，如甲亢、大量脱水等。 （4）皮肤散热减少，如广泛性皮炎、鱼鳞癣、慢性心功能不全等。

病原体	常见疾病
病毒	病毒性上呼吸道感染、病毒性肝炎、流行性乙型脑炎、髓灰质炎、麻疹、流行性感冒、流行性腮腺炎、水痘等
细菌	伤寒、结核病、布氏杆菌病、细菌性心内膜炎、肺炎链球菌性肺炎、猩红热、急性细菌性痢疾、丹毒、流行性脑脊髓膜炎等
支原体	肺炎支原体肺炎
立克次体	斑疹伤寒、恙虫病
螺旋体	钩端螺旋体病、回归热
真菌	放线菌病、念珠菌病、隐球菌病
寄生虫	疟疾、急性血吸虫病、阿米巴肝病

要点	内容
要点一 发热的 病因★	(5)体温调节中枢功能失常,如脑出血、脑外伤、中暑、安眠药中毒等直接损害体温调节中枢,使其功能失常而发热。 (6)自主神经功能紊乱影响到体温调节过程,使产热大于散热,属功能性发热,多为低热。
要点二 发热的 临床表现	1. 发热的临床分度★ 按发热的高低可分为:低热为37.3～38℃;中等度热为38.1～39℃;高热为39.1～41℃;超高热为41℃以上。 2. 发热的临床经过★★★ (1)体温上升期。临床表现为疲乏无力、肌肉酸痛、畏寒或寒战、皮肤苍白、干燥、无汗等。 体温上升有两种方式:①骤升型:体温在几小时内达39～40℃或以上,常伴有寒战,小儿易伴有惊厥。见于肺炎链球菌性肺炎、疟疾、败血症、流感、急性肾盂肾炎、输液反应或某些药物反应等。②缓升型:体温于数日内缓慢上升达高峰,多不伴寒战。见于伤寒、结核病等。伤寒初期体温以阶梯状上升为特征。 (2)高热持续期。临床表现为皮肤潮红而灼热,呼吸加快加强,心率增快,常出汗。此期可持续数小时(如疟疾)、数日(如肺炎、流感)或数周(如伤寒极期)。 (3)体温下降期。表现为出汗多、皮肤潮湿。 降温的方式有两种:①骤降:体温于数小时内迅速下降至正常,有时甚至可低于正常,伴有大汗。见于疟疾、肺炎链球菌性肺炎、急性肾盂肾炎及输液反应等。②渐降:体温于数日内逐渐降至正常,如伤寒缓解期、风湿热等。 3. 热型与临床意义★★★★ (1)稽留热。体温持续于39～40℃以上,24小时波动范围不超过1℃,达数日或数周。见于肺炎链球菌性肺炎、伤寒、斑疹伤寒等的发热极期。 (2)弛张热。体温在39℃以上,但波动幅度大,24小时内体温差达2℃以上,最低时仍高于正常水平。常见于败血症、风湿热、重症肺结核、化脓性炎症等。 (3)间歇热。高热期与无热期交替出现,体温波动幅度可达数度,无热期(间歇期)可持续1日至数日,反复发作。见于疟疾、急性肾盂肾炎等。 (4)回归热。体温骤然升至39℃以上,持续数日后又骤然下降至正常水平,高热期与无热期各持续若干日后即有规律地交替一次。见于回归热、霍奇金病、周期热等。 (5)波状热。体温逐渐升高达39℃或以上,数天后逐渐下降至正常水平,数天后再逐渐升高,如此反复多次。见于布氏杆菌病。 (6)不规则热。发热无一定规律,可见于结核病、风湿热、支气管肺炎、渗出性胸膜炎、感染性心内膜炎等。
要点三 发热的 问诊要点	1. 病史★★ 有无传染病接触史、外伤史、药物或毒物接触史、手术史等。 2. 临床特点 起病缓急、发热程度、持续时间等。 3. 伴随症状★★★★ (1)伴寒战,见于肺炎链球菌肺炎、败血症、急性溶血性疾病、急性胆囊炎、疟疾等。 (2)伴头痛、呕吐或昏迷,见于乙型脑炎、流行性脑脊髓膜炎、脑型疟疾、脑出血、蛛网膜下腔出血、中毒性痢疾等。 (3)伴关节痛,常见于结核病、结缔组织病等。 (4)伴淋巴结及肝脾肿大,可见于血液病、恶性肿瘤、布氏杆菌病、黑热病、传染性单核细胞增多症等。 (5)伴尿频、尿急、尿痛,提示尿路感染。 (6)伴咳嗽、咳痰、胸痛,常见于支气管炎、肺炎、胸膜炎、肺结核等。 (7)发热伴恶心、呕吐、腹痛、腹泻,见于急性胃肠炎、细菌性疾病等。 (8)发热伴皮肤黏膜出血,见于流行性出血热、钩端螺旋体病、急性白血病、急性再生障碍性贫血、败血症、重症麻疹及病毒性肝炎等。 (9)伴随结膜充血,见于流行性出血热、斑疹伤寒、恙虫病、钩端螺旋体病等。 (10)伴口唇单纯疱疹,见于肺炎链球菌肺炎、流行性脑脊髓膜炎、间日疟、流行性感冒等。

1.下列哪项属于非感染性发热的疾病?

A. 肺结核　　　　　B. 肺炎　　　　　C. 急性肾盂肾炎　　D. 伤寒　　　　　E. 血清病

答案:E;　考点:发热的病因

解析:非感染性发热见于多种不同的疾病:①结缔组织病;②恶性肿瘤;③无菌性组织坏死;④内分泌疾病;⑤中枢神经系统疾病;⑥物理因素;⑦其他:如自主神经功能紊乱影响正常体温调节,可产生功能性发热,包括感染后发热和功能性低热。故本题选择E。

2.长期使用解热药或激素类药后,常出现的热型是

A. 消耗热　　　　　B. 不规则热　　　　C. 回归热　　　　　D. 稽留热　　　　E. 弛张热

答案:B;　考点:发热的热型

解析:稽留热:体温持续在39~40℃以上达数天或数周,24小时内波动范围不超过1℃,见于伤寒、肺炎链球菌肺炎等;弛张热:体温在39℃以上,24小时波动范围达2℃以上,最低体温高于正常水平,见于败血症、风湿热、重症肺结核和化脓性炎症等;回归热:体温骤升至39℃或以上,持续数天后又骤降至正常,数天后又骤升,持续数天后又骤降,如此反复;不规则热:发热无明显规律,见于结核病、风湿热等。长期使用解热药或激素类药后发热无明显规律。故本题选择B。

3.下列各项,可见间歇热的是

A. 急性肾盂肾炎　B. 肺炎　　　　　C. 风湿热　　　　　D. 渗出性胸膜炎　E. 霍奇金病

答案:A;　考点:间歇热

解析:间歇热:体温骤升达高峰,持续数小时后,骤降至正常。经过1天或数天后又骤然升高,如此高热期与无热期反复交替发作,见于疟疾、急性肾盂肾炎等。故本题选择A。

4.下列疾病,表现为弛张热的是

A. 肺炎链球菌肺炎　B. 疟疾　　　　C. 布鲁斯菌病　　　D. 渗出性胸膜炎　E. 风湿热

答案:E;　考点:弛张热

解析:弛张热:体温在39℃以上,24小时波动范围达2℃以上,最低体温高于正常水平,见于败血症、风湿热、重症肺结核和化脓性炎症等。故本题选择E。

5.体温在39℃以上,一日内波动范围超过2℃者,多见于

A. 风湿热　　　　　B. 伤寒　　　　　C. 疟疾　　　　　　D. 大叶性肺炎　　E. 中暑

答案:A;　考点:各种热型及其临床意义

解析:选项A属于弛张热,又称败血症热型。体温常在39℃以上,波动幅度大,24小时内体温波动范围超过2℃,常见于败血症、风湿热、重型肺结核及化脓性炎症。选项B、D属于稽留热,体温恒定地维持在39~40℃以上的高水平,达数天或数周。24小时内体温波动范围不超过1℃,常见于大叶性肺炎、斑疹伤寒及伤寒高热期,故排除B、D。选项C,属于间歇热,体温骤升达高峰后持续数小时,又迅速降至正常水平,无热期可持续1天至数天,如此高热期与无热期交替出现,见于疟疾、急性肾盂肾炎等,故排除。选项E,属于体温调节中枢功能失常,故排除。

细目二　头　痛

【考点透视】

1.掌握头痛的问诊要点。

2.了解头痛的病因。

要点	内容
要点一 头痛的 病因	1. 颅内病变,见于脑出血、蛛网膜下腔出血、脑肿瘤、颅脑外伤、流行性脑脊髓膜炎等。 2. 颅外病变,见于颈椎病,三叉神经痛,眼、口腔及鼻部炎症等。 3. 全身性疾病,见于各种感染发热、高血压病、中毒、中暑、月经期及绝经期头痛等。 4. 神经症,如神经衰弱及癔症性头痛等。

续表

要点	内容
要点二 头痛的 问诊要点	**1. 病史★★★** 询问患者有无头颅外伤史、感染、发热、中毒、高血压、青光眼、鼻窦炎、偏头痛、脑炎、脑膜炎、颅脑肿瘤、使用药物史及精神疾病史等。 **2. 头痛的特点★★★★** (1) 头痛的病因及诱因。眼疲劳引起的头痛发生在用眼过度，尤其是较长时间近距离用眼时；紧张性头痛多因过度紧张、劳累而诱发或加重；女性偏头痛在月经期时容易发作；感染或中毒可引发头痛，并且随病情变化而减轻或加重；高血压头痛多在血压未得到控制时出现或加重；头颅外伤头痛发生在受伤后；颅脑病变头痛可发生在典型症状或诊断明确前，常与病变过程伴随。 (2) 头痛的部位。大脑半球的病变疼痛多位于病变的同侧，以额部为多，并向颞部放射；小脑幕以下病变引起的头痛多位于后枕部；青光眼引起的头痛多位于眼的周围或眼上部。 (3) 头痛的性质。三叉神经痛表现为颜面部发作性电击样疼痛，舌咽神经痛的特点是咽后部发作性疼痛并向耳及枕部放射；血管性头痛为搏动样头痛。 (4) 头痛的时间。鼻窦炎引起的头痛多为上午重下午轻；紧张性头痛多在下午或傍晚出现；颅内占位性头痛在早上起床时较明显；丛集性头痛常在夜间发生；药物引起的头痛一般出现在用药后15～30分钟，持续时间与药物半衰期有关。 **3. 伴随症状★★★** (1) 伴发热，体温升高同时伴发热见于脑炎、脑膜炎等感染，先头痛后出现发热见于脑出血、脑外伤等。 (2) 伴呕吐，见于脑膜炎、脑炎、脑肿瘤等引起的颅内压增高等；头痛在呕吐后减轻可见于偏头痛。 (3) 伴意识障碍，见于脑炎、脑膜炎、脑出血、蛛网膜下腔出血、脑肿瘤、脑外伤、一氧化碳中毒等。 (4) 眩晕，见于小脑肿瘤、椎－基底动脉供血不足等。

历年真题精选

下列可引起头痛伴剧烈眩晕的是

A. 中暑 　　　 B. 蛛网膜下腔出血 　　　 C. 颅内高压 　　　 D. 小脑肿瘤 　　　 E. 偏头痛

答案：D； 考点：头痛的伴随症状

解析：头痛伴眩晕见于小脑肿瘤、椎－基底动脉供血不足，故选择 D。

细目三 胸 痛

【考点透视】

1. 掌握胸痛的问诊要点。

2. 了解胸痛的病因。

要点	内容
要点一 胸痛的 病因	**1. 胸壁疾病** (1) 皮肤及皮下组织病变，如蜂窝组织炎、乳腺炎等。 (2) 肌肉病变，如外伤、劳损、肌炎等。 (3) 肋骨病变，如肋软骨炎、肋骨骨折等。 (4) 肋间神经病变，如肋间神经炎、带状疱疹等。 **2. 心血管疾病** (1) 心绞痛、心肌梗死等。 (2) 急性心包炎、肥厚型心肌病等。 (3) 血管病变，如胸主动脉瘤、主动脉夹层等。 (4) 心脏神经症。

续表

要点	内容
要点一 胸痛的病因	3. 呼吸系统疾病 (1) 支气管及肺部病变,如原发性支气管肺癌、肺炎、肺结核、肺梗死等。 (2) 胸膜病变,如急性胸膜炎、自发性气胸、胸膜肿瘤等。 4. 其他 (1) 食管疾病,如食管炎、食管癌等。 (2) 纵隔疾病,如纵隔气肿、纵隔肿瘤。 (3) 腹部疾病,如肝脓肿、胆囊炎、胆石症、膈下脓肿等。
要点二 胸痛的问诊要点	1. 发病年龄与病史★★★ 青壮年胸痛,应注意各种病因引起的胸膜炎、自发性气胸、心肌病等;40 岁以上者应多考虑心绞痛、心肌梗死与肺癌等。并注意询问患者有无高血压、心脏病、动脉硬化、肺及胸膜疾病、胸部手术史、外伤史等。 2. 胸痛的部位 ★★★★　胸痛的部位,常常是胸部病变的部位。如带状疱疹引起的胸痛,主要发生在疱疹分布区域;非化脓性肋软骨炎,多侵犯第 1、2 肋软骨;心绞痛与急性心肌梗死的疼痛常位于胸骨后或心前区,常牵涉至左肩背、左臂内侧;食管、膈和纵隔肿瘤常为胸骨后疼痛;自发性气胸、急性胸膜炎的胸痛,多位于患侧的腋前线及腋中线附近。 3. 胸痛的性质 ★★★★　带状疱疹呈阵发性的灼痛或刺痛;肌痛常呈酸痛;骨痛呈刺痛;食管炎常呈灼痛或灼热感;心绞痛常呈压榨样痛,可伴有窒息感;心肌梗死则疼痛更为剧烈,并有恐惧、濒死感;干性胸膜炎常呈尖锐刺痛或撕裂痛,呼吸时加重,屏气时消失;原发性肺癌、纵隔肿瘤可有胸部闷痛;肺梗死为突然的剧烈刺痛或绞痛,常伴有呼吸困难与发绀。 4. 胸痛持续时间★★★★　平滑肌痉挛或血管狭窄缺血所致的疼痛为阵发性,心绞痛的发作时间短暂,而心肌梗死的疼痛持续时间长且不易缓解;炎症、肿瘤、栓塞或梗死所致的疼痛呈持续性。 5. 胸痛的诱因与缓解因素★★★★　心绞痛常因劳力后诱发,含服硝酸甘油可迅速缓解;心肌梗死的胸痛含服硝酸甘油不能缓解;心脏神经症的胸痛在体力活动后反而减轻;胸膜炎、自发性气胸的胸痛则可因深呼吸与咳嗽而加剧;胸壁疾病所致的胸痛常在局部有压痛;食管疾病常于吞咽时出现或加剧;反流性食管炎在服用抗酸剂后减轻或消失。 6. 伴随症状★★★★ (1) 伴咳嗽、咯痰,见于急慢性支气管炎、肺炎、支气管扩张、肺脓肿等。 (2) 伴咯血,见于肺炎、肺脓肿、肺梗死或支气管肺癌。 (3) 伴呼吸困难,见于肺炎链球菌肺炎、自发性气胸、肺结核、心绞痛、心肌梗死、急性心包炎、主动脉夹层等。 (4) 伴吞咽困难,见于食管癌等。 (5) 伴面色苍白、大汗、血压下降或休克,多考虑急性心肌梗死、主动脉夹层或大块肺栓塞等。

历年真题精选

1. 下列哪项不符合胸壁疾患所致胸痛的特点?

A. 疼痛部位较固定　　　　　B. 局部有压痛

C. 举臂动作时可加剧　　　　D. 因情绪激动而诱发

E. 深呼吸或咳嗽可加剧

答案：D；　考点：胸壁疾患所致胸痛的特点

解析：胸壁疼痛特点：部位局限,有压痛。皮肤病变可有红、肿、热;带状疱疹可见沿神经分布的疱疹,疼痛呈刀割样、灼伤样,剧烈难忍,持续时间长;非化脓性肋骨软骨炎局部可隆起,压痛明显,活动时加重。故本题选择 D。

2. 下列除哪项外,均可见胸痛?

A. 带状疱疹　　　B. 肺癌　　　C. 气胸　　　D. 心包炎　　　E. 哮喘

答案：E；　考点：胸痛最常见的疾病

解析：导致胸痛最常见的疾病有：气胸、肺栓塞、肺炎、心包炎、细菌性或病毒性胸膜炎等。肺癌早期胸痛较轻，主要表现为闷痛、隐痛、部位不一定。带状疱疹也可引起疼痛。故本题选择 E。

3. 下列哪种病变引起的胸痛常沿一侧肋间神经分布？

A. 胸肌劳损　　　B. 流行性胸痛　　　C. 颈椎病　　　D. 带状疱疹　　　E. 皮下蜂窝组织炎

答案：D；　考点：带状疱疹的胸痛特点

解析：带状疱疹可见沿神经分布的疱疹，疼痛呈刀割样、灼伤样，剧烈难忍，持续时间长，故选择 D。

细目四　腹　痛

【考点透视】

1. 掌握腹痛的问诊要点。

2. 了解腹痛的病因。

要点	内容
要点一 腹痛的 病因	1. 腹部疾病 (1) 急性腹膜炎，以由胃、肠穿孔引起者最常见，伴有腹部压痛、反跳痛与腹肌紧张，肠蠕动音减弱或消失。 (2) 腹腔脏器炎症，如急性或慢性胃炎、肠炎、胰腺炎、阑尾炎和盆腔炎等。一般腹痛部位与病变脏器的体表投影相符。 (3) 空腔脏器痉挛或梗阻，如胆石症、胆道蛔虫病、泌尿道结石、肠梗阻等。 (4) 脏器扭转或破裂，如肠扭转、肠系膜或大网膜扭转、卵巢囊肿扭转、急性内脏破裂（如肝脾破裂、异位妊娠破裂等）。 (5) 腹膜粘连或脏器包膜牵张，如手术后或炎症后腹膜粘连；实质性脏器因病变肿胀，导致包膜张力增加而发生腹痛（如肝炎、肝瘀血、肝癌等）。常引起剧烈绞痛。 (6) 化学性刺激，消化性溃疡，可因胃酸作用而发生刺痛或灼痛。 (7) 肿瘤压迫与浸润，如胃癌、结肠癌、直肠癌等。 2. 胸腔疾病的牵涉痛，如肺炎、心绞痛、急性心肌梗死、急性心包炎、肺梗死、胸膜炎等，疼痛可牵涉腹部，类似急腹症。 3. 全身性疾病，如尿毒症时毒素刺激腹腔浆膜而引起腹痛。少数糖尿病酮症酸中毒可引起腹痛，酷似急腹症。铅中毒时则引起肠绞痛。 4. 其他原因，如荨麻疹时胃肠黏膜水肿，过敏性紫癜时的肠管浆膜下出血等。
要点二 腹痛的 问诊要点	1. 病史及年龄★★★ 消化性溃疡常有反复发作的节律性上腹痛病史，多发生在青壮年；胆绞痛、肾绞痛常有胆道、泌尿道结石史；腹膜粘连性腹痛常与结核性腹膜炎、腹部手术史有关；儿童腹痛多见于肠道蛔虫症、肠套叠；急性阑尾炎多见于青壮年；中老年人腹痛应警惕恶性肿瘤。 2. 腹痛的部位★★★★ 如胃、十二指肠疾病、急性胰腺炎疼痛多在中上腹部；肝、胆疾患疼痛位于右上腹；急性阑尾炎早期疼痛在脐周或上腹部，数小时后转移至右下腹；小肠绞痛位于脐周；结肠疾病疼痛多位于下腹或左下腹；膀胱炎、盆腔炎及异位妊娠破裂引起的疼痛在下腹部；空腔脏器穿孔后引起弥漫性腹膜炎则为全腹痛；结核性腹膜炎、腹膜转移癌、腹膜粘连等腹痛呈弥漫性与不定位性。 3. 腹痛的性质与程度★★★★ 消化性溃疡常有慢性、周期性、节律性中上腹隐痛或灼痛，如突然呈剧烈的刀割样、烧灼样持续性疼痛，可能并发急性穿孔；并发幽门梗阻者为胀痛，于呕吐后减轻或缓解；胆石症、泌尿道结石及肠梗阻时呈剧烈绞痛；剑突下钻顶痛是胆道蛔虫梗阻的特征；肝癌疼痛多呈进行性锐痛；慢性肝炎与瘀血性肝肿大多为持续性胀痛；肝或脾破裂、异位妊娠破裂可出现腹部剧烈绞痛或持续性疼痛；持续性、广泛性剧烈腹痛伴腹肌紧张或板状腹，提示为急性弥漫性腹膜炎。

续表

要点	内容
要点二 腹痛的 问诊要点	**4. 诱发、加重或缓解腹痛的因素 ★★★★** 胆囊炎或胆石症发作前常有进油腻食物史;急性胰腺炎发作前常有暴饮暴食、酗酒史;十二指肠溃疡腹痛多发生在空腹时,进食或服碱性药后缓解;胃溃疡腹痛发生在进食后半小时左右,至下次进餐前缓解;反流性食管炎在直立时可减轻;肠炎引起的腹痛常于排便后减轻;肠梗阻腹痛于呕吐或排气后缓解。 **5. 腹痛的伴随症状 ★★★★** (1) 伴寒战、高热,可见于急性化脓性胆管炎、肝脓肿、腹腔脏器脓肿等。 (2) 伴黄疸,提示肝、胆、胰腺疾病,以及急性溶血等。 (3) 伴血尿,多见于尿路结石。 (4) 伴休克,常见于腹腔内脏大出血、急性胃肠穿孔、急性心肌梗死、中毒性菌痢等。 (5) 伴腹胀、呕吐隔餐或隔日食物,见于幽门梗阻;伴腹胀、呕吐、停止排便排气,提示肠梗阻。 (6) 伴腹泻,见于急性胃肠炎、急性肠炎、急性细菌性痢疾,以及慢性胰腺及肝脏疾病的吸收不良等。 (7) 伴血便,急性者见于急性细菌性痢疾、肠套叠、绞窄性肠梗阻、急性出血性坏死性结肠炎、过敏性紫癜等;慢性者可见于慢性菌痢、肠结核、结肠癌等;柏油样便提示上消化道出血;鲜血便提示下消化道出血。 (8) 直肠病变的疼痛常伴里急后重。

历年真题精选

1. 下列除哪项外,均属急腹症?

A. 消化性溃疡病　　　　　B. 急性胰腺炎伴黄疸　　　　　C. 胃肠穿孔

D. 肠梗阻　　　　　E. 实质脏器破裂

答案:A; 考点:急腹症包括的疾病

解析:急性胰腺炎伴黄疸、胃肠穿孔、肠梗阻、实质脏器破裂属急腹症,消化性溃疡呈节律性、慢性、周期性。故本题选择 A。

【B 型题】

(2~3 题共用选项)

A. 急性发热　　　　B. 黄疸　　　　C. 呕吐　　　　D. 腹泻　　　　E. 血便

2. 肠梗阻可见腹痛,并伴有

答案:C

3. 肠套叠可见腹痛,并伴有

答案:E; 考点:肠梗阻和肠套叠的临床表现

解析:腹痛、呕吐、腹胀、便秘和停止排气是肠梗阻的典型症状。腹痛、血便、腹部肿块是肠套叠的典型症状。故 2 题选择 C,3 题选择 E。

(4~5 题共用选项)

A. 慢性规律性的上腹痛　　　　B. 无规律性的上腹痛　　　　C. 右上腹绞痛

D. 左上腹剧痛　　　　E. 全腹剧痛

4. 胆道结石,常表现

答案:C

5. 消化性溃疡,常表现

答案:A; 考点:胆道结石与消化性溃疡的腹痛性质;

解析:由于胆石在肠道内的移动使胆囊或胆总管平滑肌扩张及痉挛而产生胆绞痛,一般在中上腹或右上腹持续加重。故 4 题选择 C。由于溃疡发生后可自行愈合,但每于愈合后又好复发,故常有上腹疼痛长期反复发作的特点,并且与饮食之间的关系具有明显的相关性和节律性。故 5 题选择 A。

细目五　咳嗽与咯痰

【考点透视】

1. 掌握咳嗽与咯痰的问诊要点。

2. 了解咳嗽与咯痰的病因。

要点	内容
要点一 咳嗽的 病因	1. 呼吸道疾病,如急慢性咽炎、扁桃体炎、喉炎、急慢性支气管炎、肺炎、肺结核、肺肿瘤、支气管扩张、气道异物以及其他化学性气味刺激等,均可刺激呼吸道黏膜的迷走神经、舌咽神经和三叉神经的感觉纤维而引起咳嗽。 2. 胸膜疾病,胸膜或胸膜受刺激(如自发性气胸、胸膜炎)等。 3. 心血管疾病,如二尖瓣狭窄或其他原因所致的肺瘀血与肺水肿。 4. 中枢神经因素,如脑炎、脑膜炎、脑出血、脑肿瘤等也可出现咳嗽。
要点二 咳嗽与咯 痰的问 诊要点	1. 咳嗽的性质 ★★ (1) 干性咳嗽,见于急性咽喉炎、急性支气管炎初期、胸膜炎、轻症肺结核、肺癌等。 (2) 湿性咳嗽,见于慢性咽喉炎、慢性支气管炎、支气管扩张症、肺炎、肺脓肿、空洞型肺结核等。 2. 咳嗽的时间与节律 ★★★★ 突然发生的咳嗽,常见于吸入刺激性气体所致的急性咽喉炎、气管与支气管异物;阵发性咳嗽见于支气管异物、支气管哮喘、支气管肺癌、百日咳等;长期慢性咳嗽见于慢性支气管炎、支气管扩张、慢性肺脓肿、空洞型肺结核等;晨咳或夜间平卧时(即改变体位时)加剧并伴咯痰,常见于慢性支气管炎、支气管扩张症和肺脓肿等病;左心衰竭、肺结核则夜间咳嗽明显。 3. 咳嗽的音色 ★★★★ 声音嘶哑的咳嗽多见于声带炎、喉炎、喉癌,以及喉返神经受压迫;犬吠样咳嗽多见于喉头炎症水肿或气管受压;无声(或无力)咳嗽可见于极度衰弱或声带麻痹的患者;带有鸡鸣样吼声常见于百日咳;金属调的咳嗽可由于纵隔肿瘤或支气管肺癌等直接压迫气管所致。 4. 痰的性质与量 ★★★★ 痰的性质可分为黏液性、浆液性、脓性、黏液脓性、浆液血性、血性等。支气管扩张症与肺脓肿患者痰量多时,痰可出现分层现象:上层为泡沫,中层为浆液或浆液脓性,下层为坏死性物质。痰有恶臭气味者,提示有厌氧菌感染。黄绿色痰提示铜绿假单胞菌感染。粉红色泡沫痰是肺水肿的特征。 5. 伴随症状 ★★★★ (1) 伴发热,多见于呼吸道感染、胸膜炎、肺结核等。 (2) 伴胸痛,见于肺炎、胸膜炎、支气管肺癌、自发性气胸等。 (3) 伴喘息,见于支气管哮喘、喘息型慢性支气管炎、心源性哮喘等。 (4) 伴呼吸困难,见于喉头水肿、喉肿瘤、慢性阻塞性肺病、重症肺炎以及重症肺结核、大量胸腔积液、气胸、肺瘀血、肺水肿等。 (5) 伴咯血,常见于肺结核、支气管扩张症、肺脓肿、支气管肺癌及风湿性二尖瓣狭窄等。

历年真题精选

1. 嘶哑样咳嗽,可见于

A. 急性喉炎　　　B. 声带疾患　　　C. 百日咳　　　D. 胸膜炎　　　E. 支气管扩张

答案:A;　考点:咳嗽的声音特点

解析:咳嗽声音嘶哑见于声带炎、喉结核、喉癌与喉返神经麻痹等。故选择 A。

2. 犬吠样咳嗽,可见于

A. 急性喉炎　　　B. 急性支气管炎　　　C. 支气管哮喘　　　D. 肺结核　　　E. 肺癌

答案:A;　考点:咳嗽的声音特点

解析:犬吠样咳嗽为阵发性、连续咳嗽伴有回声,见于会厌、喉部疾患,气管受压与百日咳等;咳声低微甚或无声,见于极度衰弱或声带麻痹。故选择 A。

3. 肺炎球菌肺炎的痰液特征是

A. 粉红色泡沫样痰　　　　　　　　B. 鲜红色痰　　　　　　　　　　　C. 棕褐色痰

D. 铁锈色痰　　　　　　　　　　　E. 灰黄色痰

答案：D；考点：痰液的性状

解析：特殊病理的痰液有以下几种情况：红色或棕红色痰见于肺癌、肺结核、支气管扩张；铁锈色痰见于细菌性肺炎（大叶性肺炎）、肺梗死；粉红色浆液泡沫性痰见于急性左心功能不全、肺水肿；棕褐色痰见于阿米巴性脓肿、慢性充血性心脏病、肺瘀血等；灰黑色痰见于煤矿工及大量吸烟者。肺脓肿及晚期肺癌患者痰常有恶臭。故选择 D。

细目六　咯　血

【考点透视】

1. 掌握咯血的问诊要点、咯血与呕血的鉴别。

2. 了解发热的病因。

要点	内容
要点一 咯血的 病因	1. 支气管疾病，常见于支气管扩张症、支气管肺癌、支气管内膜结核慢性支气管炎等。 2. 肺部疾病，如肺结核、肺炎链球菌性肺炎、肺脓肿等。肺结核为我国最常见的咯血原因。 3. 心血管疾病，如风湿性心脏病二尖瓣狭窄所致的咯血等。 4. 其他，如血小板减少性紫癜、白血病、血友病、肺出血型钩端螺旋体病、肾综合征出血热等。
要点二 咯血的 问诊要点	1. 病史及年龄★★　有无心、肺、血液系统疾病，有无结核病接触史、吸烟史等；中年以上，咯血痰或小量咯血，特别是有多年吸烟史的男性病人，除考虑慢性支气管炎外，尚须警惕支气管肺癌的可能。 2. 咯血的量及其性状★★★★　大量咯血（每日超过 500mL）常见于空洞型肺结核、支气管扩张症和肺脓肿；中等咯血（每日 100～500mL）可见于二尖瓣狭窄；其他原因所致的咯血多为小量咯血（每日在 100mL 内），或仅为痰中带血。咯粉红色泡沫痰为急性左心衰竭的表现。咯血量大而骤然停止可见于支气管扩张症。痰中带血多见于浸润型肺结核。多次少量反复咯血要注意除外支气管肺癌。 3. 咯血的伴随症状★★★★　伴发热见于肺结核、肺炎链球菌性肺炎、肺脓肿、肺出血型钩端螺旋体病、肾综合征出血热等；伴胸痛可见于肺炎链球菌性肺炎、肺梗死、肺结核、支气管肺癌等；伴脓痰可见于支气管扩张、肺脓肿、空洞型肺结核并发感染、化脓性肺炎等；伴皮肤黏膜出血应考虑钩端螺旋体病、流行性出血热、血液病等。
要点三 咯血与呕 血的鉴别 ★★★★	咯血与呕血的鉴别见下表。 比较表（见下）

	咯血	呕血
病史	肺结核、支气管扩张症、肺癌、心脏病等	消化性溃疡、肝硬化等
出血前症状	喉部痒感、胸闷、咳嗽等	上腹不适、恶心、呕吐等
出血方式	咯出	呕出，可为喷射状
出血颜色	鲜红	棕黑色或暗红色，有时鲜红色
血内混有物	泡沫和（或）痰	食物残渣、胃液
黑便	无（如咽下血液时可有）	有
酸碱反应	碱性	酸性

历年真题精选

我国最常见的咯血原因是

A. 支气管扩张　　B. 肺结核　　　　C. 二尖瓣狭窄　　　D. 肺脓肿　　　　E. 支气管肺癌

答案：B；考点：最常见的咯血原因

解析：引起咯血的原因据文献报道有 130 多种，一般较常见的是支气管疾病、肺部疾病、心脏病及某些全身性疾病。在我国临床上肺结核咯血仍是最常见的咯血原因之一，占所有咯血总数的 60%～92.4%。故本题选择 B。

细目七　呼吸困难

【考点透视】

1. 掌握呼吸困难的临床表现、伴随症状。

3. 了解呼吸困难的病因。

要点	内容
	呼吸困难是指患者主观上感到空气不足,呼吸费力;客观上表现为呼吸频率、节律与深度的异常,严重时出现鼻翼扇动、发绀、端坐呼吸及辅助呼吸肌参与呼吸活动。
要点一 呼吸困难 的病因	1. 胸肺疾患 (1) 呼吸道疾患,如急性喉炎、喉头水肿、喉部肿瘤、气道异物、气管与支气管的炎症或肿瘤、双侧扁桃体肿大Ⅲ度等。 (2) 肺部病变,如支气管哮喘、肺炎、肺结核、喘息型慢性支气管炎、阻塞性肺气肿、肺心病、肺性脑病、弥漫性肺间质纤维化、肺癌、肺栓塞、肺部疾病导致的呼吸衰竭等。 (3) 胸部疾病,如气胸、胸腔积液、胸膜肥厚、胸部外伤、肋骨骨折以及胸廓畸形等。 2. 循环系统疾患,急慢性左心衰竭、严重的风湿性心脏病、二尖瓣狭窄、先天性心脏病、室间隔缺损等。 3. 全身中毒,如一氧化碳中毒、亚硝酸盐中毒、使用镇静剂或麻醉剂过量、糖尿病酮症酸中毒以及尿毒症等。 4. 血液系统疾患,如严重贫血、高铁血红蛋白血症等。 5. 神经精神及肌肉病变: (1) 中枢神经系统疾病,如各种脑炎、脑膜炎、脑外伤、脑出血、脑肿瘤等。 (2) 周围神经疾病,如脊髓灰质炎累及颈部脊髓、急性感染性多发性神经炎等。 (3) 精神疾患,如癔症。 (4) 肌肉病变,常见的有重症肌无力、药物导致的呼吸肌麻痹等。 6. 腹部病变,如急性弥漫性腹膜炎、腹腔巨大肿瘤、大量腹水、麻痹性肠梗阻等。
要点二 呼吸困难的临床表现	1. 肺源性呼吸困难 ★★★★ (1) 吸气性呼吸困难,表现为胸骨上窝、锁骨上窝、肋间隙在吸气时明显凹陷,称为"三凹征",常伴有频繁干咳及高调的吸气性喘鸣音。见于急性喉炎、喉水肿、喉痉挛、白喉、喉癌、气管异物、支气管肿瘤或气管受压等。 (2) 呼气性呼气困难,呼气显著费力,呼气时间延长而缓慢,伴有广泛哮鸣音。常见于支气管哮喘、喘息性慢性支气管炎、慢性阻塞性肺气肿等。 (3) 混合性呼吸困难,吸气与呼气均感费力,呼吸频率浅而快。见于重症肺炎、重症肺结核、大面积肺不张、大块肺梗死、大量胸腔积液和气胸等。 2. 心源性呼吸困难 ★★★★ 主要由左心衰竭引起,具有以下特点: (1) 劳累性呼吸困难,在体力活动时出现或加重,休息时减轻或缓解。 (2) 端坐呼吸,常表现为平卧时加重,端坐位时减轻,故被迫采取端坐位或半卧位以减轻呼吸困难的程度。 (3) 夜间阵发性呼吸困难,左心衰竭时,因肺瘀血常出现阵发性呼吸困难,多在夜间入睡后发生。发作时,患者被迫坐起喘气和咳嗽,重者面色青紫、大汗、呼吸有哮鸣声,咳浆液性粉红色泡沫样痰,两肺底湿啰音,心率增快,此种呼吸又称为心源性哮喘。常见于高血压性心脏病、冠状动脉粥样硬化性心脏病、风湿性心瓣膜病、心肌炎等引起的左心衰竭。 3. 中毒性呼吸困难 ★★★★ (1) 代谢性酸中毒,呼吸深大而规则,可伴有鼾声,称 Kussmaul 呼吸。见于尿毒症、糖尿病酮症酸中毒。

续表

要点	内容
要点二 呼吸困难的临床表现	（2）药物及中毒，如吗啡、巴比妥类、有机磷农药中毒时，致呼吸减慢，也可呈潮式呼吸。一氧化碳、氰化物中毒时均可引起呼吸加快。 **4. 中枢性呼吸困难★★** 脑出血、颅内压增高、颅脑外伤等，呼吸变慢而深，并常伴有呼吸节律的异常。 **5. 癔症性呼吸困难★★** 其特点是呼吸非常频速和表浅，并常因换气过度而发生呼吸性碱中毒，出现口周、肢体麻木和手足搐搦，经暗示疗法可使呼吸困难减轻或消失。
要点三 呼吸困难的伴随症状	**★★★★** **1.** 伴有中等度以上发热、胸痛、咳嗽、咯痰或咯血的，多见于肺炎、胸膜炎、肺结核、肺癌合并感染、肺栓塞、慢性支气管炎、肺脓肿等。 **2.** 伴有午后低热、盗汗、乏力、食欲不振、消瘦的，多见于肺结核、结核性胸膜炎。 **3.** 伴有意识障碍者，主要见于肺性脑病、肝性脑病、尿毒症、各种中毒、脑炎、脑膜炎、脑出血、脑外伤等。

历年真题精选

1. 引起吸气性呼吸困难的疾病是

A. 气管肿瘤　　　　　　　B. 慢性阻塞性肺气肿　　　　　　C. 支气管哮喘

D. 气胸　　　　　　　　　E. 大块肺不张

答案：A；　考点：引起吸气性呼吸困难的疾病

解析：吸气性呼吸困难其病因主要是由气管上段及咽喉部的阻塞性疾病引起，如咽后脓肿、喉炎、肿瘤、异物、白喉等。故本题选择 A。

2. 左心功能不全发生夜间阵发性呼吸困难的机制是

A. 通气功能障碍　　　　　B. 换气功能障碍　　　　　　　　C. 呼吸中枢受抑制

D. 外周化学感受器调节紊乱　　E. 酸中毒

答案：B；　考点：夜间阵发性呼吸困难的机制

解析：左心衰竭发生呼吸困难的主要原因是肺瘀血和肺泡弹性降低，因而影响换气导致功能障碍。故本题选择 B。

3. 下列哪项是支气管哮喘呼吸困难的类型？

A. 呼气性　　　B. 吸气性　　　C. 混合性　　　D. 阵发性　　　E. 腹式呼吸消失

答案：A；　考点：呼吸困难的类型

解析：呼气性呼吸困难，病变在小支气管，表现为呼吸困难，呼气相对延长，伴哮鸣音，见于支气管哮喘及其他慢性阻塞性肺病。故本题选择 A。

4. 夜间阵发性呼吸困难，可见于

A. 急性脑血管疾病　　　　　　B. 癔病症

C. 急性感染所致的毒血症　　　D. 慢性阻塞性肺气肿　　　　　E. 左心功能不全

答案：E；　考点：夜间阵发性呼吸困难的临床意义

解析：急性脑血管疾病多表现为潮式呼吸和间停呼吸。癔病症多表现为精神性呼吸困难。急性感染所致的毒血症表现为潮式呼吸和间停呼吸。慢性阻塞性肺气肿多表现为呼气性呼吸困难。左心功能不全多表现为夜间阵发性呼吸困难。故本题选择 E。

细目八　水　肿

【考点透视】

1. 掌握水肿的问诊要点。

2. 理解水肿的临床表现。

3. 了解水肿的病因。

要点	内容
要点一 水肿的病因	1. 全身性水肿 (1) 心源性水肿,见于右心衰竭、慢性缩窄性心包炎等。 (2) 肾源性水肿,多由各种肾炎、肾病综合征等引起。 (3) 肝源性水肿,见于肝硬化、重症肝炎等。 (4) 营养不良性水肿,见于低蛋白血症和维生素 B_1 缺乏。 (5) 内分泌源性水肿,见于甲状腺功能减退症、垂体前叶功能减退症等黏液性水肿。 2. 局部性水肿,见于各种组织炎症、静脉阻塞(静脉血栓形成、静脉炎等)、淋巴回流受阻(丝虫病、淋巴管炎、肿瘤压迫等)及血管神经性水肿。
要点二 水肿的临 床表现	1. 全身性水肿★★★ (1) 心源性水肿,特点是下垂性水肿,严重者可出现胸水、腹水等,常伴有呼吸困难、心脏扩大、心率加快、颈静脉怒张、肝颈静脉回流征阳性等表现。 (2) 肾源性水肿,特点为早晨起床后眼睑或颜面水肿,以后发展为全身水肿,伴有血尿、少尿、蛋白尿、管型尿、高血压、贫血等表现。 (3) 肝源性水肿常有腹水,也可出现下肢踝部水肿并向上蔓延,头面部及上肢常无水肿。常伴有肝功能受损及门静脉高压等表现,可见肝掌、蜘蛛痣等。 (4) 营养不良性水肿,患者往往有贫血、乏力、消瘦等营养不良的表现。 (5) 内分泌源性水肿,见于甲状腺功能减退症等黏液性水肿,特点是非凹陷性,颜面及下肢较明显,病人常伴有精神萎靡、食欲不振。 2. 局部性水肿★★★ 见于组织炎症,如丹毒等,常伴红、热、痛。也见于静脉回流受阻,如血栓性静脉炎、静脉血栓形成等。水肿主要出现在病变局部或病变侧肢体,可见局部肿胀明显,或伴有静脉曲张。丝虫病可引起淋巴液回流受阻,出现象皮肿,以下肢常见。
要点三 水肿的问 诊要点	★★★★ 1. 水肿开始的部位及蔓延情况。 2. 既往疾病史,尤其是心、肝、肾、内分泌及结缔组织疾病史。是否有使用肾上腺皮质激素、睾丸酮、雌激素等药物史。 3. 伴随症状。伴颈静脉怒张、肝脏肿大和压痛、肝颈静脉反流征阳性,见于心源性水肿;伴高血压、蛋白尿、血尿、管型,见于肾源性水肿;伴肝掌、蜘蛛痣、黄疸、腹壁静脉曲张、脾肿大,见于肝源性水肿;伴消瘦、体重减轻,见于营养不良;伴怕冷、精神萎靡、动作缓慢、体重增加、表情呆板,见于甲状腺功能减退症。 4. 女性患者应注意水肿与月经、妊娠、体位的关系。

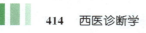 历年真题精选

以下症状不见于肝源性水肿者是

A. 蛋白尿   B. 蜘蛛痣   C. 腹壁静脉曲张 D. 肝掌   E. 黄疸

答案:A; 考点:肝源性水肿的伴随症状

解析:答案 B、C、D、E 均为肝源性水肿的伴随症状,答案 A 见于肾源性水肿,故选择 A。

细目九　皮肤黏膜出血

【考点透视】

1. 掌握皮肤黏膜出血的问诊要点。

2. 理解皮肤黏膜出血的临床表现。

3. 了解皮肤黏膜出血的病因。

要点	内容
要点一 皮肤黏膜出血的病因	**1. 血管壁结构与功能异常** (1) 先天性，如遗传性出血性毛细血管扩张症、血管性假性血友病、家族性单纯性紫癜等。 (2) 获得性，过敏性紫癜、药物性紫癜、感染性紫癜、中毒性紫癜、结缔组织疾病、维生素 C 缺乏症、单纯性紫癜等。 **2. 血小板数量与功能的异常** (1) 血小板减少：①生成减少：如急性白血病、再生障碍性贫血、感染或放疗及化疗后的骨髓抑制等。②破坏增多：如特发性血小板减少性紫癜、脾功能亢进等。③消耗过多：如弥散性血管内凝血、血栓性血小板减少性紫癜、溶血性尿毒综合征等。 (2) 血小板增多：见于原发性出血性血小板增多症、慢性粒细胞性白血病、脾切除后等。 (3) 血小板功能异常：①遗传性：血小板无力症、血小板病（主要为血小板第 3 因子异常）。②获得性：继发于感染、药物、尿毒症、肝病等。 **3. 凝血功能障碍** (1) 先天性，血友病、遗传性凝血酶原缺乏症、遗传性纤维蛋白原缺乏症等。 (2) 获得性，严重肝功能不全、尿毒症、维生素 K 缺乏症等。 **4. 抗凝及纤维蛋白溶解异常**，如毒蛇咬伤、敌鼠钠中毒、肝素使用过量、双香豆素过量、溶栓药过量等。
要点二 皮肤黏膜出血的临床表现	出血性疾病除可表现为皮肤及黏膜出血点、紫癜、瘀斑及血肿外，还可出现牙龈出血、鼻出血、血尿、便血、月经过多等症状，严重的可发生内脏出血。 出血性疾病的临床鉴别见下表。确诊往往需相应的实验室检查。 ★★★★ |	血管疾病	血小板疾病	凝血功能异常 | |---|---|---|---| | 家族史 | 少见 | 罕见 | 常见 | | 性别 | 女性多见 | 女性多见 | 男性多见 | | 病程 | 短暂、反复 | 短暂、反复 | 常为终身性 | | 皮肤紫癜 | 常见 | 多见 | 罕见 | | 血肿 | 罕见 | 可见 | 常见 | | 关节腔出血 | 罕见 | 罕见 | 常见 | | 内脏出血 | 罕见 | 常见 | 常见 | | 月经过多 | 少见 | 常见 | 少见 |
要点三 皮肤黏膜出血的问诊要点	★★★★ 1. 出血发生的年龄、患者的性别、有关家族史。 2. 有无药物过敏史、外伤史、感染及中毒史、肝肾疾病史。 3. 出血的部位、大小及特点，有无鼻出血、牙龈出血、关节腔出血、内脏出血。 4. 病程经过短暂或反复，还是终生经过。 5. 伴随症状。对称性、荨麻疹样或丘疹样紫癜伴关节痛、腹痛，多见于过敏性紫癜；伴广泛性出血（如鼻出血、牙龈出血、血尿、便血），提示血小板异常；伴血肿、关节腔出血或关节畸形，见于血友病。

历年真题精选

引起皮肤黏膜出血的原因有

A. 血管壁结构与功能异常　　　　B. 血小板数量与功能异常

C. 凝血功能障碍　　　　　　　　D. 抗凝及纤维蛋白溶解异常

E. 以上都是

答案：E；考虑：皮肤黏膜出血的原因

解析：A、B、C、D 均为皮肤黏膜出血的原因，故选 E。

细目十　恶心与呕吐

【考点透视】

1. 掌握恶心与呕吐的问诊要点。

2. 了解恶心与呕吐的病因。

要点	内容
要点一 恶心与呕吐的病因	1. 反射性呕吐 （1）消化系统疾病，如急慢性胃炎、消化性溃疡、胃肿瘤、幽门梗阻、非溃疡性消化不良等引起的呕吐常与进食有关，多伴有恶心先兆，吐后感轻松；肠源性呕吐见于急性肠炎、急性阑尾炎、肠梗阻等，肠梗阻者常伴腹痛、肛门停止排便排气；急慢性肝炎、急慢性胆囊炎、胆石症、胆道蛔虫、急性胰腺炎、急性腹膜炎等呕吐的特点是有恶心先兆，呕吐后不觉轻松。 （2）其他，如异味刺激、急慢性咽炎、肺炎、急性胸膜炎、肺梗死、急性心肌梗死、充血性心力衰竭、急性肾炎、泌尿系结石、急性肾盂肾炎、尿毒症、急性盆腔炎等也可引起呕吐。 2. 中枢性呕吐 （1）中枢神经系统疾病：①脑血管病：如高血压脑病、脑梗死、脑出血、椎-基底动脉供血不足等。②感染：如脑炎、脑膜炎、脑脓肿、脑寄生虫等。 （2）全身疾病：①感染。②内分泌与代谢紊乱：如早孕反应、甲状腺危象、Addison 病危象、糖尿病酮症酸中毒、水电解质及酸碱平衡紊乱等。③其他：如休克、缺氧、中暑、急性溶血。 （3）药物反应与中毒，如洋地黄、吗啡、雌激素、雄激素、环磷酰胺以及有机磷中毒、毒蕈中毒、酒精中毒、食物中毒等。 3. 前庭障碍性呕吐，常见于迷路炎、梅尼埃病、晕动病。常伴听力障碍、眩晕，发作时常有皮肤苍白、血压下降、心动过缓等。 4. 精神因素引起的呕吐，常见于胃肠神经症、癔症等。
要点二 恶心与呕吐的问诊要点	1. 呕吐与进食的关系★★　进食后出现的呕吐多见于胃源性呕吐。如餐后骤起而集体发病见于急性食物中毒。 2. 呕吐发生的时间★★★★　晨间呕吐发生在育龄女性要考虑早孕反应。服药后出现呕吐应考虑药物反应。乘飞机、车、船发生呕吐常提示晕动病。餐后 6 小时以上呕吐多见于幽门梗阻。 3. 呕吐的特点★★★★　有恶心先兆，呕吐后感轻松者多见于胃源性呕吐。喷射状呕吐多见于颅内高压，常无恶心先兆，吐后不感轻松，常伴剧烈头痛、血压升高、脉搏减慢、视神经乳头水肿。无恶心，呕吐不费力，全身状态较好者多见于神经性呕吐。 4. 呕吐物的性质★★★★　呕吐物呈咖啡色，见于上消化道出血。呕吐隔餐或隔日食物，并含腐酵气味，见于幽门梗阻。呕吐物含胆汁者多见于十二指肠乳头以下的十二指肠或空肠梗阻。呕吐物有粪臭者提示低位肠梗阻。呕吐物中有蛔虫者见于胆道蛔虫、肠道蛔虫。 5. 伴随症状★★★★ （1）伴发热见于全身或中枢神经系统感染、急性细菌性食物中毒。 （2）伴剧烈头痛见于颅内高压、偏头痛、青光眼。 （3）伴眩晕及眼球震颤见于前庭器官疾病。 （4）伴腹泻见于急性胃肠炎、急性中毒、霍乱等。 （5）伴腹痛见于急性胰腺炎、急性阑尾炎及空腔脏器梗阻等。 （6）伴黄疸见于急性肝炎、胆道梗阻、急性溶血。 （7）伴贫血、水肿、蛋白尿见于肾功能不全。

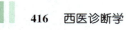

历年真题精选

1. 下列除哪项外，均可引起中枢性呕吐？

A. 耳源性眩晕　　　B. 洋地黄中毒　　　C. 尿毒症　　　D. 胆囊炎　　　E. 妊娠反应

答案：D；　考点：中枢性呕吐的临床意义。

解析：引起中枢性呕吐的疾病有：①中枢神经系统疾病（如脑血管疾病、肿瘤、外伤、偏头痛等）；②全身性疾病（如感染、内分泌与代谢紊乱等）；③药物反应与中毒药物（如洋地黄、吗啡中毒）。故本题选择 D。

2. 喷射性呕吐，可见于

A. 耳源性眩晕　　　B. 胃炎　　　　　C. 肠梗阻　　　　　D. 尿毒症　　　　　E. 脑炎

答案：E；　考点：喷射性呕吐的意义

解析：喷射性呕吐常发生在患有脑部疾病时，如脑炎或脑部肿瘤，因颅内压增高而出现喷射性呕吐。故选择 E。

3. 呕吐与头部位置改变有密切关系的疾病是

A. 脑炎　　　　　　　　　　　B. 耳源性眩晕　　　　　　　　　C. 妊娠反应

D. 尿毒症　　　　　　　　　　E. 糖尿病酮症酸中毒

答案：B；　考点：耳源性眩晕的特点

解析：耳源性眩晕是指前庭迷路感受异常引起的眩晕。当发生迷路积水（梅尼埃病）、晕动病（晕舟车病）、迷路炎、迷路出血或中毒、前庭神经炎或损害、中耳感染等都可引起体位平衡障碍，发生眩晕，由于前庭核通过内侧束与动眼神经核之间联系。所以本题选择 B。

细目十一　呕血与黑便

【考点透视】
1. 掌握呕血与黑便的问诊要点。
2. 了解呕血与黑便的病因。

要点	内容
	呕血和黑便是上消化道（Treitz 韧带以上）出血的主要症状；而暗红或鲜红的便血则多提示下消化道出血。但若上消化道出血量大、速度快，也可出现红色大便；下消化道出血若位置高（如高位小肠出血），停留时间长，也可出现黑便。
要点一 呕血与 黑便的 病因	1. 食管疾病，食管与胃底静脉曲张破裂、食管炎、食管癌、食管贲门黏膜撕裂、食管异物、食管裂孔疝。大出血者常见于食管与胃底静脉曲张破裂及食管异物穿刺主动脉。 2. 胃及十二指肠疾病，最常见的原因是消化性溃疡。非甾体类抗炎药及应激所致的胃黏膜病变出血也较常见。其他病因有胃肿瘤、急性及慢性胃炎、胃黏膜脱垂症、十二指肠炎等。 3. 肝、胆、胰的疾病，肝硬化、门静脉高压引起的食管与胃底静脉曲张破裂是引起上消化道出血的常见病因。胆道感染、胆石症、胆道肿瘤可引起胆道出血。胰腺癌、急性重症胰腺炎也可引起上消化道出血，但均少见。 4. 全身性疾病 (1) 血液疾病，如白血病、再生障碍性贫血、血小板减少性紫癜、过敏性紫癜、弥散性血管内凝血（DIC）等。 (2) 急性传染病，肾综合征出血热、钩端螺旋体病、急性重型肝炎等。 (3) 其他，尿毒症、慢性肺源性心脏病、结节性多动脉炎等。 上消化道大出血前三位的病因是：消化性溃疡、食管与胃底静脉曲张破裂、急性胃黏膜病变。★★
要点二 呕血与 黑便的 问诊要点	1. 是否为上消化道出血★★★★ 呕血应与咯血及口、鼻、咽喉部位出血鉴别。黑便应与食动物血、铁剂、铋剂等造成的黑便鉴别。 2. 估计出血量★★★★ 出血量达 5mL 以上可出现大便隐血试验阳性；达 50mL 以上可出现黑便；胃内蓄积血量达 250mL 可出现呕血；出血量一次达 400mL 以上可出现头昏、眼花、口干乏力、皮肤苍白、心悸不安、出冷汗、甚至昏倒；出血量达 1000mL 以上可出现周围循环衰竭。评估出血量还应参考呕血及便血量、血压及脉搏情况、贫血程度等。源自：人卫版《内科学》第 8 版教材。 3. 诱因 如饮食不节、饮酒及服用某些药物、严重创伤等。 4. 既往病史

续表

要点	内容
要点二 呕血与 黑便的 问诊要点	重点询问有无消化性溃疡、肝炎、肝硬化以及长期服药史。 **5. 伴随症状★★★★** (1) 伴慢性、周期性、节律性上腹痛，见于消化性溃疡。 (2) 伴蜘蛛痣、肝掌、黄疸、腹壁静脉曲张、腹水、脾肿大，见于肝硬化门静脉高压。 (3) 伴皮肤黏膜出血者，见于血液病及急性传染病。 (4) 伴右上腹痛、黄疸、寒战高热者，见于急性梗阻性化脓性胆管炎。

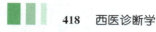

历年真题精选

1. 上消化道出血可单纯表现为呕血或黑便，也可两者兼有，这取决于
A. 原发病　　　　　　　　B. 出血部位　　　　　　　　C. 出血量
D. 在胃内停留时间　　　　E. 以上均非
答案：C；　考点：上消化道出血的特征表现
解析：一般在上消化道大量出血后，均有黑便，但不一定有呕血。只有胃内积血超过 300mL 可以出现呕血。出血部位在幽门以下者只表现为黑便，幽门以上者常有呕血。因此表现为呕血或黑便，或两者兼有，取决于出血量。故本题选择 C。

2. 呕血呈暗红色，是由于
A. 在胃中停留时间长，被氧化　　　　B. 是静脉血，非动脉血
C. 血红蛋白与胃酸结合而变性　　　　D. 患者在缺氧情况下发生呕血
E. 血红蛋白与硫化物结合而变性
答案：C；　考点：呕血成暗红色的原因
解析：呕血呈暗红色的原因是血红蛋白与胃酸结合而变性。故本题选择 C。

细目十二　黄　疸

【考点透视】
1. 掌握黄疸的概念、问诊要点。
2. 理解各型黄疸的病因、临床表现及实验室检查特点。
3. 了解胆红素的正常代谢途径。

要点	内容
要点一 黄疸的 概念	★★★血清总胆红素浓度升高致皮肤、黏膜、巩膜黄染称为黄疸。总胆红素在 $17.1\sim34.2\mu mol/L$，虽然浓度升高，但无黄疸出现，叫隐性黄疸；总胆红素浓度超过 $34.2\mu mol/L$，则可出现皮肤、黏膜、巩膜黄染，称为显性黄疸。
要点二 胆红素 的正常 代谢途径	1. 来源：血中胆红素主要来源于血红蛋白。正常情况下，衰老的红细胞被单核-巨噬细胞系统破坏，释放出血红蛋白并分解为胆红素、铁、珠蛋白。此时的胆红素为不溶于水的、非结合状态的胆红素，称为非结合胆红素或游离胆红素(UCB)，非结合胆红素随血流到达肝脏。 2. 肝内转变：游离胆红素在肝细胞内与葡萄糖醛酸结合形成葡萄糖醛酸胆红素，称为结合胆红素(CB)。结合胆红素为水溶性，可通过肾小球滤过后从尿中排出。 3. 排泄：进入毛细胆管的结合胆红素随胆汁经胆道进入肠道，在肠道内细菌的作用下，还原为无色的尿胆原(又称粪胆原)。大部分尿胆原自粪便排出。小部分尿胆原在肠内被重吸收入血液，经门静脉回肝脏，大部分在肝细胞内再变成结合胆红素，随胆汁排入肠道，形成"胆红素的肠肝循环"；其中小部分回肝的尿胆原则经体循环由肾脏排出，遇空气被氧化为尿胆素。

续表

要点	内容
要点三 各型黄疸的病因、临床表现及实验室检查特点	**1. 溶血性黄疸★★★** (1)病因：①先天性溶血性贫血：如遗传性球形红细胞增多症、珠蛋白生成障碍性贫血、蚕豆病等。②后天获得性溶血性贫血：自身免疫性溶血性贫血；同种免疫性溶血性贫血，如误输异型血、新生儿溶血；非免疫性溶血性贫血，如败血症、疟疾、毒蛇咬伤、毒蕈中毒、阵发性睡眠性血红蛋白尿等。 (2)临床表现：黄疸较轻，呈浅柠檬色。急性溶血时，起病急骤，出现寒战、高热、头痛、腰痛、呕吐，尿呈酱油色或茶色，严重者出现周围循环衰竭及急性肾功能衰竭。慢性溶血常有贫血、黄疸、脾肿大三大特征。 (3)实验室检查特点：血清总胆红素增多，以非结合胆红素为主，结合胆红素一般正常，尿胆原增多，尿胆红素阴性，具有溶血性贫血的改变，如贫血、网织红细胞增多、血红蛋白尿、骨髓红细胞系增生旺盛等。 **2. 肝细胞性黄疸★★★** (1)病因：病毒性肝炎、中毒性肝炎、肝硬化、肝癌、钩端螺旋体病、败血症、伤寒等。 (2)临床表现：黄疸呈浅黄至深黄，有乏力、食欲下降、恶心呕吐、甚至出血等肝功能受损的症状及肝脾肿大等体征。 (3)实验室检查特点：血清结合及非结合胆红素均增多。尿中尿胆原通常增多，尿胆红素阳性。大便颜色通常改变不明显。有转氨酶升高等肝功能受损的表现。 **3. 胆汁瘀积性黄疸(阻塞性黄疸)★★★** (1)病因：①肝外梗阻性黄疸：如胆道结石、胆管癌、胰头癌、胆道炎症水肿、胆道蛔虫、胆管狭窄等引起的梗阻。②肝内胆汁瘀积：胆汁排泄障碍所致，而无机械性梗阻，常见于内科疾病，如毛细胆管型病毒性肝炎、药物性胆汁瘀积、原发性胆汁性肝硬化、妊娠期特发性黄疸等。 (2)临床表现：黄疸深而色泽暗，甚至呈黄绿色或褐绿色。胆酸盐返流入血，刺激皮肤可引起瘙痒，刺激迷走神经可引起心动过缓。粪便颜色变浅或呈白陶土色。 (3)实验室检查特点：血清结合胆红素明显增多。尿胆原减少或阴性，尿胆红素阳性。大便颜色变浅。反映胆道梗阻的指标改变，如血清碱性磷酸酶及脂蛋白-X增高等。
要点四 黄疸的问诊要点	**1. 病史及诱因★★★** 疟疾、误输异型血等出现的黄疸多为溶血性黄疸；有肝炎病史或肝炎密切接触史，或长期使用对肝脏有害的药物，或长期从事肝脏有害的毒物接触史者，容易发生肝脏损害，出现肝细胞性黄疸；有胆石症、胆道蛔虫症、肝结石、胆道肿瘤或胆囊疾病患者，易于出现阻塞性黄疸。 **2. 病程★★★★** 黄疸持续时间短且反复出现的，要考虑胆石症、胆道蛔虫症、壶腹癌等；持续一段时间而逐渐消退者，要考虑肝炎；持续存在而进行性加重者，要考虑肝癌；病程长并持续不退者要考虑胆汁瘀积性肝硬化。 **3. 年龄★★** 新生儿黄疸常见于生理性黄疸、新生儿溶血性黄疸、新生儿败血症及先天性胆道闭锁等。儿童与青少年时期出现的黄疸要考虑先天性与遗传性疾病。病毒性肝炎也多见于儿童及青年人。中年人出现黄疸常见于胆道结石、肝硬化、原发性肝癌。老年人多考虑肿瘤。 **4. 伴随症状★★★★** 黄疸伴有右上腹绞痛的多见于胆石症；伴有上腹部钻顶样疼痛的见于胆道蛔虫症；伴有乏力、食欲不振、厌油腻、肝区疼痛的见于传染性肝炎；黄疸伴有进行性消瘦的应考虑肝癌、胰头癌、胆总管癌、壶腹癌等；黄疸伴有腹痛、发热的应考虑急性胆囊炎、胆管炎等。

历年真题精选

1. 下列关于溶血性黄疸的叙述，正确的是
A. 直接迅速反应阳性
B. 尿中结合胆红素阴性
C. 血中非结合胆红素不增加
D. 尿胆原阴性
E. 大便呈灰白色

答案：B； 考点：溶血性黄疸的定义及特点

解析：胆红素尿为尿内含有大量结合胆红素所致，呈深黄色，见于肝细胞性黄疸及阻塞性黄疸。因此在溶血性黄疸中，尿中结合胆红素多阴性。故选择B。

2. 下列除哪项外,均可引起阻塞性黄疸?

A. 疟疾　　　　　B. 胆管癌　　　　C. 肝癌　　　　D. 胆道蛔虫症　　　E. 总胆管结石

答案:A; 考点:可引起阻塞性黄疸的疾病

解析:可分为肝内胆汁瘀积和肝外胆汁瘀积。前者见于肝内泥沙样结石、癌栓、寄生虫病、毛细胆管型病毒性肝炎、药物性胆汁瘀积、原发性胆汁性肝硬化等。故本题选择 A。

细目十三　抽　搐

【考点透视】

1. 掌握抽搐的问诊要点。

2. 了解抽搐的病因。

要点	内容
要点一 抽搐的 病因	1. 颅脑疾病 (1)感染性疾病,如各种脑炎及脑膜炎、脑脓肿、脑寄生虫病等。 (2)非感染性疾病:①外伤:产伤、脑挫伤、脑血肿等。②肿瘤:原发性肿瘤(如脑膜瘤、神经胶质瘤等)及转移性脑肿瘤。③血管性疾病:脑血管畸形、高血压脑病、脑梗死、脑出血等。④癫痫。 2. 全身性疾病 (1)感染性疾病,如中毒性肺炎、中毒性菌痢、败血症、狂犬病、破伤风、小儿高热惊厥等。 (2)非感染性疾病:①缺氧:如窒息、溺水等。②中毒二外源性中毒,如药物、化学物;内源性中毒,如尿毒症、肝性脑病等。③代谢性疾病:如低血糖、低血钙等。④心血管疾病:如阿-斯综合征。⑤物理损伤:如中暑、触电等。⑥癔症性抽搐。
要点二 抽搐的 问诊要点	1. 病史及发病年龄★★★　有无产伤史、产后窒息史、癫痫史、颅脑疾病史、长期服药史以及心、肺、肝、肾及内分泌疾病史等。 2. 发作情况★★　有无诱因及先兆、意识丧失及大小便失禁、发作时肢体抽动次序及分布。 3. 伴随症状★★★★ (1)伴高热,见于颅内与全身的感染性疾病,小儿高热惊厥等。注意抽搐本身也可引起高热。 (2)伴高血压,见于高血压脑病、高血压脑出血、妊娠高血压综合征等。 (3)伴脑膜刺激征,见于各种脑炎及蛛网膜下腔出血等。 (4)伴瞳孔散大、意识丧失、大小便失禁,见于癫痫大发作。 (5)不伴意识丧失,见于破伤风、狂犬病、低钙抽搐、癔症性抽搐。 (6)伴肢体偏瘫者,见于脑血管疾病及颅内占位性病变。

历年真题精选

【B 型题】

(1～2 题共用选项)

A. 癔病症　　　　B. 破伤风　　　　C. 脑血管疾病　　　D. 中毒性痢疾　　　E. 菌膜炎

1. 抽搐伴高血压,肢体瘫痪,见于

答案:C

2. 抽搐伴苦笑面容,见于

答案:B; 考点:抽搐及伴随症状的临床意义

解析:癔病症是由明显的精神因素,如生活事件、内心冲突或情绪激动、暗示或自我暗示等而引起的一组疾病,表现为急性的短暂的精神障碍、身体障碍(包括感觉、运动和自主神经功能紊乱),没有器质性基础;破伤风见于烦躁不安,局部疼痛,肌肉牵拉,抽搐及强直、苦笑面容;脑血管疾病以骨骼肌痉挛为主要表现,可伴血压升高;中毒性痢疾可出现高热,烦躁谵妄,反复惊厥,神志昏迷,大便腥臭,伴有脓血或无大便。故 1 题选择 C,2 题选择 B。

细目十四　意识障碍

【考点透视】
1. 掌握意识障碍的伴随症状。
2. 理解意识障碍的临床表现。
3. 了解意识障碍的病因。

要点	内容
要点一 意识障碍的病因	**1. 颅脑疾病** （1）感染性疾病，见于各种脑炎、脑膜炎、脑脓肿、脑寄生虫感染等。 （2）非感染性疾病：①占位性病变：如脑肿瘤、颅内血肿、囊肿等。②脑血管疾病：如脑出血、蛛网膜下腔出血、脑栓塞、脑血栓形成、高血压脑病等。③颅脑外伤：如颅骨骨折、脑震荡、脑挫伤、颅内血肿等。④癫痫。 **2. 全身性疾病** （1）感染性疾病，见于全身严重感染性疾病，如伤寒、中毒性菌痢、重型肝炎、肾综合征出血热、钩端螺旋体病、中毒性肺炎、败血症等。 （2）非感染性疾病，①心血管疾病：阿—斯综合征、重度休克等。②内分泌与代谢性障碍：甲状腺危象、肾上腺皮质功能亢进或减退、糖尿病昏迷、低血糖。③其他可导致昏迷的疾病：尿毒症、肝性脑病、肺性脑病。④电解质及酸碱平衡紊乱：如稀释性低钠血症等。⑤外源性中毒：如严重食物或药物中毒、毒蛇咬伤、一氧化碳中毒等。⑥物理性损伤：中暑、触电、淹溺等。
要点二 意识障碍的临床表现	1. 嗜睡★★　嗜睡是最轻的意识障碍，患者处于病理的睡眠状态，表现为持续性的睡眠。轻刺激如推动或呼唤患者，可被唤醒，醒后能回答简单的问题或做一些简单的活动，但反应迟钝，刺激停止后，又迅速入睡。 2. 昏睡★★　指患者近乎不省人事，处于熟睡状态，不易唤醒。虽在强刺激下（如压迫眶上神经）可被唤醒，但不能回答问题或答非所问，而且很快又再次入睡。 3. 昏迷★★★　指意识丧失，任何强大的刺激都不能唤醒，是最严重的意识障碍。按程度不同又可分为： （1）浅昏迷：意识大部分丧失，强刺激也不能唤醒，但对疼痛刺激有痛苦表情及躲避反应。角膜反射、瞳孔对光反射、吞咽反射、眼球运动等都存在。 （2）中度昏迷：意识全部丧失，对强刺激的反应减弱，角膜反射、瞳孔对光反射迟钝，眼球活动消失。 （3）深昏迷：对疼痛等各种刺激均无反应，全身肌肉松弛，角膜反射、瞳孔对光反射、眼球活动均消失，可出现病理反射。 4. 意识模糊　意识模糊是一种常见的轻度意识障碍，意识障碍程度较嗜睡重。具有简单的精神活动，但定向力有障碍，表现为对时间、空间、人物失去了正确的判断力。 5. 谵妄　谵妄是一种以兴奋性增高为主的急性高级神经中枢活动失调状态。表现为意识模糊，定向力障碍，伴错觉、幻觉、躁动不安、谵语。谵妄常见于急性感染的高热期，也可见于某些中毒（急性酒精中毒）、代谢障碍（肝性脑病）等。
要点三 意识障碍的伴随症状	★★★★ 1. 伴发热，先发热后出现意识障碍见于严重感染性疾病；先出现意识障碍后出现发热见于脑出血、脑肿瘤、脑外伤等。 2. 伴呼吸缓慢，见于吗啡或巴比妥类中毒、颅内高压等。 3. 伴呼吸深大，见于尿毒症、糖尿病酮症酸中毒等。 4. 伴瞳孔散大，见于酒精中毒、癫痫、低血糖昏迷等。 5. 伴瞳孔缩小，见于海洛因、吗啡、巴比妥类、有机磷等中毒。 6. 伴高血压，常见于脑出血、高血压脑病、肾炎等。 7. 伴脑膜刺激征见于各种脑膜炎及蛛网膜下腔出血等。

历年真题精选

1. 下列哪项不属于意识障碍?
A. 嗜睡　　　　　B. 抽搐　　　　　C. 意识模糊　　　　　D. 谵妄　　　　　E. 昏迷

答案:B; 考点:意识障碍的分级

解析:轻度意识障碍包括意识模糊、嗜睡状态和朦胧状态。中度意识障碍包括混浊状态或精神错乱状态、谵妄状态。重度意识障碍包括昏睡状态或浅昏迷状态、昏迷状态、深昏迷状态和木僵状态。故本题选择 B。

2. 意识障碍伴瞳孔缩小,可见于
A. 阿托品中毒　　　　　B. 酒精中毒　　　　　C. 有机磷农药中毒
D. 癫痫　　　　　E. 肝昏迷

答案:C; 考点:意识障碍及其伴随症状的临床意义

解析:瞳孔缩小常见于虹膜炎、有机磷农药中毒、吗啡的影响等;瞳孔扩大多见于阿托品类药物影响、外伤、青光眼绝对期、濒死状态;而伴有意识障碍的选项有 C、D、E,只有选项 C 同时满足题目要点,故本题选择 C。

3. 下列不属谵妄表现的是?
A. 意识大部分丧失　　B. 谵语　　　　　C. 躁动不安　　　　　D. 意识模糊　　　　　E. 错觉

答案:A; 考点:谵妄的临床表现

解析:谵妄是一种以兴奋性增高为主的高级神经中枢急性活动失调状态,是在意识清晰度降低的同时,表现有定向力障碍及自身认识障碍,并产生大量的幻觉、错觉并躁动不安,并无意识丧失。故本题选择 A。

第二单元　问　诊

【考点透视】

掌握问诊的内容。

要点	内容
要点 问诊的 内容	★★★★ 1. 一般项目,包括姓名、性别、年龄、婚否、出生地、民族、工作单位、职业、现住址、就诊或入院日期、病史记录日期、病史叙述者等。 2. 主诉,指病人就诊的主要原因,是感觉最明显、最痛苦的症状或体征及持续时间。主诉要有显著的意向性,确切的主诉常可提供对某系统疾病的诊断线索。尽可能用患者自己的言词,不用诊断用语。如"反复上腹隐痛 8 年,解黑大便 2 天""活动后心慌、气短 2 年,下肢水肿 1 周""进行性吞咽困难 1 月余"等。对当前无症状表现,诊断资料和入院目的又十分明确的患者,也可用以下方式记录主诉。如"血糖升高 2 个月,入院进一步检查","发现胆囊结石 2 个月,入院接受手术治疗"。 3. 现病史,包括以下几个方面:①起病情况:起病时间、起病急缓、有无病因或诱因等。②主要症状特征:包括症状的部位、性质、持续时间和程度等。③病因和诱因:应问问与本次发病有关的病因(如外伤、中毒、感染、遗传、变态反应等)和诱因(如气候变化、环境改变、情绪激动或抑郁、饮食起居失调等)。④病情发展与演变过程:起病后主要症状的变化是持续性还是发作性,是进行性加重还是逐渐好转,缓解或加重的因素等。⑤伴随症状。⑥诊治经过。⑦患者的一般情况。 4. 既往史,包括患者既往的健康状况和过去曾经患过的疾病(包括各种传染病)、外伤手术、预防接种、过敏史等,尤其是与现病有密切关系的疾病的历史。如冠心病的患者,应当询问过去是否有过高血压病、血脂异常、糖尿病等;对风湿性心脏病患者,应询问过去是否有反复咽痛、游走性关节痛等;对肝硬化的患者,应询问过去是否有过黄疸、营养障碍及酗酒史;气胸患者,应询问既往有无肺结核、慢性阻塞性肺疾病等。 5. 个人史,包括:①社会经历:出生地、居住地区和居留时间、受教育程度、经济生活和业余爱好。②职业和工作条件:工种、劳动环境、对工业毒物的接触情况及时间。③习惯与嗜好:起居与卫生习惯、饮食的规律与质量、烟酒嗜好及摄入量,以及异嗜癖和麻醉毒品等。④冶游史。

续表

要点	内容
要点 问诊的 内容	6. 婚姻史,询问患者的婚姻状况,是未婚、已婚,还是离异等。
	7. 月经生育史,女性应询问其月经初潮年龄、每次经期相隔日数、行经日数、闭经年龄,记录如下:
	初潮年龄$\dfrac{每次行经日数}{经期相隔日数}$末次月经时间(或闭经年龄)
	生育史包括妊娠、生育次数,有无早产、剖宫产、死胎、产褥热及计划生育情况。
	8. 家族史,应重点针对血友病、糖尿病、高血压病、中风、癫痫、恶性肿瘤、哮喘等变态反应性疾病等。

历年真题精选

【B型题】

(1～2题共用选项)

A. 呼吸困难　　B. 呕吐　　C. 腰痛　　D. 肌肉震颤　　E. 腹泻

1. 属呼吸系统疾病问诊内容的是

答案:A

2. 属循环系统疾病问诊内容的是

答案:A; 考点:问诊内容

解析:呼吸困难、咳嗽、咳痰、咯血和胸痛等是呼吸系统疾病最主要症状;循环系统疾病的主要症状为:呼吸困难、心悸、咳嗽、咯血、水肿及心前区疼痛等;消化系统疾病的主要症状是呕吐和腹泻;腰痛是泌尿系统疾病的主要症状;肌肉震颤常为神经系统、内分泌系统疾病的表现。故两道题均选择A。

第三单元　检体诊断

细目一　基本检查法

考点透视

掌握基本检查法的常用触诊方法及其适用范围和注意事项、叩诊的方法及常见叩诊音、嗅诊常见异常气味及临床意义。

要点	内容
要点一 常用触诊 方法及其 适用范围 和注意 事项	★★★★
	手的感觉以指腹和掌指关节掌面的皮肤较为敏感,指腹皮肤最为敏感,因此触诊多用于这两个部位。根据检查目的的不同,触诊分为浅部触诊和深部触诊。
	1. 浅部触诊,主要用于检查体表浅在病变,如关节、软组织、浅部的动脉、静脉、神经、阴囊和精索等。
	2. 深部触诊,主要用于腹腔内病变和脏器的检查。
	(1) 深部滑行触诊,主要适用于腹腔深部包块和胃肠病变的检查。
	(2) 双手触诊,适用于肝、脾、肾、子宫和腹部肿物的检查。
	(3) 深压触诊,用于探测腹部深在病变部位或确定腹腔压痛点,如阑尾压痛点、胆囊压痛点等。检查反跳痛时,在深压的基础上迅速将手抬起,并询问患者疼痛感觉是否加重或观察患者面部是否有痛苦表情。
	(4) 冲击触诊(浮沉触诊法),适用于大量腹水而肝、脾难以触及时。
要点二 叩诊的方 法及常 见叩诊音	1. 叩诊方法★★★★
	(1) 间接叩诊法,叩诊时左手中指第2指节紧贴于叩诊部位,其余手指稍微抬起,勿与体表接触;右手各指自然弯曲,以右手中指指端叩击左手中指第2指骨的前端。叩击方向应与叩诊部位的体表垂直,主要以活动腕关节与指掌关节进行叩诊,避免肘关节及肩关节参加活动。叩击动作要灵活、短促,富有弹性。叩击后右手中指立即抬起,以免影响音响的振幅与频率。在一个部位每次只需连续叩击2～3下,如印象不深,可再连续叩击2～3下,不间断地连续叩击反而不利于对叩诊音的分辨。叩击用力要均匀适中,使产生

续表

要点	内容
	的音响一致,才能正确判断叩诊音的变化。叩击力量的轻重,应根据不同的检查部位、病变组织的性质、范围大小、位置深浅等具体情况而定。 (2) 直接叩诊法,适用于胸部或腹部面积较广泛的病变,如胸膜粘连或增厚、气胸、大量胸水或腹水等。 **2. 常见叩诊音★★★★**
要点二 叩诊的方法及常见叩诊音	(1) 清音。清音是一种频率为100~128Hz,振动持续时间较长的音响,为不甚一致的非乐性叩诊音。清音是正常肺部的叩诊音,提示肺组织的弹性、含气量和致密度正常。 (2) 浊音。浊音是一种音调较高、音响较弱、振动持续时间较短的非乐性叩诊音。在叩击被少量含气组织覆盖的实质脏器时产生,如叩击被肺的边缘所覆盖的心脏或肝脏部分,或病理状态下肺组织含气量减少(如肺炎)所表现的叩诊音。 (3) 鼓音。鼓音是一种和谐的乐音,如同击鼓声。与清音相比响音更强,振动持续时间也较长,在叩击含有大量气体的空腔器官时出现。正常见于左下胸的胃泡区及腹部;病理情况下,见于肺空洞、气胸或气腹等。 (4) 过清音。属于鼓音范畴的一种变音,介于鼓音与清音之间,音调较清音低,音响较清音强。过清音的出现提示肺组织含气量增多、弹性减弱,临床常见于肺气肿。 (5) 实音(重浊音或绝对浊音)。实音是一种音调较浊音更高、音响更弱、振动时间更短的非乐音。生理情况下,见于叩击不含气的实质脏器,如心脏、肝脏;病理状态下,见于大量胸腔积液或肺实变等。
要点三 嗅诊常见异常气味及临床意义	**★★★★** 1. 痰液。血腥味,见于大咯血的患者;痰液恶臭,提示支气管扩张症或肺脓肿。 2. 脓液。恶臭味应考虑气性坏疽的可能。 3. 呕吐物。粪臭味见于肠梗阻,酒味见于饮酒或醉酒等,浓烈的酸味见于幽门梗阻或狭窄等。 4. 呼气味。浓烈的酒味见于酒后或醉酒,刺激蒜味见于有机磷农药中毒,烂苹果味见于糖尿病酮症酸中毒,氨味见于尿毒症,腥臭味见于肝性脑病。

历年真题精选

1. 下列除哪项外,均可为正常的叩诊音?

A. 震水音   B. 清音   C. 鼓音   D. 浊音   E. 实音

答案:A; 考点:正常的叩诊音

解析:叩诊音临床上分为清音、鼓音、过清音、浊音和实音5种。故本题选择A。

2. 过清音见于

A. 叩击富有弹性、含气量正常的肺组织所产生的音响

B. 叩击含有大量气体的空腔脏器时出现

C. 叩击含气量增多、弹性减退的肺组织时出现

D. 叩击不含气的实质性脏器时出现

E. 叩击各种原因所致含气减少的肺组织时出现

答案:C; 考点:过清音

解析:过清音是属于鼓音范畴的一种变音,介于鼓音与清音之间。过清音的出现提示肺组织含气量增多,弹性减弱,临床常见于肺气肿。故本题选择C。

细目二　全身状态检查

【考点透视】

1. 掌握全身检查的体温测量、脉搏检查、血压测量、发育判断、营养状态检查、意识状态判定、体位检查、面容检查、步态检查。

2. 理解疾病情况下各种检查的阳性体征。

要点	内容
要点一 体温测量	**★★** 1. 口腔温度。将消毒过的口腔温度计(简称口表)的水银柱甩到 35℃以下,水银端置于舌下,紧闭口唇,不用口腔呼吸,测量 5 分钟后读数。正常值为 36.3℃～37.2℃。口测法温度虽较可靠,但对婴幼儿及意识障碍者则不宜使用。 2. 肛门温度。患者取侧卧位,将直肠温度计(简称肛表)的水银柱甩到 35℃以下,肛表水银端涂以润滑剂,徐徐插入肛门,深达肛表的一半为止,放置 5 分钟后读数。正常值为 36.5℃～37.7℃。肛门温度较口腔温度高 0.3℃～0.5℃。适用于小儿及神志不清的患者。 3. 腋下温度。擦干腋窝汗液(有汗会使腋温低),将腋窝温度计(简称腋表)的水银柱甩到 35℃以下,温度计的水银端放在患者腋窝深处,嘱患者用上臂将温度计夹紧,放置 10 分钟后读数。正常值为 36℃～37℃。腋测法较安全、方便,不易发生交叉感染。 正常人 24 小时内体温略有波动,相差不超过 1℃。生理状态下,运动或进食后体温稍高,老年人体温略低,妇女在月经期前或妊娠期略高。
要点二 脉搏检查	**★★★★** 脉搏的检查方法通常是以 3 个手指(示指、中指、环指)的指端来触诊桡动脉的搏动。如桡动脉不能触及,也可触摸肱动脉、颞动脉和颈动脉等。 正常成人,在安静状态下脉率为 60～100 次/分钟。儿童较快,婴幼儿可达 130 次/分钟。病理状态下,发热、疼痛、贫血、甲状腺功能亢进症、心力衰竭、休克、心肌炎等,脉率增快;颅内高压、病态窦房结综合征、二度及以上窦房或房室传导阻滞,或服用强心苷、钙拮抗剂、β受体阻滞剂等药时,脉率减慢。临床上除注意脉率增快或减慢之外,还应注意脉率与心率是否一致。心房颤动时,脉率少于同时计数的心率,这种现象称为脉搏短绌。
要点三 血压测量	**1. 直接测量法★** 用特制的导管经穿刺周围动脉,送入主动脉,导管末端经换能器外接床旁监护仪,自动显示血压。此法技术要求高,且属有创,仅适用于危重和大手术的患者。 **2. 间接测量法★★★★** 即现广泛应用的袖带加压法。此法常用的血压计有汞柱式、弹簧式和电子血压计,以汞柱式为最常用。临床上通常采用间接方法在上臂肱动脉部位测取血压值。被检查者安静休息至少 5 分钟,在测量前 30 分钟内禁止吸烟和饮咖啡,排空膀胱。裸露右上臂,肘部置于与右心房同一水平(坐位平第 4 肋软骨,仰卧位平腋中线)。首次就诊者左、右臂的血压应同时测量,并予记录。让受检者脱下该侧衣袖,露出手臂并外展 45°,将袖带平展地缚于上臂,袖带下缘距肘窝横纹约 2～3cm,松紧适宜。检查者先于肘窝处触知肱动脉搏动,再将听诊器体件置于肱动脉上,轻压听诊器体件。然后用橡皮球将空气打入袖带,待动脉音消失,再将汞柱升高 20～30mmHg(1mmHg＝0.133kPa)后,开始缓慢(2～6mmHg/s)放气,心率较慢时放气速率也较慢,获取舒张压读数后快速放气至零。测压时双眼平视汞柱表面,根据听诊结果读出血压值。当听到第一个声音时所示的压力值是收缩压;继续放气,声音消失时血压计上所示的压力值是舒张压(个别声音不消失者,可采用变音值作为舒张压并加以注明)。正常人两上肢血压可有 5～10mmHg 的差别,下肢血压较上肢高 20～40mmHg,但在动脉穿刺或插管直接测量时则无显著差异。 根据《中国高血压防治指南》(2010 年修订版),血压水平的定义和分类标准见下表。 **★★★★** <table><tr><th>类别</th><th>收缩压(mmHg)</th><th></th><th>舒张压(mmHg)</th></tr><tr><td>正常血压</td><td><120</td><td>和</td><td><80</td></tr><tr><td>正常高值</td><td>120～139</td><td>和(或)</td><td>80～89</td></tr><tr><td>高血压</td><td>≥140</td><td>和(或)</td><td>≥90</td></tr><tr><td>1 级高血压(轻度)</td><td>140～159</td><td>和(或)</td><td>90～99</td></tr><tr><td>2 级高血压(中度)</td><td>160～179</td><td>和(或)</td><td>100～109</td></tr><tr><td>3 级高血压(重度)</td><td>≥180</td><td>和(或)</td><td>≥110</td></tr><tr><td>单纯收缩期高血压</td><td>≥140</td><td>和</td><td><90</td></tr></table>

要点	内容
要点三 血压测量	**3. 血压变异的临床意义★★★★** (1) 高血压：未服抗高血压药的情况下，收缩压≥140mmHg 和（或）舒张压≥ 90mmHg，即为高血压。如果只有收缩压达到高血压标准，则称为单纯收缩期高血压。高血压绝大多数见于高血压病（亦称原发性高血压）；继发性高血压少见（约＜5%），见于肾脏疾病、肾上腺皮质或髓质肿瘤、肢端肥大症、甲状腺功能亢进症、妊娠高血压综合征等所致的血压增高。 (2) 低血压：血压低于 90/60mmHg 时，称为低血压。常见于休克、急性心肌梗死、心力衰竭、心包填塞、肾上腺皮质功能减退等，也可见于极度衰竭的病人。 (3) 脉压增大和减小：脉压＞40mmHg 称为脉压增大，见于主动脉瓣关闭不全、动脉导管未闭、动静脉瘘、高热、甲状腺功能亢进症、严重贫血、动脉硬化等。脉压＜30mmHg 称为脉压减小，见于主动脉瓣狭窄、心力衰竭、休克、心包夜、缩窄性心包炎等。
要点四 发育判定	发育的正常与否，通常以年龄与体格成长状态（身高、体重）、智力和性征（第一、第二性征）之间的关系来判断。发育正常时，年龄与体格、智力和性征的成长状态是相应的。 发育正常与否还与遗传、内分泌、营养代谢、生活条件及体育锻炼等多种因素的影响有关。 ★★★一般成人发育正常的指标包括：头部的长度为身高的 1/7～1/8；胸围为身高的 1/2；双上肢展开后，左右指端的距离与身高基本一致；坐高等于下肢的长度。正常人各年龄组的身高与体重之间存在一定的对应关系。 临床上的病态发育与内分泌的改变密切相关。在发育成熟前，如出现垂体前叶功能亢进，可致体格异常高大，称为巨人症；如发生垂体功能减退，可致体格异常矮小，称为垂体性侏儒症。甲状腺对体格发育具有促进作用，发育成熟前，如患甲状腺功能亢进时，可因代谢增强、食欲亢进，导致体格发育有所改变；如发生甲状腺功能减退，可导致体格矮小和智力低下，称为呆小病。婴幼儿时期营养不良亦可影响发育，如维生素 D 缺乏时可致佝偻病。性激素可促进第二性征的变化，如结核病、肿瘤破坏了性腺的分泌功能时，可导致第二性征的改变。男性患者出现"阉人"征，表现为上、下肢过长，骨盆宽大，无胡须，毛发稀少，皮下脂肪丰满，外生殖器发育不良，发音女声；女性患者出现乳房发育不良、闭经、体格男性化、多毛、皮下脂肪减少、发音男声。 临床上根据身体各部发育的外观表现，包括骨骼、肌肉的生长与脂肪分布的状态等，把成年人的体型分为以下三种： 1. 匀称型，表现为身体各部分结构匀称适中，腹上角 90°左右，见于多数正常成人。 2. 瘦长型，表现为体高肌瘦、颈细长、肩宽下垂、胸廓扁平、腹上角小于 90°。 3. 矮胖型，表现为体格粗壮、颈粗短、肩宽平、胸围大、腹上角大于 90°。
要点五 营养状态检查	★★★营养状态是鉴定健康和疾病程度的标准之一。机体营养状态与多种因素有关，如与食物的摄入、消化、吸收和代谢等密切相关。 **1. 判定方法** 营养状态的好坏，可根据皮肤、毛发、皮下脂肪、肌肉的发育情况来综合判断，临床上常用良好、中等、不良三个等级来概括。 (1) 良好：黏膜红润，皮肤光泽，弹性良好，皮下脂肪丰满而有弹性，肌肉结实，指甲、毛发润泽，肋间隙及锁骨上窝深适中，肩胛部和腹部肌肉丰满，精神饱满。 (2) 不良：黏膜干燥，皮肤弹性减低，皮下脂肪菲薄，肌肉松弛无力，指甲粗糙无光泽，毛发稀疏，肋间隙、锁骨上窝凹陷，肩胛部和髂骨突出，精神萎靡。 (3) 中等：介于良好与不良之间。 **2. 常见的营养异常状态** (1) 营养不良：体重减轻到低于标准体重的 90% 时称为消瘦。主要见于长期的慢性感染（如结核病、血吸虫病等）、恶性肿瘤（如食管癌、胃癌等）、某些内分泌疾病（如糖尿病、垂体功能减退症）以及精神性厌食。

要点	内容
要点五 营养状 态检查	(2) 肥胖：超过标准体重20%以上者为肥胖。主要由于摄食过多所致。此外，内分泌、家族遗传、生活方式与运动、精神因素等皆有影响。肥胖一般分为单纯性肥胖(全身脂肪分布均匀，一般无异常表现，常有一定的遗传倾向)和继发性肥胖(多由内分泌疾病引起，如肾上腺皮质功能亢进症)两类。
要点六 意识状 态判定	★★★检查者可通过与患者交谈来了解其思维、反应、情感活动、计算能力、记忆力、注意力、定向力(即对时间、人物、地点，以及对自己本身状态的认识能力)等方面的情况。对较为严重者应同时做痛觉试验(如重压患者眶上缘)、瞳孔对光反射、角膜反射、腱反射等，以判断有无意识障碍及其程度。对昏迷患者，重点注意生命体征，尤其是呼吸的频率和节律，瞳孔大小，眼底有无视乳头水肿、出血，有无偏瘫、锥体束征、脑膜刺激征等。
要点七 面容检查	★★★★ 1. 急性(热)病容，表现为面色潮红，兴奋不安，口唇干燥，呼吸急促，表情痛苦，有时鼻翼扇动，口唇疱疹。常见于急性感染性疾病，如肺炎链球菌肺炎、流行性脑脊髓膜炎、急性化脓性阑尾炎等。 2. 慢性病容，可见面容憔悴，面色晦暗或苍白无华，双目无神，表情淡漠等。多见于肝硬化、慢性肾炎等慢性消耗性疾病。 3. 肝病面容，可见面颊瘦削，面色灰褐，额部、鼻背、双颊有褐色色素沉着，见于慢性肝炎、肝硬化等。 4. 肾病面容，表现为面色苍白，眼睑、颜面浮肿，舌质淡，边缘有齿痕，见于慢性肾炎、慢性肾盂肾炎、慢性肾功能衰竭等。 5. 甲亢面容，可见眼裂增大，眼球突出，目光闪烁，呈惊恐貌，兴奋不安，烦躁易怒，见于甲状腺功能亢进症。 6. 黏液性水肿面容，表现为面色苍白，睑厚面宽，颜面浮肿，目光呆滞，反应迟钝，眉毛、头发稀疏，舌色淡、胖大。见于甲状腺功能减退症。 7. 二尖瓣面容，可见面色晦暗，双颊紫红，口唇轻度发绀。见于风湿性心瓣膜病、二尖瓣狭窄。 8. 伤寒面容，可见表情淡漠，反应迟钝，呈无欲状态。见于伤寒、脑脊髓膜炎、脑炎等高热衰弱患者。 9. 苦笑面容，发作时牙关紧闭，面肌痉挛，呈苦笑状。见于破伤风。 10. 满月面容，面圆如满月，皮肤发红，常伴痤疮和小须。见于库欣综合征及长期应用肾上腺皮质激素的患者。 11. 肢端肥大症面容，头颅增大，脸面变长，下颌增大并向前突出，眉弓及两颧隆起，唇舌肥厚，耳鼻增大。见于肢端肥大症。 12. 面具面容，面部呆板、无表情，似面具样，见于震颤麻痹等。
要点八 体位检查	★★★★体位是指休息状态下身体所处的位置。体位对某些疾病的诊断具有一定的意义，常见的体位有以下几种： 1. 自动体位。身体活动自如，不受限制，见于正常人、轻病或疾病早期。 2. 被动体位。患者不能随意调整或变换体位，需别人帮助才能改变体位。见于极度衰弱或意识丧失的患者。 3. 强迫体位。患者为减轻疾病所致的痛苦，被迫采取的某些特殊体位。常见的体位有以下几种： (1) 强迫仰卧位。患者仰卧，双腿蜷曲，借以减轻腹部肌肉紧张。见于急性腹膜炎等。 (2) 强迫俯卧位。通过俯卧位减轻脊背肌肉的紧张程度，常见于脊柱疾病。 (3) 强迫侧卧位。通过侧卧于患侧，以减轻疼痛，且有利于健侧代偿呼吸。见于一侧胸膜炎及大量胸腔积液。 (4) 强迫坐位。患者坐于床沿，以两手置于膝盖上或扶持床边。见于心、肺功能不全者。 (5) 强迫蹲位。活动中因呼吸困难和心悸而采取蹲位以缓解症状。见于发绀型先天性心脏病。 (6) 辗转体位。患者坐卧不安，辗转反侧。见于胆绞痛、肾绞痛、肠绞痛等。 (7) 角弓反张位。患者颈及脊背肌肉强直，头向后仰，胸腹前凸，背过伸，躯干呈反弓形。见于破伤风、小儿脑膜炎等。

续表

要点	内容
要点九 步态检查	★★★★步态指走动时所表现的姿态。健康人的步态因年龄、机体状态和职业影响而有不同的表现,如小儿喜急行或小跑,青壮年矫健快速,老年人则常为小步慢行。某些疾病可导致特征性步态,有助于疾病的诊断。常见的典型异常步态如下: 1. 痉挛性偏瘫步态。瘫痪侧上肢呈内收、旋前,指、肘、腕关节屈曲,无正常摆动;下肢伸直并外旋,举步时将患侧骨盆抬高以提起瘫痪侧下肢,然后以髋关节为中心,脚尖拖地,向外划半个圆圈并跨前一步,故又称划圈样步态。多见于急性脑血管疾病的后遗症。 2. 醉酒步态。行走时重心不稳,左右摇晃,状如醉汉。见于小脑病变、酒精中毒等。 3. 慌张步态。行时头及躯干前倾,步距较小,起步动作慢,但行走后越走越快,有难以止步之势,见于震颤麻痹。 4. 蹒跚步态(鸭步)。走路时身体左右摇摆似鸭行,见于佝偻病、大骨节病、进行性肌营养不良、先天性双髋关节脱位等。 5. 共济失调步态。起步时一脚高抬,骤然垂落,且双目向下注视,两脚间距很宽,以防身体倾斜,闭目时不能保持平衡。见于小脑或脊髓后索病变,如脊髓痨。 6. 剪刀步态。双下肢肌张力过高,行走时两腿交叉呈剪刀状,见于脑瘫或截瘫患者。 7. 间歇性跛行。行走时,因下肢突发疼痛而停止前行,休息后继续前行,见于严重下肢动脉硬化等。

历年真题精选

1. 下列各项,属被动体位的是

A. 角弓反张　　　B. 翻动体位　　　C. 肢体瘫痪　　　D. 端坐呼吸　　　E. 以上均非

答案:C; 考点被动体位的内容

解析:被动体位是指患者不能自己调整和变换肢体和躯干的位置,见于极度衰弱和意识丧失者。故本题选择C。

2. 正常人呼吸与脉搏之比为

A. 1:1　　　B. 1:2　　　C. 1:3　　　D. 1:4　　　E. 1:5

答案:D; 考点:正常人呼吸与脉搏之比

解析:正常人呼吸运动的频率为16～18次/分,与脉搏之比约为1:4。节律均匀而整齐。故本题选择D。

3. 我国高血压病最常见的死亡原因是

A. 高血压危象　　　B. 急性脑血管病　　　C. 尿毒症　　　D. 心力衰竭　　　E. 缺血性心脏病

答案:B; 考点:高血压病最常见的死亡原因

解析:高血压病常常导致急性脑血管病,而急性脑血管病是一种威胁中老年人生命的常见病,在我国城乡约居各类死因的第二位,是全世界引起死亡的三大病症之一。故本题选择B。

细目三　皮肤检查

【考点透视】

掌握皮肤检查的皮肤检查的弹性、颜色、湿度检查;皮疹、皮下出血、蜘蛛痣、皮下结节检查;水肿、皮下气肿、毛发检查。

要点	内容
要点一 弹性、颜色、 湿度检查	1. 皮肤弹性★★★　皮肤弹性与年龄、营养状态、皮下脂肪及组织间隙所含液量有关。检查时,常取手背或上臂内侧部位,用拇指和示指将皮肤捏起,正常人于松手后皮肤皱褶迅速平复。弹性减弱时皱褶平复缓慢,见于长期消耗性疾病或严重脱水的患者。发热时血液循环加速,周围血管充盈,皮肤弹性可增加。

要点	内容
要点一 弹性、颜色、湿度检查	**2. 皮肤颜色★★★★** (1) 发红。皮肤发红是由毛细血管扩张充血、血流加速及增多所致。生理情况下见于饮酒、日晒、运动、情绪激动等;病理情况下见于发热性疾病、阿托品和一氧化碳中毒等。一氧化碳中毒患者的皮肤、黏膜呈樱桃红色。皮肤持久性发红可见于库欣(Cushing)综合征及真性红细胞增多症。 (2) 苍白。皮肤黏膜苍白可由贫血、末梢毛细血管痉挛或充盈不足引起,常见于贫血、寒冷、惊恐、休克、虚脱以及主动脉瓣关闭不全等;只有肢端苍白者,可能与肢体血管痉挛或阻塞有关,如雷诺病、血栓闭塞性脉管炎。 (3) 黄染。皮肤黏膜呈不正常的黄色,称为黄染。主要见于因胆红素浓度增高引起的黄疸。黄疸早期或轻微时见于巩膜及软腭黏膜,较明显时才见于皮肤。黄疸见于肝细胞损害、胆道阻塞或溶血性疾病。过多食用胡萝卜、南瓜、橘子等,使胡萝卜素在血中的含量增加,可使皮肤黄染,但发黄的部位多在手掌、足底皮肤,一般不发生于巩膜和口腔黏膜。长期服用带有黄颜色的药物,如阿的平、呋喃类等也可使皮肤发黄,严重者可表现巩膜黄染,但这种巩膜黄染以角膜缘周围最明显,离角膜缘越远,黄染越浅,这是与黄疸鉴别的重要特征。 (4) 发绀。皮肤黏膜呈青紫色,主要因单位容积血液中脱氧血红蛋白增多(>50g/L)所致。发绀的常见部位为舌、唇、耳廓、面颊和指端。 (5) 色素沉着。由于表皮基底层的黑色素增多,以致部分或全身皮肤色泽加深,称为色素沉着。全身性色素沉着多见于慢性肾上腺皮质功能减退,肝硬变、肝癌晚期等也可引起不同程度的皮肤色素沉着。妇女在妊娠期,面部、额部可发生棕褐色对称性色素斑片,称为妊娠斑。老年人全身或面部也可发生散在的斑片,称老年斑。 (6) 色素脱失。指皮肤色素局限性或全身性减少或缺失。当缺乏酪氨酸酶导致酪氨酸不能转化为多巴而形成黑色素时,即可发生色素脱失,见于白癜风、黏膜白斑、白化症等。 **3. 湿度与出汗★★★**　出汗增多见于风湿热、结核病、甲状腺功能亢进症、佝偻病、布氏杆菌病等;盗汗(夜间睡后出汗)见于肺结核活动期;冷汗(手脚皮肤发凉、大汗淋漓)见于休克与虚脱;无汗见于维生素 A 缺乏症、黏液性水肿、硬皮病和脱水等。
要点二 皮疹、皮下出血、蜘蛛痣、皮下结节检查	**★★★★** 皮疹多为全身性疾病的表现之一,是临床诊断某些疾病的重要依据。多见于传染病、皮肤病、药物及其他物质所致的过敏反应。不同疾病的皮疹形态及出现规律具有一定的特异性,所以发现皮疹时应仔细观察皮疹出现的先后顺序与消退的时间,皮疹分布的部位,形态大小、颜色,压之是否褪色、平坦或隆起,有无瘙痒及脱屑等。常见的皮疹有下列几种。 1. 皮疹。检查时应注意皮疹出现与消失的时间、发展顺序、分布部位、形状及大小、颜色、压之是否退色、平坦或隆起、有无瘙痒和脱屑等。常见的皮疹有以下几种: (1) 斑疹。只是局部皮肤发红,一般不高出皮肤。见于麻疹初起、斑疹伤寒、丹毒、风湿性多形性红斑等。 (2) 玫瑰疹。它是一种鲜红色的圆形斑疹,直径 2~3mm,由病灶周围的血管扩张所形成,压之退色,松开时又复现,多出现于胸腹部。对伤寒或副伤寒具有诊断意义。 (3) 丘疹。直径小于 1cm,除局部颜色改变外还隆起皮面,为局限、充实的浅表损害,见于药物疹、麻疹、猩红热和湿疹等。 (4) 斑丘疹。在丘疹周围合并皮肤发红的底盘,称为斑丘疹。见于风疹、猩红热、湿疹及药物疹等。 (5) 荨麻疹。又称风团块,是由于皮肤、黏膜的小血管反应性扩张及渗透性增加而产生的一种局限性暂时性水肿。主要表现为边缘清楚的红色或苍白色的瘙痒性皮肤损害,出现快,消退快,消退后不留痕迹。见于各种异性蛋白性食物或药物过敏。 2. 皮下出血。皮肤或黏膜下出血,出血面的直径小于 2mm 者,称为瘀点;小的出血点容易与小红色皮疹或小红痣相混淆,皮疹压之退色,而皮下出血点压之不退色,小红痣加压虽不退色,但触诊时可稍高出平面,并且表面发亮。皮下出血直径在 3~5mm 者,称为紫癜;皮下出血直径>5mm 者,称为瘀斑;片状出血并伴有皮肤显著隆起者,称为血肿。皮肤黏膜出血常见于造血系统疾病、重症感染、某些血管损害的疾病,以及某些毒物或药物中毒等。

续表

要点	内容
要点二 皮疹、皮下出血、蜘蛛痣、皮下结节检查	3. 蜘蛛痣。蜘蛛痣是皮肤小动脉末端分支扩张所形成的血管痣。蜘蛛痣出现部位多在上腔静脉分布区，如面、颈、手背、上臂、前胸和肩部等处。检查时除观察其形态外，可用铅笔尖或火柴杆等压迫蜘蛛痣的中心，如周围辐射状的小血管随之消退，解除压迫后又复出现，则证明为蜘蛛痣。蜘蛛痣的发生与雌激素增多有关，常见于慢性肝炎、肝硬化，是肝脏对体内雌激素的灭活能力减弱所致。健康妇女在妊娠期间、月经前或月经期偶尔也可出现蜘蛛痣。慢性肝病患者手掌大、小鱼际处常发红，加压后退色，称为肝掌，其发生机制与蜘蛛痣相同。 4. 皮下结节。皮下结节为直径 2～3mm 的圆形或椭圆形小节，无压痛，推之活动，多出现在关节附近或长骨隆起部位及肌腱上。常见的有风湿结节、结缔组织疾病、囊虫病等。检查时应注意其大小、硬度、部位、活动度、有无压痛。
要点三 水肿、皮下气肿和毛发检查	★★★★ 1. 水肿。水肿是皮下组织的细胞内或组织间隙液体潴留过多所致。水肿的检查需视诊和触诊相结合，轻度水肿视诊不易发觉，如用手指加压受压局部出现凹陷，称为凹陷性水肿。黏液性水肿及象皮肿虽也表现为组织明显肿胀，但指压后并无凹陷，称为非凹陷性水肿。黏液性水肿见于甲状腺功能减退症，象皮肿见于丝虫病。水肿根据其程度，可分为轻、中、重三度。 (1) 轻度水肿。水肿见于皮下组织疏松部或下垂部位，如眼睑、眶下软组织、胫骨前、踝部皮下组织，指压后可见组织轻度下陷，平复较快。 (2) 中度水肿。全身组织均可见明显肿胀，指压后出现明显或较深的凹陷，平复缓慢。 (3) 重度水肿。全身组织严重水肿，低部位的皮肤张紧发亮，甚至有液体渗出，此外，重度水肿时胸膜腔、腹膜腔、鞘膜腔内可有积液，外阴部亦可见严重水肿。 全身性水肿常见于肾炎、肾病综合征、心力衰竭(尤其是右心衰竭)、失代偿期肝硬变和营养不良等；局限性水肿可见于局部炎症、外伤、过敏、血栓形成所致的毛细血管通透性增加，静脉或淋巴回流受阻。 2. 皮下气肿。气体进入皮下组织，称为皮下气肿。皮下气肿时，外观肿胀如同水肿，指压可凹陷，但去掉压力后则迅速恢复原形，并且按压时气体在皮下组织内移动，有一种柔软带弹性的振动感，称为捻发感或握雪感。常见于胸部外伤、气胸、产气杆菌感染等。 3. 毛发。毛发的分布、色泽及多少的改变，受遗传、营养和精神状态的影响，并对临床诊断有辅助意义。 正常人的头发分布均匀而有光泽，一般男性体毛较多，阴毛呈菱形分布，以耻骨部最宽，上方尖端可达脐部，下方尖端可延至肛门前方；女性体毛较少，阴毛多呈倒三角形分布。随着年龄的增加，毛发根部的血运和细胞代谢减退，头发可逐渐减少或色素脱失，见于中年后形成秃顶或白发。 病理性毛发稀少常见的原因有：①头部皮肤疾病：如脂溢性皮炎。②神经营养障碍：如斑秃。③某些发热性疾病后：如伤寒可致弥漫性脱发。④某些内分泌疾患：如甲状腺功能减退症、垂体前叶功能减退等。⑤理化因素性脱发：如过量的放射线影响，某些抗癌药物(如环磷酰胺等)的使用。某些疾病也可使毛发增多，如库欣综合征或长期使用肾上腺皮质激素者，女性患者除一般体毛增多外，还可呈男性体毛分布，如生长胡须。

🔹🔹🔹 **历年真题精选** 🔹🔹🔹

下列疾病，蜘蛛痣有诊断意义的是

A. 肝硬化　　　　B. 麻疹　　　　C. 猩红热　　　　D. 伤寒　　　　E. 药物过敏

答案：A；　考点：蜘蛛痣的诊断意义

解析：蜘蛛痣是由一支中央小动脉和许多向外辐射的细小血管形成，形如蜘蛛，检查时用火柴棍压迫中央，则周围扩张的小血管充血消失，多出现在上腔静脉分布的区域内，见于急、慢性肝炎及肝硬化患者。故本题选择 A。

细目四　淋巴结检查

【考点透视】

1. 掌握浅表淋巴结的分布、检查内容、局部和全身浅表淋巴结肿大。
2. 理解疾病情况下各种检查的阳性体征。

要点	内容
	★★★★ 体格检查一般只能检查身体各部表浅的淋巴结,多采用视诊结合触诊,触诊是检查淋巴结的主要方法。检查者将示、中、环三指并拢,其指腹平放于被检查部位的皮肤上进行滑动触诊,触诊不同部位的淋巴结时应使该部皮肤和肌肉松弛,以便于触摸。检查下颌下淋巴结时应让病人头稍低下;检查颈部淋巴结时,嘱被检查者头稍低,或偏向检查侧,以使皮肤或肌肉松弛,有利于触诊;检查锁骨上淋巴结时,让被检查者取坐位或卧位,头部稍向前屈,检查者用左手触诊右侧,右手触诊左侧,由浅部逐渐触摸至锁骨后深部;检查腋窝时应以手扶被检查者前臂稍外展,检查者以右手检查左侧,以左手检查右侧,触诊时由浅及深至腋窝顶部,然后依次触诊腋窝内壁、外壁、前壁及后壁;检查滑车上淋巴结时,以左(右)手扶托被检查者左(右)前臂,以右(左)手在其肱骨内髁两横指许、肱二头肌内侧滑动触诊。检查腹股沟淋巴结时,被检查者仰卧,检查者用手指在腹股沟平行处进行触诊。
要点一 浅表淋巴结分布	★★★ 身体浅表淋巴结主要分布在耳前、耳后、乳突区、枕骨下区、颌下、颏下、颈后三角、颈前三角、锁骨上窝、腋窝、滑车上、腹股沟和腘窝等部位。检查表浅淋巴结时,应按以上部位自上而下顺序进行。
要点二 浅表淋巴结检查内容	★★★★ 正常情况下,表浅淋巴结很小,直径不超过 0.5cm,质地柔软,表面光滑,无压痛,与周围组织无粘连,不易触及。当身体某部位发生炎症或癌肿时,可引起相应引流区域的淋巴结肿大。如发现有肿大的浅表淋巴结,应记录其位置、数目、大小、质地、移动度,表面是否光滑,有无红肿、压痛和波动,是否有瘢痕、溃疡和瘘管等,同时应注意寻找引起淋巴结肿大的病灶。
要点三 局部和全身浅表淋巴结肿大	★★★★ 淋巴结肿大分为全身性和局限性淋巴结肿大两种。局限性淋巴结肿大是指某一组淋巴结肿大;全身性淋巴结肿大是指颈、腋窝及腹股沟等多区域中,有两组以上的淋巴结同时肿大。 **1. 局部淋巴结肿大的原因** (1) 非特异性淋巴结炎。一般炎症所致淋巴结肿大多有触痛,表面光滑,无粘连,质不硬。颌下淋巴结肿大常由口腔内炎症所致;颈部淋巴结肿大常由化脓性扁桃体炎、齿龈炎等急慢性炎症所致;上肢的炎症常引起腋窝淋巴结肿大;下肢炎症常引起腹股沟淋巴结肿大。 (2) 淋巴结结核。肿大淋巴结常发生在颈部血管周围,多发性,质地较硬,大小不等,可互相粘连或与邻近组织、皮肤粘连,移动性稍差,如组织发生干酪性坏死,则可触到波动感;晚期破溃后形成瘘管,愈合后可形成瘢痕。 (3) 转移性淋巴结肿大。恶性肿瘤转移所致的淋巴结肿大,质硬或有橡皮样感,一般无压痛,表面光滑或有突起,与周围组织粘连而不易推动。左锁骨上窝淋巴结肿大,多为腹腔脏器癌肿(胃癌、肝癌、结肠癌等)转移;右锁骨上窝淋巴结肿大,多为胸腔脏器癌肿(肺癌、食管癌等)转移。鼻咽癌易转移到颈部淋巴结;乳腺癌最早经胸大肌外侧缘淋巴管侵入同侧腋下淋巴结。 **2. 全身淋巴结肿大** 可遍及全身表浅的淋巴结,大小不等,无粘连,常见于急慢性白血病、淋巴瘤、传染性单核细胞增多症、系统性红斑狼疮及某些病毒性感染(如风疹等)。

细目五　头部检查

【考点透视】

1. 掌握头部检查的头颅形状、大小检查;眼部检查;耳部检查;鼻部检查;口腔、腮腺检查。
2. 理解疾病情况下各种检查的阳性体征。

要点	内容
要点一 头颅形状、大小检查	通常以头围来表示头颅的大小。检查时，注意观察头颅大小、形状和有无运动异常。 1. 小颅 ★★ 婴幼儿前囟过早闭合可引起小头畸形，同时伴有智力发育障碍(痴呆症)。 2. 方颅 ★★ 前额左右突出，头顶平坦呈方颅畸形。见于小儿佝偻病、先天性梅毒。 3. 巨颅 ★★★ 额、头顶、颞和枕部膨大呈圆形，颜面部相对很小，头皮静脉明显怒张。由于颅内高压，压迫眼球，形成双目下视，巩膜外露的特殊面容，称为落日现象，见于脑积水。
要点二 眼部检查	★★★ 1. 眼睑。检查时注意观察有无红肿、浮肿，睑缘有无内翻或外翻，睫毛排列是否整齐及生长方向，两侧眼睑是否对称，上睑提起及闭合功能是否正常。 (1) 上睑下垂。双上眼睑下垂见于重症肌无力、先天性上眼睑下垂；单侧上眼睑下垂常见于各种疾病引起的动眼神经麻痹，如脑炎、脑脓肿、蛛网膜下腔出血、白喉、外伤等。 (2) 眼睑水肿。眼睑组织疏松，初发或轻度水肿常先出现在眼睑。眼睑水肿多见于肾炎、慢性肝病、贫血、营养不良、血管神经性水肿等。 (3) 眼睑闭合不全。双侧眼睑闭合不全常见于甲状腺功能亢进症；单侧眼睑闭合不全常见于面神经麻痹。 2. 结膜。分为睑结膜、穹隆结膜和球结膜三部分。检查时应注意有无充血、水肿、乳头增生、结膜下出血、滤泡和异物等。 结膜发红、水肿、血管充盈为充血，见于结膜炎、角膜炎、沙眼早期；结膜苍白，见于贫血；结膜发黄，见于黄疸；睑结膜有滤泡或乳头，见于沙眼；结膜有散在出血点，见于亚急性感染性心内膜炎；结膜下片状出血，见于外伤及出血性疾病，亦可见于高血压、动脉硬化；球结膜透明而隆起为球结膜下水肿，见于脑水肿或输液过多。 3. 巩膜。检查巩膜有无黄染应在自然光线下进行。病人出现黄疸时，巩膜黄染均匀，血液中其他黄色色素增多时(如胡萝卜素与阿的平等)，一般黄染只出现于角膜周围。 4. 角膜。检查时应注意角膜的透明度，有无白斑、云翳、溃疡、角膜软化和血管增生等。角膜边缘出现黄色或棕褐色环，环外缘清晰，内缘模糊，是铜代谢障碍的体征，称为凯-费环(角膜色素环)，见于肝豆状核变性(Wilson 病)。 5. 瞳孔。正常瞳孔直径 2~5mm，两侧等大等圆。检查瞳孔时，应注意其大小、形态、双侧是否相同、对光反射和调节反射是否正常。 (1) 瞳孔大小。病理情况下，瞳孔缩小(<2mm)常见于虹膜炎、有机磷农药中毒、毒蕈中毒，以及吗啡、氯丙嗪、毛果芸香碱等药物影响；瞳孔扩大(>5mm)见于外伤、青光眼绝对期、视神经萎缩、完全失明、濒死状态、颈交感神经刺激和阿托品、可卡因等药物影响。 (2) 瞳孔大小不等。双侧瞳孔大小不等，常见于脑外伤、脑肿瘤、脑疝及中枢神经梅毒等颅内病变。 (3) 对光反射。分为直接对光反射(即电筒光直接照射一侧瞳孔立即缩小，移开光线后瞳孔迅速复原)与间接对光反射(即用手隔开双眼，电筒光照射一侧瞳孔后，另一侧瞳孔也立即缩小，移开光线后瞳孔迅速复原)。瞳孔对光反射迟钝或消失，见于昏迷病人。 (4) 调节反射与聚合反射。嘱被检查者注视 1m 以外的目标(通常为检查者的示指尖)，然后逐渐将目标移至距被检查者眼球约 10cm 处，这时观察双眼瞳孔的变化情况。由看远逐渐变为看近，即由不调节状态到调节状态时，正常反应是双侧瞳孔逐渐缩小(调节反射)、双眼球向内聚合(聚合反射)。当动眼神经受损害时，调节和聚合(辐辏)反射消失。 6. 眼球。检查时注意眼球的外形和运动。 (1) 眼球突出。双侧眼球突出见于甲状腺功能亢进症；单侧眼球突出，多见于局部炎症或眶内占位性病变，偶见于颅内病变。 (2) 眼球凹陷。双侧眼球凹陷见于重度脱水，老年人由于眶内脂肪萎缩而有双侧眼球后退；单侧眼球凹陷见于 Horner 综合征和眶尖骨折。 (3) 眼球运动。医师左手置于被检查者头顶并固定头部，使头部不能随眼转动，右手指尖(或棉签)放在被检查者眼前 30~40cm 处，嘱被检查者两眼随医师右手指尖的移动方向运动。一般按被检查者的左侧→左上→左下，右侧→右上→右下，共 6 个方向进行，注意眼球运动幅度、灵活性、持续性、两眼是否同步，并

续表

要点	内容
要点二 眼部检查	询问病人有无复视出现。眼球运动受动眼神经(Ⅲ)、滑车神经(Ⅳ)和展神经(Ⅵ)支配,这些神经麻痹时,会引起眼球运动障碍,并伴有复视。 嘱被检查者眼球随医师手指所示方向(水平或垂直)运动数次,观察是否出现一系列有规律的往返运动。双侧眼球出现一系列快速水平或垂直的往返运动,称为眼球震颤。运动方向以水平方向多见,垂直和旋转方向很少见。自发的眼球震颤见于耳源性眩晕及小脑疾患等。 (4)眼压。精确测量眼压可用眼压计。简便的方法可用指压法,此法简单易行,即嘱患者向下看,检查者分别用两手食指交替轻压(禁止同时按压)眼球的赤道部,根据眼球的软硬度判断眼压。眼压明显降低见于严重脱水及眼球萎缩;青光眼时眼压明显增高。
要点三 耳部检查	1. 外耳★★★ (1)耳廓。注意耳廓的外形、大小、位置和对称性,有无畸形、瘘管、结节等。耳廓上有触痛的小结,为尿酸盐沉积形成的痛风结节;耳廓红肿并有局部发热、疼痛,为局部感染;牵拉或触诊耳廓引起疼痛,提示炎症。 (2)外耳道。有黄色液体流出伴痒痛者为外耳道炎。外耳道有局限性红肿,触痛明显,牵拉耳廓或压迫耳屏时疼痛加剧,见于外耳道疖肿。外耳道有脓性分泌物、耳痛及全身症状,见于中耳炎。外耳道有血液或脑脊液流出,多为颅底骨折。 2. 中耳。★★ 观察鼓膜是否穿孔,注意穿孔的位置。胆脂瘤时常伴有恶臭的脓性分泌物。 3. 乳突。★★ 乳突内腔与中耳道相连,在患化脓性中耳炎引流不畅时可蔓延至乳突形成乳突炎,表现为乳突明显压痛,并伴有耳廓后方皮肤红肿,有时可见瘘管。严重时可继发耳源性脑脓肿或脑膜炎。
要点四 鼻部检查	★★★ 1. 鼻的外形。鼻梁部皮肤出现红色斑块,病损处高出皮面且向两侧面颊扩展为蝶形红斑,见于红斑狼疮;鼻尖及鼻翼皮肤发红,并有毛细血管扩张、组织肥厚,见于酒糟鼻;鼻梁塌陷而致鼻外形似马鞍状,称为鞍鼻,见于鼻骨骨折、鼻骨发育不全和先天性梅毒;鼻腔完全阻塞,鼻梁宽平如蛙状,为蛙状鼻,见于肥大鼻息肉患者。 2. 鼻翼扇动。吸气时鼻孔开大,呼气时鼻孔回缩,是高度呼吸困难的表现。常见于肺炎链球菌肺炎、支气管哮喘、心源性哮喘等。 3. 鼻中隔、鼻腔检查。正常情况下,多数人鼻中隔稍偏离中线。如果鼻中隔明显偏离中线,并产生呼吸障碍,称为鼻中隔偏曲。鼻中隔穿孔见于外伤、鼻腔慢性炎症等。急性鼻炎时,鼻腔黏膜因充血而肿胀,伴有鼻塞、流鼻涕等症状;慢性鼻炎时鼻黏膜可因黏膜组织肥厚而肿胀;慢性萎缩性鼻炎时,黏膜组织萎缩,鼻甲缩小,鼻腔宽大,分泌物减少,伴有嗅觉减退或丧失;鼻腔或鼻窦化脓性炎症时,鼻腔分泌物增多,颜色发黄或发绿。 4. 鼻出血。鼻出血除鼻本身的疾病所致外,全身性疾病为常见的病因。单侧鼻出血见于外伤、鼻腔感染、局部血管损伤、鼻咽癌、鼻中隔偏曲等。双侧鼻出血见于发热性传染病(如流行性出血热、伤寒等)、血液系统疾病(如血小板减少性紫癜、再生障碍性贫血、白血病)、高血压病、肝脏疾病、维生素C或D缺乏等。女性发生周期性鼻出血应考虑子宫内膜异位症。 5. 鼻窦。鼻窦为鼻腔周围含气的骨质空腔,共4对,都有窦口与鼻腔相通。如果这些部位有压痛,表示有鼻窦炎的可能。鼻窦炎时可出现鼻塞、流脓涕、头痛及鼻窦区压痛。各鼻窦压痛的检查方法如下: (1)额窦。一手扶持患者枕部,用另一手置于眼眶上缘内侧并用力向后按压,或两手固定头部,两手拇指置于眼眶上缘内侧并向后、向上按压。 (2)筛窦。两手固定患者的两侧耳后,两手拇指分别置于鼻根部与眼内眦之间并向后按压。 (3)上颌窦。两手固定于患者的两侧耳后,将两手拇指分别于左、右颧部并向后按压。蝶窦因解剖部位较深,不能进行体表检查。

续表

要点	内容
要点五 口腔、腮腺检查	★★★ 1. 口唇。正常人的口唇红润、光泽。口唇苍白见于贫血、主动脉瓣关闭不全或虚脱。唇色深红见于急性发热性疾病。口唇单纯疱疹常伴发于肺炎链球菌肺炎、感冒、流行性脑脊髓膜炎、疟疾等。口唇干燥并有皲裂，见于重度脱水患者。口角糜烂见于核黄素缺乏。口唇发绀见于以下几种情况：①心脏内外有异常动、静脉分流通道，如法洛四联症、先天性肺动静脉瘘。②呼吸衰竭、肺动脉栓塞等。③心力衰竭、休克及暴露在寒冷环境。④真性红细胞增多症。 2. 口腔黏膜。正常人的口腔黏膜光洁呈粉红色。出现蓝黑色的色素沉着多见于肾上腺皮质功能减退。在相当于第二磨牙处的颊黏膜出现直径约 1mm 的灰白色小点，外有红色晕圈，为麻疹黏膜斑，是麻疹的早期（发疹前 24～48 小时）特征。在黏膜下出现大小不等的出血点或瘀斑，见于各种出血性疾病或维生素 C 缺乏。口腔黏膜溃疡见于慢性复发性口疮，无痛性黏膜溃疡可见于系统性红斑狼疮。乳白色薄膜覆盖于口腔黏膜、口角等处，为鹅口疮（白色念珠菌感染），多见于体弱重症的病儿或老年患者，或长期使用广谱抗生素的患者。 3. 牙齿及牙龈。检查时应注意有无龋齿、缺齿、义齿、残根，牙齿颜色及形状。牙齿呈黄褐色为斑釉牙，见于长期饮用含氟量高的水或服用四环素等药物后。切牙切缘凹陷呈月牙形伴牙间隙过宽，见于先天性梅毒。单纯性牙间隙过宽，见于肢端肥大症。 正常人的牙龈呈粉红色并与牙颈部紧密贴合。齿龈水肿及流脓（挤压牙龈容易查见），见于慢性牙周炎。牙龈萎缩，见于牙周病。牙龈出血可见于牙石、牙周炎、血液系统疾病及坏血病等。齿龈的游离缘出现灰黑色点线为铅线，见于慢性铅中毒。在铋、汞、砷中毒时，也可出现类似黑褐色点线状的色素沉着。 4. 舌。正常舌呈粉红色，大小厚薄适中，活动自如，舌面湿润，并覆盖着一层薄白苔。①草莓舌：舌乳头肿胀，发红如同草莓，见于猩红热或长期发热的患者。②牛肉舌：舌面绛红如同生牛肉，见于糙皮病（烟酸缺乏）。③镜面舌：亦称光滑舌，舌体小，舌面光滑，呈粉红色或红色，无苔。见于恶性贫血（内因子缺乏）、缺铁性贫血或慢性萎缩性胃炎。④运动异常：舌体不自主偏斜见于舌下神经麻痹；舌体震颤见于甲状腺功能亢进症。⑤其他：舌色淡红见于营养不良或贫血；舌色深红见于急性感染性疾病；舌色紫红见于心、肺功能不全。 5. 咽部及扁桃体。咽部分为鼻咽、口咽和喉咽 3 个部分。 (1) 鼻咽。位于软腭平面之上、鼻腔的后方，在儿童时期这个部位的淋巴组织丰富，称为腺状体或增殖体，青春期前后逐渐萎缩。如果腺体过度肥大，可发生鼻塞、张口呼吸和语音单调。如一侧有血性分泌物和耳鸣、耳聋，应考虑早期鼻咽癌。 (2) 口咽。口咽位于软腭平面之下、会厌上缘的上方，前方直对口腔，软腭向下延续，形成前、后两层黏膜皱襞，前面的黏膜皱襞称为腭舌弓，后面的黏膜皱襞称为腭咽弓。扁桃体位于腭舌弓和腭咽弓之间的扁桃体窝中，正常人不易看见。腭咽弓的后方称咽后壁，一般咽部检查即指这个范围。 咽部充血红肿，多见于急性咽炎；咽部充血、表面粗糙，并有淋巴滤泡呈簇状增生，见于慢性咽炎；扁桃体红肿增大，可伴有黄白色分泌物或苔片状易剥离假膜，见于扁桃体炎。扁桃体肿大分为三度：Ⅰ度肿大时扁桃体不超过咽腭弓；Ⅱ度肿大时扁桃体超过咽腭弓，介于度Ⅰ度与Ⅲ度之间；Ⅲ度肿大时扁桃体达到或超过咽后壁中线。扁桃体充血红肿，并有不易剥离的假膜（强行剥离时出血），见于白喉。 (3) 喉咽。位于口咽与喉腔之间，也称下咽部。其前方通喉腔，下端通食管。喉咽的检查需用间接或直接喉镜才能进行。急性声音嘶哑或失音见于急性喉炎；慢性失音见于喉癌、喉结核。喉返神经受损时可出现声音嘶哑或失音。 6. 腮腺。腮腺位于耳屏、下颌角与颧弓所构成的三角区内。腮腺导管开口在与上颌第二磨牙牙冠相对的颊黏膜上。正常的腮腺腺体软薄，不能触清其轮廓。急性流行性腮腺炎时一侧或双侧腮腺肿大（以耳垂为中心的隆起），有压痛，腮腺导管口红肿；急性化脓性腮腺炎多为单侧性，腮腺导管口有脓性分泌物；腮腺混合瘤质韧，呈结节状，边界清楚，可以移动；腮腺恶性肿瘤质硬、固定，有痛感，可伴有面瘫。

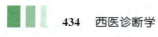 历年真题精选

1. 方颅可见于

A. 呆小症　　　　　B. 先天性梅毒　　　C. 脑膜炎　　　　D. 脑积水　　　　E. 小儿营养不良

答案：B；　考点：方颅的临床意义。

解析：呆小症：小颅同时伴有智力障碍（痴呆症）。先天性梅毒：方颅；脑积水：巨颅。C、E 的头颅几乎为正常。故本题选择 B。

2. 流行性腮腺炎可出现腮腺管开口处黏膜红肿，其部位在

A. 上颌第二臼齿相对应的颊黏膜上

B. 下颌第二臼齿相对应的颊黏膜上

C. 舌下

D. 上颌第一臼齿相对应的颊黏膜上

E. 下颌第一臼齿相对应的颊黏膜上

答案：A；　考点：流行性腮腺炎的特征表现

解析：腮腺管开口部位在上颌第二臼齿相对应的颊黏膜上。故本题选择 A。

细目六　颈部检查

【考点透视】

1. 掌握颈部检查的颈部血管检查、甲状腺检查、气管检查。

2. 理解疾病情况下各种检查的阳性体征。

要点	内容
	检查颈部时，被检查者最好取坐位，要充分暴露颈部和肩部。检查手法应轻柔，以视诊和触诊为主。 正常颈部直立、左右对称。矮胖者颈较粗短，瘦长者较细长。男性喉结较突出，女性则不显著。正常人坐位时颈部血管不明显。根据解剖结构将两侧颈部各分为两个大三角区域，即颈前三角区，为胸锁乳突肌内缘、下颌骨下缘与前正中线之间的区域；颈后三角区，为胸锁乳突肌外缘、锁骨上缘与斜方肌前缘之间的区域。 正常颈部转动自如。如头不能抬起，见于严重消耗性疾病的晚期、重症肌无力、脊髓前角细胞炎、进行性肌萎缩。头部向一侧偏斜称为斜颈，见于颈肌外伤瘢痕收缩、先天性颈肌挛缩或斜颈。颈部强直（颈抵抗）为脑膜刺激征之一，见于脑膜炎、蛛网膜下腔出血。颈活动受限伴有疼痛，见于颈部肌肉扭伤、软组织炎症，以及颈椎炎症、结核、肿瘤等。 颈部皮肤检查还应该注意有无蜘蛛痣、疖、痈、瘘管、皮炎等。发现颈部包块时，应注意观察包块大小、位置、硬度、活动度、与邻近器官的关系和有无压痛等特点。颈部包块常为肿大的淋巴结。如非特异性淋巴结炎时淋巴结肿大，质地不硬，有轻度压痛；恶性肿瘤的淋巴结转移，淋巴结质地较硬且伴有纵隔、胸腔或腹腔病变的症状或体征；血液系统疾病常伴有全身性无痛性淋巴结肿大。囊状瘤的包块多呈圆形，表面光滑，有囊样感，压迫能使之缩小。甲状腺和甲状腺来源的包块在做吞咽动作时可随吞咽向上移动，以此可与颈前其他包块鉴别。
要点一 颈部血 管检查	**1. 颈静脉★★★**　　正常人安静坐位或立位时颈外静脉塌陷，平卧时颈外静脉充盈，充盈水平仅限于锁骨上缘至下颌角的下 2/3 以内。立位与坐位时颈静脉明显充盈、怒张，或卧位时颈静脉充盈过度，超过正常水平称为颈静脉怒张，提示颈静脉压增高，见于右心衰竭、缩窄性心包炎、心包积液及上腔静脉阻塞综合征。某种原因如情绪激动、用力等导致胸腔或腹腔压力增高时也可见颈静脉怒张。颈静脉搏动见于三尖瓣关闭不全。 **2. 颈动脉★★★**　　安静状态下出现明显的颈动脉搏动，提示心排血量增加或脉压增大，常见于发热、甲状腺功能亢进症、高血压、主动脉瓣关闭不全或严重贫血等。 在颈部大血管区如听到血管性杂音，出现于收缩期，应考虑颈动脉或椎动脉狭窄。若在锁骨上窝听到连续性营营样杂音，则可能为颈静脉流入上腔静脉口径较宽的球部所产生，属生理性，用手指压迫颈静脉后即可消失。
要点二 甲状腺 检查	甲状腺位于甲状软骨的下方两侧，表面光滑、柔软，并随吞咽而上下移动。正常甲状腺不易触及。 **1. 检查方法★★★★** （1）视诊。观察甲状腺的大小和对称性。正常甲状腺看不到且不易触及，女性青春发育期甲状腺可略增大。检查时嘱被检查者做吞咽动作，可见甲状腺随吞咽动作而向上下移动，如不易辨认时，可让被检查者两手放于枕后，头向后仰，再进行观察即较明显。

续表

要点	内容
要点二 甲状腺 检查	(2) 触诊。以明确甲状腺肿大的轮廓或范围。被检查者取坐位,医师站在身后,用双手拇指放在颈后,示指和中指从甲状软骨两侧进行触摸,同时让被检查者做吞咽动作。也可在被检查者对面以一手拇指施压于一侧甲状软骨,示指和中指在对侧甲状软骨进行触摸,同时让被检查者做吞咽动作。 检查时应注意甲状腺的大小、硬度,表面是否光滑,有无结节、压痛,两侧是否对称,有无细震颤及对气管的影响等。 2. 听诊 在甲亢时用钟形听诊器直接放在肿大的甲状腺上,常可听到低调的连续性血管杂音或吹风样收缩期杂音。 3. 甲状腺肿大的分度★★★ 可分为三度:Ⅰ度,不能看出肿大,但能触及;Ⅱ度,能看到肿大,又能触及,但在胸锁乳突肌以内;Ⅲ度,超过胸锁乳突肌。 4. 甲状腺肿大的临床意义★★★ 甲亢时肿大的甲状腺质地多较柔软,可触及细震颤。由于血管增多、增粗,血流增速,常可听到连续性血管杂音;单纯性甲状腺肿时,腺体肿大呈对称性,质软,可为弥漫性或结节性,不伴甲亢体征;甲状腺癌时,包块有结节感、不规则、质硬,需与甲状腺腺瘤、颈前淋巴结肿大相鉴别;慢性淋巴细胞性甲状腺炎(又称桥本甲状腺炎),甲状腺呈弥漫性或结节性肿大,易与甲状腺癌相混淆。由于肿大的炎性腺体可将颈总动脉向后方推移,因而在腺体后缘可以摸到颈总动脉搏动,而甲状腺癌则往往将颈总动脉包绕在癌组织内,触诊时摸不到颈总动脉搏动,以此作为鉴别。
要点三 气管检查	正常人的气管位于颈前正中部。检查时,让被检查者取坐位或仰卧位,头颈处于自然直立状态。医师右手中指置于胸骨上切迹气管正中,示指与环指分别在左、右两侧胸锁关节处,观察中指是否与其他两指等距离;或将中指置于气管与两侧胸锁乳突肌所构成的间隙内,根据两侧间隙是否等宽来判断气管有无偏移。当一侧大量胸腔积液、积气、纵隔肿瘤或有不匀称的甲状腺肿大时,可将气管推向健侧;当一侧肺不张、胸膜增厚及粘连、肺硬化时,气管被牵拉向患侧。此外,主动脉弓动脉瘤时,由于心脏收缩时瘤体膨大,将气管压向后下,因而每随心脏搏动可以触到气管的向下拽动,称为 Oliver 征。

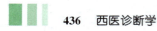

历年真题精选

1. 下列不是生理性甲状腺肿大体征的是

A. 轻度肿大   B. 表面光滑   C. 无任何症状

D. 可闻及连续性血管杂音   E. 质地柔软

答案:D; 考点:生理性甲状腺肿大的体征

解析:生理性甲状腺肿大,除甲状腺肿大外,往往无自觉症状,甲状腺肿大往往在青年期前即开始,到青春期、妊娠和哺乳期则肿大明显。早期为弥漫性逐渐肿大,质软,以后形成大小不等的结节、质地坚韧,无血管杂音及震颤。故本题选择 D。

2. 患者咳嗽。查体:气管向左偏移,右侧胸廓较左侧饱满,叩诊出现鼓音。应首先考虑的是

A. 右侧气胸   B. 左侧肺不张   C. 右下肺炎   D. 肺气肿   E. 右侧胸腔积液

答案:A; 考点:气管向左偏移的意义

解析:由气管移位可考虑患者存有胸腔、肺、纵隔及单侧甲状腺的病变。气管左移、右侧胸腔较左侧饱满,提示该侧气胸或胸腔积液病变;叩诊为鼓音,应考虑诊断为右侧气胸。左侧肺不张时,左胸可出现凹陷,叩诊呈浊音;右下肺炎时,气管无移位,右下肺叩诊呈浊音或实音;肺气肿气管无移位,叩出过清音。故本题选择 A。

细目七 胸壁及胸廓检查

【考点透视】

1. 掌握胸壁及胸廓检查的胸部体表标志及分区、常见异常胸廓、胸壁静脉检查、胸壁及胸骨检查、乳房检查。

2. 理解疾病情况下各种检查的阳性体征。

要点	内容
要点一 胸部体 表标志 及分区	★★★★ **1. 骨骼标志** （1）胸骨角。两侧胸骨角分别与左、右第 2 肋软骨相连接，通常以此作为标记来计数前胸壁上的肋骨和肋间隙；另外，它还相当于支气管分叉、上下纵隔交界处。 （2）第 7 颈椎棘突。为背部颈、胸交界部的骨性标志，其下即为第 1 胸椎棘突。 （3）肩胛下角。被检查者取直立位，两手自然下垂时，肩胛下角平第 7 肋骨或第 7 肋间隙，或相当于第 8 胸椎水平。 **2. 胸部体表标志线** （1）前正中线。 （2）锁骨中线（左、右）通过锁骨胸骨端与锁骨肩峰端的中点所引的垂直线，成年男性和儿童，此线一般通过乳头。 （3）腋前线（左、右）。 （4）腋后线（左、右）。 （5）腋中线（左、右）。 （6）肩胛线（左、右）。 （7）后正中线。 **3. 胸部分区** （1）腋窝（左、右）。 （2）胸骨上窝。 （3）锁骨上窝（左、右）。 （4）锁骨下窝（左、右）。 （5）肩胛上区（左、右）。 （6）肩胛区（左、右）。 （7）肩胛间区（左、右）。 （8）肩胛下区（左、右）。
要点二 常见异 常胸廓	**1. 桶状胸★★★★** 胸廓前后径增大，以至与横径几乎相等，胸廓呈圆桶形。肋间隙增宽，锁骨上、下窝展平或突出，颈短肩高，腹上角增大呈钝角，胸椎后凸。桶状胸常见于慢性阻塞性肺气肿及支气管哮喘发作时，亦可见于一部分老年人。 **2. 扁平胸★★** 胸廓扁平，前后径常不到横径的一半。颈部细长，锁骨突出，锁骨上、下窝凹陷，腹上角呈锐角。见于瘦长体型者，也可见于慢性消耗性疾病，如肺结核等。 **3. 鸡胸（佝偻病胸）★★★★** 此为佝偻病所致的胸部病变，多见于儿童。外观胸骨特别是胸骨下部显著前凸，两侧肋骨凹陷，胸廓前后径增大而横径缩小，胸廓上下径较短，形似鸡胸。有时肋骨与肋软骨交接处增厚隆起呈圆珠状，在胸骨两侧排列成串珠状，称为佝偻病串珠。前胸下部膈肌附着处，因肋骨质软，长期受膈肌牵拉可向内凹陷，而下部肋缘则外翻，形成一水平状深沟，称肋膈沟。严重时可见胸骨下端剑突处内陷，有时连同依附的肋软骨一起内陷而形似漏斗，称为漏斗胸。 **4. 胸廓单侧或局限性畸形★★** 单侧膨隆或局限性隆起见于胸腔积气、液、胸腔肿瘤、先天性心脏病、心脏扩大、心包积液等；而单侧或局限性的凹陷则可见于肺不张、胸膜粘连和肺纤维化等。 **5. 脊椎畸形引起的胸廓畸形★** 主要是由于胸椎畸形，如胸椎过度后凸、侧凸以及前凸等，均可造成胸廓的畸形，并引起胸腔内心脏、肺脏及大血管的扭曲、畸形，影响心肺功能。

续表

要点	内容
要点三 胸壁静脉检查	★★ 正常胸壁无明显静脉可见。上腔静脉或下腔静脉回流受阻建立侧支循环时,胸壁静脉可充盈或曲张。上腔静脉受阻时,胸壁静脉的血流方向自上向下;下腔静脉受阻时,胸壁静脉的血流方向自下向上。
要点四 胸壁及胸骨检查	★ 用手指轻压或轻叩胸壁,正常人无疼痛感觉。胸壁炎症、肿瘤浸润、肋软骨炎、肋间神经痛、带状疱疹、肋骨骨折等,可有局部压痛。骨髓异常增生时,常有胸骨压痛或叩击痛,见于白血病患者。
要点五 乳房检查	★★★★ 检查时光线应充足,前胸充分暴露,被检查者取坐位或仰卧位,必要时取前倾位。先视诊后触诊,除检查乳房外还应包括引流乳房部位的淋巴结。 1. 视诊。注意两侧乳房的大小、对称性、外表、乳头状态及有无溢液等。乳房外表发红、肿胀并伴疼痛、发热者,见于急性乳房炎。乳房皮肤表皮水肿隆起,毛囊及毛囊孔明显下陷,皮肤呈"橘皮样",多为浅表淋巴管被乳癌细胞堵塞后局部皮肤出现淋巴性水肿所致。乳房溃疡和瘘管见于乳房炎、结核或脓肿。单侧乳房表浅静脉扩张常是晚期乳癌或肉瘤的征象。妊娠、哺乳也可引起乳房表浅静脉扩张,但常是双侧性的。近期发生的乳头内陷或位置偏移,可能为癌变;乳头有血性分泌物见于乳管内乳头状瘤、乳癌。 2. 触诊。被检查者取坐位,先两臂下垂,然后双臂高举超过头部或双手叉腰再进行检查。先触诊检查健侧乳房,再检查患侧。检查者以并拢的手指掌面略施压力,以旋转或来回滑动的方式进行触诊,切忌用手指将乳房提起来触摸。检查按外上(包括角状突出)、外下、内下、内上、中央(乳头、乳晕)的顺序进行,然后检查淋巴引流部位(腋窝,锁骨上、下窝等处淋巴结)。 乳房变为较坚实而无弹性,提示皮下组织受肿瘤或炎症浸润。乳房压痛多系炎症所致,恶性病变一般无压痛。触及乳房包块时,应注意其部位、大小、外形、硬度、压痛及活动度。 急性乳房炎时乳房红、肿、热、痛,常局限于一侧乳房的某一象限。触诊有明显压痛的硬块,患侧腋窝淋巴结肿大并有压痛,伴寒战、发热及出汗等全身中毒症状。 乳房肿块见于乳癌、乳房纤维腺瘤、乳管内乳头状瘤、乳房肉瘤等。良性肿块一般较小,形状规则,表面光滑,边界清楚,质不硬,无粘连而活动度大。恶性肿瘤以乳癌最为常见,多见于中年以上的妇女,肿块形状不规则,表面凹凸不平,边界不清,压痛不明显,质坚硬,早期恶性肿瘤可活动,但晚期可与皮肤及深部组织粘连而固定,易向腋窝等处淋巴结转移,尚可有"橘皮样"、乳头内陷及血性分泌物。

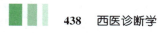

历年真题精选

1. 患者胸骨下部显著前突,左、右胸廓塌陷,肋骨与肋软骨交界处变厚增大,上下相连呈串珠状。其诊断是

A. 肺结核　　　　B. 佝偻病　　　　C. 肺气肿　　　　D. 支气管哮喘　　　　E. 肺纤维化

答案:B;　考点:胸廓形态改变的临床意义

解析:佝偻病胸:多见于儿童,由佝偻病所致。沿胸骨两侧各肋软骨与肋骨交界处常隆起,形成串珠状。故本题选择 B。

2. 胸骨明显压痛或叩击痛常见的疾病是

A. 上呼吸道感染　　B. 肺炎　　　　C. 慢性支气管炎　　D. 肺结核　　　　E. 白血病

答案:E;　考点:胸骨叩诊的意义

解析:胸骨明显压痛或叩击痛常见的疾病为白血病。故本题选择 E。

细目八　肺和胸膜检查

【考点透视】

1. 掌握肺和胸膜检查的视诊、触诊、肺部叩诊、呼吸音听诊、啰音听诊、胸膜摩擦音听诊、听觉语言检查。

2. 理解呼吸系统常见的特征。

要点	内容
要点一 肺和胸膜视诊	★★★ **1. 呼吸类型** 以胸廓(肋间外肌)运动为主的呼吸,称为胸式呼吸;以腹部(膈肌)运动为主的呼吸,称为腹式呼吸。一般说来,成年女性以胸式呼吸为主,儿童及成年男性以腹式呼吸为主。患肺炎、重症肺结核、胸膜炎、肋骨骨折、肋间肌麻痹等胸部疾患时,因肋间肌运动受限可使胸式呼吸减弱而腹式呼吸增强,即胸式呼吸变为腹式呼吸。腹膜炎、腹水、巨大卵巢囊肿、肝脾极度肿大、胃肠胀气等腹部疾病及妊娠晚期,因膈肌向下运动受限可使腹式呼吸减弱而胸式呼吸增强,即腹式呼吸变为胸式呼吸。 **2. 呼吸频率、深度及节律** (1) 呼吸频率。成人呼吸频率为12～20次/分钟。成人呼吸频率超过20次/分钟,称为呼吸过速,见于剧烈体力活动、发热、疼痛、贫血、甲状腺功能亢进症、呼吸功能障碍、心力衰竭、肺炎、胸膜炎、精神紧张等;成人呼吸频率低于12次/分钟,称为呼吸频率过缓,见于深睡、颅内高压、黏液性水肿、吗啡及巴比妥中毒等。 (2) 呼吸深度。呼吸幅度加深见于严重代谢性酸中毒时,病人可以出现节律匀齐,呼吸深而大(吸气慢而深,呼气短促),不感呼吸困难的呼吸,称为库斯莫尔呼吸(Kussmaul Respiratory,酸中毒大呼吸),见于尿毒症、糖尿病酮症酸中毒等;呼吸浅快可见于肺气肿、胸膜炎、胸腔积液、气胸、呼吸肌麻痹、大量腹水、肥胖、鼓肠等。 (3) 呼吸节律。正常人呼吸节律匀齐,呼吸与脉搏之比为1∶4。常见的呼吸节律异常有潮式呼吸及间停呼吸。①潮式呼吸(Cheyne－Stokes呼吸):特点是呼吸由浅慢逐渐变为深快,由深快逐渐变为浅慢,直至呼吸停止片刻(约5～30秒),再开始上述周期性呼吸,形成如潮水涨落的节律,见于脑炎、脑膜炎、颅内压增高、脑干损伤等。②间停呼吸(Biot呼吸):表现为有规律的深度相等的几次呼吸之后,突然停止呼吸,间隔一个短时间后又开始深度相同的呼吸,如此周而复始。间停呼吸的发生机制与潮式呼吸一样,但病情较潮式呼吸更为严重,常为临终前的危急征象。
要点二 肺和胸膜触诊	★★★ **1. 触觉语颤** (1) 触觉语颤的检查方法。让病人采取坐位或仰卧位,检查者两手掌平放在病人的部两侧对称部位,两手拇指在正中线相交。通过让病人深呼吸或发长而低的声音来检查两侧感觉是否正常。检查的顺序是:先前胸再后背,由上而下,左右对比进行。 (2) 触觉语颤的产生机制。病人发出的声波沿气管、支气管达到肺泡,经胸膜、胸壁传到手部。所以,触觉语颤的强弱与发音的强弱、气道是否通畅、肺内含气量的多少以及胸壁的厚薄有密切的关系。此外,它还受年龄、性别、胖瘦以及部位的影响。一般情况下,成年人较儿童为强;男性较女性强;瘦者较胖者强;前胸上部较下部强;后背下部较上部强;右上胸较左上胸强。 (3) 触觉语颤的临床意义。语颤增强见于以下几种情况:①肺实变:见于肺炎链球菌肺炎、肺梗死、肺结核、肺脓肿及肺癌等。②压迫性肺不张:见于胸腔积液上方受压而萎缩的肺组织及受肿瘤压迫的肺组织。③较浅而大的肺空洞:见于肺结核、肺脓肿、肺肿瘤所致的空洞。语颤减弱或消失主要见于以下几种情况:①肺泡内含气量增多:如肺气肿及支气管哮喘发作时。②支气管阻塞:如阻塞性肺不张、气管内分泌物增多。③胸壁距肺组织距离加大:如胸腔积液、气胸、胸膜高度增厚及粘连、胸壁水肿或高度肥厚、胸壁皮下气肿。④体质衰弱:因发音较弱而语颤减弱。大量胸腔积液、严重气胸时,语颤可消失。 **2. 胸膜摩擦感** 胸膜有炎症时,两层胸膜因有纤维蛋白沉着而变得粗糙,呼吸时壁层和脏层胸膜相互摩擦而产生震动,引起胸膜摩擦感。触诊时,检查者用手掌轻贴胸壁,令病人反复做深呼吸,此时若有皮革相互摩擦的感觉,即为胸膜摩擦感。胸膜的任何部位均可出现胸膜摩擦感,但以腋中线第5～7肋间隙最易感觉到,临床意义同胸膜摩擦音。

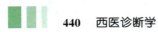

要点	内容
要点三 肺部叩诊	★★★★ 1. 正常肺部叩诊音　肺部正常叩诊音为清音。 2. 肺部定界叩诊 (1) 肺下界。平静呼吸时,右肺下界在右侧锁骨中线、腋中线、肩胛线,分别为第 6、第 8、第 10 肋间水平。左肺下界除在左锁骨中线上变动较大(因有胃泡鼓音区)外,其余与右侧大致相同。矮胖体型或妊娠时,肺下界可上移 1 肋;消瘦体型者,肺下界可下移 1 肋。卧位时肺下界可比直立时升高 1 肋。病理情况下,肺下界下移见于肺气肿、腹腔内脏下垂;肺下界上移见于肺不张、肺萎缩、胸腔积液、气胸,以及腹压增高所致的膈肌上抬(如腹水、鼓肠、肝脾肿大、腹腔肿瘤、膈肌麻痹)。下叶肺实变、胸膜增厚时,肺下界不易叩出。 (2) 肺下界移动度。在叩出肺下界的基础上,嘱病人深吸气后屏住呼吸,重新叩出肺下界,用笔标记之;让病人稍事休息后,再嘱病人深呼气后屏住呼吸,叩出肺下界,用笔标记之,两个标记之间的距离即为肺下界移动度。正常人的两侧肺下界移动度为 6～8cm。若肺组织弹性减退、胸膜粘连或膈肌移动受限,则肺下界移动度减小,见于阻塞性肺气肿、胸腔积液、肺不张、胸膜粘连、肺炎及各种原因所致的腹压增高。当胸腔大量积液、积气或广泛胸膜增厚粘连时,肺下界移动度难以叩出。 3. 胸部异常叩诊音 (1) 浊音或实音。见于以下几种情况:①肺组织含气量减少或消失:如肺炎、肺结核、肺梗死、肺不张、肺水肿、肺硬化等。②肺内不含气的病变:如肺肿瘤、肺包囊虫病、未穿破的肺脓肿等。③胸膜腔病变:如胸腔积液、胸膜增厚粘连等。④胸壁疾病:如胸壁水肿、肿瘤等。 (2) 鼓音。产生鼓音的原因是肺部有大的含气腔,见于气胸及直径大于 3～4cm 的浅表肺大疱、肺空洞,如空洞型肺结核、液化破溃了的肺脓肿或肺肿瘤。 (3) 过清音。为介于鼓音和清音之间的音响,见于肺内含气量增加且肺泡弹性减退者,如肺气肿、支气管哮喘发作时。
要点四 呼吸音 听诊	1. 正常呼吸音 (1) 支气管呼吸音。正常人在喉部、胸骨上窝、背部第 6 颈椎至第 2 胸椎附近均可听到,如在肺部其他部位听到支气管呼吸音则为病理现象。 (2) 肺泡呼吸音。此为气体进入肺泡产生的声音,正常人在肺部任何区域都可听到。 (3) 支气管肺泡呼吸音。正常人在胸骨角附近,肩胛间区的第 3、4 胸椎水平及右肺尖可以听到,如在肺部其他部位听到则为病理现象。 2. 病理性呼吸音★★★★ (1)病理性肺泡呼吸音。①肺泡呼吸音减弱或消失:可为双侧、单侧或局部的肺泡呼吸音减弱或消失,由进入肺泡内的空气量减少或声音传导障碍引起。常见于呼吸运动障碍,如全身衰弱、呼吸肌瘫痪、腹压过高、胸膜炎、肋骨骨折、肋间神经痛等;呼吸道阻塞,如支气管炎、支气管哮喘、喉或大支气管肿瘤等;肺顺应性降低,可使肺泡壁弹性减退,充气受限而使呼吸音减弱,如肺气肿、肺瘀血、肺间质炎症等;胸腔内肿物,如肺癌、肺囊肿等,因肺组织受压,空气不能进入肺泡或进入肺泡减少引起;胸膜疾患,如胸腔积液、气胸、胸膜增厚及粘连等,由于胸廓呼吸运动受限,均可使肺泡呼吸音减弱。②肺泡呼吸音增强:与呼吸运动及通气功能增强,进入肺泡的空气流量增多有关。双侧肺泡呼吸音增强见于运动、发热、甲状腺功能亢进症;肺脏或胸腔病变使一侧或一部分肺的呼吸功能减弱或丧失,则健侧或无病变部分的肺泡呼吸音可出现代偿性增强。 (2) 病理性支气管呼吸音。主要见于肺组织实变,如大叶性肺炎实变期等;肺内大空洞,如肺结核、肺脓肿、肺癌形成空洞时;压迫性肺不张,见于胸腔积液、肺部肿块等使肺组织受压发生肺不张时。 (3) 病理性支气管肺泡呼吸音。常见于肺实变区域较小且与正常肺组织掺杂存在,或肺实变部位较深并被正常肺组织所遮盖。

要点	内容
要点五 啰音听诊	★★★★ 1. 干啰音。由气流通过狭窄的支气管时发生漩涡，或气流通过有黏稠分泌物的管腔时冲击黏稠分泌物引起的震动所致。 (1) 听诊特点。①吸气和呼气都可听到，但常在呼气时更加清楚，因为呼气时管腔更加狭窄。②性质多变且部位变换不定，如咳嗽后可以增多、减少、消失或出现，多为黏稠分泌物移动所致。③音调较高，每个音响持续时间较长。④几种不同性质的干啰音可同时存在。⑤发生于主支气管以上的干啰音，有时不用听诊器都可听到，称喘鸣，可分为鼾音、哨笛音等。鼾音是由气流通过有黏稠分泌物的较大支气管或气管时发生的振动和移动所产生，为一种粗糙的、音调较低的、类似熟睡时的鼾声的干啰音。哨笛音为气流通过狭窄或痉挛的小支气管时发生的一种高音调的干啰音。有的似吹口哨或吹笛声，称为哨笛音；有的呈咝咝声，称为飞箭音。 (2) 临床意义。干啰音是支气管有病变的表现。如两肺都出现干啰音，见于急慢性支气管炎、支气管哮喘、支气管肺炎、心源性哮喘等。局限性干啰音是由局部支气管狭窄所致，常见于支气管局部结核、肿瘤、异物或黏稠分泌物附着。局部而持久的干啰音见于肺癌早期或支气管内膜结核。 2. 湿啰音（水泡音）。湿啰音是因为气道、肺泡或空洞内有较稀薄的液体（渗出物、黏液、血液、漏出液、分泌液），呼吸时气流通过液体形成水泡并立即破裂时所产生的声音，很像用小管插入水中吹气时所产生的水泡破裂音，故也称水泡音。 (1) 听诊特点。①吸气和呼气都可听到，以吸气终末时多而清楚，因吸气时气流速度较快且较强，吸气末气泡大，容易破裂。常有多个水泡音成串或断续发生。②部位较恒定，性质不易改变。③大、中、小水泡音可同时存在。④咳嗽后湿啰音可减少、增多或消失。 (2) 临床意义。湿啰音是肺与支气管有病变的表现。湿啰音两肺散在性分布，常见于支气管炎、支气管肺炎、血行播散型肺结核、肺水肿；两肺底分布，多见于肺瘀血、肺水肿早期及支气管肺炎；一侧或局限性分布，常见于肺炎、肺结核、支气管扩张症、肺脓肿、肺癌及肺出血等。
要点六 胸膜摩擦音听诊	胸膜摩擦音在吸气和呼气时皆可听到，一般以吸气末或呼气开始时较为明显。屏住呼吸时胸膜摩擦音消失，可借此与心包摩擦音区别。深呼吸或在听诊器体件上加压时胸膜摩擦音常更清楚。胸膜摩擦音可发生于胸膜的任何部位，但最常见于脏层胸膜与壁层胸膜发生位置改变最大的部位——胸廓下侧沿腋中线处。 胸膜摩擦音是干性胸膜炎的重要体征，主要见于以下几种情况：①胸膜炎症：如结核性胸膜炎、化脓性胸膜炎以及其他原因引起的胸膜炎症。②原发性或继发性胸膜肿瘤。③肺部病变累及胸膜：如肺炎、肺梗死等。④胸膜高度干燥：如严重脱水等。⑤其他：如尿毒症等。
要点七 听觉语音检查	当被检查者按平时说话的音调数"一、二、三"时，在胸壁上可用听诊器听到柔和而模糊的声音，即听觉语音。听觉语音减弱见于过度衰弱、支气管阻塞、肺气肿、胸腔积液、气胸、胸膜增厚或水肿。听觉语音增强见于肺实变、肺空洞及压迫性肺不张。听觉语音增强、响亮，且字音清楚，称为支气管语音，见于肺组织实变，此时常伴有触觉语颤增强、病理性支气管呼吸音等肺实变的体征，但以支气管语音出现最早。被检查者用耳语声调发"一、二、三"音，将听诊器放在胸壁上听取，正常能听到肺泡呼吸音的部位只能听到极微弱的声音，即耳语音。耳语音增强见于肺实变、肺空洞及压迫性肺不张。耳语音增强且字音清晰者，为胸耳语音，是肺实变较广泛的征象。
要点八 呼吸系统常见疾病的体征	★★★★ 1. 肺实变 (1) 望诊。两侧胸廓对称，患侧呼吸动度可局限性减弱或消失。 (2) 触诊。气管居中，患侧语音震颤增强。 (3) 叩诊。患侧呈实音。 (4) 听诊。患侧肺泡呼吸音消失，可听到病理性支气管呼吸音，支气管语音增强。

续表

要点	内容
要点八 呼吸系统 常见疾病 的体征	**2. 肺气肿** (1) 望诊。胸廓呈桶状,两侧呼吸动度减弱。 (2) 触诊。气管居中,语音震颤减弱。 (3) 叩诊。两肺过清音,严重者心界叩不出;肺下界下降,肺下界移动度减低。 (4) 听诊。两肺肺泡呼吸音减弱,呼气延长,听觉语音减弱,心音较遥远。 **3. 胸腔积液** (1) 望诊。患侧胸廓饱满,呼吸动度减弱或消失。 (2) 触诊。气管移向对侧,患侧语音震颤减弱或消失。 (3) 叩诊。患侧叩诊浊音或实音。 (4) 听诊。患侧呼吸音减弱或消失,液面以上可听到病理性支气管呼吸音。 **4. 阻塞性肺不张** (1) 望诊。患侧胸廓下陷,肋间隙变窄,呼吸动度减弱或消失。 (2) 触诊。气管移向患侧,语颤减弱或消失。 (3) 叩诊。患侧呈浊音或实音。 (4) 听诊。呼吸音消失,听觉语音减弱或消失。 **5. 气胸** (1) 望诊。患侧胸廓饱满,肋间隙增宽,呼吸动度减弱或消失。 (2) 触诊。气管移向对侧,患侧语音震颤减弱或消失。 (3) 叩诊。患侧呈鼓音。左侧气胸时,心界叩不出;右侧气胸时,肝浊音界下移。 (4) 听诊。患侧呼吸音减弱或消失。

历年真题精选

1. 正常肺泡呼吸音的最明显听诊部位在

A. 喉部　　　　　B. 肩胛下部　　　　　C. 胸骨角附近　　　　　D. 右肺尖　　　　　E. 肩胛上部

答案:B; 考点:正常肺泡呼吸音

解析:正常肺泡呼吸音的最明显听诊部位为肺泡组织较多且胸壁较薄的部位,如乳房下部、肩胛下部、腋窝下部。故本题选择 B。

2. 心包摩擦音和胸膜摩擦音的鉴别要点是

A. 有无心脏病史　　　　　　　　　　B. 呼吸是否增快

C. 改变体位后摩擦音是否消失　　　　D. 屏住呼吸后摩擦音是否消失

E. 咳嗽后摩擦音是否消失

答案:D; 考点:心包摩擦音和胸膜摩擦音的鉴别要点

解析:胸膜摩擦音吸气和呼气相均可听到,以吸气末或呼气开始最为明显,屏气即消失。深呼吸或听诊器胸件加压时,摩擦音增强。心包摩擦音是心包膜纤维素渗出致表面粗糙,心脏收缩时脏层与壁层心包摩擦产生的振动传致胸壁所致,常在胸骨左缘第四肋间可以触及。故本题选择 D。

细目九　心脏、血管检查

【考点透视】

1. 掌握心脏视诊、触诊、叩诊、心瓣膜叩诊区、心率听诊、心律听诊、心音听诊、心音杂音产生的机制及杂音的特征、各瓣膜区常见杂音听诊、心包摩擦音听诊、血管检查及周围血管征、循环系统常见疾病的体征。

2. 理解正常心音及其产生机制。

要点	内容
要点一 心脏视诊	★★★ **1. 心前区隆起** 心前区隆起见于以下几种情况：①某些先天性心脏病，如法洛四联症、肺动脉瓣狭窄等。②儿童时期患慢性风湿性心脏病伴右心室增大者。 **2. 心尖搏动** (1) 正常成人心尖搏动，位于左侧第 5 肋间隙、锁骨中线内侧 0.5～1cm 处，搏动范围的直径约 2～2.5cm。 (2) 心尖搏动位置改变：①生理因素：卧位时心尖搏动可稍上移；左侧卧位时，心尖搏动可向左移 2～3cm；右侧卧位时可向右移 1～2.5cm。小儿及妊娠时心脏常呈横位，心尖搏动可向上外方移位；瘦长体型者，心脏呈垂直位，心尖搏动可向下、向内移至第 6 肋间隙。②病理因素：左心室增大时，心尖搏动向左下移位；右心室增大时，胸骨左缘第三、四肋间有时可见搏动，肺不张、粘连性胸膜炎时，心尖搏动移向患侧；胸腔积液、气胸时，心尖搏动移向健侧；大量腹水、肠胀气、腹腔巨大肿瘤或妊娠等，心尖搏动位置向上外移位。 (3) 心尖搏动强度及范围改变。左心室肥大、甲亢、重症贫血、发热等疾病时心尖搏动增强；心包积液、左侧气胸或胸腔积液、肺气肿等，心尖搏动减弱甚或消失；负性心尖搏动见于粘连性心包炎、显著右心室增大者。 (4) 心前区其他部位的搏动。肺气肿或肺气肿伴有右心室肥大时，心脏搏动可在剑突下出现，且深吸气时增强，这是因为深吸气时右心室的回心血量增加和膈肌下降所致；全心脏明显增大时，心脏搏动弥散，在整个心前区都能看到。
要点二 心脏触诊	★★★★ 心脏触诊检查，通常用全手掌、手掌尺侧或指腹轻贴于胸壁上，并调节压力以获得最好的效果。 **1. 心尖搏动异常。**左心室肥大时，心尖搏动呈抬举性。 **2. 心脏震颤**(猫喘)。此为器质性心血管疾病的体征。震颤出现的时期、部位和临床意义见下表。 ★★★★ | 时期	部位	临床意义
------	------	----------
收缩期	胸骨右缘第 2 肋间	主动脉瓣狭窄
	胸骨左缘第 2 肋间	肺动脉瓣狭窄
	胸骨左缘第 3、4 肋间	室间隔缺损
舒张期	心尖部	二尖瓣狭窄
连续性	胸骨左缘第 2 肋间及其附近	动脉导管未闭	 **3. 心包摩擦感。**此为干性心包炎的体征，见于结核性、化脓性心包炎，也可见于风湿热、急性心肌梗死、尿毒症、系统性红斑狼疮等引起的心包炎。通常在胸骨左缘第 4 肋间最易触及，心脏收缩期和舒张期均可触及，以收缩期明显。坐位稍前倾或深呼气末更易触及。
要点三 心脏叩诊	★★★★ **1. 叩诊方法** 采用间接叩诊法，沿肋间隙从外向内、自下而上叩诊，板指与肋间隙平行并紧贴胸壁。叩诊心脏左界时，从心尖搏动外 2～3cm 处由外向内进行叩诊。如心尖搏动不明显，则自第 6 肋间隙左锁骨中线外的清音区开始，然后按肋间隙逐一上移，至第 2 肋间隙为止；叩诊心脏右界时，自肝浊音界的上一肋间隙开始，逐一叩诊至第 2 肋间隙。当沿肋间隙由外向内进行叩诊，发现由清音变为浊音时，表示已达心脏边界(心脏被肺遮盖部分边缘)，此界称为心脏的相对浊音界，它相当于心脏在前胸壁的投影，反映心脏的实际大小和形状；当越过相对浊音界，继续向内侧叩诊，叩诊音变为实音时，表现已达心脏未被肺遮盖的部分(主要为右心室)，此界称为心脏的绝对浊音界。正常成年人心脏左右相对浊音界与前正中线的平均距离见下表。

要点	内容

右(cm)	肋间	左(cm)
2.0～3.0	Ⅱ	2.0～3.0
2.0～3.0	Ⅲ	3.5～4.0
3.0～4.0	Ⅳ	5.0～6.0
	Ⅴ	7.0～9.0

要点三 心脏叩诊

正常人左锁骨中线至前正中线的距离为 8～10cm。

2. 心脏浊音界改变的临床意义

(1) 心脏与血管本身病变：①左心室增大：心脏浊音界向左下扩大，使心界呈靴形，见于主动脉瓣关闭不全、高血压性心脏病。②右心室增大：显著增大时，心界向左、右两侧扩大，以向左增大较为显著。常见于二尖瓣狭窄、肺心病。③左心房增大或合并肺动脉段扩大：心腰部饱满或膨出，心脏浊音区呈梨形，见于二尖瓣狭窄。④左、右心室增大：心界向两侧扩大，称为普大型心脏，见于扩张型心肌病等。⑤心包积液：坐位时心脏浊音界呈烧瓶形，卧位时心底部浊音区增宽。

(2) 心外因素。大量胸腔积液和气胸时，心界在患侧叩不出；左侧肺实变、肺部肿瘤或纵隔淋巴结肿大时，因心脏浊音区与肺部病变的浊音区可连在一起，此时真正的心脏浊音区也无法叩出；肺气肿时，可使心脏浊音区变小或叩不出；腹腔大量积液、巨大肿瘤、妊娠末期等，均可使膈肌上升致心脏呈横位，心脏的左、右界均增大。

要点四 心脏瓣膜听诊区

★★★★

1. 二尖瓣区，位于左侧第 5 肋间隙，锁骨中线内侧。

2. 主动脉瓣区：

(1) 主动脉瓣区，位于胸骨右缘第 2 肋间隙，主动脉瓣狭窄时的收缩期杂音在此区最响。

(2) 主动脉瓣第二听诊区，位于胸骨左缘第 3、4 肋间隙，主动脉瓣关闭不全时的舒张期杂音在此区最响。

3. 肺动脉瓣区，在胸骨左缘第 2 肋间隙。

4. 三尖瓣区，在胸骨体下端近剑突偏右或偏左处。

要点五 心率听诊、心律听诊

★★★★

1. 心率。正常成年人心率为每分钟 60～100 次，成人窦性心律超过每分钟 100 次称为窦性心动过速。病理性心动过速见于发热、贫血、心功能不全、休克、甲状腺功能亢进症和应用肾上腺素、阿托品等药物之后。心率超过 100 次/分，应考虑阵发性心动过速，包括阵发性室上性和室性心动过速。成人窦性心律低于每分钟 60 次者，称为窦性心动过缓，可见于长期从事重体力劳动者和运动员；病理性窦性心动过缓多见于颅内高压症、阻塞性黄疸、甲状腺功能减退以及洋地黄、奎尼丁、β-阻滞剂过量或中毒等。

2. 心律。正常人的心律基本规则。常见的心律失常有窦性心律不齐、过早搏动和心房颤动三种。

(1) 窦性心律不齐，常见于健康青少年及儿童，表现为吸气时心率增快，呼气时心率减慢。

(2) 过早搏动(期前收缩)，常见于情绪激动、酗酒、饮浓茶、咖啡以及各种心脏病、心脏手术、心导管检查、低血钾等。按其异位起搏点的不同，过早搏动可分为房性、房室交界性及室性三种，以室性最为多见。听诊时在规则的心律中提前出现一个心脏搏动，随后有一较长的间歇。过早搏动时的第一心音常明显增强，第二心音则大多减弱。过早搏动如每隔一个正常心脏搏动后出现，称为二联律；如每隔两个正常心脏搏动出现一个过早搏动，或每个正常心脏搏动后连续出现两个过早搏动，则称为三联律。这种心律较常见于洋地黄中毒及心肌病人。

(3) 心房纤维颤动(房颤)，临床特点是：心律完全不规则，心率快慢不等；心音强弱绝对不一致；脉搏短绌。常见于器质性二尖瓣狭窄、冠状动脉硬化性心脏病、高血压性心脏病、甲状腺功能亢进症、洋地黄中毒等。

要点	内容
要点六 正常心音及 其产生机制	★★ 正常心音：正常心音有 4 个。按其在心动周期中出现的顺序，依次命名为第一心音(S_1)、第二心音(S_2)、第三心音(S_3)及第四心音(S_4)。S_1 主要是二尖瓣、三尖瓣关闭振动而产生，提示心室收缩的开始；S_2 主要是主动脉瓣、肺动脉瓣关闭振动而产生，提示心脏舒张期的开始。
要点七 心音听诊	★★★★ 1. 正常心音。如上所述，正常心音有 4 个，成年人可以听到 S_1 和 S_2，儿童和部分青少年可听到 S_3，一般听不到 S_4。第一心音出现标志着心室收缩的开始，在心前区各部均可听到，而以心尖部最强；第二心音出现标志着心室舒张的开始，在心前区各部均可听到，但以心底部最强。正常青少年肺动脉瓣区第二心音(P_2)较主动脉瓣区第二心音(A_2)强，即 $P_2 > A_2$；老年人则相反，$A_2 > P_2$；中年人两者相等，$P_2 = A_2$。第一、第二心音的区别见下表。 <table><tr><th>区别点</th><th>第一心音</th><th>第二心音</th></tr><tr><td>声音特点</td><td>音强，调低，时限较长</td><td>音弱，调高，时限较短</td></tr><tr><td>最强部位</td><td>心尖部</td><td>心底部</td></tr><tr><td>与心尖搏动及动脉搏动的关系</td><td>与心尖搏动和动脉搏动同时出现</td><td>心尖搏动之后出现</td></tr><tr><td>与心动周期的关系</td><td>S_1 和 S_2 之间的间隔（收缩期）较短</td><td>S_2 到下一个心动周期 S_1 的间隔（舒张期）较长</td></tr></table> 2. 心音改变及其临床意义 (1) 两个心音同时增强见于胸壁较薄、情绪激动、甲亢、发热、贫血等。 (2) 两个心音同时减弱见于肥胖、胸壁水肿、左侧胸腔积液、肺气肿、心包积液、缩窄性心包炎、甲状腺功能减退症、心肌炎、心肌病、心肌梗死、心功能不全等。 (3) 第一心音增强见于发热、甲亢、二尖瓣狭窄等，完全性房室传导阻滞可产生极响亮的 S_1，称为"大炮音"。第一心音减弱主要是由于心肌收缩力减弱所致，见于心肌炎、心肌病、心肌梗死、二尖瓣关闭不全等。第一心音强弱不等见于早搏、心房颤动、Ⅱ度房室传导阻滞、高度房室传导阻滞。 (4) 主动脉瓣区第二心音增强见于高血压病、主动脉粥样硬化等；主动脉瓣区第二心音减弱见于低血压、主动脉瓣狭窄和关闭不全。 (5) 肺动脉瓣第二心音增强见于肺动脉高压、二尖瓣狭窄、左心功能不全、室间隔缺损、动脉导管未闭、肺心病；肺动脉瓣第二心音减弱见于肺动脉瓣狭窄或关闭不全。 (6) 钟摆律或胎心律见于心肌有严重病变时，如大面积急性心肌梗死、重症心肌炎等。由于心肌严重受损，第一心音失去原有的特征而与第二心音相似，同时心脏搏动加速，心脏收缩期和舒张期的时间也几乎相等，此时听诊心音酷似钟摆"嘀答"声，故称为"钟摆律"；若心率每分钟超过 120 次以上，酷似胎儿心音，则称为"胎心律"。 (7) 心音分裂。正常情况下，心室收缩时二尖瓣与三尖瓣的关闭（构成第一心音的两个主要成分）并不是同步的，三尖瓣的关闭略迟于二尖瓣。心室舒张时主动脉瓣与肺动脉的关闭（构成第二心音的两个主要成分）亦不是同步的，肺动脉瓣的关闭略迟于主动脉瓣。构成第一心音和第二心音的各两个主要成分不同步，但是非常接近，故在听诊时不能分辨而呈现单一的心音。如左右两侧心室活动较正常不同步的时距明显加大，第一、第二心音的两个主要组成部分间的时距延长，则听诊时出现一个心音分成两个心音的现象，称为心音分裂。第二心音分裂临床较常见，以肺动脉瓣区明显。见于右室排血时间延长，肺动脉瓣关闭明显延迟（如完全性右束支传导阻滞、肺动脉瓣狭窄），或左心室射血时间缩短，主动脉关闭时间提前（如二尖瓣关闭不全、室间隔缺损等）。

要点	内容
要点七 心音听诊	3. 喀喇音。这是一种心脏听诊时的额外心音。根据其出现的时期不同,可分为收缩期额外心音和舒张期额外心音。收缩期额外心音可发生在收缩早、中、晚各个阶段。 (1) 收缩早期喀喇音(收缩早期喷射音)。心底部听诊最清楚。肺动脉瓣区的收缩早期喀喇音见于肺动脉高压、轻中度肺动脉瓣狭窄、房间隔缺损、室间隔缺损等疾病;主动脉瓣收缩早期喀喇音见于高血压、主动脉瓣狭窄、主动脉瓣关闭不全、主动脉瘤等。 (2) 收缩中、晚期喀喇音。在心尖部及其稍内侧最清楚。多见于二尖瓣脱垂。 4. 奔马律及开瓣音 (1) 舒张早期奔马律。它为病理性第三心音,又称第三心音奔马律或室性奔马律。在心尖部容易听到,提示心脏有严重的器质性病变,见于各种原因的心力衰竭。 (2) 开瓣音(二尖瓣开放拍击音)。它是由于心室舒张早期,血液自左心房急骤流入左心室,冲击狭窄的瓣膜所致。该音一般在左侧第 3、4 肋间心尖与胸骨左缘之间最易听到。它的出现表示二尖瓣狭窄而瓣膜尚具一定的弹性,可作为二尖瓣分离术适应证的参考条件之一,当瓣膜有严重的钙化、纤维化以及伴有二尖瓣关闭不全时,该音消失。
要点八 心脏杂音 产生机制	★★ 1. 血流加速,见于剧烈运动后、发热、贫血、甲亢等。 2. 瓣膜口狭窄,如二尖瓣狭窄、主动脉瓣狭窄、肺动脉瓣狭窄、梗阻性肥厚型心肌病等。 3. 瓣膜关闭不全,如二尖瓣关闭不全、主动脉瓣关闭不全、主动脉硬化、扩张型心肌病、二尖瓣脱垂等。 4. 异常通道,如室间隔缺损、动脉导管未闭及动静脉瘘等。 5. 心腔内漂浮物,如心内膜炎时赘生物产生的杂音等。 6. 大血管腔瘤样扩张,如动脉瘤。
要点九 心脏杂音 的特征	★★★★ 1. 最响部位。一般来说,杂音最响的部位,就是病变所在的部位。杂音在心尖部最响,提示病变在二尖瓣;杂音在主动脉瓣区或肺动脉瓣区最响,提示病变在主动脉瓣或肺动脉瓣;杂音在胸骨下端近剑突偏左或偏右处最响,提示病变在三尖瓣。胸骨左缘 3、4 肋间听到响亮粗糙的收缩期杂音则可能为室间隔缺损。 2. 出现的时期。按杂音出现的时期不同,将杂音分为:收缩期杂音、舒张期杂音、连续性杂音、双期杂音。舒张期杂音及连续性杂音均为病理性,收缩期杂音多为功能性。二尖瓣关闭不全的收缩期杂音可占整个收缩期,并可遮盖 S_1 甚至 S_2,称全收缩期杂音;二尖瓣狭窄的舒张期杂音常出现在舒张中晚期;主动脉瓣关闭不全的舒张期杂音则出现在舒张早期,也可为早中期或全期;肺动脉瓣狭窄的收缩期杂音常为收缩中期杂音;动脉导管未闭时可出现连续性杂音。 3. 杂音的性质。由于病变的性质不同,杂音的性质也不一样,可为吹风样(柔和的或粗糙的)、隆隆样(雷鸣样)、叹气样、机器声样以及音乐样等。二尖瓣区粗糙的吹风样收缩期杂音,提示二尖瓣关闭不全。典型的心尖区舒张中晚期隆隆样杂音是二尖瓣狭窄的特征性杂音。叹气样舒张期杂音主要见于主动脉瓣第二听诊区,为主动脉瓣关闭不全的特征性杂音。机器声样杂音主要见于动脉导管未闭。音乐样杂音听诊时如海鸥鸣或鸽鸣样,常为感染性心内膜炎及梅毒性主动脉瓣关闭不全的特征。一般器质性杂音常是粗糙的,而功能性杂音则常为柔和的。 4. 收缩期杂音强度。杂音的强度取决于狭窄与关闭不全的程度。一般情况下,狭窄越重,杂音越强,但当极度狭窄致通过的血流极少时,杂音反而减弱或消失;血流速度越快,杂音越强;狭窄口两侧的压力差越大,杂音越强。心功能不全、心肌收缩力减弱时,狭窄口两侧的压力差减少,使血流瘀滞,则杂音减弱甚至消失;当心脏功能改善而使两侧的压力差增大、血流加快时,则杂音又增强。有的杂音开始较强而逐渐减弱到消失,称为递减型,如主动脉瓣关闭不全的舒张期杂音及二尖瓣关闭不全的收缩期杂音;有的则开始时较弱而逐渐增强,称为递增型,如二尖瓣狭窄的隆隆样舒张期杂音;有的开始时较弱并逐渐增强,然后又逐渐减弱消失,称为递增递减型,如主动脉瓣狭窄的收缩期杂音。收缩期杂音的强度一般可分为六级(Levine 6 级);

续表

要点	内容
要点九 心脏杂音 的特征	1级：杂音很弱，所占时间很短，须仔细听诊才能听到。 2级：较易听到，杂音柔和。 3级：中等响亮的杂音。 4级：响亮的杂音，常伴有震颤。 5级：很响亮的杂音，震耳，但听诊器如离开胸壁则听不到，伴有震颤。 6级：极响亮，听诊器稍离胸壁时亦可听到，有强烈的震颤。 杂音强度的表示法：4级杂音记为"4/6级收缩期杂音"。一般而言，3/6级和以上的收缩期杂音多为器质性。但应注意，杂音的强度不一定与病变的严重程度成正比。病变较重时，杂音可能较弱；相反，病变较轻时也可能听到较强的杂音。 5. 传导方向。二尖瓣关闭不全的收缩期杂音在心尖部最响，并向左腋下及左肩胛下角处传导；主动脉瓣关闭不全的舒张期杂音在主动脉瓣第二听诊区最响，并向胸骨下端或心尖部传导；主动脉瓣狭窄的收缩期杂音以主动脉瓣区最响，可向上传至右侧胸骨上窝及颈部；肺动脉瓣关闭不全的舒张期杂音在肺动脉瓣区最响，可传至胸骨左缘第3肋间。 较局限的杂音：二尖瓣狭窄的舒张期杂音常局限于心尖部；肺动脉瓣狭窄的收缩期杂音常局限于胸骨左缘第2肋间；室间隔缺损的收缩期杂音常局限于胸骨左缘第3、4肋间。 6. 杂音与体位的关系。体位改变可使某些杂音减弱或增强，而有助于病变部位的诊断。例如，左侧卧位可使二尖瓣狭窄的舒张中晚期隆隆样杂音更明显；前倾坐位可使主动脉瓣关闭不全的舒张期杂音更易于听到；仰卧位则使肺动脉瓣、二尖瓣、三尖瓣关闭不全的杂音更明显。 7. 杂音与呼吸的关系。深吸气时可使右心（三尖瓣、肺动脉瓣）的杂音增强；深呼气时可使左心（二尖瓣、主动脉瓣）的杂音增强。 8. 杂音与运动的关系。运动后心率加快，增加循环血流量及流速，在一定的心率范围内可使杂音增强。例如，运动可使二尖瓣狭窄的舒张中晚期杂音增强。
要点十 各瓣膜区 常见杂音听诊	★★★★ 1. 二尖瓣区收缩期杂音。见于二尖瓣关闭不全、二尖瓣脱垂、冠心病乳头肌功能不全等，杂音为吹风样，较粗糙、响亮，多在3/6级以上，可占全收缩期；左心室扩张引起的二尖瓣相对关闭不全（如高血压心脏病、扩张型心肌病、急性风湿热、贫血性心脏病等），杂音为3/6级以下柔和的吹风样，传导不明显；运动、发热、贫血、妊娠、甲亢等产生的杂音一般为2/6级以下，性质柔和、较局限，病因去除后杂音消失。 2. 二尖瓣区舒张期杂音。二尖瓣狭窄时，心尖部可闻及舒张中晚期隆隆样杂音，呈递增型，音调较低而局限，左侧卧位呼气末时较清楚，常伴有第一心音亢进、二尖瓣开放拍击音及舒张期震颤，肺动脉瓣第二心音亢进、分裂；主动脉瓣关闭不全所致的相对性二尖瓣狭窄的杂音，称为奥-弗杂音（Austin - Flint 杂音），性质柔和，不伴有第一心音亢进、开放音，无震颤。 3. 主动脉瓣区收缩期杂音。见于各种病因的主动脉瓣狭窄，杂音为喷射性，响亮而粗糙，呈递增-递减型，沿大血管向颈部传导，常伴有收缩期震颤；主动脉粥样硬化、高血压性心脏病等引起的相对性主动脉瓣狭窄，杂音柔和，常有 A_2 增强。 4. 主动脉瓣区舒张期杂音。在主动脉瓣第二听诊区深呼气末最易听到，为叹气样，递减型，可传至胸骨下端左侧或心尖部，常伴有 A_2 减弱及周围血管征，见于先天性或风湿性主动脉瓣关闭不全、梅毒性升主动脉炎等。 5. 动脉瓣区收缩期杂音。多见于先天性肺动脉瓣狭窄，杂音粗糙，呈喷射性，强度在3/6级以上，常伴收缩期震颤；二尖瓣狭窄、房间隔缺损等引起的相对性肺动脉瓣狭窄时，杂音限较短，较柔和，伴 P_2 增强亢进。 6. 肺动脉瓣区舒张期杂音。器质性极少，多由相对性肺动脉瓣关闭不全所引起，常见于二尖瓣狭窄、肺心病等，伴明显肺动脉高压，杂音为叹气样，柔和，递减型，卧位吸气末增强，常伴 P_2 亢进，称为格-斯杂音（Graham - Stell 杂音）。

要点	内容
要点十 各瓣膜区 常见杂 音听诊	7. 三尖瓣区收缩期杂音。器质性者极少见。多为右心室扩大导致的相对性三尖瓣关闭不全,见于二尖瓣狭窄、肺心病等,杂音柔和,在 3/6 级以下。 8. 其他部位的收缩期杂音。胸骨左缘第 3、4 肋间响亮而粗糙的收缩期杂音,该杂音或伴收缩期震颤,不向左腋下传导,见于室间隔缺损或肥厚型梗阻性心肌病。 9. 连续性杂音。这是一种连续、粗糙、类似机器转动的声音,在胸骨左缘第 2 肋间隙及其附近听到,见于动脉导管未闭。 器质性与功能性收缩期杂音的鉴别见下表。

区别点	器质性	功能性
部位	任何瓣膜听诊区	肺动脉瓣区和(或)心尖部
持续时间	长,常占全收缩期,可遮盖 S_1	短,不遮盖 S_1
性质	吹风样、粗糙	吹风样、柔和
传导	较广而远	比较局限
强度	常在 3/6 级或以上	一般在 2/6 级或以下
心脏大小	有心房和(或)心室增大	正常

要点	内容
要点十一 心包摩擦 音听诊	★★★ 正常的心包膜表面光滑,当心包膜发炎时表面粗糙,故心脏收缩时心包的脏层、壁层相互摩擦而产生杂音,称为心包摩擦音。此音粗糙,似用指腹摩擦耳壳声,但有时较柔和,近在耳边;于心脏收缩期及舒张期均可听到,而以收缩期较明显,但有时只在收缩期听到;通常在胸骨左缘第 3、4 间处较易听到;将听诊器胸件向胸壁增加压力时,可使摩擦音增强。心包摩擦音与胸膜摩擦音的区别,主要为屏住呼吸时胸膜摩擦音消失,而此时心包摩擦音仍可听到。心包摩擦音可发生于风湿热、结核性及化脓性心包炎,亦可见于心肌梗死、严重尿毒症等。
要点十二 血管检查及 周围血管征	★★★ 1. 毛细血管搏动征。用手指轻压病人指甲床末端,或以干净玻片轻压病人口唇黏膜,如见到红白交替的、与病人心搏一致的节律性微血管搏动现象,称为毛细血管搏动征。 2. 水冲脉。脉搏骤起骤降,急促而有力。检查者用手紧握患者手腕掌面,将患者的前臂高举过头,则水冲脉更易触知。 3. 交替脉。为一种节律正常而强弱交替的脉搏,为左室衰竭的重要体征,见于高血压心脏病、急性心肌梗死或主动脉瓣关闭不全等。 4. 重搏脉。见于伤寒、败血症、低血容量休克等。 5. 奇脉。指吸气时脉搏明显减弱或消失的现象,又称为吸停脉。常见于心包积液和缩窄性心包炎时,是心包填塞的重要体征之一。 6. 无脉。即脉搏消失,见于严重休克及多发性大动脉炎。 7. 枪击音与杜氏双重杂音。将听诊器体件放在肱动脉等外周较大动脉的表面,可听到与心跳一致的"嗒——嗒——"音,称为枪击音。如再稍加压力,则可听到收缩期与舒张期双重杂音,即杜氏双重杂音。 8. 其他血管杂音: (1) 在甲亢病人肿大的甲状腺上可听到血管杂音,常为连续性,收缩期较强。 (2) 主动脉瘤时,在相应部位可听到收缩期杂音。 (3) 动-静脉瘘时,在病变部位可听到连续性杂音。 (4) 肾动脉狭窄时,可在腰背部及腹部听到收缩期杂音。 头部随脉搏呈节律性点头运动、颈动脉搏动明显、毛细血管搏动征、水冲脉、枪击音与杜氏双重杂音统称为周围血管征,它们均由脉压增大所致,常见于主动脉瓣关闭不全、发热、贫血及甲亢等。

续表

要点	内容

★★★★
循环系统常见疾病的体征见下表。

病变	视诊	触诊	叩诊	听诊
二尖瓣狭窄	二尖瓣面容，心尖搏动略向左移。	心尖搏动向左移，心尖部触及舒张期震颤。	心浊音界早期稍向左，以后向右扩大，心腰部膨出，呈梨形	心尖部 S_1 亢进，较局限的递增型舒张中晚期隆隆样杂音，可伴开瓣音，P_2 亢进、分裂，肺动脉瓣区 GrahamSteell 杂音
二尖瓣关闭不全	心尖搏动向左下移动。	心尖搏动向左下移位，常呈抬举性	心浊音界向左下扩大	心尖部 S_1 减弱，心尖部有 3/6 级或以上较粗糙的吹风样全收缩期杂音，范围广泛，常向左腋下及左肩胛下角传导，并可遮盖 S_1 主动脉瓣区高调、粗糙的
主动脉瓣狭窄	心尖搏动向左下移动。	心尖搏动向左下移位，呈抬举性，主动脉瓣区收缩期震颤。	心浊音界向左下扩大。	递增-递减型收缩期杂音，向颈部传导，心尖部 S_1 减弱，A_2 减弱。
主动脉瓣关闭不全	颜面较苍白，颈动脉搏动明显，心尖搏动向左下移动，且范围较广，可见点头运动。	心尖搏动向左下移动并呈抬举性，周围血管征阳性。	心浊音界向左下扩大，心脏呈靴形。	主动脉瓣第二听诊区叹气样递减型舒张期杂音，可向心尖部传导；心尖部 S_1 减弱，A_2 减弱或消失，可闻及 Austin-Flint 杂音。
右心衰竭	颈静脉怒张，口唇发绀，浮肿。	肝脏肿大、压痛，肝-颈静脉回流征阳性，下肢或腰骶部凹陷性水肿。	心界扩大，可有胸水或腹水体征。	心率增快，心尖部舒张期奔马律。
大量心包积液	心尖搏动明显减弱或消失，颈静脉怒张。	心尖搏动在心浊音界内或不能触到；肝大，压痛，肝-颈静脉回流征阳性；可有奇脉。	心界向两侧扩大，"烧瓶状"，卧位时心底部增宽。	心音遥远，心率加快。

历年真题精选

1. 心包摩擦音通常在什么部位听诊最清楚

A. 心尖部　　　　　　　　B. 心底部

C. 胸骨左缘第三、四肋间　D. 胸骨右缘第三、四肋间

E. 左侧腋前线三、四肋间

答案：C；　考点：心包摩擦音的听诊部位

解析：心包摩擦音可在整个心前区听到，但以胸骨左缘第三、四肋间最响，坐位前倾时更明显。故本题选择 C。

2. 肝硬化腹壁静脉曲张时,其血管杂音常可被闻及的部位是

A. 上腹部　　　　　B. 下腹部　　　　　C. 右侧腹部　　　　D. 左侧腹部　　　　E. 右肋缘下

答案:A; 考点:肝硬化腹壁静脉曲张的血管杂音

解析:静脉性杂音为连续的嗡鸣声或"潺潺"声,无收缩期与舒张期性质。常出现于脐周或上腹部,尤其是腹壁静脉曲张严重处。此音提示门静脉高压时的侧支循环形成。故本题选择 A。

细目十　腹部检查

【考点透视】

1. 掌握腹部检查的视诊、触诊、腹内脏器触诊、正常腹部可触及的结构、腹部肿块触诊、腹部叩诊、胃泡鼓音区和移动性浊音叩诊、腹部听诊、腹部常见疾病的体征。

2. 理解病理状态下出现的阳性体征。

要点	内容
要点一 腹部视诊	★★★ 1. 腹部外形。正常腹部平坦。腹部明显膨隆或凹陷见于以下几种情况: (1) 全腹膨隆,见于以下几种情况:①腹内积气:胃肠道内积气,腹部呈球形,两侧腰部膨出不明显,变换体位时其形状无明显改变,见于各种原因所致的肠梗阻或肠麻痹。积气在肠道外腹腔内者,称为气腹,见于胃肠穿孔或治疗性人工气腹。②腹腔积液:当腹腔内大量积液时,在仰卧位腹部外形呈宽而扁袤,称为蛙腹。常见于肝硬化门脉高压症、右心衰竭、缩窄性心包炎、肾病综合征、结核性腹膜炎、腹膜转移癌等。结核性腹膜炎症、肿瘤浸润时,腹形常呈尖凸状,也称为尖腹。③腹腔巨大肿块:以巨大卵巢囊肿最常见,腹部呈球形膨隆而以囊肿部位较明显。 (2) 局部膨隆,常见于腹部炎性包块、胃肠胀气、脏器肿大、腹内肿瘤、腹壁肿瘤和疝等。左上腹膨隆见于脾肿大、巨结肠或结肠脾曲肿瘤;上腹中部膨隆见于肝左叶肿大、胃扩张、胃癌、胰腺囊肿或肿瘤;右上腹膨隆见于肝肿大(瘀血、脓肿、肿瘤)、胆囊肿大及结肠肝曲肿瘤;腰部膨隆见于大量肾盂积水或积脓、多囊肾、巨大肾上腺瘤;左下腹部膨隆见于降结肠肿瘤、干结粪块;下腹部膨隆多见于妊娠、子宫肌瘤、卵巢囊肿、尿潴留等;右下腹膨隆见于阑尾周围脓肿、回盲部结核或肿瘤等。 (3) 全腹凹陷,见于严重脱水、明显消瘦及恶病质等。严重者呈舟状腹,见于恶性肿瘤、结核、糖尿病、甲状腺功能亢进症等消耗性疾病晚期。 2. 呼吸运动。正常成年男性和儿童以腹式呼吸为主,成年女性则以胸式呼吸为主。腹式呼吸减弱见于各种原因的急腹症、大量腹水、腹腔巨大肿瘤等;腹式呼吸消失见于急性弥漫性腹膜炎等。 3. 腹壁静脉。正常时腹壁静脉一般不显露。当门静脉高压或上、下腔静脉回流受阻导致侧支循环形成时,腹壁静脉呈现扩张、迂曲状态,称为腹壁静脉曲张。 (1) 门脉高压时,腹壁曲张的静脉以脐为中心向周围伸展,肚脐以上腹壁静脉血流方向从下向上,肚脐以下腹壁静脉血流方向自上向下。 (2) 上腔静脉梗阻时,胸腹壁静脉血流方向自上向下,流入下腔静脉。 (3) 下腔静脉梗阻时,腹壁浅静脉血流方向向上,进入上腔静脉。 4. 胃肠型和蠕动波。正常人腹部一般看不到蠕动波及胃型和肠型,有时在腹壁菲薄或松弛的老年人、极度消瘦者或经产妇可能见到。 幽门梗阻时,可见到胃蠕动波自左肋缘下向右缓慢推进(正蠕动波),有时可见到逆蠕动波及胃型;脐部出现肠蠕动波见于小肠梗阻,严重梗阻时,脐部可见横行排列呈多层梯形的肠型和较大肠蠕动波;结肠梗阻时,宽大的肠型多出现于腹壁周边,同时盲肠多胀大呈球形。
要点二 腹部触诊	★★★★ 腹部触诊时,被检者采取仰卧位,两手平放于躯干两侧,两腿并拢屈曲,使腹壁肌肉放松,做缓慢的腹式呼吸运动。医生站在其右侧,面向被检者,以便观察其有无疼痛等表情。检查者的手要温暖,动作轻柔;边与被检者交谈,边进行检查;从健康部位开始对腹部进行全面检查。检查时注意腹壁紧张度、有无压痛和反跳痛等。

续表

要点	内容
要点二 腹部触诊	**1. 腹壁紧张度** 正常人腹壁柔软、无抵抗。在某些病理情况下可使全腹或局部紧张度增加、减弱或消失。 (1)腹壁紧张度增加(腹肌紧张):①弥漫性腹肌紧张多见于胃肠道穿孔或实质脏器破裂所致的急性弥漫性腹膜炎,此时腹壁常强直、硬如木板,故称为板状腹。②局限性腹肌紧张多为局限性腹膜炎所致,如右下腹腹壁紧张多见于急性阑尾炎,右上腹腹壁紧张多见于急性胆囊炎;腹膜慢性炎症时,触诊如揉面团一样,称为揉面感,常见于结核性腹膜炎、癌性腹膜炎。 (2)腹壁紧张度减低或消失:全腹紧张度减低见于慢性消耗性疾病或刚放出大量腹水者,也可见于身体瘦弱的老年人和经产妇;全腹紧张度消失见于脊髓损伤所致的腹肌瘫痪和重症肌无力等。 **2. 压痛及反跳痛** (1)压痛:①广泛性压痛见于弥漫性腹膜炎。②局限性压痛见于局限性腹膜炎或局部脏器的病变。明确而固定的压痛点是诊断某些疾病的重要依据。如麦氏(Mc Burney)点(右髂前上棘与脐连线中外1/3交界处)压痛多考虑急性阑尾炎;胆囊区(右腹直肌外缘与肋弓交界处)压痛考虑胆囊病变。 (2)反跳痛:反跳痛表示炎症已波及腹膜壁层,腹肌紧张伴压痛、反跳痛称为腹膜刺激征,是急性腹膜炎的可靠体征。
要点三 腹内脏器触诊	★★★★ **1. 肝脏** (1)检查方法:采用单手或双手触诊法,分别在右侧锁骨中线延长线和前正中线上触诊肝脏右叶和左叶。检查时患者取仰卧位,双腿稍屈曲,使腹壁松弛,医师位于患者右侧。 (2)正常肝脏:正常成人的肝脏一般触不到,但腹壁松弛的瘦者于深吸气时可触及肝下缘,多在肋弓下1cm以内,剑突下如能触及肝左叶,多在3cm以内。2岁以下小儿的肝脏相对较大,易触及。正常肝脏质地柔软,边缘较薄,表面光滑,无压痛和叩击痛。 (3)肝脏触诊的注意事项:触及肝脏时,应详细描述其大小、质地、表面光滑度及边缘情况、有无压痛及搏动等。 (4)肝脏大小变化的临床意义:弥漫性肝肿大见于肝炎、脂肪肝、肝瘀血、早期肝硬化、白血病、血吸虫病等;局限性肝肿大见于肝脓肿、肝囊肿(包括肝包虫病)、肝肿瘤等;肝脏缩小见于急性和亚急性肝坏死、晚期肝硬化。 (5)肝脏质地分级:分为质软、质韧(中等硬度)和质硬三级。正常肝脏质地柔软,如触口唇;急性肝炎及脂肪肝时质地稍韧;慢性肝炎质韧,如触鼻尖;肝硬化质硬,肝癌质地最硬,如触前额;肝脓肿或囊肿有积液时呈囊性感。 (6)肝脏常见疾病的临床表现:①急性肝炎时肝脏轻度肿大,质稍韧,表面光滑,边缘钝,有压痛。②慢性肝炎时肝脏肿大较明显,质韧或稍硬,压痛较轻。③肝硬化早期肝常肿大,晚期则缩小变硬,表面呈结节状,边缘较薄,无压痛。④肝癌时肝脏进行性肿大,质坚硬如石,表面呈大小不等的结节状或巨块状,高低不平,边缘不整,压痛明显。⑤脂肪肝所致的肝肿大,质软或稍韧,表面光滑,无压痛。⑥肝瘀血时肝脏明显肿大,质韧,表面光滑,边缘圆钝,有压痛,右心功能不全引起的肝瘀血肿大时,压迫右上腹肝区,可颈静脉怒张更明显,称为肝颈静脉回流征阳性。还可见于心包积液、缩窄性心包炎。 **2. 胆囊** (1)胆囊点:右侧腹直肌外缘与肋弓交界处即为胆囊点。 (2)胆囊触痛的检查方法:医生将左手掌平放在被检者的右肋,拇指放在胆囊点,用中等压力按压腹壁,然后嘱被检者缓慢深呼吸,如果深吸气时被检者因疼痛而突然屏气,则称胆囊触痛征(Murphy's Sign,墨菲征)阳性,见于急性胆囊炎。 (3)临床意义:正常胆囊不能触到。急性胆囊炎时胆囊肿大,呈囊性感,压痛明显,常有墨菲征阳性;胰头癌压迫胆总管导致胆囊显著肿大时无压痛,但有逐渐加深的黄疸,称库瓦济埃征(Courvoisier's Sign)阳性;胆囊肿大,有实性感者,见于胆囊结石或胆囊癌。

要点	内容
要点三 腹内脏 器触诊	**3. 脾脏** (1)检查方法：仰卧位或右侧卧位，右下肢伸直，左下肢屈髋、屈膝进行检查。 (2)注意事项：正常脾脏不能触及。内脏下垂、左侧大量胸腔积液或积气时，脾向下移而可触及。除此之外能触及脾脏，则提示脾肿大。触及脾脏后应注意其大小、质地、表面形态、有无压痛及摩擦感等。 (3)脾肿大的分度方法：深吸气时脾脏在肋下不超过3cm者为轻度肿大；超过3cm但在脐水平线以上，为中度肿大；超过脐水平线或前正中线为高度肿大，又称巨脾。中度以上脾肿大时其右缘常可触及脾切迹，这一特征可与左肋下其他包块相区别。 (4)脾肿大的测量方法：用三线记录法(单位：厘米)，ab线测量左锁骨中线与左肋缘交点(a点)至脾下缘(b点)之间的距离；ac线是测量a点至脾脏最远端(c点)之间的距离；de线是测量脾右缘d点与前正中线之间的距离；如脾脏高度增大，向右越过前正中线，则测量脾右缘至前正中线的最大距离，以"＋"表示；未超过前正中线，则测量脾右缘与前正中线的最短距离，以"－"表示。 (5)脾肿大的临床意义：轻度脾大见于慢性肝炎、粟粒性肺结核、伤寒、感染性心内膜炎、败血症和急性疟疾等，一般质地较柔软；中度脾大见于肝硬化、慢性溶血性黄疸、慢性淋巴细胞性白血病、系统性红斑狼疮、疟疾后遗症及淋巴瘤等，一般质地较硬；高度脾大，表面光滑者见于慢性粒细胞性白血病、慢性疟疾和骨髓纤维化症等，表面不平而有结节者见于淋巴瘤等；脾脓肿、脾梗死和脾周围炎时，可触到摩擦感且压痛明显。 **4. 肾脏** (1)触诊方法：常用双手触诊法。患者可取仰卧位或立位。医师位于患者右侧，将左手掌放在其右后腰部向上托(触诊左肾时，左手绕过患者前方托住左后腰部)，右手掌平放于被检侧季肋部，以微弯的手指指端放在肋弓下方，随着患者呼气，右手逐渐深压向后腹壁，与在后腰部向上托起的左手试图接近，双手夹触肾。如未触及肾脏，应让患者深吸气，此时随吸气下移的肾脏可能滑入双手之间而被触知。如能触及肾脏大部分，则可将其在两手间夹住，同时患者常有类似恶心或酸痛的不适感。有时只能触及光滑、圆钝的肾下极，它常从触诊的手中滑出。 (2)注意事项：触及肾脏时应注意其大小、形状、质地、表面状态、敏感性和移动度等。正常肾脏表面光滑而圆钝，质地结实而富有弹性，有浮沉感。正常人肾脏一般不能触及，身材瘦长者有时可触及右肾下极。肾脏代偿性增大、肾下垂及游走肾常被触及。 (3)临床意义：肾脏肿大见于肾盂积水或积脓、肾肿瘤及多囊肾等。肾盂积水或积脓时，其质地柔软，富有弹性，有波动感；肾肿瘤则质地坚硬，表面凹凸不平；多囊肾时，肾脏不规则增大，有囊性感。 肾脏和尿路疾病，尤其是炎性疾病时，可在一些部位出现压痛点：①季肋点：在第10肋骨前端。②上输尿管点：在脐水平线上，腹直肌外缘。③中输尿管点：在两侧髂前上棘水平，腹直肌外缘，相当于输尿管第二狭窄处(入骨盆腔处)。④肋脊点：在背部脊柱与第12肋所成的夹角顶点，又称肋脊角。⑤肋腰点：在第12肋与腰肌外缘的夹角顶点，又称肋腰角。季肋点压痛常提示肾脏病变。输尿管有结石、化脓性或结核性炎症时，在上或中输尿管点出现压痛。肋脊点和肋腰点是肾脏炎症性疾病(如肾盂肾炎、肾结核或肾脓肿等)常出现压痛的部位。如炎症深隐于肾实质内，可无压痛而仅有叩击痛。 **5. 膀胱** 膀胱的触诊方法：用单手滑行触诊法。正常膀胱空虚时不能查到。当膀胱积尿而充盈时，在下腹正中部可触到圆形、表面光滑的囊状物，排尿后包块消失，此点可与腹部其他包块相鉴别。尿潴留常见于尿道梗阻、脊髓病、昏迷、腰椎或骶椎麻醉及手术后患者。导尿后肿块消失即可确诊膀胱潴留。
要点四 正常腹部 可触及的 结构，腹 部肿块触诊	**1. 正常腹部可触及的结构 ★★★** 除瘦弱者和多产妇可触到右肾下极，儿童可触及肝脏下缘外，正常腹部可触及到腹主动脉、腰椎椎体与骶骨岬、横结肠、乙状结肠、盲肠等结构。 **2. 腹部肿块触诊 ★★★★** 腹腔脏器的肿大、异位、肿瘤、囊肿或脓肿、炎性组织粘连或肿大的淋巴结等均可形成肿块。如触到肿块要鉴别其来源于何种脏器；是炎症性还是非炎症性；是实质性还是囊性；是良性还是恶性；在腹腔内还是在腹壁上。还须注意肿块的部位、大小、形态、质地、压痛、搏动、移动度、与邻近器官的关系等。

要点	内容
要点五 腹部叩诊	★★★★ 1. 腹部正常叩诊音。除肝脏、脾脏所在部位外，正常腹部叩诊音主要为鼓音。 2. 肝脏叩诊。匀称体型者的正常肝上界在右锁骨中线上第5肋间，下界位于右季肋下缘。右锁骨中线上，肝浊音区上下径之间的距离约为9～11cm；在右腋中线上，肝上界在第7肋间，下界相当于第10肋骨水平；在右肩胛线上，肝上界为第10肋间，下界不易叩出。瘦长型者肝上下界均可低一个肋间，矮胖型者则可高一个肋间。 病理情况下，肝浊音界向上移位见于右肺不张、气腹及鼓肠等；肝浊音界向下移位见于肺气肿、右侧张力性气胸等。肝浊音界扩大见于肝炎、肝脓肿、肝瘀血、肝癌和多囊肝等；肝浊音界缩小见于急性肝坏死、晚期肝硬化和胃肠胀气等；肝浊音界消失，代之以鼓音，是急性胃肠穿孔的重要征象，亦可见于人工气腹。肝炎、肝脓肿时可出现肝区叩击痛。 3. 脾脏叩诊。脾浊音区宜采用轻叩法，在左腋中线自上而下进行叩诊。正常脾浊音区在该线上第9～11肋间，宽约4～7cm，前方不超过腋前线。脾浊音区缩小或消失见于左侧气胸、胃扩张及鼓肠等；脾浊音区扩大见于脾肿大。 4. 膀胱叩诊。膀胱空虚时，因小肠位于耻骨上方遮盖膀胱，故叩诊呈鼓音，叩不出膀胱的轮廓。膀胱充盈时，耻骨上方叩出圆形浊音区。妊娠的子宫、卵巢囊肿或子宫肌瘤等，该区叩诊也呈浊音，应予鉴别。腹水时，耻骨上方叩诊可呈浊音区，但此区的弧形上缘凹向脐部，而膀胱胀大的浊音区弧形上缘凸向脐部。排尿或导尿后复查，如为浊音区转为鼓音，即为尿潴留而致的膀胱胀大。
要点六 胃泡鼓音区 和移动性 浊音叩诊	★★★★ 1. 胃泡鼓音区。胃泡鼓音区上界为膈及肺下缘，下界为肋弓，左界为脾脏，右界为肝左缘。此区明显扩大见于幽门梗阻；明显缩小见于胸腔积液、心包积液、脾肿大及肝左叶肿大等。此区鼓音消失见于急性胃扩张或溺水者。 2. 移动性浊音。当腹腔内有1000mL以上游离液体时，患者仰卧位叩诊，腹中部呈鼓音，腹部两侧呈浊音；侧卧位时，叩诊上侧腹部转为鼓音，下侧腹部呈浊音。这种因体位不同而出现浊音区变动的现象称为移动性浊音阳性，见于肝硬化门静脉高压症、右心衰竭、肾病综合征、严重营养不良以及渗出性腹膜炎（如结核性或自发性）等引起的腹水。
要点七 腹部听诊	★★★★ 1. 肠鸣音（肠蠕动音）。正常肠鸣音大约每分钟4～5次，在脐部或右下腹部听得最清楚。当肠鸣音超过每分钟10次称为肠鸣音频繁，见于服泻药后、急性肠炎或胃肠道大出血等；如肠鸣音次数多，且呈响亮、高亢的金属音，称肠鸣音亢进，见于机械性肠梗阻；肠鸣音明显少于正常，或3～5分钟以上才听到一次，称肠鸣音减弱或稀少，见于老年性便秘、电解质紊乱（低血钾）及胃肠动力低下等；如持续听诊3～5分钟未闻及肠鸣音，称肠鸣音消失或静腹，见于急性腹膜炎或各种原因所致的麻痹性肠梗阻。 2. 振水音。患者仰卧，医师用耳凑近患者上腹部或将听诊器体件放于此处，然后用稍弯曲的手指以冲击触诊法连续迅速冲击患者上腹部，如听到胃内液体与气体相撞击的声音为振水音。正常人餐后或饮入多量液体时，振水音阳性。若空腹或餐后6～8小时以上仍有此音，则提示胃内有液体潴留，见于胃扩张、幽门梗阻及胃液分泌过多等。 3. 血管杂音。上腹部的两侧出现收缩期血管杂音常提示肾动脉狭窄；左叶肝癌压迫肝动脉或腹主动脉时，可在包块部位闻及吹风样血管杂音；中腹部收缩期血管杂音提示腹主动脉瘤或腹主动脉狭窄；肝硬化门脉高压侧支循环形成时，在脐周可闻及连续性的嗡鸣音。

续表

要点	内容
要点八 腹部常见疾病的体征	★★★★ 腹部常见疾病的体征见下表。 表格见下

病变	视诊	触诊	叩诊	听诊
肝硬化门静脉高压	肝病面容、蜘蛛痣及肝掌,晚期患者黄疸,腹部膨隆,呈蛙腹状,腹壁静脉曲张。	早期肝肿大,质地偏硬,晚期肝脏缩小,脾大,腹水。	早期肝浊音区轻度扩大;晚期肝浊音区缩小,移动性浊音阳性。	肠鸣音正常。
急性腹膜炎	急性病容,强迫仰卧位,腹式呼吸消失,肠麻痹时,腹部膨隆。	出现典型的腹膜刺激征——腹壁紧张、压痛及反跳痛。	鼓肠或有气腹时,肝浊音区缩小或消失,移动性浊音阳性。	肠鸣音减弱或消失。
肠梗阻	急性病容,腹部呼吸运动减弱,可见肠型及蠕动波。	腹壁紧张,压痛,绞窄性肠梗阻有压痛性包块及反跳痛。	腹部鼓音明显	机械性肠梗阻早期肠鸣音亢进呈金属调;麻痹性肠梗阻时肠鸣音减弱或消失。

历年真题精选

1. 下列哪项体征最能提示腹膜炎的存在?

A. 肠鸣音减弱　　　　　　B. 叩出移动性浊音　　　　　　C. 腹部压痛

D. 腹部触及肿块　　　　　　E. 反跳痛

答案:E; 考点:腹膜炎的体征

解析:反跳痛是腹腔内脏器的炎症已累及腹膜壁层的征象,当突然抬手时腹膜被牵拉而引起剧烈疼痛。故本题选择 E。

2. 胆道疾病引起的腹痛多放射至

A. 左肩部　　　B. 右肩部　　　C. 背部　　　D. 左腰背　　　E. 右股内侧

答案:B; 考点:胆道疾病的腹痛特点

解析:放射性疼痛为一个局部病灶通过神经或邻近器官而波及其他部位的疼痛。胆道疾病引起的腹痛多放射至神经走行的部位,即右肩部。故本题选择 B。

3. 空腹听诊出现振水音,可见于

A. 肝硬化腹水　　　　　　B. 肾病综合征　　　　　　C. 结核性腹膜炎

D. 幽门梗阻　　　　　　E. 急性肠炎

答案:D; 考点:振水音

解析:振水音是胃内气体和液棒撞击的声音。正常人在餐后或饮入大量液体时可查及振水音,在空腹时胃已排空而不出现振水音。幽门梗阻时,胃内容物排空障碍,空腹也可出现振水音。故本题选择 D。肝硬化腹水、肾病综合征、结核性腹膜炎和急性肠炎一般均不出现胃排空明显障碍。

细目十一　肛门、直肠检查

【考点透视】

掌握肛门、直肠的视诊、指诊。

要点	内容
要点一 肛门、 直肠视诊	★★ 根据病情需要采取肘膝位、仰卧位、截石位、左侧卧位或蹲位等体位,观察患者肛门及周围情况。正常肛门周围皮肤色较黑,可见皮肤皱褶自肛门向外周放射。视诊肛门时注意观察肛门有无闭锁或狭窄、有无伤口及感染、有无肛瘘及肛裂、有无直肠脱垂、有无痔疮,并注意区分是外痔(肛门齿状线以下的紫红色包块,表面为皮肤)、内痔(肛门齿状线以上的紫红色包块,表面为黏膜),还是混合痔。
要点二 肛门、 直肠指诊	★★★★ 肛门、直肠指诊对肛门直肠疾病的诊断有重要价值。指诊有剧烈触痛见于肛裂与感染;触痛并有波动感见于肛门、直肠周围脓肿;触及柔软光滑而有弹性物见于直肠息肉;触及质地坚硬、表面凹凸不平的包块应考虑直肠癌。指诊后指套带有黏液、脓液或血液,说明存在炎症并有组织破坏。

历年真题精选

肝门与直肠检查,错误的体位是

A. 俯卧位　　　　B. 左侧卧位　　　　C. 仰卧位　　　　D. 蹲位　　　　E. 肘膝位

答案:A;　考点:肛门与直肠检查的体位

解析:根据病情需要,肛门、直肠视诊采取肘膝位、仰卧位、截石位、左侧卧位或蹲位等体位,故本题选择 A。

细目十二　脊柱与四肢检查

【考点透视】

1. 掌握脊柱检查及四肢、关节检查。

2. 理解其疾病下的阳性体征。

要点	内容
要点一 脊柱检查	★★★★ **1. 脊柱弯曲度** (1)检查方法:患者取立位或坐位,先从侧面观察脊柱有无过度的前凸与后凸;然后从后面用手指沿脊椎棘突用力从上向下划压,划压后的皮肤出现一条红色充血线,观察脊柱有无侧弯。 (2)临床意义:①脊柱后凸多发生于胸段,见于佝偻病、脊柱结核、强直性脊柱炎、脊柱退行性变等。②脊柱前凸多发生于腰段,见于大量腹水、腹腔巨大肿瘤、髋关节结核及髋关节后脱位等。③脊柱侧凸:姿势性侧凸的特点为弯曲度多不固定,如平卧或向前弯腰时可使侧弯消失,多见于儿童发育期坐立位姿势不良、椎间盘突出症、脊髓灰质炎等;器质性侧凸时,改变体位不能使侧凸得到纠正,见于佝偻病、脊椎损伤、胸膜肥厚等。 **2. 脊柱活动度** (1)检查方法:检查颈段活动时,固定被检查者的双肩,让其做颈部的前屈、后伸、侧弯、旋转等动作;检查腰段活动时,固定被检查者的骨盆,让其做腰部的前屈、后伸、侧弯、旋转等动作。若已有外伤性骨折或关节脱位时,应避免做脊柱运动,以防损伤脊髓。 (2)脊柱活动受限的原因:软组织损伤、骨质增生、骨质破坏、脊椎骨折或脱位、腰椎间盘突出。 **3. 脊柱压痛与叩击痛** (1)检查方法:①检查脊柱压痛时,患者取坐位,身体稍向前倾,医师用右手拇指自上而下逐个按压脊椎棘突及椎旁肌肉。②脊柱叩击痛检查:患者取坐位,医师用手指或用叩诊锤直接叩击各个脊椎棘突,了解患者是否有叩击痛,此为直接叩诊法;或患者取坐位,医师将左手掌置患者头顶部,右手半握拳,以小鱼际肌部位叩击左手背,了解患者的脊柱是否有疼痛,此为间接叩诊法。 (2)临床意义:正常人脊柱无压痛与叩击痛,若某一部位有压痛或叩击痛,提示该处有病变,如脊椎结核、脊椎骨折、脊椎肿瘤、椎间盘突出等。

续表

要点	内容
要点二 四肢、 关节检查	★★★★ 1. 四肢、关节形态改变及其临床意义 (1) 匙状甲(反甲),常见于缺铁性贫血,偶见于风湿热。 (2) 杵状指(趾),常见于支气管扩张、支气管肺癌、慢性肺脓肿、脓胸以及发绀型先天性心脏病、亚急性感染性心内膜炎等。 (3) 指关节变形,以类风湿关节炎引起的梭形关节最常见。 (4) 膝内翻、膝外翻,膝内翻为"O"形腿,膝外翻为"X"形腿。常见于佝偻病及大骨节病。 (5) 膝关节变形,常见于风湿关节炎活动期、结核性关节炎。 (6) 足内翻、足外翻,多见于先天畸形、脊髓灰质炎后遗症等。 (7) 肢端肥大症,见于腺垂体功能亢进、生长激素分泌过多引起的肢端肥大症。 (8) 下肢静脉曲张,多见于小腿,是下肢浅静脉血液回流受阻或静脉瓣功能不全所致。表现为下肢静脉如蚯蚓状怒张、弯曲,久立位更明显,严重时有小腿肿胀感,局部皮肤颜色暗紫红色或有色素沉着,甚至形成溃疡。常见于从事站立性工作者或栓塞性静脉炎患者。 2. 运动功能检查 关节活动障碍见于相应部位骨折、脱位、炎症、肿瘤、退行性变等。

历年真题精选

1. 下列脊椎病变,除哪项外,脊椎叩痛常为阳性?
A. 脊椎结核　　　　　　　B. 棘间韧带损伤　　　　　　　C. 骨折
D. 骨质增生　　　　　　　E. 椎间盘突出
答案:D; 考点:脊椎叩痛的临床意义
解析:在受损部位可产生叩击痛。叩击痛阳性可见于脊椎结核、骨折及椎间盘突出、棘间韧带损伤。故本题选择 D。

2. 下列可引起姿势性脊柱侧凸的是
A. 佝偻病　　　　　　　　B. 先天性斜颈　　　　　　　　C. 胸膜肥厚
D. 一侧腰肌瘫痪　　　　　E. 儿童发育期坐或立姿势不良
答案:E; 考点:脊柱侧凸的病因
解析:青少年胸段下部及腰段均后凸,多为发育期姿势不良或患脊椎骨软骨炎的后果。故本题选择 E。

细目十三　神经系统检查

【考点透视】

1. 掌握中枢性与周围性面神经麻痹的鉴别;感觉功能检查、感觉障碍及其常见类型;运动功能检查;中枢性与周围性瘫痪的鉴别;神经反射检查。

2. 理解各种检查阳性体征所代表的疾病。(记忆配合操作效果好)

要点	内容	
要点一 中枢性与 周围性面 神经麻痹 的鉴别	★★★★ 中枢性面神经麻痹与周围性面神经麻痹的鉴别方法见下表。	

	中枢性面神经麻痹	周围性面神经麻痹
病因	核上组织(包括皮质、皮质脑干纤维、内囊、脑桥等)受损。	面神经核或面神经受损。

要点	内容		
要点一 中枢性与 周围性面 神经麻痹 的鉴别		中枢性面神经麻痹	周围性面神经麻痹
	临床表现	病灶对侧颜面下部肌肉麻痹,可见鼻唇沟变浅,露齿时口角下垂(或称口角歪向病灶侧),不能吹口哨和鼓腮等。	病灶同侧全部面肌瘫痪,从上到下表现为下不能皱额、皱眉、闭目,角膜反射消失,鼻唇沟变浅,不能露齿、鼓腮、吹口哨,口角下垂(或称口角歪向病灶对侧)。
	临床意义	多见于脑血管病变、脑肿瘤和脑炎等。	多见于受寒、耳部或脑膜感染、神经纤维瘤引起的周围型面神经麻痹,此外,还可出现舌前 2/3 味觉障碍等。
要点二 感觉功能 检查、感 觉障碍及 其常见类型	★★★★ 1. 感觉功能检查 (1)浅感觉,包括痛觉、触觉、温度觉。 (2)深感觉,包括运动觉、位置觉、振动觉。 (4)复合感觉(皮质感觉),包括定位觉、两点辨别觉、立体觉和图形觉。 2. 感觉障碍 感觉障碍的形式有:疼痛、感觉减退、感觉异常、感觉过敏、感觉过度和感觉分离。 3. 感觉障碍的类型 (1)末梢型,表现为肢体远端对称性完全性感觉缺失,呈手套状、袜子状分布,也可有感觉异常、感觉过度和疼痛等,多见于多发性神经炎。 (2)神经根型,感觉障碍范围与某种神经根的节段分布一致,呈节段型或带状,在躯干呈横轴走向,在四肢呈纵轴走向。疼痛较剧烈,常伴有放射痛或麻木感,是脊神经后根损伤所致,见于椎间盘突出症、颈椎病和神经根炎等。 (3)脊髓型,根据脊髓受损程度分为:①脊髓横贯型:为脊髓完全被横断,其特点为病变平面以上完全正常,病变平面以下各种感觉均缺失,并伴有截瘫或四肢瘫,排尿排便障碍,多见于急性脊髓炎、脊髓外伤等。②脊髓半横贯型:仅脊髓一半被横断,又称布朗-塞卡尔综合征,其特点为病变同侧损伤平面以下深感觉丧失及痉挛性瘫痪;对侧痛、温觉丧失,见于脊髓外肿瘤和脊髓外伤等。 (4)内囊型,表现为病灶对侧半身感觉障碍、偏瘫、同向偏盲,常称为三偏征,常见于脑血管疾病。 (5)脑干型,特点是同侧面部感觉缺失和对侧躯干及肢体感觉缺失,见于炎症、肿瘤和血管病变。 (6)皮质型,特点为上肢或下肢感觉障碍,并有复合感觉障碍。		
要点三 运动功 能检查	★★★★ 1. 肌力。肌力是指肢体随意运动时肌肉收缩的力量。 (1)肌力分级:分为 6 级。 0 级:无肢体活动,也无肌肉收缩,为完全性瘫痪。 1 级:可见肌肉收缩,但无肢体活动。 2 级:肢体能在床面上做水平移动,但不能抬起。 3 级:肢体能抬离床面,但不能抵抗阻力。 4 级:能做抵抗阻力的动作,但较正常差。 5 级:正常肌力。 其中,0 级为全瘫,1～4 级为不完全瘫痪(轻瘫),5 级为正常肌力。 (2)瘫痪的表现形式:运动神经元和周围神经的病变造成骨髓肌随意运动的障碍称为瘫痪。根据病损程度的不同,分为完全性瘫痪(0 级)和不完全性瘫痪;根据病变部位的不同,分为中枢性瘫痪和周围性瘫痪(或称上运动神经元瘫痪和下运动神经元瘫痪);按肌张力的高低分为痉挛性瘫痪和松弛性瘫痪;按瘫痪的形式不同,分为单瘫、偏瘫、交叉瘫、截瘫。单瘫是单一肢体瘫痪,多见于脊髓灰质炎;偏瘫多见于颅内病		

要点	内容
要点三 运动功 能检查	变或脑卒中,表现为病灶对侧肢体(上、下肢)中枢性瘫痪,常伴有脑神经损害;交叉性偏瘫的病变部位在脑干,表现为病变对侧中枢性偏瘫及同侧脑神经损害;截瘫是脊髓横贯性损伤的结果,表现为病变部位以下肢体的瘫痪,见于脊髓外伤、炎症等;如果脊髓横贯性损伤发生在颈膨大处,则会出现两上肢的周围性瘫痪和两下肢的中枢性瘫痪,称为四肢瘫或高位截瘫;若脊髓横贯性损伤发生在腰膨大处,则可表现为两下肢周围性瘫痪,称为截瘫。 中枢性瘫痪的病变部位在上运动神经元(包括中央前回、皮质核束和皮质脊髓束)。正常时,高位中枢的下行纤维对下运动神经元有控制作用,上运动神经元受损时,解除了对下运动神经元的控制,使下运动神经元的兴奋性增高,因而表现为反射亢进、肌张力过高、病理反射阳性等。 周围性瘫痪的病灶在下运动神经元(包括脊髓前角细胞及其周围神经、脑神经核及其神经纤维)。因神经反射遭到破坏,所以表现为瘫痪肌肉张力过低、深反射减弱或缺失,无病理反射,肌萎缩较明显等。 2. 肌张力。肌张力是指静息状态下的肌肉紧张度。正常时肌肉有一定的张力。检查时医生持患者完全放松的肢体以不同的速度和幅度对各个关节做被动运动,医师所感到的阻力大小就是肌张力的强度。 张力过低或缺失见于周围神经、脊髓灰质前角及小脑病变。折刀样张力过高见于锥体束损害,铅管样肌张力过高及齿轮样肌张力过高见于锥体外系损害(如帕金森病等)。 3. 不自主运动。指随意肌不自主收缩所产生的一些无目的的异常动作,多见于锥体外系的损害。 (1) 震颤。静止性震颤见于帕金森病;动作性震颤见于小脑病变;扑翼样震颤主要见于肝性脑病,也可见于尿毒症和肺性脑病。 (2) 舞蹈症。是肢体及头面部的一种快速、不规则、无目的、粗大、不对称、不能随意控制的动作,随意运动或情绪激动时加重,安静时减轻,睡眠时消失,多见于儿童脑风湿病变。 (3) 手足搐搦。表现为发作时手足肌肉呈紧张性痉挛,上肢表现为屈腕,掌指关节屈曲,指间关节伸直,拇指对掌;在下肢表现为跖趾关节跖屈,似芭蕾舞样足,见于低钙血症和碱中毒。 4. 共济运动。共济运动是指机体完成任一动作时所依赖的某组肌群协调一致的运动,这种协调主要靠小脑的功能,前庭神经、视神经、深感觉及锥体外系均参与作用。 (1) 检查方法。指鼻试验、对指试验、轮替动作、跟-膝-胫试验等。 (2) 临床意义。正常人动作协调、稳准,如动作笨拙和不协调时称为共济失调。按病损部位分为小脑性、感觉性及前庭性共济失调。

要点	内容
要点四 中枢性与 周围性瘫 痪的鉴别	中枢性瘫痪与周围性瘫痪的鉴别方法见下表。 ★★★

	中枢性瘫痪	周围性瘫痪
瘫痪分布	范围较广,单瘫、偏瘫、截瘫	范围较局限,以肌群为主
肌张力	增强	降低
肌萎缩	不明显	明显
膝腱反射	亢进	减弱或消失
病理反射	有	无
肌束颤动	无	可有

要点	内容
要点五 神经反 射检查	神经反射是神经系统活动的基本形式,是对各种刺激的非自主性反应,反射是通过反射弧来完成的。反射弧包括感受器、传入神经、中枢、传出神经及效应器五部分,并受高级中枢的控制。在反射弧通路上,任何部分发生损害都会使反射减弱或消失。高级中枢有病变可使反射出现亢进。正常人可引出的反射称为生理反射;而正常人不能引出,仅在某些疾病影响到神经系统或神经系统发生病变时出现的反射称为病理反射。检查反射时,要注意两侧对比,两侧反射不对称是神经损害的重要定位体征:

要点	内容
要点五 神经反射检查	1. 浅反射。浅反射是刺激皮肤或黏膜引起的反射，健康人存在，属生理反射。临床常用的有下列三种： （1）角膜反射。角膜反射的反射弧中，感受器是角膜，传入神经为三叉神经眼支，传至脑桥，脑桥为中枢，传出神经为面神经，效应器为眼轮匝肌，引起眼睑闭合。检查时，嘱患者眼睛注视内上方，医师用细棉絮轻触患者的角膜外缘，正常时该侧眼睑迅速闭合，称为直接角膜反射，对侧眼睑也同时闭合称为间接角膜反射。直接角膜反射存在，间接角膜反射消失，为受刺激对侧的面神经瘫痪；直接角膜反射消失，间接角膜反射存在，为受刺激侧的面神经瘫痪；直接、间接角膜反射均消失为受刺激侧三叉神经病变；深昏迷患者的角膜反射也消失。 （2）腹壁反射。腹壁反射的感受器为腹部皮肤，传入神经为脊髓感觉神经，通过脊髓传入大脑皮质，大脑皮质为其中枢，再由锥体束传出，通过脊髓经脊髓运动神经传至腹部肌肉而引起收缩。检查时，患者取仰卧位，两下肢稍屈曲，使腹壁放松，然后用尖部稍钝的器械迅速从外向内分别轻划两侧上、中、下腹部皮肤，正常人在受刺激部位出现腹肌收缩。上部腹壁反射消失说明病变在胸髓7～8节；中部腹壁反射消失说明病变在胸髓9～10节；下部腹壁反射消失说明病变在胸髓11～12节；一侧腹壁反射消失，多见于同侧锥体束病损；上、中、下腹壁反射均消失见于昏迷或急腹症患者。肥胖、老年人、经产妇也可见腹壁反射消失。 （3）提睾反射。提睾反射的反射弧类似腹壁反射，其感受器是大腿内侧皮肤，中枢是腰髓1～2节，效应器为提睾肌。检查时，患者仰卧，双下肢伸直，用叩诊锤柄部末端的钝尖部从下到上分别轻划两侧大腿内侧皮肤。健康人可出现同侧提睾肌收缩、睾丸上提。 一侧反射减弱或消失见于锥体束损害，或腹股沟疝、阴囊水肿、睾丸炎等；双侧反射消失见于腰髓1～2节病损。老年人腹股沟斜疝、阴囊水肿等也可影响提睾反射。 2. 深反射 深反射是刺激骨膜、肌腱，通过深部感受器引起的反射，故又称腱反射。深反射的感受器为骨膜、肌腱的深部感受器，通过脊髓感觉神经传至脊髓，脊髓为反射中枢，再由脊神经的运动神经传到骨骼肌，引起肌肉收缩。传导途径上任何部位受损都会出现反射减弱或消失。但大脑皮质通过锥体束抑制脊髓，故当锥体束受损时出现深反射亢进。 （1）检查内容：①肱二头肌反射：医师以左手托扶患者屈曲的肘部，将拇指置于肱二头肌肌腱上，右手用叩诊锤叩击左手拇指指甲，正常时出现肱二头肌收缩，前臂快速屈曲。反射中枢在颈髓5～6节。②肱三头肌反射：患者半屈肘关节，上臂稍外展，医师左手托扶患者肘部，右手用叩诊锤直接叩击尺骨鹰嘴突上方的肱三头肌肌腱附着处，正常时肱三头肌收缩，出现前臂伸展。反射中枢为颈髓7～8节。③桡骨骨膜反射：医师左手托扶患者腕部，并使腕关节自然下垂，用叩诊锤轻叩桡骨茎突，正常时肱桡肌收缩，出现屈肘和前臂旋前。反射中枢在颈髓5～6节。④膝反射：坐位检查时，小腿完全松弛下垂；仰卧位检查时医师在其腘窝处托起下肢，使髋、膝关节屈曲，用叩诊锤叩击髌骨下方的股四头肌肌腱，正常时出现小腿伸展。反射中枢在腰髓2～4节。⑤踝反射：患者仰卧，下肢外旋外展，髋、膝关节稍屈曲，医师左手将患者的足部背屈成直角，右手用叩诊锤叩击跟腱，正常为腓肠肌收缩，出现足向跖面屈曲。反射中枢在骶髓1～2节。 （2）临床意义：①深反射减弱或消失多为器质性病变，是相应脊髓节段或所属脊神经的病变，常见于末梢神经炎、神经根炎、脊髓灰质炎、脑或脊髓休克状态等。②深反射亢进见于锥体束的病变，如急性脑血管病、急性脊髓炎休克期过后等。 3. 病理反射 （1）检查内容：①巴宾斯基征（Babinski Sign）：患者仰卧，髋、膝关节伸直，医师以手持患者踝部，用叩诊锤柄部末端的钝尖部在足底外侧从后向前快速轻划至小趾跟部，再转向趾侧。正常时出现足趾向跖面屈曲，称巴宾斯基征阴性。如出现趾背屈，其余四趾呈扇形分开，称巴宾斯基征阳性。②奥本海姆（Oppenheim）征：医师用拇指和示指沿患者的胫骨前缘用力由上而下滑压，阳性表现同巴宾斯基征。③戈登（Gordon）征：师用手以适当的力量挤捏腓肠肌，阳性表现同巴宾斯基征。④查多克（Chaddock）征：医师用叩诊锤柄部末端的钝尖部在患者的外踝下方由后向前轻划至跖趾关节处止，阳性表现同巴宾斯基征。⑤霍夫曼

续表

要点	内容
要点五 神经反 射检查	（Hoffmann）征：医师用左手托住患者的腕部，用右手示指和中指夹持患者的中指，稍向上提，使腕部处于轻度过伸位，用拇指快速弹刮患者的中指甲，如引起其余四指轻度掌屈反应为阳性。⑥肌阵挛：肌阵挛分为髌阵挛和踝阵挛。检查髌阵挛时，患者仰卧，下肢伸直，医师用拇指与示指捏住髌骨上缘，用力向下快速推动数次，保持一定的推力，阳性反应为股四头肌节律性收缩而使髌骨上下运动；检查踝阵挛时，患者仰卧，医师用左手托住腘窝，使髋、膝关节稍屈曲，右手紧贴患者的脚掌，用力使踝关节过伸，阳性表现为该足呈节律性的持续屈伸。 （2）临床意义：锥体束病变时，失去对脑干和脊髓的抑制功能而出现的低级反射现象称为病理反射。一岁半以内的婴幼儿由于锥体束尚未发育完善，可以出现上述反射现象。成人出现则为病理反射。 **4. 脑膜刺激征** （1）颈强直：患者去枕仰卧，下肢伸直，医师左手托其枕部做被动屈颈动作，正常时下颏可贴近前胸。如下颏不能贴近前胸且医师感到有抵抗感，患者感颈后疼痛时为阳性。 （2）凯尔尼格（Kernig）征：患者去枕仰卧，一腿伸直，医师将另一下肢先屈髋、屈膝成直角，然后抬小腿并伸直其膝部，正常人膝关节可伸达135°以上。如小于135°时就出现抵抗，且伴有疼痛及屈肌痉挛时为阳性。 （3）布鲁津斯基（Brudzinski）征：患者去枕仰卧，双下肢自然伸直，医师左手托患者枕部，右手置于患者胸前，使颈部前屈，如两膝关节和髋关节反射性屈曲为阳性。 （4）临床意义：脑膜刺激征阳性见于各种脑膜炎、蛛网膜下腔出血等。颈强直也可见于颈椎病、颈部肌肉病变。凯尔尼格征也可见于坐骨神经痛、腰骶神经根炎等。

 历年真题精选

1. 中枢性瘫痪的特点是

A. 肌张力降低   B. 腱反射减弱   C. 浅反射消失

D. 不出现病理反射   E. 肌张力增强

答案：E； 考点：中枢性瘫痪的特点

解析：中枢性瘫痪的特点：上运动神经元瘫痪，大脑皮质运动区或锥体束受损，引起对侧肢体单瘫或偏瘫，表现为瘫痪肌肉张力增高——折刀样、腱反射亢进、浅反射消失、出现病理反射，瘫痪肌肉不萎缩。故本题选择 E。

2. 上肢锥体束征是指

A. 巴宾斯基征（Babinski）   B. 奥本海姆征（Oppenheim）

C. 戈登征（Gordon）   D. 霍夫曼征（Hoffmann）

E. 查多克征（Chaddock）

答案：D； 考点：上肢椎体束征

解析：霍夫曼征单侧或双侧阳性，这是颈 6 以上脊髓受压的重要体征。下肢肌肉痉挛侧可出现巴宾斯基征阳性，髌、踝阵挛阳性。故本题选择 D。

第四单元 实验室诊断

细目一 血液的一般检查

【考点透视】

掌握血红蛋白测定和红细胞计数、红细胞形态变化；白血病计数和白血病分类计数、中性粒细胞核象变化；网织红细胞计数；血小板计数；红细胞沉降率测定的参考值及其临床意义。

要点	内容
要点一 血红蛋白测定和红细胞计数,红细胞形态变化	★★★★ （一）参考值 血红蛋白(Hb)：男性 120～160g/L；女性 110～150g/L。 红细胞(RBC)：男性(4.0～5.5)×10^{12}/L；女性(3.5～5.0)×10^{12}/L。 （二）临床意义 血红蛋白测定与红细胞计数的临床意义基本相同。 1. 红细胞及血红蛋白减少：单位容积循环血液中血红蛋白量、红细胞数低于参考值低限称为贫血。以血红蛋白为标准,成年男性 Hb<120g/L,成年女性 Hb<110g/L,即为贫血。 临床上根据血红蛋白减低程度将贫血分为 4 级：①轻度：Hb<参考值低限但>90g/L。②中度：Hb90～60g/L。③重度：Hb60～30g/L。④极重度：Hb<30g/L。 (1) 生理性减少：见于妊娠中、后期,6 个月至 2 岁的婴幼儿,老年人。 (2) 病理性减少：①红细胞生成减少：如叶酸及(或)维生素 B_{12} 缺乏所致的巨幼细胞贫血；血红蛋白合成障碍所致的缺铁性贫血、铁粒幼细胞性贫血等；骨髓造血功能障碍,如再生障碍性贫血、白血病；慢性系统性疾病,如慢性感染、恶性肿瘤、慢性肾病等。②红细胞破坏过多：见于各种原因引起的溶血性贫血,如异常血红蛋白病、珠蛋白生成障碍性贫血、阵发性睡眠性血红蛋白尿、免疫性溶血性贫血、脾功能亢进等。③红细胞丢失过多：如各种失血性贫血等。 2. 红细胞及血红蛋白增多：单位容积循环血液中血红蛋白量、红细胞数高于参考值高限。诊断标准：成年男性 Hb>170g/L,RBC>6.0×10^{12}/L；成年女性 Hb>160g/L,RBC>5.5×10^{12}/L。 (1) 相对性增多：因血浆容量减少,血液浓缩所致。见于严重腹泻、频繁呕吐、大量出汗、大面积烧伤、糖尿病酮症酸中毒、尿崩症等。 (2) 绝对性增多：①继发性：组织缺氧所致,生理性见于新生儿及高原生活者；病理性见于严重的慢性心、肺疾病,如阻塞性肺气肿、肺源性心脏病、发绀型先天性心脏病等。②原发性：见于真性红细胞增多症。 3. 红细胞形态异常 (1) 大小改变：①小红细胞：红细胞直径<6μm。见于小细胞低色素性贫血,主要为缺铁性贫血。②大红细胞：红细胞直径>10μm。见于溶血性贫血、急性失血性贫血、巨幼细胞贫血。③巨红细胞：红细胞直径>15μm 见于巨幼细胞贫血。④红细胞大小不均：红细胞大小悬殊,直径可相差一倍以上。见于增生性贫血,如溶血性贫血、失血性贫血、巨幼细胞贫血,尤其以巨幼细胞贫血更为显著。 (2) 形态改变：①球形红细胞：主要见于遗传性球形红细胞增多症,也可见于自身免疫性溶血性贫血。②椭圆形红细胞：主要见于遗传性椭圆形红细胞增多症,巨幼细胞贫血时可见巨椭圆形红细胞。③靶形红细胞：常见于珠蛋白生成障碍性贫血、异常血红蛋白病,也可见于缺铁性贫血等。④口形红细胞：主要见于遗传性口形红细胞增多症,少量可见于 DIC 及乙醇中毒。⑤镰形红细胞：见于镰形细胞性贫血(血红蛋白 S 病)。⑥泪滴红形细胞：主要见于骨髓纤维化,为本病的特点之一,也可见于珠蛋白生成障碍性贫血、溶血性贫血等。
要点二 白细胞计数和白细胞分类计数,中性粒细胞核象变化	★★★★ （一）参考值 白细胞总数：成人(4.0～10.0)×10^9/L。 5 种白细胞的百分数和绝对值见下表。 表见下方

细胞类型		百分数(%)	绝对值(×10^9/L)
中性粒细胞	杆状核	1～5	0.04～0.5
	分叶核	50～70	2～7
嗜酸性粒细胞		0.5～5	0.02～0.5
嗜碱性粒细胞		0～1	0～0.1
淋巴细胞		20～40	0.8～4
单核细胞		3～8	0.12～0.8

要点	内容
要点二 白细胞计数和白细胞分类计数,中性粒细胞核象变化	**（二）临床意义** 成人白细胞数＞10.0×10⁹/L 称为白细胞增多,＜4.0×10⁹/L 称为白细胞减少。白细胞总数的增减主要受中性粒细胞数量的影响。 **1. 中性粒细胞** （1）增多。生理性增多见于新生儿、妊娠后期、分娩、剧烈运动或劳动后。病理性增多分为反应性增多和异常增生性增多两种。 反应性增多见于：①急性感染：化脓性感染最常见,如流行性脑脊髓膜炎、肺炎链球菌肺炎、阑尾炎等;也可见于某些病毒感染,如肾综合征出血热、流行性乙型脑炎、狂犬病等;某些寄生虫感染,如并殖吸虫病等。②严重组织损伤：如大手术后、大面积烧伤、急性心肌梗死等。③急性大出血及急性溶血：如消化道大出血、脾破裂或输卵管妊娠破裂等。④急性中毒：如代谢酸中毒（尿毒症、糖尿病酮症酸中毒）、化学药物中毒（安眠药中毒）、有机磷农药中毒等。⑤恶性肿瘤：各种恶性肿瘤的晚期,特别是消化道肿瘤（如胃癌、肝癌等）。⑥其他：如器官移植术后排斥反应、类风湿关节炎、自身免疫性溶血性贫血、痛风、严重缺氧及应用某些药物（如皮质激素、肾上腺素等）。 异常增生性增多见于：①急、慢性粒细胞白血病。②骨髓增殖性疾病：如真性红细胞增多症、原发性血小板增多症和骨髓纤维化等。 （2）减少中性粒细胞绝对值＜2.0×10⁹/L 称为粒细胞减少症,＜0.5×10⁹/L 称为粒细胞缺乏症。病理性减少见于：①感染性疾病：病毒感染最常见,如流行性感冒、病毒性肝炎、麻疹、风疹、水痘等;某些革兰阴性杆菌感染,如伤寒及副伤寒等;某些原虫感染,如恙虫病、疟疾等。②血液病：如再生障碍性贫血、粒细胞减少症、粒细胞缺乏症、非白血性白血病、恶性组织细胞病等。③自身免疫性疾病：如系统性红斑狼疮等。④单核-巨噬细胞系统功能亢进：如脾功能亢进,见于各种原因引起的脾脏肿大（如肝硬化等）。⑤药物及理化因素的作用：物理因素如 X 线、γ 射线、放射性核素等;化学物质如苯、铅、汞等;化学药物如氯霉素、磺胺类药、抗肿瘤药、抗糖尿病药物及抗甲状腺药物等,均可引起白细胞及中性粒细胞减少。 （3）中性粒细胞核象变化。中性粒细胞的核象是指粒细胞的分叶状况,它反映粒细胞的成熟程度。正常时外周血中性粒细胞的分叶以 3 叶居多,但可见到少量杆状核粒细胞（0.01～0.05）。①核左移：当周围血中杆状核粒细胞增多＞0.05,并出现晚幼粒、中幼粒、早幼粒等细胞时,称为核左移。常见于感染,特别是急性化脓性感染,也可见于急性大出血、急性溶血反应、急性中毒等。核左移伴白细胞总数增高,称为再生性左移。表示机体反应性强,骨髓造血功能旺盛。核左移而白细胞总数不增高,甚至减少,称为退行性左移。表示机体反应性低下,骨髓造血功能减低,见于再生障碍性贫血、粒细胞缺乏症。②核右移：正常人血中的中性粒细胞以 3 叶者为主,若 5 叶者超过 3% 时称为核右移。常伴有白细胞总数减少,为骨髓造血功能减低或缺乏造血物质所致。常见于巨幼细胞贫血、恶性贫血,也可见于应用抗代谢药物（如阿糖胞苷、6-巯基嘌呤）之后。在感染的恢复期出现一过性核右移是正常现象;若在疾病进展期突然出现核右移,提示预后不良。 **2. 嗜酸性粒细胞** （1）增多：①变态反应性疾病：如支气管哮喘、血管神经性水肿、荨麻疹、药物过敏反应、血清病等。②皮肤病：如湿疹、剥脱性皮炎、天疱疮、银屑病等。③寄生虫病：如血吸虫病、蛔虫病、钩虫病、丝虫病等。④血液病：如慢性粒细胞白血病、淋巴瘤、多发性骨髓瘤等。 （2）减少,见于伤寒的极期、应激状态（如严重烧伤、大手术）、休克、库欣综合征及长期应用肾上腺皮质激素后等。 **3. 嗜碱性粒细胞** 增多见于慢性粒细胞白血病、骨髓纤维化、转移癌、慢性溶血、嗜碱性粒细胞白血病（临床上罕见）等。减少一般无临床意义。

要点	内容
要点二 白细胞计数和白细胞分类计数,中性粒细胞核象变化	**4. 淋巴细胞** (1) 增多:①感染性疾病:主要为病毒感染,如麻疹、风疹、水痘、流行性腮腺炎、传染性单核细胞增多症、病毒性肝炎、肾综合征出血热等;某些杆菌感染,如结核病、百日咳、布氏杆菌病等。②某些血液病:急性和慢性淋巴细胞白血病、淋巴瘤等。③急性传染病的恢复期。再生障碍性贫血和粒细胞缺乏症时,由于中性粒细胞减少,淋巴细胞比例相对增高,但绝对值并不增高。 (2) 减少,主要见于应用肾上腺皮质激素、烷化剂、抗淋巴细胞球蛋白等的治疗,接触放射线,免疫缺陷性疾病,丙种球蛋白缺乏症等。 **5. 单核细胞** 增多见于:①某些感染:如感染性心内膜炎、活动性结核病、疟疾、急性感染的恢复期等。②某些血液病:单核细胞白血病、粒细胞缺乏症恢复期、恶性组织细胞病、淋巴瘤、骨髓增生异常综合征等。减少一般无临床意义。
要点三 网织红细胞计数	★★★★ 网织红细胞是晚幼红细胞到成熟红细胞之间未完全成熟的过渡型红细胞。 **1. 参考值** 百分数 $0.005\sim0.015(0.5\%\sim1.5\%)$,绝对值$(24\sim84)\times10^9/L$。 **2. 临床意义** 网织红细胞计数反映骨髓造血功能状态,对贫血的鉴别诊断及指导治疗有重要意义。 (1) 反映骨髓造血功能状态。①增多:表示骨髓红细胞系增生旺盛。溶血性贫血和急性失血性贫血时明显增多;缺铁性贫血和巨幼细胞贫血时可轻度增多。②减少:表示骨髓造血功能减低,见于再生障碍性贫血、骨髓病性贫血(如急性白血病)。 (2) 贫血治疗的疗效判断指标。缺铁性贫血及巨幼细胞贫血患者,治疗前网织红细胞可轻度增多,给予铁剂或叶酸治疗 $3\sim5$ 天后,网织红细胞开始升高,$7\sim10$ 天达到高峰。治疗后 2 周逐渐下降。 (3) 观察病情变化。溶血性贫血和失血性贫血患者在治疗过程中,网织红细胞逐渐减低,表示溶血或出血已得到控制;反之,如持续不减低,甚至增高者,表示病情未得以控制,甚至还在加重。
要点四 血小板计数	★★★★ **1. 参考值** $(100\sim300)\times10^9/L$。 **2. 临床意义** 血小板 $>400\times10^9/L$ 称为血小板增多,$<100\times10^9/L$ 称为血小板减少。 (1) 增多:①反应性增多:见于急性大出血及溶血之后、脾切除术后等。②原发性增多:见于原发性血小板增多症、真性红细胞增多症、慢性粒细胞白血病、骨髓纤维化早期等。 (2) 减少:①生成障碍:见于再生障碍性贫血、急性白血病、急性放射病、骨髓纤维化晚期等。②破坏或消耗增多:见于原发性血小板减少性紫癜、脾功能亢进、系统性红斑狼疮、淋巴瘤、DIC、血栓性血小板减少性紫癜等。③分布异常:见于脾肿大,如肝硬化、班替(Banti)综合征;血液被稀释,如输入大量库存血或血浆等。
要点五 红细胞沉降率测定	★★★★ 红细胞沉降率(血沉)是指在一定条件下红细胞沉降的速度。 **1. 参考值** 成年男性 $0\sim15$mm/h;成年女性 $0\sim20$mm/h。 **2. 临床意义** (1) 生理性增快,见于妇女月经期、妊娠 3 个月以上、60 岁以上高龄者。 (2) 病理性增快:①各种炎症:细菌性急性炎症、结核病和风湿热活动期。②组织损伤及坏死:较大的组织损伤或手术创伤时血沉增快。急性心肌梗死血沉增快;而心绞痛时血沉则正常。③恶性肿瘤:恶性肿瘤血沉增快,良性肿瘤血沉多正常。④各种原因导致的高球蛋白血症:如慢性肾炎、多发性骨髓瘤、肝硬化、感染性心内膜炎、系统性红斑狼疮等。⑤贫血和高胆固醇血症时血沉可增快。

◇历年真题精选◇

1. 血小板减少，常见于
A. 脾切除术后　　　B. 急性胃出血后　　C. 急性溶血后　　D. 急性白血病　　E. 以上均非
答案：D；　考点：血小板减少的意义
解析：血小板减少常见于血小板减少性紫癜、脾功能亢进、再生障碍性贫血和白血病等症。故本题选择 D。

2. 下列各项对诊断伤寒最有意义的是
A. 稽留热　　　B. 血细菌培养阳性　C. 脾肿大　　　D. 肝肿大　　　E. 相对缓脉
答案：B；　考点：伤寒诊断的意义
解析：血细菌培养阳性即 O、H 凝集价均有增高者可诊断伤寒。故本题选择 B。

细目二　血栓与止血检查

【考点透视】

掌握出血时间测定、血小板聚集试验、凝血因子检测、血浆纤维蛋白测定、纤溶活性检测、口服抗凝药治疗监测的参考值及临床意义。

要点	内容
要点一 出血时间测定	★★★★ 1. 参考值：6.9±2.1分钟（测定器法），超过9分钟为异常。 2. 临床意义。出血时间（BT）延长见于：①血小板显著减少：如原发性或继发性血小板减少性紫癜。②血小板功能异常：如血小板无力症、巨大血小板综合征。③毛细血管壁异常：如遗传性出血性毛细血管扩张症、维生素 C 缺乏症。④某些凝血因子严重缺乏：如血管性血友病、DIC。
要点二 血小板聚集试验	★★★★ 1. 参考值 采用血小板聚集仪比浊法进行血小板聚集试验（PAgT），因加入的血小板致聚剂不同，参考值不同。 2. 临床意义 （1）PAgT 增高，反映血小板聚集功能增强，见于血栓前状态和血栓性疾病，如心肌梗死、心绞痛、糖尿病、脑血管疾病、高脂血症、抗原－抗体复合物反应、人工心脏和瓣膜移植术等。 （2）PAgT 减低，反映血小板聚集功能减低，见于血小板无力症、尿毒症、肝硬化、骨髓增生性疾病、原发性血小板减少性紫癜、急性白血病等。
要点三 凝血因子检测	★★★★ （一）活化部分凝血活酶时间（APTT）测定 APTT 是反映内源性凝血系统各凝血因子总的凝血状况的筛选试验。 1. 参考值：32～43 秒（手工法），较正常对照延长 10 秒以上为异常。 2. 临床意义。同凝血时间测定，但较试管法凝血时间测定敏感，它是目前推荐应用的内源凝血系统的筛选试验。 （1）APTT 延长：①血浆Ⅷ、Ⅸ、Ⅺ因子缺乏：如重症 A、B 型血友病和遗传性因子Ⅺ缺乏症。②凝血酶原严重减少：如先天性凝血酶原缺乏症。③纤维蛋白原严重减少：如先天性纤维蛋白缺乏症。④纤溶亢进：DIC 后期继发纤溶亢进。⑤APTT 又是监测肝素治疗的首选指标。 （2）APTT 缩短，见于血栓性疾病和血栓前状态，如 DIC 早期、脑血栓形成、心肌梗死等，但灵敏度、特异度差。 （二）血浆凝血酶原时间（PT）测定 1. 参考值：11～13 秒。应有正常对照，超过正常对照 3 秒以上为异常。 2. 临床意义 （1）PT 延长：①先天性凝血因子异常：如因子Ⅱ、Ⅴ、Ⅶ、Ⅹ减少及纤维蛋白原减少。②后天性凝血因子异常：如严重肝病、维生素 K 缺乏、DIC 后期及应用抗凝药物。

续表

要点	内容
要点三 凝血因子检测	(2) PT缩短，主要见于血液高凝状态，如DIC早期、脑血栓形成、心肌梗死、深静脉血栓形成、多发性骨髓瘤等。 **(三) 血浆纤维蛋白原(Fg)测定** 1. 参考值：2～4g/L(凝血酶比浊法)。 2. 临床意义 (1) 增高，见于糖尿病、急性心肌梗死、急性肾炎、多发性骨髓瘤、休克、大手术后、急性感染、妊娠高血压综合征、恶性肿瘤及血栓前状态等。 (2) 减低，见于DIC、原发性纤溶症、重型肝炎和肝硬化等。
要点四 纤溶活性检测	★★★★ **(一) 血浆D-二聚体测定** 1. 参考值。胶乳凝集法：阴性。ELISA法：<200μg/L。 2. 临床意义。本试验为鉴别原发性与继发性纤溶症的重要指标。 (1) 继发性纤溶症　为阳性或增高，见于DIC，恶性肿瘤，各种栓塞，心、肝、肾疾病等。D-二聚体增高对诊断肺栓塞、肺梗死有重要意义。 (2) 原发性纤溶症为阴性或不升高。 **(二) 血浆硫酸鱼精蛋白副凝固试验(3P试验)** 1. 参考值：阴性。 2. 临床意义： (1) 阳性，见于DIC的早、中期。但在恶性肿瘤、上消化道出血、外科大手术后、败血症、肾小球疾病、人工流产、分娩等也可出现假阳性。 (2) 阴性，见于正常人、晚期DIC和原发性纤溶症。
要点五 口服抗凝药治疗监测	★★★★ 世界卫生组织(WHO)推荐应用国际标准化比值(INR)作为首选口服抗凝药治疗监测的指标。临床常用的口服抗凝药在用量上个体之间差异很大，要求用药必须个体化，既要达到一定的抗凝效果，又要防止出血。血浆凝血酶原时间(PT)测定是对口服抗凝药治疗监测简便、敏感、快速、实用的实验室首选指标。WHO用INR将PT报告方式标准化，规定在PT测定时必须报告INR，这对临床医生有着非常重要的指导意义。INR是患者凝血酶原时间与正常对照凝血酶原时间之比的ISI次方(ISI：国际敏感度指数，试剂出厂时由厂家确定的)。对接受口服抗凝治疗的患者，只有INR排除了因试剂来源不同对结果所带来的差异。 1. 参考值：0.8～1.5。 2. 临床意义。WHO规定应用口服抗凝药治疗的最佳抗凝强度时INR的允许范围：①术前两周或术中口服抗凝药，INR为1.5～3.0。②原发或继发静脉血栓的预防，INR为2.0～3.0。③活动性静脉血栓、肺梗死、复发性静脉血栓的预防，INR为2.0～4.0。④动脉血栓栓塞的预防，心脏换瓣术后，INR为3.0～4.5。

历年真题精选

1. 下列哪个疾病不会引起血浆凝血酶原时间缩短？

A. 心肌梗死　　　　　　　　B. 多发性骨髓瘤　　　　　　　　C. 严重肝病

D. 脑血栓形成　　　　　　　　E. 深静脉血栓形成

答案：C；考点：血浆凝血酶原时间测定的意义

解析：血浆凝血酶原时间缩短主要见于血液高凝状态，如A、B、D、E，严重肝病的血浆凝血酶原时间延长，故选C。

细目三 骨髓检查

【考点透视】

掌握骨髓细胞学检查的临床意义、骨髓增生程度分级。

要点	内容
要点一 骨髓细胞学检查的临床意义	★★★★ 1. 确定诊断造血系统疾病,对各型白血病、恶性组织细胞病、多发性骨髓瘤、巨幼细胞贫血、再生障碍性贫血、典型的缺铁性贫血等,具有确定诊断的作用。 2. 辅助诊断造血系统疾病,对增生性贫血(如溶血性贫血)、血小板减少性紫癜、骨髓增生异常综合征、骨髓增殖性疾病(如真性红细胞增多症、原发性血小板增多症等)、脾功能亢进、粒细胞减少症和粒细胞缺乏等有辅助诊断价值。 3. 诊断其他非造血系统疾病感染性疾病,如疟疾、感染性心内膜炎、黑热病、伤寒等,某些骨髓转移癌(瘤),某些代谢疾病等。 4. 鉴别诊断,凡临床上遇到原因不明的发热,恶病质,肝、脾、淋巴结肿大,骨痛或关节痛等,外周血细胞数量或质量异常原因不明时,均可作骨髓细胞学检查。
要点二 骨髓增生程度分级	★★★★ 骨髓内有核细胞的多少反映骨髓的增生情况,一般以成熟红细胞和有核细胞的比例判断骨髓增生的程度。骨髓增生程度的分级见下表。 | 增生程度	成熟红细胞:有核细胞	有核细胞(%)	常见原因
---	---	---	---
极度活跃	1:1	>50	各种白血病
明显活跃	10:1	10~50	白血病、增生型贫血、骨髓增殖性疾病
活跃	20:1	1~10	正常骨髓、某些贫血
减低	50:1	0.5~1	非重型再障、粒细胞减少或缺乏
极度减低	200:1	<0.5	重型再障	

历年真题精选

成熟红细胞:有核细胞为 20:1,有核细胞占 1%~10%,骨髓的增生程度是

A. 极度减低　　　B. 减低　　　C. 活跃　　　D. 明显活跃　　　E. 极度活跃

答案:C；考点:骨髓增生程度分级

解析:骨髓内有核细胞的多少反映骨髓的增生情况,一般以成熟红细胞和有核细胞的比例判断骨髓增生程度,具体见表2,故本题选 C。

细目四 肝脏病实验室检查

【考点透视】

1. 掌握蛋白质代谢检查;胆红素代谢检查;血清酶及同工酶检查;甲乙丙型病毒性肝炎标志物检查的参考值和临床意义。

2. 理解各项检查的指标异常常见的疾病。

要点	内容
要点一 蛋白质代谢检查	★★★★ (一)血清蛋白测定 1. 参考值:血清总蛋白(STP)60~80g/L;白蛋白(A) 40~55g/L;球蛋白(G) 20~30g/L;A/G(1.5~2.5):1。

要点	内容
要点一 蛋白质代谢检查	2. 临床意义：STP<60g/L 或 A<25g/L，称为低蛋白血症；STP>80g/L 或 G>35g/L，称为高蛋白血症或高球蛋白血症。 （1）血清总蛋白及白蛋白减低，见于肝脏疾病：①急性或局限性肝损害：血清蛋白检查可无明显异常。②慢性肝病：如慢性肝炎、肝硬化、肝癌时可有白蛋白减少，球蛋白增加，A/G 比值减低。③A/G 比值倒置：表示肝功能严重损害，如重度慢性肝炎、肝硬化。 低蛋白血症也可见于肝外疾病：①蛋白质摄入不足或消化吸收不良：如营养不良。②蛋白质丢失过多：如肾病综合征、大面积烧伤、急性大出血等。③消耗增加：见于慢性消耗性疾病，如重症结核、甲状腺功能亢进症、恶性肿瘤等。低蛋白血症时患者易出现严重水肿或胸、腹水。 （2）血清总蛋白及白蛋白增高，主要见于各种原因引起的严重脱水，如腹泻、呕吐、肠梗阻、肠瘘、肾上腺皮质功能减退症等。 （3）血清总蛋白及球蛋白增高，主要是因球蛋白增高引起，其中以 γ 球蛋白增高为主。高蛋白血症见于：①慢性肝病：如肝硬化、慢性肝炎等。②M 球蛋白血症：如多发性骨髓瘤、淋巴瘤、原发性巨球蛋白血症等。③自身免疫性疾病：如系统性红斑狼疮、类风湿关节炎、风湿热等。④慢性炎症与慢性感染：如结核病、疟疾、黑热病等。 （二）血清蛋白电泳 1. 原理：在碱性环境中（pH 为 8.6），血清蛋白质均带负电荷，在电场中均会向阳极泳动。由于各种蛋白质的分子量、所带电荷不同，因而在电场中的泳动速度不同。临床上常用醋酸纤维素膜电泳法，从阳极开始依次将血清蛋白质分为白蛋白、α_1 球蛋白、α_2 球蛋白、β 球蛋白及 γ 球蛋白。 2. 参考值：醋酸纤维素膜法：白蛋白 0.61～0.71；α_1 球蛋白 0.03～0.04；α_2 球蛋白 0.06～0.10；β 球蛋白 0.07～0.11；γ 球蛋白 0.09～0.18。 3. 临床意义 （1）肝脏疾病。急性及轻症肝炎时血清蛋白电泳结果多无异常。慢性肝炎、肝硬化、肝癌（多合并肝硬化），表现为血清白蛋白及 α_1、α_2、β 球蛋白减低，γ 球蛋白增高。重度慢性肝炎和失代偿性肝硬化时，γ 球蛋白增高尤为显著。γ 球蛋白长时间持续上升，是急性肝炎转为慢性肝炎并向肝硬化发展的先兆。 （2）M 球蛋白血症。如多发性骨髓瘤、原发性巨球蛋白血症等，白蛋白轻度减低，γ 球蛋白明显增高。 （3）肾病综合征、糖尿病肾病。由于血脂增高，可致 α_2 及 β 球蛋白等脂蛋白增高，白蛋白、γ 球蛋白减低。 （4）其他。结缔组织病伴有多克隆 γ 球蛋白增高；先天性低丙种球蛋白血症 γ 球蛋白减低。
要点二 胆红素代谢检查	★★★★ （一）血清总胆红素、结合胆红素、非结合胆红素测定 1. 参考值：血清总胆红素（STB）3.4～17.1μmol/L；结合胆红素（CB）0～6.8μmol/L；非结合胆红素（UCB）1.7～10.2μmol/L。 2. 临床意义 （1）判断有无黄疸：①STB>17.1μmol/L 可诊断为黄疸。②STB 17.1～34.2μmol/L 为隐性黄疸；STB>34.2μmol/L 为显性黄疸。 （2）反映黄疸程度：①轻度黄疸：STB34.2～171μmol/L。②中度黄疸：STB 171～342μmol/L。③高度黄疸：STB >342μmol/L。 （3）鉴别黄疸类型：①溶血性黄疸：STB、UCB 增高，主要以 UCB 增高为主，CB/STB<20%。见于新生儿黄疸、溶血性贫血，如蚕豆病、珠蛋白生成障碍性贫血等。②肝细胞性黄疸：STB、UCB、CB 均增高，CB/STB 为 20%～50%。见于病毒性肝炎、中毒性肝炎、肝癌、肝硬化等。③阻塞性黄疸：STB、CB 增高，主要以 CB 增高为主，CB/STB>50%。见于胆石症、胰头癌、肝癌等。

要点	内容
要点二 胆红素代 谢检查	**(二)尿胆红素定性试验** 1. 参考值：正常定性为阴性。 2. 临床意义：尿胆红素定性试验阳性提示血液中 CB 增高。①肝细胞性黄疸为阳性。②阻塞性黄疸为强阳性。③溶血性黄疸时血液中的 UCB 增高而 CB 不增高,故尿胆红素定性试验为阴性。此外,碱中毒时由于胆红素分泌增加,尿胆红素定性试验也可呈阳性反应。 **(三)尿胆原检查** 1. 参考值：定性：阴性或弱阳性反应(阳性稀释度在 1：20 以下)。定量：$0.84\sim4.2\mu mol/L/24h$ 尿。 2. 临床意义： (1)尿胆原增高：①溶血性黄疸时明显增高。②肝细胞黄疸时可增高。③其他：如发热、心功能不全、肠梗阻、顽固性便秘等尿胆原也可增高。 (2)尿胆原减低：①阻塞性黄疸时尿胆原减低和缺如。②新生儿及长期应用广谱抗生素者,由于肠道菌群受抑制,使肠道尿胆原生成减少。 胆红素代谢检查对黄疸诊断和鉴别诊断具有重要的价值。3 种类型黄疸实验室检查鉴别见下表。

类型	STB	CB	UCB	CB/STB	大便	尿胆原	尿胆红素
溶血性黄疸	↑↑	轻度↑ 或正常	↑↑	＜20%		强(＋)	(一)
阻塞性黄疸	↑↑	↑↑	轻度↑ 或正常	＞50%	白陶土 样便	(一)	强(＋)
肝细胞性黄疸	↑↑	↑	↑	20%～50%		(＋)或(一)	(＋)

要点	内容
要点三 血清酶及 同工酶检查	★★★★ 肝脏病常用的血清酶及同工酶检查包括：①血清氨基转氨酶：丙氨酸氨基转移酶(ALT)、天门冬氨酸氨基转移酶(AST)及其同工酶(ASTs、ASTm)。②碱性磷酸酶(ALP)及其同工酶($ALP_1\sim ALP_6$)。③γ-谷氨酰转移酶(γ-GT)。④乳酸脱氢酶(LDH)及其同工酶($LDH_1\sim LDH_5$)。 **(一)血清氨基转移酶测定** ALT 主要分布在肝脏,其次是骨骼肌、肾脏、心肌等组织中。AST 主要分布在心肌,其次是肝脏、骨骼肌、肾脏等组织中。AST 在肝细胞有 2 种同工酶,分别是 ASTm(存在于线粒体中)和 ASTs(存在于线粒体以外的胞质中)。正常血清中 ASTs 含量多,ASTm 仅占 10%以下。 1. 参考值：连续监测法(37℃)：ALT10～40U/L,AST10～40U/L。ALT/AST≤1。 2. 临床意义： (1)肝脏疾病：①急性病毒性肝炎：ALT 与 AST 均显著增高,ALT 增高更明显,ALT/AST ＞1。急性重型肝炎 AST 增高明显,但在病情恶化时,黄疸进行性加深,酶活性反而降低,称为胆-酶分离,提示肝细胞严重坏死,预后不良。在急性肝炎恢复期,如血清氨基转移酶活性不能降至正常或再增高,提示急性病毒性肝炎转为慢性。②慢性病毒性肝炎：ALT 与 AST 轻度增高或正常,ALT/AST＞1;若 AST 增高明显,ALT/AST＜1,提示慢性肝炎进入活动期。③肝硬化：血清氨基转移酶活性取决于肝细胞进行性坏死程度,终末期肝硬化血清氨基转移酶活性正常或降低。④肝内、外胆汁淤积：血清氨基转移酶轻度增高或正常。⑤其他肝病：如脂肪肝、肝癌等,血清氨基转移酶正常或轻度增高;酒精性肝病时 ALT 基本正常,AST 显著增高,ALT/AST＜1。 (2)急性心肌梗死：发病后 6～8 小时 AST 增高,18～24 小时达高峰,4～5 天恢复正常,若再次增高提示梗死范围扩大或有新的梗死发生。

要点	内容
要点三 血清酶及 同工酶检查	(3) AST 同工酶变化：①肝细胞轻度损害：如轻、中度急性肝炎时血清 AST 轻度增高，且以 ASTs 增高为主，ASTm 正常。②肝细胞严重损害：如重型肝炎、暴发性肝炎、严重酒精性肝病时，血清 ASTm 增高。③其他肝病：中毒性肝炎、妊娠脂肪肝、肝动脉栓塞术后及急性心肌梗死等，血清 ASTm 也增高。 **(二) 碱性磷酸酶及其同工酶测定** ALP 主要分布在肝脏、骨骼、肾、小肠及胎盘中，血清中大部分 ALP 来源于肝脏和成骨细胞，ALP 随胆汁排入小肠。ALP 有 6 种同工酶，分别是 $ALP_1 \sim ALP_6$。ALP_1 是细胞膜组分和 ALP_2 的复合物，ALP_2 为肝型，ALP_3 为骨型，ALP_4 为胎盘型，ALP_5 为小肠型，ALP_6 为 IgG 和 ALP_2 的复合物。 1. **参考值**：磷酸对硝基苯酚连续监测法(30℃)：成人 40～110U/L，儿童＜250U/L。ALP 同工酶：正常人血清中以 ALP_2 为主，占总 ALP 的 90%，有少量 ALP_3。发育期儿童 ALP_3 增高，占总 ALP 的 60% 以上；妊娠晚期 ALP_4 增高，占总 ALP 的 40%～65%。 2. **临床意义**： (1) 胆道阻塞：各种肝内、外胆道阻塞性疾病，如胰头癌、胆道结石、原发性胆汁性肝硬化、肝内胆汁淤积等，ALP 明显升高，以 ALP_1 为主。尤其是癌性梗阻时，100% 出现 ALP_1，且 $ALP_1 > ALP_2$。 (2) 肝脏疾病：急性肝炎时 ALP_2 明显增高，ALP_1 轻度增高，且 $ALP_1 < ALP_2$；肝硬化患者 80% 以上 ALP_5 明显增高，可达总 ALP 的 40% 以上。 (3) 黄疸的鉴别诊断：①阻塞性黄疸 ALP 明显增高。②肝细胞性黄疸 ALP 轻度增高。③肝内局限性胆道阻塞：如原发性肝癌、转移性肝癌、肝脓肿等，ALP 明显增高。 (4) 骨骼疾病：如纤维性骨炎、骨肉瘤、佝偻病、骨软化症、骨转移癌及骨折愈合期等，ALP 均可增高。 **(三) γ-谷氨酰转移酶** γ-GT 主要存在于细胞膜和微粒体上，肾脏、肝脏和胰腺含量丰富，但血清中 γ-GT 主要来自肝胆系统。 1. **参考值**：硝基苯酚连续监测法(37℃)：＜50U/L。 2. **临床意义**： (1) 胆道阻塞性疾病：见于原发性胆汁性肝硬化、硬化性胆管炎等。由于胆道阻塞，γ-GT 排泄受阻，使血清中的 γ-GT 浓度明显增高，可达正常水平的 5～30 倍。 (2) 肝脏疾病：①肝癌：γ-GT 明显增高，可高达正常的 10 倍以上。②急性病毒性肝炎：γ-GT 中度增高。③慢性肝炎、肝硬化：非活动期 γ-GT 活性一般正常；若 γ-GT 活性持续增高，提示病变活动或病情恶化。④急性和慢性酒精性肝炎、药物性肝炎：γ-GT 明显或中度以上增高。 (3) 其他疾病：脂肪肝、胰腺炎、胰腺肿瘤、前列腺肿瘤等，γ-GT 可轻度增高。 **(四) 乳酸脱氢酶及其同工酶测定** LDH 以心肌、骨骼肌、肾脏和红细胞中含量较为丰富。LDH 有 5 种同工酶，即 $LDH_1 \sim LDH_5$。LDH_1 和 LDH_2 要来自心肌，LDH_3 主要来自肺脏、脾脏，LDH_4 和 LDH_5 主要来自骨骼肌、肝脏，血清中的 LDH_2 含量最高。 1. **参考值**：LDH 总活性：连续检测法为 104～245U/L，速率法(30℃)为 95～200U/L。LDH 同工酶：正常人 $LDH_2 > LDH_1 > LDH_3 > LDH_4 > LDH_5$。圆盘电泳法：$LDH_1$ 32.7%±4.6%；LDH_2 45.1%±3.53%；LDH_3 18.5%±2.69%；LDH_4 2.9%±0.89%；LDH_5 0.85%±0.55%。 2. **临床意义**： (1) 急性心肌梗死：发病后 8～18h 开始增高，24～72h 达高峰，6～10 天恢复正常。病程中 LDH 持续增高或再次增高，提示梗死面积扩大或再次出现梗死。急性心肌梗死早期 LDH_1 和 LDH_2 均增高，LDH_1 增高更明显，$LDH_1/LDH_2 > 1$。 (2) 肝胆疾病：急性和慢性活动性肝炎、肝癌(尤其是转移性肝癌)，LDH 明显增高。肝细胞损伤时 LDH_5 增高明显，LDH_5 是诊断肝细胞坏死的敏感指标，肝细胞坏死时 $LDH_5 > LDH_4$。阻塞性黄疸 $LDH_4 > LDH_5$。

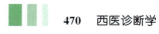

要点	内容
要点三 血清酶及 同工酶检查	（3）其他疾病：①恶性肿瘤：LDH 增高程度与肿瘤增长速度有一定的关系，如恶性肿瘤转移至肝脏，常伴有 LDH_4 及 LDH_5 增高。②恶性贫血：LDH 极度增高，LDH_1 增高明显，且 $LDH_1 > LDH_2$。③白血病：60% 的患者有 LDH 增高，以 LDH_3 和 LDH_4 为主。④骨骼肌损伤、肌营养不良、胰腺炎、肺梗死等 LDH 均可增高。
要点四 甲、乙、丙 型病毒性 肝炎标志 物检查	（一）甲型肝炎病毒标志物检测★★★★ 甲型肝炎病毒（HAV）属嗜肝 RNA 病毒，存在于被感染者的肝细胞、血浆、胆汁和粪便中，通过粪-口途径传播。HAV 进入人体后，首先在肠道上皮细胞内增殖，而后进入血循环形成病毒血症，并随血液到达肝脏，在肝细胞内复制。机体感染 HAV 后可产生抗 HAV-IgM、抗 HAV-IgA、抗 HAV-IgG 3 种抗体。抗 HAV-IgM 是 HAV 常规检查项目。 1. 参考值： （1）甲型肝炎病毒抗原检测。ELISA 法、RIA 法和 PCR 法：HAVAg、HAV-RNA 阴性。 （2）甲型肝炎病毒抗体检测。ELISA 法：抗 HAV-IgM、抗 HAV-IgA、抗 HAV-IgG 均阴性。 2. 临床意义： （1）HAVAg 阳性：证实 HAV 在体内的存在，出现于感染后 10～20 天的粪便中，见于甲型肝炎。 （2）HAV-RNA 阳性：对甲型肝炎的诊断具有特异性，对早期诊断的意义更大。 （3）抗 HAV-IgM 阳性：说明机体正在感染 HAV，感染 1 周后产生，是早期诊断甲肝的特异性指标。 （4）抗 HAV-IgA 阳性：抗 HAV-IgA 为局部抗体，是机体感染 HAV 后由肠道黏膜细胞所分泌，出现在甲肝早期、急性期患者的粪便中。由粪便中测得抗 HAV-IgA 呈阳性反应，是早期诊断甲肝的指标之一。 （5）抗 HAV-IgG 阳性：抗 HAV-IgG 较抗 HAV-IgM 产生晚，是保护性抗体，一般在感染 HAV 3 周后出现在血清中，且持久存在，是获得免疫力的标志，提示既往感染，可作为流行病学调查的指标。 （二）乙型肝炎病毒标志物检测★★★★ 乙型肝炎病毒（HBV）属嗜肝 DNA 病毒。HBV 主要通过血液途径传播，也可由性接触传播和母婴垂直传播。机体感染 HBV 后产生相应的免疫反应，形成三种不同的抗原抗体系统。分别为乙型肝炎病毒表面抗原（HBsAg）与乙型肝炎病毒表面抗体（抗-HBs），乙型肝炎病毒 e 抗原（HBeAg）与乙型肝炎病毒 e 抗体（抗-HBe），乙型肝炎病毒核心抗原（HBcAg）与乙型肝炎病毒核心抗体（抗-HBc）。 1. 参考值：ELISA 法、RIA 法：健康人检测结果均为阴性。 2. 临床意义： （1）HBsAg 阳性，是 HBV 现症感染的标志，见于乙型肝炎患者、HBV 携带者和与乙肝病毒感染相关的肝硬化、肝癌患者。 （2）抗-HBs 阳性，感染后 3～6 个月出现，是一种保护性抗体，见于注射过乙型肝炎疫苗、曾经感染过 HBV 和乙肝恢复期。 （3）HBeAg 阳性，是病毒复制的标志，传染性强。急性乙肝病毒感染者，如果 HBeAg 持续阳性，则有转为慢性感染的趋势。 （4）抗-HBe 阳性，表示乙肝病毒复制减少，传染性降低，但并非保护性抗体。 （5）HBcAg 阳性，HBcAg 阳性提示病人血清中有 HBV 存在，表示病毒复制活跃，传染性强。HBcAg 主要存在于受感染的肝细胞核内，HBcAg 外面被 HBsAg 包裹，故一般情况下血清中测不到游离的 HBcAg。 （6）抗-HBc 阳性，抗-HBc 不是中和抗体，而是反映肝细胞受到 HBV 感染的可靠指标。①抗 HBc-IgG：反映抗-HBc 总抗体的情况。抗 HBc-IgG 在体内长期存在，为 HBV 感染的标志，包括现症感染和既往感染。②抗 HBc-IgM：是机体感染 HBV 后在血液中最早出现的抗体，在感染急性期滴度高，抗 HBc-IgM 阳性是诊断急性乙型肝炎和判断病毒复制活跃的重要指标，并提示患者血液有强传染性。 （三）丙型肝炎病毒标志物检测★★★★ 丙型肝炎病毒（HCV）为 RNA 病毒，HCV 主要通过体液传播。HCV 的血清标志物为抗 HCV-IgM、抗 HCV-IgG、HCV-RNA。

续表

要点	内容
要点四 甲、乙、丙型病毒性肝炎标志物检查	1. 参考值：ELISA法、RIA法：抗HCV-IgM、抗HCV-IgG均为阴性。斑点杂交试验及RT-PCR法：HCV-RNA为阴性。 2. 临床意义： (1) HCV-RNA阳性：见于HCV现症感染，提示HCV复制活跃，传染性强。HCV-RNA阴性而抗HCV-IgG阳性，提示既往感染的可能性大。 (2) 抗-HCV阳性：抗-HCV是非保护性抗体，阳性是诊断HCV感染的重要依据。①抗HCV-IgM阳性：感染后4周后即可呈阳性，持续4～48周，是诊断丙型肝炎的早期指标之一，是病毒复制指标；若6个月内未转阴则提示转为慢性丙型肝炎。②抗HCV-IgG阳性：抗HCV-IgG出现晚于抗HCV-IgM，阳性表明已有HCV感染，输血后80%～90%的肝炎患者出现阳性。

历年真题精选

1. 血清总胆红素、结合胆红素、非结合胆红素均中度增力口，可见于

A. 蚕豆病　　　　　　　　　　　B. 胆石症

C. 珠蛋白生成障碍性贫血　　　　D. 急性黄疸性肝炎　　　　　　　E. 胰头癌

答案：D；　考点：急性黄疸性肝炎的实验室检查

解析：肝细胞性黄疸时结合与非结合胆红素均中度增高，尿胆红素阳性，尿胆原增加、正常或减少。故本题选择D。

2. 患者，男，50岁。乙肝病史6年，呕血1天。检查：腹壁静脉曲张，肝肋未触及，脾肋下3cm，腹水征(+)。HBsAg(+)，白蛋白降低，A/G<1，丙氨酸转氨酶升高。其诊断为

A. 慢性肝炎　　　　　　　　　　B. 肝硬化合并上消化道出血

C. 消化性溃疡合并上消化道出血　D. 白血病　　　　　　　　　　　E. 原发性肝癌

答案：B；　考点：肝硬化合并上消化道出血的实验室检查

解析：肝硬化诊断依据：①病毒性肝炎、长期饮酒病史；②肝功能减退和门静脉高压症的临床表现；③肝脏质地坚硬有结节感；④肝功能实验阳性；⑤肝活检有假小叶形成并发症：上消化道出血、肝性脑病、感染、肝肾综合征、原发性肝癌、电解质和酸碱平衡紊乱等。故本题选择B。

细目五　肾功能检查

【考点透视】

1. 掌握肾小球功能检测、肾小管功能检测、血尿酸测定参考值和临床意义。

2. 理解各项检查指标异常常见的疾病。

要点	内容
要点一 肾小球功能检测	(一)内生肌酐清除率(Ccr)测定★★★★ 单位时间内肾小球滤过的血浆液体量，称为肾小球滤过率(GFR)。内生肌酐清除率(Ccr)是指肾脏在单位时间内把若干毫升血浆中的内生肌酐全部清除出去。Ccr是测肾小球滤过功能最常用的方法，也是反映肾小球滤过功能的主要指标。因肌酐绝大部分经肾小球滤过，几乎不被肾小管排泌和重吸收，故Ccr大致等于GFR。 1. 参考值：成人(体表面积以1.73m²计算)80～120mL/min。 2. 临床意义： (1) 判断肾小球损害的敏感指标：当GFR降低至正常值50%时，Ccr测定值可低至50mL/min，但血肌酐、血尿素氮测定仍可在正常范围内，故Ccr能较早地反映GFR。 (2) 评估肾功能损害的程度：根据Ccr一般可将肾功能分为4期：①肾衰竭代偿期：Ccr51～80mL/min。②肾衰竭失代偿期：Ccr50～20mL/min。③肾衰竭期(尿毒症早期)：Ccr19～10mL/min。④肾衰竭终末期(尿毒症晚期)：Ccr<10mL/min。

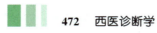

要点	内容
要点一 肾小球功能检测	（3）指导临床用药：Ccr 30～40mL/min 应限制蛋白质的摄入；Ccr≤30mL/min，用噻嗪类利尿剂无效，改用祥利尿剂；Ccr≤10mL/min，祥利尿剂无效，应做透析治疗。此外，肾功能衰竭时，凡经肾脏代谢或排泄的药物，可根据 Ccr 的降低程度来减少用药剂量和（或）用药次数。 **（二）血肌酐(Cr)测定★★★★** 血中 Cr 浓度取决于肾小球的滤过能力，当肾实质损害，GFR 降低至正常人的 1/3 时，血 Cr 浓度就会明显上升，故测定血中 Cr 浓度可作为 GFR 受损的指标。血 Cr 的敏感性较血尿素氮(BUN)好，但并非早期诊断指标。 1. 参考值：全血 88～177μmol/L。血清或血浆 Cr：男性 53～106μmol/L，女性 44～97μmol/L。 2. 临床意义： （1）评估肾功能损害的程度：血 Cr 增高的程度与慢性肾衰竭呈正相关。①肾衰竭代偿期：血 Cr＜178μmol/L。②肾衰竭失代偿期：血 Cr 178～445μmol/L。③肾衰竭期：血 Cr＞445μmol/L。 （2）鉴别肾前性和肾实质性少尿：①肾前性少尿：血 Cr 增高一般≤200μmol/L。②肾实质性少尿：血 Cr 增高常＞200μmol/L。 **（三）血清尿素氮(BUN)测定★★★★** BUN 是血中非蛋白氮类物质的主要成分，约占 50%。90% 的 BUN 经肾小球滤过随尿排出体外，当肾实质受损害时，GFR 降低，使 BUN 增高。BUN 测定能反映肾小球滤过功能，但不是敏感和特异性指标。 1. 参考值：成人 3.2～7.1μmol/L。 2. 临床意义：BUN 增高见于以下几种情况： （1）肾前性因素：①肾血流量减少：见于心功能不全、水肿、脱水、休克等。②蛋白质分解增加：见于急性传染病、上消化道出血、大面积烧伤、大手术后、甲状腺功能亢进症等。 （2）肾脏因素，见于严重肾脏疾病引起的慢性肾衰竭，如慢性肾炎、慢性肾盂肾炎、肾结核、肾肿瘤、肾动脉硬化症等的晚期。BUN 增高的程度与尿毒症病情的严重性成正比，故 BUN 测定对尿毒症的诊断及预后估计有重要意义。 （3）肾后性因素，见于尿路结石、前列腺增生、泌尿系肿瘤等引起的尿路梗阻。 （4）BUN/Cr 的意义：同时测定血 Cr 和 BUN 的临床意义更大，正常时 BUN/Cr（单位均应为 mg/dL）为 20:1。①肾前性少尿：BUN 上升较快，但 Cr 不相应上升，故 BUN/Cr 常＞10:1。②器质性肾衰竭：因 BUN 与 Cr 同时增高，故 BUN/Cr≤10:1。 **（四）血 β_2-微球蛋白(β_2 - MG)测定★★★★** β_2 - MG 主要分布在血浆、尿、脑脊液、唾液及初乳中。正常人血中 β_2 - MG 浓度很低，可自由通过肾小球，然后在近端肾小管内几乎全部被重吸收。在 GFR 下降时，血中 β_2 - MG 增高，故 β_2 - MG 测定可反映肾小球的滤过功能。 1. 参考值：正常人血中 β_2 - MG 为 1～2mg/L。 2. 临床意义： （1）血 β_2 - MG 测定是反映肾小球滤过功能减低的敏感指标。在评估肾小球滤过功能上，血 β_2 - MG 增高比血 Cr 更灵敏，在 Ccr ＜80mL/min 时即可出现，而此时血 Cr 浓度多无改变。若同时出现血和尿 β_2 - MG 增高，但血 β_2 - MG＜5mg/L，则说明肾小球和肾小管功能可能均受损。 （2）任何使 β_2 - MG 合成增多的疾病也可导致 β_2 - MG 增高，如恶性肿瘤、IgG 肾病及各种炎症性疾病。 （3）近端肾小管功能受损时，对 β_2 - MG 重吸收减少，尿液中 β_2 - MG 排出量增加。 **（五）肾小球滤过率(GFR)测定★★★★** 1. 参考值：总 GFR100±20mL/min。 2. 临床意义：肾小球滤过率是判断肾小球功能的敏感指标。 （1）GFR 的影响因素：GFR 与年龄、性别、体重有关。30 岁后每 10 年 GFR 下降 10mL/min · 1.73m^2，男性的 GFR 比女性高约 10mL/min，妊娠时 GFR 明显增加，第 3 个月增加 50%，产后降至正常。 （2）GFR 减低，常见于急性和慢性肾衰竭、肾小球功能不全、肾动脉硬化及肾盂肾炎、糖尿病、高血压病等的晚期。 （3）GFR 增高，常见于肢端肥大症、巨人症、糖尿病肾病早期等。

续表

要点	内容
要点二 肾小管功能检测	★★★★ **(一) 尿 β_2-微球蛋白(β_2-MG)测定** 正常人 β_2-MG 的生成量较恒定,约 150~200mg/d。由于分子量小且不和血浆蛋白结合,可自由经肾小球滤过入原尿,但原尿中 99.9%的 β_2-MG 在近端肾小管内被重吸收,仅微量自尿中排出。因为 β_2-MG 在酸性尿中极易被分解破坏,故尿收集后应及时测定。尿 β_2-MG 测定可反映近端肾小管的重吸收功能。 1. 参考值:正常成人尿 β_2-MG <0.3mg/L。 2. 临床意义: (1) 尿 β_2-MG 增高,见于肾小管-间质性疾病、药物或毒物所致的早期肾小管损伤、肾移植后急性排斥反应早期。 (2) 应同时检测血和尿 β_2-MG,只有血 β_2-MG<5mg/L 时,尿 β_2-MG 增高才反映肾小管损伤。因为肾小管重吸收 β_2-MG 的阈值为 5mg/L,超过阈值时,出现非重吸收功能受损的大量尿 β_2-MG 排泄。 **(二) 昼夜尿比密试验(莫氏试验)** 正常尿生成的过程中,远端肾小管对原尿有稀释功能,而集合管则具有浓缩功能。受检者在正常饮食的情况下,24 小时内多次测量尿量、尿比密,以观察肾脏调节水液平衡的功能,即昼夜尿比密试验(莫氏试验)。莫氏试验可了解肾脏的稀释-浓缩功能,是反映远端肾小管和集合管功能状态的敏感试验。 1. 试验方法:检查当日受检者正常饮食,每餐含水量为 500~600mL,此外不再另外饮任何液体。检查当日晨起 8 点排空膀胱,于 10 点、12 点、14 点、16 点、18 点、20 点各收集一次尿液,共 6 次(昼尿);然后将 20 点以后到次晨 8 点的尿液收集到一个容器内(夜尿)。分别测定 7 份尿标本的尿量、尿比密。 2. 参考值:成人尿量 1000~2000mL/24h;昼尿量/夜尿量比值为(3~4):1;夜尿量<750mL;至少 1 次尿比密>1.018;昼尿中最高与最低尿比密差值>0.009。 3. 临床意义:莫氏试验用于诊断各种疾病对远端肾小管稀释-浓缩功能的影响。 (1) 尿少、比密高:①肾前性少尿:见于各种原因引起的肾血容量不足。②肾性少尿:见于急性肾炎及其他影响 GFR 的情况。因此时 GFR 下降,原尿生成减少,而肾小管重吸收功能相对正常,致使尿量减少而比密增加。 (2) 夜尿多、比密低,提示肾小管功能受损,见于慢性肾炎、间质性肾炎、高血压肾病等。由于慢性肾脏病变致肾小管稀释-浓缩功能受损,患者夜尿量增多,尿最高比密<1.018,尿最高与最低比密差<0.009。 (3) 尿比密低而固定,尿比密固定在 1.010~1.012,称为等渗尿,见于肾脏病变晚期,提示肾小管重吸收功能很差,浓缩稀释功能丧失。 (4) 尿量明显增多(>4L/24h)而尿比密均<1.006,为尿崩症的典型表现。
要点三 血尿酸测定	★★★★ 尿酸(UA)是体内嘌呤代谢的终末产物。肝脏是 UA 生成的主要场所,除小部分被肝脏分解或随胆汁排泄外,剩余的均从肾脏排泄。UA 可自由经肾小球滤过入原尿,但原尿中 90%左右的 UA 在近端肾小管处被重吸收,故正常情况下 UA 排出率很低。因此,血尿酸浓度受肾小球滤过功能和肾小管重吸收功能的影响。 1. 参考值:磷钨酸盐法:男性 268~488μmol/L,女性 178~387μmol/L。 2. 临床意义: (1) 血 UA 增高:①肾小球滤过功能损伤:见于急性或慢性肾炎、肾结核等。在反映早期肾小球滤过功能损伤方面,血 UA 比血 Cr 和 BUN 敏感。但由于受肾外因素(如进食富含嘌呤的食物)的影响,UA 增高程度与肾功能损害程度并不平行。②痛风:血 UA 明显增高是诊断痛风的主要依据,主要是由于嘌呤代谢紊乱而使体内 UA 生成异常增多所致。③恶性肿瘤:各种恶性肿瘤均可有 UA 增高,是由于体内核酸分解代谢旺盛,使内源性 UA 增加所致。④其他:糖尿病、长期禁食等,可因 UA 排泄障碍而使血 UA 增高。 (2) 血 UA 减低:①各种原因所致的肾小管重吸收 UA 功能损害。②肝功能严重损害所致的 UA 生成减少。

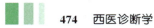

1. 下列检查结果中,最能反映慢性肾炎患者肾实质严重损害的是
A. 尿蛋白明显增多
B. 尿中白细胞明显增多
C. 尿中红细胞明显增多
D. 尿中出现管型
E. 尿比重固定于 1.010 左右

答案:E; 考点:反映慢性肾炎患者肾实质严重损害的指标

解析:慢性肾炎晚期则出现尿比重固定在 1.010 左右的等张尿,表明肾小管重吸收功能很差。故本题选择 E。

2. 下列关于血尿素氮的改变及临床意义的叙述,正确的是
A. 上消化道出血时,血尿素氮减少
B. 大面积烧伤时,血尿素氮减少
C. 严重的肾盂肾炎,血尿素氮减少
D. 血尿素氮对早期肾功能损害的敏感性差
E. 血尿素氮对早期肾功能损害的敏感性强

答案:D; 考点:血尿素氮的改变及临床意义

解析:血尿素氮正常值为 2.9～6.4mmol/L。肾脏本身的疾病如慢性肾炎、肾血管硬化症等可引起血尿素氮增高;肾前或肾后因素引起的尿量显著减少或无尿如脱水、循环衰竭、尿路结石或前列腺肿大引起的尿路梗阻等均可引起血尿素氮增高;体内蛋白质过度分解疾病如急性传染病、上消化道出血、大面积烧伤等可引起血尿素氮增高。故本题选择 D。

细目六 常用生化检查

【考点透视】

1. 掌握糖类检查、血脂测定、电解质检查、血清铁及其代谢物测定的参考值及临床意义。
2. 理解各项检查指标异常常见疾病。

要点	内容
要点一 糖类检查	**(一)空腹血糖(FBG)测定★★★★** 1. 参考值:葡萄糖氧化酶法:3.9～6.1mmol/L。 2. 临床意义:FBG>7.0mmol/L 称为高糖血症;FBG>9.0mmol/L 时尿糖阳性。FBG<3.9mmol/L 时为血糖减低;FBG<2.8mmol/L 称为低糖血症。 (1) FBG 增高:生理性增高见于:餐后 1～2 小时、高糖饮食、剧烈运动、情绪激动等。病理性增高见于:①各型糖尿病。②内分泌疾病:如甲状腺功能亢进症、肢端肥大症、巨人症、嗜铬细胞瘤、肾上腺皮质功能亢进症、胰高血糖素瘤等。③应激性因素:如颅脑外伤、急性脑血管病、中枢神经系统感染、心肌梗死、大面积烧伤等。④肝脏和胰腺疾病:如严重肝损害、坏死性胰腺炎、胰腺癌等。⑤其他:如呕吐、脱水、缺氧、麻醉等。 (2) FBG 减低:生理性减低见于饥饿、长时间剧烈运动等。病理性减低见于:①胰岛素分泌过多:如胰岛β细胞增生或肿瘤、胰岛素用量过大、口服降糖药等。②对抗胰岛素的激素缺乏:如生长激素、肾上腺皮质激素、甲状腺激素缺乏等。③糖原储存缺乏:如重型肝炎、肝硬化、肝癌等严重肝病。④急性酒精中毒。⑤消耗性疾病:如严重营养不良、恶病质等。 **(二)葡萄糖耐量试验(GTT)★★★★** GTT 是检测葡萄糖代谢功能的试验,主要用于诊断症状不明显或血糖增高不明显的可疑糖尿病。现多采用 WHO 推荐的 75g 葡萄糖标准口服葡萄糖耐量试验(OGTT)。正常人口服一定量的葡萄糖后血糖暂时增高,刺激胰岛素分泌增多,在短时间内血糖即可降至空腹水平,此现象称为耐量现象。当糖代谢紊乱时,口服一定量的葡萄糖后血糖急剧升高,但在短时间内不能降至空腹水平或原来水平,称为糖耐量异常或糖耐量降低。 1. OGTT 的适应证 (1) 无糖尿病症状,随机血糖或 FBG 异常。 (2) 无糖尿病症状,但有糖尿病家族史。

续表

要点	内容
要点一 糖类检查	(3) 有糖尿病症状,但 FBG 未达到诊断标准。 (4) 有一过性或持续性糖尿者。 (5) 分娩巨大胎儿的妇女。 (6) 原因不明的肾脏疾病或视网膜病变。 2. 参考值: (1) FBG 3.9～6.1mmol/L。 (2) 服糖后 0.5～1 小时血糖达高峰,一般在 7.8～9.0mmol/L,峰值<11.1mmol/L。 (3) 服糖后 2 小时血糖(2hBG)<7.8mmol/L。 (4) 服糖后 3 小时血糖恢复至空腹水平。 (5) 每次尿糖均为阴性。 3. 临床意义: (1) 诊断糖尿病:FBG>7.0mmol/L;OGTT 血糖峰值>11.1mmol/L,2hBG>11.1mmol/L。 (2) 判断糖耐量异常:FBG<7.0mmol/L,2hBG 7.8～11.1mmol/L,且血糖到达高峰时间延长至 1 小时后,血糖恢复正常时间延长至 2～3 小时后,同时伴尿糖阳性者为糖耐量异常,其中 1/3 最终转为糖尿病。糖耐量异常常见于 2 型糖尿病、肢端肥大症、甲状腺功能亢进症等。 (3) 平坦型糖耐量曲线:FBG 降低,服糖后血糖上升不明显,2hBG 仍处于低水平。常见于胰岛 β 细胞瘤、肾上腺皮质功能低下等。 (4) 鉴别低血糖:①功能性低血糖:见于特发性低血糖。②肝源性低血糖:见于广泛性肝损伤、病毒性肝炎等。 (三) 血清糖化血红蛋白(GHb)检测★★★★ GHb 是血红蛋白 A_1(HbA_1)与糖类非酶促反应的产物。GHb 分为 3 种,其中 HbA_1c(HbA_1 与葡萄糖结合)含量最高,占 60%～80%,是临床最常检测的部分。GHb 不受血糖浓度暂时波动的影响,是糖尿病诊断和监控的重要指标。GHb 对高血糖,特别是血糖和尿糖波动较大时有特殊的诊断意义。 1. 参考值:$HbA_1$5%～8%,HbA_1c4%～6%。 2. 临床意义:GHb 水平取决于血糖水平、高血糖持续时间,其生成量与血糖浓度成正比,且反映的是近 2～3 个月的平均血糖水平。 (1) 评价糖尿病的控制程度:GHb 增高提示近 2～3 个月糖尿病控制不良,故 GHb 水平可作为糖尿病长期控制程度的监控指标。 (2) 鉴别诊断:糖尿病性高血糖 GHb 增高,应激性高血糖 GHb 则正常。 (3) 预测血管并发症:长期 GHb 增高,可引起组织缺氧而发生血管并发症。HbA_1>10%,提示并发症严重,预后较差。
要点二 血脂测定	★★★★ 血脂是血清中脂质的总称,包括总胆固醇、甘油三酯、磷脂、游离脂肪酸等。血脂检测的适应证:①早期识别动脉粥样硬化的危险性。②使用降脂药物治疗的监测。 (一) 血清总胆固醇(TC)测定 1. 参考值:合适水平:<5.20mmol/L。边缘水平:5.23～5.69mmol/L。增高:>5.72mmol/L。 2. 临床意义 (1) TC 增高:①是动脉粥样硬化的危险因素之一,常见于动脉粥样硬化所致的心、脑血管疾病。②各种高脂蛋白血症、甲状腺功能减退症、糖尿病、肾病综合征、阻塞性黄疸、类脂性肾病等。③长期高脂饮食、精神紧张、吸烟、饮酒等。④应用某些药物,如环孢素、糖皮质激素、阿司匹林等。 (2) TC 减低:①严重肝脏疾病,如急性重型肝炎、肝硬化等。②甲状腺功能亢进症。③严重贫血、营养不良和恶性肿瘤等。④应用某些药物,如雌激素、甲状腺激素、钙拮抗剂等。

续表

要点	内容
要点二 血脂测定	(二) 血清甘油三酯(TG)测定 1. 参考值：合适范围：<1.70mmol/L(150mg/dL)。边缘升高：1.70～2.26mmol/L(150～200mg/dL)。升高：≥2.26mmol/L(200mg/dL)。 2. 临床意义： (1) TG 增高：①是动脉粥样硬化的危险因素之一,常见于动脉粥样硬化症、冠心病。②原发性高脂血症、肥胖症、糖尿病、肾病综合征、甲状腺功能减退症、痛风、阻塞性黄疸和高脂饮食等。 (2) TG 减低：见于甲状腺功能亢进症、肾上腺皮质功能减退症、严重肝脏疾病等。 (三) 血清脂蛋白测定 1. 高密度脂蛋白(HDL)测定：临床上通过检测高密度脂蛋白-胆固醇(HDL-C)的含量来反映 HDL 水平。 (1) 参考值：合适范围：≥1.04mmol/L(40mg/dL)。升高：≥1.55mmol/L(60mg/dL)。降低：<1.04mmol/L(40mg/dL)。 (2) 临床意义：①HDL-C 增高：HDL-C 水平增高有利于外周组织清除胆固醇,防止动脉粥样硬化的发生。HDL-C 与 TG 呈负相关,也与冠心病发病呈负相关,故 HDL-C 水平高的个体患冠心病的危险性小。②HDL-C 减低：常见于动脉粥样硬化症、心脑血管疾病、糖尿病、肾病综合征等。 2. 低密度脂蛋白(LDL)测定：临床上通过检测低密度脂蛋白-胆固醇(LDL-C)的含量来反映 LDL 水平。 (1) 参考值：合适范围：<3.37mmol/L(130mg/dL)。边缘升高：3.37～4.14mmol/L(130～160mg/dL)。升高：≥4.14mmol/L(160mg/dL)。 (2) 临床意义：①LDL-C 增高：判断发生冠心病的危险性,LDL-C 是动脉粥样硬化的危险因素之一,LDL-C 水平增高与冠心病发病呈正相关；还可见于肥胖症、肾病综合征、甲状腺功能减退症、阻塞性黄疸等。②LDL-C 减低：见于无 β-脂蛋白血症、甲状腺功能亢进症、肝硬化和低脂饮食等。
要点三 电解质 检查	(一) 血清钾测定 ★★★★ 1. 参考值：3.5～5.5mmol/L。 2. 临床意义： (1) 增高：血钾>5.5mmol/L 称为高钾血症。高钾血症见于：①排出减少：如急性或慢性肾衰竭少尿期、肾上腺皮质功能减退症。②摄入过多：如高钾饮食、静脉输注大量钾盐、输入大量库存血液。③细胞内钾外移增多：如严重溶血、大面积烧伤、挤压综合征、组织缺氧和代谢性酸中毒等。 (2) 减低：血钾<3.5mmol/L 称为低钾血症。低钾血症见于：①摄入不足：如长期低钾饮食、禁食。②丢失过多：如频繁呕吐、腹泻、胃肠引流等；肾上腺皮质功能亢进症、醛固酮增多症、肾衰竭多尿期等；长期应用排钾利尿剂。③分布异常：细胞外液稀释,如心功能不全、肾性水肿等；细胞外钾内移,如大量应用胰岛素、碱中毒等。 (二) 血清钠测定 ★★★★ 1. 参考值：135～145mmol/L。 2、临床意义 (1) 增高：血钠≥145mmol/L 称为高钠血症。高钠血症见于：①摄入过多：如输注大量高渗盐水。②水分丢失过多：如大量出汗、长期腹泻、呕吐。③尿排出减少：见于肾上腺皮质功能亢进症、醛固酮增多症患者,以及脑外伤、急性脑血管病等引起抗利尿激素分泌过多,排尿排钠减少。 (2) 减低：血钠<135mmol/L 称为低钠血症。低钠血症见于：①胃肠道失钠：如幽门梗阻、严重呕吐、腹泻、胃肠引流。②尿钠排出增多：如慢性肾衰竭多尿期、大量应用利尿剂,以及尿崩症、肾上腺皮质功能减退症等。③皮肤失钠：如大量出汗、大面积烧伤。④消耗性低钠：如肺结核、肿瘤等慢性消耗性疾病等。 (三) 血清氯测定 ★★★★ 1. 参考值：95～105mmol/L。 2. 临床意义：

要点	内容
要点三 电解质 检查	(1) 增高：血氯＞105mmol/L 称为高氯血症。高氯血症见于：①排出减少：如急性或慢性肾衰竭少尿期、尿路梗阻。②摄入过多：如过量输入生理盐水。③重吸收增加：如肾上腺皮质功能亢进症。④高血氯性代谢性酸中毒。⑤过度换气所致的呼吸性碱中毒等。 (2) 减低：血氯＜95mmol/L 称为低氯血症。低氯血症见于：①丢失过多：如严重呕吐、腹泻、胃肠引流。②排出过多：如肾上腺皮质功能减退症、慢性肾衰竭、糖尿病、应用利尿剂。③呼吸性酸中毒等。 **（四）血清钙测定 ★★★★** 1. 参考值：2.25～2.58mmol/L。 2. 临床意义： (1) 增高：血钙＞2.58mmol/L 称为高钙血症。高钙血症见于：①溶骨作用增强：如甲状旁腺功能亢进症、多发性骨髓瘤等。②吸收增加：如大量应用维生素 D。③摄入过多：如静脉输入钙过多。 (2) 减低：血钙＜2.25mmol/L 称为低钙血症。低钙血症见于：①成骨作用增强：如甲状旁腺功能减退症、恶性肿瘤骨转移等。②摄入不足：如长期低钙饮食。③吸收减少：如维生素 D 缺乏症、手足搐搦症、骨质软化症、佝偻病等。④肾脏疾病：如急性或慢性肾衰竭、肾病综合征等。⑤急性坏死性胰腺炎。⑥代谢性碱中毒等。 **（五）血清磷测定★★★★** 1. 参考值：0.97～1.61mmol/L。 2. 临床意义： (1) 增高，见于①磷排出减少：如肾衰竭、甲状旁腺功能减退症时肾脏排磷减少。②吸收增加：如维生素 D 中毒时，小肠磷吸收增加，肾小管对磷的重吸收增加。③磷从细胞内释出：如酸中毒、急性肝坏死或白血病、淋巴瘤等化疗后。④多发性骨髓瘤及骨折愈合期等血磷升高。 (2) 减低，见于①摄入不足：如慢性酒精中毒、长期腹泻、长期静脉营养而未补磷等。②吸收减少和排出增加：如维生素 D 缺乏，肠道吸收磷减少而肾脏排磷增加；甲状旁腺功能亢进症时，磷从肾脏排出增多。③磷丢失过多：如血液透析、肾小管性酸中毒及应用噻嗪类利尿剂等。④其他：如佝偻病活动期、骨质软化症及糖尿病等。
要点四 血清铁及 其代谢 物测定	**★★★★** （一）血清铁测定 血清铁即与转铁蛋白(Tf)结合的铁，受血清中铁含量和 Tf 含量的影响。 1. 参考值：男性 11～30μmol/L，女性 9～27μmol/L。 2. 临床意义： (1) 增高，见于①铁利用障碍：如再生障碍性贫血、铁粒幼细胞性贫血、铅中毒等。②铁释放增多：如溶血性贫血、急性肝炎、慢性活动性肝炎等。③铁蛋白增多：如反复输血、白血病、含铁血黄素沉着症。④摄入过多：如铁剂治疗过量。 (2) 减低，见于①铁缺乏：如缺铁性贫血。②慢性失血：如月经过多、消化性溃疡、慢性炎症、恶性肿瘤。③需铁增加：如生长发育期的婴幼儿、青少年，生育期、妊娠期及哺乳期的妇女等，机体需铁量增多而摄入不足。 （二）血清转铁蛋白饱和度(Tfs)测定 血清转铁蛋白饱和度(Tfs，简称铁饱和度)，可以反映达到饱和铁结合力的转铁蛋白(Tf)所结合的铁量，以血清铁占总铁结合力(TIBC)的百分率表示。 1. 参考值：33％～55％。 2. 临床意义： (1) Tfs 增高，见于①铁利用障碍：如再生障碍性贫血、铁粒幼细胞性贫血。②血色病：Tfs＞70％为诊断血色病的可靠指标。

续表

要点	内容
要点四 血清铁及 其代谢 物测定	(2) Tfs减低,见于①缺铁或缺铁性贫血:Tfs<15%并结合病史即可诊断缺铁或缺铁性贫血,其准确性仅次于铁蛋白,但较血清铁和 TIBC 灵敏。②慢性感染性贫血。 (三) 血清铁蛋白(SF)测定 铁蛋白(SF)是铁的贮存形式,其含量变化可作为判断是否缺铁或铁负荷过量的指标。 1. 参考值:男性 15~200μg/L,女性 12~150μg/L。 2. 临床意义: (1) SF 增高,见于①体内贮存铁释放增加:如急性肝细胞损害、坏死性肝炎等。②铁蛋白合成增加:如炎症、肿瘤、甲状腺功能亢进症。③贫血:如溶血性贫血、再生障碍性贫血、恶性贫血。④铁的吸收率增加,如血色沉着症、含铁血黄素沉着症、反复输血或肌肉注射铁剂引起急性中毒症等。 (2) SF 减低,见于①体内贮存铁减少:如缺铁性贫血、大量失血、长期腹泻、营养不良。②铁蛋白合成减少:如维生素 C 缺乏等。

 历年真题精选

1. 成人血清钠的正常值是

A. 110~120mmol/L B. 121~130mmoL/L C. 136~146mmol/L

D. 150~155mmol/L E. 156~160mmol/L

答案:C; 考点:成人血清钠的正常值

解析:成人血清钠的正常值是 136~146mmol/L,故本题选择 C。

2. 下列除哪项外,均可引起血清钾增高?

A. 急、慢性肾功能衰竭 B. 静脉滴注大量钾盐 C. 严重溶血

D. 代谢性酸中毒 E. 代谢性碱中毒

答案:E; 考点:血清钾增高的意义

解析:血清钾增高见于:①肾脏排钾减少,如急、慢性肾功能不全及肾上腺皮质功能减退等;②摄入或注射大量钾盐,超过肾脏排钾能力;③严重溶血或组织损伤,红细胞或组织的钾大量释放入细胞外液;④组织缺氧或代谢性酸中毒时大量细胞内的钾转移至细胞外。故本题选择 E。

细目七 酶学检查

【考点透视】

1. 掌握血、尿淀粉酶测定;心肌损伤常用酶检测的参考值及临床意义。

2. 理解各项检查指标异常常见的疾病。

要点	内容
要点一 血、尿淀粉 酶测定	★★★★ 1. 参考值:Somogyi 法:血清 800~1800U/L,尿液 1000~12000U/L。 2. 临床意义:淀粉酶(AMS)活性增高见于以下几种情况: (1) 急性胰腺炎:发病后 6~12 小时血清 AMS 开始增高,12~24 小时达高峰,3~5 天后恢复正常。如达3500U/L 应怀疑此病,超过 5000U/L 即有诊断价值。尿 AMS 于发病后 12~24 小时开始增高,此时由于肾脏对 AMS 的清除率大为增强,因而尿中 AMS 活性可高于血清中的 1 倍以上,多数患者 3~10 天后恢复到正常。 (2) 其他胰腺疾病:如慢性胰腺炎急性发作、胰腺囊肿、胰腺癌早期、胰腺外伤等。 (3) 非胰腺疾病:急性胆囊炎、流行性腮腺炎、胃肠穿孔、胆管梗阻等。

要点	内容
要点二 心肌损伤常用酶检测	★★★★ 心肌酶包括血清肌酸激酶(CK)及其同工酶(CK-MB)、乳酸脱氢酶(LDH)及其同工酶。 (一)清肌酸激酶(CK)测定 CK 主要存在于骨骼肌、心肌,其次存在于脑、平滑肌等细胞的胞质和线粒体中。正常人血清中 CK 含量甚微,当上述组织受损时血液中的 CK 含量可明显增高。 1. 参考值:酶偶联法(37℃):男性 38～174U/L,女性 26～140U/L。 2. 临床意义:CK 活性增高见于以下几种情况: (1)急性心肌梗死(AMI):CK 在发病后 4～10 小时开始增高,12～36 小时达高峰,3～4 天后恢复正常,是 AMI 早期诊断的敏感指标之一。在 AMI 病程中,如 CK 再次升高,提示心肌再次梗死。 (2)心肌炎和肌肉病:病毒性心肌炎时 CK 明显增高。各种肌肉疾病,如进行性肌营养不良、多发性肌炎、骨骼肌损伤、重症肌无力时 CK 明显增高。 (3)手术:心脏手术、心导管术、转复心律、冠状动脉成形术等均可引起 CK 增高。 (4)溶栓治疗:AMI 溶栓治疗后出现再灌注,也可引起 CK 增高,CK 水平有助于判断溶栓后的再灌注情况。 (二)血清肌酸激酶同工酶测定 CK 有 3 种同工酶,其中 CK-MB 主要存在于心肌,CK-MM 主要存在于骨骼肌和心肌,CK-BB 主要存在于脑、前列腺、肺、肠组织中。正常人血清中以 CK-MM 为主,CK-MB 少量,CK-BB 极少。CK-MB 对 AMI 的诊断具有重要意义。 1. 参考值:CK-MM:94%～96%。CK-MB:<5%。CK-BB 极少。 2. 临床意义:CK-MB 增高见于以下几种情况: (1)AMI:CK-MB 对 AMI 早期诊断的灵敏度明显高于 CK,且具有高度的特异性,阳性检出率达 100%。CK-MB 一般在 AMI 发病后 3～8 小时增高,9～30 小时达高峰,2～3 天恢复正常,因此对诊断发病较长时间的 AMI 有困难。 (2)其他心肌损伤,如心肌炎、心脏手术、心包炎、慢性心房颤动等 CK-MB 也可增高。 (三)乳酸脱氢酶(LDH)及其同工酶 乳酸脱氢酶(LDH)及其同工酶的详细内容见肝脏病实验室检查部分。
要点三 心肌蛋白检测	★★★★ (一)心肌肌钙蛋白 T(cTnT)测定 1. 参考值:0.02～0.13μg/L;>0.2μg/L 为诊断临界值;>0.5μg/L 可诊断 AMI。 2. 临床意义: (1)诊断 AMI:cTnT 是诊断 AMI 的确定性标志物。AMI 发病后 3～6 小时开始增高,10～24 小时达高峰,10～15 天恢复正常。对诊断 AMI 的特异性优于 CK-MB 和 LDH;对亚急性及非 Q 波性心肌梗死或 CK-MB 无法诊断的心肌梗死患者更有诊断价值。 (2)判断微小心肌损伤:用于判断不稳定型心绞痛是否发生了微小心肌损伤,这种心肌损伤只有检测 cTnT 才能确诊。 (3)其他:对判断 AMI 后溶栓治疗是否出现再灌注,以及预测血液透析病人心血管事件的发生都有重要价值。 (二)心肌肌钙蛋白 l(cTnl)测定 1. 参考值:<0.2μg/L;>1.5μg/L 为诊断临界值。 2. 临床意义: (1)诊断 AMI。 (2)用于判断是否有微小心肌损伤,如不稳定型心绞痛、急性心肌炎。

历年真题精选

【B型题】
（1～2题共用选项）

A. 谷草转氨酶　　　B. 淀粉酶　　　　C. 碱性磷酸酶　　　D. 谷丙转氨酶　　　E. 乳酸脱氢酶

1. 对诊断急性胰腺炎最有价值的血清酶检查是

答案：B；　考点：急性胰腺炎最有价值的血清酶检查

解析：急性胰腺炎最有价值的血清酶检查是血尿淀粉酶。故本题选择 B。

2. 对诊断心肌梗死最有意义的是

答案：E；　考点：酶学检查的临床意义

解析：淀粉酶提示急性胰腺炎。血清转氨酶、谷氨酰基转肽酶与肝脏疾病引起的肝功能损伤有关。血清碱性磷酸酶临床意义：①肝胆疾病：阻塞性黄疸时，由于胆汁排泄不畅，使碱性磷酸酶（AKP）滞留血中而增高。急慢性黄疸型肝炎或肝癌时也可使 AKP 升高；②骨骼系统疾病如：骨细胞瘤、骨折恢复期、骨转移癌等，血清 AKP 增高。肌酸磷酸激酶、急性心肌梗死时血清酶中升高最早的是肌酸磷酸激酶（CPK）。故 1 题选择 B，2 题选择 E。

细目八　免疫学检查

【考点透视】

1. 掌握血清免疫球蛋白及补体测定、感染免疫检测、肿瘤标志物检测、自身抗体检测、C反应蛋白（CRP）检测的参考指标及临床意义。

2. 理解各项检查指标异常常见的疾病。

要点	内容
要点一 血清免疫球蛋白及补体测定	**★★★★** **（一）血清免疫球蛋白测定** 免疫球蛋白（Ig）是一组具有抗体活性的蛋白质，有抗病毒、抗菌、溶菌、抗毒素、抗寄生虫感染以及其他免疫作用。血清中的 Ig 分为五类：IgG、IgA、IgM、IgD 和 IgE。 1. **参考值**：成人血清 IgG 7.6～16.6g/L；IgA 0.71～3.35g/L；IgM 0.48～2.12g/L；IgD 0.6～2mg/L；IgE 0.1～0.9mg/L。 2. **临床意义**： （1）单克隆增高，表现为 5 种 Ig 中仅有某一种增高。见于：①原发性巨球蛋白血症：IgM 单独明显增高。②多发性骨髓瘤：可分别见到 IgG、IgA、IgD、IgE 增高，并以此分型。③各种过敏性疾病：如支气管哮喘、过敏性鼻炎、寄生虫感染时 IgE 增高。 （2）多克隆增高，表现为 IgG、IgA、IgM 均增高。见于各种慢性炎症、慢性肝病、肝癌、淋巴瘤及系统性红斑狼疮、类风湿关节炎等自身免疫性疾病。 （3）Ig 减低，见于各类先天性和获得性体液免疫缺陷、联合免疫缺陷以及长期使用免疫抑制剂的患者，血清中 5 种 Ig 均有降低。 **（二）血清补体测定** 补体是血清中一组具有酶活性的糖蛋白。补体参与机体的抗感染及免疫调节，也参与破坏自身组织或细胞的免疫损伤。 1. **总补体溶血活性（CH_{50}）测定** （1）**参考值**：试管法：50～100kU/L。 （2）**临床意义**：①增高：见于各种急性炎症、组织损伤和某些恶性肿瘤。②减低：见于各种免疫复合物性疾病，如肾小球肾炎；自身免疫性疾病，如系统性红斑狼疮、类风湿关节炎、强直性脊柱炎以及同种异体移植排斥反应、血清病等；补体大量丢失，如外伤、手术、大失血；补体合成不足，如慢性肝炎、肝硬化等。 2. **补体 C_3 测定** （1）**参考值**：单向免疫扩散法：0.8～1.5g/L。 （2）**临床意义**：①增高：见于急性炎症、传染病早期、某些恶性肿瘤及排斥反应等。②减低：见于大部分急性肾炎、狼疮性肾炎、系统性红斑狼疮、类风湿关节炎等。

续表

要点	内容
要点二 感染免 疫检测	★★★★ (一) 抗链球菌溶血素"O"(ASO)测定 1. 参考值：乳胶凝集法(LAT)：<500U。 2. 临床意义：ASO 增高见于以下几种情况： (1) 活动性风湿热、风湿性关节炎、链球菌感染后急性肾小球肾炎、急性上呼吸道感染、皮肤或软组织感染等。 (2) 曾有溶血性链球菌感染。在感染溶血性链球菌 1 周后 ASO 开始升高，4～6 周达高峰，可持续数月甚至数年。所以，ASO 升高不一定是近期感染链球菌的证据。若动态升高，且 C 反应蛋白阳性、血沉增快，有利于风湿热的诊断。 (二) 肥达反应 肥达反应是检测血清中有无伤寒、副伤寒沙门菌抗体的一种凝集试验。 1. 参考值：直接凝集法：伤寒"0"<1:80，"H"<1:160；副伤寒甲、乙、丙 均 <1:80。 2. 临床意义： (1) 血清抗体效价"0">1:80、"H">1:160，考虑伤寒；血清抗体效价"0">1:80，副伤寒甲>1:80，考虑诊断副伤寒甲；血清抗体效价"0">1:80，副伤寒乙>1:80，考虑诊断副伤寒乙；血清抗体效价"0">1:80，副伤寒丙>1:80，考虑诊断副伤寒丙。 (2) "0"不高、"H"增高，可能曾接种过伤寒疫苗或既往感染过。 (3) "0"增高、"H"不高，可能为感染早期或其他沙门菌感染。
要点三 肿瘤标志 物检测	★★★★ (一) 血清甲胎蛋白(AFP)测定 AFP 是人胎儿时期肝脏合成的一种特殊的糖蛋白，出生后 1 个月降至正常成人水平。在肝细胞或生殖腺胚胎组织恶变时，血中 AFP 含量明显升高，因此 AFP 测定常用于肝细胞癌及滋养细胞癌的诊断。 1. 参考值：放射免疫法(RIA)、化学发光免疫测定(CLIA)、酶联免疫吸附试验(ELISA)：血清 <$25\mu g/L$。 2. 临床意义： (1) 原发性肝癌：AFP 是目前诊断原发性肝细胞癌最特异的标志物，血清中 AFP>$300\mu g/L$ 可作为诊断阈值。 (2) 病毒性肝炎、肝硬化：AFP 可有不同程度的增高，但常<$300\mu g/L$。 (3) 生殖腺胚胎肿瘤：如卵巢癌、畸胎瘤、睾丸癌等，以及胃癌、胰腺癌等，血中 AFP 也可增高。 (4) 妊娠 3～4 个月 AFP 开始增高，7～8 个月达高峰(多<$400\mu g/L$)，分娩后 3 周恢复正常。孕妇血清或羊水中 AFP 异常增高提示有胎儿神经管畸形的可能。 (二) 癌胚抗原(CEA)测定 CEA 是一种富含多糖的蛋白复合物，胚胎期主要存在于胎儿的消化管、胰腺及肝脏，出生后含量极低。CEA 测定有助于肿瘤的诊断及判断预后。 1. 参考值：RIA、CLIA、ELISA：血清<$5\mu g/L$。 2. 临床意义： (1) 用于消化器官癌症的诊断：CEA 增高见于结肠癌、胃癌、胰腺癌等，但无特异性。 (2) 鉴别原发性和转移性肝癌：原发性肝癌 CEA 增高者不超过 9%，而转移性肝癌 CEA 阳性率高达 90%，且绝对值明显增高。 (3) 其他：肺癌、乳腺癌、膀胱癌、尿道癌、前列腺癌等 CEA 也可增高；溃疡性结肠炎、胰腺炎、肝硬化、肺气肿、支气管哮喘等 CEA 可轻度增高。 (4) 动态观察：CEA 浓度有助于判断疗效及预后，病情好转时 CEA 浓度下降，病情加重时 CEA 可增高。 (三) 血清癌抗原 125(CA125)测定 CA125 为一种糖蛋白性肿瘤相关抗原，存在于上皮性卵巢癌组织及患者的血清中。CA125 有助于卵巢癌的诊断及疗效观察。

续表

要点	内容
要点三 肿瘤标志 物检测	1. 参考值：RIA、CLIA、ELISA：血清<3.5万 U/L。 2. 临床意义： （1）卵巢癌：其对卵巢癌诊断有较大的临床价值，卵巢癌患者血清 CA125 明显增高。手术和化疗有效者，CA125 水平很快下降；若有复发时，CA125 增高先于临床症状出现之前，故 CA125 是观察疗效、判断有无复发的良好指标。 （2）其他癌症：如宫颈癌、乳腺癌、胰腺癌、肝癌、胃癌、结肠癌、肺癌等，也有一定的阳性率。 （3）非恶性肿瘤：如子宫肌瘤、子宫内膜异位症、盆腔炎、卵巢囊肿、慢性肝炎、肝硬化、胰腺炎等，患者血清 CA125 也可有不同程度的增高。肝硬化失代偿期血清 CA125 明显增高。 （四）血清前列腺特异抗原（PSA）测定 PSA 是一种由前列腺上皮细胞分泌的单链糖蛋白，正常人血清中 PSA 含量极微。前列腺癌时血清 PSA 水平明显增高，临床上已广泛用于前列腺癌的辅助诊断。 1. 参考值：RIA、CLIA、ELISA：血清 <4.0μg/L。 2. 临床意义： （1）前列腺癌：前列腺癌患者血清 PSA 明显增高，是前列腺癌诊断最有价值的肿瘤标志物。PSA 测定也是监测前列腺癌病情变化和疗效的重要指标，前列腺癌手术后 PSA 可逐渐降至正常，若手术后不降或下降后再次增高，应考虑肿瘤转移或复发。 （2）其他恶性肿瘤，如肾癌、膀胱癌、肾上腺癌、乳腺癌等，PSA 也可有不同程度的阳性率。 （3）泌尿生殖系统疾病，如部分良性前列腺瘤、急性前列腺炎、前列腺增生等，患者的 PSA 也可轻度增高。 （五）糖链抗原 19-9（CA19-9）测定 CA19-9 又称为胃肠癌相关抗原（GICA），是一种糖蛋白，正常人唾液腺、前列腺、胰腺、乳腺、胃、胆管、胆囊的上皮细胞存在微量 CA19-9。检测血清 CA19-9 可作为胰腺癌、胆囊癌等恶性肿瘤的辅助诊断指标，对监测病情变化和复发有较大的价值。 1. 参考值：RIA、CLIA、ELISA：血清<3.7万 U/L。 2. 临床意义： （1）胰腺癌、胆囊癌、胆管癌等血清 CA19-9 水平明显增高，尤其是诊断胰腺癌的敏感性和特异性较高，是重要的辅助诊断指标。 （2）胃癌、结肠癌、肝癌等也有一定的阳性率。 （3）急性胰腺炎、胆囊炎、胆汁瘀积性胆管炎、胆石症、肝硬化、肝炎等，血清 CA19-9 也可出现不同程度的增高。
要点四 自身抗 体检查	★★★★ （一）类风湿因子（RF）测定 RF 是变性 IgG 刺激机体产生的一种自身抗体，主要存在于类风湿关节炎患者的血清和关节液内。 1. 参考值：乳胶凝集法：阴性，血清稀释度<1:10。 2. 临床意义： （1）类风湿关节炎：未经治疗的类风湿关节炎患者，RF 阳性率 80%，且滴度>1:160。临床上动态观察滴定度变化，可作为病变活动及药物治疗后疗效的评价。 （2）其他自身免疫性疾病，如多发性肌炎、硬皮病、干燥综合征、系统性红斑狼疮等，RF 也可呈阳性。 （3）某些感染性疾病，如传染性单核细胞增多症、结核病、感染性心内膜炎等，RF 也可呈阳性。 （二）抗核抗体（ANA）测定 ANA 是血清中存在的一组抗多种细胞核成分的自身抗体的总称，无器官和种族特异性。 1. 参考值：免疫荧光测定（IFA）：阴性；血清滴度<1:40。

续表

要点	内容
要点四 自身抗体检查	2. 临床意义： (1) ANA 阳性：①多见于未经治疗的系统性红斑狼疮(SLE)，阳性率可达 95% 以上，但特异性较差。②药物性狼疮、混合性结缔组织病、原发性胆汁性肝硬化、全身性硬化病、多发性肌炎等患者的阳性率也较高。③其他自身免疫性疾病：如类风湿关节炎、桥本甲状腺炎等也可呈阳性。 (2) 荧光类型：根据细胞核染色后的荧光类型，ANA 分为 4 种。①均质型：多见于 SLE、硬皮病、皮肌炎等。②边缘型：见于 SLE 活动期、干燥综合征等。③颗粒型：见于硬皮病、类风湿关节炎等。④核仁型：见于干燥综合征、硬皮病等。 **(三) 可提取性核抗原(ENA)抗体谱测定** 抗可提取性核抗原多肽(ENA)抗体是针对细胞核中可提取性核抗原的自身抗体，主要为抗核糖核蛋白(RNP)抗体和抗酸性核蛋白(Sm)抗体。对这些自身抗体的检测，可用于自身免疫性疾病的诊断和鉴别诊断。 1. 参考值：免疫印迹试验(IBT)：阴性。 2. 临床意义： (1) 抗 Sm 抗体阳性：抗 Sm 抗体为 SLE 所特有，疾病特异性达 99%，但敏感性低，平均为 20%。 (2) 抗 RNP 抗体阳性：主要见于混合性结缔组织病，是诊断该病的指标之一。在 SLE 患者中也可检测到，并常与抗 Sm 抗体相伴出现。进行性系统性硬化症、皮肌炎等也可呈阳性。 **(四) 抗双链 DNA(dsDNA)抗体测定** 抗 dsDNA 抗体的靶抗原是细胞核中 DNA 的双股螺旋结构。测定抗 dsDNA 抗体对 SLE 的诊断有重要意义。 1. 参考值：间接免疫荧光法：阴性。 2. 临床意义：抗 dsDNA 抗体阳性见于活动期 SLE，阳性率达 70%~90%，特异性达 95%。其对 SLE 的诊断和治疗监测极为重要，是 SLE 的诊断标准之一。类风湿关节炎、慢性肝炎、干燥综合征等也可呈阳性。 **(五) 抗甲状腺球蛋白抗体(ATG)测定** 甲状腺球蛋白(TG)是由甲状腺滤泡细胞合成的一种糖蛋白。抗 TG 抗体(ATG)主要是 IgG。血清 ATG 是诊断甲状腺自身免疫性疾病的一个特异性指标。 1. 参考值：间接血凝法：滴度≤1:32。ELISA 法和 RIA 法：阴性。 2. 临床意义：ATG 阳性多见于桥本甲状腺炎、甲状腺功能亢进症，较少见于甲状腺肿瘤。其他疾病如重症肌无力、肝脏疾病、风湿性血管病、糖尿病等也可出现阳性。 **(六) 抗甲状腺微粒体抗体(ATM)测定** 抗甲状腺微粒体抗体(ATM)是针对甲状腺微粒体的一种抗体。 1. 参考值：间接血凝法：阴性。ELISA 法和 RIA 法：阴性。 2. 临床意义：ATM 阳性见于桥本甲状腺炎、甲状腺功能减退症、甲状腺肿瘤、单纯性甲状腺肿、亚急性甲状腺炎、SLE 等。正常人也有一定的阳性率。ATM 与 ATG 同时检测，可提高甲状腺疾病诊断的准确性。
要点五 C 反应蛋白(CRP)检测	★★★★ CRP 是一种能与肺炎链球菌 C-多糖发生反应的急性时相反应蛋白。主要由肝脏产生，广泛存在于血清和其他体液中，具有激活补体、促进吞噬和免疫调理的作用。CRP 测定对炎症、组织损伤、恶性肿瘤等疾病的诊断及疗效观察有重要意义。 1. 参考值：免疫扩散法：血清<10mg/L。 2. 临床意义： (1) CRP 增高，见于各种急性化脓性炎症、菌血症、组织坏死、恶性肿瘤等的早期。 (2) 鉴别细菌性与非细菌性感染：细菌性感染明显增高；病毒性感染多正常。 (3) 鉴别器质性与功能性疾病：器质性疾病有不同程度的增高；功能性疾病多正常。 (4) 风湿免疫性疾病的动态观察：活动期明显增高；治疗好转后逐渐降至正常。

历年真题精选

1. 对诊断系统性红斑狼疮最有意义的检查是

A. 免疫球蛋白测定　　　　　　　　　B. 抗核抗体

C. 总补体溶血活力测定　　　　　　　D. E玫瑰花试验

E. 淋巴细胞转化试验

答案：B；　考点：抗核抗体的临床意义

解析：抗核抗体常用于弥漫性结缔组织病的诊断，尤其是抗核抗体中的抗双链(天然)DNA抗体对诊断系统性红斑狼疮有较高的特异性；抗JO-1抗体对诊断多发性肌炎或皮肌炎有特异性；抗Scl-70抗体对诊断硬皮病有特异性；抗Sm抗体是诊断系统性红斑狼疮特异性抗体。故本题选择B。

2. 下列关于甲状腺功能亢进症的叙述，正确的是

A. T4、T3均增高时，才能诊断　　　　B. T4、T3均降低时，才能诊断

C. 仅有T3增高即可诊断　　　　　　　D. T3增高时，T4则降低　　　　　　E. 以上均非

答案：C；　考点：甲状腺功能亢进症的免疫学检测

解析：在通常情况下，甲亢患者T3、T4、FT3和FT4的血浓度增高，尤其是FT3和FT4更为可靠，T3的升高较T4为明显，因而在早期时，T4尚未增高超过正常时，T3和FT3。已有明确的增高。TSH低于正常仅在较灵敏的免疫放射测定中见到。甲状腺摄"[131]I率常用于T3抑制试验中。故本题选择C。

细目九　尿液检查

【考点透视】

1. 掌握一般性状检查、化学检查、显微镜检查、尿沉渣计数的参考值及临床意义。

2. 理解各项检查异常常见的疾病。

要点	内容
要点一 一般性状检查	★★★★ **1. 尿量**：正常成人1000~2000mL/24h。 (1) 多尿：尿量>2500mL/24h。病理性多尿见于糖尿病、尿崩症、有浓缩功能障碍的肾脏疾病(如慢性肾炎、慢性肾盂肾炎等)及精神性多尿等。 (2) 少尿或无尿：尿量<400mL/24h或<17mL/h为少尿；尿量<100mL/24h为无尿。见于以下几种情况：①肾前性少尿：休克、脱水、心功能不全等所致的肾血流量减少。②肾性少尿：急性肾炎、慢性肾炎急性发作、急性肾衰竭少尿期、慢性肾衰竭终末期等。③肾后性少尿：尿道结石、狭窄、肿瘤等引起的尿道梗阻。 **2. 颜色**：正常新鲜尿液清澈透明，呈黄色或淡黄色。 (1) 血尿：是指尿液内含有一定量的红细胞。每升尿液中含血量>1mL，即可出现淡红色，称为肉眼血尿。血尿可呈淡红色、洗肉水样或混有血凝块。血尿见于泌尿系统炎症、结石、肿瘤、结核等；也可见于血液系统疾病，如血小板减少性紫癜、血友病等。 (2) 血红蛋白尿：呈浓茶色或酱油色，镜检无红细胞，但隐血试验为阳性。见于蚕豆病、阵发性睡眠性血红蛋白尿、恶性疟疾和血型不合的输血反应等。 (3) 胆红素尿：尿内含有大量结合胆红素，呈深黄色，振荡后出现黄色泡沫。见于肝细胞性黄疸和阻塞性黄疸。 (4) 乳糜尿：尿内混有淋巴液而呈乳白色。见于丝虫病。 (5) 脓尿和菌尿：尿内含有大量白细胞或细菌等炎症渗出物，排出的新鲜尿即可混浊。见于泌尿系统感染，如肾盂肾炎、膀胱炎等。 **3. 气味**：正常尿液的气味来自尿中挥发酸的酸性物质，久置后可出现氨味。排出的新鲜尿液即有氨味，提示慢性膀胱炎及尿潴留。糖尿病酮症酸中毒时尿呈烂苹果味。有机磷中毒时尿带蒜臭味。

要点	内容
要点一 一般性状 检查	4. 比重：正常人在普通膳食情况下，尿比重在 1.015～1.025。 (1) 增高，见于急性肾炎、糖尿病、肾病综合征及肾前性少尿等。 (2) 减低，见于慢性肾炎、慢性肾衰竭、尿崩症等。
要点二 化学检查	1. 尿蛋白：健康成人经尿排出的蛋白质总量为 20～80mg/24h。尿蛋白定性试验阳性或定量试验＞150mg/24h 称为蛋白尿(PRO)。 (1) 生理性蛋白尿，见于剧烈运动、寒冷、精神紧张等，为暂时性，尿中蛋白含量少。 (2) 病理性蛋白尿：①肾小球蛋白尿：见于肾小球肾炎、肾病综合征等。②肾小管蛋白尿：见于肾盂肾炎、间质性肾炎等。③混合性蛋白尿：见于肾小球肾炎或肾盂肾炎后期、糖尿病、系统性红斑狼疮等。④溢出性蛋白尿：见于多发性骨髓瘤、巨球蛋白血症、严重骨骼肌创伤、急性血管内溶血等。⑤组织性蛋白尿：肾组织破坏或肾小管分泌蛋白增多所致的蛋白尿，多为低分子量蛋白尿。肾脏炎症、中毒时排出量增多。⑥假性蛋白尿：又称偶然性蛋白尿，肾脏以下泌尿道疾病导致大量脓、血、黏液等混入尿中，或阴道分泌物掺入尿中，均可引起蛋白定性试验阳性。 2. 尿糖：正常人尿内可有微量葡萄糖，定性试验为阴性；定量为 0.56～5.0mmol/24h 尿。当血糖增高超过肾糖阈值 8.89mmol/L(160mg/dL)或血糖正常而肾糖阈值降低时，则定性检测尿糖呈阳性，称为糖尿。 (1) 暂时性糖尿：①生理性糖尿：如短时间内摄入大量糖，或静注大量葡萄糖后，可有一过性血糖增高，尿糖阳性。②应激性糖尿：见于强烈精神刺激、全身麻醉、颅脑外伤、急性脑血管病等，可出现暂时性高血糖和糖尿。 (2) 血糖增高性糖尿：糖尿病最常见；还可见于其他使血糖增高的内分泌疾病，如甲状腺功能亢进症、库欣综合征、嗜铬细胞瘤等。 (3) 血糖正常性糖尿：又称肾性糖尿，见于慢性肾炎、肾病综合征、间质性肾炎、家族性糖尿等。 3. 尿酮体：尿中酮体量(以丙酮计)为 0.34～0.85mmol/24h(20～50mg/24h)，一般检查法为阴性。尿酮体阳性见于糖尿病酮症酸中毒、妊娠剧吐、重症不能进食等脂肪分解增强的疾病。
要点三 显微镜检查	(一) 细胞 1. 红细胞 (1) 参考值：玻片法平均 0～5 个/HP(高倍视野)，定量检查 0～5 个/μL。 (2) 临床意义：尿沉渣镜检红细胞＞3 个/HP，称镜下血尿。多形性红细胞＞80% 时，称肾小球源性血尿，见于急性肾炎、急进性肾炎、慢性肾炎、紫癜性肾炎、狼疮性肾炎等。多形性红细胞＜50% 时，称非肾小球源性血尿，见于急性膀胱炎、肾结核、肾盂肾炎、肾结石、泌尿系肿瘤等。 2. 白细胞和脓细胞 (1) 参考值：玻片法平均 0～5 个/HP，定量检查 0～10 个/μL。 (2) 临床意义：尿沉渣镜检白细胞或脓细胞＞5 个/HP，称镜下脓尿。多为泌尿系统感染，见于肾盂肾炎、膀胱炎、尿道炎及肾结核等。 3. 上皮细胞 由泌尿生殖道不同部位的上皮细胞脱落而来。 (1) 扁平上皮细胞，来自阴道及尿道黏膜表层，成年女性尿中多见，临床意义不大。尿中大量出现或片状脱落且伴有白细胞、脓细胞，见于尿道炎。 (2) 大圆上皮细胞，来自膀胱上皮表层、尿道和阴道上皮中层，偶见于正常人尿内，大量出现见于膀胱炎。 (3) 尾形上皮细胞多来自肾盂，有时来自输尿管，又称肾盂上皮细胞。此类细胞在正常尿中不易发现，肾盂肾炎、输尿管炎时可见成片脱落。 (4) 小圆上皮细胞(肾小管上皮细胞)，主要来自肾小管上皮，尿中出现此类细胞提示肾小管病变。常见于急性肾炎，成堆出现表示有肾小管坏死，也可见于肾移植术后的急性排斥反应。

续表

要点	内容
要点三 显微镜检查	**（二）管型** ★★★★ 管型是蛋白质、细胞或碎片在肾小管、集合管中凝结而成的圆柱状蛋白聚合体。管型形成的必要条件：①蛋白尿的存在。②肾小管仍有浓缩和酸化尿液的功能。③有可供交替使用的肾单位。 1. 透明管型，偶见于健康人；少量出现见于剧烈运动、高热等；明显增多提示肾实质病变，如肾病综合征、慢性肾炎等。 2. 细胞管型： (1) 红细胞管型，见于急性肾炎、慢性肾炎急性发作、狼疮性肾炎、肾移植术后急性排斥反应等。 (2) 白细胞管型，提示肾实质感染性疾病，见于肾盂肾炎、间质性肾炎。 (3) 肾小管上皮细胞管型，提示肾小管病变，见于急性肾小管坏死、慢性肾炎晚期、肾病综合征等。 3. 颗粒管型： (1) 粗颗粒管型，见于慢性肾炎、肾盂肾炎、药物毒性所致的肾小管损害。 (2) 细颗粒管型，见于慢性肾炎、急性肾炎后期。 4. 蜡样管型，提示肾小管病变严重，预后不良。见于慢性肾炎晚期、慢性肾衰竭、肾淀粉样变性。 5. 脂肪管型，见于肾病综合征、慢性肾炎急性发作、中毒性肾病。 6. 肾衰竭管型，常出现于慢性肾衰竭少尿期，提示预后不良；急性肾衰竭多尿早期也可出现。 **（三）菌落计数** 无菌操作取清洁中段尿，做尿液直接涂片镜检或细菌定量培养是尿液中病原体的主要检测手段。尿细菌定量培养，尿菌计数 $>10^5$/mL 为尿菌阳性，提示尿路感染；菌落计数 $<10^4$/mL 为污染（称假阳性）；菌落计数在 10^4/mL～10^5/mL 者不能排除感染，应复查或结合临床判断。
要点四 尿沉渣计数	★★ 尿沉渣计数，指 1 小时尿细胞计数。 1. 参考值：红细胞：男性<3 万/小时，女性<4 万/小时。白细胞：男性<7 万/小时，女性<14 万/小时。 2. 临床意义：白细胞数增多见于肾盂肾炎；红细胞数增多见于急性肾炎。

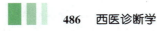 **历年真题精选**

【B型题】

（1～2 题共用选项）

A. 红细胞管型　　B. 白细胞管型　　C. 上皮细胞管型　　D. 透明管型　　E. 蜡样管型

1. 正常人尿中可以偶见的管型是

答案：D

2. 主要见于肾盂肾炎的管型是

答案：B；考点：常见管型的意义

解析：红细胞管型常见于急性肾炎。白细胞管型常见于肾盂肾炎。上皮细胞管型主要见于以下情况：①肾上皮细胞管型可见于急性肾小管坏死、肾淀粉样变性、急性肾小球肾炎、慢性肾炎、肾病综合征、肾移植后排斥反应、金属及其他化学物质的中毒；②透明管型较细，为无色透明内部不含颗粒的圆柱状体。正常人晨尿（要有足够的时间形成管型）中可有透明管型出现，常见于肾炎、肾瘀血，发热性疾病等；③蜡样管型：由肾小管中长期停留的颗粒管型、细胞管型变性或直接由淀粉样变性上皮细胞溶解后形成，提示严重的肾小管坏死，预后不良。也见于肾小球肾炎晚期、肾功能衰竭、肾淀粉样变性。故 1 题选择 D，2 题选择 B。

细目十　粪便检查

【考点透视】

1. 掌握粪便标本采集、一般性状检查、显微镜检查、化学检查、细菌学检查。

2. 理解各项检查指标异常常见的疾病。

要点	内容
要点一 粪便标本采集	★★★★ 1. 粪便标本应新鲜,盛器要洁净干燥,不可混入尿液、消毒液或其他杂物。 2. 一般检查留取指头大小的粪便即可,如孵化血吸虫毛蚴最好留取全份粪便。采集标本应选取黏液、脓血部位。 3. 检查痢疾中的阿米巴滋养体时,应于排便后立即取材送检,寒冷季节标本注意保温。 4. 对某些寄生虫及虫卵的初筛检测,应三送三检,以提高检出率。检查蛲虫卵需用透明胶纸拭子,于清晨排便前自肛周皱襞处拭取标本镜检。 5. 无粪便而又必须检查时,可经肛门指诊或采便管获取粪便。
要点二 一般性状检查	★★★★ 1. 量:正常成人每日排便 1 次,约 100～300g。胃肠、胰腺病变或其功能紊乱时,粪便次数及粪量可增多或减少。 2. 颜色及性状:正常成人的粪便为黄褐色圆柱状软便,婴儿粪便呈金黄色。 (1) 水样或粥样稀便,见于各种感染性或非感染性腹泻,如急性胃肠炎、甲状腺功能亢进症等。 (2) 米泔样便,见于霍乱。 (3) 黏液脓样或脓血便,见于痢疾、溃疡性结肠炎、直肠癌等。阿米巴痢疾时,以血为主,呈暗红色果酱样;细菌性痢疾则以黏液脓样或脓血便为主。 (4) 冻状便,见于肠易激综合征、慢性菌痢。 (5) 鲜血便,多见于肠道下段出血,如痔疮、肛裂、直肠癌等。 (6) 柏油样便,见于各种原因引起的上消化道出血。 (7) 灰白色便,见于阻塞性黄疸。 (8) 细条状便,多见于直肠癌。 (9) 绿色粪便,提示消化不良。 (10) 羊粪样便,多见于老年人及经产妇排便无力者。 3. 气味 (1) 恶臭味,见于慢性肠炎、胰腺疾病、结肠或直肠癌溃烂。 (2) 腥臭味,见于阿米巴痢疾。 (3) 酸臭味,见于脂肪和碳水化合物消化或吸收不良。
要点三 显微镜检查	★★★ 1. 细胞 (1) 红细胞,见于下消化道出血、痢疾、溃疡性结肠炎、结肠或直肠癌、痔疮、直肠息肉等。 (2) 白细胞,正常粪便中不见或偶见,大量出现见于细菌性痢疾、溃疡性结肠炎。 (3) 巨噬细胞,见于细菌性痢疾、溃疡性结肠炎。 2. 寄生虫 肠道有寄生虫时可在粪便中找到相应的病原体,如虫体或虫卵、原虫滋养体及其包囊。
要点四 化学检查	★★★★ 1. 隐血试验,正常为阴性。阳性见于消化性溃疡活动期、胃癌、钩虫病、消化道炎症、出血性疾病等。消化道癌症呈持续阳性,消化性溃疡呈间断阳性。 2. 胆色素试验 (1) 粪胆红素检查,正常粪便中无胆红素。乳幼儿或成人于应用大量抗生素后,胆红素定性试验阳性。 (2) 粪胆原及粪胆素检查,正常粪便中可有粪胆原及粪胆素。阻塞性黄疸时含量明显减少或缺如,粪便呈淡黄色或灰白色;溶血性黄疸时含量增多,粪色加深。
要点五 细菌学检查	肠道致病菌的检测主要通过粪便直接涂片镜检和细菌培养,用于菌痢、霍乱等的诊断。

历年真题精选

1. 粪便中查到巨噬细胞,多见于

A. 阿米巴痢疾　　B. 细菌性痢疾　　C. 急性胃肠炎　　D. 血吸虫病　　E. 霍乱

答案:B;　考点:粪便中查到巨噬细胞的意义

解析:细菌性痢疾时,可见大量与黏液相混的脓细胞;过敏性肠炎、肠道寄生虫病(尤其是钩虫病及阿米巴痢疾)时,粪便中可觅较多的嗜酸性粒细胞,还可伴有夏科-莱登结晶。巨噬细胞体积大于一般白细胞,核较大而偏于一侧,见于细菌性痢疾。故本题选择 B。

2. 出现大便隐血试验阳性,其上消化道出血量至少达到的数量是

A. 5mL　　　　B. 10mL　　　　C. 20mL　　　　D. 50mL　　　　E. 60mL

答案:A;　考点:大便隐血试验阳性的出血量

解析:上消化道出血量>5~10mL 隐血试验阳性。故本题选择 A。

细目十一　痰液检查

【考点透视】

1. 掌握痰液标本的收集方法、一般性状检查、显微镜检查、病原体检查。

2. 理解各项检查指标异常常见疾病。

要点	内容
要点一 痰液标本的 收集方法	★★★★ 1. 留痰前应先漱口,用力咳出气管深处的痰液,以清晨第一口痰为宜,注意避免混入唾液和鼻咽分泌物。 2. 做细菌培养时,需用无菌容器留取并及时送检。 3. 做浓集结核菌检查时,需留 24 小时痰液送检。 4. 做痰液脱落细胞学检查时,最好收集上午 9~10 点的痰液立即送检。 5. 做细菌培养或脱落细胞学检查时,一般连续检查 3 次,必要时可以重复进行。
要点二 一般性状 检查	★★★★ **1. 痰量** 正常人无痰或仅有少量无色黏液样痰。痰量增多见于肺脓肿、慢性支气管炎、支气管扩张症、肺结核等。 **2. 颜色** (1) 黄色痰,见于呼吸道化脓性感染。 (2) 黄绿色痰,见于绿脓杆菌感染、干酪性肺炎。 (3) 红色痰,见于肺癌、肺结核、支气管扩张症。 (4) 粉红色泡沫样痰,见于急性肺水肿。 (5) 铁锈色痰,见于肺炎链球菌肺炎。 (6) 棕褐色痰,见于阿米巴肺脓肿。 **3. 性状** (1) 黏液性痰,见于支气管炎、肺炎早期及支气管哮喘等。 (2) 浆液性痰,见于肺水肿、肺瘀血。 (3) 脓性痰,痰液静置后可分三层,即上层为泡沫,中层为浆液,下层为坏死组织。见于支气管扩张症、肺脓肿。 (4) 血性痰,见于肺结核、支气管扩张症、肺癌等。 **4. 气味** (1) 血腥味,血性痰带有血腥气味,见于肺结核、肺癌等。 (2) 恶臭味,见于晚期肺癌、支气管扩张症、肺脓肿等。

续表

要点	内容
要点三 显微镜 检查	★★★★ 1. 直接涂片检查 正常人痰液内可有少量白细胞及上皮细胞。 (1) 白细胞,中性粒细胞(或脓细胞)增多,见于呼吸系统化脓性感染;嗜酸性粒细胞增多,见于支气管哮喘、过敏性支气管炎、肺吸虫病等;淋巴细胞增多,见于肺结核。 (2) 红细胞,脓性痰中可见少量红细胞;呼吸道疾病及出血性疾病,痰中可见大量红细胞。 (3) 上皮细胞,鳞状上皮细胞增多,见于急性喉炎和咽炎;柱状上皮细胞增多,见于支气管炎、支气管哮喘等。 (4) 含铁血黄素细胞,见于心功能不全引起的肺瘀血、肺梗死、肺出血。 (5) 夏科-莱登结晶,可能来自嗜酸性粒细胞,见于支气管哮喘、肺吸虫病。 2. 染色涂片检查主要用于检查癌细胞和细菌。
要点四 病原体检查	疑为呼吸道感染性疾病时,可分别做细菌、真菌、支原体等培养。

历年真题精选

急性肺水肿患者痰液的特征是

A. 粉红色泡沫样痰　　　　B. 红色痰　　　　C. 铁锈色痰

D. 棕褐色痰　　　　E. 黄绿色痰

答案：A；　考点：痰液的性状检查

解析：粉红色泡沫样痰见于急性肺水肿;红色痰见于肺癌、肺结核、支气管扩张;铁锈色痰见于肺炎链球菌肺炎;棕褐色痰见于阿米巴肺脓肿;黄绿色痰见于呼吸道化脓性感染。故本题选 A。

细目十二　浆膜腔穿刺液检查

【考点透视】

掌握浆膜腔积液分类及形成原因、渗出液与漏出液的鉴别要点。

要点	内容
要点一 浆膜腔积 液分类及 形成原因	★★★★ 浆膜腔包括胸腔、腹腔和心包腔。正常成人胸腔液<20mL,腹腔液<50mL,心包腔液 10～50mL。浆膜腔内液体过多称为浆膜腔积液。根据浆膜腔积液的形成原因及性质不同,可分为漏出液和渗出液。浆膜腔积液检查包括一般性状检查、化学检查、显微镜检查和细菌学检查。 1. 漏出液。漏出液为非炎症性积液。形成的原因主要有：①血浆胶体渗透压降低：如肝硬化、肾病综合征、重度营养不良等。②毛细血管内压力增高：如慢性心功能不全、静脉栓塞等。③淋巴管阻塞：常见于肿瘤压迫或丝虫病引起的淋巴回流受阻。 2. 渗出液。渗出液为炎性积液。形成的主要原因有：①感染性：如胸膜炎、腹膜炎、心包炎等。②化学因素：如血液、胆汁、胃液、胰液等化学性刺激。③恶性肿瘤。④风湿性疾病及外伤等。
要点二 渗出液与 漏出液的 鉴别要点	渗出液与漏出液的鉴别见下表。

	漏出液	渗出液
原因	非炎症所致	炎症、肿瘤、物理或化学性刺激
外观	淡黄,浆液性	不定,可为黄色、脓性、血性、乳糜性等
透明度	透明或微混	多混浊

续表

要点	内容		
		漏出液	渗出液
要点二 渗出液与 漏出液的 鉴别要点	比重	<1.018	>1.018
	凝固	不自凝	能自凝
	黏蛋白定性 (Ricalta 试验)	阴性	阳性
	蛋白质定量	<25g/L	>30g/L
	葡萄糖定量	与血糖相近	常低于血糖水平
	细胞计数	常<100×10^6/L	常>500×10^6/L
	细胞分类	以淋巴细胞为主	根据不同的病因,分别以中性粒细胞或淋巴细胞为主,恶性肿瘤患者可找到癌细胞
	细菌学检查	阴性	可找到病原菌
	乳酸脱氢酶	<200IU	>200IU

历年真题精选

1. 下列哪项符合漏出液的特点?
A. 外观呈血性　　　　　　　　B. 比重>1.018　　　　　　　　C. 能自凝
D. 白细胞计数>0.5×10^9/L　　E. 无病原菌
答案:E;　考点:漏出液的特点
解析:见渗出液与漏出液的鉴别表,故本题选择 E。

	漏出液	渗出液
原因	非炎症所致	炎症、肿瘤、物理或化学性刺激
外观	淡黄,浆液性	不定,可为黄色、脓性、血性、乳糜性等
透明度	透明或微混	多混浊
比重	<1.018	>1.018
凝固	不自凝	能自凝
黏蛋白定性 (Ricalta 试验)	阴性	阳性
蛋白质定量	<25g/L	>30g/L
葡萄糖定量	与血糖相近	常低于血糖水平
细胞计数	常<100×10^6/L	常>500×10^6/L
细胞分类	以淋巴细胞为主	根据不同的病因,分别以中性粒细胞或淋巴细胞为主,恶性肿瘤患者可找到癌细胞
细菌学检查	阴性	可找到病原菌
乳酸脱氢酶	<200IU	>200IU

细目十三　脑脊液检查

【考点透视】
掌握脑脊液检查的适应证、禁忌症;常见中枢神经系统疾病的脑脊液特点。

要点	内容
要点一 脑脊液检查的适应证、禁忌证	★★★★ **1. 适应证** (1) 有脑膜刺激症状需明确诊断者。 (2) 疑有颅内出血。 (3) 疑有中枢神经系统恶性肿瘤。 (4) 有剧烈头痛、昏迷、抽搐及瘫痪等表现而原因未明者。 (5) 中枢神经系统手术前的常规检查。 **2. 禁忌证** (1) 颅内压明显增高或伴显著视乳头水肿者。 (2) 有脑疝先兆者。 (3) 处于休克、衰竭或濒危状态者。 (4) 局部皮肤有炎症者。 (5) 颅后窝有占位性病变者。

要点二 常见中枢神经系统疾病的脑脊液特点

常见中枢神经系统疾病的脑脊液特点见下表。

	压力 (mmH$_2$O)	外观	细胞数 (×10^6/L) 及分类	蛋白质 定性	蛋白质定量(g/L)	葡萄糖 (mmol/L)	氯化物 (mmol/L)	细菌
正常	侧卧位 70~180	无色透明	0~8,多为淋巴细胞	(一)	0.2~0.4	2.5~4.5	120~130	无
化脓性脑膜炎	↑↑↑	混浊脓性,可有脓块	显著增加,以中性粒细胞为主	+++以上	↑↑↑	↓↓↓	↓	有致病菌
结核性脑膜炎	↑↑	微浊,毛玻璃样,静置后有薄膜形成	增加,以淋巴细胞为主	+~+++	↑↑	↓↓	↓	抗酸染色可找到结核杆菌
病毒性脑膜炎	↑	清晰或微浊	增加,以淋巴细胞为主	+~++	↑	正常	正常	无
蛛网膜下腔出血	↑	血性为主	增加,以红细胞为主	+~++	↑	正常	正常	无
脑脓肿(未破裂)	↑↑	无色或黄色微浊	稍增加,以淋巴细胞为主	+	↑	正常	正常	有或无
脑肿瘤	↑↑	黄色或无色	正常或稍增加	±~+	↑	正常	正常	无

历年真题精选

脑脊液外观呈毛玻璃样混浊的疾病是

A. 结核性脑膜炎　　　　　　B. 化脓性脑膜炎　　　　　　C. 病毒性脑膜炎

D. 蛛网膜下腔出血　　　　　E. 流行性乙型脑炎

答案：A；考点：脑脊液检查的临床意义

解析：考生要强化记忆脑脊液的外观比较特殊的疾病,如结核性脑膜炎脑脊液外观呈毛玻璃样,蛛网膜下腔出血脑脊液外观以血性为主。故本题选 A。

第五单元 心电图诊断

细目一 心电图基本知识

【考点透视】

掌握常用心电图导联、心电图各波段的意义。

要点	内容
要点一 常用心电图导联	★★★★ **（一）肢体导联** 包括标准导联Ⅰ、Ⅱ、Ⅲ及加压单极肢体导联。标准导联为双极肢体导联，反映两个肢体之间的电位差。加压单极肢体导联为单极导联，基本上代表检测部位的电位变化。 **1. 标准导联** Ⅰ导联：正极接左上肢，负极接右上肢。Ⅱ导联：正极接左下肢，负极接右上肢。Ⅲ导联：正极接左下肢，负极接左上肢。 **2. 加压单极肢体导联** （1）加压单极右上肢导联（aVR），探查电极置于右上肢并与心电图机正极相连，左上、下肢连接构成无关电极并与心电图机负极相连。 （2）加压单极左上肢导联（aVL），探查电极置于左上肢并与心电图机正极相连，右上肢与左下肢连接构成无关电极并与心电图机负极相连。 （3）加压单极左下肢导联（aVF），探查电极置于左下肢并与心电图机正极相连，左、右上肢连接构成无关电极并与心电图机负极相连。 **（二）胸导联** 胸导联属单极导联，包括 V_1～V_4 导联。将负极与中心电端连接，正极与放置在胸壁一定位置的探查电极相连。 V_1：胸骨右缘第 4 肋间。 V_2：胸骨左缘第 4 肋间。 V_3：V_2 与 V_4 两点连线的中点。 V_4：左锁骨中线与第 5 肋间相交处。 V_5：左腋前线 V_4 水平。 V_6：左腋中线 V_4 水平。 临床上为诊断后壁心肌梗死，需加做 V_7～V_9 导联；诊断右心病变，需加做 V_3R～V_6R 导联。
要点二 心电图各波段的意义	★★★★ 每个心动周期在心电图上可表现为四个波（P 波、QRS 波群、T 波和 U 波）、三个段（P-R 段、S-T 段和 T-P 段）、两个间期（P-R 间期和 Q-T 间期）和一个 J 点（即 QRS 波群终末部与 S-T 段起始部的交接点）。 P 波：为心房除极波，反映左、右心房除极过程中的电位和时间变化。 P-R 段：是电激动过程在房室交界区以及希氏束、室内传导系统所产生的微弱电位变化，一般呈零电位，显示为等电位线（基线）。 P-R 间期：自 P 波的起点至 QRS 波群的起点，反映激动从窦房结发出后经心房、房室交界、房室束、束支及普肯耶纤维网传到心室肌所需要的时间。 QRS 波群：为左、右心室除极的波，反映左、右心室除极过程中的电位和时间变化。 S-T 段：从 QRS 波群终点至 T 波起点的一段平线，反映心室早期缓慢复极的电位和时间变化。 T 波：为心室复极波，反映心室晚期快速复极的电位和时间变化。 Q-T 间期：从 QRS 波群的起点至 T 波终点，代表左、右心室除极与复极全过程的时间。 U 波：为 T 波后的一个小波，产生机制未明。

历年真题精选

1. 反映左、右心房电激动过程的是
A. P波　　　　　B. P-R段　　　　　C. QRS波群　　　　D. ST段　　　　　E. T波
答案：A；　考点：心电图各波段的意义
解析：P波——左右两心房的去极化。QRS-左右两心室的去极化。T波——两心室复极化。P-R间期——房室传导时间。Q-T间期——从QRS波开始到T波结束，反映心室肌除极和复极的总时间。ST段——从QRS波结束到T波开始，反映心室各部分都处于去极化状态。故本题选择A。

2. 下列是典型心绞痛的心电图改变的是
A. 面对缺血区导联ST段水平压低≥0.1mV，T波倒置
B. 面对缺血区导联ST段抬高，T波高尖
C. 面对缺血区导联Q波加深，深度≥R波的1/4
D. 面对缺血区导联Q波加宽，宽度≥0.04s
E. QRS波群宽大畸形
答案：A；　考点：心绞痛的心电图改变
解析：典型心绞痛的心电图改变面对缺血区导联ST段水平压低≥0.1mV，T波倒置。故本题选择A。

细目二　心电图测量及正常心电图

【考点透视】
1. 掌握心率计算及各波段测量、心电轴测定、心电图各波段正常范围及其变化的临床意义。

要点	内容
要点一 心率计算 及各波 段测量	★★★★ 1. 心率计算：心率(次/分钟)=60/R-R(或P-P)间距值(s)。心律不齐者，取5～10个R-R或P-P间距的平均值，然后算出心率。 2. 心电图各波段测量： (1) 测量时间：一般规定，测量各波时距应自波形起点的内缘起测至波形终点的内缘。 (2) 测量振幅(电压)：测量正向波形的高度，以基线上缘至波形顶点之间的垂直距离为准；测量负向波形的深度，以基线的下缘至波形底端的垂直距离为准。 (3) 测量室壁激动时间(VAT)：从QRS波群起点量到R波顶点与等电位线的垂直线之间的距离。有切迹或R′波，则以R′波顶点为准。一般只测V₁和V₂。 (4) 测量间期：①P-R间期：应选择有明显P波和Q波的导联(一般多选Ⅱ导联)，自P波的起点量至QRS波群起点。②Q-T间期：选择T波比较清晰的导联，测量QRS波起点到T波终点的间距。 (5) S-T段移位的测量：S-T段是否移位，一般应与T-P段相比较；如因心动过速等原因而T-P不明显时，可与P-R段相比较；亦可以前后两个QRS波群起点的连线作为基线与之比较。斜行向上的S-T段，以J点作为判断S-T段移位的依据；斜行向下的S-T段，以J点后0.06～0.08s处作为判断S-T段移位的依据。①S-T段抬高：从等电位线上缘垂直量到S-T上缘。②S-T段下移：从等电位线下缘垂直量到S-T段下缘。
要点二 心电轴 测定	★★★★ 1. 测量方法：平均心电轴(简称心电轴)是心脏激动过程中全部瞬间综合向量形成的总向量。心电轴的测量方法有目测法、振幅法、查表法3种。 (1) 目测法：根据Ⅰ、Ⅲ导联QRS波群的主波方向进行判断。如果Ⅰ、Ⅲ导联QRS波群的主波方向均向上，则电轴不偏；若Ⅰ导联QRS波群的主波方向向上，而Ⅲ导联QRS波群的主波方向向下，则心电轴左偏；若Ⅰ导联QRS波群的主波方向向下，而Ⅲ导联QRS波群的主波方向向上，则为心电轴右偏；如果Ⅰ、Ⅲ导联QRS波群的主波方向均向下，则为心电轴极度右偏。

要点	内容
要点二 心电轴 测定	(2) 振幅法：分别测算出Ⅰ、Ⅲ导联 QRS 波群振幅的代数和(R 波为正,Q 与 S 波为负),然后将其标记于六轴系统中Ⅰ、Ⅲ导联轴的相应位置,并由此分别做出与Ⅰ、Ⅲ导联轴的垂直线,两垂直线相交点与电偶中心点的连线即为所求之心电轴。测出该连线与Ⅰ导联轴正侧段的夹角即为心电轴的度数。 (3) 查表法：根据计算出来的Ⅰ、Ⅲ导联 QRS 振幅的代数和直接查表,即可得出心电轴的度数。 2. 临床意义：正常心电轴一般在 0°~90°之间。电轴从＋90°顺钟向转动至－90°范围为心电轴右偏;从＋30°逆钟向转动至－90°范围为心电轴左偏。心电轴轻度、中度左偏或右偏不一定是病态。左前分支阻滞、左心室肥大、大量腹水、肥胖、妊娠、横位心脏等,可使心电轴左偏。左后分支阻滞、右心室肥大、广泛心肌梗死、肺气肿、垂直位心脏等,可使心电轴右偏。
要点三 心电图各 波段正常 范围及其 变化的临 床意义	★★★★ 1. P 波：正常 P 波在多数导联呈钝圆形,有时可有切迹,但切迹双峰之间的距离＜0.04s。正常 P 波在 aVR 导联倒置,Ⅰ、Ⅱ、aVF、V_3~V_6导联直立,其余导联(Ⅲ、aVL、V_1、V_2)可直立、低平、双向或倒置。正常 P 波的时间≤0.11s;电压在肢导联＜0.25mV,胸导联＜0.2mV。 P 波在 aVR 导联直立,Ⅱ、Ⅲ、aVF 导联倒置时,称为逆行型 P'波,表示激动自房室交界区逆行向心房传导。P 波时间≥0.11s,且切迹双峰间的距离≥0.04s,提示左心房肥大;P 波电压在肢导联≥0.25mV、胸导联≥0.2mV,常表示右心房肥大;低平无病理意义。 2. P-R 间期：正常成年 P-R 间期为 0.12~0.20s。P-R 间期受年龄和心率的影响,年龄小或心率快时 P-R 间期较短,反之较长。 P-R 间期固定且超过 0.20s,见于Ⅰ度房室传导阻滞。P-R 间期＜0.12s,而 P 波形态、方向正常,见于预激综合征;P-R 间期＜0.12s,同时伴有逆行型 P 波,见于房室交界区心律。 3. QRS 波群： (1) 时间：正常成人 QRS 波群时间为 0.06~0.10s,V_1导联 VAT＜0.03s,V_5导联 VAT＜0.05s。QRS 波群时间或 VAT 延长,见于心室肥大、心室内传导阻滞及预激综合征。 (2) 形态与电压：正常人 V_1、V_2导联为 RS 型,R/S＜1,R_{V1}＜1.0mV,是右心室壁去极的电位变化反映,如超过这些值可能为右心室肥大。V_3、V_4导联为过渡区图形,呈 RS 型,R/S 比值接近于 1。V_5、V_6导联呈 QR、QRS、RS 型,R/S＞1,R_{V5}＜2.5mV,反映左心室壁去极的电位变化,如超过这些值可能为左心室肥大。正常人的胸导联,自 V_1 至 V_5,R 波逐渐增高至最大,S 波逐渐变小甚至消失。如果过渡区图形出现于 V_1、V_2导联,表示心脏有逆钟向转位;如果过渡区图形出现在 V_5、V_6导联,表示心脏有顺钟向转位。 如果 6 个肢体导联中,每个 QRS 波群中向上及向下波电压的绝对值之和都小于 0.5mV 或(和)每个胸导联 QRS 波群中向上及向下波电压的绝对值之和都小于 1.0mV,称为低电压,多见于肺气肿、心包积液、全身水肿、心肌梗死、心肌病、黏液性水肿、缩窄性心包炎等,也见于少数正常人。个别导联的 QRS 波群振幅很小,无病理意义。 (3) Q 波：正常人除 aVR 导联可呈 QS 或 QR 型外,其他导联 Q 波的振幅不得超过同导联 R 波的 1/4,时间＜0.04s。正常情况下,V_1、V_2导联不应有 Q 波,但可呈 QS 型,V_3导联极少有 Q 波。超过正常范围的 Q 波称为异常 Q 波,常见于心肌梗死。 4. J 点：QRS 波群的终末与 S-T 段起始的交接点称为 J 点。J 点大多在等电位线上,通常随着 S-T 段的偏移而发生移位。 5. S-T 段：正常情况下,S-T 段表现为一等电位线。在任何导联,S-T 段下移不应超过 0.05mV;S-T 段抬高在 V_1~V_3导联不超过 0.3mV,其他导联均不应超过 0.1mV。 S-T 段下移超过正常范围见于心肌缺血、心肌损害、洋地黄作用、心室肥厚及束支传导阻滞等。S-T 段上抬超过正常且弓背向上见于急性心肌梗死,弓背向下的抬高见于急性心包炎。S-T 段上抬亦可见于变异型心绞痛和室壁膨胀瘤。

续表

要点	内容
要点三 心电图各波段正常范围及其变化的临床意义	**6. T波**：正常T波是一个不对称的宽大而光滑的波，前支较长，后支较短；T波的方向与QRS波群主波方向一致；在R波为主的导联中，T波电压不应低于同导联R波的1/10。 在QRS波群主波向上的导联中，T波低平、双向或倒置见于心肌缺血、心肌损害、低血钾、低血钙、洋地黄效应、心室肥厚及心室内传导阻滞等。T波高耸见于急性心肌梗死早期和高血钾。 **7. Q-T间期**：Q-T间期的正常范围是0.32～0.44s。通常情况下，心率越快，Q-T间期越短，反之越长。Q-T间期延长见于心肌损害、心肌缺血、心室肥大、心室内传导阻滞、心肌炎、心肌病、低血钙、低血钾、Q-T间期延长综合征以及药物（如奎尼丁、胺碘酮）作用等；Q-T间期缩短见于高血钙、高血钾、洋地黄效应。 **8. U波**：在胸导联上（尤其 V_3），U波较清楚，方向与T波方向一致。U波增高常见于低血钾。

历年真题精选

1. 反映左、右心房电激动过程的是
A. P波　　B. P-R段　　C. QRS波群　　D. ST段　　E. T波
答案：A；　考点：心电图各波段的意义
解析：P波——左右两心房的去极化。QRS-左右两心室的去极化。T波——两心室复极化。P-R间期——房室传导时间。Q-T间期——从QRS波开始到T波结束，反映心室肌除极和复极的总时间。ST段——从QRS波结束到T波开始，反映心室各部分都处于去极化状态。故本题选择A。

2. 下列是典型心绞痛的心电图改变的是
A. 面对缺血区导联ST段水平压低≥0.1mV，T波倒置
B. 面对缺血区导联ST段抬高，T波高尖
C. 面对缺血区导联Q波加深，深度≥R波的1/4
D. 面对缺血区导联Q波加宽，宽度≥0.04s
E. QRS波群宽大畸形
答案：A；　考点：心绞痛的心电图改变
解析：典型心绞痛的心电图改变面对缺血区导联ST段水平压低≥0.1mV，T波倒置。故本题选择A。

细目三　常见异常心电图

【考点透视】
掌握心房、心室肥大；心肌梗死及心肌缺血；心律失常；心电图的临床价值。

要点	内容
要点一 心房、心室肥大	★★★★ **1. 心房肥大的心电图表现** 正常P波的前1/3为右房去极，中1/3为左、右心房同去极，后1/3为左房去极所致。在V1导联上，首先见到右房去极的低幅度的正向波，其高度与宽度的乘积称为起始P波指数，正常<0.03mm·s；随后见到左房去极的负向波，其深度与宽度的乘积称为P波终末电势(Ptf)，正常不低于0.02mm·s。 (1) **左房肥大**：心电图表现为P波增宽(>0.11s)，常呈双峰型，双峰间期≥0.04s，以在 V_1 导联上最为显著。多见于二尖瓣狭窄，故称"二尖瓣型P波"。 (2) **右房肥大**：心电图表现为P波尖而高耸，其幅度>0.25mV，以Ⅱ、Ⅲ、aVF导联表现最为突出，常见于慢性肺源性心脏病，故称"肺型P波"，也可见于某些先天性心脏病。 **2. 心室肥大的心电图表现**： (1) **左室肥大的心电图表现**：①QRS波群电压增高：R_{V5} 或 R_{V6}>2.5mV，R_{V5} 或 $R_{V6}+S_{V1}$>4.0mV(男)或>3.5mV(女)。②心电轴左偏。③QRS波群时间延长到0.10～0.11s。④ST-T改变，以R波为主的

要点	内容
要点一 心房、 心室肥大	导联中,ST 段下移≥0.05mV,T 波低平、双向或倒置。左室肥大常见于高血压心脏病、二尖瓣关闭不全、主动脉瓣病变、心肌病等。 上述左室肥大的指标中,以 QRS 波群高电压最为重要,是诊断左室肥大的主要依据。若仅有 QRS 波群电压增高表现而无其他阳性指标者,称为左室高电压,可见于左心室肥大或经常进行体力锻炼者,是诊断左室肥大的基本条件;而仅有 V_5 导联或以 R 波为主的导联 S-T 段下移>0.05mV,T 波低平、双向或倒置者,为左心室劳损;同时有 QRS 波群电压增高及 ST-T 改变者,称为左室肥大伴劳损。 (2) 右室肥大的心电图表现:①V_1R/S>1,V_5R/S<1,V1 或 V_3R 的 QRS 波群呈 RS,RSR',R 或 QR 型。②心电轴右偏,重症可>+110°。③$R_{V1}+S_{V5}$>1.2mV,aVR 导联的 R/Q 或 R/S>1,R_{aVR}>0.5mV。④V_1 或 V_3R 等右胸导联 ST-T 下移>0.05mV,T 波低平、双向或倒置。
要点二 心肌梗死及 心肌缺血	★★★★ (一)心肌梗死 1. 基本图形 (1) 缺血型 T 波改变:缺血发生于心内膜面,T 波高而直立;若发生于心外膜面,出现对称性 T 波倒置。 (2) 损伤型 S-T 段改变:面向损伤心肌的导联出现 S-T 段明显抬高,可形成单相曲线。 (3) 坏死型 Q 波出现:面向坏死区的导联出现异常 Q 波(宽度≥0.03s,深度≥1/4R),R 波振幅降低甚至消失而呈 QS 波。 2. 心肌梗死的图形演变及分期 (1) 进展期:心肌梗死数分钟后出现 T 波高耸,S-T 段斜行上移或弓背向上抬高,时间在 6 小时以内。 (2) 急性期:心肌梗死后 6 小时至 7 天。S-T 段逐渐升高呈弓背型,并可与 T 波融合成单向曲线,此时可出现异常 Q 波,继而 S-T 段逐渐下降至等电位线,直立的 T 波开始倒置,并逐渐加深。此期坏死型 Q 波、损伤型 S-T 段抬高及缺血性 T 波倒置可同时并存。 (3) 愈合期:心肌梗死后 7~28 天,抬高的 S-T 段基本恢复至基线,坏死型 Q 波持续存在,缺血型 T 波由倒置较深逐渐变浅。 (4) 陈旧期:急性心肌梗死后 29 天及以后。S-T 段和 T 波不再变化,常遗留下坏死的 Q 波,常持续存在终生,亦可能逐渐缩小。 3. 心肌梗死的定位诊断:根据坏死图形(异常 Q 波或 QS 波)出现于哪些导联而作出定位诊断见下表。

部位	特征性 ECG 改变导联	对应性改变导联
前间壁	V1~V3	
前壁	V3~V5	
广泛前壁	V1~V6	
下壁	Ⅱ、Ⅲ、aVF	Ⅰ、aVL
右室	V3R~V7R	多伴下壁梗死

(二)心肌缺血

1. 典型心绞痛:面对缺血区的导联上出现 S-T 段水平型或下垂型下移≥0.1mV,T 波低平、双向或倒置,时间一般小于 15 分钟。

2. 变异型心绞痛:常于休息或安静时发病,心电图可见 S-T 段抬高,常伴有 T 波高耸,对应导联 S-T 段下移。

3. 慢性冠状动脉供血不足:在 R 波占优势的导联上,S-T 段呈水平型或下垂型压低,≥0.05mV;T 波低平、双向或倒置。

续表

要点	内容
要点三 心律失常	★★★★ 1. 窦性心动过速的心电图表现： (1) 窦性 P 波，即 P 波在 Ⅰ、Ⅱ、aVF、$V_3 \sim V_6$ 导联直立，aVR 导联倒置。 (2) P－R 间期 0.12～0.20s。 (3) 心率 100～160 次/分钟。 2. 窦性心动过缓的心电图表现： (1) 窦性心律。 (2) 心率在 60 次/分钟以下，通常不低于 40 次/分钟。 3. 窦性停搏(窦性静止)的心电图表现： (1) 在 P－P 间距规则的心电图记录中，突然出现一个或多个显著延长的 P－P 间距，且长 P－P 间距与基本的窦性 P－P 间距之间无整倍数关系。 (2) 窦性停搏后常出现房室交界性逸搏或室性逸搏。 4. 病态窦房结综合征(病窦综合征)的主要心电图表现： (1) 持续而显著的窦性心动过缓(心率＜50 次/分钟)，不易被阿托品等药物纠正。 (2) 窦性停搏或窦房阻滞。 (3) 显著的窦性心动过缓同时常伴室上性快速心律失常(房速、房扑、房颤)，称为慢-快综合征。 (4) 若病变同时累及房室交界区，则窦性停搏时，长时间无交界性逸搏出现，或出现房室传导障碍，称为双结病变。 5. 房性期前收缩的心电图表现： (1) 提早出现的房性 P′，形态与窦性 P 波不同。 (2) P′－R 间期≥0.12S。 (3) 房性 P′波后有正常形态的 QRS 波群。 (4) 代偿间歇不完全。 6. 室性期前收缩的心电图表现： (1) 提早出现宽大畸形的 QRS－T 波群，其前无提早出现的异位 P 波。 (2) QRS 时限常≥0.12s。 (3) T 波方向与 QRS 主波方向相反。 (4) 常有完全性代偿间歇。 7. 交界性期前收缩的心电图表现： (1) 提前出现的 QRS 波群，形态基本正常。 (2) 出现逆行 P′波，可在 QRS 之前(P′－R ＜0.12s)，或 QRS 之后(R－P′＜0.20s)，或与 QRS 相重叠。 (3) 常有完全性代偿间歇。 8. 阵发性室上性心动过速的心电图表现： (1) 相当于一系列连续很快的房性或交界性早搏，频率 150～250/分，节律规则。 (2) QRS 波群形态基本正常，时间＜0.10s。 (3) ST－T 无变化，或发作时 S－T 段下移和 T 波倒置。 9. 心房颤动的心电图表现： (1) P 波消失，代以大小不等、间距不均、形状各异的 f 波，频率为 350～600 次/分，以 V_1 导联最为明显。 (2) 心室律绝对不规则，心室率通常在 120～180 次/分之间。 (3) QRS 波群形态通常正常，当心室率过快时，发生室内差异性传导，QRS 波群增宽变形。 10. 心室颤动的心电图表现： (1) QRS－T 波群消失，出现形状不一、大小不等、极不规则的心室颤动波。 (2) 频率为 200～500 次/分。

续表

要点	内容
要点三 心律失常	**11. 房室传导阻滞的心电图表现：** (1) 一度房室传导阻滞：①窦性 P 波后均有 QRS 波群。②P－R 间期≥0.21s。 (2) 二度Ⅰ型房室传导阻滞：①P 波规律出现，P－R 间期进行性延长，直至发生心室漏搏(P 波后无 QRS 波群)。②漏搏后 P－R 间期又趋缩短，之后又逐渐延长，直至漏搏，周而复始。③QRS 波群时间、形态大多正常。 (3) 二度Ⅱ型房室传导阻滞：①P－R 间期恒定(正常或延长)。②部分 P 波后无 QRS 波群(发生心室漏搏)。③房室传导比例一般为 3∶2，4∶3 等。 (4) 三度房室传导阻滞(完全性房室传导阻滞)：①P 波和 QRS 波群无固定关系，P－P 与 R－R 间距各有其固定的规律性。②心房率＞心室率。③QRS 波群形态正常或宽大畸形。 **12. 预激综合征：**目前认为，预激综合征的发生是由于在正常房室传导系统外还存在着"房室旁路"，主要有三种旁路：Kent 束；James 束；Mahaim 纤维。 经典型预激综合征的心电图表现如下：①P－R 间期＜0.12s，P 波一般为窦性型。②QRS 波群增宽，QRS 波群时间≥0.11s。③QRS 波群起始部粗钝，形成预激波(delta 波)，此为心室预激在心电图上的主要表现。④可有继发性 ST－T 改变。
要点四 心电图 的临床 应用价值	★★★★ 1. 分析与鉴别各种心律失常。心电图是诊断心律失常最简单、最经济的方法，不但可确诊体格检查中所发现者，且可确诊体格检查无法发现者。 2. 确诊心肌梗死及急性冠状动脉供血不足。心电图可确定心肌梗死的有无、病变部位、范围、演变及分期；确定心肌缺血的有无、部位及持续时间。 3. 协助诊断慢性冠状动脉供血不足、心肌炎及心肌病。 4. 判定有无心房、心室肥大，从而协助某些心脏病的诊断，如风湿性、肺源性、高血压性及先天性心脏病等。 5. 协助诊断心包疾病，包括急性及慢性心包炎。 6. 观察某些药物对心肌的影响，包括治疗心血管病的药物(如强心甙、抗心律失常药物)及对心肌有损害的药物。 7. 对某些电解质紊乱(如血钾、血钙的过高或过低)不仅有助于诊断，还对治疗有重要参考价值。 8. 心电图监护已广泛应用于心脏外科手术、心导管检查、人工心脏起搏、电击复律、心脏复苏及其他危重病症的抢救，以便及时发现心律和心率变化、心肌供血情况，从而做出相应的处理。 但心电图检查也存在其局限性，表现在以下几个方面：①心电图对心脏病的病因不能作出诊断。②心电图正常也不能排除有心脏病变存在，如轻度的心脏瓣膜病或某些心血管疾病的早期可能病变未达一定程度而心电图正常，双侧心室肥大时因电力互相抵消而心电图正常。③心电图不正常也不能肯定有心脏病，因为影响心电图改变的原因很多，如内分泌失调、电解质紊乱、药物作用等都可引起心电图异常，偶发早搏亦常见于健康人。④某些心电图改变并无特异性，故只能提供诊断参考，如左心室肥大可见于高血压性心脏病、主动脉瓣疾病、二尖瓣关闭不全，亦可见于冠心病。⑤心电图亦不能反映心脏的储备功能。

 历年真题精选

患者，男，70 岁。今日胸痛发作频繁，2 小时前胸痛再次发作，含化硝酸甘油不能缓解。检查：血压 90/60mmHg，心律不齐。心电图Ⅱ、Ⅲ、aVF 导联 ST 段抬高呈弓背向上的单向曲线。应首先考虑的是

　　A. 心绞痛　　　　　　　　　　　B. 急性心包炎

　　C. 急性前间壁心肌梗死　　　　　D. 急性下壁心肌梗死

　　E. 急性广泛前壁心肌梗死

答案：D；　考点：心肌梗死的心电图表现

解析：急性期心肌梗死数小时后，ST 段明显抬高，弓背向上，与直立的 T 波连接，形成单向曲线，1～2 日内出现病理性 Q 波，同时 R 波减低，病理性 Q 波或 QS 波常持久不退。故本题选择 D。

第六单元　影像诊断

细目一　超声诊断

【考点透视】

掌握超声诊断的临床应用；二尖瓣狭窄、扩张性心肌病的异常声像图；胆囊结石、泌尿系结石的异常声像图；脂肪肝、肝硬化的异常声像图。

要点	内容
要点一 超声诊断的临床应用	★★★★ 1. 检测实质性脏器(如肝、肾、脾、胰腺、子宫及卵巢等)的大小、形态、边界及脏器内部回声等，帮助判断有无病变及病变情况。 2. 检测某些囊性器官(如胆囊、膀胱、胃等)的形态、走向及功能状态。 3. 检测心脏、大血管和外周血管的结构、功能及血液动力学状态，包括对各种先天性和后天性心脏病、血管畸形及闭塞性血管病等的诊断。 4. 鉴别脏器内局灶性病变的性质，是实质性还是囊性，还可鉴别部分病例的良、恶性。 5. 检测积液(如胸腔积液、腹腔积液、心包积液、肾盂积液及脓肿等)的存在与否，对积液量的多少作出初步估计。 6. 对一些疾病的治疗后动态随访。如急性胰腺炎、甲状腺肿块、子宫肌瘤等。 7. 介入性诊断与治疗。如超声引导下进行穿刺，或进行某些引流及药物注入治疗等。
要点二 二尖瓣狭窄、扩张性心肌病的异常声像图	★★★★ 1. 二尖瓣狭窄的异常声像图 (1) 二维超声心动图表现：①二尖瓣增厚，回声增强，以瓣尖为主，有时可见赘生物形成的强光团。②二尖瓣活动僵硬，运动幅度减小。③二尖瓣口面积缩小(正常二尖瓣口面积约 $4cm^2$，轻度狭窄时，瓣口面积 $1.5\sim2.0cm^2$；中度狭窄时，瓣口面积 $1.0\sim1.5cm^2$；重度狭窄时，瓣口面积<$1.0cm^2$)。④腱索增粗缩短，乳头肌肥大。⑤左心房明显增大，肺动脉高压时则右心室增大，肺动脉增宽。 (2) M 型超声心动图表现：①二尖瓣曲线增粗，回声增强。②二尖瓣前叶曲线双峰消失，呈城墙样改变，EF 斜率减低。③二尖瓣前、后叶呈同向运动，后叶曲线套入前叶。④左心房增大。 (3) 多普勒超声心动图表现：①CDFI：二尖瓣口见五彩镶嵌的湍流信号。②频谱多普勒：二尖瓣频谱呈单峰宽带充填形，峰值血流速度大于 1.5m/s，可达 6~8m/s。 2. 扩张性心肌病的异常声像图 (1) 二维超声心动图表现：①全心扩大呈球形，以左心为主。②各瓣膜形态正常，开放幅度变小，二尖瓣口与左心室形成"小瓣口大心腔"的特征性表现。 (2) M 型超声心动图表现：二尖瓣曲线呈低矮菱形的"钻石样"改变，E 峰与室间隔距离(EPSS)增大，常大于 15mm；室间隔与左心室后壁运动幅度明显减低。 (3) 频谱多普勒超声表现：各瓣膜口血流峰值速度减低，可见反流信号。
要点三 胆囊结石、泌尿系结石的异常声像图	★★★★ 1. 胆囊结石的异常声像图：典型胆囊结石特征如下：①胆囊内见一个或数个强光团、光斑，其后方伴声影或彗星尾。②强光团或光斑可随体位改变而依重力方向移动。但当结石嵌顿在胆囊颈部，或结石炎性粘连在胆囊壁中(壁间结石)时，看不到光团或光斑随体位改变。不典型者如充填型胆结石，胆囊内充满大小不等的结石，声像图上看不见胆囊回声，胆囊区见一条强回声弧形光带，后方伴直线形宽大声影。 2. 泌尿系结石的异常声像图：泌尿系结石超声可见结石部位有强回声光团或光斑，后伴声影或彗星尾征。输尿管结石多位于输尿管狭窄处；膀胱结石可随体位依重力方向移动。膀胱结石的检出率最高，肾结石次之，输尿管结石因腹腔内肠管胀气干扰而显示较差。肾结石、输尿管结石时，可伴有肾盂积水。

续表

要点	内容
要点四 脂肪肝、肝硬化的异常声像图	★★★★ **1. 脂肪肝的异常声像图** (1) 弥漫性脂肪肝的声像图表现：整个肝均匀性增大,表面圆钝,边缘角增大;肝内回声增多增强,前半细而密,呈一片云雾状改变。彩色多普勒超声显示肝内血流的灵敏度降低,尤其对于较深部位的血管,血流信号较正常减少。 (2) 局限性脂肪肝的声像图表现：通常累及部分肝叶或肝段,超声表现为脂肪浸润区部位的高回声区与正常肝组织的相对低回声区,两者分界较清,呈花斑状或不规则的片状。彩色多普勒超声可显示不均匀回声区内无明显彩色血流,或正常肝内血管穿入其中。 **2. 肝硬化的异常声像图** ①肝体积缩小,逐步向右上移行。②肝包膜回声增强,呈锯齿样改变;肝内光点增粗增强,分布紊乱。③脾肿大。④胆囊壁增厚毛糙,有腹水时可呈双边。⑤可见腹水的无回声暗区。⑥门静脉内径增宽>1.3cm,门静脉血流信号减弱,血流速度常在15～25cm/s以下;可见脐静脉重新开放。⑦癌变时在肝硬化基础上出现肝癌声像图特征,以弥漫型为多见。

 历年真题精选

1. 对腹部实质性脏器病变,最简便易行的检查方法是

A. X线摄片 　　　　　　B. CT扫描 　　　　　　C. 同位素扫描

D. B型超声波检查 　　　E. 纤维内窥镜检查

答案：D; 考点：B型超声波检查的适应证

解析：B型超声波检查在临床上应用广泛。B型超声波检查可用于对肝脏、胆囊、胰腺、肾脏、膀胱等脏器病变的诊断,在妇产科常规用于肿瘤等疾病的诊断与鉴别诊断以及胎儿先天性疾病等的产前诊断。故本题选择D。

2. 对二尖瓣狭窄程度的判定最有价值的检查是

A. 听诊 　　　　　　　　B. 胸部X线摄影 　　　　C. 心电图检查

D. 胸部CT扫描 　　　　 E. 二维超声心动图检查

答案：E; 考点：二维超声心动图检查的适应证

解析：超声心动图对冠心病所涉及的冠状动脉的重要血管、心肌、心脏结构及血管心腔血流动力学的状态均可提供定性、半定量或定量的评价。故本题选择E。

细目二　放射诊断

【考点透视】

掌握X线的特性及成像原理;X线检查方法;CT、磁共振成像(MRI)的临床应用;呼吸系统常见病的影像学表现;循环系统常见病的影像学表现;消化系统疾病影像学检查及常见疾病的影像学表现;泌尿系统常见病的影像学表现;骨与关节常见病的影像学表现;常见中枢神经系统疾病的影像学表现。

要点	内容
要点一 X线的特性及成像原理	★★★★ **1. X线的特性** (1) 穿透性：X线的波长很短,具有很强的穿透力,能穿透一般可见光不能穿透的各种不同密度的物质。X线的穿透力与X线管电压密切相关,电压越高,所产生的X线波长越短,穿透力就越强;反之,电压越低,所产生的X线波长越长,其穿透力就越弱。另一方面,X线的穿透力还与被照物体的密度和厚度相关。密度高、厚度大的物体吸收的X线多,通过的X线少。X线穿透性是X线成像的基础。 (2) 荧光效应：荧光效应是进行透视检查的基础。

要点	内容
要点一 X线的特性及成像原理	(3) 感光效应：涂有溴化银的胶片，经X线照射后，可以感光，产生潜影，经显影、定影处理，感光的溴化银中的银离子(Ag^+)，被还原成金属银(Ag)，并沉淀于胶片的胶膜内。金属银的微粒在胶片上呈黑色，而未感光的溴化银在定影及冲洗的过程中，从X线胶片上被洗掉，因而显出胶片片基的透明本色。依金属银沉淀的多少，便产生了黑白影像。所以，感光效应是X线摄影的基础。 (4) 电离效应：X线通过任何物质都可产生电离效应。X线进入人体，可产生电离作用，使人体产生生物学方面的改变，即生物效应。它是放射防护学和放射治疗学的基础。 **2. X线的成像原理** X线之所以能使人体组织在荧光屏上或胶片上形成影像，一是基于X线的穿透性、荧光和感光效应，二是基于人体组织之间有密度和厚度的差别。当X线穿过人体后，由于人体各部组织的密度和厚度不同，在荧光屏和X线片上显出黑白阴影，相互间形成明显的对比。这样才使我们有可能通过X线检查来识别各种组织，并根据阴影的形态和黑白变化来分析它们是否正常。由此可见，组织结构和器官密度、厚度的差别是产生影像对比的基础，是X线成像的基本条件。人体组织结构和器官形态不同，厚度也不一样，厚的部分吸收X线多，透过的X线少，薄的部分则相反，于是在X线片和荧光屏上显示出黑白对比和明暗差别的影像。
要点二 X线检查方法	★★★★ **1. 普通检查**：普通检查包括透视和摄影。 (1) 透视：这是常用的检查方法，除可观察内脏的解剖形态和病理改变外，还可观察人体器官的动态，如膈肌的呼吸运动、心脏大血管的搏动、胃肠道的蠕动和排空功能等。透视的缺点是不能显示细微病变，不能留下永久记录，不便于复查对比。 (2) X线摄影（又称平片）：这是目前最常用的X线检查方法。优点是影像清晰，对比度及清晰度均较好，可使密度与厚度较大或密度差异较小部位的病变显影，并可留作客观记录，便于复查对比。其缺点是不能观察人体器官的动态功能改变。 **2. 特殊检查**： (1) 软X线摄影：用钼作靶面的X线管所产生的X线波长较长，穿透力较弱，称为软X线。主要用以检查软组织（如乳腺）。 (2) 其他特殊检查：如放大摄影、荧光摄影等。 **3. 造影检查**：指将密度高于或低于受检器官的物质引入需要检查的体内器官，使之产生对比，以显示受检器官的形态与功能的办法。引入的物质称为对比剂或造影剂，常用的造影剂有：①高密度造影剂：常用的为钡剂和碘剂。钡剂主要用于食管和胃肠造影。碘剂分离子型和非离子型，非离子型造影剂性能稳定、毒性低，适用于血管造影、CT增强；离子型如泛影葡胺，用于肾盂及尿路造影。②低密度造影剂：如空气、二氧化碳、氧等，常用于关节囊、腹腔造影等。
要点三 CT、磁共振成像(MRI)的临床应用	★★★★ **1. CT的临床应用**：随着CT成像技术的不断改进，其影像学效果越来越好，许多过去靠普通X线检查难以发现的疾病，目前通过CT检查大多可以明确诊断，尤其是癌症及微小病变的早期发现和诊断，因此，在临床被广泛运用。CT对头颅病变、脊椎与脊髓、纵隔、肺脏、肝、胆、胰、肾与肾上腺及盆部器官的疾病诊断都有良好的运用价值。双源CT下的冠脉造影，可以帮助判断冠状动脉有无狭窄及狭窄程度，指导临床治疗；CT对中枢神经系统疾病的诊断价值更高，对颅内肿瘤、脓肿与肉芽肿、寄生虫病、外伤性血肿与脑损伤、脑梗死与脑出血、椎管内肿瘤等疾病诊断效果很好，结果可靠；对脊椎病变及椎间盘脱出也有良好的诊断价值；对眶内占位病变、鼻窦早期癌、中耳小的胆脂瘤、听骨破坏与脱位、内耳迷路的轻微破坏以及早期鼻咽癌的发现都有帮助；对肺癌、纵隔肿瘤以及腹部及盆部器官肿瘤的早期发现也有重要意义。 **2. MRI诊断的临床应用**：与CT相比，MRI检查具有无X线辐射、无痛苦、无骨性伪影的特点，非常适用于多次随访检查。MRI高度的软组织分辨能力，不用对比剂就能清楚显示心脏、血管、体内腔道、肌肉、韧

续表

要点	内容
要点三 CT、磁共振成像（MRI）的临床应用	带以及脏器之间的关系等,是颅脑、体内脏器、脊髓、骨与关节软骨、肌肉、滑膜、韧带等部位病变的首选检查方法,临床适应证广泛。 但 MRI 对钙化与颅骨病变的诊断能力较差;难以发现新鲜出血,不能显示外伤性蛛网膜下腔出血;MRI 检查时间长,容易产生运动伪影;体内有金属植入物或金属异物者(如安装有心脏起搏器的病人),以及身体带有监护仪的病人不能做 MR 检查。
要点四 呼吸系统常见病的影像学表现	★★★★ 1. 慢性支气管炎:早期 X 线可无异常发现。典型慢支表现为两肺纹理增多、增粗、紊乱,肺纹理伸展至肺野外带。 2. 支气管扩张症:确诊主要靠胸部 CT 检查,尤其是高分辨力 CT(HRCT)。柱状扩张时可见"轨道征"或"戒指征";囊状扩张时可见葡萄串样改变;扩张的支气管腔内充满黏液栓时,可见"指状征"。 3. 大叶性肺炎:充血期 X 线无明显变化,或仅可见肺纹理增粗;实变期肺野出现均匀性密度增高的片状阴影,病变范围呈肺段性或大叶性分布,在大片密实阴影中常可见到透亮的含气支气管影,即支气管充气征。消散期 X 线可见实变区密度逐渐减退,表现为散在性的斑片状影,大小不等,继而可见到增粗的肺纹理,最后可完全恢复正常。CT 在充血期即可见病变区磨玻璃样阴影,边缘模糊。实变期可见呈肺段性或大叶性分布的密实阴影,支气管充气征较 X 线检查更为清楚。 4. 支气管肺炎(小叶性肺炎):常见于两中下肺野的中、内带,X 线表现为沿肺纹理分布的、散在密度不均的小斑片状阴影,边界模糊。CT 见两中下肺支气管血管束增粗,有大小不等的结节状及片状阴影,边缘模糊。 5. 间质性肺炎:病变常同时累及两肺,以中、下肺最为显著。X 线表现为两肺门及两中下肺纹理增粗、模糊,可呈网状,并伴有小点状影,肺门影轻度增大,轮廓模糊,密度增高。病变早期 HRCT 可见两侧支气管血管束增粗,不规则,伴有磨玻璃样阴影。较重者可有小叶性实变导致的小斑片影,肺门、纵隔淋巴结可增大。 6. 肺脓肿:急性肺脓肿 X 线可见肺内大片致密影,边缘模糊,密度较均匀,可侵及一个肺段或一叶的大部。在致密的实变区中可见含有液面的空洞,内壁不规整。慢性肺脓肿可见空洞壁变薄,周围有较多紊乱的纤维条索状阴影。多房性空洞则显示为多个大小不等的透亮区。CT 较平片能更早、更清楚地显示肺脓肿,因此,有利于早期诊断和指导治疗。 7. 肺结核: (1)原发型肺结核:表现为原发综合征及胸内淋巴结结核。①原发综合征:是由肺内原发灶、淋巴管炎及淋巴结炎三者组成的哑铃状双极现象。②胸内淋巴结结核:表现为肺门和(或)纵隔淋巴结肿大而突向肺野。 (2)血型播散型肺结核:①急性粟粒型肺结核:X 线可见两肺大小、密度、分布都均匀一致的粟粒状阴影,正常肺纹理显示不清。②亚急性与慢性血型播散型肺结核:X 线可见以两上、中肺野为主的大小不一、密度不同、分布不均的多种性质(渗出、增殖、钙化、纤维化、空洞等)病灶。 (3)继发性肺结核:包括浸润型肺结核(成人最常见)、慢性纤维空洞型肺结核。病变多在肺尖和锁骨下区开始,X 线可见渗出、增殖、播散、纤维和空洞等多种性质的病灶同时存在。慢性纤维空洞型肺结核 X 线主要表现为两肺上部多发厚壁的慢性纤维病变及空洞,周围有广泛的纤维索条影及散在的新老病灶,常伴有明显的胸膜肥厚,病变的肺因纤维化而萎缩,出现肺不张征象,上叶萎缩使肺门影向上移位,下肺野血管纹理牵引向上及下肺叶的代偿性肺气肿,使膈肌下降、平坦,肺纹理被拉长呈垂柳状。 (4)结核性胸膜炎:多见于儿童与青少年,可单独存在,或与肺结核同时出现。少量积液时 X 线可见患侧肋膈角变钝,大量积液时 X 线可见患侧均匀的密度增高阴影,阴影上方呈外高内低状,积液随体位变化而改变。后期可引起胸膜肥厚、粘连、钙化。 肺结核的 CT 表现与平片相似,但可更早、更细微地显示病变情况,发现平片难以发现的病变,有助于鉴别诊断。

要点	内容
要点四 呼吸系统 常见病的 影像学表现	8. **肺肿瘤**：肺肿瘤分原发性与转移性两类。原发性肿瘤有良性与恶性之分。良性少见，恶性中 98% 为原发性支气管肺癌，少数为肺肉瘤。 (1) **原发性支气管肺癌(肺癌)**：按发生部位可分为三型。①中心型：早期局限于黏膜内时 X 线无异常发现，引起管腔狭窄时可出现阻塞性肺气肿、阻塞性肺炎、阻塞性肺不张三种肺癌的间接征象；肿瘤同时向腔外生长或(和)伴肺门淋巴结转移时形成肺门肿块影，肺门肿块影是肺癌的直接征象。发生于右上叶的肺癌，肺门肿块及右肺上叶不张连在一起可形成横行"S"状下缘。有时肺癌发展迅速，中心坏死形成内壁不规则的偏心性空洞。CT 可见支气管壁不规则增厚，管腔狭窄；分叶状或不规则的肺门肿块，可同时伴有阻塞性肺炎、肺不张；肺门、纵隔淋巴结肿大等。MRI 更有利于明确肿瘤与支气管、纵隔血管的关系，以及肺门、纵隔淋巴结有无转移等。②周围型：X 线表现为密度增高，轮廓模糊的结节状或球形病灶，逐渐发展可形成分叶状肿块；发生于肺尖的癌称为肺沟癌。HRCT 有利于显示结节或肿块的形态、边缘、周围状况以及内部结构等，可见分叶征、毛刺征、胸膜凹陷征、空泡征或支气管充气征(直径小于 3cm 以下的癌，肿块内见到的小圆形或管状低密度影)，同时发现肺门或纵隔淋巴结肿大更有助于肺癌的诊断。增强 CT 能更早发现肺门、纵隔淋巴结转移。③细支气管肺泡癌(弥漫性肺癌)：表现为两肺广泛的细小结节，边界不清，分布不对称，进一步发展可融合成大片肿块，形成癌性实变。CT 可见两肺不规则分布的 1cm 以下结节，边缘模糊，常伴有肺门、纵隔淋巴结转移；融合后的大片实变影中靠近肺门处可见支气管充气征，实变区密度较低呈毛玻璃样，其中可见到高密度的隐约血管影是其重要特征。 (2) **转移性肿瘤**：X 线可见在两肺中、下肺野外带，密度均匀、大小不一、轮廓清楚的棉絮样低密度影。血供丰富的肿瘤发生粟粒状转移时，可见两中、下肺野轮廓光滑、密度均匀的粟粒影。淋巴转移至肺的肿瘤，则主要表现为肺门和(或)纵隔淋巴结肿大。CT 发现肺部转移较平片敏感，HRCT 对淋巴转移的诊断具有优势，可见肺门及纵隔淋巴结肿大、支气管血管束增粗、小叶间隔增厚以及沿两者分布的细小结节影。 9. **胸膜病变** (1) **胸腔积液**：①游离性胸腔积液：当积液达 250mL 左右时，站立位 X 线检查可见外侧肋膈角变钝；中等量积液时，患侧胸中、下部呈均匀性致密影，其上缘形成自外上斜向内下的凹面弧形，同侧膈和心缘下部被积液遮蔽；大量积液时，除肺尖外，患侧全胸呈均匀的致密增高阴影，与纵隔连成一片，患侧肋间隙增宽，膈肌下降，气管纵隔移向健侧。②包裹性胸腔积液：X 线表现为圆形或半圆形密度均匀影，边缘清晰。包裹性积液局限在叶间裂时称为叶间积液。 (2) **气胸及液气胸**：气胸时 X 线显示胸腔顶部和外侧高度透亮，其中无肺纹理，透亮带内侧可见被压缩的肺边缘。液气胸时，立位检查可见上方为透亮的气体影，下方为密度增高的液体影，且随体位改变而流动。 (3) **胸膜肥厚、粘连、钙化**：胸膜轻度增厚时，X 线表现为肋膈角变钝或消失，沿胸壁可见密度增高或条状阴影，还可见膈上幕状粘连，膈运动受限。广泛胸膜增厚则呈大片不均匀性密度增高影，患侧肋间隙变窄或胸廓塌陷，纵隔向患侧移位，膈肌升高，活动减弱，严重时可见胸部脊柱向健侧凸起。胸膜钙化的 X 线表现为斑块状、条状或片状高密度钙化影，切线位观察时，可见其包在肺的外围。
要点五 循环系统 常见病的 影像学表现	★★★★ 1. **风湿性心脏病**： (1) **单纯二尖瓣狭窄**：X 线表现为左心房及右心室增大，左心耳部凸出，肺动脉段突出，主动脉结及左心室变小，心脏外形呈鸭梨状。 (2) **二尖瓣关闭不全**：典型患者的 X 线表现是左心房和左心室明显增大。 (3) **主动脉瓣狭窄**：X 线可见左心室增大，或伴左心房增大，升主动脉中段局限性扩张，主动脉瓣区可见钙化。 (4) **主动脉瓣关闭不全**：左心室明显增大，升主动脉、主动脉弓普遍扩张，心脏呈靴形。 2. **高血压心脏病**：X 线表现为左心室扩大，主动脉增宽、延长、迂曲，心脏呈靴形。 3. **慢性肺源性心脏病**：X 线表现为右下肺动脉增宽≥15mm，右心室增大。 4. **心包积液**：300mL 以下者，X 线难以发现。中等量积液时，后前位可见心脏形态呈烧瓶形，上腔静脉增宽，心缘搏动减弱或消失等。

续表

要点	内容
要点六 消化系统疾病影像学检查及常见疾病的影像学表现	★★★★ （一）消化系统疾病影像学检查方法 1. 普通 X 线检查：包括透视和腹部平片,常用于急腹症的诊断。 2. 造影： （1）食道吞钡,观察食道黏膜、轮廓、蠕动和食道扩张度及通畅性。 （2）上消化道钡餐（气钡双重造影）检查,包括食道、胃、十二指肠和上段空肠。 （3）小肠系钡剂造影。 （4）结肠钡剂灌肠造影等。 3. 肝、胆、胰的影像检查方法： （1）肝脏：①CT 平扫。②CT 增强扫描：增加正常肝组织与病灶之间的密度差,显示平扫不能发现的或可疑的病灶,帮助鉴别病灶的性质。③MRI 检查。 （2）胆道系统：①X 线平片检查：可观察有无不透 X 线的结石、胆囊壁钙化或异常的气体影。②造影检查：如口服胆囊造影、静脉胆道造影以及内镜逆行性胆胰管造影（ERCP）。③CT 检查。④MRI 检查。 （3）胰腺检查：①X 线平片可了解胰腺有无钙化、结石。ERCP 对诊断慢性胰腺炎、胰头癌和壶腹癌有一定的帮助。②CT 检查可显示胰腺的大小、形态、密度和结构,区分病变属囊性或实性,是胰腺疾病最重要的影像学检查方法。③MRI 检查。 （二）消化系统常见病的影像学表现 1. 食管静脉曲张：X 线钡剂造影可见：食管中、下段的黏膜皱襞明显增宽、迂曲,呈蚯蚓状或串珠状充盈缺损,管壁边缘呈锯齿状。 2. 食管癌：X 线钡剂造影可见：①黏膜皱襞改变：由于肿瘤破坏黏膜层,使正常皱襞消失、中断、破坏,形成表面杂乱的不规则影像。②管腔狭窄。③腔内充盈缺损。④不规则的龛影,早期较浅小,较大者表现为长径与食管长轴一致的长形龛影。⑤受累食管呈局限性僵硬。 3. 消化性溃疡： （1）胃溃疡：上消化道钡剂造影检查的直接征象是龛影,多见于胃小弯;龛影口周围有一圈黏膜水肿造成的透明带,这种黏膜水肿带是良性溃疡的特征性表现。胃溃疡引起的功能性改变包括：①痉挛性改变。②分泌增加。③胃蠕动增强或减弱。 （2）十二指肠溃疡：绝大部分发生在球部,溃疡易造成球部变形;球部龛影或球部变形是十二指肠溃疡的直接征象。间接征象有：①激惹征。②幽门痉挛,开放延迟。③胃分泌增多和胃张力及蠕动方面的改变。④球部固定压痛。 4. 胃癌：上消化道钡剂造影检查可见：①胃内形态不规则的充盈缺损,多见于蕈伞型癌。②胃腔狭窄,胃壁僵硬,多见于浸润型癌。③形状不规则、位于胃轮廓之内的龛影,多见于溃疡型癌。④黏膜皱襞破坏、消失或中断。⑤肿瘤区蠕动消失。CT 或 MRI 检查可直接观察肿瘤侵犯胃壁、周围浸润及远处转移情况,其影像表现直接反映了胃癌的大体形态,但检查时需用清水或对比剂将胃充分扩张。 5. 溃疡性结肠炎：肠气钡双重对比造影检查可见：病变肠管结肠袋变浅、消失,黏膜皱襞多紊乱,粗细不一,其中可见溃疡龛影。晚期病例 X 线表现为肠管从下向上呈连续性的向心性狭窄,边缘僵直,同时肠管明显缩短,肠腔舒张或收缩受限,形如硬管状。 6. 结肠癌：结肠气钡双重对比造影可见：①肠腔内肿块,形态不规则,黏膜皱襞消失。病变处肠壁僵硬,结肠袋消失。②较大的龛影,形状不规则,边缘不整齐,周围有不同程度的充盈缺损和狭窄,肠壁僵硬,结肠袋消失。③肠管狭窄,肠壁僵硬。 7. 胃肠道穿孔：最多见于胃或十二指肠穿孔,立位 X 线透视或腹部平片可见：两侧膈下有弧形或半月形透亮气体影。若并发急性腹膜炎则可见肠管充气积液膨胀,肠壁间隔增宽,在腹平片上可见腹部肌肉与脂肪层分界不清。

续表

要点	内容
要点六 消化系统 疾病影像 学检查及 常见疾病 的影像学 表现	8. 肠梗阻：典型X线表现为：梗阻上段肠管扩张、积气、积液，立位或侧位水平位摄片可见肠管扩张，呈阶梯状气液平，梗阻以下的肠管闭合，无气体或仅有少量气体。CT(尤其是螺旋CT)适用于一些危重患者、不能配合检查者以及肥胖者，有助于发现腹腔包裹性或游离性气体、液体和肠坏死，帮助判断梗阻部位及病因。 9. 原发性肝癌：肝动脉造影可见肿瘤供血的肝动脉扩张，肿瘤内显示病理血管，肝血管受压移位或被肿瘤包绕，可见动静脉瘘等。CT检查可见肝内单发或多发、圆形或类圆形的较低密度肿块影，边界清楚或模糊，周围可见低密度的透亮带；巨块型肝癌中心坏死时可出现更低密度区；对比增强造影全过程呈"快显快出"现象等。MRI检查主要用于小肝癌的鉴别诊断，作用优于CT。
要点七 泌尿系统 常见病的 影像学表现	★★★★ 1. 泌尿系结石：X线平片可显示的结石称为阳性结石，约占90%。疑为肾或输尿管结石时，首选腹部平片检查；必要时，选用CT。 (1)肾结石：发生于单侧或双侧，可单个或多个，主要位于肾盂或肾盏内。阳性结石X线平片可见圆形、卵圆形或桑葚状致密影，密度高而均匀或浓淡不等，或呈分层状。阴性结石平片不能显影，造影可见肾盂内圆形或卵圆形密度减低影或充盈缺损，还可引起肾盂、肾盏积水扩张等。阳性结石需与腹腔内淋巴结钙化、肠内粪石、胆囊或胰腺结石鉴别，肾结石时腹部侧位片上结石与脊柱影重叠。CT检查表现基本同平片。 (2)输尿管结石：阳性结石平片或CT可见输尿管走行区域内米粒大小的高密度影，CT可见结石上方输尿管、肾盂积水扩张；静脉肾盂造影可见造影剂中止在结石处，其上方尿路扩张。 (3)膀胱结石：多为阳性，X线平片可见耻骨联合上方圆形或卵圆形致密影，边缘光滑或毛糙，密度均匀或不均匀，可呈层状，大小不一。结石可随体位而改变位置，但总是在膀胱最低处。阴性结石排泄性尿路造影可见充盈缺损影。CT可见膀胱内致密影。MRI检查呈非常低的信号。 2. 肾癌：较大肾癌X线平片可见肾轮廓局限性外突；尿路造影可见肾盏伸长、狭窄、受压变形，或肾盏封闭、扩张。CT可见肾实质内肿块，密度不定，可略高于周围肾实质，也可低于或接近于周围肾实质，肿块较大时可突向肾外，少数肿块内可有钙化影；增强扫描早期肿块有明显、不均一的强化，之后，表现为相对低密度。
要点八 骨与关节 常见病的 影像学表现	★★★★ 1. 长骨骨折：X线检查是诊断骨折最常用、最基本的方法，可见骨皮质连续性中断、骨小梁断裂和歪曲，有边缘光滑锐利的线状透亮阴影，即骨折线。根据骨折程度把骨折分为完全性骨折和不完全性骨折。完全性骨折时，骨折线贯穿骨全径；不完全性骨折时，骨折线不贯穿骨全径。根据骨折线的形状和走行，将骨折分为横行、斜行和螺旋型。CT不是诊断骨折的常规检查方法，但对解剖结构比较复杂的部位(如骨盆、髋关节、肩关节、脊柱、面部等)骨折的诊断、诊断骨折碎片的数目等较普通X线有优势。MRI显示骨折不如CT，但可清晰显示骨折周围软组织的损伤情况以及骨折断端出血、水肿等。 2. 脊柱骨折：主要发生在胸椎下段和腰椎上段，以单个椎体损伤多见。多因受到纵轴性暴力冲击而发生椎体压缩性骨折。X线可见骨折椎体压缩呈楔形，前缘骨皮质嵌压。由于断端嵌入，所以不仅不见骨折线，反而可见横行不规则的线状致密影。有时，椎体前上方可见分离的骨碎片，上、下椎间隙保持正常。严重时并发脊柱后突成角、侧移，甚至发生椎体错位，压迫脊髓而引起截瘫；常并发棘突间韧带撕裂，使棘突间隙增宽，或并发棘突撕脱骨折，也可发生横突骨折。CT对脊椎骨折的定位、骨折类型、骨折片移位程度以及椎管有无变形、狭窄等的诊断优于普通平片。MRI对脊椎骨折及有无椎间盘突出、韧带撕裂等有较高的诊断价值。 3. 椎间盘突出：青壮年多发，下段腰椎最容易发生。 (1)X线平片：①椎间隙变窄或前窄后宽。②椎体后缘唇样肥大增生、骨桥形成或游离骨块。③脊柱生理曲度变直或侧弯。Schmorl结节表现为椎体上面或下面的圆形或半圆形凹陷，其边缘有硬化线，常对称见于相邻椎体的上、下面且常累及数个椎体。

要点	内容
要点八 骨与关节 常见病的 影像学表现	(2) CT检查：根据椎间盘变形的程度，分为椎间盘变性、椎间盘膨出、椎间盘突出三种，以椎间盘突出最为严重，其CT直接征象是：椎间盘后缘变形，有局限性突出，其内可有钙化。间接征象是：①硬膜外脂肪层受压、变形甚至消失，两侧硬膜外间隙不对称；②硬膜囊受压变形和移位。③一侧神经根鞘受压。 (3) MRI检查：能很好地显示各部位椎间盘突出的图像，是诊断椎间盘突出的最好方法。在矢状面可见突出的椎间盘向后方或侧后方伸出；横断面上突出的椎间盘局限突出于椎体后缘；可见硬膜外脂肪层受压、变形甚至消失和神经根鞘受压图像。 **4. 急性化脓性骨髓炎：** (1) X线表现：①发病后2周内，可见肌间隙模糊或消失，皮下组织与肌间分界模糊等。②发病2周后可见骨改变。开始在干骺端骨松质中出现骨质疏松，进一步出现骨质破坏，破坏区边缘模糊；骨质破坏逐渐向骨干延伸，小的破坏区可融合形成大的破坏区，骨皮质也受到破坏，皮质周围出现骨膜增生，表现为一层密度不高的新生骨，新生骨广泛时可形成包壳；骨皮质供血障碍时可发生骨质坏死，出现沿骨长轴形成的长条形死骨，有时可引起病理性骨折。 (2) CT表现：能较清楚地显示软组织感染、骨膜下脓肿以及骨破坏和死骨，尤其有助于发现平片不能显示的小的破坏区和死骨。 (3) MRI检查：对显示骨髓腔内改变和软组织感染优于平片和CT。 **5. 慢性化脓性骨髓炎：** (1) X线表现：X线可见明显的修复，即在骨破坏周围有骨质增生硬化现象；骨膜的新生骨增厚，并同骨皮质融合，呈分层状，外缘呈花边状；骨干增粗，轮廓不整，骨密度增高，甚至骨髓腔发生闭塞；可见骨质破坏和死骨。 (2) CT表现：与X线表现相似，并容易发现X线不能显示的死骨。 **6. 骨关节结核：**多继发于肺结核，儿童和青年多见，发病部位以椎体、骺和干骺端为多，X线主要表现为骨质疏松和骨质破坏，部分可出现冷脓肿。 (1) 长骨结核：①好发于骺和干骺端。X线早期可见骨质疏松；在骨松质中可见局限性类圆形、边缘较清楚的骨质破坏区，邻近无明显骨质增生现象；骨质破坏区有时可见碎屑状死骨，密度不高，边缘模糊，称为"泥沙"状死骨；骨膜反应轻微；病变发展易破坏骺而侵入关节，形成关节结核，但很少向骨干发展。②CT检查可显示低密度的骨质破坏区，内部可见高密度的小斑片状死骨影，病变周围软组织发生结核性脓肿，密度低于肌肉。 (2) 关节结核：分为继发于骺、干骺端结核的骨型关节结核和结核菌经血行累及关节滑膜的滑膜型结核。①骨型关节结核的X线表现较为明显，即在原有病变征象的基础上，又有关节周围软组织肿胀、关节间隙不对称性狭窄或关节骨质破坏等。滑膜型结核以髋关节和膝关节较为常见，早期X线表现为关节囊和关节软组织肿胀，密度增高，关节间隙正常或增宽，周围骨骼骨质疏松；病变进展侵入关节软骨及软骨下骨质时，X线可见关节面及邻近骨质模糊及有虫蚀样不规则破坏，这种破坏多在关节边缘，而且上下两端相对应存在；晚期发生关节间隙变窄甚至消失，关节强直。②CT检查可见肿胀的关节囊、关节周围软组织和关节囊内积液，骨关节面毛糙，可见虫蚀样骨质缺损；关节周围冷脓肿密度较低，注射对比剂后可见边缘强化。③MRI检查：滑膜型结核早期可见关节周围软组织肿胀，肌间隙模糊。依据病变组织密度不同而显示不同的信号。 (3) 脊椎结核：好发于腰椎，可累及相邻的两个椎体，附件较少受累。①X线表现：病变椎体骨松质破坏，发生塌陷变形或呈楔形变，椎间隙变窄或消失，严重时椎体互相嵌入融合而难以分辨；病变椎体旁因大量坏死物质流入而形成冷脓肿，表现为病变椎体旁软组织梭形肿胀，边缘清楚；病变部位脊柱后突畸形。②CT对显示椎体及其附件的骨质破坏、死骨、冷脓肿均优于平片。③MRI对病变部位、大小、形态和椎管内病变的显示优于平片和CT。 **7. 骨肿瘤：**骨肿瘤分为原发性和转移性两种，转移性骨肿瘤在恶性骨肿瘤中最为常见。原发性骨肿瘤分为良性与恶性。X线检查不仅可以发现骨肿瘤，还可帮助鉴别肿瘤的良恶以及是原发还是转移。一般原

续表

要点	内容
	发性骨肿瘤好发于长骨；转移性骨肿瘤好发于躯干骨与四肢骨近侧的近端。原发性骨肿瘤多为单发，转移性骨肿瘤常为多发。良性骨肿瘤多无骨膜增生，恶性骨肿瘤常有骨膜增生，并且骨膜新生骨可被肿瘤破坏，形成恶性骨肿瘤的特征性 X 线表现——Codman 三角。 (1) 骨巨细胞瘤(破骨细胞瘤)，多见于 20～40 岁的青壮年，股骨下端、胫骨上端以及桡骨远端多发，良性多见。①X 线平片：在长骨干骺端可见到偏侧性的膨胀性骨质破坏透亮区，边界清楚。多数病例破坏区内可见数量不等的骨嵴，将破坏区分隔成大小不一的小房征，称为分房型；少数破坏区无骨嵴，称为溶骨型。当肿瘤边缘出现筛孔状或虫蚀状骨破坏，骨嵴残缺紊乱，环绕骨干出现软组织肿块影时，提示恶性骨巨细胞瘤。②CT 平扫可见骨端的囊性膨胀性骨破坏区，骨壳基本完整，骨破坏与正常骨小梁的交界处多没有骨增生硬化带。骨破坏区内为软组织密度影，无钙化和骨化影。增强扫描肿瘤组织有较明显的强化，而坏死囊变区无强化。 (2) 骨肉瘤，多见于 11～20 岁的男性，好发于股骨下端、胫骨上端及肱骨上端的干骺端。①X 线主要表现为骨髓腔内不规则的骨破坏和骨增生，骨皮质破坏，不同形式的骨膜增生和骨膜新生骨的再破坏，可见软组织肿块以及其中的云絮状、斑块状肿瘤骨形成等，肿瘤骨存在是诊断骨肉瘤的重要依据。根据 X 线表现的不同，骨肉瘤分为溶骨型、成骨型和混合型三种类型，混合型最为多见。溶骨型骨肉瘤以骨质破坏为主要表现，破坏偏于一侧，呈不规则斑片或大片状溶骨性骨质破坏，边界不清；可见骨膜增生被破坏形成的骨膜三角。成骨型骨肉瘤以肿瘤骨形成为主要的 X 线表现，可见大片致密的骨质硬化改变，称为象牙质变；骨膜增生明显；软组织肿块中多有肿瘤骨形成。混合型骨肉瘤兼有以上两者的骨质改变。②CT 表现为松质骨的斑片状缺损，骨皮质内表面的侵蚀或全层的虫蚀状、斑片状破坏或大片缺损。骨质增生表现为松质骨内不规则斑片状高密度影和骨皮质增厚。软组织肿块围绕病变骨骼生长或偏于一侧，边缘模糊，与周围正常组织界线不清，其内常见大小不等的坏死囊变区；CT 发现肿瘤骨较平片敏感，并能显示肿瘤与邻近结构的关系。③MRI 能清楚地显示骨肿瘤与周围正常组织的关系，以及肿瘤在髓腔内的情况等；但对细小、淡薄的骨化或钙化的显示不如 CT。一般典型骨肉瘤平片即可诊断，而判断骨髓腔病变 MRI 更好。 (3) 转移性骨肿瘤：乳腺癌、甲状腺癌、前列腺癌、肾癌、肺癌及鼻咽癌等癌细胞通过血行可转移至胸椎、腰椎、肋骨、股骨上段，以及髋骨、颅骨和肱骨等处。①根据 X 线表现的不同将其分为溶骨型、成骨型和混合型三种，以溶骨型最为多见。②CT 显示骨转移瘤不仅比普通平片敏感，而且还能清楚显示骨外局部软组织肿块的范围、大小、与相邻脏器的关系等。③MRI 对骨髓中的肿瘤组织及其周围水肿非常敏感，比CT 能更早地发现骨转移瘤，从而为临床诊断、治疗等提供更早而可靠的依据。 8. 颈椎病：X 线表现为颈椎生理曲度变直或向后反向成角，椎体前缘唇样骨增生或后缘骨质增生、后翘，相对关节面致密，椎间隙变窄，椎间孔变小，钩突关节增生、肥大、变尖，前、后纵韧带及项韧带钙化。CT、MRI 对颈椎病的诊断优于普通 X 线平片，尤其对平片不能确诊的颈椎病，MRI 诊断更具有优势。 9. 类风湿关节炎：X 线表现为：早期手、足小关节多发对称性梭形软组织肿胀，关节间隙可因积液而增宽，出现软骨破坏后关节间隙变窄；发生在关节边缘的关节面骨质侵蚀(边缘性侵蚀)是类风湿关节炎的重要早期征象；进一步发展可见骨性关节面模糊、中断，常有软骨下囊性病灶，呈多发、边缘不清楚的小透亮区(血管翳侵入所致)；骨质疏松早期发生在受累关节周围，以后可累及全身骨骼；晚期可见四肢肌肉萎缩，关节半脱位或脱位，指间、掌指间关节半脱位明显，常造成手指指向尺侧偏斜、鹅颈样畸形、纽扣花样畸形。 10. 退行性骨关节病　依靠普通平片就可诊断。 (1) 四肢关节(髋与膝关节)退行性关节病的 X 线表现：由于关节软骨破坏，而使关节间隙变窄，关节面变平，边缘锐利或有骨赘突出。软骨下骨质致密，关节面下方骨内出现圆形或不规整形透明区。晚期还可见关节半脱位和关节内游离骨体，但多不造成关节强直。 (2) 脊椎关节病(脊椎小关节和椎间盘退行性变)的 X 线表现：脊椎小关节改变包括上下关节突变尖、关节面骨质硬化和关节间隙变窄。椎间盘退行性变表现为椎体边缘出现骨赘，相对之骨赘可连成骨桥；椎间隙前方可见小骨片，但不与椎体相连，为纤维环及邻近软组织骨化后形成；髓核退行性变则出现椎间隙变窄，椎体上下骨缘硬化。

要点八 骨与关节常见病的影像学表现

续表

要点	内容
要点九 常见中枢 神经系统 疾病的影 像学表现	★★★★ **（一）脑血管病** 1. 脑出血：高血压性脑出血是最常见的病因,出血部位多为基底节、丘脑、脑桥和小脑。根据血肿演变分为急性期、吸收期和囊变期。CT、MRI 可以确诊。 CT 表现：①急性期血肿呈圆形、椭圆形或不规则形均匀密度增高影,边界清楚,周围有环形密度减低影（水肿带）,局部脑室受压移位,血液进入脑室或蛛网膜下腔时,可见脑室或蛛网膜下腔内有积血影。②吸收期（发病后 3～7 天）可见血肿缩小、密度降低,小的血肿可以完全吸收,血肿周围变模糊,水肿带增宽。③发病 2 个月后进入囊变期,较大的血肿吸收后常留下大小不等的囊腔,同时伴有不同程度的脑萎缩。 2. 蛛网膜下腔出血：CT 表现为脑沟、脑池、脑裂内密度增高影,脑沟、脑裂、脑池增大,少数严重病例周围脑组织受压移位。出血一般 7 天左右吸收,此时 CT 检查无异常发现,但 MRI 仍可见高信号出血灶痕迹。 3. 脑梗死：常见原因有脑血栓形成、脑栓塞、低血压和凝血状态等。病理上分为缺血性脑梗死、出血性脑梗死、腔隙性脑梗死。 （1）CT 表现：①缺血性脑梗死：发病 12～24 小时之内,CT 无异常所见;少数病例在血管闭塞 6 小时即可显示大范围低密度区,其部位、范围与闭塞血管供血区一致,皮质与髓质同时受累,多呈三角形或扇形,边界不清,密度不均,在等密度区内散在较高密度的斑点影代表梗死区内脑质的相对无损害区;2～3 周后,病变处密度越来越低,最后变为等密度而不可见;1～2 个月后可见边界清楚的低密度囊腔。②出血性脑梗死：在密度减低的脑梗死灶内,见到不规则斑点状或片状高密度出血灶影;由于占位,脑室轻度受压,中线轻度移位;2～3 周后,病变处密度逐渐变低。③腔隙性脑梗死：发病 12～24 小时之内,CT 无异常所见;典型者可见小片状密度减低影,边缘模糊;无占位效应。 （2）MRI 检查：MRI 对脑梗死灶发现早,敏感性高,发病后 1 小时即可见局部脑回肿胀,脑沟变浅。 **（二）脑肿瘤** 影像检查的目的在于确定肿瘤的有无,并对其作出定位、定量乃至定性诊断。颅骨平片的诊断价值有限,CT、MRI 是主要的诊断手段。 **（三）颅脑外伤** 1. 脑挫裂伤：CT 可见低密度脑水肿区内散在斑点状高密度出血灶,伴有占位效应。有的表现为广泛性脑水肿或脑内血肿。 2. 颅内出血：包括硬膜外、硬膜下、脑内、脑室和蛛网膜下腔出血等。CT 可见相应部位的高密度影。

 历年真题精选

1. 气管向患侧移位,可见于

A. 胸腔积液　　　　B. 气胸　　　　　　C. 肺气肿　　　　　D. 肺不张　　　　　E. 肺实变

答案：D;　考点：肺不张的 X 线表现

解析：肺不张的 X 线间接征象：①叶间裂向不张的患侧移位;②肺门影缩小和消失,向不张的患侧移位,或与肺不张的致密影融合;③纵隔、心脏、气管向患侧移位,有时健侧的肺组织疝向患侧;④病变邻近的肺组织代偿性鼓胀;⑤病变侧横膈升高,胸廓缩小,肋间隙变窄。故本题选择 D。

2. 某肺叶发生肺不张时,典型的 X 线表现是

A. 中等密度,边界不清的云絮状阴影

B. 密度增高,边缘清楚,呈散在小花朵状阴影

C. 密度增高,边缘锐利的粗乱的线条状阴影

D. 斑点状或小块状密度甚高的致密阴影

E. 三角形密度均匀增高的片状阴影

答案：E;　考点：肺不张典型的 X 线表现

解析：X 线特点为均匀致密阴影,占据一侧胸部、一叶或肺段。阴影无结构,肺纹理消失及肺叶体积缩小。

下叶肺不张在正面胸片中呈三角形阴影,位于脊柱与膈肌之间,在侧片中则靠近后胸壁。若系上叶肺不张,则正面、侧面影均呈楔形,其尖端向下并指向肺门。若系右侧中叶的肺不张,其正面阴影呈三角形,底部位于心影的右缘,尖端指向外侧;其侧影为一楔形,底部近前胸壁,位于膈肌之上,尖端向后及向上。故本题选择 E。

细目三　放射性核素诊断

【考点透视】
1. 掌握脏器显像检查、体外竞争放射分析。
2. 理解各项检查指标异常常见疾病。

要点	内容
要点一 脏器显 像检查	★★★★ **1. 甲状腺显像** (1) 甲状腺显像检查原理:正常甲状腺组织有很强的选择性摄取、浓聚碘的能力,将放射性^{131}I 引入体内后,即可被有功能的甲状腺组织摄取,在体外经特定的显像装置探测^{131}I 所发射的 γ 射线的分布情况,就可以得到甲状腺位置、大小、形态的图像。 (2) 甲状腺显像检查适应证:甲状腺扫描显像临床主要用于:①对异位甲状腺的定位诊断。②甲状腺结节功能的判定。③甲状腺冷结节的良、恶性鉴别。④颈部包块的鉴别诊断。⑤甲状腺重量的估计。⑥甲状腺癌转移灶的探测。 **2. 心肌灌注显像检查** (1) 心肌灌注显像检查原理:心肌灌注显像是利用正常或有功能的心肌细胞可选择性摄取某些碱性离子或核素标记物的功能,应用 γ 照相机或 SPECT 进行心肌平面或断层显像,了解心肌的供血情况,达到诊断有无心肌梗死或缺血的目的;另外,心肌对显像剂的摄取也是反映心肌细胞存活与活性的重要标志。正常或有功能的心肌可显影,缺血心肌或坏死心肌则影像稀疏或缺损(不显影)。 (2) 心肌灌注显像检查适应证:①冠心病心肌缺血的早期诊断。②心肌梗死的诊断。③心肌细胞活力的判断。④冠状动脉搭桥术、血管成形术前病例选择和术后疗效评估。⑤心肌病的诊断与鉴别诊断。
要点二 体外竞争 放射分析	★★★★ **1. 甲状腺素测定** (1) 原理:主要是测定血液中有活性的四碘甲状腺原氨酸(T_4)和三碘甲状腺原氨酸(T_3)。正常情况下,血液循环中的 T_4 绝大部分与蛋白相结合,只有 0.04% 呈游离状态,称为游离 T_4(FT_4),血液中总的 T4 含量称为总 T_4(TT_4)。血液中的 T_4 均由甲状腺分泌而来,其浓度比 T_3 大 60~80 倍,但生物活性较 T_3 低。血液中的 T_3 只有 20% 是甲状腺分泌的,其余 80% 由 T_4 转化而来。与 T_4 一样,血液循环中绝大部分的 T_3 与蛋白结合,只有 0.3%~0.5% 呈游离状态,称为游离 T_3(FT_3)。血液中总的 T_3 含量称为总 T_3(TT_3)。只有游离的甲状腺素才能在靶细胞中发挥生物效应。因此,测定 FT_3、FT_4 能更准确地反映甲状腺功能。 (2) 临床意义:TT_3、TT_4 联合测定对甲状腺功能的判定有重要意义。FT_3、FT_4 对诊断甲亢或甲减更加准确和敏感,其诊断价值依次是 $FT_3 > FT_4 > TT_3 > TT_4$。 **2. 血清促甲状腺激素(TSH)测定** (1) 原理:TSH 是垂体前叶腺细胞分泌的一种糖蛋白激素。它一方面受下丘脑分泌的促甲状腺激素释放激素(TRH)的促进性影响,另一方面又受到 T_3、T_4 反馈性的抑制性影响,二者互相拮抗,它们组成下丘脑-腺垂体-甲状腺轴。正常情况下,下丘脑分泌的 TRH 量决定腺垂体甲状腺轴反馈调节的水平。TRH 分泌多,则血中 T_3、T_4 水平的调定点高;当血中 T_3、T_4 超过此调定水平时,则反馈性抑制腺垂体分泌 TSH,并降低腺垂体对 TRH 的敏感性,从而使血中 T_3、T_4 水平保持相对恒定。TSH 分泌有昼夜节律性,清晨 2~4 时最高,以后渐降,至下午 6~8 时最低。 (2) 临床意义:TSH 增高见于甲状腺功能减退症;TSH 降低主要见于甲状腺功能亢进症。 **3. C 肽测定**

要点	内容
要点二 体外竞争 放射分析	(1) 原理：胰岛 B 细胞分泌胰岛素的同时,还分泌等分子的 C 肽。也就是说,分泌几个胰岛素分子,就同时分泌几个 C 肽分子。因此,测定血清 C 肽可以帮助了解胰岛细胞的功能,间接反映血清胰岛素的浓度。C 肽不受肝脏酶灭活,主要通过肾脏排泄。 (2) 临床意义：①帮助糖尿病分型,了解糖尿病患者胰岛 B 细胞的功能。②鉴别糖尿病患者发生低血糖的原因：是胰岛素使用过量,还是进食不足。③了解移植后胰岛 B 细胞的分泌功能。④了解肝肾功能：肝炎或肝硬化时,肝脏对胰岛素摄取减少,血中胰岛素水平有升高趋势,而 C 肽受其影响小,血中 C 肽与胰岛素比值降低；发生肾病时,C 肽降解减慢,血中 C 肽水平升高,C 肽与胰岛素比值明显高于正常。⑤胰岛素瘤的诊断及手术的效果评定：若术后血中 C 肽水平仍很高,说明胰岛素组织有残留。若在随访中,C 肽水平不断上升,提示肿瘤复发或转移的可能性大。 **4. 胰岛素测定** (1) 原理：血清胰岛素是由胰岛 β 细胞分泌的一种可以降低血糖的激素,其生理功能就是与生长激素、胰高血糖素一起调控血糖的浓度。因此,测定血清胰岛素有助于了解血糖升高与降低的原因,帮助糖尿病的诊断与鉴别诊断等。 (2) 临床意义：①血清胰岛素水平降低：见于 1 型糖尿病患者,空腹胰岛素水平低于参考值,口服葡萄糖后无高峰出现。②血清胰岛素水平正常或稍高：见于 2 型糖尿病患者,口服葡萄糖后高峰延迟至 2～3 小时出现。

第七单元 病历与诊断方法

【考点透视】

了解病历书写的格式与内容、确立诊断的步骤及原则、诊断内容及书写。

要点	内容
要点一 病历书写 的格式与 内容	**(一) 门诊病历** 1. 门诊病历首页要逐项填写,要注明科别,如有错误或遗漏应予更正及补充。 2. 每次诊疗均写明年、月、日。必要时注明时刻。 3. 初诊病历的书写要注意以下事项： (1) 病史内容连贯书写,不必冠以"主诉"等字。病历重点为主诉、现病史,而对既往史、家族史等仅扼要记录与此次发病有关的内容。 (2) 系统体格检查(一般状况、心、肺、肝、脾、四肢、神经反射等),逐项简要记载,对病人的阳性体征及有关的阴性体征,应重点记载。对专科情况,应详细记载。 (3) 辅助检查应根据病情而选择进行。 (4) 结合病史、体检、辅助检查,提出初步诊断。 (5) 处理包括所有药品(品名、剂量、用法及所给总量),特殊治疗,生活注意事项,休息方式及期限,预约诊疗日期及随访要求等。 4. 复诊病历重点记录上次就诊后病情变化、药物疗效与反应及送检结果。复查上次曾发现的阳性体征及有无新的变化。诊断无改变者不再填写。最后为复诊后的处理。 5. 每次记录医师均需签署全名。 **(二) 住院病历** 1. 主要内容包括以下几个方面： (1) 一般情况,如姓名、性别、年龄、婚姻、民族、职业、住址(工作单位)、出生地、入院日期、记录日期、病史陈述者,可靠程度。 (2) 病史,包括主诉、现病史、既往史、个人史、婚姻史、月经生育史、家族史。

要点	内容
要点一 病历书写 的格式与 内容	（3）体格检查。 （4）实验室及其他检查。 （5）摘要。 （6）初步诊断。 （7）记录者签名。 2. 入院记录的内容同住院病历，但应简明、重点突出。 3. 病程记录。 4. 会诊记录。 5. 转科记录。 6. 出院记录。 7. 死亡记录。
要点二 确立诊断 的步骤及 原则	建立正确的诊断，一般要经过"调查研究、搜集资料""综合分析、初步诊断"和"反复实践、验证诊断"三个步骤。 1. 调查研究，搜集临床资料。正确诊断来源于周密的调查研究。包括询问病史、体格检查、实验室及其他检查等，了解和搜集资料，并做到真实、全面、系统。 2. 分析整理，得出初步诊断。在分析、判断和推理过程中必须注意现象与本质、局部与整体、共性与个性、动态的观点等思维方法。 3. 反复实践、验证诊断。
要点三 诊断内容 及书写	1. 诊断内容：完整的诊断应能反映病人所患的全部疾病，其内容应包括病因诊断、病理形态诊断和病理生理诊断。如同时患多种疾病，则应分清主次，顺序列，主要疾病排在前面，次要疾病则根据其重要性依次后排。在发病机制上与主要疾病有密切关系的疾病称为并发症，列于主要疾病之后。与主要疾病无关而同时存在的疾病称为伴发病，应依序后排。一般本科疾病在前，他科疾病在后。 2. 病历书写的基本要求： （1）病历编写必须态度认真，实事求是地反映病情和诊治经过。 （2）病历编写应内容确切，系统完确，条理清楚，重点突出，层次分明，词句精练，标点正确，字迹清楚，不得随意涂改和剪贴。 （3）各项、各次记录要注明记录日期，危、急、重病人的病历还应注明记录时间。记录结束时须签全名并易辨认。凡修改和补充之处，应用红色墨水书写并签全名。 （4）病历摘要必须简练，有概括性与系统性，能确切反映病情的特点，无重要遗漏或差错，可作为初步诊断的依据。

❖❖❖❖ 历年真题精选 ❖❖❖❖

下列除哪项外，均是采录既往史所要求的内容？

A. 过去健康情况　　　　　　　B. 预防接种情况　　　　　　　C. 传染病史

D. 过敏史　　　　　　　　　　E. 是否到过传染病的流行地区

答案：E；　考点：既往史所要求的内容

解析：既往史是指患者本次发病以前的健康及疾病情况，特别是与现病有密切关系的疾病，按时间先后记录。其内容主要包括：①既往一般健康状况；②有无患过传染病、地方病和其他疾病，发病日期及诊疗情况。对患者以前所患的疾病，诊断肯定者可用病名，但应加引号；对诊断不肯定者，简述其症状；③有无预防接种、外伤、手术史以及药物、食物和其他接触物过敏史等。故本题选择 E。

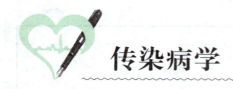

传染病学

第一单元　传染病学总论

细目一　感染与免疫

要点一　感染的概念

传染病是由各种病原微生物和寄生虫感染人体后产生的有传染性的疾病。

感染性疾病是由病原微生物和寄生虫侵入人体引起的疾病,较之传染病不同点在于感染性疾病包括传染病,但范围更广泛,且不一定具有传染性。

传染病学是一门临床学科,是研究传染病在人体发生、发展、传播、诊断、治疗和预防的科学。

(一)概念

感染(infection)是病原体与人体相互作用的过程。

病原体主要是病原微生物和寄生虫。

病原微生物包括病毒、衣原体、立克次体、支原体、细菌、真菌、螺旋体、朊毒体等。寄生虫包括原虫和蠕虫等。

有些微生物和寄生虫与人体宿主之间达到了相互适应、互不损害的共生状态。但当某些因素导致机体免疫功能受损或机械损伤使寄生物异位寄生时,则可引起宿主的损伤,称为机会性感染。

(二)分类

根据病原体感染的次数、时间先后和种数,感染可分为四种。

原发感染(primary infection) 即初次感染某种病原体。

重复感染(re-infection)在感染某种病原体基础上再次感染同一病原体。

混合感染(co-infection)人体同时感染两种或两种以上的病原体。

重叠感染(super infection) 在感染某种病原体基础上又被其他病原体感染。原发感染后出现的病原体感染称继发性感染(secondary infection)。

要点二　感染过程的表现

病原体经过不同途径进入人体就开始了感染过程。感染是否导致疾病取决于病原体的致病力和人体的抗病能力。在感染过程中出现的各种不同表现称为感染谱(infection spectrum),有五种表现形式。

1. 病原体被清除。由于正常情况下人体具有强大的防御体系,病原体在入侵部位即被消灭,或从鼻咽部、肠道、尿道及汗腺等通道排出体外,不出现病理损害和疾病的临床表现。

2. 隐性感染。又称亚临床感染,病原体只引起特异性免疫应答,不引起或只引起轻微的组织损伤,无临床症状,只能通过免疫学检查发现。

3. 显性感染。又称临床感染,即传染病发病。感染后不但引起机体免疫应答,还导致组织损伤,引起病理改变和临床表现。

4. 病原携带状态。病原体侵入机体后,存在于机体的一定部位,并生长、繁殖,虽可有轻度的病理损害,但不出现疾病的临床症状,能排出病原体。包括带病毒者、带菌者和带虫者。携带病原体超过3个月者为慢性携带者,发生于显性感染之后为恢复期携带者,发生于隐性感染的为健康携带者,发生于显性感染临床症状出现之前为潜伏期携带者。

5. 潜伏性感染。是指病原体侵入人体某些部位后,机体免疫系统将病原体局限化,但又不能清除病原体,机体免疫功能下降时潜伏的病原体才引起显性感染。

一般隐性感染者最多见,病原携带者次之,显性感染者比率最低,一旦出现最易识别。仅少数传染病存在潜伏性感染者。

要点三　感染过程中病原体的作用

病原体侵入人体后能否引起疾病,取决于病原体的致病作用、宿主的免疫功能和外环境三个因素。病原体的致病作用包括以下四个方面:

1. 侵袭力。病原体侵入机体并在体内生长、繁殖和扩散的能力称侵袭力。病原体侵入人体和扩散的主要方式有 6 种。

2. 毒力。毒力是指病原体释放毒素和毒力因子的能力。毒素主要包括外毒素(exotoxin)和内毒素(endotoxin)。

3. 数量。相同病原体感染,致病力与病原体数量成正比,但不同病原体最低致病量有很大的差别。

4. 变异性。病原体通过抗原基因的变异、遗传信息的交换、耐药性的形成,逃避免疫的攻击,使机体对病原体的清除作用减低或消失,从而使疾病持续或慢性化。在人工培养多次传代的条件下,可使病原体的致病力减弱或消失,如卡介苗;在宿主之间传播可使致病力增强,如肺鼠疫。

要点四　感染过程中免疫应答的作用

机体的防御机能和免疫反应在感染的发生与转归过程中起着重要作用。保护性免疫反应有利于机体抵抗病原体入侵与破坏,变态反应能促进病理生理过程和组织损伤,二者都属适应性免疫。

(一)保护性免疫

固有免疫即非特异性免疫,包括:①天然屏障(皮肤和黏膜等外部屏障及血脑屏障、胎盘屏障等内部屏障)。②吞噬作用(如单核-吞噬细胞和粒细胞)。③体液因子(补体、溶菌酶、纤维连接蛋白和各种细胞因子等)。

适应性免疫即特异性免疫,指宿主对抗原具有特异性识别能力并产生免疫应答反应,具有特异性及二次免疫加强,但不能遗传。包括由 T 淋巴细胞介导的细胞免疫和由 B 淋巴细胞介导的体液免疫。

(二)变态反应

病原体在侵入人体过程中,可引起机体出现异常免疫应答,表现出对人体不利的一面,即变态反应,是机体对某些抗原初次应答后,再次接受相同抗原刺激时,发生的一种以机体生理功能紊乱或组织细胞损伤为主的特异性免疫应答。变态反应有Ⅰ型变态反应(速发型)、Ⅱ型变态反应(细胞溶解型)、Ⅲ型变态反应(免疫复合物型)、Ⅳ型变态反应(迟发型)等四型。

要点五　感染病的发病机制

(一)感染病的发生与发展

1. 入侵部位。只有入侵部位适合,病原体才能侵入机体引起病变。

2. 机体内定位。不同的病原体在机体内定位不同,各种传染病都有自己的规律性。

3. 排出途径。不同传染病的病原体排出途径不同,如粪便、飞沫、体液等,有的单一,有的多个。

(二)组织损伤的发生机制

1. 直接损伤。病原体可借助机械运动及分泌的酶(如阿米巴病)直接破坏组织,或通过细胞病变使细胞溶解(如脊髓灰质炎),还可通过诱发炎症过程引起组织坏死(如鼠疫)。

2. 毒素作用。病原体可释放毒素杀伤细胞,或释放酶降解组织成分,或损伤血管引起缺血坏死。

3. 免疫机制。病原体侵入机体,通过病原体本身或其代谢产物诱发机体免疫反应,引起组织损伤。

(三)重要病理生理变化

病原体侵入人体后,在与机体互相斗争过程中,导致多种病理生理变化,常见的主要有发热、代谢改变等。

细目二　传染病的流行过程

要点一　流行过程的基本条件

传染病的流行过程就是传染病在人群中发生、发展和转归的过程。流行过程的构成需要有三个基本条件,包括传染源、传播途径和易感人群。同时流行过程又受到社会因素和自然因素的影响。

（一）传染源

传染源指体内有病原体生长、繁殖并能排出体外的人和动物。

1. 患者。急性患者通过咳嗽、呕吐、腹泻等传播病原体；轻型患者易被忽视，作为传染源的意义重大；慢性患者长期排出病原体，是重要的传染源。有些传染病，如麻疹、天花、水痘等，患者是唯一的传染源。

2. 隐性感染者。隐性感染者数量多，且不易被发现。对于某些传染病，如肠道病毒感染，隐性感染者是主要传染源。

3. 病原携带者。包括慢性病原携带者、恢复期病原携带者、潜伏期携带者和健康病原携带者等，是重要的传染源。

4. 受感染的动物。传播疾病的动物为动物传染源，动物作为传染源传播的疾病，称为动物源性传染病，如狂犬病、布鲁菌病等；野生动物为传染源的传染病，称为自然疫源性传染病，如鼠疫、钩端螺旋体病、流行性出血热等。

（二）传播途径

病原体离开传染源到达另一个易感者所经过的途径称传播途径。

1. 呼吸道传播。因吸入含有病原体的空气、飞沫或尘埃引起，如肺结核、麻疹、传染性非典型肺炎、流行性脑脊髓膜炎、白喉等。

2. 消化道传播。常因食物、水、苍蝇和蟑螂等因素引起，如霍乱、伤寒、细菌性痢疾和一些寄生虫病（钩虫病、蛔虫病等）。

3. 接触传播。包括直接接触传播和间接接触传播。直接接触传播指传染源与易感者接触而未经任何外界因素所造成的传播，如性病、狂犬病、鼠咬热等；间接接触传播也称日常生活接触传播，是指易感者接触了被传染源的排泄物或分泌物污染的日常生活用品而造成的传播。例如，被污染了的手接触食品可传播痢疾、伤寒、霍乱、甲型肝炎。

4. 虫媒传播。①经节肢动物机械携带传播：苍蝇、蟑螂等可携带肠道传染病病原体。②经吸血节肢动物传播：吸血节肢动物叮咬患菌血症、立克次体血症、病毒血症、原虫症的宿主，使病原体随宿主的血液进入节肢动物肠腔或体腔内，经过发育和（或）繁殖后，才能感染易感者。

5. 血液和体液传播。存在于血液或体液中的病原体通过输血、使用血制品、分娩、性交而传播，如疟疾、乙型肝炎、丙型肝炎、艾滋病、梅毒等。

6. 母婴传播。由母亲传给胎儿或婴儿称母婴传播，母婴传播属于垂直传播，其他途径称为水平传播。出生前在宫内获得的感染称先天性感染，如梅毒等。母婴传播包括：①经胎盘传播。②上行性传播。③分娩引起的传播。④哺乳传播等。

7. 土壤传播。土壤被病原体污染（如人粪肥使肠道传染病病原体或寄生虫虫卵污染土壤），如钩虫卵、蛔虫卵等；某些细菌的芽孢可以长期在土壤中生存，如破伤风、炭疽、气性坏疽等若遇皮肤破损，可以引起感染。

（三）易感人群

对某一传染病缺乏特异性免疫力的人为易感者。人群易感性指人群对某种传染病病原体的易感程度或免疫水平。

1. 人群易感性增高的因素

（1）新生儿增加、非流行区人口迁入、免疫人群减少等。

（2）许多传染病（包括隐性感染）流行或人工免疫后经一段时间，其免疫力逐渐降低，其患者又成为易感人群，因此传染病的流行常有周期性。

（3）新的传染病出现或传入。

2. 人群易感性降低的因素

（1）计划免疫及必要的强化免疫。

（2）传染病流行或隐性感染后。

要点二　影响流行过程的因素

自然因素自然环境的各种因素，包括地理、气象、生态环境等，对传染病的发生与发展影响极大。社会因素社会制度、经济与生活条件、文化水平、人口密度等对传染病的流行过程有决定性影响。

细目三　传染病的特征

要点一　基本特征

(一)病原体

每一种传染病都是由特异性病原体所引起的。病原学检查是传染病的确诊依据。

(二)传染性

传染性是传染病与非传染性疾病的最主要区别。传染性是指病原体能够通过特定途径感染给他人。传染病人有传染性的时期称为传染期。每一种传染病都有相对固定的传染期,是确定传染病患者隔离期的主要依据。

(三)流行病学特征

主要指传染病的流行性、季节性和地方性,还包括在不同人群(年龄、性别、职业等)中的分布特点。

1. 流行性。传染病在人群中连续发生造成不同程度蔓延的特性。

①散发:某种传染病在某一地区近几年发病率的一般水平。

②流行:某种传染病在某一地区的发病率高于一般水平。

③大流行:某传染病流行范围广,甚至超过国界或洲界。

④暴发:某种传染病病例的发病时间分布高度集中于一个短时间之内,多是同一传染源或传播途径导致的。

2. 季节性。传染病发病率在时间上的分布特点。季节性的发病率变化与气温、湿度、传播媒介、人群流动等因素有关。

3. 地方性。传染病发病率在空间(地区分布)中的分布特点。某些传染病和寄生虫病只限于一定地区和范围内发生,自然疫源性疾病也只限于一定地区内发生,这些传染病有其地区特征,又称为地方性传染病。

4. 感染后免疫。人体感染病原体后能产生不同程度的特异性免疫。一些病毒性传染病(如麻疹、乙型脑炎等),感染后可获得持久的免疫力;一些细菌性传染病(如戊型肝炎、细菌性痢疾等),感染后保护性免疫仅为数月至数年;也有的感染后不产生保护性免疫或仅产生有限的保护性免疫,容易重复感染,如血吸虫病、蛔虫病等。

要点二　临床特征

(一)病程发展的阶段性

急性传染病的发生、发展和转归具有一定的阶段性,通常分为四个期。

1. 潜伏期。是指从病原体侵入机体至开始出现临床症状为止的时期。潜伏期是相对固定的,是临床诊断、追溯传染源、确定检疫期、选择免疫方式的重要依据。潜伏期的长短与病原体感染的量成反比。

2. 前驱期。是从起病至症状明显的时期。前驱期的临床表现通常是非特异性的,为很多传染病所共有,持续1~3日。起病急骤者前驱期很短暂或无。

3. 症状明显期。在此期间患者表现出该传染病所特有的症状和体征,如特征性的皮疹、肝脾大和脑膜刺激征、黄疸、器官功能障碍或衰竭等。

4. 恢复期。此期机体免疫力增长到一定程度,体内病理生理过程基本终止,症状及体征基本消失。但体内可能仍有残余病原体,病理改变和生化改变尚未完全恢复。一些患者还有传染性,血清中抗体效价逐渐升高,直至达到最高水平。

5. 复发与再燃。有些传染病患者进入恢复期后,已稳定退热一段时间,由于潜伏于组织内的病原体再度繁殖,使发热等初发症状再度出现,称为复发。有些患者在恢复期,体温未稳定下降至正常,又再度升高,此为再燃。

6. 后遗症。在恢复期结束后机体功能仍长期不能恢复正常。

(二)常见的症状与体征

1. 发热。热型是传染病的重要特征之一,具有鉴别诊断意义。常见热型有:稽留热、弛张热、间歇热、回归热、波浪热、不规则热等。

2. 发疹。许多传染病在病程中有皮疹出现,称为发疹性传染病。皮疹的类型有斑疹、丘疹、斑丘疹、出血疹、疱疹、脓疱疹、荨麻疹等。

3. 毒血症状。病原体的代谢产物和毒素可引起全身中毒症状,如寒战、高热、乏力、全身酸痛、厌食、头痛、肌肉痛、关节骨骼疼痛,严重者可出现精神神经症状,有时还可引起肝、肾损害和多器官功能衰竭。临床常见毒血症、菌(病毒、螺旋体)血症、败血症、脓毒血症等。

4. 单核-吞噬细胞系统反应。在病原体及其代谢产物的作用下,可出现充血、增生等反应,表现为肝、脾和淋巴结的肿大。

(三)临床类型

根据临床过程的长短,可分为急性、亚急性和慢性传染病;根据病情的轻重,可分为轻型、中型、重型及暴发型传染病;根据临床特征,可分为典型和非典型传染病。

细目四 传染病的诊断

要点一 流行病学资料

包括患者的年龄、职业、流行季节与地区、免疫接种史与既往患传染病史、与传染病患者接触史、有无传染病病例等。

要点二 临床资料

包括详细询问病史及全面体格检查的发现,并加以综合分析。

要点三 实验室检查与其他检查

(一)实验室检查

实验室检查对传染病的诊断具有特殊的意义,病原体的检出可直接确定诊断,而免疫学检查亦可为诊断提供重要根据。对许多传染病来说,一般实验室检查有助于诊断与判断病情变化及严重程度。

1. 常规检查。血常规检查中白细胞总数增高主要见于球菌感染(如流行性脑脊髓膜炎、猩红热、金黄色葡萄球菌感染等)和少数病毒感染性传染病(如乙型脑炎、狂犬病、流行性出血热、传染性单核细胞增多症等)。白细胞总数正常或减少主要见于:①革兰阴性杆菌感染,如布鲁菌病、结核病、伤寒与副伤寒。②多数病毒感染性疾病,如流行性感冒、传染性非典型肺炎、高致病性禽流感病毒感染、登革热等。③原虫感染,如疟疾、黑热病等。嗜酸粒细胞增多见于血吸虫病、钩虫病等蠕虫感染,嗜酸粒细胞减少则见于伤寒等。尿常规检查有助于流行性出血热、钩端螺旋体病等的诊断;大便常规检查有助于蠕虫感染和感染性腹泻的诊断。

2. 病原学检查。

(1)病原体的直接检出或分离培养是传染病病原学诊断的"金指标"。

(2)分子生物学检测。是传染病病原学诊断发展的方向。目前应用的有分子杂交技术、聚合酶链反应(PCR)等。

3. 免疫学检测。应用已知的抗原、抗体检测患者血清或体液中相应的抗体或抗原,是最常用的免疫学检测方法。检测特异性抗原比特异性抗体更为可靠。

(二)其他检查

1. 内镜检查

(1)纤维胃镜、纤维结肠镜。常用于诊断消化系统传染病。

(2)纤维支气管镜。常用于诊断支气管淋巴结结核病、艾滋病合并肺孢子菌病。

2. 影像学检查

包括 B 型超声波检查,常用于肝炎、肝硬化、肝脓肿等的诊断或鉴别诊断;计算机断层扫描(CT)、磁共振成像(MRI),常用于诊断脑脓肿、脑囊虫病;X 线胸片,常用于诊断肺结核、肺吸虫病。

3. 活体组织检查

常用于各型肝炎、肝硬化、肺结核、艾滋病和各种寄生虫病的诊断与鉴别诊断。

细目五　传染病的治疗

要点一　治疗原则

综合治疗的原则即治疗、护理与隔离、消毒并重，一般治疗、对症治疗与特效治疗相结合。

中医中药治疗的原则即积极参与。

要点二　治疗方法

（一）一般治疗

包括隔离、护理、饮食及心理治疗等。保持足够的热量、足量维生素摄入，维持水、电解质平衡和酸碱平衡，必要时应用各种血液和免疫制品，均可增强患者的体质和免疫功能。

（二）对症治疗

对症治疗包括降温、镇静、强心、改善微循环、纠正水电解质失衡及电解质紊乱，应用糖皮质激素以及血液透析和血浆置换等。

（三）病原治疗

抗菌治疗主要用于细菌、立克次体、支原体、真菌、螺旋体等感染的治疗。应用抗菌药物应遵守以下原则：①严格掌握适应证，使用针对性强的药物。②病毒感染性疾病不宜使用抗菌药物。③不明原因发热患者，如果用多种抗菌药物治疗无效，应停用或改用适合的抗菌药物，避免继续使用带来的菌群失调和毒副反应。④应用抗菌药物前最好做病原体培养，按药敏试验结果用药。⑤预防性应用抗菌药物应有明确的目的。⑥对于免疫功能低下的患者和疑似细菌感染的患者，可试用抗菌药物治疗。

抗寄生虫治疗主要用于蠕虫病和原虫病的治疗。

抗病毒治疗针对病毒的药物除少数外，大多疗效不理想。临床应用较多的有干扰素（治疗乙型肝炎和丙型肝炎）、阿糖腺苷、无环鸟苷（治疗疱疹病毒感染）、利巴韦林（治疗流行性出血热）、核苷类似物（治疗 AIDS 或乙型肝炎）。

血清免疫制剂治疗有直接中和毒素和清除病原体的作用。如白喉和破伤风抗毒素、乙型肝炎免疫球蛋白、抗狂犬病血清、人丙种球蛋白等。使用抗毒素前必须做过敏试验，对过敏者应采用脱敏法注射。

（四）康复治疗

某些传染病（如脊髓灰质炎、脑炎和脑膜炎）可有肢体瘫痪和语障碍等后遗症，需进行康复治疗。

细目六　传染病的预防

要点一　管理传染源

《中华人民共和国传染病防治法》把传染病分为甲类、乙类和丙类，实行分类管理。甲类为强制管理传染病，包括鼠疫和霍乱，乙类为严格管理传染病，丙类属监测管理传染病。

甲类传染病属强制管理传染病，根据国务院卫生最新的《中华人民共和国传染病防治法》（2013 年 6 月 29 日修正）的规定，乙类传染病中传染性非典型肺炎、肺炭疽、人感染高致病性禽流感，采取甲类传染病的预防控制措施。2013 年 11 月 4 日国家卫计委新增感染 H7N9 禽流感纳入法定乙类传染病，并解除对人感染高致病性禽流感采取的甲类传染病预防控制措施。

疾病预防控制机构、医疗机构和采供血机构及其执行职务的人员发现法定的传染病疫情或者发现其他传染病暴发、流行以及突发原因不明的传染病时，应当遵循疫情报告属地管理原则，按照国务院规定的或者国务院卫生行政部门规定的内容、程序、方式和时限报告。所有公民均为义务报告人。

对患者做到早发现、早诊断、早报告、早隔离、早治疗；对传染源的密切接触者，进行检疫、医学观察、药物预防和应急接种；对病原携带者应随访、治疗、管理、观察并适当调整工作；对患者或带病原体的动物给予隔离治疗、检疫，对有害动物（如鼠类、病犬等）则坚决捕杀。

要点二　切断传播途径

切断传播途径通常是起主导作用的预防措施。对消化道传染病应搞好个人及环境卫生，加强饮食、水源及粪便管理；对呼吸道传染病应搞好居室卫生并保持空气流通，必要时可进行空气消毒，通常以戴口罩为简便

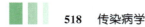

的预防方法;对虫媒传播的传染病应搞好室内外卫生,消灭动物媒介,如消灭苍蝇、蟑螂、蚊子及灭虱、灭蚤等;对寄生虫病应努力消灭中间宿主,如消灭钉螺控制血吸虫病等。

要点三 保护易感人群

(一) 提高非特异性免疫力

改善营养、锻炼身体等。在流行期间应避免同易感人群接触,必要时可进行潜伏期预防性服药。

(二) 提高特异性免疫力

接种疫苗、菌苗、类毒素等可提高人群的主动性特异性免疫,接种抗毒素、丙种球蛋白或高效价免疫球蛋白可使机体获得被动特异性免疫。儿童计划免疫对传染病预防起关键性的作用。

第二单元 病毒感染

细目一 病毒性肝炎

病毒性肝炎(viral hepatitis)是由肝炎病毒引起的以肝脏炎性损害为主的一组传染病,具有传染性强、传播途径复杂、流行面广、发病率高等特点。肝炎病毒是指侵入机体后主要感染肝脏并以引发肝脏炎性损害为主的病毒。目前已知的肝炎病毒有甲、乙、丙、丁、戊五型。新近发现的庚型肝炎病毒(HGV)、输血传播病毒(TTV)及 Sen 病毒(SENV)等,由于其嗜肝性及致病性尚未定论,至今没有归属于肝炎病毒。其他如巨细胞病毒、EB 病毒、柯萨奇病毒、疱疹病毒等多种病毒有时也可引起肝脏炎性损害,但肝脏受累是其全身表现的一部分,故不属于肝炎病毒。

要点一 病原学

各型肝炎病毒特点:

甲型肝炎病毒(HAV)	RNA 病毒	只有 1 个血清型和 1 个抗原抗体系统。 IgM 抗体存在 3～6 个月,有现症感染意义。 IgG 抗体,存在多年,有保护力。
乙型肝炎病毒(HBV)	DNA 病毒亦称 Dane 颗粒	有 3 个抗原抗体系统。包膜含 HBsAg,核心有 HBcAg、HBeAg、HBV-DNA 以及 DNA 聚合酶。 基因组为双股环状 DNA,有 4 个开放读码框架,分别编码 HBsAg、HBeAg、HBcAg、HBxAg 和 DNA 聚合酶。
丙型肝炎病毒(HCV)	RNA 病毒	抗 HCV 为非保护性抗体,而是感染指标。
丁型肝炎病毒(HDV)	RNA 病毒	仅有一个血清型,是一种缺陷病毒,必须借助 HBsAg 包裹才能成为感染性病毒颗粒。
戊型肝炎病毒(HEV)	RNA 病毒	2 个基因型。

要点二 流行病学

	传染源	传播途径	易感人群
甲型肝炎	急性患者,隐性感染者	粪口途径	儿童及青少年
乙型肝炎	急、慢性患者,病毒携带者	输血、注射、手术、针刺、血液透析、母婴垂直传播和性接触	低发区高峰年龄为 20～40 岁,高发区高峰年龄为 4～8 岁
丙型肝炎	急、慢性患者,无症状携带者	主要通过输血和注射,也可通过母婴传播	成年人多见
丁型肝炎	急、慢性患者,病毒携带者	输血、注射、手术、针刺、血液透析、母婴垂直传播和性接触	与 HBV 同时感染或在慢性 HBV 感染者基础上感染
戊型肝炎	急性患者,隐性感染者	粪口途径	青壮年多见;男性多于女性

流行特征：

1. 甲型肝炎。世界各地均有发生。在高发地区常呈周期性流行。全年均可发病，而以冬春季为发病高峰。目前儿童感染 HAV 已减少，成人感染 HAV 相对增多。

2. 乙型肝炎。见于世界各地，全球约 20 亿人感染过 HBV，其中约 3.5 亿人为慢性 HBV 感染，约占全球人口的 6%。在我国乙肝流行率为 9.17%，分布存在着地区差异。乙型肝炎的发病无明显季节性，多为散发，但常有家庭集聚现象，患者及 HBsAg 携带者男性多于女性。

3. 丙型肝炎。见于世界各国，主要为散发，多见于成人，尤以输血与使用血制品者、静脉药瘾者、血液透析者、肾移植者、同性恋者等为多见，发病无季节性。

4. 丁型肝炎。在世界各地均有发现，但感染率差异较大。我国属 HDV 低地方性流行区，在 HBsAg 阳性人群中的流行率为 1.2%。

5. 戊型肝炎。存在流行和散发两种形式。流行主要发生于亚洲、非洲和中美洲的一些不发达国家。在我国成人急性病毒性肝炎中，多数地区戊型肝炎已占首位，尤其是老年人戊型肝炎所占比例更高，多发生于雨季或洪水泛滥之后。散发病例一年四季均可发生；发病者以青壮年为主，儿童多为亚临床型，男性发病多于女性，但孕妇感染后病情较重，病死率较高。

要点三　临床表现

各型肝炎潜伏期不同，甲型肝炎为 4w(2～6w)，乙型肝炎为 3w(4～24w)，丙型肝炎为 7.4w(2～26w)，丁型肝炎为 4～20w，戊型肝炎为 6w(2～9w)。

（一）急性肝炎

1. 急性黄疸型肝炎

(1) 黄疸前期。突出症状为全身乏力及食欲不振、厌油、恶心、呕吐、腹胀、便溏等消化系统症状。本期末尿色逐渐加深，似浓茶，体征可有右上腹叩击痛。本期持续数日至 2 周，平均 1 周。

(2) 黄疸期。首选出现巩膜黄染，尚有肝大、触痛及肝区叩击痛，脾可轻度肿大。本期持续 2～6 周。

(3) 恢复期。黄疸消退，症状消失，本期约需数周至 4 个月，平均 1 个月。

2. 急性无黄疸型肝炎

主要表现为乏力，食欲不振，腹胀，肝区疼痛，有的患者可有恶心、呕吐、便溏或低热。体征可有肝大、压痛、脾也可轻度增大。

（二）慢性肝炎

1. 轻度。临床症状、体征轻微或缺如，肝功能指标仅 1 或 2 项轻度异常。

2. 中度。症状、体征、实验室检查居于轻度和重度之间。

3. 重度。有明显或持续的肝炎症状，如乏力、食欲不振、腹胀、尿黄、便溏等，有肝病面容、肝掌、蜘蛛痣、脾大等体征，且无门脉高压表现者。

（三）重型肝炎

五型均可引起重型肝炎(0.2%～0.5%)，以 HBV 或 HBV 合并 HDV 感染引起的多见。

临床特点：进行性加深的深度黄疸伴严重的消化道症状和极度的乏力、胆酶分离、PTA<40%。

症状：(四高)高度乏力、纳差、黄疸、出血倾向。

体征：肝浊音界缩小、腹水征阳性、高度黄疸、大片瘀斑。

并发症：①出血倾向（皮肤黏膜出血、消化道出血）；②腹水（胸水）③肝肾综合征；④肝性脑病；⑤肝肺综合征；⑥严重感染；⑦电解质紊乱、酸碱失衡。

重型肝炎临床特点的比较

急性重型肝炎	亚急性重型肝炎	慢性重型肝炎
2周内出现极度乏力,明显消化道症状,常有高热,迅速出现神经、精神症状,肝浊音界进行性缩小,黄疸急剧加深,血白细胞计数及中性粒细胞增高,血小板减少。凝血酶原时间延长,PTA<40%	急性起病,15～24周出现重型肝炎表现,凝血酶原时间明显延长,PTA≤40%,黄疸迅速加深,每日上升≥17.1mol/L 或血清胆红素大于正常值上限的 10 倍 **脑病型**:首先出现神经、精神症状等肝性脑病表现者 **腹水型**:首先出现腹水及相关表现者	慢性肝炎或含氧化病史。慢性 HBV 携带史。无肝病史及无 HBsAg 携带史及无 HBsAg 携带史,但有慢性肝病体征。影像学该病及生化检测异常者。肝穿活组织学检查支持慢性肝炎改变

根据病情的严重程度,亚急性重型和慢性重型肝炎可分为早、中、晚三期。

1. 早期。患者有重型肝炎的表现或经病理学证实,但未发生明显的脑病,亦未出现腹水。

2. 中期。有Ⅱ度肝性脑病和(或)明显腹水或出血倾向(出血点或瘀斑),20%＜PTA≤30%。

3. 晚期。有难治性并发症如肝肾综合征、消化道大出血、严重出血倾向(注射部位瘀斑等)、严重感染、难以纠正的电解质紊乱或Ⅲ度以上肝性脑病、脑水肿,PTA≤20%。

(四)瘀胆型肝炎

以肝内胆汁瘀积为主要表现的一种特殊类型。

(五)肝炎肝硬化

早期肝硬化临床上常无特异性表现,很难确诊,须依靠病理诊断,B 超、CT 或 MRI 及腹腔镜等检查有辅助诊断意义。

凡慢性肝炎患者具有肯定的门脉高压证据(如腹壁及食管静脉曲张、腹水),影像学检查肝脏缩小、脾脏增大、门静脉增宽,且除外其他引起门静脉高压原因者,均可诊断为肝炎肝硬化。

要点四　实验室检查与其他检查

(一)血常规

急性肝炎早期血白细胞正常或略高,黄疸期至恢复期白细胞正常或略低。急性重型肝炎白细胞和多个核细胞均可增加。慢性重型肝炎、肝炎肝硬化、脾大及脾功能亢进时可有不同程度的血小板、白细胞及红细胞减少。

(二)尿常规

出现黄疸的患者尿胆素及尿胆原常阳性,且有助于黄疸的鉴别。

(三)肝功能

1. 血清转氨酶。临床用于肝病诊断的转氨酶主要有:

(1)丙氨酸氨基转移酶(ALT)。ALT 主要存在于肝细胞浆中,易于释出。

(2)天门冬氨酸氨基转移酶(AST)。AST80%存在于肝细胞线粒体内,因此急性肝炎时 ALT 常高于 AST。如病程超过 3 个月转氨酶仍高,常提示有慢性化倾向。

慢性肝炎、肝硬化时转氨酶的升高幅度常较急性肝炎低。

2. 血清胆红素(Bil)。病毒性肝炎等肝脏疾患如血清胆红素明显升高,常表示肝脏损伤严重或有胆汁瘀积。

3. 蛋白质。肝脏损伤严重白蛋白常减少,球蛋白常增加,A/G 比值下降或倒置。

4. 凝血酶原时间(PT)和凝血酶原活动度(PTA)。如果肝实质广泛而严重损伤时,肝脏产生凝血因子减少,PT 明显延长,PTA 下降。PTA≤40%为肝细胞大量坏死的肯定界限,为重型肝炎诊断及判断预后的重要指标,如 PTA＜20%则预后不良。

5. 血胆固醇(Ch)。血中的胆固醇 60%～80%来自肝脏,严重肝损伤时,肝脏合成胆固醇减少,故而血胆固醇明显减少常提示肝病病情严重。瘀胆型肝炎、胆道梗阻时胆固醇常有升高。

6. 转肽酶(7-GT,GGT)。此酶灵敏度高,特异性差。

7. 碱性磷酸酶(ALP/AKP)。骨骼疾患及肝胆疾患如瘀胆型肝炎、肝内胆汁瘀积及肝外阻塞性黄疸者可明显升高。肝细胞性黄疸时仅轻度增高。生长发育期儿童亦明显增高。

8. 甲胎蛋白（AFP）。孕妇、新生儿、部分睾丸或卵巢胚胎性癌及部分慢性肝损伤、肝硬化患者可轻度升高。AFP 明显升高或进行性升高提示有肝细胞癌（HCC）发生。重型肝炎有大量肝细胞坏死后的肝细胞再生，AFP 也常升高，则与预后相关。

（四）病原学检查

1. 甲型肝炎（HAV）

抗- HAVIgM 出现较早，为 HAV 诊断最常用的重要指标。粪便或血清标本中检出 HAV - RNA、HAAg、HAV 颗粒等，阳性可确定诊断 HAV 感染。

2. 乙型肝炎（HBV）

HBsAg/抗- HBs，HBeAg/抗- HBe，抗- HBc，HBV - DNA。

（1）HBsAg 是感染 HBV 后最早出现的血清学指标，也是现症感染标志之一。

（2）抗- HBs 是感染 HBV 后产生的唯一保护性抗体。

（3）HBcAg 血液中一般无游离的 HBcAg，若血清 HBcAg 阳性表示血液内含有 HBV，传染性强，HBV 复制活跃。

（4）抗- HBc 为感染 HBV 后最早出现的抗体，是 HBV 感染的标志。可能为现症感染或既往感染。

（5）HBe Ag 和抗- HBe。

（6）HBV - DNA 是 HBV 存在和复制最可靠的直接证据。

3. 丙型肝炎（HCV）

抗- HCV 为非保护性抗体，为病毒感染标志。阳性可诊断为 HCV 感染。

HCV - RNA 阳性是 HCV 感染及复制活跃的标志。可用于早期诊断及疗效评估。

4. 丁型肝炎（HDV）

HDV Ag 是急性 HDV 感染的直接证据；

抗- HDIgM 阳性是 HDV 现症感染的标志，急性 HDV 感染者抗- HDIgM 一过性升高，慢性 HDV 感染时，抗- HDIgM 升高多为持续性，并有高滴度的抗- HDIgG 阳性。

5. 戊型肝炎

抗- HEV 是 HEV 近期感染的标志，有早期诊断价值。

（五）肝穿刺活组织学检查

肝活检多病毒性肝炎的诊断和分型十分重要。

（六）影像学检查

1. 超声波检查。超声波检查为非特异性的，急性肝炎时作用是排除肝脏的其他病变，肝脏占位性病变、梗阻病变等。超声波检查对肝硬化、肝大块坏死、肝癌、脂肪肝等有一定的诊断意义。

2. 电子计算机断层扫描（CT）检查。意义与超声波检查类似。

要点五　诊断与鉴别诊断

（一）诊断

病毒性肝炎诊断主要通过流行病学史、临床表现、实验室检查及影像学检查结果，结合患者动态变化进行综合分析，作出临床诊断，并根据特异性检查结果做出病原学诊断。

（二）鉴别诊断

1. 各型病毒性肝炎之间的鉴别。

2. 传染性单核细胞增多症。本病系 EB 病毒感染，但消化道症状轻，常有咽炎，淋巴结肿大，血白细胞增多异型淋巴细胞 10% 以上，嗜异凝集反应阳性，抗 EB 病毒抗体 IgM 早期阳性（4～8 周）等。

3. 药物性或中毒性肝炎。有服用损害肝脏药物或接触有毒物质史，病毒性肝炎病原学检查常阴性。

4. 酒精性肝炎。长期嗜酒史，病毒性肝炎病原学检查常阴性。

5. 非酒精性脂肪性肝炎。患者体形肥胖，体重指数常超标，血生化检查甘油三酯多增高，B 超检查有相应改变，病毒性肝炎病原学检查常阴性。

6. 自身免疫性肝病。

要点六 治疗

（一）急性肝炎

1. 休息。是急性病毒性肝炎的重要治疗措施。

2. 饮食。应进食易消化、富含维生素的清淡饮食。禁止饮酒。

3. 药物治疗。急性期一般具有自限性，不需病原治疗。但丙型肝炎及急性乙型肝炎有慢性化趋势者应早期抗病毒治疗。

（二）慢性肝炎

1. 休息。应适当休息。病情活动时应卧床休息；病情稳定时应注意锻炼身体，以活动后不感到疲乏为度。

2. 饮食。宜进蛋白质及维生素含量丰富的饮食，以维持平衡为宜。忌酒。

3. 抗病毒治疗。是慢性肝炎的主要治疗手段。目的是清除或持续抑制体内的肝炎病毒，减轻肝细胞炎症坏死及肝纤维化，延缓和阻止疾病进展，减缓和防止肝脏失代偿、肝硬化、HCC 及其并发症的发生，从而改善生活质量和延长存活时间。常用的抗病毒药物有：干扰素、核苷类似物、利巴韦林（病毒唑）等。

4. 调节免疫疗法。可选用胸腺素或转移因子等药物。

5. 抗肝纤维化治疗。

（三）重型肝炎

目前的治疗原则是在密切观察病情、早期诊断的基础上，以支持和对症疗法为主，同时进行多环节阻断肝细胞坏死、促进肝细胞再生，积极防治各种并发症，必要时可采用人工肝支持系统，争取进行肝移植。

要点七 预防

（一）管理传染源

1. 报告和登记。对疑似、确诊、住院、出院、死亡的肝炎病例均应分别按病原学进行传染病报告，专册登记和统计。

2. 隔离与消毒。急性甲型及戊型肝炎自发病日算起隔离 3 周；乙型及丙型肝炎隔离至病情稳定后可以出院。各型肝炎宜分室住院治疗。对患者的分泌物、排泄物、血液以及污染的医疗器械及物品均应进行消毒处理。

3. 献血员管理。献血员应在每次献血前进行体格检查，肝功能异常 HBsAg 阳性者不得献血。抗- HVC 阳性者不得献血。

4. HBsAg 携带者的管理。HBsAg 携带者不能献血，可照常工作和学习，但要加强随访，应注意个人卫生和经期卫生，以及行业卫生，以防其唾液、血液及其他分泌物污染周围环境，感染他人；个人食具，刮刀修面用具，漱洗用品等应与健康人分开。HBeAg 阳性者不可从事饮食行业。

（二）切断传播途径

1. 加强饮食卫生管理、水源保护、环境卫生管理以及粪便无害化处理，提高个人卫生水平。

2. 加强各种医疗器械的消毒处理，注射实行一人一管，或使用一次性注射器，医疗器械实行一人一用一消毒。

3. 加强对血液及血液制品的管理。

（三）保护易感人群

1. 甲型肝炎

人血丙种球蛋白对甲型肝炎密切接触者有一定程度的保护作用，主要用于接触甲型肝炎患者的易感儿童；甲肝减毒活疫苗或灭活疫苗均有较好的预防效果，高危易感人群应接种。

2. 乙型肝炎

（1）乙肝免疫球蛋白（HBIG）。主要用于阻断 HBV 的母婴传播及意外暴露的被动免疫，应在出生后或暴露后的 24 小时内（时间越早越好）注射。

（2）乙型疫苗。主要用于新生儿和高危人群的乙肝预防。对 HBsAg 阳性产妇所生婴儿，与乙肝免疫球蛋白联合使用可提高保护率。

细目二　流行性感冒

要点一　病原学

流感病毒属正黏病毒科，直径 80～120nm，呈球形或丝状，其结构自外而内可分为包膜、基质蛋白以及核心三部分组成。核心由核心和包膜组成。核心由分节段的单股负链 RNA、与其结合的核蛋白（NP）和 RNA 多聚酶组成；包膜分为两层，内层为基质蛋白 1（M_1），外层主要来自宿主细胞的脂质双层膜，表面分布着两种刺突-血凝素（HA）和神经氨酸酶（NA），成分为糖蛋白，具有亚型和株的特异性。此外，病毒包膜外层上还分布有基质蛋白 2（M_2），数量少，属于离子通道蛋白，有助于病毒进入感染细胞。针对 HA 的抗体为中和抗体，可预防流感的传染；抗 NA 抗体能在一定程度上限制病毒复制，但不能中和流感病毒。

根据病毒 NP 和 M_1 抗原性的不同，流感病毒分为甲（A）、乙（B）和丙（C）三型。

甲型流感病毒根据 HA 和 NA 的抗原性不同分为若干亚型，HA 可分为 H_1～H_{16} 亚型，NA 可分为 N_1～N_9 亚型，人类流感主要与 H_1、H_2、H_3 和 N_1、N_2 亚型有关。甲型流感病毒宿主广泛，易发生变异，曾多次引起世界性大流行；乙型流感病毒变异较少，通常只引起局部暴发；丙型流感病毒稳定，多为散发，主要侵犯婴幼儿和免疫力低下的人群；乙型、丙型相对较少，主要感染人类。

甲型流感病毒的变异，最常发生于甲型，主要形式有两种：①抗原漂移变异幅度小，属于量变，不会引起流感的大规模流行，出现频率较高，且有逐渐积累效应。②抗原转换，变异幅度大，属于质变，形成新的病毒亚型，由于人对抗原转换后出现的新亚型缺少免疫力，往往会引起流感的全球性大流行，发生频率较低，且缓慢。

流感病毒不耐热，100℃1 分钟或 56℃30 分钟灭活，对常用消毒剂及紫外线敏感，耐低温和干燥，真空干燥或 −20℃以下仍可存活。

要点二　流行病学

（一）传染源

主要为流感患者和隐性感染者。潜伏期即有传染性，发病 3 日内传染性最强。

（二）传播途径

经呼吸道-空气飞沫传播，也可通过直接接触或病毒污染物品间接接触传播。

（三）易感人群

普遍易感，感染后获得对同型病毒免疫力，但维持时间短，各型及亚型之间无交叉免疫。

（四）流行特征

一般多发于冬季。

流感在流行病学上最显著的特点为：突然暴发、迅速蔓延、波及面广，具有一定的季节性，一般流行 3～4 周后会自然停止，流行过后人群获得一定的免疫力。

甲型流感常引起暴发流行，乙型流感呈局部流行或散发，亦可大流行，丙型以散发为主。

要点三　临床表现

潜伏期通常为 1～3 日。起病多急骤，主要以全身中毒症状为主，呼吸道症状轻微或不明显。发热通常持续 3～4 日。

（一）单纯型流感

最常见，骤起畏寒、发热，体温可达 39℃～40℃，头痛、全身酸痛、咽干、乏力及食欲减退等全身症状明显；咳嗽、流涕、鼻塞、咽痛等呼吸道症状较轻；少数患者有恶心、呕吐、腹痛、腹泻等消化道症状。

（二）肺炎型流感

较少见，多发生在 2 岁以下的小儿，或原有慢性基础疾病者。

特点是在发病后 24 小时内出现高热、烦躁、呼吸困难、咳血痰和明显发绀，可进行性加重，抗菌治疗无效，可因呼吸循环衰竭在 5～10 日内死亡。

婴儿流感的临床症状往往不典型，可见高热、惊厥。部分患儿表现为喉、气管、支气管炎症，严重者出现气道梗阻现象。

新生儿流感少见，一旦发生常呈败血症表现，如嗜睡、拒奶、呼吸暂停等，常伴有肺炎，病死率高。

（三）其他类型

包括中毒型、胃肠型、脑炎型等少见类型。

（四）并发症

呼吸道并发症：细菌性气管炎、细菌性支气管炎、细菌性肺炎。

肺外并发症：雷耶（Reye）综合征、中毒性休克、骨骼肌溶解、心肌炎、心包炎。

本病预后一般良好，常于短期内自愈。婴幼儿、老年人和合并有慢性基础疾病者，预后较差。

要点四　实验室检查与其他检查

（一）血液检查

在发病最初数日白细胞总数大多减少，中性粒细胞显著少，淋巴细胞相对增加。重症患者多有白细胞总数及淋巴细胞下降。重者可有乳酸脱氢酶（LDH）、肌酸磷酸激酶（CK）等增高。

（二）病毒分离

将起病 3 日内患者的含漱液或上呼吸道分泌物接种于鸡胚或组织培养，进行病毒分离。灵敏度高，但实验要求高、费时。

（三）血清学检查

急性期（发病后 7 日内采集）和恢复期（间隔 2～3 周采集）双份血清进行补体结合试验或血凝抑制试验，后者抗体滴度与前者相比有 4 倍或以上升高，有助 于确诊（回顾性诊断）。灵敏度、特异性均较差。

（四）病毒特异抗原及其核酸检查

取患者呼吸道标本或肺标本，采用免疫荧光或酶联 免疫法检测甲、乙型流感病毒型特异的核蛋白（NP）或基质蛋白（M_1）及亚型特异的血凝素蛋白。还可用 RT－PCR 检测编码上述蛋白的特异基因片段。

（五）快速诊断法

取患者鼻黏膜压片染色找到包涵体，免疫荧光检测抗原。

（六）胸部影像学检查

重症患者胸部 X 线检查可显示单侧或双侧肺炎，少数可伴有胸腔积液等。

要点五　诊断与鉴别诊断

（一）诊断

在同一地区，流行季节，短时间之内出现大量流感样病例，应考虑流感。诊断分为两类：

1. 疑似病例。流行病学史、临床表现。

2. 确诊病例。流行病学史、临床表现、实验室病原学检查。

（二）鉴别诊断

1. 普通感冒。由多种呼吸道病毒感染引起，多为散发，起病较慢，全身症状较轻，而呼吸道局部卡他症状等突出。

2. 传染性非典型肺炎（SARS）。由 SARS 冠状病毒引起的一种具有明显传染性，可累及多个脏器、系统的特殊肺炎。临床上以发热、乏力、头痛、肌肉关节疼痛等全身症状和干咳、胸闷、呼吸困难等呼吸道症状为主要表现，根据 SARS 病原学检测可确诊。

3. 其他。钩端螺旋体病、流行性脑膜炎、急性细菌性扁桃体炎、链球菌性咽炎、肺炎支原体肺炎等，确诊需依据实验室检查，如病原体分离、血清学检查和核酸检测。

要点六　治疗

（一）治疗原则

1. 隔离患者。流行期间对公共场所加强通风和空气消毒。

2. 早期治疗。起病 1～2 日内应用抗流感病毒药物治疗。

3. 加强支持治疗和防治并发症。卧床休息，多饮水，饮食要易于消化。密切观察和监测并发症，抗菌药物仅在有继发细菌感染时才考虑应用。

4. 合理应用对症治疗药物。应用解热药、缓解鼻黏膜充血药物、止咳祛痰药物等对症治疗。儿童忌用阿司匹林制剂，以免诱发致命的雷耶（Reye）综合征。

（二）抗流感病毒药物治疗

1. 离子通道阻滞剂。只对甲型流感病毒有效。金刚烷胺和甲基金刚烷胺可阻断病毒吸附于宿主细胞，抑制病毒复制，早期应用可减少病毒的排毒量，缩短排毒期，对甲型流感病毒有效。目前对此类药物的耐药性已普遍存在。

2. 神经氨酸酶抑制剂。奥司他韦（oseltamivir）是目前较为理想的抗病毒药物，发病初期使用，能特异性抑制甲、乙型流感病毒的神经氨酸酶，从而抑制病毒的释放。推荐口服剂量是成人每次 75mg，每日 2 次，连用 5 日。扎那米韦（zanamivir）通过抑制流感病毒的神经氨酸酶发挥作用，适用于成年患者和 12 岁以上的青少年患者，治疗甲型和乙型流感，对金刚烷胺、金刚乙胺耐药的病毒株也起抑制剂作用，推荐用量为每日 20mg，间隔 12 小时，分两次吸入，连用 5 日。

要点七　预防

（一）控制传染源

早发现、早报告、早隔离、早治疗，隔离时间为 1 周或至主要症状消失。

（二）切断传播途径

流感流行期间，尽量少去公共场所，注意通风，加强对公共场所进行消毒。医务人员在工作期间戴口罩，勤洗手，防止交叉感染。流感患者的用品要彻底消毒。

（三）保护易感人群

1. 接种流感疫苗。在流感好发季节，给易感的高危人群和医务人员接种疫苗。接种时间为每年流感流行季节前，每年接种 1 次，约 2 周可产生有效抗体。减毒活疫苗主要采用鼻腔喷雾接种。

2. 应用抗流感病毒药物预防。明确或怀疑某部门流感暴发时，对所有非流感者和未进行疫苗接种的医务人员给予金刚烷胺、金刚乙胺或奥司他韦进行预防性治疗。

细目三　人感染高致病性禽流感

要点一　病原学

人感染高致病性禽流感（Highly Pathogenic Avian Influenza）简称人禽流感，是由甲型禽流感病毒引起的人、禽、畜共患的急性传染病。

禽流感病毒属于正黏病毒科，属甲型流感病毒，包括其全部亚型。根据其致病性，禽流感病毒可分为高致病性、低致病性和非致病性三大类，其中 H_5 和 H_7 亚型为高致病性，又以 H_5N_1、H_7N_9 致病性最强。目前感染人类的禽流感病毒亚型主要有 H_5N_1、H_9N_2、H_7N_7、H_7N_2、H_7N_3、H_7N_9，其中感染 H_5N_1、H_7N_9 亚型者病情重，死亡率高，可感染人、禽和其他哺乳类动物如猪。

禽流感病毒容易被稀酸、乙醚等有机溶剂和碘剂、含氯石灰灭活。禽流感病毒没有超常的稳定性，病毒可在加热、极端的 pH、非等渗和干燥的条件下灭活，对低温抵抗力强，在有甘油保护的情况下可保持活性 1 年以上。在野外条件下，禽流感病毒常从病禽的鼻腔分泌物和粪便中排出，病毒受到这些有机物的保护极大地增加了抗灭活能力。此外，禽流感病毒可以在自然环境中，特别是凉爽和潮湿的条件下存活很长时间。粪便中病毒的传染性在 4℃ 条件下可以保持 30～50 日，20℃ 时为 7 日。

要点二　流行病学

（一）传染源

主要为病禽、健康带毒的禽，特别是感染 H_5N_1、H_7N_9 亚型病毒的鸡、鸭。

（二）传播途径

主要经呼吸道传播，通过密切接触感染的禽类及其分泌物、排泄物，受污染的水及直接接触病毒株被感染。目前尚无人与人之间直接传播的确切证据。

（三）易感人群

人类对禽流感病毒普遍不易感。12 岁以下的儿童病情较重。

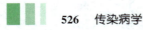

（四）发病季节

禽流感一年四季均可发生，但冬、春季节多暴发流行。夏季发病较少，多呈散发，症状也较轻。

要点三　临床表现

潜伏期一般为1～3日，通常在7日以内。

急性起病，早期表现类似流感。主要为发热，体温大多持续在39℃以上，可伴有眼结膜炎、流涕、鼻塞、咳嗽、咽痛、头痛和全身不适。部分患者可有恶心、腹痛、腹泻、稀水样便等消化道症状。重症患者病情发展迅速，可出现肺炎、急性呼吸窘迫综合征（ARDS）、肺出血、胸腔积液、全血细胞减少、肾衰竭、败血症、休克及Reye综合征等多种并发症。体征可见眼结膜轻度充血，咽部充血，肺部有干啰音等，半数患者有肺部实变体征。

要点四　实验室检查与其他检查

（一）血常规检查

多数患者外周血白细胞、淋巴细胞和血小板不同程度减少。

（二）血生化检查

部分患者肝功能异常，表现为ALT、AST升高，亦可出现BUN的升高。

（三）病原及血清学检查

1. 病毒抗原及基因检测。取患者呼吸道标本，采用免疫荧光法（或酶联免疫法）检测甲型流感病毒核蛋白抗原（NP）及禽流感病毒H亚型抗原。还可用快速核酸模板等温扩增技术（NASBA）或RT－PCR检测禽流感病毒亚型特异性H抗原基因。

2. 病毒分离。从患者呼吸道标本（如鼻咽分泌物、口腔含漱液、气管吸出物或呼吸道上皮细胞）中分离禽流感病毒。

3. 血清学检查。以微粒中和法或H_5特异的酶联免疫吸附试验（ELISA）检测抗体，发病初期和恢复期双份血清抗禽流感病毒抗体滴度有4倍或以上升高，有助于回顾性诊断。

（四）其他检查

重症患者胸部X线检查可显示单侧或双侧肺炎，严重者呈"白肺"，少数可伴有胸腔积液等。

要点五　诊断与鉴别诊断

（一）诊断

根据流行病学资料、临床症状和病原分离而确诊。

1. 医学观察病例。1周内有流行病学接触史者，出现流感样症状，对其进行7日医学观察。

2. 疑似病例。有流行病学史和临床表现，患者呼吸道分泌物标本采用甲型流感病毒和H_5型、H_9单克隆抗体抗原检测阳性者。

3. 临床诊断病例。临床诊断病例呼吸道分泌物标本中分离出特定病毒或采用RT－PCR检测到禽流感病毒基因，且发病初期和恢复期双份血清抗禽流感病毒抗体滴度4倍或以上升高。

（二）鉴别诊断

注意与流感、普通感冒、细菌性肺炎、SARS、传染性单核细胞增多症、巨细胞病毒感染、衣原体肺炎、支原体肺炎等疾病相鉴别，确诊需依据实验室检查，如病原体分离、血清学检查和核酸检测。

要点六　治疗

（一）一般治疗

对疑似和确诊患者应进行隔离治疗。加强支持治疗，预防并发症。注意休息，多饮水，加强营养，饮食易消化。

（二）对症治疗

可应用解热药、缓解鼻黏膜充血药、止咳祛痰药等。儿童忌用阿司匹林制剂，以防发生Reye综合征。

（三）抗流感病毒治疗

应在发病48小时内试用抗流感病毒药物。

1. 神经氨酸酶抑制剂。奥司他韦（oseltamivir）对禽流感病毒 H_5N_1 和 H_9N_2 有抑制作用。对确诊或高度怀疑的患者给予奥司他韦治疗，具有较高的预防疾病恶化的价值。扎那米韦（zanamivir）是第一个新型抗流感病毒的神经氨酸酶抑制剂，对病毒的各种变异株均有作用，是一种雾化吸入剂，每次 10 mg，每日 2 次，现已批准用于治疗无并发症的、年龄满 7 岁的急性流感患者。

2. 离子通道阻滞剂。金刚烷胺（amantadine）和金刚乙胺（rimantadine）可抑制禽流感病毒株的复制，早期应用可阻止病情发展，减轻病情，改善预后。治疗过程中应注意中枢神经系统和胃肠道副作用，有癫痫病史者忌用。

（四）重症患者的治疗

对出现呼吸障碍者给予吸氧及其他呼吸支持，必要时进行免疫调节治疗，如糖皮质激素、胸腺肽、干扰素、丙种球蛋白等。

要点七　预防

（一）管理传染源

加强禽类疾病的监测，一旦发现禽流感疫情，动物防疫部门应立即按有关规定进行处理。加强对密切接触禽类人员的监测。当接触禽类人员中出现流感样症状时，应立即进行流行病学调查，采集患者标本并送至指定实验室检测，以进一步明确病原，同时采取相应的防治措施。

（二）切断传播途径

接触人禽流感患者应戴口罩、戴手套、穿隔离衣。接触后应洗手。要加强检测标本和实验室禽流感病毒毒株的管理，严格执行操作规范，防止医院感染和实验室的感染及传播。

（三）保护易感人群

注意饮食卫生，不喝生水，不吃未熟的肉类及蛋类等；勤洗手，养成良好的个人卫生习惯。对密切接触者必要时可试用抗流感病毒药物或按中医理论辨证施防。

细目四　艾滋病

艾滋病是获得性免疫缺陷综合征（AIDS）的简称，是由人免疫缺陷病毒（Human Immunodeficiency Virus，HIV）引起的以侵犯辅助性 T 淋巴细胞为主，造成细胞免疫功能缺损为基本特征的传染性疾病。

要点一　病原学

HIV 为 RNA 病毒，属于反转录病毒科慢病毒属，HIV 进入人体后可刺激机体产生抗体，但中和抗体少；作用极弱。血清同时存在抗体和病毒时仍有传染性。HIV 主要感染 $CD4^+$ T 细胞，也感染单核-吞噬细胞、小神经胶质细胞和骨髓干细胞等，有嗜淋巴细胞性和嗜神经性。HIV 对热敏感，对甲醛、紫外线和 γ 射线不敏感。56℃30 分钟能使 HIV 在体外对人的 T 淋巴细胞失去感染性；100℃20 分钟能使 HIV 完全灭活；75％乙醇、0.2％次氯酸钠、2％戊二醛及 0.1％漂白粉 5～10 分钟能使 HIV 灭活。

要点二　流行病学

（一）传染源

艾滋病患者和无症状 HIV 感染者是本病的传染源。

（二）传播途径

1. 性接触传播。是本病主要传播途径。

2. 血源传播。通过输血、器官移植、药瘾者共用针具等方式传播。

3. 母婴传播。感染 HIV 的孕妇可以通过胎盘、产程中及产后血性分泌物、哺乳等传给婴儿。

（三）易感人群

普遍易感。静脉吸毒者、性工作者、同性恋、性乱者、血友病人、多次接受输血或血制品者是感染的高危人群。

（四）流行特征

目前世界各大洲均有本病流行。

要点三　临床表现

（一）急性 HIV 感染期

平均为 1～2 周，以发热最为常见，可伴有头痛、咽痛、恶心、呕吐、腹泻、皮疹、关节痛、淋巴结肿大以及神经系统症状。

（二）无症状感染期

临床无明显症状，但血中可检出病毒及抗体。有传染性，可持续 2～10 年或更久。

（三）艾滋病期

为感染 HIV 后的最终阶段。主要表现为持续 1 个月以上的发热、盗汗、腹泻，体重减轻 10% 以上。部分患者可表现为神经精神症状，如记忆力减退、表情淡漠、性格改变、头痛、癫痫及痴呆等，另外还可出现持续性全身性淋巴结肿大。

（四）并发症

1. 呼吸系统。卡氏肺孢子菌肺炎最为常见。

2. 中枢神经系统。

3. 消化系统。肠道隐孢子虫感染较为常见。

4. 口腔。鹅口疮，牙龈炎。

5. 皮肤。可见带状疱疹、传染性软疣、尖锐湿疣。

6. 眼部。可见巨细胞病毒性和弓形体性视网膜炎。

7. 肿瘤。卡波西肉瘤是艾滋病患者最常见的肿瘤。

要点四　实验室检查

（一）常规检查

白细胞计数降低。尿蛋白常阳性。血清转氨酶、肌酐、尿素氮可升高。

（二）免疫学检查

T 淋巴细胞绝对计数下降；CD_4^+ T 淋巴细胞减少，$CD_4^+/CD_8^+ < 1.0$；链激酶、植物血凝素等迟发型变态反应性皮试常阴性。

（三）病原学检测

1. 抗体检测。包括筛查试验和确认试验。

2. 抗原检测。用 ELISA 法测血清 HIVp24 抗原。

3. 病毒载量测定。检测 HIV - RNA。

4. 蛋白质芯片。

要点五　诊断

诊断标准：

1. 急性感染期。有流行病学史和相关临床表现，结合实验室 HIV 抗体由阴性转为阳性即可诊断，或仅实验室检查 HIV 抗体由阴性转为阳性即可诊断。

2. 无症状感染期。有流行病学史，HIV 抗体阳性，或仅实验室检查 HIV 抗体阳性即可诊断。

3. 艾滋病期。有流行病学史，实验室检查 HIV 抗体阳性，加下述各项中的任何一项即可诊断：

（1）原因不明的不规则发热，体温高于 38℃ 持续 1 个月以上。

（2）慢灶腹泻（每日 > 3 次）持续 1 个月以上。

（3）体重在 6 个月内下降 10% 以上。

（4）反复发作的口腔念珠菌感染。

（5）反复发作的单纯的疱疹病毒、带状疱疹病毒感染。

（6）卡氏肺孢子菌肺炎。

（7）反复发生的细菌性肺炎。

（8）活动性结核或非结核分枝杆菌病。

（9）深部真菌感染。

（10）中枢神经系统占位性病变。

（11）中青年人出现痴呆。

（12）活动性巨细胞病毒感染。

（13）弓形体病。

（14）马尔尼菲青霉菌感染。

（15）反复发生的败血症。

（16）皮肤黏膜或内脏的卡波西肉瘤、淋巴瘤。另外 CD_4^+ 淋巴细胞计数<200/mm^3 也有助于诊断。

要点六　治疗

（一）心理治疗

耻辱感和歧视经常会导致患者被孤立，因此要让他们感到被理解、被接受、被关心。

（二）抗病毒治疗

1. 核苷类反转录酶抑制剂。选择性抑制 HIV 反转录酶，掺入正在延长的 DNA 链中，使 DNA 链的延长终止。

2. 非核苷类反转录酶抑制剂。作用于 HIV 反转录酶某位点，使其失去活性而抑制 HIV 的复制。

3. 蛋白酶抑制剂。主要作用是抑制蛋白酶，阻断 HIV 复制和成熟过程中必需的蛋白质合成。

（三）免疫治疗

基因重组白细胞介素-2(IL-2)与抗病毒药物同时应用。

（四）并发症的治疗

1. 卡氏肺孢子菌肺炎。复方磺胺甲恶唑。

2. 结核病。常规抗结核治疗。

3. 鸟分枝杆菌感染。克拉霉素，阿奇霉素。

4. 弓形脑虫病。应用乙胺嘧啶加磺胺嘧啶。

5. 真菌感染。常见的真菌感染为念珠菌感染和新型隐球菌感染。

6. 病毒感染。应用泛西洛韦或阿昔洛韦。

7. 卡氏肉瘤。抗病毒治疗同时联合 α 干扰素。

（五）支持及对症治疗

包括输血及营养支持治疗，补充维生素等。

（六）预防性治疗

CD_4^+ T 淋巴细胞细胞<0.2×10^9/L 者，应用喷他脒 300mg 每雾化吸入 1 次，或服 SMZ/TMP，可预防卡氏肺孢子菌肺炎。

要点七　预防

（一）管理传染源

做好疫情报告工作，积极开展抗艾滋病病毒治疗，对高危人群进行普查，患者的血、排泄物和分泌物应进行消毒，加强国境检疫。

（二）切断传播途径

加强宣传教育，加强血液制品管理。推广使用一次性注射器。严格消毒医疗器械。提倡高危人群使用安全套。注意对 HIV 感染孕妇的产科干预防治。不共用牙具、剃须刀等。

（三）保护易感人群

目前尚无成功应用于易感者的疫苗。

细目五　流行性出血热

流行性出血热(EHF)又称肾综合征出血热(HFRS)，是由汉坦病毒(Hantan Virus,HV)引起的一种自然疫源性急性传染病。

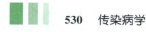

要点一　病原学

流行性出血热病毒（EHFV）属汉坦病毒属（HV），为 RNA 病毒，汉坦病毒对乙醚、氯仿、丙酮等脂溶剂和去氧胆酸盐敏感，不耐热和酸，高于 37℃ 及 pH5.0 以下易被灭活，56℃30 分钟或 100℃1 分钟可被灭活。对紫外线、乙醇和碘酒等消毒剂敏感。

要点二　流行病学

（一）传染源

鼠类为主要传染源，人不是主要的传染源。

（二）传播途径

病毒通过鼠等宿主动物的血及唾液、尿、粪便等排出，主要传播途径有：

1. 呼吸道传播。含出血热病毒的鼠排泄物污染尘埃后形成的气溶胶颗粒经呼吸道吸入感染。

2. 消化道传播。进食被染毒鼠排泄物污染的食物后感染。

3. 接触传播。被鼠类咬伤或破损伤口接触带病毒的鼠类排泄物或血液而感染。

4. 母婴传播。可经人胎盘垂直传播感染胎儿。

5. 虫媒传播。寄生于鼠类身上的革螨或恙螨可通过叮咬人而传播。

（三）易感人群

人群普遍易感。病后可获持久免疫。

（四）流行特征

1. 地区性。

2. 季节性。全年均有散发，但有明显的季节性。野鼠型发病以秋冬季为多，高峰在 11 月份～次年 1 月份，部分地区 5～7 月份有小高峰。家鼠型发病以春夏季为多，高峰在 3～5 月份。

3. 人群分布。各年龄组均可发病，发病的多少与接触传染源的机会多少有关。发病以青壮年为主，儿童极少见，男性多于女性，野外工作人员及农民发病率高。

要点三　临床表现

本病潜伏期为 4～46 日，一般为 7～14 日。

临床特征：

1. 三大证候。发热、出血和肾损害。

2. 五期经过。发热期、低血压休克期、少尿期、多尿期及恢复期。

（一）发热期

发热	起病急骤，发热 39℃ 以上，稽留热和弛张热多见；热程多为 3～7 日。
全身中毒症状	头痛、腰痛和眼眶痛，称为"三痛"。
毛细血管损害	皮肤充血潮红见于颜面、颈、胸等部位潮红称为"三红"，重者呈酒醉貌。颜面和眼睑浮肿，眼结膜充血、球结膜水肿。 皮肤出血多见于腋下和胸背部条索状、抓痕样或点状瘀斑。

（二）低血压休克期

主要为低血容量休克的表现。一般发生于第 4～6 病日，迟者可于 8～9 日出现。热退后病情反而加重是本期的特点。体温开始下降或退热后不久，出现低血压，重者发生休克。

（三）少尿期

少尿期多发生于第 5～8 病日，出现少尿、无尿，甚至发生尿闭，可引起尿毒症、酸中毒和水电解质紊乱，重者可出现高血容量综合征。

（四）多尿期

尿量显著增多。电解质紊乱达到高峰，常见低钠血症、低钾血症，甚至再次引发休克。

（五）恢复期

一般在病程的 3～4 周开始，尿量逐渐回至正常，症状逐渐消失，精神及食欲好转。

要点四　实验室检查

（一）一般检查

1. 血常规。白细胞计数逐渐升高，发病早期中性粒细胞增多，核左移，有中毒颗粒。发热后期至低血压休克期血红蛋白和红细胞数升高，血小板减少。

2. 尿常规。尿蛋白，可见红细胞、白细胞和管型。

3. 血液生化检查。在低血压休克期即开始有血尿素氮和肌酐增加；酸碱失衡、电解紊乱，血清转氨酶升高。

4. 凝血功能检查。发热期开始血小板减少及功能异常。

5. 其他检查。

（二）血清学检查

发病第 2 日即可检出特异性抗体 IgM，为临床常用的早期诊断依据。

（三）病原学检查

敏感性高，有早期诊断价值。

要点五　诊断与鉴别诊断

（一）诊断

1. 流行病学资料。

2. 临床表现。发热、出血、肾功能损害三大证候，"三红"，"三痛"，热退病情反而加重，有临床五期经过等。

（二）鉴别诊断

早期　应与上呼吸道感染、流行性感冒、败血症、流行性脑脊髓膜炎、钩端螺旋体病相区别。

有皮肤出血斑者　应与血小板减少性紫癜区别，蛋白尿应与急性肾盂肾炎、急性肾小球肾炎相区别。

消化道出血　应与溃疡病出血相区别。

流行性出血热　有典型临床表现虫特的病期经过，以及血清学检测等，均有助予鉴别。

要点六　治疗

早发现，早休息，早治疗和就近治疗（"三早一就"）是关键。治疗以综合疗法为主，早期可应用抗病毒治疗。治疗中要注意防治休克、出血、肾衰竭和继发感染。

（一）发热期

1. 抗病毒。发病 3 日内可给予利巴韦林，每日 1g，静脉滴注，疗程 3～5 日，可抑制病毒，减轻病情和缩短病程。

2. 减轻外渗。应早期卧床休息。为降低血管通透性，可给予芦丁、维生素 C、输注平衡盐液等。发热后期给予 20％甘露醇 125～250mL。

3. 改善中毒症状。高热以物理降温为主，慎用发汗退热药；中毒症状重者可给予地塞米松 5～10mg，静脉注射；呕吐频繁者给予甲氧氯普胺 10mg，肌内注射。

4. 预防 DIC。给予低分子右旋糖酐或丹参注射液静脉滴注，以降低血液黏滞度。

（二）低血压休克期

治疗原则：抗休克，力争稳定血压，预防重要脏器衰竭。

1. 补充血容量。宜早期、快速和适量。争取 4 小时内稳定血压。常用低分子右旋糖酐、甘露醇、血浆和白蛋白等。

2. 纠正酸中毒。常用 5％碳酸氢钠。

3. 使用血管活性药。经补液、纠正酸中毒，血压仍不稳定者可应用血管活性药物，如多巴胺，或山莨菪碱静脉注射。同时亦可用地塞米松静滴。

4. 应用糖皮质激素。地塞米松。

5. 强心。

（三）少尿期（一般以为 24 小时尿量少于 400mL 为少尿，少于 50mL 为无尿）

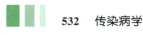

治疗以稳定机体内环境，促进利尿，导泻和透析治疗为主。

1. 稳定机体内环境。严格控制输入量，每日输入量以前一日尿量及吐泻量加 500～700mL 为宜，应以高渗糖为主，必要时加用适量胰岛素。注意维持水、电解质和酸碱平衡。

2. 促进利尿。少尿初期可应用20％甘露醇，用后利尿效果明显可重复应用 1 次，高效利尿剂如呋塞米（速尿），从小剂量开始，逐渐加至 100～200mg，静脉注射。

3. 导泻和放血疗法。常用甘露醇粉或中药大黄、芒硝等。重度恶心、呕吐、消化道大出血者禁用。

4. 透析疗法。少尿持续 4 日以上或无尿 24 小时以上。

（四）多尿期

1. 维持水与电解质平衡。

2. 防止继发感染。

（五）恢复期治疗

应注意补充营养，适当休息，逐步恢复活动量。出院后仍应休息 1～2 个月。定期复查肾功能、血压和垂体功能。

（六）积极防治并发症。

要点七　预防

1. 控制传染源。防鼠、灭鼠是预防本病的关键措施。

2. 切断传播途径。

3. 保护易感人群。

细目六　狂犬病

狂犬病又称恐水病，是由狂犬病毒（Rabies virus）引起的以侵犯中枢神经系统为主的人畜共患急性传染病。

要点一　病原学

狂犬病毒属弹状病毒科拉沙病毒属。病毒形似子弹，由核衣壳和包膜组成。核衣壳是由单股负链 RNA 及其外面包裹的 N 蛋白构成。狂犬病毒有两种主要抗原。一种为外膜上的糖蛋白，能与乙酰胆碱受体结合，使病毒具有神经毒性，并使体内产生中和抗体及血凝抑制抗体。另一种为内层的核蛋白，可使体内产生补体结合抗体和沉淀素，无保护作用。从患者和病兽体内所分离的病毒称野毒株或街毒株（street virus），其特点是毒力强，经多次兔脑连续传代后成为固定株（fixed virus）。固定株毒力降低，对人和犬失去致病力，但仍然保持其免疫原性，可供制作疫苗。

狂犬病毒易被紫外线、甲醛、70％乙醇、汞和季胺类化合物（如苯扎溴铵）等灭活。不耐热，40℃14 小时或60℃130 分钟可灭活。在冰冻干燥条件下可保存数年。

要点二　流行病学

（一）传染源

带狂犬病毒的动物是主要传染源，隐性感染的犬、猫等兽类亦有传染性。患者唾液所含病毒量较少，一般来说不是传染源。

（二）传播途径

本病主要通过被患病动物咬伤传播。黏膜也是病毒的重要侵入门户，如眼结膜被病兽唾液沾污、肛门黏膜被狗触舔等。此外，亦有经呼吸道及角膜移植传播的报道。

（三）易感人群

人群普遍易感。被病兽咬伤后是否发病与下列因素有关：①咬伤部位：头、面、颈、手指处被咬伤后发病机会多。②咬伤的严重性：创口深而大者发病率高。③局部处理情况：咬伤后迅速彻底清洗者发病机会少。④及时、全程、足量注射狂犬疫苗和免疫球蛋白者发病率低。⑤被咬伤者免疫功能低下或免疫缺陷者发病机会多。

要点三　发病机制与病理

发病机制狂犬病病毒经皮肤或黏膜破损处进入机体后,对神经组织有很强的亲和力,沿末梢神经和神经周围间隙的体液进入与咬伤部位相当的背根节和脊髓段,然后沿脊髓上行至脑,并在脑组织中繁殖。

发病机制分为三个阶段:①局部组织内小量繁殖期:病毒自咬伤部位入侵后,在伤口附近肌细胞内缓慢繁殖,约4～6日内侵入周围神经,此时患者可无任何自觉症状。②侵入中枢神经期:病毒沿周围传入神经迅速上行,到达背根神经节后大量繁殖,然后侵入脊髓和中枢神经系统,主要侵犯脑干及小脑等处的神经元,亦可在扩散过程中终止于某部位,形成特殊的临床表现。③从中枢神经向各器官扩散期:病毒自中枢神经再沿传出神经侵入各组织与器官,如唾液腺和舌浆液腺等。由于迷走神经核、舌咽神经核和舌下神经核受损,可以发生呼吸肌、吞咽肌痉挛,出现恐水、呼吸困难、吞咽困难等症状。交感神经受刺激,使唾液分泌和出汗增多。迷走神经节、交感神经节和心脏神经节受损时,可发生心血管系统功能紊乱或猝死。

病理变化主要为急性弥漫性脑脊髓炎,脑膜多正常,脑实质和脊髓充血、水肿及微小出血灶,咬伤部位相应的背根神经节、脊髓段病变一般比较严重,延髓、海马、脑桥、小脑等处受损也较显著。

要点四　临床表现

潜伏期长短不一,短的5日,最长可达10年以上,一般1～3个月。儿童、头面部咬伤、伤口深者潜伏期短。此外,与入侵病毒的数量、毒力及宿主的免疫力也有关。典型病例临床表现分为三期。

(一) 前驱期

常有发热、头痛、乏力、纳差、恶心、周身不适等症状。对痛、声、风、光等刺激开始敏感,并有咽喉紧缩感。50%～80%患者伤口部位及其附近有麻木、发痒、刺痛或虫爬、蚁走感,由于病毒刺激周围神经元引起。本期持续2～4日。

(二) 兴奋期

患者高度兴奋,表现为极度恐惧、恐水、恐风。

由于自主神经功能亢进,患者出现大汗流涎,体温可达40℃以上,心率快,血压升高,瞳孔扩大,但患者神志大多清醒,部分患者可出现精神失常、定向力障碍、幻觉、谵妄等。病程进展很快,多在发作中死于呼吸或循环衰竭。本期持续1～3日。

(三) 麻痹期

痉挛减少或停止,患者逐渐安静,出现弛缓性瘫痪,尤以肢体软瘫为多见。呼吸变慢及不整,心搏微弱,神志不清,最终因呼吸麻痹和循环衰竭而死亡。本期持续6～18小时。

本病全程一般不超过6日。除上述狂躁型外,尚有以脊髓或延髓病变为主的麻痹型(静型),但较为少见,临床上无兴奋期、无恐水,常见发热、头痛、呕吐、肢体软瘫、腱反射消失、共济失调和大小便失禁,呈横断性脊髓炎或上行性麻痹等症状,最终因瘫痪死亡。

要点五　实验室检查

(一) 血、尿常规和脑脊液检查

白细胞总数(10～20)×10⁹/L不等,中性粒细胞多在80%以上。尿常规可发现轻度蛋白尿,偶见透明管型。脑脊液压力正常或轻度升高,蛋白稍升高,细胞数低于200×10⁶/L,以淋巴细胞为主,糖和氯化物正常。

(二) 病原学检查

用患者唾液、脑脊液或死后脑组织混悬液接种动物,分离病毒;用死者脑组织印压涂片或做病理切片,用染色镜检及直接免疫荧光法检查内基小体,阳性率为70%～80%;用RT-PCR检测狂犬病毒核酸;取角膜印片或有神经元纤维的皮肤切片,用免疫荧光抗体染色检查狂犬病毒抗原。以上任一项阳性时可确诊。

(三) 病毒抗体检测

可采用间接免疫荧光法进行检测,缺少早期诊断价值,主要用于流行病学调查或证实狂犬病诊断。

要点六　诊断与鉴别诊断

(一) 诊断

根据患者过去被病兽或可疑病兽咬伤、抓伤史及典型的临床症状,如恐水、恐风、咽喉肌痉挛等,即可做出

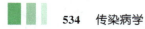

临床诊断。但在疾病早期，儿童及咬伤不明确者易误诊。确诊有赖于病原学检测或尸检发现脑组织内基小体。

（二）鉴别诊断

本病应与破伤风、病毒性脑膜炎、脊髓灰质炎等疾病相鉴别，流行病学资料和特殊症状是鉴别要点。

要点七 治疗

狂犬病是所有传染病中最凶险的疾病，一旦发病，预后极差。目前无特效治疗方法，强调在咬伤后及时预防性治疗，对发病者以对症综合治疗为主。呼吸衰竭是死亡的主要原因，必要时采用气管切开、人工呼吸机等措施维持呼吸，纠正呼吸衰竭。

要点八 预防

目前狂犬病尚无有效的治疗方法，病死率接近 100％，必须加强预防工作。

控制传染源家养的犬，应定期进行预防接种。发现狂犬立即捕杀，尸体应深埋，不准食用。对疑似狂犬者，应设法捕获，并隔离观察 10 日。如死亡或出现症状，应取脑组织检查，深埋或焚毁。

伤口的处理被咬伤者要及时处理伤口。在咬伤的当时，先局部挤压、针刺使其尽量出血，再用 20％肥皂水充分冲洗创口，后用 5％碘酊反复涂拭。除非伤及大血管需紧急止血外，伤口一般不予缝合或包扎，以便排血引流。如有抗狂犬病免疫球蛋白或免疫血清，则在伤口底部和周围行局部浸润注射。此外，要注意预防破伤风及细菌感染。

预防接种。疫苗接种可用于暴露后预防，也可用于暴露前预防。免疫球蛋白注射常用马或人源性抗狂犬病毒免疫球蛋白和免疫血清，以人狂犬免疫球蛋白（HRIG）为佳，按 20IU/kg 计算，特别严重的可加倍，总量的一半在创伤处作浸润性注射，剩余剂量在臀部作肌肉注射。过敏者可以脱敏注射。

细目七 流行性乙型脑炎

流行性乙型脑炎（epidemic encephalitis B）亦称日本脑炎（Japanese encephalitis），简称乙脑，是经蚊虫传播乙型脑炎病毒而引起的以脑实质炎症为主要病变的中枢神经系统急性传染病。

要点一 病原学

乙型脑炎病毒（arborvirus）属虫媒病毒乙组的黄病毒科，为单股正链 RNA，乙脑病毒对热、乙醚和酸等常用消毒剂敏感，100℃2 分钟、56℃30 分钟即可灭活，但耐低温和干燥。在蚊虫体内繁殖的适宜温度为25℃～30℃。

要点二 流行病学

（一）传染源

主要传染者是家畜、家禽。因此人不是主要的传染源，猪为本病重要动物传染源。

（二）传播途径

乙脑主要通过蚊虫叮咬而传播。在我国，三带喙库蚊是主要的传播媒介。

（三）易感人群

人群普遍易感。感染乙脑病毒后多为隐性感染，显性极少。感染后可获得持久的免疫力。

（四）流行特征

东南亚和西太平洋地区是乙脑的主要流行区，发病人群以 10 岁以下儿童为主，尤以 2～6 岁儿童发病率为高。

要点三 临床表现

潜伏期为 4～21 日，一般为 10～14 日。典型患者可分为 4 期。

（一）初期

病程的 1～3 日。起病急骤，发热，体温在 1～3 日内达到 39℃～40℃，伴头痛、食欲不振、呕吐，多有嗜睡和精神倦怠。少数患者可有颈项强直。头痛是乙脑最常见和最早出现的症状。

（二）极期

病程的 4～10 日，此期多为脑实质损害的表现。

1. 高热。此期发热达顶点，可达 40℃以上，一般持续 7～10 日，重者可达 3 周。发热越高，持续时间越长，病情越重。

2. 意识障碍。见嗜睡、谵妄、昏迷或定向力障碍等。意识障碍最早可见于病程的 1～2 日，以 3～8 日多见，一般持续 1 周左右，重者可长达 1 个月以上。昏迷的深浅、持续时间的长短与病情的严重性和预后有关。

3. 惊厥或抽搐。多于病程第 2～5 日出现，是病情严重的表现。可由脑实质炎症、脑缺氧、脑水肿及高热等原因引起。重者伴有呼吸暂停、发绀、痰鸣声。

4. 呼吸衰竭。为本病最严重的表现之一，也是最主要的死亡原因，多见于深度昏迷的患者。主要为中枢性呼吸衰竭。由于脑实质炎症、缺氧、脑水肿、颅内高压、脑疝和低血钠脑病等所致，其中以脑实质病变，尤其延脑呼吸中枢病变为主要原因。

5. 颅内高压及脑膜刺激征。患者多有剧烈的头痛、喷射性呕吐、血压增高、脉搏变慢等颅内压增高表现，同时可伴有脑膜刺激征。重者可出现脑疝，表现为昏迷突然加深，呼吸节律异常，疝侧瞳孔散大和上睑下垂，对侧肢体瘫痪和锥体束征阳性。双侧瞳孔不等大是脑水肿所致钩回疝的早期表现。由于脑水肿和钩回疝使脑干错位，进一步可发生小脑扁桃体疝（枕骨大孔疝），表现为极度躁动、面色苍白、眼球固定、瞳孔散大或对光反射消失、呼吸节律异常，或血压下降、呼吸骤停而死亡。

6. 其他神经系统症状和体征。常有浅反射先减弱后消失，深反射先亢进后消失，锥体束征阳性。昏迷者可有肢体强直性瘫痪、偏瘫或全瘫，伴肌张力增高，还可伴膀胱和直肠麻痹（大、小便失禁或尿潴留），此外，根据病变部位不同，可出现颅神经损伤或自主神经功能紊乱的表现。

高热、抽搐和呼吸衰竭是乙脑极期的严重表现，三者常相互影响，互为因果。

（三）恢复期

病程的 8～12 日，患者体温逐渐下降，于 2～5 日内降至正常，神经系统症状和体征逐日好转，一般于 2 周左右可完全恢复。重症患者可留有神志迟钝、痴呆、失语、多汗、吞咽困难、颜面瘫痪、四肢强直性瘫痪或扭转痉挛等。

（四）后遗症期

发病半年后，5%～20%重症患者仍有意识障碍、痴呆、失语、肢体瘫痪、扭转痉挛和精神失常等，称为后遗症。经积极治疗及耐心的护理可有不同程度的恢复。癫痫可持续终生。

（五）临床分型

1. 轻型。体温 39℃以下，神志始终清楚，有轻度头痛、恶心呕吐、嗜睡等，无抽搐，脑膜刺激征不明显。病程 5～7 日。

2. 普通型。体温 39℃～40℃，嗜睡或浅昏迷，偶有抽搐及病理反射阳性，脑膜刺激征明显。病程约 7～14 日，多无后遗症。

3. 重型。体温 40℃以上，昏迷，反复或持续性抽搐，病理反射阳性，深反射先亢进后消失。可有肢体瘫痪或呼吸衰竭。病程多在 2 周以上，恢复期常有精神异常、瘫痪、失语等，部分患者留有不同程度的后遗症。

4. 极重型（暴发型）。起病急骤，体温于 1～2 日内升至 40℃以上，常反复或持续性抽搐，深度昏迷，迅速出现脑疝及中枢性呼吸衰竭等。多于 3～5 日内死亡，幸存者多有严重后遗症。

要点四 实验室检查

（一）血象

白细胞总数常增高，多为$(10\sim20)\times10^9$/L，中性粒细胞 80%上，嗜酸粒细胞常减少。

（二）脑脊液

脑脊液压力增高，外观清或微浑，白细胞计数多为$(50\sim500)\times10^6$/L，个别可高达1000×10^6/L以上，分类早期以中性粒细胞稍多，以后以单核细胞为主，糖及氯化物正常，蛋白质轻度升高。部分病例于病初脑脊液检查正常。

（三）血清学检查

1. 特异性 IgM 抗体测定。可用做早期诊断。一般在病后 3～4 天即可出现，脑脊液中最早在病程第 2 天测到，两周达高峰。

2. 血凝抑制试验。血凝抑制抗体出现较早，一般在病后 4～5 天出现，2 周达高峰，抗体水平维持数年，可用于临床诊断及流行病学调查。

3. 补体结合试验。为 IgG 抗体，多在发病后 2 周出现，5～6 周达高峰，1 年后消失。主要用于回顾性诊断或流行病学调查。

4. 中和试验。出现和消失最晚，可持续 10～20 年，主要用于免疫水平调查，一般不用于诊断。

（四）病原学检查

1. 病毒分离。病程第 1 周内死亡病例的脑组织中可分离到病毒（一般采用小白鼠脑内接种法），但脑脊液和血中不易分离到病毒。

2. 病毒抗原或核酸检测。采用直接免疫荧光或 RT-PCR 检测。

要点五　诊断与鉴别诊断

（一）诊断

1. 流行病学资料。严格的季节性（7～9 月），10 岁以下儿童多见。

2. 临床特征。起病急、高热、头痛、呕吐、意识障碍、抽搐、病理征及脑膜刺激征阳性等。

3. 实验室检查。外周血白细胞及中性粒细胞均增高；脑脊液压力高，细胞数轻度增高，蛋白稍高，糖及氯化物正常；血清特异性 IgM 或脑脊液抗原检测阳性可作出早期诊断。

（二）鉴别诊断

1. 中毒型菌痢。本病与乙脑均多发生于夏秋季，10 岁以下儿童多见，但起病较乙脑更急，常在发病 24 小时内迅速出现高热、抽搐、意识障碍和循环衰竭。脑膜刺激征常阴性，脑脊液多正常。肛拭子取便或生理盐水灌肠镜检，可见大量白细胞或脓细胞。

2. 结核性脑膜炎。无季节性，多有结核病史或接触史。起病缓慢，病程长，脑膜刺激征明显。脑脊液呈毛玻璃样，氯化物与糖降低，蛋白增高明显，放置后可见网状物及薄膜产生，其薄膜涂片或培养可见抗酸杆菌。胸部 X 片、眼底及结核菌素试验等有助于诊断。

3. 化脓性脑膜炎。患者脑膜刺激征显著，脑脊液外观混浊，细胞数常在 $1000 \times 10^9/L$ 以上，中性粒细胞占 90% 以上，蛋白明显升高，糖明显降低，脑脊液及血液细菌学检查可找到相应的病原菌。脑膜炎球菌所致者，多发生于冬春季，皮肤黏膜常有瘀点、瘀斑。其他化脓菌所致者多可找到原发病灶。

4. 其他病毒性脑炎。如单纯疱疹病毒、腮腺炎病毒、肠道病毒等均可引起脑炎，临床表现与乙脑相似，鉴别困难。确诊有赖于血清学检查或病毒分离。

要点六　治疗

目前在病原学治疗方面尚无特效的抗病毒药物，早期可试用利巴韦林、干扰素等。主要是采取积极对症治疗、支持治疗和护理。重点处理好高热、抽搐和呼吸衰竭等危重症候。

（一）一般治疗

住院隔离，昏迷患者应注意口腔及皮肤清洁，定时翻身、拍背、吸痰，防止继发肺部感染和褥疮发生。昏迷及抽搐患者应设床栏以防坠床，并防止舌被咬伤。注意水及电解质平衡，重症患者应输液，成人每日 1500～2000mL，小儿每日 50～80mL/kg，并酌情补充钾盐，纠正酸中毒，但输液量不宜过多，以防脑水肿。

（二）对症治疗

1. 降温。以物理降温为主，药物降温为辅。

亚冬眠疗法适于高热伴抽搐者，以氯丙嗪和异丙嗪每次各 0.5～1mg/kg 肌内注射，或用乙酰普马嗪 0.3～0.5mg/kg 代替氯丙嗪，每 4～6 小时 1 次，并配合物理降温。疗程约 3～5 天。用药过程要密切观察生命体征变化，保持呼吸道通畅。

2. 止痉。包括去除病因及镇静解痉。

①高热。所致者以降温为主。

②脑水肿。所致者以脱水降低颅内压为主,可用 20％甘露醇快速静脉滴注或推注(20～30 分钟内),每次 1～2g/kg,根据病情可每 4～6 小时重复应用一次,同时可合用糖皮质激素、呋噻米、50％高渗葡萄糖注射液等。

③因脑实质病变引起的抽搐,可使用镇静剂,首选地西泮,水合氯醛鼻饲或灌肠,巴比妥。钠可用于预防抽搐。

3. 防治呼吸衰竭。积极降温、控制颅内压以防止呼吸衰竭的发生。根据引起呼吸衰竭的原因给予相应的治疗:

①氧疗。

②由脑水肿所致者应用脱水剂。

③中枢性呼吸衰竭可用呼吸兴奋剂,必要时可行气管插管或气管切开,人工辅助呼吸。

④呼吸道分泌物梗阻所致者,吸痰和加强翻身引流。并适当用抗菌药物防治细菌感染。为保持呼吸道通畅,必要时可行气管插管或气管切开。

⑤改善微循环,减轻脑水肿,可用血管扩张剂,如东莨菪碱,也可用酚妥拉明、山莨菪。碱等。

(三) 糖皮质激素的应用

其有抗炎、退热、降低毛细血管通透性和渗出、减轻脑水肿等作用。对于重症患者,可早期、短程应用。

(四) 恢复期及后遗症处理

细心护理,防止褥疮和感染的发生;进行功能训练;理疗、针灸、按摩、体疗、高压氧治疗等对智力、语言和运动功能的恢复有一定疗效。

要点七 预防

以防蚊、灭蚊及预防接种为预防乙脑的关键。

(一) 控制传染源

隔离患者和疑似患者至体温正常。加强对家畜的管理,搞好饲养场所的环境卫生,人畜居地分开。流行季节前可对幼猪进行疫苗接种,能有效控制人群乙脑的流行。

(二) 切断传播途径

防蚊、灭蚊为主要措施,包括灭越冬蚊和早春蚊,消灭蚊虫孳生地。可用蚊帐、驱蚊剂等防蚊。

(三) 保护易感人群

预防接种是保护易感人群的关键措施。目前我国使用的是地鼠肾细胞灭活疫苗和减毒活疫苗。接种对象以 6～12 个月的婴幼儿为主。

第三单元 细菌感染

细目一 流行性脑脊髓膜炎

流行性脑脊髓膜炎简称流脑,是由脑膜炎奈瑟菌引起的一种急性化脓性脑膜炎。

要点一 病原学

脑膜炎奈瑟菌属奈瑟菌属,革兰染色阴性双球菌,呈肾形或卵圆形,有荚膜,无芽孢。依据其特异性荚膜多糖抗原的不同,分为 A、B、C、D、X、Y、Z、29E、W135、H、I、K、L 共 13 个菌群,其中以 A、B、C 三群最常见。在我国长期流行菌群为 A 群、B 群和 C 群散发,但近年 B 群在有些地区有上升趋势,C 群流行也增多。该菌仅存在于人体,可从带菌者鼻咽部及患者的血液、脑脊液、皮肤瘀点中检出,专性需氧,对营养要求较高。细菌裂解后可释放内毒素,具有强烈致病性,是重要的致病因子。

该菌在体外能形成自溶酶,易死亡,对寒冷、干燥、阳光、紫外线及一般消毒剂均敏感。

要点二 流行病学

(一) 传染源

患者和带菌者是本病的传染源,人是唯一宿主。

（二）传播途径

主要通过咳嗽、喷嚏、说话等由飞沫借空气经呼吸道传播。

（三）易感人群

人群普遍易感，6个月至2岁的婴幼儿高发。

（四）流行特征

冬春季高发，3、4月份为高峰。本病有周期性流行特点，每隔10年左右可有一次较大流行。

要点三 临床表现

潜伏期1～10日，一般为2～3日。

（一）普通型

约占全部病例的90%。可分为以下各期：

1. 前驱期（上呼吸道感染期）。多数患者无症状，少数患者有低热、咽痛、轻咳、鼻咽分泌物增多等上呼吸道感染症状。此期传染性最强。

2. 败血症期。突发寒战、高热、头痛、呕吐、全身乏力、肌肉酸痛及精神萎靡等症状。幼儿则见哭闹拒乳、烦躁不安、皮肤感觉过敏及惊厥等。此期重要的体征是皮疹。多数患者于1～2日内发展为脑膜炎期。

3. 脑膜炎期。此期高热及毒血症持续，出现中枢神经系统表现，患者头痛欲裂，呕吐频繁，血压增高，脉搏减慢，烦躁或谵妄，脑膜刺激征阳性，严重者可出现呼吸或循环衰竭。婴儿脑膜刺激征可缺如，前囟隆起有助于诊断。此期持续2～5日。

4. 恢复期。体温渐降至正常，症状好转，瘀斑、瘀点消失，神经系统检查。

（二）暴发型

此型病势凶险，病死率高，如不及时抢救，常于24小时内危及生命，儿童高发。

1. 休克型。急骤起病，寒战高热，头痛，精神萎靡，常于短期（12小时）内出现遍及全身的瘀点、瘀斑，且迅速扩大融合成片，并伴中央坏死。见面色苍灰，唇指发绀，皮肤花斑，肢端厥冷，呼吸急促，尿少，脉搏细速，血压下降等急性循环衰竭的症状，易发生DIC。脑膜刺激征大多缺如，脑脊液大多澄清，细胞数正常或轻度增加，血培养多为阳性。

2. 脑膜脑炎型。主要以中枢神经系统表现为主。严重者可发生脑疝而致呼吸衰竭。

3. 混合型。兼有上述两型的临床表现，是本病最严重的一型，病死率最高。

要点四 实验室检查

（一）血象

白细胞明显增加，一般在$20 \times 10^9 / L$左右，中性粒细胞比例为80%～90%。

（二）脑脊液检查

此为明确诊断的重要方法。脑脊液外观混浊，压力升高，白细胞明显增高，蛋白质增高，糖明显降低，氯化物降低。发病初期或抗菌药物治疗后，脑脊液改变可不典型。

（三）细菌学检查

1. 涂片。刺破皮肤瘀点，挤出少量组织液，或脑脊液沉淀涂片，革兰染色后查找病原体，阳性率可达60%～80%，因此为早期诊断本病的重要方法。

2. 细菌培养。脑脊液或血培养阳性可确诊。

（四）血清学检查

检测细菌荚膜多糖抗原及抗体，较细菌培养阳性率高，特异性强。

（五）分子生物学检查

要点五 诊断与鉴别诊断

（一）诊断

1. 流行病学资料。冬春季发病，主要见于儿童。

2. 临床表现。突起高热、头痛、呕吐，皮肤黏膜瘀点、瘀斑，脑膜刺激征等。

3. 实验室检查。白细胞及中性粒细胞明显升高,脑脊液呈化脓性改变,尤其是细菌培养阳性及流脑特异性血清免疫检测阳性为确诊的主要依据。

（二）鉴别诊断

1. 其他化脓性脑膜炎。常继发于其他感染、颅脑外伤、手术等,例如肺炎、中耳炎、皮肤疖肿、颅脑手术、腰穿等。无季节性,确诊有赖于细菌学检测。

2. 流行性乙型脑炎。发病多在 7～9 月份,有蚊虫叮咬史,起病后脑实质损害严重,惊厥、昏迷较多见,皮肤无瘀点。脑脊液清亮,细胞数多在（50～500）×10^6/L 少数高于 $1000×10^6$/L,蛋白质稍增加,糖正常或略高,氯化物正常。血清特异性抗体 IgM 阳性。

3. 结核性脑膜炎。多有结核史。起病缓慢,伴有低热、盗汗、消瘦等症状,无瘀点和斑疹。脑脊液的细胞数为数十至数百个左右,以淋巴细胞为主。脑脊液放置 12～24 小时有薄膜形成,脑脊液涂片可检出抗酸杆菌。

4. 虚性脑膜炎。

5. 中毒型细菌性痢疾。

要点六　治疗

（一）普通型流脑的治疗

1. 一般治疗。早诊断、早隔离,保证液体量、热量及电解质供应。密切观察病情变化,加强护理,防止褥疮、呼吸道感染及其他并发症。

2. 病原治疗。青霉素为首选药。

3. 对症治疗。高热时可用物理及药物降温,惊厥时可用地西泮,颅内高压时应予脱水剂。

（二）暴发型流脑的治疗

1. 休克型

（1）病原治疗。首选第三代头孢菌素或青霉素。

（2）抗休克治疗。①补充血容量,改善微循环。②纠正酸中毒。③充分供氧。④经过上述处理,如休克仍未纠正,可应用血管活性药物：山莨菪碱（654-2）,剂量为每次 0.3～0.5mg/kg,重症可用 1mg/kg,每 10～15 分钟静脉注射 1 次,直至面色和指甲变红,四肢变暖,血压回升,然后减少剂量及延长给药时间,并逐渐停药,亦可用多巴胺、间羟胺、去甲肾上腺素等药物。⑤糖皮质激素：短期应用,休克纠正后即停药。⑥若皮肤瘀点增多、扩大、融合成片并伴有血小板、纤维蛋白进行性减少,应用肝素抗 DIC 治疗,剂量为每次 0.5～1mg/kg,并根据病情每 4～6 小时重复 1 次,同时应给予新鲜血、血浆或纤维蛋白原、凝血酶原复合物,以补充消耗的凝血因子。⑦心率明显加快时可用强心剂。

2. 脑膜炎型

（1）病原治疗。同休克型。

（2）脑水肿治疗。用 20% 甘露醇脱水可以减轻脑水肿,每次 1～2g/kg,静脉推注或快速滴注,每 4～6 小时一次,重症患者可用高渗葡萄糖与甘露醇交替应用,直至颅内高压症状好转为止。亦可同时应用糖皮质激素。

（3）呼吸衰竭的处理。及时吸氧、吸痰,保持呼吸道通畅。给予呼吸兴奋剂洛贝林、尼可刹米交替静脉注射,重者行气管插管,辅助人工呼吸。

（4）对症治疗。高热及惊厥者应予物理及药物降温,必要时行亚冬眠疗法。

（三）慢性败血症型的治疗

本型主要以病原治疗为主。

要点七　预防

（一）控制传染源

早发现、早隔离、早治疗。患者一般隔离至症状消失后 3 日,密切接触者应医学观察 7 日。

（二）切断传播途径

搞好环境卫生,注意室内通风,流行期间避免到拥挤的公共场所,外出应戴口罩。

（三）保护易感人群

1. 菌苗注射。在预测区域流行季节到来之前，对易感人群进行一次普种，要求覆盖率达85％以上，对6个月～2岁的婴幼儿隔年再加强免疫一次，共两次。我国多年来应用A群多糖菌苗，接种后保护率达90％左右，但近年C群流行增多，我国已开始接种A＋C结合菌苗，也有较好的免疫效果。

2. 药物预防。对密切接触者可用复方磺胺甲恶唑预防，成人每日2g，儿童每日50～100mg/kg，分两次口服，连服3日。亦可用利福平，每日成人600mg，儿童10mg/kg，分两次服用，连用3日。

细目二 伤 寒

伤寒是由伤寒杆菌经消化道传播引起的急性传染病。

要点一 病原学

伤寒杆菌属沙门菌属D组，革兰染色阴性，含有菌体O、鞭毛H、表面Vi抗原。O抗原和H抗原的抗原性较强，可刺激机体产生相应的抗体，临床可用于血清凝集试验（肥达反应）；Vi抗原的抗原性较弱，随伤寒杆菌的清除其抗体也随之消失，可用于慢性带菌者的调查及疗效评价。伤寒杆菌可产生内毒素，是伤寒发病的重要因素。伤寒杆菌能在普通培养基上生长，在含有胆汁的培养基上生长更好。

伤寒杆菌在自然界中的生存力较强，在自然水中可存活2～3周，在粪便中能存活1～2个月。耐低温，在冰冻环境中可存活数月。对光、热、干燥的抵抗力较弱。加热60℃15分钟或煮沸后即刻死亡。对常用化学消毒剂敏感。

要点二 流行病学

（一）传染源

患者和带菌者是本病传染源。患者自潜伏期开始即有传染性，病后2～4周传染性最强。少数患者病后可成为长期带菌者，持续带菌超过3个月者称为慢性带菌者。

（二）传播途径

经粪-口途径传播。病菌常随被粪便污染的食物和水进入体内，卫生条件差的地区还可通过污染的手、苍蝇或其他昆虫（如蟑螂等）传播。散发流行多经日常生活接触传播。

（三）易感人群

人群普遍易感，病后可获得持久免疫力。

（四）流行特征

全年均可有散发，夏秋季高发。

要点三 临床表现

潜伏期2～30日，平均1～2周。

（一）典型伤寒

1. 初期（侵袭期）

病程第1周。缓慢起病，发热是最早出现的症状，体温呈弛张热型，逐渐上升，于5～7日内达391或以上。常伴有头痛、全身不适、乏力、食欲减退、腹部不适等症。部分患者出现便秘或腹泻。病程第一周末脾肝可及。

2. 极期

病程第2～3周。

（1）发热。高热持续性高热达39℃～40℃，多为稽留热型。

（2）神经系统表现。呈特殊的中毒面容，表情淡漠、反应迟钝、听力减退，重者可有谵妄、抓空、昏迷或出现脑膜刺激征（虚性脑膜炎）。

（3）消化系统表现。食欲不振，腹部不适或腹胀、便秘或腹泻，可有便血，腹部压痛，以右下腹明显。

（4）循环系统表现。可有相对缓脉、重脉。病情严重者可有脉搏细速、血压下降、循环衰竭等表现。

（5）肝脾大。多数患者于起病1周左右可有脾大，质软或有轻压痛。部分患者肝脏亦大，重者可出现黄疸、肝功能异常。

（6）皮疹。部分患者于病程第6～12日皮肤出现暗红色小斑丘疹，称为玫瑰疹，散在分布于前胸和上腹部,2～4mm 大小,压之褪色,数目不多,6～10 个,分批出现,多在 2～4 日内消失。

此期极易出现肠出血和肠穿孔等并发症。

3. 缓解期

相当于病程第 4 周。体温波动性下降,食欲逐渐好转,腹胀逐渐消失。本期仍有肠出血或肠穿孔的危险。

4. 恢复期

病程第 5 周。体温已恢复正常,症状和体征消失,食欲好转,常有饥饿感。约需 1 个月左右康复。

（二）不典型伤寒

1. 轻型。症状较轻,体温多在 38℃左右,病程短,1～2 周即可痊愈。多见于儿童、早期接受抗菌治疗或接种过伤寒菌苗者。

2. 暴发型。起病急,进展迅速,病情重。表现为突发超高热或体温不升,中毒症状重,血压下降,常并发中毒性脑病、中毒性心肌炎、中毒性肝炎、休克、DIC、肠麻痹等,皮疹多显著。预后凶险。

3. 迁延型。起病与典型伤寒相同,由于机体免疫功能低下,发热持续时间长,热程可达 5 周以上。常见于合并有慢性血吸虫病或慢性肝炎等患者,热程可达数月之久。

4. 逍遥型。发热及毒血症症状轻微,可照常工作。部分患者因肠出血或肠穿孔就医始被发现。

5. 顿挫型。起病较急,开始症状典型,但病程极短,约 1 周左右发热等症状迅速消退而痊愈。

（三）再燃与复发

1. 再燃。伤寒缓解期患者,体温开始下降,但尚未降到正常时,又再度升高,称再燃。病程进入缓解期,体温接近正常时又重新上升,伤寒其他临床表现可再度加剧。一般持续时间约 5～7 天。

2. 复发。患者进入恢复期,体温正常 1～3 周后,发热等临床症状再度出现,称为复发。不论是再燃还是复发,都是病灶内伤寒杆菌未被完全消灭,当机体免疫力不足时再度繁殖所致,此时血培养可阳性。多见于抗菌疗程不足者。

（四）并发症

常见并发症有肠出血、肠穿孔、中毒性肝炎、中毒性心肌炎、肺炎、胆囊炎、骨髓、肾盂肾炎。

要点四　实验室检查

（一）常规检查

1. 血常规。白细胞偏低或正常,粒细胞减少,嗜酸性粒细胞减少或消失对诊断及观察病情都有价值,血小板也可减少。

2. 尿常规。极期可出现尿蛋白及管型。

3. 粪便常规。在肠出血时有血便或潜血试验阳性。

（二）病原学检查

细菌培养是确诊伤寒的主要手段。

1. 血培养。病程第 1 周阳性率最高,以后逐渐下降。

2. 骨髓培养。较血培养阳性率更高,可达 90％以上,其阳性率受病程及使用抗菌药的影响较小,已开始抗菌治疗者仍可获阳性结果。

3. 粪便培养。整个病程中均可阳性,第 3～4 周阳性率最高。

4. 尿培养。病程第 3～4 周阳性率较高。

（三）血清学检查

1. 肥达反应（伤寒血清凝集反应）。所用的抗原有伤寒杆菌的 O 抗原、H 抗原、副寒甲、乙、丙的鞭毛抗原 5 种。测定患者血清中相应抗体的凝集效价,对伤寒有辅助诊断价值。常在病程第 1 周末出现阳性,其效价随病程的演变而递增,第 4～5 周达高峰。至恢复期应有 4 倍以上升高。分析肥达反应结果时应注意以下几点:

（1）通常抗体 O 的效价在 1∶80 以上,H 效价在 1∶160 以上,才有诊断价值。

（2）应多次重复检查,一般每周检查 1 次,如凝集效价逐次递增,则其诊断意义更大。

（3）接受伤寒、副伤寒菌苗预防接种后,在患其他发热性疾病时,可出现回忆反应,仅有 H 抗体效价增高,而 O 抗体效价不高。而在发病早期,可仅有 O 抗体效价的增高,H 抗体效价不高。

（4）伤寒与副伤寒甲、乙杆菌有部分共同的 O 抗原,因此,O 抗体效价增高,只能推断为伤寒类感染,而不能区别伤寒或副伤寒,诊断时需依鞭毛 H 抗体效价而定。

（5）有少数伤寒患有肥达反应始终呈阴性,不能除外伤寒。

（6）Vi 抗体的检测一般用于慢性带菌者的流行病学调查。

2. 其他免疫学实验检测。血清或尿中伤寒抗原或血清中特异性抗体 IgM,对伤寒的早期诊断有意义。

要点五　诊断与鉴别诊断

（一）诊断

确诊依据是检出伤寒杆菌。早期以血培养为主,后期则可考虑作骨髓培养。

1. 流行病学依据。

2. 临床依据。见持续性发热、特殊中毒面容、相对缓脉、玫瑰疹、肝脾大等典型表现,出现肠出血和肠穿孔等并发症,均高度提示伤寒的可能。

3. 实验室依据。血和骨髓培养阳性有确诊意义。外周血白细胞数减少、淋巴细胞比例相对增多,嗜酸性粒细胞减少或消失。肥达反应阳性有辅助诊断意义。

（二）鉴别诊断

1. 病毒感染。病毒感染起病较急,常伴有明显上呼吸道症状或肠道症状,多无特殊中毒面容、玫瑰疹、相对缓脉等伤寒特征性表现,肥达反应及细菌培养均阴性。

2. 斑疹伤寒。流行性斑疹伤寒多见于冬春季,地方性斑疹伤寒多见于夏秋季。一般起病较急,脉搏快,多有明显头痛。第 5～6 病日出现皮疹,数量多,且可有出血性皮疹。外斐反应阳性。治疗后退热快。

3. 败血症。常有胆道、泌尿道、肠道等处原发感染病灶,热型多不规则或为弛张热,中性粒细胞常增高及核左移,血培养可分离出相应致病菌。

4. 患者多有结核病史或与结核病患者密切接触史。发热不规则,常伴盗汗、脉搏增快、呼吸急促等。发病 2 周后 X 线胸片检查可见双肺有弥漫的细小粟粒状病灶。

要点六　治疗

（一）一般治疗

1. 隔离与休息。给予消化道隔离,发热期患者必须卧床休息。

2. 护理。注意皮肤及口腔的护理,密切观察体温、脉搏、血压、腹部、大便等变化。

3. 饮食。给予高热量、高维生素、易消化的无渣饮食。退热后,食欲增强时,仍应继续进食一段时间无渣饮食,以防诱发肠出血和肠穿孔。注意维持水、电解质平衡。

（二）对症治疗

1. 高热。适当应用物理降温,慎用解热镇痛类药,以免虚脱。

2. 便秘。可用开塞露或用生理盐水低压灌肠,禁用泻剂和高压灌肠。

3. 腹泻。可用收敛药,忌用鸦片制剂。

4. 腹胀。可用松节油腹部热敷及肛管排气,禁用新斯的明类药物。

5. 激素的应用。高热患者如无禁忌,可在足量有效抗菌治疗下短期使用糖皮质激素,疗程 14 日。

（三）抗菌治疗

1. 氟喹诺酮类。用作首选,抗菌谱广,杀菌作用强,口服吸收完全,体内分布广,胆汁浓度高,副作用少,不易产生耐药,儿童及孕妇慎用或忌用。

2. 头孢菌素类。以第二、三代头孢菌素效果较好,常用于耐药菌株的治疗及老年伤寒和儿童伤寒的治疗。是儿童和孕妇的首选药。

3. 氯霉素。氯霉素可用于非耐药菌株伤寒的治疗。现已较少使用。

4. 其他。氨苄西林、阿莫西林等。

（四）并发症的治疗

1. 肠出血。禁食,使用止血剂,根据出血量输入新鲜血液。大量出血内科治疗无效,可考虑手术。

2. 肠穿孔。禁食,胃肠减压,加强抗菌药物治疗,控制腹膜炎。及时手术治疗。

要点七　预防

(一) 控制传染源

及时发现、早期诊断、隔离并治疗患者和带菌者,隔离期应自发病日起至临床症状全消失 15 日为止,或停药后连续大便培养 2 次(每周 1 次)阴性方可出院。对带菌者应彻底治疗。

(二) 切断传播途径

是预防伤寒的关键措施。搞好"三管一灭"(管理饮食、水源、粪便,消灭苍蝇),养成良好的个人卫生习惯。

(三) 保护易感人群

对高危人群可进行预防接种。常用伤寒、副伤寒甲、乙三联疫苗。

细目三　细菌性痢疾

细菌性痢疾简称菌痢,是由志贺菌(又称痢疾杆菌)引起的肠道传染病,故亦称为志贺菌病。

要点一　病原学

志贺菌属于肠杆菌科,革兰阴性杆菌,菌体短小,无荚膜和芽孢,有菌毛,为兼性厌氧菌,在有氧和无氧条件下均能生长。在普通培养基上生长良好。根据生化反应和菌体 O 抗原不同,可将志贺菌分为 A、B、C、D 四群,分别相当于痢疾志贺菌、福氏志贺菌、鲍氏志贺菌、宋内志贺菌,我国以 B 群最常见。(见表)

菌群	产生毒素	细菌毒力	临床常见类型
A 群痢疾志贺菌	内毒素	较低	急性、慢性、中毒性
B 群福氏志贺菌	内毒素	较低	急性、中毒性
C 群鲍氏志贺菌	内毒素	较强	急细菌痢多见
D 群宋内志贺菌	内毒素及外毒素	强	急细菌痢多见

要点二　流行病学

(一) 传染源

主要是急、慢性菌痢患者和带菌者。

(二) 传播途径

主要经粪-口途径传播。

(三) 人群易感性

人群普遍易感。病后可获得一定的免疫力,但持续时间短,且不同菌群及血清型间无交叉免疫,故易反复或重复感染。

要点三　临床表现

潜伏期一般为 1～3 日(数小时～7 日)。

(一) 急性菌痢

1. 典型菌痢。起病急,发热(39℃或更高)、腹痛、腹泻、里急后重、黏液或脓血便,并有头痛、乏力、食欲减退等全身中毒症状。腹泻多先为稀水样便,1～2 日转为黏液脓血便,每日十余次至数十次,粪便量少,伴有里急后重。体征有肠鸣音亢进,左下腹压痛等。自然病程为 10～14 日,少数可转为慢性。

2. 轻型菌痢。全身中毒症状轻微,可无发热或有低热。腹泻水样或稀糊便,每日 10 次以内,可有黏液,但无脓血,腹痛较轻,可有左下腹压痛,里急后重较轻或无,易被误诊为肠炎。病程 3～7 日,也可转为慢性。

3. 中毒型菌痢。多见于 2～7 岁儿童。起病急骤、发展快、病势凶险。突起畏寒、高热,全身中毒症状重,可有烦躁或嗜睡、昏迷及抽搐等,数小时内可迅速发生循环衰竭或呼吸衰竭。肠道症状不明显或缺如。按临床表现不同可分为 3 型。

(1) 休克型(周围循环衰竭型)

较为常见,以感染性休克为主要表现。面色苍白、四肢厥冷、皮肤出现花斑、发绀、脉搏细速等,血压下降,救治不及时可出现心、肾功能不全和意识障碍。

（2）脑型（呼吸衰竭型）

以中枢神经系统表现为主。由于脑血管痉挛，脑缺血、缺氧，致脑水肿、颅内压增高甚至脑疝。患者剧烈头痛、频繁呕吐、烦躁、惊厥、昏迷、瞳孔不等大、对光反射减弱或消失等，严重者可出现中枢性呼吸衰竭。此型病情严重，病死率高。

（3）混合型

兼有上述两型的表现，病情最为凶险，病死率最高（90％以上）。

（二）慢性菌痢

急性菌痢反复发作或迁延不愈达 2 个月以上者为慢性菌痢。

1. 急性发作型。有慢性菌痢史，常因进食生冷或受凉、劳累诱发。

2. 慢性迁延型。主要表现为反复出现腹痛、腹泻，大便常有黏液及脓血，可伴有乏力、营养不良及贫血等症状，亦可腹泻和便秘交替出现。

3. 慢性隐匿型。一年内存在急性菌痢史，无明显临床症状，便培养有痢疾杆菌，或乙状结肠镜检查发现病变。

要点四 实验室检查

（一）粪便常规检查

大便量少，外观为黏液或脓血便，常无粪质，无特殊臭味，镜下可见大量脓细胞或细胞、吞噬细胞及红细胞。

（二）粪便细菌培养

粪便细菌培养是确诊的主要依据。应在抗菌药物治疗之前取新鲜、带有脓血或黏液部分的粪便床边接种或及时送实验室且应反复多次送检。

（三）血象

急性期白细胞总数轻、中度增高，中性粒细胞增高，慢性期可有贫血。

（四）特异性核酸检测

（五）X 线钡餐灌肠

（六）结肠镜检查

要点五 诊断与鉴别诊断

（一）诊断

1. 流行病学资料。夏秋季有不洁饮食或与菌痢患者有接触史。

2. 临床表现。

（1）急性期表现有发热、腹痛、腹泻、黏液或脓血便、里急后重。左下腹明显压痛。（2）慢性菌痢患者常有急性菌痢史，病程超过两个月。

（3）重型有休克型、脑型及混合型表现。

（4）粪便培养痢疾杆菌阳性。

（二）鉴别诊断

急性菌痢的鉴别诊断和急性阿米巴痢疾鉴别要点见下表。

	细菌性痢疾	阿米巴痢疾
病原学	志贺菌	溶组织阿米巴原虫
流行方式	散发或流行或暴发	散发
潜伏期	1～7 日	数周至数月
全身症状	起病急，中毒症状重，多有发热	起病缓，中毒症状轻或无，多无发热
腹部表现	腹痛、腹泻明显，左下腹压痛	腹痛轻，便次少，右下腹轻度压痛
里急后重	明显	不明显

续表

	细菌性痢疾	阿米巴痢疾
粪便检查	量少,黏液或脓血便,镜检可见大量白细胞、少量红细胞及吞噬细胞,培养志贺菌阳性	量多,呈暗红色果酱样,有腥臭味,红细胞为主,可见夏克雷登结晶,可找到溶组织内阿米巴滋养体或包囊
结肠镜检查	病变以乙状结肠及直肠为主,肠黏膜弥漫性充血、水肿,浅表溃疡	病变主要在回盲部结肠及升结肠,见散发潜行溃疡,周围红晕,溃疡见肠黏膜正常

要点六 治疗

(一)急性菌痢

1. 一般治疗及对症治疗。早期应卧床休息,饮食以流质或半流质为主。有脱水以及呕吐不能进食者可可静脉补液。明显者可予阿托品等解痉止痛,发热者可予物理或药降温。

2. 病因治疗,首选喹诺酮类,慢性迁延型菌痢则需做病原菌分离及细菌药物敏感试验,以选择适当的抗菌药物;抗菌药量要足,疗程一般不短于 5～7 天。

(二)中毒型细菌性痢疾的治疗原则

1. 对症治疗。

(1)降温止惊。物理降温,反复惊厥者,可用地西泮、苯巴比妥钠等肌注后,再用水合氯醛灌肠。

(2)休克型。①迅速扩充血容量及纠正酸中毒,给予低分子右旋糖酐、葡萄糖生理盐水及 5％碳酸氢钠等液体,休克好转后则应继续静脉输液维持。②给予抗胆碱药物改善微循环,如山莨菪碱等,疗效不佳者,可改用酚妥拉明、多巴胺或间羟胺等,以改善重要脏器血流灌注。③短期使用糖皮质激素。④保护心、脑、肾等重要脏器功能。⑤有早期 DIC 者可予肝素抗凝治疗。

(3)脑型。①减轻脑水肿,可给予 20％甘露醇,每次 1～2g/kg,快速静脉滴注,每 4～6 小时一次。应用血管活性药物以改善脑组织微循环,给予糖皮质激素有助于改善病情。②防治呼吸衰竭,保持呼吸道通畅,及时吸痰、吸氧。如出现呼吸衰竭可使用呼吸兴奋剂,必要时应用人工辅助呼吸。

2. 抗菌治疗。宜采用静脉给药。

(三)慢性菌痢

慢性菌痢病情复杂,应采取以抗菌治疗为主的综合性措施。

要点七 预防

应采用以切断传播途径为主的综合性预防措施。

(一)管理传染源

急、慢性患者和带菌者应隔离或定期进行随访,并给予彻底治疗。

(二)切断传播途径

做好"三管一灭",养成良好的个人卫生习惯。

(三)保护易感人群

目前尚无获准生产的可有效预防志贺菌感染的菌苗。

细目四 霍 乱

霍乱是由霍乱弧菌引起的烈性肠道传染病,为国际检疫传染病,我国法定管理传染病种的甲类传染病。

要点一 病原学

霍乱弧菌属弧菌科弧菌属,菌体短小稍弯曲,呈弧形或逗点状,革兰染色阴性,无芽孢和荚膜,运动极活泼。霍乱弧菌含有菌体(O)抗原和鞭毛(H)抗原。据 O 抗原的抗原性不同可将其分为 200 个以上的血清型。目前全球流行的霍乱主要由埃尔托生物型引起。(分群见表)

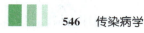

根据菌体 O 抗原不同，霍乱弧菌分为三群

O₁ 群霍乱弧菌	包括古典生物型及埃尔托生物型,是霍乱的主要病原菌。
非 O₁ 群霍乱弧菌	鞭毛抗原与 O₁ 群相同,而 O 抗原不同。$O_2 \sim O_{138}$,92 年发现新血清型,命名为 O_{139} 群霍乱弧菌,可产生肠毒素致流行性腹泻。
不典型 O₁ 群霍乱弧菌	可被多价 O₁ 群血清所凝集,但在体内外均不产生肠毒素,没有致病性。

古典生物型对外环境抵抗力较弱,埃尔托生物型抵抗力较强。霍乱弧菌对热、干燥、日光、化学消毒剂和酸都很敏感,耐低温。在正常胃酸中能存活 4 分钟。

要点二　流行病学

(一)传染源

患者和带菌者是传染源。

(二)传播途径

主要经粪-口途径传播。水源被污染后易引起局部暴发。

(三)易感人群

人群普遍易感。感染后肠道局部免疫和体液免疫的联合作用可产生一定的免疫力,但持续时间短,可再次感染。

(四)流行特征

以沿海地带为主。流行方式有暴发及迁延散发两种,前者常为经水或食物传播引起,多见于新疫区,而后者多发生在老疫区。

要点三　临床表现

潜伏期数小时至 5 天。

(一)典型表现

1. 泻吐期。多以剧烈腹泻开始,病初大便尚有粪质,迅速成为黄色水样便或米泔水样便,无粪臭,每日可达数十次,甚至失禁。一般无发热和腹痛(O_{139} 群除外),无里急后重。呕吐多在腹泻数次后出现,常呈喷射状。

2. 脱水期。由于频繁的腹泻和呕吐,大量水和电解质丧失,患者迅速出现脱水和循环衰竭。表情淡漠,或烦躁不安,甚至昏迷。声音嘶哑、眼窝凹陷、口唇干燥、皮肤弹性差或消失、手指皱瘪,脉搏细速或不能触及,血压降低或休克,少尿或无尿。酸中毒者可呈深大呼吸(Kussmaul 呼吸)。低钠可引起肌肉痉挛,多见于腓肠肌和腹直肌。低血钾可致肠胀气,心律失常,肌张力减弱,腱反射减退或消失等。此期一般为数小时至 1～2 日。

3. 恢复期。脱水纠正后,多数症状逐渐消失。约 1/3 患者有反应性发热。发热持续 1～3 天后自行消退。

(二)临床分型

临床上根据脱水程度等可将霍乱分为轻型、中型、重型、中毒型四型,以轻型常见。

临床表现	轻型	中型	重型
脱水程度	小于 50%	5%～10%	10% 以上
精神状态	尚好	呆滞不安	烦躁或静卧不动
声音嘶哑	无	轻度	嘶哑或难以发音
皮肤	稍干,弹性略差	干燥,缺乏弹性	弹性消失
发绀	无	有	明显
口唇	稍干	干燥	极度干燥
眼窝、囟门	稍陷	明显	深陷、目闭不紧

续表

临床表现	轻型	中型	重型
指纹痉挛	无	有	干瘪
肌肉痉挛	无	有	明显
脉搏	正常	细数	弱而无力或无
血压	正常	12～9.33kPa	低于 9.33kPa 或 0
尿量	略减少	小于 500mL/d	极少或无
血浆比重	1.025～1.030	1.031～1.040	大于 1.40

中毒性(干性)霍乱甚为罕见,起病急骤,不待出现泻吐症状即可因周围循环衰竭而死亡。

要点四　实验室检查

(一)一般检查

1. 血液学检查。血红细胞、白细胞和血红蛋白均增高;血清尿素氮、肌酐升高;钠、氯化物和碳酸氢盐降低,血 pH 下降。

2. 尿常规检查。可有少量蛋白、红白细胞及管型,尿比重可增加。

3. 粪便常规检查。可见黏液或少许红、白细胞。

(二)血清学检查

抗菌抗体中的抗凝集素抗体在病后第 5 日出现,1～3 周达高峰。若双份血清抗凝集素抗体滴度增长 4 倍以上,有诊断意义。主要用于流行病学调查、回顾性诊断或粪便培养阴性可疑患者的诊断。

要点五　诊断

(一)诊断标准

有下列 3 项之一者即可确诊。

(1)有腹泻症状,粪便培养霍乱弧菌阳性者。

(2)流行期间的疫区内,凡具有典型症状,粪便培养阴性但无其他原因可查者;或在流行期间的疫区内有腹泻症状,双份血清抗体效价测定血清凝集试验呈 4 倍以上增长或杀弧菌抗体测定呈 8 倍以上增长者。

(3)在疫区检疫中,首次粪便培养阳性前后各 5 天内有腹泻症状者。

(二)疑似病例诊断标准

具有下列 2 项之一者应按疑似病例处理。

(1)有典型症状的首发病例。病原学检查尚未肯定之前。

(2)流行期间有明确接触史,出现腹泻症状而无其他原因可查者。

疑似病例未确诊之前按霍乱处理,大便培养每日 1 次,连续 2 次阴性可否定诊断。

要点六　治疗

(一)一般治疗

可给予流质饮食,恢复期逐渐增加饮食,重症患者应注意保暖、给氧、监测生命体征。

(二)补液治疗

及时足量补液是治疗的关键。补液的原则是早期、快速、足量,先盐后糖,先快后慢,纠酸补钙,见尿补钾。

1. 静脉补液。适用于中、重度脱水及少数不能口服的轻度脱水患者。输液的剂量和度应根据病情轻重、脱水程度等决定。轻、中、重度患者 24h 补液量分别为 3000～4000mL、4000～8000mL、8000mL 以上。

2. 口服补液。世界卫生组织推荐的口服补液盐(ORS)配方为每升水中含葡萄糖 20g,氯化钠 3.5g,枸橼酸钠 2.9g 或碳酸氢钠 2.5g,氯化钾 1.5g。适用于轻、中度脱水及重度脱水病情改善后的病人,也可用于预防脱水。

（三）抗菌治疗

抗菌药物可缩短病程,抑制肠黏膜分泌,减少腹泻量,缩短排菌时间,但不能替代L液。常用的种类有氟喹诺酮类,如多西环素、复方新诺明、诺氟沙星、环丙沙星等,连服3日。

要点七　预防

（一）控制传染源

患者及慢性带菌者应及时住院,隔离治疗至症状消失后大便培养日1次,停药后连续3次阴性。接触者医学观察5日。

（二）切断传播途径

对患者和带菌者的排泄物进行彻底消毒。消灭苍蝇、蟑螂等传播媒介。

（三）保护易感人群

提高人群免疫力,霍乱死菌苗保护率为50%～70%,保护时间3～6个月,仅对同血清型菌株有效,不能防止隐性感染及带菌者。目前正在研制抗原性强,效力高的菌苗,如佐剂菌苗、口服低毒活菌苗、类毒素菌苗及基因工程菌苗等,正在大范围试验。

第四单元　消毒与隔离

细目一　消　毒

要点一　消毒的概念

传染病消毒是用物理或化学方法消灭停留在不同传播媒介物上的病原体,借以切断传播途径,阻止和控制传染的发生。

要点二　消毒的目的

（1）防止病原体播散到社会中,引起流行。

（2）防止患者再被其他病原体感染,出现并发症,发生交叉感染。

保护医护人员免受感染。须同时进行必要的隔离措施和工作中的合理防护或无菌操作,才能达到控制传染之效。

不同的传播机制引起的传染病,消毒的效果有所不同。消化道传染病,病原体随排泄物或呕吐物排出体外,污染范围较为局限,如能及时正确地进行消毒切断传播途径,中断传播的效果较好。呼吸道传染病,病原体随呼吸、咳嗽、喷嚏等排出,再通过飞沫和尘埃播散,污染范围不确切,消毒效果难以掌控。须同时采取空间隔离,才能中断传播。虫媒传染病则需采取杀虫灭鼠等方法。

要点三　消毒的种类

（一）疫源地消毒

指对有传染源存在的地区进行消毒,以杀灭由传染源排出到外环境中的病原体。

1. 随时消毒。对对传染源的排泄物、分泌物及其污染过的物品及时进行消毒。

2. 终末消毒。传染源住院隔离,痊愈或死亡后,对其原居地点进行的最后一次彻底消毒,以期将传染病患者所遗留的病原微生物彻底消灭。

（二）预防性消毒

在未发现传染源情况下,对可能被病原体污染的物品、场所和人体进行消毒。如公共场所消毒、运输工具消毒、饮水及餐具消毒、饭前便后洗手均属之。医护人员手的消毒及手术室消毒,免疫受损严重的患者如骨髓移植患者预防性隔离及消毒措施亦为预防性消毒。

要点四　消毒方法

1. 物理消毒法

（1）热力消毒。利用热力破坏微生物的蛋白质、核酸、细胞壁和细胞膜,从而导致其死亡,是使用最广泛的方法。

（2）辐射消毒。有非电离辐射与电离辐射二种。前者有紫外线、红外线和微波,后者包括γ射线的高能电子束(阴极射线)。红外线和微波主要依靠产热杀菌。电离辐射设备昂贵,对物品及人体有一定伤害,故使用较少。

2. 化学消毒法。包括酚类、酸类和醇类。

3. 生物消毒法。

细目二 隔 离

要点一 隔离的概念
把传染期内的患者或病原携带者置于不能传染给他人的条件之下,防止病原体向外扩散,便于管理、消毒和治疗。这是控制传染病流行的一项重要内容和措施。

要点二 隔离的种类
1. 严密隔离。

2. 呼吸道隔离。

3. 肠道隔离。

4. 接触隔离。

5. 血液-体液隔离。

6. 虫媒隔离。

7. 保护性隔离。

要点三 隔离的期限
隔离期是根据传染病的最长传染期而确定的,同时应根据临床表现和微生物检验结果。来决定是否可以解除隔离。某些传染病患者出院后尚应追踪观察。

细目三 医院感染

要点一 医院感染的概念
广义概念 是指任何人员在医院活动期间遭受病原体侵袭而引起的感染。

狭义概念 医院感染的对象主要是住院患者和医院工作人员。

医院感染 是指住院患者在医院内获得的感染,包括在住院期间发生的感染和在医院内获得出院后发生的感染,但不包括入院前已开始或者入院时已处于潜伏期的感染。

要点二 医院感染的防护原则
（一）标准预防的概念

做好医院感染的预防,要求医护人员在医疗行为中采取标准预防的原则。即所有的患者均被视为具有潜在感染患者,认定患者的血液、体液、分物、排泄物均具有传染性,须进行隔离,不论是否有明显的血迹污染或是否接触非完整的皮肤与黏膜,接触上述物质者必须采取防护措施。

（二）标准预防的基本特点

1. 既要防止血源性疾病的传播,也要防止非血源性疾病的传播;

2. 强调双向防护,既防止疾病从患者传至医务人员,又防止疾病从医务人员传至患者;

3. 根据疾病的主要传播途径,采取相应的隔离措施,包括接触隔离、空气隔离和飞沫隔离。

（三）标准预防的具体措施

1. 接触隔离。指病原微生物通过手、媒介物直接或间接接触导致的传播,是医院感染主要而常见的传播途径,包括直接接触传播和间接接触传播。在实施标准预防的基础上,还要实施接触隔离。

2. 空气隔离。指病原微生物经由悬浮在空气中的微粒-气溶胶携带通过空气流动导致的传播。在实施标准预防的基础上,还要实施空气隔离。

3. 飞沫隔离。飞沫颗粒在空气中悬浮的时间不长,喷射的距离一般不超过1m。在实施标注预防的基础上,还要实施飞沫隔离。

医学伦理学

第一单元　概　述

细目一　伦理学与医学伦理学

要点一　伦理学的概念和规范伦理学的类型

1. 伦理学。亦称道德哲学，是哲学的一个分支，是关于道德现象及其理论的学科。它的任务是分析、评价并发展规范的道德标准，以处理各种道德问题。

2. 道德的概念。道德是人们在社会生活实践中形成的，由经济基础决定，是调节人与人、人与自然之间关系的行为原则和规范的总和。

3. "伦理"与"道德"。在伦理学中，道德表达的是最高意志，是"你最好应该"，更侧重于个体，更强调内在操守方面，指主体对道德规范的内化和实践，即主体的德性和德行。

伦理表述的是社会规范的性质，是"你必须应该"，更侧重于社会，更强调客观方面，主要指社会的人际"应然"关系，这种关系概括为道德规范。

4. 伦理学分为规范伦理学和非规范伦理学。

规范伦理分为两大理论体系：目的论和义务论。目的论和义务论的主要区别在于二者判断道德行为正确性的标准不同。义务论认为，如果行为符合道德"应当"的行为规范的形式，那么这种行为就是道德的，而不必考虑行为的效果。而目的论却将行为所导致的"善"的结果作为首要标准。

义务论根据道德义务来源的不同，义务论可以分为神命义务论、道义义务论、契约义务论。

目的论可以根据对什么是"善"的不同理解而区分为"快乐主义"和"自我实现"两种理论。在"快乐主义"目的论中，又可以根据"快乐"指向主体的不同而区分为"利己主义"和"功利主义"。"自我实现"目的论中最重要的理论是"德性论"。

要点二　医学伦理学的概念和医学道德的作用

1. 医学伦理学概念。是研究医学道德的一门科学，是运用伦理学的理论、方法研究医学领域中人与人、人与社会、人与自然关系的道德问题的一门学科。医学伦理学是伦理学与医学相互交融的一门学科。

2. 医学道德概念。即"医德"。是指医务人员的职业道德，是调节医务人员与病人、集体以及社会之间关系的行为准则、规范的总和。

3. 医学道德意义。在保障人类健康、发展医学科学及卫生事业等方面，具有不可忽视的特殊价值。具体来说，医学道德对医院人际关系具有调节作用，对医疗质量具有保证作用，对医学科学具有促进作用，对社会文明具有推动作用。

要点三　医学伦理学的研究对象

1. 医学伦理学的研究对象。医学领域中的医学道德现象和医学道德关系。

2. 医学道德现象。包括医德意识现象、医德规范现象和医德活动现象。

3. 医学道德关系。指由经济关系所决定、派生在医学领域内人与人、人与社会、人与自然之间的关系。医学伦理学主要研究以下几种医德关系：

医务人员与患者（包括患者的家属）的关系；

医务人员相互之间的关系；

医务人员与社会之间的关系；

医务人员与医学科学发展之间的关系。

要点四　医学伦理学的研究内容

1. 医学道德的基本理论。包括医学道德的起源、本质、特点、发生发展规律、社会作用与影响;医学历史中出现的医学道德现象及其背景;医学伦理学的基本理论、医学伦理学的发展趋势等。

2. 医学道德的规范体系。包括医德的原则、规范和范畴等。

3. 医学道德的基本实践。包括医学道德教育和修养、医德评价的标准和方法、医学临床、医学科研、整个卫生保健领域、现代医学发展中的难题等。

细目二　医学模式与医学目的

要点一　医学模式的内涵

1. 医学模式。即医学观,是对医学本质的概括。是指在特定历史时期内,人们关于健康和疾病的基本观点,或特定历史时期,人们在观察和处理人类健康和疾病问题时的思维方式和行为方式。

2. 医学模式的实质。是人们以什么样的方法观察、分析和处理人类的健康和疾病问题,它决定着人们对人类的生理、病理、心理、预防、保健、治疗等问题的基本观念。

3. 医学模式来源。来源于医学实践,是对医学实践的反映和概括,一定的医学模式与一定的社会发展和医学发展水平相适应。

4. 医学模式反映人们对医学的总体认识,它是医学临床实践活动和医学科学研究的指导思想和理论框架,它反映医学科学总的特征。在不同的历史时期有不同的医学模式。

要点二　医学模式的类型

1. 神灵主义医学模式。即原始的医学模式。

2. 自然哲学医学模式。中国传统医学中的阴阳五行学说和"六淫"、"七情"病因学说,古希腊医学家希波克拉底的"四体液"学说,都是这一模式的典型代表。

3. 机械论医学模式。用机械观解释一切人体现象,忽视了生命的生物复杂性和社会复杂性,具有机械性和片面性的缺点。

4. 生物医学模式。以实验观察为方法来认识生命现象及疾病过程和原因,使医学彻底摆脱宗教神学和唯心主义观念的束缚,形成了比较完整的科学体系,从而奠定了现代医学的基础。这种医学模式的缺点是忽视了社会环境、个体行为、生活方式、心理因素等对人体健康和疾病的影响。

5. 生物-心理-社会医学模式。认为人的心理与生理、精神与躯体、机体内外环境是一个完整的统一体,心理、社会因素与疾病的发生、发展、转化有着密切的联系。强调生物、心理、社会三因素是相互联系、不可分割,在考察人类的健康和疾病时,既要考虑生物学因素,又要重视心理、社会因素的影响。是未来医学模式的发展方向。

要点三　医学目的的内涵

医学目的:自医学产生之日起,人们就将医学的目的确定为"救死扶伤""克服疾病""延长生命""避免死亡"。

现代医学目的:

预防疾病,减少发病率,促进和维护健康;

治疗疾病,解除由疾病引起的疼痛和疾苦;

治疗和照料患者,照料那些不能治愈的人,延长寿命,降低死亡率;

避免早死和追求安详死亡;

提高生命质量,优化生存环境,增进身心健康。

第二单元　医学伦理学的历史发展

细目一　中国医学伦理学的历史发展

要点一　中国古代医学道德思想的发展过程

1. 古代医学道德思想的萌芽时期

从原始社会的晚期到奴隶社会的初中期,包括传说中的五帝时期和夏朝。在我国古代传说中,有"神农尝百草之滋味,水泉之甘苦,令民知所避就"(《淮南子·修务训》)和"伏羲画八卦百病之理得以类推,乃尝味百药而制九针,以拯夭亡"(《帝王世纪·路史》),以及"民有疾病,未知药石,炎帝始味草木之滋,尝一日而遇七十毒,神而化之,遂作方书,以疗民疾,而医道立矣"(《通鉴外纪》)的记载。这些传说,反映了人类早期医疗保健活动的一些事实。从这些传说可以看到,在古代的社会道德影响下,我国很早就形成了医学目的是为了"以拯夭亡""令民知所避就"等医德思想,也就是说已经认识到医学的目的是为了拯救人命,使人了解药物对人的利弊等。

2. 古代医学道德思想的形成时期

奴隶社会末期至西汉,是古代医学道德思想的形成时期。春秋战国时期是社会大变革时期,各种政治力量、学术流派粉墨登场,形成了"诸子蜂起,百家争鸣"的局面,为医学经验交流和积累创造了条件,医学进入了以理论综合及实践经验积累为特点的发展时期。

医学的发展促进了医德的进步,医学人道主义成为这一时期医德发展的主流。儒家的"仁"是其伦理思想的核心,"医乃仁术"被奉为职业伦理原则,提倡"济世救人""爱人、行善、慎独",强调医生自身的道德修养和自我规范。

成书于战国时期的《黄帝内经》,系统全面地总结了战国以前医学理论和医疗实践,不仅是我国第一部医书,而且是我国第一部有专门论述医德内容的医书,在"疏五过论""征四失论"和"师传"等篇章中对医德进行了专门的论述,是我国历史上最为重要的医德经典。其"天覆地载,万物悉备,莫贵于人"的人命至重思想,"圣人不治已病治未病"的重视预防思想,"上知天文,下知地理,中知人事"的医生素质要求等丰富的医德思想,为后人留下了宝贵的精神财富,对后世产生了深远的影响。

3. 古代医学道德思想的发展

(1)东汉名医张仲景的《伤寒杂病论·自序》,是一篇具有很高价值的医德文献。主要的医德思想有:①明确从医的目的:医者要"精究方术""上以疗君亲之疾,下以救贫贱之厄,中以保长全,以养其生"。②强调严肃认真的态度:医病不能"按寸不及尺,握手不及足"。③强调广博精深的知识:"自非才高识妙,岂能探其理致哉?"应当"勤求古训,博采众方"。

(2)隋唐时期的医德继承发展了医学人道主义传统,孙思邈堪称我国传统医德的集大成者。在他的《千金要方》中有这样的叙述:"人命至重,贵于千金,一方济之,德逾于此。"而此书中的"大医精诚"篇则是祖国医德史中的一块瑰宝,对后世医德发展产生了深远的影响。孙思邈主张医家必须具备"精"和"诚"的精神,所谓"精"就是要具有精湛的医术,所谓"诚"就是指医生应具备高尚的医德,只有具备"精"和"诚"的医家才是"大医",即高尚而优秀的医家。

(3)明代陈实功在《外科正宗》中对我国古代医德做了系统总结,他概括的"医家五戒十要"被美国1978年出版的《生命伦理学百科全书》列为世界古典医药道德文献之一。清代喻昌一改以往医家箴言式的空洞说教,结合临床诊治论医德,写出《医门法律》一书。他把临床诊治的法则称为"法",把针对临床诊治中易犯的错误提出的禁例称为"律",对临床医生的医疗行为进行评价,开创了临床医德评价的先河。

要点二　中国医学道德的优良传统

1. 仁爱救人,赤诚济世的行医宗旨。
2. 不图名利,清廉正直的道德品质。
3. 普同一等,一心赴救的服务态度。
4. 尊重同道,谦和不矜的医疗作风。

5. 注重自律,忠于医业的献身精神。

要点三   中国近现代医学伦理学的发展

1932 年 6 月上海出版了由宋国宾主编的《医业伦理学》,这是我国第一部较系统的医学伦理学专著,表明中国已由传统的医德学进入到近代医学伦理学阶段。

细目二   国外医学伦理学的历史发展

要点一   国外古代医学道德思想

1. 古希腊的医学道德思想。西方医德最早最著名的代表人物是被称为西医学之父的希波克拉底,他是西方医德的奠基人。《希波克拉底誓言》是世界医德史中的经典。

2. 古罗马医学道德思想。罗马时代的医学与古希腊医学有着继承关系。主要代表人物是盖伦。在医德方面,他坚持"作为医生,不可能一方面赚钱,一方面从事伟大的艺术——医学"。

3. 古印度医学道德思想。最早表现在印度外科鼻祖妙闻的《妙闻集》和内科鼻祖阇罗迦的《阇罗迦集》中。如《妙闻集》中说:"医生要有一切必要的知识,要洁身自持,要使患者信仰,并尽一切力量为患者服务。"

4. 古阿拉伯的医学道德思想。古阿拉伯医学的代表人物是迈蒙尼提斯,《迈蒙尼提斯祷文》是医学道德史上的重要文献之一。其主要思想是:为了世人的生命和健康,要时刻不忘医德,不要被贪欲、虚荣、名利所干扰而忘却为人类谋幸福的高尚目标。

要点二   国外近现代医学伦理学的发展

1. 医学伦理学在近代的西方已形成一门独立的学科,它首先产生于英国。它的形成以 1803 年英国的托马斯·帕茨瓦尔的《医学伦理学》出版为标志。这一时期医学伦理学关心的永恒话题是医患关系,主要是讨论医生应具备的美德和医生对病人的责任方面。

2. 进入 20 世纪中叶,近现代医学伦理学无论是在规范体系还是理论基础方面都较完善了,其标志是 1948 年《日内瓦宣言》和 1949 年《国际医德守则》的颁布。

细目三   生命伦理学

要点一   生命伦理学产生的背景

1. 医学模式的转变。由于人类文明的巨大进步,医学模式由原来的生物医学模式转变为生物-心理-社会医学模式,健康概念发生了变更,人们对医学的期望不再仅仅是治病,而且还希望自己健康长寿,希望自己智力和体力有更理想的发展,希望人口质量有更大的提高。医学被赋予了新的社会意义,医学道德也有了更广泛的社会价值。

2. 从义务论哲学到价值论哲学。义务论认为生命是"无价"的;价值论认为人的生命是有价的,可以根据生命质量的高低来选择我们的行动,这是一种认识上的飞跃。从无价到有价,是生命伦理学有别于传统医学伦理学的重要标志。生命伦理学可以从价值论哲学中找到辩护,有力地解决生命质量、放弃治疗、脑死亡和安乐死等重大实际问题。

3. 新生命科学技术的发展。生物技术的进步是产生生命伦理学的根本原因。器官移植、精神控制、克隆及胚胎干细胞技术、人类基因组计划、人工授精等生殖工程、冰冻、复苏与生命支持装置等的研究与应用,是人类开启历史新阶段的标志,但却涉及深刻而复杂的伦理问题,需要医学伦理学提供道德评价的依据,进行合理解释。

4. 经济发展与卫生经济社会。当代经济的发展已达到前所未有的高峰,同时,贫富之间的巨大差距和严重的分配不公现象困扰着经济伦理学家。富人医学和奢侈医疗、卫生资源分配中的不公正问题已成为医学道德争论的焦点。

5. 卫生制度改革。世界上没有一种卫生制度和医疗体制是尽善尽美的。卫生制度改革主要是医学活动中伦理关系的重新调整,尽早使"人人享有医疗保健"或"人人享有基本医疗保健"的理想成为现实。

第三单元　医学伦理学的理论基础

细目一　生命论

要点一　生命神圣论、生命质量论、生命价值论的概念

1. 生命神圣论是指人的生命至高无上，神圣不可侵犯。

2. 生命质量论是以人的自然素质的高低、优劣为依据，衡量生命对自身、他人和社会存在价值的一种伦理观。

3. 生命价值论是以人具有的内在价值与外在价值的统一来衡量生命意义的一种理论。

要点二　生命质量的标准及伦理意义

1. 生命质量的标准

生命质量的标准是指个体生命的健康程度、治愈希望、德才素质和预期寿命等。有主要质量（个体的身体或智力状态）、根本质量（生命的意义和目的，与其他人在社会和道德上的相互作用）和操作质量（如智商，用来测知智能方面的质量）。

2. 生命质量论的伦理意义

（1）有利于提高人口素质；有利于控制人口增长。

（2）有利于人类自我认识的飞跃。

（3）为医务人员对某些不同生命质量的病人，采取相应的治疗原则、方法和手段提供了理论依据。

（4）对于合理、公正地分配卫生资源也具有十分重要的意义。

要点三　生命价值的标准及伦理意义

1. 生命价值论是生命神圣与生命质量统一的理论。判断生命价值高低或大小，主要有两个因素：一是生命的内在价值，即生命本身的质量（体力和智力）是生命价值判断的前提和基础；二是生命的外在价值，即指某一生命对他人、社会的贡献，是生命价值的目的和归宿。

2. 生命价值论的伦理意义：生命价值论将生命的内在价值和外在价值统一起来，并以此来评价生命的价值，可以避免就个体生命的某一阶段或某个时期来判断生命的价值。

细目二　人道论

要点一　医学人道主义的含义

医学人道主义是人道主义思想在医学领域中的具体体现，是将人道主义关于人的价值的标准和如何对待人的准则贯彻在医学实践领域中所产生的特殊的医学的人的价值标准和行动准则。医学人道主义的内涵包括：在关于人的价值标准问题上，认为人的生命是宝贵的，人的生命和尊严具有最高的价值，应当受到尊重。在如何行动的问题上，医学人道主义要求医务人员应当同情、关心、尊重和爱护患者，努力为他们免除疾病的痛苦，维护他们的身体健康。

要点二　医学人道主义的核心内容

1. 尊重病人的生命。

2. 尊重病人的人格。

3. 尊重病人的权利。

细目三　美德论

要点一　美德论的含义

美德论是以行为者为中心，研究和探讨人应该具有什么样的美德和品格的一种理论。

要点二　医德品质的含义

医德品质是指医务人员在长期的职业行为中形成和表现出来的稳定的医学道德气质、习惯和特征。医德品质是医德认识、医德情感和医德意志的统一。

要点三　医德品质的内容

仁慈、诚挚、公正、严谨、奉献。

细目四　功利论

要点一　功利论的含义

功利论，是以"功利"作为道德标准的学说。功利论继承发展了历史上幸福论和快乐主义的伦理传统，认为人的本性就是追求快乐和幸福。由于利益是幸福和快乐的基础，所以追求利益就成为了道德的标准。

要点二　功利论的主要特征

1. 用"功利"来定义善的内涵，功利是指对有感受力的存在者而言的利益、好处、快乐、善或幸福。
2. 强调行为的结果，不重视行为的动机，即判断道德正确与否的标准是看这一行为是否带来了善的结果，并且要看这一后果是否实现了"善"总量的最大化，亦即"最大多数人的最大幸福"原则。

细目五　道义论

要点一　道义论的含义

道义论又称义务论，认为道德上应当采取的具体行动或行动准则的正确性不是由行为的后果所决定的，而是由这一行为或这种行为准则的自身固有特点所决定的。医学道义论主要研究医务人员职业道德规范。

要点二　道义论的主要特征

1. 强调行为动机的重要性。认为只要行为的动机是善的，不管结果如何，这个行为都是道德的。
2. 强调原则的超验性。以人的理性为基础，而不进行感性经验的证明。
3. 立足于全体社会成员的普遍性，而不是从个体的利益出发提出准则。

第四单元　医学道德的规范体系

细目一　医学道德原则

要点一　行善原则的含义、内容及意义

1. 含义

行善原则就是要求医学界对服务对象实施有利的医学行为。

2. 内容

善待生命：同情、关心、体贴患者；

善待服务对象：树立"以病人为中心"的服务理念；

善待社会：以社会公益为基础，把满足个体患者康复利益与满足人人享有卫生保健的利益统一起来。

3. 意义

行善原则是医学道德的根本原则，它调整的是整个医学界医学行为引起的一切伦理关系，具有管辖全面、贯彻始终的纲领统帅性。

行善原则也是医学道德的最高原则，当医学道德原则之间发生矛盾和冲突时，医务人员的医学道德行为选择以不违背行善原则为基准。

要点二　尊重原则的含义、内容及意义

1. 含义

在医护实践中主要是对能够自主的病人自主性的尊重。病人的自主性是指病人对有关自己的医护问题，经过深思熟虑所作出的合乎理性的决定并据以采取的行动。

2. 内容

尊重患者的人格；尊重患者的自主决定权；尊重患者的隐私权。

3. 意义

医患双方相互尊重，有利于相互理解，维护双方利益。

医务人员尊重病人的人格尊严,提供人性化服务。

尊重病人的自主决定,有利于医患合作,建立和谐的医患关系,提高治疗效果。

医务人员尊重病人的隐私保护权,可以减少医务人员可能要承担的民事和刑事责任。

要点三　公正原则的含义、内容及意义

1. 含义

是指在医学服务中公平、正直地对待每一位病人的伦理原则。体现于人际交往和资源分配公正两个方面。

2. 内容

公正对待服务对象,一视同仁;公正分配卫生资源。

3. 意义

公正原则协调的是医患之间的利益关系。医务人员平等对待患者,有利于患者的心理平衡,有利于医患关系的和谐,有利于医疗效果的提高;医学界公正合理地分配卫生资源,有利于社会公正环境的形成,有利于社会稳定。

要点四　无伤原则的含义、内容及意义

1. 含义

指在诊治、护理过程中努力避免对病人造成不应有的医疗伤害。

2. 内容

培养为病人利益和健康着想的动机和意向;

尽力提供最佳的诊治、护理手段;

不滥施辅助检查,不滥用药物,不滥施手术。

3. 意义

无伤原则是善待服务对象的起码要求。它为医学界规定了一条道德底线,那就是如果医务人员的医学行为不能有利于病人,至少不要伤害病人。医务人员在医学实践活动中贯彻这一原则,可以提高医务人员的医学责任感,减少医患纠纷,有利于医患关系的和谐。

细目二　医学道德规范

要点一　医学道德规范的含义

医学道德规范是医务人员在各种医学活动中应遵守的行为准则,是医学道德基本原则的具体体现,是医务人员道德行为和道德关系普遍规律的反映。

要点二　医学道德规范的内容

根据 1988 年卫生部颁布的《医务人员医德规范及其实施办法》,医学道德规范的主要内容可以概括为:

救死扶伤,忠于医业;

钻研医术,精益求精;

一视同仁,平等待患;

慎言守密,礼貌待人;

廉洁奉公,遵纪守法;

互学互尊,团结协作。

细目三　医学道德范畴

要点一　医学道德范畴的含义

医学道德范畴是医学道德实践的总结与概括,是医学活动中人自身以及人的本质关系的反映,是普遍道德范畴在医学活动中的特殊表现。它作为一种信念存于医务人员内心,指导和规约其行为。医学道德范畴是对医学道德原则和规范的补充,是医学道德原则和规范的内化。

医学道德范畴的内容有权利与义务、情感与良心、审慎与保密、荣誉与幸福等。

要点二　医学道德权利的含义和作用

1. 含义

指在医学道德活动中,医学道德主体所享有的道义上允许使用的权利和应享受的利益。它既包括医务人员的权利,又包括患者的权利。

2. 作用

医务人员正当的职业道德权利受到尊重和维护,可保证医学职业的声誉和社会地位,也可以调动和提高广大医务人员履行职业道德义务的积极性和主动性,有利于医务人员在维护和促进人类健康中发挥更大的作用;患者的道德权利受到尊重和维护,有利于患者道德义务的履行,可以促进患者配合诊疗的积极性,提高治疗效果,有利于医患关系的和谐。

要点三　医学道德义务的含义和作用

1. 含义

医学道德义务是指在医学道德活动中,医学道德主体对他人和社会所应承担的责任。道德义务具有不以获取某种相应的权利或报偿为前提的特点。医务人员的医学的道德义务是指医务人员依据医学道德的原则和规范的要求,对病人、集体和社会所负的道德责任,以应有的行为履行自己的职责。

2. 作用

可以增强医务人员的责任感,使之自觉、愉快地履行自己的职业义务,并逐渐变成自己的内心信念。有利于在维护和提高人类健康水平方面做出贡献,不断使自己的医学道德境界得到升华,也有利于医患关系的和谐。

要点四　医学道德情感的含义和作用

1. 含义

是指医务人员对医学事业和服务对象所持的态度和内心体验。主要包括同情感、责任感和事业感。

2. 作用

(1)同情感:可以促使医务人员关怀、体贴病人,并对处于疾病危难之际的病人尽全力进行抢救。同时也可以使病人产生良好的心理效应,从而早日康复。

(2)责任感:可以弥补同情感随时间推移逐渐淡化的不足,使医务人员的行为具稳定性。

(3)事业感:能激励医务人员为医学事业的发展发愤图强,不计较个人得失,为患者的利益承担风险,为医学事业做出更大的贡献。

要点五　医学道德良心的含义及作用

1. 含义

医学道德良心是指医务人员在履行义务的过程中,对自己行为应负道德责任的自觉认识和自我评价能力。

2. 作用

医学道德良心是一种对所负道德责任的自觉认识,无论有无别人的监督,凭借职业良心,尽职尽责地工作,从而感受到良心上的满足与喜悦。它还可以促使医务人员在任何情况下,都能坚守医学道德原则和规范的要求,自觉抵制不正之风的影响。

要点六　医学道德审慎的含义和作用

1. 含义

是指医务人员在行为之前的周密思考及行为之中的小心谨慎。

2. 作用

有利于医务人员养成良好的医护作风,提高责任感,从而避免因疏忽大意、敷衍塞责而酿成医疗差错事故;促使医务人员钻研业务知识和医疗技术;促进医务人员以高度负责的精神对待病人,以医学道德的原则、规范严格要求自己和加强自身道德修养,从而不断地提高自身的医学道德水平。

要点七　医学道德保密的含义和作用

1. 含义

是指医务人员在医护活动中应当具有对医疗和护理保守秘密的职业道德品质。

2. 作用

（1）体现了患者对医务人员的无比信任；

（2）体现了医务人员对病人人格和权利的尊重；

（3）有利于建立良好的医患关系；

（4）有利于医护工作的开展和医护质量的提高；

（5）可以避免因泄密而给病人带来危害和发生医患纠纷。

要点八　医学道德荣誉的含义和作用

1. 含义

是指医务人员履行了自己的职业义务以后，获得他人、集体或社会上的赞许、表扬和奖励。

2. 作用

可以促使医务人员关心自己行为的社会后果，并严格地要求自己；作为一种精神力量，激励广大医务人员关心荣誉、争取荣誉，从而形成一种积极向上的正气并推动广大医务人员不断进步。

要点九　医学道德幸福的含义和作用

1. 含义

幸福是同人生目的、意义以及现实生活和理想联系最密切的道德现象。

2. 作用

促使医务人员自觉地履行医学道德义务；促使医务人员树立正确的苦乐观。

第五单元　医患关系道德

细目一　医患关系概述

要点一　医患关系的内涵

医患关系是医疗活动中最大量、首要的关系，是医学伦理学的核心问题和主要研究对象。狭义的医患关系是指行医者与患者的关系。广义的医患关系是指以医务人员为一方的群体与以患者及其家属等为一方的群体之间的医疗人际关系。

要点二　医患关系的内容

1. 医患关系的内容可分为技术方面的关系和非技术方面的关系两部分。

2. 医患间技术方面的关系是指医患间因诊疗方案、措施的制定和实施而产生的关系。

3. 医患间非技术方面的关系是指医患交往过程中在社会、法律、道德、心理、经济等方面建立起来的人际关系。如医患间的道德关系、经济关系、价值关系、法律关系等。

要点三　医患关系的模式

1976 年美国学者萨斯和荷伦德在《医学道德问题》上发表的题为《医生-病人关系的基本模型》的文章中提出了医生与病人关系的三种不同的模型。根据医生和患者的地位、主动性大小，将医患关系划分为三种模型：主动-被动型，指导-合作型，共同参与型。

要点四　影响医患关系的主要因素

影响医患关系的因素主要存在于医务人员、患者及其家属、医疗体制以及法律等方面。

1. 医生方面：医生的医疗观、道德修养、服务态度和责任感等。

2. 病人方面：不遵守就医道德、对医务人员不信任等。

3. 管理、社会方面：医院管理制度上的缺陷、国家对卫生事业的资金投入不足、社会上的不正之风仍然存在、卫生法规不够健全等。

要点五　医患关系的发展趋势

1. 医患关系结构的"人机化"趋势

医学高新技术的应用，使诊疗方式发生了巨大变化。医生可以通过高新技术、设备获得病人的生理指标、生化指标等数据,并为自己诊疗提供依据,这样就使医患之间的人(医生-人(患者)关系向人(医生)-机(仪器)-人(患者)的结构演变,因而医患之间直接交往减少,加重了医生对高新技术设备的依赖。

2. 医患交往的"经济化"趋势

限于我国卫生资源不足和分配使用中的不合理,仍普遍存在着看不起病、吃不起药、住不起院等状况,在医患交往上有经济化趋势。

3. 医患要求的"多元化"趋势

随着社会的发展,人们的价值观念的多元化倾向也反映在医患关系上,病人对医疗卫生保健的要求也有层次上、档次上的差别,呈现出多元化倾向。

4. 医患关系调节方式上的"法制化"趋势

随着高新技术广泛应用于临床以及人们道德观念、价值观念的变化,不仅促进了法律观念的更新,而且给卫生立法提供了物质基础和思想基础。有些问题仅靠道德调节是不够的,必须通过法制调节。

细目二 医患双方的权利与义务

要点一 医生的权利内容

《中华人民共和国执业医师法》第21条规定医师在执业活动中享有:

①在注册的执业范围内,进行医学检查、疾病调查、医学处置、出具相应的医学证明文件,选择合理的医疗、预防、保健方案。

②按照国务院卫生行政部门规定的标准,获得与本人执业行为相当的医疗设备基本条件。

③从事医学研究、学术交流,参加专业学术团体。

④参加专业培训,接受继续医学教育。

⑤在执业活动中,人格尊严、人身安全不受侵犯。

⑥获取工资报酬和津贴,享受国家规定的福利待遇。

⑦对所在机构的医疗、预防、保健工作和卫生行政部门的工作提出建议,依法参与所在机构的民主管理。

此外,在一些特定情况下,医生可以为保护病人、他人和社会的利益,对某些病人的行为和自由进行适当的限制,即特殊干涉权。这是针对诸如精神病人、自杀未遂病人拒绝治疗,传染病人强制性隔离等情况而拥有的一种特殊权力。

要点二 医生的义务内容

《中华人民共和国执业医师法》的相关条款在法律上规定了医师的义务,如:

①遵守法律、法规,遵守技术操作规范。

②树立敬业精神,遵守职业道德,履行医师职责,尽职尽责为患者服务。

③关心、爱护、尊重患者,保护患者的隐私。

④努力钻研业务,更新知识,提高专业技术水平。

⑤从事科学研究,发展医学科学。

⑥宣传卫生保健知识,对患者进行健康教育等。

在职业活动中,医生还应履行下列职业道德义务:维护病人健康,减轻病人痛苦;解释说明与履行知情同意原则;保守秘密。

要点三 患者的权利内容

我国目前尚无系统的病人权利法规,只在如《宪法》等相关法规中可见散在的有关病人权利的内容。综合国内外关于病人权利方面的研究成果并根据我国国情,可将病人的基本权利归纳为以下几个方面:

①基本医疗权。

②疾病认知权。

③知情同意权。

④保护隐私权。

⑤社会免责权。

⑥经济索赔权。

要点四　患者的义务内容

1. 保持和恢复健康的义务。
2. 积极配合诊疗的义务。
3. 遵守医院各种规章制度的义务。
4. 支持医学科学发展的义务。

细目三　医患冲突与沟通

要点一　医患沟通的意义

1. 含义

医患沟通是医患之间利用语言或非语言形式进行的信息交流。

2. 意义

是医学目的的需要,是医学诊断的需要,是临床治疗的需要,是医学人文精神的需要,是减少纠纷的需要。

要点二　医患冲突的原因

1. 服务态度问题。大量调查表明,医疗服务态度是导致医患冲突的主要原因。

2. 医疗事故与医疗过失的原因。医疗事故或过失发生后,造成患者人身损害,在绝大多数情况下,都会严重影响医患关系,导致医患冲突发生。

3. 满足病人需求方面的因素。医患冲突发生还与病人需求是否得到满足有关。原则上,医务人员应尽可能满足病人的合理要求,但因为主、客观条件限制无法满足病人需求时,就会导致病人不满意。

4. 医疗体制与医院管理方面的因素。我国目前的医疗体制还存在一些亟待解决的问题。如医疗收费制度、社会保障体制、营利性和非营利性医疗机构的管理模式和目标等,均存在制度和体制的不健全问题,极易造成社会对医疗卫生部门和医务人员的不满,从而引起医患冲突。

要点三　医患冲突的化解

医患纠纷的化解不属于医疗事故的医疗纠纷,应当通过医患沟通来化解。大部分的纠纷是因为沟通方面存在问题,比如在知识、信息方面的不对称,医生在解释方面的欠缺,病人理解上的误区等等往往是产生纠纷的主要因素。因为在医患关系中医生起主导作用,因此在医患纠纷的化解上要求医生承担更大的责任。

医疗事故的处理,由医疗事故引发的医疗纠纷,应该依据相关的法律、法规和制度进行处理。处理这类纠纷,应遵循公开、公平、公正的原则。同时,还应该坚持实事求是的科学态度。

第六单元　临床诊疗工作中的道德

细目一　临床诊疗工作的医学道德原则

要点一　临床诊疗道德的含义

临床诊疗道德是指医务人员在诊疗过程中处理好各种关系的行为准则和特殊医德要求,是医德原则、规范在临床医疗实践中的具体运用。

要点二　临床诊疗的道德原则

1. 最优化原则。指在临床诊疗中诊疗方案要以最小的代价获得最大效益的决策原则,也叫最佳方案原则。其内容为:疗效最佳,安全无害,痛苦最小,耗费最少。最优化原则是最普通、最基本的治疗原则。

2. 知情同意原则。知情同意是指患者或者家属有权知晓患者的病情,并对医务人员采取的防治措施决定取舍的自主权。知情同意原则是临床诊疗工作中处理医患关系的基本伦理准则之一。

3. 保密原则。是指医务人员在防病治病中应当保守医疗秘密,不得随意泄露病人的疾病情况等个人隐私,以防对病人造成不必要的伤害。

4. 生命价值原则。生命价值原则提出尊重人的生命并且要尊重生命的价值,关心生命的质量而不仅仅是数量,人的生命是珍贵的、有价的,如果生命质量低劣,就没有义务加以保护与保存。生命价值原则是医疗行为选择的重要伦理依据。

细目二　临床诊断工作的道德要求

要点一　中医四诊的道德要求

1. 安神定志。早在《素问·征四失论》中就指出："精神不专,志意不理"是医生失误的重要原因之一。为了排除医生主观因素的干扰,中医诊断疾病非常强调安神定志。

2. 实事求是。要求医生忠实反映症状的客观真实性。辨证是以症状为依据的,通过四诊所获得的症状是否客观,将直接影响到辨证的正确与否,进而影响到治疗的正确与否。

要点二　体格检查的道德要求

1. 全面系统,认真细致。

2. 关心体贴,减少痛苦。

3. 尊重病人,心正无私。

要点三　辅助检查的道德要求

1. 目的明确,诊治需要。

2. 知情同意,尽职尽责。

3. 综合分析,切忌片面。

4. 密切联系,加强协作。

细目三　临床治疗工作的道德要求

要点一　药物治疗中的道德要求

1. 对症下药,剂量安全。必须首先明确疾病的诊断和药物的性能、适应证和禁忌证,然后选择治本或标本兼治的药物。剂量要因人而异,既要看到近期效果,也要注意远期不良影响。

2. 合理配伍,细致观察。要达到合理配伍,首先要掌握药物的配伍禁忌,其次要限制药味数。在用药过程中,不管是联合还是单独用药,都应细致观察,了解药物的疗效和毒副作用,并随着病情的变化调整药物种类、剂量,以取得较好的治疗效果和防止药源性疾病的发生。

3. 节约费用,公正分配。在确保疗效的前提下尽量节约病人的费用。进口药、贵重药数量少、价格高,使用这些药物时要根据病情的轻重缓急等进行全面考虑,做到公正分配,秉公处理。

要点二　手术治疗中的道德要求

1. 手术前严格掌握手术指征,动机正确,必须做到知情同意,必须认真做好术前准备。

2. 手术中要关心病人,体贴入微,态度严肃,作风严谨,精诚团结,密切协作。

3. 手术后要严密观察,勤于护理,减轻患者痛苦,加速患者康复。

要点三　心理治疗中的道德要求

1. 要掌握和运用心理治疗的知识、技巧去开导病人。

2. 要有同情、帮助病人的诚意。

3. 要以健康、稳定的心理状态去影响和帮助病人。

4. 要保守病人的秘密、隐私。

要点四　康复治疗中的道德要求

1. 理解与同情患者。残疾患者不仅有躯体上的创伤,而且有轻重不等的自卑、孤独、悲观失望等心理痛苦。医务人员要理解、同情他们,绝不能讥笑和伤害他们的自尊,以建立起和谐的医患关系,并促进他们尽快康复。

2. 关怀与帮助。残疾人行动不便,有的生活难以自理。在康复治疗中,医务人员要耐心地在细微之处关怀与帮助他们的生活与训练,鼓励他们的进步,使他们逐渐由被动状态达到主动参与治疗,增加他们重返社会的信心与毅力。

3. 联合与协作。残疾人的康复需要多学科的知识和多学科的医务人员、工程技术人员、社会工作者、特殊教育工作者等人员的共同参与和努力。

细目四　临床某些科室的道德要求

要点一　急诊科(室)的工作特点及道德要求

1. 工作特点

①随机性强。

②时间性强。

③协作性强。

2. 道德要求

①争分夺秒,全力抢救。

②承担风险,团结协作。

③满腔热情,关注患者的心理需求。

④合理使用医疗资源。

要点二　传染科(室)的工作特点及道德要求

1. 工作特点

①传染病病人的心理问题多。

②传染科病房管理难度大。

③对传染科医务人员的道德要求高。

2. 道德要求

①热爱本职工作,具有无私奉献精神。

②坚持预防为主的积极防疫思想。

③严格执行消毒隔离制度,防止交叉感染。

④遵守国家法律规定,及时上报疫情。

第七单元　医学科研工作中的道德

细目一　医学科研工作的基本道德要求

要点　医学科研道德的基本要求

1. 道德准则:实事求是,真诚协作。

2. 工作作风:严肃的治学态度,严格的工作作风,严密的科学手段。

细目二　医学人体实验工作中的道德

要点一　人体实验的类型

1. 天然实验。天然实验是不受研究者控制的,在天然条件(如战争、旱灾、水灾、地震、瘟疫以及疾病高发区等)下提供的人体实验。这种实验的开始、发展、结束都是自然演进的结果,与研究者的意志无关,所以这种研究是没有道德代价的。

2. 自愿实验。自愿实验是实验者出于医学的目的,受试者本人在一定的社会目的、健康目的或经济利益的支配下自愿参加的人体实验。包括自我实验和志愿实验。

3. 强迫实验。通常是在一定的军事、政治或行政组织的强大压力下,强迫受试者进行人体实验。

4. 欺骗实验。对一些风险较大的人体实验,实验者对受试者告知的实验信息不准确,或者采用蒙骗手法的,即是欺骗性人体实验。

要点二　人体实验的道德原则

1. 知情同意原则。《纽伦堡法典》的基本精神是绝对需要受试者的知情同意;我国《中华人民共和国执业医师法》第 37 条第八款规定:未经患者或家属同意,对患者进行实验性临床医疗的,要承担法律责任。

2. 维护病人利益原则。人体实验必须以维护病人利益为前提,不能只顾及医学科研而牺牲病人的根本利益。受试者利益第一,医学利益第二。

3. 医学目的原则。人体实验的目的只能是为了提高医疗水平,改进预防和诊治措施,加深对发病机理的了解,更好地为维护、增进人类的健康服务。

4. 科学对照原则。人体实验不仅受实验条件和机体内在状态的制约,而且受社会、心理等因素的影响。为了消除偏见,正确判定实验结果的客观性,减少对受试者肉体、精神及人格上的冲击,人体实验设置对照,不仅符合医学科学的需要,也符合医德要求。

第八单元　医学道德的评价、教育和修养

细目一　医学道德评价

要点一　医学道德评价的标准

1. 疗效标准是指医疗行为是否有利于病人疾病的缓解、痊愈和保障生命的安全。这是评价和衡量医务人员医疗行为是否符合道德及道德水平高低的重要标志。

2. 社会标准是指医疗行为是否有利于人类生存环境的保护和改善。

3. 科学标准是指医疗行为是否有利于促进医学科学的发展和社会的进步。

要点二　医学道德评价的依据

1. 动机与效果的辩证统一。在医学道德评价上,我们应该坚持哲学上的动机与效果辨证统一的观点,既从效果上去检验动机,又要从动机上去看待效果,对具体情况做具体分析。

2. 目的和手段的辩证统一。一般情况下目的决定手段,手段服从目的,没有目的的手段是毫无意义的。同时,没有一定的手段相助,目的也是无法实现的。在评价医务人员的医德行为时,不仅要看其目的是否正确,还要看其是否选择了恰当的手段。

要点三　医学道德评价的方式

1. 社会舆论;

2. 内心信念;

3. 传统习俗。

细目二　医学道德教育

要点一　医学道德教育的意义

1. 有助于形成医务人员的内在品质,是把医学道德原则和规范转化为内心信念的重要一环。

2. 有助于培养医务人员的人文素养和道德情操,是形成良好医德医风的重要环节。

3. 有助于培养高素质的医学人才,是促进医学科学工作发展的重要措施。

要点二　医学道德教育的过程

1. 提高医德认识。

2. 培养医德情感。

3. 锻炼医德意志。

4. 坚定医德信念。

5. 养成医德行为和习惯。

细目三　医学道德修养

要点一　医学道德修养的含义

医德修养是指医务人员在医德品质、情感、意志、习惯等方面按照一定的医德原则和规范进行自我改造、自我锻炼、自我培养的医德实践过程,以及在此基础上所要达到的医德境界。其中包括在医疗实践中所形成的情操、举止、仪表、品行等。

要点二　医学道德修养的途径

与医疗实践相结合是医德修养的根本途径,具体地说,就是从以下三个方面做起:

①要坚持在为人民健康服务的医疗实践中认识主观世界,改造主观世界。

②要坚持在医疗实践中检验自己的品德,自觉地进行自我教育,自我锻炼,提高自己的医学修养。

③要随着医疗实践的发展,使自己的认识不断提高,医学道德修养不断深入。

第九单元　生命伦理学

细目一　生命伦理学研究的内容及伦理原则

要点一　实施人类辅助生殖技术的伦理原则

根据卫生部 2003 年 6 月 27 日颁布的《人类辅助生殖技术规范》《人类精子库基本标准和技术规范》《人类辅助生殖技术和人类精子库伦理原则》,实施人类辅助生殖技术的伦理原则如下:

1. 有利于患者的原则。

2. 夫妻双方自愿和知情同意的原则。

3. 确保后代健康的原则。

4. 维护社会公益的原则。

5. 互盲和保密的原则。

6. 严防精子、卵子商品化的原则。

7. 伦理监督原则。

要点二　人体器官移植的伦理原则

根据我国 2007 年开始实施的《人体器官移植条例》,人体器官移植的主要伦理原则为:知情同意原则。供体和受体都是出于自愿,必须做到知情同意。

1. 尊重原则。尊重捐献者的知情同意权,不损害活体器官捐献人其他正常的生理功能,尊重死者捐献者的尊严。

2. 知情同意原则。供体和受体都是出于自愿,必须做到知情同意。

3. 效用原则。恪守不伤害原则,使接受治疗者所获得的利益远远大于风险。

4. 禁止商业化原则。任何组织和个人不得以任何形式买卖人体器官,不得从事与买卖人体器官有关的活动。

5. 保密原则。医务人员应对捐献人、接受人和申请人的个人资料保密。

6. 伦理审查原则。

要点三　人类胚胎干细胞研究和应用的伦理原则

1. 尊重原则。爱惜和尊重胚胎,只允许对 14 天内的人体胚胎用于研究。

2. 知情同意原则。只允许使用自愿捐献的生殖细胞或辅助生殖多余的胚胎,供者必须是自愿捐献,贯彻知情同意原则。

3. 安全和有效原则。在使用人类胚胎干细胞治疗疾病时,必须经动物实验有效,并设法避免给病人带来伤害。不允许将捐献胚胎重新植入妇女子宫,不允许将人类配子与动物配子相结合。

4. 防止商品化原则。禁止买卖人体胚胎,并避免妇女故意制造胚胎。

要点四　基因诊断和基因治疗的伦理原则

1. 尊重与平等的原则。无论携带有何种的基因都应受到尊重,都应得到公正对待。反对基因决定论,防止基因歧视。

2. 知情同意的原则。对人体进行的基因检测和基因治疗,都必须遵守知情同意的原则,尊重患者的自主权,不能因为经济的、政治的、宗教的及情感的因素使患者做出违背其本人真实意愿的决定。

3. 保护隐私原则。基因诊断的结果属于个人所有,其所获得的信息应该得到保密。应禁止任何人以任何不适当理由公布他人的基因信息。

4. 以治疗为目的原则。基因治疗的研究和应用只能是为了更有效地预防和治疗疾病、挽救人类生命,维护和增进人类健康。

要点五 死亡标准与安乐死的伦理问题

1. 传统的心肺死亡标准。传统的医学死亡标准是心脏和循环功能的丧失,即呼吸、心跳、血液循环的完全停止。

2. 脑死亡。脑死亡是指包括脑干在内的全脑功能不可逆转的丧失,即死亡。按照这个死亡定义,即使心跳、呼吸还能靠人工维持,但是只要全脑功能已经发生不可逆的损坏,就可以宣布这个病人已经死亡。

3. 脑死亡的诊断标准。

哈佛标准:1968 年,美国哈佛大学医学院特设委员会提出的"脑死亡"诊断标准。

①对外部的刺激和内部的需要无接受性、无反应性。

②自主的肌肉运动和自主呼吸消失。

③诱导反射消失。

④脑电波平直或等电位。同时规定,凡符合以上 4 条标准,持续 24 小时测定,每次不少于 10 分钟,反复检查多次结果一致者,就可宣告死亡。

我国卫生部 2009 年发布了《脑死亡判定标准(成人)(修订稿)》和《脑死亡判定技术规范(成人)(修订稿)》,这两个文件规定了脑死亡判定的先决条件、临床判定、确认试验和判定时间等,明确了判定的三步骤:脑死亡临床判定,脑死亡确认试验和脑死亡自主呼吸激发试验。三步骤均符合判定标准才能确认为脑死亡。

4. 安乐死的伦理问题。

①安乐死在道德上是否接受的伦理问题。

②安乐死中知情同意的问题。

③安乐死与人道主义原则相违背的问题。

④安乐死与人的生存权相冲突的问题。

细目二 生命伦理学最新重要文献

要点一 《贝尔蒙报告》(保护人类受试者的伦理原则与准则)(1979 年)

①区分医疗与研究之间的界限。

②基本伦理学原则:尊重个人、有利、公正。

③伦理原则的应用:要求知情同意;要进行风险及效益评估;要求在选择受试者时应当具备公平的程序和结果。

要点二 《赫尔辛基宣言》(涉及人类受试者医学研究的伦理准则)(2000 年修订)

①必须保护受试者准则。

②必须符合医学目的准则。

③必须经受试者知情同意准则。

④必须接受伦理审查准则。

要点三 生命伦理学《吉汉宣言》(2000 年)

坚决主张科技必须考虑公共利益。意识到生物学与医学的巨大进展,保证人权的迫切需要,滥用这个进展可能给人权带来的危险。

要点四 《国际性研究中的伦理与政策问题:发展中国家的临床试验》(2001 年)

①对临床试验伦理行动的基本要求。

②提供已确定的有效治疗作为对照。

③公平对待和尊重参加者。

④获得试验后利益。

⑤在国际性临床试验中确保保护研究参加者。

要点五　国际人类基因组组织(HUGO)伦理委员会关于人类基因组数据库的声明(2002年)

建议：①人类基因组数据库是全球的公共财产。

②个人、家庭、社群、商业实体、机构和政府应促进这项公共财产。

③应该鼓励数据的自由流动以及从使用数据库研究中所获利益的公平和公正的分配。

④应尊重个人、家庭与社群的选择和隐私。

⑤应保护个人、家庭与社群，防止歧视和侮辱。

⑥研究人员、机构与商业实体有权为数据库做出智力和财政贡献而获得公平回报。

要点六　国际医学科学组织委员会《人体生物医学研究国际道德指南》(2002年8月修订)

本指南由21条指导原则组成，旨在规范各国的人体生物医学研究政策，根据各地情况应用伦理标准，以及确立和完善伦理审查机制。

要点七　《突发公共卫生事件应急条例》(2003年5月9日国务院375号令)

包括：①总则。②预防与应急准备。③报告与信息发布。④应急处理。⑤法律责任。⑥附则。

要点八　中华人民共和国卫生部《人类辅助生殖技术和人类精子库伦理原则》(2003年)

包括：①有利于患者的原则。②知情同意的原则。③保护后代的原则。④社会公益原则。⑤保密原则。⑥严防商业化的原则。⑦伦理监督的原则。

要点九　中华人民共和国国家食品药品监督管理局《药物临床试验质量管理规范》(2003年)

该《规范》分总则、临床试验前的准备与必要条件、受试者的权益保障、试验方案、研究者的职责、申办者的职责、监查员的职责、记录与报告、数据管理与统计分析、试验用药品的管理、质量保证、多中心试验、附则13个单元，共70条。

要点十　中华人民共和国科技部、卫生部《人胚胎干细胞研究伦理指导原则》(2003年)

该文件明确了人胚胎干细胞的来源定义、获得方式、研究行为规范等，并再次申明中国禁止进行生殖性克隆人的任何研究，禁止买卖人类精子、受精卵、胚胎或胎儿组织。

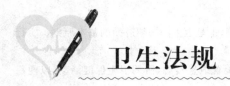

卫生法规

第一单元　卫生法概述

细目一　卫生法的概念和渊源

要点一　卫生法的概念

卫生法是调整在卫生活动过程中所发生的社会关系的法律规范的总称。

要点二　卫生法的渊源

卫生法的渊源是指卫生法的各种具体表现形式。

1.《宪法》。《宪法》是国家的根本大法,是法律的母法。是国家最高权力机关——全国人民代表大会依照法定程序制定的具有最高法律效力的规范性法律文件,是各部门法的立法依据和基准。我国《宪法》中有关保护公民生命健康的医疗卫生方面的条款,就是我国卫生法的渊源之一,是制定卫生法的重要依据,并在卫生法律体系中具有最高的法律效力。

2. 法律。法律作为卫生法的渊源,包括由全国人民代表大会制定的基本法律和由全国人民代表大会常务委员会制定的非基本法律,其法律效力仅次于《宪法》。

目前我国还没有专门的卫生基本法律。现行的由全国人民代表大会常务委员会制定的卫生非基本法律有十部:《食品安全法》《药品管理法》《执业医师法》《国境卫生检疫法》《传染病防治法》《红十字会法》《母婴保健法》《献血法》《职业病防治法》《人口与计划生育法》等。

3. 卫生行政法规。卫生方面的行政法规发布有两种形式,一种是由国务院直接发布;另一种是经国务院批准,由国务院卫生行政部门单独或者与有关部门联合发布。如《医疗机构管理条例》《麻醉药品和精神药品管理条例》《中华人民共和国中医药条例》等。卫生行政法规的法律效力低于法律而高于地方性法规。

4. 地方性卫生法规。地方性卫生法规在卫生法法源中也占有重要地位,它是由省、直辖市、自治区人民代表大会及其常务委员会制定的规范性文件。这些规范性文件只能在制定机关管辖范围内有效。

5. 自治条例、单行条例。根据《宪法》规定,民族自治地方的人民代表大会有权依照当地民族的政治、经济、文化特点,制定自治条例、单行条例。自治条例、单行条例作为卫生法法源,只限于民族自治地方使用。

6. 卫生规章。国务院卫生行政部门单独或者与国务院有关部门联合制定发布的规范性文件,称为卫生规章。如《医疗机构管理实施条例》《医师资格考试暂行办法》等。规章不得与《宪法》、法律、行政法规相抵触。

7. 卫生标准。卫生标准是指以技术标准形式发布的与卫生相关的规范性文件。由于卫生法具有技术控制和法律控制的双重性质,因此卫生标准、卫生技术规范和操作规程就成为卫生法渊源的重要组成部分。

8. 卫生国际条约。卫生国际条约是指我国与外国缔结或者我国加入并生效的国际法规性文件,是卫生法的一种特殊法源,如《国际卫生条例》《麻醉品单一公约》《精神药品公约》等。一旦生效,除声明保留的条款外,一律适用于我国的国家机关和公民。

细目二　卫生法的基本原则和作用

要点一　卫生法的基本原则

卫生法的基本原则是指反映卫生法立法精神、适用于卫生法律关系的基本原则。主要有以下五个方面:

1. 卫生保护原则。卫生保护原则有两方面的内容:

第一,人人有获得卫生保护的权利。

第二,人人有获得有质量的卫生保护的权利。卫生法在制定和实施过程中,都必须时刻将保护公民生命健康权益放在首位。

1. 预防为主原则。预防为主是我国卫生工作的基本方针和政策,也是卫生法必须遵循的基本原则。实行预防为主原则是由卫生工作的性质和我国经济发展所决定的。

2. 公平原则。公平原则就是以利益均衡作为价值判断标准来配置卫生资源,协调卫生保健活动,以便每个社会成员普遍能得到卫生保健。

3. 保护社会健康原则。保护社会健康原则,本质上是协调个人利益与社会健康利益的关系,它是世界各国卫生法公认的目标。

4. 患者自主原则。患者自主原则是指患者经过深思熟虑就有关自己疾病的医疗问题作出合理的、理智的并负责的自我决定权。维护患者权利、尊重患者自主意识也是卫生法的基本原则之一。

要点二　卫生法的作用

我国卫生法的作用概括为三个方面:

1. 维护社会卫生秩序。

2. 保障公共卫生利益。

3. 规范卫生行政行为。

第二单元　卫生法律责任

卫生法中的法律责任可分为卫生民事责任、卫生行政责任和卫生刑事责任 3 种。

细目一　卫生民事责任

要点一　卫生民事责任的概念及其特征

1. 卫生民事责任的概念

卫生法中的民事责任主要是指医疗机构和卫生工作人员或从事与卫生事业有关的机构违反法律规定侵害公民的健康权利时,应向受害人承担损害赔偿责任。

2. 卫生民事责任的特征

(1) 主要是财产责任;

(2) 是一方当事人对另一方的责任;

(3) 是补偿当事人的损失;

(4) 在法律允许的条件下,民事责任可以由当事人协商解决。

要点二　卫生民事责任的构成

构成损害赔偿的民事责任,要同时具备下列四个条件:

1. 损害的事实存在;

2. 行为的违法性;

3. 行为人有过错;

4. 损害事实与行为人的过错有直接的因果关系。

要点三　卫生民事责任的承担方式

《民法通则》规定承担民事责任的方式有:停止损害;排除妨碍;消除危险;返还财产;恢复原状;修理、重作、更换;赔偿损失;支付违约金;消除影响、恢复名誉;赔礼道歉。

卫生法所涉及的民事责任以"赔偿损失"为主要形式。

细目二　卫生行政责任

要点一　卫生行政责任的概念及其种类

卫生行政责任是指卫生行政法律关系主体违反卫生行政法律规范,尚未构成犯罪所应承担的法律后果。根据我国现行卫生行政管理法规的规定,卫生行政责任主要包括行政处罚和行政处分两种。

要点二　卫生行政处罚的概念及其种类

卫生行政处罚是指卫生行政机关或者法律法规授权组织在职权范围内对违反卫生行政管理秩序而尚未构成犯罪的公民、法人和其他组织实施的一种卫生行政制裁。

行政处罚的种类主要有警告、罚款、没收非法财物、没收违法所得、责令停产停业、暂扣或吊销有关许可证等。

要点三　卫生行政处分的概念及其种类

卫生行政处分是指有管辖权的国家机关或企事业单位的行政领导对所属一般违法失职人员给予的一种行政制裁。

行政处分的种类主要有警告、记过、记大过、降级、降职、撤职、留用察看、开除等形式。

细目三　卫生刑事责任

要点一　卫生刑事责任的概念

卫生刑事责任是指违反卫生法的行为侵害了《刑法》所保护的社会关系，构成犯罪所应承担的法律后果。

要点二　实现刑事责任的方式

根据我国《刑法》规定，实现刑事责任的方式是刑罚。刑罚包括主刑和附加刑。主刑有管制、拘役、有期徒刑、无期徒刑、死刑。它们只能单独适用。附加刑有罚金、剥夺政治权利、没收财产。附加刑是补充主刑适用的刑罚方法，既可以独立适用，也可以附加适用。

要点三　违反卫生法的刑事责任

我国《刑法》规定了十余个与违反卫生法有关的罪名。

1. 生产、销售假药、劣药罪；
2. 生产、销售不符合卫生标准的食品罪；
3. 生产、销售不符合卫生标准的医疗器械、医用卫生材料罪；
4. 非法行医罪；
5. 违反《传染病防治法》的规定，引起甲类传染病传播或者有传播严重危险罪；
6. 非法采集、供应血液罪或者制作、供应血液制品罪；
7. 违反国境卫生检疫罪；
8. 违反规定造成病菌种、毒种扩散罪；
9. 医疗事故罪。

另外，法律还规定了玩忽职守的犯罪、危害环境的犯罪等。

第三单元　《中华人民共和国执业医师法》

细目一　执业医师的概念及职责

要点一　执业医师的概念

医师是指依法取得执业医师资格或者执业助理医师资格，经注册在医疗、预防、保健机构中执业的专业医务人员。

要点二　执业医师的职责

医师应当具备良好的职业道德和医疗执业水平，发扬人道主义精神，履行防病治病、救死扶伤、保护人民健康的神圣职责。

细目二　医师资格考试制度

要点一　执业医师资格考试的条件

具有下列条件之一的，可以参加执业医师资格考试：

1. 具有高等学校医学专业本科以上学历，在执业医师指导下，在医疗、预防、保健机构中试用期满一年的；

2. 取得执业助理医师执业证书后，具有高等学校医学专科学历，在医疗、预防、保健机构中工作满二年的；

3. 具有中等专业学校医学专业学历，在医疗、预防、保健机构中工作满五年的；

4. 以师承方式学习传统医学满三年或者经多年实践医术确有专长的，经县级以上人民政府卫生行政部门确定的传统医学专业组织或者医疗、预防、保健机构考核合格并推荐。

要点二　执业助理医师资格考试的条件

1. 具有高等学校医学专科学历或者中等专业学校医学专科学历，在执业医师指导下，在医疗、预防、保健机构中试用期满一年的，可以参加执业助理医师资格考试；

2. 以师承方式学习传统医学满三年或者经多年实践医术确有专长的，经县级以上人民政府卫生行政部门确定的传统医学专业组织或者医疗、预防、保健机构考核合格并推荐。

细目三　医师执业注册制度

要点一　执业医师注册的条件及办理

取得医师资格的，可以向所在地县级以上人民政府卫生行政部门申请注册。

受理申请的卫生行政部门应当自收到申请之日起三十日内准予注册，并发给由国务院卫生行政部门统一印制的医师执业证书。

医疗、预防、保健机构可以为本机构中的医师集体办理注册手续。

医师经注册后，可以在医疗、预防、保健机构中按照注册的执业地点、执业类别、执业范围执业，从事相应的医疗、预防、保健业务。

未经医师注册取得执业证书，不得从事医师执业活动。

要点二　不予注册的情形

有下列情形之一的，不予注册：

1. 不具有完全民事行为能力的；

2. 因受刑事处罚，自刑罚执行完毕之日起至申请注册之日止不满二年的；

3. 受吊销医师执业证书行政处罚，自处罚决定之日起至申请注册之日止不满二年的；

4. 有国务院卫生行政部门规定不宜从事医疗、预防、保健业务的其他情形的。

细目四　执业医师的权利、义务和执业规则

要点一　执业医师的权利

1. 在注册的执业范围内，进行医学诊查、疾病调查、医学处置、出具相应的医学证明文件，选择合理的医疗、预防、保健方案；

2. 按照国务院卫生行政部门规定的标准，获得与本人执业活动相当的医疗设备基本条件；

3. 从事医学研究、学术交流，参加专业学术团体；

4. 参加专业培训，接受继续教育；

5. 在执业活动中，人格尊严、人身安全不受侵犯；

6. 获取工资报酬和津贴，享受国家规定的福利待遇；

7. 对所在机构的医疗、预防、保健工作和卫生行政部门的工作提出意见和建议，依法参与所在机构的民主管理。

要点二　执业医师的义务

1. 遵守法律、法规，遵守技术操作规范；

2. 树立敬业精神，遵守职业道德，履行医师职责，尽职尽责为患者服务；

3. 关心、爱护、尊重患者，保护患者的隐私；

4. 努力钻研业务，更新知识，提高专业技术水平；

5. 宣传卫生保健知识，对患者进行健康教育。

要点三　医师执业规则

1. 医师实施医疗、预防、保健措施，签署有关医学证明文件，必须亲自诊查、调查，并按照规定及时填写医学文书，不得隐匿、伪造或者销毁医学文书及有关资料。医师不得出具与自己执业范围无关或者与执业类别不相符的医学证明文件。

2. 对急危患者，医师应当采取紧急措施及时进行诊治；不得拒绝急救处置。

3. 医师应当使用经国家有关部门批准使用的药品、消毒药剂和医疗器械。除正当治疗外，不得使用麻醉药品、医疗用毒性药品、精神药品和放射性药品。

4. 医师应当如实向患者或者其家属介绍病情，但应注意避免对患者产生不利后果。医师进行实验性临床医疗，应当经医院批准并征得患者本人或者其家属同意。

5. 医师不得利用职务之便，索取、非法收受患者财物或者牟取其他不正当利益。

6. 遇有自然灾害、传染病流行、突发重大伤亡事故及其他严重威胁人民生命健康的紧急情况时，医师应当服从县级以上人民政府卫生行政部门的调遣。

7. 医师发生医疗事故或者发现传染病疫情时，应当依照有关规定及时向所在地机构或者卫生行政部门报告。医师发现患者涉嫌伤害事件或者非正常死亡时，应当按照有关规定向有关部门报告。

8. 执业助理医师应当在执业医师的指导下，在医疗、预防、保健机构中按照其执业类别执业。在乡、民族乡、镇的医疗、预防、保健机构中工作的执业助理医师，可以根据医疗诊治的情况和需要，独立从事一般的执业活动。

细目五　《执业医师法》规定的法律责任

要点一　民事责任

医师在医疗、预防、保健工作中造成事故的，依照法律或者国家有关规定处理。未经批准擅自开办医疗机构行医或者非医师行医的，除按规定承担行政责任外，给患者造成损害的，依法承担赔偿责任。

要点二　行政责任

1. 以不正当手段取得医师执业证书的，由发给证书的卫生行政部门吊销执业证书；对负有直接责任的主管人员和其他直接责任人，依法给予行政处分。

2. 医师在执业活动中有下列行为之一的，由县级以上人民政府卫生行政部门给予警告或者责令暂停六个月以上一年以下执业活动；情节严重的，吊销其医师执业证书：

(1) 违反卫生行政规章制度或者技术操作规范，造成严重后果的；

(2) 由于不负责任延误急危病重患者的抢救和诊治，造成严重后果的；

(3) 造成医疗责任事故的；

(4) 未经亲自诊查、调查，签署诊断、治疗、流行病学等证明文件或者有关出生、死亡等证明文件的；

(5) 隐匿、伪造或者擅自销毁医学文书及有关资料的；

(6) 使用未经批准使用的药品、消毒药剂和医疗器械的；

(7) 不按照规定使用麻醉药品、医疗用毒性药品、精神药品和放射性药品的；

(8) 未经患者或者其家属同意，对患者进行实验性临床医疗的；

(9) 泄露患者隐私，造成严重后果的；

(10) 利用职务之便，索取、非法收受患者财物或者牟取其他不正当利益的；

(11) 发生自然灾害、传染病流行、突发重大伤亡事故以及其他严重威胁人民生命健康的紧急情况时，不服从卫生行政部门调遣的；

(12) 发生医疗事故或者发现传染病疫情，患者涉嫌伤害事件或者非正常死亡，不按照规定报告的。

3. 未经批准擅自开办医疗机构行医或者非医师行医的，由县级以上人民政府卫生行政部门予以取缔，没收其违法所得及其药品、器械，并处十万元以下的罚款；对医师吊销其执业证书。

4. 卫生行政部门工作人员或者医疗、预防、保健机构工作人员违反本法有关规定，弄虚作假、玩忽职守、滥用职权、徇私舞弊，尚不构成犯罪的，依法给予行政处分。

要点三 刑事责任

1. 违反《执业医师法》规定,有第三十七条规定所列 12 项违法行为之一,情节严重,造成严重后果,构成犯罪的,依照《刑法》第 335 条、第 383 条、第 385 条追究刑事责任。

2. 未经批准擅自开办医疗机构或者非医师行医,构成犯罪的,依照《刑法》第 336 条追究刑事责任。

3. 卫生工作人员严重不负责任,弄虚作假,玩忽职守,滥用职权,徇私舞弊,构成犯罪的,依照《刑法》第 397 条、第 409 条追究刑事责任。

4. 在执业活动中,违反《药品管理法》规定,构成犯罪的,依法追究刑事责任。

第四单元 《中华人民共和国药品管理法》

细目一 概 述

要点一 《药品管理法》的立法目的

为加强药品监督管理,保证药品质量,保障人体用药安全,维护人民身体健康和用药的合法权益,特制定本法。

要点二 药品的法定含义

药品是指用于预防、治疗、诊断人的疾病,有目的地调节人的生理机能并规定有适应证或者功能主治、用法和用量的物质,包括中药材、中药饮片、中成药、化学原料药及其制剂、抗生素、生化药品、放射性药品、血清、疫苗、血液制品和诊断药品等。

要点三 药品必须符合法定要求

1. 必须是《中华人民共和国药品管理法》(以下简称《药品管理法》)明确规定的药品含义中所包括的内容。

2. 必须符合《药品管理法》有关规定要求:

(1) 药品生产、经营企业是合法的生产、经营企业。药品生产企业须经企业所在地省、自治区、直辖市人民政府药品监督管理部门批准并发给《药品生产许可证》,凭《药品生产许可证》到工商行政管理部门办理登记注册。无《药品生产许可证》的,不得生产药品。药品经营企业必须经企业所在地省、自治区、直辖市人民政府药品监督管理部门批准发给《药品经营许可证》,凭《药品经营许可证》到工商行政管理部门办理登记注册。无《药品经营许可证》的,不得经营药品。

(2) 生产药品须经国务院药品监督管理部门批准并发给药品批准文号。

(3) 药品必须符合国家药品标准。国务院药品监督管理部门颁布的《中华人民共和国药典》和药品标准为国家药品标准。

细目二 禁止生产(包括配制)、销售假药与劣药

要点一 禁止生产(包括配制)、销售假药

有下列情形之一的为假药:

1. 药品所含成分与国家药品标准规定的成分不符的;

2. 以非药品冒充药品或者以他种药品冒充此种药品的。

有下列情形之一的药品,按假药论处:

1. 国务院药品监督管理部门规定禁止使用的;

2. 依照本法必须批准而未经批准生产、进口,或者依照本法必须检验而未经检验即销售的;

3. 变质的;

4. 被污染的;

5. 使用依照本法必须取得批准文号而未取得批准文号的原料药生产的;

6. 所标明的适应证或者功能主治超出规定范围的。

要点二 禁止生产(包括配制)、销售劣药

药品成分的含量不符合国家药品标准的为劣药。有下列情形之一的药品按劣药论处:

1. 未标明有效期或者更改有效期的;

2. 不注明或者更改生产批号的；

3. 超过有效期的；

4. 直接接触药品的包装材料和容器未经批准的；

5. 擅自添加着色剂、防腐剂、香料、矫味剂及辅料的；

6. 其他不符合药品标准规定的。

细目三　特殊药品的管理

要点一　特殊药品的分类

特殊药品包括麻醉药品、精神药品、医疗用毒性药品、放射性药品，国家对这四类药品实行特殊管理。

要点二　麻醉药品和精神药品管理的相关规定

1. 《麻醉药品和精神药品管理条例》的相关规定：

第四条规定：国家对麻醉药品药用原植物以及麻醉药品和精神药品实行管制。

第三十条规定：麻醉药品和第一类精神药品不得零售。禁止使用现金进行麻醉药品和精神药品交易，但是个人合法购买麻醉药品和精神药品的除外。

第三十二条规定：第二类精神药品零售企业应当凭执业医师出具的处方，按规定剂量销售第二类精神药品，并将处方保存 2 年备查；禁止超剂量或者无处方销售第二类精神药品；不得向未成年人销售第二类精神药品。

2. 《处方管理办法》的相关规定：

第二十三条规定：为门（急）诊患者开具的麻醉药品注射剂，每张处方为一次常用量；控缓释制剂，每张处方不得超过 7 日常用量；其他剂型，每张处方不得超过 3 日常用量。

第一类精神药品注射剂，每张处方为一次常用量；控缓释制剂，每张处方不得超过 7 日常用量；其他剂型，每张处方不得超过 3 日常用量。哌甲酯用于治疗儿童多动症时，每张处方不得超过 15 日常用量。

第二类精神药品一般每张处方不得超过 7 日常用量；对于慢性病或某些特殊情况的患者，处方用量可以适当延长，医师应当注明理由。

第二十四条规定：为门（急）诊癌症疼痛患者和中、重度慢性疼痛患者开具的麻醉药品、第一类精神药品注射剂，每张处方不得超过 3 日常用量；控缓释制剂，每张处方不得超过 15 日常用量；其他剂型，每张处方不得超过 7 日常用量。

第二十六条规定：对于需要特别加强管制的麻醉药品，盐酸二氢埃托啡处方为一次常用量，仅限于二级以上医院内使用；盐酸哌替啶处方为一次常用量，仅限于医疗机构内使用。

第五十条规定：处方由调剂处方药品的医疗机构妥善保存。普通处方、急诊处方、儿科处方保存期限为 1 年，医疗用毒性药品、第二类精神药品处方保存期限为 2 年，麻醉药品和第一类精神药品处方保存期限为 3 年。

要点三　医疗用毒性药品管理的相关规定

《医疗用毒性药品管理办法》第九条规定：医疗单位供应和调配毒性药品，凭医师签名的正式处方。每次处方剂量不得超过 2 日极量。

细目四　《药品管理法》及相关法规、规章对医疗机构及其人员的有关规定

要点一　医疗机构药品使用的管理规定

《药品管理法》第二十五条规定：医疗机构配制的制剂，应当是本单位临床需要而市场上没有供应的品种，并须经所在地省、自治区、直辖市人民政府药品监督管理部门批准后方可配制。配制的制剂必须按照规定进行质量检验；合格的，凭医师处方在本医疗机构使用。医疗机构配制的制剂，不得在市场销售。

《药品管理法》第二十六条规定：医疗机构购进药品，必须建立并执行进货检查验收制度；必须有真实、完整的药品购进记录。

《药品管理法实施条例》第二十七条规定：医疗机构向患者提供的药品应当与诊疗范围相适应，并凭执业医师或者执业助理医的处方调配。计划生育技术服务机构采购和向患者提供药品，其范围应当与经批准的服务范围相一致，并凭执业医师或执业助理医师的处方调配。个人设置的门诊部、诊所等医疗机构不得配备常

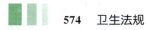

用药品和急救药品以外的其他药品。常用药品和急救药品的范围和品种,由所在地的省、自治区、直辖市人民政府卫生行政部门会同同级人民政府药品监督管理部门规定。

要点二　处方的管理规定

《处方管理办法》第二条规定:处方是指由注册的执业医师和执业助理医师(以下简称医师)在诊疗活动中为患者开具的、由取得药学专业技术职务任职资格的药学专业技术人员(以下简称药师)审核、调配、核对,并作为患者用药凭证的医疗文书。处方包括医疗机构病区用药医嘱单。

第四条规定:医师开具处方和药师调剂处方应当遵循安全、有效、经济的原则。处方药应当凭医师处方销售、调剂和使用。

第十七条规定:医师开具处方应当使用经药品监督管理部门批准并公布的药品通用名称、新活性化合物的专利药品名称和复方制剂药品名称。医师开具院内制剂处方时应当使用经省级卫生行政部门审核、药品监督管理部门批准的名称。医师可以使用由卫生部公布的药品习惯名称开具处方。

第十九条规定:处方一般不得超过 7 日用量;急诊处方一般不得超过 3 日用量;对于某些慢性病、老年病或特殊情况,处方用量可适当延长,但医师应当注明理由。

第三十七条规定:药师调剂处方时必须做到"四查十对":查处方,对科别、姓名、年龄;查药品,对药名、剂型、规格、数量;查配伍禁忌,对药品性状、用法用量;查用药合理性,对临床诊断。

要点三　关于禁止药品购销中账外暗中给予、收受回扣或者其他利益的规定

《药品管理法》第五十九条规定:禁止药品的生产企业、经营企业和医疗机构在药品购销中账外暗中给予、收受回扣或者其他利益。

禁止药品的生产企业、经营企业或者其代理人以任何名义给予使用其药品的医疗机构的负责人、药品采购人员、医师等有关人员以财物或者其他利益。禁止医疗机构的负责人、药品采购人员、医师等有关人员以任何名义收受药品的生产企业、经营企业或者其代理人给予的财物或者其他利益。

细目五　《药品管理法》规定的法律责任

要点一　民事责任

药品的生产企业、经营企业、医疗机构违反本法规定,给药品使用者造成损害的,依法承担赔偿责任。

要点二　行政责任

1. 生产、销售假药的,没收违法生产、销售的药品和违法所得,并处违法生产、销售药品货值金额两倍以上五倍以下的罚款;有药品批准证明文件的予以撤销,并责令停产、停业整顿;情节严重的,吊销有关许可证。

2. 生产、销售劣药的,没收违法生产、销售的药品和违法所得,并处违法生产、销售药品货值金额一倍以上三倍以下的罚款;情节严重的,责令停产、停业整顿或者撤销药品批准证明文件、吊销有关许可证。

3. 医疗机构将其配制的制剂在市场销售的,责令改正,没收违法销售的制剂,并处违法销售制剂货值金额一倍以上三倍以下的罚款;有违法所得的,没收违法所得。

要点三　刑事责任

生产、销售假药、劣药,构成犯罪的,依法追究刑事责任。

要点四　有关单位或者个人在药品购销中违法给予、收受回扣应承担的法律责任

1. 医疗单位的有关人员在药品购销中,收受给予财物或者其他利益,由卫生行政部门或者本单位给予处分,没收违法所得;对违法行为情节严重的执业医师,由卫生行政部门吊销其执业证书;构成犯罪的,依法追究刑事责任。

2.《中华人民共和国刑法修正案(六)》第七条将《刑法》第一百六十三条修改为:公司、企业或者其他单位的工作人员利用职务上的便利,索取他人财物或者非法收受他人财物,为他人谋取利益,数额较大的,处五年以下有期徒刑或者拘役;数额巨大的,处五年以上有期徒刑,可以并处没收财产。

3. 公司、企业或者其他单位的工作人员在经济往来中利用职务上的便利,违反国家规定,收受各种名义的回扣、手续费,归个人所有的,依照前款的规定处罚。

第五单元　《中华人民共和国传染病防治法》

细目一　概　述

要点一　《传染病防治法》的立法目的

为了预防、控制和消除传染病的发生与流行,保障人体健康和公共卫生,制定本法。

要点二　我国对传染病防治实行的方针

国家对传染病防治实行预防为主的方针,防治结合、分类管理、依靠科学、依靠群众。

要点三　法定传染病的分类

《传染病防治法》将 37 种急、慢性传染病列为法定管理的传染病,并根据其传播方式、速度及对人类危害程度的不同,分为甲类、乙类和丙类三类。

甲类传染病是指:鼠疫、霍乱。

乙类传染病是指:传染性非典型肺炎、艾滋病、病毒性肝炎、脊髓灰质炎、人感染高致病性禽流感、麻疹、流行性出血热、狂犬病、流行性乙型脑炎、登革热、炭疽、细菌性和阿米巴性痢疾、肺结核、伤寒和副伤寒、流行性脑脊髓膜炎、百日咳、白喉、新生儿破伤风、猩红热、布鲁菌病、淋病、梅毒、钩端螺旋体病、血吸虫病、疟疾。

丙类传染病是指:流行性感冒、流行性腮腺炎、风疹、急性出血性结膜炎、麻风病、流行性和地方性斑疹伤寒、黑热病、包虫病、丝虫病、除霍乱、细菌性和阿米巴性痢疾、伤寒和副伤寒以外的感染性腹泻病。

上述规定以外的其他传染病,根据其暴发、流行情况和危害程度,需要列入乙类、丙类传染病的,由国务院卫生行政部门决定并予以公布。

乙类传染病中采取甲类传染病预防、控制措施的“传染性非典型肺炎、炭疽中的肺炭疽”已经于 2013 年 11 月 4 日移除,同日,国家卫计委又新增“人感染 H_7N_9 禽流感”并将其纳入法定乙类传染病,并解除对人感染高致病性禽流感采取甲类传染病预防控制措施。其他乙类传染病和突发原因不明的传染病需要采取本法所称甲类传染病的预防、控制措施的,由国务院卫生行政部门及时报经国务院批准后予以公布、实施。

细目二　传染病预防与疫情报告

要点一　国家建立传染病预防的相关制度

1. 国家实行有计划的预防接种制度。用于预防接种的疫苗必须符合国家质量准国家对儿童实行预防接种证制度。国家免疫规划项目的预防接种实行免费。医疗机构、疾病预防控制机构与儿童的监护人应当相互配合,保证儿童及时接受预防接种。具体办法由国务院制定。国家建立传染病监测制度。各级疾病预防控制机构对传染病的发生、流行以及影响其发生、流行的因素进行监测;对国外发生、国内尚未发生的传染病或者国内新发生的传染病,进行监测。

2. 国家建立传染病预警制度。国务院卫生行政部门和省、自治区、直辖市人民政府根据传染病发生、流行趋势的预测,及时发出传染病预警,根据情况予以公布。

县级以上地方人民政府应当制定传染病预防控制预案,报上一级人民政府备案。

3. 国家建立传染病菌种、毒种库。对可能导致甲类传染病传播的以及国务院卫生行政部门规定的菌种、毒种和传染病检测样本,确需采集、保藏、携带、运输和使用的,须经省级以上人民政府卫生行政部门批准。

要点二　各级医疗机构和疾病预防控制机构在传染病预防控制中的职责

1. 各级医疗机构必须严格执行国务院卫生行政部门规定的管理制度、操作规范,防止传染病的医源性感染和医院感染。应当确定专门的部门或者人员,承担传染病疫情报告、本单位的传染病预防、控制以及责任区域内的传染病预防工作;承担医疗活动中与医院感染有关的危险因素监测、安全防护、消毒、隔离和医疗废物处置工作。

疾病预防控制机构应当指定专门人员负责对医疗机构内传染病预防工作进行指导、考核,开展流行病学调查。

2. 各级疾病预防控制机构在传染病预防控制中履行下列职责:

①实施传染病预防控制规划、计划和方案;

②收集、分析和报告传染病监测信息,预测传染病的发生、流行趋势;

③开展对传染病疫情和突发公共卫生事件的流行病学调查、现场处理及其效果评价;

④开展传染病实验室检测、诊断、病原学鉴定;

⑤实施免疫规划,负责预防性生物制品的使用管理;

⑥开展健康教育、咨询,普及传染病防治知识;

⑦指导、培训下级疾病预防控制机构及其工作人员开展传染病监测工作;

⑧开展传染病防治应用性研究和卫生评价,提供技术咨询。

3. 疾病预防控制机构、医疗机构的实验室和从事病原微生物实验的单位,应当符合国家规定的条件和技术标准,建立严格的监督管理制度,对传染病病原体样本按照规定的措施实行严格监督管理,严防传染病病原体的实验室感染和病原微生物的扩散。

4. 疾病预防控制机构、医疗机构使用血液和血液制品,必须遵守国家有关规定,防止因输入血液、使用血液制品引起经血液传播疾病的发生。

要点三　传染病疫情报告

疾病预防控制机构、医疗机构和采供血机构及其执行职务的人员发现本法规定的传染病疫情或者发现其他传染病暴发、流行以及突发原因不明的传染病时,应当遵循疫情报告属地管理原则,按照国务院规定的或者国务院卫生行政部门规定的内容、程序、方式和时限报告。

任何单位和个人发现传染病病人或者疑似传染病病人时,应当及时向附近的疾病预防控制机构或者医疗机构报告。

要点四　传染病疫情的通报和公布

《传染病防治法》第三十四条规定:县级以上地方人民政府卫生行政部门应当及时向本行政区域内的疾病预防控制机构和医疗机构通报传染病疫情以及监测、预警的相关信息。接到通报的疾病预防控制机构和医疗机构应当及时告知本单位的有关人员。

《传染病防治法》第三十八条规定:国家建立传染病疫情信息公布制度。国务院卫生行政部门定期公布全国传染病疫情信息。省、自治区、直辖市人民政府卫生行政部门定期公布本行政区域的传染病疫情信息。

传染病暴发、流行时,国务院卫生行政部门负责向社会公布传染病疫情信息,并可以授权省、自治区、直辖市人民政府卫生行政部门向社会公布本行政区域的传染病疫情信息。

公布传染病疫情信息应当及时、准确。

细目三　传染病疫情控制措施及医疗救治

要点一　医疗机构发现传染病时应采取的措施

1. 医疗机构发现甲类传染病时,应当及时采取下列措施:

(1) 对病人、病原携带者,予以隔离治疗,隔离期限根据医学检查结果确定;

(2) 对疑似病人,确诊前在指定场所单独隔离治疗;

(3) 对医疗机构内的病人、病原携带者、疑似病人的密切接触者,在指定场所进行医学观察和采取其他必要的预防措施。

拒绝隔离治疗或者隔离期未满擅自脱离隔离治疗的,可以由公安机关协助医疗机构采取强制隔离治疗措施。

2. 医疗机构发现乙类或者丙类传染病病人,应当根据病情采取必要的治疗和控制传播措施。

3. 医疗机构对本单位内被传染病病原体污染的场所、物品以及医疗废物,必须依照法律、法规的规定实施消毒和无害化处置。

要点二　疾病预防控制机构发现或接到传染病疫情时应采取的措施

1. 对传染病疫情进行流行病学调查,根据调查情况提出划定疫点、疫区的建议,对被污染的场所进行卫生处理,对密切接触者,在指定场所进行医学观察和采取其他必要的预防措施,并向卫生行政部门提出疫情控制

方案;

2. 传染病暴发、流行时,对疫点、疫区进行卫生处理,向卫生行政部门提出疫情控制方案,并按照卫生行政部门的要求采取措施;

3. 指导下级疾病预防控制机构实施传染病预防、控制措施,组织、指导有关单位对传染病疫情的处理。

要点三　各级政府部门在传染病发生时应采取的紧急措施

1. 传染病暴发、流行时,县级以上地方人民政府应当立即组织力量,按照预防、控制预案进行防治,切断传染病的传播途径,必要时,报经上一级人民政府决定,可以采取下列紧急措施并予以公告:

(1) 限制或者停止集市、影剧院演出或者其他人群聚集的活动;

(2) 停工、停业、停课;

(3) 封闭或者封存被传染病病原体污染的公共饮用水源、食品以及相关物品;

(4) 控制或者扑杀染疫野生动物、家畜家禽;

(5) 封闭可能造成传染病扩散的场所。

上级人民政府接到下级人民政府关于采取前款所列紧急措施的报告时,应当即时作出决定。

紧急措施的解除,由原决定机关决定并宣布。

2. 甲类、乙类传染病暴发、流行时,县级以上地方人民政府报经上一级人民政府决定,可以宣布本行政区域部分或者全部为疫区;国务院可以决定并宣布跨省、自治区、直辖市的疫区。

要点四　医疗救治

医疗机构应当对传染病病人或者疑似传染病病人提供医疗救护、现场救援和接诊治疗,实行传染病预检、分诊制度;对传染病病人、疑似传染病病人,应当引导至相对隔离的分诊点进行初诊;书写病历记录以及其他有关资料,并妥善保管。

医疗机构不具备相应救治能力的,应当将患者及其病历记录复印件一并转至具备相应救治能力的医疗机构。

细目四　相关机构及其人员违反《传染病防治法》有关规定应承担的法律责任

要点一　民事责任

《传染病防治法》规定:单位和个人违反本法,导致传染病传播、流行,给他人人身、财产造成损害的,应依法承担民事责任。

要点二　行政责任

医疗机构违反本法规定的下列情形之一的,由县级以上人民政府卫生行政部门责令改正,通报批评,给予警告;造成传染病传播、流行或者其他严重后果的,对负有责任的主管人员和其他直接责任人员,依法给予降级、撤职、开除的处分,并可以依法吊销有关责任人员的执业证书;构成犯罪的,依法追究刑事责任。

1. 未按照规定承担本单位的传染病预防、控制工作,医院感染控制任务和责任区域内的传染病预防工作的;

2. 未按照规定报告传染病疫情,或者隐瞒、谎报、缓报传染病疫情的;

3. 发现传染病疫情时,未按照规定对传染病病人、疑似传染病病人提供医疗救护、现场救援、接诊、转诊的,或者拒绝接受转诊的;

4. 未按照规定对本单位内被传染病病原体污染的场所、物品以及医疗废物实施消毒或者无害化处置的;

5. 未按照规定对医疗器械进行消毒,或者对按照规定一次使用的医疗器具未予销毁,再次使用的;

6. 在医疗救治过程中未按照规定保管医学记录资料的;

7. 故意泄露传染病病人、病原携带者、疑似传染病病人、密切接触者涉及个人隐私的有关信息、资料的。

要点三　刑事责任

单位和个人违反本法,构成犯罪的,依法追究刑事责任。

第六单元 《突发公共卫生事件应急条例》

细目一 概 述

要点一 突发公共卫生事件的概念

本条例所称突发公共卫生事件(以下简称突发事件),是指突然发生,造成或者可能造成社会公众健康严重损害的重大传染病疫情、群体性不明原因疾病、重大食物和职业中毒以及其他严重影响公众健康的事件。

要点二 突发公共卫生事件应急工作的方针及原则

突发事件应急工作,应当遵循预防为主、常备不懈的方针,贯彻统一领导、分级负责、反应及时、措施果断、依靠科学、加强合作的原则。

细目二 突发公共卫生事件的预防与应急准备

要点一 突发公共卫生事件应急预案制定与预案的主要内容

1. 突发事件应急预案的制定:国务院卫生行政主管部门按照分类指导、快速反应的要求,制定全国突发事件应急预案,报请国务院批准。

省、自治区、直辖市人民政府根据全国突发事件应急预案,结合本地实际情况,制定本行政区域的突发事件应急预案。

2. 全国突发事件应急预案应包括的主要内容:

(1)突发事件应急处理指挥部的组成和相关部门的职责;

(2)突发事件的监测与预警;

(3)突发事件信息的收集、分析、报告、通报制度;

(4)突发事件应急处理技术和监测机构及其任务;

(5)突发事件的分级和应急处理工作方案;

(6)突发事件预防、现场控制,应急设施、设备、救治药品和医疗器械以及其他物资和技术的储备与调度;

(7)突发事件应急处理专业队伍的建设和培训。

要点二 突发公共卫生事件预防控制体系

1. 国家建立统一的突发事件预防控制体系。

2. 县级以上人民政府建立和完善突发事件监测与预警系统。

3. 县级以上人民政府卫生行政主管部门指定机构负责开展突发事件的日常监测。

细目三 突发公共卫生事件的报告与信息发布

要点一 突发公共卫生事件应急报告制度与报告情形

1. 国家建立突发事件应急报告制度。国务院卫生行政主管部门制定突发事件应急报告规范,建立重大、紧急疫情信息报告系统。

2. 突发事件的报告情形和报告时限要求。突发事件监测机构、医疗卫生机构和有关单位发现有下列情形之一的,应当在 2 小时内向所在地县级人民政府卫生行政主管部门报告;接到报告的卫生行政主管部门应当在 2 小时内向本级人民政府报告,并同时向上级人民政府卫生行政主管部门和国务院卫生行政主管部门报告:

(1)发生或者可能发生传染病暴发、流行的;

(2)发生或者发现不明原因的群体性疾病的;

(3)发生传染病菌种、毒种丢失的;

(4)发生或者可能发生重大食物和职业中毒事件的。

任何单位和个人对突发事件不得隐瞒、缓报、谎报或者授意他人隐瞒、缓报、谎报。

要点二 突发公共卫生事件的信息发布

国家建立突发事件的信息发布制度。国务院卫生行政主管部门负责向社会发布突发事件的信息。必要时，可以授权省、自治区、直辖市人民政府卫生行政主管部门向社会发布本行政区域内突发事件的信息。

信息发布应当及时、准确、全面。

细目四　突发公共卫生事件的应急处理

要点一　应急预案的启动

在全国范围内或者跨省、自治区、直辖市范围内启动全国突发事件应急预案，由国务院卫生行政主管部门报国务院批准后实施。省、自治区、直辖市启动突发事件应急预案，由省、自治区、直辖市人民政府决定，并向国务院报告。

要点二　应急预案的实施

1. 医疗卫生机构、监测机构和科学研究机构，应当服从突发事件应急处理指挥部的统一指挥，相互配合、协作，集中力量开展相关的科学研究工作。

2. 根据突发事件应急处理的需要，突发事件应急处理指挥部有权紧急调集人员、储备的物资、交通工具以及相关设施、设备；必要时，对人员进行疏散或者隔离，并可以依法对传染病疫区实行封锁。

3. 参加突发事件应急处理的工作人员，应当按照预案的规定，采取卫生防护措施，并在专业人员的指导下进行工作。

4. 医疗卫生机构应采取的措施：

医疗卫生机构应当对因突发事件致病的人员提供医疗救护和现场救援，对就诊病人必须接诊治疗，并书写详细、完整的病历记录；对需要转送的病人，应当按照规定将病人及其病历记录的复印件转送至接诊的或者指定的医疗机构。

医疗卫生机构内应当采取卫生防护措施，防止交叉感染和污染。

医疗卫生机构应当对传染病病人密切接触者采取医学观察措施。

医疗机构收治传染病病人、疑似传染病病人，应当依法报告所在地的疾病预防控制机构。

5. 有关部门、医疗卫生机构应当对传染病做到早发现、早报告、早隔离、早治疗，切断传播途径，防止扩散。

细目五　《突发公共卫生事件应急条例》规定的法律责任

要点一　医疗机构违反《突发公共卫生事件应急条例》规定应追究的法律责任

医疗卫生机构有下列行为之一的，由卫生行政主管部门责令改正、通报批评、给予警告；情节严重的，吊销《医疗机构执业许可证》；对主要负责人、负有责任的主管人员和其他直接责任人员依法给予降级或者撤职的纪律处分；造成传染病传播、流行或者对社会公众健康造成其他严重危害后果，构成犯罪的，依法追究刑事责任：

1. 未依照本条例的规定履行报告职责，隐瞒、缓报或者谎报的；
2. 未依照本条例的规定及时采取控制措施的；
3. 未依照本条例的规定履行突发事件监测职责的；
4. 拒绝接诊病人的；
5. 拒不服从突发事件应急处理指挥部调度的。

要点二　在突发事件处理工作中有关单位和个人未履行职责应承担的法律责任

在突发事件应急处理工作中，有关单位和个人未依照本条例的规定履行报告职责，隐瞒、缓报或者谎报，阻碍突发事件应急处理工作人员执行职务，拒绝国务院卫生行政主管部门或者其他有关部门指定的专业技术机构进入突发事件现场，或者不配合调查、采样、技术分析和检验的，对有关责任人员依法给予行政处分或者纪律处分；触犯《中华人民共和国治安管理处罚条例》，构成违反治安管理行为的，由公安机关依法予以处罚；构成犯罪的，依法追究刑事责任。

要点三　在突发事件发生期间扰乱公共秩序应追究的法律责任

在突发事件发生期间，散布谣言、哄抬物价、欺骗消费者，扰乱社会秩序、市场秩序的，由公安机关或者工商行政管理部门依法给予行政处罚；构成犯罪的，依法追究刑事责任。

第七单元 《医疗事故处理条例》

细目一 概 述

要点一 医疗事故的概念

本条例所称的医疗事故,是指医疗机构及其医务人员在医疗活动中,违反医疗卫生管理法律、行政法规、部门规章和诊疗护理规范、常规,过失造成患者人身损害的事故。这一概念包含以下含义:

1. 医疗事故是在医疗活动中发生的;
2. 医疗事故是违反医疗卫生管理法律、行政法规、部门规章和诊疗护理规范、常规的过失行为造成的;
3. 医疗事故的责任主体是医疗机构及其医务人员;
4. 医疗事故给患者造成了人身损害。

要点二 医疗事故处理的原则

处理医疗事故应当遵循公开、公平、公正、及时、便民的原则,坚持实事求是的科学态度,做到事实清楚、定性准确、责任明确、处理恰当。

要点三 医疗事故的分级

根据对患者人身造成的损害程度,医疗事故分为四级:

一级医疗事故:造成患者死亡、重度残疾的;

二级医疗事故:造成患者中度残疾、器官组织损伤导致严重功能障碍的;

三级医疗事故:造成患者轻度残疾、器官组织损伤导致一般功能障碍的;

四级医疗事故:造成患者明显人身损害的其他后果的。

细目二 医疗事故的预防与处置

要点一 医疗事故的预防

1. 医疗机构及其医务人员在医疗活动中,必须严格遵守医疗卫生管理法律、行政法规、部门规章和诊疗护理规范、常规,恪守医疗服务职业道德。

2. 医疗机构应当对其医务人员进行医疗卫生管理法律、行政法规、部门规章和诊疗护理规范、常规的培训和医疗服务职业道德教育。

3. 医疗机构应当设置医疗服务质量监控部门或者配备专(兼)职人员,具体负责监督本医疗机构的医务人员的医疗服务工作,检查医务人员执业情况,接受患者对医疗服务的投诉,向其提供咨询服务。

4. 医疗机构应当按照国务院卫生行政部门规定的要求,书写并妥善保管病历资料。因抢救急危患者,未能及时书写病历的,有关医务人员应当在抢救结束后 6 小时内据实补记,并加以注明。

5. 在医疗活动中,医疗机构及其医务人员应当将患者的病情、医疗措施、医疗风险等如实告知患者,及时解答其咨询;但是,应当避免对患者产生不利后果。

6. 医疗机构应当制定防范、处理医疗事故的预案,预防医疗事故的发生,减轻医疗事故的损害。

要点二 医疗事故的报告与处置

1. 发生医疗事故后的报告

医务人员在医疗活动中发生或者发现医疗事故、可能引起医疗事故的医疗过失行为或者发生医疗事故争议的,应立即向所在科室负责人报告,科室负责人应及时向本医疗机构负责医疗服务质量监控的部门或者专(兼)职人员报告;负责医疗服务质量监控的部门或者专(兼)职人员接到报告后,应立即进行调查、核实,将有关情况如实向本医疗机构的负责人报告,并向患者通报、解释。

发生医疗事故的,医疗机构应当按照规定向所在地卫生行政部门报告。

发生下列重大医疗过失行为的,医疗机构应当在 12 小时内向所在地卫生行政部门报告:

①导致患者死亡或者可能为二级以上的医疗事故;

②导致 3 人以上人身损害后果;

③国务院卫生行政部门和省、自治区、直辖市人民政府卫生行政部门规定的其他情形。

2. 发生医疗事故的处置

（1）发生或者发现医疗过失行为，医疗机构及其医务人员应立即采取有效措施，避免或者减轻对患者身体健康的损害，防止损害扩大。

（2）发生医疗事故争议时，死亡病例讨论记录、疑难病例讨论记录、上级医师查房记录、会诊意见、病程记录应在医患双方在场的情况下封存和启封。封存的病历资料可以是复印件，由医疗机构保管。

（3）患者死亡，医患双方当事人不能确定死因或者对死因有异议的，应当在患者死亡后 48 小时内进行尸检；具备尸体冻存条件的，可以延长至 7 日。尸检应当经死者近亲属同意并签字。

要点三　医疗事故处置中患者的权利

患者有权复印或者复制其门诊病历、住院志、体温单、医嘱单、化验单（检验报告）、医学影像检查资料、特殊检查同意书、手术同意书、手术及麻醉记录单、病理资料、护理记录以及国务院卫生行政部门规定的其他病历资料。

细目三　医疗事故的技术鉴定

要点一　医疗事故技术鉴定组织

设区的市级地方医学会和省、自治区、直辖市直接管辖的县（市）地方医学会负责组织首次医疗事故技术鉴定工作。省、自治区、直辖市地方医学会负责组织再次鉴定工作。

必要时，中华医学会可以组织疑难、复杂并在全国有重大影响的医疗事故争议的技术鉴定工作。

要点二　医疗机构应提交的有关医疗事故技术鉴定材料

医疗机构提交的有关医疗事故技术鉴定的材料应当包括下列内容：

1. 住院患者的病程记录、死亡病例讨论记录、疑难病例讨论记录、会诊意见、上级医师查房记录等病历资料原件；

2. 住院患者的住院志、体温单、医嘱单、化验单（检验报告）、医学影像检查资料、特殊检查词意书、手术同意书、手术及麻醉记录单、病理资料、护理记录等病历资料原件；

3. 抢救急危患者，在规定时间内补记的病历资料原件；

4. 封存保留的输液、注射用物品和血液、药物等实物，或者依法具有检验资格的检验机构对这些物品、实物作出的检验报告；

5. 与医疗事故技术鉴定有关的其他材料。

要点三　《医疗事故处理条例》中规定不属于医疗事故的情形

《医疗事故处理条例》第三十三条规定：有下列情形之一的不属于医疗事故：

1. 在紧急情况下为抢救垂危患者生命而采取紧急医学措施造成不良后果的；

2. 在医疗活动中由于患者病情异常或者患者体质特殊而发生医疗意外的；

3. 在现有医学科学技术条件下，发生无法预料或者不能防范的不良后果的；

4. 无过错输血感染造成不良后果的；

5. 因患方原因延误诊疗导致不良后果的；

6. 因不可抗力造成不良后果的。

细目四　医疗事故的处理与法律责任

要点一　医疗事故的处理

1. 发生医疗事故争议，可以由医患双方当事人以互解互谅的精神自行协商解决。

2. 医疗事故争议协商不成的，当事人自知道或者应当知道其身体健康受到损害之日起 1 年内，可以向卫生行政部门提出医疗事故争议处理申请，也可以直接向人民法院提起民事诉讼。

卫生行政部门应当自收到医疗事故争议处理申请之日起 10 日内进行审查，作出是否受理的决定。

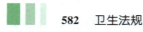

要点二 法律责任

已确定为医疗事故的,由卫生行政部门根据医疗事故等级和情节,给予警告;情节严重的,责令限期停业整顿,直至由原发证部门吊销执业许可证,对负有责任的医务人员依照《刑法》关于医疗事故罪的规定,依法追究刑事责任;尚不够刑事处罚的,依法给予行政处分或者纪律处分。

对发生医疗事故的有关医务人员,除依照前款处罚外,卫生行政部门并可以责令暂停6个月以上1年以下执业活动;情节严重的,吊销其执业证书。

第八单元 《中华人民共和国中医药条例》

细目一 概 述

要点一 《中华人民共和国中医药条例》制定的目的与适用范围

1. 制定目的。为了继承和发展中医药学,保障和促进中医药事业的发展,保护人体健康。

2. 适用范围。在中华人民共和国境内从事中医医疗、预防、保健、康复服务和中医药教育、科研、对外交流以及中医药事业管理活动的单位或者个人,应当遵守本条例。

要点二 国家发展中医药的方针

国家保护、扶持、发展中医药事业,实行中西医并重的方针,鼓励中西医相互学习、相互补充、共同提高,推动中医、西医两种医学体系的有机结合,全面发展我国中医药事业。

要点三 发展中医药事业的原则与中医药现代化

发展中医药事业应当遵循继承与创新相结合的原则,保持和发扬中医药特色和优势,积极利用现代科学技术,促进中医药理论和实践的发展,推进中医药现代化。

细目二 中医医疗机构与从业人员管理

要点一 中医医疗机构的设立与要求

开办中医医疗机构,应当符合国务院卫生行政部门制定的中医医疗机构设置标准和当地区域卫生规划,并按照《医疗机构管理条例》的规定办理审批手续,取得《医疗机构执业许可证》后,方可从事中医医疗活动。

中医医疗机构违反《中医药条例》的规定,有下列情形之一的,由县级以上地方人民政府负责中医药管理的部门责令限期改正;逾期不改正的,责令停业整顿,直至由原审批机关吊销其医疗机构执业许可证、取消其城镇职工基本医疗保险定点医疗机构资格,并对负有责任的主管人员和其他直接责任人员依法给予纪律处分:

(一)不符合中医医疗机构设置标准的;

(二)获得城镇职工基本医疗保险定点医疗机构资格,未按照规定向参保人员提供基本医疗服务的。

未经批准擅自开办中医医疗机构的,依照《医疗机构管理条例》的有关规定给予处罚。

中医医疗机构从事医疗服务活动,应当充分发挥中医药特色和优势,遵循中医药自身发展规律,运用传统理论和方法,结合现代科学技术手段,发挥中医药在防治疾病、保健、康复中的作用,为群众提供价格合理、质量优良的中医药服务。

依法设立的社区卫生服务中心(站)、乡镇卫生院等城乡基层卫生服务机构,应当能够提供中医医疗服务。

要点二 中医从业人员的管理与要求

中医从业人员应当依照有关卫生管理的法律、行政法规、部门规章的规定,通过资格考试,并经注册取得执业证书后,方可从事中医服务活动。

以师承方式学习中医学的人员以及确有专长的人员应当按照国务院卫生行政部门的规定,通过执业医师或者执业助理医师资格考核考试,并经注册取得医执业证书后,方可从事中医医疗活动。

守医从业人员应当遵守相应的中医诊断治疗原则、医疗技术标准和技术操作规范。

全科医师和乡村医生应当具备中医药基本知识以及运用中医诊疗知识、技术,处理常见病和多发病的基本技能。

未按照规定通过执业医师或者执业助理医师资格考试取得执业许可,从事中医医疗活动的,依照《中华人民共和国执业医师法》的有关规定给予处罚。

细目三　中医药教育与科研

要点一　《中医药条例》对中医药教育、科研的规定

1. 各类中医药教育机构应当加强中医药基础理论教学,重视中医药基础理论与中医药临床实践相结合,推进素质教育。

2. 设立各类中医药教育机构,应当符合国家规定的设置标准,并建立符合国家规定标准的临床教学基地。

中医药教育机构的设置标准由国务院卫生行政部门会同国务院教育行政部门制定;中医药教育机构临床教学基地标准,由国务院卫生行政部门制定。

3. 省、自治区、直辖市人民政府负责中医药管理的部门应当依据国家有关规定,完善本地区中医药人员继续教育制度,制定中医药人员培训规划。

4. 国家发展中医药科学技术,将其纳入科学技术发展规划,加强重点中医药科研机构建设。

县级以上地方人民政府应当充分利用中医药资源,重视中医药科学研究和技术开发,采取措施开发、推广、应用中医药技术成果,促进中医药科学技术发展。

中医药科学研究应当注重运用传统方法和现代方法开展中医药基础理论研究和临床研究,运用中医药理论和现代科学技术开展对常见病、多发病和疑难病的防治研究。

要点二　《中医药条例》对中医药学术经验和技术专长继承工作的规定

1. 承担中医药专家学术经验和技术专长继承工作的指导老师应当具备下列条件:

(1) 具有较高学术水平和丰富的实践经验、技术专长和良好的职业品德;

(2) 从事中医药专业工作 30 年以上并担任高级专业技术职务 10 年以上;

(3) 中医药专家学术经验和技术专长继承工作的继承人应当具备下列条件:

(4) 具有大学本科以上学历和良好的职业品德;

(5) 受聘于医疗卫生机构或者医学教育、科研机构从事中医药工作,并担任中级以上专业技术职务。

细目四　中医药发展的保障措施

要点一　政府、单位、组织和个人的作用

1. 国家支持、鼓励各种方式发展中医药事业。县级以上地方人民政府应当根据中医药事业发展的需要以及本地区国民经济和社会发展状况,逐步增加对中医药事业的投入,扶持中医药事业的发展。

任何单位和个人不得将中医药事业经费挪作他用。

国家鼓励境内外组织和个人通过捐资、投资等方式扶持中医药事业发展。

非营利性中医医疗机构,依照国家有关规定享受财政补贴、税收减免等优惠政策。

县级以上地方人民政府劳动保障行政部门确定的城镇职工基本医疗保险定点医疗机构,应当包括符合条件的中医医疗机构。

获得定点资格的中医医疗机构,应当按照规定向参保人员提供基本医疗服务。

2. 加强对中医药文献的整理、研究与保护工作。县级以上各级人民政府应当采取措施加强对中医药文献的收集、整理、研究和保护工作。有关单位和中医医疗机构应当加强重要中医药文献资料的管理、保护和利用。

要点二　加强中医药资源管理

国家保护野生中药材资源,扶持濒危动植物中药材人工代用品的研究和开发利用。

县级以上地方人民政府应当加强中药材的合理开发和利用,鼓励建立中药材种植、培育基地,促进短缺中药材的开发、生产。

要点三　与中医药有关的评审或者鉴定活动的法定要求

与中医药有关的评审或者鉴定活动,应当体现中医药特色,遵循中医药自身的发展规律。

中医药专业技术职务任职资格的评审,中医医疗、教育、科研机构的评审、评估,中医药科研课题的立项和成果鉴定,应当成立专门的中医药评审、鉴定组织或者由中医药专家参加评审、鉴定。

第九单元 《医疗机构从业人员行为规范》

要点一 总则

第一条 为规范医疗机构从业人员行为,根据医疗卫生有关法律法规、规章制度,结合医疗机构实际,制定本规范。

第二条 本规范适用于各级各类医疗机构内所有从业人员包括:

(一)管理人员。指在医疗机构及其内设各部门、科室从事计划、组织、协调、控制、决策等管理工作的人员。

(二)医师。指依法取得执业医师资格或执业助理医师资格,经注册在医疗机构从事医疗、预防、保健及临床、科研、教学等工作的人员。

(三)护士。指经执业注册取得护士执业证书,依法在医疗机构从事护理工作的人员。

(四)医技人员。指医疗技术人员,主要包括医疗机构内各种检验检查科室技术人员、口腔技师、康复理疗师、医学物理工程师和医疗器械检验、维护人员等。

(五)药学技术人员。指依法取得药学专业技术职称,在医疗机构从事药学工作的师及技术人员。

(六)其他人员。指除以上五类人员外,在医疗机构从业的其他人员,主要包括物资、总务、设备、信息、统计、财务、基本建设、后勤等部门工作人员。

第三条 医疗机构从业人员,既要遵守本文件所列基本行为规范,又要遵守与职业相对应的分类行为规范。

要点二 医疗机构从业人员基本行为规范

第四条 以人为本,践行宗旨。坚持救死扶伤、防病治病的宗旨,以病人为中心,全心全意为人民健康服务。

第五条 遵纪守法,依法执业。自觉遵守国家法律法规,遵守医疗卫生行业规章和纪律,严格执行所在医疗机构各项制度规定。

第六条 尊重患者,关爱生命。遵守医学伦理道德,尊重患者的知情同意权和隐私权,为患者保守医疗秘密,维护患者合法权益;尊重患者被救治的权利,不因种族、宗教、地域、贫富、地位、残疾、疾病等歧视患者。

第七条 优质服务,医患和谐。言语文明,举止端庄,认真践行医疗服务承诺,加强与患者的交流与沟通,自觉维护行业形象。

第八条 廉洁自律,恪守医德。弘扬高尚医德,严格自律,不索取和非法收受患者财物,不利用执业之便谋取不正当利益;不收受医疗器械、药品、试剂等生产、销售企业或人员以各种名义、形式给予的回扣、提成,不参与其提供的各类娱乐活动;不违规参与医疗广告宣传和药品医疗器械促销,不倒卖号源。

第九条 严谨求实,精益求精。热爱学习,钻研业务,努力提高专业素养,抵制学术不端行为。

第十条 爱岗敬业,团结协作。忠诚职业,尽职尽责,正确处理同行同事间关系,互相尊重,互相配合,和谐共事。

第十一条 乐于奉献,热心公益。积极参加上级安排的指令性医疗任务和社会公益性的扶贫、义诊、助残、支农、援外等活动,主动开展公众健康教育。

要点三 管理人员行为规范

第十二条 牢固树立科学的发展观和正确的业绩观,坚持医疗机构的社会公益性,加强制度建设和文化建设,与时俱进,创新进取,努力提升医疗质量、保障医疗安全、提高服务水平。

第十三条 认真履行管理职责,努力提高管理能力,依法承担管理责任,不断改进工作作风,切实服务临床一线。

第十四条 坚持依法、科学、民主决策,正确行使权力,遵守决策程序,推进院务公开,自觉接受监督,尊重员工民主权利。

第十五条 遵循公平、公正、公开原则,严格人事招录、评审、聘任制度,不在人事工作中谋取不正当利益。

第十六条　严格落实医疗机构各项内控制度,加强财物管理,合理调配资源,遵守国家采购政策,不违反规定干预和插手药品、医疗器械采购和基本建设等工作。

第十七条　加强医疗质量管理,建立健全医疗风险管理机制。

第十八条　尊重人才,鼓励公平竞争和学术创新,建立完善科学的人员考核、激励、惩戒制度,不从事或包庇学术造假等违规违纪行为。

第十九条　恪尽职守,勤勉高效,严格自律,发挥表率作用。

要点四　医师行为规范

第二十条　遵循医学科学规律,不断更新医学理念和知识,保证医疗技术应用的科学性、合理性。

第二十一条　规范行医,严格遵循临床诊疗规范和技术操作规范,使用适宜诊疗技术和药物,因病施治,合理医疗,不隐瞒、误导或夸大病情,不过度医疗。

第二十二条　认真执行医疗文书制度,规范书写、妥善保存病历材料,不隐匿、伪造或违规涂改、销毁医学文书及有关资料,不违规签署医学证明文件。

第二十三条　按规定履行医疗事故、传染病疫情和涉嫌伤害事件或非正常死亡报告职责。

第二十四条　认真履行医师职责,强化责任安全意识,积极防范和控制医疗责任差错事件。

第二十五条　开展医疗新技术时,保障患者及家属在充分知情条件下对诊疗决策的决定权,不违规进行试验性医疗。

要点五　护士行为规范

第二十六条　提高综合素质,尊重关心爱护患者,为患者提供专业医学照顾,注重沟通,体现人文关怀。

第二十七条　全面履行护理职责,正确执行疾病护理常规和临床护理技术规范,严格落实各项规章制度,为患者提供优质的护理服务。

第二十八条　竭诚协助医生诊治,密切观察患者病情。发现患者病情危急,应立即通知医师;在紧急情况下为抢救垂危患者生命,应及时实施必要的紧急救护。

第二十九条　严格执行医嘱,发现医嘱违反法律、法规、规章或者诊疗技术规范,应及时与医师沟通。

第三十条　按照《病历书写基本规范》要求,及时准确、完整规范书写护理病历,认真管理,不伪造、隐匿或违规涂改、销毁护理病历。

要点六　医技人员行为规范

第三十一条　爱护仪器设备,遵守各类操作规范,发现患者的检查项目不符合医学常规的,应及时与医师沟通。

第三十二条　正确运用医学术语,及时、准确出具检查、检验报告,不谎报数据,不伪造报告。发现检查检验结果达到危急值时,应及时提示医师注意。

第三十三条　指导和帮助患者配合检查,耐心帮助患者查询结果,对接触传染性物质或放射性物质的相关人员,进行告知并给予必要的防护。

第三十四条　合理采集、使用、保护、处置标本,不得违规买卖标本,谋取不正当利益。

要点七　药学技术人员行为规范

第三十五条　严格执行药品管理法律法规,科学指导用药,保障用药合理、安全。

第三十六条　认真履行处方审核调配职责,坚持查对制度,不得对处方所列药品擅自更改或代用。

第三十七条　配合医师做好患者用药使用禁忌、不良反应、注意事项和使用方法的解释说明,详尽解答用药疑问。

第三十八条　严格执行药品采购、验收、保管、供应等各项制度规定,不得私自销售、使用非正常途径采购的药品。

第三十九条　加强药品不良反应监测,自觉执行药品不良反应报告制度。

要点八　其他人员行为规范

第四十条　热爱本职工作,认真履行岗位职责,增强为临床服务的意识,保障医疗机构正常运营。

第四十一条　刻苦学习,钻研技术,熟练掌握本职业务技能,认真执行各项具体工作制度和技术操作常规。

第四十二条　严格执行财务、物资、采购等管理制度,认真做好设备和物资的计划、采购、保管、报废等工作,廉洁奉公,不谋私利。

第四十三条　严格执行医疗废物处理规定,不得随意丢弃、倾倒、堆放、使用、买卖医疗废物。

第四十四条　严格执行信息安全和医疗数据保密制度,不得随意泄露、买卖医学信息。

第四十五条　勤俭节约,爱护公物,保持环境卫生,为患者提供清洁整齐、舒适便捷、秩序良好的就医环境。

要点九　实施与监督

第四十六条　医疗机构行政领导班子负责本规范的贯彻实施。主要责任人要以身作则,模范遵守本规范,同时抓好本单位的贯彻实施。

第四十七条　医疗机构相关职能部门协助行政领导班子抓好本规范的落实,纪检监察纠风部门负责对实施情况进行监督检查。

第四十八条　各级卫生行政部门要加强对辖区内各级各类医疗机构及其从业人员贯彻执行本规范的监督检查。

第四十九条　医疗机构及其从业人员实施和执行本规范的情况,应列入医疗机构校验管理和医务人员年度考核、定期考核和医德考评的重要内容,作为医疗机构等级评审、医务人员职称晋升、评先评优的重要依据。

第五十条　医疗机构从业人员违反本规范的,由所在单位视情节轻重,给予批评教育、通报批评、取消当年评优评职资格或缓聘、解职待聘、解聘。其中需要追究党纪、政纪责任的,由有关纪检监察部门按照党纪政纪案件的调查处理程序办理;需要给予行政处罚的,由有关卫生行政部门依法给予警告、暂停执业或吊销执业证书;涉嫌犯罪的,移送司法机关依法处理。

目 录

中医临床科目

西医临床科目

中医临床科目

中医内科学

单元	内容	考点级别
第一单元	肺系病证	★★★★★
第二单元	心系病证	★★★★★
第三单元	脑系病证	★★★
第四单元	脾胃病证	★★★★★
第五单元	肝胆病证	★★★★
第六单元	肾系病证	★★★
第七单元	气血津液病证	★★
第八单元	肢体经络病证	★★

第一单元　肺系病证

细目一　感　冒

【考点透视】

1. 熟悉感冒的诊断及各证的鉴别要点。

2. 掌握各证的主症、治法、方药。

要点一　感冒的定义、病因、病机★★

感冒	
定义	感冒是感受触冒风邪,邪犯卫表而导致的常见外感疾病,临床表现以鼻塞、流涕、喷 嚏、咳嗽、头痛、恶寒、发热、全身不适、脉浮为特征。 本病四季均可发生,尤以春、冬两季为多。1. 病情轻者多为感受当令之气,称为伤风、冒风、冒寒。2. 病情重者多为感受非时之邪,称为重伤风。3. 在一个时期内广泛流行,病情类似者,称为时行感冒。
病因	1. 外感六淫以风邪为主。2. 时行病毒。
病机	1. 肺卫不固,外邪乘袭致病(病因)。外邪侵袭人体是否发病,关键在于卫气之强弱(内因),同时与感邪的轻重有关(外因)。 2. 病邪侵犯肺卫,而以卫表不和为主(病位)。外邪侵犯肺卫的途径有二:从口鼻而入和从皮毛内侵。 3. 病理属性有寒、热两大类。 4. 病理变化:感受风寒湿邪——风寒束表,皮毛闭塞,邪郁于肺,肺气失宣;感受风热暑燥——风热犯表,皮毛疏泄不畅,邪热犯肺,肺失清肃;如挟有时行疫毒——传变迅速,病情多重,或变生它病。

要点二　感冒的诊断与病证鉴别★★★

(一)诊断依据

1. 临证以卫表及鼻咽症状为主,可见鼻塞、流涕、多嚏、咽痒、咽痛、周身酸楚不适、恶风或恶寒,或有发热等。若风邪夹暑、夹湿、夹燥,还可见相关症状。

2. 时行感冒多呈流行性,在同一时期发病人数剧增,且病证相似,多突然起病,恶寒、发热(多为高热)、周身酸痛、疲乏无力,病情一般较普通感冒为重。

3. 普通感冒病程一般3~7日,普通感冒多不传变,时行感冒少数可传变入里,变生它病。

4. 四季皆可发病,而以冬、春两季为多。

(二)病证鉴别

1. 感冒与风温(温病早期)的鉴别如下:

病名要点	感冒	风温(温病早期)
临床特征	多无发热或发热不高,服解表药后,汗出身凉脉静而渐愈,病程多不超过7天,多不传变。	寒战、发热甚或高热,汗后热虽暂降,但脉数不静,且常见传变入里之候:神昏、谵妄、惊厥、出血等。
病机	正气不足,邪犯肺卫。	正气不足,疫毒内犯。
发病特点	四季皆有,但冬、春多发,具相兼性、转化性。	有季节性传染性强,发病急骤,病情重笃,症状相似。

2. 普通感冒与时行感冒的区别如下:

	病情	全身症状	传变	特点
普通感冒	较轻	不重(初起一般多见鼻塞、流涕、喷嚏、声重、恶风,继则发热、咳嗽、咽痒或痛、头痛、身楚不适等)	少有	气候变化时发病率可以升高,但显散发性,无明显流行性。
时行感冒	较重	显著(常突然恶寒,甚则寒战、高热、周身酸痛)	可传变(化热入里,继发或合并它病)	具有广泛的传染、流行性。

要点三　感冒的辨证论治★★★★★

(一)辨证要点

感冒首先应辨别普通、时行感冒;其次须辨别虚体、实体感冒;其三还要辨别风寒、风热、暑湿感冒。

1. 鉴别普通感冒与风温,普通感冒与时行感冒的鉴别参见病证鉴别。

2. 辨感冒之虚实,如下:

虚、实感冒	临床特征
实体感冒	实体感冒一般以风寒、风热、暑湿症状为主,病程短,痊愈快。
虚体感冒	虚体感冒者病程长,常呈反复感邪、反复发病之势,同时兼有气、血、阴、阳虚损症状。
	气虚感冒除感冒症状外,兼有平素神疲体弱,气短懒言,反复易感特征。
	阴虚感冒除感冒症状外,兼有口干咽燥,干咳少痰,舌红少苔,脉细数等阴虚症状。

3. 辨别风寒、风热、暑湿感冒,如下:

证型	临床特征
风寒感冒	风寒感冒以恶寒重、发热轻、鼻涕、痰液清稀色白,咽不痛,脉浮紧为特点。
风热感冒	风热感冒以恶寒轻、发热重、鼻涕、痰液稠厚色黄,咽痛,脉浮数为特点。
暑湿感冒	暑湿感冒发于夏季,以身热不扬,恶风少汗,头昏身重,胸闷纳呆,苔腻,脉濡为特点。

(二)治疗原则

感冒的病位在卫表肺系,治疗应因势利导,从表而解,采用解表达邪的治疗原则。风寒证治以辛温发汗;风热证治以辛凉清解;暑湿杂感者,又当清暑祛湿解表;虚体感冒则当扶正解表。

(三)证治分类

感冒从大的方面,可分为常人感冒和虚体感冒。常人感冒临床分为风寒束表、风热犯表、暑湿伤表三大证型;虚体感冒多为气虚感冒和阴虚感冒。

辨证分型	临床特征	治法	代表方	方歌	随症加减
风寒束表	恶寒重,发热轻,无汗,头痛,肢节酸疼,鼻塞声重,或鼻痒喷嚏,时流清涕,咽痒,咳嗽,咳痰稀薄色白,口不渴或渴喜热饮,舌苔薄白而润,脉浮或浮紧。	辛温解表	荆防达表汤或荆防败毒散	荆防败毒散:就是人参败毒散去人参加荆防;荆防达表苏芷苓,姜葱神曲橘杏仁,辛温疏表宣肺卫,风寒感冒服康宁。	加减:若表寒重,头身痛,憎寒发热,无汗者,配麻黄、桂枝以增强发表散寒之功;若表湿较重,肢体酸痛,头重头胀,身热不扬者,加羌活、独活祛风除湿,或用羌活胜湿汤加减。
风热犯表	身热较著,微恶风,汗泄不畅,头胀痛,面赤,咳嗽,痰黏或黄,咽燥,或咽喉乳蛾红肿疼痛,鼻塞,流黄浊涕,口干欲饮,舌苔薄白微黄,舌边尖红,脉浮数。	辛凉解表	银翘散或葱豉桔梗汤	银翘散主上焦疴,竹叶荆蒡豉薄荷;甘桔芦根凉解法,清疏风热煮无过;葱豉桔梗薄荷翘,山栀竹叶加甘草,热邪束肺嗽咽痛,风温初起此方疗。	若风热上壅,头胀痛较甚,加桑叶、菊花以清利头目;时行感冒热毒较盛,壮热恶寒,头痛身痛,咽喉肿痛,咳嗽气粗,配大青叶、蒲公英、草河车等清热解毒;若风寒外束,入里化热用石膏、麻黄内清肺热,外散表寒。
暑湿伤表	身热,微恶风,汗少,肢体酸重或疼痛,头昏重胀痛,咳嗽痰黏,鼻流浊涕,心烦口渴,或口中黏腻,渴不多饮,胸闷脘痞,泛恶,腹胀,大便或溏,小便短赤,舌苔薄黄而腻,脉濡数。	清暑祛湿解表	新加香薷饮加减	新加香薷饮:香薷散内扁豆朴,祛暑解表化湿阻;易豆为花加银翘,新加香薷治阴暑。	若暑热偏盛,可加黄连、山栀、黄芩、青蒿清暑泄热;湿困卫表,肢体酸重疼痛较甚,加豆卷、藿香、佩兰等芳化宣表。
气虚感冒	恶寒较甚,发热,无汗,头痛身楚,咳嗽,痰白,咳痰无力,平素神疲体弱,气短懒言,反复易感,舌淡苔白,脉浮而无力。	益气解表	参苏饮加减	参苏饮内用陈皮,枳壳前胡半夏齐;干葛木香甘桔茯,气虚感寒最相宜。	若表虚自汗,易伤风邪者,可常服玉屏风散益气固表,以防感冒;见恶寒重,发热轻,四肢欠温,语音低微,舌质淡胖,脉沉细无力,为阳虚感冒,当助阳解表,用再造散加减。
阴虚感冒	身热,微恶风寒,少汗,头昏,心烦,口干,干咳少痰,舌红少苔,脉细数。	滋阴解表	加减葳蕤汤	加减葳蕤用白薇,豆豉生姜桔梗随,草枣薄荷共八味,滋阴发汗功可谓。	阴伤较重沙参、麦冬以养阴生津;血虚,加熟地黄、当归。对阴虚感冒者,忌用辛温重剂,以防损伤阴血之弊。

【昭昭医考提示】

感冒记忆歌诀

感冒四时风邪袭,咳嗽头疼流鼻涕;
荆防银翘香薷饮,风寒风热暑湿齐;
尚有气虚参苏施,加减葳蕤滋阴虚。

要点四　感冒的转归预后★

在感冒病程中,可以出现寒热等不同证候之间的转化错杂。一般而言,感冒预后良好,病程较短而易愈,反复感冒,则易伤正气。少数可因感冒诱发其他宿疾而使病情恶化。对老年、婴幼儿、体弱患者以及时行感冒重症,必须加以重视,防止发生传变,或同时夹杂其他疾病。

要点五　感冒的预防调护★

1. 生活调理应慎起居,适寒温,在冬春之际尤当注意防寒保暖,盛夏亦不可贪凉露宿。注意锻炼,增强体质,以御外邪。易患感冒者,可坚持每天按摩迎香穴,并服用调理防治方药。

2. 季节性预防用药,冬春风寒当令季节,可服贯众汤(贯众、紫苏、荆芥各 10 克,甘草 5 克)。夏令暑湿当令季节,可服藿佩汤(藿香、佩兰各 5 克,薄荷 1.5 克,鲜者用量加倍)。

3. 时行感冒流行期间的注意事项如下:

(1) 预防用药,可用贯众、板蓝根、生甘草煎服。

(2) 注意防护,尽量少去人口密集的公共场所,防止交叉感染。

(3) 室内消毒,室内可用食醋熏蒸,每日或隔日 1 次,作空气消毒。

4. 感冒治疗期间护理发热者须适当休息,饮食宜清淡。对时行感冒重症及老年、婴幼儿、体虚者,须加强观察,预测并及时发现病情变化,如高热动风、邪陷心包、合并或继发其他疾病等。

5. 注意煎药和服药方法,汤剂煮沸后 5～10 分钟即可,过煮则降低药效。趁温热服,服后避风覆被取汗,或进热粥、米汤以助药力。得汗、脉静、身凉为病邪外达之象,无汗则提示邪尚未去。出汗后尤应避风,以防复感。

🔖 历年真题精选

【A1 型题】

1. 导致感冒的主因是

A. 寒邪   B. 热邪   C. 风邪   D. 湿邪   E. 暑邪

答案:C; 考点:感冒的病因

解析:感冒之病因,主要为感受风邪,导致肺卫失和,又名伤风。由于感受四时之邪的特点及禀赋体质的差异,可以表现为风寒、风热、夹暑、夹湿的不同,但总离不开风邪,风为百病之长。故选择 C。

2. 下列哪项不是时行感冒的特征

A. 传染性强   B. 证候相似   C. 集中发病   D. 老幼易感   E. 流行性强

答案:D; 考点:时行感冒的特征

解析:时行感冒可见于任何年龄,虚人易感,特点有流行性强,传染性强,证候相似,集中发病。没有老幼易感的特点。故选择 D。

3. 时行感冒与感冒风热证的区别点,关键在于

A. 恶寒的轻与重   B. 发热的轻与重   C. 咽喉肿痛与否   D. 有无流行性   E. 脉数与否

答案:D; 考点:感冒与时行感冒的鉴别

解析:时行感冒是指在一个时期内广泛流行,证候相类似者,称为时行感冒;其与感冒风热证的区别点在于有无流行性。故选择 D。

4. 风寒感冒兼胸脘痞闷,食少纳呆,脉濡者,治疗应首选

A. 荆防败毒散   B. 香苏散   C. 杏苏散   D. 羌活胜湿汤   E. 三仁汤

答案:D; 考点:风寒感冒夹湿的治疗

解析:风寒感冒治宜辛温解表,宣肺散寒,夹湿者应配以疏风祛湿,方用羌活胜湿汤。故选择 D。选项 A 不能祛湿。选项 B 理气,不能化湿。选项 C 清宣凉燥,用于外感凉燥证。选项 E 清热化湿,用于湿热证。

5. 治疗气虚感冒,应首选

A. 玉屏风散   B. 再造散   C. 参苏饮   D. 加减葳蕤汤   E. 杏苏散

答案:C; 考点:感冒的分证治疗

解析:感冒气虚宜益气解表,用参苏饮,故选择 C。玉屏风散用于气虚自汗。再造散用于阳虚感冒。加减葳蕤汤用于阴虚感冒。杏苏散疏风散寒、润肺止咳,用于凉燥。

6. 感冒属表寒里热者,其治法是

A. 清热生津,散寒解表   B. 解表清里,宣肺泄热

C. 辛温解表,宣肺泄热   D. 解表清里,宣肺止咳

E. 解表宣肺,泄热止咳

答案：B；考点：**感冒常见证候治疗加减变化**

解析：感冒属表寒里热者,应用麻黄和石膏解表清里,宣肺泄热。故选择 B。

【A2 型题】

7. 患者,女,67 岁。平素体弱消瘦,近日外感,出现身热,微恶风,少汗,头晕,心烦,口干咽痛,舌红少苔,脉细数。其证候是

　A. 风寒感冒　　　B. 风热感冒　　　C. 阴虚感冒　　　D. 暑湿感冒　　　E. 气虚感冒

答案：C；考点：**阴虚感冒的特点**

解析：阴虚感冒的特征是形瘦,口干,身热心烦,舌脉俱是阴虚之象。故选择 C。

8. 患者身热,微恶风,汗少,肢体酸重,头昏重胀痛,咳嗽痰黏,鼻流浊涕,心烦,口渴,舌苔薄黄而腻,脉濡数。治疗应首选

　A. 银翘散　　　B. 桑菊饮　　　C. 新加香薷饮　　　D. 桑白皮汤　　　E. 藿香正气散

答案：C；考点：**暑湿感冒的证治**

解析：暑湿伤表,表卫不和,故身热,微恶风,汗少;阻滞气机则肢体酸重,头昏重胀痛,犯肺则咳嗽痰黏,鼻流浊涕;暑热内扰则心烦,口渴,舌苔薄黄而腻,脉濡数。治疗应首选清暑祛湿解表的新加香薷饮。故选择 C。

9. 患者恶寒重,发热轻,无汗,头痛,肢体疼痛,鼻塞声重,时流清涕,喉痒,舌苔薄白而润,脉浮。其治法是

　A. 散寒解肌　　　B. 辛温解表　　　C. 调和营卫　　　D. 散寒止痛　　　E. 发汗解肌

答案：B；考点：**风寒感冒的治法**

解析：风寒束表,卫阳被郁,则恶寒重,发热轻,无汗;清阳不展络脉失和,则头痛,肢体疼痛;肺气失宣则鼻塞声重,时流清涕,喉痒,证属风寒束表,治宜辛温解表。故选择 B。

10. 患者项背强直,头痛,恶寒发热,肢体酸重,舌苔白腻,脉浮紧。其治法是

　A. 疏散风寒,调和气血　　　　　　B. 散寒祛风,解肌发汗

　C. 祛风散寒,和营燥湿　　　　　　D. 辛温解表,散寒止痛

　E. 疏风散寒,化痰通络

答案：C；考点：**感冒风寒湿邪在表的治疗**

解析：风寒束表,故头痛,恶寒发热;湿阻经络,故肢体酸重,舌苔白腻;脉浮紧,为寒湿在表之象。此证为营卫不和,风寒束表,治宜祛风散寒,和营燥湿。故选择 C。

11. 患者恶寒较甚,发热,无汗,身楚倦怠,咳嗽,咯痰无力,舌淡苔薄白,脉浮无力。治疗应首选

　A. 杏苏散　　　　　　B. 参苏饮　　　　　　C. 荆防败毒散

　D. 葛根汤　　　　　　E. 桂枝汤

答案：B；考点：**气虚感冒的主症、治法和方药**

解析：患者恶寒较甚,身楚倦怠,咳嗽,咯痰无力,为气虚表现,应用参苏饮益气解表,故选择 B。选项 A 治外感风寒、恶寒发热、头痛无汗;选项 C 治疗风寒束表证;选项 D 治太阳病,项背强几,无汗恶风;选项 E 治疗外感阴虚火旺,故感风寒,头痛发热,汗出恶风。

12. 患者,男,23 岁。恶寒,发热,鼻塞声重,流清涕,头痛,咳嗽,口不渴,舌苔薄白,脉浮紧。其治法是

　A. 清暑解表　　　　　　B. 益气解表　　　　　　C. 滋阴解表

　D. 辛温解表　　　　　　E. 辛凉解表

答案：D；考点：**风寒感冒的治法**

解析：参见本细目第 9 题,故选择 D。

<h1 style="text-align:center">细目二　咳　嗽</h1>

【考点透视】

1. 熟悉咳嗽的病因病机及辨证要点。

2. 掌握各证的主症、治法、方药。

要点一　咳嗽的定义、病因、病机 ★★★

咳嗽	
定义	咳嗽是指肺失宣降,肺气上逆作声,或伴咯吐痰液而言。分别言之,有声无痰为咳,有痰无声为嗽,一般多为痰声并见,难以截然分开,故以咳嗽并称。 1. 咳嗽病名最早见于《内经》,并有专篇论述"五脏六腑,皆令人咳,非独肺也。" 2. 明·张景岳《景岳全书》将咳嗽分为外感、内伤两大类。
病因	外感六淫,六气皆令人咳以风寒为主。内邪干肺。
病机	1. 咳嗽的病因有外感、内伤之分。外感咳嗽为六淫外邪犯肺,常以风为先导,夹寒、夹热、夹燥,表现为风寒、风热、风燥相合为病,内伤咳嗽为脏腑功能失调,内邪干肺所致,病理因素主要为"痰"与"火",有肝火、痰湿、痰热、肺虚等区别。 2. 主要病机为邪犯于肺,肺气上逆。 3. 咳嗽的病变主脏在肺,与肝、脾有关,久则及肾。

要点二　咳嗽的诊断与病证鉴别 ★★★★

（一）诊断依据

1. 本病以咳嗽、咳痰为主要表现。应详细询问病史的新久,起病的缓急,是否兼有表证,判断外感和内伤。

2. 外感咳嗽,起病急,病程短,常伴肺卫表证。

3. 内伤咳嗽,反复发作,病程长,多伴其他兼证。

（二）病证鉴别

1. 咳嗽与喘证的鉴别

	相同点	不同点
咳嗽	咳嗽与喘证均为肺气上逆之病证,临床上也常见咳、喘并见。	咳嗽以气逆有声,咯吐痰液为主。
喘证		喘证以呼吸困难,甚则不能平卧为临床特征。

2. 咳嗽与肺痨的鉴别

	相同点	不同点
咳嗽	咳嗽与肺痨均可可出现咳嗽、咳痰症状。	咳嗽为六淫外邪犯肺,常以风为先导,夹寒、夹热、夹燥,表现为风寒、风热、风燥相合为病。或为肝、脾、肾内伤所致。
肺痨		后者为感染"痨虫"所致,有传染性,同时兼见潮热、盗汗、咯血、消瘦等症。

要点三　咳嗽的辨证论治 ★★★★★

（一）辨证要点

咳嗽首先应辨外感、内伤,其次要辨虚实,最后辨咳嗽、痰液的特点,以判别不同的病邪、病理因素、病变脏器与虚损之性质。

	证型	辨证要点
辨外感内伤	外感	外感咳嗽,多为新病,起病急,病程短,常伴恶寒、发热、头痛等肺卫表证。
	内伤	内伤咳嗽,多为久病,常反复发作,病程长,可伴它脏兼症。
辨证候虚实	虚	内伤咳嗽多为虚实夹杂,本虚标实,虚实之间尚有先后主次的不同,它脏有病而及肺者,多因实致虚,肺脏自病者,多因虚致实。
	实	外感咳嗽以风寒、风热、风燥为主,一般属邪实。
辨咳嗽及咳痰特点	咳嗽	咳嗽一般从时间、节律、性质、声音以及加重因素鉴别:咳嗽时作,白天多于夜间,咳而急剧,声重,或咽痒则咳作者,多为外感风寒、风热 或风燥多属实,午后、黄昏咳嗽加重,或夜间有单声咳嗽,咳声轻微短促者,多属肺燥阴虚;夜卧咳嗽较剧,持续不已,少气或伴气喘者,为久咳致喘的虚寒证;咳而声低气怯者属虚。

续表

	证型	辨证要点
辨咳嗽及咳痰特点	痰液	痰液从色、质、量、味等辨别：咳而少痰者多属燥热、气火、阴虚；痰多者常属湿痰、痰热、虚寒；痰白而稀薄者属风、属寒，痰黄而稠者属热；痰白质黏者属阴虚、燥热，痰白清稀、透明呈泡沫样者属虚、属寒，咯吐血痰者，多为肺热或阴虚；如脓血相兼者，为痰热疲结成痈之候；咳嗽，咯吐粉红色泡沫痰，咳而气喘，呼吸困难者，多属心肺阳虚，气不主血；咳痰有热腥味或腥臭气者为痰热，味甜者属痰湿，味咸者属肾虚。

（二）治疗原则

咳嗽的治疗应分清邪正虚实。

外感咳嗽，多为实证，应祛邪利肺，按病邪性质分风寒、风热、风燥论治。

内伤咳嗽，多属邪实正虚。标实为主者，治以祛邪止咳；本虚为主者，治以扶正补虚。并按本虚标实的主次酌情兼顾。

对于咳嗽的治疗，除直接治肺外，还应从整体出发，注意治脾、治肝。

【昭昭医考提示】治疗咳嗽不可见咳止咳。

（三）证治分类

咳嗽可概括为外感咳嗽和内伤咳嗽两大类。外感咳嗽分为风寒、风热、伤咳嗽分为痰湿、痰热、肝火、阴亏等证型。

辨证	分型	临床特征	治法	代表方	方歌	随症加减
外感咳嗽	风寒袭肺	咳嗽声重，气急，咽痒，咳痰稀薄色白，常伴鼻塞，流清涕，头痛，肢体酸楚，或见恶寒发热，无汗等表证，舌苔薄白，脉浮或浮紧。	疏风散寒宣肺止咳	三拗汤合止嗽散	三拗汤用麻杏草，宣肺平喘效不低。止嗽散用百部菀，白前桔草荆陈研。宣肺疏风止咳痰，姜汤调服不必煎。	若夹痰湿，咳而痰黏，胸闷，苔腻，可加半夏、厚朴、茯苓以燥湿化痰；咳嗽迁延不已，加紫菀、百部温润降逆，避免过于温燥辛散伤肺。
	风热犯肺	咳嗽频剧，气粗或咳声嘶哑，喉燥咽痛，咳痰不爽，痰黏稠或黄，咳时汗出，常伴鼻流黄涕，口渴，头痛，身楚，或见恶风，身热等表证，舌苔薄黄，脉浮数或浮滑。	疏风清热宣肺止咳	桑菊饮	桑菊饮中桔杏翘，芦根甘草薄荷饶；清疏肺卫轻宣剂，风温咳嗽服之消。	肺热内盛，身热较著，恶风不显，口渴喜饮者，加黄芩、知母清肺泄热；热邪上壅，咽痛，加射干、山豆根、挂金灯、赤芍清热利咽；夏令夹暑加六一散、鲜荷叶清解暑热。
外感咳嗽	风燥伤肺	干咳，连声作呛，喉痒，咽喉干痛，唇鼻干燥，无痰或痰少而黏，不易咯出，或痰中带有血丝，口干，初起或伴鼻塞，头痛，微寒，身热等表证，舌质红干而少津，苔薄白或薄黄，脉浮数或小数。	疏风清肺润燥止咳	桑杏汤（温燥）或杏苏散（凉燥）	桑杏汤中浙贝宜，沙参栀豉与皮；干咳鼻涸又身热，清宣凉润燥能祛。	若热重不恶寒，心烦口渴，酌加石膏、知母，清肺泄热；肺络受损，痰中夹血，配白茅根清热止血。凉燥证，加、杏苏散加减。

辨证	分型	临床特征	治法	代表方	方歌	随症加减
内伤咳嗽	痰湿蕴肺	咳嗽反复发作，咳声重浊，痰多，因痰而嗽，痰出咳平，痰黏腻或稠厚成块，色白或带灰色，每于早晨或食后咳甚痰多，进甘甜油腻食物加重，胸闷脘痞，呕恶食少，体倦，大便时溏，舌苔白腻，脉象濡滑。	燥湿化痰理气止咳	二陈平胃散合三子养亲汤	二陈平胃散＝二陈＋平胃散。二陈汤用半夏陈，苓草梅姜一并存；利气祛痰兼燥湿，湿痰为患此方珍。平胃散内君苍术，厚朴陈草姜枣煮，燥湿运脾又和胃，湿滞脾胃胀满除。	寒痰较重，痰黏白如沫，怯寒背冷，加干姜、细辛、白芥子摄肺化痰；久病脾虚，神疲，加党参、白术、炙甘草；症状平稳后可服六君子丸。
	痰热郁肺	咳嗽，气息粗促，或喉中有痰声，痰多质黏厚或稠黄，咯吐不爽，或有热腥味，或咯血痰，胸胁胀满，咳时引痛，面赤，或有身热，口干而黏，欲饮水，舌质红，舌苔薄黄腻，脉滑数。	清热肃肺豁痰止咳	清金化痰汤	清金化痰肺热吃，芩草蒌仁与栀；桔梗云苓广橘红，桑皮二母麦冬施。	痰热郁蒸，痰黄如脓或有热腥味，加鱼腥草、浙贝母、冬瓜仁、薏苡仁等；痰热壅盛，腑气不通，配葶苈子、大黄；痰热伤津，配北沙参、天冬、花粉。
	肝火犯肺	上气咳逆阵作，咳时面赤，咽干口苦，常感痰滞咽喉而咯之难出，量少质黏，或如絮条，胸胁胀痛，咳时引痛，症状可随情绪波动而增减，舌红或舌边红，舌苔薄黄少津，脉弦数。	清肺泻肝顺气降火	加减泻白散合黛蛤散	黛蛤散：青黛＋蛤蚧。泻白散（清泻肺中伏火，清郁热，小儿稚阴）：泻白桑皮地骨皮，粳米甘草扶肺气。	肺气郁滞，胸闷气逆，加瓜蒌、枳梗、枳壳、旋覆花；痰黏难咯，加海浮石、知母、贝母清热豁痰；火郁伤津加北沙参、麦冬、天花粉、诃子。
	肺阴亏耗	干咳，咳声短促，痰少黏白，或痰中带血丝，或声音逐渐嘶哑，口干咽燥，或午后潮热，颧红，盗汗，日渐消瘦，神疲，舌质红少苔，脉细数。	滋阴润肺止咳化痰	沙参麦冬汤	沙参麦冬扁豆桑，玉竹花粉甘草襄；秋燥耗津伤肺胃，咽涸干咳最堪尝。	肺气不敛，咳而气促，加五味子、诃子；阴虚潮热，加银柴胡、青蒿、胡黄连；热伤血络，痰中带血，加牡丹皮、山栀、藕节清热止血。内伤咳嗽忌用宣肺散邪法。

【昭昭医考提示】　　　　　　　　咳嗽记忆歌诀
咳为肺病气上逆，外感内伤两大纲；
风寒三拗止嗽用，热菊燥杏俱有桑；
二陈三子法中土，内伤痰热清金方；
肝火泻白黛蛤合，肺亏沙参麦冬尝。

要点四　咳嗽的转归预后★

本病的两大类型外感咳嗽与内伤咳嗽可相互转化。外感咳嗽如迁延失治，邪伤肺气，更易反复感邪，而致咳嗽屡作，肺脏益伤，逐渐转为内伤咳嗽。内伤咳嗽，肺脏有病，卫外不强，易受外邪引发或加重，在气候转冷时尤为明显。久则肺脏虚弱，阴伤气耗，由实转虚。由此可知，咳嗽虽有外感、内伤之分，但两者又可互为因果。第二，咳嗽的不同证候之间也会相互转化。

至于本病转归及预后的影响因素，则与气候、个体差异以及治疗经过有关。

要点五　咳嗽的预防调护★

对于咳嗽的预防,首先应注意气候变化,防寒保暖,饮食不宜甘肥、辛辣及过咸,嗜酒及吸烟等不良习惯尤当戒除,避免刺激性气体伤肺。适当参加体育锻炼,以增强体质,提高抗病能力。平素易于感冒者,配合防感冒保健操,面部迎香穴按摩,夜间足三里艾熏。若有感冒应及时诊治。

历年真题精选

【A1型题】

1. 下列各项,除哪项外,均是内伤咳嗽的常见病因
A. 情志刺激　　B. 饮食不节　　C. 过劳努伤　　D. 肺脏虚弱　　E. 久病伤阴
答案:C;　考点:内伤咳嗽的病因
解析:咳嗽有外感、内伤两类。外感为六淫外邪犯肺,内伤为脏腑功能失调,内邪干肺,如肺脏虚弱,情志刺激肝火犯肺,饮食不节痰湿蕴肺,久病伤阴肺肾阴虚。但是过劳努伤不属于内伤咳嗽,应当是外伤咳嗽,故选择C。

2. 外感咳嗽的病位主要在
A. 脾　　B. 心　　C. 肺　　D. 肾　　E. 肝
答案:C;　考点:外感咳嗽的病位
解析:外感咳嗽为六淫外邪犯肺。内伤咳嗽为脏腑失调,内邪干肺,五脏六腑皆令人咳,但主要与肝脾肾关系最密切。故选择C。

3. 治疗咳嗽,应以治肺为主,还应注意治
A. 肝、脾、肾　　B. 心、肝、肾　　C. 心、脾、肾　　D. 心、肝、脾　　E. 肝、胃、肾
答案:A;　考点:咳嗽的治疗原则
解析:咳嗽病变主脏在肺,与肝脾有关,久则及肾。故选择A。

4. 咳嗽痰少,痰中带血或反复咯血,血色鲜红,口干咽燥,颧红,潮热盗汗,舌质红,脉细数。治疗应首选
A. 桑杏汤　　B. 杏苏散　　C. 沙参麦冬汤　　D. 麦门冬汤　　E. 百合固金汤
答案:C;　考点:咳嗽肺阴亏耗的治疗
解析:肺阴亏虚,虚热内灼,肺气上逆,故咳嗽,火伤肺络,故痰中带血或反复咯血,血色鲜红。口干咽燥,颧红,潮热盗汗,舌质红,脉细数,俱是阴虚内热的表现。故宜养阴清热,润肺止咳,方用沙参麦冬汤。故选择C。选项A用于风燥伤肺;选项B用于凉燥;选项D用于肺胃阴伤气逆;选项E用于肺肾阴虚的咯血。

5. 咳嗽喉痒,痰中带血,口干鼻燥,或身热,舌红少津苔薄黄,脉数。治疗应首选
A. 桑杏汤　　B. 杏苏散　　C. 沙参麦冬汤　　D. 麦门冬汤　　E. 百合固金汤
答案:A;　考点:咳嗽风燥伤肺的治疗
解析:风燥伤肺,肺失清润,故咳嗽喉痒,燥热伤络故痰中带血,灼津故口干鼻燥,或身热,舌红少津苔薄黄,脉数。治宜疏风清肺,润燥止咳,用桑杏汤。故选择A。

6. 下列哪项不是外感咳嗽的主要特征
A. 起病较急　　B. 病程较短　　C. 实证多见　　D. 常伴卫表证　　E. 易反复发作
答案:E;　考点:外感咳嗽的特点
解析:外感咳嗽多起病急,病程短,常伴恶寒发热等表证,实证多见。内伤咳嗽多为久病,常反复发作,病程较长,常伴有其他脏腑失调的症状,虚证为多。故选E。

【A2型题】

7. 患者,男,40岁。咳嗽气促,咯痰量多,痰质黏稠而黄,咯吐不爽,胸胁胀满,面赤身热,口干,舌红苔黄腻,脉滑数。治疗应首选
A. 止嗽散　　B. 桑菊饮　　C. 二陈汤　　D. 清金化痰汤　　E. 加减泻白散
答案:D;　考点:咳嗽痰热郁肺的证治

解析:痰热壅阻肺气,肺失清肃,故见咳嗽气促,咯痰量多,痰质黏稠而黄,咯吐不爽,胸胁胀满,面赤身热,口干,舌红苔黄腻,脉滑数,俱是痰热郁肺的表现,治宜清热化痰,肃肺止咳。故选择 D。止嗽散用于风寒袭肺。桑菊饮用于风热犯肺。二陈汤用于痰湿蕴肺。加减泻白散用于肝火犯肺。

8. 患者,女,20 岁。每逢生气时即咳逆阵作,口苦咽干,胸胁胀痛,咳时面赤,舌红苔薄黄,脉弦数。治疗应首选

    A. 加减泻白散合黛蛤散   B. 龙胆泻肝汤合黛蛤散

    C. 清金化痰汤合桔梗汤   D. 二陈汤合柴胡疏肝散

    E. 桑白皮汤合柴胡疏肝散

答案:A; 考点:咳嗽肝气犯肺的证治

解析:肝失条达,气郁化火,上逆侮肺,肺失肃降,故咳逆阵作,且与情绪有关。口苦咽干,胸胁胀痛,咳时面赤,舌红苔薄黄,脉弦数都是肝火的表现。治宜清肝泻肺,化痰止咳,用加减泻白散合黛蛤散。故选择 A。

9. 患者,男,54 岁。咳嗽气粗,痰多黄稠,面赤身热,口干欲饮,舌红苔黄,脉滑数。其证候是

    A. 痰热郁肺   B. 肺阴亏耗   C. 风燥伤肺   D. 风热犯肺   E. 风寒袭肺

答案:A; 考点:咳嗽痰热郁肺的辨证

解析:参见本细目第 7 题,故选择 A。

10. 患者干咳,连声作呛,咽喉干痛,唇鼻干燥,痰少而黏,口干,伴身热微寒,舌质红干而少津,苔薄黄,脉浮数。其证候是

    A. 风热犯肺   B. 风燥伤肺   C. 痰热郁肺   D. 肝火犯肺   E. 肺阴亏耗

答案:B; 考点:咳嗽风燥伤肺的辨证要点

解析:参见本细目第 5 题,故选择 B。

11. 患者,女,20 岁。咽干,胸胁胀痛,每遇生气后即咳逆阵作,口苦咳时面赤,舌红苔薄黄,脉弦数。其证候是

    A. 痰热郁肺   B. 肝肺气逆   C. 肝火犯肺   D. 阴虚火旺   E. 肺热津伤

答案:C; 考点:咳嗽肝火犯肺辨证

解析:每遇生气后即咳逆阵作,口苦咽干,胸胁胀痛,咳时面赤,舌红苔薄黄,脉弦数,为咳嗽之肝火犯肺证,故选择 C。

【B 型题】

(12～13 题共用选项)

    A. 桑杏汤   B. 杏苏散   C. 沙参麦冬汤   D. 麦门冬汤   E. 百合固金汤

12. 咳嗽喉痒,痰中带血,口干鼻燥,或身热,舌红少津苔薄黄,脉数。治疗应首选

答案:A

13. 咳嗽痰少,痰中带血或反复咯血,血色鲜红,口干咽燥,颧红,潮热盗汗,舌质红,脉细数。治疗应首选

答案:C; 考点:咳嗽风燥伤肺和肺阴亏耗的治疗鉴别

解析:参见本细目第 4、5 题,故 12 题选择 A,13 题选择 C。

(14～15 题共用选项)

    A. 痰中带血、质浊、有腥臭味   B. 痰多、色黄、质稠   C. 痰白、质稀

    D. 脓血相兼浊痰、有腥臭味   E. 痰少、质黏、夹有血丝

14. 咳嗽肺阴亏耗证,其痰的特点是

答案:E

15. 咳嗽痰热郁肺证,其痰的特点是

答案:B; 考点:咳嗽的辨证要点

解析:咳嗽肺阴亏耗证可见痰少、质黏、夹有血丝;咳嗽痰热郁肺证可见痰多、色黄、质稠。故 14 题选择 E,15 题选择 B。

细目三　哮　病

【考点透视】

1. 熟悉哮病的特点与病因病机。

2. 掌握各证的主症、治法、方药，尤其是冷哮证与热哮证。

要点一　哮病的定义、病因、病机★★★

哮病	
定义	哮病是一种发作性的痰鸣气喘疾患。发时喉中有哮鸣声，呼吸气促困难，甚则喘息不能平卧。
病因	外邪侵袭，饮食不当，体虚病久。
病机	1. 哮病的病位主要在肺，与脾、肾关系密切，病机为痰气搏结，气道被阻。 2. 哮病的病理因素以痰为主。肺不能布散津液，脾不能输化水精，肾不能蒸化水液，而致凝聚成痰。 3. 病理性质有寒热虚实之不同，但可互相演变转化。 ①发作期以邪实为主。病因于寒（素体阳虚，痰从寒化）——寒痰——冷哮；病因于热（素体阳盛，痰从热化）——痰热——热哮；"痰热内郁，风寒外束"——寒包热哮；痰浊伏肺，肺气壅实，风邪触发——风痰哮；反复发作，正气耗伤或素体肺肾不足——虚哮。 ②长期反复发作，寒痰伤及脾肾之阳，痰热耗灼肺肾之阴，则可从实转虚，在平时表现肺、脾、肾等脏气虚弱之候。 ③大发作时正虚与邪实并见，肺肾同病，病及于心，甚则喘脱。

要点二　哮病的诊断与病证鉴别★★★★

（一）诊断依据

1. 呈反复发作性。常为突然发作，可见鼻痒、喷嚏、咳嗽、胸闷等先兆。喉中有明显哮鸣声，呼吸困难，不能平卧，甚至面色苍白，唇甲青紫；可于数分钟或数小时后缓解。

2. 平时可如常人，或稍感疲劳、纳差。但病程日久，反复发作，导致正气亏虚，可常有轻度哮鸣，甚至在大发作时持续难平，出现喘脱。

3. 部分患者与先天禀赋有关，家族中可有哮病史。常因气候突变、环境因素、饮食不当、情志失调、劳累等诱发。

（二）病证鉴别

	相同点	不同点
哮病	哮病和喘证都有呼吸急促、困难的表现。	哮指声响言，喉中哮鸣有声，是一种反复发作的独立性疾病。
喘证		喘指气息言，为呼吸气促困难，是多种肺系急慢性疾病的一个症状。

【昭昭医考提示】哮必兼喘，但喘未必兼哮。

要点三　哮病的辨证论治★★★★★

（一）辨证要点

哮病的辨证首先辨哮证发病特点，其次辨哮之寒热偏盛，再辨有无脾肾之虚。

	证型	辨证要点
辨发病特点	季节性、饮食及持续时间	哮病发作如有明显的季节性，且有鼻痒、喷嚏、咳嗽、胸闷等先兆症状，则本病与肺虚表卫不固有关，此时当着重辨清风寒与风热。哮病发作如与饮食密切相关，则与脾虚痰蕴有关，当着重辨清痰湿与痰热之不同。如哮病发作持续数分钟或数十分钟即能缓解者，病情较轻，若持续时间较久者，当警惕喘脱的可能。
辨寒热偏盛	寒哮证	因寒饮伏肺，遇感触发，则呼吸气促，喉中哮鸣，痰白清稀多泡沫。
	热哮证	因痰热蕴肺，遇感诱发，则气粗息涌，痰鸣如吼，痰黄稠厚，咯吐不利。
辨脾肾虚损	肺虚	自汗畏风，少气乏力，极易感冒。
	脾虚	食少便溏，痰多。
	肾虚	短气，动则喘甚，腰酸膝软。

（二）治疗原则

以"发时治标，平时治本"为基本原则。

发作时攻邪治标，祛痰利气，寒痰宜温化宣肺，热痰当清化肃肺，寒热错杂者，当温清并施，表证明显者兼以解表，属风痰为患者又当祛风涤痰。反复日久，正虚邪实者，又当兼顾，不可单纯拘泥于祛邪。若发生喘脱危候，当急予扶正救脱。

平时应扶正治本，阳气虚者应予温补，阴虚者则予滋养，分别采取补肺、健脾、益肾等法，以冀减轻、减少或控制其发作。

（三）证治分类

根据哮病的临床特点，分为发作期和缓解期。发作期分为冷哮、热哮、寒包热哮、风痰哮、虚哮以及喘脱危证；缓解期临床可见肺脾气虚和肺肾亏虚。

病证	辨证分型	临床特征	治法	代表方	方歌	随症加减
发作期	冷哮	喉中哮鸣如水鸡声，呼吸急促，喘憋气逆，胸膈满闷如塞，咳不甚，痰少略吐 不爽，色白而多泡沫，口不渴或渴喜热饮，形寒怕冷，天冷或受寒易发，面色青晦，舌苔白滑，脉弦紧或浮紧。	宣肺散寒，化痰平喘	射干麻黄汤或小青龙汤加减	射干麻黄亦治水，不在发表在宣肺，姜枣细辛款冬花，紫菀半夏加五味。解表蠲饮小青龙，麻桂姜辛夏草从芍药五味敛气阴，表寒内饮最有功。	表寒明显配桂枝、生姜；痰涌气逆加葶苈子、苏子并酌加杏仁、白前；咳逆上气，汗多，加白芍以敛肺。
	热哮	喉中痰鸣如吼，喘而气粗息涌，胸高胁胀，咳呛阵作，咳痰色黄或白，黏浊黏稠，排吐不利，口苦，口渴喜冷饮，汗出，面赤，或有身热，甚至有好发于夏季者，舌苔黄腻，质红，脉滑数或弦滑。	清热宣肺，化痰定喘	定喘汤或越婢加半夏汤	定喘白果与麻黄，款冬半夏白桑；苏子黄芩甘草杏，宣肺平喘效彰。	若肺气壅实，痰鸣息涌，不得平卧，加葶苈子、广地龙；肺热壅盛，痰吐稠黄，加海蛤壳、射干、知母、鱼腥草以清热化痰；兼有大便秘结者，可用大黄、芒硝、全瓜蒌、枳实通腑以利肺。
	寒包热哮	喉中哮鸣有声，胸膈烦闷，呼吸急促，喘咳气逆，咳痰不爽，痰黏色黄，或黄白相兼，烦躁，发热，恶寒，无汗，身痛，口干欲饮，大便偏干，舌苔白腻罩黄，舌尖边红，脉弦紧。	解表散寒，清化痰热	小青龙加石膏汤或厚朴麻黄汤	解表蠲饮小青龙，麻桂姜辛夏草从，芍药五味敛气阴，表寒内饮最有功。	表寒重者，加桂枝、细辛；喘哮，痰鸣气逆，加射干、葶苈子、苏子祛痰降气平喘；痰吐稠黄胶黏，加黄芩、前胡、瓜蒌皮等清化痰热。
	风痰哮	喉中痰涎壅盛鸣声如吹哨笛，喘急胸满，但坐不得卧，咳痰黏腻难出，或为白色泡沫痰液，无明显寒热倾向，面色青黯，起病多急，发前鼻、咽、眼、耳发痒，随之迅即发作，舌苔厚浊，脉滑实。	祛风涤痰，降气平喘	三子养亲汤	三子养亲祛痰方，芥苏莱菔共煎汤，大便实硬加熟蜜，冬寒更可加生姜。	痰壅喘急，不能平卧，加用葶苈子、猪牙皂泻肺涤痰，必要时可暂予控涎丹泻肺祛痰；若感受风邪而发作者，加苏叶、防风、苍耳草、蝉衣、地龙等祛风化痰。

续表

病证	辨证分型	临床特征	治法	代表方	方歌	随症加减
发作期	虚哮	喉中哮鸣如鼾,声低,气短息促,动则喘甚,发作频繁,甚则持续喘哮,口唇、爪甲青紫,咳痰无力,痰涎清稀或质黏起沫,面色苍白或颧红唇紫,口不渴或咽干口渴,形寒肢冷或烦热,舌质淡或偏红,或紫黯,脉沉细或细数。	补肺纳肾,降气化痰	平喘固本汤加减	平喘固本五味参,冬虫夏草酌坎脐,胡桃沉香灵磁石,款冬半夏合橘红。	有肾阳虚表现者加附子、鹿角片、补骨脂、钟乳石;肺肾阴虚,配沙参、麦冬、生地、当归;痰气瘀阻,口唇青紫,加桃仁、苏木;气逆于上,动则气喘,加紫石英、磁石镇纳肾气。
	喘脱危证	哮病反复久发,喘息鼻扇,张口抬肩,气短息促,烦躁,昏蒙,面青,四肢厥冷,汗出如油,脉细数不清,或浮大无根,舌质青黯,苔腻或滑。	补肺纳肾,扶正固脱	回阳救急汤合生脉饮	回阳救急用六君,桂附干姜五味群,加麝三厘或胆汁,三阴寒厥建奇勋。	
缓解期	肺脾气虚	气短声低,喉中时有轻度哮鸣,痰多质稀,色白,自汗,怕风,常易感冒,倦怠无力,食少便溏,舌质淡,苔白,脉细弱。	健脾益气,补土生金	六君子汤	四君子+陈皮、半夏。四君子汤中和义,人参苓术甘草比,益气健脾基础剂,脾胃气虚治相宜。	表虚自汗,加炙黄芪、浮小麦、大枣;怕冷,畏风,易感冒,可加桂枝、白芍、制附片;痰多者加前胡、杏仁。
	肺肾两虚	短气息促,动则为甚,吸气不利,咳痰质黏起沫,脑转耳鸣,腰酸腿软,心慌,不耐劳累。或五心烦热,颧红,口干,舌质红少苔,脉细数;或畏寒肢冷,面色苍白,舌苔淡白,质胖,脉沉细。	补肺益肾	生脉地黄汤合金水六君煎	金水六君煎:二陈汤+熟地、当归。	肺气阴两虚为主者,加黄芪、沙参、百合;肾阳虚为主者,酌加补骨脂、仙灵脾、鹿角片、制附片、肉桂;肾阴虚为主者,加生地、冬虫夏草。另可常服紫河车粉补益肾精。

哮病记忆歌诀
哮病发作痰鸣喘,寒哮青龙射麻专;
定喘越婢主热哮,风痰三子把功建;
寒包热哮也常见,小青龙加石膏全;
六君健脾又补肺,生脉金水肺肾安。

要点四　哮病的转归预后

哮病是一种反复发作的肺系疾病。由于哮有"夙根",遇有诱因,可致哮喘反复发作,在平时亦觉短气、疲乏,并有轻度喘哮,难以全部消失。一旦大发作时,每易持续不解,邪实与正虚错综并见,严重者肺不能治理调节心血的运行,肾虚命门之火不能上济于心,则心阳亦同时受累,甚至发生喘脱危候。如哮喘长期不愈,反复发作,病由肺脏影响及脾、肾、心,可导致肺气胀满,不能敛降之肺胀重证。

从年龄上讲,部分青少年哮病患者,随着年龄的增长,正气渐充,肾气日盛,再辅以药物治疗,可以终止发作,而中老年及体弱患者,肾气渐衰,发作频繁,则不易根除。

要点五　哮病的预防调护★

平时注意保暖,防止感冒,避免因寒冷空气的刺激而诱发。饮食宜清淡,忌肥甘油腻辛辣,防止生痰生火,避免海膻发物。避免烟尘异味。保持心情舒畅,避免不良情绪的影响。劳逸适当,防止过度疲劳。平时可常服玉屏风散、肾气丸等药物,以调护正气,提高抗病能力。

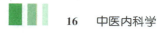 历年真题精选

【A1型题】

1. 哮证发作期的主要病机是

A. 外邪侵袭,肺失宣降　　　　　　B. 肺失宣肃,肺气上逆

C. 痰气搏结,气道被阻　　　　　　D. 邪袭于肺,肺气不利

E. 肺脏虚弱,气失所主

答案:C; 考点:哮证发作期的病机

解析:哮证的病理因素以"痰"为根本,发作期"伏痰"遇诱因引触,痰随气升,气因痰阻,痰气搏结,壅塞气道,故痰鸣如吼,气息喘促。故发作期的病机主要是痰气搏结,气道被阻。故选择C。

2. 治疗热哮发作期,应首选

A. 桑白皮汤　　　B. 麻杏石甘汤　　　C. 苏子降气汤　　　D. 定喘汤　　　E. 泻白散

答案:D; 考点:热哮发作期的治疗

解析:热哮发作期宿有伏痰,遇诱因引触,痰随气升,热痰上逆壅肺,治宜清热宣肺,化痰定喘,用定喘汤。故选择D。

3. 治疗哮证缓解期脾虚证,应首选

A. 理中汤　　　B. 六君子汤　　　C. 黄芪建中汤　　　D. 苏子降气汤　　　E. 补中益气汤

答案:B; 考点:哮证缓解期的治疗

解析:哮证在脏腑责之肺脾肾,缓解期多为虚证。肺虚用玉屏风散。脾虚用六君子汤。肾虚用金匮肾气丸或七味都气丸。故选择B。脾阳虚重的可用理中汤。中气下陷的可用补中益气汤。脾胃虚寒重症可用黄芪建中汤。痰涎壅肺、肾虚不纳的可用苏子降气汤。

4. 治疗哮病之虚哮证,应首选

A. 三子养亲汤　　　B. 六君子汤　　　C. 平喘固本汤　　　D. 金水六君煎　　　E. 金匮肾气丸

答案:C; 考点:虚哮的治疗

解析:虚哮为哮病久发,痰气瘀阻,肺肾两虚,摄纳失常。治疗应以补肺纳肾,降气化痰为主,选用平喘固本汤。故选择C。

【A2型题】

5. 哮喘患者,气短息弱,自汗畏风,面色白,咳嗽痰稀,舌淡苔白,脉弱。其诊断是

A. 哮证缓解期,肺虚　　　　　　　　B. 哮证缓解期,脾虚

C. 哮证缓解期,肾虚　　　　　　　　D. 虚喘,肺虚

E. 虚喘,肾虚

答案:A; 考点:哮病缓解期的辨证

解析:哮病日久,肺虚不能主气,气不化津,痰饮郁肺,肺气上逆,故见气短息弱,自汗畏风,面色白,咳嗽痰稀,舌淡苔白,脉弱,故选择A。

6. 患者呼吸急促,喉中哮鸣有声,胸膈满闷,咳嗽痰少,形寒畏冷,舌苔白滑,脉弦紧。其治法是

A. 温肺化痰,纳气平喘　　　　　　B. 温肺散寒,化痰平喘

C. 温肺散寒,止咳化痰　　　　　　D. 温肺化痰,散寒解表

E. 散寒温脾,化痰平喘

答案:B; 考点:哮病发作期寒哮的证治

解析:寒痰伏肺,遇感触发,痰升气阻,以致呼吸急促,喉中哮鸣有声;寒痰郁闭,故胸膈满闷,咳嗽痰少,形寒畏冷,舌苔白滑,脉弦紧。证属寒哮,治宜温肺散寒,化痰平喘,故选择B。

7. 患者,男,50岁。喉中痰鸣如吼,胸高胁胀,痰黄黏稠,咯吐不利,烦闷不安,面赤汗出,舌红苔黄,脉弦滑。治疗应首选

A. 定喘汤　　　B. 射干麻黄汤　　　C. 三子养亲汤　　　D. 苏子降气汤　　　E. 葶苈大枣泻肺汤

答案：A；考点：热哮的证治

解析：痰热壅肺，故见此证，治宜清热宣肺，化痰定喘，方用定喘汤。故选择 A。

8. 患者，男，42 岁。呼吸气促，喉中哮鸣有声，胸闷如窒，口不渴，形寒怕冷，面色晦暗，舌苔白滑，脉弦紧。治疗应首选

　A. 二陈汤　　　　B. 麻黄汤　　　　C. 定喘汤　　　　D. 射干麻黄汤　　　　E. 平喘固本汤

答案：D；考点：冷哮的辨证用药

解析：喉中哮鸣有声是哮病发作期，见"形寒怕冷，面色晦暗，舌苔白滑，脉弦紧"为冷哮证，应宣肺散寒，化痰平喘，用"射干麻黄汤"，故选择 D。选项 C 治疗热哮证；选项 E 治疗虚哮证；选项 A、B 一个为化痰，一个为解表，可排除。

【B型题】

（9～10题共用选项）

　A. 桑白皮汤　　　　B. 麻杏石甘汤　　　　C. 苏子降气汤　　　　D. 定喘汤　　　　E. 泻白散

9. 治疗热哮发作期，应首选

答案：D

10. 治疗喘证痰热郁肺证，应首选

答案：A；考点：哮病、喘证的治疗

解析：热哮发作期选方参见本细目第 2 题解析。喘证痰热郁肺，应用清泄痰热的桑白皮汤。故 9 题选择 D，10 题选择 A。

（11～12题共用选项）

　A. 射干麻黄汤　　　　B. 三子养亲汤　　　　C. 定喘汤　　　　D. 厚朴麻黄汤　　　　E. 麻杏石甘汤

11. 治疗哮病寒包热哮证，应首选

答案：D

12. 治疗哮病风痰哮证，应首选

答案：B；考点：哮病的分证治疗

解析：寒包热哮，治以解表清里，方用厚朴麻黄汤，风痰哮，治以祛风化痰，方用三子养亲汤。射干麻黄主治寒哮，定喘汤主治热哮。故 11 题选择 D，12 题选择 B。

细目四　喘　证

【考点透视】

1. 熟悉喘证的诊断与病因病机。

2. 掌握各证的主症、治法、方药。重点记忆各个证型对应的方药。

要点一　喘证的定义、病因、病机 ★★★

	喘证
定义	喘即气喘、喘息。喘证是以呼吸困难，甚至张口抬肩，鼻翼扇动，不能平卧为临床特征的病证。最早见于《内经》。临床上如急、慢性喘息型支气管炎、肺炎、肺气肿、心源性哮喘、肺源性心脏病、肺结核、矽肺以及癔病等发生呼吸困难时，均可按照本篇辨证治疗。
病因	外邪侵袭、饮食不当、情志所伤、劳欲久病。
病机	1. 喘证的基本病机是肺气上逆，宣降失职，或气无所主，肾失摄纳。 2. 喘证的病位主要在肺和肾，涉及肝脾。 3. 喘证的病理性质有虚实之分。实喘在肺，为外邪、痰浊、肝郁气逆，邪壅肺气，宣降不利所致；虚喘责之肺、肾两脏，因阳气不足，阴精亏耗，而致肺肾出纳失常，且尤以气虚为主。实喘病久伤正，由肺及肾；或虚喘复感外邪，或夹痰浊，则病情虚实错杂，每多表现为邪气壅阻于上、肾气亏虚于下的上盛下虚证候。 喘证的严重阶段，不但肺肾俱虚，在孤阳欲脱之时，每多影响到心，可导致心气、心阳衰惫，鼓动血脉无力，血行瘀滞，面色、唇舌、指甲青紫，甚至出现喘汗致脱，亡阴亡阳的危重局面。

要点二 喘证的诊断与病证鉴别 ★★★

（一）诊断依据

1. 以喘促短气、呼吸困难，甚至张口抬肩、鼻翼扇动，不能平卧、口唇发绀为特征。

2. 可有慢性咳嗽、哮病、肺痨、心悸等病史，每遇外感及劳累而诱发。

（二）病证鉴别

喘证和哮病都有呼吸急促、困难的表现。两病鉴别见哮病鉴别诊断。

要点三 喘证的辨证论治 ★★★★★

（一）辨证要点

喘证的辨证首当分清虚实，实喘又当辨外感内伤，虚喘应辨病变脏腑。

辨虚实	实喘	呼吸深长有力，呼出为快，气粗声高，伴有痰鸣咳嗽，脉数有力，病势多急。
	虚喘	呼吸短促难续，深吸为快，气怯声低，少有痰鸣咳嗽，脉象微弱或浮大中空，病势徐缓，时轻时重，遇劳则甚。
实证辨外感内伤	外感	起病急，病程短，多有表证。
	内伤	病程久，反复发作，无表证。
虚证辨病变脏腑	肺虚	劳作后气短不足以息，喘息较轻常伴有面白，自汗，易感冒。
	肾虚	静息时亦有气喘，动则更甚，伴有面色苍白，颧红怯冷，腰酸膝软。
	心气、心阳衰弱	喘息持续不已，伴有紫绀，心悸，浮肿，脉结代。

（二）治疗原则

喘证的治疗应分清虚实邪正。

实喘治肺，以祛邪利气为主，区别寒、热、痰、气的不同，分别采用温化宣肺、清化肃肺、化痰理气的方法。虚喘以培补摄纳为主，或补肺，或健脾，或益肾，阳虚则温补，阴虚则滋养。至于虚实夹杂，寒热互见者，又当根据具体情况分清主次，权衡标本，辨证选方用药。

（三）证治分类

喘证分为实喘和虚喘两大类型。实喘临床可见风寒壅肺、表寒里热、痰热郁肺、肺气郁痹等证候；虚喘则见肺气虚耗、肾虚不纳和正虚喘脱等证候。

病证	辨证分型	临床特征	治法	代表方	方歌	随症加减
实喘	风寒壅肺	喘息咳逆，呼吸急促，胸部胀闷，痰多稀薄而带泡沫，色白质黏，常有头痛，恶寒，或有发热，口不渴，无汗，苔薄白而滑，脉浮紧。	宣肺散寒	麻黄汤合华盖散	麻黄汤中臣桂枝，杏仁甘草四般施，发汗解表宣肺气，伤寒表实无汗宜。	无汗，头身疼痛，加桂枝；寒痰较重加细辛、生姜；如寒饮伏肺，复感客寒而引发者，可用小青龙汤。
	表寒肺热	喘逆上气，胸胀或痛，息粗，鼻扇，咳而不爽，吐痰稠黏，伴形寒、身热，烦闷，身痛，有汗或无汗，口渴，苔薄白或罩黄，舌边红，脉浮数或滑。	解表清里化痰平喘	麻杏石甘汤	麻杏甘草石膏汤，四药组合有专长；肺热壅盛气喘急，辛凉疏泄此法良。	表寒重加桂枝解表散寒；痰热重，痰黄黏稠量多，加瓜蒌、贝母清化痰热；痰鸣息涌加葶苈子、射干泻肺消痰。

病证	辨证分型	临床特征	治法	代表方	方歌	随症加减
实喘	痰热郁肺	喘咳气涌,胸部胀痛,痰多质黏色黄,或夹有血色,伴胸中烦闷,身热,有汗,口渴而喜冷饮,面赤,咽干,小便赤涩,大便或秘,舌质红,舌苔薄黄或腻,脉滑数。	清热化痰宣肺平喘	桑白皮汤	桑白皮汤痰热了,芩连山栀将火扫;苏子杏仁降肺逆,贝母半夏用之巧。	如身热重,可加石膏;如喘甚痰多,黏稠色黄,可加葶苈子、海蛤壳、鱼腥草、冬瓜仁、薏苡仁,清热泻肺,化痰泄浊;腑气不通,加瓜蒌仁、大黄。
	痰浊阻肺	喘而胸满闷塞,甚则胸盈仰息,咳嗽,痰多黏腻色白,咯吐不利,兼有呕恶,食少,口黏不渴,舌苔白腻,脉象滑或濡。	祛痰降逆宣肺平喘	二陈汤合三子养亲汤	二陈汤用半夏陈,苓草梅姜一并存;利气祛痰兼燥湿,湿痰为患此方珍。三子养亲祛痰方,芥苏莱菔共煎汤;大便实硬加熟蜜,冬寒更可加生姜。	痰从寒化,色白清稀,畏寒,加干姜、细辛;痰浊郁而化热,按痰热证治疗。
	肺气郁痹	每遇情志刺激而诱发,发时突然呼吸短促,息粗气憋,胸闷胸痛,咽中如窒,但喉中痰鸣不著,或无痰声。平素常多忧思抑郁,失眠,心悸。苔薄,脉弦。	开郁降气平喘	五磨饮子	四磨饮治七情侵,人参乌药沉香槟;四味浓磨煎温服,破气降逆喘自平。去参加入木香枳,五磨理气力非轻。	肝郁气滞较著,加用柴胡、郁金、青皮疏理肝气;若有心悸、失眠者加百合、合欢皮、酸枣仁、远志等宁心安神;若气滞腹胀,大便秘结,可加用大黄以降气通腑,即六磨汤之意。
虚喘	肺气虚耗	喘促短气,气怯声低,喉有鼾声,咳声低弱,痰吐稀薄,自汗畏风,或见咳呛,痰少质黏,烦热而渴,咽喉不利,面颧潮红,舌质淡红或有苔剥,脉软弱或细数。	补肺益气养阴	生脉散合补肺汤	生脉麦味与人参,保肺生津又提神;气少汗多兼口渴,病危脉绝急煎斟。补中益气芪参术,炙草升柴归陈助,清阳下陷能升举,气虚发热甘温除。	偏阴虚者加补肺养阴之品,如沙参、麦冬、玉竹、百合、诃子;兼中气虚弱,肺脾同病,清气下陷,食少便溏,腹中气坠者,配合补中益气汤,补脾养肺,益气升陷。
	肾虚不纳	喘促日久,动则喘甚,呼多吸少,气不得续,形瘦神惫,跗肿,汗出肢冷,面青唇紫,舌淡苔白或黑而润滑,脉微细或沉弱;或见喘咳,面红烦躁,口咽干燥,足冷,汗出如油,舌红少津,脉细数。	补肾纳气	金匮肾气丸合参蛤散加减	金匮肾气丸(六味地黄丸+附子、肉桂)。六味地黄山药萸,泽泻苓丹三泻侣;滋阴降火知柏需;养肝明目杞菊;都气五味纳肾气;滋补肺肾麦味续。	若表现为肾阴虚者,不宜辛燥,宜用七味都气丸合生脉散加减以滋阴纳气,药用生地、天门冬、麦门冬、龟板胶、当归养阴,五味子、诃子敛肺纳气;若喘息渐平,善后调理可常服紫河车、胡桃肉以补肾固本纳气。
	正虚喘脱	喘逆剧甚,张口抬肩,鼻扇气促,端坐不能平卧,稍动则咳喘欲绝,或有痰鸣,心慌动悸,烦躁不安,面青唇紫,汗出如珠,肢冷,脉浮大无根,或见歇止,或模糊不清。	扶阳固脱镇摄肾气	参附汤送服黑锡丹,配合蛤蚧粉	正虚喘脱证——参附汤合黑锡丹加蛤蚧粉。参附汤=参、附+姜、枣。	若阳虚甚加附子、干姜;阴虚甚,加麦冬、玉竹,人参改用西洋参;神昏不清,加丹参、远志、菖蒲。

【昭昭医考提示】 喘证记忆歌诀

喘分虚实肺肾关,张口抬肩鼻翼煽;

风寒痰郁里热型,麻黄桑白麻石甘;

痰浊二陈三子合,肺气郁闭五磨专;

生脉补肺肺金虚,肾虚肾气参蛤散;

正虚喘脱是急症,参附汤送黑锡丹。

要点四 喘证的转归预后

喘证的转归预后与病程的长短、病邪的性质、病位的深浅有关。一般而论,实喘易治,虚喘难疗。实喘由于邪气壅阻,祛邪利肺则愈,故治疗较易;虚喘为气失摄纳,根本不固,补之未必即效,且每因体虚易感外邪,诱致反复发作,往往喘甚而致脱,故难治。

要点五 喘证的预防调护 ★

喘证的预防,要点在于慎风寒,适寒温,节饮食,少食黏腻和辛热刺激之品,以免助湿生痰动火。已患喘证,则应注意早期治疗,力求根治,尤需防寒保暖,防止受邪而诱发,忌烟酒,适房事,调情志,饮食清淡而富有营养。适当进行体育锻炼,增强体质,提高机体的抗病能力,但活动量应根据个人体质强弱及病情而定,不宜过度疲劳。

历年真题精选

【A1 型题】

1. 下列除哪项外,均为喘证的病因

A. 外邪侵袭　　　B. 饮食不当　　　C. 情志所伤　　　D. 痰热素盛　　　E. 劳欲久病

答案:D; 考点:喘证的病因

解析:喘证的病因有选项 A、B、C、E。选项 D 痰热素盛属于病理因素,可由多种因素产生,不是最根本的病因。故选择 D。

2. 喘证的病变部位在

A. 心、肺　　　B. 肺、肾　　　C. 心、肾　　　D. 脾、肾　　　E. 肺、脾

答案:B; 考点:喘证的病变部位

解析:喘证的病位主要在肺和肾,涉及肝脾。故选择 B。

3. 下列各项,除哪项外,均为虚喘的特有症状

A. 呼吸浅短难续　　　B. 呼出为快　　　C. 气怯声低　　　D. 深吸为快　　　E. 遇劳加重

答案:B; 考点:实喘和虚喘的鉴别要点

解析:喘证有虚实之分,实喘病程短、急,症见呼吸深长有余,呼出为快,气粗声高。虚喘病程长,易反复,症见呼吸浅快难续,深吸为快,气怯声低,遇劳加重。故选择 B。

4. 虚喘的治疗要点是

A. 补肺　　　B. 健脾　　　C. 纳肾　　　D. 益气　　　E. 养阴

答案:C; 考点:虚喘的治疗要点

解析:虚喘乃精气不足、气阴亏耗而致肺肾出纳失常而致,病机主要是肾不纳气,故治在肺肾,以肾为主,法以培补摄纳,补肾纳气为要,故选择 C。

5. 治疗喘证痰热郁肺证,应首选

A. 桑白皮汤　　　B. 麻杏石甘汤　　　C. 苏子降气　　　D. 定喘汤　　　E. 泻白散

答案:A; 考点:喘证痰热郁肺的治疗

解析:痰热郁肺宜清热化痰,喘证宜降气平喘,桑白皮汤既可清泻肺热,又可降气化痰。选项 B 只能宣泄肺热,不能化痰。选项 C 除化痰降气,还温肾纳气。选项 D 用于风寒束肺、痰热内蕴。选项 E 用于肺中郁热伏火且有气阴两虚者。故选择 A。

6. 下列各项,哪项不属实喘的特点

　A. 深吸为快　　　B. 呼出为快　　　C. 伴有表证　　　D. 痰鸣咳嗽　　　E. 脉实有力

答案:A;　考点:实喘和虚喘的鉴别

解析:参见本细目第 3 题,故选择 A。

【A2 型题】

7. 患者,男,70 岁。喘促气短,声低气怯,咳声低弱,咳痰稀白,自汗畏风,舌淡红苔薄白,脉弱无力。其治疗应首选

　A. 三子养亲汤合二陈汤　　　　　B. 生脉散合补肺汤

　C. 七味都气丸合生脉散　　　　　D. 参蛤散合金匮肾气丸

　E. 苏子降气汤合二陈汤

答案:B;　考点:喘证肺气虚的证治

解析:肺虚气失所主,故喘促气短,声低气怯,咳声低弱,气不化津故咳痰稀白,肺虚卫外不固,自汗畏风,舌淡红苔薄白,脉弱无力。治宜益气补肺,用生脉散合补肺汤。故选择 B。痰浊阻肺用三子养亲汤合二陈汤。肾阴虚用七味都气丸合生脉散。肾气虚用参蛤散合金匮肾气丸。上实下虚用苏子降气汤合二陈汤。

8. 患者,男,56 岁。喘咳气急,胸部胀闷,不得卧,痰稀白量多,恶寒发热,无汗,舌苔薄白,脉浮紧。其治疗应首选

　A. 麻黄汤　　　B. 木防己汤　　　C. 苓桂术甘汤　　　D. 越婢加半夏汤　　　E. 葶苈大枣泻肺汤

答案:A;　考点:喘证风寒闭肺的证治

解析:外感风寒闭肺,肺郁不宣上逆,故喘咳气急,胸部胀闷,不得卧;风寒束表故恶寒发热,无汗。治宜宣肺散寒,方用麻黄汤。故选择 A。

9. 患者喘促日久,动则喘甚,呼多吸少,气不得续,汗出肢冷,跗肿,面青唇紫,舌淡苔白,脉沉弱。其治疗应首选

　A. 平喘固本汤合补肺汤　　　　　B. 金匮肾气丸合参蛤散

　C. 参附汤合黑锡丹　　　　　　　D. 生脉散合补肺汤

　E. 生脉地黄汤合金水六君煎

答案:B;　考点:喘证肾气虚的治疗

解析:由题干知患者属肾虚不纳型喘证,治疗以补肾纳气为主,方用金匮肾气丸合参蛤散。故选择 B。

10. 患者,男,42 岁。喘逆上气,咳痰不爽,痰质稠、色黄,恶寒身热,无汗,舌红苔黄,脉浮滑而数。其治疗应首选

　A. 麻杏石甘汤　　　B. 黄连解毒汤　　　C. 清金化痰汤　　　D. 银翘散　　　E. 桑白皮汤

答案:A;　考点:喘证的辨证施治

解析:患者喘逆上气,见恶寒身热,无汗,痰质稠、色黄,属于表寒肺热证,宜解表清里,化痰定喘;选项 E 治疗喘证之痰热郁肺证;选项 C 治疗咳嗽之痰热郁肺证;选项 D 治疗感冒之风热犯表证;选项 B 清热解毒,不治疗咳声低,表寒证。故选择 A。

细目五　肺　痈

【考点透视】

在了解病因病机的基础上熟悉分型论治,重点是成痈期与溃脓期的主症、治法、方药。

要点一　肺痈的定义、病因、病机 ★★★

肺痈	
定义	肺痈是肺叶生疮,形成脓疡的一种病证,属内痈之一。临床以咳嗽、胸痛、发热、咯吐腥臭浊痰甚则脓血相兼为主要特征。
病因	感受风热,痰热素盛。

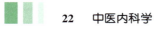

续表

病机	1. 肺痈病位在肺。 2. 基本病机为邪热郁肺,蒸液成痰,邪阻肺络,血滞为瘀,痰热与瘀血互结,蕴酿成痈,血败肉腐化脓,肺损络伤,脓疡溃破外泄。 3. 肺痈病理性质主要表现为邪盛的实热证候,脓疡溃后方见阴伤气耗之象。成痈化脓的病理基础,主要在于血瘀。血瘀则热聚,血败肉腐酿脓。 4. 肺痈的病理演变过程,可以随着病情的发展、邪正的消长,表现为初(表证)期、成痈期、溃脓期、恢复期等不同阶段。

要点二　肺痈的诊断与病证鉴别★★★

（一）诊断依据

1. 临表表现,发病多急,常突然寒战高热,咳嗽胸痛,咯吐黏浊痰,经旬日左右,咯吐大量腥臭脓痰,或脓血相兼,身热遂降,病情好转,经数周逐渐恢复。如脓毒不净,持续咳嗽,咯吐脓血臭痰,低烧,消瘦,则为转成慢性。

2. 验痰法,肺痈病人咳吐的脓血浊痰腥臭,吐在水中,沉者是痈脓,浮者是痰。

3. 验口味,肺痈病人吃生黄豆或生豆汁不觉其腥。

4. 体征肺痈患者可见舌下生细粒。迁延之慢性患者,还可见杵状指。脓肿接近胸壁部位者,叩诊可呈浊音,听诊呼吸音减弱,或闻及湿啰音。

（二）病证鉴别

1. 肺痈与咳嗽痰热蕴肺证的鉴别如下:

	相同点	不同点
肺痈	两者均可见发热、咳嗽、咯吐脓痰、胸痛等症状。若咳嗽痰热蕴肺证迁延进展,邪热进一步瘀阻肺络,也可发展形成肺痈。	肺痈为痰热蕴结成痈酿脓溃破,病情较重。肺痈则咯吐大量腥臭脓血浊痰。
咳嗽痰热蕴肺证		咳嗽痰热蕴肺证一般为气分邪热动血伤络,病情较轻,咳嗽咯吐黄稠脓痰、量多,夹有血色,痰无腥臭味。

2. 肺痈初期与风温

	相同点	不同点
肺痈初期	肺痈初期与风温均可出现发热、咳嗽、咳痰、烦渴等症状。	肺痈初期咯吐浊痰明显,喉中有腥味是其特点。
风温		风温起病多急,以发热、咳嗽、烦渴或伴气急胸痛为特征。风温经正确及时治疗后,多在气分而解。

【昭昭医考提示】风温如长时间身热不退,或退而复升,咯吐浊痰,则有转化为肺痈之可能。

要点三　肺痈的辨证论治★★★★★

（一）辨证要点

肺痈首先应辨病期,其次辨虚实,最后辨转归。

辨病期	初期	恶寒、发热、咳嗽、痰多等肺卫表证。
	成痈期	高热、振寒、咳嗽、气急、胸痛、咳痰黄稠量多,带有腥味等痰瘀热毒蕴肺的证候。
	溃脓期	排出大量腥臭脓痰或脓血痰等肉腐脓溃的证候。
	恢复期	身热渐退,咳嗽减轻,咯吐脓痰渐少,臭味亦淡,气短,口燥咽干,面色无华,形体消瘦,阴伤气耗的病理过程。
辨虚实	虚	恢复期则以阴伤气耗为主,兼有余毒不净之虚实夹杂证候。
	实	肺痈初期及蕴痈阶段,辨证总属实热之证。溃脓期大量腥臭脓痰排出后,因痰热久蕴,肺之气阴耗伤,表现为实证为主兼有虚象。

辨转归 (溃脓期是 病情转归 的关键点)	顺证	如溃后声音清朗,脓血稀而渐少,腥臭味转淡,饮食知味,身体不热,脉象缓滑,则病情向愈。
	逆证	若溃后音嗄无力,脓血如败卤,腥臭异常,气喘鼻扇,胸痛,饮食少进,身热不退,爪甲青紫带弯,脉短涩或弦急,为肺叶腐败之恶候。

(二)治疗原则

治疗当以祛邪为主要治疗原则。初期风热侵犯肺卫,宜清肺散邪;成痈期热壅血瘀,宜清热解毒、化瘀消痈;溃脓期血败肉腐,宜排脓解毒;恢复期阴伤气耗,宜养阴益气;若久病邪恋正虚者,则应扶正祛邪。

(三)证治分类

肺痈的证治分类反映了该病的病例演变过程,即分为初期、成痈期、溃脓期、恢复期进行辨证论治。

辨证 分期	临床特征	治法	代表方	方歌	随症加减
初期	恶寒发热,咳嗽,咯白色黏痰,痰量日益增多,胸痛甚,咳则痛甚,呼吸不利,口干鼻燥,舌苔薄黄,脉浮数而滑。	疏风散热清肺化痰	银翘散	银翘散主上焦疴,竹叶荆荞豉薄荷,甘桔芦根凉解法,清疏风热煮勿过。	表证重者加薄荷、豆豉疏表清热;热势较甚者,加鱼腥草、黄芩清肺泄热;咳甚痰多者,加杏仁、桑皮、冬瓜子、枇杷叶肃肺化痰;胸痛加郁金、二活血通络。
成痈期	身热转甚,时时振寒,继则壮热,汗出烦躁,咳嗽气急,胸满作痛,转侧不利,咳吐浊痰,呈黄绿色,自觉喉间有腥味,口干咽燥,舌苔黄腻,脉滑数。	清肺解毒化瘀消痈	千金苇茎汤合如金解毒散	苇苇瓜瓣苡桃仁,清肺化痰逐瘀能,热毒痰瘀致肺痈,脓成未成均胜任。如金解毒景岳创,黄芩黄连黄柏藏,山栀桔梗甘草和,解毒清肺消痈方。	肺热壅盛,壮热,心烦,口渴,汗多,尿赤,脉洪数有力,苔黄腻,配石膏、知母、黄连、山栀清火泄热;热壅络瘀,胸痛显著,加乳香、没药、郁金、赤芍以通瘀和络;热毒瘀结,咯脓浊痰,有腥臭味,可合用犀黄丸,以解毒化痰。
溃脓期	咳吐大量脓痰,或如米粥,或痰血相兼,腥臭异常,有时咯血,胸中烦满而痛,甚则气喘不能卧,身热面赤,烦渴喜饮,舌苔黄腻,舌质红,脉滑数或数实。	排脓解毒	加味桔梗汤	加味桔梗重桔梗,苡仁贝母荟橘红,银花甘草葶荞子,清肺化痰排脓壅。	络伤血溢,咯血量多,加丹皮、山栀、藕节、白茅根,另服三七、白及粉以凉血止血;津伤明显,口干,舌质红,加沙参、麦冬养阴生津;气虚不能托毒,气短,自汗,脓出不爽,加生黄芪益气托毒排脓。
恢复期	身热渐退,咳嗽减轻,卡吐浓痰渐少,臭味亦淡,痰液转为清稀,精神渐振,食纳好转。	清养补肺	沙参清肺汤或桔梗杏仁煎	沙参清肺用沙参,白芨黄芪太子参,合欢甘草冬瓜子,化痰养阴桔苡仁。	阴虚发热,低烧不退,加青蒿、地骨皮以清虚热;脾虚,便溏,配白术、山药以培土生金;肺络损伤,咳吐血痰,加白及、阿胶以敛补疮口;若邪恋正虚,加鱼腥草、败酱草、桔梗等。

【昭昭医考提示】　　　　　　　肺痈记忆歌诀

肺痈初起银翘良,成痈如金苇茎汤;

溃脓加味桔梗选,恢复沙参桔杏煎。

注:本病不可滥用温补保肺药,尤忌发汗损伤肺气;还应注意保持大便通畅,以利于肺气肃降,使邪热易解。

要点四　肺痈的转归预后★

凡患本病如能早期确诊,及时治疗,在初期即可阻断病情的发展不致成痈;若在成痈期能使痈肿得到部分消散,则病情较轻,疗程较短。

　　溃脓期是病情顺与逆的转折点:①顺证:溃后声音清朗,脓血稀而渐少,腥臭味转淡,饮食知味,胸胁稍痛,身体不热,坐卧如常,脉象缓滑。②逆证:溃后音嗄无力,脓血如败卤,腥臭异常,气喘,鼻扇,胸痛,坐卧不安,饮食少进,身热不退,颧红,爪甲青紫带弯,脉短涩或弦急,为肺叶腐败之恶候。

历年真题精选

【A1 型题】

1. 肺痈溃脓期的治法是

A. 清肺化瘀消痈　　B. 养阴补肺消痈　　C. 清肺解表　　　　D. 排脓解毒　　　　E. 清热解毒

答案:D; 考点:实喘和肺痈的病位

解析:肺痈初期宜疏散风热,清肺散邪,用银翘散。成痈期宜清肺解毒,化瘀消痈,用千金苇茎汤合如金解毒散。溃脓期应排脓解毒,用加味桔梗汤。恢复期应养阴益气清肺,用沙参清肺汤或桔梗杏仁煎。故选择 D。

【A2 型题】

2. 肺痈患者,咳吐大量脓血痰,气味腥臭异常,舌红苔黄腻,脉滑数。其病期是

A. 初期　　　　　　B. 成痈期　　　　　C. 溃脓期　　　　　D. 恢复期　　　　　E. 慢性期

答案:C; 考点:肺痈的分期

解析:肺痈分初期、成脓期、溃脓期、恢复期。溃脓期的特点是咳吐大量脓血痰,气味腥臭异常,故选择 C。

3. 患者,男,32 岁。素日嗜酒,外出着凉后,始见时时振寒,发热,继而壮热汗出,烦躁不宁,咳嗽气急,咳吐腥臭浊痰,胸满作痛,口干苦,便秘,舌红苔黄腻,脉滑数。治疗应首选

A. 清金化痰汤　　B.《千金》苇茎汤　　C. 桑白皮汤　　D. 加味泻白散　　E.《济生》桔梗汤

答案:B; 考点:肺痈成痈期的治疗

解析:咳吐腥臭浊痰,可诊为肺痈,此为成痈期表现,应用《千金》苇茎汤清肺解毒,化瘀消痈,故选择 B。选项 A 治疗咳嗽之痰热郁肺证;选项 C 治疗喘证之痰热郁肺证;选项 D 治疗咳嗽之肝火犯肺证;选项 E 治疗肺痈之溃脓期。

【B 型题】

(4～5 题共用选项)

A. 肝　　　　　　　B. 心　　　　　　　C. 脾　　　　　　　D. 肺　　　　　　　E. 肾

4. 实喘病位主要在

答案:D

5. 肺痈病位主要在

答案:D; 考点:实喘和肺痈的病位

解析:实喘和肺痈都是肺脏的病变,主要在肺。故第 4、5 题均选择 D。

细目六　肺　胀

【考点透视】

1. 熟悉肺胀的诊断、病因和病机的特点。

2. 熟悉各证型的主症、治法、方药,重点是痰蒙神窍、肺肾气虚证。

要点一　肺胀的定义、病因、病机 ★★★

	肺胀
定义	肺胀是多种慢性肺系疾患反复发作,迁延不愈,导致肺气胀满,不能敛降的一种病证。 临床表现为胸部膨满,憋闷如塞,喘息上气,咳嗽痰多,烦躁,心悸,面色晦暗,或唇甲紫绀,脘腹胀满,肢体浮肿等。其病程缠绵,时轻时重,经久难愈。
病因	久病肺虚,感受外邪。

病机	1. 肺胀病变首先在肺,继则影响脾、肾,后期病及于心。 2. 肺胀的基本病机为久病肺虚,六淫侵袭,以致痰饮瘀血结于肺间,肺气胀满,不能敛降。 3. 肺胀的病理因素主要为痰浊、水饮与瘀血互结。 4. 肺胀的病理性质多属本虚标实,但有偏实、偏虚的不同,且多以标实为急。

要点二　肺胀的诊断与病证鉴别★★★★

（一）诊断依据

1. 患者有慢性肺系疾病史,反复发作,时轻时重,经久难愈。多见于老年人。

2. 临床表现为胸部膨满、胸中憋闷如塞,咳逆上气,痰多,喘息,动则加剧,甚则鼻扇气促,张口抬肩,目胀如脱,烦躁不安,日久可见心慌动悸,面唇紫绀,脘腹胀满,肢体浮肿,严重者可出现喘脱。

3. 常因外感而诱发。其他如劳倦过度、情志刺激等也可诱发。

（二）病证鉴别

	相同点	不同点
哮病	肺胀与哮病、喘证均以咳而上气、喘满为主症。	哮病是呈反复发作性的疾病,以喉中哮鸣有声为特征。
喘证		喘是多种急慢性疾病的一个症状,以呼吸气促困难为主要表现。
肺胀		肺胀是多种慢性肺系疾病日久积渐而成,除咳喘外,尚有胸部膨满、心悸、唇甲紫绀、胸腹胀满、肢体浮肿等症状。

【昭昭医考提示】肺胀可以隶属于喘证的范畴,哮与喘病久不愈又可发展成为肺胀。

要点三　肺胀的辨证论治★★★★★

（一）辨证要点

肺胀的辨证首辨标本虚实的主次;其后偏实者分清痰浊、水饮、血瘀的偏盛,偏虚者区别气虚、阴虚以及肺、心、肾、脾病变的主次。

1. 辨偏虚偏实。一般感邪时偏于邪实,平时偏于本虚。

2. 实者分清痰浊、水饮、血瘀。早期以痰浊为主,渐而痰瘀并重,并可兼见气滞、水饮错杂为患。后期痰瘀壅盛,正气虚衰,本虚与标实并重。

3. 虚者辨气虚阴虚以及病变脏腑主次。偏虚者当区别气（阳）虚、阴虚的性质,肺、心、肾、脾病变的主次。早期以气虚为主,或为气阴两虚,病在肺、脾;后期气虚及阳,甚则可见阴阳两虚,病变以肺、肾、心为主。

（二）治疗原则

本虚者,当以补养心肺、益肾健脾为主。正气欲脱时则应扶正固脱,救阴回阳。

标实者,采取祛邪宣肺、降气化痰、温阳利水甚或开窍、息风、止血等法。

（三）证治分类

辨证分型	临床特征	治法	代表方	方歌	随症加减
痰浊壅肺	胸膺满闷,短气喘息,稍劳即著,咳嗽痰多、色白黏腻或呈泡沫,畏风易汗,脘痞纳少,倦怠乏力,舌暗,苔薄腻或浊腻,脉小滑。	化痰降气健脾益肺	苏子降气汤合三子养亲汤	苏子降气祛痰方,夏朴前苏甘枣姜,肉桂纳气归调血,上实下虚痰喘康。 三子养亲祛痰方,芥苏莱菔共煎汤,大便实硬加熟蜜,冬寒更可加生姜。	表寒里饮证者,小青龙汤加麻黄、桂枝、细辛、干姜散寒化饮;饮郁化热,烦躁而喘,脉浮,用小青龙加石膏汤;若痰浊夹瘀,舌苔浊腻者,可用涤痰汤加丹参、地龙、桃仁、红花、赤芍、水蛭等。

续表

辨证分型	临床特征	治法	代表方	方歌	随症加减
痰热郁肺	咳逆,喘息气粗,胸满,烦躁,目胀睛突,痰黄或白,黏稠难咯,或伴身热,微恶寒,有汗不多,口渴欲饮,溲赤,便干,舌边尖红,苔黄或黄腻,脉数或滑数。	清肺化痰降逆平喘	越婢加半夏汤或桑白皮汤	越婢加夏金匮方,麻黄石膏配生姜,半夏甘草大枣和,痰泄郁肺表邪伤。桑白皮汤半夏苏,杏仁贝母芩连栀,清泄痰热病根除,痰热郁肺喘可治。	痰热内盛,加鱼腥草、瓜蒌皮、海蛤粉;痰热壅肺,腑气不通,胸满喘逆,大便秘结者,加 大黄、芒硝通腑泄热以降肺平喘;阴伤而痰量已少者,酌减苦寒之味,加沙参、麦冬等养阴。
阳虚水泛	心悸,喘咳,咳痰清稀,面浮,下肢浮肿,甚则一身悉肿,腹部胀满有水,脘痞,纳差,尿少,怕冷,面唇青紫,苔白滑,舌胖质黯,脉沉细。	温肾健脾化饮利水	真武汤合五苓散	真武附苓术芍姜,温阳利水壮肾阳,脾肾阳虚水气停,腹痛悸眩瞤惕恙。五苓散治太阳腑,白术泽泻猪苓茯,桂枝化气行兼解表,小便通利水饮逐。	若水肿势剧,上凌心肺,心悸喘满,倚息不得卧者,加沉香、黑白丑、川椒目、葶苈子、万年青根行气逐水;血瘀甚,紫绀明显,加泽兰、红花、丹参、益母草、北五加皮化瘀行水。待水饮消除后,可参照肺肾气虚证论治。
肺肾气虚	呼吸浅短难续,声低气怯,甚则张口抬肩,倚息不能平卧,咳嗽,痰白如沫,咯吐不利,胸闷心慌,形寒汗出,或腰膝酸软,小便清长,或尿有余沥,舌淡或黯紫,脉沉细数无力,或有结代。	补肺纳肾降气平喘	平喘固本汤合补肺汤	党参(或人参)、黄苗、冬虫夏草、熟地黄、胡桃肉、脐带、五味子、灵磁石、沉香、紫菀、款冬、苏子、半夏、橘红、炙甘草。	肺虚有寒,怕冷,舌质淡,加肉桂、干姜、钟乳石温肺散寒;兼有阴伤,低热,舌红苔少,加麦冬、玉竹、生地养阴清热;气虚瘀阻,颈脉动甚,面唇紫绀明显,加当归、丹参、苏木活血通脉。如见喘脱危象者,急用参附汤送服蛤蚧粉或黑锡丹补气纳 肾,回阳固脱。
痰蒙神窍	神志恍惚,表情淡漠,谵妄,烦躁不安,撮空理线,嗜睡,甚则昏迷,或伴肢体瞤动,抽搐,咳逆喘促,咳痰不爽,苔白腻或黄腻,舌质暗红或淡紫,脉细滑数。	涤痰开窍息风	涤痰汤、安宫牛黄丸、至宝丹	涤痰汤有夏橘草,参术竹茹枳姜枣;胆星菖蒲齐配入,主治风痰迷心窍。安宫牛黄开窍方,芩连栀郁朱雄黄,犀角珍珠冰麝箔,热闭心包功用良。	无需加减

【昭昭医考提示】

肺胀记忆歌诀

肺胀喘咳病缠绵,苏子三子痰壅选;
越婢桑白适痰热,痰蒙涤痰安宫丸;
平喘补肺肺肾虚,水泛真武五苓散。

要点四　肺胀的转归预后★

肺胀多属积渐而成,病程缠绵,经常反复发作,难期根治。尤其是老年患者,发病后若不及时控制,极易发生变端。如气不摄血,则见咳吐泡沫血痰,或吐血、便血;若痰迷心窍,肝风内动,则谵妄昏迷,震颤,抽搐;如见喘脱,神昧,汗出,肢冷,脉微欲绝者,乃阴阳消亡危重之候。

历年真题精选

【A1 型题】

1. 肺胀发病的主要病理因素是

A. 气滞、血瘀、水饮　　　　　　　B. 气滞、水饮、痰浊

C. 痰浊、水饮、血瘀　　　　　　　D. 痰浊、寒邪、血瘀

E. 风邪、痰浊、水饮

答案：C；考点：肺胀病理

解析：肺胀的病理因素主要为痰浊、水饮与血瘀互为影响，兼见同病。痰浊水饮的产生，病初由肺气郁滞，脾失健运，津液不归正化而成；渐因肺虚不能化津，脾虚不能转输，肾虚不能蒸化，痰浊潴留益甚。瘀血的产生，主要因痰浊内阻，气滞血瘀，心阳虚损，血失推动，脉失温煦所致。病理因素间互相影响，错杂并见，故选择C。但气滞、寒邪、风邪只是可能在病理过程中出现，不是主要的，故不选择A、B、D、E。

2.肺胀晚期，病变为主的脏是

A. 肺、脾、肾　　　B. 肺、脾、心　　　C. 肺、肾、心　　　D. 脾、肾、心　　　E. 肺、肝、肾

答案：D；考点：肺胀晚期的病位

解析：肺胀为本虚标实。早期在肺，继则影响脾、肾，后期病及于心。因肺为气之主，肾为气之根，金不生水，肺伤及肾。子盗母气，肺气虚导致肾气虚。后期脾肾阳虚水饮泛溢，上凌于心。故选择D。

3.肺胀痰浊壅肺证的治法是

A. 化痰降气，健脾益肺　　　　　　B. 宣肺化痰，止咳定喘

C. 宣肺定喘，健脾益气　　　　　　D. 健脾化痰，宣肺定喘

E. 健脾化痰，补土生金

答案：A；考点：肺胀痰浊壅肺证的治法

解析：肺胀痰浊壅肺证的治法是"化痰降气，健脾益肺"，故选择A。

【A2型题】

4.肺胀患者，神志恍惚，烦躁不宁，咳逆喘促，咯痰不爽，舌暗苔淡黄而腻，脉滑数。治疗应首选

A. 涤痰汤合苏合香丸　　　　　　　B. 涤痰汤合至宝丹　　　　　　　C. 玉枢丹

D. 菖蒲郁金汤　　　　　　　　　　E. 通窍活血汤

答案：B；考点：肺胀痰蒙神窍的治疗

解析：痰蒙神窍，故神志异常；痰热阻肺故咳逆喘促，咯痰不爽；舌暗苔淡黄而腻，脉滑数都是痰热之象。治宜涤痰开窍息风。用涤痰汤涤痰，至宝丹开窍息风清热。故选择B。选项A用于寒闭。选项C化痰力量不够。选项D不能开窍醒神。选项E用于血瘀证。

5.患者，男，62岁。咳喘病史20年。近1个月来咳逆喘促，时有神志恍惚，谵妄，烦躁不安，或有嗜睡，下肢浮肿，舌淡胖，苔白腻，脉沉细。诊断为肺胀。其证候是

A. 肺肾气虚　　　B. 阳虚水泛　　　C. 痰浊壅肺　　　D. 痰热郁肺　　　E. 痰蒙神窍

答案：E；考点：肺胀痰蒙神窍的辨证

解析：肺胀有以上分型。本患者有神志恍惚，谵妄，烦躁不安，或有嗜睡的表现，为神志异常，属于痰蒙神窍。故选择E。

6.患者，女，70岁。久患肺病，反复发作，本次旧疾又发，呼吸浅短难续，咳声低怯，胸满短气，张口抬肩，倚息不能平卧，咳嗽，痰白如沫，咯吐不利，舌淡暗，脉沉细无力。诊断为肺胀。其证候是

A. 痰瘀阻肺　　　B. 肺肾气虚　　　C. 外寒内饮　　　D. 脾肾阳衰　　　E. 心肾阳衰

答案：B；考点：肺胀肺肾气虚的诊断要点

解析：肺肾气虚的特点是久病反复，呼吸浅短难续，张口抬肩，倚息不能平卧，咳声低怯，咯吐不利。需与阳虚鉴别，本证无明显的阳虚水盛浮肿、畏寒肢冷之象。故选择B。

7.患者，女，57岁。有15年肺胀病史。1周前，劳累后出现面浮肿，呼吸喘促难续，心悸，胸脘痞闷，尿少，怕冷，纳呆，舌苔白滑，脉沉细。治疗应首选

A. 济生肾气丸　　　B. 真武汤　　　C. 实脾饮　　　D. 参附汤　　　E. 金匮肾气丸

答案：B；考点：肺胀的阳虚水泛的用药

解析：患者病程较长，劳累后出现面浮肿，呼吸喘促难续，心悸，胸脘痞闷，尿少，怕冷，此为阳虚水泛证，应

用真武汤温肾健脾,化饮利水,故选择 B。

细目七　肺痨

【考点透视】

1. 熟悉肺痨的病因与诊断。

2. 熟悉各证型的主症、治法、方药,重点是肺阴亏损、气阴耗伤证。

要点一　肺痨的定义、病因、病机★★★

肺痨	
定义	肺痨是具有传染性的慢性虚损性疾患,以咳嗽、咯血、潮热、盗汗及身体逐渐消瘦为主要临床特征。相当于西医学的肺结核。
病因	一方面,感染"痨虫"; 另一方面,由于禀赋不足、酒色劳倦、病后失调或营养不良导致正气虚弱,难抵"痨虫"侵袭。
病机	1. 病变部位主要在肺。与脾、肾两脏的关系密切,也可涉及心肝。 2. 肺痨的基本病机为虚体虫侵,阴虚火旺。"痨虫"侵肺,耗伤肺阴、脾气,以致气阴两虚,晚期阴损及阳,阴阳交亏。 3. 肺痨的病理因素主要是"痨虫"。 4. 肺痨病理性质为虚实夹杂,以虚为主。虚证主要是肺阴虚,继则肺肾同病,兼及心肝,而致阴虚火旺,或因肺脾同病,导致气阴两伤,后期肺、脾、肾三脏俱亏,阴损及阳,表现为阴阳两虚。

要点二　肺痨的诊断与病证鉴别★★

(一)诊断依据

1. 有与肺痨病人的密切接触史。

2. 以咳嗽、咯血、潮热、盗汗及形体明显消瘦为主要临床表现。

3. 初期病人仅感疲劳乏力、干咳、食欲不振,形体逐渐消瘦。

(二)病证鉴别

1. 肺痨与虚劳的鉴别如下:

	相同点	不同点
肺痨	肺痨与虚劳均为慢性虚损性疾患。	肺痨具有传染特点,是一个独立的慢性传染性疾患,有其发生发展及传变规律,肺痨病位主要在肺,肺痨的病理主要在阴虚。
虚劳		虚劳病缘内伤亏损,是多种慢性疾病虚损证候的总称。虚劳的五脏并重,以肾为主。虚劳的病理为阴阳两虚。

2. 肺痨与肺痿的鉴别如下:

	相同点	不同点
肺痨	肺痨与肺痿均为病位在肺的慢性虚损性疾患。	肺痨具有传染特点,是一个独立的慢性传染性疾患,肺痨以咳嗽、咯血、潮热、盗汗为特征。
肺痿		肺痿以咳吐浊唾涎沫为主症,由肺部多种慢性疾患后期转归而成,如肺痈、肺痨、久嗽等导致肺叶痿弱不用,俱可成痿。

【昭昭医考提示】肺痨和肺痿两者轻重不同,但互为因果,在特定条件下可相互转化。

要点三　肺痨的辨证论治★★★★

(一)辨证要点

肺痨应首辨病变之脏器,次辨虚损之性质,三辨夹火、夹痰、夹瘀之不同。

辨病变脏器	病变在肺	咳嗽、咳痰、咯血、胸痛。
	病变在脾	乏力、纳少、腹胀便溏。
	病变在肾	有腰膝酸软，五更泄泻，男子遗精，女子经闭。
	病变在心肝	心烦易怒，失眠心悸。
辨虚损性质	阴虚为主	咳嗽、咯血、潮热、盗汗、消瘦、舌红、脉细。
	气阴两虚	病变日久，出现咳嗽无力，气短声低，自汗畏风，舌质转淡。
	阴阳两虚	病情进展，兼有喘息少气，咯血暗淡，形寒肢冷，脉虚大无力。
辨夹火、夹痰、夹瘀	夹火	发热明显，午后潮热，骨蒸颧红，五心烦热，盗汗 量多，心烦口渴。
	夹痰	痰黄量多为兼夹痰热；痰白清稀或起泡沫为湿痰、寒痰。
	夹瘀	唇紫舌暗，则为夹瘀。

（二）治疗原则

治疗当以补虚培元和抗痨杀虫为原则，尤需重视补虚培元，增强正气，以提高抗病能力。调补脏器重点在肺，并应注意脏腑整体关系，同时补益脾肾。治疗大法应根据"主乎阴虚"的病理特点，以滋阴为主，火旺的兼以降火，如合并气虚、阳虚见证者，则当同时兼顾。杀虫主要是针对病因治疗。

（三）证治分类

辨证分型	临床特征	治法	代表方	方歌	随症加减
肺阴亏损	干咳，咳声短促，或咯少量黏痰，或痰中带有血丝，色鲜红，胸部隐隐闷痛，午后自觉手足心热，或见少量盗汗，皮肤干灼，口干咽燥，疲倦乏力，纳食不香，苔薄白、边尖红，脉细数。	滋阴润肺	月华丸	月华丸方擅滋阴，二冬二地沙贝苓；山药百部胶三七，獭肝桑菊保肺金。	咳嗽频而痰少质黏者，可合川贝母、甜杏仁；痰中带血丝较多者，加蛤粉炒阿胶、仙鹤草、白茅根（花）等以润肺和络止血；若低热不退者，可配银柴胡、青蒿、胡黄连、地骨皮、功劳叶、葎草等以清热除蒸。
虚火灼肺	呛咳气急，痰少质黏，或吐痰黄稠量多，时时咯血，血色鲜红，混有泡沫痰涎，午后潮热，骨蒸，五心烦热、颧红、盗汗量多，口渴心烦，失眠，性情急躁易怒，或胸胁掣痛，男子可见遗精，女子月经不调，形体日益消瘦，舌干而红，苔薄黄而剥，脉细数。	滋阴降火	百合固金丸合秦艽鳖甲散	百合固金二地黄，玄参贝母桔草藏；麦冬芍药当归配，喘咳痰血肺家伤。秦艽鳖甲治风劳，地骨柴胡及青蒿；当归知母乌梅合，止嗽除蒸敛汗超。	骨蒸劳热再加秦艽、白薇、鳖甲等清热除蒸；痰热蕴肺，咳嗽痰黏色黄，酌加桑皮、花粉、知母、海蛤粉以清热化痰；咯血较著者，加丹皮、黑山栀、紫珠草、醋制大黄等，或配合十灰丸以凉血止血。
气阴耗伤	咳嗽无力，气短声低，咳痰清稀色白，量较多，偶或夹血，或咯血，血色淡红，午后潮热，伴有畏风，怕冷，自汗与盗汗可并见，纳少神疲，便溏，面色㿠白，颧红，舌质光淡，边有齿印，苔薄，脉细弱而数。	益气养阴	保真汤或参苓白术散	保真治痨功不小，二冬八珍川芎少；莲心知柏骨陈皮，柴胡朴芪五味枣。参苓白术扁豆陈，莲草山药砂薏仁；桔梗上浮兼保肺，枣汤调服益脾神。	夹湿痰者，加姜半夏、橘红、茯苓；咯血量多者，加山萸肉、仙鹤草、煅龙牡、三七等；若见劳热、自汗、恶风者加桂枝、白芍、红枣。

续表

辨证分型	临床特征	治法	代表方	方歌	随症加减
阴阳虚损	咳逆喘息,少气,咳痰色白有沫,或夹血丝,血色暗淡,潮热,自汗,盗汗,声嘶或失音,面浮肢肿,心慌,唇紫,肢冷,形寒,或见五更泄泻,口舌生糜,大肉尽脱,男子遗精阳痿,女子经闭,苔黄而剥,舌质光淡隐紫,少津,脉微细而数,或虚大无力。	滋阴补阳	补天大造丸	补天大造参术芪,归芍山药远志随,枣仁杞子紫河车,龟鹿茯苓大熟地。(子:诃子)	肾虚气逆喘息者,配冬虫夏草、诃子、钟乳石摄纳肾气;心慌者加紫石英、丹参、远志镇心安神;五更泄泻,配煨肉蔻、补骨脂补火暖土,并去地黄、阿胶等滋腻碍脾药物。

【昭昭医考提示】

肺痨记忆歌诀

肺痨阴亏用月华,虚火百合秦艽甲;
保真参苓气阴耗,补天大造阴阳消。

要点四　肺痨的转归预后★

一般而言,凡正气较强,病情轻浅,为时短暂,早期治疗者,可获康复。若正气虚弱,治疗不及时,迁延日久,每多演变恶化,全身虚弱症状明显,出现大骨枯槁,大肉尽脱,肌肤甲错,兼有多种合并症。如喉疮声哑,咯血浅红色,似肉似肺;久泻不能自制,腹部冷痛,或有结块;猝然胸痛,喘息胸高,不能平卧;喘息短气,口如鱼口;面浮足肿,面色青晦;内热不退,或时寒时热,汗出如水;脉小数疾者,俱属难治的恶候。

此外,少数患者可呈急性发病,出现剧烈咳嗽,喘促倚息,咳吐大量鲜血,寒热如疟等严重症状,俗称"急痨""百日痨",预后较差。

要点五　肺痨的预防调护★

对于本病应注意防重于治,接触患者时,应戴口罩,用雄黄擦鼻以避免传染。饮食适宜,不可饥饿。若体虚者,可服补药。既病之后,不但要耐心治疗,还应重视摄生,禁烟酒,慎房事,怡情志,适当进行体育锻炼,加强食养,忌食一切辛辣刺激动火燥液之物。

历年真题精选

【A1 型题】

1. 确立以滋阴降火为肺痨治疗大法的医家是

A. 张仲景　　　　B. 华佗　　　　　　C. 孙思邈　　　　D. 朱丹溪　　　　　E. 葛可久

答案:D;　考点:肺痨历代医家治法

解析:朱丹溪认为肺痨的病机是"火盛金衰",确立了滋阴降火的治疗大法。故选择 D。

2. 肺痨的外在致病因素是

A. 燥邪　　　　　B. 痨虫　　　　　　C. 痰浊　　　　　D. 瘀血　　　　　　E. 水饮

答案:B;　考点:肺痨的常见病因

解析:肺痨的外在致病因素是感染"痨虫",故选择 B。

【A2 型题】

3. 患者干咳少痰,痰中带血,潮热盗汗,胸闷隐痛,身体逐渐消瘦。口燥咽干,舌红少苔,脉细数,诊断是

A. 肺痨　　　　　B. 肺痿　　　　　　C. 咳血　　　　　D. 虚劳　　　　　　E. 肺胀

答案:A;　考点:肺痨的诊断

解析:肺痨是由于体质虚弱,气血不足,感染痨虫,侵蚀肺脏所致的具有传染性的慢性虚弱性疾患。临床以咳嗽、咯血、潮热、盗汗及身体逐渐消瘦等为主要特征。故选择 A。肺胀以喘息气促、胸满憋塞为特征。咳血

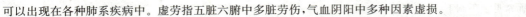

可以出现在各种肺系疾病中。虚劳指五脏六腑中多脏劳伤,气血阴阳中多种因素虚损。

4. 患者,女,32 岁。咳嗽 3 个月,咳声无力,气短声低,痰中带血,血色淡红,潮热,热度不高,盗汗,面色白,舌质嫩红,边有齿痕,脉细弱。其诊断是

A. 虚劳肺阴虚证　　　　　　　B. 喘证肺阴虚证　　　　　　　C. 喘证肾阴虚证

D. 肺痨气阴耗伤证　　　　　　E. 咳嗽肺阴亏耗证

答案:D;　考点:肺痨气阴耗伤的辨证要点

解析:本证除了肺阴虚的潮热,盗汗,舌质嫩红,边有齿痕,脉细弱外,还有气虚的咳声无力,气短声低,面色白,故为气阴两虚。咳嗽 3 个月,痰中带血,热度不高,为肺痨特点。故选择 D。

5. 患者,男,27 岁。干咳少痰,咳声短促,痰中带血,五心烦热,时有盗汗,形体消瘦,胸部闷痛隐隐,舌红少苔,脉细数。其诊断是

A. 内伤咳嗽,肺阴亏耗　　　　B. 肺痨,肺阴亏损　　　　　　C. 哮证,肺虚

D. 喘证,肺虚　　　　　　　　E. 虚劳,肺阴虚

答案:B;　考点:肺痨的肺阴亏虚的辨证要点

解析:参见本细目第 4 题,都是阴虚的特征,病位在肺,故为肺阴亏损。故选择 B。

细目八　肺　痿

【考点透视】

1. 熟悉肺痿的病因病机。

2. 熟悉肺痿各证型的证候、治法及代表方。

要点一　肺痿的定义、病因、病机★★

肺痿	
定义	肺痿系咳喘日久不愈,肺气受损,津液耗伤,肺叶痿弱不用的一种肺脏慢性虚损性疾病。临床以发作不已或次第出现的咳吐浊唾涎沫、气短为主症。
病因	久病损肺
病机	1. 肺痿的基本病机为肺虚,津气大伤,失于濡养,以致肺叶枯萎。 2. 肺痿的病位在肺,但与脾、胃、肾等脏密切相关。 3. 病理性质有肺燥津伤(虚热)、肺气虚冷(虚寒)之分。 4. 肺痿临床以虚热证为多见,但久延伤气,亦可转为虚寒证。

要点二　肺痿的诊断与病证鉴别★★★

(一)诊断依据

1. 临床以咳吐浊唾涎沫为主症。唾呈细沫稠黏,或白如雪,或带白丝,咳嗽,或不咳,气短,动则气喘。

2. 常伴有面白或青苍,形体瘦削,神疲,头晕,或时有寒热等全身症状。

3. 有肺脏内伤的久咳、久嗽病史。

(二)病证鉴别

1. 肺痿与肺痈鉴别如下:

	相同点	不同点
肺痈	肺痈和肺痿均可表现为咳嗽、咳痰等肺部症状。	肺痈以咳则胸痛,吐痰腥臭,甚则咳吐脓血为主症,肺痈属实证。
肺痿		肺痿以咳吐浊唾涎沫为主症,肺痿属虚证。

2. 肺痿与肺痨的鉴别见肺痨。

要点三　肺痿的辨证论治★★★

(一)辨证要点

主要辨析虚热、虚寒。虚热证为肺津干枯,阴虚火旺而易火逆上气,常伴咳逆喘息;虚寒证为肺气虚冷,气

不化津而常见上不制下,小便频数或遗尿。

（二）治疗原则

肺痿治疗总以补肺生津为原则。

虚热证,治当生津清热,以润其枯;虚寒证,治当温肺益气,而摄涎沫。治疗应时刻注意保护津液,重视调理脾肾。脾胃为后天之本,肺金之母,培土有助于生金;肾为气之根,司摄纳,温肾可以助肺纳气,补上制下。

（三）证治分类

辨证分型	临床特征	治法	代表方	方歌	随症加减
虚热	咳吐浊唾涎沫,其质较黏稠,或咳痰带血,咳声不扬,甚则音嗄,气急喘促,口渴咽燥,午后潮热,形体消瘦,皮毛干枯,舌红而干,脉虚数。	滋阴清热润肺生津	麦门冬汤合清燥救肺汤	清燥救肺桑麦膏,参胶胡麻杏杷草,清宣润肺养气阴,温燥伤肺气阴耗。麦门冬汤用人参,枣草粳米半夏存,肺痿咳逆因虚火,清养肺胃此方珍。	火盛,出现虚烦、呕逆者,去大枣,加竹茹、竹叶清热;咳吐浊黏痰,口干欲饮,加天花粉、知母、川贝母;津伤甚者加沙参、玉竹;潮热加银柴胡、地骨皮以清虚热,退骨蒸。
虚寒	咯吐涎沫,其质清稀量多,不渴,短气不足以息,头眩,神疲乏力,食少,形寒,小便数,或遗尿,舌质淡,脉虚弱。	温肺益气	甘草干姜汤或生姜甘草汤	甘草、干姜、人参、大枣、白术、茯苓。	肺虚失约,唾沫多而尿频者加煨益智;肾虚不能纳气,喘息、短气者,可配钟乳石、五味子,另吞蛤蚧粉。
上热下寒	咯吐涎沫,或咳脓血,喘促短气,咽干而燥,下利泄泻,形寒肢凉,舌淡红,苔薄白,脉细弱	寒热平调清温并用	麻黄升麻汤加减	麻黄、升麻、天冬、玉竹、黄芩、知母、白芍、当归、白术、干姜。	无需加减。
肾虚血瘀	咯吐涎沫,喘促短气,呼多吸少,动辄尤甚,唇面青紫,舌质暗红或有瘀斑,脉虚而涩。	纳气定喘活血化瘀	七味都气丸合柴胡疏肝散加减	人参、黄芪、熟地、五味子、地龙、赤芍、川芎、当归、三七。	无需加减。

【昭昭医考提示】

肺痿记忆歌诀

肺痿主症吐涎沫,虚冷较少虚火多;

滋阴麦门清燥救,草姜姜草虚寒卓。

★注意:治疗肺痿不可妄投燥热,以免助火伤津,亦忌苦寒滋腻碍胃。肺痿病属津枯,应时刻注意保护其津,无论寒热,皆不宜妄用温燥之药,消灼肺津。即使虚寒肺痿,亦必须掌握辛甘合用的原则。慎用祛痰峻剂。肺痿属虚,故一般忌用峻剂攻逐痰涎,避犯虚虚实实之戒,宜缓图取效。

要点四　肺痿的转归预后★

肺痿属内伤虚证,病情较重而迁延难愈,如治疗正确,调理适宜,病情稳定改善,可带病延年,或可获愈。如治疗不当,或不注意调摄,则使病情恶化,以至不治。若见张口短气,喉哑声嘶,咯血,皮肤干枯,脉沉涩而急或细数无神者,预后多不良。

历年真题精选

【A1型题】

1. 肺痿的基本病机是

A. 肺气上逆,宣降失职　　　　　B. 虚体虫侵,阴虚火旺

C. 肺虚,津气失于濡养,肺叶枯萎　D. 痰饮瘀血,结于肺间

E. 气无所主,肾失摄纳

答案:C; 考点:肺痿的病机

解析:肺痿的基本病机是肺虚,津气大伤,失于濡养,以致肺叶枯萎。选项 A、E 为喘证的基本病机,选项 B 为肺痨的病机,选项 D 为肺胀的病机,故选择 C。

【A2 型题】

2. 王某,男,78 岁,反复咳嗽 35 年,现症:咳吐涎沫,喘促短气,咽干而燥,下痢泄泻,行寒肢凉,舌淡红,苔薄白,脉细弱。此病证的治疗首选的方剂是

A. 麻黄升麻汤　　　　　　　　B. 甘草干姜汤　　　　　　　　C. 清燥救肺汤

D. 七味都气丸　　　　　　　　E. 麦门冬汤

答案:A; 考点:肺痿的分型治疗

解析:从题干的咳吐涎沫、气短可知该患者为肺痿,咽干而燥与下痢泄泻、形寒肢冷并见,为上热下寒证,故选择 A。

第二单元　心系病证

细目一　心　悸

【考点透视】

在熟悉病因病机的基础上,重点掌握各证型的主症、治法、方药,尤其是心血不足、阴虚火旺、心阳不振等证候。

要点一　心悸的定义、病因、病机 ★★★

心悸	
定义	心悸是指病人自觉心中悸动、惊惕不安甚则不能自主的一种病证。病情较轻者为惊悸,病情较重者为怔忡。
病因	体虚劳倦、七情所伤、感受外邪、药食不当。
病机	1. 心悸的基本病机是气血阴阳亏虚,心失所养,或邪扰心神,心神不宁。 2. 心悸的病位在心,与肝、脾、肾、肺四脏密切相关。 3. 病理性质主要有虚实两方面,虚者为气、血、阴、阳亏损,使心失滋养,而致心悸;实者多由痰火扰心、水饮上凌或心血瘀阻,气血运行不畅而引起。虚实之间可以相互夹杂或转化,实证日久,病邪伤正,可分别兼见气、血、阴、阳之亏损,而虚证也可因虚致实,兼见实证表现。 4. 心悸的病理因素包括气滞、血瘀、痰浊、水饮。阴虚者常兼火盛或痰热;阳虚易夹水饮、痰湿;气血不足者,易见气血瘀滞、痰浊。

要点二　心悸的诊断与病证鉴别 ★★

(一)心悸的诊断依据

1. 自觉心中悸动不安,心搏异常,或快速,或缓慢,或跳动过重,或忽跳忽止,呈阵发性或持续不解,神情紧张,心慌不安,不能自主。

2. 伴有胸闷不舒,易激动,心烦寐差,颤抖乏力,头晕等症。中老年患者,可伴有心胸疼痛,甚则喘促,汗出肢冷,或见晕厥。

3. 可见数、促、结、代、缓、沉、迟等脉象。

4. 常由情志刺激(如惊恐、紧张)、劳倦、饮酒、饱食等因素而诱发。

（二）病证鉴别

1. 惊悸与怔忡的鉴别如下：

	相同点	不同点
惊悸	病人都会出现自觉心中悸动、惊惕不安甚则不能自主的症状。	惊悸发病,多与情绪因素有关,可由惊恐、忧思恼怒、悲哀过极或过度紧张而诱发,多为阵发性,病来虽速,病情较轻,实证居多,可自行缓解,不发时如常人。
怔忡		怔忡多由久病体虚、心脏受损所致,无精神等因素亦可发生,常持续心悸,心中惕惕,不能自控,活动后加重,多属虚证,或虚中夹实,病来虽渐,病情较重,不发时亦可兼见脏腑虚损症状。

2. 心悸与奔豚的鉴别如下：

	相同点	不同点
心悸	心悸和奔豚发作之时,患者都可自觉心胸躁动不安。	心悸为心中剧烈跳动,发自于心。
奔豚		奔豚乃上下冲逆,发自少腹。

要点三　心悸的辨证论治 ★★★★★

（一）辨证要点

辨虚实	虚证	气虚	心悸气短,神疲乏力,自汗者属气虚。
		血虚	心悸头晕,面色不华者属血虚。
		阴虚	心悸盗汗,潮热口干者属阴虚。
		阳虚	心悸肢冷,畏寒气喘者属阳虚。
	实证	水饮	心悸面浮,尿少肢肿者为水饮。
		瘀血	心悸心痛,唇暗舌紫者为瘀血。
		痰火	心悸烦躁,口苦便秘者为痰火。
辨脉象		数脉	一息六至为数脉。
		缓脉	一息四至为缓脉。
		迟脉	一息三至为迟脉。
		促脉	脉象见数时一止,止无定数为促脉。
		结脉	脉象见缓时一止,止无定数为结脉。
		代脉	脉来更代,几至一止,止有定数为代脉。

（二）治疗原则

心悸的治疗应分虚实。虚证分别治以补气、养血、滋阴、温阳;实证则应祛痰、化饮、清火、行瘀。但本病以虚实错杂为多见,且虚实的主次、缓急各有不同,故治当相应兼顾。同时,由于心悸以心神不宁为其病理特点,故应酌情配入镇心安神之法。

（三）证治分类

辨证分型	临床特征	治法	代表方	方歌	随症加减
心虚胆怯	心悸不宁,善惊易恐,坐卧不安,不寐多梦而易惊醒,恶闻声响,食少纳呆,苔薄白,脉细略数或细弦。	镇惊定志,养心安神	安神定志丸加减	安神定志丸为远志丸减辰砂(二茯远志参菖齿)。远志丸法治怵惕,龙齿辰砂平惊悸。	心阳不振,用肉桂易桂枝,加附子以温通心阳;兼心血不足,加阿胶、首乌、龙眼肉以滋养心血;兼心气郁结,加柴胡、郁金、合欢皮、绿萼梅以疏肝解郁。

续表

辨证分型	临床特征	治法	代表方	方歌	随症加减
心血不足	心悸气短,头晕目眩,失眠健忘,面色无华,倦怠乏力,纳呆食少,舌淡红,脉细弱。	补血养心益气安神	归脾汤加减	黄芪、人参、白术、炙甘草、熟地黄、当归、龙眼肉、茯神、远志、酸枣仁、木香。	失眠多梦,加合欢皮、夜交藤、五味子、柏子仁、莲子心等养心安神;若若病后期损及心阴而心悸者,以生脉散力减,有益气养阴补心之功。
心阳不振	心悸不安,胸闷气短,动则尤甚,面色苍白,形寒肢冷,舌淡苔白,脉象虚弱或沉细无力。	温补心阳安神定悸	桂枝甘草龙骨牡蛎汤合参附汤	桂枝甘草龙骨牡蛎汤＝桂枝、炙甘草、煅龙骨、煅牡蛎。参附汤＝参、附＋姜、枣。	若形寒肢冷者,重用人参、黄芪、附子、肉桂温阳散寒;水饮内停者,加葶苈子、车前子、泽泻等利水化饮;夹瘀血者,加丹参、川芎、红花;心动过缓者,加炙麻黄、补骨脂,重用桂枝以温通心阳。
水饮凌心	心悸眩晕,胸闷痞满,渴不欲饮,小便短少,或下肢浮肿,形寒肢冷,伴恶心,欲吐,流涎,舌淡胖,苔白滑,脉象弦滑或沉细而滑。	振奋心阳化气行水宁心安神	苓桂术甘汤加减	苓桂术甘化饮剂,健脾又温膀胱气;饮邪上逆气冲胸,水饮下行眩晕去。	肺气不宣,肺有痰湿,咳喘胸闷,加杏仁、葶苈子、五加皮、防己;瘀血者,加当归、川芎;若见因心功能不全而致浮肿,尿少,阵发性夜间咳喘或端坐呼吸者,当重用温阳利水之品,如真武汤。
阴虚火旺	心悸易惊,心烦失眠,五心烦热,口干,盗汗,思虑劳心则症状加重,伴耳鸣腰酸,头晕目眩,急躁易怒,舌红少津,苔少或无,脉象细数。	滋阴清火养心安神	天王补心丹合朱砂安神丸	补心地归二冬仁,远茯砂味桔三参,阴亏血少生内热,滋阴养血安心神。朱砂安神东垣方,归连甘草生地黄;怔忡不寐心烦乱,养阴清热可复康。	若肾阴亏虚,虚火妄动,遗精腰酸者,加龟板、熟地、知母、黄柏,或加服知柏地黄丸;若阴虚而火热不明显者,可单用天王补心丹;若阴虚兼有瘀热者,加赤芍、丹皮、桃仁、红花、郁金等清热凉血、活血化瘀。
瘀阻心脉	心悸不安,胸闷不舒,心痛时作,痛如针刺,唇甲青紫,舌质紫暗或有瘀斑,脉涩或结或代。	活血化瘀理气通络	桃仁红花煎合桂枝甘草龙骨牡蛎汤	桃仁红花煎＝桃红四物汤＋丹参、延胡索、青皮、香附(四物丹青香附延)。四物熟地归芍芎,补血调血此方宗,营血虚滞诸多症,加减运用贵变通。	因虚致瘀者去理气之品,气虚加黄芪、党参、黄精;络脉痹阻,胸部窒闷,加沉香、檀香、降香;夹痰浊,胸满闷痛,苔浊腻,加瓜蒌、薤白、半夏、广陈皮;胸痛甚,加乳香、没药、五灵脂、蒲黄、三七粉等。
痰火扰心	心悸时发时止,受惊易作,胸闷烦躁,失眠多梦,口干苦,大便秘结,小便短赤,舌红,苔黄腻,脉弦滑。	清热化痰宁心安神	黄连温胆汤	黄连温胆汤:温胆汤＋黄连。温胆夏茹枳陈助,佐以甘草姜枣煮,温胆汤＝二陈汤＋枳实、竹茹。	痰热互结,大便秘结者,加生大黄;心悸重者,加珍珠母、磁石;火郁伤阴,加麦冬、生地养阴清热;兼见脾虚加党参、白术、谷麦芽、砂仁益气醒脾。

【昭昭医考提示】   心悸记忆歌诀
心悸虚怯用定志,心血不足归脾施;
阴虚天王合朱砂,阳虚桂枝甘龙牡;
苓桂术甘水凌心,桃仁红花治瘀阻;
痰火扰心温胆连,惊悸怔忡当细辨。

要点四　心悸的转归预后

心悸的预后转归主要取决于本虚标实的程度、邪实轻重、脏损多少、治疗当否及脉象变化情况。如患者气血阴阳虚损程度较轻,未见瘀血、痰饮之标证,病损脏腑单一,呈偶发、短暂、阵发,治疗及时得当,脉象变化不显著者,病证多能痊愈;反之,脉象过数、过迟,频繁结代或乍疏乍数,反复发作或长时间持续发作者,治疗颇为棘手,预后较差,甚至出现喘促、水肿、胸痹心痛、厥证、脱证等变证、坏病,若不及时抢救治疗,预后极差,甚至猝死。

历年真题精选

【A1 型题】

1. 治疗心悸心阳不振证,应首选

A. 温胆汤　　　　　　　　　B. 二陈汤　　　　　　　　　C. 苓桂术甘汤

D. 金匮肾气丸　　　　　　　E. 桂枝甘草龙骨牡蛎汤

答案:E; 考点:心悸心阳不振的治疗

解析:心悸有多种类型。心阳不振证宜温补心阳,用桂枝甘草龙骨牡蛎汤,故选择 E。

2. 治疗心悸心血不足证,应首选

A. 天王补心丹　　　　　　　　　B. 安神定志丸

C. 桂枝甘草龙骨牡蛎汤　　　　　D. 归脾汤　　　　　　　　　E. 朱砂安神丸

答案:D; 考点:心悸心血不足的治疗。

解析:心悸心虚胆怯证用安神定志丸。心血不足证用归脾汤,补血养心,益气安神。肝肾阴虚火不旺者用天王补心丹,热象较著者用朱砂安神丸。心阳不足证用桂枝甘草龙骨牡蛎汤。故选择 D。

【A2 型题】

3. 患者,男,35 岁。心悸不宁,头晕目眩,手足心热,耳鸣腰酸,舌红少苔,脉细数。其证候是

A. 心血不足　　B. 心虚胆怯　　C. 心阴亏虚　　D. 阴虚火旺　　E. 心火内盛

答案:D; 考点:心悸阴虚火旺的辨证要点

解析:肝肾阴虚,水不济火,心火偏亢,心神不宁,故心悸眩晕。手足心热,耳鸣腰酸,舌红少苔,脉细数都是肝肾阴虚心火旺之证。故选择 D。

4. 患者,女,40 岁。平素善惊易恐,因受惊而心悸个月余,坐卧不安,少寐多梦,舌苔薄白,脉虚弦。治疗应首选

A. 归脾汤　　　B. 炙甘草汤　　C. 朱砂安神丸　　D. 天王补心丹　　E. 安神定志丸

答案:E; 考点:心悸心虚胆怯的证治

解析:心为神舍,心气不足则神浮不敛,心悸不安,少寐多梦;胆气虚则善惊易恐。心虚胆怯治宜镇惊定志、养心安神,用安神定志丸。故选择 E。心脾两虚用归脾丸。气血阴阳俱虚用炙甘草汤。心火偏亢,阴血不足用朱砂安神丸。阴亏内热,滋阴清热用天王补心丹。

5. 患者,男,60 岁。心悸怔忡,健忘失眠,多梦,面色不华,舌质淡,脉细。其治法是

A. 滋阴养心　　B. 滋补肝肾　　C. 益气养阴　　D. 养血安神　　E. 清胃泻火

答案:D; 考点:心悸心脾两虚的证治

解析:心脾两虚主要指心血虚、脾气虚,相当于气血两虚。表现如上。治宜补益气血,养心安神。故选择 D。

6. 患者,男,45 岁。近 1 年来心悸头晕,倦怠无力,面色无华,舌淡红,脉象细弱。其治法是

　A. 镇惊定志,养心安神　　　　　　　B. 补血养心,益气安神

　C. 滋阴降火,养心安神　　　　　　　D. 温补心阳,安神定志

　E. 振奋心阳,化气行水

　答案:B;　考点:心悸心脾两虚的治疗

解析:参见本细目第 5 题,故选择 B。

7. 患者心悸,气短,劳则尤甚,神疲体倦,自汗。治疗应首选

　A. 补肺汤　　　B. 七福饮　　　C. 加味四君子汤　　　D. 大补元煎　　　E. 金匮肾气丸

　答案:C;　考点:心悸气虚的治疗

解析:心为气舍,心气不足则神浮不敛,故心悸气短,劳则尤甚;神疲体倦,自汗,都是心脾气虚表现。治以补心脾益气为主,方用加味四君子汤,故选择 C。选项 A 为补肺气。选项 B 为补肾益髓,填精养神。选项 D、E 为补肾。

【B 型题】

(8～9 题共用选项)

　A. 热证　　　B. 表证　　　C. 实证　　　D. 虚证　　　E. 寒证

8. 惊悸,临床上多见于

　答案:C

9. 怔忡,临床上多见于

　答案:D;　考点:惊悸、怔忡的病证鉴别

解析:惊悸多与情绪有关,骤然惊恐,忧思恼怒,悲哀紧张过极引发,阵发性,实证居多。怔忡多由久病体虚、心脏受损所致,无精神因素也可发生,常持续心悸,不能控制,较惊悸为重。故 8 题选择 C,9 题选择 D。

细目二　胸　痹

【考点透视】

1. 熟悉胸痹的病因病机、诊断与鉴别。

2. 掌握各证型的主症、治法与方药。

要点一　胸痹的定义、病因、病机 ★★

胸痹	
定义	胸痹是指以胸部闷痛,甚则胸痛彻背,喘息不得卧为主症的一种疾病。轻者仅感胸闷如窒,呼吸欠畅,重者则有胸痛,严重者心痛彻背,背痛彻心。
病因	主要有寒邪内侵、饮食失调、情志失调、劳倦内伤、年迈体虚,导致心、肝、脾、肺、肾功能失调,心脉痹阻。
病机	1. 胸痹的主要病机为心脉痹阻。 2. 病位在心,涉及肝、肺、脾、肾等脏。 3. 其辨证为本虚标实、虚实夹杂。本虚有气虚、气阴两虚及阳气虚衰;标实有血瘀、寒凝、痰浊、气滞,且可相兼为病,胸痹发展趋势,由标及本,由轻转剧。轻者多为胸阳不振,阴寒之邪上乘,阻滞气机,临床表现胸中气塞、短气;重者则为痰瘀交阻,壅塞胸中,气机痹阻,临床表现不得卧,心痛彻背。胸痹病机转化可因实致虚,亦可因虚致实。

要点二　胸痹的诊断与病证鉴别 ★★★

(一)诊断依据

1. 胸痹以胸部闷痛为主症,患者多见膻中或心前区憋闷疼痛,甚则痛彻左肩背、咽喉、胃脘部、左上臂内侧等部位,呈反复发作性,一般持续几秒到几十分钟,休息或用药后可缓解。

2. 常伴有心悸、气短、自汗,甚则喘息不得卧,严重者可见胸痛剧烈,持续不解,汗出肢冷,面色苍白,唇甲

青紫,脉散乱或微细欲绝等危候,可发生猝死。

3. **多见于中年以上**,常因操劳过度、抑郁恼怒、多饮暴食或气候变化而诱发,亦有无明显诱因或安静时发病者。

（二）病证鉴别

1. 胸痹与悬饮的鉴别如下：

	相同点	不同点
悬饮	悬饮、胸痹临床中均会出现**胸痛**症状。	悬饮为**胸胁胀痛**,持续不解,多伴有**咳唾**,转侧、呼吸时疼痛加重,**肋间饱满**,并有**咳嗽、咳痰**等**肺系证候**。
胸痹		胸痹为**当胸闷痛**,并可**向左肩或左臂**内侧等部位**放射**,常因受寒、饱餐、情绪激动、劳累而突然发作,**历时短暂**,**休息或用药后得以缓解**。

2. 胸痹与胃痛的鉴别如下：

	相同点	不同点
胃痛	胸痹之不典型者,其疼痛也可在胃脘部,极易混淆。	胃痛与饮食相关,以**胀痛**为主,局部有**压痛**,**持续时间较长**,常伴有泛酸、嘈杂、嗳气、呃逆等**胃部症状**。
胸痹		胸痹以闷**痛为主**,为时**极短**,虽与饮食有关,但**休息、服药常可缓解**。

2. 胸痹与真心痛的鉴别如下：

	相同点	不同点
真心痛	胸痹与真心痛都会出现**心前区疼痛**的症状。	真心痛乃胸痹的进一步发展,症见**心痛剧烈**,**甚则持续不解**,伴有汗出、肢冷、面白、唇紫、手足青至节、脉微或结代等的危重急症。
胸痹		胸痹以闷**痛**为主,为时**极短**,虽与饮食有关,但休息、服药常可缓解。

要点三　胸痹的辨证论治 ★★★★★

（一）辨证要点

1. **辨标本虚实主次**：标实区别气滞、痰浊、血瘀、寒凝的不同。本虚——应区别阴阳气血亏虚的不同。

2. **辨病情程度**：轻——疼痛持续时间短暂,瞬息即逝;重——持续时间长,反复发作;重症或危候——持续数小时甚至数日不休;顺症——疼痛遇劳发作,休息或服药后能缓解;危候——服药后难以缓解。

（二）治疗原则

治疗原则应**先治其标**,后治其本,**先从祛邪入手**,然后再予扶正,必要时可根据虚实标本的主次,兼顾同治。标实当泻,针对气滞、血瘀、寒凝、痰浊而疏理气机,活血化瘀,辛温通阳,泄浊豁痰,尤重活血通脉治法;本虚宜补,权衡心脏阴阳气血之不足,有无兼见肺、肝、脾、肾等脏之亏虚,补气温阳,滋阴益肾,纠正脏腑之偏衰,尤其重视补益心气之不足。

（三）证治分类

辨证分型	临床特征	治法	代表方	方歌	随症加减
心血瘀阻	心胸疼痛,**如刺如绞,痛有定处**,入夜为甚,甚则**心痛彻背,背痛彻心**,或痛引肩背,伴有胸闷,日久不愈,可因暴怒、劳累而加重,**舌质紫暗,有瘀斑**,苔薄,脉弦涩。	活血化瘀通脉止痛	**血府逐瘀汤加减**	血府当归生地桃,红花甘枳赤芍熬;柴胡芎桔牛膝等,血化下行不作痨。	瘀血痹阻重证,胸痛剧烈,可加乳香、没药。胸闷痛甚者,可加沉香、檀香、荜茇。气虚血瘀,伴气短乏力,自汗,脉细弱或结代者用人参养营汤合桃红四物汤加减。

续表

辨证分型	临床特征	治法	代表方	方歌	随症加减
气滞心胸	心胸满闷，隐痛阵发，时欲太息，遇情志不遂时容易诱发或加重，或兼有脘腹胀闷，得嗳气或矢气则舒，苔薄或薄腻，脉细弦。	疏肝理气活血通络	柴胡疏肝散	四逆散中加芎香，枳实易壳行气良；方名柴胡疏肝散，气闷胁痛皆可畅。	胸闷心痛明显，为气滞血瘀之象，可合用失笑散；气郁日久化热，心烦易怒，口干便秘，舌红苔黄，脉弦数者，用丹栀逍遥散；便秘严重者加当归芦荟丸以泻郁火。
痰浊闭阻	胸闷重而心微痛，痰多气短，肢体沉重，形体肥胖，遇阴雨天而易发作或加重，伴有倦怠乏力，纳呆便溏，咯吐痰涎，舌体胖大且边有齿痕，苔浊腻或白滑，脉滑。	通阳泄浊豁痰宣痹	瓜蒌薤白半夏汤合涤痰汤	瓜蒌薤白半夏汤加味组成：瓜蒌、薤白、半夏＋白酒。 涤痰汤有夏橘草，参术竹茹枳姜枣；胆星菖蒲齐配入，主治风痰迷心窍。 涤痰温胆（汤）参菖星（人参、菖蒲、制南星）。	痰浊郁而化热者，用黄连温胆汤加郁金，以清化痰热而理气活血；如痰热兼有郁火者，加海浮石、海蛤壳、黑山栀、天竺黄、竹沥化痰火之胶结；大便干结加桃仁、大黄。痰浊与瘀血往往同时并见，因此通阳豁浊和活血化瘀法亦经常并用，但必须根据两者的偏重而有所侧重。
寒凝心脉	猝然心痛如绞，心痛彻背，喘不得卧，多因气候骤冷或骤感风寒而发病或加重，伴形寒，甚则手足不温，冷汗自出，胸闷气短，心悸，面色苍白，苔薄白，脉沉紧或沉细。	辛温散寒宣通心阳	枳实薤白桂枝汤合当归四逆汤	枳实薤白桂枝汤，厚萎合治胸痹方，胸阳不振痰气结，通阳散结下气强。 当归四逆桂芍枣，细辛甘草与通草。	胸痛剧烈，痛无休止，伴身寒肢冷，气短喘息，脉沉紧或沉微者，乌头赤石脂丸加荜茇、高良姜、细辛等；若痛剧而四肢不温，冷汗自出，即刻舌下含化苏合香丸或麝香保心丸。
气阴两虚	心胸隐痛，时作时休，心悸气短，动则益甚，伴倦怠乏力，声息低微，面色㿠白，易汗出，舌质淡红，舌体胖且边有齿痕，苔薄白，脉虚细缓或结代。	益气养阴活血通脉	生脉散合人参养荣汤	生脉麦味与人参，保肺清心治暑淫，气少汗多兼口渴，病危脉绝急煎斟。	气滞血瘀者，加川芎、郁金；痰浊之象可合用茯苓、白术、白蔻仁；纳呆、失眠等心脾两虚者，可并用茯苓、茯神、远志、半夏曲、柏子仁、枣仁。
心肾阴虚	心痛憋闷，心悸盗汗，虚烦不寐，腰酸膝软，头晕耳鸣，口干便秘，舌红少津，苔薄或剥，脉细数或促代。	滋阴清火养心和络	天王补心丹合炙甘草汤	补心地归二冬仁，远茯味砂桔三参，阴亏血少生内热，滋阴养血安心神。 炙甘草参枣地胶，麻仁麦桂姜酒熬，益气养血温通脉，结代心悸肺痿疗。	阴不敛阳，虚火内扰心神，虚烦不寐，舌尖红少津者，可用酸枣仁汤，清热除烦，养血安神；若兼见风阳上扰，加用珍珠母、灵磁石、石决明、琥珀等重镇潜阳之品。
心肾阳虚	心悸而痛，胸闷气短，动则更甚，自汗，面色㿠白，神倦怯寒，四肢欠温或肿胀，舌质淡胖，边有齿痕，苔白或腻，脉沉细迟。	温补阳气振奋心阳	参附汤合右归饮加减	参附汤＝参、附＋姜、枣。 右归丸中地附桂，山药萸肉菟丝归，杜仲鹿胶枸杞子，益火之源此方魁。	若肾阳虚衰，不能制水，水饮上凌心肺，症见水肿、喘促、心悸，用真武汤加黄芪、汉防己、猪苓、车前子温肾阳而化水饮；若阳虚欲脱厥逆者，用四逆加人参汤。

【昭昭医考提示】   **胸痹记忆歌诀**

胸痹阴阳气血虚,阴寒痰浊并血瘀;

血府逐瘀治瘀阻,柴胡疏肝气滞除;痰壅蒌薤合涤。

要点四　胸痹的转归预后 ★

本病多在中年以后发生,如治疗及时得当,可获较长时间稳定缓解,如反复发作,则病情较为顽固。病情进一步发展,可见心胸猝然大痛,出现真心痛证候,甚则可"旦发夕死,夕发旦死"。

要点五　胸痹的预防调护 ★

1. 注意调摄精神,避免情绪波动。

2. 注意生活起居,寒温适宜。本病的诱发或发生与气候异常变化有关,故要避免寒冷,居处除保持安静、通风外,还要注意寒温适宜。

3. 注意饮食调节。饮食宜清淡低盐,食勿过饱。多吃水果及富含纤维素食物,保持大便通畅。另外烟酒等刺激之品,有碍脏腑功能,应禁止。

4. 注意劳逸结合,坚持适当活动。发作期患者应立即卧床休息,缓解期要注意适当休息,保证充足的睡眠,坚持力所能及的活动,做到动中有静,正如朱丹溪所强调的"动而中节"。

5. 加强护理及监护。发病时应加强巡视,密切观察舌、脉、体温、呼吸、血压及精神情志变化,必要时给予吸氧、心电监护及保持静脉通道通畅,并做好抢救准备。

历年真题精选

【A1 型题】

1. 胸痹的病机,总属

A. 气血失和　　　B. 寒热错杂　　　C. 气血两虚　　　D. 本虚标实　　　E. 上盛下虚

答案:D;　考点:胸痹的病机

解析:胸痹主要表现为胸闷心痛,病性为本虚标实,其本在气、血、阴、阳虚,其标为痰浊、血瘀、气滞、火热、寒凝等,可以二者或三者并存,或交互为患,但总属本虚标实,故选择 D。

2. 胸痹的主要病机为

A. 气滞血瘀　　　B. 寒凝气滞　　　C. 痰瘀交阻　　　D. 阳气虚衰　　　E. 心脉痹阻

答案:E;　考点:胸痹的病机

解析:前 4 个选项是导致心脉痹阻的原因。胸痹的表现都是由心脉不通引起的,故选择 E。

3. 治疗胸痹心血瘀阻证的代表方剂是

A. 生脉饮　　　　　　　B. 瓜蒌薤白白酒汤　　　　　　C. 血府逐瘀汤

D. 瓜蒌薤白半夏汤　　　E. 苏合香丸

答案:C;　考点:胸痹心血瘀阻诞的治疗

解析:胸痹心血瘀阻的治疗宜活血化瘀,通脉止痛,用血府逐瘀汤,故选择 C。痰浊内阻用瓜蒌薤白半夏汤通阳泄浊,豁痰开结。阴寒凝滞用瓜蒌薤白白酒汤辛温通阳,开痹散寒。气阴两虚用生脉饮益气养阴,活血通络。苏合香丸用于胸痹急救时。

4. 胸痹重证,阴寒极盛者,其治法是

A. 散寒化痰通络　　　B. 理气通阳化瘀　　　C. 芳香温通止痛　　　D. 益气温阳散寒　　　E. 回阳救逆固脱

答案:C;　考点:胸痹阴寒凝滞证的治疗加减变化

解析:胸痹重证,阴寒极盛者,其治法是"芳香温通止痛",予乌头赤石脂丸,故选择 C。

【A2 型题】

5. 患者,男,42 岁。胸闷且痛,心悸盗汗,头晕目眩,心烦不寐,腰酸膝软,舌红少津,脉细数。其治法是

A. 益气养血,宁心和络　　　　　　B. 补气活血,通络止痛

C. 益气温阳,活血通络　　　　　　D. 滋阴益肾,养心安神

E. 行气活血,温经止痛
答案:D; 考点:胸痹心肾阴虚的证治
解析:心肾阴虚,血瘀凝滞痹阻心脉,故见胸闷且痛,其余症状俱为阴虚火旺之象,治宜滋阴益肾,养心安神,方用左归饮。故选择 D。

6. 患者胸闷气短,甚则胸痛彻背,心悸汗出,腰酸乏力,畏寒肢冷,唇甲淡白,舌淡白,脉沉微欲绝。治疗应首选
A. 参附汤合右归饮　　　　　　　B. 人参养营汤合左归饮
C. 炙甘草汤合生脉散　　　　　　D. 苓桂术甘汤合左归丸
E. 苏合香丸合左归饮
答案:A; 考点:胸痹心肾阳虚的证治
解析:胸痹共同特点为胸闷心痛,其中心肾阳虚,阴寒内盛证可见胸痛彻背,心悸汗出,腰酸乏力,畏寒肢冷,唇甲淡白,舌淡白,脉沉微欲绝。治宜益气壮阳,温络止痛,用参附汤合右归饮。故选择 A。人参养营汤合左归饮、炙甘草汤合生脉散用于气阴两虚证。苓桂术甘汤合左归丸适用于阴虚寒湿证。苏合香丸合左归饮适用于心肾阴虚心痛急性发作期。

7. 患者,男,55 岁。胸痛如窒,痛引肩背,气短喘促,四肢沉重,形体肥胖,舌苔浊腻,脉滑。其证候是
A. 心血瘀阻　　B. 阴寒凝滞　　C. 痰浊壅塞　　D. 阳气虚衰　　E. 气阴两虚
答案:C; 考点:胸痹痰浊壅塞的诊断要点
解析:痰浊壅塞的特点是重浊黏滞,故胸痛如窒,四肢沉重;形体肥胖,舌苔浊腻,脉滑,俱是痰浊之象。血瘀多为刺痛。寒凝为绞痛加寒象。阳虚有虚寒象。故选择 C。

8. 患者,男,50 岁。胸痛剧烈,痛无休止,伴身寒肢冷,气短喘促,脉沉微。治疗应选用的方剂是
A. 乌头赤石脂丸　　B. 四逆加人参汤　　C. 瓜蒌桂枝汤　　D. 当归四逆汤　　E. 参附汤
答案:E; 考点:胸痹心肾阳虚急症的治疗
解析:本证胸痛不休属于胸痹急重症,辨证属心肾阳虚,治宜急速益气壮阳,方用参附汤回阳救逆。选项 A 用于阴寒凝滞。选项 B 用于阳郁厥逆。选项 C 用于阳虚痰湿。选项 D 用于血虚寒厥。故选择 E。

9. 患者,男,60 岁。胸闷疼痛,痰多气短,肢体沉重,形体肥胖,倦怠乏力,纳呆便溏,苔浊腻,脉滑。治疗应首选
A. 瓜蒌薤白半夏汤合涤痰汤　　B. 枳实薤白桂枝汤　　　　C. 血府逐瘀汤
D. 瓜蒌薤白白酒汤　　　　　　E. 柴胡疏肝散
答案:A; 考点:胸痹痰浊内阻的治疗
解析:由题干知患者证属痰浊内阻,治宜通阳泄浊,豁痰开结,用瓜蒌薤白半夏汤辛温通阳散结,合涤痰汤化痰。选项 B、D 偏于通阳,化痰不足。选项 C 活血化瘀,用于心阳瘀阻。选项 E 用于气滞重者。故选择 A。

10. 胸痹患者,女,45 岁。胸闷如窒而痛,气短喘促,肢体沉重,体胖痰多,舌苔浊腻,脉滑。其证候是
A. 饮邪上犯　　B. 痰浊壅塞　　C. 心血瘀阻　　D. 寒凝气滞　　E. 气虚血瘀
答案:B; 考点:肺痨的辨证
解析:胸闷如窒而痛,气短喘促,肢体沉重,体胖痰多,舌苔浊腻,脉滑.为胸痹痰浊闭阻证,应通阳泄浊,豁痰宣痹,用瓜蒌薤白半夏汤,故选择 B。

【B 型题】
(11～12 题共用选项)
A. 胸部刺痛,入夜尤甚　　　　　B. 胸闷隐痛,时作时止
C. 胸闷如窒,气短喘促　　　　　D. 胸闷气短,畏寒肢冷
E. 胸痛彻背,感寒痛甚
11. 胸痹气阴两虚证,其临床特点是
答案:B
12. 胸痹阴寒凝滞证,其临床特点是
答案:E; 考点:胸痹的辨证要点

解析：胸痹气阴两虚证,可见胸闷隐痛,时作时止;胸痹阴寒凝滞证,可见胸痛彻背,感寒痛甚。故11题选择B,12题选择E。

细目三　真心痛

【考点透视】

熟悉真心痛的治疗原则及证治分类。

要点一　真心痛的定义、病因、病机★★

真心痛	
定义	真心痛是胸痹进一步发展的严重病证,其特点为剧烈而持久的胸骨后疼痛,伴心悸、水肿、肢冷、喘促、汗出、面色苍白等症状,甚至危及生命。
病因	年老体衰、阳气不足、七情内伤、气滞血瘀、过食肥甘或劳倦伤脾、痰浊化生、寒邪侵袭、血脉凝滞。
病机	1. 本病其病位在心,其本在肾。 2. 总的病机为本虚标实,而在急性期则以标实为主。 3. 本虚是发病基础,发病条件是标实。如寒凝气滞,血瘀痰浊,闭阻心脉,心脉不通,出现心胸疼痛(心绞痛),严重者部分心、脉突然闭塞,气血运行中断,可见心胸猝然大痛,而发为真心痛(心肌梗死)。若心气不足,运血无力,心脉瘀阻,心血亏虚,气血运行不利,可见心动悸,脉结代(心律失常);若心肾阳虚,水邪泛滥,水饮凌心射肺,可出现心悸、水肿、喘促(心力衰竭);病情严重者,或亡阳厥脱,或亡阴厥脱,或阴阳俱脱(心源性休克),最后导致阴阳离决。

要点二　真心痛的诊断★

剧烈而持久的胸骨后疼痛,伴心悸、水肿、肢冷、喘促、汗出、面色苍白等症状,甚至危及生命。

要点三　真心痛的辨证论治★★

（一）治疗原则

在发作期必须选用速效止痛作用之药物,以迅速缓解心痛症状。疼痛缓解后予以辨证施治,常以补气活血、温阳通脉为法,可与胸痹辨证互参。心痛发作时应用宽胸气雾剂口腔喷雾给药,或舌下含化复方丹参滴丸,或速效救心丸,或麝香保心丸,缓解疼痛,并合理护理:卧床休息,低流量给氧,保持情绪稳定、大便通畅等。必要时采用中西医结合治疗。

（二）证治分类

辨证分型	临床特征	治法	代表方	方歌	随症加减
气虚血瘀	心胸刺痛,胸部闷窒,动则加重,伴短气乏力,汗出心悸,舌体胖大,边有齿痕,舌质黯淡或有瘀点瘀斑,舌苔薄白,脉弦细无力。	益气活血,通脉止痛	保元汤合血府逐瘀汤加减	人参、黄芪、失笑散、桃仁、红花、川芎、赤芍、当归、丹参、柴胡、枳壳、桔梗、甘草。	瘀重刺痛明显,加莪术、延胡索,另吞三七粉;口干,舌红,加麦冬、生地养阴;舌淡肢冷,加肉桂、仙灵脾温阳;痰热内蕴,加黄连、瓜蒌、法半夏。
寒凝心脉	胸痛彻背,胸闷气短,心悸不宁,神疲乏力,形寒肢冷,舌质淡黯,舌苔白腻,脉沉无力,迟缓或结代。	温补心阳,散寒通脉	当归四逆汤加味	当归、芍药、桂枝、附子、细辛、人参、甘草、通草、三七、丹参。	寒象明显,加干姜、蜀椒、荜茇、高良姜;气滞加檀香;痛剧急予苏合香丸之类。
正虚阳脱	心胸绞痛,胸中憋闷或有窒息感,喘促不宁,心慌,面色苍白,大汗淋漓,烦躁不安或表情淡漠,重则神识昏迷、四肢厥冷,口开目合,手撒尿遗,脉疾数无力或脉微欲绝。	回阳救逆,益气固脱	四逆加人参汤加减	红参、附子、肉桂、山萸肉、龙骨、牡蛎、玉竹、炙甘草。	阴竭阳亡,合生脉散。并可急用独参汤灌胃或鼻饲,或参附注射液50毫升,不加稀释直接静脉注射,每15分钟1次,直至阳气恢复。

【A1型题】

1. 真心痛其本在

A. 心   B. 肝   C. 脾   D. 肺   E. 肾

答案：E；考点：真心痛的病机

解析：真心痛病位在心，其本在肾，总的病机为本虚标实。故选择E。

【B型题】

(2~3题共用选项)

A. 真武汤   B. 苏合香丸   C. 生脉散   D. 黄连温胆汤   E. 乌头赤石脂丸

2. 真心痛寒凝心脉，若痛剧，即刻给予

答案：B

3. 真心痛正虚阳脱证，若出现阴竭阳亡，可在四逆加人参汤的基础上加用

答案：C；考点：真心痛的分型论治

解析：真心痛寒凝心脉代表方为当归四逆汤，若痛剧，急予苏合香丸之类；正虚阳脱代表方为四逆加人参汤，出现阴竭阳亡，合生脉散，故2题选择B，3题选择C。

细目四 不 寐

【考点透视】

1. 熟悉不寐的病因病机、治疗原则和方法。

2. 重点注意痰热扰心、心脾两虚、心肾不交证的治法、方药。

要点一 不寐的定义、病因、病机★★

	不寐
定义	不寐是以经常不能获得正常睡眠为特征的一类病证，主要表现为睡眠时间、深度的不足，轻者入睡困难，重则彻夜难眠。
病因	饮食不节，情志失常，劳倦、思虑过度，及病后、年迈体虚。
病机	1. 不寐的病理变化，总属阳盛阴衰，阴阳失交。 2. 其病位主要在心，与肝、脾、肾密切相关。 3. 不寐的病机有虚实之分，实证由肝郁化火，痰热内扰，阳盛不得入于阴而致，虚证多由心脾两虚，心虚胆怯，心肾不交，水火不济，心神失养，阴虚不能纳阳而发。失眠久病可出现虚实夹杂，实火、湿、痰等病邪与气血阴阳亏虚互相联系，互相转化，临床以虚证多见。

要点二 不寐的诊断与病证鉴别★★

(一) 不寐的诊断依据

1. 轻者入寐困难或寐而易醒，醒后不寐，连续3周以上，重者彻夜难眠。

2. 常伴有头痛、头昏、心悸、健忘、神疲乏力、心神不宁、多梦等症。

3. 本病证常有饮食不节、情志失常、劳倦、思虑过度、病后、体虚等病史。

(二) 病证鉴别

	相同点	不同点
不寐	均可引起睡眠时间、深度不足等睡眠的异常。	不寐是指单纯以失眠为主症，表现为持续的、严重的睡眠困难。
一时性失眠、生理性少寐、它病痛苦引起的失眠		一时性情志影响或生活环境改变引起的暂时性失眠不属病态。至于老年人少寐早醒，亦多属生理状态。若因其他疾病痛苦引起失眠者，则有相关病因存在。

要点三　不寐的辨证论治★★★★★

（一）辨证要点

辨虚实	虚证	多属阴血不足，心失所养，临床特点为体质瘦弱，面色无华，神疲懒言，心悸健忘。
	实证	为邪热扰心，临床特点为心烦易怒，口苦咽干，便秘溲赤。
辨病位	心	心神失养或不安，神不守舍而不寐。
	肝、胆	急躁易怒而不寐，多为肝火内扰，触事易惊。
	脾、胃	脘闷苔腻，痰热内盛，肢倦神疲。

（二）治疗原则

治疗当以补虚泻实、调整脏腑阴阳为原则。实证泻其有余，如疏肝泻火，清化痰热，消导和中；虚证补其不足，如益气养血，健脾补肝益肾。在此基础上安神定志，如养血安神，镇惊安神，清心安神。

（三）证治分类

辨证	分型	临床特征	治法	代表方	方歌	随症加减
实证	肝火扰心	不寐多梦，甚则彻夜不眠，急躁易怒，伴头晕头胀，目赤耳鸣，口干而苦，不思饮食，便秘溲赤，舌红苔黄，脉弦而数。	疏肝泻火镇心安神	龙胆泻肝汤加减	龙胆栀芩酒拌炒，木通泽泻车柴草，当归生地益阴血，肝胆实火湿热消。	胸闷胁胀，善太息者，加香附、郁金、佛手、绿萼梅以疏肝解郁；若头晕目眩，头痛欲裂，不寐躁怒，大便秘结者，可用当归龙荟丸。
	痰热扰心	心烦不寐，胸闷脘痞，泛恶嗳气，伴口苦，头重，目眩，舌偏红，苔黄腻，脉滑数。	清化痰热和中安神	黄连温胆汤加减	黄连温胆汤：温胆汤＋黄连。温胆夏茹枳陈助，佐以茯草姜枣煮。	若饮食停滞，胃中不和，嗳腐吞酸，脘腹胀痛，加神曲、焦山楂、莱菔子以消导和中。
虚证	心脾两虚	不易入睡，多梦易醒，心悸健忘，神疲食少，伴头晕目眩，四肢倦怠，腹胀便溏，面色少华，舌淡苔薄，脉细无力。	补益心脾养血安神	归脾汤加减	归脾汤用术参芪，归草茯神远志齐，酸枣木香龙眼肉，煎加姜枣益心脾。	脘闷纳呆，苔腻，重用白术，加苍术、半夏、陈皮、茯苓、厚朴。心血不足较甚者，加熟地、芍药、阿胶以养心血。
	心肾不交	心烦不寐，入睡困难，心悸多梦，伴头晕耳鸣，腰膝酸软，潮热盗汗，五心烦热，咽干少津，男子遗精，女子月经不调，舌红少苔，脉细数。	滋阴降火交通心肾	六味地黄丸合交泰丸	六味地黄山茱萸，山药泽泻苓丹皮，滋阴补肾功独擅，专治阴虚火有余。	心阴不足为主者，可用天王补心丹以滋阴养血，补心安神；心烦不寐，彻夜不眠者，加朱砂、磁石、龙骨、龙齿重镇安神
	心胆气虚	虚烦不寐，触事易惊，终日惕惕，胆怯心悸，伴气短自汗，倦怠乏力，舌淡，脉弦细。	益气镇惊安神定志	安神定志丸合酸枣仁汤加减	酸枣仁汤治失眠，川芎知草茯苓煎，养血除烦清虚热，安然入睡梦乡甜。	心肝血虚，惊悸汗出者，重用人参，加白芍、当归、黄芪以补养气血；胸闷，善太息，纳呆腹胀者，加柴胡、陈皮、山药、白术以疏肝健脾；心悸甚，惊惕不安者，加生龙骨、生牡蛎、朱砂以重镇安神。

【昭昭医考提示】

不寐记忆歌诀

不寐虚实当首辨,肝火龙胆痰温胆;

心脾两虚归脾赞,阴虚六味交泰叹;

心胆气虚定志丸,共合酸枣安睡眠。

要点四　不寐的转归预后★

不寐的预后,一般较好,但因病情不一,预后亦各异。病程短,病情单纯者,治疗收效较快;病程较长,病情复杂者,治疗难以速效。且病因不除或治疗不当,易产生情志病变,使病情更加复杂,治疗难度增加。

要点五　不寐的预防调护★

不寐属心神病变,重视精神调摄和讲究睡眠卫生具有实际的预防意义。精神调摄方面,应积极进行心理情志调整,克服过度的紧张、兴奋、焦虑、抑郁、惊恐、愤怒等不良情绪,做到喜怒有节,保持精神舒畅,尽量以放松的、顺其自然的心态对待睡眠,反而能较好地入睡。

历年真题精选

【A1 型题】

1. 不寐实证,其病位多在

A. 心、脾、肝、肾　　B. 心、肝、小肠　　C. 心、肝、大肠　　D. 心、脾、肝、胃　　E. 肝、胃、大肠

答案:E;　考点:不寐实证的病位

解析:不寐的虚证多因脾失健运、肾阴不足、心胆气虚,心神失养。实证多因郁怒伤肝、宿食停滞胃肠、痰湿化热,上扰心神。故实证病位在肝、胃、大肠。故选择 E。

2. 不寐的病位主要在

A. 心　　　　B. 脑　　　　C. 肝　　　　D. 脾　　　　E. 肾

答案:A;　考点:不寐的病位

解析:心主神明,神安则寐,神不安则不寐,故不论虚证实证,病因为何脏,总因火邪扰心,心神不安而致不寐。病位在心。故选择 A。

3. 治疗不寐痰热内扰证,应首选

A. 温胆汤　　　B. 朱砂安神丸　　C. 安神定志丸　　D. 黄连阿胶汤　　E. 甘麦大枣汤

答案:A;　考点:不寐痰热内扰证的治疗

解析:痰热内扰引起的不寐,治疗应以清化痰热,和中安神为要。方用温胆汤最宜,化痰最好。故选择 A。

【A2 型题】

4. 患者心烦不寐,心悸不安,头晕,耳鸣健忘,腰酸梦遗,五心烦热,口干津少,舌红,脉细数。其治法是

A. 清心宁神,养阴除烦　　　　　　B. 养阴生津,除烦宁神

C. 清火除烦,宁心安神　　　　　　D. 滋阴降火,养心安神

E. 滋阴宁心,镇惊安神

答案:D;　考点:不寐阴虚火旺证的治疗

解析:肾阴不足,心肾不交,心火上炎,故见心烦不寐,心悸不安,头晕,耳鸣健忘,腰酸梦遗,五心烦热,口干津少,舌红,脉细数。治宜滋阴降火,养心安神。故选择 D。

5. 患者不易入睡,多梦易醒,心悸健忘,神疲食少,伴头晕目眩,四肢倦怠,舌淡苔薄,脉细无力。治疗应首选

A. 酸枣仁汤　　　B. 归脾汤　　　C. 交泰丸　　　D. 天王补心丹　　　E. 安神定志丸

答案:B;　考点:不寐心脾两虚的证治

解析:心脾两虚的证候分析参见本单元细目一"心悸"的第 5 题。治宜补养心脾,以气生血,用归脾汤。故选择 B。

【B 型题】

（6～7 题共用选项）

A. 二阴煎　　　　B. 滋水清肝饮　　　C. 天王补心丹　　　D. 左归丸　　　　E. 黄连阿胶汤

6. 治疗阴虚火旺之郁证，应首选

答案：B

7. 治疗阴虚火旺之不寐，应首选

答案：C；　考点：郁证和不寐阴虚火旺证的治疗鉴别

解析：郁证和不寐都可由阴虚火旺引起，但根据两者病机特点不同，郁证宜疏肝理气，开郁散结，故用滋水清肝饮。不寐宜养心安神定志，故用天王补心丹。其余选项虽也可滋阴降火，但是没有顾及到两病病机的特点。故 6 题选择 B，7 题选择 C。

第三单元　脑系病证

细目一　头　痛

【考点透视】

1. 掌握头痛的部位、性质所代表的临床意义。

2. 熟悉各证型的治法、方药。

3. 了解不同部位头痛的引经药的选用。

要点一　头痛的定义、病因、病机★★

头痛	
定义	是指因外感六淫、内伤杂病而引起的，以头痛为主要表现的一类病证。
	是一种常见的自觉症状，头痛是以症状命名，头痛既可单独出现，亦可见于多种急慢性疾病中。
病因	感受外邪、情志失调、先天不足或房事不节、饮食劳倦及体虚久病、头部外伤或久病入络。
病机	1. 头痛可分为外感和内伤两大类。
	2. 其基本病机，外感者为外邪上扰清空，壅滞经络，络脉不通；内伤者或肝阳上扰，或瘀血阻络，或头目失荣而发头痛。
	3. 头痛的病位多在肝、脾、肾三脏。
	4. 病理因素涉及痰湿、风火、血瘀。
	5. 病理性质有虚有实。外感头痛一般病程较短，治疗养护得当则少有转化。内伤头痛大多起病较缓，病程较长，病性较为复杂，一般来说，气血亏虚、肾精不足之头痛属虚证，肝阳、痰浊、瘀血所致之头痛多属实证。虚实在一定条件下可以相互转化。

要点二　头痛的诊断与病证鉴别★★★

（一）头痛的诊断要点

1. 以头部疼痛为主要临床表现。

2. 头痛部位可发生在前额、两颞、颠顶、枕项或全头部。疼痛性质可为跳痛、刺痛、胀痛、灼痛、重痛、空痛、昏痛、隐痛等。头痛发作形式可为突然发作，或缓慢起病，或反复发作，时痛时止。疼痛的持续时间可长可短，可数分钟、数小时或数天、数周，甚则长期疼痛不已。

3. 外感头痛者多有起居不慎，感受外邪的病史；内伤头痛者常有饮食、劳倦、房事不节、病后体虚等病史。

（二）病证鉴别

1. 头痛与眩晕的鉴别如下：

	相同点	不同点
眩晕	头痛与眩晕病位皆在头部，均可出现头部不适症状。	眩晕则以内伤为主，临床表现以昏眩为主，虚证较多。
头痛		头痛之病因有外感与内伤两方面，临床表现，头痛以疼痛为主，实证较多。

2. 真头痛与一般头痛的鉴别如下：

	相同点	不同点
真头痛	均可出现头部疼痛的症状。	真头痛为头痛的一种特殊重症，其特点为起病急骤，多表现为突发的剧烈头痛，持续不解，阵发加重，手足逆冷至肘膝，甚至呕吐如喷、肢厥、抽搐，本病凶险，应与一般头痛区别。
一般头痛		头痛发作形式可为突然发作，或缓慢起病，或反复发作，时痛时止。疼痛的持续时间可长可短。

要点三　根据头痛的不同部位判断其经络归属★★★

太阳头痛，在头后部，下连于项；阳明头痛，在前额部及眉棱骨等处；少阳头痛，在头之两侧，并连及于耳；厥阴头痛则在颠顶部位，或连目系。

要点四　头痛的辨证论治★★★★★

（一）辨证要点

辨外感内伤	外感	外感头痛因外邪致病，属实证，起病较急，一般疼痛较剧，多表现为掣痛、跳痛、灼痛、胀痛、重痛，痛无休止。
	内伤	内伤头痛以虚证或虚实夹杂证为多见，如起病缓慢，疼痛较轻，表现为隐痛、空痛、昏痛，遇劳加重。
辨影响因素	过劳	气虚者与过劳有关。
	情志波动	肝火者因情志波动而加重。
	饮食	阳亢者常因饮酒 或暴食而加重。
	失眠	肝肾阴虚者每因失眠而病作或加重。
辨经络脏腑		如要点三所述。

（二）治疗原则

外感头痛属实证，以风邪为主，故治疗主以疏风、散寒、清热、祛湿。内伤头痛多属虚证或虚实夹杂证。虚者以滋阴养血、益肾填精为主；实证当平肝、化痰、行瘀；虚实夹杂者，酌情兼顾并治。

（三）证治分类

	辨证分型	临床特征	治法	代表方	方歌	随症加减
外感头痛	风寒头痛	头痛连及项背，常有拘急收紧感，或伴恶风畏寒，遇风尤剧，口不渴，苔薄白，脉浮紧。	疏散风寒止痛	川芎茶调散	川芎茶调有荆防，辛芷薄荷甘草羌，目昏鼻塞风攻上，偏正头痛悉能康。	若头痛，恶寒明显者，酌加麻黄、桂枝、制川乌。若寒邪侵于厥阴经脉，症见颠顶头痛，干呕，吐涎沫，四肢厥冷，苔白，脉弦者，方用吴茱萸汤去人参，加藁本、川芎、细辛、法半夏。
	风热头痛	头胀而痛，甚则头胀如裂，发热或恶风，面红目赤，口渴喜饮，大便不畅，或便秘，溲赤，舌尖红，苔薄黄，脉浮数。	疏风清热和络	芎芷石膏汤加减	芎芷石膏治头痛，发热恶风面目红；羌活菊花和藁本，此方能解风热情。	烦热口渴，舌红少津者，可重用石膏，配知母、天花粉清热生津，黄芩、山栀清热泻火；大便秘结，腑气不通，口舌生疮者，可用黄连上清丸泄热通腑。
	风湿头痛	头痛如裹，肢体困重，胸闷纳呆，大便或溏，苔白腻，脉濡。	祛风胜湿通窍	羌活胜湿汤	羌活胜湿独防风，蔓荆藁本草川芎，祛风胜湿止痛良，善治周身风湿痛。	若胸闷脘痞、腹胀便溏明显著者，可加苍术、厚朴、陈皮；恶心、呕吐者，可加半夏、生姜以降逆止呕；纳呆食少者，加麦芽、神曲。

续表

	辨证分型	临床特征	治法	代表方	方歌	随症加减
内伤头痛	肝阳头痛	头昏胀痛,两侧为重,心烦易怒,夜寐不宁,口苦面红,或兼胁痛,舌红苔黄,脉弦数。	平肝潜阳息风	天麻钩藤饮	天麻钩藤石决明,栀杜寄生膝与芩,夜藤茯神益母草,主治眩晕与耳鸣。	若因肝郁化火,肝火炎上,而症见头痛剧烈,目赤口苦,急躁,便秘溲黄者,加夏枯草、龙胆草、大黄。头晕目涩,视物不明,遇劳加重,腰膝酸软者,可加枸杞、白芍、山萸肉。
	血虚头痛	头痛隐隐,时时昏晕,心悸失眠,面色少华,神疲乏力,遇劳加重,舌质淡,苔薄白,脉细弱。	养血滋阴和络止痛	加味四物汤	加味四物地芍芎,归芩菊花蔓荆同,养血熄风甘草入,血虚头痛有奇功。	若因血虚气弱者加党参、黄芪、白术;若因血亏虚,阴不敛阳,肝阳上扰者可加入天麻、钩藤、石决明、菊花等。
	痰浊头痛	头痛昏蒙,胸脘满闷,纳呆呕恶,舌苔白腻,脉滑或弦滑。	健脾燥湿化痰降逆	半夏白术天麻汤	半夏白术天麻汤,苓草橘红枣生姜;眩晕头痛风痰盛,痰化风熄复正常。	若痰湿久郁化热,口苦便秘,舌红苔黄腻,脉滑数者,可加黄芩、竹茹、枳实、胆星。若胸闷、呕恶明显,加厚朴、枳壳、生姜和中降逆。
	肾虚头痛	头痛且空,眩晕耳鸣,腰膝酸软,神疲乏力,滑精带下,舌红少苔,脉细无力。	养阴补肾填精生髓	大补元煎	大补元煎归山药,枸杞人参杜仲草,熟地山萸补肝肾,益气养血功最高。	肾阴亏虚,虚火上炎者,去人参,加知母、黄柏。若头痛畏寒,面色㿠白,四肢不温,腰膝无力,舌淡,脉细无力,选用右归丸或金匮肾气丸加减。
	瘀血头痛	头痛经久不愈,痛处固定不移,痛如锥刺,或有头部外伤史,舌紫黯,或有瘀斑、瘀点,苔薄白,脉细或细涩。	活血化瘀,通窍止痛	通窍活血汤	通窍全凭好麝香,桃仁大枣与葱姜;川芎黄酒赤芍药,表里通经第一方。	若头痛较剧,久痛不已,可加全蝎、蜈蚣、地鳖虫等,搜风剔络止痛。

【昭昭医考提示】

头痛记忆歌诀

头痛外感与内伤,循经用药效非常;
风寒川芎茶调卓,风热芎芷湿羌活;
天麻钩藤肝阳亢,痰浊半夏白术汤;
通窍活血祛瘀阻,肾虚元煎血四物。

要点五　根据头痛的不同部位选用不同的"引经药"★

治疗头痛,除根据辨证论治原则外,还可根据头痛的部位,参照经络循行路线,选择引经药,可以提高疗效。如太阳头痛选用羌活、蔓荆子、川芎;阳明头痛选用葛根、白芷、知母;少阳头痛选用柴胡、黄芩、川芎;厥阴头痛选用吴茱萸、藁本等。

要点六　头痛的转归预后★

外感头痛,积极治疗,一般患者预后良好。内伤头痛病程较长,但辨证准确,恰当地遣方用药,可以延长其发作周期,减轻其发作程度,以至治愈。若病久不愈,反复发作,症状重笃,影响工作及生活,多难于获得根治。若失治误治,妄用散风活血之品,亦可导致咽痛、乏力、妇女月经过多或再行、腹胀便溏等变证。

历年真题精选

【A1 型题】

1. 雷头风发作的病机多是
A. 风热夹痰上冲　　B. 湿热夹痰上冲　　C. 风热夹湿上扰　　D. 风湿夹火上扰　　E. 风热夹瘀上扰
答案：B；　考点：头痛雷头风的病机
解析：头风是头痛时发时止，有如风之去来，遇触即发。一般是痰涎风火，郁遏经络，气血塞滞所致。雷头风是头痛而起核块，或痛如雷鸣。特点是湿热夹痰，上冲脑络。风的特点不明显，故排除其他选项。故选择 B。

2. 阳明头痛的"引经药"应首选
A. 葛根、白芷、知母　　　　　　　　B. 羌活、川芎、蔓荆子　　　　　　　C. 柴胡、黄芩、川芎
D. 藁本、吴茱萸、钩藤　　　　　　　E. 细辛、白芷、羌活
答案：A；　考点：阳明头痛的引经药
解析：根据头痛部位的不同，参照经络循行部位选用适当的引经药，可提高疗效。太阳经常用羌活、蔓荆子、川芎。阳明经常用葛根、白芷、知母。少阳经常用柴胡、黄芩、川芎。太阴经常用苍术。少阴经常用杜仲、桑寄生、续断。厥阴经常用吴茱萸、藁本。故选择 A。

【A2 型题】

3. 患者头痛以前额为甚，面红，牙痛，便干，舌红苔黄，脉弦。处方用药加用白芷，除治疗效应外，其引经佐使作用在
A. 少阳经　　　　B. 太阳经　　　　C. 阳明经　　　　D. 少阴经　　　　E. 厥阴经
答案：C；　考点：头痛引经药的使用
解析：前额痛为阳明经循行部位，白芷入阳明经。故选择 C。

4. 患者，女，50 岁。头痛昏蒙，胸脘满闷，呕吐痰涎，舌苔白腻，脉弦滑。治疗应首选
A. 羌活胜湿汤　　　　　　　　　　B. 半夏白术天麻汤　　　　　　　　　C. 川芎茶调散
D. 半夏厚朴汤　　　　　　　　　　E. 苓桂术甘汤
答案：B；　考点：头痛痰浊中阻证的治疗
解析：由题干可知患者为痰湿中阻所致头痛。选项 A 适用于风湿头痛，选项 C 适用于风寒头痛，故不选择 A、C；选项 D 半夏厚朴汤有行气散结、降逆化痰的功效但不适宜治疗头痛，可排除；选项 E 苓桂术甘汤温阳化饮，健脾利湿主治中阳不足之痰饮，可排除；半夏白术天麻汤健脾燥湿，化痰降逆，治疗脾虚生痰，风痰上扰清空所导致的头痛，故选择 B。

5. 患者头痛而晕，心悸不宁，神疲乏力，面色无华，舌淡苔薄白，脉细弱。治疗应首选
A. 半夏白术天麻汤　　　　　　　　　B. 加味四物汤　　　　　　　　　　C. 大定风珠
D. 大补元煎　　　　　　　　　　　E. 六君子汤
答案：B；　考点：头痛血虚证的治疗
解析：由题干可知本证属血虚此致的头痛。选项 A 健脾燥湿，化痰降逆，治疗脾虚生痰，风痰上扰清空所导致的头痛；选项 D 治疗头痛且空的肾精亏虚头痛；选项 C、E 不适宜治疗头痛，是迷惑项，可排除；选项 B，养血滋阴，和络止痛，治疗头痛而晕，心悸不宁，神疲乏力，面色无华的血虚头痛，故选择 B。

6. 患者，男，35 岁。头痛连及项背，恶风畏寒，口不渴，舌苔薄白，脉浮紧。治疗应首选
A. 瓜蒌桂枝汤　　B. 川芎茶调散　　C. 葛根汤　　　D. 防风汤　　　　E. 增液汤
答案：B；　考点：外感风寒头痛的治疗
解析：风寒外袭，故恶风畏寒，阻遏太阳经气，故头痛连及项背。口不渴，舌苔薄白，脉浮紧，都是外感风寒的表现。治宜疏风散寒，用川芎茶调散。故选择 B。

7. 头痛患者，疼痛日久，其痛如锥刺，固定不移，舌质紫，脉细涩。其证候是
A. 肝阳　　　　B. 痰浊　　　　C. 血虚　　　　D. 肾虚　　　　E. 瘀血

答案：E；　考点：瘀血头痛的诊断

解析：头痛日久，痛久入络，致瘀血内阻脑脉，故痛如锥刺，固定不移，舌质紫，脉细涩。证属瘀血头痛。故选择 E。

8. 患者，男，45 岁。头痛经久不愈，痛处固定不移，刺痛，舌质紫暗，脉涩。治疗应首选

A. 川芎茶调散　　　B. 芎芷石膏汤　　　C. 龙胆泻肝汤　　　D. 通窍活血汤　　　E. 天麻钩藤饮

答案：D；　考点：血瘀头痛的证治

解析：血瘀头痛的特点是痛处固定不移，刺痛，舌质紫暗，脉涩。治宜活血化瘀，行气止痛。用通窍活血汤。故选择 D。

【B型题】

(9~10 题共用选项)

A. 头后部　　　B. 前额部　　　C. 眉棱骨　　　D. 巅顶部　　　E. 头之两侧

9. 太阳头痛的部位在

答案：A

10. 厥阴头痛的部位在

答案：D；　考点：头痛经络走行部位

解析：头痛太阳经在头后部，阳明经在前额连眉棱骨，厥阴经在巅顶部，少阳经在头之两侧。故 9 题选择 A，10 题选择 D。

(11~12 题共用选项)

A. 柴胡、黄芩、川芎　　　　　　B. 杜仲、桑寄生、续断

C. 羌活、蔓荆子、川芎　　　　　D. 葛根、白芷、知母　　　　　E. 吴茱萸、藁本

11. 治疗太阳头痛的引经药是

答案：C

12. 治疗阳明头痛的引经药是

答案：D；　考点：头痛太阳经、阳明经的引经药

解析：参见本细目第 2 题，故 11 题选择 C，12 题选择 D。

细目二　眩　晕

【考点透视】

1. 熟悉眩晕的病机特点与各证型的治法、方药。

2. 注意眩晕的源流。

要点一　眩晕的定义、病因、病机 ★★

眩晕	
定义	眩是指眼花或眼前发黑，晕是指头晕甚或感觉自身或外界景物旋转。二者常同时并见，故统称为"眩晕"。轻者闭目即止；重者如坐车船，旋转不定，不能站立，或伴有恶心、呕吐、汗出，甚则昏倒等症状。
病因	情志不遂、年高肾亏、病后体虚、饮食不节、跌仆损伤、瘀血内阻。
病机	1. 眩晕的基本病机主要是脑髓空虚，清窍失养，或痰火上逆，扰动清窍。 2. 本病的病位在清窍，其病变脏腑与肝、脾、肾三脏相关。 3. 其常见病理因素有风、火、痰、瘀。 4. 眩晕的病性以虚者居多，气虚血亏、髓海空虚、肝肾不足所导致的眩晕多属虚证；因痰浊中阻、瘀血阻络、肝阳上亢所导致的眩晕属实证或本虚标实证。

要点二　眩晕的诊断与病证鉴别 ★★★

(一)眩晕的诊断依据

1. 头晕目眩，视物旋转，轻者闭目即止，重者如坐车船，甚则仆倒。

2. 严重者可伴有头痛、项强、恶心呕吐、眼球震颤、耳鸣耳聋、汗出、面色苍白等表现。

3. 多有情志不遂、年高体虚、饮食不节、跌仆损伤等病史。

（二）病证鉴别

1. 眩晕与中风的鉴别如下：

	相同点	不同点
中风	两病均可出现头痛、眩晕甚至扑倒等症状。	中风以猝然昏仆，不省人事，口舌歪斜，半身不遂，失语，或不经昏仆，仅以㖞僻不遂为特征。
眩晕		眩晕之甚者亦可仆倒，但无半身不遂及不省人事、口舌歪斜诸症。

2. 眩晕与厥证的鉴别如下：

	相同点	不同点
厥证	厥证与眩晕重症均可出现欲仆或晕旋仆倒的临床表现。	厥证以突然昏仆，不省人事，四肢厥冷为特征，发作后可在短时间内苏醒，严重者可一厥不复而死亡。
眩晕		眩晕病人无昏迷和不省人事的表现。

3. 眩晕与头痛的鉴别见头痛。

要点三　眩晕的辨证论治 ★★★★

（一）辨证要点

辨脏腑	肝阳上亢	兼见头胀痛、面色潮红、急躁易怒、口苦脉弦等症状。
	脾失健运	兼见纳呆呕恶、头痛、苔腻诸症。
	肾精不足	多兼有腰酸腿软、耳鸣如蝉等症。
辨标本虚实	虚证	病程较长，反复发作，遇劳即发，伴两目干涩，腰膝酸软，或面色㿠白，神疲乏力，脉细或弱。
	实证	病程短，或突然发作，眩晕重，视物旋转，伴呕恶痰涎，头痛，面赤。

（二）治疗原则

眩晕的治疗原则是补虚泻实，调整阴阳。虚者当滋养肝肾，补益气血，填精生髓。实证当平肝潜阳，清肝泻火，化痰行瘀。

（三）证治分类

辨证分型	临床特征	治法	代表方	方歌	随症加减
肝阳上亢	眩晕耳鸣，头目胀痛，口苦，失眠多梦，遇烦劳郁怒而加重，甚则仆倒，颜面潮红，急躁易怒，肢麻震颤，舌红苔黄，脉弦或数。	平肝潜阳清火息风	天麻钩藤饮加减	天麻钩藤石决明，杜仲牛膝桑寄生，栀子黄芩益母草，茯神夜交安神宁。	肝火上炎，口苦目赤，烦躁易怒者，加龙胆草、丹皮、夏枯草；若肝肾阴虚较甚，目涩耳鸣，腰酸膝软，舌红少苔，脉弦细数者，可酌加枸杞子、首乌、生地、麦冬、玄参。
气血亏虚	眩晕动则加剧，劳累即发，面色㿠白，神疲乏力，倦怠懒言，唇甲不华，发色不泽，心悸少寐，纳少腹胀，舌淡苔薄白，脉细弱。	补益气血调养心脾	归脾汤	归脾汤用术参芪，归草茯神远志齐，酸枣木香龙眼肉，煎加姜枣益心脾。	若中气不足，气短乏力，纳少神疲，便溏下坠者，可合用补中益气汤；若自汗时出，易于感冒，当重用黄芪，加防风、浮小麦益气固表敛汗。

续表

辨证分型	临床特征	治法	代表方	方歌	随症加减
肾精不足	眩晕日久不愈,精神萎靡,腰酸膝软,少寐多梦,健忘,两目干涩,视力减退,或遗精滑泄,耳鸣齿摇。或颧红咽干,五心烦热,舌红少苔,脉细数;或面色㿠白,形寒肢冷,舌淡嫩,苔白,脉弱尺甚。	滋养肝肾益精填髓	左归丸	左归丸内山药地,萸肉枸杞与牛膝,菟丝龟鹿二胶合,壮水之主方第一。	若阴虚火旺者,加鳖甲、龟板、知母、黄柏、丹皮、地骨皮等;若肾失封藏固摄,遗精滑泄者,可酌加芡实、莲须、桑螵蛸等;若阴损及阳,肾阳虚明显者,加右归丸温补肾阳,填精补髓,或酌配巴戟天、仙灵脾、肉桂。
痰湿中阻	眩晕,头重昏蒙,或伴视物旋转,胸闷恶心,呕吐痰涎,食少多寐,舌苔白腻,脉濡滑。	化痰祛湿健脾和胃	半夏白术天麻汤	半夏白术天麻汤,苓草橘红枣生姜;眩晕头痛风痰盛,痰化风熄复正常。	若眩晕较甚,加代赭石、生姜、旋覆花以镇逆止呕;若兼见耳鸣重听,可酌加郁金、菖蒲;若痰郁化火,头痛头胀,心烦口苦,渴不欲饮,舌红苔黄腻,脉弦滑者,宜用黄连温胆汤清化痰热。
瘀血阻窍	眩晕,头痛,兼见健忘,失眠,心悸,精神不振,耳鸣耳聋,面唇紫暗,舌暗有瘀斑,脉涩或细涩。	祛瘀生新活血通窍	通窍活血汤加减	通窍全凭好麝香,桃仁大枣与葱姜;川芎黄酒赤芍药,表里通经第一方。	若兼见神疲乏力,少气自汗等症,加入黄芪、党参益气行血;若兼畏寒肢冷,感寒加重,可加附子、桂枝温经活血。

【昭昭医考提示】
眩晕记忆歌诀
眩晕风火痰瘀虚,肝脾肾脏辨虚实;
肝阳痰瘀清窍扰,天麻半夏通窍好;
气血亏虚归脾妙,肾亏左归右归宝。

要点四　眩晕的转归预后 ★

眩晕的预后与病情轻重有关。若病情较轻,治疗护理得当,则预后多属良好;反之,若病久不愈,发作频繁,发作时间长,症状重笃,则难以获得根治。尤其是肝阳上亢者,阳愈亢而阴愈亏,阴亏则更不能涵木潜阳,阳化风动,血随气逆,夹痰夹火,横窜经隧,蒙蔽清窍,即成中风危证,预后不良。少数内伤眩晕患者,也可因肝血、肾精耗竭,耳目失其荣养,而发为耳鸣或失明之病证。

要点五　眩晕的预防调护 ★

1. 预防眩晕的发生,应避免和消除能导致眩晕发生的各种内、外致病因素。要适当锻炼,增强体质;保持情绪稳定,防止七情内伤;注意劳逸结合,避免体力和脑力的过度劳累;饮食有节,防止暴饮暴食,过食肥甘醇酒及过咸伤肾之品,尽量戒烟戒酒。

2. 眩晕发病后要及时治疗,注意休息,严重者当卧床休息;注意饮食清淡,保持情绪稳定,避免突然、剧烈的体位改变和头颈部运动,以防眩晕症状的加重,或发生昏仆。有眩晕史的病人,当避免剧烈体力活动,避免高空作业。

历年真题精选

【A1 型题】

1. "无痰不作眩",出自的医著是

A.《素问·六元正纪大论》　　　　B.《金匮要略》　　　　C.《丹溪心法》

D.《景岳全书》　　　　　　　　　　　　　E.《医学正传》

答案：C；　考点：历代医家对眩晕的认识

解析：朱丹溪在《丹溪心法》中提出"无痰不作眩"倡导痰火致眩学说。故选择 C。

【A2 型题】

2. 患者眩晕,头重如蒙,胸闷恶心,食少寐多,舌苔白腻,脉滑。治疗应首选

A. 苓桂术甘汤　　　　　　　　B. 半夏白术天麻汤　　　　　　　C. 黄连温胆汤

D. 半夏厚朴汤　　　　　　　　E. 半夏秫米汤

答案：B；　考点：眩晕痰浊中阻证的证治

解析：痰浊中阻,清阳不升,导致眩晕,头重如蒙,气机不利,故胸闷恶心,食少寐多,舌苔白腻,脉滑,均为痰湿壅盛之证。治宜燥湿祛痰,健脾和胃,用半夏白术天麻汤。故选择 B。苓桂术甘汤用于阳虚水盛。黄连温胆汤用于痰热壅盛。半夏厚朴汤用于痰气交阻。

3. 患者,女,42 岁。眩晕昏蒙,头重如裹,胸闷恶心,纳呆多寐,舌苔白腻,脉濡滑。其病机是

A. 风湿　　　　　B. 气虚　　　　　C. 血虚　　　　　D. 痰浊　　　　　E. 肾虚

答案：D；　考点：眩晕痰浊中阻证的诊断要点

解析：痰浊上蒙神窍,故见眩晕昏蒙,头重如裹;痰浊中阻,故胸闷恶心,纳呆多寐。容易鉴别。故选择 D。

4. 患者眩晕,动则加剧,劳则即发,面色白,唇甲不华,心悸少寐,神疲懒言,饮食减少,舌质淡,脉细弱。其治法是

A. 健脾益气,益肾温中　　　　　　　　B. 温补脾肾,通络宁心

C. 健脾益肾,活血化瘀　　　　　　　　D. 补益肝肾,化瘀通络

E. 补养气血,健运脾胃

答案：E；　考点：眩晕气血亏虚证的主症、治法

解析：眩晕,动则加剧,劳则即发,见面色白,唇甲不华,心悸少寐,神疲懒言,饮食减少,舌质淡,脉细弱,此为气血亏虚的表现,应"补养气血,健运脾胃",故选择 E。

5. 患者眩晕,精神萎靡,健忘多梦,腰膝酸软,四肢不温,形寒怯冷,舌质淡,脉沉细无力。治疗应首选

A. 左归丸　　　　B. 右归丸　　　　C. 大定风珠　　　　D. 大补元煎　　　　E. 附子理中丸

答案：B；　考点：眩晕肾阳虚证的主症、方药

解析：患者眩晕,见"四肢不温,形寒怯冷,舌质淡,脉沉细无力"属肾阳虚,治疗应选右归丸。故选择 B。

细目三　中　风

【考点透视】

本细目内容出题率一般,重点记忆中经络、中脏腑以及恢复期各证型主证、治法、方药。

要点一　中风的定义、病因、病机★★

中风	
定义	中风是以猝然昏仆,不省人事,半身不遂,口眼歪斜,语言不利为主症的病证。
病因	内伤积损、劳欲过度、饮食不节、情志所伤、气虚邪中。
病机	1. 中风的基本病机为阴阳失调,气血逆乱,上犯于脑,虚、火、风、痰)、气(气逆)、血为其病机六端。 2. 病位在脑,与心、肝、脾、肾密切相关。 3. 病理因素主要为风、火、痰、瘀。 4. 其病理性质多属本虚标实,上盛下虚。本虚为肝肾阴虚,气血衰少;标实为风火相扇,痰湿壅盛,气血逆乱。

要点二　中风的诊断与病证鉴别★★★★

(一)中风的诊断依据

1. 具有突然昏仆,不省人事,半身不遂,偏身麻木,口眼歪斜,言语謇涩等特定的临床表现。轻症仅见眩晕,偏身麻木,口眼歪斜,半身不遂等。

2. 多**急性起病**,好发于 **40 岁以上**年龄。

3. 发病之前多有头晕、头痛、肢体一侧麻木等**先兆症状**。

4. 常有眩晕、头痛、心悸等病史,病发多有**情志失调**、**饮食不当**或**劳累**等**诱因**。

(二)病证鉴别

1. 中风与口僻的鉴别如下:

	相同点	不同点
口僻	两病均可出现**口眼歪斜**、**言语不清**等症状。	口眼㖞斜,但常伴**耳后疼痛**,口角流涎,言语不清,而**无半身不遂或神志障碍**等表现,**不同年龄均可罹患**。
中风		突然昏仆,**不省人事**,**半身不遂**,偏身麻木,口眼㖞斜,言语謇涩等。**40 岁以上多见**。

2. 中风与厥证的鉴别如下:

	相同点	不同点
厥证	两病均有**突然昏仆**、**不省人事**之表现。	厥证神昏**时间短**暂,发作时常伴有**四肢逆冷**,移时多**可自行苏醒**,醒后无半身不遂、口眼㖞斜、言语不利等表现。
中风		突然昏仆,不省人事,神昏后出现半身不遂,偏身麻木,口眼㖞斜,言语謇涩等。

3. 中风与痉证的鉴别如下:

	相同点	不同点
痉证	两病均可出现**神志昏迷**的症状。	四肢抽搐、项背强直甚至角弓反张为主症,痉证之**神昏多出现在抽搐之后**,痉证**抽搐时间长**,无半身不遂、口眼㖞斜等症状。
中风		中风患者多在**起病时即有神昏**,而后可以出现抽搐,中风**抽搐时间短**,出现半身不遂、口眼㖞斜。

4. 中风与痿证的鉴别如下:

	相同点	不同点
痿证	两病均可出现**肢体瘫痪**、**活动无力**等症状。	痿证一般**起病缓慢**,以双下肢瘫痪或四肢瘫痪,或肌肉萎缩,筋惕肉瞤为多见,**起病时无神昏**。
中风		中风的肢体瘫痪多**起病急骤**,且以偏瘫不遂为主,常有不同程度的**神昏**。

5. 中风与痫证的鉴别如下:

	相同点	不同点
痫证	两病均可出现**起病急骤**、**突然昏仆倒地**症状。	为**阵发性神志异常**的疾病,猝发仆地时常口中作声,如**猪羊啼叫**,四肢频抽而口吐**白沫**,神昏多为**时短暂**,移时**可自行苏醒**,醒后一如常人,但**可再发**。
中风		中风则仆地无声,一般**无四肢抽搐及口吐涎沫**,神昏症状严重,持续时间长,**难以自行苏醒**,多伴有**半身不遂**、**口眼㖞斜**。

要点三 中风的辨证论治 ★★★★★

(一)辨证要点

辨中经络、中脏腑	中经络		半身不遂、口眼㖞斜、语言不利,但意识清楚。
	中脏腑	闭证	**属实**,因邪气内闭清窍所致,症见神志昏迷、**牙关紧闭**、**口噤不开**、**两手握固**、**肢体强痉**等。
		脱证	**属虚**,乃为五脏真阳散脱,阴阳即将离决之候,临床可见神志昏愦无知、**目合口开**、**四肢松懈瘫软**、**手撒肢冷汗多**、二便自遗、鼻息低微。

续表

辨分期	急性期	发病后二周以内,中脏腑可至一个月。
	恢复期	发病二周后或一个月至半年内。
	后遗症期	发病半年以上。

（二）治疗原则

中经络以平肝息风,化痰祛瘀通络为主。中脏腑闭证,治当息风清火、豁痰开窍,通腑泄热;脱证急宜救阴回阳固脱;对内闭外脱之证,则须醒神开窍与扶正固脱兼用。恢复期及后遗症期,多为虚实兼夹,当扶正祛邪,标本兼顾,平肝息风,化痰祛瘀,与滋养肝肾,益气养血并用。

（三）证治分类

辨证	分型	临床特征	治法	代表方	方歌	随症加减
中经络	风痰入络	肌肤不仁,手足麻木,突然发生口眼歪斜,语言不利,口角流涎,舌强语謇,甚则半身不遂,或兼见手足拘挛,关节酸痛等症,舌苔薄白,脉浮数。	祛风化痰通络	真方白丸子加减	南星夏川乌,蝎子天麻香,天南星、半夏、川乌头、白附子、全蝎,枳壳、天麻、木香。	语言不清者,加菖蒲、远志祛痰宣窍;痰瘀交阻,舌紫有瘀斑,脉细涩者,可酌加丹参、桃仁、红花、赤芍等活血化瘀。
	风阳上扰	平素头晕头痛,耳鸣目眩,突然发生口眼歪斜,舌强语謇,或手足重滞,甚则半身不遂等症,舌质红苔黄,脉弦。	平肝潜阳,活血通络	天麻钩藤饮加减	天麻钩藤石决明,栀牡寄生膝与芩,夜藤茯神益母草,主治眩晕与耳鸣。	夹有痰浊,胸闷,恶心,苔腻,加陈胆星、郁金;头痛较重,加羚羊角、夏枯草以清肝息风;腿足重滞,加杜仲、寄生补益肝肾。
	阴虚风动	平素头晕耳鸣,腰酸,突然发生口眼歪斜,言语不利,手指瞤动,甚或半身不遂,舌质红,苔腻,脉弦细数。	滋阴潜阳,息风通络	镇肝息风汤	镇肝熄风芍天冬,玄参龟板赭茵从,龙牡麦芽膝草楝,肝阳上亢能奏功。	痰热较重,苔黄腻,泛恶,加胆星、竹沥、川贝母清热化痰;阴虚阳亢,肝火偏旺,心中烦热,加栀子、黄芩清热除烦。
中脏腑	痰热腑实（闭证）	素有头痛眩晕,心烦易怒,突然发病,半身不遂,口舌歪斜,舌强语謇或不语,神识欠清或昏糊,肢体强急,痰多而黏,伴腹胀,便秘,舌质暗红,或有瘀点瘀斑,苔黄腻,脉弦滑或弦涩。	通腑泄热,息风化痰	桃仁承气汤	桃核承气硝黄草。	头痛,眩晕严重者,加钩藤、菊花、珍珠母平肝降逆;烦躁不安,彻夜不眠,口干,舌红,加生地、沙参、夜交藤养阴安神。
	痰火瘀闭（阳闭证）	突然昏仆,不省人事,牙关紧闭,口噤不开,两手握固,大小便闭,肢体强痉,面赤身热,气粗口臭,躁扰不宁,苔黄腻,脉弦滑而数。	息风清火,豁痰开窍	羚角钩藤汤至宝丹、安宫牛黄丸;羚羊角汤	羚角钩藤菊花桑,地芍贝茹茯草襄,凉肝熄风又养阴,肝热生风急煎尝。至宝朱珀麝息香,雄玳犀角与牛黄,金银两箔兼龙脑,开窍清热解毒良。	若痰热阻于气道,喉间痰鸣辘辘,可服竹沥水、猴枣散以;肝火旺盛,面红目赤,脉弦劲有力,宜酌加龙胆草、栀子、夏枯草、代赭石、磁石;腑实热结,腹胀便秘,苔黄厚,宜加生大黄、元明粉、枳实。

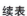

续表

辨证	分型	临床特征	治法	代表方	方歌	随症加减
中脏腑	痰浊瘀闭（阴闭证）	突然昏仆，不省人事，牙关紧闭，口噤不开，两手握固，肢体强痉，大小便闭，面白唇暗，静卧不烦，四肢不温，痰涎壅盛，苔白腻，脉沉滑缓。	化痰息风，宣郁开窍	涤痰汤	涤痰汤有夏橘草，参术竹茹枳姜枣；胆星菖蒲齐配入，主治风痰迷心窍。	兼有动风者，加天麻、钩藤以平息内风；有化热之象者，加黄芩、黄连；见戴阳证者，属病情恶化，宜急进参附汤、白通加猪胆汁汤救治。
	阴竭阳亡（脱证）	突然昏仆，不省人事，目合口张，鼻鼾息微，手撒肢冷，汗多，大小便自遗，肢体软瘫，舌痿，脉细弱或脉微欲绝。	回阳救阴，益气固脱	参附汤合生脉散	参附汤＝参＋附＋姜、枣生脉麦味与人参。生脉麦味与人参，保肺清心治暑淫，气少汗多兼口渴，病危脉绝急煎斟。	阴不恋阳，阳浮于外，津液不能内守，汗泄过多者，可加龙骨、牡蛎敛汗回阳；阴精耗伤，舌干，脉微者，加玉竹、黄精以救阴护津。
恢复期	风痰瘀阻	口眼歪斜，舌强语謇或失语，半身不遂，肢体麻木，苔滑腻，舌暗紫，脉弦滑。	搜风化痰，行瘀通络	解语丹	解语南星甘木香，向附天麻远志菖；羌活全蝎一并入，中风不语自然康。	痰热偏盛者，加全瓜蒌、竹茹、川贝母清化痰热；兼有肝阳上亢，头晕头痛，面赤，苔黄质红，脉弦劲有力，加钩藤、石决明、夏枯草平肝息风潜阳；咽干口燥，加天花粉、天冬养阴润燥。
	气虚络瘀	肢体偏枯不用，肢软无力，面色萎黄，舌质淡紫或有瘀斑，苔薄白，脉细涩或细弱。	益气养血，化瘀通络	补阳还五汤	补阳还五赤芍芎，归尾通经佐地龙，四两黄芪为主药，血中瘀滞用桃红。	血虚甚，加枸杞、首乌藤以补血；肢冷，阳失温煦，加桂枝温经通脉；腰膝酸软，加川断、桑寄生、杜仲以壮筋骨，强腰膝。
	肝肾亏虚	半身不遂，患肢僵硬，拘挛变形，舌强不语，或偏瘫，肢体肌肉萎缩，舌红脉细，或舌淡红，脉沉细。	滋养肝肾	左归丸合地黄饮子	左归丸内山药地，萸肉枸杞与牛膝，菟丝龟鹿二胶合，壮水之主方第一。地黄饮子麦味斛，苁戟附桂阴阳补；化痰开窍菖远茯，加薄姜枣喑痱服。	若腰酸腿软较甚，加杜仲、桑寄生、牛膝补肾壮腰；肾阳虚，加巴戟天、苁蓉补肾益精，附子、肉桂温补肾阳；夹有痰浊，加菖蒲、远志、茯苓化痰开窍。

【昭昭医考提示】

中风记忆歌诀

中经络
中风不遂口眼喎，
气血逆乱阴阳乖；
脉络空虚风痰入，
真方白丸祛风出；
天麻钩藤内风狂，
镇肝息风制暴阳。

中脏腑
中脏昏仆不知人，
闭证脱证要细分；
通腑泄热桃承气，
羚角安宫开窍急；
阴闭涤痰苏合香，
参附生脉固脱忙。

恢复期
中风后遗治颇难，
针灸推拿并锻炼；
风痰阻络解语丹，
气虚血瘀补阳还；
肝肾阴虚下元衰，
地黄饮子左归采。

要点四　中风的转归预后★

中风病患者的转归取决于其体质的强弱、正气的盛衰、病情的轻重及诊疗的正确及时调养是否得当等。中脏腑者，神志由昏迷逐渐清，半身不遂趋于恢复，说明其向中经络转化，病势为顺，预后多好。若出现顽固性呃逆、呕血、厥脱者，此为中风变证，多致正气散脱。若邪盛正伤，虽经救治，终因正气已伤，致病程迁延成为中风,病后遗症者,常见半身不遂、口舌喎斜、言语不利、痴呆等,要抓紧时机,积极治疗,同时配合外敷熏洗及针灸按摩,并适当锻炼,以提高疗效。中风病后遗症期,若偏瘫肢体由松懈瘫软变为拘挛发痉,伴躁扰不宁,此由正气虚乏,邪气日盛而致,病情较重。

要点五　中风的预防调护★

1. 关于中风的预防,应识别中风先兆,及时处理,以预防中风发生。平时在饮食上宜食清淡易消化之物,忌肥甘厚味、动风、辛辣刺激之品,并禁烟酒。要保持心情舒畅,做到起居有常,饮食有节,避免疲劳,以防止卒中和复中。

2. 既病之后,应加强护理。遇中脏腑昏迷时,须密切观察病情变化,注意面色、呼吸、汗出等变化,以防向闭脱转化。加强口腔护理,及时清除痰涎,喂服或鼻饲中药时应少量多次频服。恢复期要加强偏瘫肢体的被动活动,进行各种功能锻炼,并配合针灸、推拿、理疗、按摩等。偏瘫严重者,防止患肢受压而发生变形。语言不利者,宜加强语言训练。长期卧床者,保护局部皮肤,防止发生褥疮。

历年真题精选

1. 中风的病理基础是

A. 风火痰瘀　　　B. 气血逆乱　　　C. 心肝火旺　　　D. 肝阳上亢　　　E. 肝肾阴虚

答案:A; 考点:中风的病理基础

解析:中风的病理基础是风火痰瘀,其余选项都是病因,不是病理因素。故选择 A。

2. 中风之中脏腑与中经络的鉴别要点是

A. 神志不清　　　B. 半身不遂　　　C. 语言不利　　　D. 肢体软瘫　　　E. 口舌歪斜

答案:A; 考点:中风中经络和中脏腑的区别

解析:中风有中经络、中脏腑之分,而神志障碍的有无是其划分的标志,故选择 A。半身不遂、语言不利、肢体瘫软、口舌歪斜是中风中经络和中脏腑的共同表现,故排除选项 B、C、D、E。

【A2 型题】

3. 患者突然昏仆,不省人事,肢体软瘫,目合口张,鼻鼾息微,手撒肢冷,汗多,二便自遗,舌痿,脉微欲绝。其中风属

A. 中经络　　　B. 阳闭证　　　C. 阴闭证　　　D. 脱证　　　E. 后遗症

答案:D; 考点:中风的分类

解析:中风根据有无神志障碍分为中经络、中脏腑。中脏腑又有闭证和脱证之分。闭证又分阴阳。根据病程可分为急性期、慢性期、后遗症期。脱证乃阳气外脱,以突然昏仆,不省人事,肢体软瘫,目合口张,鼻鼾息微,手撒肢冷,汗多,二便自遗,舌痿,脉微欲绝为主症。故选择 D。

4. 患者平素头晕头痛,突然昏倒,不省人事,有半侧身体不遂,牙关紧闭,面红身热,舌红苔黄腻,脉弦滑数。其诊断是

A. 中风(中经络络脉空虚风邪人中)　　　B. 中风(中经络肝肾阴虚风阳上扰)

C. 中风(中脏腑闭证阳闭)　　　D. 中风(中脏腑闭证阴闭)

E. 中风(中脏腑脱证)

答案:C; 考点:中风的辨证要点

解析:参考本细目第 1 题。有神志障碍为中脏腑。牙关紧闭为闭证。有热象为阳闭。故选择 C。

5. 患者平素眩晕,耳鸣,突然发生口舌歪斜,舌强语謇,半身不遂,但其神志清楚,舌红,脉弦滑,应首选

A. 大秦艽汤　　　B. 镇肝熄风汤　　　C. 龙胆泻肝汤　　　D. 地黄饮子　　　E. 苏合香丸

答案:D; 考点:中风各证型治疗

解析:语言不利,证属肾精亏虚者,应补肾填精,用地黄饮子,故选择 D。

细目四　癫　狂

【考点透视】

1. 熟悉病因病机、治疗原则。

2. 注意区分癫证与狂证之虚实。

3. 重点注意痰热瘀结、火盛阴伤证的治法、方药。

要点一　癫狂的定义、病因、病机★

	癫狂
定义	癫狂为精神失常疾病,癫病以精神抑郁,表情淡漠,沉默痴呆,语无伦次,静而多喜为特征。狂病以精神亢奋,狂躁不安,喧扰不宁,骂詈毁物,动而多怒为特征,合称癫狂。
病因	七情内伤,饮食失节,禀赋不足。
病机	1. 病变脏腑主要在心肝,涉及脾胃,久而伤肾。 2. 病理因素以气、痰、火、瘀为主。 3. 癫与狂的病机特点各有不同。癫为痰气郁结,蒙蔽神机;狂为痰火上扰,神明失主。但癫证痰气郁而化火,可转化为狂证;狂证日久,郁火宣泄而痰气留结,又可转化癫证,故两者不能截然分开。癫狂日久,又易耗伤气血、损伤脏腑;气、痰、火、瘀之间也可相互转化。其中,脏气不平,阴阳失调,脑之神机逆乱又是病机的关键所在。 4. 病理性质属本虚标实。

要点二　癫狂的诊断与病证鉴别★★★

（一）癫狂的诊断依据

1. 神情抑郁,表情淡漠,静而少动,沉默痴呆,或喃喃自语,语无伦次;或突然狂奔,喧扰不宁,呼号打骂,不避亲疏等精神失常症状。

2. 有癫狂的家族史,或脑外伤史。多发于青壮年女性,素日性格内向,近期情志不遂,或突遭变故,惊恐而心绪不宁。

3. 排除药物、中毒、热病原因所致。

（二）病证鉴别

1. 癫证与狂证的鉴别如下:

	相同点	不同点
癫证	两病均属性格行为异常的精神疾病。	癫病属阴,以静而多喜为主,表现为沉静独处,言语支离,畏见生人,或哭或笑,声低气怯,以抑郁性精神失常为特征。
狂证		狂病属阳,以动而多怒为主,表现躁动狂乱,气力倍常,呼号詈骂,声音多亢,以兴奋性精神失常为特征。

2. 癫证与郁证的鉴别如下:

	相同点	不同点
郁证	两病均可出现喜怒无常等精神失常症状。	郁证表现心情抑郁,情绪不宁,胸胁胀闷,急躁易怒,心悸失眠,喉中如有异物等,以自我感觉异常为主,但神志清晰。
癫证		癫病亦见喜怒无常,多语或不语等症,一般已失去自控力,神明逆乱,神志不清。

3. 癫证与痴呆的鉴别如下:

	相同点	不同点
痴呆	两病均可表现为表情淡漠沉默痴呆等症状。	痴呆以智能低下为突出表现,以神志呆滞,愚笨迟钝为主要证候特征,其部分症状可自制。
癫证		以精神抑郁,表情淡漠,沉默痴呆,语无伦次,静而多喜为特征。

4.癫证与痫证的鉴别如下:

痫证是以突然昏仆,不省人事,两目上视,口吐涎沫,四肢抽搐为特征的发作性疾病,与癫证不难区别。

要点三　癫狂的辨证论治 ★★★

（一）癫狂的辨证要点

首先辨癫证与狂证之不同,其次辨病性虚实。

辨癫狂	癫证	癫证初期以情感障碍为主,表现情感淡漠,生活懒散,少与人交往,喜静恶动。若病情进一步发展,可出现思维障碍,情绪低下,沉默寡言,学习成绩下降,直至丧失生活和工作能力。进一步发展,病情更甚者,可出现淡漠不知,喃喃自语,终日闭户,不知饥饱。
	狂证	狂证初期以情绪高涨为主,多见兴奋话多,夜不寐,好外走,喜冷饮,喜动恶静。病情进一步发展,渐至频繁外走,气力倍增,刚暴易怒,登高而歌,自高贤,自尊贵,部分患者亦可出现呼号骂詈,不避水火,不避亲疏的严重症状。
辨病性虚实	实证	初病属实
	虚证	久病属虚

（二）治疗原则

初期多以邪实为主,治当理气解郁,畅达神机,降(泄)火豁痰,化瘀通窍。后期以正虚为主,治当补益心脾,育阴养血,调整阴阳。

（三）证治分类

辨证	分型	临床特征	治法	代表方	方歌	随症加减
癫证	痰气郁结	精神抑郁,表情淡漠,沉默痴呆,时时太息,言语无序,或喃喃自语,多疑多虑,喜怒无常,秽洁不分,不思饮食,舌红苔腻而白,脉弦滑。	理气解郁,化痰醒神	逍遥散合顺气导痰汤	逍遥散用当归芍,柴苓术草加姜薄,肝郁血虚脾气弱,调和肝脾功效卓。	若痰伏较甚者予控涎丹;痰迷心窍者服苏合香丸;病久痰气郁结,加桃仁、红花;若不寐易惊,烦躁不安者,用温胆汤加黄连合白金丸加减。
	心脾两虚	神思恍惚,魂梦颠倒,心悸易惊,善悲欲哭,肢体困乏,饮食锐减,言语无序,舌淡,苔薄白,脉沉细无力。	健脾益气,养心安神	养心汤合越鞠丸加减	行气解郁越鞠丸,香附芎苍栀曲研,气血痰火湿食郁,随证易君并加减。	若心气耗伤,营血内亏,悲伤欲哭,加淮小麦、大枣;气阴两虚加太子参、麦冬;心悸易惊,加龙齿、磁石重镇安神;病久加肉桂、附子、巴戟天、仙茅、仙灵脾等温补肾阳。
狂证	痰火扰神	起病先有性情急躁,头痛失眠,两目怒视,面红目赤,突然狂乱无知,骂詈号叫,不避亲疏,逾垣上屋,或毁物伤人,气力逾常,不食不眠,舌质红绛,苔多黄腻或黄燥而垢,脉弦大滑数。	清心泻火,涤痰醒神	生铁落饮加减	龙胆草、黄连、连翘、胆星、贝母、橘红、竹茹、石菖蒲、远志、茯神、生铁落、朱砂、玄参、天冬、麦冬、丹参。	若痰火壅盛用礞石滚痰丸逐痰;若阳明腑热用小承气汤,烦热渴饮,加生石膏、知母、天花粉、生地清热生津;久病加丹皮、赤芍、大黄、桃仁。

续表

辨证	分型	临床特征	治法	代表方	方歌	随症加减
狂证	痰热瘀结	癫狂日久不愈,面色晦滞而秽,情绪躁扰不安,多言不序,恼怒不休,甚至登高而歌,弃衣而走,妄见妄闻,妄思离奇,头痛,心悸而烦,舌质紫暗,有瘀斑,少苔或薄黄苔干,脉弦细或细涩。	豁痰化瘀,调畅气血	癫狂梦醒汤	半夏、胆南星、陈皮、柴胡、香附、青皮、桃仁、赤芍、丹参	如有蕴热者,加黄连、黄芩以清之;有蓄血内结者,加服大黄䗪虫丸,祛瘀生新,攻逐蓄血;不饥不食者,加白金丸。
	火盛阴伤	癫狂久延,时作时止,势已较缓,妄言妄为,呼之能自制,但有疲惫之象,寝不安寐,烦惋焦躁,形瘦、面红而秽,口干便难,舌尖红无苔,有剥裂,脉细数。	育阴潜阳,交通心肾	二阴煎合琥珀养心丹	川黄连、黄芩、生地黄、麦冬、玄参、阿胶、生白芍、人参、茯神、酸枣仁、柏子仁、远志、石菖蒲、生龙齿、琥珀、朱砂	若痰火未平,舌苔黄腻,质红,加胆南星、天竺黄;心火亢盛者,加朱砂安神丸;睡不安稳者,加孔圣枕中丹。

【昭昭医考提示】　　　　　　　　　　　　　　癫狂记忆歌诀
癫证抑郁静多语,忧愁日久痰气郁;
逍遥顺气导痰理,养心越鞠治心脾。
狂证亢奋动多怒,生铁落饮痰火休;
痰热瘀结梦醒好,阴伤二阴琥珀交。

要点四　癫狂的转归

本病的转归,关键在于早期诊断,及时治疗,重视精神调护,避免精神刺激。若失治、误治,或多次复发,则病情往往加重,形神俱坏,难以逆转。

要点五　癫狂的调护★

1. 重视精神疗法移情易性等精神疗法是预防和治疗癫狂的有效方法,如防止环境的恶性刺激,保持光线明亮,这对保持患者智力、活跃情绪、增加社会接触和消除被隔离感有益。勤更衣着,鼓励拜会亲友、谈心、读报、听收音机或看轻松娱乐性电视。病房布置家庭化,以免医院的白色标志引起患者负性情绪。组织患者参加娱乐活动,对患者治疗和恢复十分有益。

2. 加强护理癫狂之病多由内伤七情而引起,注意精神护理,包括情志和谐、起居、饮食、劳逸调摄规律。正确对待病人的各种病态表现,不应讥笑、讽刺,要关心、体贴、照顾病人。对重症病人的打人、骂人、自伤、毁物等症状,要采取防护措施,注意安全,防止意外,必要时专人照顾。对拒食病人应寻找原因,根据其特点进行劝导、督促,可喂食或鼻饲,以保持营养。

3. 加强妇幼保健工作首先加强母孕期间的卫生,避免受到惊恐等精神刺激,对有阳性家族史者应当劝其不再生子女。同时注意幼儿的发育成长,一旦发现有精神异常表现,应尽早找专科医生诊治,早期治疗,预后较好。

历年真题精选

【A1 型题】

1. 治疗狂证火盛伤阴者,应首选
A. 二至丸　　　　B. 六磨汤　　　　C. 温胆汤　　　　D. 二阴煎　　　　E. 养心汤
答案:D;　考点:狂证火盛伤阴证的治疗方药

解析:二至丸补肝益肾,滋阴止血,用于肝肾阴虚证,排除选项 A;六磨汤顺气导滞,用于气机郁滞证,排除选项 B;温胆汤理气化痰,清胆和胃,用于胆胃不和,痰热内扰证,排除选项 C;二阴煎滋阴降火,安神定志,用于狂证火盛伤阴证,故选择选项 D;养心汤养血滋阴,宁心安神,用于血虚神失所养证,排除选项 E。

2. 狂证火盛伤阴证,其治法是

A. 活血化瘀,涤痰镇静　　　　　　　B. 安神定志,祛痰降火

C. 降火豁痰,安神宁心　　　　　　　D. 镇心涤痰,泻肝清火

E. 滋阴降火,安神定志

答案:E;　考点:狂证火盛伤阴证的治法

解析:参见本细目第 1 题,故选择 E。

3. 治疗狂证痰热瘀结证,应首选

A. 顺气导痰汤　　B. 越鞠丸　　　C. 生铁落饮　　　D. 琥珀养心丹　　　E. 癫狂梦醒汤

答案:E;　考点:狂证痰热郁结证的治疗

解析:狂病多实,主于痰火、瘀血,治宜活血化瘀,清热化痰,用癫狂梦醒汤。故选择 E。其余只治痰热,不治瘀血。

【B 型题】

(4～5 题共用选项)

A. 癫证　　　　B. 狂证　　　　C. 痫证　　　　D. 痉证　　　　E. 中风

4. 患者喧扰不宁,躁妄打骂,动而多怒。其诊断是

答案:B

5. 患者沉默痴呆,语无伦次,静而多喜。其诊断是

答案:A;　考点:癫证、狂证的鉴别

解析:癫属阴,狂属阳。癫病多虚,以沉默痴呆,语无伦次,静而多喜为特征。狂证多实,以喧扰不宁,躁妄打骂,动而多怒为特征。故 4 题选择 B,5 题选择 A。

细目五　痫　病

【考点透视】

熟悉痫病的临床表现、病机特点,重点掌握风痰痹阻、痰火扰神证的主症、治法、方药。

要点一　痫病的定义、病因、病机 ★

痫病	
定义	痫病是一种发作性神志异常的病证。临床以突然意识丧失,甚则仆倒,不省人事,强直抽搐,口吐涎沫,两目上视或口中怪叫为特征,移时苏醒,一如常人为特征。发作前可伴眩晕、胸闷等先兆,发作后常有疲倦乏力等症状。
病因	先天遗传、七情失调、惊恐、饮食失调、脑部外伤、六淫所干、它病之后。
病机	1. 本病的基本病机为脏腑失调,痰浊阻滞,气机逆乱,风痰内动,蒙蔽清窍。 2. 病理因素主要有风、火、痰、瘀,又以痰为重要。 3. 本病的病位在脑,涉及肝、脾、心、肾诸脏。其中肝、脾、肾的损伤是痫病发生的主要病理基础。 4. 病理性质属于本虚标实,本虚为脏腑受损,标实为风、火、痰、瘀,四者并非孤立致病,多是互相结合、互相影响而发病。

要点二　痫病的诊断与病证鉴别 ★★

(一)痫病的诊断依据

1. 任何年龄、性别均可发病,但多在儿童期、青春期或青年期发病,多有家族史,每因惊恐、劳累、情志过极等诱发。

2. 典型发作时突然昏倒,不省人事,两目上视,项背强直,四肢抽搐,口吐涎沫,或有异常叫声,或仅有突然

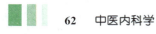

呆木,两眼瞪视,呼之不应,或头部下垂,面色苍白等。

3. 局限性发作可见多种形式,如口、眼、手等局部抽搐而无突然昏倒,或凝视,或语言障碍,或无意识动作等,多数在数秒至数分钟即止。

4. 发作前可有眩晕、胸闷等 先兆症状。

5. 发作突然,醒后如常人,醒后对发作时情况不知,反复发作。

（二）病证鉴别

1. 痫病与中风的鉴别见中风。

2. 痫病与厥证的鉴别如下：

	相同点	不同点
厥证	都可出现突然仆倒,昏不知人等症状。	面色苍白,四肢厥冷,或见口噤,握拳,手指拘急,而 无口吐涎沫、两目上视、四肢抽搐和病作怪叫之症。
痫病		两目上视、项背强直、四肢抽搐,口吐涎沫,或有异常叫声,或仅有突然呆木,两眼瞪视,呼之不应。

3. 痫病与痉证的鉴别如下：

	相同点	不同点
痉证	两者都具有四肢抽搐等症状。	痉证多见 持续发作,伴有角弓反张,身体强直,经治疗恢复后,或仍有原发疾病的存在。
痫病		痫病主证 仅见于发作之时,兼有口吐涎沫,病作怪叫,醒后如常人。

要点三 痫病的辨证论治 ★★★

（一）痫病的辨证要点

辨病情轻重	轻症	发病 持续时间短,间隔时间长。
	重症	发病 持续时间长,间隔时间短。
辨虚实	实证	发作期多实,多由风痰闭阻,痰火或瘀热扰动神明。
	虚证	间歇期多虚,或虚中夹实,常由心脾两虚,肝肾阴虚,夹风夹痰夹瘀所致。
辨病理因素	风	来势急骤,神昏猝倒,不省人事,口噤牙紧,颈项强直,四肢抽搐。
	痰	发作时 口吐涎沫,气粗痰鸣,呆木无知,发作后或有情志错乱,幻听,错觉,或有梦游。
	热	有 猝倒啼叫,面赤身热,口流气沫,平素或发作后有大便秘结,口臭苔黄。
	瘀	发作时 面色潮红、紫红,继则青紫,口唇紫绀,或有颅脑外伤、产伤等病史。

（二）痫病的治疗原则

发作期治标为主,着重 清泻肝火,豁痰息风,开窍定痫。

缓解期治本为主则补虚以,宜 益气养血,健脾化痰,滋补肝肾,宁心安神。

（三）证治分类

辨证分型	临床特征	治法	代表方	方歌	随症加减
风痰闭阻	发病前常有 眩晕,头昏,胸闷,乏力,痰多,心情不悦。发作呈多样性,或见 突然跌倒,神志不清,抽搐吐涎,或伴尖叫与二便失禁,短暂神志不清,双目发呆,茫然所失,谈话中断,持物落地,或精神恍惚而无抽搐,舌质红,苔白腻,脉弦滑有力。	涤痰息风,开窍定痫	定痫丸加减	痫二茯贝天麻,丹麦陈远蒲姜夏;胆星蝎蚕珀竹沥,姜汁甘草和朱砂;心祛痰又开窍,平肝熄风控痫发。	眩晕、目斜视者,加生龙骨、生牡蛎、磁石、珍珠母重镇安神。

辨证分型	临床特征	治法	代表方	方歌	随症加减
痰火扰神	发作时昏仆抽搐,吐涎,或有吼叫,平时急躁易怒,心烦失眠,咳痰不爽,口苦咽干,便秘溲黄,病发后,症情加重,彻夜难眠,目赤,舌红,苔黄腻,脉弦滑而数。	清热泻火,化痰开窍	龙胆泻肝汤合涤痰汤加减	涤痰汤:涤痰温胆参菖星(人参、菖蒲、胆南星)。龙胆栀芩酒拌炒,木通泽泻车柴草,当归生地益阴血,肝胆实火湿热消。	有肝火动风之势者,加天麻、石决明、钩藤、地龙、全蝎,以平肝息风。
瘀阻脑络	平素头晕头痛,痛有定处,常伴单侧肢体抽搐,或一侧面部抽动,颜面口唇青紫,舌质暗红或有瘀斑,舌苔薄白,脉涩或弦。多继发于颅脑外伤、产伤、颅内感染性疾患后,或先天脑发育不全。	活血化瘀,息风通络	通窍活血汤加减	通窍全凭好麝香,桃仁大枣与葱姜,川芎黄酒赤芍药,表里通经第一方。	痰涎偏盛者,加半夏、胆南星、竹茹。
心脾两虚	反复发痫,神疲乏力,心悸气短,失眠多梦,面色苍白,体瘦纳呆,大便溏薄,舌质淡,苔白腻,脉沉细而弱。	补益气血,健脾宁心	六君子汤合归脾汤加减	六君子汤:四君子＋陈皮、半夏。四君子汤中和义,人参苓术甘草比,益气健脾基础剂,脾胃气虚治相宜。归脾汤用术参芪,归草茯神远志齐,酸枣木香龙眼肉,煎加姜枣益心脾。	若痰浊盛而恶心呕吐痰涎者,加胆南星、姜竹茹、瓜蒌、石菖蒲、旋覆花化痰降浊;便溏者,加炒苡仁、炒扁豆、炮姜等健脾止泻;夜游者,加生龙骨、生牡蛎、生铁落等镇心安神。
心肾亏虚	痫病频发,神思恍惚,心悸,健忘失眠,头晕目眩,两目干涩,面色晦暗,耳轮焦枯不泽,腰膝酸软,大便干燥,舌质淡红,脉沉细而数。	补益心肾,潜阳安神	左归丸合天王补心丹加减	左归丸内山药地,黄肉枸杞与牛膝,菟丝龟鹿二胶合,壮水之主方第一。补心地归二冬仁,远茯味砂桔三参,阴亏血少生内热,滋阴养血安心神。	若神思恍惚,持续时间长者,加阿胶补益心血;心中烦热者,加焦山栀、莲子心清心除烦;大便干燥者,加玄参、天花粉、当归、火麻仁以养阴润肠通便。

【昭昭医考提示】　　　　　　　　痫病记忆歌诀
痫病定痫治风痰,痰火涤痰并龙胆;
瘀阻脑络通窍宜,六君归脾益心脾;
痫病日久心肾亏,天王补心合左归。

要点四　痫病的预防调护

1. 加强孕妇保健,避免胎气受损。痫病发生多与母亲在孕期内外邪干忤及七情、饮食、劳倦等失调有关,尤其在出生过程中,胎儿头部外伤也能导致。因此,特别要注意母亲孕期卫生,加强孕妇自身保健,避免胎气受损。

2. 加强护理,预防意外。

(1) 发作时注意观察神志的改变,抽搐的频率,脉搏的快慢与节律,舌之润燥,瞳孔之大小,有无发绀及呕吐,二便是否失禁等情况,并详加记录。对昏仆抽搐的病人,凡有义齿者均应取下,并用裹纱布的压舌板放入病人口中,防止咬伤唇舌,同时加用床档,以免翻坠下床。

(2) 休止期患者,不宜驾车、骑车,不宜高空、水上作业,避免脑外伤。

3. 加强休止期治疗,预防再发。应针对患者病后存在不同程度的正虚加以调补,如调脾胃,和气血,健脑髓,兼以顺气涤痰,活血化瘀等,但不可不加辨证地一概投入参、茸大补之品或其他温燥补品。

4. 注意调养。饮食宜清淡,多吃素菜,少食肥甘之品,切忌过冷过热、辛温刺激的食物,以减少痰涎及火热的滋生。

历年真题精选

【A1 型题】

1. 下列哪项与痫证发病无直接关系
   A. 情志失调   B. 饮食不节   C. 胎气受损   D. 脑部外伤   E. 先天因素
   答案:C; 考点:痫病的发病原因
   解析:痫病形成,大多由于情志失调气机逆乱、饮食不节痰随气升、脑部外伤气血瘀阻、先天不足肾亏精伤。但是胎气受损只是使得胎儿出生后存在易发痫病的可能性,与发病无直接联系。故选择 C。

2. 痫病与五脏均有关联,但主要责之于
   A. 肺、脾   B. 肝、肾   C. 心、肝   D. 肺、肾   E. 肝、脾
   答案:C; 考点:痫病的病位
   解析:痫病的表现主要是:①精神恍惚,昏不知人,责之于心;②口吐涎沫,两目上视,四肢抽搐;肝主筋,筋脉拘挛,责之于肝。故选择 C。

3. 治疗痫病风痰闭阻证,应首选
   A. 定痫丸   B. 涤痰汤   C. 顺气导痰汤   D. 生铁落饮   E. 羚角钩藤汤
   答案:A; 考点:痫病风痰闭阻证的治疗
   解析:痫病的病因病机为风火气痰瘀,蒙蔽心窍,壅塞经络,气机逆乱,元神失控。风痰闭阻者应豁痰息风,开窍定痫,用定痫丸合适。其余选项或只祛痰,或只息风,不能开窍定痫。故选择 A。

【A2 型题】

4. 患者突然仆倒,昏不知人,口吐白沫,四肢抽搐,口中喊叫,无口眼㖞斜及半身不遂。其诊断是
   A. 中风   B. 痉证   C. 痫证   D. 厥证   E. 眩晕
   答案:C; 考点:痫病的诊断要点
   解析:痫病的特点如上,一昏二抽三无后遗症。痉证不昏迷,厥证、眩晕不抽搐,中风有口眼㖞斜、半身不遂的后遗症。故选择 C。

5. 患者突然跌倒,神志不清,口吐涎沫,两目上视,四肢抽搐,口中如作猪羊叫声,移时苏醒,舌苔白腻,脉弦滑。治疗应首选
   A. 定痫丸   B. 导痰汤   C. 二阴煎   D. 涤痰汤   E. 控涎丹
   答案:A; 考点:阳痫风痰闭阻证的治疗
   解析:痫病突然发作,为急性期,两目上视,四肢抽搐,口中作叫,移时苏醒,为阳痫,舌苔白腻,脉弦滑,为风痰闭阻,治宜急速豁痰息风,开窍醒神,用定痫丸。故选择 A。导痰汤、涤痰汤、控涎汤用于痫病急性发作或慢性休止期的化痰之用。二阴煎滋阴降火,安神定志,用于狂证火盛伤阴证。

6. 患者,女,28 岁。平日情绪急躁,心烦失眠,口苦而干,便秘,突发昏仆抽搐,尖叫吐涎,牙关紧闭,舌红苔黄腻,脉弦滑数。治疗应首选
   A. 定痫丸   B. 六君子汤   C. 大补元煎
   D. 甘麦大枣汤   E. 龙胆泻肝汤合涤痰汤
   答案:E; 考点:痫病肝火痰热证的治疗
   解析:突发昏仆抽搐,尖叫吐涎,牙关紧闭,为痫病。平日情绪急躁,心烦失眠,口苦而干,便秘,为肝火痰热证。治宜清肝泻火,化痰宁心,用龙胆泻肝汤合涤痰汤。故选择 E。定痫丸用于阳痫发作期。六君子汤用于脾虚痰盛。大补元煎用于肝肾阴虚。甘麦大枣汤用于心阴不足。

7. 患者,男,50 岁。昏仆抽搐吐涎,两目上视,口中如作猪羊叫,平时情绪急躁,心烦失眠,咯痰不爽,口苦

而干,舌红苔黄腻,脉弦滑数。治疗应首选

 A. 知柏地黄丸合定痫丸　　　　B. 天王补心丹合定痫丸

 C. 顺气导痰汤合二阴煎　　　　D. 龙胆泻肝汤合涤痰汤

 E. 滋水清肝饮合定痫丸

 答案:D;　考点:痫病痰火扰神证的主症与方药

解析:患者昏仆抽搐吐涎,两目上视,口中如作猪羊叫,此为痫病;见"心烦失眠,咯痰不爽,口苦而干,舌红苔黄腻,脉弦滑数"这类痰火扰神证,应用"龙胆泻肝汤合涤痰汤"清肝泻火,化痰开窍。故选择 D。

细目六　痴　呆

【考点透视】

1. 熟悉痴呆的病因病机和治疗原则。

2. 熟悉各证型的方药,重点注意髓海不足、脾肾两虚证的主症、治法与方药。

要点一　痴呆的定义、病因、病机★

	痴呆
定义	痴呆是由髓减脑消,神机失用所导致的一种神志异常的疾病,以呆傻愚笨、智能低下、善忘等为主要临床表现。
病因	七情内伤、年高体虚、久病耗损。
病机	1. 痴呆的基本病机为髓海不足,神机失用。 2. 其病位在脑,与心、肾、肝、脾均有关系。 3. 病理性质多属本虚标实之候,本虚为阴精、气血亏虚,标实为气、火、痰、瘀内阻于脑。 4. 本病在病机上常发生转化。一是气滞、痰浊、血瘀之间可以相互转化;二是气滞、痰浊、血瘀可以化热,而形成肝火、痰热、瘀热,上扰清窍;三是虚实之间可相互转化。故本病临床以虚实夹杂证为多见。

要点二　痴呆的诊断与病证鉴别★★

(一)痴呆的诊断依据

1. 以记忆力减退,记忆近事及远事的能力减弱,判定认知人物、物品、时间、地点的能力减退,计算力与识别空间位置结构的能力减退,理解别人语言和有条理地回答问题的能力障碍等为主症。

2. 伴性情孤僻,表情淡漠,语言重复,自私狭隘,顽固固执,或无理由地欣快,易于激动或暴怒。其抽象思维能力下降,不能解释或区别词语的相同点和不同点,道德伦理缺乏,不知羞耻,性格特征改变。

3. 起病隐匿,发展缓慢,渐进加重,病程一般较长。但也有少数病例发病较急。

4. 患者可有中风、头晕、外伤等病史。

(二)病证鉴别

1. 痴呆与郁证的鉴别如下:

	相同点	不同点
郁证 (脏燥)	两病均可出现表情淡漠的精神异常的临床症状。	多发于中青年女性,多在精神因素的刺激下呈间歇性发作,不发作时可如常人,且无智能、人格、情感方面的变化。
痴呆		多见于老年人,男女发病无明显差别,且病程迁延,其心神失常症状不能自行缓解,并伴有明显的记忆力、计算力减退甚至人格情感的变化。

2. 痴呆与癫证的鉴别见癫狂。

3. 痴呆与健忘的鉴别如下:

	相同点	不同点
健忘	痴呆和健忘均可以表现为记忆力减退等症状。	健忘是以记忆力减退、遇事善忘为主症的一种病证,不伴有智能减退、神情呆钝,经治疗后可以恢复。
痴呆		痴呆则以神情呆滞,或神志恍惚,告知不晓为主要表现。

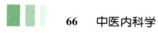

要点三　痴呆的辨证论治★★★

（一）辨证要点

痴呆之证应首先辨先天与后天，再辨虚实。

辨先天后天	先天	先天性痴呆多于幼年起病，与禀赋不足有关，治疗大多非常困难。
	后天	后天性痴呆与年老体虚、久病有关，或与中毒、外伤有关，起病多在成年后，早老期发病尤多。
辨虚实	虚证	以神气不足、面色失荣，形体消瘦，言行迟弱为特征，可分为髓海不足、肝肾亏虚、脾肾两虚等证。
	实证	除见智能减退、表情反应呆钝外，临床还可见因浊实之邪蒙神扰窍而引起情志、性格方面或亢奋或抑制的明显改变，以及痰浊、瘀血、风火等诸实邪引起的相应证候。

（二）治疗原则

治疗当以开郁逐痰、活血通窍、平肝泻火治其标，补虚扶正、充髓养脑治其本。治疗时宜在扶正补虚、填补肾精的同时，注意培补后天脾胃，以冀脑髓得充，化源得滋。同时，须注意补虚切忌滋腻太过，以免滋腻损伤脾胃，酿生痰浊。

（三）证治分类

辨证分型	临床特征	治法	代表方	方歌	随症加减
髓海不足	智能减退，记忆力、计算力、定向力、判断力明显减退，神情呆钝，词不达意，头晕耳鸣，懈惰思卧，齿枯发焦，腰酸骨软，步履艰难，舌瘦色淡，苔薄白，脉沉细弱。	补肾益髓，填精养神	七福饮加减	五福参归术地甘，升柴姜附任加参；再增杏志名七福，气血俱虚服可安。	肝肾阴虚，可去人参、白术、紫河车、鹿角胶，加怀牛膝、生地、枸杞子、女贞子、制首乌；兼肾阳亏虚，加熟附片、巴戟天、益智仁、仙灵脾、肉苁蓉等。
脾肾两虚	表情呆滞，沉默寡言，记忆减退，失认失算，口齿含糊，词不达意，伴腰膝酸软、肌肉萎缩、食少纳呆，气短懒言，口涎外溢，或四肢不温，腹痛喜按，鸡鸣泄泻，舌质淡白，舌体胖大，苔白，或舌红，苔少或无苔，脉沉细弱，双尺尤甚。	补肾健脾，益气生精	还少丹加减	熟地、枸杞子、山萸肉、肉苁蓉、巴戟天、小茴香、杜仲、怀牛膝、楮实子、党参、白术、茯苓、山药、大枣、石菖蒲、远志、五味子。	若肌肉萎缩，可加紫河车、阿胶；纳减，脘痞者，可去肉苁蓉、巴戟天、小茴香，加麦冬、石斛、生麦芽；伴肾阴虚，阴虚火旺，当改用知柏地黄丸。
痰浊蒙窍	表情呆钝，智力衰退，或哭笑无常，喃喃自语，或终日无语，呆若木鸡，伴不思饮食，脘腹胀痛，痞满不适、口多涎沫，头重如裹，舌质淡，苔白腻，脉滑。	豁痰开窍，健脾化浊	涤痰汤	涤痰汤：涤痰温胆参菖星（人参、菖蒲、胆南星）。涤痰汤有夏橘草，参术竹茹枳姜枣；胆星菖蒲齐配入，主治风痰迷心窍。	脾虚明显者加党参、白术、麦芽、砂仁等；痰多者重用陈皮、半夏、制南星；伴有肝郁化火，灼伤肝血心液，宜用转呆汤加味；若属风痰疲阻，可用半夏白术天麻汤。
瘀血内阻	表情迟钝，言语不利，善忘，易惊恐，或思维异常，行为古怪，伴肌肤甲错，口干不欲饮，双目晦暗，舌质暗或有瘀点瘀斑，脉细涩。	活血化瘀，开窍醒脑	通窍活血汤	通窍活血用麝香，桃仁大枣老葱姜；川芎黄酒赤芍药，表里通经第一方。	若久病伴气血不足，加熟地、党参、黄芪；气虚血瘀为主者，宜补阳还五汤加减；气滞血疲为主者，宜用血府逐瘀汤加减；瘀血日久者，加熟地、阿胶、鳖甲、制首乌、女贞子。

【昭昭医考提示】　　　　　　　　　　　痴呆记忆歌诀
痴呆益髓七福赞,脾肾两虚还少丹;
痰浊蒙窍涤痰除,通窍活血脑脉阻。

要点四　痴呆的预防调护

精神调摄、智能训练、调节饮食起居既是预防措施,又是治疗的重要环节。病人应养成有规律的生活习惯,饮食宜清淡,少食肥甘厚味,多食具有补肾益精作用的食疗之品,如核桃、黑芝麻、山药等,并戒烟酒。

医护人员应帮助病人正确认识和对待疾病,解除思想顾虑。对轻症病人应耐心细致地进行智能训练,使之逐渐掌握一定的生活及工作技能,多参加社会活动,或练习气功、太极拳等,避免过逸恶劳。对重症病人则应注意生活照顾,防止因小便自遗及长期卧床引发褥疮、感染等。要防止病人自伤或伤人。

历年真题精选

【A2 型题】

1. 患者,女,40 岁。精神抑郁,表情淡漠,神志痴呆,语无伦次,不思饮食,舌苔腻,脉弦滑。其治法是

A. 疏肝理气,活血化瘀　　　　　　　　B. 清肝泻火,解郁和胃

C. 理气解郁,化痰开窍　　　　　　　　D. 理气活血,宁心定志

E. 顺气化痰,清肝泄热

答案:C;　考点:痴呆痰浊蒙窍的治疗

解析:精神抑郁,表情淡漠,神志痴呆,语无伦次,不思饮食,舌苔腻,脉弦滑,此为痴呆之痰浊蒙窍证,应用涤痰汤理气解郁,化痰开窍,故选择 C。

【B 型题】

(2～3 题共用选项)

A. 七福饮　　　　B. 还少丹　　　　C. 转呆丹　　　　D. 知柏地黄丸　　　　E. 河车大造丸

2. 治疗痴呆髓海不足证,应首选

答案:A

3. 治疗痴呆脾肾两虚证,应首选

答案:B;　考点:痴呆的分证治疗

解析:痴呆髓海不足用七福饮补肾益髓,填精养神。脾肾两虚用还少丹温补脾肾。肾阴虚火旺用知柏地黄丸。肾阴不足用河车大造丸滋阴补肾。故 2 题选择 A,3 题选择 B。

第四单元　脾胃病证

细目一　胃　痛

【考点透视】

1. 熟悉胃痛的病因病机与诊断。

2. 掌握各证的主症、治法与方药。

要点一　胃痛的定义、病因、病机★★

胃痛	
定义	胃痛,又称胃脘痛,是指以上腹胃脘部近心窝处疼痛为主症的病证。
病因	外邪犯胃、饮食伤胃、情志不畅、脾胃素虚。
病机	1. 基本病机是胃气阻滞,胃失和降,不通则痛。 2. 胃痛的病变部位在胃,但与肝、脾的关系极为密切。 3. 病理因素主要有气滞、寒凝、热郁、湿阻、血瘀。

续表

病机	4. 病理变化比较复杂,胃痛日久不愈,脾胃受损,可由实证转为虚证。若因寒而痛者,寒邪伤阳,脾阳不足,可成脾胃虚寒证;若因热而痛,邪热伤阴,胃阴不足,则致阴虚胃痛。虚证胃痛又易受邪,如脾胃虚寒者易受寒邪,脾胃气虚又可饮食停滞,出现虚实夹杂证。

要点二　胃痛的诊断与病证鉴别★★★

（一）诊断依据

1. 上腹近心窝处胃脘部发生疼痛为特征,其疼痛有胀痛、刺痛、隐痛、剧痛等不同的性质。

2. 常伴食欲不振、恶心呕吐,嘈杂泛酸,嗳气吞腐等上消化道症状。

3. 发病特点:以中青年居多,多有反复发作病史。发病前多有明显的诱因,如天气变化、恼怒、劳累、暴饮暴食、饥饿、进食生冷干硬辛辣醇酒,或服用有损脾胃的药物等。

（二）病证鉴别

1. 胃痛与真心痛的鉴别如下:

	相同点	不同点
真心痛	两病均可出现上腹心窝处模糊区域的疼痛。	真心痛是心经病变所引起的心痛证,多见于老年人,为当胸而痛,其多绞痛、闷痛,动辄加重,痛引肩背,常伴心悸气短、汗出肢冷,病情危急。
胃痛		胃痛多表现为胀痛、刺痛、隐痛,有反复发作史,一般无放射痛,伴有嗳气、泛酸、嘈杂等脾胃证候。

2. 胃痛与胁痛的鉴别如下:

	相同点	不同点
胁痛	胁痛与肝气犯胃型胃痛均可出现胸胁部疼痛。	胁痛是以胁肋部疼痛为主症,可伴发热恶寒,或目黄肤黄,或胸闷太息,极少伴嘈杂泛酸、嗳气吞腐。
胃痛		胃痛是以上腹胃脘部近心窝处疼痛为主,肝气犯胃的胃痛有时亦可攻痛连胁,但仍以胃脘部疼痛为主。

3. 胃痛与腹痛的鉴别如下:

	相同点	不同点
腹痛	两病均可出现腹部疼痛的症状。	腹痛是以胃脘部以下、耻骨毛际以上整个位置疼痛为主。
胃痛		胃痛是以上腹胃脘部近心窝处疼痛为主。

要点三　胃痛的辨证论治★★★★★

（一）辨证要点

辨虚实寒热	实证	实者多痛剧,固定不移,拒按,脉盛。
	虚证	虚者多痛势徐缓,痛处不定,喜按,脉虚。
	寒证	遇寒则痛甚,得温则痛减,为寒证。
	热证	胃脘灼痛,喜冷恶热,为热证。
辨在气在血	病变在气	初病在气,见胀痛、胃脘隐痛或空腹痛显,兼见食少、便溏、乏力。
	病变在血	久病在血,疼痛部位固定不移,痛如针刺,舌质紫暗或有瘀斑。

（二）治疗原则

治疗以理气和胃止痛为主,再须审证求因,辨证施治。

（三）证治分类

辨证分型	临床特征	治法	代表方	方歌	随症加减
寒邪客胃	胃痛暴作，恶寒喜暖，得温痛减，遇寒加重，口淡不渴，或喜热饮，舌淡苔薄白，脉弦紧。	温胃散寒，行气止痛	香苏散合良附丸	加味香苏陈草风，荆芫姜蔓与川芎，恶风身热头项痛，胸脘满闷服之松。	恶寒、身热等风寒表证者，可加香苏散；如兼有纳呆、身重、恶心欲吐、苔白腻等寒湿症状，可用厚朴温中汤；若兼见胸脘痞闷，胃纳呆滞，嗳气或呕吐者，是为寒夹食滞，可加枳实、神曲、鸡内金。
饮食伤胃	胃脘疼痛，胀满拒按，嗳腐吞酸，或呕吐不消化食物，气味腐臭，吐后痛减，不思饮食，大便不爽，得矢气及便后稍舒，舌苔厚腻，脉滑。	消食导滞，和胃止痛	保和丸或枳实导滞丸加减	保和山楂莱菔曲，夏陈茯苓连翘取，炊饼为丸白汤下，消食和胃食积去。	若脘腹胀甚者，可加枳实、砂仁、槟榔等以行气消滞；若胃脘胀痛而便闭者，可合用小承气汤或改用枳实导滞丸以通腑行气；胃痛急剧而拒按，伴见苔黄燥、便秘者，为食积化热成燥，则合用大承气汤以泄热解燥，通腑荡积。
肝气犯胃	胃脘胀痛，痛连两胁，遇烦恼则痛作或痛甚，嗳气、矢气则痛舒，胸闷嗳气，喜长叹息，大便不畅，舌苔多薄白，脉弦。	疏肝解郁，理气止痛	柴胡疏肝散加减	柴胡、芍药、川芎、郁金、香附、陈皮、枳壳、佛手、甘草。	如胃痛较甚者，加川楝子、延胡索；痛势急迫，嘈杂吞酸，口干口苦，舌红苔黄，脉弦或数，乃肝胃郁热之证，改用化肝煎或丹栀逍遥散加左金丸。
湿热中阻	胃脘疼痛，痛势急迫，脘闷灼热，口干口苦，口渴而不欲饮，纳呆恶心，小便色黄，大便不畅，舌红，苔黄腻，脉滑数。	清热化湿，理气和胃	清中汤加减	黄连、栀子、制半夏、茯苓、草豆蔻、陈皮、甘草。	湿偏重者加苍术、藿香燥湿醒脾；热偏重者加蒲公英、黄芩清胃泄热；若为痰湿阻胃，症见脘腹胀痛，痞闷不舒，泛泛欲呕，咯吐痰涎，苔白腻或滑，可用二陈汤合平胃散，燥湿健脾，和胃降逆。
瘀血停胃	胃脘疼痛，如针刺，似刀割，痛有定处，按之痛甚，痛时持久，食后加剧，入夜尤甚，或见吐血黑便，舌质紫暗或有瘀斑，脉涩。	化瘀通络，理气和胃	失笑散合丹参饮加减	失笑灵脂蒲黄同，等量为散酽醋冲，瘀滞心腹时作痛，祛瘀止痛有奇功。	若胃痛甚者，可加延胡索、木香、郁金、枳壳以加强活血行气止痛之功；若四肢不温，舌淡脉弱者，当为气虚无以行血，加党参、黄芪等以益气活血；便黑可加三七、白及化瘀止血。
胃阴亏耗	胃脘隐隐灼痛，似饥而不欲食，口燥咽干，五心烦热，消瘦乏力，口渴思饮，大便干结，舌红少津，脉细数。	养阴益胃，和中止痛	一贯煎合芍药甘草汤	一贯煎中生地黄，沙参归杞麦冬藏，少佐川楝泄肝气，阴虚胁痛此方良。	若见胃脘灼痛，嘈杂泛酸者，可加珍珠层粉、牡蛎、海螵蛸或配用左金丸以制酸；胃脘胀痛较剧，兼有气滞，宜加厚朴花、玫瑰花、佛手等行气止痛；若阴虚胃热可加石斛、知母、黄连养阴清胃。
脾胃虚寒	胃痛隐隐，绵绵不休，喜温喜按，空腹痛甚，得食则缓，劳累或受凉后发作或加重，泛吐清水，神疲纳呆，四肢倦怠，手足不温，大便溏薄，舌淡苔白，脉虚弱或迟缓。	温中健脾，和胃止痛	黄芪建中汤加减	黄芪建中汤即小建中汤加黄芪一两半。	泛吐清水较多，宜加干姜、制半夏、陈皮、茯苓以温胃化饮；泛酸，可去饴糖，加黄连、吴茱萸、乌贼骨、煅瓦楞子等以制酸和胃；胃脘冷痛可加理中丸；若兼有形寒肢冷、腰膝酸软，可用附子理中汤温肾暖脾，和胃止痛。

【昭昭医考提示】　　　　　　　　　胃痛记忆歌诀

胃痛寒热虚实分,香苏良附散寒凝;

肝气犯胃柴胡疏,湿热中阻清中除;

饮食伤胃保和丸,瘀血丹参失笑散;

一贯芍甘阴虚更,黄芪建中虚寒型。

要点四　胃痛的转归预后★

胃痛还可以衍生变证,如胃热炽盛,迫血妄行,或瘀血阻滞,血不循经,或脾气虚弱,不能统血,而致便血、呕血。大量出血,可致气随血脱,危及生命。若脾胃运化失职,湿浊内生,郁而化热,火热内结,腑气不通,腹痛剧烈拒按,导致大汗淋漓,四肢厥逆的厥脱危证。或日久成瘀,气机壅塞,胃失和降,胃气上逆,致呕吐反胃。若胃痛日久,痰瘀互结,壅塞胃脘,可形成噎膈。

要点五　胃痛的预防调护★

患者要养成有规律的生活与饮食习惯,忌暴饮暴食,饥饱不匀。胃痛持续不已者,应在一定时期内进流质或半流质饮食,少食多餐,以清淡易消化的食物为宜,忌粗糙多纤维饮食,尽量避免进食浓茶、咖啡和辛辣食物,进食宜细嚼慢咽。慎用水杨酸、肾上腺皮质激素等药物。同时保持乐观的情绪,避免过度劳累与紧张也是预防本病复发的关键。

 历年真题精选

【A1 型题】

1. 治疗胃痛饮食停滞证,应首选

A. 良附丸　　　B. 理中汤　　　C. 保和丸　　　D. 小建中汤　　　E. 大建中汤

答案:C;　考点:胃痛饮食停滞证的治疗

解析:胃痛有明显的伤食史,吐不消化食物,食积中阻,故脘腹胀满,嗳腐吞酸,治宜消食导滞,用保和丸,故选择 C。寒邪客胃、气滞寒凝用良附丸。脾阳虚用理中丸、大小建中汤。

2. 胃痛的治疗,主要是

A. 调肝理气止痛　　B. 调肝和胃止痛　　C. 理气和胃止痛　　D. 调理脾胃止痛　　E. 调肝理脾止痛

答案:C;　考点:胃痛的基本治疗原则

解析:胃痛的基本治疗原则是理气和胃止痛,故选择 C。

3. 治疗胃痛脾胃虚寒证,应首选

A. 小建中汤　　　B. 理中丸　　　C. 附子理中丸　　　D. 良附丸　　　E. 黄芪建中汤

答案:E;　考点:胃痛脾胃虚寒证的治疗

解析:脾胃虚寒,故胃痛绵绵,喜暖喜按,进食则缓。脾虚不运故食少便溏。舌淡胖有齿痕,苔白脉沉为其特点。治宜温中健脾,用黄芪建中汤。故选择 E。

【A2 型题】

4. 患者胃痛,脘腹胀满,嗳腐吞酸,吐不消化食物,大便不爽,舌苔厚腻,脉滑。其治法是

A. 理气消胀　　B. 消食导滞　　C. 理气和胃　　D. 消食健脾　　E. 和胃止呕

答案:B;　考点:胃痛饮食伤胃证的证治

解析:患者胃痛有明显的伤食史,吐不消化食物,食积中阻,故脘腹胀满,嗳腐吞酸。治宜消食导滞,故选择 B。肝胃气滞选 A;胃气壅滞选 C;脾胃虚弱选 D;胃气上逆选 E。

5. 患者胃痛隐隐,喜温喜按,空腹痛甚,得食痛减,神疲乏力,大便溏薄,舌淡苔白,脉虚弱。其治法是

A. 散寒止痛　　B. 温中散寒　　C. 温中健脾　　D. 温胃止泻　　E. 温补脾肾

答案:C;　考点:胃痛脾胃虚寒证的证治

解析:参见本细目第 3 题,故选择 C。

6. 患者,女,59 岁。胃痛时作,喜温喜按,空腹痛甚,得食痛减,纳差,大便溏薄,舌淡苔白,脉虚弱。治疗

应首选

A. 一贯煎　　　　B. 左归丸　　　　C. 化肝煎　　　　D. 黄芪建中汤　　　E. 龙胆泻肝汤

答案：D；考点：胃痛脾胃虚寒证的证治

解析：参见本细目第3题，故选择 D。

7. 患者胃痛暴作，恶寒喜暖，脘腹得温则痛减，口不渴，喜热饮，舌苔薄白，脉弦紧。治疗应首选

A. 藿朴夏苓汤　　B. 桂枝汤　　　　C. 小建中汤　　　D. 黄芪建中汤　　　E. 良附丸

答案：E；考点：胃痛寒邪客胃证的治疗

解析：本证是寒邪客胃、气滞寒凝，治疗宜用行气祛寒止痛的良附丸。故选择 E。

8. 患者，男，40岁，胃脘灼热疼痛，痛势急迫，烦怒，口苦，泛吐酸水，舌红苔薄黄，脉弦数。治疗应首选

A. 化肝煎　　　　B. 黛蛤散　　　　C. 小柴胡汤　　　D. 柴胡疏肝散　　　E. 龙胆泻肝汤

答案：A；考点：胃痛肝胃郁热证的证治

解析：肝热犯胃，故见上症。既有胃热，又有肝热，气滞不明显。治宜清肝泻热，和胃止痛，用化肝煎。故选择 A。黛蛤散只清肝热。小柴胡汤和解少阳。龙胆泻肝汤清利肝胆湿热。

【B型题】

(9～10题共用选项)

A. 健脾化湿　　　B. 温中健脾　　　C. 温中补肾　　　D. 散寒止痛　　　E. 散寒除湿

9. 胃痛暴作，畏寒喜暖，脘腹得温则痛减，口不渴，喜热饮，舌苔薄白，脉弦紧。其治法是

答案：D

10. 胃痛隐隐，喜温喜按，空腹痛甚，得食痛减，泛吐清水，神疲乏力，大便溏薄，舌淡苔白，脉迟缓。其治法是

答案：B；考点：胃痛实寒、虚寒证的主证、治法的鉴别

解析：胃痛有风寒外袭，胃中气滞的实寒，症见胃痛暴作，畏寒喜暖，脘腹得温则痛减，舌苔薄白，脉弦紧，治宜散寒止痛。故9题选择 D。有脾胃阳气不足的虚寒，症见胃痛隐隐，喜温喜按，空腹痛甚，得食痛减，泛吐清水，神疲乏力，大便溏薄，舌淡苔白，脉迟缓，治宜温中健脾。故10题选择 B。

细目二　痞　满

【考点透视】

1. 熟悉痞满的诊断要点、病机特点、治疗原则。
2. 熟悉各证的治法、方药，尤其是食滞内停、痰饮内阻、肝胃不和等证的主症和方药。

要点一　痞满的定义、病因、病机★★

痞满	
定义	痞满是指以自觉心下痞塞，胸膈胀满，触之无形，按之柔软，压之无痛为主要症状的病证。
病因	感受外邪、内伤饮食、情志失调。
病机	1. 基本病机是中焦气机不利，脾胃升降失职。 2. 痞满的病位在胃，与肝、脾的关系密切。 3. 病理性质不外虚实两端，实即实邪内阻(食积、痰湿、外邪、气滞等)，虚为脾胃虚弱(气虚或阴虚)。

要点二　痞满的诊断与病证鉴别★★★

(一)诊断依据

1. 临床以胃脘痞塞，满闷不舒为主症，并有按之柔软，压之不痛，望无胀形的特点。
2. 发病缓慢，时轻时重，反复发作，病程漫长。
3. 多由饮食、情志、起居、寒温等因素诱发。

(二)病证鉴别

1. 痞满与胃痛的鉴别如下：

	相同点	不同点
胃痛	痞满与胃痛两者病位同在胃脘部。	胃痛以疼痛为主，胃痛病势多急，压之可痛。
痞满		胃痞以满闷不适为患，可累及胸膈，且起病较缓，压无痛感。

2. 痞满与鼓胀的鉴别如下：

	相同点	不同点
鼓胀	两者均有自觉腹部胀满的症状。	鼓胀以腹部胀大如鼓、皮色苍黄、脉络暴露为主症，发于大腹，按之腹皮绷急。
痞满		胃痞则以自觉满闷不舒、外无胀形为特征，发于胃脘，按之柔软。

3. 痞满与胸痹的鉴别如下：

	相同点	不同点
胸痹	两病均可以出现胸腹满闷的症状。	以胸闷、胸痛、短气为主症。胸中痞塞不通，而致胸膺内外疼痛。
痞满		以脘腹满闷不舒为主症，多兼饮食纳运无力之症。

4. 痞满与结胸的鉴别如下：

	相同点	不同点
结胸	两者病位皆在脘部，产生胃脘部不适症状。	结胸以心下至小腹硬满而痛，拒按为特征。
痞满		痞满病在心下胃脘，以满而不痛，手可按压，触之无形为特点。

要点三　痞满的辨证论治★★★

（1）辨证要点

辨虚实	实痞	痞满能食，食后尤甚，饥时可缓，伴便秘，舌苔厚腻，脉实有力。
	虚痞	饥饱均满，食少纳呆，大便清利，脉虚无力。
辨寒热	寒	痞满绵绵，得热则减，口淡不渴，或渴不欲饮，舌淡苔白，脉沉迟或沉涩。
	热	而痞满势急，口渴喜冷，舌红苔黄，脉数。

（二）治疗原则

治疗以调理脾胃升降、行气除痞消满为基本法则。实者泻之，虚者补之，虚实夹杂者补消并用。扶正重在健脾益胃，补中益气，或养阴益胃。祛邪则分别施以消食导滞、除湿化痰、理气解郁、清热祛湿等法。

（三）证治分类

辨证分型	临床特征	治法	代表方	方歌	随症加减
饮食内停	脘腹痞闷而胀，进食尤甚，拒按，嗳腐吞酸、恶食呕吐，或大便不调，矢气频作，味臭如败卵，舌苔厚腻，脉滑。	消食和胃，行气消痞	保和丸加减	保和山楂莱菔曲，夏陈茯苓连翘取，炊饼为丸白汤下，消食和胃食积去。	若食积较重者，可加鸡内金、谷芽、麦芽以消食；大便秘结者，加大黄、枳实；兼脾虚便溏者，加白术、扁豆或用枳实消痞丸消除痞满、健脾和胃。
痰湿中阻	脘腹痞塞不舒，胸膈满闷，头晕目眩，身重困倦，呕恶纳呆，口淡不渴，小便不利，舌苔白厚腻，脉沉滑。	除湿化痰，理气和中	二陈平胃散	平胃散内君苍术，厚朴陈草姜枣煮，燥湿运脾又和胃，湿滞脾胃胀满除。	若痰湿盛而胀满甚者，可加枳实、紫苏梗、桔梗等；痰湿郁久化热而口苦，改用黄连温胆汤；脾胃虚弱者用党参、白术。
湿热阻胃	脘腹痞闷，或嘈杂不舒，恶心呕吐，口干不欲饮，口苦，纳少，舌红苔黄腻，脉滑数。	清热化湿，和胃消痞	泻心汤合连朴饮	半夏泻心配芩连，干姜人参草枣全，辛开苦降除痞满，寒热错杂痞证蠲。	若恶心呕吐明显者，加竹茹、生姜、旋覆花以止呕；纳呆不食者，加鸡内金、麦芽以开胃导滞；嘈杂不舒者，可合用左金丸。

辨证分型	临床特征	治法	代表方	方歌	随症加减
肝胃不和	脘腹痞闷,胸胁胀满,心烦易怒,善太息,呕恶嗳气,或吐苦水,大便不爽,舌质淡红,苔薄白,脉弦。	疏肝解郁,和胃消痞	越鞠丸合枳术丸	行气解郁越鞠丸,香附芎苍栀曲研,气血痰火湿食郁,随证易君并加减。枳术丸是消补方,荷叶烧饭作丸尝,若加麦芽与神曲,消食化滞力更强。	郁而化火,口苦而干者,可加黄连、黄芩泻火解郁;呕恶明显者,加制半夏、生姜和胃止呕;嗳气甚者,加竹节、沉香和胃降气。
脾胃虚弱	脘腹满闷,时轻时重,喜温喜按,纳呆便溏,神疲乏力,少气懒言,语声低微,舌质淡,苔薄白,脉细弱。	补气健脾,升清降浊	补中益气汤加减	补中益气芪参术,炙草升柴归陈助,清阳下陷能升举,气虚发热甘温除。	若胀闷较重者,可加枳壳、木香、厚朴以理气运脾;四肢不温,阳虚明显者,加制附子、干姜。湿浊内蕴者,加制半夏、茯苓。
胃阴不足	脘腹痞闷,嘈杂,饥不欲食,恶心嗳气,口燥咽干,大便秘结,舌红少苔,脉细数。	养阴益胃,调中消痞	益胃汤加减	生地、麦冬、沙参、玉竹、冰糖、香橼。	若津伤较重者,可加石斛、花粉等以加强生津;腹胀较著者,加枳壳、厚朴花 理气消胀;食滞者加谷芽、麦芽等消食导滞;便秘者,加火麻仁、玄参润肠通便。

【昭昭医考提示】

痞满记忆歌诀

心下痞满虚实辨,半夏泻心方首选;

饮食内停保和丸,二陈平胃痰湿专;

泻心连朴除湿热,越鞠枳术肝胃和;

脾胃虚弱胃阴少,补中益气益胃好。

要点四　痞满的转归预后

痞满日久不愈,气血运行不畅,脉络瘀滞,血络损伤,可见吐血、黑便,亦可产生胃痛或积聚、噎膈等变证。

要点五　痞满的预防调护★

患者应节制饮食,勿暴饮暴食,同时饮食宜清淡,忌肥甘厚味、辛辣醇酒以及生冷之品。注意精神调摄,保持乐观开朗,心情舒畅。慎起居,适寒温,防六淫,注意腹部保暖。适当参加体育锻炼,增强体质。

历年真题精选

【A2 型题】

1. 患者以胃脘痞塞,满闷不舒为主,按之柔软,压之不痛,望无胀形。发病缓慢,时轻时重,反复发作,病程漫长。多因饮食、情志、起居、寒温等因素诱发。其诊断是

A. 胃痛　　　　　　B. 鼓胀　　　　　C. 痞满　　　　D. 胸痹　　　　E. 结胸

答案:C;　考点:痞满的特点

解析:痞满的特点是胃脘痞塞,满闷不舒,按之柔软,压之不痛,望无胀形。胃痛以胃中疼痛为主,可有压痛。鼓胀以腹部外形胀大如鼓为特点。胸痹疼痛部位在心胸,以胸闷胸痛、心悸气短为主症。结胸病位在胸不在胃。故选择 C。

2. 患者脘腹痞闷,嘈杂,饥不欲食,恶心嗳气,口燥咽干,大便秘结,舌红少苔,脉细数。其治法是

A. 补气健脾,升清降浊　　　　　　B. 养阴益胃,调中消痞

C. 清热化湿,和胃消痞　　　　　　D. 疏肝解郁,和胃消痞

E. 健脾祛湿,理气除胀

答案:B; 考点:痞满胃阴不足的治疗

解析:痞满兼见口燥咽干,大便秘结,舌红少苔,脉细数,为胃阴不足证,治宜养阴益胃、调中消痞。故选择 B。

3. 患者脘腹痞塞不舒,胸膈满闷,头晕目眩,身重困倦,呕恶纳呆,口淡不渴,舌苔白厚腻,脉沉滑。治疗应首选

 A. 保和丸   B. 泻心汤   C. 二陈平胃汤   D. 越鞠丸   E. 补中益气汤

答案:C; 考点:痞满痰湿内阻证的治疗

解析:脾不运化,痰湿内生,壅塞中焦,则生痞满,胸膈满闷,呕恶纳呆。痰湿蒙窍故头晕目眩,身重困倦。用二陈平胃汤除湿化痰,理气宽中。故选择 C。

【B 型题】

(4～5 题共用选项)

 A. 枳实导滞丸   B. 保和丸   C. 越鞠丸合枳术丸

 D. 二陈平胃散   E. 香砂六君子汤

4. 治疗痞满饮食内停证,应首选

答案:B

5. 治疗痞满肝胃不和证,应首选

答案:C; 考点:痞满的分证治疗

解析:痞满饮食内停用保和丸消食导滞,行气除痞。肝胃不和用越鞠丸合枳术丸疏肝解郁,理气消痞。痰湿内阻用二陈平胃散除湿化痰,理气和中。脾胃虚弱用香砂六君子汤补气健脾,行气消痞。湿热食积用枳实导滞丸消食导滞,清热祛湿。故 4 题选择 B,5 题选择 C。

细目三　呕　吐

【考点透视】

1. 熟悉呕吐的病因病机及治疗原则。

2. 注意呕吐与反胃、噎膈的区别。

3. 注意外邪犯胃、痰饮内阻证的主症、方药。

要点一　呕吐的定义、病因、病机 ★★

	呕吐
定义	呕吐是指胃失和降,气逆于上,迫使胃中之物从口中吐出的一种病证。一般以有物有声谓之呕,有物无声谓之吐,无物有声谓之干呕,临床呕与吐常同时发生,故合称为呕吐。
病因	外感六淫、内伤饮食、情志不调、病后体虚
病机	1. 呕吐的病机为胃失和降,胃气上逆。 2. 病变脏腑主要在胃,还与肝、脾有密切的关系。 3. 病理表现不外虚、实两类。实证因外邪、食滞、痰饮、肝气等邪气犯胃,以致胃气痞塞,升降失调,气逆作呕。虚证为脾胃气阴亏虚,运化失常,不能和降,其中又有阳虚、阴虚之别。一般初病多实,若呕吐日久,损伤脾胃,脾胃虚弱,可由实转虚。亦有脾胃素虚,复因饮食所伤,而出现虚实夹杂之证。

要点二　呕吐的诊断与病证鉴别 ★★★

(一)诊断依据

1. 初起呕吐量多,吐出物多有酸腐气味,久病呕吐,时作时止,吐出物不多,酸臭气味不甚。

2. 新病邪实,呕吐频频,常伴有恶寒、发热、脉实有力。久病正虚,呕吐无力,常伴精神萎靡、倦怠、面色萎黄、脉弱无力等症。

3. 本病常有饮食不节,过食生冷,恼怒气郁,或久病不愈等病史。

（二）病证鉴别

1. 呕吐与反胃的鉴别如下：

	相同点	不同点
反胃	两病同属胃部的病变，其病机都是胃失和降，气逆于上，而且都有呕吐的临床表现。	反胃系脾胃虚寒，胃中无火，难以腐熟食入之谷物，朝食暮吐，暮食朝吐，吐出物多为未消化之宿食，呕吐量较多，吐后即感舒适。
呕吐		呕吐有感受外邪、饮食不节、情志失调和胃虚失和的不同，往往吐无定时，或轻或重，吐出物为食物或痰涎清水，呕吐量或多或少。

2. 呕吐与噎膈的鉴别如下：

	相同点	不同点
噎膈	两病均会出现呕吐的症状。	进食梗噎不顺或食不得入，或食入即吐，甚则因噎废食。多因内伤所致，病情深重，病程较长，预后欠佳。
呕吐		进食顺畅，吐无定时，呕吐大多病情较轻，病程较短，预后尚好。

要点三　呕吐的辨证论治★★★★★

（一）辨证要点

辨虚实	虚证	大多起病较缓，病程较长，或表现为时作时止，发病因素不甚明显，吐出物不多，无酸臭，常伴精神疲乏，倦怠乏力，脉弱无力等。
	实证	一般起病较急，病程较短，发病因素明显，多为感受外邪、伤于饮食、情志失调等，呕吐量较多，吐出物多酸臭，形体壮实，脉多实而有力。
辨病机与呕吐物关系	胃阴不足	呕吐少量黏沫。
	脾胃虚寒	呕吐清水。
	痰饮中阻	呕吐物为浊痰涎沫。
	食积内腐	呕吐物酸腐量多，气味难闻。
	胆热犯胃	呕吐出苦水、黄水。
	肝热犯胃	呕吐物为酸水、绿水。

（二）治疗原则

呕吐总的治疗原则和胃降逆。实证呕吐应以祛邪为先，注重辛散邪气，开结宣壅，以达到和降胃气的目的。用药应主辛通苦降。虚证治法应以扶正为主，以求正复而呕吐自愈。对于虚实兼夹者，则应细审其标本缓急主次而治之。呕吐患者一般饮食不馨，脾运不健，更是恶于药味，因此施药时应尽量选用芳香悦脾之品，以求药食尽入而不拒。

（三）证治分类

辨证分型	临床特征	治法	代表方	方歌	随症加减
外邪犯胃	突然呕吐，胸脘满闷，发热恶寒，头身疼痛，舌苔白腻，脉濡缓。	疏邪解表，化浊和中	藿香正气散加减	藿香正气腹皮苏，甘桔陈苓厚朴术；夏曲白芷加姜枣，风寒暑湿并能除。	脘痞嗳腐，饮食停滞者，可去白术，加鸡内金、神曲；风寒偏重加荆芥、防风；暑湿加入黄连、佩兰、荷叶。
食滞内停	呕吐酸腐，脘腹胀满，嗳气厌食，大便或溏或结，舌苔厚腻，脉滑实。	消食化滞，和胃降逆	保和丸加减	保和山楂莱菔曲，夏陈茯苓连翘取，炊饼为丸白汤下，消食和胃食积去。	若因肉食而吐者，重用山楂；因米食而吐者，加谷芽；因面食而吐者，重用莱菔子，加麦芽；因酒食而吐者，加蔻仁、葛花，重用神曲。

续表

辨证分型	临床特征	治法	代表方	方歌	随症加减
痰饮内阻	呕吐清水痰涎,脘闷不食,头眩心悸,舌苔白腻,脉滑。	温中化饮,和胃降逆	小半夏汤合苓桂术甘汤加减	小半夏汤:半夏+生姜苓桂术甘仲景剂,温阳化饮又健脾,中阳不足饮停胃,胸胁支满悸眩施。	脘腹胀满,舌苔厚腻者,可去白术,加苍术、厚朴;脘闷不食者加白蔻仁、砂仁;胸膈烦闷,口苦、失眠,恶心呕吐者,可去桂枝,加黄连、陈皮。
肝气犯胃	呕吐吞酸,嗳气频繁,胸胁胀痛,舌质红,苔薄腻,脉弦。	疏肝理气,和胃降逆	半夏厚朴汤合左金丸/四七汤	半夏厚朴与紫苏,茯苓生姜共煎服,痰凝气聚成梅核,降逆开郁气自舒。左金连黄六一比,胁痛吞酸悉能医,再加芍药名戊己,专治泄痢痛在脐。	胸胁胀满疼痛较甚,加川楝子、郁金;呕吐酸水,心烦口渴,加左金丸及山栀、黄芩;呕吐黄色苦水,加白芍、枳壳、木香;胸胁刺痛舌有瘀斑者,可酌加桃仁、红花。
脾胃气虚	食欲不振,食入难化,恶心呕吐,脘部痞闷,大便不畅,舌苔白滑,脉象虚弦。	健脾益气,和胃降逆	香砂六君子汤	四君子汤中和义,参术茯苓甘草比。益以夏陈名六君,健脾化痰又理气。除去半夏名异功,或加香砂胃寒祛。	若呕吐频作,嗳气脘痞,可酌加旋覆花、代赭石以镇逆止呕;若呕吐清水较多,脘冷肢凉者,可加附子、肉桂、吴茱萸以温中降逆止呕。
脾胃阳虚	饮食稍多即吐,时作时止,面色㿠白,倦怠乏力,喜暖恶寒,四肢不温,口干而不欲饮,大便溏薄,舌质淡,脉濡弱。	温中健脾,和胃降逆	理中丸汤加减	理中干姜参术草,温中健脾治虚寒,中阳不足痛呕利,丸汤两用腹中暖。	呕吐甚者,加砂仁、半夏;若呕吐清水不止,可加吴茱萸、生姜;若久呕不止,呕吐之物完谷不化,汗出肢冷,腰膝酸软,舌质淡胖,脉沉细,可加制附子、肉桂。
胃阴不足	呕吐反复发作,或时作干呕,似饥而不欲食,口燥咽干,舌红少津,脉象细数。	滋养胃阴,降逆止呕	麦门冬汤加减	麦门冬汤用人参,枣草粳米半夏存,肺痿咳逆因虚火,清养肺胃此方珍。	呕吐较剧者,可加竹茹、枇杷叶;口干、舌红、热甚者,加黄连;大便干结者,加瓜蒌仁、火麻仁;伴倦怠乏力,纳差舌淡,加太子参、山药。

【昭昭医考提示】　　　　　　　　　呕吐记忆歌诀
呕吐气逆胃失和,食滞内停用保和;
藿香正气邪犯胃,小夏苓桂痰饮温;
四七疏肝又降逆,香砂六君胃虚医;
脾胃阳虚用理中,胃阴不足麦门冬。

要点四　呕吐的预防调护★

起居有常,生活有节,避免风寒暑湿秽浊之邪的入侵。保持心情舒畅,避免精神刺激,对肝气犯胃者,尤当注意。饮食方面也应注意调理。脾胃素虚患者,饮食不宜过多,同时勿食生冷瓜果等,禁服寒凉药物。若胃中有热者,忌食肥甘厚腻、辛辣香燥、醇酒等食品,禁服温燥药物,戒烟。呕吐不止的病人,应卧床休息,密切观察病情变化。尽量选择刺激性、气味小的药物,否则随服随吐,更伤胃气。服药方法,应少量频服为佳,以减少胃的负担。根据病人情况,以热饮为宜,并可加入少量生姜或姜汁,以免格拒难下,逆而复出。

历年真题精选

【A1 型题】

1. 认为生姜为"呕家圣药"的医家是

A. 张仲景　　　　B. 孙思邈　　　　C. 刘完素　　　　D. 朱丹溪　　　　E. 龚廷贤

答案：B；　考点：历代医家对呕吐治疗的认识

解析：孙思邈推崇生姜为呕家圣药。故选择 B。

2. 呕吐的基本病机是

A. 肝气犯胃，胃气上逆　　　　　　　B. 胃失和降，胃气上逆

C. 食滞伤胃，胃失和降　　　　　　　D. 外邪犯胃，胃失和降

E. 脾胃受损，胃失润降

答案：B；　考点：呕吐的基本病机

解析：呕吐的病位在胃，病因可以有肝气犯胃、食滞伤胃、外邪犯胃、脾胃受损，这些因素作用于胃，导致胃失和降，胃气上逆，才发生呕吐，故呕吐的基本病机是胃失和降，胃气上逆，故选择 B。

3. 呕吐的病位在

A. 肠、肝、脾　　　B. 胃、肝、脾　　　C. 脾、胃、肺　　　D. 肺、胃、肾　　　E. 肝、胃、肠

答案：B；　考点：呕吐的病位

解析：呕吐是指胃失和降，气逆于上，迫使胃中之物从口中吐出的一种病证，其主要病位在胃，与肝、脾、胆有密切关系，故选择 B。

4. 下列哪项不是痰饮内阻证呕吐的特征

A. 呕吐清水痰涎　　　　　　　B. 脘闷不食　　　　　　　C. 头眩心悸

D. 胸胁疼痛　　　　　　　　　E. 脉滑

答案：D；　考点：呕吐痰饮内阻型的特征

解析：痰饮内阻证的特点，脾不运化，故脘闷不食；胃气不降，故呕吐清水痰涎；水饮上犯清阳，故头眩；水气凌心，故心悸；痰饮内盛，故脉滑。但胸胁疼痛一般为气滞引起，本证无，故选择 D。

【A2 型题】

5. 患者呕吐多为清水痰涎，脘闷不食，头晕心悸，舌苔白腻，脉滑。其证候为

A. 饮食积滞　　　　　　　B. 痰饮内阻　　　　　　　C. 脾胃虚弱

D. 脾阳虚衰　　　　　　　E. 气滞痰阻

答案：B；　考点：呕吐痰饮内阻型的辨证要点

解析：脾不运化，痰饮内阻，胃气不降，故见呕吐清水痰涎，脘闷不食。水饮上犯清阳，故头晕心悸。所以选择 B。

6. 患者，女，29 岁。外感后，突发呕吐，恶寒头痛，胸脘满闷，舌苔白腻，脉濡缓。治疗应首选

A. 左金丸　　　　　　　B. 白虎汤　　　　　　　C. 小柴胡汤

D. 藿香正气散　　　　　E. 龙胆泻肝汤

答案：D；　考点：呕吐外邪犯胃的证治

解析：外感后突发呕吐，胸脘满闷，舌苔白腻，兼见表证，为外感寒湿。治宜解表疏邪，和胃降逆，用藿香正气散。故选择 D。

细目四　噎　膈

[考点透视]

1. 熟悉噎膈的病因病机、诊断要点、治疗原则。

2. 掌握各证的主症、治法与方药，尤其是痰气交阻与瘀血内结证。

要点一　噎膈的定义、病因、病机★

	噎膈
定义	噎膈是指吞咽食物梗噎不顺、饮食难下、或纳而复出的疾患。噎即噎塞，指吞咽之时哽噎不顺；膈为格拒，指饮食不下。噎虽可单独出现，而又每为膈的前驱表现，故临床往往以噎膈并称。
病因	七情内伤、饮食不节、久病年老。
病机	1. 本病病位在食道，属胃所主，病变脏腑与肝、脾、肾三脏有关。 2. 基本病机是脾、胃、肝、肾功能失调，导致津枯血燥，气郁、痰阻、血瘀互结，而致食管干涩，食管、贲门狭窄。 3. 病理因素主要为气、痰、瘀。病理性质总属本虚标实。本病初期以标实为主，由痰气交阻于食道和胃，故吞咽之时梗噎不顺，格塞难下，继则瘀血内结，痰、气、瘀三者交互搏结，胃之通降阻塞，上下不通，因此饮食难下，食而复出。久则气郁化火，或痰瘀生热，伤阴耗液，病由标实转为正虚为主，病情由轻转重。如阴津日益枯槁，胃腑失其濡养，或阴损及阳，脾胃阳气衰败，不能输化津液，痰气瘀结倍甚，多形成虚实夹杂之候。

要点二　噎膈的诊断与病证鉴别★★

（一）诊断依据

1. 轻症患者主要为胸骨后不适，呈烧灼感或疼痛，食物通过有滞留感或轻度梗阻感，咽部干燥或有紧缩感。

2. 重症患者见持续性、进行性吞咽困难，咽下梗阻，吐出黏液或白色泡沫黏痰，严重时伴有胸骨后或背部肩胛区持续性钝痛，进行性消瘦。

3. 患者常有情志不畅、酒食不节、年老肾虚等病史。

（二）病证鉴别

1. 噎膈与反胃的鉴别如下：

	相同点	不同点
反胃	两者皆有食入即吐的症状。	反胃多属阳虚有寒，主要表现为食尚能入，但经久复出，朝食暮吐，暮食朝吐。
噎膈		噎膈多系阴虚有热，主要表现为吞咽困难，阻塞不下，旋食旋吐，或徐徐吐出。

2. 噎膈与梅核气的鉴别如下：

	相同点	不同点
梅核气	两者均见咽中梗塞不舒的症状。	梅核气则系气逆痰阻于咽喉，为无形之气，咽中有梗塞不舒的感觉，但无吞咽困难及饮食不下的症状。
噎膈		噎膈系有形之物瘀阻于食道，吞咽困难。

要点三　噎膈的辨证论治★★★

（一）辨证要点

临床应首辨虚实，次辨标本主次。

辨虚实	实证	因忧思恼怒，饮食所伤，寒温失宜，而致气滞血瘀、痰浊内阻者为实，新病多实，吞咽困难、梗塞不顺，胸膈胀痛者多实。
	虚证	因热邪伤津，多郁多思，年老肾虚，而致津枯血燥、气虚阳微者属虚，久病多虚，食道干涩，饮食难下，或食入即吐者多虚。
辨标本主次	本虚	阴津枯槁为主，症见形体消瘦，皮肤干枯，舌红干裂少津。发展至后期可见气虚阳微之证，见面色㿠白，形寒气短，面浮足肿。
	标实	气结、痰阻、血瘀三者为标实。

（二）治疗原则

理气开郁、化痰消瘀、滋阴养血润燥为噎膈总的治疗原则。初期重在治标，治当开郁启膈，和胃降逆，宜理气、消瘀、化痰、降火为主,后期重在治本,宜滋阴润燥或补气温阳为法。

（三）证治分类

辨证分型	临床特征	治法	代表方	方歌	随症加减
痰气交阻	吞咽梗阻,胸膈痞满,甚则疼痛,情志舒畅时稍可减轻,情志抑郁时则加重,嗳气呃逆,呕吐痰涎,口干咽燥,大便艰涩,舌质红,苔薄腻,脉弦滑。	开郁化痰,润燥降气	启膈散加减	启膈贝茯郁沙丹,砂仁荷叶杵糠攀;理气润燥化痰浊,痰气交阻噎膈安。	嗳气呕吐明显者,酌加旋覆花、代赭石;泛吐痰涎甚多者,加半夏、陈皮;大便不通,加生大黄、莱菔子;若心烦口干,气郁化火者,加山豆根、栀子以增清热解毒之功效。
瘀血内结	饮食难下,或虽下而复吐出,甚或呕出物如赤豆汁,胸膈疼痛,固着不移,肌肤枯燥,形体消瘦,舌质紫暗,脉细涩。	滋阴养血,破血行瘀	通幽汤加减	通幽汤中二地俱,桃仁红花归草濡;升麻升清以降浊,噎塞便秘此方需。	瘀阻显著者,酌加三棱、莪术;呕吐较甚,痰涎较多者,加海蛤粉、法半夏、瓜蒌;呕吐物如赤豆汁者,另服云南白药化瘀止血。
津亏热结	食入格拒不下,入而复出,甚则水饮难进,心烦口干,胃脘灼热,大便干结如羊屎,形体消瘦,皮肤干枯,小便短赤,舌质光红,干裂少津,脉细数。	滋阴养血,润燥生津	沙参麦冬汤加减	麦门冬汤用人参,枣草粳米半夏存,肺痿咳逆因虚火,清养肺胃此方珍。	胃火偏盛者,加山栀、黄连;大便干结,加火麻仁、全瓜蒌;烦渴咽燥,噎食不下,或食入即吐,吐物酸热者,改用竹叶石膏汤加大黄泻热存阴。
气虚阳微	水饮不下,泛吐多量黏液白沫,面浮足肿,面色㿠白,形寒气短,精神疲惫,腹胀,舌质淡,苔白,脉细弱。	温补脾肾	补气运脾汤加减	右归丸中地附桂,山药茱萸菟丝归,杜仲鹿胶枸杞子,益火之源此方魁。	胃虚气逆,呕吐不止者,加旋覆花、代赭石;口干咽燥,形体消瘦,大便干燥者,可加石斛、麦冬、沙参;泛吐白沫加吴茱萸、丁香、白蔻仁;阳虚明显者加附子、肉桂、肉苁蓉。

【昭昭医考提示】

噎膈记忆歌诀

噎即噎塞膈为拒,启膈润燥利痰气;
瘀血内结通幽宜,津亏热结沙麦喜;
气虚阳微实难治,补气运脾延生机。

要点四　噎膈的转归预后

噎膈日久,常可变生他证。如脾肾亏损,精气并耗,化源不足,可合并虚劳;如长期饮食不入,脾失充养,致脾肾阳亏,水湿不运,泛滥肌肤,可成水肿;如气滞血瘀痰凝日久,局部气血不通,为积为聚,可成积聚;噎膈发展至后期,因阳竭于上而水谷不入,阴竭于下而二便不通,则转成关格。本病的预后,与病情发展有关。如病情始终停留在噎证的阶段,只表现为吞咽之时梗噎不顺的痰气交阻证,不向膈证发展(不出现胸膈阻塞,饮食不下),一般预后尚好。如病情继续发展成膈,后期阴津枯槁,阴伤及阳,中气衰败,胃虚不能受纳,脾虚失其健运,后天之气败绝,以致正气不支者预后极差。

要点五　噎膈的预防调护

改变不良饮食习惯,戒烟酒,避免进烫食、吃饭太快、咀嚼不足以及喜食酸菜、泡菜等。避免食用发霉的食物,如霉花生、霉玉米。管好用水,防止污染,减少水中亚硝酸盐含量。加强营养,多食新鲜水果、蔬菜。及时治疗食管慢性疾病,如食管炎、食管白斑、贲门失弛缓症、食管疤痕性狭窄、憩室和食管溃疡等,防止癌变。加强护理,嘱病人每餐进食后,可喝少量的温开水或淡盐水,以冲淡食管内积存的食物和黏液,预防食管黏膜损伤和水肿。保持心情舒畅,适当锻炼身体,增强体质。

历年真题精选

【A1 型题】

1. 指出噎膈的基本病理改变是食道狭窄的医家是

A. 张仲景 B. 李东垣 C. 朱丹溪 D. 张景岳 E. 叶天士

答案:E; 考点:食道狭窄的提出者

解析:叶天士在《临证指南医案》提出"脘管窄隘",指出了噎膈的基本病理改变是食道狭窄。故选择 E。

2. 治疗噎膈气虚阳微证,偏于肾虚者,应首选

A. 启膈散 B. 五汁安中饮 C. 通幽汤 D. 右归丸 E. 左归丸

答案:D; 考点:噎膈气虚阳微证的治法和方药

解析:噎膈痰气交阻证用选项A;津亏热结证用选项B;瘀血内结证用选项C;气虚阳微证偏于肾阳虚者用右归丸,选择 D;左归丸偏于治疗肾阴虚。故选择 D。

3. 治疗噎膈痰气交阻证,应首选

A. 通幽汤 B. 丁香散 C. 启膈散 D. 通关散 E. 四七汤

答案:C; 考点:噎膈痰气交阻证的治疗

解析:噎膈痰气交阻证宜开郁化痰,润燥降气,用启膈散。故选择 C。通幽汤用于瘀热内结。丁香散用于胃寒气逆的呃逆。通关散治疫喉邪郁,药难下咽。四七汤治梅核气。

【A2 型题】

4. 患者吞咽梗阻,胸膈痞闷,情志舒畅时可稍减轻,口干咽燥,舌偏红苔薄腻,脉弦滑。治疗应首选

A. 通幽汤 B. 涤痰汤 C. 温胆汤 D. 玉枢丹 E. 启膈散

答案:E; 考点:噎膈痰气交阻证的证治

解析:噎膈分痰气交阻、津亏热结、瘀血内结、气虚阳微等证型。痰气交阻用启膈散开郁化痰,润燥降气。故选择 E。瘀血内结用通幽汤。

5. 患者,男,60 岁。饮食难下,下而复吐出,呕吐物如赤豆汁,胸膈疼痛,肌肤枯槁,形体消瘦,舌质紫暗,脉细涩。其证候是

A. 痰气交阻 B. 瘀血内结 C. 津亏热结 D. 气虚阳微 E. 肝肾阴虚

答案:B; 考点:噎膈瘀血内结证的辨证要点

解析:瘀血内结,阻于食道或胃口,狭窄甚至闭塞不通,故饮食难下,下而复吐出,胸膈疼痛。瘀热伤络,血渗脉外,故呕吐物如赤豆汁。长期饮食不入,瘀血内阻,故肌肤枯槁,形体消瘦,舌质紫暗,脉细涩。故选择 B。选项 A 痰气交阻为初期,未伤血络,不会呕吐赤豆汁,舌脉也不符。其余易鉴别。

6. 患者胸膈疼痛,食不得下而复吐,甚至水饮难下,大便坚如羊屎,面色晦滞,形体消瘦,舌红少津,脉细涩。其治法是

A. 滋阴养血,破结行瘀 B. 益气养阴,行气化痰

C. 养阴润燥,降气消导 D. 润燥行瘀,开郁化痰

E. 滋阴养血,散结化痰

答案:A; 考点:噎膈瘀斑内结证的证治

解析:患者"胸膈疼痛,食不得下而复吐",此为噎膈的瘀血内结证,应用"通幽汤"滋阴养血,破结行瘀。故选择 A。

【B 型题】

(7～8 题共用选项)

A. 反胃 B. 噎膈 C. 噫气 D. 呃逆 E. 梅核气

7. 自觉咽中如物梗塞,吐之不出,吞之不下,但不妨碍进食的病证是

答案：E

8．吞咽时哽咽不顺，饮食不下，或食入即吐的病证是

答案：B；　考点：梅核气与噎膈的鉴别

解析：反胃是脾胃虚寒，胃中无火，食入不化，表现为饮食入胃后，良久尽吐而出。噎膈是痰、气、血有形之邪瘀阻食道。嗳气是胃气上逆，声音沉缓而长，多伴酸腐气味，食后多发。呃逆是胃气上逆动膈，声短而频，不能自制。梅核气也表现为咽中梗塞不舒，是痰气交阻，无有形之物，食物可以咽下。故 7 题选择 E，8 题选择 B。

（9～10 题共用选项）

A．胃失和降，逆气动膈　　　　　　B．胃气壅滞，气逆于中

C．肝气犯胃，肝胃不和　　　　　　D．脾胃虚寒，胃中无火

E．痰瘀互结，食道狭窄

9．噎膈的病机是

答案：E

10．呃逆的病机是

答案：A；　考点：呃逆和噎膈的病机

解析：呃逆是胃气上逆动膈，气逆上冲，出于喉间发声的病证，病机为胃失和降，逆气动膈。选项 B、C 仅说明了其中一种病因，不够全面。噎膈是食管干涩或狭窄造成食物吞咽困难的病证，病因为内伤饮食、情志、年老肾亏，使气滞、血瘀、痰阻三邪交于食道，故病机为痰瘀互结，食道狭窄。故 9 题选择 E，10 题选择 A。

细目五　呃　逆

【考点透视】

1．熟悉呃逆的病因病机，注意其与干呕、嗳气的鉴别。

2．熟悉各证型的治法方药，尤其是胃火上逆与气机郁滞证。

要点一　呃逆的定义、病因、病机★★

	呃逆
定义	呃逆是指胃气上逆动膈，以气逆上冲，喉间呃呃连声，声短而频，难以自制为主要表现的病证。
病因	饮食不当，情志不遂，体虚病后。
病机	1．呃逆的基本病机是胃失和降，膈间气机不利，胃气上逆动膈。 2．呃逆之病位在膈，病变的关键脏腑在胃，还与肝、脾、肺、肾诸脏腑有关。 3．病理性质有虚实之分，实证多为寒凝、火郁、气滞、痰阻，胃失和降；虚证每由脾肾阳虚，或胃阴耗损等正虚气逆所致。但亦有虚实夹杂并见者。病机转化决定于病邪性质和正气强弱。

要点二　呃逆的诊断与病证鉴别★★

（一）诊断依据

1．呃逆以气逆上冲，喉间呃呃连声，声短而频，不能自止为主症，其呃声或高或低，或疏或密，间歇时间不定。

2．常伴有胸膈痞闷、脘中不适、情绪不安等症状。

3．多有受凉、饮食、情志等诱发因素，起病多较急。

（二）病证鉴别

呃逆与干呕、嗳气的鉴别诊断如下：

	相同点	不同点
干呕	三者同属胃气上逆的表现。	干呕属于有声无物的呕吐，乃胃气上逆，冲咽而出，发出呕吐之声。
呃逆		呃逆则气从膈间上逆，气冲喉间，呃呃连声，声短而频，不能自制。
嗳气		嗳气乃胃气阻郁，气逆于上，冲咽而出，发出沉缓的嗳气声，常伴酸腐气味，食后多发。

要点三　呃逆的辨证论治★★★

（一）辨证要点

辨寒热虚实	寒证	呃声沉缓有力，得寒则甚，得热则减。
	热证	呃声洪亮，冲逆而出，口臭烦渴。
	虚证	呃逆时断时续，气怯声低乏力。
	实证	呃逆声高，气涌有力，连续发作。
辨病情轻重	轻	一般呃逆，经治可愈。
	重	若发于老年正虚，重病后期，或大病猝病之中，呃逆断续不继，呃声低微，气不得续，饮食难进，脉细沉伏，是元气衰败、胃气将绝之危候。

（二）治疗原则

呃逆证，总由胃气上逆动膈而成，所以理气和胃、降逆止呃为基本治法。止呃要分清寒热虚实，分别施以祛寒、清热、补虚、泻实之法。

（三）证治分类

辨证分型	临床特征	治法	代表方	方歌	随症加减
胃中寒冷	呃声沉缓有力，胸膈及胃脘不舒，得热则减，遇寒更甚，进食减少，喜食热饮，口淡不渴，舌苔白润，脉迟缓。	温中散寒，降逆止呃	丁香散加减	古今医统丁香散，草丁柿蒂良姜参，呃声沉缓脘不舒，温胃降逆散中寒。	寒气较重，脘腹胀痛者加吴茱萸、肉桂；寒凝气滞，脘闷嗳腐者，加莱菔子、制半夏；寒凝气滞，脘腹痞满者，加枳壳、厚朴；气逆较甚，呃逆频作者，加旋覆花、代赭石。
胃火上逆	呃声洪亮有力，冲逆而出，口臭烦渴，多喜冷饮，脘腹满闷，大便秘结，小便短赤，苔黄燥，脉滑数。	清胃泄热，降逆止呃	竹叶石膏汤加减	竹叶石膏参麦冬，半夏粳米甘草从，清补气津又和胃，余热耗伤气津用。	若腑气不通，痞满便秘者，可合用小承气汤通腑泄热，使腑气通，胃气降，呃自止；若胸膈烦热，大便秘结，可用凉膈散以攻下泄热。
气机郁滞	呃逆连声，常因情志不畅而诱发或加重，胸胁满闷，脘腹胀满，嗳气纳减，肠鸣矢气，苔薄白，脉弦。	顺气解郁，和胃降逆	五磨饮子加减	五磨饮子：乌药、槟榔、枳实、木香、沉香。	肝郁明显者，加川楝子、郁金；心烦口苦，气郁化热者，加栀子、黄连；气逆痰阻，昏眩恶心者，可用旋覆代赭汤加陈皮、茯苓；若气滞日久成瘀，瘀血内结，胸胁刺痛，久呃不止者，可用血府逐瘀汤加减。
脾胃阳虚	呃声低长无力，气不得续，泛吐清水，脘腹不舒，喜温喜按，面色㿠白，手足不温，食少乏力，大便溏薄，舌质淡，苔薄白，脉细弱。	温补脾胃止呃	理中丸	理中干姜参术甘，温中健脾治虚寒，中阳不足痛呕利，丸汤两用腹中暖。	若嗳腐吞酸，夹有食滞者，可加神曲、麦芽消食导滞；若脘腹胀满，脾虚气滞者，可加法半夏、陈皮理气化浊；若呃声难续，气短乏力，中气大亏者，可加黄芪、党参。
胃阴不足	呃声短促而不得续，口干咽燥，烦躁不安，不思饮食，或食后饱胀，大便干结，舌质红，苔少而干，脉细数。	养胃生津，降逆止呃	益胃汤合橘皮竹茹汤	温病条辨益胃汤，沙参麦地合成方，玉竹冰糖同煎服，温病须虑把津伤。	若咽喉不利，阴虚火旺，胃火上炎者，可加石斛、芦根以养阴清热；若神疲乏力，气阴两虚者，可加党参或西洋参、山药。

【昭昭医考提示】　　　　　　　　　　呃逆记忆歌诀
呃逆求因重治本,气机郁闭五磨饮;
胃中寒冷或火逆,丁香竹叶配柿蒂;
脾胃虚寒用理中,虚热益胃竹茹共。

历年真题精选

【A1 型题】

1. 呃逆病变的关键脏腑是

A. 肝　　　　　B. 脾　　　　　C. 肺　　　　　D. 胃　　　　　E. 胆

答案:D; 考点:呃逆的病位

解析:呃逆的基本病机是胃气上逆,最关键的脏腑是胃。故选择 D。

2. 呃逆与干呕、嗳气在病机上的共同点是

A. 胃气上逆　　B. 寒气上逆　　C. 肝胃气逆　　D. 肺胃气逆　　E. 积热上冲

答案:A; 考点:呃逆与干呕、嗳气的鉴别

解析:呕吐是指胃失和降,气逆于上,迫使胃中之物从口中吐出的一种病证,无物有声谓之干呕;呃逆是指胃气上逆动膈,以气逆上冲,喉间呃呃连声,声短而频,令人不能自制为主要表现的病证;嗳气乃胃气阻郁,气逆于上所致,食后多发。三者的共同病机为"胃气上逆",故选择 A。

3. 呃逆的基本治法是

A. 理气化瘀降逆　B. 疏肝解郁降逆　C. 和胃降逆止呃　D. 健脾温中止呃　E. 清热和胃止呃

答案:C; 考点:呃逆的基本治法

解析:呃逆一证,总由胃气上逆而成,故理气和胃,降逆止呃为基本治法,故选择 C。而造成胃气上逆的原因又有很多,兼有血瘀的用理气化瘀降逆,兼有肝郁气滞的用疏肝解郁降逆,兼有脾阳不足的健脾温中止呃,兼有胃热的清热和胃止呃。故不选择 A、B、D、E。

4. 治疗呃逆气机阻滞证,应首选

A. 丁香散　　　B. 益胃汤　　　C. 五磨饮子　　D. 竹叶石膏汤　　E. 橘皮竹茹汤

答案:C; 考点:呃逆气机阻滞证的治疗

解析:呃逆气机阻滞证用行气降逆、宽胸散结的五磨饮子。胃寒气逆证用温中散寒、降逆止呃的丁香散。胃火上逆证用清热和胃的竹叶石膏汤或橘皮竹茹汤。气滞痰阻证用理气化痰的旋覆代赭汤。脾胃阳虚证用温补脾胃的理中丸。胃阴不足证用益气养阴的益胃汤。故选择 C。

【A2 型题】

5. 患者呃声洪亮,冲逆而出,口臭烦渴喜冷饮,小便短赤,大便秘结,舌苔黄,脉滑数。其治法是

A. 清胃化痰止呃　B. 清热化湿降逆　C. 清热化瘀止呃　D. 清胃平肝降逆　E. 清降泻热止呃

答案:E; 考点:呃逆胃火上逆证的证治

解析:阳明热盛,胃火上冲,故见呃声洪亮,冲逆而出,热灼伤津故见口臭烦渴喜冷饮,小便短赤,大便秘结,舌苔黄,脉滑数。治宜清热泻火,降逆止呃。故本题选择 E。痰热内扰证选择 A。湿热证选择 B。瘀热内结证选择 C。肝火犯胃证选择 D。

6. 患者,男,42 岁。呃逆频作,声音洪亮有力,冲逆而出,口臭烦渴,多喜冷饮,脘腹满闷,大便秘结,舌苔黄燥,脉滑数。治疗应首选

A. 竹叶石膏汤　　B. 橘皮竹茹汤　　C. 凉膈散　　　D. 小承气汤　　　E. 泻心汤

答案:A; 考点:呃逆胃火上逆证的治疗

解析:辨证分析见本细目第 5 题,治宜清热和胃,降逆止呕,方用竹叶石膏汤。故选择 A。选项 B 降逆为主,清热不足。凉膈散泻火通便,清上泄下,用于上中二焦邪热炽盛,降逆不足。小承气汤作用部位在肠,偏下。泻心汤不能降逆。

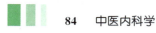

细目六　腹　痛

【考点透视】

1. 熟悉腹痛的病因病机以及与胃痛的鉴别。

2. 熟悉腹痛的辨证要点及各证型的治法、方药。

要点一　腹痛的定义、病因、病机★★

	腹痛
定义	腹痛是指胃脘以下、耻骨毛际以上部位发生疼痛为主症的病证。最早提出腹痛病名的是《内经》。
病因	外感时邪、饮食不节、情志失调及素体阳虚、腹部术后、跌仆损伤。
病机	1. 本病的基本病机为脏腑气机阻滞，气血运行不畅，经脉痹阻，"不通则痛"，或脏腑经脉失养，不荣而痛。 2. 病变部分涉及肝、胆、脾、肾、大小肠、膀胱等脏腑，包括了足三阴、足少阳、手足阳明、冲、任、带等经脉，尤与六腑关系密切。 3. 病理因素主要有寒凝、火郁、食积、气滞、血瘀。 4. 病理性质不外寒、热、虚、实四端且可相互转化。如寒痛缠绵发作，可以寒郁化热；热痛日久，治疗不当，可以转化为寒，成为寒热交错之证；素体脾虚不运，再因饮食不节，食滞中阻，可成虚中夹实之证；气滞影响血脉流通可导致血瘀，血瘀可影响气机通畅导致气滞。

要点二　腹痛的诊断与病证鉴别★★★

（一）诊断依据

1. 凡是以胃脘以下、耻骨毛际以上部位的疼痛为主要表现者，即为腹痛。其疼痛性质各异。

2. 有与腹痛相关病因，脏腑经络相关的症状，如涉及肠腑，可伴有腹泻或便秘；疝气之少腹痛可引及睾丸；膀胱湿热可见腹痛牵引前阴，小便淋沥，尿道灼痛；蛔虫作痛多伴嘈杂吐涎，时作时止；瘀血腹痛常有外伤或手术史；少阳病表里同病腹痛可见痛连腰背，伴恶寒发热，恶心呕吐。

3. 腹痛发作或加重常与饮食、情志、受凉等因素有关。

（二）病证鉴别

1. 腹痛与胃痛的鉴别见胃痛。

2. 腹痛与其他内科疾病中的腹痛症状的鉴别如下：

	相同点	不同点
其他内科疾病中的腹痛症状	均可出现腹痛症状。	许多内科疾病常见腹痛的表现，此时的腹痛只是该病的症状。如痢疾之腹痛，伴有里急后重，下痢赤白脓血；积聚之腹痛，以腹中包块为特征等。
腹痛病证		腹痛病证，以腹部疼痛为主要临床表现。

3. 内科腹痛与外科、妇科腹痛的鉴别如下：

	相同点	不同点
内科腹痛	均可出现腹痛症状。	常先发热后腹痛，疼痛一般不剧，痛无定处，压痛不显。
外科腹痛		多后发热，疼痛剧烈，痛有定处，压痛明显，见腹痛拒按，腹肌紧张。
妇科腹痛		多在小腹，与经、带、胎、产有关，如痛经、先兆流产、宫外孕、输卵管破裂等。

要点三　腹痛的辨证论治★★★★★

（一）辨证要点

辨缓急	急性	突然起病，腹痛剧烈，常有明显诱发因素，或伴有寒热，或伴有呕吐，嗳腐酸臭。
	慢性	起病缓慢，病程迁延，腹痛时作时止，痛势不甚，经久缠绵。
辨腹痛性质	寒痛	腹痛拘急，疼痛暴作，痛无间断，坚满急痛，遇冷痛剧，得热则减。
	热痛	痛在脐腹，痛处有热感，时轻时重，或伴有便秘，得凉痛减。

辨腹痛性质	气滞痛	腹痛时轻时重,痛处不定,攻冲作痛,伴胸胁不舒,腹胀,嗳气或矢气则胀痛减轻。
	血瘀痛	少腹刺痛,痛无休止,痛处不移,痛处拒按,经常夜间加剧,伴面色晦暗。
	伤食痛	因饮食不慎,脘腹胀痛,嗳气频作,嗳后稍安,痛甚欲便,便后痛减。
辨腹痛部位	胁腹、两侧少腹痛	多属肝经病证,为足厥阴、足少阳经脉所主。
	大腹疼痛	多为脾胃病证,为足太阴、足阳明经脉所主。
	脐腹疼痛	多为大小肠病证,为手阳明、手太阳经脉所主。
	脐以下小腹痛	多属肾、膀胱、胞宫病证,为足少阴、足太阳经脉及冲、任、带脉所主。

腹痛之证首辨腹痛之缓急,次辨腹痛性质,再辨腹痛部位。

（二）治疗原则

治疗腹痛多以"通"字立法,应根据辨证的虚实寒热,在气在血,确立相应治法。在通法的基础上,结合审证求因,标本兼治。属实证者,重在祛邪疏导,所谓"痛随利减";对虚痛,应温中补虚,益气养血,不可滥施攻下。

（三）证治分类

辨证分型	临床特征	治法	代表方	方歌	随症加减
寒邪内阻	腹痛拘急,遇寒痛甚,得温痛减,口淡不渴,形寒肢冷,小便清长,大便清稀或秘结,舌质淡,苔白腻,脉沉紧。	散寒温里,理气止痛	良附丸合正气天香散加减	良姜香附等分研,米汤姜汁加食盐;合制为丸空腹服,胸闷脘痛一并蠲。正气天香经血调,陈皮乌药气逍遥;香附苏叶淡盐水,祛寒还将干姜嚼。	如寒气上逆致腹中切痛雷鸣,胸胁逆满呕吐者,用附子粳米汤温中降逆;如腹中冷痛,身体疼痛,内外皆寒者,用乌头桂枝汤温里散寒;若寒实积聚,腹痛拘急,大便不通者,用大黄附子汤温泻寒积。
湿热壅滞	腹痛拒按,烦渴引饮,大便秘结,或溏滞不爽,潮热汗出,小便短黄,舌质红,苔黄燥或黄腻,脉滑数。	泄热通腑,行气导滞	大承气汤	大承气汤大黄硝,积实厚朴先煮好,峻下热结急存阴,阳明腑实重证疗;去硝名为小承气,轻下热结用之效;调胃承气硝黄草,缓下热结此方饶。	若燥热不甚,湿热偏重,大便不爽者,可去芒硝,加栀子、黄芩等;若痛引两胁,可加郁金、柴胡;如腹痛剧烈,寒热往来,恶心呕吐,大便秘结者,改用大柴胡汤表里双解。
饮食积滞	脘腹胀满,疼痛拒按,嗳腐吞酸,厌食呕恶,痛而欲泻,泻后痛减,或大便秘结,舌苔厚腻,脉滑。	消食导滞,理气止痛	枳实导滞丸	枳实导滞曲连芩,大黄术泽与茯苓,食湿两滞生郁热,胸痞便秘效堪灵。	若腹痛胀满者,加厚朴、木香;兼大便自利,恶心呕吐者,去大黄,加陈皮、半夏、苍术;食滞不重,腹痛较轻者,用保和丸;兼下利后重者,可用木香槟榔丸;如兼有蛔虫以致腹痛时作,可用乌梅丸。
肝郁气滞	腹痛胀闷,痛无定处,痛引少腹,或兼痛窜两胁,时作时止,得嗳气或矢气则舒,遇忧思恼怒则剧,舌质红,苔薄白,脉弦。	疏肝解郁,理气止痛	柴胡疏肝散	四逆散中加芎香,积实芍药行气良;方名柴胡疏肝散,气闷胁痛皆可畅。	若痛引少腹、睾丸者,加橘核、荔枝核;若腹痛肠鸣,气滞腹泻者,可用痛泻要方;若少腹绞痛,阴囊寒疝者,可用天台乌药散。
瘀血内停	腹痛较剧,痛如针刺,痛处固定,经久不愈,舌质紫暗,脉细涩。	活血化瘀,和络止痛	少腹逐瘀汤	少腹逐瘀小茴香;玄胡没药芎归姜;官桂赤芍蒲黄脂,经黯腹痛快煎尝。	瘀血日久发热,可加丹参、丹皮、王不留行;若兼有寒象,腹痛喜温,胁下积块,疼痛拒按,可用膈下逐瘀汤;若下焦蓄血,大便色黑,可用桃核承气汤。

续表

辨证分型	临床特征	治法	代表方	方歌	随症加减
中虚脏寒	腹痛绵绵,时作时止,喜温喜按,形寒肢冷,神疲乏力,气短懒言,胃纳不佳,面色无华,大便溏薄,舌质淡,苔薄白,脉沉细。	温中补虚,缓急止痛	小建中汤加减	小建中汤芍药多,桂枝甘草姜枣和;更加饴糖补中气,虚劳腹痛服之瘥。	若腹痛下利,脉微肢冷,脾肾阳虚者,可用附子理中汤;若大肠虚寒,积冷便秘者,可用温脾汤;若中气大虚,少气懒言,可用补中益气汤;如胃气虚寒,脐中冷痛,连及少腹,宜加胡芦巴、川椒温肾散寒止痛。

【昭昭医考提示】

腹痛记忆歌诀

腹痛脏腑气血分,寒热虚实审病因;
寒邪良附正天散,枳实导滞积滞专;
肝郁气滞柴胡疏,瘀血内停少腹逐;
湿热壅滞大承气,中虚脏寒小建中。

要点四　腹痛的转归预后

若急性暴痛,治不及时,或治不得当,气血逆乱,可致厥脱之证;若湿热蕴结肠胃,蛔虫内扰,或术后气滞血瘀,可造成腑气不通,气滞血瘀日久,可变生积聚;如因暴饮暴食,脾胃骤为湿热壅滞,腑气不通,以致胃气上逆而呕吐,湿热熏蒸而见黄疸,甚则转为重症胆瘅、胰瘅,病情危急,预后较差。

要点五　腹痛的预防调护 ★

加强精神调摄,平时要保持心情舒畅,避免忧思过度、暴怒惊恐。平素宜饮食有节,进食易消化、富有营养的饮食,忌暴饮暴食及食生冷、不洁之食物。虚寒者宜进热食;热证忌辛辣煎炸、肥甘厚腻之品;食积腹痛者宜暂禁食或少食。医生须密切注意患者的面色、腹痛部位、性质、程度、时间、腹诊情况、二便及其伴随症状,并须观察腹痛与情绪、饮食寒温等因素的关系。如见患者腹痛剧烈、拒按、冷汗淋漓、四肢不温、呕吐不止等症状,须警惕出现厥脱证,须立即处理,以免贻误病情。

历年真题精选

【A1 型题】

1. 腹痛与下列哪项无关

A. 手三阴经　　　　　　　B. 足三阴经　　　　　　　C. 手少阳经

D. 足少阳经　　　　　　　E. 足阳明经

答案:C；　考点:腹痛与脏腑经络的关系

解析:腹中有肝、胆、脾、肾、大小肠、膀胱等脏腑,并为足三阴、足少阳、手足阳明、冲、任、带等经脉循行之处。不包括手少阳,故选择 C。

2. 腹痛的基本病机是

A. 肝脾不和,胃气郁滞　　　　　　B. 肝气郁结,胃失和降

C. 肝脾湿热,络脉不和　　　　　　D. 脏腑失和,气血不畅

E. 脾胃失和,瘀血阻滞

答案:D；　考点:腹痛的基本病机

解析:腹痛的病因可以有肝脾不和,胃气郁滞;肝气郁结,胃失和降;肝脾湿热,络脉不和;脾胃失和,瘀血阻滞,但是根本上病机不离"不通则痛",各种原因都是先引起脏腑失和,气血不畅,而后发为腹痛,故基本病机是脏腑失和,气血不畅。故选择 D。

3. 治疗腹痛饮食积滞重症,应首选

A. 保和丸 　　　　　　B. 越鞠丸 　　　　　　C. 枳实导滞丸

D. 枳术丸 　　　　　　E. 木香顺气丸

答案：C；　考点：腹痛饮食积滞重症的治疗方药

解析：保和丸用于食积轻症，排除选项 A；越鞠丸用于气郁所致的六郁，排除选项 B；枳实导滞丸消食导滞力强，用于饮食积滞重症的腹痛，故选择 C；枳术丸用于脾胃虚弱，湿热较盛者，排除选项 D；木香顺气丸用于胸膈痞闷，腹胁胀满，侧重于无形气滞，排除选项 E。

4. 治疗腹痛湿热壅滞证,应首选

A. 大承气汤 　　　　　　B. 龙胆泻肝汤 　　　　　　C. 清中汤

D. 枳实导滞丸 　　　　　　E. 泻心汤合连朴饮

答案：A；　考点：腹痛湿热壅滞的治疗

解析：腹痛湿热壅滞肠道，宜通腑泻热，用大承气汤最合适。故选择 A。选项 B 侧重肝胆湿热。选项 D 偏重消食导滞。选项 E 偏于湿热阻于心胸。

细目七　泄　泻

【考点透视】

本细目内容较重要。

1. 熟悉泄泻的病因病机及其与脾虚、湿盛的关系。

2. 熟悉诊断要点、治疗原则及其与痢疾、霍乱的鉴别。

3. 掌握各证型的主症、治法、方药，尤其是脾胃虚弱证与肾阳虚衰证。

要点一　泄泻的定义、病因、病机★★

	泄泻
定义	泄泻是以排便次数增多,粪质稀溏或完谷不化,甚至泻出如水样为主症的病证。古有将大便溏薄而势缓者称为泄,大便清稀如水而势急者称为泻,现临床一般统称泄泻。
病因	感受外邪、饮食所伤、情志不调、禀赋不足、久病体虚。
病机	1. 基本病机是脾虚湿盛,肠道功能失司而发生泄泻。分而言之,外邪致泻以湿邪最为重要,其他诸多邪气需与湿邪兼夹,方易成泻;内因则以脾虚最为关键。 2. 病位在肠,主病之脏属脾,同时与肝、肾密切相关。病理因素主要是湿。 3. 病理性质有虚实之分。一般来说,暴泻以湿盛为主,多因湿盛伤脾,或食滞生湿,壅滞中焦,脾为湿困所致,病属实证。久泻多偏于虚证,由脾虚不运而生湿,或他脏及脾,如肝气乘脾,或肾虚火不暖脾,水谷不化所致。而湿邪与脾虚往往相互影响,互为因果,湿盛可困遏脾运,脾虚又可生湿。虚实之间又可相互转化夹杂。

要点二　泄泻的诊断与病证鉴别★★

（一）诊断依据

1. 大便粪质稀溏,或完谷不化,或粪如水样,大便次数增多,每日三五次以至十数次以上。

2. 常兼有腹胀、腹痛、肠鸣、纳呆。

3. 起病或急或缓。暴泻者多有暴饮暴食或误食不洁之物的病史。迁延日久,时发时止者,常由外邪、饮食或情志等因素诱发。

（二）病证鉴别

1. 泄泻与痢疾的鉴别如下：

	相同点	不同点
痢疾	两者均为大便次数增多、粪质稀薄的病证。	痢疾以腹痛、里急后重、便下赤白脓血为特征。
泄泻		泄泻以大便次数增加,粪质稀溏,甚则如水样,或完谷不化为主症,大便不带脓血,也无里急后重。

2. 泄泻与霍乱的鉴别如下：

	相同点	不同点
霍乱	两病均可出现腹痛、泄泻的临床症状。	霍乱是一种上吐下泻并作的急性传染性疾病,发病特点是来势急骤、变化迅速、病情凶险,起病时先突然腹痛,继则吐泻交作,所吐之物均为未消化之食物,气味酸腐热臭,所泻之物多为黄色粪水,或吐下如米泔水,常伴恶寒、发热,部分病人在吐泻之后,津液耗伤,迅速消瘦,或发生转筋,腹中绞痛。若吐泻剧烈,可面色苍白、目眶凹陷,汗出肢冷等津竭阳衰之危候。
泄泻		泄泻以大便稀溏、次数增多为特征,无传染性,一般预后良好。

要点三　泄泻的辨证论治★★★★

（一）辨证要点

泄泻应首辨暴泻与久泻,其次辨泻下之物,再辨脏腑定位。

辨暴泻与久泻	暴泻	多发病急、病程短,或兼见表证,多以湿盛邪实为主,且尤在夏季多发,若暑湿 热毒而暴泄无度则为重症。
	久泻	多发病缓慢、病程较长,易因饮食、劳倦、情志而复发,常以脾虚为主,或肝脾两病,或脾肾同病,临床上亦可表现为虚实夹杂之证,但总以脾虚为要。
辨泻下物	寒湿	大便清稀,或如水样,气味略腥。
	湿热	大便或稀或溏,其色黄褐,气味臭秽,泻下急迫,肛门灼热。
	伤食积滞	大便溏垢,臭如败卵。
	痰湿壅盛	大便溏稠,夹有白色黏冻。
	虚寒	大便稀溏,甚则完谷不化,无腥臭。
辨脏腑定位	病在肝	每因情志郁怒而诱发,伴胸胁胀闷、嗳气食少。
	病在脾	大便时溏时烂,饮食稍有不慎即作,伴神疲肢倦。
	病在肾	多发于五更,大便稀溏,完谷不化,伴腰酸肢冷。

（二）治疗原则

泄泻的治疗大法为运脾化湿。急性泄泻多以湿盛为主,重在化湿,佐以分利,再根据寒湿和湿热的不同,分别采用温化寒湿与清化湿热之法。久泻以脾虚为主,当重健脾。中气下陷者,宜升提;久泄不止者,宜固涩。暴泻不可骤用补涩,以免关门留寇;久泻不可分利太过,以防劫其阴液。

（三）证治分类

辨证分型	临床特征	治法	代表方	方歌	随症加减
寒湿内盛	泄泻清稀,甚则如水样,脘闷食少,腹痛肠鸣,或兼外感风寒,则恶寒、发热、头痛,肢体酸痛,舌苔白或白腻,脉濡缓。	芳香化湿,解表散寒	藿香正气散加减	藿香正气腹皮苏,甘桔陈苓朴白术,夏曲白芷加姜枣,风寒暑湿并能除。	若表寒重者,加荆芥、防风;外感寒湿,饮食生冷,腹痛,泻下清稀,可用纯阳正气丸;若湿邪偏重,腹满肠鸣,小便不利,可改用胃苓汤。
湿热伤中	泄泻腹痛,泻下急迫,或泻而不爽,粪色黄褐,气味臭秽,肛门灼热,烦热口渴,小便短黄,舌质红,苔黄腻,脉滑数或濡数。	清热燥湿,分利止泻	葛根芩连汤加减	葛根芩连甘草伍,用时先将葛根煮,内清肠胃外解表,协热下利喘汗除。	若夹食滞者,加神曲、山楂、麦芽;若见大便欠爽,腹中痞满作痛甚者,可加木香、大腹皮、枳壳等;若在夏暑之间,症见发热头重,烦渴自汗,小便短赤,脉濡数,可用新加香薷饮合六一散。

续表

辨证分型	临床特征	治法	代表方	方歌	随症加减
食滞肠胃	腹痛肠鸣,泻下粪便臭如败卵,泻后痛减,脘腹胀满,嗳腐酸臭,不思饮食,舌苔垢浊或厚腻,脉滑。	消食导滞,和中止泻	保和丸加减	保和山楂莱菔曲,夏陈茯苓连翘取,炊饼为丸白汤下,消食和胃食积去。	若食积较重,脘腹胀满用枳实导滞丸;食积化热可加黄连清热燥湿止泻;兼脾虚可加白术、扁豆健脾祛湿。
肝气乘脾	泄泻肠鸣,腹痛攻窜,矢气频作,伴有胸胁胀闷,嗳气食少,每因抑郁恼怒,或情绪紧张而发,舌淡红,脉弦。	抑肝扶脾	痛泻要方	痛泻要方用陈皮,术芍防风共成剂,肠鸣泄泻腹又痛,治在泻肝与实脾。	若胸胁脘腹胀满疼痛,嗳气者,可加柴胡、木香;脾虚甚者,加党参、茯苓、扁豆、鸡内金等益气健脾开胃;久泻反复发作可加乌梅、焦山楂。
脾胃虚弱	大便时溏时泻,迁延反复,食少,食后脘闷不舒,稍进油腻食物,则大便次数增加,面色萎黄,神疲倦怠,舌质淡,苔白,脉细弱。	健脾益气,化湿止泻	参苓白术散加减	参苓白术扁豆陈,莲草山药砂苡仁,桔梗上浮兼保肺,枣汤调服益脾神。	若脾阳虚衰,阴寒内盛,可用理中丸;若久泻不止,中气下陷用补中益气汤;若兼有湿盛者,可用升阳除湿汤加减。
肾阳虚衰	黎明前脐腹作痛,肠鸣即泻,完谷不化,腹部喜暖,泻后则安,形寒肢冷,腰膝酸软,舌淡苔白,脉沉细。	温肾健脾,固涩止泻	四神丸加减	四神故纸与吴萸,肉蔻五味四般齐,大枣生姜同煎合,五更肾泻最相宜。	若脐腹冷痛,可加附子理中丸温中健脾;若年老体衰,久泻不止,脱肛,加黄芪、党参、白术、升麻益气升阳。

【昭昭医考提示】

泄泻记忆歌诀

泄泻脾虚湿盛机,寒湿藿香正气施;
葛根芩连治湿热,食滞肠胃用保和;
痛泻要方肝乘脾,参苓四神脾肾医。

要点四　泄泻的转归预后

急性泄泻,经及时治疗,绝大多数在短期内痊愈,有少数患者,暴泄不止,损气伤津耗液,可成痉、厥、闭、脱等危证。泄泻日久,亦常可变生他证。如脾胃虚弱,气血化生乏源,耗伤津液,可出现萎黄、虚劳;泄泻日久,精微流失,不能充养,致脾肾阳亏,水湿不得运化,泛滥全身,而变为水肿之证。若泄泻经久,病趋下焦,脂血伤败,变为痢疾。泄泻反复不愈还常可因气血亏虚,心神不宁,而合并郁证、不寐、心悸等证。泄泻无度,中气下陷,又可合并有脱肛之证。

要点五　泄泻的预防调护★

起居有常,注意调畅情志,保持乐观心志,慎防风寒湿邪侵袭。饮食有节,宜清淡、富营养、易消化食物为主,可食用一些对消化吸收有帮助的食物,如山楂、山药、莲子、扁豆、芡实等。避免进食生冷不洁及难消化或清肠润滑食物。急性泄湾患者要给予流质或半流质饮食,忌食辛热炙煿、肥甘厚味、荤腥油腻食物;某些对牛奶、面筋等不耐受者宜禁食牛奶或面筋。若泄泻而耗伤胃气,可给予淡盐汤、米粥以养胃气。若虚寒腹泻,可予淡姜汤饮用,以振奋脾阳,调和胃气。

历年真题精选

【A1 型题】

1. 提出著名的"治泻九法"的医家是

A. 张仲景　　　　B. 陈无择　　　　C. 张景岳　　　　D. 李中梓　　　　E. 叶天士

答案：D；　考点：提出治泻九法的医家

解析：李中梓的《医宗必读》概括出著名的治泻九法。故选择 D。

2. 系统提出用酸收法治疗泄泻的医家是

A. 张仲景　　　　B. 李东垣　　　　C. 朱丹溪　　　　D. 张景岳　　　　E. 李中梓

答案：E；　考点：提出治泻九法的医家

解析：李中梓在《医宗必读·泄泻》提出了著名的治泻九法：淡渗、升提、清凉、疏利、甘缓、酸收、燥脾、温肾、固涩。故选择 E。

3. 泄泻的病理因素，最为多见的是

A. 寒　　　　　　B. 湿　　　　　　C. 热　　　　　　D. 滞　　　　　　E. 痰

答案：B；　考点：泄泻的病理因素

解析：泄泻的病变主脏在脾，病理因素主要是湿，《医宗必读》有"无湿不成泻"之说。脾病湿盛是泄泻发生的关键所在，故选择 B。

4. 治疗久泻不止，不宜过用

A. 健脾　　　　　B. 补肾　　　　　C. 升提　　　　　D. 固涩　　　　　E. 分利

答案：E；　考点：久泻的治疗禁忌

解析：泄泻日久，耗伤正气，多属虚证。脾虚者宜健脾，排除选项 A；肾虚者应补肾，排除选项 B；中气下陷者应升提，排除选项 C；久泻不止宜固涩，排除选项 D；久泻不止不可分利太过，以免重伤阴液，故选择 E。

【A2 型题】

5. 患者胸胁胀闷，嗳气食少，每因抑郁恼怒之时，发生腹痛泄泻，舌淡红，脉弦。其治法是

A. 调理脾胃　　　B. 疏肝理气　　　C. 抑肝扶脾　　　D. 泻肝和胃　　　E. 疏肝和胃

答案：C；　考点：泄泻肝气乘脾证的证治

解析：肝气郁滞，乘犯脾胃，故胸胁胀闷，嗳气食少，并于抑郁恼怒之时加重；气滞于中则腹痛；脾运无权，水谷下趋则泄泻，俱是肝气乘脾之象，治应抑肝扶脾。故选择 C。

6. 患者大便时溏时泻，水谷不化，稍进油腻之物，则大便次数增多，食少，脘腹胀闷，面黄，肢倦乏力，舌淡苔白，脉细弱，其治法是

A. 健脾益气　　　B. 益胃升阳　　　C. 健脾益胃　　　D. 健脾温中　　　E. 温补脾胃

答案：A；　考点：泄泻脾气虚弱证的证治

解析：大便时溏时泻，水谷不化，稍进油腻之物，则大便次数增多，为久泻虚证，必然伤脾。脘腹胀闷，面黄，肢倦乏力，舌淡苔白，脉细弱，为脾气虚之象，未见明显的脾阳虚寒证、胃气虚证、中气下陷证，故只需健脾益气。故选择 A。

7. 患者腹痛肠鸣，泻下粪便臭如败卵，但泻而不爽，脘腹胀满，舌苔白厚而腐，脉滑。治疗应首选

A. 保和丸　　　　B. 藿香正气散　　C. 葛根芩连汤　　D. 参苓白术汤　　E. 龙胆泻肝汤

答案：A；　考点：泄泻食滞肠胃证的证治

解析：宿食内停，阻滞肠胃，故腹痛肠鸣。浊腐下注，故泻下粪便臭如败卵，但泻而不爽，是食滞肠胃泄泻的特点。治宜消食导滞，用保和丸。故选择 A。藿香正气散用于寒湿泄泻。葛根芩连汤用于湿热泄泻。黄连香薷饮用于暑湿泄泻。脾虚泄泻用参苓白术散。

8. 患者，男，60 岁，黎明之前泄泻，腹痛肠鸣即泻，泻后则安，形寒怕冷，舌淡苔白，脉沉。其病机是

A. 食滞肠胃　　　B. 肾阳虚衰　　　C. 寒湿客脾　　　D. 湿热伤脾　　　E. 肝气乘脾

答案：B；　考点：泄泻肾阳虚衰证的诊断要点

解析：肾阳虚衰泄泻的特点是黎明之前泄泻，形寒怕冷。主要与寒湿客脾鉴别，寒湿泻多鹜溏，有脾胃被困症状，无五更泻的时间特点。故选择 B。

9. 患者，男，56 岁。大便时溏时泻，迁延反复，稍进油腻食物，则大便次数明显增加，食少，食后脘闷不舒，面色萎黄，神疲倦怠，舌质淡，苔白，脉细弱。其证候是

A. 脾阳虚弱　　　B. 中气下陷　　　C. 脾胃虚弱　　　D. 肝气乘脾　　　E. 肾阳虚衰

答案：C； 考点：泄泻脾胃虚弱证的诊断要点

解析：参见本细目第6题，故选择C。

10.患者大便时溏时泻，水谷不化，稍进油腻之物，则大便次数增多，食少，脘腹胀闷，面黄，肢倦乏力，舌淡苔白，脉细弱。治疗应首选

A. 四君子汤　　　B. 大建中汤　　　C. 参苓白术散　　　D. 小建中汤　　　E. 补气运脾汤

答案：C； 考点：泄泻脾气虚弱证的治疗

解析：泄泻有虚实之分，此为脾胃虚弱导致的泄泻，应用"参苓白术散"健脾益气，化湿止泻，故选择C。选项A、E健脾益气，止泻力弱；选项B治疗中阳衰弱，阴寒内盛之脘腹剧痛证；选项D治疗中脏虚寒之腹痛。考生需对脾虚泄泻的证候、治法、方药全面掌握。

11.患者泄泻腹痛，泻下急迫，粪色黄褐而臭，肛门灼热，烦热口渴，小便短赤，舌苔黄腻，脉滑数。其治法是

A. 消食导滞　　　B. 泄热导滞　　　C. 清热利湿　　　D. 通腑泄热　　　E. 通腑消食

答案：C； 考点：泄泻的辨证施治

解析：泄泻有虚实之分，此为湿热伤中导致的泄泻应用"葛根芩连汤"清热利湿，故选择C。

【B型题】

(12～13题共用选项)

A. 藿香正气散　　　B. 不换金正气散　　　C. 葛根芩连汤　　　D. 白头翁汤　　　E. 芍药汤

12.患者泄泻腹痛，泻下急迫，粪色黄褐，气味臭秽，肛门灼热，烦热口渴，舌质红，苔黄腻，脉滑数。治疗应首选

答案：C

13.患者腹痛拘急，痢下赤白黏冻，白多赤少，里急后重，脘腹胀满，舌苔白腻，脉濡缓。治疗应首选

答案：B； 考点：湿热泄泻和寒湿痢疾的治疗

解析：湿热在肠，传导失常，故腹痛，泻下急迫。气味臭秽，肛门灼热，烦热口渴，都是湿热互结的表现。治宜清热利湿，用葛根芩连汤。寒湿留滞肠中，气机阻滞，故腹痛拘急，里急后重；只伤及气分，故痢下赤白黏冻，白多赤少；寒湿困脾，故脘腹胀满，舌苔白腻，脉濡缓。治宜温化寒湿，调气和血，用不换全正气散。故12题选择C，13题选择B。

细目八　痢　疾

【考点透视】

本细目内容较重要。

1. 熟悉痢疾的诊断要点。

2. 掌握各证型的主症、治法、方药，尤其是疫毒痢与寒湿痢。

要点一　痢疾的定义、病因、病机★

痢疾	
定义	痢疾是以大便次数增多、腹痛、里急后重、痢下赤白黏冻为主症的病证。是夏秋季常见的肠道传染病。宋代严用和《济生方》正式启用了"痢疾"之病名。
病因	外感时邪疫毒、饮食不节和脾胃虚弱。感邪有三：一为疫毒之邪，二为湿热之邪，三为夏暑感寒伤湿。
病机	1. 病机主要为邪蕴肠腑，气血壅滞，传导失司，脂络受伤腐败化为脓血而成痢。 2. 病位在肠，与脾胃密切相关，可涉及肾。 3. 病理因素以湿热疫毒为主，病理性质可分寒热虚实。

要点二　痢疾的诊断与病证鉴别★★

(一)诊断依据

1. 以腹痛、里急后重、大便次数增多、泻下赤白脓血便为主症。

2. 暴痢起病突然,病程短,可伴恶寒、发热等;久痢起病缓慢,反复发作,迁延不愈;疫毒痢病情严重而病势凶险,起病急骤,在腹痛、腹泻尚未出现之时,即有高热神疲,四肢厥冷,面色青灰,呼吸浅表,神昏惊厥,而痢下、呕吐并不一定严重。

3. 多有饮食不洁史。急性起病者多发生在夏秋之交,久痢则四季皆可发生。

（二）病证鉴别

痢疾与泄泻的鉴别见泄泻

要点三　痢疾的辨证论治★★★★

（一）辨证要点

辨久痢、暴痢虚实	暴痢	发病急,病程短,腹痛胀满,痛而拒按,痛时窘迫欲便,便后里急后重暂时减轻者为实。
	久痢	发病慢,时轻时重,病程长,腹痛绵绵,痛而喜按,便后里急后重不减,坠胀甚者,常为虚中夹实。
辨寒热	热证	大便排出脓血,色鲜红,甚至紫黑,浓厚黏稠腥臭,腹痛,里急后重感明显,口渴喜冷,口臭,小便黄或短赤,舌红,苔黄腻,脉滑数。
	寒证	大便排出赤白清稀,白多赤少,清淡无臭,腹痛喜按,里急后重感不明显,面白肢冷形寒,舌淡苔白,脉沉细。

（二）治疗原则

① 应根据其病证的寒热虚实,确定治疗原则。热痢清之,寒痢温之,初痢实则通之,久痢虚则补之,寒热交错者清温并用,虚实夹杂者攻补兼施。② 下痢兼有表证者,宜合解表剂,外疏内通;夹食滞者可配合消导药消除积滞。③ 河间提出的"调气则后重自除,行血则便脓自愈"调气和血之法,可用于痢疾的多个证型,赤多重用血药,白多重用气药。④ 在辨证治疗过程中,始终应顾护胃气。

（三）证治分类

辨证分型	临床特征	治法	代表方	方歌	随症加减
湿热痢	腹部疼痛,里急后重,痢下赤白脓血,黏稠如胶冻,腥臭,肛门灼热,小便短赤,舌苔黄腻,脉滑数。	清热燥湿,调气行血	芍药汤加减	芍药汤内用槟黄,芩连归桂草木香,重在调起兼行血,里急便脓自然康。	若痢下赤多白少,口渴喜冷饮,属热重于湿者,配白头翁、秦皮;若瘀热较重,痢下鲜红者,加地榆、丹皮;若痢下白多赤少,舌苔白腻,属湿重于热者,可去当归,加茯苓、苍术、厚朴、陈皮等健脾燥湿。
疫毒痢	起病急骤,痢下鲜紫脓血,腹痛剧烈,后重感特著,壮热口渴,头痛烦躁,恶心呕吐,甚者神昏惊厥,舌质红绛,舌苔黄燥,脉滑数或微欲绝。	清热解毒,凉血除积	白头翁汤加减	白头翁治热毒痢,黄连黄柏佐秦皮,清热解毒并凉血,赤多白少脓血医。	热毒秽浊壅塞肠道,腹中满痛拒按,大便滞涩,臭秽难闻者,加大黄、枳实、芒硝;暴痢致脱应急服独参汤或参附汤。
寒湿痢	腹痛拘急,痢下赤白黏冻,白多赤少,或为纯白冻,里急后重,口淡乏味,脘腹胀满,头身困重,舌质淡,舌苔白腻,脉濡缓。	温中燥湿,调气和血	不换金正气散加减	不换金正气散（就是平胃散加藿香、半夏）	痢下白中兼赤者,加当归、芍药;脾虚纳呆者,加白术、神曲;寒积内停,腹痛,痢下滞而不爽,加大黄、槟榔,配炮姜、肉桂,温通导滞;暑天感寒湿而痢者,可用藿香正气散加减。

续表

辨证分型	临床特征	治法	代表方	方歌	随症加减
阴虚痢	痢下赤白,日久不愈,脓血黏稠,或下鲜血,脐下灼痛,虚坐努责,食少,心烦口干,至夜转剧,舌红绛少津,苔少或花剥,脉细数。	养阴和营,清肠化湿	驻车丸加减	驻车丸中有黄连,阿胶当归干姜全,虚坐怒责阴虚痢,清肠温脾力能堪。	虚热灼津而见口渴、尿少、舌干者,可加沙参、石斛;如痢下血多者,可加丹皮、旱莲草;若湿热未清,有口苦、肛门灼热者,可加白头翁、秦皮清解湿热。
虚寒痢	痢下赤白清稀,无腥臭,或为白冻,甚则滑脱不禁,肛门坠胀,便后更甚,腹部隐痛,缠绵不已,喜按喜温,形寒畏冷,四肢不温,食少神疲,腰膝酸软,舌淡苔薄白,脉沉细而弱。	温补脾肾,收涩固脱	桃花汤合真人养脏汤	桃花汤(主治:久痢,便脓血,腹痛,喜温喜按)功效:温中涩肠。桃花汤中赤石脂,粳米干姜共享之,真人养脏木香诃,当归肉蔻与粟壳,术芍参桂甘草共,肛脱久痢服之瘥。	若积滞未尽,应少佐消导积滞之品,如枳壳、山楂、神曲等;若痢久脾虚气陷,导致少气脱肛,可加黄芪、柴胡、升麻、党参以补中益气,升清举陷。
休息痢	下痢时发时止,迁延不愈,常因饮食不当、受凉、劳累而发,发时大便次数增多,夹有赤白黏冻,腹胀食少,倦怠嗜卧,舌质淡苔腻,脉濡软或虚数。	温中清肠,调气化滞	连理汤加减	连理汤=黄连+理中汤。理中干姜参术甘,温中健脾治虚寒,中阳不足痛呕利,丸汤两用腹中暖。	若脾阳虚极症见下痢白冻,倦怠少食,舌淡苔白,脉沉者,用温脾汤加减;若久痢兼见肾阳虚衰,加四神丸;如久痢脱肛,气下陷者,可用补中益气汤加减;属寒热错杂之证者,可用乌梅丸加减。

【昭昭医考提示】　　　　　　　　痢疾记忆歌诀
痢疾湿热芍药攻,疫毒合方白头翁;
寒湿不换正气散,阴虚阿胶驻车丸;
真人桃花虚寒痢,休息乌梅或连理。

要点四　痢疾的转归预后
痢疾的转归取决于患者体质、正气强弱与感邪的轻重。古人常以下痢的色、量等情况判断。下痢有粪者轻,无粪者重,痢色如鱼脑、如猪肝、如赤豆汁、下痢纯血或如屋漏者重。同时应根据其临床表现,分别病情轻重,判断病者预后,特别注意观察其邪毒炽盛情况,胃气有无衰败,阴津是否涸竭,阳气虚脱与否。痢疾反复,脾阳受戕,亦可间或并见泄泻不止,久而脾肾两亏,转为虚劳、水肿之证。久痢不愈,肠中湿毒瘀血蕴结可成肿块,亦有转为积聚证者。

要点五　痢疾的预防调护
对于具有传染性的细菌性及阿米巴痢疾,应采取积极有效的预防措施,以控制痢疾的传播和流行,如搞好水、粪的管理,饮食管理,消灭苍蝇等。在痢疾流行季节,可适当食用生蒜瓣,每次1～3瓣,每日2～3次;或将大蒜瓣放入菜肴之中食用;亦可用马齿苋、绿豆适量,煎汤饮用,对防止感染亦有一定作用。痢疾患者,须适当禁食,待病情稳定后,仍以清淡饮食为宜,忌食油腻荤腥之品。

历年真题精选

【A1型题】
1. 疫毒痢的治法是

A. 清热解毒化湿　　　　　　B. 活血解毒和胃　　　　　　C. 凉血清热利湿

D. 清热利湿和胃　　　　　　E. 清热凉血解毒

答案：E；　考点:疫毒痢的治法

解析：清热解毒化湿适用于湿热痢,排除选项 A;活血解毒和胃适用于寒湿痢,排除选项 B;凉血清热利湿适用于湿热痢,排除选项 C;清热利湿和胃适用于湿热痢,排除选项 D;清热凉血解毒适用于疫毒痢,故选择 E。

2. 治疗寒湿痢,应首选

A. 胃苓汤　　　B. 桃花汤　　　C. 连理汤　　　D. 黄土汤　　　E. 真人养脏汤

答案：A；　考点：寒湿痢的治疗

解析：寒湿痢为寒湿之邪内盛,属于实证,用温化寒湿、调气和血的胃苓汤。虚寒痢用温补脾肾的桃花汤、收涩固脱的真人养脏汤。休息痢发作期虚实夹杂,既要温补脾肾又要清肃邪毒,用连理汤。黄土汤温阳健脾、养血止血,用于脾不统血的失血证。故选择 A。

3. 治疗痢疾表邪未解而里热已盛者,应首选

A. 藿香正气散　　B. 人参败毒散　　C. 葛根芩连汤　　D. 芍药汤　　　E. 白头翁汤

答案：C；　考点：湿热痢的治疗

解析：湿热痢初起,如表邪未解,里热已盛,则用葛根芩连汤表里双解,故选择 C。选项 D 治疗无表证之湿热痢;选项 E 治疗疫毒痢,以清热凉血解毒为主;选项 A 治疗外感风寒,内伤湿滞,发热恶寒,肠鸣泄泻等;选项 B 重在益气解表,散风祛湿,治疗体虚外感。

【A2 型题】

4. 患者腹痛,里急后重,下痢赤白相杂,肛门灼热,小便短赤,舌苔微黄,脉滑数。其治法是

A. 清热解毒,调气行血　　　　　B. 清热化湿,理气止痛

C. 清热凉血,和胃利湿　　　　　D. 清肠和胃,利湿解毒

E. 清胃利湿,和胃通降

答案：A；　考点：湿热痢的证治

解析：湿热之邪毒积滞肠中,气血被阻,传导失司,故腹痛,里急后重。湿热毒邪伤肠破血,故下痢赤白相间。湿热下注,肛门灼热,小便短赤,舌苔微黄,脉滑数,都是湿热壅盛,气血不畅表现。治宜清热解毒,调气行血。故选择 A。

5. 患者,男,35 岁。下痢 3 个月余,痢下稀薄白冻,腹部隐痛,里急后重,食少神疲,四肢不温,舌淡苔薄白,脉沉细。治疗应首选

A. 桃花汤　　　B. 驻车丸　　　C. 芍药汤　　　D. 胃苓汤　　　E. 白头翁汤

答案：A；　考点：虚寒痢的证治

解析：脾肾阳虚,故见上述症状,治宜温补脾肾,用桃花汤,故选择 A。驻车丸月于阴虚痢。芍药汤用于湿热痢。胃苓汤用于寒湿痢。白头翁汤用于疫毒痢。

6. 患者痢下赤白,白多赤少,腹痛,里急后重,饮食乏味,胃脘饱胀,舌淡苔白腻,脉濡缓。其证候是

A. 疫毒痢　　　B. 湿热痢　　　C. 阴虚痢　　　D. 休息痢　　　E. 寒湿痢

答案：E；　考点：寒湿痢的诊断要点

解析：痢疾白多赤少为寒邪伤于气分。寒湿困脾,故饮食乏味,胃脘饱胀。故选择 E。休息痢经年不愈,虚象明显,其气虚阳虚证应与本证鉴别。

7. 患者起病急骤,腹痛剧烈,大便频频,痢下鲜紫脓血,伴有壮热口渴,头痛烦躁,恶心呕吐,舌红绛,苔黄燥,脉滑数。治疗应首选

A. 芍药汤　　　　　　　　B. 白头翁汤合芍药汤　　　　　C. 藿香正气丸

D. 连理汤　　　　　　　　E. 黄连阿胶汤

答案：B；　考点：疫毒痢的治疗

解析：患者起病急,壮热,痢下鲜紫脓血,为疫毒痢的特点。同时伴有热毒内盛的表现。治宜清热解毒,凉血止痢。方用白头翁汤合芍药汤。故选择 B。

8. 患者发病急骤,痢下鲜紫脓血,腹痛剧烈,里急后重较甚,壮热口渴,舌红绛苔黄燥,脉滑数。其诊断是

A. 湿热痢　　　　B. 疫毒痢　　　　C. 休息痢　　　　D. 寒湿痢　　　　E. 以上均非

答案:B;　考点:痢疾的辨证要点

解析:患者发病急骤,痢下鲜紫脓血,腹痛剧烈,可诊断为"疫毒痢",应"清热解毒,凉血止痢",用白头翁汤,故选择 B。

【B 型题】

(9～10 题共用选项)

A. 温药　　　　B. 凉药　　　　C. 血药　　　　D. 气药　　　　E. 寒药

9. 痢下赤多者,应重用

答案:C

10. 痢下白多者,应重用

答案:D;　考点:痢疾在气在血的用药区别

解析:痢疾为气血不畅,邪毒凝滞肠腑,损伤脂膜,可破伤血络,出现赤白相间。赤多为血多,应重用血药,白多为伤血不重,应重用气药。总的治疗原则是调和气血。故 9 题选择 C,10 题选择 D。

(11～12 题共用选项)

A. 连理汤　　　　B. 半夏泻心汤　　　　C. 乌梅丸　　　　D. 左金丸　　　　E. 温脾汤

11. 治疗休息痢,应首选

答案:A

12. 治疗休息痢日久,脾阳极虚,肠中寒积不化,遇寒即发者,应首选

答案:E;　考点:休息痢的治疗

解析:休息痢的特点是时愈时发,发作时既有脾肾阳虚,又有湿毒滞肠,治宜温中清肠、调气化滞,用连理汤。脾阳虚明显者宜重用温中健脾药,用温脾汤更适宜。选项 B 用于寒热互结的心下痞,病位不同。选项 C 用于缓解期寒热错杂证。选项 D 用于肝火犯胃证。故 11 题选择 A,12 题选择 E。

(13～14 题共用选项)

A. 不换金正气散　　　　B. 芍药汤　　　　C. 驻车丸

D. 桃花汤　　　　E. 连理汤

13. 治疗痢疾之休息痢,应首选

答案:E

14. 治疗痢疾之湿热痢,应首选

答案:B;　考点:痢疾的分证治疗

解析:第 13 题解析见本细目第 12 题用连理汤。湿热痢治宜清热解毒,调气行血,用芍药汤。故 13 题选择 E,14 题选择 B。

(15～16 题共用选项)

A. 藿香正气散　　　B. 不换金正气散　　　C. 葛根芩连汤　　　D. 白头翁汤　　　E. 芍药汤

15. 患者泄泻腹痛,泻下急迫,粪色黄褐,气味臭秽,肛门灼热,烦热口渴,舌质红,苔黄腻,脉滑数。治疗应首选

答案:C

16. 患者腹痛拘急,痢下赤白黏冻,白多赤少,里急后重,脘腹胀满,舌苔白腻,脉濡缓。治疗应首选

答案:B;　考点:湿热泄泻和寒湿痢疾的治疗

解析:湿热在肠,传导失常,故腹痛,泻下急迫。气味臭秽,肛门灼热,烦热口渴,都是湿热互结的表现。治宜清热利湿,用葛根芩连汤。寒湿留滞肠中,气机阻滞,故腹痛拘急,里急后重;只伤及气分,故痢下赤白黏冻,白多赤少;寒湿困脾,故脘腹胀满,舌苔白腻,脉濡缓。治宜温化寒湿,调气和血,用不换金正气散。故 15 题选择 C,16 题选择 B。

细目九　便　秘

【考点透视】

熟悉便秘的病机及各证型的治法、方药,注意分清虚实。

要点一　便秘的定义、病因、病机★★

	便秘
定义	便秘是指粪便在肠内滞留过久,秘结不通,排便周期延长,或周期不长,但粪质干结,排出艰难,或粪质不硬,虽有便意,但便而不畅的病证。
病因	饮食不节、情志失调、年老体虚、感受外邪。
病机	1. 基本病机属大肠传导失常,气机不畅,糟粕内停。 2. 病位在大肠与肺、脾、胃、肝、肾等脏腑的功能失调有关。 3. 病理性质可概括为寒、热、虚、实四个方面。燥热内结于肠胃者,属热秘;气机郁滞者,属实秘;气血阴阳亏虚者,为虚秘;阴寒积滞者,为冷秘或寒秘。

要点二　便秘的诊断与病证鉴别★★

(一)诊断依据

1. 排便间隔时间超过自己的习惯 1 天以上,或两次排便时间间隔 3 天以上。

2. 大便粪质干结,排出艰难,或欲大便而艰涩不畅。

3. 常伴腹胀、腹痛、口臭、纳差及神疲乏力、头眩心悸等症。

4. 本病常有饮食不节、情志内伤、劳倦过度等病史。

(二)病证鉴别

便秘与肠结的鉴别如下:

	相同点	不同点
肠结	两者均有大便秘结不通的临床症状。	肠结多为急性,因大肠通降受阻所致,表现为腹部疼痛拒按,大便完全不通,且无矢气和肠鸣音,严重者可吐出粪便。
便秘		便秘多为慢性,因大肠传导失常所致,表现为腹部胀满,大便干结艰行,可有矢气和肠鸣音,或有恶心欲吐,食纳减少。

要点三　便秘的辨证论治★★★★★

(一)辨证要点

辨证型与病因	热秘	平素喜食辛辣厚味、煎炒酒食者多致胃肠积热而成热秘。
	气秘	长期忧郁思虑过度或久坐、久卧少动,或有腹部手术者多致气机郁滞而为气秘。
	虚秘	年老体衰,病后产后多为气血阴精亏虚之虚秘。
	冷秘	平素阳气虚衰或嗜食寒凉生冷者,多为冷秘。
辨虚实	实证	热秘、冷秘、气秘。
	虚证	气虚、血虚、阴血、阳虚。

(二)治疗原则

便秘的治疗应以通下为主,但决不可单纯用泻下药,应对不同的病因采取相应的治法。实秘为邪滞肠胃、壅塞不通所致,故以祛邪为主,给予泻热、温散、通导之法,使邪去便通;虚秘为肠失润养、推动无力而致,故以扶正为先,给予益气温阳、滋阴养血之法,使正盛便通。便秘成因多端,但共同的病机是气机不畅,肠道传化失职,糟粕不下,故重视对气机的调畅,在通便之时,参用理气沉降之品以助行滞。有时虽需降下,亦可佐以少量升提之品,以求欲降先升之妙。但对中气下陷、肛门坠胀者,则在选用气药时应以升提为主。

（三）证治分类

辨证分型	临床特征	治法	代表方	方歌	随症加减
热秘	大便干结,腹胀腹痛,口干口臭,面红心烦,或有身热,小便短赤,舌红,苔黄燥,脉滑数。	泻热导滞,润肠通便	麻子仁丸加减	麻子仁丸脾约治,杏芍大黄枳朴蜜,润肠泻热又行气,胃热肠燥便秘施。	若津液已伤,可加生地、玄参、麦冬;若肺热气逆,咳喘便秘者,可加瓜蒌仁、苏子、黄芩清肺降气以通便;若兼郁怒伤肝,易怒目赤者,加服更衣丸。
气秘	大便干结,或不甚干结,欲便不得出,或便而不爽,肠鸣矢气,腹中胀痛,嗳气频作,纳食减少,胸胁苦满,舌苔薄腻,脉弦。	顺气导滞	六磨汤	大槟榔、沉香、木香、乌药、大黄、枳壳各等份。气泄腹急,大便秘涩	若腹部胀痛甚,可加厚朴、柴胡、莱菔子以助理气;若便秘腹痛气郁化火,可加黄芩、栀子;若气逆呕吐者,可加半夏、陈皮代赭石;若七情郁结,加白芍、柴胡、合欢皮疏肝解郁。
冷秘	大便艰涩,腹痛拘急,胀满拒按,胁下偏痛,手足不温,呃逆呕吐,舌苔白腻,脉弦紧。	温里散寒,通便止痛	温脾汤合半硫丸	温脾附子大黄硝,当归干姜人参草,攻下寒积温脾阳,阳虚寒积腹痛疗。	若便秘腹痛,可加枳实、厚朴、木香;若腹部冷痛,手足不温,加高良姜、小茴香老人虚冷便秘,尚可加用半硫丸温肾散寒,通阳开秘。
气虚秘	大便并不干硬,虽有便意,但排便困难,用力努挣则汗出短气,便后乏力,面白神疲,肢倦懒言,舌淡苔白,脉弱。	益气润肠	黄芪汤加减	黄芪、麻仁、白蜜、陈皮。	若乏力汗出者可加白术党参;若排便困难,腹部坠胀者,可合用补中益气汤;若气息低微,懒言少动者,可加用生脉散补肺益气;若肢倦腰酸者,可用大补元煎。
阴虚秘	大便干结,如羊屎状,形体消瘦,头晕耳鸣,两颧红赤,心烦少眠,潮热盗汗,腰膝酸软,舌红少苔,脉细数。	滋阴通便	增液汤	增液承气玄地冬,更加硝黄力量雄,温病阴亏实热结,养阴泻热肠道通。	若口干面红,心烦盗汗者加芍药、玉竹;便秘干结如羊屎状,加火麻仁、柏子仁;若胃阴不足,口干口渴者,可用益胃汤;若肾阴不足,腰膝酸软者,可用六味地黄丸。
阳虚秘	大便干或不干,排出困难,小便清长,面色㿠白,四肢不温,腹中冷痛,或腰膝酸冷,舌淡苔白,脉沉迟。	温阳通便	济川煎	济川煎苁蓉归牛膝,枳壳升麻泽泻使;温肾益精润通便,肾虚精亏便秘宜。	若寒凝气滞,腹痛较甚,加肉桂、木香温中行气止痛;胃气小和,恶心呕吐,可加半夏、砂仁和胃降逆。

【昭昭医考提示】

便秘记忆歌诀

便秘热结麻子仁,冷秘温脾半硫斟;
气机郁滞腑气闭,六磨气结能解急;
黄芪汤擅气不运,尊生润肠治血虚;
增液行舟阴虚棒,济川通便又温阳。

要点四　便秘的转归预后★

单纯性便秘病程不长者,经过适当调治,其愈较易。对于习惯性便秘患者,多病程长久,平素常用刺激性较强的通下之剂,因此反复不愈,此时在加强针对性辨证施治外,应辅以推拿、按摩、针灸等多种手段。对于年老体弱的患者,便秘日久,不仅可因浊阴不降、清阳不升而出现头痛头晕、脘闷嗳气、食欲减退或并呕恶等症,还可因粪块结滞,阻于肠道,引起气机痹阻,甚而产生血瘀,而出现腹痛急起、腹胀肠鸣、呕吐不食之肠结急候。

要点五　便秘的预防调护★

注意饮食的调理,合理膳食,以清淡为主,多吃含粗纤维的食物及香蕉、西瓜等水果,勿过食辛辣厚味或饮酒无度保持生活规律,起居有时,养成定时排便的良好习惯。保持心情舒畅,加强身体锻炼,特别是腹肌的锻炼,有利于胃肠功能的改善。可采用食饵疗法,如黑芝麻、胡桃肉、松子仁等分,研细,稍加白蜜冲服,对阴血不足之便秘,颇有功效勿临厕久蹲,以防过度努挣而致虚脱及诱发胸痹.晕厥等证。外治法可采用灌肠法,如中药保留灌肠或清洁灌肠等。

历年真题精选

【A1 型题】

1. 治疗便秘气秘证,应首选

A. 大黄附子汤　　B. 麻子仁丸　　C. 大承气汤　　D. 润肠丸　　E. 六磨汤

答案：E；　考点：气秘实证的治疗

解析：便秘不外冷热虚实。气秘实证用六磨汤顺气导滞、降逆通便。热秘实证用大承气汤峻下热结,或麻子仁丸泻热导滞,润肠通便。气虚便秘用黄芪汤补气健脾、润肠通便。血虚便秘用润肠丸养血润燥、滋阴通便。阳虚冷秘用大黄附子汤温阳通便。故选择 E。

2. 血虚便秘证,阴血已复,便仍干燥,治疗应首选

A. 黄芪汤　　B. 增液汤　　C. 润肠丸　　D. 五仁丸　　E. 青麟丸

答案：D；　考点：血虚便秘的治疗

解析：血虚便秘宜养血润燥,滋阴通便,用润肠丸。但是阴血已复,不需再滋阴养血,用五仁丸润肠即可。故选择 D。

【A2 型题】

3. 患者大便不干硬,虽有便意,临厕努挣无力,挣则汗出短气,便后疲乏,面色白,舌淡嫩苔薄,脉虚。其治法是

A. 补脾和胃　　B. 温阳通便　　C. 益气补肺　　D. 温中健脾　　E. 益气润肠

答案：E；　考点：气虚便秘的证治

解析：肺脾气虚,运化失职,大肠传导无力,故虽有便意,临厕努挣无力,气虚故挣则汗出短气,便后疲乏,面色白,舌淡嫩苔薄,脉虚,均为气虚之征。治宜益气润肠,故选择 E。

4. 患者大便秘结欲便不得,嗳气频作,胸胁痞满重则腹中胀痛,纳食减少,舌苔薄腻,脉弦。治疗应首选

A. 四磨汤　　B. 五磨饮子　　C. 六磨汤　　D. 四七汤　　E. 柴胡疏肝散

答案：C；　考点：气秘实证的治疗

解析：便秘气机郁滞证治宜顺气导滞,降逆通便,方用六磨汤。故选择 C。四磨汤行气降逆,宽胸散结,主治肝郁气逆证,通便导滞力不专。五磨饮子中无大黄,通便导滞不如六磨汤。柴胡疏肝散用于气郁,但本证还有有形实邪在胃肠中,故不宜。

5. 患者,男,56 岁。大便秘结,排出困难,面色无华,头晕目眩,心悸,舌淡,苔白,脉细涩。其诊断是

A. 气虚便秘　　B. 血虚便秘　　C. 阴虚便秘　　D. 冷秘　　E. 气秘

答案：B；　考点：血虚便秘的辨证要点

解析：患者面色无华,头晕目眩,心悸,舌淡,脉细涩,为血虚表现,故患者为血虚便秘。故选择 B。

6. 患者大便艰涩,腹痛拘急,胀满拒按,胁下偏痛,手足不温,呃逆呕吐,舌苔白腻,脉弦紧。治疗应首选

A. 麻仁丸　　B. 六磨汤　　C. 温脾汤合半硫丸

D. 济川煎　　E. 更衣丸

答案：C；　考点：冷秘的治疗

解析：患者便秘，兼见手足不温，呃逆呕吐，辨证属冷秘，治宜温里散寒，通便止痛，方用温脾汤合半硫丸。故选择 C。麻仁丸主治热秘，六磨汤主治气秘，济川煎主治阳虚秘。

第五单元　肝胆病证

细目一　胁　痛

【考点透视】

熟悉胁痛的病机与诊断及各证型的治法、方药。

要点一　胁痛的定义、病因、病机★

胁痛	
定义	胁痛是指以一侧或两侧胁肋部疼痛为主要表现的病证。
病因	情志不遂、跌仆损伤、饮食所伤、外感湿热、劳欲久病。
病机	1. 胁痛的基本病机为肝络失和。 2. 其病理变化可归结为"不通则痛"与"不荣则痛"两类。 3. 病变脏腑主要在于肝胆，又与脾胃及肾相关。 4. 其病理因素有气滞、血瘀、湿热。胁痛的病理性质有虚实之分，一般说来，胁痛初病在气，由肝郁气滞，气机不畅而致胁痛。气滞日久，血行不畅，其病变则由气滞转为血瘀，或气滞血瘀并见。实证日久亦可化热伤阴，肝肾阴虚，而转为虚证或虚实夹杂证。

要点二　胁痛的诊断与病证鉴别★★

（一）胁痛的诊断要点

1. 以一侧或两侧胁肋部疼痛为主要表现者，可以诊断为胁痛。胁痛的性质可以表现为刺痛、胀痛、灼痛、隐痛、钝痛等不同特点。

2. 部分病人可伴有胸闷、腹胀、嗳气呃逆、急躁易怒、口苦纳呆、厌食恶心等症。

3. 常有饮食不节、情志内伤、感受外湿、跌仆闪挫或劳欲久病等病史。

（二）病证鉴别

1. 胁痛与胃痛胁鉴别见胃痛。

2. 胁痛与胸痛的鉴别如下：

	相同点	不同点
胸痛	胸痛中的肝郁气滞证，与胁痛的肝气郁结证病机基本相同且临床均可出现胁肋部疼痛。	胸痛是以胸部胀痛为主，可涉及胁肋部，伴有胸闷不舒，心悸少寐。
胁痛		胁痛以一侧或两侧胁肋部胀痛或窜痛为主，伴有口苦、目眩等症。

要点三　胁痛的辨证论治★★★★

（一）辨证要点

辨在气、在血	在气	胀痛多属气郁，且疼痛呈游走不定，时轻时重，症状轻重与情绪变化有关。
	在血	刺痛多属血瘀，且痛处固定不移，疼痛持续不已，局部拒按，入夜尤甚。
辨虚实	虚证	虚证多为阴血不足，脉络失养，症见其痛隐隐，绵绵不休，且病程长，来势缓，并伴见全身阴血亏耗之象。
	实证	实证之中以气滞、血瘀、湿热为主，多病程短，来势急，症见疼痛剧烈而拒按，脉实有力。

（二）治疗原则

胁痛之治疗原则当根据"通则不痛"的理论，以疏肝和络止痛为基本治则，结合肝胆的生理特点，灵活运用。实证之胁痛，宜用理气、活血、清利湿热之法；虚证之胁痛，宜补中寓通，采用滋阴、养血、柔肝之法。

（三）证治分类

辨证分型	临床特征	治法	代表方	方歌	随症加减
肝郁气滞	胁肋胀痛,走窜不定,甚则引及胸背肩臂,疼痛每因情志变化而增减,胸闷腹胀,嗳气频作,得嗳气稍舒,纳少口苦,舌苔薄白,脉弦。	疏肝理气	柴胡疏肝散	四逆散中加芎香,枳实易壳行气良;方名柴胡疏肝散,气闷胁痛皆可畅。	气郁化火,胁肋掣痛,口干口苦者,可去川芎,加山栀、丹皮;若肝郁化火,耗伤阴津者,可去川芎,酌配枸杞、菊花、首乌、丹皮、栀子。
肝胆湿热	胁肋胀痛或灼热疼痛,口苦口黏,胸闷纳呆,恶心呕吐,小便黄赤,大便不爽,或兼有身热恶寒,身目发黄,舌红苔黄腻,脉弦滑数。	清热利湿	龙胆泻肝汤	龙胆栀芩酒拌炒,木通泽泻车柴草,当归生地益阴血,肝胆实火湿热消。	发热、黄疸者,加茵陈、黄柏;若肠胃积热,大便不通者,加大黄、芒硝;若湿热煎熬,结成砂石,阻滞胆道,症见胁肋剧痛,连及肩背者,可加金钱草、海金沙、郁金、川楝子;胁肋剧痛,呕吐蛔虫者,先以乌梅丸安蛔,再予驱蛔。
瘀血阻络	胁肋刺痛,痛有定处,痛处拒按,入夜痛甚,胁肋下或见有癥块,舌质紫暗,脉象沉涩。	祛瘀通络	血府逐瘀汤或复元活血汤	血府当归生地桃,红花枳壳草赤芍,柴胡芎桔牛膝等,血化下行不作劳。复元活血酒军柴,桃红归甲蒌根甘,祛瘀疏肝又通络,损伤瘀痛加酒煎。	若因跌打损伤而致胁痛,局部可见积瘀肿痛者,可酌加穿山甲、酒军、瓜蒌根;若胁肋刺痛较重,可酌加当归尾、延胡索;若胁肋下有癥块,而正气未衰者,可酌加三棱、莪术、地鳖虫。
肝络失养	胁肋隐痛,悠悠不休,遇劳加重,口干咽燥,心中烦热,头晕目眩,舌红少苔,脉细弦而数。	养阴柔肝	一贯煎加减	一贯煎中生地黄,沙参归杞麦冬藏,少佐川楝泄肝气,阴虚胁痛此方良。	若阴亏过甚,舌红而干,可酌加石斛、玄参、天冬;若心神不宁,而见心烦不寐者,可酌配酸枣仁、炒栀子、合欢皮;若肝肾阴虚,头目失养,而见头晕目眩者,可加菊花、女贞子、熟地等。

【昭昭医考提示】　　　　　　　　胁痛记忆歌诀
胁痛病源主肝胆,实多虚少气血辨;
肝气郁滞用柴胡,瘀血复元或血府;
肝胆湿热用龙胆,养阴柔肝一贯煎。

要点四　胁痛的转归预后

胁痛可与黄疸、积聚、鼓胀之间相互兼见,相互转化,互为因果。湿热蕴阻肝胆,脉络受阻之胁痛,因湿热交蒸,逼胆汁外溢,则可同时合并黄疸。肝郁气滞所致胁痛,经久不愈,瘀血停滞,胁下积块则可转为积聚。因肝失疏泄,脾失健运,久而影响及肾,导致气血水内停腹中,则可转为鼓胀等。

胁痛的转归预后由于病因的不同、病情的轻重而有所区别。一般胁痛,若治疗得当,病邪祛除,络脉通畅,胁痛多能消失,预后较好。若致病因素由于某种原因不能消除,如气滞致血瘀,湿郁成痰,夹瘀阻络,或砂石留滞,胁痛可能反复发作,则胁痛缠绵难愈,预后难料。

历年真题精选

【A2 型题】

1. 患者,男,60 岁。久患胁痛,悠悠不休,遇劳加重,头晕目眩,口干咽燥,舌红少苔,脉弦细。治疗应首选

A. 柴胡疏肝散　　B. 逍遥散　　　C. 杞菊地黄丸　　D. 一贯煎　　E. 二阴煎

答案：D；　考点：胁痛肝阴不足证的证治

解析：肝阴不足，阴血难以濡养肝络，故见胁痛悠悠不休，劳则耗气，故遇劳加重；精血亏虚故头晕目眩，口干咽燥，舌红少苔，脉弦细。证属肝阴不足，治宜养阴柔肝，方用一贯煎。故选择 D。

2. 患者，男，45 岁。胁痛口苦，胸闷纳呆，恶心呕吐，目黄身黄，舌苔黄腻，脉弦滑数。其证候是

A. 肝气郁结　　B. 肝郁化火　　C. 肝胆湿热　　D. 肝阴不足　　E. 瘀血阻滞

答案：C；　考点：胁痛肝胆湿热证的辨证

解析：湿热蕴结肝胆，肝经疏泄失职，故见胁痛胸闷口苦；湿热中阻，故见纳呆，恶心呕吐；肝病及胆，胆汁外溢，故见身黄目黄。故证属肝胆湿热。故选择 C。

3. 患者，男，55 岁。3 个月前因胸胁部撞伤后，而出现胁肋刺痛，痛有定处，夜痛甚，舌质紫暗，脉沉涩。治疗应首选

A. 复元活血汤　　B. 少腹逐瘀汤　　C. 膈下逐瘀汤　　D. 调营饮　　E. 香附旋覆花汤

答案：A；　考点：胁痛瘀血阻络证的治疗

解析：外伤出现刺痛，痛有定处，夜痛甚，舌质紫暗，脉沉涩都是瘀血阻络之象，胁肋属肝经，故治宜活血祛瘀，疏肝通络，用复元活血汤。选项 B、C 虽也活血祛瘀，但不在胁下。选项 D 调营饮治瘀血留滞，血化为水，四肢浮肿。选项 E 香附旋覆花汤疏肝力强，活血化瘀不够。故选择 A。

4. 患者胸胁胀痛，走窜不定，情绪不佳则加重，胸闷气短，嗳气频作，舌苔薄，脉弦。其证候是

A. 肝胃不和　　B. 肝络瘀阻　　C. 肝气郁结　　D. 肝郁化热　　E. 肝脾不调

答案：C；　考点：胁痛肝气郁结证的辨证

解析：胸胁胀痛，走窜不定，此为肝气郁结证，应用柴胡疏肝散疏肝理气，故选择 C。

【B 型题】

(5～6 题共用选项)

A. 龙胆泻肝汤　　B. 柴胡疏肝散　　C. 旋覆花汤　　D. 一贯煎　　E. 茵陈蒿汤

5. 治疗胁痛肝胆湿热证，应首选

答案：A

6. 治疗胁痛瘀血停着证，应首选

答案：C；　考点：胁痛的证治方药

解析：胁痛肝胆湿热证用龙胆泻肝汤清热利湿；胁痛瘀血停着证用旋覆花汤祛瘀通络。故 5 题选择 A，6 题选择 C。

细目二　黄　疸

【考点透视】

1. 熟悉黄疸的诊断要点、治疗原则。

2. 掌握各证型的主症、治法、方药，要注意湿重于热与热重于湿证的区别。

要点一　黄疸的定义、病因、病机★★

黄疸	
定义	黄疸是以目黄、身黄、小便黄为主症的一种病证，其中目睛黄染尤为本病的重要特征。
病因	外感湿热疫毒、内伤饮食、劳倦、病后续发。
病机	1. 黄疸的基本病机为湿邪壅阻中焦，脾胃失健，肝气郁滞，疏泄不利，致胆汁输泄失常，胆液不循常道，外溢肌肤，下注膀胱，而发为目黄、肤黄、小便黄之病证。 2. 黄疸的病位主要在脾、胃、肝、胆。 3. 其病理因素有湿邪、热邪、寒邪、疫毒、气滞、瘀血六种，但其中以湿邪为主。湿邪既可从外感受，亦可自内而生。如外感湿热疫毒，为湿从外受；饮食劳倦或病后瘀阻湿滞，属湿自内生。

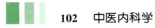

病机	4. 其病理性质以实为主,病久则正虚邪恋。阳黄、急黄、阴黄在一定条件下可以相互转化。如阳黄治疗不当,病情发展,病状急剧加重,热势鸱张,侵犯营血,内蒙心窍,引动肝风,则发为急黄。如阳黄误治失治,迁延日久,脾阳损伤,湿从寒化,则可转为阴黄。如阴黄复感外邪,湿郁化热,又可呈阳黄表现,病情较为复杂。

要点二　黄疸的诊断与病证鉴别 ★★★

（一）黄疸的诊断依据

1. 目黄、肤黄、小便黄,其中目睛黄染为本病的重要特征。
2. 常伴食欲减退、恶心呕吐、胁痛腹胀等症状。
3. 常有外感湿热疫毒、内伤酒食不节,或有胁痛、癥积等病史。

（二）病证鉴别

萎黄与黄疸的鉴别如下：

	相同点	不同点
萎黄	黄疸与萎黄均可出现身黄。	萎黄之病因与饥饱劳倦、食滞虫积或病后失血有关;其病机为脾胃虚弱、气血不足、肌肤失养;其主症为肌肤萎黄不泽,目睛及小便不黄,常伴头昏倦怠,心悸少寐,纳少便溏等症状。
黄疸		黄疸发病与感受外邪、饮食劳倦或病后有关;其病机为湿滞脾胃、肝胆失疏、胆汁外溢;其主症为身黄、目黄、小便黄。

要点三　黄疸的辨证论治 ★★★★★

（一）辨证要点

辨阳黄阴黄	阳黄	阳黄黄色鲜明,发病急,病程短,常伴身热、口干苦、舌苔黄腻、脉象弦数。急黄为阳黄之重症,病情急骤,疸色如金,兼见神昏、发斑、出血等危象。
	阴黄	阴黄黄色晦暗,病程长,病势缓,常伴纳少、乏力、舌淡、脉沉迟或细缓。
辨阳黄病邪轻重	热重	症见黄疸鲜明,发热口渴,苔黄腻,脉弦数。
	湿重	黄疸不如热重者鲜明,身热不扬,口黏,苔白腻,脉濡缓。
	胆腑郁热	黄色鲜明,上腹、右胁胀闷疼痛,牵引肩背,身热不退或寒热往来。
	疫毒炽盛	病情急骤,疸色如金,兼见神昏、发斑、出血等危象。
辨阴黄病因	寒湿阻遏	黄疸晦暗如烟熏,脘腹闷胀,神疲畏寒,舌淡苔腻,脉濡缓或沉迟。
	脾虚湿滞	黄疸色黄不泽,肢软乏力,大便溏薄,舌质淡苔薄,脉濡细。
辨病势轻重	轻症	黄疸逐渐变浅,表明病情好转。黄疸色泽鲜明、神清气爽,为顺证、病轻。
	重症	黄疸逐渐加深,提示病情加重。黄疸晦滞、烦躁不安,为逆证、病重。

（二）治疗原则

黄疸的治疗大法,主要为化湿邪、利小便。化湿可以退黄,如属湿热,当清热化湿,必要时还应通利腑气,以使湿热下泄;如属寒湿,应予健脾温化。利小便,主要是通过淡渗利湿,达到退黄的目的。至于急黄热毒炽盛,邪入心营者,又当以清热解毒、凉营开窍为主;阴黄脾虚湿滞者,治以健脾养血、利湿退黄。

（三）证治分类

辨证	分型	临床特征	治法	代表方	方歌	随症加减
阳黄	热重于湿	身目俱黄,黄色鲜明,发热口渴,或见心中懊侬,腹部胀闷,口干而苦,恶心呕吐,小便短少黄赤,大便秘结,舌苔黄腻,脉象弦数。	清热通腑,利湿退黄	茵陈蒿汤加减	茵陈蒿汤大黄栀,瘀热阳黄此方施,便难尿赤腹胀满,功在清热与利湿。	如胁痛较甚,可加柴胡、郁金、川楝子、延胡索等疏肝理气止痛;如热毒内盛,心烦懊侬,可加黄连、龙胆草,以增强清热解毒作用;如恶心呕吐,可加橘皮、竹茹、半夏和胃止呕。

辨证	分型	临床特征	治法	代表方	方歌	随症加减
阳黄	湿重于热	身目俱黄，黄色不及前者鲜明，头重身困，脘闷痞满，食欲减退，恶心呕吐，腹胀或大便溏垢，舌苔厚腻微黄，脉象濡数或濡缓。	利湿化浊运脾，佐以清热	茵陈五苓散合甘露消毒丹	茵陈五苓散＝茵陈＋五苓散。甘露消毒蔻藿香，茵陈滑石木通菖；芩翘贝母射干薄，湿热流连正治方。	如湿阻气机，胸腹痞胀，呕恶纳差等症较著，可加入苍术、厚朴，以健脾燥湿，行气和胃。
阳黄	胆腑郁热	身目发黄，黄色鲜明，上腹、右胁胀闷疼痛，牵引肩背，身热不退，或寒热往来，口苦咽干，呕吐呃逆，尿黄赤，大便秘，苔黄舌红，脉弦滑数。	疏肝泻热，利胆退黄	大柴胡汤	大柴胡汤用大黄，枳芩夏芍枣生姜，少阳阳明合同病，和解攻里效无双。	若砂石阻滞，可加金钱草、海金沙、玄明粉利胆化石；恶心呕逆明显，加厚朴、竹茹、陈皮和胃降逆。
阳黄	疫毒炽盛（急黄）	发病急骤，黄疸迅速加深，其色如金，皮肤瘙痒，高热口渴，胁痛腹满，神昏谵语，烦躁抽搐，或见衄血、便血，或肌肤瘀斑，舌质红绛，苔黄而燥，脉弦滑或数。	清热解毒，凉血开窍	"千金"犀角散加味	千金犀角名为散，急黄神昏最凶险；山栀升麻与川连，因陈蒿可清肝胆。	如神昏谵语，加服安宫牛黄丸；如动风抽搐者，加用钩藤、石决明；如衄血、便血、肌肤瘀斑重者，可加紫草、茜根炭；如腹大有水，小便短少不利，可加马鞭草、木通、白茅根、车前草，并另吞琥珀、蟋蟀、沉香粉，以通利小便。
阴黄	寒湿阻遏	身目俱黄，黄色晦暗，或如烟熏，脘腹痞胀，纳谷减少，大便不实，神疲畏寒，口淡不渴，舌淡苔腻，脉濡缓或沉迟。	温中化湿，健脾和胃	茵陈术附汤加减	茵陈术附寒湿伤，乃是四逆巧梳妆，肉桂加之热更壮，此治阴黄是好方。（组成：四逆＋茵陈、白术、肉桂）	若脘腹胀满，胸闷、呕恶显著，可加苍术、厚朴、半夏、陈皮，以健脾燥湿，行气和胃；若胁腹疼痛作胀，肝脾同病者，当酌加柴胡、香附以疏肝理气。
阴黄	脾虚湿滞	面目及肌肤淡黄，其则晦暗不泽，肢软乏力，心悸气短，大便溏薄，舌质淡苔薄，脉濡细	健脾养血，利湿退黄	黄芪建中汤	黄芪建中汤即小建中汤加黄芪一两半。	如气虚乏力明显者，应重用黄芪，并加党参，以增强补气作用；畏寒，肢冷，舌淡者，宜加附子温阳祛寒；心悸不宁，脉细而弱者，加熟地、首乌。
黄疸消退后的调治	湿热留恋	脘痞腹胀，胁肋隐痛，饮食减少，口中干苦，小便黄赤，苔腻，脉濡数。	清热利湿	茵陈四苓散	茵陈四苓汤：茯苓、猪苓、泽泻、白术、茵陈＝五苓散－桂枝。	无需加减。
黄疸消退后的调治	肝脾不调	脘腹痞闷，肢倦乏力，胁肋隐痛不适，饮食欠香，大便不调，舌苔薄白，脉来细弦。	调和肝脾，理气助运	柴胡疏肝散或归芍六君子汤	柴胡疏肝散。四逆散中加芎香，枳实易壳行气良，方名柴胡疏肝散，气闷胁痛皆可畅。	无需加减。

续表

辨证	分型	临床特征	治法	代表方	方歌	随症加减
黄疸消退后的调治	气滞血瘀	胁下结块,隐痛、刺痛不适,胸胁胀闷,面颈部见有赤丝红纹,舌有紫斑或紫点,脉涩。	疏肝理气,活血化瘀	逍遥散合鳖甲煎丸	逍遥散用当归芍,柴苓术草加姜薄;肝郁血虚脾胃弱,调和肝脾功效卓。鳖甲煎丸疟母丹,䗪虫鼠妇及蜣螂;蜂巢石苇人参附,桂朴紫葳丹芍姜。	无需加减。

【昭昭医考提示】　　　　　　　黄疸记忆歌诀

阳黄　　　　　　　　　　　　　阴黄及消退后
黄疸病由湿邪生,色分晦暗与鲜明;　　　　茵陈术附寒湿阻,黄芪建中脾虚补;
阳黄热重用茵陈,湿多甘露合五苓;　　　　湿热留恋四苓妙,柴胡归芍肝脾调;
胆腑郁热大柴胡,急黄疫毒犀角出。　　　　尚有气滞血瘀型,逍遥鳖甲随证定。

要点四　黄疸的转归预后★

一般说来,阳黄病程较短,消退较易;但阳黄湿重于热者,消退较缓,应防其迁延转为阴黄。急黄为阳黄的重症,湿热疫毒炽盛,病情重笃,常可危及生命,若救治得当,亦可转危为安。阴黄病程缠绵,收效较慢,倘若湿浊瘀阻肝胆脉络,黄疸可能数月或经年不退,须耐心调治。总之黄疸以速退为顺,若久病不愈,气血瘀滞,伤及肝脾,则有酿成癥积、鼓胀之可能。

要点五　黄疸的预防调护★

1. 黄疸的预防与多种疾病有关,要针对不同病因予以预防。在饮食方面,要讲究卫生,避免不洁食物,注意饮食节制,勿过嗜辛热甘肥食物,应戒酒类饮料。对有传染性的病人,从发病之日起至少隔离30～45天,并注意餐具消毒,防止传染他人。注射用具及手术器械宜严格消毒,避免血液制品的污染,防止血液途径传染。注意起居有常,不妄作劳,顺应四时变化,以免正气损伤,体质虚弱,邪气乘袭。有传染性的黄疸病流行期间,可进行预防服药,可用茵陈蒿 30 克,生甘草 6 克,决明子 15 克,贯众 15 克,生甘草 10 克,或茵陈蒿 30 克,凤尾草 15 克,水煎,连服 3～7 日。

2. 黄疸的调护在发病初期,应卧床休息,急黄患者须绝对卧床,恢复期和转为慢性久病患者,可适当参加体育活动,如散步、打太极拳、练养功之类。保持心情愉快舒畅,肝气条达,有助于病情康复。进食富于营养而易消化的饮食,以补脾益肝;禁食辛辣、油腻、酒热之品,防止助湿生热,碍脾运化。密切观察脉证变化,若出现黄疸加深,或出现斑疹吐衄,神昏痉厥,应考虑热毒耗阴动血,邪犯心肝,属病情恶化之兆;如出现脉象微弱欲绝,或散乱无根,神志恍惚,烦躁不安,为正气欲脱之征象,均须时救治。

 历年真题精选

【A1 型题】

1. 最早指出黄疸有传染性的中医文献是
A.《黄帝内经》　　　B.《伤寒论》　　　C.《金匮要略》　　　D.《丹溪心法》　　　E.《沈氏尊生书》
答案:E;　考点:最早记载黄疸有传染性的中医文献
解析:沈金鳌在《沈氏尊生书》中言:"又有天行疫疠,以致发黄者,俗称为瘟黄,杀人最急。"是对黄疸传染性的最早认识。故选择 E。

2. 黄疸形成的关键病理因素是
A. 热邪　　　　　B. 寒邪　　　　　C. 疫毒　　　　　D. 瘀血　　　　　E. 湿邪

答案：E；　考点：黄疸的病理因素

解析：黄疸外因重在湿、毒，内因偏于虚、瘀。可源于疫毒外侵、湿热蕴结、积聚内阻，引发胆汁外溢，或化源不足、血败不化于色。但最后都会影响到肝脾，脾虚湿蕴，都见湿邪，其余病理因素可与湿相兼。故选择 E。

3. 阴黄的最主要病机是
A. 湿热熏蒸，湿遏热伏　　　　　　B. 湿热内蕴，蒙蔽心包
C. 瘀阻肝脾，水气内盛　　　　　　D. 寒湿阻滞，脾阳不足
E. 肝胆郁热，气机阻滞

答案：D；　考点：阴黄的病机

解析：阳黄为湿热之邪，阴黄为寒湿之邪。故选择 D。

4. 黄疸最具特征的表现是
A. 面黄　　　B. 目黄　　　C. 小便黄　　　D. 恶心纳呆　　　E. 腹胀呕吐

答案：B；　考点：黄疸的特征性表现

解析：黄疸是以身黄、目黄、小便黄为主要临床特征的病证，可以兼见恶心纳呆，腹胀呕吐，但这些症状，只有目黄是黄疸唯一的特征表现，选择 B。

5. 治疗黄疸阴黄证，应首选
A. 麻黄连翘赤小豆汤　　　　　　B. 栀子柏皮汤　　　　　　C. 茵陈五苓散
D. 茵陈术附汤　　　　　　E. 茵陈蒿汤

答案：D；　考点：阴黄的治疗

解析：黄疸日久，损伤脾阳，脾运失司，寒湿内盛，故纳少脘闷，大便溏，神疲畏寒，口淡不渴，黄色晦暗如烟熏，证属阴黄，寒湿内盛，治宜温化寒湿，健脾退黄，方用茵陈术附汤。故选择 D。茵陈蒿汤用于阳黄热重于湿。茵陈五苓散用于阳黄湿重于热。麻黄连翘赤小豆汤用于湿热兼表证。栀子柏皮汤用于湿热证。

6. 治疗黄疸热重于湿证，应首选
A. 茵陈蒿汤　　　　　　B. 茵陈五苓散　　　　　　C. 大柴胡汤
D. 犀角散　　　　　　E. 茵陈术附汤

答案：A；　考点：黄疸的分证治疗

解析：湿热蕴阻中焦，熏蒸肝胆，胆汁外溢，发为黄疸，治宜清热利湿，佐以泻下。热重于湿，则力虽集中在清热，方用茵陈蒿汤。故选择 A。若为湿重于热，则加重利湿，用茵陈五苓散。

【A2 型题】

7. 患者黄疸日久，黄色晦暗如烟熏，纳少脘闷，大便溏，神疲畏寒，口淡不渴，舌淡苔腻，脉沉迟。治疗应首选
A. 茵陈蒿汤　　　　　　B. 茵陈五苓散　　　　　　C. 甘露消毒丹
D. 黄连温胆汤　　　　　　E. 茵陈术附汤

答案：E；　考点：阴黄寒湿阻遏证的证治

解析：参考本细目第 5 题，故选择 E。

8. 黄疸患者，身目俱黄，黄色鲜明，恶心欲吐，发热恶寒，无汗身痛，小便短赤，舌苔薄黄腻，脉弦滑。治疗应首选
A. 大柴胡汤　　　　　　B. 小柴胡汤
C. 麻黄连翘赤小豆汤　　　　　　E. 犀角散　　　　　　D. 茵陈蒿汤

答案：C；　考点：阴黄兼表证的治疗

解析：黄色鲜明为阳黄。恶心欲吐，发热恶寒，无汗身痛，为湿热壅阻于表，气机不畅，脾运失职。故为湿热兼表证，用清热利湿，加重宣散化湿的力量，用麻黄连翘赤小豆汤。故选择 C。

9. 患者身目俱黄，黄色晦暗，腹胀纳少，神疲畏寒，大便不实，口淡不渴，舌淡苔腻，脉濡缓。诊断为黄疸。其证候是
A. 阴黄　　　　　　B. 急黄　　　　　　C. 阳黄湿热并重

D. 阳黄热重于湿　　　　　　　　　　E. 阳黄湿重于热

答案：A；　考点：阴黄的辨证要点

解析：由题干的黄色晦暗,神疲畏寒,口淡不渴,舌淡苔腻,可知本证属寒湿内盛所致的阴黄,故选 A。阴黄的辨证,治法、方药历年考题多次出现,考生必须掌握。

10. 患者,女,45 岁。突发身目发黄,黄色鲜明,右胁胀闷疼痛,牵引肩背,寒热往来,口苦咽干,尿黄便秘,舌红苔黄,脉弦滑数。其证候是

A. 热重于湿　　　B. 湿重于热　　　C. 疫毒炽盛　　　D. 胆腑郁热　　　E. 脾虚湿滞

答案：D；　考点：黄疸胆府郁热的辨证要点

解析：由题干的身目发黄,黄色鲜明知患者为阳黄。由右胁胀闷疼痛,牵引肩背,寒热往来,口苦咽干可知病位在少阳胆腑,证属胆腑郁热。故选择 D。

【B 型题】

(11～12 题共用选项)

A. 清热利湿,佐以泻下　　　　　　　　B. 利湿化浊,佐以清热

C. 清热解毒,凉营开窍　　　　　　　　D. 健脾和胃,温化寒湿

E. 解表清热利湿

11. 急黄神昏舌绛者,其治法是

答案：C

12. 阳黄初起见表证者,其治法是

答案：E；　考点：黄疸的治疗原则

解析：急黄神昏舌绛者,清热解毒,凉营开窍,重在开窍;阳黄初起见表证者,解表清热利湿,重在解表。故 11 题选择 C,12 题选择 E。

细目三　积　聚

【考点透视】

1. 熟悉积、聚的主症特点与病机的异同点。

2. 掌握各证型的主症、治法、方药,尤其是食滞痰阻、气滞血阻与瘀血内结证。

要点一　积聚的定义、病因、病机★

积聚	
定义	积聚是腹内结块,或痛或胀的病证。分别言之,积属有形,结块固定不移,痛有定处,病在血分,是为脏病;聚属无形,包块聚散无常,痛无定处,病在气分,是为腑病。因积与聚关系密切,故两者往往一并论述。
病因	情志失调、饮食所伤、感受寒邪,病后所致。
病机	1. 积聚的基本病机是气机阻滞、瘀血内结。聚证以气滞为主,积证以血瘀为主,又有一定区别。 2. 病位主要在于肝脾。 3. 其主要的病理因素为气滞、血瘀。其病理性质初起多实,后期转以正虚为主。本病初起,气滞血瘀,邪气壅实,正气未虚,病理性质多属实;积聚日久,病势较深,正气耗伤,可转为虚实夹杂之证。病至后期,气血衰少,体质羸弱,则往往转以正虚为主。

要点二　积聚的诊断与病证鉴别★★

(一) 积聚的诊断依据

1. 腹腔内有可扪及的包块。

2. 常有腹部胀闷或疼痛不适等症状。

3. 常有情志失调、饮食不节、感受寒邪或黄疸、胁痛、虫毒、久疟、久泻、久痢等病史。

(二) 病证鉴别

1. 积聚与痞满的鉴别如下:

	相同点	不同点
痞满	两病均可出现**腹部胀满**的症状。	痞满是指脘腹部痞塞胀满，系自觉症状，而无块状物可扪及。
积聚		积聚则是腹内结块，或痛或胀，不仅有自觉症状，而且有结块可扪及。

2. 癥积与鼓胀的鉴别如下：

	相同点	不同点
鼓胀	鼓胀与癥积都可见**腹内积块**。	鼓胀是以**腹部胀大，鼓之如鼓**，甚者腹皮**青筋暴露**、四肢微肿等为临床特征，鼓胀除腹内积块以外，**更有水液停聚于腹内**，肚腹胀大。
癥积		腹内结块**有形可征**，固定不移，痛有定处，一般腹内尚无停水。

要点三   积聚的辨证论治★★★

（一）辨证要点

辨积与聚	积	有形，可见块垒，固定不移，痛有定处，病在血分，属阴。积证以瘀血凝滞为主。
	聚	无形，时聚时散，痛无定处，病在气分，属阳。聚证以气机阻滞为主
辨积所病脏腑	病在肝	积块出现在**右胁腹，伴见胁肋刺痛**、纳呆、腹部胀满、黄疸等。
	病在胃	积块出现在**胃脘部**，伴见泛恶呕吐、呕血便黑。
	病在肠	**左腹或右腹部有积块**，伴腹泻或便秘、消瘦乏力，或大便次数增多，混有脓血。
辨分期	初期	邪气尚浅，正气未伤，病属实证。
	中期	邪气渐深，正气耗损，受病渐久，属虚实夹杂之证。
	后期	病魔经久，邪气炽盛，正气消残，属正虚邪实。

（二）治疗原则

积证治疗宜分初、中、末三个阶段：积证初期属邪实，应予消散；中期邪实正虚，予消补兼施；后期以正虚为主，应予养正除积。聚证多实，治疗以行气散结为主。

（三）证治分类

辨证	分型	临床特征	治法	代表方	方歌	随症加减
积证	肝气郁结	腹中结块柔软，**时聚时散，攻窜胀痛，脘胁胀闷不适**，苔薄，脉弦等。	疏肝解郁，行气散结	逍遥散、木香顺气散	逍遥散用当归芍，柴苓术草加姜薄，木香顺气青陈朴，芎苍枳壳与香附；砂仁桂心乌药草，肝郁气滞此方服。	如胀痛甚者，加川楝子、延胡索；如兼瘀血者，加延胡索、莪术；如寒湿中阻，腹胀，舌苔白腻者，可加苍术、厚朴、陈皮。
	食滞痰阻	腹胀或痛，**腹部时有条索状物聚起**，按之腹痛更甚，**便秘，纳呆**，舌苔腻，脉弦滑等。	理气化痰，导滞散结	六磨汤	大黄、槟榔、枳实、沉香、木香、乌药	若因蛔虫结聚，阻于肠道所致者，可加入鹤虱、雷丸、使君子等驱蛔药物；若痰湿较重，兼有食滞，腑气虽通，苔腻不化者，可用平胃散加山楂、六曲。
聚证	气滞血阻	腹部积块质软不坚，固定不移，**胀痛不适，舌苔薄，脉弦**。	理气消积，活血散瘀	柴胡疏肝散合失笑散	四逆散中加芎香，枳实易壳行气良，方名柴胡疏肝散，气闷胁痛皆可畅。失笑灵脂共蒲黄，等分作散醋煎尝；血瘀少腹时作痛，祛瘀止痛效非常。	若兼烦热口干，舌红，脉细弦者，加丹皮、山栀、赤芍、黄芩等凉血清热；如腹中冷痛，畏寒喜温，舌苔白，脉缓，可加肉桂、吴茱萸、全当归等温经祛寒散结。

续表

辨证	分型	临床特征	治法	代表方	方歌	随症加减
聚证	瘀血内结	腹部积块明显,质地较硬,固定不移,隐痛或刺痛,形体消瘦,纳谷减少,面色晦暗黧黑,面颈胸臂或有血痣赤缕,女子可见月事不下,舌质紫或有瘀斑瘀点,脉细涩等。	祛瘀软坚,佐以扶正健脾	膈下逐瘀汤合六君子汤	膈下逐瘀桃牡丹,红花枳壳草赤芍,归芎香脂索乌药,行气活血阻膈消。四君子汤中和义,参术茯苓甘草比。益以夏陈名六君,健脾化痰又理气。	如积块疼痛,加五灵脂、延胡索、佛手片活血行气止痛;如痰瘀互结,舌苔白腻者,可加白芥子、半夏、苍术等化痰散结药物。
	正虚瘀结	久病体弱,积块坚硬,隐痛或剧痛,饮食大减,肌肉瘦削,神倦乏力,面色萎黄或黧黑,甚则面肢浮肿,舌质淡紫,或光剥无苔,脉细数或弦细。	补益气血,活血化瘀	八珍汤合化积丸	化积丸(三棱、莪术、阿魏、海浮石、香附、雄黄、槟榔、苏木、瓦楞子、五灵脂)。	若阴伤较甚,头晕目眩,舌光无苔,脉象细数者,可加生地、北沙参、枸杞、石斛;如牙龈出血、鼻衄,酌加山栀、丹皮、白茅根、茜草、三七等凉血化瘀止血。

【昭昭医考提示】　　　　　　　积聚记忆歌诀

聚证　　　　　　　　　　　　　　　　　积证

积聚病形各不同,腹内结块胀或痛;　　　积证有形病在血,痛有定处块不越,

聚证无形病在气,木香顺气逍遥施;　　　初起失笑柴胡伍,日久膈下六君助;

食滞痰阻用六磨,理气化痰导滞颇;　　　正虚重证图缓攻,化积丸合八珍共。

要点四　积聚的转归预后★

聚证病程较短,一般预后良好。少数聚证日久不愈,可以由气入血转化成积证。癥积日久,瘀阻气滞,脾运失健,生化乏源,可导致气虚、血虚,甚或气阴并亏。若正气亏虚,气虚血涩,则癥积愈加不易消散,甚则逐渐增大。如病势进一步发展,还可出现一些严重变证。如积久肝脾两伤,藏血与统血失职,或瘀热灼伤肝络,而导致出血;若湿热瘀结,肝脾失调,胆汁泛溢,可出现黄疸;若气血瘀阻,水湿泛滥,亦可出现腹满肢肿等症。故积聚的病理演变,与血证、黄疸、鼓胀等病证有较密切的联系。

历年真题精选

【A1 型题】

1. 下列各项,不属积聚病因的是

A. 情志失调　　　B. 饮食所伤　　　C. 感受寒邪　　　D. 病后所致　　　E. 跌打损伤

答案:E;　考点:积聚的病因

解析:积聚是因正气亏虚,脏腑失和,气滞、血瘀、痰浊蕴结于腹,引发腹内结块,或胀或痛为主要临床特征的病证,都是内伤,跌打损伤是外伤,不属积聚病因。故选择 E。

【A2 型题】

2. 患者,女,53 岁。腹中可及积块,软而不坚,固着不移,胀痛并见,舌苔薄,脉弦。其证候是

A. 肝气郁滞　　　B. 瘀血内结　　　C. 气滞血阻　　　D. 气滞痰阻　　　E. 气虚血瘀

答案:C;　考点:积证气滞血阻证的辨证要点

解析:气滞血阻,结为积块,固着不移为血,胀痛为气,此为特点,属积证初期,故软而不坚,印证气血同病,故选择 C。

3. 患者腹内积块明显,硬痛不移,面暗消瘦,纳食减少,时有寒热,舌紫暗苔薄,脉细涩。其证候是

A. 肝气郁滞　　　B. 食滞痰阻　　　C. 气滞血阻　　　D. 瘀血内结　　　E. 正虚瘀结

答案：D；　考点：积证瘀血内结证的诊断

解析：瘀血凝结，逐日加深，故见腹内积块明显，硬痛不移；血瘀不能华色，故见面暗消瘦；肝病及脾，故纳食减少，时有寒热。证属积证的瘀血肉结证。故选择 D。

4. 聚证患者，食滞痰阻，痰湿较重，服六磨汤后，腑气虽通，但症状未减，舌苔白腻而不化。治疗应首选

A. 二陈汤　　　　　B. 藿朴夏苓汤　　　　C. 平胃散　　　　D. 五苓散　　　　E. 香苏散

答案：C；　考点：聚证食滞痰阻证的治疗

解析：聚证若痰湿较重，兼有食滞，腑气虽通，苔腻不化者，可用平胃散。故选择 C。

【B型题】

（5～6 题共用选项）

A. 逍遥散　　　　　　　　　　　B. 六磨汤

C. 柴胡疏肝散合失笑散　　　　　D. 膈下逐瘀汤合六君子汤

E. 八珍汤合化积丸

5. 患者腹胀，腹部时有条索状物聚起，按之胀痛更甚，便秘，纳呆，舌苔腻，脉弦滑。治疗应首选

答案：B

6. 患者腹部积块明显，质地较硬，固定不移，刺痛，形体消瘦，纳谷减少，面色晦暗黧黑，舌质紫，脉细涩。治疗应首选

答案：D；　考点：积聚的治疗

解析：腹部时有条索状物聚起，时出时没，是聚证，按之胀痛更甚，便秘，纳呆，是饮食停滞，痰食交阻之证，治宜行气化痰、导滞通腑，用六磨汤，故 5 题选择 B。腹部积块明显，质地较硬，固定不移，刺痛，为积证，瘀血内结，用膈下逐瘀汤祛瘀软坚散结。久病伤脾，故宜间服六君子汤调理脾胃，顾护后天，故 6 题选择 D。选项 A 用于肝气郁结聚证；选项 C 用于气滞血阻证；选项 E 用于正虚瘀结证。

细目四　鼓　胀

本细目出题率一般，掌握分型论治的内容，辨别好各证型的临床表现，对气滞湿阻和水湿困脾证要多加留意。

要点一　鼓胀的定义、病因、病机 ★

	鼓胀
定义	鼓胀是指腹部胀大如鼓的一类病证，临床以腹大胀满，绷急如鼓，皮色苍黄，脉络显露为特征，故名鼓胀。
病因	酒食不节、情志刺激、虫毒感染、病后续发。
病机	1. 鼓胀的基本病机是肝、脾、肾三脏功能受损，气滞、血瘀、水停腹中。 2. 其病位主要在于肝脾，久则及肾。 3. 其病理因素为气滞、血瘀、水湿三者。 4. 病理性质为本虚标实。鼓胀初期多以气滞湿阻或湿热壅结为主。后期则多因脏腑功能失调，虚者愈虚，气血水壅滞腹中而不化，实者愈实，呈现瘀热互结、肝肾阴虚、脾肾阳虚之象。

要点二　鼓胀的诊断与病证鉴别 ★★

（一）鼓胀的诊断依据

1. 初起脘腹作胀，食后尤甚，继而腹部胀大如鼓，重者腹壁青筋显露，脐孔突起。

2. 常伴乏力、纳差、尿少及齿衄、鼻衄、皮肤紫斑等出血现象，可见面色萎黄、黄疸、手掌殷红、面颈胸部红丝赤缕、血痣及蟹爪纹。

3. 本病常有酒食不节、情志内伤、虫毒感染或黄疸、胁痛、癥积等病史。

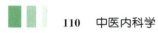

（二）病证鉴别

1. 鼓胀与水肿的鉴别如下：

	相同点	不同点
水肿	两病均可出现腹部肿胀的症状。	主要为肺、脾、肾功能失调，水湿泛溢肌肤。其浮肿多从眼睑开始，继则延及头面及肢体，或下肢先肿，后及全身，每见面色㿠白，腰酸倦怠等，水肿较甚者亦可伴见腹水。
鼓胀		主要为肝、脾、肾受损，气、血、水互结于腹中，以腹部胀大为主，四肢肿不甚明显。兼见面色青晦，面颈部有血痣赤缕，胁下癥积坚硬，腹皮青筋显露等。

2. 鼓胀与痞满的鉴别见痞满。

要点三　鼓胀的辨证论治★★★

（一）辨证要点

鼓胀临证首辨虚实，其次辨明气血水三者轻重，再辨寒热偏盛。

辨虚实	虚证	虚证病程往往较长，鼓胀反复形成，伴见面色枯槁，精神萎靡，少气懒言，肢体消瘦，畏寒，便溏，舌淡，脉或虚或细等虚证表现。
	实证	病程较短，腹膨急起，纳佳，身体尚壮实，可伴见大便艰，舌红或紫暗，苔腻，脉弦滑等实证表现。
辨气、血、水三者偏重	气滞为主	腹胀叩之如鼓，亦可水气参半，叩之鼓浊兼见。
	水湿偏重者	腹膨如蛙腹，按之如囊裹水，甚则脐突皮光。
	血瘀甚者	腹胀坚满，日久不消，两胁刺痛，脉络怒张或面颈胸臂红丝缕缕，赤掌，舌质紫暗，脉细涩。
辨寒热偏盛	寒证	腹胀尿少，面色㿠白或萎黄，畏寒，便溏，舌淡胖，苔白，脉缓。
	热证	腹胀坚满，目黄如橘，口干渴，大便秘结，舌红，苔黄。或黄腻，脉弦滑或数。

（二）治疗原则

标实为主者，当根据气、血、水的偏盛，分别采用行气、活血、祛湿利水或暂用攻逐之法，同时配以疏肝健脾；本虚为主者，当根据阴阳的不同，分别采取温补脾肾或滋养肝肾法，同时配合行气活血利水。由于本病总属本虚标实错杂，故治当攻补兼施，补虚不忘实，泻实不忘虚。

（三）证治分类

辨证分型	临床特征	治法	代表方	方歌	随症加减
气滞湿阻	腹胀按之不坚，胁下胀满或疼痛，饮食减少，食后胀甚，得嗳气、矢气稍减，小便短少，舌苔薄白腻，脉弦。	疏肝理气，运脾利湿	柴胡疏肝散合胃苓汤	四逆散中加芎香，枳实易壳行气良；方名柴胡疏肝散，气闷胁痛皆可畅。胃苓汤＝平胃散＋五苓散。	胸脘痞闷，腹胀，嗳气为快，气滞偏甚者，可酌加佛手、沉香、木香调畅气机；如尿少，腹胀，苔腻者，加砂仁、大腹皮、泽泻、车前子。
水湿困脾	腹大胀满，按之如囊裹水，甚则颜面微浮，下肢浮肿，脘腹痞胀，得热则舒，精神困倦，怯寒懒动，小便少，大便溏，舌苔白腻，脉缓。	温中健脾，行气利水	实脾饮	实脾温阳行利水，干姜附苓术草随；木瓜香槟朴草果，阳虚水肿腹胀祟。	若浮肿较甚，小便短少，可加肉桂、猪苓、车前子温阳化气，利水消肿；如兼胸闷咳喘，可加葶苈子、苏子、半夏等泻肺行水，止咳平喘；如胁腹痛胀，可加郁金、香附、青皮。

续表

辨证分型	临床特征	治法	代表方	方歌	随症加减
水热蕴结	腹大坚满,脘腹胀急,烦热口苦,渴不欲饮,或有面、目、皮肤发黄,小便赤涩,大便秘结或溏垢,舌边尖红,苔黄腻或兼灰黑,脉象弦数。	清热利湿,攻下逐水	中满分消丸合茵陈蒿汤	茵陈蒿汤大黄栀,瘀热阳黄此方施,便难尿赤腹胀满,功在清热与利湿。	鼓胀患者病程较短,正气尚未过度消耗,而腹胀殊甚,腹水不退,尿少便秘,脉实有力者,可酌情使用逐水之法,以缓其苦急,主要适用于水热蕴结和水湿困脾证。
瘀结水留	脘腹坚满,青筋显露,胁下癥结痛如针刺,面色晦暗黧黑,或见赤丝血缕,面、颈、胸、臂出现血痣或蟹爪纹,口干不欲饮水,或见大便色黑,舌质紫暗或有紫斑,脉细涩。	活血化瘀,行气利水	调营饮	调营饮用元胡陈,莪芍茺黄当归身,瞿萆腹苓槟桑白,辛芷桂草姜枣斟。	胁下癥积肿大明显,可选加穿山甲、地鳖虫、牡蛎,或配合鳖甲煎丸内服,以化瘀消癥;如病久体虚,气血不足,或攻逐之后,正气受损,宜用八珍汤或人参养营丸。
阳虚水盛	腹大胀满,形似蛙腹,朝宽暮急,面色苍黄,或呈㿠白,脘闷纳呆,神倦怯寒,肢冷浮肿,小便短少不利,舌体胖,质紫,苔淡白,脉沉细无力。	温补脾肾,化气利水	附子理苓汤或济生肾气丸	济生肾气丸(肾气丸的基础上加上牛膝、车前子)。	偏于脾阳虚弱者,可加黄芪、山药、苡仁、扁豆益气健脾;偏于肾阳虚衰,面色苍白,怯寒肢冷,腰膝酸冷疼痛者,酌加肉桂、仙茅、仙灵脾等。
阴虚水停	腹大胀满,或见青筋暴露,面色晦滞,唇紫,口干而燥,心烦失眠,时或鼻衄,牙龈出血,小便短少,舌质红绛少津,苔少或光剥,脉弦细数。	滋肾柔肝,养阴利水	六味地黄丸合一贯煎	六味地黄山药萸,泽泻苓丹三泻侣,三阴并补重滋肾,肾阴不足效可居。一贯煎中生地黄,沙参归杞麦冬藏,少佐川楝泄肝气,阴虚胁痛此方良。	津伤口干明显,可酌加石斛、玄参、芦根等养阴生津;如青筋显露,唇舌紫暗,小便短少,可加丹参、益母草、泽兰。

【昭昭医考提示】　　　　　　　鼓胀记忆歌诀
鼓胀气血水交凝,肝脾肾脏常俱病;
气水柴胡合胃苓,瘀水互结调营饮;
水湿实脾温而行,水热中消合茵陈;
六味一贯主阴虚,济生附苓阳虚定。

要点四　鼓胀的预防调护★

1. 宜进清淡、富有营养而且易于消化之食物。生冷寒凉不洁食物易损伤脾阳,辛辣油腻食物易蕴生湿热,粗硬食物易损络动血,故应禁止食用。食盐有凝涩水湿之弊,一般鼓胀患者宜进低盐饮食;下肢肿甚,小便量少时,则应忌盐。

2. 抑郁愤怒,情志失调,易于损肝碍脾,加重病情。气火伤络,甚则引起呕血、便血等危重症。因此,本病患者宜调节情志,怡情养性,安心休养,避免过劳。

3. 加强护理,注意冷暖,防止正虚邪袭。如感受外邪,应及时治疗。

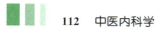 **历年真题精选**

【A1 型题】

1. 治疗鼓胀水湿困脾证,应首选

A. 柴胡疏肝散合胃苓汤　　　　　B. 实脾饮　　　　　C. 中满分消丸

D. 调营饮　　　　　E. 附子理苓汤

答案：B；　考点：鼓胀水湿困脾的治疗

解析：鼓胀分类有气滞湿阻、水湿困脾、水热蕴结、瘀结水留、阳虚水盛、阴虚水停。本证水湿困脾,故腹大胀满,按之如囊裹水,颜面浮肿;脾不运化故胸脘胀闷;阳气不足则遇热则舒,精神困倦,怯寒懒动,小便少,大便溏,舌苔白腻,脉缓。治宜温阳健脾,行气利水,用实脾饮。气滞湿阻用柴胡疏肝散。阳虚水停,用附子理苓汤。瘀结水留用调营汤。故选择 B。

【A2 型题】

2. 患者,男,60 岁。腹胀大如鼓,按之如囊裹水,有波动感。应首先考虑的是

A. 水饮　　　　B. 痞满　　　　C. 积聚　　　　D. 水鼓　　　　E. 内痈

答案：D；　考点：水鼓的表现

解析：鼓胀是肝脾肾功能失调,气血水互结于腹内。临床以腹部胀大如鼓为特点,其中偏于水停的按之如囊裹水,有波动感,叫水鼓。积聚以腹中结块为主症。痞满是腹中自觉有胀满之感,按之却柔软无物。故选择 D。

3. 患者腹大胀满,按之如囊裹水,伴下肢浮肿,胸脘痞胀,精神困倦,怯寒懒动,尿少便溏,舌苔白腻,脉缓。其治法是

A. 温中健脾,行气利水　　　　　B. 温补脾肾,化气行水

C. 健脾益气,化气行水　　　　　D. 理气疏肝,化瘀利水

E. 健脾渗湿,行气利水

答案：A；　考点：鼓胀水湿困脾证的证治

解析：此属鼓胀水鼓中的水湿困脾证。中阳不振,气不化水,以致下焦水邪泛溢。脾虚运化无力,故胸脘痞胀,精神困倦,怯寒懒动。阳不化气故尿少便溏。治宜温中健脾,化气行水。故选择 A。

4. 患者腹大胀满,按之如囊裹水,颜面微浮肿,胸脘胀闷,遇热则舒,精神困倦,怯寒懒动,小便少,大便溏,舌苔白腻,脉缓。治疗应首选

A. 柴胡疏肝散　　　B. 济生肾气丸　　　C. 实脾饮　　　D. 调营饮　　　E. 胃苓汤

答案：C；　考点：鼓胀水湿困脾证的证治

解析：参考本细目第 1 题。故选择 C。考生要对水湿困脾的证候、治法、方药全面掌握。

5. 患者,男,60 岁。有长期饮酒史,现症腹大胀满,青筋显露,牙龈出血,口干咽燥,心烦失眠,小便短少,舌红少津,脉细数。其证候是

A. 湿热蕴结　　　B. 寒湿困脾　　　C. 脾肾阳虚　　　D. 肝脾血瘀　　　E. 肝肾阴虚

答案：E；　考点：鼓胀肝肾阴虚证的辨证要点

解析：饮酒伤肝,青筋显露,牙龈出血,为伤及阴血。口干咽燥,心烦失眠,小便少,舌红少津,脉细数,为肝肾阴虚火热之象。故选择 E。主要与肝脾血瘀鉴别,本证瘀血不显,阴虚燥热明显。故不选择 D。

6. 患者腹大胀满不舒,早宽暮急,面色苍黄,嗜睡,语无伦次,逐渐昏迷,舌苔灰腻,脉弦细而滑。治疗应首选

A. 温胆汤　　　B. 菖蒲郁金汤　　　C. 白金丸　　　D. 苏合香丸　　　E. 涤痰汤

答案：D；　考点：鼓胀变证的治疗

解析：患者腹大胀满,可辨为鼓胀,出现嗜睡,语无伦次,逐渐昏迷等神昏变证,其舌苔灰腻,脉弦细而滑,是痰浊壅盛,蒙蔽心窍的表现,治当化痰泄浊开窍,用苏合香丸,其他四项的开窍之力均不比苏合香丸,故选

择 D。

【B型题】

(7~8题共用选项)

A. 气机阻滞,瘀血内结
B. 肝脾肾受损,气滞血结,水停腹中
C. 脾肺肾功能失调,水潴体内
D. 心肝脾功能失常,水结腹内
E. 肝脾肾受损,血郁脾内

7. 积聚的病机主要是

答案:A

8. 鼓胀的病机主要是

答案:B; 考点:积聚和鼓胀的病机鉴别

解析:积聚是正气亏虚、脏腑失和,气滞、血瘀、痰浊蕴结于腹,引发腹内结块,或胀或痛为主要临床特征的病证,病机是气机阻滞,瘀血内结。鼓胀是肝脾肾三脏受损,气、血、水瘀积腹内,以腹部胀大如鼓、皮色苍黄、腹壁脉络暴露为特征,或有胁下或腹部痞块,四肢枯瘦表现的病证,病机是肝脾肾受损,气滞血结,水停腹中。故7题选择A,8题选择B。

细目五 疟 疾

【考点透视】

本细目考试涉及内容较少,熟悉疟疾的诊断要点,掌握各种疟疾的治法、方药。

要点一 疟疾的定义、病因、病机★★

	疟疾
定义	疟疾是感受疟邪引起的以寒战、壮热、头痛、汗出、休作有时为临床特征的一类疾病。
病因	本病的发生,主要是感受"疟邪",但其发病与正虚抗邪能力下降有关,诱发因素则与外感风寒、暑湿,饮食劳倦有关,其中尤以暑湿诱发为最多。
病机	1. 疟疾的基本病机为疟邪伏于少阳,出入营卫,邪正交争,引起发作。本病病位在少阳、募原,并可内搏五脏。 2. 病理因素为疟邪、瘴毒。病理性质以邪实为主,后期正虚邪恋而成虚实夹杂之证。

要点二 疟疾的诊断与病证鉴别★★

(一)疟疾的诊断依据

1. 发作时寒战、高热,汗出热退,每日或隔日或三日发作一次,伴有头痛身楚、恶心呕吐等症状。

2. 多发于夏秋季节和流行地区,或输入过疟疾患者的血液,反复发作后可出现脾脏肿大。

(二)病证鉴别

1. 疟疾与风温发热的鉴别如下:

	相同点	不同点
风温	两病均会出现发热、寒热往来的症状。	风温初起,邪在卫分时,可见寒战发热,多伴有咳嗽气急、胸痛等肺系症状,风温多见于冬春。
疟疾		以寒热往来、汗出热退、休作有时为特征,无肺系症状。疟疾常发于夏秋。

2. 疟疾与淋证发热的鉴别如下:

	相同点	不同点
淋证发热	两病均会出现发热症状。	淋证初起,湿热蕴蒸,邪正相搏,亦常见寒战发热,但多兼小便频急,滴沥刺痛,腰部酸胀疼痛等。
疟疾		以寒热往来、汗出热退、休作有时为特征,无泌尿系症状。

要点三　疟疾的辨证论治★★★★

（一）辨证要点

辨疟疾与瘴疟	瘴疟	瘴疟为疟疾一种，但瘴疟一般预后较差，多见于南方地区，病情严重，未发时亦有症状存在，且多伴有神昏谵语，内犯心神等症。
	疟疾	以寒战、壮热、头痛、汗出、休作有时为临床特征。
辨寒热的偏盛	正疟	先寒后热，寒热相当。
	温疟	阳热偏盛，热多寒少。
	寒疟	阳虚寒盛，热少寒多。
	热瘴	阴阳极度偏盛，热甚寒微，甚至壮热不寒。
	冷瘴	寒甚热微，甚至但寒不热。
辨正气虚实	正虚	如反复发作，耗伤气血，病程日久则现正虚邪恋之候。
	邪实	疟疾初起，邪盛正不虚，病属标实为主。

（二）治疗原则

疟疾的治疗以祛邪截疟为基本治则，区别寒与热的偏盛进行处理。如温疟兼清，寒疟兼温，瘴疟宜解毒除瘴，劳疟则以扶正为主，佐以截疟。如属疟母，又当祛瘀化痰软坚。

（三）证治分类

辨证分型	临床特征	治法	代表方	方歌	随症加减
正疟	常先有呵欠乏力，继则寒战鼓颔，寒罢则内外皆热，头痛面赤，口渴引饮，终则遍身汗出，热退身凉，每日或间一两日发作一次，寒热休作有时，舌红，舌苔白或黄腻，脉弦。	祛邪截疟，和解表里	柴胡截疟饮或截疟七宝饮	柴胡、黄、常山、草果、槟榔、半夏、生姜。	痰湿偏重，胸闷腹胀，舌苔白腻，酌加厚朴、苍术、陈皮；烦渴，苔黄，脉弦数者，去生姜、大枣，加石膏、花粉清热生津。
温疟	发作时热多寒少，汗出不畅，头痛、骨节酸痛，口渴引饮，便秘尿赤，舌红苔黄，脉弦数。	清热解表，和解祛邪	白虎加桂枝汤或白虎加人参汤	白虎加桂枝汤＝白虎汤＋桂枝。 白虎汤：白虎汤清气分热，石膏知母草米协。	表邪已解，里热较盛，发热，汗多，无骨节酸痛者，去桂枝；热势较盛而气津两伤者，去桂枝，加人参、北沙参；津伤较著，口渴引饮者，酌加生地、麦冬、石斛、玉竹。
寒疟	发作时热少寒多，口不渴，胸闷脘痞，神疲体倦，舌苔白腻，脉弦。	和解表里，温阳达邪	柴胡桂枝干姜汤合截疟七宝饮	柴胡、黄芩、桂枝、干姜、甘草、常山、草果、槟榔、厚朴、青皮、陈皮。	但寒不热者，去黄芩苦寒之品；寒郁日久化热，心烦口干，去桂枝、草果，加石膏、知母。
热瘴	热甚寒微，或壮热不寒，头痛，肢体烦疼，面红目赤，胸闷呕吐，烦渴饮冷，大便秘结，小便热赤，甚至神昏谵语，舌质红绛，苔黄腻或垢黑，脉洪数或弦数。	解毒除瘴，清热保津	清瘴汤	黄芩、黄连、知母、银花、柴胡、常山、青蒿、半夏、竹茹、碧玉散。	壮热烦渴者，去半夏，加生石膏清热泻火；热盛津伤，口渴心烦，舌干红少津者，酌加生地、玄参、石斛、玉竹；神昏痉厥，高热不退者，急用紫雪丹清心开窍。

续表

辨证分型	临床特征	治法	代表方	方歌	随症加减
冷瘴	寒甚热微,或呕吐腹泻,甚则嗜睡不语,神志昏蒙,舌苔厚腻色白,脉弦。	解毒除瘴,芳化湿浊	加味不换金正气散	苍术、厚朴、陈皮、藿香、半夏、佩兰、荷叶、槟榔、草果、石菖蒲。	嗜睡昏蒙者,可加服苏合香丸芳香开窍;呕吐较著者,可吞服玉枢丹以辟秽和中止呕。瘴疟来势凶猛,病情险恶,治疗宜重视解毒除瘴。
劳疟	疟疾迁延日久,每遇劳累则易发作,发时寒热较轻,面色萎黄,倦怠乏力,短气懒言,纳少自汗,舌质淡,脉细弱。	益气养血,扶正祛邪	何人饮	何首乌、人参、白术、当归、白芍、陈皮、生姜、红枣、青蒿、常山。	气虚较著,倦怠自汗者,可加黄芪、浮小麦;偏于阴虚,下午或夜晚见低热,舌质红绛者,加生地、鳖甲、白薇;如胸闷脘痞,大便稀溏,舌苔浊腻者,去首乌,加姜半夏。

【昭昭医考提示】　　　　　　　　　　疟疾记忆歌诀
疟疾往来作有时,正疟柴胡截疟施;
温疟白虎桂参好,寒疟柴桂合七宝;
瘴疟分清寒热因,清瘴汤和不换金;
劳疟要用何人饮,鳖甲煎丸疟母品。

要点四　疟疾的转归预后★

疟疾的转归需视其邪势之轻重、病位之深浅、正气之强弱而定。正疟初起邪在半表半里,邪势轻浅,正气充沛,运用和解达邪之法可愈。温疟、瘴疟,邪踞募原,不从外达,湿热交蒸肝胆,弥漫三焦,出现面目一身俱黄。如热毒蒙闭心包,可见神昏谵语等热邪内陷的严重证候。疟疾日久不愈,可胁下结块,成为痞块、积聚之证。

要点五　疟疾的预防调护

本病为蚊虫传播,故应加强灭蚊、防蚊措施。疟疾发作期应卧床休息。寒战时加盖衣被,注意保暖,多饮热开水;发热时减去衣被。如高热不退,可予冷敷,或针刺合谷、曲池等穴。瘴疟神志昏迷者,应加强护理,注意观察病人体温、脉搏、呼吸、血压和神志变化,予以适当处理。汗出后用温水擦身,换去湿衣,避免吹风。服药宜在疟发前 2 小时,发作时不宜服药或进食。饮食以易于消化、富有营养之流质或半流质为宜。久疟要注意休息,加强饮食调补,如多进食瘦肉、猪肝、桂圆、红枣等。有疟母者,可食用甲鱼滋阴软坚,有助于痞块的消散。

◈ 历年真题精选

【A1 型题】

1. 首见"疟疾"病名的医籍是
A.《内经》　　　　　C.《神农本草经》　　　E.《瘟疫论》　　　　B.《金匮要略》　　　D.《诸病源候论》
答案:A;　考点:疟疾病名的出处
解析:疟疾之名首见于《内经》,《素问·疟论》指出疟疾的病因是"疟气",该篇还描述了疟疾发作的典型症状。故选择 A。

【A2 型题】

2. 疟疾患者,热多寒少,汗出不畅,头痛,骨节酸痛,口渴引饮,便秘,溲赤,舌红苔黄,脉弦数;其治法是
A. 和解表里,温阳达邪　　　　　　　　　B. 祛邪截疟,和解表里

C. 解毒除瘴,清热保津   D. 益气养血,扶正祛邪

E. 清热解表,和解祛邪

答案:E; 考点:疟疾温疟的治法

解析:本证既有疟疾在外的表证,又有在里的热证表现,故为温疟。治宜清热解表,和解祛邪。选项 A 用于寒疟。选项 B 用于正疟。选项 C 用于热瘴。选项 D 用于劳疟。故选择 E。

3. 疟疾患者,热多寒少,汗出不畅,头痛,骨节酸痛,口渴引饮,便秘,溲赤,舌红苔黄,脉弦数。治疗应首选

A. 柴胡桂枝干姜汤   B. 柴胡截疟饮   C. 截疟七宝饮

D. 小柴胡汤   E. 白虎加桂枝汤

答案:E; 考点:疟疾的辨证施治

解析:选项 A 治疗寒疟,发作时热少多;选项 B、C 用于治疗正疟;选项 D 治疗少阳证往来寒热;选项 E 治疗温疟,发作时热多寒少,故选择 E。

【B 型题】

(4～5 题共用选项)

A. 柴胡截疟饮   B. 白虎加桂枝汤   C. 柴胡桂枝干姜汤

D. 加味不换金正气散   E. 何人饮

4. 治疗正疟,应首选

答案:A

5. 治疗劳疟,应首选

答案:E; 考点:疟疾的治法

解析:正疟应祛邪截疟,和解表里,用柴胡截疟饮。劳疟应益气养血,扶正祛邪,用何人饮。温疟用白虎加桂枝汤。寒疟用柴胡桂枝干姜汤。冷瘴用加味不换金正气散。故 4 题选择 A,5 题选择 E。

第六单元 肾系病证

细目一 水 肿

【考点透视】

本细目内容较为重要。

1. 熟悉阴水、阳水的辨别要点及水肿的治疗原则。

2. 掌握水肿各证型的主症、治法、方药,尤其注意风水相搏证与水湿浸渍证。

要点一 水肿的定义、病因、病机★★

水肿	
定义	水肿是体内水液潴留,泛滥肌肤,表现以头面、眼睑、四肢、腹背甚至全身浮肿为特征的一类病证。
病因	风邪袭表、疮毒内犯、外感水湿、饮食不节及禀赋不足、久病劳倦。
病机	1. 水肿发病的基本病机为肺失通调,脾失转输,肾失开阖,三焦气化不利,水液泛滥肌 。 2. 其病位在肺、脾、肾,而关键在肾。 3. 病理因素为风邪、水湿、疮毒、瘀血。 4. 水肿的病理性质有阴水、阳水之分,并可相互转换或夹杂。阳水属实,多由外感风邪、疮毒、水湿而成,病位在肺、脾。阴水属虚或虚实夹杂,多由饮食劳倦、禀赋不足、久病体虚所致,病位在脾、肾。阳水迁延不愈,反复发作,正气渐衰,脾肾阳虚,或因失治、误治,损伤脾肾,阳水可转为阴水。反之,阴水复感外邪,或饮食不节,使肿势加剧,呈现阳水的证候,而成本虚标实之证。其次,水肿各证之间亦互有联系。阳水的风水相搏之证,若风去湿留,可转化为水湿浸渍证。水湿浸渍证由于体质差异,湿有寒化、热化之不同。湿从寒化,寒湿伤及脾阳,则变为脾阳不振之证,甚者脾虚及肾,又可成为肾阳虚衰之证。

要点二　水肿的诊断与病证鉴别★★★

（一）水肿的诊断依据

1. 水肿先从眼睑或下肢开始，继及四肢全身。

2. 轻者仅眼睑或足胫浮肿，重者全身皆肿；甚则腹大胀满，气喘不能平卧；更严重者可见尿闭或尿少，恶心呕吐，口有秽味，鼻衄牙宣，头痛，抽搐，神昏谵语等危象。

3. 可有乳蛾、心悸、疮毒、紫癜以及久病体虚病史。

（二）病证鉴别

水肿与鼓胀的鉴别见鼓胀。

要点三　水肿的辨证论治★★★★★

（一）水肿的辨证要点

水肿病证首先须辨阳水、阴水，其次应辨病变之脏腑。

辨阴水、阳水	阳水	一般起病较快，病程较短，病因多为风邪、湿毒、水气、湿热。肿多从头面开始，由上而下，继及全身，肿处皮肤绷急光亮，按之凹陷即起，证见表、实、热证，病人一般情况较好，无正气大亏之象
	阴水	一般起病较慢，病程较长，病因多为饮食劳倦、先天或后天因素所致的脏腑亏损，肿多由下而上，继及全身，肿处皮肤松弛，按之凹陷不易恢复，甚则按之如泥，证见里、虚、寒证，病人一般情况较差，脏腑功能明显受损。
辨病变脏腑	在肺	肺水多并见咳逆。
	在脾	脾水多并见脘腹满闷而食少。
	在肾	肾水多并见腰膝酸软，或见肢冷，或见烦热。
	在心	心水多并见心悸、怔忡。
	在肝	肝水多并见胸胁胀满。

（二）水肿的治疗原则

发汗、利尿、泻下逐水为治疗水肿的三条基本原则，具体应用视阴阳虚实不同而异。阳水以祛邪为主，应予发汗、利水或攻逐，同时配合清热解毒、理气化湿等法；阴水当以扶正为主，健脾温肾，同时配以利水、养阴、活血、祛瘀等法。对于虚实夹杂者，则当兼顾，或先攻后补，或攻补兼施。

（三）证治分类

辨证	分型	临床特征	治法	代表方	方歌	随症加减
阳水	风水相搏	眼睑浮肿，继则四肢及全身皆肿，来势迅速，多有恶寒，发热，肢节酸楚，小便不利等症。偏于风热者，伴咽喉红肿疼痛，舌质红，脉浮滑数。偏于风寒者，兼恶寒，咳喘，舌苔薄白，脉浮滑或浮紧。	疏风清热，宣肺行水	越婢加术汤	麻黄、杏仁、防风、浮萍、白术、茯苓、泽泻、车前子、石膏、桑白皮、黄芩。	若风寒偏盛，去石膏，加苏叶、桂枝、防风祛风散寒；若风热偏盛，可加连翘、桔梗、板蓝根、鲜芦根，以清热利咽，解毒散结；若咳喘较甚，可加杏仁、前胡，以降气定喘。
	湿毒浸淫	眼睑浮肿，延及全身，皮肤光亮，尿少色赤，身发疮痍，甚则溃烂。恶风发热，舌质红，苔薄黄，脉浮数或滑数。	宣肺解毒，利湿消肿	麻黄连翘赤小豆汤合五味消毒饮	麻黄连翘小豆汤，梓白杏仁枣草姜。五味消毒疗诸疔，银花野菊蒲公英，紫花地丁天葵子，煎加酒服效非轻。	脓毒甚者，当重用蒲公英、紫花地丁清热解毒；湿盛糜烂者，加苦参、土茯苓；风盛者，加白鲜皮、地肤子；血热而红肿，加丹皮、赤芍。

续表

辨证	分型	临床特征	治法	代表方	方歌	随症加减
阳水	水湿浸渍	全身水肿,下肢明显,按之没指,小便短少,胸闷,纳呆,泛恶,苔白腻,脉沉缓,起病缓慢,病程较长。	运脾化湿,通阳利水	五皮饮合胃苓汤	五皮散用五种皮,苓腹陈姜桑白齐,利水消肿理健脾,脾虚湿滞皮水医。胃苓汤＝平胃散＋五苓散。	外感风邪,肿甚而喘者,可加麻黄、杏仁宣肺平喘;面肿,胸满,不得卧,加苏子、葶苈子降气行水;若湿困中焦,脘腹胀满者,可加川椒目、大腹皮、干姜温脾化湿。
	湿热壅盛	遍体浮肿,皮肤绷急光亮,胸脘痞闷,烦热口渴,小便短赤,或大便干结,舌红,苔黄腻,脉沉数或濡数。	分利湿热	疏凿饮子加减	羌活、秦艽、防风、大腹皮、茯苓皮、生姜皮、猪苓、茯苓、泽泻、椒目、赤小豆、黄柏、商陆、槟榔、生大黄。	腹满不减,大便不通者,可合己椒苈黄丸,以助攻泻之力,使水从大便而泄;若肿势严重,兼见喘促不得平卧者,加葶苈子、桑白皮泻肺利水。
阴水	脾阳虚衰	身肿日久,腰以下为甚,按之凹陷不易恢复,脘腹胀闷,纳减便溏,面色不华,神疲乏力,四肢倦怠,小便短少,舌质淡,苔白腻或白滑,脉沉缓或沉弱。	健脾温阳利水	实脾饮	实脾温阳行利水,干姜附苓术草随,木瓜香槟朴草果,阳虚水中腹胀祟。	气虚甚,症见气短声弱者,可加人参、黄芪以健脾益气;若小便短少,可加桂枝、泽泻,以助膀胱气化而行水。
	肾阳衰微	水肿反复消长不已,面浮身肿,腰以下甚,按之凹陷不起,尿量减少或反多,腰酸冷痛,四肢厥冷,怯寒神疲,面色㿠白,甚者心悸胸闷,喘促难卧,腹大胀满,舌质淡胖,苔白,脉沉细或沉迟无力。	温肾助阳,化气行水	济生肾气丸合真武汤	济生肾气丸(肾气丸的基础上加上牛膝,车前子)。真武附苓术芍姜,温阳利水壮肾阳,脾肾阳虚水气停,腹痛悸眩瞤惕忘。	小便清长量多,去泽泻、车前子,加菟丝子、补骨脂以温固下元。若症见面部浮肿为主,表情淡漠,动作迟缓,形寒肢冷,治以温补肾阳为主,方用右归丸加减。
	瘀水互结	水肿延久不退,肿势轻重不一,四肢或全身浮肿,以下肢为主,皮肤瘀斑,腰部刺痛,或伴血尿,舌紫黯,苔白,脉沉细涩。	活血祛瘀,化气行水	桃红四物汤合五苓散	桃红四物汤(四物汤＋桃仁、红花)。五苓散治太阳腑,白术泽泻猪苓茯;桂枝化气兼解表,小便通利水饮逐。	全身肿甚,气喘烦闷,小便不利,此为血瘀水盛,肺气上逆,可加葶苈子、川椒目、泽兰以逐瘀泻肺;如见腰膝酸软,神疲乏力,乃为脾肾亏虚之象,可合用济生肾气丸以温补脾肾,利水肿。

【昭昭医考提示】　　　　　　　　水肿记忆歌诀
水肿首先辨阴阳,风水越婢加术汤;
湿毒侵淫连轺豆,共合五味消毒投;
水湿五皮合胃苓,湿热壅盛疏凿饮;
实脾温阳又利水,济生真武肾阳微;
瘀水互结三焦阻,桃红五苓司决渎。

要点四　水肿的转归预后★

水肿转归,一般而言,阳水易消,阴水难治。阳水患者如属初发年少,体质尚好,脏气未损,治疗及时,则病可向愈。此外,因生活饥馑、饮食不足所致水肿,在饮食条件改善后,水肿也可望治愈。若先天禀赋不足,或它病久病,或得病之后拖延失治,导致正气大亏,肺、脾、肾三脏功能严重受损,后期还可影响到心、肝,则难向愈。若水邪壅盛或阴水日久,脾肾衰微,水气上犯,则可出现水邪凌心犯肺之重证。若病变后期,肾阳衰败,气化不行,浊毒内闭,则由水肿发展为关格。若肺失通调,脾失健运,肾失开阖,致膀胱气化无权,可见小便点滴或闭塞不通,则是水肿转为癃闭。若阳损及阴,造成肝肾阴虚,肝阳上亢,则可兼见眩晕之证。

要点五　水肿的预防调护★

避免风邪外袭,病人应注意保暖;感冒流行季节,外出戴口罩,避免去公共场所;居室 宜通风;平时应避免冒雨涉水,以免湿邪外侵。注意调摄饮食,肿势重者应予无盐饮食,轻 者予低盐饮食(每日食盐量3～4克)。若因营养障碍而致水肿者,不必过于忌盐,饮食应富含蛋白质,清淡易消化。劳逸结合,调畅情志。树立战胜疾病的信心。

水肿病人长服肾上腺糖皮质激素者,皮肤容易生痤疮,应避免抓搔肌肤,以免皮肤感染。对长期卧床者,皮肤外涂滑石粉,经常保持干燥,并定时翻身,以免褥疮发生,加重水肿的病情。每日记录水液的出入量。若每日尿量少于500毫升时,要警惕癃闭的发生。此外,患者应坚持治疗,定期随访。

历年真题精选

【A1型题】

1. 与水肿关系最为密切的脏腑是
A. 肺、脾、肾　　B. 肺、胃、肾　　C. 心、脾、肾　　D. 肝、脾、肾　　E. 心、肝、肾
答案:A; 考点:水肿相关脏腑
解析:水肿是由于肺失通调,脾失转输,肾失开合,膀胱气化不利,导致体内水液潴留,泛滥肌肤的一类病证。水肿与肺、脾、肾三脏关系最为密切,肺主通调水道,脾主运化水液,肾主气化,故水肿之病,以肾为本,以肺为标,以脾为制水之脏,故选择A。

2. 水肿的关键病位是
A. 心　　B. 肝　　C. 肺　　D. 脾　　E. 肾
答案:E; 考点:水肿的病位
解析:《景岳全书》指出:凡水肿等症,乃肺脾肾三脏相干之病,盖水为至阴,故其本在肾化于气,故其标在肺;水惟畏土,故其治在脾。故最关键的是肾。故选择E。

3. 水肿发病涉及的脏腑是
A. 心、肝、脾　　B. 肝、脾、肾　　C. 肺、脾、肾　　D. 脾、肾、心　　E. 肾、心、肺
答案:C; 考点:水肿的病位
解析:水肿的病位在肺、脾、肾,关键在肾,故选择C。

4. 阳水之风水泛滥证的治法是
A. 散风清热,宣肺行水
B. 宣肺解毒,利湿消肿
C. 健脾化湿,温阳利水
D. 温运脾阳,以利水湿
E. 分利湿热,攻下逐水
答案:A; 考点:阳水风水泛滥证的治疗
解析:阳水风水泛滥宜散风清热,宣肺行水,故选择A。湿毒浸淫用B。水湿浸渍用C。阴水脾阳虚衰用D。湿热壅盛用E。

【A2型题】

5. 患者因皮肤疮痍破溃而引发水肿,肿势自颜面渐及全身,小便不利,恶风发热,咽红,舌红苔薄黄,脉滑数。治疗应首选
A. 越婢加术汤合桑白皮汤
B. 麻黄连翘赤小豆汤合五味消毒饮
C. 麻黄连翘赤小豆汤合五皮散
D. 麻黄连翘赤小豆汤合猪苓汤

E. 实脾饮合五味消毒饮

答案：B；　考点：阳水湿毒浸淫证的证治

解析：肺主皮毛，脾主肌肉，肌肤疮痈湿毒内归肺脾，肺不能通调水道，脾不能运化水湿，故水湿浸淫肌肤而致水肿，小便不利。治宜宣肺解毒，利湿消肿，用麻黄连翘赤小豆汤合五味消毒饮。故选择 B。风水泛滥用越婢加术汤合桑白皮汤，湿热壅盛肿势严重用五皮散，阴虚有热用猪苓汤，脾阳虚衰用实脾饮。

6. 患者面浮肢肿，腹部胀满；咳嗽喘息，咯痰清稀，心悸，怕冷，纳差，尿少，便溏，舌胖苔白滑，脉沉细。其治法是

 A. 温肾健脾，化饮利水　　　　　　　B. 温肾补肺，化痰利水

 C. 温脾补肺，化瘀利水　　　　　　　D. 温肺补肾，化瘀利水

 E. 补肺纳气，化瘀平喘

答案：A；　考点：阴水脾肾阳虚证的证治

解析：脾肾阳虚，脾不运化水湿，肾阳不化气，故见面浮肢肿，腹部胀满。水气上凌心肺，故见咯痰清稀，心悸。阳虚不温故见怕冷，纳差，尿少，便溏，舌胖苔白滑，脉沉细。治宜温肾健脾，化饮利水。故选择 A。

7. 患者，女，15 岁。浮肿 3 个月余，下肢为甚，按之凹陷不易恢复，心悸，气促，腰部冷痛，尿少，四肢冷，舌质淡胖，苔白，脉沉。其证候是

 A. 湿毒浸淫　　　B. 湿热壅盛　　　C. 脾阳虚衰　　　D. 水湿浸渍　　　E. 肾气衰微

答案：C；　考点：水肿脾阳虚衰证的表现

解析：脾阳不足，气不化水，故浮肿，水湿下聚，故下肢为甚，按之凹陷。水气上凌心肺，故心悸，气促。腰为肾府，故腰部冷痛。阳气衰微，故出现尿少，四肢冷，舌质淡胖，苔白，脉沉。故选择 C。

8. 患者，女，42 岁。全身水肿，下肢明显，按之没指，小便短少，身体困重，胸闷，纳呆，泛恶，舌苔白腻，脉沉缓。治疗应首选

 A. 五皮饮合胃苓汤　　　　　　　B. 麻黄连翘赤小豆汤　　　　　　　C. 越婢加术汤

 D. 实脾饮　　　　　　　　　　　E. 疏凿饮子

答案：A；　考点：水肿水湿浸渍证的治疗

解析：患者全身水肿，按之没指，身体困重，纳呆冷恶等，是脾为湿困，水湿停聚的表现，属水湿浸渍证。治以健脾化湿，通阳利水，方用五皮饮合胃苓汤。麻黄、连翘赤小豆汤主治湿毒浸淫，越婢加术汤主治风水泛滥，实脾饮主治脾阳虚衰，疏凿饮子主治湿热壅盛。故选 A。

9. 患者因皮肤疮疡破溃而引发水肿，肿势自颜面而渐及全身，发热咽红，舌红苔薄黄，脉滑数。其治法是

 A. 温运脾阳，以利水湿　　　　　　B. 健脾化湿，通阳利水

 C. 宣肺解毒，利湿消肿　　　　　　D. 散风清热，宣肺利水

 E. 温肾助阳，化气行水

答案：C；　考点：水肿的湿毒浸淫证的治疗

解析：患者因皮肤疮疡破溃而引发水肿，肿势自颜面而渐及全身，发热咽红，舌红苔薄黄，脉滑数，此为湿毒浸淫证，应"宣肺解毒，利湿消肿"，用麻黄连翘赤小豆汤。故选择 C。

【B 型题】

(10～11 题共用选项)

 A. 风水泛滥　　　B. 湿毒浸淫　　　C. 水湿浸渍　　　D. 湿热壅盛　　　E. 脾阳虚衰

10. 患者水肿日久，腰以下肿甚，按之凹陷不起，畏寒肢冷，尿少，舌淡苔白滑，脉沉弱。其证候是

答案：E

11. 患者眼睑浮肿，继则四肢及全身皆肿，来势迅速，伴有恶寒发热，小便不利，舌苔薄白，脉浮紧。其证候是

答案：A；　考点：水肿脾阳虚衰、风水泛滥证的证治

解析：脾阳虚衰见本细目第 4 题解析。风水泛滥的特点是有外感的表现恶寒发热，风助水势，善行数变，故来势迅速，初期为眼睑浮肿，继则四肢及全身皆肿。故 10 题选择 E，11 题选择 A。

（12～13题共用选项）

A. 越婢加术汤　　　　　　　　　　B. 麻黄连翘赤小豆汤合五味消毒饮

C. 五皮饮合胃苓汤　　　　　　　　D. 实脾饮　　　　　　　　E. 疏凿饮子

12. 治疗水肿风水泛滥证,应首选

答案：A

13. 治疗水肿湿毒浸淫证,应首选

答案：B；　考点：水肿的分型治疗

解析：水肿风水泛滥证,用越婢加术汤疏风清热,宣肺行水;水肿湿毒浸淫证,用麻黄连翘赤小豆汤合五味消毒饮宣肺解毒,利湿消肿。故12题选择A,13题选择B。

细目二　淋　证

【考点透视】

本细目内容考试常有涉及。

1. 熟悉淋证的诊断要点及其与癃闭的鉴别。

2. 掌握淋证各证型的主症特点、治法、方药。

要点一　淋证的定义、病因、病机★★

淋证	
定义	淋证是指以小便频数短涩,淋沥刺痛,小腹拘急或痛引腰腹为主症的病证。
病因	外感湿热、饮食不节、情志失调、禀赋不足或劳伤久病。
病机	1. 淋证的基本病机为湿热蕴结下焦,肾与膀胱气化不利。 2. 其病位在膀胱与肾。 3. 其病理因素主要为湿热之邪。 4. 病理性质在病初多邪实之证,久病则由实转虚,或虚实夹杂。淋证虽有六淋之分,但各种淋证间存在着一定的联系。表现在转归上,首先是虚实之间的转化。如实证的热淋、血淋、气淋可转化为虚证的劳淋。反之虚证的劳淋,亦可能兼夹实证的热淋、血淋、气淋。而当湿热未尽,正气已伤,处于实证向虚证的移行阶段,则表现为虚实夹杂的证候。此外在气淋、血淋、膏淋等淋证本身,这种虚实互相转化的情况也同样存在。而石淋由实转虚时,由于砂石未去,则表现为正虚邪实之证。其次是某些淋证间的相互转换或同时并见。前者如热淋转为血淋,热淋也可诱发石淋。后者如在石淋的基础上,再发生热淋、血淋,或膏淋并发热淋、血淋等。在虚证淋证的各种证型之间,则可表现为彼此参差互见,损及多脏的现象。

要点二　淋证的诊断与病证鉴别★★★

（一）淋证的诊断依据

1. 小便频数,淋沥涩痛,小腹拘急引痛,为各种淋证的主症,是诊断淋证的主要依据。但还需根据各种淋证的不同临床特征,确定不同的淋证类型。

2. 病久或反复发作后,常伴有低热、腰痛、小腹坠胀、疲劳等。

3. 多见于已婚女性,每因疲劳、情志变化、不洁房事而诱发。

（二）病证鉴别

1. 淋证与癃闭的鉴别如下：

	相同点	不同点
癃闭	淋证与癃闭二者都有小便量少,排尿困难之症状。	癃闭则无尿痛,每日排尿量少于正常,严重时甚至无尿。
淋证		淋证尿频而尿痛,且每日排尿总量多为正常。

2. 血淋与尿血的鉴别如下：

	相同点	不同点
尿血	血淋与尿血都有小便出血,尿色红赤,	尿血多无疼痛之感,虽亦间有轻微的胀痛或热痛。
血淋	甚至溺出纯血等症状。	血淋的小便滴沥而疼痛难忍。

3. 膏淋与尿浊膏淋与尿浊在小便浑浊症状上相似,但后者在排尿时无疼痛滞涩感,可资鉴别。

要点三　淋证的辨证论治 ★★★★★

（一）辨证要点

辨六淋	热淋	起病多急,或伴发热,小便赤热,尿时灼痛。
	石淋	小便窘急不能猝出,尿道刺痛,痛引少腹,尿出砂石而痛止。
	气淋	少腹满闷胀痛,小便艰涩疼痛,或少腹坠胀,尿后余沥不尽。
	血淋	尿色鲜红或淡红或夹血块而痛。
	膏淋	小便涩痛,尿液浑浊如脂膏或米泔水。
	劳淋	久患淋证,遇劳倦、房事即加重或诱发,小便涩痛不显著,涓沥不尽,腰痛缠绵.
辨虚实	虚证	久病者病程较长,病势缠绵多虚,病缓痛轻者多虚,尿液清白色淡为正虚或邪退。
	实证	新病初起或在急性发作阶段多实,病急痛甚者多实,尿液浑浊黄赤多为湿热邪气盛为实。

（二）治疗原则

实则清利,虚则补益,为淋证的基本治则。具体而言,实证以膀胱湿热为主者,治宜清热利湿;以热灼血络为主者,治以凉血止血;以砂石结聚为主者,治以通淋排石;以气滞不利为主者,治以利气疏导。虚证以脾虚为主者,治以健脾益气;以肾虚为主者,治宜补虚益肾。对虚实夹杂者,又当通补兼施,审其主次缓急,兼顾治疗。

（三）证治分类

辨证分型	临床特征	治法	代表方	方歌	随症加减
热淋	小便频数短涩,灼热刺痛,溺色黄赤,少腹拘急胀痛,或有寒热,口苦,呕恶,或有腰痛拒按,或有大便秘结,苔黄腻,脉滑数。	清热利湿通淋	八正散	八正木通与车前,萹蓄大黄栀滑研,草梢瞿麦灯心草,湿热诸淋宜服煎。	若伴寒热、口苦、呕恶者,可加黄芩、柴胡以和解少阳;若大便秘结、腹胀者,可重用生大黄、枳实以通腑泄热。
石淋	尿中夹砂石,排尿涩痛,或排尿时突然中断,尿道窘迫疼痛,少腹拘急,往往突发,一侧腰腹绞痛难忍,甚则牵及外阴,尿中带血,舌红,苔薄黄,脉弦或带数。	清热利湿,排石通淋	石韦散加减	石韦散将结石锤,榆皮车前配冬葵;木通赤苓与瞿麦,甘草滑石小便遂。	腰腹绞痛者,加芍药、甘草以缓急止痛;若尿中带血,可加小蓟草、生地黄、藕节以凉血止血,去王不留行。
血淋	小便热涩刺痛,尿色深红,或夹有血块,疼痛满急加剧,或见心烦,舌尖红,苔黄,脉滑数。	清热通淋,凉血止血	小蓟饮子加减	小蓟生地藕蒲黄,滑竹通栀归草襄,凉血止血利通淋,下焦瘀热血淋康。	有瘀血征象,加三七、牛膝、桃仁以化瘀止血;若出血不止,可加仙鹤草、琥珀粉以收敛止血。
气淋	郁怒之后,小便涩滞,淋沥不宣,少腹胀满疼痛,苔薄白,脉弦。	理气疏导,通淋利尿	沉香散	沉香散用滑石归,陈皮冬葵与石韦;白芍甘草王不留,利气疏导治气淋。	少腹胀满,上及于胁者,加川楝子、小茴香、广郁金以疏理气

续表

辨证分型	临床特征	治法	代表方	方歌	随症加减
膏淋	小便浑浊,乳白或如米泔水,上有浮油,置之沉淀,或伴有絮状凝块物,或混有血液、血块,尿道热涩疼痛,尿时阻塞不畅,口干,苔黄腻,舌质红,脉濡数。	清热利湿,分清泄浊	程氏萆薢分清饮加减	草薢分清程氏批,苓术车前湿热医;莲心菖蒲能开窍,黄柏丹参绲与淤。金匮肾气丸(六味地黄丸＋附子、肉桂)。	伴有血尿,加小蓟、藕节、白茅根凉血止血;小便赤,热痛明显,加甘草梢、竹叶、通草清心导火。
劳淋	小便不甚赤涩,溺痛不甚,但淋沥不已,时作时止,遇劳即发,腰膝酸软,神疲乏力,病程缠绵,舌质淡,脉细弱。	补脾益肾	无比山药丸加减	无比山药起沉疴,石脂都气丹皮割;苁蓉苑丝巴戟肉,牛膝杜仲煮汤喝。	若肾阴虚,舌红苔少,加生熟地黄、龟板滋养肾阴;阴虚火旺,面红烦热,尿黄赤伴有灼热不适者,可用知柏地黄丸。

【昭昭医考提示】　　　　　　　　　　　淋证记忆歌诀

淋证涩痛小便频,热石血气膏劳分;

八正石韦小蓟饮,沉香草薢山药斟;

补中知柏膏淋汤,气血膏淋虚莫忘。

要点四　淋证的转归预后 ★

淋证的预后往往与其类型及病情轻重有关。初起者,病情尚轻,治疗得当,多易治愈。但热淋、血淋有时可发生热毒入血,出现高热神昏等重笃证候。若病久不愈,或反复发作,不仅可转为劳淋,甚则转变成水肿、癃闭、关格等证,或肾虚肝旺,成为头痛、眩晕。石淋因结石过大,阻塞水道亦可成水肿、癃闭、关格。膏淋日久,精微外泄,可致消瘦乏力,气血大亏,终成虚劳病。

要点五　淋证的预防调护 ★

1. 注意外阴清洁,不憋尿,多饮水,每2～3小时排尿一次。房事后即行排尿,防止秽浊之邪从下阴上犯膀胱。妇女在月经期、妊娠期、产后更应注意外阴卫生,以免虚体受邪。

2. 养成良好的饮食起居习惯,饮食宜清淡,忌肥腻辛辣醇酒之品。

3. 避免纵欲过劳,保持心情舒畅,以提高机体抗病能力。

历年真题精选

【A1 型题】

1. 与石淋的发病关系最为密切的病机是

A. 脾虚中气下陷　B. 肾虚下元不固　C. 湿热蕴结下焦　D. 热盛迫血妄行　E. 气郁化火伤阴

答案:C;考点:石淋的病机

解析:脾虚中气下陷多为气淋虚证,遇劳发则为劳淋,肾虚下元不固不能制约脂液则为膏淋,热盛破血妄行的是血淋,气郁化火伤阴少腹作胀,小便艰涩而痛的属气淋实证,湿热蕴结下焦,尿液受其煎熬,日久杂质结为砂石,则为石淋。故选择 C。

2. 以小腹胀满疼痛,小便涩滞,淋沥不尽为特征的病证是

A. 热淋　　　　　B. 血淋　　　　　C. 石淋　　　　　D. 气淋　　　　　E. 劳淋

答案:D;考点:气淋的临床特征

解析:气淋以小腹胀满疼痛为特点,故选择 D。

3. 下列各项,除哪项外,均为各种淋证的共同表现

A. 小便频急　　　B. 腰部酸痛　　　C. 淋沥涩痛　　　D. 尿血而痛　　　E. 小腹拘急

答案：D；　考点：淋证的诊断要点。

解析：小便频急，淋沥涩痛，小腹拘急，为各种淋证的主症，另腰痛、低热、小腹坠胀是淋证的伴随症状，"尿血而痛"是血淋的表现，并非共同症状。故选择 D。

4. 尿血与血淋的鉴别，主要在于

A. 尿色的深浅　　　B. 尿量的多少　　　C. 尿味的情况　　　D. 有无尿痛　　　E. 以上均非

答案：D；　考点：尿血与血淋的鉴别

解析：尿血与血淋的鉴别，主要在于"有无尿痛"，有尿痛方为淋证，故选择 D。

5. 治疗石淋，应首选

A. 程氏萆薢分清饮　　　　　B. 无比山药丸　　　　　C. 八正散

D. 沉香散　　　　　E. 石韦散

答案：E；　考点：石淋的治疗

解析：小便艰涩疼痛，为淋证。排尿中断，腰腹绞痛难忍，为石淋主症。如尿中排出砂石更能确诊。病机是湿热蕴结下焦。治宜清热利湿，通淋排石。用石韦散，重在通淋排石。故选择 E。

【A2 型题】

6. 患者，男，40 岁。病发于夏季，小便艰涩疼痛，尿道窘迫，曾排尿中断，腰腹绞痛难忍，舌红苔黄腻，脉弦数。应首先考虑的是

A. 膏淋　　　B. 石淋　　　C. 热淋　　　D. 劳淋　　　E. 气淋

答案：B；　考点：石淋的诊断要点

解析：小便艰涩疼痛，为淋证。排尿中断，腰腹绞痛难忍，为石淋主症。如尿中排出砂石更能确诊。膏淋为小便浑浊如米泔或滑腻如膏脂。热淋起病急伴发热，小便赤，尿灼痛。劳淋日久，遇劳即发。气淋小腹胀满明显。故选择 B。

7. 患者小便短赤灼热，尿血鲜红，心烦口渴，舌红脉数。其证候是

A. 肾气不固　　　B. 下焦热盛　　　C. 脾不统血　　　D. 肾虚火旺　　　E. 以上均非

答案：B；　考点：尿血的常见证候

解析：选项 A 治疗尿血，兼见头晕耳鸣，腰脊酸痛；选项 C 治疗尿血，兼见食少，体倦乏力；选项 D 治疗尿血，兼见颧红潮热，舌红，脉细数；选项 B 治疗尿血，小便短赤灼热，尿血鲜红，心烦口渴，舌红，脉数。故选择 B。

8. 患者，女，45 岁。因淋雨后突发小便频急短数，刺痛灼热，尿色黄赤，口苦，舌苔黄腻，脉濡数。治疗应首选

A. 八正散　　　B. 小蓟饮子　　　C. 导赤散　　　D. 石韦散　　　E. 茜根散

答案：A；　考点：热淋的证治

解析：淋雨后正邪相争，突发热淋，表现为小便频急短数，刺痛灼热，尿色黄赤；寒热相争故口苦，证属湿热实证。治宜清热利湿通淋。用八正散。故选择 A。小蓟饮子用于血淋实证。导赤散用于心火亢盛。石韦散用于石淋。茜根散用于阴虚火旺的血证。

9. 患者，女，30 岁，小便灼热刺痛，尿色如洗肉水色，少腹拘急满痛，舌红苔黄，脉滑数。治疗应首选

A. 程氏萆薢分清饮　　　　　B. 知柏地黄丸　　　　　C. 小蓟饮子

D. 八正散　　　　　E. 沉香散

答案：C；　考点：虚淋的证治

解析：由题干小便灼热刺痛，尿色如洗肉水色可知患者为血淋，由舌红苔黄，脉滑数可知为血淋实证，治宜清热通淋，凉血止血，方用小蓟饮子。故选择 C。

10. 患者小便频数短涩，灼热刺痛，尿中夹砂石，排尿时突然中断，尿道窘迫疼痛，尿中带血。治疗应首选

A. 八正散　　　B. 石韦散　　　C. 小蓟饮子　　　D. 沉香散　　　E. 无比山药丸

答案：B；　考点：石淋的治疗

解析：参见本细目第 5 题，故选择 B。

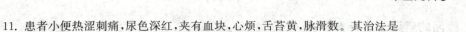

11. 患者小便热涩刺痛,尿色深红,夹有血块,心烦,舌苔黄,脉滑数。其治法是

A. 清热泻火,利湿通淋　　　　B. 滋阴清热,补虚止血

C. 化瘀通淋,凉血止血　　　　D. 清热通淋,凉血止血

E. 清热利湿,通淋排石

答案:D; 考点:血淋实证的治疗

解析:小便热涩刺痛,尿色深红,可诊断为血淋,应"清热通淋,凉血止血",用小蓟饮子。故选择 D。

细目三 癃 闭

【考点透视】

本细目复习重点是癃闭各证型的主症、治法、方药,尤其留意肺热壅盛证和肝郁气滞证。

要点一 癃闭的定义、病因、病机★★

	癃闭
定义	癃闭是以小便量少,排尿困难,甚则小便闭塞不通为主症的一种病证。其中小便不畅,点滴而短少,病势较缓者称为癃;小便闭塞,点滴不通,病势较急者称为闭。癃与闭都是指排尿困难,二者只是在程度上有差别,因此多合称为癃闭。
病因	外邪侵袭、饮食不节、情志内伤、瘀浊内停、体虚久病。
病机	1. 癃闭基本病机为膀胱气化功能失调。 2. 其病位主要在膀胱与肾,但与三焦、肺、脾、肝 密切相关。 3. 其病理因素有湿热、热毒、气滞及痰瘀。 4. 病理性质有虚实之分。膀胱湿热,肺热壅盛,肝郁气滞,尿路阻塞致膀胱气化不利者为实证。脾气不升,肾阳衰惫,导致膀胱气化无权者为虚证。但各种原因引起的癃闭,常互相关联,或彼此兼夹。如肝郁气滞,可以化火伤阴;若湿热久恋,又易灼伤肾阴;肺热壅盛,损津耗液严重,则水液无以下注膀胱;脾肾虚损日久,可致气虚无力运化而兼夹气滞血瘀,均可表现为虚实夹杂之证。

要点二 癃闭的诊断与病证鉴别★★★

(一)癃闭的诊断依据

1. 起病急骤或逐渐加重,主症为小便不利,点滴不畅,甚或小便闭塞,点滴全无,每日尿量明显减少。

2. 触叩小腹部可发现膀胱明显膨隆等水蓄膀胱证候,或查膀胱内无尿液,甚或伴有水肿、头晕、喘促等肾无衰竭证候。

3. 多见于老年男性或产后妇女及腹部手术后患者,或患有水肿、淋证、消渴等病,迁延日久不愈之病人。

(二)病证鉴别

1. 癃闭与淋证的鉴别见淋证。

2. 癃闭与水肿的鉴别如下:

	相同点	不同点
水肿	癃闭与水肿临床都表现为小便不利,小便量少。	水肿是体内水液潴留,泛溢于肌肤,引起头面、眼睑、四肢浮肿,甚者伴有胸、腹水,并无水蓄膀胱之证候。
癃闭		癃闭多不伴有浮肿,部分患者还兼有小腹胀满膨隆,小便欲解不能,或点滴而出的水蓄膀胱之证。

3. 癃闭与关格的鉴别如下:

	相同点	不同点
关格	二者主症都有小便量少或闭塞不通。	关格常由水肿、淋证、癃闭 等经久不愈发展而来,是小便不通与呕吐并见的病证,常伴有皮肤瘙痒,口中尿味,四肢搐搦,甚或昏迷等症状。
癃闭		癃闭不伴有呕吐,部分病人有水蓄膀胱之证候。

要点三　癃闭的辨证论治★★★★

（一）辨证要点

辨虚实	实证	因湿热蕴结、肺热气壅、温热毒邪、肝郁气滞、尿路阻塞所致者，多属实证。若起病较急，病程较短，体质较好，尿流窘迫，小便短赤灼热，小腹胀痛，苔黄腻或薄黄，脉弦涩或数，属于实证。
	虚证	因脾气不升、肾阳不足、命门火衰、气化不及州都者，多属虚证。若起病缓慢，病程较长，体质较差，尿流无力，精神疲乏，面色少华，气短声低，舌质淡，脉沉细弱，属于虚证。
辨缓急轻重	急症	水蓄膀胱，小便闭塞不通为急病；由"癃"转"闭"为病势加重。
	缓症	小便量少，但点滴能出，无水蓄膀胱者为缓证，由"闭"转"癃"为病势减轻。

（二）治疗原则

以"腑以通为用"为原则，但通利之法，又因证候虚实之不同而异。实证者宜清邪热，利气机，散瘀结；虚证者宜补脾肾，助气化，不可不经辨证，滥用通利小便之法。对于水蓄膀胱之急症，应配合针灸、取嚏、探吐、导尿等法急通小便。

（三）证治分类

辨证分型	临床特征	治法	代表方	方歌	随症加减
膀胱湿热	小便点滴不通，或量极少而短赤灼热，小腹胀满，口苦口黏，或口渴不欲饮，或大便不畅，舌质红，苔黄腻，脉数。	清利湿热，通利小便	八正散加减	八正木通与车前，萹蓄大黄滑石研；草梢瞿麦兼栀子，再加灯芯热淋蠲。	若兼心烦、口舌生疮合导赤散；若湿热久恋下焦，导致肾阴灼伤而出现口干咽燥，潮热盗汗，手足心热，改用滋肾通关丸加生地黄、车前子、牛膝。
肺热壅盛	小便不畅或点滴不通，咽干，烦渴欲饮，呼吸急促，或有咳嗽，舌红，苔薄黄，脉数。	清泄肺热，通利水道	清肺饮加减	清肺饮方清水源，肺热癃闭需车前；云苓桑皮麦门冬，木通黄芩栀子寒。	有鼻塞、头痛、脉浮等表证者，加薄荷、桔梗宣肺解表；肺阴不足者加沙参、黄精、石斛；兼尿赤灼热、小腹胀满者，合八正散上下并治。
肝郁气滞	小便不通或通而不爽，情志抑郁，或多烦善怒，胁腹胀满，舌红，苔薄黄，脉弦。	疏利气机，通利小便	沉香散加减	沉香散将结石摧，橘皮白芍滑石飞；甘草冬葵和石苇，当归不留谁还追。	若肝郁气滞症状严重者，可合六磨汤以增强其疏肝理气的作用；若气郁化火，而见舌红、苔薄黄，可加丹皮、山栀以清肝泻火。
浊瘀阻塞	小便点滴而下，或尿如细线，甚则阻塞不通，小腹胀满疼痛，舌紫黯，或有瘀点，脉涩。	行瘀散结，通利水道	代抵当丸	代抵挡可替抵当，药形平和体不伤；归尾山甲与硝黄，生地桂心桃仁光。	瘀血现象较重，可加红花、川牛膝以增强其活血化瘀作用；若病久气血两虚，面色不华，宜益气养血行瘀，可加黄芪、丹参、当归。
脾气不升	小腹坠胀，时欲小便而不得出，或量少而不畅，神疲乏力，食欲不振，气短而语声低微，舌淡，苔薄脉细。	升清降浊，化气行水	补中益气汤合春泽汤	补中益气芪参术，炙草升柴归陈助，清阳下陷能升举，气虚发热甘温除。 春泽汤《医方集解》＝五苓散＋人参。	气虚及阴，脾阴不足，清气不升，气阴两虚，证见舌红苔少，可改用参苓白术散；若脾虚及肾，可合济生肾气丸以温补脾肾，化气利水。
肾阳衰惫	小便不通或点滴不爽，排出无力，面色㿠白，神气怯弱，畏寒肢冷，腰膝冷而酸软无力，舌淡胖，苔薄白，脉沉细或弱。	温补肾阳，化气利水	济生肾气丸加减	济生肾气丸（肾气丸的基础上加上牛膝、车前子）。	形神委顿，腰脊酸痛，为精血俱亏，病及督脉，多见于老人，治宜香茸丸。

【昭昭医考提示】

癃闭记忆歌诀

癃闭似淋闭不通,膀胱湿热八正攻;

肺热壅盛清肺饮,肝郁气滞沉香品;

清阳不升浊弗降,补中益气春泽汤;

浊瘀阻塞代抵当,肾阳衰惫济生康。

要点四　癃闭的常用外治法 ★★

对于水蓄膀胱之急症,为图速效,以防水毒上泛之各种变证的出现,可用以下诸法速通小便,以解燃眉之急。

1. 取嚏或探吐法打喷嚏或呕吐,能开肺气,举中气,而通下焦之气,是一种简单而有效的通利小便的方法。其方法是用消毒棉签,向鼻中取嚏或喉中探吐;也可用皂角末 0.3~0.6 克,吹鼻取嚏。

2. 外敷法

(1) 独头蒜头 1 个,栀子 3 枚,盐少许,捣烂,摊纸贴脐部,良久可通。

(2) 食盐 250 克,炒热,布包熨脐腹,冷后再炒热敷之。

3. 流水诱导法使病人听到水声,即可有尿意,而随之排出小便。此法适用于郁证病人所引起的尿闭。

4. 导尿法若经上述治疗无效,而小腹胀满特甚,叩触小腹膀胱区呈浊音,当用导尿法,以缓其急。

要点五　癃闭的转归预后 ★

癃闭的转归预后,取决于病情的轻重和是否及时有效治疗。若病情轻浅,病邪不盛,正气尚无大伤,且救治及时者,则可见尿量逐渐增多,此为好转的标志,可能获得痊愈。若病情深重,正气衰惫,邪气壅盛者,则可由“癃”至“闭”,变证迭生。尿闭不通,水气内停,上凌心肺,并发喘证、心悸。水液潴留体内,溢于肌肤则伴发水肿。湿浊上逆犯胃,则成呕吐。脾肾衰败,气化不利,湿浊内壅,则可导致关格,其预后多差。

历年真题精选

【A1 型题】

1. 癃闭的病位虽在膀胱,但与本病关系密切的脏腑还有

A. 肺、脾、肾、三焦　　　　　B. 肺、肾、胃、三焦　　　　　C. 肝、脾、肾、小肠

D. 肺、脾、胃、三焦　　　　　E. 肺、脾、肝、小肠

答案:A; 考点:癃闭的病因病机

解析:癃闭表现为尿量减少,排尿困难,甚至小便闭塞不通。小便的通畅,有赖于肾和膀胱的气化作用,但从脏腑之间的整体关系来看,水液的吸收、运行、排泄,还有赖于三焦的气化,肺、脾、肾的通调、转输、蒸化。因此癃闭除与膀胱有关外,还和肺、脾、肾、三焦有密切关系。故选择 A。

2. 治疗尿路阻塞之癃闭,应首选

A. 桃红四物汤　　B. 失笑散　　　　C. 丹参饮　　　　D. 代抵当丸　　　　E. 血府逐瘀汤

答案:D; 考点:癃闭的治疗、方药

解析:尿路阻塞之癃闭,应首选代抵当丸,行瘀散结,通利水道,故选择 D。选项 A、B、C、E 虽有化瘀功效,但都不治疗癃闭,可排除。

【A2 型题】

3. 患者小便点滴不畅,烦渴欲饮,咽干咳嗽,舌苔薄黄,脉数。治疗应首选

A. 八正散　　　　B. 导赤散　　　　C. 沉香散　　　　D. 代抵当丸　　　　E. 清肺饮

答案:E; 考点:癃闭肺热壅盛证的证治

解析:肺热壅盛,失于肃降,不能通调水道,下输膀胱,故小便点滴不畅。肺热上壅,故烦渴欲饮,咽干咳嗽,舌苔薄黄,脉数。治宜清肺热,通水道,方用清肺饮。故选择 E。八正散用于膀胱湿热证。导赤散用于心火上炎。沉香散用于肝郁气滞。代抵当丸用于尿道阻塞。

4. 患者,男,60 岁。因发热咳嗽,而出现小便不畅,点滴不爽,烦渴欲饮,呼吸急促,舌红苔薄白,脉数。其

病机是

A. 肾元亏虚　　　　B. 湿热蕴结　　　　C. 脾气不升　　　　D. 肺热壅盛　　　　E. 气机阻滞

答案：D；　考点：癃闭肺热壅盛证

解析：参考本细目第3题。故选择D。

5. 患者，男，70岁。小便点滴不通，短赤灼热，尿细如线，小腹胀满，口苦口黏，舌质红，苔黄腻，脉数。治疗应首选

A. 八正散　　　　B. 沉香散　　　　C. 春泽汤　　　　D. 清肺饮　　　　E. 石韦散

答案：A；　考点：癃闭膀胱湿热证的治疗

解析：湿热壅积膀胱，故小便短赤灼热，甚则闭而不通；气化不利，故小腹胀满；口苦口黏，舌质红，苔黄腻，脉数都是湿热之征。治宜清热利湿，用八正散。故选择A。选项B用于肝郁气滞。选项C用于脾气不升。选项D用于肺热壅盛。选项E用于湿热石淋。

6. 患者小便点滴不通，烦渴欲饮，咽干，呼吸短促，咳嗽，舌苔薄黄，脉数。其治法是

A. 行瘀散结，通利水道　　　　　　B. 疏调气机，通利小便

C. 清泄肺热，通利水道　　　　　　D. 清热利湿，通利小便

E. 升清降浊，化气利水

答案：C；　考点：癃闭肺热壅盛证的证治

解析：出现"咽干，呼吸短促，咳嗽"，此为癃闭的肺热壅盛证，应用"清肺饮"清泄肺热，通利水道。故选择C。

细目四　关　格

【考点透视】

1. 熟悉关格的病因病机及诊断依据。

2. 熟悉关格的治疗原则及证治分类。

要点一　关格的定义、病因、病机★★

关格	
定义	关格是以脾肾虚衰，气化不利，浊邪壅塞三焦，而致小便不通与呕吐并见为临床特征的危重病证。分而言之，小便不通谓之关，呕吐时作称为格。多见于水肿、淋证、癃闭的晚期。
病因	本病多由水肿、淋证、癃闭、消渴等病证反复不愈，迁延日久，以致脾肾阴阳衰惫，气化不利，湿浊毒邪内蕴而发本病。外感风寒湿热之邪，饮食不节，情志不畅，劳欲过度等，均可诱发及加重本病。
病机	1. 本证基本病机为脾肾衰惫，气化不利，湿浊毒邪内蕴三焦。 2. 病变脏腑与脾肾关系最为密切，总属肾与膀胱的病变，但以肾为主。 3. 病理因素主要为湿浊、水气、瘀血、内风。病理性质为本虚标实，其中脾、肾阳衰为本，浊邪、水气、瘀血、内风壅盛为标。

要点二　关格的诊断与病证鉴别

（一）关格的诊断依据

1. 多见于水肿、癃闭、淋证等病证的晚期。

2. 以小便不通与呕吐并见为主要临床表现。

（二）病证鉴别

关格与癃闭的鉴别如下：

	相同点	不同点
关格	二者主症都有小便量少或闭塞不通	关格常由水肿、淋证、癃闭等经久不愈发展而来，是小便不通与呕吐并见的病证，常伴有皮肤瘙痒，口中尿味，四肢搐搦，甚或昏迷等症状。
癃闭		癃闭不伴有呕吐，部分病人有水蓄膀胱之证候。

要点三　关格的辨证论治

（一）辨证要点

辨脾肾虚损程度	脾阳虚	脾阳虚为主，而致浊邪犯胃者，呕吐较为频繁，常伴面色㿠白、神疲乏力、纳呆等症。
	肾阳虚	肾阳虚为主，导致浊邪壅塞水道者，以尿少、尿闭为主要症状，常伴有腰酸、肢冷、形寒、水肿等症。
辨寒湿与湿热	寒湿	寒湿症见呕吐清水，大便溏薄或腹泻，小便短少而清，苔白滑。
	湿热	湿热症见呕吐秽浊，口中秽臭，便秘，小便短少而黄，苔黄腻。
辨累及他脏	肝肾阴虚	手足搐搦或抽搐、虚风内动。
	肺失宣肃	咳嗽、气急、喉间痰声辘辘。
	浊邪内陷心包	神昏、谵语。

（二）治疗原则

治疗宜攻补兼施、标本兼顾。补本即补益脾肾，以绝浊邪产生之源。攻邪为去除浊邪。

（三）证治分类

辨证分型	临床特征	治法	代表方	方歌	随症加减
脾肾阳虚，湿浊内蕴	小便短少，色清，甚则尿闭，面色晦滞，形寒肢冷，神疲乏力，浮肿腰以下为主，纳差，腹胀，泛恶呕吐，大便溏薄，舌淡体胖，边有齿印，苔白腻，脉沉细。	温补脾肾，化湿降浊	温脾汤合吴茱萸汤	吴茱黄汤重用姜，人参大枣共煎尝，厥阴头痛胃寒呕，温中补虚降逆良。温脾附子大黄硝，当归干姜人参草，攻下寒积温脾阳，阳虚寒积腹痛疗。	若水气凌心者，应加用己椒苈黄丸；尿少或小便不通者，可合用滋肾通关丸，以滋肾阴，助气化；皮肤瘙痒者，加用土茯苓、地肤子、白鲜皮燥湿止痒。
肝肾阴虚，肝风内动	小便短少，呕恶频作，头晕头痛，面部烘热，腰膝酸软，手足抽搐，舌红，苔黄腻，脉弦细。	滋补肝肾，平肝息风	杞菊地黄丸合羚角钩藤汤	熟地黄、山药、山茱萸、枸杞子、羚羊角、钩藤、石决明、贝母、竹茹、胆南星、竹沥、制大黄、败酱草、六月雪。	大便秘结，可加用生大黄以通腑降浊。若风阳内动，导致中风者，按中风论治。
肾气衰微，邪陷心包	无尿或少尿，全身浮肿，面白唇暗，四肢厥冷，口中尿臭，神识昏蒙，循衣摸床，舌卷缩，淡胖，苔白腻或灰黑，脉沉细欲绝。	温阳固脱，豁痰开窍	急用参附汤合苏合香丸，继用涤痰汤	参附汤＝参、附＋姜、枣。苏合香丸麝息香，木丁熏陆荜檀襄；犀冰术沉诃香附，再加龙脑温开方。涤痰汤有夏橘草，参术竹茹枳姜枣；胆星菖蒲齐配入，主治风痰迷心窍。	若昏迷不醒，可静脉滴注醒脑静开窍醒神；若狂躁痉厥，可服紫雪丹；若心阳欲脱，用参附龙牡汤。

【昭昭医考提示】

关格常于水肿、淋证、癃闭的晚期出现，是以脾肾虚衰，气化不利，浊邪壅塞三焦，而致小便不通与呕吐并见为临床特征的危重病证，预后较差，临床应及时辨证施治。

要点四　关格的转归预后

关格早期，脾肾虚损不甚，则可带病延年，但其调治将长期渐进，不可间断。若关格失治、误治，势必阳损及阴，以致肝肾阴虚，虚风内动，浊邪弥漫，上壅于肺，肺失宣肃，内陷心包，最终导致命门衰竭，而成正衰邪实之证，则预后极差。

水肿、癃闭、消渴之证，可因脾肾衰败，浊邪内蕴、气化不利，而转成或合并关格。

要点五　关格的预防调护

1. 关格多由水肿、淋证、癃闭、消渴等发展而来,因此,预防本病,首先应预防上述病证,及时治疗这些原发病证,以阻断向关格转变的途径。

2. 由于本病的诱因与外感、饮食、劳欲等有关,故应积极加强机体抵抗力,节制饮食,避免劳欲房事过度;对于预防本病的发生和发展亦有重要意义。

3. 关格较重者,应绝对卧床休息,给高热量、低蛋白、富有维生素的饮食。呼吸时有尿味者,宜多次漱口。皮肤瘙痒者,应保持皮肤清洁,每日热水洗擦,禁用肥皂和乙醇。

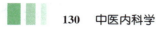

【A1 型题】

1. 关格脾肾阳虚、湿浊内蕴证的主症中,错误的是

A. 形寒肢冷　　　　　　　　B. 神志昏蒙　　　　　　　　C. 泛恶呕吐

D. 小便短少,甚则尿闭　　　E. 腰以下浮肿为主

答案:B;　考点:关格的证候特点

解析:关格证候有脾肾阳虚、湿浊内蕴,肝肾阴虚、肝风内动,肾阳衰微、邪陷心包,神志昏蒙只出现在肾阳衰微、邪陷心包一证中,故选择 B。

【A2 型题】

2. 患者,女性,40 岁,有消渴病 10 年。现症:小便短少,呕恶频作,头晕头痛,腰膝酸软,手足抽搐,舌红,苔黄腻,脉弦细,此病的治法

A. 滋补肝肾,平肝息风　　　　B. 温阳固脱,降浊开窍

C. 温补脾肾,化湿降浊　　　　D. 温运脾阳,以利水湿

E. 运脾化湿,通阳利水

答案:A;　考点:关格的分证论治

解析:关格以小便不通与呕吐并见为主要临床表现,题干显示患者小便短少,呕恶频作,可诊断为关格。患者腰膝酸软、头晕头痛、手足抽搐,提示其有肝肾阴虚动风之象,为关格的肝肾阴虚,肝风内动症,故选择 A。

第七单元　气血津液病证

细目一　郁　证

【考点透视】

本细目内容较重要,考点集中在郁证各证型的辨证论治上。另外,要熟悉《丹溪心法》的六郁之说。

要点一　郁证的定义、病因、病机 ★

	郁证
定义	郁证是由于情志不舒、气机郁滞所致,以心情抑郁,情绪不宁,胸部满闷,胁肋胀痛,或易怒喜哭,或咽中如有异物梗塞等症为主要临床表现的一类病证。朱丹溪首创六郁学说,创立了六郁汤、越鞠丸等方剂。
病因	七情所伤、思虑劳倦、脏气素虚。
病机	1. 郁证的基本病机是肝失疏泄、脾失健运、心失所养、脏腑阴阳气血失调。 2. 郁证的发病与肝的关系最为密切,其次涉及心、脾。 3. 病理性质有虚实两端。初起以气滞为主,兼血瘀、化火、痰结、食滞等,属实证。后期或因火郁伤阴而导致阴虚火旺、心肾阴虚之证,或因脾伤气血生化不足,心神失养,而导致心脾两虚之证。六郁中总以气郁为先,而后才有湿、痰、热、血、食诸郁,且六郁相因,互为兼夹。

要点二　郁证的诊断与病证鉴别★★

（一）郁证的诊断依据

1. 以忧郁不畅,情绪不宁,胸胁胀满疼痛为主要临床表现,或有易怒易哭,或有咽中如有炙脔,吞之不下,咯之不出的特殊症状。

2. 患者大多数有忧愁、焦虑、悲哀、恐惧、愤懑等情志内伤的病史。并且郁证病情的反复常与情志因素密切相关。

3. 多发于青中年女性,无其他病证的症状及体征。

（二）病证鉴别

郁证梅核气与虚火喉痹、噎膈的鉴别如下:

	相同点	不同点
虚火喉痹	三者皆有咽部异物感。	虚火喉痹以青中年男性发病较多,多因感冒、长期吸烟饮酒及嗜食辛辣而引起,咽部除有异物感外,尚觉咽干、灼热、咽痒症状与情绪无关,但过度辛劳或感受外邪则易加剧。
梅核气		梅核气多见于青中年女性,因情志抑郁而起病,自觉咽中有物梗塞,但无咽痛及吞咽困难,咽中梗塞的感觉与情绪波动无关,在心情愉快时症状可减轻或消失,而当心情抑郁时感觉加重。
噎膈		噎膈多见于中老年人,男性居多,梗塞的感觉主要在胸骨后的部位,与情绪波动无关,吞咽困难的程度日渐加重,做食管检查常有异常发现。

要点三　郁证的辨证论治★★★

（一）辨证要点

辨六郁脏腑关系	肝	气郁、血郁、火郁。
	脾	食郁、湿郁、痰郁。
	心	虚证。
辨症候虚实	实证	病程较短,表现精神抑郁,胸胁胀痛,咽中梗塞,时欲太息,脉弦或滑。
	虚证	病已久延,症见精神不振,心神不宁,心慌,虚烦不寐,悲忧善哭,脉细或细数。

（二）治疗原则

理气开郁、调畅气机、怡情易性是治疗郁病的基本原则。对于实证,首当理气开郁,并应根据是否兼有血瘀、火郁、痰结、湿滞、食积等而分别采用活血、降火、祛痰、化湿、消食等法。虚证则应根据损及的脏腑及气血阴精亏虚的不同情况而补之,或养心安神,或补益心脾,或滋养肝肾。对于虚实夹杂者,则又当视虚实的偏重而虚实兼顾。

（三）证治分类

辨证分型	临床特征	治法	代表方	方歌	随症加减
肝气郁结	精神抑郁,情绪不宁,胸部满闷,胁肋胀痛,痛无定处,脘闷嗳气,不思饮食,大便不调,苔薄腻,脉弦。	疏肝解郁,理气畅中	柴胡疏肝散	四逆散中加芍香,枳实易壳行气良;方名柴胡疏肝散,气闷胁痛皆可畅。	肝气犯胃,而见嗳气频作,脘闷不舒者,可加旋覆花、代赭石;肝气乘脾而见腹胀、腹痛、腹泻者,可加苍术、厚朴、茯苓、乌药健脾化湿,理气止痛。
气郁化火	性情急躁易怒,胸胁胀满,口苦而干,或头痛,目赤,耳鸣,或嘈杂吞酸,大便秘结,舌质红,苔黄,脉弦数。	疏肝解郁,清肝泻火	丹栀逍遥散	逍遥散内归芍和,柴苓术草加姜薄。	热势较甚,口苦,大便秘结者,可加龙胆草、大黄;肝火犯胃而见胁肋疼痛,口苦呕吐者,可加黄连、吴茱萸清肝泻火,降逆止呕。

续表

辨证分型	临床特征	治法	代表方	方歌	随症加减
痰气郁结	精神抑郁,胸部闷塞,胁肋胀满,咽中如有物梗塞,吞之不下,咯之不出,苔白腻,脉弦滑,证称"梅核气"	行气开郁,化痰散结	半夏厚朴汤加减	半夏厚朴与紫苏,茯苓生姜共煎服;痰凝气聚成梅核,降逆开郁气自舒。	湿郁气滞而兼胸脘痞闷,嗳气者,加香附、佛手、苍术;痰郁化热而见烦躁,舌红苔黄者,加竹煎、瓜蒌、黄芩、黄连清化痰热。
心神失养	精神恍惚,心神不宁,多疑易惊,悲忧善哭,喜怒无常,或时时欠伸,或手舞足蹈等,舌质淡,脉弦。《金匮要略·妇人杂病脉证并治》将此种证候称为"脏躁"。	甘润缓急,养心安神	甘麦大枣汤	甘草小麦大枣汤,妇人脏躁性反常;精神恍惚悲欲哭,和肝滋脾自然康。	血虚生风而见手足蠕动或抽搐者,加当归、生地、珍珠母、钩藤养血息风;躁扰失眠者,加酸枣仁、柏子仁、茯神、制首乌等养心安神。
心脾两虚	多思善疑,头晕神疲,心悸胆怯,失眠健忘,纳差,面色不华,舌质淡,苔薄白,脉细。	健脾养心,补益气血	归脾汤	归脾汤用术参芪,归草茯神远志齐,酸枣木香龙眼肉,煎加姜枣益心脾。	血虚生风而见手足蠕动或抽搐者,加当归、生地、珍珠母、钩藤养血息风;躁扰失眠者,加酸枣仁、柏子仁。
心肾阴虚	情绪不宁,心悸,健忘,失眠,多梦,五心烦热,盗汗,口咽干燥,舌红少津,脉细数。	滋养心肾	天王补心丹合六味地黄丸	补心地归二冬仁,远茯味砂桔三参,阴亏血少生内热,滋阴养血安心神。 六味地黄山药萸,泽泻苓丹三泻侣,三阴并补重滋肾,肾阴不足效可居。	心肾不交而见心烦失眠,多梦遗精者,可合交泰丸(黄连、肉桂)交通心肾;遗精较频者,可加芡实、莲须、金樱子补肾固涩。

【昭昭医考提示】　　　　　　　　　郁证记忆歌诀

郁证柴胡疏肝气,化火逍遥配丹栀;

半夏厚朴梅核顺,甘麦大枣脏躁润;

心脾两虚用归脾,天王六味心肾宜。

要点四　郁证的预防调护

1. 正确对待各种事物,避免忧思郁怒,防止情志内伤,是防治郁证的重要措施。

2. 医务人员深入了解病史,详细进行检查,用诚恳、关怀、同情、耐心的态度对待病人,取得患者的充分信任,在郁证的治疗及护理中具有重要作用。

3. 对郁证患者,应做好精神治疗的工作,使病人能正确认识和对待疾病,增强治愈疾病的信心,并解除情志致病的原因,以促进郁证的完全治愈。

历年真题精选

【A1 型题】

1. 首创"六郁"学说的医家是

A. 张仲景　　　　B. 巢元方　　　　C. 朱丹溪　　　　D. 虞抟　　　　E. 叶天士

答案:C;　考点:六郁学说的创立者

解析：朱丹溪首创六郁学说,创立了六郁汤、越鞠丸等方剂。故选择 C。

2. 治疗郁证日久,阴虚火旺者,应首选

　　A. 丹栀逍遥散　　　B. 知柏地黄丸　　　C. 天王补心丹　　　D. 六味地黄丸　　　E. 滋水清肝饮

　　答案：E；考点：郁证阴虚火旺证的治法方药

解析：丹栀逍遥散疏肝解郁,清肝泻火,用于气郁化火的郁证初期,排除选项 A;知柏地黄丸滋阴降火,用于阴虚火旺证,排除选项 B;天王补心丹滋阴养血,补心安神,用于心阴亏虚的郁证,排除选项 C;六味地黄丸滋阴补肾,用于肾阴不足证,排除选项 D;滋水清肝饮由六味地黄丸合丹栀逍遥散加减而成,滋养阴精,补益肝肾的作用更强,适用于郁证日久,阴虚火旺之人,故选择 E。

3. 治疗忧郁伤神之郁证,应首选

　　A. 半夏厚朴汤　　　B. 甘麦大枣汤　　　C. 丹栀逍遥散　　　D. 柴胡疏肝散　　　E. 茯苓导痰汤

　　答案：B；　考点：郁证忧郁伤神证的治疗方药

解析：郁证有偏实偏虚,忧郁伤神,导致脾气郁结,饮食减少,气血生化乏源,同时耗伤心神,心脾两虚,气血不足,治应补益气血,养心安神,用甘麦大枣汤。故选择 B。

【A2 型题】

4. 患者精神恍惚,心神不宁,悲忧善哭,时时欠伸,舌淡苔薄白,脉弦细。其治法是

　　A. 益气养血　　　B. 补肾宁心　　　C. 养心安神　　　D. 解郁化痰　　　E. 疏肝解郁

　　答案：C；考点：郁证忧郁伤神证的证治

解析：五志过极,心气耗伤,营血不足,以致心神失养,故见精神恍惚,心神不宁,心神惑乱,不能自主,故见悲忧善哭,时时欠伸。此病又名脏躁。治宜养心安神。故选择 C。

5. 患者,男,45 岁。神思恍惚,梦魂颠倒,心悸易惊,善悲欲哭,肢体困乏,饮食减少,舌质淡,脉细无力。其治法是

　　A. 健脾养心,益气活血　　　　　　B. 健脾养心,化痰解郁

　　C. 益气养血,化浊祛痰　　　　　　D. 健脾养心,益气安神

　　E. 益气和胃,养心安神

　　答案：D；考点：郁证忧郁伤神证的证治

解析：参见本细目第 4 题。故选择 D。

6. 患者,女,40 岁。精神恍惚,心神不宁,多疑易惊,悲忧善哭,喜怒无常,舌质淡,脉弦。其证候是

　　A. 肝气郁结　　　B. 痰气郁结　　　C. 心神失养　　　D. 心脾两虚　　　E. 心肾阴虚

　　答案：C；考点：郁证忧郁伤神证的辨证

解析：参见本细目第 4 题,故选择 C。

7. 患者,女,45 岁。性情急躁易怒,胸胁胀满,口苦而干,头痛,目赤,耳鸣,大便秘结,舌红苔黄,脉弦数。治疗应首选

　　A. 柴胡疏肝散　　　B. 丹栀逍遥散　　　C. 半夏厚朴汤　　　D. 甘麦大枣汤　　　E. 天王补心丹

　　答案：B；考点：郁证气郁化火证的治疗

解析：参见本细目第 2 题,故选择 B。

8. 郁证患者,咽中不适,如有物梗阻,咯之不出,咽之不下,胸中窒闷,舌苔白腻,脉弦滑。其证候是

　　A. 气滞痰郁　　　B. 肝气郁结　　　C. 气郁化火　　　D. 痰浊上扰　　　E. 忧郁伤神

　　答案：A；考点：郁证气滞痰郁证的证治

解析：郁证,见咽中不适,如有物梗阻,咯之不出,咽之不下,为气滞痰郁所致,应用"半夏厚朴汤"行气开郁,散结化痰。故选择 A。

【B 型题】

(9～10 题共用选项)

　　A. 二阴煎　　　B. 滋水清肝饮　　　C. 天王补心丹　　　D. 左归丸　　　E. 黄连阿胶汤

　　9. 治疗阴虚火旺之郁证,应首选

答案：B

10. 治疗阴虚火旺之不寐,应首选

答案：C; 考点：郁证和不寐阴虚火旺证的鉴别治疗

解析：郁证和不寐都可由阴虚火旺引起,但根据两者病机特点不同,郁证宜加疏肝理气,开郁散结,故用滋水清肝饮。不寐宜加养心安神定志,故用天王补心丹。故 9 题选择 B,10 题选择 C。

细目二 血 证

【考点透视】

本细目考点多且分散,考生需要对每个病证复习到位。

1. 熟悉几本著作对血证的论述。

2. 熟悉血证的治疗原则。

3. 熟悉各种血证的分型论治,尤其是吐血、尿血、便血。

要点一 血证的定义、病因、病机 ★★

血证	
定义	凡血液不循常道,或上溢口鼻诸窍,或下泄于前后二阴,或渗出于肌肤,所形成的一类出血性疾患,统称为血证。在古代医籍中,亦称为血病或失血。
病因	感受外邪、情志过极、饮食不节、劳倦过度、久病或热病。
病机	1. 血证的病机特点可以归结为火热熏灼、迫血妄行,气虚不摄、血溢脉外及瘀血阻络、血不循经三类。 2. 其病理性质有虚有实。在火热之中,又有实火及虚火之分,外感风热燥火、湿热内蕴、肝郁化火等,均属实火,而阴虚火旺之火,则属虚火。气虚之中,又有仅见气虚,和气损及阳,阳气亦虚之别。在疾病发展变化的过程中,又常发生实证向虚证的转化。如开始为火盛气逆,迫血妄行,但在反复出血之后,则会导致阴液亏损,虚火内生;或因出血过多,血去气伤,以致气虚阳衰,不能摄血。因此,在有的情况下,阴虚火旺及气虚不摄,既是引起出血的病理因素,又是出血所导致的结果。

要点二 血证的诊断与病证鉴别 ★★★

（一）血证的诊断依据

诊断依据	
鼻衄	凡血自鼻道外溢而非因外伤、倒经所致者,均可诊断为鼻衄。
齿衄	血自齿龈或齿缝外溢,且排除外伤所致者,即可诊断为齿衄。
咳血	血由肺、气道而来,经咳嗽而出,或觉喉痒胸闷,一咳即出,血色鲜红,或夹泡沫,或痰血相兼,痰中带血。多有慢性咳嗽、痰喘、肺痨等病史。
吐血	发病急骤,吐血前多有恶心、胃脘不适、头晕等症,血随呕吐而出,常伴有食物残渣等胃内容物,血色多为咖啡色或紫暗色,也可为鲜红色,大便色黑如漆,或呈暗红色。有胃痛、胁痛、黄疸、癥积等病史。
便血	大便色鲜红、暗红或紫暗,甚至黑如柏油样,次数增多。有胃肠或肝病病史。
尿血	小便中混有血液或夹有血丝,排尿时无疼痛。
紫斑	肌肤出现青紫斑点,小如针尖,大者融合成片,压之不退色。紫斑好发于四肢,尤以下肢为甚,常反复发作。重者可伴有鼻衄、齿衄、尿血、便血及崩漏。小儿及成人皆可患此病,但以女性为多见。

（二）病证鉴别

1. 鼻衄

外科鼻衄	外伤鼻衄因碰伤、挖鼻等引起血管破裂而致鼻衄者,出血多在损伤的一侧,且经局部止血治疗不再出血,没有全身症状。
行经鼻衄	行经衄血又名倒经、逆经,其发生与月经周期有密切关系,多于经行前期或经期出现。
鼻衄	血自鼻道外溢而非因外伤、倒经所致者。

2. 齿衄

齿衄	为血自齿缝、牙龈溢出。
舌衄	为血出自舌面，舌面上常有如针眼样出血点。

3. 咳血

咳血	血由肺来，经气道随咳嗽而出，血色多为鲜红，常混有痰液，咳血之前多有咳嗽、胸闷、喉痒等症状，大量咳血后，可见痰中带血数天，大便一般不呈黑色。
吐血	血自胃而来，经呕吐而出，血色紫暗，常夹有食物残渣，吐血之前多有胃脘不适或胃痛、恶心等症状，吐血之后无痰中带血，但大便多呈黑色。
口腔出血鼻咽部、齿龈及口腔其他部位出血	常为纯血或随唾液而出，血量少，并有口腔、鼻咽部病变的相应症状可寻。

4. 便血

便血	便血无里急后重，无脓血相兼。
痢疾	出血以脓血相兼，且有腹痛、里急 后重、肛门灼热等症。
痔疮瘰疬属外科出血	其大便下血特点为便时或便后出血，常伴有肛门异物感或疼痛，做肛门直肠检查时，可发现内痔或外痔。
远血	其病位在胃、小肠，血与粪便相混，血色如黑漆色或黯紫色。
近血	来自乙状结肠、直肠、肛门，血便分开，或是便外裹血，血色多鲜红或黯红。
肠风	肠风血色鲜泽清稀，其下如溅，属风热为患。
脏毒	脏毒血色黯浊黏稠，点滴不畅，因湿热（毒）所致。

5. 尿血与血淋鉴别见淋证。

6. 紫斑

紫斑	紫斑隐于皮内，压之不退色，触之不碍手。
出疹	疹高出于皮肤，压之退色，摸之碍手。
温病发斑	发病急骤，常伴有高热烦躁、头痛如劈、昏狂谵语、四肢抽搐、鼻衄、齿衄、便血、尿血、舌质红绛等，病情险恶多变。
丹毒	丹毒属外科皮肤病，以皮肤色红如红丹得名，轻者压之退色，重者压之不退色，但其局部皮肤灼热肿痛。

要点三   血证的辨证论治★★★★★

（一）辨证要点

1. 首先辨病证的不同。如从口中吐出的血液，有吐血与咳血之分；小便出血有尿血与血淋之别；大便下血则有便血、痔疮之异。

2. 其次辨脏腑病变之异。同一血证，可以由不同的脏腑病变而引起。再次辨证候之虚实。一般初病多实，久病多虚；由火热迫血所致者属实，由阴虚火旺、气虚不摄甚至阳气虚衰所致者属虚。

（二）治疗原则

对血证的治疗可归纳为治火、治气、治血、治虚四个原则。实火当清热泻火，虚火当滋阴降火；实证当清气降气，虚证当补气益气；另要适当地选用凉血止血、收敛止血或祛瘀止血的方药。应针对各种血证的病因病机及损伤脏腑的不同，结合证候虚实及病情轻重而辨证论治。

（三）证治分类

1. 鼻衄的辨证论治

辨证分型	临床特征	治法	代表方	方歌	随症加减
热邪犯肺	鼻燥衄血，口干咽燥，或兼有身热，恶风，头痛，咳嗽，痰少等症，舌质红，苔薄，脉数。	清泄肺热，凉血止血	桑菊饮	桑菊饮中桔杏翘，芦根甘草薄荷饶，清疏肺卫轻宣剂，风温咳嗽服之消。	肺热盛而无表证者，去薄荷、桔梗，加黄芩、栀子清泄肺热；阴伤较甚，口、鼻、咽干燥显著者，加玄参、麦冬、生地养阴润肺。
胃热炽盛	鼻衄，或兼齿衄，血色鲜红，口渴欲饮，鼻干，口干臭秽，烦躁，便秘，舌红，苔黄，脉数。	清胃泻火，凉血止血	玉女煎	玉女石膏熟地黄，知母麦冬牛膝襄，肾虚胃火相为病，牙痛齿衄宜煎尝。	热势甚者，加山栀、丹皮、黄芩清热泻火；大便秘结，加生大黄通腑泻热；阴伤较甚，口渴，舌红苔少，脉细数者，加天花粉、石斛。
肝火上炎	鼻衄，头痛，目眩，耳鸣，烦躁易怒，两目红赤，口苦，舌红，脉弦数。	清肝泻火，凉血止血	龙胆泻肝汤	龙胆栀芩酒拌炒，木通泽泻车柴草，当归生地益阴血，肝胆实火湿热消。	若阴液亏耗，口鼻干燥，舌红少津，脉细数者，可去车前子、泽泻、当归，酌加玄参、麦冬、女贞子、旱莲草。
气血亏虚	鼻衄，或兼齿衄、肌衄，神疲乏力，面色㿠白，头晕，耳鸣，心悸，夜寐不宁，舌质淡，脉细无力。	补气摄血	归脾汤	归脾汤用术参芪，归草茯神远志齐，酸枣木香龙眼肉，煎加姜枣益心脾。	可选用：①局部用云南白药止血。②用棉花蘸青黛粉塞入鼻腔止血。③用湿棉条蘸塞鼻散（百草霜15克，龙骨15克，枯矾6克，共研极细末）塞鼻等。

【昭昭医考提示】　　　　　　　　　鼻衄记忆歌诀

鼻衄热迫肺胃肝，桑菊玉女龙胆煎；

补气摄血归脾赞，局部用药效更添。

2. 齿衄的辨证论治

辨证分型	临床特征	治法	代表方	方歌	随症加减
胃火炽盛	齿衄，血色鲜红，齿龈红肿疼痛，头痛，口臭，舌红，苔黄，脉洪数。	清胃泻火，凉血止血	加味清胃散合泻心汤	泻心汤：大黄＋黄芩＋黄连。	烦热，口渴者，加石膏、知母清热除烦。
阴虚火旺	齿衄，血色鲜红，起病较缓，常因受热及烦劳而诱发，齿摇不坚，舌质红，苔少，脉细数。	滋阴降火，凉血止血	六味地黄丸合茜根散	六味地黄山药萸，泽泻苓丹三泻侣，三阴并补重滋肾，肾阴不足效可居；茜根散方真好记，阿胶芩草干生地，苔黄脉数血鲜红，侧柏颜色要翠绿。	可酌加白茅根、仙鹤草、藕节以加强凉血止血的作用。虚火较甚而见低热、手足心热者，加地骨皮、白薇、知母清退虚热。

【昭昭医考提示】　　　　　　　　　齿衄记忆歌诀

齿衄胃火循经冲，清胃泻心合方攻；

肝肾阴亏相火浮，六味地黄茜根伍。

3. 咳血的辨证论治

辨证分型	临床特征	治法	代表方	方歌	随症加减
燥热伤肺	喉痒咳嗽，痰中带血，口干鼻燥，或有身热，舌质红，少津，苔薄黄，脉数。	清热润肺，宁络止血	桑杏汤（温燥）	桑杏汤中浙贝宜，沙参栀豉与梨皮，干咳鼻涸又身热，清宣凉润温燥医。	兼见发热、头痛、咳嗽、咽痛等症，为风热犯肺，加银花、连翘、牛蒡子以辛凉解表。
肝火犯肺	咳嗽振作，痰中带血或纯血鲜红，胸胁胀痛，烦躁易怒，口苦，舌质红，苔薄黄，脉弦数。	清肝泻火，凉血止血	泻白散合黛蛤散	泻白桑皮地骨皮，粳米甘草扶肺气，清泻肺热平和剂，热伏肺中喘咳医。 黛蛤散：青黛＋蛤蚧。	肝火较甚，头晕目赤，心烦易怒者，加丹皮、栀子清肝泻火。若咳血量较多，纯血鲜红，可用犀角地黄汤加三七粉冲服，以清热泻火，凉血止血。
阴虚肺热	咳嗽痰少，痰中带血，或反复咳血，血色鲜红，口干咽燥，颧红，潮热盗汗，舌质红，脉细数。	滋阴润肺，宁络止血	百合固金汤	百合固金二地黄，玄参贝母桔草藏，麦冬芍药当归配，喘咳痰血肺家伤。	咳血量多者，加阿胶、三七养血止血；潮热，颧红者，加青蒿、鳖甲、地骨皮、白薇。

【昭昭医考提示】

咳血记忆歌诀

咳血总由肺中来，燥热桑杏汤化裁；

泻白黛蛤清肝火，阴虚肺热百合瘥。

4. 吐血的辨证论治

辨证分型	临床特征	治法	代表方	方歌	随症加减
胃热壅盛	脘腹胀闷，嘈杂不适，甚则作痛，吐血色红或紫黯，常夹有食物残渣，口臭，便秘，大便色黑，舌质红，苔黄腻，脉滑数。	清胃泻火，化瘀止血	泻心汤合十灰散	泻心汤：大黄＋黄芩＋黄连。 十灰散用十般灰，柏茅茜荷丹榈煨，二蓟栀黄各炒黑，上部出血势能摧。	胃气上逆而见恶心呕吐者，可加代赭石、竹茹、旋覆花和胃降逆；热伤胃阴而表现口渴、舌红而干、脉象细数者，加麦冬、石斛、天花粉。
肝火犯胃	吐血色红或紫黯，口苦胁痛，心烦易怒，寐少梦多，舌质红绛，脉弦数。	泻肝清胃，凉血止血	龙胆泻肝汤	龙胆栀芩酒拌炒，木通泽泻车柴草，当归生地益阴血，肝胆实火湿热消。	胁痛甚者，加郁金、制香附理气活络定痛；血热妄行，吐血量多，加犀角、赤芍清热凉血止血。
气虚血溢	吐血缠绵不止，时轻时重，血色暗淡，神疲乏力，心悸气短，面色苍白，舌质淡，脉细弱。	健脾益气摄血	归脾汤	归脾汤用术参芪，归草茯神远志齐，酸枣木香龙眼肉，煎加姜枣益心脾。	若气损及阳，脾胃虚寒，症见肤冷、畏寒、便溏者，治宜温经摄血，可改用柏叶汤。

【昭昭医考提示】

吐血记忆歌诀

吐血总由胃吐出，泻心十灰胃热著；

肝火犯胃龙胆主，气虚血溢归脾补。

5. 便血的辨证论治

辨证分型	临床特征	治法	代表方	方歌	随症加减
肠道湿热	便血色红黏稠,大便不畅或稀溏,或有腹痛,口苦,舌质红,苔黄腻,脉濡数。	清化湿热,凉血止血	地榆散合槐角丸	地榆散可止便血,山栀芩连冷若雪。云苓薤白紫茜根,此方能将邪热解。槐角丸有地榆防,当归黄芩枳壳匡;血热得凉自可止,擅治肠风又脱肛。	若便血日久,湿热未尽而营阴已亏,应清热除湿与补益阴血双管齐下,虚实兼顾,扶正祛邪,可酌情选用清脏汤或脏连丸。
气虚不摄	便血色红或紫黯,食少、体倦、面色萎黄、心悸、少寐、舌质淡、脉细。	益气摄血	归脾汤	归脾汤用术参芪,归草茯神远志齐,酸枣木香龙眼肉,煎加姜枣益心脾。	中气下陷,神疲气短,肛坠,加柴胡、升麻、黄芪益气升陷。
肠胃虚寒	便血紫黯,甚则黑色,腹部隐痛,喜热饮、面色不华、神倦懒言、便溏,舌质淡,脉细。	健脾温中,养血止血	黄土汤	黄土汤中芩地黄,术附阿胶甘草尝,温阳健脾能摄血,便血崩漏服之康。	阳虚较甚,畏寒肢冷者,去黄芩、地黄之苦寒滋润,加鹿角霜、炮姜、艾叶等温阳止血。

【昭昭医考提示】　　　　　　　　　便血记忆歌诀
便血肠道湿热致,地榆散或槐角施;
气虚不摄用归脾,脾胃虚寒黄土医。

6. 尿血的辨证论治

辨证分型	临床特征	治法	代表方	方歌	随症加减
下焦湿热	小便黄赤灼热,尿血鲜红,心烦口渴、面赤口疮、夜寐不安,舌质红,脉数。	清热利湿,凉血止血	小蓟饮子	小蓟生地藕蒲黄,滑竹通栀归草襄,凉血止血利通淋,下焦瘀热血淋康。	热盛而心烦口渴者,加黄芩、天花粉清热生津;尿血较甚者,加槐花、白茅根凉血止血。
肾虚火旺	小便赤带血,头晕耳鸣、神疲、颧红潮热、腰膝酸软,舌质红,脉细数。	滋阴降火,凉血止血	知柏地黄丸	知柏地黄丸(六味地黄丸+知母、黄柏)六味地黄益肝肾,山萸山药泽苓丹	颧红潮热者,加地骨皮、白薇清退虚热。
脾不统血	久病尿血,甚或兼见齿衄、肌衄、食少、体倦乏力、气短声低、面色不华,舌质淡,脉细弱。	补中健脾,益气摄血	归脾汤	归脾汤用术参芪,归草茯神远志齐,酸枣木香龙眼肉,煎加姜枣益心脾。	气虚下陷而且少腹坠胀者,可加升麻、柴胡,配合原方中的党参、黄芪、白术,以起到益气升阳的作用。
肾气不固	久病尿血,血色淡红,头晕耳鸣、精神困惫、腰脊酸痛,舌质淡,买沉弱。	补益肾气,固摄止血	无比山药丸	无比山药起沉疴,石脂都气丹皮割;苁蓉菟丝巴戟肉,牛膝杜仲煮汤喝。(都气丸:六味+五味子)	尿血较重者,可再加牡蛎、金樱子、补骨脂等固涩止血;腰脊酸痛,畏寒神怯者,加鹿角片、狗脊温补督脉。

【昭昭医考提示】　　　　　　　　　尿血记忆歌诀
尿血湿热小蓟饮,相火知柏地黄斟;
脾虚不统用归脾,无比山药肾虚宜。

7. 紫斑的辨证论治

辨证分型	临床特征	治法	代表方	方歌	随症加减
血热妄行	皮肤出现青紫斑点或斑块,或伴有鼻衄、齿衄、便血、尿血,或见发热、口渴、便秘、舌质红,苔黄,脉弦数。	清热解毒,凉血止血	十灰散	十灰散用十般灰,柏茅茜荷丹棕煨,二蓟栀黄各炒黑,上部出血势能摧。	热毒炽盛,发热,出血广泛者,加生石膏、龙胆草、紫草,冲服紫雪丹;热壅胃肠,气血郁滞,症见腹痛、便血者,加白芍、甘草、地榆。
阴虚火旺	皮肤出现青紫斑点或斑块,时发时止,常伴鼻衄、齿衄或月经过多、颧红、心烦、口渴、手足心热,或有潮热、盗汗,舌质红,苔少,脉细数。	滋阴降火,宁络止血	茜根散	茜根散方真好记,阿胶芩草干生地;苔黄脉数血鲜红,侧柏颜色要翠绿。	阴虚较甚者,可加玄参、龟板、女贞子、旱莲草养阴清热止血;潮热可加地骨皮、白薇、秦艽清退虚热。
气不摄血	反复发生肌衄,久病不愈,神疲乏力,头晕目眩,面色苍白或萎黄,食欲不振,舌质淡,脉细弱。	补气摄血	归脾汤	归脾汤用术参芪,归草茯神远志齐,酸枣木香龙眼肉,煎加姜枣益心脾。	若兼肾气不足而见腰膝酸软者,可加山茱萸、菟丝子、续断补益肾气。

【昭昭医考提示】　　　　　　　　　　　紫斑记忆歌诀

紫斑肌肤色青紫,血热妄行十灰施;

阴虚火旺茜根散,气不摄血归脾专。

要点四　血证的转归预后★

血证的预后,主要与下述三个因素有关:一是引起血证的原因。一般来说,外感易治,内伤难愈,新病易治,久病难治。二是与出血量的多少密切有关,出血量少者病轻,出血量多者病重,甚至形成气随血脱的危急重证。三是与兼见症状有关。出血而伴有发热、咳喘、脉数等症者,一般病情笃重。

要点五　血证的预防调护★

1. 注意饮食有节,起居有常,劳逸适度。宜进食清淡、易于消化、富有营养的食物,如新鲜蔬菜、水果、瘦肉、蛋类等,忌食辛辣香燥、油腻炙煿之品,戒除烟酒。

2. 避免情志过极。对血证患着要注意精神调摄,消除其紧张、恐惧、忧虑等不良情绪。

3. 注意休息。重者应卧床休息,严密观察病情的发展和变化,若出现头昏、心慌、汗出、面色苍白、四肢湿冷、脉芤或细数等,应及时救治,以防产生厥脱之证。

4. 吐血量大或频频吐血者,应暂予禁食,还应积极治疗引起血证的原发疾病。

历年真题精选

【A1 型题】

1. 提出"止血、消瘀、宁血、补血"治血四法的医著是

A.《血证论》　　　　　　　　　B.《景岳全书》　　　　　　　　　C.《医林改错》

D.《临证指南医案》　　　　　　E.《先醒斋医学广笔记》

答案:A;　考点:血证论中治血四法

解析:清代唐容川《血证论》中提出治血四法。《景岳全书》强调火与气为发病原因。《先醒斋医学广笔记》提出治吐血三要法:宜行血不宜止血、宜补肝不宜伐肝、宜降气不宜降火。故选择 A。

2. 尿血与淋证的鉴别要点是

A. 有无发热　　　B. 有无尿痛　　　C. 有无腹痛　　　D. 有无排尿困难　　　E. 出血量的多少

答案:B;　考点:尿血、淋证的鉴别要点

解析:尿血和血淋都见尿中有血,但伴尿痛的属淋证,为血淋。无尿痛的为尿血。故选择 B。

3. 治疗尿血肾气不固者,应首选

A. 六味地黄丸　　B. 十灰散　　C. 春泽汤　　D. 保真汤　　E. 无比山药丸

答案:E;　考点:尿血肾气不固证的用药

解析:六味地黄丸适用于尿血肾阴不足证,十灰散适用于热迫血行证,春泽汤为五苓散加人参,适用于气虚伤湿证,保真汤治疗阴虚火热证,无比山药丸健脾益胃,补肾培元,用于肾气不固证。故选择 E。

4. 治疗咳血燥热伤肺证,应首选

A. 沙参麦冬汤　　B. 桑杏汤　　C. 百合固金汤　　D. 麦门冬汤　　E. 清燥救肺汤

答案:B;　考点:咳血燥热伤肺证的证治

解析:肺为娇脏,喜润恶燥,燥热伤肺,破伤血络,故见咳血,治宜清热润肺,宁络止血。方用桑杏汤。故选择 B。沙参麦冬汤重在滋养肺胃,生津润燥。百合固金汤重在滋养肺肾,化痰止咳。麦门冬汤重在滋养肺胃,降逆和中。清燥救肺汤重在益气养阴,肃降肺气,比桑杏汤的滋阴力强,用于燥热伤肺的重症。

5. 治疗吐血胃热壅盛证,应首选

A. 玉女煎　　　　　　　　B. 龙胆泻肝汤

C. 加味清胃散合泻心汤　　D. 地榆散合槐角丸　　E. 泻心汤合十灰散

答案:E;　考点:吐血的辨证论治

解析:吐血胃热壅盛,治宜清泻胃火,化瘀止血。方用泻心汤名为泻心,实则泻胃。十灰散凉血止血,兼能化瘀。故选择 E。

【A2 型题】

6. 患者便血紫暗,甚则黑色,腹部隐痛,喜热饮,面色不华,神倦懒言,便溏,舌质淡,脉细。治疗应首选

A. 当归补血汤　　B. 归脾汤　　C. 黄土汤　　D. 无比山药丸　　E. 黄芪建中汤

答案:C;　考点:便血脾胃虚寒证的证治

解析:脾胃虚寒,中气不足,脾失统摄,血溢肠中,故便血紫暗,甚则黑色;脾胃阳虚,故腹部隐痛,喜热饮,面色不华,神倦懒言,便溏,舌质淡,脉细。治宜温阳健脾,养血止血。用黄土汤,故选择 C。

7. 患者吐血缠绵不止,时轻时重,血色暗淡,神疲乏力,心悸气短,面色苍白,舌质淡,脉细弱。其治法是

A. 健脾和胃,宁络止血　　B. 和中宁络,凉血止血

C. 益气养阴,宁络止血　　D. 健脾益气,摄血止血

E. 健脾升阳,化瘀止血

答案:D;　考点:吐血气虚血溢证的治疗

解析:脾气不足,摄血无力,故吐血缠绵不止,时轻时重,血色暗淡;神疲乏力,心悸气短,面色苍白,舌质淡,脉细弱都属脾虚表现。治宜健脾益气,摄血止血。故选择 D。

8. 患者小便短赤灼热,尿血鲜红,心烦口渴,舌红,脉数。其证候是

A. 肾气不固　　B. 下焦热盛　　C. 脾不统血　　D. 肾虚火旺　　E. 以上均非

答案:B;　考点:尿血下焦热盛证的辨证

解析:尿色鲜红,排除虚证肾气不固、脾不统血。小便短赤灼热,心烦口渴,舌红,脉数,为热象,但无肾阴虚的症状,故排除肾虚火旺。下焦热盛全部符合,故选择 B。

9. 患者小便黄赤灼热,尿血鲜红,心烦口渴,面赤口疮,夜寐不安,舌红,脉数。其治法是

A. 清肝凉血,化瘀止血　　B. 清利湿热,凉血止血

C. 清热泻火,凉血止血　　D. 清心泻火,宁络止血

E. 清热生津,宁络止血

答案:C;　考点:尿血下焦热盛证的治疗

解析:下焦热盛,煎灼尿液,灼伤膀胱络脉,故小便黄赤灼热,尿血鲜红;热扰神明,火热上炎故心烦口渴面赤口疮,夜寐不安,舌红,脉数。治宜清热泻火、凉血止血故选 C。

10. 患者久病尿血,体倦乏力,气短声低,面色不华舌质淡,脉弱。治疗应首选

A. 知柏地黄　　　B. 无比山药丸　　　C. 小蓟饮子　　　D. 归脾汤　　　E. 十灰散

答案：D；　考点：尿血脾不统血证的治疗

解析：体倦乏力，气短声低，面色不华，为脾气亏虚，统血无力之证，治宜补脾益气生血。用归脾汤最宜。选项 A、B 偏于补肾。选项 C 只清热泻火不补脾。选项 E 只凉血止血不补血。故选择 D。

11. 患者，男，34 岁。近来时常鼻衄，或兼齿衄，血色鲜红，牙龈红肿疼痛，口臭便秘，鼻干口干，舌红苔黄，脉洪数。其治法是

A. 益气摄血　　　B. 滋阴润肺　　　C. 滋阴降火　　　D. 清肝泻火　　　E. 清胃泻火

答案：E；　考点：鼻衄胃热炽盛证的治疗

解析：鼻衄以火热偏盛，迫血妄行为多。其中肺热、肝火、胃火最为常见。肺热选择 B，肝火选择 D，气血亏虚气不摄血选择 A，阴虚火旺选择 C。本证牙龈红肿疼痛，口臭便秘，或兼齿衄，为胃火特点。肝火易见头痛口苦耳鸣。肺热不会出现齿衄。气虚血色淡红。阴虚脉不洪数。故本题选择 E。

12. 患者咳逆阵作，痰中带血，时时汗出，胸胁胀痛，口苦咽干，尿黄便秘，舌红苔薄黄，脉弦数。其诊断是

A. 肺痨阴虚火旺证　　　　　B. 咳血肝火犯肺证　　　　　C. 喘证肺气郁痹证

D. 肺痈成痈期　　　　　　E. 咳嗽痰热郁肺证

答案：B；　考点：咳血肝火犯肺证的诊断要点

解析：咳逆阵作，痰中带血，时时汗出，胸胁胀痛，口苦咽干，尿黄便秘，舌红苔薄黄，脉弦数，此为咳血肝火犯肺证，应用泻白散合黛蛤散清肝泻火，凉血止血，故选择 B。

【B 型题】

(13～14 题共用选项)

A. 玉女煎　　　　　　　　B. 龙胆泻肝汤　　　　　　　C. 泻白散合黛蛤散

D. 泻心汤合十灰散　　　　　E. 加味清胃散合泻心汤

13. 治疗吐血肝火犯胃证，应首选

答案：B

14. 治疗鼻衄胃热炽盛证，应首选

答案：A；　考点：吐血、鼻衄各证的治疗

解析：肝火犯胃应清肝泻火，用龙胆泻肝汤。胃热炽盛应清胃泻火，凉血止血，用玉女煎。选项 C 用于肝火犯肺的咳血。选项 D、E 分别用于胃热壅盛的吐血、齿衄。故 13 题选择 B，14 题选择 A。

(15～16 题共用选项)

A. 百合固金丸　　　B. 泻心汤　　　C. 泻白散　　　D. 知柏地黄丸　　　E. 龙胆泻肝汤

15. 治疗咳血肝火犯肺证，应首选

答案：C

16. 治疗吐血胃热炽盛证，应首选

答案：B；　考点：血证咳血、吐血的辨证用药

解析：参见本细目第 13、14 题。故 15 题选择 C，16 题选择 B。

细目三　痰　饮

【考点透视】

1. 熟悉各种痰饮的诊断要点及鉴别。

2. 重点复习痰饮、悬饮各证型的主症、治法、方药。

要点一　痰饮的定义、病因、病机 ★★

痰饮	
定义	痰饮是指体内水液输布、运化失常，停积于某些部位的一类病证。
病因	外感寒湿、饮食不当、劳欲体虚。

续表

病机	1. 痰饮病的基本病机为肺、脾、肾三脏功能失调,三焦气化失宣,津液停积机体某部位而成。饮邪具有流动之性,饮留胃肠,则为痰饮;饮流胁下,则为悬饮;饮流肢体,则为溢饮;聚于胸肺,则为支饮。 2. 痰饮病的病变脏腑为肺、脾、肾、三焦,以脾首当其冲。因脾阳虚,则上不能输精以养肺,水谷不归正化,反为痰饮而干肺,下不能助肾以制水,阴寒之气反伤肾阳,由此必致水液内停中焦,流溢各处,波及五脏。 3. 痰饮病的病理性质属阳虚阴盛,输化失调,因虚致实,水饮停积为患。

要点二　痰饮的诊断与病证鉴别★★

（一）诊断依据

应根据四饮的不同临床特征确定诊断。参照痰饮的分类。

（二）病证鉴别

1. 悬饮与胸痹的鉴别如下:

	相同点	不同点
胸痹	两者均有胸痛症状。	胸痹为胸膺部或心前区闷痛,且可引至左侧肩背 或左臂内侧,常于劳累、饱餐、受寒、情绪激动后突然发作,历时较短,休息或用药后得以缓解。
悬饮		悬饮为胸胁胀痛,持续不解,多伴咳唾、转侧、呼吸时疼痛加重,肋间饱满,并有咳嗽、咳痰等肺系证候。

2. 溢饮与水肿之风水相搏证的鉴别如下:

	相同点	不同点
水肿之风水相搏证	两者均会出现肢体浮肿症状。	肢体浮肿而汗出恶风,有表证。
溢饮		水泛肌表而肿,无表证。

要点三　痰饮的辨证论治★★★★★

（一）辨证要点

1. 辨饮停部位,根据饮邪停聚部位,可分为四种不同饮证:饮留胃肠,则为痰饮;饮流胁下,则为悬饮;饮流肢体,则为溢饮;聚于胸肺,则为支饮。

2. 辨标本的主次,本证以阳虚阴盛,本虚标实为特点。脾肺肾阳气亏虚,不能运化水湿为本,水饮留聚为标。初病饮盛以实为主,久病正虚,饮微以虚为主。

3. 辨病邪的兼夹,痰饮虽为阴邪,寒证居多,但亦有郁久化热者;初起若有寒热见症,为夹表邪;饮积不化,气机升降受阻,常兼气滞。

（二）治疗原则

痰饮的治疗以温化为原则,即所谓“病痰饮者,当以温药和之”。同时还应根据表里虚实的不同,采取相应的处理措施。

（三）证治分类

1. 痰饮

辨证分型	临床特征	治法	代表方	方歌	随症加减
脾阳虚弱	胸胁支满,心下痞闷,胃中有振水音,脘腹喜温畏冷,泛吐清水痰涎,饮入易吐,口渴不欲饮水,头晕目眩,心悸气短,食少,大便或溏,形体逐渐消瘦,舌苔白滑,脉弦细而滑。	温脾化饮	苓桂术甘汤合小半夏加茯苓汤	苓桂术甘仲景剂,温阳化饮又健脾,中阳不足饮停胃,胸胁支满悸眩施。	水饮内阻,清气不升而见眩冒、小便不利者,加泽泻、猪苓;脘部冷痛,吐涎沫,为寒凝气滞,饮邪上逆,酌配干姜、吴茱萸。

续表

辨证分型	临床特征	治法	代表方	方歌	随症加减
饮留胃肠	心下坚满或痛,自利,利后反快,虽利,心下续坚满,或水走肠间,沥沥有声,腹满,便秘,口舌干燥,舌苔腻,色白或黄,脉沉弦或伏。	攻下逐饮	甘遂半夏汤或己椒苈黄丸	甘遂、半夏、白芍、蜂蜜、甘草、大黄、葶苈子、防己、椒目。	饮邪上逆,胸满者,加枳实、厚朴以泄满,但不能图快一时,攻逐太过,损伤正气。

【昭昭医考提示】

痰饮记忆歌诀

痰饮饮留胃肠名,虚实主次当细分;
甘遂半夏己椒苈,苓桂术甘小夏苓。

2. 悬饮

辨证分型	临床特征	治法	代表方	方歌	随症加减
邪犯胸肺	寒热往来,身热起伏,汗少,或发热不恶寒,有汗而热不解,咳嗽,痰少,气急,胸胁刺痛,呼吸、转侧疼痛加重,心下痞硬,干呕,口苦,舌苔薄白或黄,脉弦数。	和解宣利	柴枳半夏汤	柴胡、黄芩、瓜蒌、半夏、枳壳、青皮、赤芍、桔梗、杏仁。	痰饮内结,肺气不肃,见咳逆气急,加白芥子、桑白皮;胁痛甚者,加郁金、桃仁、延胡索以通络止痛。
饮停胸胁	胸胁疼痛,咳唾引痛,痛势较前减轻,而呼吸困难加重,咳逆气喘,息促不能平卧,或仅能偏卧于停饮的一侧,病侧肋间胀满,甚则可见病侧胸廓隆起,舌苔白,脉沉弦或弦滑。	泻肺祛饮	椒目瓜蒌汤合十枣汤或控涎丹	葶苈子、桑白皮、苏子、瓜蒌皮、杏仁、枳壳、川椒目、茯苓、猪苓、泽泻、冬瓜皮、车前子、甘遂、大戟、芫花。	痰浊偏盛,胸部满闷,舌苔浊腻者,力蒌白、杏仁;如水饮久停难去,胸胁支满,体弱,食少者,加桂枝、白术。
络气不和	胸胁疼痛,如灼如刺,胸闷不舒,呼吸不畅,或有闷咳,甚则迁延,经久不已,阴雨更甚,可见病侧胸廓变形,舌苔薄,质黯,脉弦。	理气和络	香附旋复花汤	旋覆花、苏子、柴胡、香附、枳壳、郁金、延胡索、当归、赤芍、沉香。	痰气郁阻,胸闷苔腻者,加瓜蒌、枳壳豁痰开痹;久痛入络,痛势如刺者,加桃仁、红花、乳香、没药。
阴虚内热	咳呛时作,咯吐少量黏痰,口干咽燥,或午后潮热,颧红,心烦,手足心热,盗汗,或伴胸胁闷痛,病久不复,形体消瘦,舌质偏红,少苔,脉小数。	滋阴清热	沙参麦冬汤合泻白散	沙参麦冬扁豆桑,玉竹花粉甘草襄;秋燥耗津伤肺胃,咽润干咳最堪尝。泻白桑皮地骨皮,粳米甘草扶肺气,清泻肺热平和剂,热伏肺中喘咳医。	阴虚内热,潮热显著,可加鳖甲、功劳叶以清虚热;虚热灼津为痰,肺失宣肃而见咳嗽,可加百部、川贝母。

【昭昭医考提示】

悬饮记忆歌诀

悬饮邪犯柴枳夏,饮停椒目十枣佳;
络气不和香附旋,阴虚沙麦泻白散。

3. 溢饮

辨证分型	临床特征	治法	代表方	方歌	随症加减
表寒里饮	身体沉重而疼痛,甚则肢体浮肿,恶寒、无汗,或有咳喘,痰多白沫,胸闷,干呕,口不渴,苔白,脉弦紧。	发表化饮	小青龙汤	解表蠲饮小青龙,麻桂姜辛夏草从,芍药五味敛气阴,表寒内饮最有功。	表寒外束,内有郁热,伴有发热,烦躁,苔白而兼黄,加石膏以清泄内热;若寒之象已不著者,改用大青龙汤。

【昭昭医考提示】　　　　　　　　　　　溢饮记忆歌诀
溢饮饮溢肢体名,发表化饮青龙平。

4. 支饮

辨证分型	临床特征	治法	代表方	方歌	随症加减
寒饮伏肺	咳逆喘满不得卧,痰吐白沫量多,经久不愈,天冷受寒加重,甚则引起面浮跗肿。或平素伏而不作,遇寒即发,发则寒热,背痛,腰痛,目泣自出,身体阵阵瞤动。舌苔白滑或白腻,脉弦紧。	宣肺化饮	小青龙汤加减	解表蠲饮小青龙,麻桂姜辛夏草从,芍药五味敛气阴,表寒内饮最有功。	若饮多寒少,外无表证,喘咳痰稀或不得息,胸满气逆,可用葶苈大枣泻肺汤加白芥子、莱菔子。
脾肾阳虚	喘促动则为甚,心悸,气短,或咳而气怯,痰多,食少、胸闷,怯寒肢冷,神疲,少腹拘急不仁,脐下动悸,小便不利,足跗浮肿,或吐涎沫而头目昏眩,舌体胖大,质淡,苔白润或腻,脉沉细而滑。	温脾补肾,以化水饮	金匮肾气丸合苓桂术甘汤	金匮肾气丸(六味地黄丸＋附子、肉桂)。六味地黄丸:地八山山四,丹泽茯苓三。(熟地、山茱萸、山药、丹皮、泽泻、茯苓)	痰涎壅盛,食少痰多,可加半夏、陈皮化痰和中;水湿偏盛,足肿,小便不利,四肢沉重疼痛,可加茯苓、泽泻。

【昭昭医考提示】　　　　　　　　　　　支饮记忆歌诀
支饮触发为邪实,寒邪伏肺青龙施;
苓桂术甘合肾气,缓解脾肾阳虚时。

要点四　痰饮的转归预后

一般预后尚佳。若饮邪内伏或久留体内,其病势多缠绵难愈,且易因感外邪或饮食不当而诱发。《金匮要略》根据脉诊推断痰饮病的预后,认为久病正虚而脉弱,是脉证相符可治;如脉反实大而数是正衰邪盛,病为重危之候;脉弦而数亦为难治之症,因饮为阴邪,脉当弦或沉,如弦而数乃脉证相反之征。

历年真题精选

【A1 型题】
1. 痰饮的治疗原则是
A. 宣肺　　　　　B. 健脾　　　　　C. 温化　　　　　D. 补肾　　　　　E. 发汗
答案:C;　考点:痰饮的治疗原则
解析:痰饮总的病理性质是阳虚阴盛,为阴邪,遇寒则凝,得温则行,故总的治疗原则应以温阳化饮为根本,以振奋阳气,开发腠理,通行水道;若有肺失宣降,可佐以宣肺,脾阳虚可健脾,肾阳虚可补肾,饮停于表可发汗,但这些都是配合方法,总的治则还是温化,故排除选项 A、B、D、E,选择 C。

2. 支饮,饮邪停留的部位是

A. 胁下　　　　　B. 胸肺　　　　　C. 肢体　　　　　D. 胃　　　　　E. 肠

答案:B; 考点:支饮的特点

解析:《金匮要略》将痰饮分为 4 类。饮停于胃肠叫作痰饮,饮留胁下叫作悬饮,饮溢四肢叫作溢饮,饮停胸肺叫作支饮,故选择 B。

【A2 型题】

3. 患者胸胁支满,心下痞闷,胃中有振水音,食后胃胀明显,经常呕吐清水痰涎,心悸头晕,形体逐渐消瘦,舌苔白滑,脉弦细而滑。其诊断是

A. 痰饮,脾阳虚弱　　　　　B. 悬饮,络气不和　　　　　C. 溢饮,寒饮内伏

D. 支饮,寒饮伏肺　　　　　E. 悬饮,饮停胸胁

答案:A; 考点:痰饮脾阳虚弱证的辨证要点

解析:饮留胃肠为痰饮。呕吐清水痰涎,心悸头晕,形体逐渐消瘦,舌苔白滑,脉弦细而滑,为脾阳虚弱表现。故选择 A。

4. 患者 2 个月前患悬饮,经积极治疗,饮邪已退病情好转。现仍胸胁灼痛,呼吸不畅,闷咳,天阴时明显,舌暗苔薄,脉弦。治疗应首选

A. 柴胡疏肝散　B. 柴枳半夏汤　C. 小柴胡汤　D. 香附旋覆花汤　E. 瓜蒌薤白白酒汤

答案:D; 考点:悬饮络气不和证的治疗

解析:选项 B 治悬饮邪犯胸肺证;选项 A、C 疏肝解郁,治疗肝郁气滞的胁痛或气滞心胸证;选项 E 通阳行气,治疗胸阳痹阻;选项 D 理气和络,治悬饮络气不和证,所以根据题干,本题选择 D。

5. 患者痰多胸闷,心烦口苦,舌苔黄腻脉滑数。治疗应首选

A. 黄连温胆汤　B. 导痰汤　　C. 六磨汤　　D. 胃苓汤　　E. 二陈汤

答案:A; 考点:痰饮痰热内扰证的治疗

解析:本证属于痰热内扰,黄连温胆汤清热化痰,适用于本证,故选择 A。导痰汤燥湿化痰,行气开郁,用于痰阻气滞证。六磨汤顺气导滞,用于气机郁滞证。胃苓汤即平胃散合五苓散,祛湿和胃,用于水湿内停气滞证。二陈汤燥湿化痰,理气和中,用于湿痰证。

6. 患者胸胁支满,心下痞闷,胃中有振水音,脘腹喜温畏冷,背寒,呕吐清水痰涎,水入易吐,口渴不欲饮,心悸,气短,头昏目眩,食少,形体逐渐消瘦,舌苔白滑,脉弦细而滑。其治法是

A. 宣肺化饮　　　B. 淡渗利水　　　C. 温脾化饮　　　D. 温化寒湿　　　E. 逐水化饮

答案:C; 考点:痰饮饮停于胃的证治

解析:寒饮停于胃中,心下痞闷,胃中有振水音,脘腹喜温畏冷,背寒,胃气上逆,故呕吐清水痰涎,水入易吐,阳气为饮邪所阻,口渴不欲饮,心悸,气短,头昏目眩,舌苔白滑,脉弦细而滑;脾胃运化失司,故食少,形体逐渐消瘦。治宜温脾化饮,故选择 C。

7. 患者胸胁疼痛,咳唾引痛,咳逆气喘,息促不能平卧,喜向右侧偏卧,右侧肋间胀满,舌苔白,脉沉弦,其治法是

A. 攻下逐饮　　　B. 和解宣利　　　C. 理气和络　　　D. 泻肺祛饮　　　E. 发表化饮

答案:D; 考点:悬饮饮停胸胁的治疗

解析:饮停胸胁,肺气郁滞,故胀痛咳逆,喘不得卧。水停于肺,故右侧偏卧。治宜泻肺祛饮。故选择 D。

【B 型题】

(8~9 题共用选项)

A. 痰饮　　　　　B. 伏饮　　　　　C. 悬饮　　　　　D. 溢饮　　　　　E. 支饮

8. 饮流于胃肠,称为

答案:A

9. 饮流溢于四肢,称为

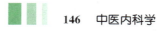

答案：D；   考点：痰饮的分类特点

解析：《金匮要略》将痰饮分为四类。饮停于胃肠叫痰饮，饮留胁下叫悬饮，饮溢四肢叫溢饮，饮停胸肺叫支饮。故 8 题选择 A，9 题选择 D。

细目四   消   渴

【考点透视】

1. 熟悉消渴的病因病机、诊断、辨证论治。

2. 熟悉"三消"的主症、治法、方药。

要点一   消渴的定义、病因、病机★★

消渴	
定义	消渴是以多饮、多食、多尿、乏力、消瘦，或尿有甜味为主要临床表现的一种疾病。
病因	禀赋不足、饮食失节、情志失调、劳欲过度。
病机	1. 消渴的基本病机主要是阴津亏损，燥热偏盛。 2. 其病变的脏腑主要在肺、胃、肾，尤以肾为关键。 3. 本病的病理因素主要是虚火。 4. 病理性质为本虚标实。而以阴虚为本，燥热为标，两者互为因果。消渴病虽有在肺、胃、肾的不同，但常常互相影响。如肺燥津伤，津液失于输布，则脾胃不得濡养，肾精不得滋助；脾胃燥热偏盛，上可灼伤肺津，下可耗伤肾阴；肾阴不足则阴虚火旺，亦可上灼胃胃，终致肺燥胃热肾虚，故"三多"之症常可相互并见。

要点二   消渴的诊断与病证鉴别★★★

（一）消渴的诊断依据

1. 口渴多饮、多食易饥、尿频量多、形体消瘦或尿有甜味等具有特征性的临床症状，是诊断消渴病的主要依据。

2. 有的患者"三多"症状不著，但若于中年之后发病，且嗜食膏粱厚味、醇酒炙馎，以及病久并发眩晕、肺痨、胸痹心痛、中风、雀目、疮痈等病证者，应考虑消渴的可能性。

3. 由于本病的发生与禀赋不足有较为密切的关系，故消渴病的家族史可供诊断参考。

（二）病证鉴别

1. 消渴与口渴症的鉴别如下：

	相同点	不同点
口渴症	两者都可出现口干多饮症状。	口渴症是指口渴饮水的一个临床症状，可出现于多种疾病过程中，尤以外感热病为多见，不伴多食、多尿、尿甜、瘦削等。
消渴		口渴多饮、多食易饥、尿频量多、形体消瘦或尿有甜味。

2. 消渴与瘿病的鉴别如下：

	相同点	不同点
瘿病	两者都可见多食易饥、消瘦症状。	瘿病中气郁化火、阴虚火旺的类型，以情绪激动，多食易饥，形体日渐消瘦，心悸，眼突，颈部一侧或两侧肿大为特征，无消渴病的多饮、多尿、尿甜等症。
消渴		口渴多饮、多食易饥、尿频量多、形体消瘦或尿有甜味。

要点三   消渴的辨证论治★★★★★

（一）辨证要点

辨三消	上消	多饮症状较为突出者为上消，以肺燥津伤为主。
	中消	多食症状 较为突出者为中消，以胃热炽盛为主。
	下消	多尿症状较突出者为下消，以肾虚为主。

（二）治疗原则

本病的基本病机是阴虚为本，燥热为标，故清热润燥、养阴生津为本病的治疗大法。

由于本病常发生血脉瘀滞及阴损及阳的病变，以及易并发痈疽、眼疾、劳嗽等症，故还应针对具体病情，及时合理地选用活血化瘀、清热解毒、健脾益气、滋补肾阴、温补肾阳等治法。

（三）证治分类

辨证	分型	临床特征	治法	代表方	方歌	随症加减
上消	肺热津伤	口渴多饮，口舌干燥，尿频量多，烦热多汗，舌边尖红，苔薄黄，脉洪数。	清热润肺，生津止渴	消渴方加减	消渴黄连天花粉，地藕人乳姜汁蜜（黄连、花粉、生地黄、藕汁）。	若烦渴不止，小便频数，而脉数乏力者，为肺热津亏，气阴两伤，可选用玉泉丸或二冬汤。
中消	胃热炽盛	多食易饥，口渴，尿多，形体消瘦，大便干燥，苔黄，脉滑实有力。	清胃泻火，养阴增液	玉女煎加减	玉女石膏熟地黄，知母麦冬牛膝襄，肾虚胃火相为病，牙痛齿衄宜煎尝。	大便秘结不行，可用增液承气汤润燥通腑。
中消	气阴亏虚	口渴引饮，能食与便溏并见，或饮食减少，精神不振，四肢乏力，体瘦，舌质淡红，苔白而干，脉弱。	益气健脾，生津止渴	七味白术散	七味白术有四君，再加藿木香葛根。	肺有燥热加地骨皮、知母、黄芩清肺；口渴明显加天花粉、生地养阴生津；气短汗多加五味子、山萸肉。
下消	肾阴亏虚	尿频量多，混浊如脂膏，或尿甜，腰膝酸软，乏力，头晕耳鸣，口干唇燥，皮肤干燥，瘙痒，舌红苔少，脉细数。	滋阴固肾	六味地黄丸	六味地黄山药萸，泽泻苓丹三泻侣，三阴并补重滋肾，肾阴不足效可居。	阴虚火旺而烦躁，五心烦热，盗汗，失眠者，可加知母、黄柏滋阴泻火；尿量多而混浊者，加益智仁、桑螵蛸。
下消	阴阳两虚	小便频数，混浊如膏，甚至饮一溲一，面容憔悴，耳轮干枯，腰膝酸软，四肢欠温，畏寒肢冷，阳痿或月经不调，舌苔淡白而干，脉沉细无力。	滋阴温阳，补肾固涩	金匮肾气丸	金匮肾气丸（六味地黄丸＋附子、肉桂）	尿量多而混浊者，加益智仁、桑螵蛸、覆盆子、金樱子等益肾收摄；身体困倦，气短乏力者，可加党参、黄芪、黄精。

【昭昭医考提示】　　　　　　消渴记忆歌诀
消渴阴虚燥热映，肺热津伤消渴方，
中消玉女胃火炀，气阴亏虚白术忙；
下消肾虚分阴阳，六味地黄肾气藏。

要点四　消渴的转归预后★

消渴病常病及多个脏腑，病变影响广泛，未及时医治以及病情严重的患者，常可并发多种病证。如肺失滋养，日久可并发肺痨；肾阴亏损，肝失濡养，肝肾精血不能上承于耳目，则可并发白内障、雀目、耳聋；燥热内结，营阴被灼，脉络瘀阻，蕴毒成脓，则发为疮疖痈疽；阴虚燥热，炼液成痰，以及血脉瘀滞，痰瘀阻络，脑脉闭阻或血溢脉外，发为中风偏瘫；阴损及阳，脾肾衰败，水湿潴留，泛滥肌肤，则发为水肿。

要点五　消渴的预防调护★

1. 本病除药物治疗外，注意生活调摄具有十分重要的意义，尤其是节制饮食，具有基础治疗的重要作用。在保证机体合理需要的情况下，应限制粮食、油脂的摄入，忌食糖类，饮食宜以适量米、麦、杂粮，配以蔬菜、豆类、瘦肉、鸡蛋等,定时定量进餐。

2. 戒烟酒、浓茶及咖啡等。

3. 保持情志平和,制定并实施有规律的生活起居制度。

历年真题精选

【A1 型题】

1. 下列各项,除哪项外,均是消渴发病的主要病机

A. 燥热　　　　B. 气虚　　　　C. 阴虚　　　　D. 血瘀　　　　E. 水停

答案:E; 考点:消渴的发病机制

解析:消渴的基本病机是阴虚为本,燥热为标,故排除选项 A、C;阴阳互根互用,消渴病久可阴伤及气,见气虚,排除选项 B;阴虚内热,损耗津液,则血脉为之虚涩而成血瘀,故排除选项 D;只有水停不属于消渴发病的主要病机,故选择 E。

【A2 型题】

2. 患者,男,40 岁。多食易饥 3 个月,消瘦 5 公斤,口干渴,大便干燥,舌苔黄,脉滑实有力。其诊断是

A. 消渴(上消,肺热津伤证)　　　　B. 消渴(中消,胃热炽盛证)

C. 消渴(下消,肾阴亏虚证)　　　　D. 消渴(下消,阴阳两虚证)　　　　E. 便秘(热秘)

答案:B; 考点:消渴的分型

解析:消渴中消胃热炽盛以多食易饥、消瘦为特点。上消肺热津伤以烦渴引饮、口舌干燥为特点。下消肾阴亏虚以尿频量多、浊如膏脂为特点。阴阳两虚以多饮多尿,并见寒象畏寒为特点。故选择 B。

3. 患者,女,60 岁。消渴病史 8 年。形体消瘦,尿频量多,混浊如脂膏,口干唇燥,舌红,脉细数。治疗应首选

A. 玉女煎　　　　B. 消渴方　　　　C. 六味地黄丸

D. 金匮肾气丸　　　　E. 生脉饮

答案:C; 考点:消渴肾阴亏虚证的证治

解析:患者肾阴亏损,统摄无权,故尿频量多,混浊如脂膏;阴精亏虚故形体消瘦,口干唇燥,舌红,脉细数。有消渴病史,证属肾阴亏虚证,治宜滋阴固肾。用六味地黄丸,故选择 C。

4. 患者,男,51 岁。患糖尿病 10 年,未予系统治疗。近 2 年来病情加重,小便频数量多,混浊如脂膏,面色黧黑,腰膝酸软,形寒畏冷,阳痿不举,舌淡苔白,脉沉细无力。治疗应首选

A. 金匮肾气丸　　　　B. 知柏地黄丸　　　　C. 六味地黄丸

D. 消渴方　　　　E. 玉女煎

答案:A; 考点:消渴阴阳两虚的证治

解析:消渴起初为阴虚,久之阴损及阳,出现阳虚症状,故见尿浊如脂,形寒肢冷等。治宜阴阳并补,重在补肾。方用金匮肾气丸,故选择 A。

【B 型题】

(5～6 题共用选项)

A. 六味地黄丸　　　　B. 玉女煎　　　　C. 左归丸

D. 沙参麦冬汤　　　　E. 麦门冬汤

5. 治疗消渴中消证,应首选

答案:B

6. 治疗虚劳肺阴虚证,应首选

答案:D; 考点:消渴与虚劳的证治方药

解析:消渴中消证见多食易饥、胃热炽盛,故用玉女煎清胃泻火,养阴增液;虚劳肺阴虚证见于咳、咽燥,用沙参麦冬汤养阴润肺,故 5 题选择 B,6 题选择 D。

细目五　自汗、盗汗

【考点透视】
1. 熟悉自汗、盗汗的诊断要点、辨证要点、治疗原则。
2. 熟悉肺卫不固、阴虚火旺的主症、治法、方药。

要点一　自汗、盗汗的定义、病因、病机★★

	自汗、盗汗
定义	自汗、盗汗是指由于阴阳失调,腠理不固,而致汗液外泄失常的病证。其中,不因外界环境因素的影响,而白昼时时汗出,动辄益甚者,称为自汗;寐中汗出,醒来自止者,称为盗汗。
病因	病后体虚、情志不调、嗜食辛辣。
病机	1. 自汗、盗汗的基本病机为阴阳失调,腠理不固,营卫失和,汗液外泄失常。 2. 自汗、盗汗的病变脏腑涉及心、肝、脾、胃、肺、肾。 3. 自汗、盗汗的病理性质有虚实之分,但虚多实少。一般自汗多为气虚,盗汗多为阴虚。属实证者,多由肝火或湿热郁蒸所致。自汗、盗汗的虚证实证相互之间每可兼见或相互转化。如邪热郁蒸,久则伤阴耗气,转为虚证;虚证亦可兼有火旺或湿热。虚证自汗日久可伤阴,盗汗久延则伤阳,以致出现气阴两虚或阴阳两虚之候。

要点二　自汗、盗汗的诊断与病证鉴别★★★

（一）诊断依据

1. 不因外界环境影响,在头面、颈胸,或四肢、全身出汗者,昼日汗出溱溱,动则益甚为自汗,睡眠中汗出津津,醒后汗止为盗汗。

2. 除外其他疾病引起的自汗、盗汗。作为其他疾病过程中出现的自汗、盗汗,因疾病不同,各具有该疾病的症状及体征,且出汗大多不居于突出地位。

3. 有病后体虚、表虚受风、思虑烦劳过度、情志不舒、嗜食辛辣等易于引起自汗、盗汗的病因存在。

（二）病证鉴别

自汗、盗汗与脱汗、战汗、黄汗的鉴别如下:

	相同点	不同点
脱汗	均可出现汗出的临床症状。	脱汗表现为大汗淋漓,汗出如珠,常同时出现声低息微,精神疲惫,四肢厥冷,脉微欲绝或散大无力,多在疾病危重时出现,为病势危急的征象,故脱汗又称为绝汗。其汗出的情况及病情的程度均较自汗、盗汗为重。
战汗		战汗主要出现于急性热病过程中,表现为突然恶寒战栗,全身汗出,发热,口渴,烦躁不安,为邪正交争的征象。若汗出之后,热退脉静,气息调畅,为正气拒邪,病趋好转。
黄汗		黄汗汗出色黄,染衣着色,常伴见口中黏苦,渴不欲饮,小便不利,苔黄腻,脉弦滑等湿热内郁表现。

要点三　自汗、盗汗的辨证论治★★★★

（一）辨证要点

应着重辨明阴阳虚实。一般来说,汗证属虚者多。自汗多属气虚不固,盗汗多属阴虚内热。但因肝火、湿热等邪热郁蒸所致者,则属实证。病程较久或病重者,会出现阴阳虚实错杂的情况。自汗久则可以伤阴,盗汗久则可以伤阳,出现气阴两虚或阴阳两虚之证。

（二）治疗原则

虚证当根据证候的不同而治以益气、养阴、补血、调和营卫;实证当清肝泄热,化湿和营;虚实夹杂者,则根据虚实的主次而适当兼顾。

（三）证治分类

辨证分型	临床特征	治法	代表方	方歌	随症加减
肺卫不固	汗出恶风,稍劳汗出尤甚,或表现半身、某一局部出汗,易于感冒,体倦乏力,周身酸楚,面色㿠白少华,苔薄白,脉细弱。	益气固表	桂枝加黄芪汤或玉屏风散	玉屏组合少而精,芪术防风鼎足形,表虚汗多易感冒,固卫敛汗效特灵。黄芪汤法意在补,气虚便秘此为主;麻仁陈皮白蜂蜜,肠通之后无痛苦。	气虚甚加党参、白术健脾补肺;兼有阴虚,而见舌红、脉细数者,加麦冬、五味兼阳虚者,加附子温阳敛汗;如半身或局部出汗者,可配合甘麦大枣汤甘润以缓急子养阴敛汗。
心血不足	自汗或盗汗,心悸少寐,神疲气短,面色不华,舌质淡,脉细。	养血补心	归脾汤	归脾汤用术参芪,归草茯神志远齐,酸枣木香龙眼肉,煎加姜枣心脾。	血虚甚者,加制首乌、枸杞子、熟地补益精血。
阴虚火旺	夜寐盗汗,或有自汗,五心烦热,或兼午后潮热,两颧色红,口渴,舌红少苔,脉细数。	滋阴降火	当归六黄汤加减	火炎汗出六黄汤,归柏芩连二地黄,倍用黄芪为固表,滋阴清热敛汗强。	潮热甚者,加秦艽、银柴胡、白薇清退虚热;兼气虚者,加黄芪益气固表。以阴虚为主,而火热不甚,潮热、脉数等不显著者,可改用麦味地黄丸。
邪热郁蒸	蒸蒸汗出,汗黏,汗液易使衣服黄染,面赤烘热,烦躁,口苦,小便色黄,舌苔薄黄,脉弦数。	清肝泄热,化湿和营	龙胆泻肝汤加减	龙胆栀芩酒拌炒,木通泽泻车柴草,当归生地益阴血,肝胆实火湿热消。	里热较甚,小便短赤者,加茵陈清解郁热;湿热内蕴而热势不盛,面赤烘热、口苦等症不显著者,可改用四妙丸。

【昭昭医考提示】

自汗、盗汗记忆歌诀

汗证阴虚或阳赢,肺卫不固玉屏魁;
营卫不和用桂枝,心血不足归脾施;
阴虚火旺归六黄,邪热郁蒸龙胆康。

历年真题精选

【A2型题】

1. 患者夜寐盗汗,五心烦热,两颧色红口渴,舌红少苔,脉细数。治疗应首选
A. 黄连阿胶汤　　B. 黄连温胆汤　　C. 当归六黄汤　　D. 养阴清肺汤　　E. 甘麦大枣汤
答案：C；考点：盗汗阴虚火旺证的治疗
解析：阴血亏虚,虚火内生,寐则阳气入阴,营阴受蒸则外泄,故见夜寐盗汗,五心烦热,两颧色红,口渴,舌红少苔,脉细数。治宜滋阴降火,用当归六黄汤。心肾不交用黄连阿胶汤;痰热内扰用黄连温胆汤;阴虚肺燥用养阴清肺汤;心神失养用甘麦大枣汤。故选择C。

2. 患者,女,48岁。时常汗出,恶风,周身酸楚,时寒时热,舌苔薄白,脉缓。其治法是
A. 益气固表　　B. 调和营卫　　C. 滋阴降火　　D. 清肝泄热　　E. 益气化湿
答案：A；考点：自汗气虚证的治法
解析：时常汗出为自汗。气虚不固故恶风,周身酸楚,时寒时热。治宜益气固表,用玉屏风散。故选择A。

3. 患者汗出恶风,遇劳则发,易于感冒,体倦乏力,面色少华,舌苔薄白,脉细弱。治疗应首选
A. 桂枝汤　　B. 四妙丸　　C. 玉屏风散　　D. 当归六黄汤　　E. 龙胆泻肝汤
答案：C；考点：气虚自汗的治疗
解析：参见本细目第2题。故选择C。

【B型题】

(4～5题共用选项)

A. 白昼时时汗出,动则益甚　　　　B. 寐中汗出,醒来自止

C. 冷汗如珠,气息微弱　　　　　　D. 咳而汗出,痰黄质稠

E. 汗出色黄,染衣着色

4. 自汗的特点是

答案:A

5. 脱汗的特点是

答案:C;　考点:自汗和脱汗的鉴别诊断

解析:自汗是由气虚导致的,可见白昼时时汗出,动则益甚;脱汗是气不固摄所致,可见冷汗如珠,气息微弱,故4题选择A,5题选择C。

细目六　内伤发热

【考点透视】

熟悉内伤发热的治疗原则及各种证型的治法、方药,重点是阴虚发热、气虚发热、血虚发热。

要点一　内伤发热的定义、病因、病机★

内伤发热	
定义	内伤发热是指以内伤为病因,脏腑功能失调,气、血、阴、阳失衡为基本病机,以发热为主要临床表现的病证。一般起病较缓,病程较长,热势轻重不一,但以低热为多,或自觉发热而体温并不升高。
病因	久病体虚、饮食劳倦、情志失调及外伤出血。
病机	1. 内伤发热的基本病机是气血阴阳亏虚,脏腑功能失调。 2. 病理性质大体可归纳为虚、实两类。由气郁化火、瘀血阻滞及痰湿停聚所致者属实,气血阴阳虚损导致的发热属虚。前者又可进一步引起脏腑功能失调,阴阳气血亏损,成为正虚邪实之证。 3. 本病病机比较复杂,可由一种也可由多种病因同时引起发热,久病往往由实转虚,由轻转重,其中以瘀血病久,损及气、血、阴、阳,分别兼见气虚、血虚、阴虚或阳虚,而成为虚实兼夹之证的情况较为多见。

要点二　内伤发热的诊断与病证鉴别★★

(一)内伤发热的诊断依据

1. 内伤发热起病缓慢,病程较长,多为低热,或自觉发热,而体温并不升高,表现为高热者较少。不恶寒,或虽有怯冷,但得衣被则温。常兼见头晕、神疲、自汗、盗汗、脉弱等症。

2. 一般有气、血、阴、阳亏虚或气郁、血瘀、湿阻的病史,或有反复发热史。

3. 无感受外邪所致的头身疼痛、鼻塞、流涕、脉浮等症。

(二)病证鉴别

	相同点	不同点
外感发热	均可出现发热的临床症状。	感受外邪而起,起病较急,病程较短,发热初期大多伴有恶寒,其恶寒得衣被而不减。发热的热度大多较高,发热的类型随病种的不同而有所差异。初起常兼有头身疼痛、鼻塞、流涕、咳嗽、脉浮等表证。外感发热由感受外邪,正邪相争所致,属实证者居多。
内伤发热		内伤发热起病缓慢,病程较长,多为低热,或自觉发热,而体温并不升高,无表证,一般由气、血、阴、阳亏虚等引起,虚证居多。

要点三　内伤发热的辨证论治★★★

(一)辨证要点

辨虚实	虚证	由气虚、血虚、阴虚、阳虚所致的内伤发热属虚。
	实证	由气郁、血瘀、痰湿所致的内伤发热属实。

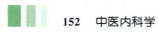
续表

辨病情轻重	轻症	病程短,内脏无实质性病变,仅属一般体虚所致者,病情轻。
	重症	病程长久,热势亢盛,持续发热或反复发作,经治不愈,胃气衰败,正气虚甚,兼夹症多,均为病情较重的表现。
辨病位	病在脾胃	发热每因劳累而起,伴乏力、自汗、食少、便溏,或食后腹胀加重。
	病在肝	发热常因郁怒而起,伴胸胁胀满,叹气得舒,口苦便干。
	病在肾	发热因房室、劳倦太过而起,伴腰膝酸软,两腿无力,夜尿频多,耳鸣。

（二）治疗原则

属实者,治宜解郁、活血、除湿为主,适当配伍清热。属虚者,则应益气、养血、滋阴、温阳,除阴虚发热可适当配伍清退虚热的药物外,其余均应以补为主。对虚实夹杂者,则宜兼顾之。

（三）证治分类

辨证分型	临床特征	治法	代表方	方歌	随症加减
阴虚发热	午后潮热,或夜间发热,不欲近衣,手足心热,烦躁,少寐多梦,盗汗,口干咽燥,舌质红,或有裂纹,苔少甚至无苔,脉细数。	滋阴清热	清骨散	清骨散君银柴胡,胡连秦艽鳖甲辅,地骨青蒿知母草,骨蒸劳热一并除。	盗汗较甚者,可去青蒿,加牡蛎、浮小麦、糯稻根固表敛汗;阴虚较甚者,加玄参、生地、制首乌。
血虚发热	发热,热势多为低热,头晕眼花,身倦乏力,心悸不宁,面白少华,唇甲色淡,舌质淡,脉细弱。	益气养血	归脾汤	归脾汤用术参芪,归草茯神远志齐,酸枣木香龙眼肉,煎加姜枣益心脾。	血虚较甚者,加熟地、枸杞子、制首乌补益精血;发热较甚者,可加银柴胡、白薇清退虚热。
气虚发热	发热,热势或低或高,常在劳累后发作或加剧,倦怠乏力,气短懒言,自汗,易于感冒,食少便溏,舌质淡,苔白薄,脉细弱。	益气健脾,甘温除热	补中益气汤	补中益气芪术陈,炙草升柴归陈助,清阳下陷能升举,气虚发热甘温除。	自汗较多者,加牡蛎、浮小麦、糯稻根固表敛汗;时冷时热,汗出恶风者,加桂枝、芍药调和营卫;脾虚夹湿,而见胸闷脘痞者,加苍术、茯苓、厚朴。
阳虚发热	发热而欲近衣,形寒怯冷,四肢不温,少气懒言,头晕嗜卧,腰膝酸软,纳少便溏,面色㿠白,舌质淡胖,或有齿痕,苔白润,脉沉细无力。	温补阳气,引火归原	金匮肾气丸	金匮肾气丸(六味地黄丸+附子、肉桂)。	短气甚者,加人参补益元气;阳虚较甚者加仙茅、仙灵脾温肾助阳;便溏腹泻者,加白术、炮干姜温运中焦。
气郁发热	发热多为低热或潮热,热势常随情绪波动而起伏,精神抑郁,胁肋胀满,烦躁易怒,口干而苦,纳食减少,舌红,苔黄,脉弦数。	疏肝理气,解郁泻热	丹栀逍遥散	逍遥散用当归芍,柴苓术草加姜薄,肝郁血虚脾气弱,调和肝脾功效卓。	气郁较甚,可加郁金、香附、青皮理气解郁;热象较甚,舌红口干,便秘者,可去白术,加龙胆草、黄芩清肝泻火。
痰湿郁热	低热,午后热甚,心内烦热,胸闷脘痞,不思饮食,渴不欲饮,呕恶,大便稀薄或黏滞不爽,舌苔白腻或黄腻,脉濡数。	燥湿化痰,清热和中	黄连温胆汤合中和汤	黄连温胆汤:温胆汤+黄连。温胆汤夏茹枳陈助,佐以茯草姜枣煮,理气化痰利胆胃,胆郁痰扰诸证除。	呕恶加竹茹、藿香、白蔻仁和胃泄浊;胸闷,苔腻加郁金、佩兰芳化湿邪;湿热阻滞少阳枢机,症见寒热如疟,寒轻热重,口苦呕逆者,加青蒿、黄芩清解少阳。

续表

辨证分型	临床特征	治法	代表方	方歌	随症加减
血瘀发热	午后或夜晚发热,或自觉身体某些部位发热,口燥咽干,但不多饮,肢体或躯干有固定痛处或肿块,面色萎黄或晦暗,舌质青紫或有瘀点、瘀斑,脉弦或涩。	活血化瘀	血府逐瘀汤	血府当归生地桃,红花甘枳赤芍熬;柴胡芎桔牛膝等,血化下行不作痨。	发热较甚者,可加秦艽、白薇、丹皮清热凉血;肢体肿痛者,可加丹参、郁金、延胡索活血散肿定痛。

【昭昭医考提示】

内伤发热记忆歌诀

内伤发热病缠绵,气血阴阳脏腑辨;

补中归脾清骨散,金匮肾气效力专;

气郁血郁痰湿郁,丹栀血府温胆取。

要点四 内伤发热的转归预后

内伤发热的预后,与起病的原因、患者的身体状况有密切关系。大部分内伤发热,经过适当的治疗及护理,均可治愈。少数患者病情缠绵,病程较长,需经一定时间的治疗方能获得明显疗效。而兼夹多种病证,病情复杂,以及体质极度亏虚的患者,则其疗效及预后均较差。

历年真题精选

【A1 型题】

1. 治疗阴虚发热,应首选

A. 六味地黄丸　　　B. 一贯煎　　　C. 清骨散　　　D. 二阴煎　　　E. 三圣散

答案:C; 考点:阴虚发热的治疗

解析:六味地黄丸滋阴补肾,用于肾阴虚证,不选择 A;一贯煎滋阴疏肝,用于阴虚肝郁证,排除选项 B;二阴煎侧重滋阴,降火力量不足,排除选项 D;三圣散用于涌吐风痰,排除选项 E;清骨散清虚热,退骨蒸,用于阴虚内热证,故选择 C。

【A2 型题】

2. 患者常在劳累之后低热,伴有头晕乏力,气短懒言,食少纳呆,大便溏薄,舌淡苔白,脉弱。其治法是

A. 滋阴清热　　　B. 活血化瘀　　　C. 清肝泄热　　　D. 甘温除热　　　E. 益气养血

答案:D; 考点:气虚发热的证治

解析:中气不足,阴火内生,热郁于内而观于外,故见发热,劳累后加重,伴有头晕乏力,气短懒言;脾失健运故食少纳呆,大便溏薄。证属气虚发热。李东垣提出甘温除热,用补中益气汤,故选择 D。

3. 患者低热,头晕眼花,心悸不宁,面白少华,唇甲淡白,舌质淡,脉细。其治法是

A. 益气养血　　　B. 益气健脾　　　C. 滋阴清热　　　D. 活血化瘀　　　E. 疏肝清热

答案:A; 考点:血虚发热的证治

解析:患者低热,头晕眼花,心悸不宁,面白少华,唇甲淡白,舌质淡,脉细,此为血虚所致,应益气养血,用归脾汤。故选择 A。

细目七 虚 劳

【考点透视】

熟悉虚劳的治疗原则及各证型的治法、方药,重点是脾胃阴虚证、心阳虚证、肺气虚证。

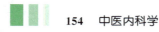

要点一　虚劳的定义、病因、病机★

虚劳	
定义	虚劳是以脏腑亏损，气血阴阳虚衰，久虚不复成劳为主要病机，以五脏虚证为主要临床表现的多种慢性虚弱证候的总称。
病因	禀赋薄弱、烦劳过度、饮食不节、大病久病、误治失治。
病机	1. 虚劳的病损主要在五脏，尤以脾肾为主。 2. 虚劳的病理性质主要为气、血、阴、阳的亏损。由于虚损的病因不一，往往首先导致相关某脏气、血、阴、阳的亏损，但由于五脏互关，气血同源，阴阳互根，所以在病变过程中常互相影响。一般来说，气虚以肺、脾为主，但病重者每可影响心、肾；血虚以心、肝为主，并与脾之化源不足有关；阴虚以肾、肝、肺为主，涉及心、胃；阳虚以脾、肾为主，重者每易影响到心。

要点二　虚劳的诊断与病证鉴别★★

（一）虚劳的诊断依据

1. 多见形神衰败，身体羸瘦，大肉尽脱，食少厌食，心悸气短，自汗盗汗，面容憔悴，或五心烦热，或畏寒肢冷，脉虚无力等症。若病程较长，久虚不复，症状可呈进行性加重。

2. 具有引起虚劳的致病因素及较长的病史。

3. 排除类似病证，应着重排除其他病证中的虚证。

（二）病证鉴别

1. 虚劳与肺痨的鉴别如下：

	虚劳	肺痨
性质	多种慢性虚弱性疾病的总称	独立性慢性传染病
病因	多种原因所致，久虚不复，病程较长	正气不足而被痨虫侵袭所致
病位	五脏	肺
传染性	无	有
病理特点	脏腑气、血、阴、阳亏损	阴虚火旺
症状	五脏气、血、阴、阳亏虚的多种症状	咳嗽、咳痰、咯血、潮热、盗汗、消瘦

2. 虚劳与其他疾病虚证

① 虚劳的各种证候，均以出现一系列精气亏虚的症状为特征，而其他病证的虚证则各以其病证的主要症状为突出表现；② 虚劳一般病程较长，往往涉及多脏甚至整体。其他病证的虚证虽有病程长者，但亦有病程较短而呈现虚证者。病变涉及的脏腑较少。

要点三　虚劳的辨证论治★★★

（一）辨证要点

首先辨别五脏气血阴阳亏虚。虚劳的证候总不离乎五脏，而五脏之辨，又不外乎气、血、阴、阳，故对虚劳的辨证应以气、血、阴、阳为纲，五脏虚候为目。

其次辨有无兼夹病证：

1. 因病致虚、久虚不复者，应辨明原有疾病是否还继续存在。

2. 因虚致病者应辨明有无因虚致实的表现。

3. 是否兼夹外邪。

（二）治疗原则

对于虚劳的治疗，根据"虚则补之""损者益之"的理论，当以补益为基本原则。在进行补益的时候，一是必须根据病理属性的不同，分别采取益气、养血、滋阴、温阳的治疗方药；二是要密切结合五脏病位的不同而选用药，以加强治疗的针对性。

（三）证治分类

1. 气虚

辨证分型	临床特征	治法	代表方	方歌	随症加减
肺气虚	咳嗽无力,痰液清稀,短气自汗,声音低怯,时寒时热,平素易于感冒,面白。	补益肺气	补肺汤	补肺要紧好参芪,紫菀五味桑白皮;妙在一味黑熟地,金水相生病自离。	自汗较多者,加牡蛎、麻黄根固表敛汗;若气阴两虚而兼见潮热、盗汗者,加鳖甲、地骨皮、秦艽。
心气虚	心悸,气短,劳则尤甚,神疲体倦,自汗。	益气养心	七福饮	姜附任加参;再增杏志名七福,气血俱虚服可安。	自汗多者,可加黄芪、五味子益气固摄;饮食少者,加砂仁、茯苓开胃健脾。
脾气虚	饮食减少,食后胃脘不舒,倦怠乏力,大便溏薄,面色萎黄。	健脾益气	加味四君子汤	四君子汤中和义,参术茯苓甘草比。益以夏陈名六君,健脾化痰又理气。除去半夏名异功,或加香砂胃寒祛。	胃失和降而兼见胃脘胀满,嗳气呕吐者,加陈皮、半夏和胃理气降逆;食少运迟而见脘闷腹胀,嗳气,苔腻者,加神曲、麦芽、山楂。
肾气虚	神疲乏力,腰膝酸软,小便频数而清,白带清稀,舌质淡,脉弱。	益气补肾	大补元煎	大补元煎元气伤,黄肉杜仲入肾阳 熟地参草怀山药,当归枸杞生化藏。	神疲乏力甚者,加黄芪益气;尿频较甚及小便失禁者,加菟丝子、五味子、益智仁补肾固摄;脾失健运而兼见大便溏薄者,去熟地、当归,加肉豆蔻、补骨脂。

【昭昭医考提示】　　　　　　　虚劳气虚记忆歌诀
气虚四君补肺汤,大补元煎七福尝。

2. 血虚

辨证分型	临床特征	治法	代表方	方歌	随症加减
心血虚	心悸怔忡,健忘,失眠,多梦,面色不华。	养血宁心	养心汤加减	养心汤能养心神,二茯芎归半夏寻;桂草参芪北五味,远志酸柏更纯。	失眠、多梦较甚,可加合欢花、夜交藤养心安神。
肝血虚	头晕,目眩,胁痛,肢体麻木,筋脉拘急,或筋惕肉瞤,妇女月经不调甚则闭经,面色不华。	补血养肝	四物汤	四物熟地归芍芎,补血调血此方宗,营血虚滞诸多症,加减运用贵变通。	血虚甚者,加制首乌、枸杞子、鸡血藤增强补血养肝的作用;目失所养,视物模糊,加楮实子、枸杞子、决明子。

【昭昭医考提示】　　　　　　　虚劳血虚记忆歌诀
血虚须辨心与肝,养心四物效堪验。

3. 阴虚

辨证分型	临床特征	治法	代表方	方歌	随症加减
肺阴虚	干咳,咽燥,甚或失音,咯血,潮热,盗汗,面色潮红。	养阴润肺	沙参麦冬汤	沙参麦冬扁豆桑,玉竹花粉甘草襄;秋燥耗津伤肺胃,咽涸干咳最堪尝。	咳嗽甚者,加百部、款冬花肃肺止咳;咯血,加白及、仙鹤草、小蓟凉血止血;潮热,加地骨皮、银柴胡。

续表

辨证分型	临床特征	治法	代表方	方歌	随症加减
心阴虚	心悸、失眠、烦躁、潮热、盗汗，或口舌生疮，面色潮红。	滋阴养心	天王补心丹	补心地归二冬仁，远茯味砂桔三参，阴亏血少生内热，滋阴养血安心神。	火热偏盛而见烦躁不安，口舌生疮者，去当归、远志之辛温，加黄连、木通、淡竹叶清心泻火。
脾胃阴虚	口干唇燥，不思饮食，大便燥结，甚则干呕、呃逆、面色潮红。	养阴和胃	益胃汤	益胃汤中冰糖优，沙参玉竹要深究；热病之后津液损，生地麦冬不能丢。玉竹、生地、麦冬、沙参、冰糖。	口干唇燥，津亏较甚者，加石斛、花粉滋养胃阴；不思饮食甚者，加麦芽、扁豆、山药益胃健脾；呃逆，加刀豆、柿蒂、竹茹。
肝阴虚	头痛、眩晕、耳鸣，目干畏光，视物不明，急躁易怒，或肢体麻木，筋惕肉瞤、面潮红。	滋养肝阴	补肝汤	补肝地芍与归芎，木瓜甘草枣仁供；补养肝血兼明目，虚劳在肝有奇功。	头痛、眩晕、耳鸣较甚，或筋惕肉瞤，为风阳内盛，加石决明、菊花、钩藤、刺蒺藜平肝息风潜阳；目干涩畏光，或视物不明者，加枸杞子、女贞子。
肾阴虚	腰酸、遗精、两足痿弱、眩晕、耳鸣，甚则耳聋、口干、咽痛、颧红、舌红、少津，脉沉细。	滋补肾阴	左归丸	左归丸内山药地，黄肉枸杞与牛膝，菟丝龟鹿二胶合，壮水之主方第一。	遗精，加牡蛎、金樱子、芡实、莲须固肾涩精；潮热，口干咽痛，脉数，为阴虚火旺，去鹿角胶、山茱萸，加知母、黄柏、地骨皮。

【昭昭医考提示】　　　　　　　　　　虚劳阴虚记忆歌诀
阴虚沙麦益胃汤，天王补肝左归棒。

4. 阳虚

辨证分型	临床特征	治法	代表方	方歌	随症加减
心阳虚	心悸，自汗，神倦嗜卧，心胸憋闷疼痛，形寒肢冷，面色苍白。	益气温阳	保元汤	保元汤方性甘温，桂草参芪四味存；男妇虚劳幼科痘，补肺益脾显奇能。	心胸疼痛者，酌加郁金、川芎、丹参、三七活血定痛；形寒肢冷，为阳虚较甚，酌加附子、巴戟天、仙茅。
脾阳虚	面色萎黄，食少，形寒，神倦乏力，少气懒言，大便溏薄，肠鸣腹痛，每因受寒或饮食不慎而加剧。	温中健脾	附子理中汤	附子理中汤：附子＋理中汤。理中丸主温中阳，神参甘草术干姜。	腹中冷痛较甚，为寒凝气滞，可加高良姜、香附或丁香、吴茱萸温中散寒。
肾阳虚	腰背酸痛，遗精，阳痿，多尿或不禁，面色苍白，畏寒肢冷，下利清谷或五更泄泻，舌质淡胖，有齿痕。	温补肾阳	右归丸	右归丸中地附桂，山药茱萸菟丝归，杜仲鹿胶枸杞子，益火之源此方魁。	遗精，加金樱子、桑螵蛸、莲须，或金锁固精丸以收涩固精；脾虚以致下利清谷者，减去熟地、当归等滋腻滑润之品，加党参、白术、苡仁。

【昭昭医考提示】　　　　　　　　　　虚劳阳虚记忆歌诀
阳虚理中右归强，心阳不振保元汤。

要点四　虚劳的转归预后★

虚劳一般病程较长，多为久病痼疾，症状逐渐加重，短期不易康复。其转归及预后，与体质的强弱，脾肾的盛衰,能否解除致病原因,以及是否得到及时、正确的治疗、护理等因素有密切关系。脾肾未衰,元气未败,形气未脱,饮食尚可,无大热,或虽有热而治之能解,无喘息不续,能受补益等,为虚劳的顺证表现,其预后较好。反之,形神衰惫,肉脱骨痿,不思饮食,泄泻不止,喘急气促,发热难解,声哑息微,或内有邪而不任攻,或诸虚并集而不受补,舌质淡胖无华或光红如镜,脉急促细弦或浮大无根为虚劳的逆证表现,其预后不良。

历年真题精选

【A1 型题】

1. 虚劳以气虚为主时,主要病变的脏腑是
A. 肺、脾　　　B. 心、肾　　　C. 肺、肾　　　D. 脾、肾　　　E. 心、肺
答案:A;　考点:虚劳气虚的病位
解析:虚劳是多脏虚弱。肺主气,气虚肯定有肺。肺金脾土,肺虚日久,子盗母气,脾气也虚。故主要是肺脾,选择 A。

2. 拟定补中益气汤的医家是
A. 张仲景　　　B. 钱乙　　　C. 李东垣　　　D. 张景岳　　　E. 秦景明
答案:C;　考点:补中益气汤的创立者
解析:补中益气汤是金元四大家之一补土派代表人物李东垣创立的。故选择 C。

3. 治疗虚劳应以补益下列哪项为主
A. 心、肾　　　B. 心、肺　　　C. 肺、肾　　　D. 脾、肾　　　E. 肝、肾
答案:D;　考点:虚劳的治则
解析:虚劳的病损部位主要在五脏,尤以脾肾两脏更为重要,为先后天之本,故选择 D。

4. 治疗虚劳心阳虚者,应首选
A. 桂枝甘草汤　　　B. 苓桂术甘汤　　　C. 拯阳理劳汤　　　D. 炙甘草汤　　　E. 人参养荣丸
答案:C;　考点:虚劳心阳虚证的治疗
解析:桂枝甘草汤的功效为补心气,温心阳,用于心阳不足之轻证,排除选项 A;苓桂术甘汤健脾利湿,温阳化饮,用于中阳不足之痰饮,排除选项 B;拯阳理劳汤功效为温补心肾,益气温阳,用于心阳虚证,故选择 C;炙甘草汤益气养血,通阳复脉,用于气血阴阳俱虚之证,排除选项 D;人参养荣丸益气补血,养心安神,用于心脾气血两虚证,排除选项 E。

5. 治疗虚劳脾胃阴虚者,应首选
A. 玉女煎　　　B. 益胃汤　　　C. 沙参麦冬汤　　　D. 麦门冬汤　　　E. 一贯煎
答案:B;　考点:虚劳脾胃阴虚证的治疗
解析:玉女煎清胃热,滋胃阴,用于胃热阴虚证,排除选项 A;益胃汤滋补阴津,生津益胃,用于胃阴虚证,故选择 B;沙参麦冬汤清养肺胃,生津润燥,用于肺胃阴伤证,排除选项 C;麦门冬汤滋养肺胃,用于肺胃阴伤证,排除选项 D;一贯煎滋阴疏肝,用于阴虚肝郁证,排除选项 E。

【A2 型题】

6. 虚劳患者,短气自汗,声音低怯,时寒时热,易于感冒,舌质淡,脉弱。其证候是
A. 肺气虚　　　B. 脾气虚　　　C. 肺阴虚　　　D. 脾阳虚　　　E. 肾气虚
答案:A;　考点:虚劳肺气虚证的辨证
解析:虚劳是多个脏腑,多种因素的虚损。肺主气,主宣发,肺气虚,故气短,声低;肺卫气虚,卫表不固,故自汗,时寒时热,易于感冒。证属肺气虚。故选择 A。

7. 虚劳患者,口干唇燥,不思饮食,大便燥结,甚则干呕,呃逆,面色潮红,舌红干少苔,脉细数。其证候是
A. 肺阴虚　　　B. 脾胃阴虚　　　C. 肝阴虚　　　D. 肾阴虚　　　E. 心阴虚
答案:B;　考点:虚劳脾胃阴虚证的辨证
解析:虚劳,口干唇燥,不思饮食,大便燥结,甚则干呕,呃逆,面色潮红,舌红干少苔,脉细数,证属脾胃阴

虚,应用益胃汤养阴和胃。故选择 B。

【B 型题】

(8～9 题共用选项)

A. 附子理中丸　　B. 济生肾气丸　　C. 都气丸　　　　D. 左归丸　　　　E. 右归丸

8. 治疗虚劳脾阳虚证,应首选

答案:A

9. 治疗虚劳肾阴虚证,应首选

答案:D；　考点:虚势各型的治疗

解析:虚劳脾阳虚温阳健脾,用附子理中丸。肾阳不足,水湿内停用济生肾气丸。肾不纳气用都气丸。肾阴虚用左归丸,肾阳虚用右归丸,左阴右阳。故 8 题选择 A,9 题选择 D。

细目八　癌　病

【考点透视】

本细目为新增内容,熟悉癌病的病因病机、诊断与鉴别诊断以及各种癌病的证治分类。

要点一　癌病的定义、病因、病机★

	癌病
定义	癌病是多种恶性肿瘤的总称,以脏腑组织发生异常增生为其基本特征。临床表现主要为肿块逐渐增大,表面高低不平,质地坚硬,时有疼痛,发热,并常伴见纳差、乏力、日渐消瘦等全身症状。
病因	六淫邪毒、七情怫郁、饮食失调、宿有旧疾、久病伤正、年老体衰。
病机	1. 癌病的基本病理变化为正气内虚,气滞、血瘀、痰结、湿聚、热毒等相互纠结,日久积滞而成有形之肿块。 2. 不同的癌病其病变部位不同,脑瘤病位在脑,肺癌病位在肺,大肠癌病位在肠,肾癌及膀胱癌病位在肾与膀胱。与肝、脾、肾的关系也较为密切。 3. 病理属性总属本虚标实。多是因虚而得病,因虚而致实,是一种全身属虚,局部属实的疾病。初期邪盛而正虚不显,故以气滞、血瘀、痰结、湿聚、热毒等实证为主。中晚期由于癌瘤耗伤人体气血津液,故多出现气血亏虚、阴阳两虚等病机转变,由于邪愈盛而正愈虚,本虚标实,病变错综复杂,病势日益深重。不同的癌病其病机上又各有特点。脑瘤的本虚以肝肾亏虚、气血两亏多见,标实以痰浊、瘀血、风毒多见;肺癌之本虚以阴虚、气阴两虚多见,标实以气阻、瘀血、痰浊多见;大肠癌的本虚则以脾肾双亏、肝脾阴虚多见,标实以湿热、瘀毒多见;肾癌及膀胱癌的本虚以脾肾两虚、肝肾阴虚多见,标实以湿热蕴结、瘀血内阻多见。

要点二　癌病的诊断与病证鉴别★★

(一)脑瘤

1. 脑瘤的诊断依据

(1)患者有头痛、呕吐、视力障碍等临床表现。

(2)随脑组织受损部位的不同而有相应的局部症状,有助于定位诊断。

2. 病证鉴别

疾病	特点
脑血管疾病	脑血管疾病多见于老年人,常有高血压和动脉硬化病史,多突然出现昏迷,可有颅内压增高症状和偏瘫。头颅计算机 X 线断层扫描(CT)、头颅磁共振(MRI)有助于鉴别。
脑瘤	患者有头痛、呕吐、视力障碍等临床表现。
癫痫	通常缺少局灶性症状,发作过后多无明显症状。头颅 CT、头颅 MRI 有助于鉴别。

(二)肺癌

1. 肺癌的诊断依据

(1)近期发生的呛咳,顽固性干咳持续数周不愈,或反复略血痰,或不明原因的顽固性胸痛、气急、发热,或伴消瘦、疲乏等。

（2）多发生于年龄在 40 岁以上，有长期吸烟史的男性。

2. 病证鉴别

疾病	特点
肺痨	肺痨多发生于青壮年，肺痨经抗痨治疗有效，肺部 X 线检查、痰结核菌检查、痰脱落细胞学检查有助于诊断。
肺癌	肺癌好发于 40 岁以上的中老年男性，肺癌经抗痨治疗病情无好转。肺癌发病较缓，热势一般不高，呛咳、咳痰不爽或痰中带血，伴见神疲乏力、消瘦等全身症。
肺痈	肺痈是急性发病，高热、寒战、咳嗽、咳吐大量脓臭痰、痰中可带血，伴有胸痛。
肺胀	多种慢性肺系疾患反复发作，迁延不愈所致的慢性肺部疾病，病程长达数年，反复发作，多发生于 40 岁以上人群，以咳嗽、咳痰、喘息、胸部膨满为主症。

（三）肝癌

1. 肝癌的诊断依据

（1）不明原因的右胁不适或疼痛，原有肝病症状加重伴全身不适、胃纳减退、乏力、体重减轻等均应纳入检查范围。

（2）右胁部肝脏进行性肿大，质地坚硬而拒按，表面有结节隆起，为有诊断价值的体征，但已属中晚期。

2. 病证鉴别

疾病	特点
黄疸	以目黄、身黄、小便黄为主，主要病机为湿浊阻滞，胆液不循常道外溢而发黄，起病有急缓，病程有长短，黄疸色泽有明暗。
肝癌	肝癌以右胁疼痛、肝脏进行性肿大、质地坚硬、腹胀大、乏力、形体逐渐消瘦为特征，甲胎蛋白、肝脏 B 超、CT 扫描等可以明确诊断。
鼓胀	腹水，腹胀大、皮色苍黄、脉络暴露为主症。

（四）大肠癌

1. 大肠癌的诊断依据

（1）近期出现持续性腹部不适，隐痛，胀气，经一般治疗症状不缓解。

（2）无明显诱因的大便习惯改变，如腹泻或便秘等。

（3）粪便带脓血、黏液或血便，而无痢疾、肠道慢性炎症等病史。

（4）结肠部位出现肿块。

（5）原因不明的贫血或体重减轻。

2. 病证鉴别

（1）大肠癌与痢疾的鉴别如下：

	相同点	不同点
痢疾	均可出现腹痛、泄泻、里急后重、排脓血便等临床症状。	以腹痛腹泻、里急后重、排赤白脓血便为主要临床表现的具有传染性的外感疾病。一般发病较急，常以发热伴有呕吐开始，继则腹痛腹泻、里急后重、排赤白脓血便为突出的临床特征，其腹痛多呈阵发性，常在腹泻后减轻，腹泻次数可达每日 10～20 次，粪便呈胶冻状、脓血状。
大肠癌		起病较为隐匿，早期症状多较轻或不明显，中晚期伴见明显的全身症状，如神疲倦怠、消瘦等，腹痛常为持续性隐痛，常见腹泻，但每日次数不多，泄泻与便秘交替出现是其特点。此外，实验室检查对明确诊断具有重要价值，如血常规、大便细菌培养、大便隐血试验、直肠指诊、全结肠镜检查等。

（2）大肠癌与痔疾的鉴别如下：

	相同点	不同点
痔疾	均可出现大便带血、肛门坠胀或异物感的临床表现。	属外科疾病，起病缓、病程长，一般不伴有全身症状，其大便下血特点为便时或便后出血，常伴有肛门坠胀或异物感，多因劳累、过食辛辣等而诱发或加重。直肠指诊、直肠镜等检查有助于明确诊断。
大肠癌		起病较为隐匿，早期症状多较轻或不明显，中晚期伴见明显的全身症状，如神疲倦怠、消瘦等，腹痛常为持续性隐痛，常见腹泻，但每日次数不多，泄泻与便秘交替出现是其特点。此外，实验室检查对明确诊断具有重要价值，如血常规、大便细菌培养、大便隐血试验、直肠指诊、全结肠镜检查等。

（五）肾癌、膀胱癌

1. 肾癌、膀胱癌的诊断依据：肾癌早期常无症状，晚期部分患者可有典型的三联症：血尿、腰部疼痛、上腹或腰部肿块。膀胱癌典型临床表现为血尿、尿急、尿频、尿痛，或持续性尿意感。

2. 病证鉴别

疾病	特点
肾癌	患者可有典型的三联症：血尿、腰部疼痛、上腹或腰部肿块。
多囊肾	多囊肾常有腰、腹疼痛，血尿或蛋白尿，出现肾功能障碍和高血压的患者较多，往往合并其他多囊脏器。B超、CT、MRI有助于鉴别诊断。
肾及膀胱结核	也常有尿路刺激征，尿血、脓尿，并伴低热、盗汗、消瘦等症状，尿中查到结核杆菌。抗痨治疗有效。

要点三　癌病的辨证论治★★

（一）辨证要点

1. 临床首先应辨各种癌病的脏腑病位。

2. 辨病邪的性质，分清痰结、湿聚、气滞、血瘀、热毒的不同，以及有否兼夹。

3. 辨标本虚实，分清虚实标本的主次。

4. 辨脏腑阴阳，分清受病 脏腑、气血阴阳失调的不同；辨病程的阶段，明确患者处于早、中、晚期的不同，以选择适当的治法和估计预后。

（二）治疗原则

癌病治疗的基本原则是扶正祛邪，做到"治实当顾虚，补虚勿忘实"。初期先攻；中期宜攻补兼施；晚期以补为主。

（三）证治分类

1. 脑瘤

辨证分型	临床特征	治法	代表方	方歌	随症加减
痰瘀阻窍	头晕头痛，项强，目眩，视物不清，呕吐，失眠健忘，肢体麻木、面唇暗红或紫暗，舌质紫暗或有瘀点、瘀斑，脉涩。	息风化痰，祛瘀通窍	通窍活血汤加减	石菖蒲、桃仁、红花、川芎、赤芍、三七、白芥子、胆南星。	呕吐者，加竹茹、姜半夏和胃止呕；失眠者，加酸枣仁、夜交藤养心安神。
风毒上扰	头痛头晕，耳鸣目眩，视物不清，呕吐，面红目赤，失眠健忘，肢体麻木，咽干，大便干燥，重则抽搐、震颤，或偏瘫，或角弓反张，或神昏谵语，项强，舌质红或红绛，苔黄，脉弦。	平肝潜阳，清热解毒	天麻钩藤饮合黄连解毒汤加减	天麻、钩藤、石决明、山栀、黄芩、黄连、黄柏、牛膝、杜仲、桑寄生、夜交藤、茯神。	阳亢风动之势较著者，加代赭石、生龙骨、生牡蛎，重镇潜阳，镇息肝风；大便干燥者，加番泻叶、火麻仁，通腑泄热。

辨证分型	临床特征	治法	代表方	方歌	随症加减
阴虚风动	头痛头晕,神疲乏力,虚烦不宁,肢体麻木,语言謇涩,颈项强直,手足蠕动或震颤,口眼歪斜,偏瘫,口干,小便短赤,大便干,舌质红,苔薄,脉弦细或细数。	滋阴潜阳息风	大定风珠加减	阿胶、熟地、白芍、龟板、鳖甲、牡蛎、钩藤、僵蚕。	虚热之象著者,加青蒿、白薇清退虚热;大便秘结者,加火麻仁、郁李仁润肠通便。

2. 肺癌

辨证分型	临床特征	治法	代表方	方歌	随症加减
瘀阻肺络	咳嗽不畅,胸闷气憋,胸痛有定处,如锥如刺,或痰血暗红,口唇紫暗,舌质暗或有瘀点、瘀斑,苔薄,脉细弦或细涩。	行气活血,散瘀消结	血府逐瘀汤加减	桃仁、红花、川芎、赤芍、牛膝、当归、熟地、柴胡、枳壳、甘草。	胸痛明显者,可配伍香附、延胡索、郁金等理气通络,活血定痛;若反复咯血,血色暗红者,可去桃仁、红花,加蒲黄、三七。
痰湿蕴肺	咳嗽咳痰,气憋,痰质稠黏,痰白或黄白相兼,胸闷胸痛,纳呆便溏,神疲乏力,舌质淡,苔白腻,脉滑。	健脾燥湿,行气祛痰	二陈汤合栝蒌薤白半夏汤加减	陈皮、法半夏、茯苓、瓜蒌、薤白、紫菀、款冬花。	若见胸脘胀闷、喘咳较甚者,可加用葶苈大枣泻肺汤以泻肺行水;痰郁化热,痰黄稠黏难出者,加海蛤壳、鱼腥草。
阴虚毒热	咳嗽无痰或少痰,或痰中带血,甚则咯血不止,胸痛,心烦寐差,低热盗汗,或热势壮盛,久稽不退,口渴,大便干结,舌质红,舌苔黄,脉细数或数大。	养阴清热,解毒散结	沙参麦冬汤合五味消毒饮加减	沙参、玉竹、麦冬、甘草、桑叶、天花粉、金银花、野菊花、蒲公英、紫花地丁、紫背天葵。	若见咯血不止,可选加白及、仙鹤草、茜草根、三七凉血止血,收敛止血;低热盗汗,加地骨皮、白薇、五味子。
气阴两虚	咳嗽痰少,或痰稀,咳声低弱,气短喘促,神疲乏力,面色㿠白,形瘦恶风,自汗或盗汗,口干少饮,舌质红或淡,脉细弱。	益气养阴	生脉散合百合固金汤加减	人参、麦冬、五味子、生地、熟地、玄参、当归、芍药、百合、甘草、桔梗。	气虚症状明显者,加生黄芪,太子参、白术等益气补肺健脾;咳痰不利,痰少而黏者,加贝母、百部、杏仁。

3. 肝癌

辨证分型	临床特征	治法	代表方	方歌	随症加减
肝气郁结	右胁部胀痛,右胁下肿块,胸闷不舒,善太息,纳呆食少,时有腹泻,月经不调,舌苔薄腻,脉弦。	疏肝健脾,活血化瘀	柴胡疏肝散加减	柴胡、枳壳、香附、陈皮、川芎、赤芍、甘草。	疼痛较明显者,可加郁金、延胡索以活血定痛;已出现胁下肿块者,加莪术、桃仁、半夏、浙贝母。
气滞血瘀	胁疼痛较剧,如锥如刺,入夜更甚,甚至痛引肩背,右胁下结块较大,质硬拒按,或同时见左胁下肿块,面色萎黄而暗,倦怠乏力,脘腹胀满,甚至腹胀大,皮色苍黄,脉络暴露,食欲不振,大便溏结不调,月经不调,舌质紫暗,或有瘀点、瘀斑,脉弦涩。	行气活血,化瘀消积	复元活血汤加减	桃仁、红花、大黄、当归、三棱、莪术、延胡索、郁金、水蛭、穿山甲、柴胡、甘草。	若转为鼓胀之腹胀大,皮色苍黄,脉络暴露者,加甘遂、大戟、芫花攻逐水饮,或改用调营饮活血化瘀,行气利水。

续表

辨证分型	临床特征	治法	代表方	方歌	随症加减
湿热聚毒	右胁疼痛,甚至痛引肩背;右胁部结块,身黄目黄、口干口苦、心烦易怒,食少厌油,腹胀满,便干溲赤,舌质红,苔黄腻,脉弦滑或滑数。	清热利胆,泻火解毒	茵陈蒿汤加减	茵陈、栀子、大黄、白花蛇舌草、黄芩、蒲公英。	疼痛明显者,加柴胡、香附、延胡索疏肝理气,活血止痛。
肝阴亏虚	胁肋疼痛,胁下结块,质硬拒按,五心烦热、潮热盗汗、头晕目眩、纳差食少,腹胀大,甚则呕血、便血、皮下出血,舌红少苔,脉细而数。	养血柔肝,凉血解毒	一贯煎加减	生地、当归、枸杞、沙参、麦冬、川楝子。	出血者,加仙鹤草、白茅根、牡丹皮清热凉血止血;出现黄疸者,可合茵陈蒿汤清热利胆退黄;肝阴虚日久,累及肾阴,而见阴虚症状突出者,加生鳖甲、生龟板。

4. 大肠癌

辨证分型	临床特征	治法	代表方	方歌	随症加减
湿热郁毒	腹部阵痛,便中带血或黏液脓血便、里急后重,或大便干稀不调,肛门灼热,或有发热,恶心、胸闷、口干,小便黄等症,舌质红,苔黄腻,脉滑数。	清热利湿、化瘀解毒	槐角丸加减	角、地榆、侧柏叶、黄芩、黄连、黄柏、荆芥、防风、枳壳、当归尾。	腹痛较著者可加香附、郁金,行气活血定痛;大便脓血黏液,泻下臭秽,为热毒炽盛,加白头翁、败酱草、马齿苋,以清热解毒,散血消肿。
瘀毒内阻	腹部拒按,或腹内结块,里急后重,大便脓血、色紫暗、量多,烦热口渴、面色晦暗,或有肌肤甲错,舌质紫暗或有瘀点、瘀斑,脉涩。	活血化瘀,清热解毒	膈下逐瘀汤加减	桃仁、红花、五灵脂、延胡索、丹皮、赤芍、当归、川芎、香附、乌药、枳壳、黄连、黄柏、败酱草、甘草。	无需加减
脾肾双亏	腹痛喜温喜按,或腹内结块,下利清谷或五更泄泻,或见大便带血,面色苍白,少气无力、畏寒肢冷、腰酸膝冷,苔薄白,舌质淡胖,有齿痕,脉沉细弱。	温阳益精	大补元煎加减	人参、山药、黄芪、熟地、杜仲、枸杞子、山茱萸、肉苁蓉、巴戟天。	如下利清谷、腰酸膝冷之症突出,可配四神丸以温补脾肾,涩肠止泻,药用补骨脂、肉豆蔻、吴茱萸、五味子。
肝肾阴虚	腹痛隐隐,或腹内结块,便秘、大便带血、腰膝酸软、头晕耳鸣、视物昏花、心烦潮热、口咽干燥、盗汗、遗精、月经不调,形瘦纳差,舌红少苔,脉弦细数。	滋肾养肝	知柏地黄丸加减	熟地、山茱萸、山药、泽泻、丹皮、茯苓、知母、黄柏。	大便带血,加三七、茜草、仙鹤草化瘀止血;遗精,加芡实、金樱子益肾固精;月经不调者,加香附、当归理气活血调经。

5. 肾癌、膀胱癌

辨证分型	临床特征	治法	代表方	方歌	随症加减
湿热蕴毒	腰痛,腰腹坠胀不适,尿血,尿急,尿频,尿痛,发热,消瘦,纳差,舌红,苔黄腻,脉濡数。	清热利湿,解毒通淋	八正散或龙胆泻肝汤加减	瞿麦、篇蓄、车前子、泽泻、芒硝、连翘、龙胆草、栀子、黄芩、当归、生地、柴胡、甘草。	尿血者,酌加小蓟、白茅根、仙鹤草,清热凉血止血;腰痛甚者,酌加郁金、三七,活血定痛。
瘀血内阻	面色晦暗,腰腹疼痛,甚则腰腹部肿块,尿血,发热,舌质紫暗或有瘀点、瘀斑,苔薄白,脉涩。	活血化瘀,理气散结	桃红四物汤加减	桃仁、红花、川芎、当归、白芍、熟地、香附、木香、枳壳。	血尿较著者,酌减破血逐瘀的桃仁、红花,加三七、花蕊石化瘀止血;发热者,加丹皮、丹参清热凉血。
脾肾两虚	腰痛,腹胀,尿血,腰腹部肿块,纳差,呕恶,消瘦,气短乏力,便溏,畏寒肢冷,舌质淡,苔薄白,脉沉细。	健脾益肾,软坚散结	大补元煎加减	人参、山药、黄芪、熟地、杜仲、枸杞子、山茱萸、海藻、昆布。	尿血者,酌加仙鹤草、血余炭炭敛止血;畏寒肢冷、便溏者,可合附子理中汤温中健脾,药用炮附子、党参、白术、炮姜、炙甘草。
阴虚内热	腰痛,腰腹部肿块,五心烦热,口干,小便短赤,大便秘结,消瘦乏力,舌质红,苔薄黄少津,脉细数。	滋阴清热,化瘀止痛	知柏地黄丸加减	熟地、山茱萸、山药、泽泻、丹皮、茯苓、知母、黄柏、延胡索、郁金。	尿血,加三七、茜草、仙鹤草化瘀止血;心悸失眠者,加酸枣仁、柏子仁、五味子养心安神;月经不调者,加香附、当归理气活血调经。

要点四　癌病的转归预后

　　癌病的预后一般较差,但近年来通过大量临床研究、实验研究,运用中医的理论进行辨证论治,并在癌病的不同阶段,采用中西医相结合的方法,对于提高疗效,减少毒副反应,提高生存质量,延长生存期等都取得了一些成果,值得进一步总结、研究。

要点五　癌病的调护★

　　保养精气,劳逸结合,养成良好的生活、饮食习惯,戒烟,保持心情愉快,加强必要的防护措施,对预防本病有重要的意义。此外,加强普查工作能早期发现、早期诊断和早期治疗,也是防治癌病的重要手段。既病之后,要使患者树立战胜疾病的信心,积极配合治疗,起居有节,调畅情志,宜进易于消化而富于营养的食物,禁食辛辣腌炸、海膻发物,适当参加锻炼。

历年真题精选

【A1 型题】

1. 下列各项,不是癌病的基本病理变化的是

A. 疫毒入脏腑　　B. 正气内虚　　C. 血瘀　　　　D. 气滞　　　　E. 痰结

答案:A; 考点:癌病的病机

解析:癌病的基本病理变化为正气内虚、气滞、血瘀、痰结、湿聚、热毒等相互纠结,日久积滞而成有形之块。故选 A。

【B 型题】

(2～3题共用选项)

A. 血府逐瘀汤　　B. 复元活血汤　　C. 膈下逐瘀汤　　D. 通窍活血汤　　E. 少腹逐瘀汤

2. 治疗肝癌气滞血瘀证,首选的方剂是

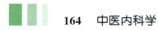

答案：B

3. 治疗大肠癌瘀毒内阻证，首选的方剂是

答案：C；　考点：癌病的分型论治

解析：血府逐瘀汤主要祛上焦胸部之瘀，膈下逐瘀汤主要祛中焦腹部之瘀，少腹逐瘀汤主要祛下焦盆腔之瘀，通窍活血汤主要祛头部清窍之瘀，复元活血汤除有活血化瘀消积之功，还可行气化滞，故 2 题选择 B，3 题选择 C。

细目九　厥　证

【考点透视】

1. 熟悉厥证的病因病机。

2. 熟悉气厥实证、虚证的主症、治法、方药，了解血厥的治法、方药。

要点一　厥证的定义、病因、病机 ★

厥证	
定义	厥证是以突然昏倒，不省人事，或伴有四肢逆冷为主要临床表现的一种急性病证。病情轻者，一般在短时内苏醒，醒后无偏瘫、失语及口眼㖞斜等后遗症；病情重者，昏厥时间较长，甚至一厥不复而导致死亡。
病因	情志内伤（恼怒致厥为多）、饮食不节（过度饥饿或暴饮暴食）、亡血失津、体虚劳倦。
病机	1. 厥证的基本病机为气机逆乱，升降乖戾，气血阴阳不相顺接。 2. 厥证的病位在心、肝，涉及脾、肾。 3. 病理性质有虚实之分。大凡气盛有余，气血上逆，或夹痰浊壅滞于上，以致清窍闭塞，成为厥之实证；气虚不足，清阳不升，或大量出血，气随血脱，以致神明失养，发为厥之虚证。 4. 厥证的病机转归主要有三。一是阴阳气血相失，进而阴阳离决，发展为一厥不复之死证。二是表现为各种证候之间的转化，如气厥和血厥之实证，常转化为气滞血瘀之证；失血致厥的血厥虚证，严重者转化为气随血脱之脱证等。三是阴阳气血失常，气机逆乱而阴阳尚未离决，此类厥证之生死取决于正气来复与否及治疗措施是否及时得当。

要点二　厥证的诊断与病证鉴别 ★★

（一）厥证的诊断依据

1. 以突然昏仆，不省人事，或伴四肢逆冷为主症。

2. 患者在发病之前，常有先兆症状，如头晕、视物模糊、面色苍白、出汗等，而后突然发生昏仆，不知人事，移时苏醒。发病时常伴有恶心、汗出，或伴有四肢逆冷，醒后感头晕、疲乏、口干，但无失语、瘫痪等后遗症。

3. 发病前有明显的情志变动、精神刺激的因素，或有大失血病史，或有暴饮暴食史，或有素体痰盛宿疾。

（二）病证鉴别

疾病	特点
眩晕	眩晕有头晕目眩，视物旋转不定，甚则不能站立，耳鸣，但无神志异常的表现。
中风	中风以中老年人为多见，突然昏仆，并伴有口眼㖞斜、偏瘫等症，神昏时间较长，苏醒后有偏瘫、口眼㖞斜及失语等后遗症。
痫病	痫病常有先天因素，以青少年为多见。病情重者，虽亦为突然昏仆，不省人事，但发作时间短暂，且发作时常伴有号叫、抽搐、口吐涎沫、两目上视、小便失禁等。常反复发作，每次症状均相类似，苏醒缓解后可如常人。
昏迷	一种危重证候，发生较为缓慢，有一个昏迷前的临床过程，先轻后重，由烦躁、嗜睡、谵语渐次发展，一旦昏迷后，持续时间一般较长，恢复较难，苏醒后原发病仍然存在。
厥证	可发生于任何年龄，昏倒时间较短，醒后无后遗症，无叫吼、吐沫、抽搐，常因情志刺激、饮食不节、劳倦过度、亡血失津等导致发病。

要点三 厥证的辨证论治 ★★★

（一）辨证要点

辨病因	气厥虚证	多发生于平素体质虚弱者,厥前常有过度疲劳、睡眠不足、饥饿受寒、突受惊恐等诱因。
	血厥虚证	与失血有关,常继发于大出血之证。
	气厥实证及血厥实证	多发生于形壮体实者,而发作多与急躁恼怒、情志过极密切相关。
	痰厥	好发于恣食肥甘、体丰湿盛之人,而恼怒及剧烈咳嗽常为其诱因。
辨虚实	实证	表现为突然昏仆、面红气粗、声高息促,口噤握拳,或夹痰涎壅盛,舌红苔黄腻,脉洪大有力。
	虚证	表现眩晕昏厥、面色苍白、声低息微,口开手撒,或汗出肢冷,舌胖或淡,脉细弱无力。
辨气血	气厥	气厥实者,乃肝气升发太过所致,体质壮实之人,肝气上逆,由惊恐而发,表现为突然昏仆,呼吸气粗,口噤握拳,头晕头痛,舌红苔黄,脉沉而弦。
	血厥	乃肝阳上亢,阳气暴张,血随气升,气血并走于上,表现为突然昏仆,牙关紧闭,四肢厥冷,面赤唇紫,或鼻衄,舌质暗红,脉弦有力。

（二）治疗原则

厥证乃危急之候,当及时救治为要,醒神回厥是主要的治疗原则,但具体治法又当辨其虚实。实证应开窍、化痰、辟秽而醒神,虚证宜益气、回阳、救逆而醒神。

（三）证治分类

辨证分型	临床特征	治法	代表方	方歌	随症加减
气厥实证	由情志异常、精神刺激而发作,突然昏倒,不知人事,或四肢厥冷,呼吸气粗,口噤握拳,舌苔薄白,脉伏或沉弦。	开窍,顺气,解郁	通关散合五磨饮子	四磨饮子七情侵,人参乌药及槟沉,去参加入木香枳,五磨饮子白酒斟。	若肝阳偏亢,头晕而痛,面赤躁扰者,可加钩藤、石决明、磁石等平肝潜阳。
气厥虚证	发病前有明显的情绪紧张、恐惧、疼痛或站立过久等诱发因素,发作时眩晕昏仆,面色苍白,呼吸微弱,汗出肢冷,脉沉细微。本证临床较为多见,尤以体弱的年轻女性易于发生。	补气,回阳,醒神	生脉注射液、参附注射液、四味回阳饮	四味回阳饮固脱,参附姜草四味用;眩晕昏仆脉沉微,温阳益气疗效卓。	汗出多者,加黄芪、白术、煅龙骨、煅牡蛎,加强益气功效,更能固涩止汗;心悸不宁者,加远志、柏子仁、酸枣仁等养心安神。纳谷不香,食欲不振者,加白术、茯苓。
血厥实证	多因急躁恼怒而发,突然昏倒,不知人事,牙关紧闭,面赤唇紫,舌黯红,脉弦有力。	平肝潜阳,理血通瘀	羚角钩藤汤或通瘀煎	羚角钩藤菊花桑,地芍贝茹茯草襄,凉肝熄风又养阴,肝热生风急煎尝。	若急躁易怒,肝热甚者,加菊花、丹皮、龙胆草;若兼见阴虚不足,眩晕头痛者,加生地、枸杞、珍珠母。
血厥虚证	常因失血过多,突然昏厥,面色苍白,口唇无华,四肢震颤,自汗肢冷,目陷口张,呼吸微弱,舌质淡,脉芤或细数无力。	补养气血	急用独参汤灌服,继服人参养营汤	人参、黄芪、当归、熟地、白芍、五味子、白术、茯苓、远志、甘草、肉桂、生姜、大枣、陈皮。	若自汗肤冷,呼吸微弱者,加附子、干姜温阳;若口干少津者,加麦冬、玉竹、沙参养阴;心悸少寐者,加龙眼肉、酸枣仁养心安神。
痰厥	素有咳喘素痰,多湿多痰,恼怒或剧烈咳嗽后突然昏厥,喉有痰声或呕吐涎沫,呼吸气粗,苔白腻,脉沉滑。	行气,豁痰	导痰汤加减	二陈去梅加枳星,方名导痰消积饮;胸膈痞塞肋胀满,坐卧不安服之宁。	若痰湿化热,口干便秘,舌苔黄腻,脉滑数者,加黄芩、栀子、竹節、瓜蒌仁清热降火。

【昭昭医考提示】　　　　　　　　　厥证记忆歌诀
　　　　　　　　　　　　　　　　厥证气血痰浊辨,痰厥豁痰用导痰;
　　　　　　　　　　　　　　　　气厥五磨通关散,补气生脉参附上;
　　　　　　　　　　　　　　　　血厥羚角通瘀煎,养血独参养荣汤。

历年真题精选

【A1 型题】

1. 下列除哪项外,均是厥证的病因

A. 情志内伤　　　B. 体虚劳倦　　　C. 亡血失津　　　D. 饮食不节　　　E. 感受暑热

答案:E;　考点:厥证的病因

解析:厥证的基本病机是气机逆乱,升降失常,阴阳之气不相顺接。病位较深,病因多直接损伤内脏。E 为外感,不是内伤。故选择 E。

2. 气厥实证反复发作的原因,常是

A. 精神刺激　　　B. 头部外伤　　　C. 嗜食肥甘　　　D. 思虑过度　　　E. 先天禀赋

答案:A;　考点:气厥的常见病因

解析:气厥的常见病因是情志内伤,饮食劳倦,亡血失津,痰饮内伏。故选择 A。

3. 厥证的基本病机是

A. 气虚下陷,清阳不升　　　　　　B. 气机逆乱,升降乖戾

C. 痰随气升,上蒙清窍　　　　　　D. 失血过多,气随血脱

E. 气血凝滞,脉络瘀阻

答案:B;　考点:厥证的基本病机

解析:厥证是由阴阳失调,气机逆乱所引起,以突然昏倒,不省人事,四肢厥冷为主要表现的一种病证。厥证的病因可以有气虚下陷,清阳不升,痰随气升,上蒙清窍,失血过多,气随血脱,气血凝滞,脉络瘀阻,但是最终都引起气机逆乱,升降失常,阴阳之气不相顺接而致。故排除选项 A、C、D、E,选择 B。

4. 治疗气厥虚证,应首选

A. 安宫牛黄丸　　　B. 补中益气汤　　　C. 四味回阳饮　　　D. 四君子汤　　　E. 通瘀煎

答案:C;　考点:气厥虚证的治疗

解析:厥证病机为气机逆乱,病情危急,当及时救治,醒神回厥为首要职责。气厥为内伤七情诱发,实证用理气开郁,虚证用益气回阳的四味回阳饮。血厥实证用理气活血的通瘀煎。热厥证可用安宫牛黄丸。补中益气汤和四君子汤药性平缓,用于厥证危急状况力量不够。故选择 C。

【A2 型题】

5. 患者暴饮过食之后,突然昏厥,气息窒塞,脘腹胀满,舌苔厚腻,脉滑实。经探吐治疗后,应首选

A. 藿香正气散　　　B. 藿朴夏苓汤　　　C. 枳实导滞丸　　　D. 神术散合保和丸　　　E. 越鞠丸

答案:D;　考点:食厥的主症与方药

解析:此为厥证之实证,由暴饮暴食所致,故选择 D。

【B 型题】

(6～7 题共用选项)

A. 气厥实证　　　B. 气厥虚证　　　C. 血厥实证　　　D. 血厥虚证　　　E. 痰厥

6. 患者突然昏倒,不知人事,呼吸气粗,口噤握拳,舌苔薄白,脉伏。其证候是

答案:A

7. 患者突然眩晕昏仆,面色苍白,呼吸微弱,汗出肢冷,舌淡,脉沉细微。其证候是

答案:B;　考点:厥证的分型特点

解析:气厥只有气机逆乱,实证特点是口噤握拳,呼吸气粗,虚证特点是面白肢冷,呼吸微弱。血厥还有血

菀于上,实证表现为面赤唇紫,头晕胀痛,虚证表现为口唇不华,四肢震颤。痰厥还有痰浊阻滞之象。故6题选择A,7题选择B。

第八单元　肢体经络病证

细目一　痹　证

【考点透视】

1. 掌握风寒湿痹中行痹、痛痹、着痹的主症、治法、方药。

2. 熟悉痹证其他证型的治法、方药。

要点一　痹证的定义、病因、病机★★

	痹证
定义	痹证是由于风、寒、湿、热等邪气闭阻经络,影响气血运行,导致肢体筋骨、关节、肌肉等处发生疼痛、重着、酸楚、麻木,或关节屈伸不利、僵硬、肿大、变形等症状的一种疾病。
病因	正气不足,卫外不固;风寒湿热,外邪入侵。
病机	1. 痹证病机根本为邪气痹阻经脉,即风、寒、湿、热、痰、瘀等邪气滞留于肢体筋脉、关节、肌肉、经脉,气血痹阻不通,不通则痛。 2. 病理因素为风、寒、湿、热。病初以邪实为主,邪在经脉,累及筋骨、肌肉、关节。痹病日久,耗伤气血,损及肝肾,病理性质虚实相兼。部分患者肝肾气血大伤,而筋骨肌肉疼痛酸楚症状较轻,呈现以正虚为主的虚痹。此外,风、寒、湿、热之邪也可由经络内舍脏腑,出现相应的脏腑病变。 3. 痹证日久,容易出现下述三种病理变化:一是风寒湿痹或热痹日久不愈,气血运行不畅日甚,瘀血痰浊阻痹经络,出现皮肤瘀斑、关节周围结节、关节肿大畸形、屈伸不利等症;二是病久使正气耗伤,呈现不同程度的气血亏损或肝肾不足证候;三是痹证日久不愈,病邪由经络而累及脏腑,出现脏腑痹的证候。其中以心痹较为多见。

要点二　痹证的诊断与病证鉴别★★

(一)诊断依据

1. 临床表现为肢体关节、肌肉疼痛,屈伸不利,或疼痛游走不定,甚则关节剧痛、肿大、强硬、变形。

2. 发病及病情的轻重常与劳累及季节、气候的寒冷、潮湿等天气变化有关,某些痹证的发生和加重可与饮食不当有关。

3. 本病可发生于任何年龄,但不同年龄的发病与疾病的类型有一定的关系。

(二)病证鉴别

痹证与痿证的鉴别如下:

	痛与不痛	肢体的活动障碍	肌肉萎缩
痹证	痹证以关节疼痛为主。	痹证是因痛而影响活动。	痹证则是由于疼痛甚或关节僵直不能活动,日久废而不用导致肌肉萎缩。
痿证	痿证则为肢体力弱,无疼痛症状。	痿证是无力运动。	痿证病初即有肌肉萎缩。

要点三　痹证的辨证论治★★★★★

(一)辨证要点

辨分类	行痹	痹痛游走不定,属风邪盛。
	痛痹	痛势较甚,痛有定处,遇寒加重,属寒邪盛。
	着痹	关节酸痛、重着、漫肿,属湿邪盛。
	热痹	关节肿胀,肌肤掀红,灼热疼痛,属热邪盛。

续表

辨虚实	实证	痹证新发、风、寒、湿、热之邪明显。
	虚证	痹证日久,耗伤气血,损及脏腑,肝肾不足。
	虚实夹杂	病程缠绵,日久不愈,常为痰瘀互结、肝肾亏虚。

（二）治疗原则

痹证的治疗祛邪通络为基本原则,并根据邪气的偏盛,分别予以祛风、散寒、胜湿、清热、祛痰、化瘀。

（三）证治分类

辨证分型	临床特征	治法	代表方	方歌	随症加减
行痹	肢体关节、肌肉疼痛酸楚,屈伸不利,可涉及肢体多个关节,疼痛呈游走性,初起可见有恶风、发热等表证。舌苔薄白,脉浮或浮缓。	祛风通络,散寒除湿	防风汤加减	防风汤用麻葛桂,姜甘大枣杏仁随;当归赤苓芃黄芩,祛风通络治行痹。	腰背酸痛为主者,多与肾气虚有关,加杜仲、桑寄生、淫羊藿、巴戟天、续断 等补肾壮骨;若见关节肿大,苔薄黄,邪有化热之象者,宜寒热并用,投桂枝芍药知母汤加减。
痛痹	肢体关节疼痛,痛势较剧,部位固定,遇寒则痛甚,得热则痛缓,关节屈伸不利,局部皮肤或有寒冷感。舌质淡,舌苔薄白,脉弦紧。	散寒通络,祛风除湿	乌头汤	乌头汤煎需热食,关节疼痛难曲直;芍草麻黄黄芪并,治风祛寒效不迟。	关节发凉,疼痛剧烈,遇冷更甚,加附子、细辛、桂枝、干姜、全当归,温经散寒,通脉止痛。
着痹	肢体关节、肌肉酸楚、重着、疼痛,肿胀散漫,关节活动不利,肌肤麻木不仁。舌质淡,舌苔白腻,脉濡缓。	除湿通络,祛风散寒	薏苡仁汤加减	薏苡仁汤麻桂芎,二活防风川乌苍;生姜甘草当归用,风行寒散湿亦除。	关节肿胀甚者,加萆薢、五加皮以利水通络;若肌肤麻木不仁,加海桐皮、豨莶草以祛风通络;小便不利,浮肿,加茯苓、泽泻、车前子。
风湿热痹	游走性关节疼痛,可涉及一个或多个关节,活动不便,局部灼热红肿,痛不可触,得冷则舒,可有皮下结节或红斑,常伴有发热、恶风、汗出、口渴、烦躁不安等全身症状。舌质红,舌苔黄或黄腻,脉滑数或浮数。	清热通络,祛风除湿	白虎加桂枝汤合宣痹汤	五味消毒疗诸疔,银花野菊蒲公英,紫花地丁天葵子,煎加酒服效非轻。	皮肤有红斑者,加丹皮、赤芍、生地、紫草以清热凉血,活血化瘀;如热毒炽盛,化火伤津深入骨节,而见关节红肿,触之灼热,疼痛剧烈如刀割,筋脉拘急抽挛,入夜尤甚,壮热烦渴,舌红少津,脉弦数,宜清热解毒,凉血止痛,可选用五味消毒饮合犀黄丸。
痰瘀痹阻	痹证日久,肌肉关节刺痛,固定不移,或关节肌肤紫黯、肿胀,按之较硬,肢体顽麻或重着,或关节僵硬变形,屈伸不利,有硬结、瘀斑,面色黧黯,眼睑浮肿,或胸闷痰多。舌质紫暗或有瘀斑,舌苔白腻,脉弦涩。	化痰行瘀,蠲痹通络	双合汤	双合汤＝桃红四物汤＋二陈汤＋苓芥草(茯苓、白芥子、甘草)	痰浊滞留,皮下有结节者,加胆南星、天竺黄;瘀血明显,关节疼痛、肿大、强直、畸形,活动不利,舌质紫暗,脉涩,可加莪术、三七、地鳖虫。

续表

辨证分型	临床特征	治法	代表方	方歌	随症加减
肝肾亏虚	痹证日久不愈,关节屈伸不利,肌肉瘦削,腰膝酸软,或畏寒肢冷,阳痿,遗精,或骨蒸劳热,心烦口干。舌质淡红,舌苔薄白或少津,脉沉细弱或细数。	培补肝肾,舒筋止痛	独活寄生汤加减	独活寄生尤防辛,归芎地芍桂苓均,杜仲牛膝人参草,顽痹风寒湿是因。	肾气虚,腰膝酸软,乏力较著,加鹿角霜、续断、狗脊;肾阳虚,畏寒肢冷,关节疼痛拘急,加附子、干姜、巴戟天,或合用阳和汤加减。

【昭昭医考提示】　　　　　　　　　　痹证记忆歌诀
痹证风寒湿热袭,行痹走游防风取;
痛痹寒甚用乌头,着痹湿重薏苡收;
热痹白虎宣痹汤,痰瘀痹阻双合康;
肝肾亏虚重治本,独活寄生或荣筋。

要点四　痹证的转归预后

痹证的预后与患者体质、感受邪气轻重以及疾病调摄有着密切的关系。痹证日久,耗伤气血,可逐渐演变为虚劳;内损于心,心脉闭阻,胸闷心悸,喘急难于平卧而为心悸、喘证;内损于肺,肺失肃降,气不化水,则咳嗽频作,胸痛,少痰,气急,可转为咳喘、悬饮等证。

要点五　痹证的预防调护 ★

本病发生多与气候和生活环境有关,平素应注意防风、防寒、防潮,避免居潮湿之地。特别是居住寒冷地区或在气候骤变季节,应注意保暖,免受风寒湿邪侵袭。劳作运动汗出肌疏之时,切勿当风贪凉,乘热浴冷。内衣汗湿应及时更换,垫褥、被子应勤洗勤晒。居住和作业地方保持清洁和干燥。平时应注意生活调摄,加强体育锻炼,增强体质,有助于提高机体对病邪的抵御能力。

历年真题精选

【A1 型题】

1. 下列各项,属着痹特点的是

A. 疼痛游走不定　　　　　　　　B. 痛势较剧,痛有定处

C. 关节酸痛、重着、漫肿　　　　D. 关节肿胀局限,见皮下结节

E. 关节肿胀僵硬,疼痛不移

答案:C;　考点:着痹的特点

解析:痹证分热痹、着痹、行痹、痛痹 4 种。分别以热、湿、风、寒为主要病邪。着痹以湿为重,湿性重着,特点是关节酸痛、重着、漫肿。故选择 C。

2. 治疗行痹,应首选

A. 乌头汤　　　B. 薏苡仁汤　　　C. 防风汤　　　D. 宣痹汤　　　E. 白虎加桂枝汤

答案:C;　考点:行痹的治疗

解析:乌头汤温经散寒,祛风除湿,侧重温阳,用于寒重的痛痹,排除选项 A;薏苡仁汤除湿通络,祛风散寒,侧重祛湿,用于湿重的着痹,排除选项 B;防风汤祛风通络,散寒除湿,侧重祛风,用于风重的行痹,故选择 C;宣痹汤清热利湿,通络止痛,用于湿热蕴于经络的湿热痹证,排除选项 D;白虎加桂枝汤清热通络,祛风除湿,用于热痹,排除选项 E。

3. 治疗久痹风、寒、湿偏盛不明显者,可选用的方剂是

A. 防风汤　　　B. 薏苡仁汤　　　C. 宣痹汤　　　D. 蠲痹汤　　　E. 乌头汤

答案：D；　考点：痹证的治疗

解析：久痹风、寒、湿偏盛不明显者，可用蠲痹汤作为风寒湿痹通用的基础方进行治疗。故选择 D。其余选项参见本细目第 2 题。

【A2 型题】

4. 行痹患者，关节疼痛，以肩、肘等上肢关节为甚。治疗应加用

A. 杜仲、桑寄生、巴戟天　　　　　B. 独活、牛膝、防己、草乌

C. 羌活、白芷、威灵仙、姜黄　　　　D. 川乌、草乌

E. 白花蛇、乌梢蛇

答案：C；　考点：行痹的加减用药

解析：选项 A，治疗行痹，腰背酸痛为主者；选项 B、D、E，治疗关节肿胀、疼痛为主；若行痹，关节疼痛，以肩、肘等上肢关节为甚，加"羌活、白芷、威灵仙、姜黄"，祛风通络，引药上行。故选择 C。

5. 患者肢体关节疼痛较剧，痛有定处，得热痛减，遇寒痛增，疼痛局部皮色不红，触之不热，舌苔薄白，脉弦紧。治疗应首选

A. 独活寄生汤　　　B. 蠲痹汤　　　C. 薏苡仁汤　　　D. 乌头汤　　　E. 白虎加桂枝汤

答案：D；　考点：痛痹的治疗

解析：痛痹为感受风寒湿邪，寒性偏盛，凝滞收引，痹阻血脉，故肢体关节疼痛较剧，痛有定处，主为寒邪，故得热痛减气血流畅，遇寒收引痛增。治宜温经散寒，祛风除湿，用乌头汤。故选择 D。

【B 型题】

(6～7 题共用选项)

A. 关节疼痛，局部灼热红肿　　　　　B. 肢体关节重着、酸痛，或肿胀

C. 关节酸痛，游走不定，屈伸不利　　　D. 关节肿痛，屈伸不利，周围结节，皮肤瘀斑

E. 关节疼痛较剧，痛有定处，得热痛减，遇寒痛增

6. 行痹的主要症状是

答案：C

7. 着痹的主要症状是

答案：B；　考点：痹证的分型鉴别要点

解析：痹证分热痹选项 A、着痹选项 B、行痹选项 C、痛痹选项 E 四种。分别以热、湿、风、寒为主要病邪。尪痹选项 D 为痹证晚期出现关节变形的重症，故 6 题选择 C，7 题选择 B。

细目二　痿　证

【考点透视】

1. 理解"治痿独取阳明"的含义。

2. 熟悉痿证各证型的主症、治法、方药，尤其是湿热浸淫证与脾胃虚弱证。

要点一　痿证的定义、病因、病机★

痿证	
定义	痿证是指肢体筋脉弛缓，软弱无力，不能随意运动，或伴有肌肉萎缩的一种病证。
病因	感受温毒、湿热浸淫、饮食毒物所伤、久病房劳、跌仆瘀阻。
病机	1. 痿证的基本病机为气血津液输布不畅，筋肉四肢失养而痿弱不用。 2. 病位在筋脉、肌肉，与肝、肾、肺、胃关系最为密切。 3. 病理因素主要为湿和热。病理性质虚多实少。本病以热证、虚证为多，虚实夹杂者亦不少见。外感温邪、湿热所致者，病初阴津耗伤不甚，邪热偏重，故属实证；但久延肺胃津伤，肝肾阴血耗损，则由实转虚，或虚实夹杂。内伤致病，脾胃虚弱，肝肾亏损，病久不已，气血阴精亏耗，则以虚证为主，但可夹湿、夹热、夹痰、夹瘀，表现本虚标实之候。故临床常呈现因实致虚、因虚致实和虚实错杂的复杂病机。

要点二　痿证的诊断与病证鉴别★★

（一）痿证的诊断依据

1. 肢体筋脉弛缓不收，下肢或上肢，一侧或双侧，软弱无力，甚则瘫痪，部分病人伴有肌肉萎缩。
2. 由于肌肉痿软无力，可有睑废、视歧、声嘶低暗、抬头无力等症状，甚则影响呼吸、吞咽。
3. 部分病人发病前有感冒、腹泻病史，有的病人有神经毒性药物接触史或家族遗传史。

（二）病证鉴别

1. 痿证与偏枯的鉴别如下：

	相同点	不同点
偏枯	两病均可出现肢体无力甚至痿废不用的症状。	亦称半身不遂，是中风症状，病见一侧上下肢偏废不用，常伴有语言謇涩、口眼歪斜，久则患肢肌肉枯瘦，其瘫痪是由于中风而致。
痿证		肌肉痿软无力，可有睑废、视歧、声嘶低暗、抬头无力等症状，甚则影响呼吸、吞咽。

2. 痿证与痹证鉴别见痹证

要点三　痿证的辨证论治★★★

（一）辨证要点

辨脏腑病位	病位在肺	痿证初起，症见发热，咳嗽，咽痛，或在热病之后出现肢体软弱不用者。
	病位在脾胃	四肢痿软，食少便溏，面浮，下肢微肿，纳呆腹胀。
	病位在肝肾	凡以下肢痿软无力明显，甚则不能站立，腰膝酸软，头晕耳鸣，遗精阳痿，月经不调，咽干目眩。
辨标本虚实	实证	感受温热毒邪或湿热浸淫者，多急性发病，病程发展较快。
	虚证	内伤积损，久病不愈，主要为肝肾阴虚和脾胃虚弱。

（二）治疗原则

痿证的治疗，虚证宜扶正补虚为主，肝肾亏虚者宜滋养肝肾，脾胃虚弱者宜益气健脾。实证宜祛邪和络，肺热伤津者宜清热润燥，湿热浸淫者宜清热利湿，瘀阻脉络者宜活血行瘀。虚实兼夹者，又当兼顾之。《内经》提出"治痿者独取阳明"，是指从补脾胃、清胃火、祛湿热以调养五脏的一种重要措施。

（三）证治分类

辨证分型	临床特征	治法	代表方	方歌	随症加减
肺热津伤	发病急，病起发热，或热后突然出现肢体软弱无力，可较快发生肌肉瘦削，皮肤干燥，心烦口渴，咳呛少痰，咽干不利，小便黄赤或热痛，大便干燥。舌质红，苔黄，脉细数。	清热润燥，养阴生津	清燥救肺汤	清燥救肺桑麦膏，参胶胡麻杏杷草，清宣润肺养气阴，温燥伤肺气阴耗。	身热未退，高热，口渴有汗，可重用生石膏，加银花、连翘、知母以清气分之热，解毒祛邪；咳嗽痰多，加瓜蒌、桑白皮。
湿热浸淫	起病较缓，逐渐出现肢体困重，痿软无力，尤以下肢或两足痿弱为甚，兼见微肿，手足麻木，扪及微热，喜凉恶热，或有发热，胸脘痞闷，小便赤涩热痛。舌质红，舌苔黄腻，脉濡数或滑数。	清热利湿，通利经脉	加味二妙散	加味二妙散：苍术黄柏＋当归、牛膝、防己、萆薢、龟板。加味二妙散：膝归防萆板。	湿邪偏盛，胸脘痞闷，肢重且肿，加厚朴、茯苓、枳壳、陈皮以理气化湿；夏令季节，加藿香、佩兰芳香化浊，健脾祛湿

续表

辨证分型	临床特征	治法	代表方	方歌	随症加减
脾胃虚弱	起病缓慢,肢体软弱无力逐渐加重,神疲肢倦,肌肉萎缩,少气懒言,纳呆便溏,面色㿠白或萎黄无华,面浮。舌淡苔薄白,脉细弱。	补中益气,健脾升清	参苓白术散合补中益气汤	参苓白术扁豆陈,莲草山药砂苡仁,桔梗上浮兼保肺,枣汤调服益脾神。补中益气芪参术,炙草升柴归陈助,清阳下陷能升举,气虚发热甘温除。	脾胃虚者,易兼夹食积不运,当健脾助运,导其食滞,酌佐谷麦芽、山楂、神曲;气血虚甚者,重用黄芪、党参、当归,加阿胶。
肝肾亏损	起病缓慢,渐见肢体痿软无力,尤以下肢明显,腰膝酸软,不能久立,甚至步履全废,腿胫大肉渐脱,或伴有眩晕耳鸣,舌咽干燥,遗精或遗尿,或妇女月经不调。舌红少苔,脉细数。	补益肝肾,滋阴清热	虎潜丸加减	虎潜足痿是妙方,虎骨陈皮并锁阳;龟板干姜知母芍,再加柏地作丸尝。	若证见面色无华或萎黄,头昏心悸,加黄芪、党参、首乌、龙眼肉、当归以补气养血;热甚者,可去锁阳、干姜,或服用六味地黄丸加牛骨髓、鹿角胶、枸杞子。
脉络瘀阻	久病体虚,四肢痿弱,肌肉瘦削,手足麻木不仁,四肢青筋显露,可伴有肌肉活动时隐痛不适。舌痿不能伸缩,舌质暗淡或有瘀点、瘀斑,脉细涩。	益气养营,活血行瘀	圣愈汤合补阳还五汤	东垣方中有圣愈,四物汤内加参芪;气虚血弱均能补,经期量多总能医。补阳还五赤芍芎,归尾通经佐地龙,四两黄芪为主药,血中瘀滞用桃红。	手足麻木,舌苔厚腻者,加橘络、木瓜;下肢痿软无力,加杜仲、锁阳、桑寄生;若见肌肤甲错,形体消瘦,手足痿弱,为瘀血久留,可用圣愈汤送服大黄䗪虫丸。

【昭昭医考提示】

痿证记忆歌诀

痿证崇经取阳明,补中益气合参苓;
肺热津伤清燥救,湿热浸淫二妙休;
肝肾亏损虎潜丸,瘀阻圣愈补阳还。

要点四 痿证的转归预后

痿证的预后与病因、病程有关。外邪致痿,务必及时救治。多数早期急性病例,病情较轻浅,治疗效果较好,功能较易恢复;内伤致病或慢性病例,病势缠绵,病情迁延,渐至百节缓纵不收,脏气损伤加重,大多沉痼难治。年老体衰发病者,预后较差。

要点五 痿证的调护★

1. 痿证的发生常与居住湿地、感受温热湿邪有关,因此,避居湿地,防御外邪侵袭,有助于痿证的预防和康复。

2. 病情危重,卧床不起,吞咽呛咳,呼吸困难者,要常翻身拍背,鼓励病人排痰,以防止痰湿壅肺和发生褥疮。对瘫痪者,应注意患肢保暖,保持肢体功能体位,防止肢体挛缩和关节僵硬,有利于日后功能恢复。由于肌肤麻木,知觉障碍,在日常生活与护理中,应避免冻伤或烫伤。

3. 痿证病人常因肌肉无力,影响肢体功能活动,坐卧少动,气血运行不畅,加重肌肉萎缩等症状。因此,应提倡病人进行适当锻炼,对生活自理者,可打太极拳,做五禽戏。病情较重者,可经常用手轻轻拍打患肢,以促进肢体气血运行,有利于康复。

历年真题精选

【A1 型题】

1. 治疗痿证使用泻南方,补北方的原则,是因为该病

A. 寒多热少,虚多实少　　　　　　B. 热多寒少,虚多实少

C. 热多寒少,实多虚少　　　　　　D. 寒多热少,实多虚少　　　　E. 以上均非

答案:B;　考点:痿证的病机特点

解析:痿证日久,皆可累及肝肾,肝肾不足,阴虚火旺是结果,故热多寒少,虚多实少,治宜泻南补北、清心滋肾。故选择 B。

2. 治疗痿证肝肾亏损证,应首选

A. 虎潜丸　　　　B. 圣愈汤　　　　C. 鹿角胶丸　　　　D. 补血荣筋丸　　　　E. 独活寄生汤

答案:A;　考点:痿证肝肾亏损证的治疗

解析:痿证日久,多累及肝肾,阴虚生内热,故肝肾亏损宜滋补肝肾,滋阴清热,用虎潜丸最合适,故选择 A。圣愈汤偏于补气血;鹿角胶丸用于久病阴损及阳;补血荣筋丸治肝衰筋缓;独活寄生汤治风湿痹证。

【A2 型题】

3. 患者肢体痿软,身体困重,足胫热气上腾,发热,胸痞脘闷,舌苔黄腻,脉滑数。其治法是

A. 清热润燥,养肺生津　　　　　　B. 清热利湿,通利筋脉

C. 泻南补北,滋阴清热　　　　　　D. 补益肝肾,清热滋阴

E. 补益脾气,健运升清

答案:B;　考点:痿证湿热浸淫证的证治

解析:湿热浸淫,气血阻滞,故肢体痿软,身体困重,胸痞脘闷,湿热蕴蒸气机不化,故足胫热气上腾,发热。治宜清热利湿,通利筋脉,故选择 B。肺热津伤选 A;心肾不交选 C;肝肾亏损选 D;脾胃虚弱选 E。

4. 患者,男,40 岁。肢体软弱无力,渐进加重,食少便溏,腹胀,神疲乏力,舌苔薄白,脉细。治疗应首选

A. 泻白散　　　　B. 杏苏散　　　　C. 参苓白术散　　　　D. 清燥救肺汤　　　　E. 沙参麦冬汤

答案:C;　考点:痿证脾胃虚弱证的证治

解析:脾胃虚弱,气血化源不充,肢体筋脉失于所养,故肢体软弱无力,渐进加重,脾虚不运故食少便溏、腹胀、神疲乏力,治宜补脾益气,健运升清。用参苓白术散,故选择 C。肺熟咳喘用泻白散;凉燥犯肺用杏苏散;肺热津伤用清燥救肺汤、沙参麦冬汤。

细目三　颤　证

【考点透视】

熟悉颤症的诊断依据、主要证候、治法、代表方。

要点一　颤证的定义、病因、病机★

	颤证
定义	颤证是以头部或肢体摇动颤抖,不能自制为主要临床表现的一种病证。
病因	年老体虚、情志过极、饮食不节、劳逸失当。
病机	1. 颤证的基本病机为肝风内动、筋脉失养。 2. 其病位在筋脉,与肝、肾、脾等脏关系密切。 3. 病理因素为风、火、痰、瘀。病理性质总属本虚标实。本为气血阴阳亏虚,其中以阴 津精血亏虚为主;标为风、火、痰、瘀为患。标本之间密切联系。病久则虚实寒热转化不定,而成寒热错杂、虚实夹杂之证。

要点二　颤证的诊断与病证鉴别★

(一)颤证的诊断依据

1. 头部及肢体颤抖、摇动,不能自制,甚者颤动不止,四肢强急。

2. 常伴动作笨拙,活动减少,多汗流涎,语言缓慢不清,烦躁不寐,神识呆滞等症状。

3. 多发生于中老年人,一般呈隐袭起病,逐渐加重,不能自行缓解。部分病人发病与情志有关,或继发于脑部病变。

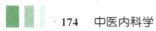

（二）病证鉴别

瘛疭与颤证的鉴别如下：

	相同点	不同点
瘛疭	两病均可出现肢体的异常运动。	即抽搐,多见于急性热病或某些慢性疾病急性发作,抽搐多呈持续性,有时伴短阵性间歇,手足屈伸牵引,弛纵交替,部分病人可有发热,两目上视,神昏等症状。
颤证		是一种慢性疾病过程,以头颈、手足不自主颤动、振摇为主要症状,手足颤抖动作幅度小,频率较快,而无肢体抽搐牵引和发热、神昏等症状。

要点三　颤证的辨证论治★★

（一）辨证要点

	虚证	肝肾阴虚、气血不足为病之本,属虚。颤抖无力,缠绵难愈,腰膝酸软,体瘦眩晕,遇烦劳而加重者,多为虚证。
辨虚实	实证	风、火、痰、瘀等病理因素多为病之标,属实。一般震颤较剧,肢体僵硬,烦躁不宁,胸闷体胖,遇郁怒而发者,多为实证。

（二）治疗原则

本病的初期,本虚之象并不明显,常见风火相扇、痰热壅阻之标实证,治疗当以清热、化痰、息风为主;病程较长,年老体弱,其肝肾亏虚、气血不足等本虚之象逐渐突出,治疗当滋补肝肾、益气养血、调补阴阳为主,兼以息风通络。

（三）证治分类

辨证分型	临床特征	治法	代表方	方歌	随症加减
风阳内动	肢体颤动粗大,程度较重,不能自制,眩晕耳鸣,面赤烦躁,易激动,心情紧张时颤动加重,伴有肢体麻木,口燥而干,语言迟缓不清,流涎,尿赤、大便干。舌质红,苔黄,脉弦。	镇肝息风,舒筋止颤	天麻钩藤饮合镇肝息风汤	天麻钩藤石决明,栀牡寄生膝与芩,夜藤茯神益母草,主治眩晕与耳鸣。镇肝熄风芍天冬,玄参龟板赭茵从,龙牡麦芽膝草楝,肝阳上亢能奏功。	肝火偏盛,焦虑心烦,加龙胆草、夏枯草;痰多者加竹沥、天竺黄以清热化痰;肾阴不足,虚火上扰,眩晕耳鸣者,加知母、黄柏、牡丹皮。
痰热风动	头摇不止,肢麻震颤,重则手不能持物,头晕目眩,胸脘痞闷,口苦口黏,甚则口吐痰涎。舌体胖大、有齿痕、舌质红、舌苔黄腻,脉弦滑数。	清热化痰,平肝息风	导痰汤合羚角钩藤汤	二陈去梅加枳星,方名导痰消积饮;胸膈痞塞肋胀满,坐卧不安服之宁。羚角钩藤菊花桑,地芍贝茹茯草襄,凉肝熄风又养阴,肝热生风急煎尝。	痰湿内聚,证见胸闷恶心,略吐痰涎,苔厚腻,脉滑者,加皂角、白芥子以燥湿豁痰;震颤较重,加珍珠母、生石决明、全蝎。
气血亏虚	头摇肢颤,面色㿠白,表情淡漠,神疲乏力,动则气短,心悸健忘,眩晕,纳呆。舌体胖大,舌质淡红,舌苔薄白滑,脉沉濡无力或沉细弱。	益气养血,濡养筋脉	人参养荣汤	熟地、当归、白芍、人参、白术、黄芪、茯苓、炙甘草、肉桂、天麻、钩藤、珍珠母、五味子、远志。	气虚运化无力,湿聚成痰,应化痰通络止颤,加半夏、白芥子、胆南星;血虚心神失养,心悸、失眠,健忘,加炒枣仁、柏子仁。
髓海不足	头摇肢颤,持物不稳,腰膝酸软,失眠心烦,头晕、耳鸣、善忘,老年患者常兼有神呆、痴傻。舌质红,舌苔薄白,或红绛无苔,脉象细数。	填精补髓,育阴息风	龟鹿二仙膏合大定风珠	大定风珠鸡子黄,麦地胶芍草麻桑,三甲并同五味子,滋阴熄风是妙方。	肝风甚,肢体颤抖、眩晕较著,加天麻、全蝎、石决明;阴虚火旺,兼见五心烦热、躁动失眠,便秘溲赤,加黄柏、知母、丹皮。

续表

辨证分型	临床特征	治法	代表方	方歌	随症加减
阳气虚衰	头摇肢颤,筋脉拘挛,畏寒肢冷,四肢麻木,心悸懒言,动则气短,自汗,小便清长或自遗,大便溏。舌质淡,舌苔薄白,脉沉迟无力。	补肾助阳,温煦筋脉	地黄饮子	地黄饮黄麦味斛,苁戟附桂阴阳补,化痰开窍菖远茯,加薄姜枣喑痱服。	大便稀溏者,加干姜、肉豆蔻温中健脾;心悸者,加远志、柏子仁养心安神。

【昭昭医考提示】

颤证记忆歌诀

颤证肝风内动机,天麻镇肝合方息;

痰热导痰羚角钩,人参养荣气血优;

龟鹿定珠髓海亏,地黄饮子阳气微。

历年真题精选

【A2 型题】

王某,女性,76 岁。头摇不止,肢麻震颤,头晕目眩,胸脘痞闷,口苦口黏,舌体胖大,有齿痕,舌质红,舌苔黄腻,脉弦滑数。治疗此病证首选的方剂是

A. 黄连温胆汤　　　　　　　B. 地黄饮子

C. 龟鹿二仙膏合大定风珠　　D. 天麻钩藤饮合镇肝息风汤

E. 导痰汤合羚角钩藤汤

答案:E;　考点:颤证的分型论治

解析:首先从题干中"头摇不止,肢麻震颤"可诊断此患者为颤,另从胸脘痞闷、口苦口黏、舌苔黄腻可知患者证属痰热,属于颤证的痰热风动证,治疗代表方为导痰汤合羚角钩藤汤。故选择 E。

细目四　腰　痛

【考点透视】

1. 掌握腰痛的病因病机。

2. 熟悉腰痛各证型的主症特点、治法、方药,尤其是寒湿腰痛与肾虚腰痛。

要点一　腰痛的定义、病因、病机 ★

腰痛	
定义	腰痛又称腰脊痛,是指因外感、内伤或挫闪导致腰部气血运行不畅,或失于濡养,引起腰脊或脊旁部位疼痛为主要症状的一种病证。
病因	外邪侵袭、体虚年衰、跌仆闪挫。
病机	1. 腰痛病位在腰府,与肾脏及膀胱经、任、督、冲、带脉等诸经脉相关。 2. 基本病机为筋脉痹阻,腰府失养。 3. 病理因素主要是湿与瘀;病理性质为本虚标实,经气闭涩为标,肾亏内伤为本。以肾气亏虚为本,风、寒、湿、热、瘀血、气滞为标,是本病病理变化的特点。内伤多责之禀赋不足,肾亏腰府失养;外感为风、寒、湿、热诸邪痹阻经脉,或劳力扭伤,气滞血瘀,经脉不通而致腰痛。外感腰痛的主要发病机理是外邪痹阻经脉,气血运行不畅,多为实证。内伤腰痛多由肾精气亏虚,腰府失其濡养、温煦所致,多虚证,或虚实夹杂证。外感腰痛经久不愈,可转为内伤腰痛,由实转虚;内伤腰痛复感外邪则内外合邪,虚实相杂,病情因此加重而变复杂。

要点二 腰痛的诊断与病证鉴别★

（一）腰痛的诊断依据

1. 急性腰痛，病程较短，轻微活动即可引起一侧或两侧腰部疼痛加重，脊柱两旁常有明显压痛。

2. 慢性腰痛，病程较长，缠绵难愈，腰部多隐痛或酸痛。常因体位不当、劳累过度、天气变化等因素而加重。

3. 本病常有居处潮湿阴冷、涉水冒雨、跌仆挫闪或劳损等相关病史。

（二）病证鉴别

腰痛与背痛、尻痛、胯痛、肾痹的鉴别如下：

	疼痛部位
胯痛	胯痛是指尻尾以下及两侧胯部的疼痛。
尻痛	尻痛是尻骶部位的疼痛。
背痛	背痛为背脊以上部位疼痛。
腰痛	腰脊及其两侧部位的疼痛。
肾痹	腰背强直弯曲，不能屈伸，行动困难。

要点三 腰痛的辨证论治★★★

（一）辨证要点

辨外感、内伤与外伤	外感	多起病较急，腰痛明显，常伴有感受风、湿、寒、热等外邪症状。寒湿者，腰部冷痛重着，转侧不利，静卧病痛不减；湿热者，腰部热痛重着，暑湿天加重，活动后或可减轻。
	内伤	多起病隐匿，腰部酸痛，病程缠绵，常伴有脏腑虚损症状，多见于肾虚。肾精亏虚者，腰痛缠绵，酸软无力，肾阳不足者，腰膝冷痛，喜温喜按，遇劳更甚，卧则减轻；肾阴亏损者，腰部隐痛，五心烦热。
	外伤	跌仆闪挫者，起病急，疼痛部位固定，瘀血症状明显，常有外伤史。

（二）治疗原则

腰痛治疗当分标本虚实。感受外邪属实，治宜祛邪通络，根据寒湿、湿热的不同，分别予以温散或清利；外伤腰痛属实，治宜活血祛瘀，通络止痛为主；内伤致病多属虚，治宜补肾固本为主，兼顾肝脾；虚实兼见者，宜辨主次轻重，标本兼顾。

（三）证治分类

辨证分型	临床特征	治法	代表方	方歌	随症加减
寒湿腰痛	腰部冷痛重着，转侧不利，逐渐加重，静卧病痛不减，寒冷合阴雨天则加重。舌质淡，苔白腻，脉沉而迟缓。	散寒行湿，温经通络	甘姜苓术汤（又名：肾着汤）	肾着汤内用干姜，茯苓甘草白术襄；伤湿身痛腰冷重，亦名甘姜苓术汤。	寒邪偏盛，腰部冷痛，拘急不舒，可加熟附片、细辛；若湿邪偏盛，腰部重着，苔厚腻，可加苍术、薏苡仁。
湿热腰痛	腰部疼痛，重着而热，暑湿阴雨天气症状加重，活动后或可减轻，身体困重，小便短赤。苔黄腻，脉濡数或弦数。	清热利湿，舒筋止痛	四妙丸	二妙散中苍柏兼，若云三妙牛膝添；再加苡仁名四妙，湿热下注痿痹痊	小便短赤不利，舌质红，脉弦数，加栀子、草薢、泽泻、木通以助清利湿热；湿热蕴久，耗伤阴津加生地、女贞子、旱莲草。

续表

辨证分型	临床特征	治法	代表方	方歌	随症加减
瘀血腰痛	腰痛如刺,痛有定处,痛处拒按,日轻夜重,轻者俯仰不便,重则不能转侧。舌质暗紫,或有瘀斑,脉涩。部分病人有跌扑闪挫病史	活血化瘀,通络止痛	身痛逐瘀汤	身痛逐瘀桃归芎,脂芜附芜与地龙,牛犀红花没药草,通络止痛力量雄。	兼有风湿者,肢体困重,阴雨天加重,加独活、秦艽、狗脊;腰痛日久肾虚者,兼见腰膝酸软无力,眩晕,耳鸣,小便频数,加桑寄生、杜仲、续断。
肾虚腰痛 肾阴虚	腰部隐隐作痛,酸软无力,缠绵不愈,心烦少寐,口燥咽干,面色潮红,手足心热。舌红少苔,脉弦细数。	滋补肾阴,濡养筋脉	左归丸	左归丸内山药地,黄肉枸杞与牛膝,菟丝龟鹿二胶合,壮水之主方第一。	肾阴不足,常有相火偏亢,可酌情选用知柏地黄丸或大补阴丸加减化裁;虚劳腰痛,日久不愈,阴阳俱虚,阴虚内热者,可选用杜仲丸。
肾虚腰痛 肾阳虚	腰部隐隐作痛,酸软无力,缠绵不愈,局部发凉,喜温喜按,遇劳更甚,卧则减轻,常反复发作,少腹拘急,面色㿠白,肢冷畏寒。舌质淡,脉沉细无力。	补肾壮阳,温煦静脉	右归丸	右归丸中地附桂,山药茱萸菟丝归,杜仲鹿胶枸杞子,益火之源此方魁。	肾虚及脾,脾气亏虚,证见腰痛乏力,食少便溏,甚或脏器下垂,应补肾为主,佐以健脾益气,升举清阳,加黄芪、党参、升麻、柴胡、白术。

【昭昭医考提示】　　　　　　　腰痛记忆歌诀
腰痛脉痹府失养,寒湿甘姜苓术汤;
湿热四妙瘀身痛,肾虚左归右归巩。

历年真题精选

【A1型题】
1. 腰痛发病的关键是
A. 寒湿　　B. 湿热　　C. 肾虚　　D. 气滞　　E. 血瘀
答案:C;　考点:腰痛的常见病因
解析:腰痛的内因是体虚衰,腰腑失养;外因是感受风寒湿热之邪,关键在于"肾虚"。故选择C。

2. 治疗湿热腰痛,应首选
A. 甘姜苓术汤　　B. 四妙丸　　C. 羌活胜湿汤　　D. 薏苡仁汤　　E. 乌头汤
答案:B;　考点:湿热腰痛的治疗
解析:腰痛实证总以祛邪活络为要,湿热者应清热利湿,舒筋通络。用四妙丸最宜。故选择B。薏苡仁汤重于化湿,清热力不强。其余选项均为温阳的,用于寒证。

3. 治疗肾虚腰痛而无明显阴阳偏盛者,可选用的方剂是
A. 杜仲丸　　B. 青娥丸　　C. 补髓丹　　D. 虎潜丸　　E. 补血荣筋丸
答案:B;　考点:肾虚腰痛的治疗
解析:肾虚腰痛,偏阳虚者用右归丸,偏阴虚者用左归丸,无阴阳偏盛者用青娥丸单纯补肾。故选择B。

【A2型题】
4. 腰痛患者,腰部冷痛重着,转侧不利,静卧痛不减,遇阴雨天疼痛加重,舌苔白腻,脉沉缓。其证候是
A. 寒湿　　B. 风寒　　C. 瘀血　　D. 湿热　　E. 肾虚
答案:A;　考点:腰痛寒湿证的表现

解析：腰痛有寒湿、湿热、瘀血、肾虚等。寒湿之邪留着腰部，痹阻经络，气血不畅，故见腰部冷痛重着，转侧不利，静卧痛不减，湿为阴邪，故遇阴雨天疼痛加重。舌脉俱是寒湿留置之象。故为寒湿。故选择 A。

5. 腰痛患者，腰酸乏力，喜按喜揉，劳则益甚，卧则痛减，反复发作，伴有口燥咽干，手足心热，舌红少苔，脉细数。其证候是

　A. 瘀血　　　　　　　B. 湿热　　　　　　　C. 寒湿　　　　　　　D. 肾阴虚　　　　　　E. 肾阳虚

答案：D；　考点：腰痛肾阴虚的辨证

解析：腰痛，见"腰酸乏力，喜按喜揉，劳则益甚，卧则痛减，伴有口燥咽干，手足心热，舌红少苔，脉细数"为肾阴虚表现，应用左归丸滋补肾阴，濡养筋脉。故选 B。

6. 患者腰部冷痛重着，转侧不利，每逢阴雨天加重，静卧时其痛不减，舌苔白腻，脉沉缓。其治法是

　A. 散寒行湿，温经通络　　　　　　　B. 清热利湿，舒筋止痛

　C. 活血化瘀，理气止痛　　　　　　　D. 温补肾阳，补虚止痛

　E. 滋补肾阴，补虚止痛

答案：A；　考点：寒湿腰痛的辨证施治

解析：由题干论述，可知此为寒湿腰痛证，应用甘姜苓术汤散寒行湿，温经通络。故选择 A。

中医外科学

单元	内容	考点级别
第一单元	中医外科疾病的病因病机	★
第二单元	中医外科疾病辨证	★★
第三单元	中医外科疾病治法	★★
第四单元	疮疡	★★★★
第五单元	乳房疾病	★★★
第六单元	瘿	★★
第七单元	瘤、岩	★★
第八单元	皮肤及性传播疾病	★★★★
第九单元	肛门直肠疾病	★★★★
第十单元	泌尿男性疾病	★★
第十一单元	其他外科疾病	★★
第十二单元	周围血管疾病	★★

第一单元 中医外科疾病的病因病机

【考点透视】
熟悉外来伤害致病与感受特殊之毒致病的两种致病因素。

致病因素	外感六淫致病	1. 风邪致病，多为阳证，多侵犯人体上部，发病迅速，其肿宣浮，患部皮色或红或皮色不变，痛无定处，走注甚速，常伴恶风、头痛等症状。 2. 寒邪致病，多为阴证，常侵袭人之筋骨关节，患部多色紫青暗，不红不热，肿势散漫，痛有定处，得暖则减，化脓迟缓，常伴恶寒、四肢不温、小便清长等症状。 3. 暑邪致病，必夹湿邪，多为阳证，患部焮红、肿胀、灼热、糜烂流脓或伴滋水，或痒或痛，其痛遇冷则减，常伴口渴胸闷、神疲乏力等症状。 4. 湿邪致病，多湿热相兼，多侵犯人体下部，患部肿胀、水疱、脓疱、糜烂流滋、作痒，常伴纳食不佳、胸闷呕恶、腹胀腹满、舌苔腻等症状。 5. 燥邪致病，易侵犯手足、皮肤、黏膜等部位，患部干燥、枯槁、皲裂、脱屑等，常伴口干唇燥、咽喉干毛或疼痛等症状。 6. 火邪致病，多为阳证，发病迅速，来势猛急，患部焮红灼热，肿势皮薄光泽，疼痛剧烈，易化脓腐烂，或有皮下瘀斑，常伴口渴喜饮、小便赤短、大便干结等症状。 在发病过程中，由于风、寒、暑、燥诸邪毒均能化热生火，故外科疾病发生，尤以"热毒""火毒"最常见。
	情志内伤致病	情志致病，多夹郁夹痰，多发生于肝胆经部位，患处肿胀，或软如馒，或硬如石，常皮色不变，疼痛剧烈，或伴精神抑郁、急躁易怒、喉间梗塞等症。

续表

致病因素	饮食不节致病	饮食不节致病,常伴大便秘结、胸腹饱胀、胃纳不佳、舌苔黄腻等。
	外来伤害致病	跌仆损伤、沸水、火焰、寒冻及金刃竹木创伤等可直接伤害人体,发生水火烫伤、冻伤等外伤性疾。或因外伤而复感受毒邪,发生破伤风或手足部疔疮等。或因损伤后,致脉络瘀阻,气血运行失常,筋脉失养而发生脱疽等。
	劳伤虚损致病	指劳力、劳神、房事过度或妇女生育过多等致病。多为慢性病,可深入筋骨与关节,属寒证者多。
	感受特殊之毒致病	特殊之毒除虫毒、蛇毒、疯犬毒、药毒、食物毒外,尚有疫毒及未能找到明确致病原因的病邪。由毒而致病,一般发病迅速,有的可有传染性,患部焮红灼热、疼痛、瘙痒、麻木,伴发热、口渴、便秘等全身症状。
	痰饮瘀血致病	痰饮瘀血既是病理产物,又是致病因素。痰与瘀常相兼致病,互为因果。
发病机理	邪正盛衰	邪正盛衰决定"邪气盛则实""精气夺则虚"的证候特性,并直接影响疾病预后与转归。
	气血凝滞	气血凝滞是指气血生化不及或运行障碍而致其功能失常的病理变化,并可出现疼痛、肿胀、结节、肿块、出血、皮肤增厚、紫斑等。此外,气血盛衰直接关系着外科疮疡起发、破溃、收口等。
	经络阻塞	局部经络阻塞是外科疾病总的发病机理之一,同时身体经络的局部虚弱,也能成为外科疾病发病的条件。此外,经络是传导毒邪的通路,体表毒邪,可由外传里,内攻脏腑;脏腑内在病变,可由里达表,均是通过经络的传导而形成。
	脏腑失和	外科疾病发生与脏腑功能失调有关。脏腑内在的病变可反映于体表,而体表毒邪通过经络的传导影响脏腑而发生病变。

总之,局部气血凝滞,营气不从,经络阻塞,以致脏腑功能失和等,是外科疾病总的发病机理,但阴阳平衡失调是疾病发生、发展的根本原因。

【昭昭医考重点提示】

1. 常见的致病因素有七种,包括外感六淫致病("热毒""火毒")、情志内伤致病、饮食不节致病、外来伤害致病、劳伤虚损致病、感受特殊之毒致病、痰饮瘀血致病。

2. 外科疾病的发病机理:局部气血凝滞,营气不从,经络阻塞,以致脏腑功能失和。

历年真题精选

【A1 型题】

1. "七恶"中,症见"皮肤枯槁,痰多音暗,呼吸喘急,鼻翼煽动"者,称为

A. 心恶　　　　　B. 肝恶　　　　　C. 脾恶　　　　　D. 肺恶　　　　　E. 气血衰竭

答案:D;　考点:七恶

解析:皮肤枯槁,痰多音暗,呼吸喘急,鼻翼煽动为肺恶。考生做此类题时应结合脏腑的功能。故选择 D。

2. 外科辨肿,肿势平坦,根盘散漫,其成因是

A. 火　　　　　B. 风　　　　　C. 气　　　　　D. 郁结　　　　　E. 虚

答案:E;　考点:局部辨证

解析:肿势平坦,散漫不聚,边界不清,阴证见之,为气血不充,属虚。故选择 E。

3. 下列各项,不属于岩的病因病机的是

A. 情志郁结　　　B. 六淫之邪　　　C. 脏腑失调　　　D. 饮食不节　　　E. 感受特殊之毒

答案:E;　考点:岩的病因病机

解析:特殊之毒包括虫毒、蛇毒、疯犬毒、漆毒、药毒、食物毒和疫毒、无名毒。而岩的病因病机包括选项 A、B、C、D。故选择 E。

4. 下列各项,不属"痒"病因的是

A. 血瘀　　　　　B. 热胜　　　　　C. 湿胜　　　　　D. 虫淫　　　　　E. 风胜

答案：A；考点：痒的病因

解析：痒是因风、湿、热、虫之邪客于皮肤肌表，引起皮肉间气血不和；或由于血虚风燥，肤失濡养而成。瘀血一般致疼致肿，不会引起痒的症状。故选择 A。

【B 型题】

（5～6 题共用选项）

A. 外感六淫邪毒　　B. 外来伤害　　　　C. 情志内伤　　　　D. 饮食不节　　　　E. 感受特殊之毒

5. 疫疔的致病因素，属

答案：E

6. 乳岩的致病因素，属

答案：C；考点：外科疾病的病因病机

解析：特殊之毒包括虫毒、蛇毒、疯犬毒、漆毒、药毒、食物毒和疫毒、无名毒。至于肿瘤的发病，更与情志内伤有关。朱丹溪认为乳岩是由于"忧怒郁闷，朝夕积累，脾气消阻，肝气横逆"所致失荣之病。故 5 题选择 E，6 题选择 C。

（7～8 题共用选项）

A. 红丝疔　　　　B. 失荣　　　　　C. 漆疮　　　　　D. 水火烫伤　　　　E. 酒渣鼻

7. 其病因属感受特殊之毒的是

答案：C

8. 其病因属外来伤害的是

答案：D；考点：外科疾病的病因病机

解析：特殊之毒包括虫毒、蛇毒、疯犬毒、漆毒、药毒、食物毒和疫毒、无名毒。某些人由于禀性不耐，接触生漆后而发漆疮。凡跌打损伤、沸水、火焰、冷冻等，都可直接伤害人体，属于外来伤害。故 7 题选择 C，8 题选择 D。

（9～10 题共用选项）

A. 邪气偏盛　　　B. 阴阳失调　　　C. 阴毒结聚　　　D. 正气不足　　　　E. 经络阻塞

9. 形成瘤的主要病机是

答案：A

10. 形成岩的主要病机是

答案：D；考点：瘤与岩的发病机制

解析：邪气偏盛是形成瘤的主要病机，正气不足是形成岩的主要病机。故 9 题选择 A，10 题选择 D。

第二单元　中医外科疾病辨证

【考点透视】

熟悉外科疾病的阴阳辨证与经络辨证的内容。

	辨病的概念	辨病，就是认识和掌握疾病的现象、本质及其变化规律。
辨病	辨病的方法	辨病，必须具备扎实的理论知识，详细、全面、认真的诊病态度，留心积累临床经验，结合西医学及相关检查知识等条件，并按详询病史、全面体检、注重局部、选用新技术和必要的辅助检查、综合全面分析等程序进行，才能准确辨病。
阴阳辨证	以局部症状辨别阴阳	1. 发病缓急：急性发病的病属阳；慢性发作的病属阴。 2. 病位深浅：病发于皮肉的属阳；发于筋骨的属阴。 3. 皮肤颜色：红活焮赤的属阳；紫暗或皮色不变的属阴。 4. 皮肤温度：灼热的属阳；不热或微热的属阴。

续表

阴阳辨证	以局部症状辨别阴阳	5. 肿形高度：肿胀形势高起的属阳；平坦下陷的属阴。 6. 肿胀范围：肿胀局限，根脚收束的属阳；肿胀范围不局限，根脚散漫的属阴。 7. 肿块硬度：肿块软硬适度，溃后渐消的属阳；坚硬如石，或柔软如棉的属阴。 8. 疼痛感觉：疼痛比较剧烈的属阳；不痛、隐痛、不痛或抽痛的属阴。 9. 脓液稀稠：溃后脓液稠厚的属阳；稀薄或纯血水的属阴。 10. 病程长短：阳证的病程比较短；阴证的病程比较长。 11. 全身症状：阳证初起常伴有形寒发热、口渴、纳呆、大便秘结、小便短赤，溃后症状渐次消失；阴证初起一般无明显症状，酿脓期常有骨蒸潮热、颧红，或面色㿠白、神疲自汗、盗汗等症状，溃后尤甚。 12. 预后顺逆：阳证易消、易溃、易敛，预后多顺(良好)；阴证难消、难溃、难敛，预后多逆(不良)。
	阴阳辨证应注意的问题	应注意局部和全身相结合、辨别真假及消长与转化。
<td colspan="3">阴阳是八纲辨证的总纲，也是一切外科疾病辨证的总纲。</td>		
部位辨证	发于上部疾病的病因与特点	1. 病因多为风温、风热。 2. 特点多发于头面、颈项、上肢。来势迅猛，多见风热证、风温证，实证、阳证居多。常见症状：发热恶风，头痛头晕，面红目赤，口干耳鸣，鼻燥咽痛，舌尖红而苔薄黄，脉浮而数；或局部红肿宣浮，忽起忽消，根脚收束，肿势高突，疼痛剧烈，溃疡则脓稠而黄。
	发于中部疾病的病因与特点	1. 病因多为气郁、火郁。 2. 特点多发于胸、腹、胁、肋、腰、背。常于发病前有情志不畅刺激史，或素有性格抑郁。情志变化可影响病情。初多为气郁证、火郁证，属实，破溃则虚实夹杂，后期正虚为主。常见症状：呕恶上逆，胸胁胀痛，腹胀痞满，纳食不化，大便秘结或硬而不爽，腹痛肠鸣，小便短赤，舌红，脉弦数。
	发于下部疾病的病因与特点	1. 病因寒湿、湿热多见。 2. 特点多发于臀、前后阴、腿、胫、足。起病缓慢，缠绵难愈，反复发作。一般初起多为阴证，后期虚证为主，多兼夹余邪。常见症状：患部沉重不爽，二便不利，或肿胀如绵，或红肿流滋，或疮面紫暗，腐肉不脱，新肉不生。
经络辨证	十二经脉气血多少与外科疾病的关系	手阳明大肠经、足阳明胃经为多气多血之经；手太阳小肠经、足太阳膀胱经、手厥阴心包经、足厥阴肝经为多血少气之经；手少阳三焦经、足少阳胆经、手少阴心经、足少阴肾经、手太阴肺经、足太阴脾经为多气少血之经。凡外疡发于多血少气之经，血多则凝滞必甚，气少则外发较缓，故治疗时注重破血，注重补托。发于多气少血之经，气多则结必甚，血少则收敛较难，故治疗时要注重行气，注重滋养。发于多气多血之经，病多易溃易敛，实证居多，故治疗时要注重行气活血。
	引经药	手太阳经用黄柏、藁本；足太阳经用羌活；手阳明经用升麻、石膏、葛根；足阳明经用白芷、升麻、石膏；手少阳经用柴胡、连翘、地骨皮(上)、青皮(中)、附子(下)；足少阳经用柴胡、青皮；手太阴经用桂枝、升麻、白芷、葱白；足太阴经用升麻、苍术、白芍；手厥阴经用柴胡、丹皮；足厥阴经用柴胡、青皮、川芎、吴茱萸；手少阴经用黄连、细辛；足少阴经用独活、知母、细辛。
局部辨证	辨肿	肿是由各种致病因素引起的经络阻隔、气血凝滞而成的体表症状。而肿势的缓急、集散程度，常为判断病情虚实、轻重的依据。 1. 热肿：肿而色红，皮薄光泽，焮热疼痛，肿势急剧。见于阳证疮疡。 2. 寒肿：肿而不硬，皮色不泽，苍白或紫暗，皮肤清冷，常伴有酸痛，得暖则舒。见于冻疮、脱疽等。 3. 风肿：发病急骤，漫肿宣浮，或游走无定，不红微热，或轻微疼痛。见于痄腮、大头瘟等。 4. 湿肿：皮肉重垂胀急，深按凹陷，如烂棉不起，浅则光亮如水疱，破流黄水，浸淫皮肤。见于股肿、湿疮。 5. 痰肿：肿势软如棉，或硬如馒，大小不一，形态各异，无处不生，不红不热，皮色不变。见于瘰疬、脂瘤等。

续表

	辨肿	6. 气肿：皮紧内软，按之凹陷，松手即起。似皮下藏气，随喜怒消长。见于气瘿、乳癖等。 7. 瘀血肿：肿而胀急，病程较快，色初暗褐，后转青紫，逐渐变黄至消退。也有血肿染毒、化脓而肿。见于皮下血肿等。 8. 脓肿：肿势高突，皮肤光亮，焮红灼热，剧烈跳痛，按之应指。见于外痈、肛痈等。 9. 实肿：肿势高突，根盘收束，见于正盛邪实之疮疡。 10. 虚肿：肿势平坦，根盘散漫，见于正虚不能托毒之疮疡。
	辨肿块结节	肿块是指体内比较大的或体表显而易见的肿物，如腹腔内肿物或体表较大的肿瘤等。而较小触之可及的称之为结节，主要见于皮肤或皮下组织。 辨肿块结节时应注意大小、形态、质地、活动度、位置、界限、有无疼痛及生内容物。
	辨痛	痛是气血凝滞，阻塞不通的反映。疼痛增剧与减轻又为病势进展与消退的标志。 1. 热痛：皮色焮红，灼热疼痛，遇冷则痛减。见于阳证疮疡。 2. 寒痛：皮色不红，不热，酸痛，得温则痛缓。见于脱疽、寒痹等。 3. 风痛：痛无定处，忽彼忽此，走注甚速，遇风则剧。见于行痹等。 4. 气痛：攻痛无常，时感抽掣，喜缓怒甚。见于乳癖等。 5. 湿痛：痛而酸胀，肢体沉重，按之出现可凹水肿或见糜烂流滋。见于臁疮、股肿等。 6. 痰痛：疼痛轻微，或隐隐作痛，皮色不变，压之酸痛。见于脂瘤、肉瘤。 7. 化脓痛：痛势急胀，痛无止时，如同鸡啄，按之中软应指。见于疮疡成脓期。 8. 瘀血痛：初起隐痛，胀痛，皮色不变或皮色暗褐，或见皮色青紫瘀斑。见于创伤或创伤性皮下出血。
局部辨证	辨痒	痒是因风、湿、热、虫之邪客于皮肤肌表，引起皮肉间气血不和，郁而生微热所致；或因血虚风燥阻于皮肤，肤失濡养，内生虚热而发。 1. 风胜：走窜无定，遍体作痒，抓破血溢，随破随收，不致化腐，多为干性。见于牛皮癣、白疕、瘾疹等。 2. 湿胜：浸淫四窜，黄水淋漓，最易沿表皮蚀烂，越腐越痒，多为湿性。见于急性湿疮；或有传染性，如脓疱疮。 3. 热胜：皮肤瘾疹，焮红灼热作痒，或只发于裸露部位，或遍布全身。甚则糜烂滋水淋漓，结痂成片，常不传染。见于接触性皮炎。 4. 虫淫：浸淫蔓延，黄水频流，状如虫行皮中，其痒尤甚，最易传染。见于手足癣、疥疮等。 5. 血虚：皮肤变厚、干燥、脱屑，很少糜烂流滋水。见于牛皮癣、慢性湿疮。 6. 肿疡作痒：见于毒势炽盛，病变发展，或毒势已衰，气血通畅，病变消散之际。 7. 溃疡作痒：一是脓区不洁，脓液浸渍皮肤，护理不善所致；二是应用汞剂、砒剂、敷贴膏药等引起皮肤过敏；三是毒邪渐化，气血渐充，助养新肉，将要收口之象。
	辨脓	脓是皮肉之间热胜肉腐蒸酿而成。疮疡出脓是正气载毒外出的现象。及时正确辨别脓的有无、脓的部位深浅，进行适当的处理；依据脓液性质、色泽、气味等变化，有助于正确判断疾病的预后顺逆。 1. 成脓的特点 (1) 疼痛：阳证脓疡，局部按之灼热痛甚，拒按明显。阴证脓疡，则痛热不甚，而酸胀明显。 (2) 肿胀：皮肤肿胀，皮薄光亮为有脓。深部脓疡，皮肤变化不明显，但胀感较甚。 (3) 温度：阳证脓疡，局部温度增高。 (4) 硬度：按之坚硬，指起不复，未有脓；按之半软半硬，已成脓；按之大软，指起即复为脓成。 2. 确认成脓的方法 (1) 按触法：用两手食指指腹轻放于脓肿患部，相隔适当距离，后以一手指用力按一下，则另一手指端即有一种波动感觉，称为应指。经反复多次及左右相互交替试验，若应指明显者为有脓。在检查时注意两手指腹应放于相对应位置，并且在上下左右四处互相垂直方向检查。若脓肿范围较小，则用左手拇、食两指固定于脓肿两侧，以右手食指按触脓肿中央，如有应指为有脓。

续表

局部辨证	辨脓	(2) 透光法：适用于指、趾部甲下辨脓。即以患指(趾)遮挡住手电筒光线，然后观察患指(趾)部表面，若见其局部有深黑色阴影即有脓。不同部位脓液积聚，其阴影可在其相应部位显现。如蛇眼疔、甲根后的脓液积聚，可在指甲根部见到轻度的遮暗；蛇头疔脓液在骨膜部，沿指骨的行程有增强的阴影，而周围清晰；在骨部的，沿着骨有黑色遮暗，并在感染区有明显的轮廓；在关节部的，则关节处有很少的遮暗；在腱鞘内的，有轻度遮暗，其行程沿整个手指的掌面；全手指尖部，整个手指的脓肿则呈一片显著暗区。 (3) 点压法：适用于指、趾部脓液很少。用大头针尾或火柴头等小的圆钝物，轻轻点压患部，如有局限性的剧痛点，即为可疑脓肿。 (4) 穿刺法：适用于脓液不多且位于组织深部时，用按触法辨脓有困难者。穿刺法不仅可辨别脓的有无、确定脓肿深度，而且可以采集脓液标本，进行培养和药物敏感实验。 (5) B超：可比较准确地确定脓肿部位，并判断脓肿大小，引导穿刺或切开排脓。 **3. 辨脓的部位深浅为切开引流提供进刀深度** (1) 浅部脓疡：如阳证脓疡，患部高突坚硬，中有软陷，皮薄焮红灼热，轻按则痛且应指。 (2) 深部脓疡：肿块散漫坚硬，按之隐隐软陷，皮厚不热或微热，不红或微红，重按方痛。 **4. 辨脓的形质、色泽和气味** (1) 脓的形质：宜稠不易稀。 (2) 脓的色泽：宜明净不宜污浊。 (3) 脓的气味：脓液一般略带腥味。
	辨溃疡	**1. 辨溃疡色泽** (1) 阳证溃疡，色泽红活鲜润，疮面脓液稠厚黄白，腐肉易脱，新肉易生，疮口易收，知觉正常。 (2) 阴证溃疡，疮面色泽灰暗，脓液清稀，或时流血水，腐肉不脱，或新肉不生，疮口经久难敛，疮面不知痛痒。 (3) 如疮顶突然陷黑无脓，四周皮肤暗红，肿势扩散，多为疔疮走黄。如疮面腐肉已尽，而脓水灰薄，新肉不生，状如镜面，光白板亮，为虚陷。 **2. 辨溃疡形态** (1) 化脓性溃疡，疮面边沿整齐，周围皮肤微有红肿，一般口大底小，内有少量脓性分泌物。 (2) 压迫性溃疡(缺血性溃疡)，初期皮肤暗紫，很快变黑并坏死，滋水、液化、腐烂，脓液有臭味，可深及筋膜、肌肉、骨膜。多见于褥疮。 (3) 疮痨性溃疡，疮口多呈凹陷形或潜行空洞或漏管，疮面肉色不鲜，脓水清稀，并夹有败絮状物，疮口愈合缓慢或反复溃破，经久难愈。 (4) 岩性溃疡，疮面多呈翻花如岩穴，有的在溃疡底部见有珍珠样结节，内有紫黑坏死组织，渗流血水，伴腥臭味。 (5) 梅毒性溃疡，多呈半月形，边缘整齐，坚硬削直如凿，略微内凹，基底面高低不平，存有稀薄臭秽分泌物。
	辨出血	以便血、尿血最为常见，准确辨认出血性状、部位、原因，对及时诊断、合理治疗有十分重要意义。

【昭昭医考重点提示】中医外科疾病的辨证内容属于重点内容，需要同学们掌握的内容较多。

1. 常见外科疾病阴阳辨证的区别。

2. 常见部位辨证的原因和特点(上部、中部、下部)。

3. 局部辨证包括肿痛痒脓(重点是辨脓的方法：按触法、透光法、点压法、穿刺法、B超法)，辨脓的形质色泽。

◈◈◈ **历年真题精选** ◈◈◈

【A1型题】

1. 下列各项，属外科辨别阴证、阳证要点的是

A. 有无麻木　　　B. 有无脓液　　　C. 有无出血　　　D. 有无灼热　　　E. 有无瘙痒

答案：D；　考点：阴阳辨证

解析：阴和阳属于截然相反的两个对立面,寒凉属阴温热属阳。故选择 D。

2. 外科疾病辨证的总纲是

A. 脏腑　　　B. 经络　　　C. 气血　　　D. 阴阳　　　E. 局部

答案：D；　考点：辨证总纲

解析：阴阳是八纲辨证中的纲领,欲使外科疾病的辨证正确,首先必须辨清其阴阳属性。故选择 D。

3. 外科辨肿,"肿而皮肉重垂胀急,深则按之如烂棉不起,浅则光亮如水疱,破流黄水",其成因属

A. 风　　　B. 虚　　　C. 火　　　D. 湿　　　E. 痰

答案：D；　考点：辨肿

解析：湿肿而皮肉重垂胀急,深则按之如烂棉不起,浅则水亮如水疱,搔破流黄水,浸淫皮肤。而容易混淆的选项 E 是肿势或软如棉,或硬如结核,不红不热。故选择 D。

4. 肿势或软如绵,或硬如馒,形态各异,不红不热。其肿的性质是

A. 热肿　　　B. 寒肿　　　C. 风肿　　　D. 痰肿　　　E. 湿肿

答案：D；　考点：辨肿

解析：痰肿势或软如棉,或硬如结核,不红不热。故选择 D。

5. 辨溃疡,疮面呈翻花或如岩穴属

A. 瘰疬溃疡　　　B. 麻风溃疡　　　C. 梅毒溃疡　　　D. 岩性溃疡　　　E. 流痰溃疡

答案：D；　考点：辨溃疡

解析：岩性溃疡,疮面多呈翻花如岩穴,有的在溃疡底部见有珍珠样结节,内有紫黑坏死组织,渗流血水。瘰疬之溃疡,疮口有空腔或伴瘘管,疮面肉色不鲜,脓水清稀,并夹有败絮状物。附骨疽、流痰之溃疡,疮口呈凹陷形,常伴瘘管形成。麻风溃疡呈穿凿形,常可深及骨部。梅毒性溃疡,其边缘削直而如凿成或略微内凹,基底高低不平。故选择 D。

6. 下列各项,不属确认成脓方法的是

A. 按触法　　　B. 推拿法　　　C. 穿刺法　　　D. 透光法　　　E. 点压法

答案：B；　考点：辨脓

解析：按触法、穿刺法、点压法、透光法属于辨脓的方法,而推拿法则属于禁忌证。故选择 B。

【B 型题】

(7～8 题共用选项)

A. 热　　　B. 寒　　　C. 风　　　D. 气　　　E. 虚

7. 疼痛而皮色不红、不热,得暖则痛缓。其痛的原因是

答案：B

8. 攻痛无常,时感抽掣,喜缓怒甚。其痛的原因是

答案：D；　考点：辨痛

解析：寒痛皮色不红,不热,酸痛,得温则痛缓。气窜攻痛无常,时感抽掣,喜缓怒甚。故 7 题选择 B,8 题选择 D。

(9～10 题共用选项)

A. 气血充足　　　　　B. 气火有余　　　　　C. 气血虚弱

D. 蓄毒日久损伤筋骨　　　　　E. 血络受损

9. 脓色绿黑稀薄者,其病机为

答案：D

10. 脓液黄浊质稠,色泽不净者,其病机为

答案：B；　考点：辨脓

解析：如黄浊质稠,色泽不洁,为气火有余,尚属顺证;如脓色绿黑稀薄,为蓄毒日久,有损筋伤骨的可能。

故 9 题选择 D,10 题选择 B。

(11~12 题共用选项)

A. 心善　　　　　B. 肝善　　　　　C. 脾善　　　　　D. 肺善　　　　　E. 肾善

11. 重证见声音响亮,不喘不咳,呼吸均匀,皮肤润泽,其辨证为

答案:D

12. 重证见口和齿润,小便清长,夜卧安静,并无潮热,其辨证为

答案:E;　考点:五善

解析:结合五脏功能,肺善:声音响亮,不喘不咳,呼吸均匀,皮肤润泽。肾善:并无潮热,口和齿润,小便清长,夜卧安静。故 11 题选择 D,12 题选择 E。

第三单元　中医外科疾病治法

【考点透视】

熟悉消、托、补三大法以及一些外用药的适应证。

中医外科疾病治法	内治法(消、托、补)
	外治法(药物疗法、手术疗法和其他疗法)

内治法	消法		消法是运用不同治疗方法和方药,使初起肿疡得到消散,是一切肿疡初起的治法总则。适用于尚未成脓的初期肿疡和非化脓性肿块性疾病及各种皮肤性疾病。具体应用必须针对病种、病位、病因、病机、病情,分别运用不同方法,如解表、通里、清热、温通、祛痰、理湿、行气、和营等。此外,还应结合患者体质强弱,肿疡所属经络部位等,选加不同药物。若疮形已成,则不可用内消之法。
		清热法	用寒凉药物,使内蕴之热毒得以清解,是外科的主要治疗法则。
			代表方剂清热解毒方,如五味消毒饮;清气分之热方,如黄连解毒汤;清血分之热方,如犀角地黄汤、清营汤;养阴清热方,如知柏八味丸;清骨蒸潮热方,如清骨散等。
			应用: (1) 清热解毒法:用于热毒之证,症见局部红、肿、热、痛,伴发热烦躁,口咽干燥,舌红苔黄,脉数等,如疔疮、疖、痈诸疮疡。 (2) 清气分热:用于局部色红或皮色不变,灼热肿痛的阳证,或皮肤病之皮损焮红灼热,脓疱、糜烂并伴壮热烦躁,口干喜冷饮,溲赤便干,舌质红,苔黄腻或黄糙,脉洪数者,如颈痈、流注、接触性皮炎、脓疱疮等。 (3) 清血分热:用于邪热侵入营血,症见局部焮红灼热的外科疾病,如烂疔、发、大面积烧伤;皮肤病出现红斑、瘀点、灼热,如丹毒、白疕(血热型)、红蝴蝶疮等,伴有高热,口渴不欲饮,心烦不寐,舌质红绛、苔黄、脉数等。以上三法在热毒炽盛时可相互同用。 (4) 养阴清热:用于阴虚火旺的慢性病症,如红蝴蝶疮,有头疽溃后、蛇串疮恢复期,或走黄、内陷后阴伤有热者。 (5) 清骨蒸潮热:一般用于瘰疬、流痰后期虚热不退的病症。注意点:应用清热药必须兼顾胃气,如过用苦寒,势必损伤胃气。尤其在疮疡溃后体质虚弱者更应注意,过投寒凉能影响疮口愈合。
		和营法	用调和营血药物,使经络疏通,血脉调和流畅,从而达到疮疡肿消痛止的目的。可分活血化瘀和活血逐瘀两类。
			代表方剂活血化瘀方,如桃红四物汤;活血逐瘀方,如大黄䗪虫丸。
			应用活血化瘀法适用于经络阻隔,气血凝滞引起的外科疾病,如肿疡或溃后肿硬疼痛不减、结块、色红较淡,或不红或青紫者。活血逐瘀法适用于瘀血凝聚、闭阻经络所引起的外科疾病,如乳岩、筋瘤等。注意点:和营法在临床上常与其他治法合用,如祛寒药、养血药、理气化痰药等。和营活血药品一般性多温热,故火毒炽盛的疾病不应使用;对气血亏损者,破血逐瘀药也不宜过用。

续表

内治法	托法	托法是用补益气血和透脓的药物,扶助正气,托毒外出,以免毒邪扩散和内陷的治疗法则。适用于外疡中期,即成脓期。分为补托和透托两种方法,补托法用于正虚毒盛,不能托毒外达,疮形平塌,根脚散漫不收,难溃难腐的虚证;透托法用于毒气虽盛而正以上三法在热毒炽盛时可相互同用。气未衰者,促其早日脓出毒泄,肿消痛减,以免脓毒旁窜深溃。如毒邪炽盛,加用清热解毒药物。
		内托法:用补益和透脓药物,扶助正气,托毒外出,使疮疡毒邪移深居浅,早日液化成脓,或使病灶趋于局限化,使邪盛者不致脓毒旁窜深溃,正虚者不致毒邪内陷,从而达到脓出毒泄、肿痛消退的目的。可分为透托法和补托法两类。其中补托法又可分为益气托毒法和温阳托毒法。 (1) 代表方剂透托方,如透脓散;益气托毒方,如托里消毒散;温阳托毒方,如神功内托散。 (2) 应用: ①透托法:用于肿疡已成,毒盛正气不虚,肿疡尚未溃破或溃破后脓出不畅,多用于实证。 ②补托法:用于肿疡毒势方盛,正气已虚,不能托毒外出者,局部疮形平塌,根盘散漫,难溃难腐,或溃后脓水稀少,坚肿不消,并出现精神不振、面色无华、脉数无力等症状。 ③温阳托毒法:用于局部疮形漫肿无头,疮色灰暗不泽,化脓迟缓,或局部肿势已退,腐肉已尽,而脓水灰薄,或偶带绿色,新肉不生、不知疼痛,伴自汗肢冷,腹痛便泄,精神萎靡,脉沉细,舌质淡胖等症。注意点:透脓法不宜用之过早,肿疡初起未成脓时勿用。补托法在正实毒盛的情况下,不可施用。此外,内托法常与清热法同用。
	补法	补法是用补养药物,恢复其正气,助养其新生,使疮口早日愈合的治疗法则。适用于溃疡后期。凡气血虚弱者,宜补养气血;脾胃虚弱者,宜理脾和胃;肝肾不足者,宜补益肝肾。但邪毒未尽之时,切勿遽用补法。
外治法	定义	外治法:是运用药物、手术、物理方法或配合一定的器械等,直接作用于患者体表某处或病变部位而达到治疗目的的一种治疗方法。常用的方法有药物疗法、手术疗法和其他疗法三大类。药物疗法常用的有膏药、油膏、箍围药、草药、掺药等。手术疗法常用的有切开法、烙法、砭镰法、挑治法、挂线法、结扎法等。其他疗法有引流法、垫棉法、药筒拔法、针灸法、熏法、熨法、热烘疗法、溻渍法、冷冻疗法和激光疗法等。
	膏药	膏药古代称薄贴,现称硬膏。适用于一切外科疾病初起、成脓、溃后各个阶段。 (1) 太乙膏、千捶膏均用于红肿热痛明显之阳证疮疡,为肿疡、溃疡通用方。太乙膏性偏清凉,消肿、清火、解毒、生肌。千捶膏性偏寒凉,消肿、解毒、提脓、去腐、止痛。 (2) 阳和解凝膏温经和阳,祛风散寒,调气活血,化痰通络,用于疮形不红不热、漫肿无头之阴证疮疡未溃者。 (3) 咬头膏具有腐蚀性,功能蚀破疮头,适用于肿疡脓成,不能自破,以及患者不愿接受手术切开排脓者。 薄型膏药多适用于溃疡,宜勤换;厚型膏药多适用于肿疡,宜少换,一般5～7日调换一次。 注意点:凡疮疡使用膏药,有时可能引起皮肤焮红,或起丘疹,或发生疱,瘙痒异常,甚则溃烂等现象,此为膏药风,或溃疡脓水过多,浸淫皮肤,而引起湿疮。此外,膏药不可去之过早。
	油膏	油膏现称软膏。适用于肿疡、溃疡,皮肤病糜烂结痂渗液不多者,以及肛门病等。 (1) 金黄膏、玉露膏:清热解毒、消肿止痛、散瘀化痰,适用于疮疡阳证。金黄膏长于除湿化痰,对肿而有结块,尤其是急性炎症控制后形成的慢性迁延性炎症更适宜。玉露膏性偏寒凉,对焮红灼热明显、肿势散漫者效果较佳。 (2) 冲和膏活血止痛,疏风祛寒,消肿软坚,适用于半阴半阳证。 (3) 回阳玉龙膏温经散寒,活血化瘀,适用于阴证。 溃疡期可选用生肌玉红膏、红油膏、生肌白玉膏。 (1) 生肌玉红膏活血去腐,解毒止痛,润肤生肌收口,适用于一切溃疡,腐肉未脱,新肉未生之时,或日久不能收口者。 (2) 红油膏防腐生肌,适用于一切溃疡。 (3) 生肌白玉膏润肤生肌收敛,适用于溃疡腐肉已净,疮口不敛者,以及乳头皲裂、肛裂等。 (4) 疯油膏润燥杀虫止痒,适用于牛皮癣、慢性湿疮、皲裂等。 (5) 青黛散油膏收湿止痒、清热解毒,适用于蛇串疮、急慢性湿疮等皮肤焮红痒痛、渗液不多之症,或疖腮,以及对各种油膏过敏者。 (6) 消痔膏、黄连膏消痔退肿止痛,适用于内痔脱出、赘皮外痔、血栓外痔等出血、水肿、疼痛之症。 注意点:凡皮肤湿烂,疮口腐肉已尽,油膏应薄而勤换。如油膏刺激皮肤引起皮炎,应改用植物油或动物油调制油膏。在溃疡腐肉已脱、新肉生长之时,油膏宜薄。

外治法	箍围药	定义	古称敷贴，是药粉和液体调制成的糊剂。具有箍集围聚、收束疮毒作用，用于肿疡初期，促其消散；或毒已结聚，促使疮形缩小，趋于局限，早日成脓和破溃；或肿疡破溃，余肿未消，能消肿，截其余毒。
		适应症	外疡初起、成脓及溃后，肿势散漫不聚，而无集中之硬块者。
		用法	(1) 金黄散、玉露散：用于红肿热痛明显的阳证疮疡。 (2) 冲和膏：用于疮形肿而不高，痛而不甚，微红微热，属半阴半阳证者。 (3) 回阳玉龙膏：用于疮形不红不热，漫肿无头属阴证者。 箍围药的调制，以醋调者，散瘀解毒；以酒调者，助行药力；以葱、姜、韭、蒜捣汁调者，辛香散邪；以菊花汁、丝瓜叶汁、银花露调者，清凉解毒，而用丝瓜叶汁调制的玉露散治疗暑疖效果较好；以鸡子清调者，缓和刺激；以油类者，润泽肌肤。总之，阳证多用菊花汁、银花露或冷茶汁调制，半阴半阳证多用葱、姜、韭捣汁或用蜂蜜调制，阴证多用醋、酒调敷。用于外疡初起时，箍围药宜敷满整个病变部位。若毒已结聚，或溃后余肿未消，宜敷于患处四周，不要完全涂布。敷贴应超过肿势范围。
		使用注意	注意点：凡外疡初起，肿块局限者，一般宜用消散药。箍围药敷后干燥之时，宜用液体湿润。
	掺药		掺药是将各种不同的药物研成粉末，根据制方规律，并按其不同的作用，配伍成方，用时掺布于膏药或油膏上，或直接掺布于病变部位。古称散剂，现称粉剂。掺药包括消散药、提脓去腐药、腐蚀药与平胬药、祛腐生肌药、生肌收口药、止血药、清热收涩药、酊剂、洗剂等。
		消散药	作用：渗透和消散。 适应症：用于肿疡初起，而肿势局限尚未成脓者。阳毒内消散、红灵丹活血止痛、消肿化痰，适用于一切阳证。阴毒内消散、桂麝散、黑退消温经活血、破坚化痰、散风逐寒，适用于一切阴证。
		提脓去腐药	作用：提脓去腐。 适应症：适用于溃疡初期，脓栓未溶，腐肉未脱，或脓水不净，新肉未生之际。提脓去腐的主药是升丹，目前常用的有九一丹、八二丹、七三丹、五五丹、九黄丹等。在腐肉已脱，脓水已少的情况下，宜减少升丹含量。此外，尚有不含升丹的提脓祛腐药，如黑虎丹，用于升丹的过敏者。
		腐蚀药与平胬药	定义：腐蚀药又称追蚀药，腐蚀组织，能使疮疡不正常的组织得以腐蚀枯落。平胬药平复胬肉，能使疮口增生的胬肉回缩。 适应症：用于肿疡在脓未溃时；痔疮、瘰疬、赘疣、息肉等病；溃疡破溃以后，疮口太小，引流不畅；疮口僵硬，胬肉突出，腐肉不脱等。如白降丹，适用于溃疡疮口太小，脓腐难去；或肿疡脓成不能穿溃，同时不愿接受手术治疗者；或赘疣、瘰疬。枯痔散一般用于痔疮。三品一条枪插入患处，能腐蚀漏管，蚀去内痔，攻溃瘰疬。平胬丹适用于疮面胬肉突出。
		祛腐生肌药	作用：提脓祛腐、解毒活血、生肌收敛。 适应症：用于溃疡日久，腐肉难脱，新肉不生；或腐肉已脱，新肉不长，久不收口者。回阳玉龙散温阳活血，去腐生肌，适用于阴证溃疡，腐肉难脱，肉芽暗红或腐肉已脱，肉芽灰白，新肉不长者。月白珍珠散、拔毒生肌散用于阳证溃疡。月白珍珠散清热解毒，去腐生肌，用于腐肉脱而未尽，新肉不生，久不收口者。拔毒生肌散拔毒生肌，用于腐肉未脱，常流毒水，疮口下陷，久不生肌者。黄芪六一散、回阳生肌散用于虚证溃疡，脓水清稀，久不收口，前者补气和营生肌，擅治偏气虚，后者回阳生肌，擅治偏阳虚。
		生肌收口药	作用：解毒、收敛、促进新肉生长。 适应症：用于溃疡腐肉已脱、脓水将尽时。常用的有生肌散、八宝丹等。
		止血药	作用：收涩凝血。 适应症：用于溃疡或创伤出血。桃花散适用于溃疡出血；圣金刀散适用于创伤性出血；云南白药对于溃疡出血、创伤性出血均可使用。其他如三七粉，调成糊状涂敷患部，也有止血作用。

续表

掺药	清热收涩药	作用：清热收涩止痒。 适应症：用于一切皮肤病急性或亚急性皮炎而渗液不多者。常用的有青黛散，以其清热止痒的作用较强，故用于皮肤病大片潮红丘疹而无渗液者；三石散收涩生肌作用较好，故用于皮肤糜烂，稍有渗液而无红热者。
	酊剂	适应症：疮疡未溃及皮肤病等。红灵酒活血、消肿、止痛，用于冻疮、脱疽未溃之时；10%土槿皮酊、复方土槿皮酊杀虫、止痒，适用于鹅掌风、灰指甲、脚湿气等；白屑风酊祛风、杀虫、止痒，适用于面游风。
	洗剂 （也称混合振荡剂或振荡洗剂）	适应症：用于急性、过敏性皮肤病，如酒渣鼻和粉刺等。三黄洗剂清热止痒，用于一切急性皮肤病，如湿疮、接触性皮炎，皮损为潮红、肿胀、丘疹等；颠倒散洗剂清热散瘀，用于酒渣鼻、粉刺。
外治法	切开法	适应证一切外疡，确已成脓者。 (1)选择有利时机：肿疡成脓，脓肿中央出现透脓点(脓腔中央最软的一点)，即为脓已熟。 (2)切口选择：选择脓腔最低点或最薄弱处进刀。一般疮疡宜循经直切；乳房部应以乳头为中心，放射状切开；面部脓肿应尽量沿皮肤自然纹理切开；手指脓肿，应从侧方切开；关节区附近的脓肿，切口尽量避免越过关节；关节区脓肿，一般施行横切口、弧形切口或"S"形切口；肛旁低位脓肿，应以肛管为中心作放射状切开。 (3)切开原则：进刀深浅必须适度，以得脓为度。如脓腔浅者，或生在皮肉较薄的头、颈、胁肋、腹、手指等部位，必须浅切；如脓腔深者，或生在皮肉较厚的臀、臂等部位，稍深无妨。切口大小应根据脓肿范围大小，以及病变部位的肌肉厚薄而定，以脓流通畅为原则。凡是脓肿范围大，肌肉丰厚而脓腔较深的，切口宜大；脓肿范围小，肉薄而脓肿较浅的，切口宜小。一般切口不能超越脓腔以外。 (4)操作方法：切开时以右手握刀，刀锋向外，拇食两指夹住刀口要进刀的尺寸，其余三指把住刀柄，并把刀柄的末端顶在鱼际上1/3处，同时左手拇食两指按在所要进刀部位的两侧，进刀时刀刃宜向上，在脓点部位向内直刺，深入脓腔即止。 (5)注意点：当辨清脓成熟的程度、脓的深浅、患部的血脉经络位置等情况后，然后决定切开与否。在关节和筋脉的部位宜谨慎开刀；如患者过于体弱，切开时应注意体位并做好充分准备，以防晕厥；凡颜面疔疮，尤其在鼻唇部位，忌早期切开。切开后，由脓自流，切忌用力挤压。
	砭镰法	定义：是用三棱针或刀锋在疮疡患处，浅刺皮肤或黏膜，放出少量血液，使内蕴热毒随血外泄的一种治疗方法。俗称飞针。 适应症：用于急性阳证疮疡，如下肢丹毒、红丝疔、疖疮痈肿初起、外伤瘀血肿痛、痔疮肿痛等。 用法：在常规消毒下，用三棱针或刀锋，迅速移动直刺患处或特选部位的皮肤、黏膜，宜轻、准、浅、快，以微微出血为度。刺毕，用消毒棉球按压针孔或敷药包扎。头、面、颈部不宜施用砭镰法，阴证、虚证及有出血倾向者禁用。
	挑治疗法	定义：在人体的腧穴、敏感点，或一定区域内，用三棱针挑破皮肤、皮下组织，挑断部分皮内纤维，通过刺激皮肤经络，使脏腑得到调理的一种治疗方法。 适应症：用于内痔出血、肛裂、脱肛、肛门瘙痒、颈部多发性疖肿等。 常用的方法有选点挑治、区域挑治和截根疗法三种。 ①选点挑治：适用于颈部多发性疖肿。在背部上起第七颈椎，下至第五腰椎，旁及两侧腋后线范围内，寻找疾病反应点。反应点多为棕色、暗灰色等，按之不褪色小米粒大小的丘疹。 ②区域挑治：适用于内痔出血、肛裂、脱肛、肛门瘙痒等。在腰椎两侧旁开1～1.5寸的纵线上任选一点挑治，尤其在第三腰椎到第二腰椎之间旁开1～1.5寸的纵线上。 ③截根疗法：取大椎下四横指处，在此处上下左右1cm范围内寻找反应点或敏感点。挑治前局部常规消毒，用小号三棱针刺入皮下至浅筋膜层，挑断黄白色纤维数根。挑毕，以消毒纱布敷盖。一次不愈，可于2～3周后再行挑治，部位可以另选。挑治后一般3～5天内禁止洗澡。

	挂线法	采用普通丝线,或药制丝线,或纸裹药线,或橡皮筋线等来挂断瘘管或窦道的治疗方法。其机理是利用挂线的紧箍作用,促使气血阻绝,肌肉坏死,最终达到切开的目的。挂线又能起到引流作用,分泌物和坏死组织液随挂线引流排出,从而保证引流通畅,防止发生感染。适用于疮疡溃后,脓水不净,虽经内服、外敷等治疗无效而形成瘘管或窦道者;或疮口过深,或生于血络丛集处,而不宜采用切开手术者。
		先将球头银丝自甲孔探入管道,使银丝从乙孔穿出(如没有乙孔的,可在局麻下用硬性探针顶穿,引出银丝),然后用丝线做成双套结,将橡皮筋线一根结扎在自乙孔穿出的银丝球头部,再由乙孔退回管道,从甲孔抽出。橡皮筋线与丝线贯穿瘘管管道两口,此时将扎在球头上的丝线与橡皮筋线剪开,再在橡皮筋线下先垫两根丝线,然后收紧橡皮筋线,打一个单结,再将所垫的两根丝线,各自分别在橡皮筋线打结处予以结缚固定,最后抽出管道内保留的丝线。注意点:如发现挂线松弛时,必须紧线;探查管道时,要轻巧、细致,避免形成假道。
外治法	结扎法	将线缠扎于病变部位与正常皮肉分界处,通过结扎,促使病变部位经络阻塞、气血不通,结扎远端的病变组织失去营养而致逐渐坏死脱落,从而达到治疗目的一种方法。又名缠扎法。适用于瘤、赘疣、痔、脱疽等病,以及脉络断裂引起的出血之症。
		凡头大蒂小的赘疣、痔核等,可在根部以双套结扣住扎紧;凡头小蒂大的痔核,可以缝针贯穿它的根部,再用"8"字式结扎法,或"回"字式结扎法,两线交叉扎紧;如截除脱疽坏死的趾、指,可在其上端预先用丝线缠绕十余圈,渐渐紧扎;如脉络断裂,可先找到断裂的络头,再缝针引线贯穿出血底部,然后系紧打结。结扎所使用线的种类有普通丝线、药制丝线、纸裹药线等,目前多采用较粗的普通丝线或医用缝合线。 注意点:如内痔用缝针穿线,不可穿过患处的肌层;扎线应扎紧;扎线未脱,应俟其自然脱落。对血瘤、岩肿当禁忌使用。
	引流法	引流法是在脓肿切开或自行溃破后,运用药线、导管或扩创等使脓液畅流,腐脱新生,防止毒邪扩散,促使溃疡早日愈合的一种治法。
		引流法包括药线引流、导管引流和扩创引流等。 (1)药线引流,药线俗称纸捻或药捻,它是借着药物及物理作用,插入溃疡疮孔中,使脓水外流;同时利用药之线形,能使坏死组织附着于药线而使之外出;此外,尚能探查脓肿的深浅,以及有否死骨的存在。适用于溃疡疮口过小,脓水不易排出者;或已成瘘管、窦道者。有外黏药物及内裹药物两类,目前临床上大多应用外黏药物的药线。外黏药物法适用于溃疡疮口过深过小,脓水不易排出者。多将搓成的纸线,临用时放在油中或水中润湿,蘸药插入疮口。外黏药物多用含有升丹成分的方剂或黑虎丹等。内裹药物法适用于溃疡已成瘘管或窦道者。将药物预先放在纸内,裹好搓成线状备用。内裹药物多用白降丹、枯痔散等。注意点:药线插入疮口中,应留出一小部分在疮口之外,并应将留出的药线末端向疮口侧方或下方折放,再以膏药或油膏盖贴固定。如脓水尽,流出淡黄色黏稠液体时,不可再插药线。 (2)导管引流,是将导管(或塑胶管或橡皮管)插入疮口中,引导脓水外流的一种引流方法。适用于附骨疽、流痰、流注等脓腔较深、脓液不易畅流者,或腹腔手术后。用法:将消毒的导管轻轻插入疮口,达到底部后,再稍退出一些即可。当管腔中有脓液排出时,即用橡皮膏固定导管,外盖厚层纱布,放置数日,当脓减少后,改用药线引流;或当脓腔位于肌肉深部,切开后脓液不易畅流,将导管插入,引流脓液外出,待脓稍少后,即拔去导管,再用药线引流。注意点:导管的放置应放在疮口较低的一端;导管必须固定;管腔如被腐肉阻塞,可松动引流管或轻轻冲洗。 (3)扩创引流,是应用手术的方法来进行引流。适用于痈、有头疽等脓肿溃后有袋脓者,瘰疬溃后形成空腔或脂瘤染毒化脓等,经其他引流、垫棉法等无效者。用法:在消毒局麻下,对脓腔范围较小者,用手术刀将疮口上下延伸即可;如脓腔范围较大者,则作十字形扩创。瘰疬之溃疡,除扩创外,并须将空腔之皮修剪,使疮面全部暴露;有头疽溃疡的袋脓,除作十字形扩创外,切忌将空腔之皮剪去,以免愈合后形成较大的疤痕,影响活动功能;脂瘤染毒化脓的扩创,作十字形切开后,将疮面两侧皮肤稍作修剪,便于棉花嵌塞,并用刮匙将渣样物质及囊壁一并刮清。注意点:扩创后,须用消毒棉花按疮口大小,蘸八二丹或七三丹嵌塞疮口以祛腐,并加压固定,以防止出血,以后可按溃疡处理。

外治法	垫棉法	垫棉法是用棉花或纱布折叠成块以衬垫疮部的一种辅助疗法。它是借着加压的力量,使溃疡的脓液不致下坠而潴留,或使过大的溃疡空腔皮肤与新肉得以黏合而达到愈合的目的。适用于溃疡脓出不畅有袋脓者;或疮孔窦道形成脓水不易尽者;或溃疡脓腐已尽,新肉已生,但皮肉一时不能黏合者。
		袋脓者,使用时将棉花或纱布垫衬在疮口下方空隙处,并用宽绷带加压固定;对窦道深而脓水不易排尽者,用棉垫压迫整个窦道空腔,并用绷带扎紧;溃疡空腔的皮肤与新肉一时不能黏合者,使用时可将棉垫按空腔的范围稍为放大,满垫在疮口之上,再用绷带缚紧。具体应用时,需根据不同部位,在垫棉后采用不同的绷带予以加压固定,如项部用四头带,腹壁多用多头带,会阴部用丁字带,腋部、腘窝部用三角巾包扎,小范围的用宽橡皮膏加压固定。注意点:在急性炎症红肿热痛尚未消退时不可应用;所用棉垫必须比疮腔或窦道稍大;用于黏合皮肉,一般5～7天更换一次,用于袋脓,可2～3天更换一次;垫棉法无效,宜采取扩创引流手术;应用本法期间,若出现发热,局部疼痛加重者,则应立即终止使用,采取相应的措施。
	药筒拔法	采用一定的药物与竹筒若干个同煎,趁热迅速扣于疮上,借助药筒吸取脓液毒水,从而达到脓毒自出、毒尽疮愈目的的方法。
		适用于有头疽坚硬散漫不收,脓毒不得外出;或脓疡已溃,疮口狭小,脓稠难出,有袋脓者;或毒蛇咬伤,肿势迅速蔓延,毒水不出者;或反复发作的流火等。目前因操作不便,多以拔火罐方法代替。
	针灸法	包括针法与灸法。在外科方面,古代多用灸法、针刺。
		适用于瘰疬、乳痈、乳癖、湿疹、瘾疹、蛇串疮、脱疽、内痔术后疼痛、排尿困难等。针刺的用法,一般采取病变远离部位取穴,手法大多应用泻法,不同疾病取穴各异。灸法是用药物在患处燃烧,借着药力、火力的温暖作用,以温阳怯寒、活血散瘀、疏通经络、拔引蓄毒。灸法适用于肿疡初起坚肿,特别是阴寒毒邪凝滞筋骨,而正气虚弱,难以起发,不能托毒外达者;或溃疡久不愈合,脓水稀薄,肌肉僵化,新肉生长迟缓者。灸法主要有明灸、隔灸两类。目前常用的是隔灸。隔灸是捣药成饼,或切药片(如豆豉、附子等作饼,或姜、蒜等切片),上置艾炷,于疮上灸之。注意点:针刺一般不宜直接刺于病变部位。疗疮等实热阳证,不宜灸之;头面、颈项、手指等部位,不宜灸法。
	熏法	把药物燃烧后,取其烟气上熏,借着药力与热力的作用,使腠理疏通、气血流畅而达到治疗目的的一种治法。
		包括神灯照法、桑柴火烘法、熏法等。适用于肿疡、溃疡。神灯照法活血消肿、解毒止痛,适用于痈疽轻证,未成脓者自消,已成脓者自溃,不腐者即腐;桑柴火烘法助阳通络、消肿散坚、化腐生肌、止痛,适用于疮疡坚而不溃、溃而不腐、新肉不生、疼痛不止之症;烟熏法杀虫止痒,适用于干燥而无渗液的各种顽固性皮肤病。注意避免引起皮肤灼伤及保持室内适当流通空气。
	熨法	把药物加酒、醋炒热,布包熨摩患处,使腠理疏通而达到治疗目的的一种方法。
		适用于风寒湿痰凝滞筋骨肌肉等证,以及乳痈的初起或回乳。一般阳证肿疡慎用。
	溻渍法	溻是将饱含药液的纱布或棉絮湿敷患处,渍是将患处浸泡在药液中。溻渍法是通过湿敷、淋洗、浸泡对患处的物理作用,以及不同药物对患部的药效作用,而达到治疗目的的一种方法。
		溻渍法适用于阳证疮疡初起、溃后;半阴半阳证及阴证疮疡;美容、保健等。常用方法有溻法和浸渍法。溻法,用6～8层纱布浸透药液,轻拧至不滴水,湿敷患处,包括冷溻、热塌、罨敷。浸渍法包括淋洗、冲洗、浸泡等。2%～10%黄柏溶液适用于疮疡热毒炽盛,皮肤焮红或糜烂,或溃疡脓水较多,疮口难敛者;苦参汤适用于尖锐湿疣、白疮等;五倍子汤适用于内、外痔肿痛及脱肛等;鹅掌风浸泡方适用于鹅掌风。
	冷冻法	利用各种不同等级的低温作用于患病部位,使之冰寒凝集,气血阻滞,病变组织失去气血儒养而发生坏死脱落的一种治疗方法。
		适用于瘤、赘疣、痔核、痣、早期皮肤癌等。
	激光法	激光法是用各种不同的激光治疗不同疾病的方法。
		目前常用的有二氧化碳激光和氦氖激光。二氧化碳激光适用于瘤、赘疣、痔核、痣、部分皮肤良恶性疾病等。氦氖激光适用于疮疡初起及僵块、溃疡久不愈合、皮肤瘙痒症、蛇串疮后遗症、油风等。一般分弱激光治疗和中、强功率激光治疗。

【昭昭医考重点提示】中医外科疾病的治法:内治法(消托补);外治法(药物疗法、手术疗法和其他疗法三大类)。药物疗法常用的有膏药、油膏、箍围药、草药、掺药等。掌握常用外用药物疗法的常用药物的适应症。

◆◇◆◇◆◇◆◇ 历年真题精选 ◇◆◇◆◇◆◇◆

【A1 型题】

1. 中医外科内治法的总则是

A. 温、托、补　　　B. 清、消、补　　　C. 清、补、托　　　D. 消、通、补　　　E. 消、托、补

答案:E; 考点:内治法。

解析:消、托、补 3 个大法是治疗外科疾病的 3 个总则。故选择 E。

2. 疮疡三陷证中,火陷证的治法是

A. 凉血清热解毒,养阴清心开窍　　　　　B. 补益气血,清心安神开窍

C. 温补脾肾,清心开窍　　　　　　　　　D. 托毒透邪,养阴清心开窍

E. 生津养胃,清心解毒

答案:A; 考点:火陷证的治法

解析:火陷证凉血清热解毒,养阴清心开窍为其治法。干陷证补益气血、清心安神开窍,虚陷证温补脾肾。选项 D 为托法,选项 E 为补益之法。故选择 A。

3. 调制箍围药,取其清凉解毒作用的,应选用

A. 醋　　　　　B. 葱　　　　　C. 鸡子清　　　　　D. 麻油　　　　　E. 丝瓜叶汁

答案:E; 考点:箍围药

解析:以醋调者,取其散瘀解毒;以酒调者,取其助行药力;以葱、姜、韭、蒜捣汁调者,取其辛香散邪;以菊花汁、丝瓜叶汁、银花露调者,取其清凉解毒,而其中用丝瓜叶汁调制的玉露散治疗暑天疖肿效果较好;以鸡子清调者,取其缓和刺激;以油类调者,取其润泽肌肤。故选择 E。

4. 溃疡疮口太小,脓腐难去,常用的腐蚀药是

A. 红灵丹　　　　　B. 白降丹　　　　　C. 七三丹　　　　　D. 八宝丹　　　　　E. 九黄丹

答案:B; 考点:腐蚀药

解析:白降丹,适用于溃疡疮口太小,脓腐难去,用桑皮纸或丝绵纸做成裹药,插入疮口,使疮口开大,脓腐易出。故选择 B。

5. 下列切开法的注意事项中,错误的是

A. 在关节部位,宜谨慎开刀,切口应越过关节

B. 血瘤、岩肿不宜切开

C. 患者体弱应先内服调补药,然后开刀

D. 面部疔疮,尤其是口鼻部位,忌早期开刀

E. 进刀时,刀头要求向上挑取,不宜向下割划

答案:A; 考点:手术治法

解析:在关节和筋脉的部位宜谨慎开刀,不应越过关节以免损伤筋脉,致使关节不利。如患者过于体弱,应先内服调补药物,然后开切,以免晕厥。凡颜面疔疮,尤其在鼻唇部位,忌早期切开,以免疔毒走散,并发走黄危证。故选择 A。

6. 下列关于刀晕的处理,错误的是

A. 刀晕轻症,只要扶持患者安静平卧,室温保暖即可　　　B. 头位稍低,安静卧床

C. 给饮开水或糖水　　　　　　　　　　　　　　　　　　D. 灸百会、水沟或刺合谷、少商等穴救治

E. 应迅速做完手术,进行急救

答案:E; 考点:刀晕的处理

解析:刀晕轻症,只要扶持患者安静平卧,室温保暖即可;头位稍低,安静卧床;给饮开水或糖水;灸百会、

水沟或刺合谷、少商等穴救治,前 4 项是合理的。而选项 E 是不可取的。手术的前提是生命体征的稳定,故选择 E。

7. 下列关于切开法切开方向的叙述,错误的是

　A. 一般疮疡,宜循经直开,刀头向上　　　B. 乳部宜放射形切开

　C. 面部脓肿沿皮肤纹理切开　　　　　　D. 手指脓肿,最好从正面切开,免伤屈伸功能

　E. 关节附近宜用横切口

答案:D; 考点:手术治法

解析:一般疮疡宜循经直开,刀头向上,免伤血络;乳房部应以乳头为中心,放射形切开,免伤乳囊;面部脓肿应尽量沿皮肤的自然纹理切开;手指脓肿,应从侧方切开;关节区附近的脓肿,切口尽量避免损坏关节。故选择 D。

8. 下列各项中,需用砭镰法治疗的是

　A. 托盘疔　　　B. 颜面部疔　　　C. 红丝疔　　　D. 蛇眼疔　　　E. 蛀节疔

答案:C; 考点:砭镰法

解析:砭镰法适用于急性阳证疮疡,如丹毒、红丝疔等。故选择 C。

9. 下列外治法,可用于治疗白秃疮、肥疮的是

　A. 拔发法　　　B. 挑治法　　　C. 挂线法　　　D. 结扎法　　　E. 薰法

答案:A; 考点:拔发法

解析:可用于治疗白秃疮、肥疮的是拔发法,故选择 A。

10. 贯穿结扎法最适用的是

　A. 内痔嵌顿　　　B. 静脉曲张性外痔　C. 血栓性外痔　　　D. 赘皮外痔　　　E. Ⅱ、Ⅲ期内痔

答案:E; 考点:结扎法

解析:贯穿结扎法最适用于Ⅱ、Ⅲ期内痔,其他疾病也可以使用,但不是主要的。故选择 E。

11. 适用于乳漏疮口漏乳不止,脓腐已脱尽后的外治法是

　A. 腐蚀法　　　B. 垫棉法　　　C. 切开法　　　D. 挂线法　　　E. 结扎法

答案:B; 考点:垫棉法

解析:适应证适用于溃疡脓出不畅有袋脓者;或创口窦道形成脓水不易排尽者;或溃疡脓腐已尽,新肉已生,但皮肉一时不能黏合者。故选择 B。

12. 下列各项,不属溻渍法适应证的是

　A. 阳证疮疡初起　　　　　　B. 阴证疮疡　　　　　　　　C. 美容

　D. 保健　　　　　　　　　　E. 创面干燥,僵而不敛

答案:E; 考点:溻渍法

解析:溻渍法适用于疮疡溃后脓水淋漓或腐肉不脱皮肤病瘙痒、脱屑,内、外痔的肿胀疼痛等。故选择 E。

【A2 型题】

13. 患者,男,23 岁。右前臂内侧有红丝一条,向上走窜,停于肘部。用砭镰疗法的操作要点是

　A. 沿红线两头,针刺出血　　　　　　　　B. 梅花针沿红线叩刺,微微出血

　C. 用三棱针沿红线寸寸挑断,并微微出血　　D. 用三棱针点刺出血

　E. 梅花针沿红线打刺,微微出血,并加神灯照法

答案:C; 考点:砭镰法

解析:砭镰法的操作要点是用三棱针沿红线寸寸挑断,并微微出血。故选择 C。

【B 型题】

(14～15 题共用选项)

　A. 五味消毒饮　　　B. 仙方活命饮　　　C. 黄连解毒汤　　　D. 犀角地黄汤　　　E. 清骨散

14. 疮疡内治,清气分热之常用方剂是

答案:C

15. 疖疮内治,清血分热之常用方剂是

答案:D; 考点:内治法

解析:热在气分者,当清热泻火;邪入营血者,当清热凉血。清热泻火方,如黄连解毒汤;清热凉血方,如犀角地黄汤、清营汤。故 14 题选择 C,15 题选择 D。

第四单元 疮 疡

【考点透视】

本单元出题点多,题型、考点均较分散,复习时需要掌握每种疾病的特点、病因病机和治疗,尤其是疖、疔、痈、有头疽、丹毒、走黄与内陷等的内容。

细目一 疖

定义			指发生在肌肤浅表部位、范围较小的急性化脓性疾病。
特点			肿势局限,范围多在 3cm 左右,突起根浅,色红、灼热、疼痛,易脓、易溃、易敛。临床分暑疖(有头疖、无头疖)、蝼蛄疖、疖病。
病因病机			常因内郁湿火,外感风邪,两相搏结,蕴阻肌肤所致;或夏秋季节感受暑毒而生;或因汗出不畅,暑湿热蕴蒸肌肤,引起痱子,复经搔抓,破伤染毒而成。 患疖后若处理不当,疮口过小,脓毒潴留,或搔抓碰伤,脓毒旁窜,加之头顶皮肉较薄,头皮窜空而成蝼蛄疖。 凡体质虚弱,或伴消渴、习惯性便秘等慢性疾病阴虚内热者,或脾虚便溏者,容易染毒而成疖病。
临床表现	有头疖		患处皮肤上有一红色结块,范围 3cm,灼热疼痛,突起根浅,中心有一脓头,出脓即愈。
	无头疖		皮肤上有一红色结块,范围约 3cm,无脓头,表面灼热,触之疼痛,2~3 天化脓,溃后多迅速愈合。
	蝼蛄疖		多发于儿童头部。临床常见两种类型。一种是坚硬型,疮形肿势虽小,但根脚坚硬,溃破出脓而坚硬不退,疮口愈合后还会复发,常为一处未愈,他处又生。一种是多发型,疮大如梅李,相联三五枚,溃破脓出而不易愈合,日久头皮窜空,如蝼蛄串穴之状。病久可损及颅骨,如以探针或药线探之,可触及粗糙的骨质。
	疖病		好发于项后发际、背部、臀部。几个到几十个,反复发作,缠绵不愈。也可在身体各处散发疖肿,一处将愈,他处续发,或间隔周余、月余再发。患消渴病、习惯性便秘或营养不良者易患本病。
治疗方法	内治法		原则:以清热解毒为主。暑疖需兼清暑化湿;疖病多虚实夹杂,必须扶正固本与清热解毒并施,或兼养阴清热或健脾和胃;对伴消渴病等慢性病者,必须积极治疗相关疾病。
		热毒蕴结证	
			证候	常见于气实火盛患者。好发于项后发际、背部、臀部。轻者疖肿只有一两个,多则可散发全身,或簇集一处,或此愈彼起。伴发热,口渴,溲赤,便秘。苔黄,脉数。
			治法	清热解毒。
			代表方	五味消毒饮、黄连解毒汤加减。
		暑热浸淫证	证候	发于夏秋季节,以小儿及产妇多见。局部皮肤红肿结块,灼热疼痛,根脚很浅,范围局限。伴发热,口干,便秘,溲赤。舌苔薄腻,脉滑数。
			治法	清暑化湿解毒。
			代表方	清暑汤加减。 加减:疖在头面部,加野菊花、防风;疖在身体下部,加黄柏、苍术;热毒内盛者,加黄连、黄柏、山栀;大便秘结者,加生大黄、枳实。
		体虚毒恋,阴虚内热证	证候	疖肿常此愈彼起,不断发生。或散发全身各处,或固定一处,疖肿较大,易转变成有头疽。伴口干唇燥。舌质红苔薄,脉细数。
			治法	养阴清热解毒。
			代表方	仙方活命饮合增液汤加减。

续表

治疗方法	内治法	体虚毒恋，脾胃虚弱证	证候	疖肿泛发全身各处，成脓、收口时间均较长，脓水稀薄。伴面色萎黄，神疲乏力，纳少便溏。舌质淡或边有齿痕，苔薄，脉濡。
			治法	健脾和胃，清化湿热。
			代表方	五神汤合参苓白术散加减。
	外治法			初起，小者用千捶膏盖贴或三黄洗剂外搽；大者用金黄散或玉露散，以金银花露或菊花露调成糊状敷于患处，或紫金锭水调外敷；也可用鲜野菊花叶、蒲公英、芙蓉叶、龙葵、败酱草、丝瓜叶取其一种，洗净捣烂敷于患处，每天1～2次，或煎后每日外洗2次。
				脓成，宜切开排脓，掺九一丹、太乙膏盖贴；深者可用药线引流。脓尽用生肌散掺白玉膏收口。
				蝼蛄疖，宜作十字形剪开，如遇出血，可用棉垫加多头带缚扎以压迫止血。若有死骨，待松动时用镊子钳出。可配合垫棉法，使皮肉粘连而愈合。

【昭昭医考重点提示】重点掌握疖的定义、特点、临床表现及具体治法。

细目二　疔

定义	疔是一种发病迅速、易于变化而危险性较大的急性化脓性疾病。多发于颜面和手足等处。
特点	疔形虽小，但根脚坚硬，状如钉丁，病情变化迅速，易毒邪走散。发于颜面部的疔疮，易走黄而有生命危险；发于手足部的疔疮，易损筋伤骨而影响功能。
种类	分颜面部疔疮、手足部疔疮、红丝疔、烂疔、疫疔。

颜面疔	临床表现	多发于额前、颧、颊、鼻、口唇等部。初期，在颜面部某处皮肤上忽起一粟米样脓头，或痒或麻，以后逐渐红肿热痛，肿势范围约3～6cm，但根深坚硬，状如钉丁，重者有恶寒发热等症状。中期，约第5～7日，肿势逐渐增大，四周浸润明显，疼痛加剧，脓头破溃。伴发热口渴，便干溲赤，苔薄腻或黄腻，脉象弦滑数等。后期，约第7～10日，肿势局限，顶高根软溃脓，脓栓(疔根)随脓外出，肿消痛止，身热减退。病程一般10～14天。
		若处理不当，或妄加挤压，或不慎碰伤，或过早切开等，可引起走黄，见疔疮顶陷色黑无脓，四周皮肤暗红，头面、耳、项俱肿，伴壮热烦躁，神昏谵语，舌质红绛，苔黄糙，脉洪数等。
	鉴别	疖好发于颜面部，但红肿范围不超过3cm，无明显根脚，一般无全身症状。

手足疔	蛇眼疔	初起时多局限于指甲一侧边缘的近端处，轻微红肿疼痛，2～3天成脓，待出脓后，迅速愈合。若失治，可在指甲背面上透现一点黄色或灰白色脓疱，或整个甲身内有脓液，或甲下溃空，或胬肉突出，甚至指(趾)甲脱落。
	蛇头疔	初起指端感觉麻痒而痛，继而刺痛，灼热肿胀，色红不明显，随后肿势逐渐扩大。中期肿势扩大，手指末节呈蛇头状肿胀。酿脓时有剧烈的跳痛，患肢下垂时疼痛更甚，局部触痛明显，约10天成脓。伴恶寒发热，头痛，全身不适等症状。后期一般脓出肿退痛止，趋向痊愈。若损骨，则溃后脓水臭秽，经久不愈，余肿不消，或胬肉突出。
	蛇肚疔	发于指腹部，整个患指红肿疼痛，呈圆柱状，形似小红萝卜，关节轻度屈曲，不能伸展，若强行扳直，即觉剧痛。诸症渐重，约7～10天成脓。溃后脓出黄稠，逐渐肿退痛止，约2周痊愈；若损伤筋脉，则愈合缓慢，常影响手指的屈伸。
	托盘疔	初起整个手掌肿胀高突，失去正常的掌心凹陷或稍凸出，手背肿势通常更为明显，甚则延及手臂，疼痛剧烈，或伴发红丝疔。伴恶寒发热，头痛，纳呆，苔薄黄，脉滑数等症状。约2周成脓，可损伤筋骨，影响屈伸功能，或并发疔疮走黄。若溃后脓出，肿退痛减，全身症状亦随之消失，再约7～10天愈合。
	足底疔	初起足底部疼痛，不能着地，按之坚硬。3～5日有啄痛，修去老皮后，可见到白色脓点。重者肿势蔓延到足背，痛连小腿，不能行走，伴恶寒发热，头痛，纳呆，苔黄腻，脉滑数等。溃后流出黄稠脓液，肿消痛止，全身症状也随之消失。
	手足部疔疮成脓期切开引流要求：宜及早切开排脓，一般应尽可能循经切开。蛇眼疔宜沿甲旁0.2cm挑开引流。蛇头疔宜在指掌面一侧作纵形切口，必要时行对口引流；蛇肚疔宜在手指侧面作纵形切口，切口长度不得超过上下指关节面。托盘疔应依掌横纹切开，切口应够大，保持引流通畅，手掌处显有白点者，应先剪去厚皮，再挑破脓头。甲下溃空者需拔甲。	

续表

	定义	发于四肢,皮肤呈红丝显露,迅速向上走窜的急性感染性疾病。
红丝疔	特点	是先有手足疔疮或皮肤破损,红肿热痛,继则患肢内侧皮肤出现红丝一条或数条,迅速向躯干方向走窜,可伴恶寒发热等症状,邪毒重者可内攻脏腑,发生走黄。
	外治	红丝细者,宜用砭镰法。局部皮肤消毒后,以刀针沿红丝行走途径,寸寸挑断,并用拇指和食指轻捏针孔周围皮肤,微令出血,或在红丝尽头挑断,挑破处均盖贴太乙膏掺红灵丹。
		初期,可外敷金黄膏、玉露散;成脓,宜切开排脓,外敷红油膏;脓尽,用生肌散、白玉膏收口。
内治法	原则	以清热解毒为治疗大法。
	早期	热毒蕴结证宜清热解毒;火毒炽盛证宜凉血清热解毒。
	中期	热胜肉腐证,宜清热透脓托毒。发于下肢者应注重清热利湿解毒。烂疔、疫疔宜中西医结合治疗。

【昭昭医考重点提示】重点掌握疔的定义、特点、分类,手足疔的临床表现等。

细目三　痈

定义			指发生于体表皮肉之间的急性化脓性疾病。痈有"内痈""外痈"之分。本节只叙述外痈。
特点			是局部光软无头,红肿疼痛(少数初起皮色不变),结块范围多在6~9cm左右,发病迅速,易肿、易脓、易溃、易敛,或伴恶寒、发热、口渴等症状。
病因病机			外感六淫邪毒,或外来伤害,感染毒邪,或过食膏粱厚味,聚湿生浊,邪毒湿浊留阻肌肤,郁结不散,致使营卫不和,气血凝滞,经络壅遏,化火成毒而成。
	颈痈		外感风温、风热之邪,或内伤情志,气郁化火,或喜食辛辣、膏粱厚味,痰热内生,或因患乳蛾、口疳、龋齿或头面疮疖毒邪流窜至颈部,以致外邪内热夹痰蕴结于少阳、阳明经络,气血凝滞,热胜肉腐而成。
	腋痈		常由上肢皮肤破损染毒,或有疮疡等病灶,毒邪循经流窜至腋部所致。或因肝脾郁热,兼忿怒气郁,导致气滞血壅,经脉阻滞而成。
	脐痈		多先有脐部湿疮出水,复因搔抓染毒;或先天脐部发育不良,又心脾湿热,下移于小肠。致使火毒结聚脐部,血凝毒滞而成。若日久不愈,可致心脾两伤,气血耗损,余毒难收,而成脐漏。
	委中毒		寒湿侵袭,蕴积化热;或湿热下注;或患肢皮肤破伤染毒,致使湿热蕴阻,经络阻隔,气血凝滞而成。
痈的辨证论治	特点		初起,在患处皮肉之间突然肿胀,光软无头,迅速结块,表皮嫩红,灼热疼痛。轻者无全身症状;重者可伴恶寒发热,头痛,泛恶,口渴,舌苔黄腻,脉弦滑或洪数等。成脓,约在病起后7天,体虚者不超过2周。局部肿势逐渐高突,疼痛加剧,痛如鸡啄。若按之中软有波动感者,为脓成已熟,多伴发热持续不退等全身症状。溃后脓出多稠厚、色黄白;若为外伤血肿化脓,则可夹杂赤紫色血块。若疮口过小或袋脓,可致脓流不畅,影响愈合;若气血虚者,则脓水稀薄,疮面新肉难生,不易收口。
	火毒凝结证	证候	局部突然肿胀,光软无头,迅速结块,皮肤嫩红,少数病例皮色不变,到酿脓时才转为红色,灼热疼痛。日后逐渐扩大,变成高肿发硬。重者可有恶寒发热,头痛,泛恶,口渴,舌苔黄腻,脉弦滑或洪数等症状。
		治法	清热解毒,行瘀活血。
		方药	仙方活命饮加减。发于上部,加牛蒡子、野菊花;发于中部,加龙胆草、黄芩、山栀;发于下部,加苍术、黄柏、牛膝。
	热胜肉腐证	证候	红热明显,肿势高突,疼痛剧烈,痛如鸡啄,溃后脓出则肿痛消退。舌红,苔黄,脉数。
		治法	和营清热,透脓托毒。
		方药	仙方活命饮合五味消毒饮加减。
	气血两虚证	证候	脓水稀薄,疮面新肉不生,色淡红而不鲜或暗红,愈合缓慢。伴面色无华,神疲乏力,纳少。舌质淡胖,苔少,脉沉细无力。
		治法	益气养血,托毒生肌。
		方药	托里消毒散加减。

颈痈	特点		多见于儿童,冬春季易发。发病前多有乳蛾、口疳、龋齿或头面疮疖,或附近皮肤黏膜破伤病史。多生于颈旁两侧,也可发生于耳后、项后、额下、颏下。初起结块形如鸡卵,皮色不变,肿胀、灼热、疼痛,逐渐漫肿坚实,焮热疼痛。伴寒热、头痛、项强,舌苔薄腻,脉滑数等症状。若4~5日后发热不退,皮色渐红,肿势高突,疼痛加剧,痛如鸡啄,伴口干、便秘,溲赤,苔黄腻,脉滑数等症状。至7~10日按之中软而有波动感者,为内已成脓。溃后脓出黄白稠厚,肿退痛减,约10~14日愈合。若火毒炽盛或素体虚弱,病变可向对侧蔓延,或压迫结喉,形成锁喉痈,甚则危及生命。部分病例因大量使用抗生素或苦寒药物治疗,形成慢性迁延性炎症者,结块质地较坚硬,经久才能消散。(颈痈是发生在颈部两侧的急性化脓性疾病。俗名痰毒,又称时毒。其特点是多见于儿童,冬春易发,初起时局部肿胀、灼热、疼痛而皮色不变,结块边界清楚,具有明显的风温外感症状。)
	风热痰毒证	证候	颈旁结块,初起色白濡肿,形如鸡卵,灼热疼痛,逐渐红肿化脓。伴有恶寒发热,头痛、项强、咽痛、口干,溲赤便秘,苔薄腻,脉滑数等。
		治法	散风清热,化痰消肿。
		方药	牛蒡解肌汤或银翘散加减。加减:热甚,加黄芩、生山栀、生石膏(打碎);便秘,加瓜蒌仁(打)、枳实;脓成,加皂角刺、山甲;肿块坚硬,加丹参、赤苟、皂角刺,去荆芥、薄荷、牛蒡子。
	外治法		初起用金黄膏外敷。脓成应切开排脓。溃后用九一丹或八二丹药线引流,外盖金黄膏或红油膏;脓尽用生肌散、白玉膏。
腋痈	特点		发病前多有手部或臂部皮肤皲裂、破损或疮疡等病史。初起多见腋部暴肿,皮色不变,灼热疼痛,同时上肢活动不利,伴恶寒发热,纳呆,苔薄,脉滑数等症状。若疼痛日增,寒热不退,经10~14天肿块中间变软,皮色转红,按之波动明显,为内已成脓。溃后一般脓出稠厚,肿消痛止,容易收敛;若溃后脓流不尽,肿势不退,多因切口太小,或因任其自溃而疮口过小,或因疮口位置偏高,导致袋脓。
	肝郁痰火证	证候	腋部暴肿热痛,全身发热,头痛,胸胁牵痛,舌质红,苔黄,脉弦数。
		治法	清肝解郁,消肿化毒。
		方药	柴胡清肝汤加减。脓成加炙甲片、皂角刺。
脐痈	特点		发病前往往有湿疮病史,或脐孔曾有排出尿液或粪便史。初起脐部微痛微肿,皮色或红或白,渐渐肿大如瓜,或高突如铃,根盘较大,触痛明显,或绕脐而生。酿脓时可伴恶寒发热等症状。溃后若脓水稠厚无臭味者易敛;若脓出臭秽,或夹有粪块物质,脐孔正中下方触及条状硬结者,往往形成脐漏,日久不易收口。
	湿热火毒证	证候	脐部红肿高突,灼热疼痛,全身恶寒发热,纳呆口苦。舌苔薄黄,脉滑数。
		治法	清火利湿解毒。
		方药	黄连解毒汤合四苓散加减。脓成或溃脓不畅,加皂角刺、黄芪;热毒炽盛,加败酱草、大青叶;脐周肿痒,加苦参、白鲜皮、滑石。
	脾气虚弱证	证候	溃后脓出臭秽,或夹有粪汁,或排出尿液,或脐部胬肉外翻,久不收敛者,伴面色萎黄,肢软乏力,纳呆,便溏。舌苔薄,脉濡。
		治法	健脾益气。
		方药	四君子汤加减。
委中毒	特点		发病前多有患侧足、腿皮肤破伤史。初起在委中穴木硬疼痛,皮色如常或微红,形成结块后患侧小腿屈伸困难,行动不便。伴恶寒发热,纳呆等症状。若肿痛加剧,身热不退,约2~3周后成脓。溃后约2周疮口愈合。脓成后切口过小或位置偏高,或任其自溃,脓出不畅,可影响疮口愈合。
	气滞血瘀证	证候	初起木硬疼痛,皮色如常或微红,活动稍受限,全身恶寒发热,舌苔白腻,脉滑数。
		治法	和营活血,消肿散结。
		方药	活血散瘀汤加减。

续表

委中毒	湿热蕴阻证	证候	腘窝部木硬肿胀,嫩红疼痛,小腿屈曲难伸,全身恶寒发热,口苦且干,纳呆。舌苔黄腻,脉滑数。
		治法	清利湿热,和营活血。
		方药	活血散瘀汤合五神汤加减。
	气血两亏证	证候	起发缓慢,脓成难溃,溃后脓出如蛋清状,疮口收敛迟缓,小腿屈伸不利。舌质淡,苔薄或薄腻,脉细。
		治法	调补气血。
		方药	八珍汤加减。

【昭昭医考重点提示】重点掌握痈的定义、特点、分类,颈痈的特点等。

细目四　发

发	定义	发是病变范围较痈大的急性化脓性疾病。	
	特点	初起无头,红肿蔓延成片,中央明显,四周较淡,边界不清,灼热疼痛,有的3～5日后中央色褐腐溃,周围湿烂,全身症状明显。常见的发有生于结喉处的锁喉痈、生于臀部的臀痈、生于手背部的手发背、生于足背的足发背。	

锁喉痈	临床特点	锁喉痈是发于颈前正中结喉处的急性化脓性疾病。因其红肿绕喉故名。又称猛疽、结喉痈,俗称盘颈痰毒。其特点是来势暴急,初起结喉处红肿绕喉,根脚散漫,坚硬灼热疼痛,范围较大,肿势蔓延至颈部两侧、腮颊及胸前,可连及咽喉、舌下,并发喉风、重舌甚至痉厥等险症,伴壮热口渴、头痛项强等症状。		
	内治	痰热蕴结证	证候	红肿绕喉,坚硬疼痛,肿势散漫,壮热口渴,头痛项强,大便燥结,小便短赤。舌红绛,苔黄腻,脉弦滑数或洪数。
			治法	散风清热,化痰解毒。
			方药	普济消毒饮加减。
		热胜肉腐证	证候	肿势局限,按之中软应指,脓出黄稠,热退肿减。舌红,苔黄,脉数。
			治法	清热化痰,和营托毒。
			方药	仙方活命饮加减。
		热伤胃阴证	证候	溃后脓出稀薄,疮口有空壳,或脓从咽喉溃出,收口缓慢,胃纳不香,口干少津。舌光红,脉细。
			治法	清养胃阴。
			方药	益胃汤加减。
	外治	初起用玉露散或金黄散或双柏散以金银花露或菊花露调敷。成脓后应及早切开,用九一丹药线引流,外盖金黄膏或红油膏。脓尽用生肌散、白玉膏。		

臀痈	临床特点	发生于臀部肌肉丰厚处范围较大的急性化脓性疾病。由于肌肉注射引起者,俗称针毒结块。其特点是来势急,病位深,范围大,难于起发,成脓较快,但腐溃较难,收口亦慢。		
	内治	湿火蕴结证	证候	臀部先痛后肿,嫩红灼热,或湿烂溃脓。伴恶寒发热,头痛骨楚,食欲不振。舌质红,苔黄或黄腻,脉数。
			治法	清热解毒,和营化湿。
			方药	黄连解毒汤合仙方活命饮加减。局部红热不显,加重活血祛瘀之品,如桃仁、红花、泽兰,减少清热解毒之品。
		湿痰凝滞证	证候	漫肿不红,结块坚硬,病情进展缓慢,多无全身症状。舌苔薄白或白腻,脉缓。
			治法	和营活血,利湿化痰。
			方药	桃红四物汤合仙方活命饮加减

续表

臀痈	内治	气血两虚证	证候	溃后腐肉大片脱落,疮口较深,形成空腔,收口缓慢,面色萎黄,神疲乏力,纳谷不香。舌质淡,苔薄白,脉细。
			治法	调补气血。
			方药	八珍汤加减。
	外治	未溃时		红热明显的用玉露膏;红热不显的用金黄膏或冲和膏外敷。
		成脓后		宜切开排脓。待腐黑坏死组织与正常组织分界明显时,可以切开,切口应注意低位、够大够深,并清除腐肉。
		溃后		用八二丹、红油膏盖贴,脓腔深者用药线引流;脓尽用生肌散、白玉膏收口;疮口有空腔不易愈合者,用垫棉法。

【昭昭医考重点提示】重点掌握发的定义、特点、分类等。

细目五　有头疽

定义	发生于肌肤间的急性化脓性疾病。
特点	初起皮肤上即有粟粒样脓头,焮热红肿胀痛,迅速向深部及周围扩散,脓头相继增多,溃烂后状如莲蓬、蜂窝,范围常超过9～12cm,大者可在30cm以上。好发于项后、背部等皮肤厚韧之处,多见于中老年人及消渴病患者,并容易发生内陷。
病因病机	外感风温、湿热邪毒,凝聚肌表,以致气血运行失常而成;或情志内伤,恼怒伤肝,思虑伤脾,肝郁化火;或房事不节,恣欲伤肾,劳伤精气,肾水亏损,相火炽盛;或恣食膏粱厚味,脾胃运化失常,湿热火毒内生,均能导致脏腑蕴毒而发。 总之,本病总由外感风温、湿热,内有脏腑蕴毒,内外邪毒互相搏结,凝聚肌肤,以致营卫不和,气血凝滞,经络阻隔而成。素体虚弱及消渴患者易并发本病。若阴虚之体,水亏火炽,则热毒蕴结更甚;若气血虚弱之体,毒滞难化,不能透毒外出,均可使病情加剧,甚至发生疽毒内陷。
临床表现	以项、背部为多见。好发于成年人,以中老年人居多。按局部症状可分为四候,每候约7天。《疡科心得集·辨脑疽对口论》云:"对疽、发背必以候数为期,七日成形,二候成脓,三候脱腐,四候生肌。" 初期:局部红肿结块,上有粟粒状脓头,作痒作痛,逐渐向周围和深部扩散,脓头增多,色红、灼热、疼痛。伴恶寒发热,头痛,食欲不振,舌苔白腻或黄腻,脉多滑数或洪数等明显的全身症状。此为一候。溃脓期:疮面腐烂形似蜂窝,肿势范围大小不一,常超过10cm,甚至大逾盈尺;伴高热口渴,便秘溲赤。如脓液畅泄,腐肉逐渐脱落,红肿热痛随之减轻,全身症状也渐减或消失。此为二～三候,病变范围大者往往需3～4周。收口期:脓腐渐尽,新肉生长,肉色红活,逐渐收口而愈。少数病例亦有腐肉虽脱,但新肉生长迟缓者。此为四候,常需1～3周。 若兼见神昏谵语,气息急促,恶心呕吐,腰痛,尿少,尿赤,发斑等严重全身症状者,为合并内陷。
内治法	火毒凝结证	证候	多见于壮年正实邪盛者。局部红肿高突,灼热疼痛,根收束,迅速化脓脱腐,脓出黄稠。伴发热,口渴,尿赤。舌苔黄,脉数有力。
		治法	清热泻火,和营托毒。
		方药	黄连解毒汤合仙方活命饮加减。 加减:恶寒发热,加荆芥、防风;便秘者,加生大黄、枳实;溲赤者,加萆薢、车前子。
	湿热壅滞证	证候	局部症状与火毒凝结相同。伴全身壮热,朝轻暮重,胸闷呕恶。舌苔白腻或黄腻,脉濡数。
		治法	清热化湿,和营托毒。
		方药	仙方活命饮加减。
	阴虚火炽证	证候	多见于消渴患者。肿势平塌,根脚散漫,皮色紫滞,脓腐难化,脓水稀少或带血水,疼痛剧烈。伴发热烦躁,口干唇燥,饮食少思,大便燥结,小便短赤。舌质红,苔黄燥,脉细弦数。
		治法	滋阴生津,清热托毒。
		方药	竹叶黄芪汤加减。

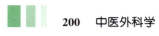

续表

内治法	气虚毒滞证	证候	多见于年迈体虚、气血不足患者。肿势平塌,根脚散漫,皮色灰暗不泽,化脓迟缓,腐肉难脱,脓液稀少,色带灰绿,闷肿胀痛,容易形成空腔。伴高热,或身热不扬,小便频数,口渴喜热饮,精神萎靡,面色少华。舌质淡红,苔白或微黄,脉数无力。
		治法	扶正托毒。
		方药	八珍汤合仙方活命饮加减。
外治法	初起未溃		患部红肿,脓头尚未溃破,属火毒凝结证或湿热壅滞证,金黄膏或千捶膏外敷;阴虚火炽证或气虚毒滞证,冲和膏外敷。
	酿脓期		以八二丹掺疮口,如脓水稀薄而带灰绿色者,用七三丹,外敷金黄膏。待脓腐大部脱落,疮面渐洁,用九一丹,外敷红油膏。
	脓腐阻塞疮口		脓液蓄积,引流不畅者,用五五丹药线或八二丹药线多枚分别插入疮口,蚀脓引流。或用棉球蘸五五丹或八二丹,松松填于脓腔以祛腐。若疮肿有明显波动,可采用手术扩创排毒,作"＋"或"＋＋"字形切开。如大块坏死组织一时难脱,可分次祛除,以不出血为度。
	收口期		疮面脓腐已净,新肉渐生,以生肌散掺疮口,外敷白玉膏。若疮口有空腔,皮肤与新肉一时不能黏合者,可用垫棉法。

【昭昭医考重点提示】重点掌握有头疽的定义、特点、临床表现;分候(一候成形,二候成脓,三候脱腐,四候生肌)等。

细目六　流　注

定义		发于肌肉深部的急性化脓性疾病。
特点		好发于四肢躯干肌肉丰厚处的深部,发病急骤,局部漫肿疼痛,皮色如常,容易走窜,常见此处未愈,他处又起。
病因病机		(1) 暑湿流注:因感受暑湿,客于营卫,阻于肌肉而成。 (2) 余毒流注:因先患疔疮、疖、痈,强行挤压或过早切开,或其他热病失于诊治,火热之毒窜入血分,稽留于肌肉之中而发。 (3) 瘀血流注:多因跌打损伤,瘀血停留,或产后瘀露停滞,经络为之壅滞而成。 (4) 髂窝流注:除可由上述流注的病因引起外,还可由会阴、肛门、外阴、下肢有破损或生疮疖,或附近脏器染毒,邪毒流窜,阻滞经络而成。 总因正气不足,邪毒流窜,使经络阻隔,气血凝滞而成。
临床表现		初起,先在四肢近端或躯干部有一处或数处肌肉疼痛,漫肿,微热而皮色不变。约2~3天后,肿胀、焮热、疼痛日趋明显,并可触及肿块。伴寒战高热,头痛头胀,周身关节疼痛,食欲不振等全身症状。继则肿块增大,疼痛加剧,约2周肿块中央微红而热,按之有波动感,兼见高热不退,时时汗出,口渴欲饮,苔黄腻,脉洪数。溃后脓出黄稠或白黏脓水,瘀血流注则夹有瘀血块。随之肿硬疼痛渐消,身热渐退,食欲增加,约经2周,脓尽收口愈合。 若溃后身热不退,身体消瘦,面色无华,脉虚数等,可能他处另有新发,属正虚邪恋之证。若兼神昏谵语,胸胁疼痛,咳喘痰血等,为毒传脏腑,导致内陷变证或引发内痈。髂窝流注仅发于髂窝部一侧。初起患侧大腿突然拘挛不适,步履呈跛行,伴恶寒发热,头痛,无汗或微汗,纳呆倦怠。2~3日后局部疼痛,大腿即向上收缩,略向内收,不能伸直,妨碍行走,但膝关节仍能伸屈。倘用手将患肢拉直,则可引起剧烈疼痛,痛牵腰部,腹部前突,脊柱似弓状。约7~10天,在髂窝部可触到一长圆形肿块,质较硬,有压痛。约1个月成脓,但皮色如常。可在髂窝部或腰部破溃,溃后约20天可以收口。愈后患侧大腿仍然屈曲难伸,往往要经过1~2个月才能恢复正常。
内治	余毒攻窜证	证候	发病前有疔疮、痈、疖等病史。局部漫肿疼痛,全身伴壮热,口渴,甚则神昏谵语。舌苔黄,脉洪数。
		治法	清热解毒,凉血通络。
		方药	黄连解毒汤合犀角地黄汤加减。 加减:脓成者,加当归、皂角刺、炙山甲,去鲜生地;神昏谵语者,加安宫牛黄丸化服,或紫雪散吞服;胸胁疼痛,咳喘痰血者,加象贝母、天花粉、鲜竹沥、鲜茅根、鲜芦根等。

内治	暑湿交阻证	证候	多发于夏秋之间。初起恶寒发热,头胀、胸闷、呕恶,周身骨节酸痛,胸部布白痦。舌苔白腻,脉滑数。
		治法	解毒清暑化湿。
		方药	清暑汤加减。 加减:结块质硬者,加当归、赤芍、丹参;热重加金银花、连翘、紫花地丁;脓成者,加皂角刺、炙山甲。
	瘀血凝滞证	证候	劳伤筋脉诱发者,多发于四肢内侧;跌打损伤诱发者,多发于伤处。局部漫肿疼痛,皮色微红,或呈青紫,溃后脓液中夹有瘀血块。妇女产后恶露停滞而成者,多发于小腹及大腿等处。发病较缓,初起一般无全身症状或全身症状较轻,化脓时出现高热。舌苔薄白或黄腻,脉涩或数。
		治法	和营活血,祛瘀通络。
		方药	活血散瘀汤加减。 加减:劳伤筋脉者,加忍冬藤、黄柏、薏米仁、草薢等;跌打损伤者,加参三七;产后瘀阻者,加制香附、益母草、红花等;脓成者,加炙山甲、皂角刺。
外治			初期肿而无块的,用金黄膏或玉露膏外敷;肿而有块者,用太乙膏掺红灵丹贴之。脓熟宜切开引流,先用八二丹药线引流,脓净用生肌散,均以红油膏或太乙膏盖贴。见结块两三处相互串联贯通者,可予以彻底切开后换药,可加用垫棉法。

【昭昭医考重点提示】重点掌握流注的定义、特点、临床表现等。

细目七　丹　毒

定义	患部皮肤突然发红成片、色如涂丹的急性感染性疾病。 根据其发病部位的不同,丹毒有不同的病名,如生于躯干部的内发丹毒,发于头面部的抱头火丹,发于小腿足部的流火,多生于新生儿臀部的赤游丹毒等。
特点	病起突然,恶寒发热,局部皮肤忽然变赤,色如丹涂脂染,焮热肿胀,边界清楚,迅速扩大,数日内可逐渐痊愈,但容易复发。
病因病机	素体血分有热,或在肌肤破损处(如鼻腔黏膜、耳道皮肤或头皮等皮肤破伤,脚湿气糜烂,毒虫咬伤,臁疮等)有湿热火毒之邪乘隙侵入,郁阻肌肤而发。 本病总由血热火毒为患。发于头面部者,多夹风热;发于胸腹腰胯部者,多夹肝脾郁火;发于下肢者,多夹湿热;发于新生儿者,多有胎热火毒。

内治	风热毒蕴证	证候	发于头面部,皮肤焮红灼热,肿胀疼痛,甚则发生水疱,眼胞肿胀难睁。伴恶寒,发热,头痛。舌质红,苔薄黄,脉浮数。
		治法	疏风清热解毒。
		方药	普济消毒饮加减。
	肝脾湿火证	证候	发于胸腹腰胯部,皮肤红肿蔓延,摸之灼手,肿胀疼痛,伴口干且苦。舌红,苔黄腻,脉弦滑数。
		治法	清肝泻火利湿。
		方药	柴胡清肝汤、龙胆泻肝汤或化斑解毒汤加减。
	湿热毒蕴证	证候	发于下肢,局部红赤肿胀灼热疼痛,或见水疱、紫斑,甚至结毒化脓或皮肤坏死。或反复发作,可形成大脚风。伴发热,胃纳不香。舌红,苔黄腻,脉滑数。
		治法	利湿清热解毒。
		方药	五神汤合萆薢渗湿汤加减。 加减:肿胀甚者,或形成大脚风者,加防己、赤小豆、丝瓜络、鸡血藤等。
	胎火蕴毒证	证候	发生于新生儿,多见臀部,局部红肿灼热,常呈游走性;或伴壮热烦躁,甚则神昏谵语、恶心呕吐。
		治法	凉血清热解毒。
		方药	犀角地黄汤合黄连解毒汤加减。 加减:壮热烦躁,甚则神昏谵语者,加服安宫牛黄丸或紫雪丹;舌绛苔光者,加玄参、麦冬、石斛等。

续表

外治		(1) 外敷法：用玉露散或金黄散，以冷开水或鲜丝瓜叶捣汁或金银花露调敷。或鲜荷叶、鲜蒲公英、鲜地丁全草、鲜马齿苋、鲜冬青树叶等捣烂湿敷。 (2) 贬镰法：患处消毒后，用七星针或三棱针叩刺患部皮肤，放血泄毒。适用于下肢复发性丹毒，禁用于赤游丹毒、抱头火丹患者。 (3) 若流火结毒成脓者，可在坏死部分作小切口引流，掺九一丹，外敷红油膏。

【昭昭医考重点提示】重点掌握丹毒的定义、特点、分类等。

细目八　走黄与内陷

走黄	定义	疗疮火毒炽盛，早期失治，毒势未能及时控制，走散入营，内攻脏腑而引起的一种全身性危急疾病。又名癀走。
	特点	疮顶忽然凹陷，色黑无脓，肿势迅速扩散，伴见心烦作躁，神识昏愦等七恶证。
	病因病机	在于火毒炽盛，毒入营血，内攻脏腑。生疗之后，早期失治，毒势不得控制，或挤压碰伤，过早切开，毒邪扩散，或误食辛热及酒肉鱼腥等发物，或艾灸疮头，更增火毒，均可促使疗毒走散，入营入血，内攻脏腑。
内陷	定义	疮疡阳证疾患过程中，因正气内虚，火毒炽盛，导致毒邪走散，正不胜邪，毒不外泄，反陷入里，客于营血，内传脏腑的一种危急疾病。多由有头疽患者并发，故名疽毒内陷。又称"三陷变局"。
	特点	肿疡隆起的疮顶忽然凹陷，或溃疡脓腐未净而忽然干枯无脓，或脓净红活的疮面忽变光白板亮，同时伴邪盛热极或正虚邪盛或阴阳两竭的全身证候。
	病因病机	在于正气内虚，火毒炽盛，加之失治或不当，以致正不胜邪，反陷入里，客于营血，内犯脏腑。 (1) 火陷：阴液不足，火毒炽盛，复因挤压疮口，或治疗不当或失治时，以致正不胜邪，毒邪客于营血，内犯脏腑而成。 (2) 干陷：气血两亏，正不胜邪，不能酿化为脓，载毒外泄，以致正愈虚，毒愈盛，形成内闭外脱。 (3) 虚陷：毒邪虽已衰退，而气血大伤，脾气不复，肾阳亦衰，导致生化乏源，阴阳两竭，余邪走窜入营。
	分类	根据病变不同阶段分为三种：发于有头疽1~2候毒盛期的火陷，发于2~3候溃脓期的干陷，发于4候收口期的虚陷。
治疗原则	走黄	宜中西医结合治疗。内治急投重剂清热、凉血、解毒之品，随证施治。外治主要是处理原发病灶。
	内陷	宜中西医结合治疗。内治当扶正达邪，并审邪正之消长，随证治之。火陷证，当凉血清热解毒为主，并顾护津液；干陷证，当补养气血，托毒透邪；虚陷证，当温补脾肾或生津养胃。外治参照"有头疽"，注意局部引流通畅。

【昭昭医考重点提示】重点掌握走黄、内陷的定义、特点。内陷的分类(火陷、干陷、虚陷)等。

历年真题精选

细目一：疗

【A1 型题】

下列哪项不是疗病的临床特点

A. 好发于项后发际部、臀部　　　　B. 好发于冬、春季节　　　　C. 好发于消渴患者

D. 可发生于身体各处　　　　E. 此愈彼起，日久不愈，反复发作

答案：B；　考点：疗病

解析：疗是一种生于皮肤浅表的急性化脓性疾患，随处可生，小儿、青年多见本病多发于发际、背部、臀部，但有因治疗或护理不当形成"蝼蛄疗"，或反复发作、日久不愈的"多发性疗病"，则不易治愈。消渴病患者或脾虚便溏者，病久后气阴双亏，容易感染邪毒，而致多发性疗病。发病无明显季节性。故选择 B。

细目二：疔

【A1 型题】

1. 下列各项,不属于疔疮走黄原因的是

A. 麻痘余毒未清　B. 误食辛热之品　C. 早期失治　D. 挤压碰撞　E. 过早切开

答案：A；考点：疔疮走黄的原因

解析：选项 B、C、D、E 都是走黄的原因,故选择 A。

2. 下列疔疮,容易损筋伤骨的是

A. 烂疔　B. 红丝疔　C. 颜面疔　D. 疫疔　E. 手足疔

答案：E；考点：手足疔的特点

解析：手足部疔疮是指发生于手足部的急性化脓性疾患,本病若治疗失误,容易损伤筋骨,继而影响手足功能。故选择 E。

【A2 型题】

3. 患者,男,38 岁。左额面部疔疮,根深坚硬,形如钉丁状,红肿灼痛,伴发热、恶寒、头痛等全身症状,舌红苔腻,脉滑数。其治法是

A. 清热消肿　B. 和营消肿　C. 清热凉血　D. 清热解毒　E. 和营托毒

答案：D；考点：疔疮的治疗

解析：本病总以火热之毒为患,感受火热之邪,热毒蕴于肌肤,以致营卫不和,经络阻隔,气血凝滞;气不通则肿,血不通则痛;火为阳邪,性热而色赤,故皮色红而灼热;毒邪炽盛,与正气相搏,故首先要清热解毒。故选择 D。

4. 患者,女,50 岁。5 天前左足第三、四趾缝足癣水疱溃破,次日局部红肿疼痛,并见一条红线向上走窜至小腿中段,边界清晰,伴有发热,左腘腹部淋巴结肿痛。其诊断是

A. 流火　B. 流注　C. 青蛇毒　D. 蛇串疮　E. 红丝疔

答案：E；考点：红丝疔

解析：根据症状"局部红肿疼痛,并见一条红线向上走窜至小腿中段,边界清晰,伴有发热,左腘腹部淋巴结肿痛"可以判断为红丝疔。故选择 E。

5. 患者,男,27 岁。左眉上出现一坚硬肿块,约 1cm×1cm,中有一粟粒样脓头,坚硬根深,如钉丁之状,疼痛剧烈,左上眼睑肿胀明显,不能睁眼,伴发热头痛,其诊断是

A. 痈　B. 发　C. 疖　D. 疔疮　E. 有头疽

答案：D；考点：疔疮的诊断

解析：疔疮其特征是疮 形如粟,坚硬根深,状如钉丁。故选择 D。

6. 患者,女,43 岁。左手中指末节红肿 10 天,疼痛剧烈,呈跳痛,患指下垂时更为明显,局部不可碰触。透光验脓法提示有脓。切开排脓时应选择

A. 沿甲旁挑开引流

B. 在手指侧面作横形切口,以利引流

C. 在手指背面作一切口,并拔除指甲

D. 在指掌侧面作一纵形切口,必要时可贯穿指端到对侧

E. 在手指掌侧面作一纵形切口,并延伸到下一关节,以利引流

答案：D；考点：疔疮的外治

解析：手指胀肿,应从侧方切开。再根据症状作纵形切口。故选择 D。

7. 患者,女,28 岁。右口角疔疮 2 天,根深坚硬,形如钉丁状,焮热红肿,疼痛,张口不便,伴恶寒发热,舌苔腻,脉滑数。治疗应首选

A. 五味消毒饮　B. 清暑汤　C. 防风通圣散　D. 普济消毒饮　E. 银翘散

答案：A；考点：疔疮的内治

解析：生在口角的,叫作锁口疔,感受火热之邪,热毒蕴于肌肤,以致营卫不和,经络阻隔,气血凝滞;气不

通则肿,血不通则痛;火为阳邪,性热而色赤,故皮色红而灼热;毒邪炽盛,与正气相搏,属于热毒蕴结。故应清热解毒,用五味消毒饮。故选择 A。

8. 患者,男,48 岁。因鼻部破损引起头额红肿,两目肿胀不能开视,伴形寒发热,舌红苔黄腻,脉滑数,治疗应首选

　　A. 化斑解毒汤　　　B. 普济消毒饮　　　C. 龙胆泻肝汤　　　D. 五神汤　　　E. 仙方活命饮

答案:B; 考点:颜面疔疮走黄的治疗

解析:患者头额红肿,伴形寒发热,舌红苔黄腻,脉滑数,证为内有热毒,外有表邪,选用普济消毒饮清热解毒,疏风散邪。化斑解毒汤主治三焦火邪上攻证。龙胆泻肝汤主治肝胆实火上炎证。五神汤清热化湿散瘀。仙方活命饮主治痈疡肿毒初起证。故选择 B。

【B 型题】

(9～10 题共用选项)

　　A. 痈　　　　B. 瘰疬　　　　C. 流痰　　　　D. 有头疽　　　　E. 红丝疔

9. 易发生内陷的疾病是

答案:D

10. 可发生走黄的疾病是

答案:E; 考点:疽和红丝疔的变证

解析:红丝疔若处理不当,发于颜面者易引起走黄危证而危及生命。易发生内陷的疾病是有头疽,老年患者多发,尤其是消渴病患者多见,易出现内陷之证。故 9 题选择 D,10 题选择 E。

(11～12 题共用选项)

　　A. 螺疔　　　　B. 蛇头疔　　　　C. 蛇眼疔　　　　D. 蛀节疔　　　　E. 舌肚疔

11. 生于手指骨节间的疔疮称为

答案:D

12. 生于指腹部的疔疮称为

答案:A; 考点:不同部位的疔疮

解析:生于手指骨节间的,叫蛀节疔;生于手指螺纹的,叫作螺疔;生于指中节前,肿如鱼肚者,叫作鱼肚疔或蛇腹疔;生于指头顶端者,叫作蛇头疔。故第 11 题选择 D。第 12 题选择 A。

细目三、细目四:痈与发

【A1 型题】

1. 不属于痈的疾病是

　　A. 颈痈　　　　B. 脐痈　　　　C. 腋痈　　　　D. 锁喉痈　　　　E. 委中毒

答案:D; 考点:痈的定义

解析:颈痈、脐痈、腋痈、委中毒均属于痈的范畴,而锁喉痈属于发的范畴。故选择 D。

【A2 型题】

2. 患儿,男,5 岁。右颌下肿痛 3 天,灼热,皮色微红,伴恶寒发热,纳呆,舌红苔薄黄,脉滑数。其诊断是

　　A. 脊核　　　　B. 颈痈　　　　C. 烂疔　　　　D. 流注　　　　E. 红丝疔

答案:B; 考点:颈痈的诊断

解析:颈痈常生于颈部两侧,但颌下、耳后、颏下等处也可发生。烂疔好发于四肢暴露部位,流注发于肌肉深部。选项 E 更容易排除,故选择 B。

3. 患者,女,24 岁。患腿痈 1 周,溃腐 3 天,脓腐稠厚且多,不易脱落。外用掺药应首选

　　A. 青黛散　　　　B. 八二丹　　　　C. 红灵丹　　　　D. 八宝丹　　　　E. 三石散

答案:B; 考点:痈的辨治

解析:脓腐稠厚且多,不易脱落,病情比较严重,其他都是适用于早期比较轻的病证。故选择 B。

4. 患儿,女 7 岁。结喉处红肿绕喉,根盘散漫,肿势延及颈部两侧,按之中软,有应指感,治疗应首选

　　A. 内服普济消毒饮　　　　　　　　B. 外治以菊花汁调制玉露散箍围束毒

C. 半流质饮食　　　　　　　　D. 切开排脓　　　　　　　　E. 药线引流

答案：D；考点：锁喉痈

解析：痈之大者名发。说明发的病变范围较痈为大，生于结喉处的，称为锁喉痈。根据题干提示脓已形成则需要切开排脓。其他都是辅助疗法或早期的适应证。故选择 D。

细目五：有头疽

【A1 型题】

1. 可能发生髋关节畸形的疾病是

A. 流火　　　　B. 有头疽　　　　C. 环跳疽　　　　D. 历节风　　　　E. 髂窝流注

答案：C；考点：环跳疽

解析：环跳疽愈后常见关节畸形、僵硬、不能活动，或造成关节脱位或僵硬，而形成残废。其他均不易发生。故选择 C。

2. 有头疽切开引流常作

A. 对口引流　　　　B. 一字形切口　　　　C. 十字形切口　　　　D. 梭形切口　　　　E. S 形切口

答案：C；考点：有关有头疽的治疗

解析：按疮形大小采用"十"字、双"十"字。故选择 C。

【A2 型题】

3. 患者，男，50 岁。1 周前项后发际处突发一肿块，红肿热痛，渐渐加剧，其后出现多个粟米样脓头，部分溃破溢脓。其治法是

A. 凉血祛风，行瘀通络　　　　　　　　B. 凉血清热，解毒利湿

C. 和营托毒，清热利湿　　　　　　　　D. 清热解毒，活血通络

E. 养阴清热，托毒透邪

答案：C；考点：有头疽的治疗

解析：根据本题题干可判断为有头疽之火毒蕴滞，治法：清热利湿，和营托毒。故选择 C。其他都不属于有头疽的治疗范畴，故不考虑。

4. 患者，男，40 岁。有消渴病史。项后发际处多个红色结块，灼热疼痛，溃脓后愈合，但不久又发，经年难愈。其诊断是

A. 痈　　　　B. 疔疮　　　　C. 暑疖　　　　D. 疖病　　　　E. 有头疽

答案：E；考点：有头疽的诊断

解析：有头疽是发生在皮肤肌肉间的急性化脓性疾病。其特点是局部初起皮肤上即有粟粒样脓头，嫩热红肿疼痛，易向深部及周围发生扩散，脓头亦相继增多，溃烂之后状如蜂窝。以中老年患者多发，尤其是消渴病患者多见，易出现内陷之证。故选择 E。

5. 患者，男，48 岁。背部生疮，初起肿块上有一粟粒样脓头，抓破后局部肿痛加剧，色红灼热，脓头相继增多，溃后如蜂窝状，伴有寒热头痛，纳呆，便秘，溲赤，舌质红，苔黄，脉弦数。其诊断是

A. 疔　　　　B. 疖　　　　C. 有头疽　　　　D. 发　　　　E. 痈

答案：C；考点：有头疽的诊断

解析：有头疽初期患处起一肿块，上有粟粒样脓头，肿块渐向四周扩大，脓头增多，色红灼热，高肿疼痛。伴发热恶寒、头痛纳差。溃脓期肿块进一步增大，疮面渐渐腐烂，形似蜂窝，肿块范围常超过 10cm，甚至大于 30cm。伴壮热、口渴、便秘、溲赤等。收口期脓腐渐尽，新肉开始生长，逐渐愈合。故选择 C。

6. 患者，男，78 岁。患背部有头疽月余，局部疮形平塌，根盘散漫，疮色紫滞，溃后脓水稀少，伴有唇燥口干，便艰溲短，舌质红，脉细数。内治应首选

A. 仙方活命饮　　　　B. 竹叶黄芪汤　　　　C. 托里消毒散　　　　D. 知柏地黄汤　　　　E. 清骨散

答案：B；考点：有头疽的治疗

解析：阴液亏虚，虚火内生，复感湿热毒邪，阴虚无水制火热之邪，而使毒蕴更甚，故疮色紫滞，疼痛剧烈；毒甚走散，故疮脚散漫，疮形平塌；阴液不足，无以化脓，故属于阴虚火炽。治法：滋阴生津，清热解毒。方药：

竹叶黄芪汤加减,故选择 B。

细目六:流注

【A2 型题】

患者,男,37 岁,右侧大腿突然拘挛不适,步履跛行,伴恶寒发热,纳呆倦怠,患侧大腿略内收,不能伸直,妨碍行走。诊断应是

A. 流痰　　　　B. 流注　　　　C. 环跳疽　　　　D. 附骨疽　　　　E. 历节风

答案:B;　考点:流注的临床表现

解析:流注是发于肌肉深部的急性化脓性疾病,好发于四肢躯干肌肉丰厚处的深部。题干给出的患者属于髂窝流注,初起患侧突然拘挛不适,步履跛行,2～3 日后局部疼痛,大腿向上收缩,略向内收,妨碍行走,故选择 B。

细目七:丹毒

【A1 型题】

1. 下列哪项不是丹毒的临床特点

A. 病起缓慢,恶寒发热　　　　B. 局部皮肤焮热肿胀,迅速扩大

C. 局部皮肤忽然变赤　　　　D. 好发于小腿部　　　　E. 容易复发

答案:A;　考点:丹毒的特点

解析:丹毒发病急骤,初起往往先有恶寒发热、头痛骨楚、胃纳不香、便秘溲赤等全身症状,好发于小腿,愈后容易复发,常反复发作。局部皮肤焮热肿胀,迅速扩大。故选择 A。

2. 丹毒的主要病因病机是

A. 风温夹痰凝结经络　　　　B. 风温湿热蕴结肌肤

C. 外邪侵犯,血分有热,郁于肌肤　　　　D. 经络阻塞,气血凝滞

E. 暑湿热毒流注肌间

答案:C;　考点:丹毒的病因病机

解析:由于素体血分有热,外受火毒,热毒蕴结,郁阻肌肤而发。故选择 C。

3. 下列各项,不属下肢丹毒防护要点的是

A. 患者应卧床休息　　　　B. 患者所用敷料、器械须严格消毒

C. 积极治疗脚湿气　　　　D. 多饮开水,床边隔离

E. 保持患肢下垂位,以防热毒上攻

答案:E;　考点:丹毒的护理

解析:患者应卧床休息,多饮开水,床边隔离。流火患者应抬高患肢,有皮肤黏膜破损者,应及时治疗,以免感染毒邪。因脚湿气致下肢复发性丹毒患者,应彻底治愈脚湿气。故选择 E。

【A2 型题】

4. 患者,男,50 岁。右颜面部红肿疼痛伴发热 2 天,皮色鲜红,色如涂丹,压之褪色,扪之灼手,边界清楚,触痛明显,大便 2 日未行。治疗应首选

A. 渗湿草薢汤加减　　　　B. 五味消毒饮加减　　　　C. 普济消毒饮加减

D. 黄连解毒汤加减　　　　E. 犀角地黄汤加减

答案:C;　考点:丹毒的治疗

解析:丹毒如发于颜面与下肢,皮色鲜红,压之褪色,触痛明显,属风热毒蕴证,治宜疏风清热解毒,方用普济消毒饮加减。故选择 C。

细目八:走黄与内陷

【A1 型题】

1. 以下哪一项不是疔疮走黄的主要原因

A. 早期失治误治　　　　B. 过早切开　　　　C. 麻痘余毒未清

D. 挤压碰伤　　　　E. 误食辛热之品

答案:C;　考点:疔疮走黄的主要原因

解析：生疗之后，早期失治，毒势不得控制，或挤压碰伤，过早切开，毒邪扩散，或误食辛热及酒肉鱼腥等发物，或艾灸疮头，更增火毒，均可使疗毒走散，入营入血，内攻脏腑而成。故选择 C。

2. 三陷证中之干陷证多发生于

A. 1 候　　　　　　B. 2～3 候　　　　　　C. 4 候　　　　　　D. 5 候　　　　　　E. 6 候

答案：B；　考点：内陷的分类

解析：根据病变的不同阶段，内陷分为三种：发于有头疽 1～2 候毒盛期的火陷，发于 2～3 候溃脓期的干陷，发于 4 候收口期的虚陷。故选择 B。

第五单元　乳房疾病

【考点透视】

本单元考点比较集中，重点掌握乳痈、乳岩的特点、临床表现和分型论治。

细目一　概　述

与脏腑经络的关系		足阳明胃经行贯乳中；足太阴脾经络胃上膈，布于胸中；足厥阴肝经上膈，布胸胁绕乳头而行；足少阴肾经上贯肝膈而与乳联。冲任两脉起于胞中，任脉循腹里，上关元至胸中；冲脉夹脐上行，至胸中而散。故有称"男子乳头属肝，乳房属肾；女子乳头属肝，乳房属胃"。所以乳房疾病与肝、胃、肾经及冲任两脉有密切联系。
乳房肿块检查法		及时正确地进行乳房检查，对于乳腺疾病的早期发现、早期诊断有重要意义。乳房检查的体位可采用坐位或仰卧位。
	望诊	让病人坐正，将两侧乳房完全显露，以作详细比较。注意乳房的形状、大小是否对称；乳房表面有无块状突起或凹陷；乳头的位置有无内缩或抬高；乳房皮肤有无发红、水肿或橘皮样、湿疹样改变等。乳房浅表静脉是否扩张，乳房皮肤如果有凹陷可让患者两臂高举过头，或用手抬高整个乳房，则凹陷部分更为明显。
	触诊	应先检查健侧乳房，再检查患侧，以便对比。正确的检查方法是四指并拢，用指腹平放乳上轻柔触摸，切勿用手指去抓捏，否则会将捏起的腺体组织错误地认为是乳腺肿块。其顺序是先触按整个乳房，然后按照一定次序触摸乳房的四个象限：内上、外上、外下、内下象限，继而触摸乳晕部分，注意有无血液从乳头溢出。最后触摸腋窝、锁骨下及锁骨上区域。
	触诊时应注意几个问题	(1) 发现乳房内肿块时，应注意肿块的位置、形状、数目、大小、质地、边界、表面情况、活动度及有无压痛。 (2) 肿物是否与皮肤粘连，可用手指轻轻提起肿物附近的皮肤，以确定有无粘连。 (3) 检查乳房时间选择，最好在月经来潮的第 7～10 天，是乳房生理最平稳时期，有病变容易发现。 (4) 确定一个肿块的性质，还需要结合年龄、病史及其他辅助检查方法。触诊的正确性取决于经验、手感、正确的检查方法等。

【昭昭医考重点提示】重点掌握乳房疾病的检查方法，尤其是触诊的方法及注意事项(乳房检查的最佳时间：月经来潮的第 7～10 天)。

细目二　乳　痈

病因病机	乳汁郁积	乳汁郁积是最常见的原因。初产妇乳头破碎，或乳头畸形、凹陷，影响充分哺乳；或哺乳方法不当，或哺乳多而少饮，或断乳不当，均可导致乳汁郁积，乳络阻塞结块，郁久化热酿脓而成痈肿。
	肝郁胃热	情志不畅，肝气郁结，厥阴之气失于疏泄；产后饮食不节，脾胃运化失司，阳明胃热壅滞，均可使乳络闭阻不畅，郁而化热，形成乳痈。
	感受外邪	产妇体虚汗出受风，或露胸哺乳外感风邪；或乳儿含乳而睡，口中热毒之气侵入乳孔，均可使乳络郁滞不通，化热成痈。
		西医认为本病多因产后抵抗力下降，乳头破损，乳汁淤积，细菌沿淋巴管、乳管侵入乳房，继发感染而成。其致病菌多为金黄色葡萄球菌，其次为白色葡萄球菌和大肠杆菌。

续表

临床表现		多见于产后3~4周的哺乳期妇女。	
	初起	初起常有乳头皲裂,哺乳时感觉乳头刺痛,伴有乳汁郁积或结块,乳房局部肿胀疼痛,皮色不红或微红,皮肤不热或微热。或伴有全身感觉不适,恶寒发热,食欲不振,脉滑数。	
	成脓	患乳肿块逐渐增大,局部疼痛加重,或有雀啄样疼痛,皮色焮红,皮肤灼热。同侧腋窝淋巴结肿大压痛。至乳房红肿热痛第10天左右,肿块中央渐渐变软,按之应指有波动感,穿刺抽吸有脓液,有时脓液可从乳窍中流出,全身症状加剧。壮热不退,口渴思饮,小便短赤,舌红苔黄腻,脉洪数。	
	溃后	脓肿成熟,可破溃出脓,或手术切开排脓。若脓出通畅,则肿消痛减,寒热渐退,疮口逐渐愈合。若溃后脓出不畅,肿势不消,疼痛不减,身热不退,可能形成袋脓,或脓液波及其他乳络形成传囊乳痈。亦有溃后乳汁从疮口溢出,久治不愈,形成乳漏。	
		在成脓期大量使用抗生素或过用寒凉中药,常可见肿块消散缓慢,或形成僵硬肿块,迁延难愈。	
辨证论治		乳痈治疗当以消为贵。郁滞者以通为主,成脓者以彻底排脓为要。对并发脓毒败血症者,及时采用中西医结合综合疗法。	
	气滞热壅证	证候	乳汁郁积结块,皮色不变或微红,肿胀疼痛。伴有恶寒发热,周身酸楚,口渴,便秘,苔薄,脉数。
		治法	疏肝清胃,通乳消肿。
		方药	瓜蒌牛蒡汤加减。
			乳汁壅滞者,加王不留行、路路通、漏芦等;肿块明显者,加当归、赤芍、桃仁等。
	热毒炽盛证	证候	乳房肿痛,皮肤焮红灼热,肿块变软,有应指感。或切开排脓后引流不畅,红肿热痛不消,有"传囊"现象。壮热,舌红,苔黄腻,脉洪数。
		治法	清热解毒,托里透脓。
		方药	透脓散加味。
			热甚者,加生石膏、知母、金银花、蒲公英等;口渴甚者,加天花粉、鲜芦根等。
	正虚毒恋证	证候	溃脓后乳房肿痛虽轻,但疮口脓水不断,脓汁清稀,愈合缓慢或形成乳漏。全身乏力,面色少华,或低热不退,饮食减少。舌淡,苔薄,脉弱无力。
		治法	益气和营托毒。
		方药	托里消毒散加减。
成脓期切开术的要求		脓肿形成时,应在波动感及压痛最明显处及时切开排脓。切口应按乳络方向并与脓腔基底大小一致,切口位置应选择脓肿稍低的部位,使引流通畅而不致袋脓,应避免手术损伤乳络形成乳漏。若脓肿小而浅者,可用针吸穿刺抽脓或用火针刺脓。	
预防与调护		1. 妊娠5个月后,经常用温开水或肥皂水洗净乳头。乳头内陷者,可经常提拉矫正。 2. 乳母宜性情舒畅,情绪稳定。忌食辛辣炙煿之物,不过食肥甘厚腻之品。 3. 保持乳头清洁,不使婴儿含乳而睡,注意乳儿口腔清洁;要定时哺乳,每次哺乳应将乳汁吸空,如有积滞,可用按摩或吸奶器帮助排出乳汁。 4. 若有乳头损伤、皲裂,可外涂麻油或蛋黄油;身体其他部位有化脓性感染时,应及时治疗。 5. 断乳时应逐步减少哺乳时间和次数,再行断乳。断乳前可用生麦芽60g,生山楂60g,煎汤代茶,并用皮硝60g装入纱布袋中外敷。 6. 以胸罩或三角巾托起患乳,脓未成者可减少活动牵痛;破溃后可防止袋脓,有助于加速疮口愈合。	

【昭昭医考重点提示】重点掌握乳痈的临床表现及辨证论治,以及乳痈脓成切口的位置,了解乳痈的预防与调护。

细目三　粉刺性乳痈

定义	粉刺性乳痈也即西医的"浆细胞性乳腺炎"。是一种以乳腺导管扩张,浆细胞浸润为病变基础的慢性非细菌性感染的乳腺化脓性疾病。

特点	多在非哺乳期或非妊娠期发病,常有乳头凹陷或溢液,初起肿块多位于乳晕部,化脓溃破后脓中夹有脂质样物质,易反复发作,形成瘘管,经久难愈,全身炎症反应较轻。	
鉴别诊断	乳腺癌	粉刺性乳痈在急性炎症期易与炎性乳腺癌相混淆。炎性乳腺癌多见于妇女妊娠期及哺乳期,乳房迅速增大,发热,皮肤呈红色或紫红色,弥漫性肿大,无明显肿块,同侧腋窝淋巴结明显肿大,质硬固定,病变进展迅速,预后不良,甚至于发病数周后死亡。
	乳晕部痈疖	粉刺性乳痈在急性期局部有红肿热痛等炎症反应,常被误诊为乳晕部一般痈疖,根据素有乳头凹陷、反复发作的炎症,以及切开排脓时脓液中夹有粉渣样或油脂样物等特点,可与一般乳房部痈疖相鉴别。
	导管内乳头状瘤	导管内乳头状瘤有乳头溢液,呈血性及淡黄色液体,有时乳晕部触到绿豆大圆形肿块,易与粉刺性乳痈相混淆。但无乳头凹陷畸形,乳孔无粉渣样物排出,肿块不会化脓。
	乳房部瘘管	多为急性乳腺炎、乳房蜂窝织炎或乳房结核溃后形成,病变在乳房部,瘘管与乳孔多不相通,无乳头凹陷畸形。

【昭昭医考重点提示】重点掌握粉刺性乳痈的概念及特点。

细目四 乳 漏

病因病机		乳房部漏管,多因乳痈、乳发失治,脓出不畅;或切开不当,损伤乳络,乳汁从疮口溢出,以致长期流脓、溢乳而形成;或因乳痨溃后,身体虚弱,日久不愈所致。 乳晕部漏管,多因乳头内缩凹陷感染毒邪,或脂瘤染毒溃脓疮口久不愈合而成。
外治法	腐蚀法	先用提脓祛腐药,如八二丹或七三丹药捻,外敷红油膏。脓尽后改用生肌散、生肌玉红膏,必须使创面从基底部长起。
	垫棉法	适用于疮口漏乳不止和乳房部漏脓腐脱尽后,以促进疮口愈合。
	切开疗法	适用于浅层漏管及腐蚀法失败者。乳晕部乳漏手术的关键是切开通向乳头孔的漏管或扩张的乳腺导管。切开后创面用药同腐蚀法。
	挂线疗法	适用于深层漏管,常配合切开疗法。

【昭昭医考重点提示】重点掌握乳漏的外治法有哪些。

细目五 乳 癖

定义		乳癖是乳腺组织的既非炎症也非肿瘤的良性增生性疾病。相当于西医的乳腺增生病。
特点		其特点是单侧或双侧乳房疼痛并出现肿块,乳痛和肿块与月经周期及情志变化密切相关。乳房肿块大小不等,形态不一,边界不清,质地不硬,活动度好。本病好发于25～45岁的中青年妇女,其发病率占乳房疾病的75%,是临床上最常见的乳房疾病。 根据研究资料发现,本病有一定的癌变危险,尤其对伴有乳癌家族史的患者,更应引起重视。
病因病机	情志不遂	由于情志不遂,忧郁不解,久郁伤肝,或受到精神刺激,急躁恼怒,可导致肝气郁结,气机阻滞,蕴结于乳房胃络,乳络经脉阻塞不通,不通则痛而引起乳房疼痛;肝气郁久化热,热灼津液为痰,气滞痰凝血瘀即可形成乳房肿块。
	冲任失调	因冲任失调,使气血瘀滞,或阳虚痰湿内结,经脉阻塞,而致乳房结块、疼痛、月经不调。
临床表现		好发病年龄在25～45岁。城市妇女的发病率高于农村妇女。社会经济地位高或受教育程度高、月经初潮年龄早、低经产状况、初次怀孕年龄大、未授乳和绝经迟的妇女为本病的高发人群。
	疼痛	乳房疼痛以胀痛为主,也有刺痛或牵拉痛。疼痛常在月经前加剧,经后疼痛减轻,或疼痛随情绪波动而变化,痛甚者不可触碰,行走或活动时也有乳痛。乳痛主要以乳房肿块处为甚,常涉及胸胁部或肩背部。有些患者还可伴有乳头疼痛和作痒,乳痛重者影响工作或生活。

续表

临床表现	肿块		乳房肿块可发生于单侧或双侧,大多位于乳房的外上象限,也可见于其他象限。肿块的质地中等或质硬不坚,表面光滑或颗粒状,活动度好,大多伴有压痛。肿块的大小不一,一般在1~2cm左右,大者可超过3cm。肿块的形态常可分为以下数种类型。
		片块型	肿块呈厚薄不等的片块状,圆盘状或长圆形,数目不一,质地中等或有韧性,边界清,活动度良好。
		结节型	肿块呈扁平或串珠状结节,形态不规则,边界欠清,质地中等或偏硬,活动度好。亦可见肿块呈米粒或砂粒样结节。
		混合型	有结节、条索、片块、砂粒样等多种形态肿块混合存在者。
		弥漫型	肿块分布超过乳房三个象限以上者。
			乳房肿块可于经前期增大变硬,经后稍见缩小变软。个别患者还可伴有乳头溢液呈白色或黄绿色,或呈浆液状。
			乳房疼痛和乳房肿块可同时出现,也可先后出现,或以乳痛为主,或以乳房肿块为主。患者还常伴有月经失调、心烦易怒等症状。
辨证论治			止痛与消块是治疗本病之要点。根据具体情况进行辨证论治。对于长期服药而肿块不消尽而增大、且质地较硬、边缘不清,疑有恶变者,应手术切除。
	内治	肝郁痰凝证	证候	多见于青壮年妇女。乳房肿块随喜怒消长,伴有胸闷胁胀,善郁易怒,失眠多梦,心烦口苦。苔薄黄,脉弦滑。
			治法	疏肝解郁,化痰散结。
			方药	逍遥蒌贝散加减。
		冲任失调证	证候	多见于中年妇女。乳房肿块月经前加重,经后缓减。伴有腰酸乏力,神疲倦怠,月经失调,量少色淡,或闭经。舌淡,苔白,脉沉细。
			治法	调摄冲任。
			方药	二仙汤合四物汤加减。
	外治		中药局部外敷于乳房肿块外,多为辅助疗法,如用阳和解凝膏掺黑退消或桂麝散盖贴;或以生白附子或鲜蟾蜍皮外敷,或用大黄粉以醋调敷。若对外用药过敏者,应忌用之。

【昭昭医考重点提示】重点掌握乳癖的特点、临床表现及治疗原则。

细目六　乳　核

定义			乳核是发生在乳房部最常见的良性肿瘤。相当于西医的乳腺纤维腺瘤。历代文献将本病归属"乳癖""乳痞""乳中结核"的范畴。
特点			好发于20~25岁青年妇女,乳中结核,形如丸卵,边界清楚,表面光滑,推之活动。
临床表现			多发于20~25岁女性,其次是15~20岁和25~30岁。肿块常单个发生,也可见多个在单侧或双侧乳房内同时或先后出现。形状呈圆形或椭圆形,直径大多在0.5~5cm之间,边界清楚,质地坚实,表面光滑,按之有硬橡皮球之弹性,活动度大,触诊常有滑脱感。肿块一般无疼痛感,少数可有轻微胀痛,但与月经无关。一般生长缓慢,妊娠期可迅速增大,应排除恶变可能。
辨证论治			对单发纤维腺瘤的治疗以手术切除为宜,对多发或复发性纤维腺瘤可试用中药治疗,可起到控制肿瘤生长,减少肿瘤复发,甚至消除肿块的作用。
	内治	肝气郁结证	证候	肿块较小,发展缓慢,不红不热,不觉疼痛,推之可移,伴胸闷叹息。舌质正常,苔薄白,脉弦。
			治法	疏肝解郁,化痰散结。
			方药	逍遥散加减。
		血瘀痰凝证	证候	肿块较大,坚硬木实,重坠不适,伴胸闷牵痛,烦闷急躁,或月经不调、痛经等。舌质暗红,苔薄腻,脉弦滑或弦细。
			治法	疏肝活血,化痰散结。
			方药	逍遥散合桃红四物汤加减山慈菇、海藻。月经不调兼以调摄冲任。
	外治		阳和解凝膏掺黑退消外贴,7天换药1次。

【昭昭医考重点提示】重点掌握乳核的定义、特点、临床表现等。

细目七　乳　岩

发病情况	无生育史或无哺乳史的妇女;月经过早来潮或绝经期愈晚的妇女;有乳腺癌家族史的妇女,乳腺癌的发病率相对较高。男性乳腺癌较少发生。		
特点	乳房部出现无痛、无热、皮色不变而质地坚硬的肿块,推之不移,表面不光滑,凹凸不平,或乳头溢血,晚期溃烂,凹如泛莲。是女性最常见的恶性肿瘤之一。		
临床表现	乳癌可分为一般类型乳腺癌及特殊类型乳腺癌。发病年龄一般在 40～60 岁,绝经期妇女发病率相对较高。		
	一般类型乳腺癌		常为乳房内无痛肿块,边界不清,质地坚硬,表面不光滑,不易推动,常与皮肤粘连,出现病灶中心酒窝征,个别可伴乳头溢液。后期随着癌肿逐渐增大,产生不同程度疼痛,皮肤可呈橘皮样水肿、变色;病变周围可出现散在的小肿块,状如堆栗;乳头内缩或抬高,偶可见到皮肤溃疡。晚期,乳房肿块溃烂,疮口边缘不整齐,中央凹陷似岩穴,有时外翻似菜花,时渗紫红血水,恶臭难闻。癌肿转移至腋下及锁骨上时,可触及散在、数目少、质硬无痛的肿物,以后渐大,互相粘连,融合成团,继而出现形体消瘦,面色苍白,憔悴等恶病质貌。
	特殊类型乳腺癌	炎性癌	临床少见,多发于青年妇女,半数发生在妊娠或哺乳期。起病急骤,乳房迅速增大,皮肤水肿、充血,发红或紫红色、发热;但没有明显的肿块可打查到。转移甚广,对侧乳房往往不久即被侵及。并很早出现腋窝部、锁骨上淋巴结肿大。本病恶性程度极高,病程短促,常于一年内死亡。
		湿疹样癌	临床较少见,其发病率约占女性乳腺癌的 0.7%～3%。临床表现像慢性湿疮,乳头和乳晕的皮肤发红,轻度糜烂,有浆液渗出因而潮湿,有时覆盖着黄褐色的鳞屑状痂皮。病变的皮肤甚硬,与周围分界清楚。多数患者感到奇痒,或有轻微灼痛。中期,数年后病变蔓延到乳晕以外皮肤,色紫而硬,乳头凹陷。后期,溃后易于出血,乳头蚀落,疮口凹陷,边缘坚硬,乳房内也可出现坚硬的肿块。
辨证分型	早期诊断是乳岩治疗的关键。原则上以手术治疗为主。中医药治疗多用于晚期患者,特别对手术后患者有良好的调治作用,对放、化疗有减毒增效作用,可提高患者生存质量,或延长生存期。		
	肝郁痰凝证	证候	情志抑郁,或性情急躁,胸闷胁胀,或伴经前乳房作胀或少腹作胀。乳房部肿块皮色不变,质硬而边界不清。苔薄,脉弦。
		治法	疏肝解郁,化痰散结。
		方药	神效瓜蒌散合开郁散加减。
	冲任失调证	证候	经事紊乱,素有经前期乳房胀痛。或婚后从未生育,或有多次流产史。乳房结块坚硬。舌淡,苔薄,脉弦细。
		治法	调摄冲任,理气散结。
		方药	二仙汤合开郁散加减。
	正虚毒炽证	证候	乳房肿块扩大,溃后愈坚,渗流血水,不痛或剧痛。精神萎靡,面色晦暗或苍白,饮食少进,心悸失眠。舌紫或有瘀斑,苔黄,脉弱无力。
		治法	调补气血,清热解毒。
		方药	八珍汤加减。酌加半枝莲、白花蛇舌草、石见穿、露蜂房等清热解毒之品。
	气血两亏证	证候	多见于癌肿晚期或手术、放化疗后,患者形体消瘦,面色萎黄或㿠白,头晕目眩,神倦乏力,少气懒言,术后切口皮瓣坏死糜烂,时流渗液,皮肤灰白,腐肉色暗不鲜。舌质淡,苔薄白,脉沉细。
		治法	补益气血,宁心安神。
		方药	人参养荣汤加味。
	脾虚胃弱证	证候	手术或放化疗后,食欲不振,神疲肢软,恶心欲呕,肢肿怠倦。
		治法	健脾和胃。
		方药	参苓白术散或理中汤加减。
	胃阴虚	证候	放、化疗后口腔糜烂,牙龈出血等症者。
		治法	清养胃阴。
		方药	益胃汤加减。

续表

鉴别	乳癖	乳癖好发于30~45岁女性。月经期乳房疼痛、胀大。有大小不等的结节状或片块状肿块,边界不清,质地柔韧,常为双侧性。肿块和皮肤不粘连。
	乳核	多见于20~30岁的女性,肿块多发生于一侧,形如丸卵,表面坚实光滑,边界清楚,活动度好,可推移。病程进展缓慢。

【昭昭医考重点提示】重点掌握乳岩的好发人群、特点、分型等。

历年真题精选

细目一:概述

【A1 型题】

1. 正确的乳房检查方法是

A. 以手掌放于乳房上轻轻按摩

B. 四指并拢,用指腹平放于乳房上轻柔按摩

C. 以示指先触到肿物,并仔细区别与周围组织的关系

D. 以示指首先触摸是否有肿物存在,并注意是否活动

E. 以手托起乳房,用另一手仔细触摸

答案:B; 考点:乳房检查

解析:先检查健侧乳房,再检查患侧,以便对比。将手指并拢平放乳房上轻轻按触,切勿用手指去抓捏,否则会将所抓捏的腺体组织错误地认为乳房肿块。以乳头为中心,将乳房分为4个象限,依次检查内上—外上—内下—外下。继之,检查乳晕区,注意有无血性液体自乳头溢出,最后触摸腋窝、锁骨下及锁骨上区域淋巴结。故选择 B。

2. 检查乳房的最佳时间是

A. 经前   B. 经后 3 天   C. 经后 7~10 天

D. 经后 2 周   E. 经后 3 周

答案:C; 考点:乳房检查的最佳时间

解析:一般经后 7~10 天。故选择 C。

【B 型题】

(3~4 题共用选项)

A. 心   B. 肾   C. 脾   D. 肝   E. 胃

3. 女子的乳房,属

答案:E

4. 男子的乳房,属

答案:B; 考点:乳房与脏腑归属关系

解析:男子乳头属肝,乳房属肾;女子乳头属肝,乳房属胃。故乳房疾病与肝、胃二经及肾经、冲任二脉关系最为密切,故 3 题选择 E,4 题选择 B。

细目二:乳痈

【A1 型题】

1. 乳痈初起,证属肝气不舒,胃热壅滞。内治应首选

A. 逍遥散   B. 透脓散   C. 四妙汤   D. 瓜蒌牛蒡汤   E. 牛蒡解肌汤

答案:D; 考点:乳痈的治疗

解析:情志内伤,肝气郁结,郁久化热,加之产后恣食厚味,胃内积热,以致肝胃蕴热,气血凝滞,乳络阻塞,不通则痛,故乳房肿胀疼痛有块;毒热内蕴,故患侧乳房皮肤微红;邪热内盛,正邪相争,营卫失和,治法应为疏肝清胃,通乳消肿。方药瓜蒌牛蒡汤,故选择 D。

【A2 型题】

2. 患者,女,28 岁,产后乳房胀痛,位于乳房外上方皮肤掀红,肿块形似鸡卵,压痛明显,按之中软,有波动感,伴壮热口渴。切开引流的部位及切口是

A. 循乳络方向做放射状切口　　　　B. 乳晕旁弧形切口

C. 脓肿处做任意切口　　　　D. 以乳头为中心的弧形切口

E. 于脓肿波动明显处做切口

答案:A;　考点:乳痈的治疗

解析:一般采用与乳头方向呈放射状的切口,切口位置选择脓肿稍低的部位,切口长度与脓腔基底的大小一致,使引流通畅不致袋脓,但需避免手术损伤乳络形成乳瘘。因为乳腺每一腺叶有单独的腺管(乳管),呈放射状聚向乳头,并分别开口于乳头。故选择 A。

【B 型题】

(3~4 题共用选项)

A. 透脓散　　　　B. 瓜蒌牛蒡汤　　　　C. 龙胆泻肝汤　　　　D. 四妙汤加味　　　　E. 托里消毒散

3. 治疗乳痈溃后热退身凉,肿痛渐消,应首选

答案:E

4. 治疗乳痈成脓期,应首选

答案:A;　考点:乳痈不同分期的治疗

解析:乳痈溃后热退身凉,肿痛渐消是脓成破溃后,脓毒尽泄,肿痛消减;但若素体本虚,溃后脓毒虽泄,气血俱虚,故收口缓慢;气血虚弱可见面色少华、气血不足之象。宜益气和营托毒,用托里消毒散加减。乳痈成脓期应该清热解毒,托毒透脓,透脓散加味。故 3 题选择 E,4 题选择 A。

细目五:乳癖

【A1 型题】

1. 乳癖的特点是

A. 乳块肿痛,皮色微红,按后痛甚　　　　B. 乳块皮肉相连,溃破脓稀薄如痰

C. 乳块呈卵圆形,表面光滑,推之活动　　　　D. 乳块质地较软,月经后缩小

E. 肿块高低不平,质硬,推之不动

答案:C;　考点:乳癖的特点

解析:乳房内发生多个大小不一的肿块,其形态不规则,或圆成扁,质韧,分散于整个乳房,或局限在乳房的一处。与周围组织分界不清,与皮肤和筋膜无粘连,推之移动,腋下淋巴结不肿大。故选择 C。

【A2 型题】

2. 患者,女,40 岁。双乳肿胀疼痛,月经前加重,经后减轻,肿块大小不等,形态不一,伴乳头溢液,月经不调,腰酸乏力,舌淡苔白,脉弦细。其证候是

A. 肝郁痰凝　　　　B. 肝气郁结　　　　C. 冲任失调　　　　D. 肝郁火旺　　　　E. 肝郁脾虚

答案:C;　考点:乳癖的辨证

解析:冲任失调,上则乳房痰浊凝结,故乳房肿块伴胀痛;下则经水逆乱,故月经周期紊乱,量少色淡,甚或闭经;脾失健运,气血亏虚,故神疲乏力,头晕;冲为血海,隶属肝肾,冲任失调,肝气不舒,故经前加重,经水一行,肝气得舒,故经后缓减;肝肾不足,故腰酸乏力;舌淡、脉沉细为冲任失调之象。故选择 C。

3. 患者,女,40 岁。双乳肿块界限不清,经前乳房胀痛,伴有月经不调,腰酸乏力,舌质淡红,苔白,脉细。治疗应首选

A. 左归丸　　　　B. 开郁散　　　　C. 逍遥蒌贝散

D. 二仙汤合四物汤　　　　E. 六味地黄汤

答案:D;　考点:乳癖的辨证治疗

解析:参见本细目第 2 题。本证属冲任失调,应以调摄冲任为主,方用二仙汤合用四物汤。故选择 D。

细目七:乳岩

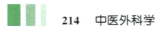

【A1 型题】

1. 乳岩的特点是

A. 乳块肿痛,皮色微红,按后痛甚　　　　B. 乳块皮肉相连,溃破脓稀薄

C. 乳块呈卵圆形,表面光滑,推之活动　　D. 乳块质地较软,月经后缩小

E. 肿块高低不平,质硬,推之不动

答案:E;　考点:乳岩的特点

解析:乳岩,多发于 40~60 岁的妇女,肿块多为单,边缘不整齐,活动度差,常与皮肤粘连,质地坚硬,表面高低不平,病情发展迅速,晚期患部皮肤呈典型橘皮样改变,肿块溃破后呈菜花样,时流血水,其味恶臭,同侧腋窝淋巴结肿大坚硬。故选择 E。选项 A 是乳痈的表现,选项 B 是乳痨,选项 C 是乳核的表现,选项 D 是乳癖的临床表现。

2. 乳岩的致病因素,属

A. 外感六淫邪毒　　　　B. 外来伤害　　　　C. 情志内伤

D. 饮食不节　　　　E. 感受特殊之毒

答案:C;　考点:乳岩的致病因素

解析:乳岩的发病主要与情志因素有很大关系,女子以肝为先天,肝主疏泄,性喜条达而恶抑郁,一般乳房的疾病都与情志因素有关。故选择 C。

【A2 型题】

3. 患者,女,62 岁。已确诊为右乳岩,胸胁胀满,嗳气频频,纳呆懒言,口苦咽干,舌淡苔薄白,脉弦滑。其证候是

A. 肝肾不足　　B. 脾胃不和　　C. 情志郁结　　D. 气血两亏　　E. 冲任失调

答案:C;　考点:乳岩的辨证

解析:乳岩的病因主要有情志失调、饮食不节、冲任不调,还有经气虚弱的情况。本病例胸胁胀满,嗳气颇频,纳呆懒言,口苦咽干,显然是肝郁之象,故可以判断为情志郁结。故选择 C。

4. 张某,女,52 岁。左乳癌晚期,破溃外翻如菜花,疮口渗流血水,面色苍白,动则气短,身体瘦弱,不思饮食,舌淡红,脉沉细无力。其治法是

A. 疏肝解郁　　B. 扶正解毒　　C. 调理冲任　　D. 化痰散结　　E. 调补气血

答案:E;　考点:乳岩的治疗

解析:本病属于乳岩的晚期,肿块溃疡,气血亏虚,所以会面色苍白,动则气短,身体瘦弱,当前之急需要补益气血,才能抵抗邪气。故选择 E。

第六单元　瘿

【考点透视】

掌握气瘿、肉瘿、瘿痈、石瘿的病因病机、临床特点、辨证论治,考生可通过比较加强。

细目一　气　瘿

病因病机	中医	《诸病源候论》谓:"瘿者,由忧恚气结所生,亦曰饮沙水,沙随气入于脉,搏颈下而成之。"说明本病的原因是:一为忧恚,二为水土。主要由于忧恚情志内伤,以致肝脾气逆,脏腑失和而生。其与生活地区和所饮水质有关者,亦每因动气而增患。故《诸病源候论》说:"诸山水黑土中出泉流者,不可久居,常食令人作瘿病,动气增患。"总之,外因平素饮水或食物中含碘不足;内因情志不畅,忧怒无节,气化失调,升降障碍,营运阻塞。此外,产后肾气亏虚,外邪乘虚侵入,亦能引起本病。
	西医	1. 甲状腺激素原料(碘)的缺乏。 2. 甲状腺激素需要量的激增。 3. 甲状腺素生物合成和分泌的障碍。

临床表现		女性发病率较男性略高。一般多发生在青春期，在流行地区常见于入学年龄的儿童。初起时无明显不适感，甲状腺呈弥漫性肿大，腺体表面较平坦，质软不痛，皮色如常，腺体随吞咽动作而上下移动。如肿块进行性增大，可呈下垂，自觉沉重感，可压迫气管、食管、血管、神经等而引起各种症状。 1. 压迫气管，比较常见。自一侧压迫，可使气管向他侧移位或变弯曲；自两侧压迫，气管变为扁平，由于气管内腔变窄，呼吸发生困难。 2. 压迫食管，可引起吞咽不适感，但不会引起梗阻症状。 3. 压迫颈深部大静脉，可引起头颈部的血液回流受阻，出现颈部和胸前表浅静脉的明显扩张。 4. 压迫喉返神经，可引起声带麻搏，患者发音嘶哑。
内治法	肝郁气滞证	证候	颈部弥漫性肿大，边缘不清，随喜怒消长，皮色如常，质软无压痛，肿块随吞咽动作上下移动；伴急躁易怒，善太息；舌质淡红，苔薄，脉沉弦。
		治法	疏肝解郁，化痰软坚。
		方药	四海舒郁丸加减。怀孕期或哺乳期，加菟丝子、首乌、补骨脂。
预防与调护		1. 在流行地区内，除改善水源外，应以碘化食盐（即每千克食盐中，加入 5～10mg 碘化钾）煮菜，作为集体性预防，服用至青春发育期过后。 2. 经常用海带或其他海产植物佐餐，尤其在怀孕期和哺乳期。 3. 平时保持心情舒畅，勿郁怒动气。

【昭昭医考重点提示】重点掌握气瘿的病因及临床表现。

细目二　肉　瘿

定义		肉瘿是瘿病中较常见的一种，好发于青年女性及中年人。相当于西医的甲状腺腺瘤或囊肿，属甲状腺的良性肿瘤。
特点		颈前喉结一侧或两侧结块，柔韧而圆，如肉之团，随吞咽动作而上下移动，发展缓慢。
病因病机	中医	由于忧思郁怒，气滞、痰浊、瘀血凝结而成。情志抑郁，肝失条达，气滞血瘀；或忧思郁怒，肝旺乘土，脾失运化，痰湿内蕴。气滞、湿痰、瘀血随经络而行，留注于结喉，聚而成形，乃成肉瘿。
	西医	西医学对本病的病因认识尚不清楚，有的学者认为，甲状腺瘤是由甲状腺内残存的胚胎细胞发展而形成。
辨证论治		一般多采用内治法，以理气解郁、化痰软坚为主。
	气滞痰凝证	证候	颈部一侧或两侧肿块呈圆形或卵圆形，不红、不热，随吞咽动作上下移动；一般无明显全身症状，如肿块过大可有呼吸不畅或吞咽不利；苔薄腻，脉弦滑。
		治法	理气解郁，化痰软坚。
		方药	逍遥散合海藻玉壶汤加减。
	气阴两虚证	证候	颈部肿块柔韧，随吞咽动作上下移动；常伴有急躁易怒、汗出心悸、失眠多梦、消谷善饥、形体消瘦、月经不调、手部震颤等；舌红，苔薄，脉弦。
		治法	益气养阴，软坚散结。
		方药	生脉散合海藻玉壶汤加减。
		外治：阳和解凝膏掺黑退消或桂麝散外敷。

【昭昭医考重点提示】重点掌握肉瘿的定义、特点及治法等。

细目三　瘿　痈

定义		瘿痈是瘿病中一种急性炎症性疾患。相当于西医的急性甲状腺炎、亚急性甲状腺炎。
特点		结喉两侧结块，色红灼热，疼痛肿胀，甚而化脓，常伴有发热、头痛等症状。
诊断	临床表现	发病前多有感冒、咽痛等病史。颈部肿胀多突然发生，局部焮红灼热，按之疼痛，其痛可牵引至耳后枕部，活动或吞咽时加重，伴发热、畏寒等。严重者可有声嘶、气促、吞咽困难。少数患者可出现寒战、高热，局部胀痛跳痛而化脓，成脓后可出现波动感。
	辅助检查	急性期，白细胞总数及中性粒细胞增高，甲状腺超声波探测有助于诊断。

续表

辨证论治	内治		以内治为主,宜疏肝清热、化痰散结。	
		风热痰凝证	证候	局部结块疼痛明显,伴恶寒发热、头痛、口渴、咽干,苔薄黄,脉浮数或滑数。
			治法	疏风清热化痰。
			方药	牛蒡解肌汤加减。
		气滞痰凝证	证候	肿块坚实,轻度作胀,重按才感疼痛,其痛牵引耳后枕部,或有喉间梗塞感,痰多,一般无全身症状,苔黄腻,脉弦滑。
			治法	疏肝理气,化痰散结。
			方药	柴胡舒肝汤加减。
	外治	初期		宜用箍围药,如金黄散、四黄散、双柏散,水或蜜调制外敷,每日1~2次。
		成脓		宜切开排脓,八二丹药线引流,金黄膏外敷。
		其他疗法		对高热和中毒症状严重者,应配合抗生素,并适当补充液体。

【昭昭医考重点提示】重点掌握瘿痈的定义、特点及治法。

<h1 align="center">细目四　石　瘿</h1>

定义与特点	瘿病坚硬如石不可移动者,称为石瘿。其特点是结喉两侧结块,坚硬如石,高低不平,推之不移。故《三因方》说:"坚硬不可移者,名曰石瘿。"好发于40岁以上中年人。相当于西医的甲状腺癌。
病因病机	病因病机由于情志内伤,肝脾气逆,痰湿内生,气滞则血瘀,瘀血与痰湿凝结,上逆于颈部而成。亦有由肉瘿日久转化而来。
临床表现	多见于40岁以上患者,女多于男,或既往有肉瘿病史。颈前多年存在的肿块,生长迅速,质地坚硬如石,表面凹凸不平,推之不移,并可出现吞咽时移动受限。可伴有疼痛,若颈丛神经浅支受侵,则耳、枕、肩部剧痛。若肿块压迫,引起喉头移位或侵犯喉部神经时,可引起呼吸或吞咽困难,甚或发生声音嘶哑。若侵蚀气管造成溃疡时,可有咳血。颈部静脉受压时,可发生颈部静脉怒张与面部浮肿。石瘿的淋巴结转移较为常见,有时颈部出现的淋巴结肿大,往往是一些微小而不易触及的乳头状腺癌的最初体征。血行转移多出现在肺和骨。
辅助检查	甲状腺同位素131碘扫描,多显示为凉结节(或冷结节),进行B型超声、CT检查,以明确诊断。
治疗原则	石瘿为恶性肿瘤,一旦确诊,宜早期手术切除。

【昭昭医考重点提示】重点掌握石瘿的定义及好发人群。

历年真题精选

细目一:气瘿

【A1 型题】

1. 气瘿的内治法是

A. 理气解郁,化痰软坚　　　　　　B. 化痰软坚,开郁行瘀

C. 疏肝理气,解郁消肿　　　　　　D. 疏风清热,化痰散结

E. 疏肝健脾,化痰散结

答案:C;　考点:气瘿的治疗

解析:情志不畅,肝郁气滞,脾失健运,水湿停留,聚而为痰,痰气互凝,结于颈靥,故颈粗瘿肿;气本无形,怒则气长,喜则气消,故肿胀呈弥漫性而边界不清,遂成本病,故首先疏肝然后消肿。故选择C。

【A2 型题】

2. 患者,女,19岁。半月前无意中发现颈部粗大,无异常不适。颈部呈弥漫性肿大,边缘不清,皮色不变,无触痛,并可扪及数个大小不等的结节,随吞咽动作而上下移动。具体诊断是

A. 气瘿　　　　　B. 石瘿　　　　　C. 肉瘿　　　　　D. 瘿痈　　　　　E. 颈痈

答案:A;　考点:气瘿的诊断

解析：气瘿是颈前漫肿，边缘不清，皮色如常，按之柔软；肉瘿是甲状腺良性肿瘤，边界清楚，质地柔韧无痛，发展缓慢，随吞咽上下移动；瘿痈有急性发病史，甲状腺增大变硬，有压痛，常伴发热、吞咽疼痛等全身症状；石瘿多见于40岁以上患者，多年存在的颈部肿块，突然迅速增大，坚硬如石，表面凹凸不平，随吞咽动作而上下的移动度减少，或固定不移。故选择A。

3. 患者，女，20岁。结喉两侧弥漫性肿大，边界不清，皮色如常，无疼痛，诊为气瘿。治疗应首选

A. 海藻玉壶汤　　　B. 四海舒郁丸　　　C. 柴胡清肝汤　　　D. 逍遥散　　　E. 十全流气饮

答案：B；　考点：气瘿的治疗

解析：气瘿治宜疏肝理气、解郁消肿，当用四海舒郁丸加减。故选择B。

细目二：肉瘿

【A2 型题】

1. 患者，女，28岁，已婚。颈前肿物10余年，渐渐增大，边缘不清，皮色如常，无疼痛，可触及肿物表面结节，随吞咽上下移动。其诊断是

A. 肉瘿　　　B. 石瘿　　　C. 瘿痈　　　D. 气瘿　　　E. 血瘿

答案：A；　考点：肉瘿的诊断

解析：参见细目一第2题的解析。故选择A。

2. 患者，女，38岁。喉结右侧可及 3cm×3cm×3cm 肿物，表面光滑，质韧，无压痛，随吞咽上下移动。应首先考虑的是

A. 气瘿　　　B. 肉瘿　　　C. 血瘿　　　D. 石瘿　　　E. 瘿痈

答案：B；　考点：肉瘿的诊断

解析：参见细目一第2题的解析，故选择B。

3. 患者，男，40岁。结喉两侧各有 1 个 3cm×2cm×1cm，表面光滑，质地韧，无压痛，随吞咽上下活动的肿物。为明确诊断，应首选的检查方法是

A. 胸颈部 X 线　　　B. 血常规　　　C. 血气分析　　　D. T3、T4　　　E. ^{131}I 扫描

答案：E；　考点：肉瘿的辅助检查

解析：在结喉正中一侧或双侧有单个肿块，呈圆形或椭圆形，表面光滑，质韧有弹性，可随吞咽而上下移动，生长缓慢，一般无任何不适，据此可以判断为肉瘿。辅助检查：甲状腺同位素^{131}I扫描显示肉瘿多为温结节，囊肿多为凉结节，伴甲亢者多为热结节。B型超声为实质性肿块或混合性肿块。故选择E。

细目三：瘿痈

【A1 型题】

1. 下列各项，不属瘿痈特征的是

A. 颈中两侧结块　　　B. 皮色不变　　　C. 微有灼热　　　D. 疼痛牵引至耳后枕部　　　E. 容易化脓

答案：B；　考点：瘿痈的特点

解析：瘿痈是以急性发病，结喉两侧结块，肿胀，色红灼热，疼痛为主要表现的急性炎症性疾病。而选项B皮色不变的只有气瘿和石瘿的前期。其他瘿病均有皮色改变。故选择B。

2. 瘿在古代文献中，有五瘿之分，下列各项，不属于五瘿的是

A. 瘿痈　　　B. 血瘿　　　C. 肉瘿　　　D. 石瘿　　　E. 筋瘿

答案：A；　考点：五瘿

解析：瘿在古代文献中，根据其临床表现以及与五脏的配属关系，分为五瘿："筋瘿""血瘿""肉瘿""气瘿""石瘿"，其中"筋瘿""血瘿"多属颈部血管瘤以及气瘿与石瘿的合并症。故选择A。

【A2 型题】

3. 患儿，女，6岁。左颈项结肿疼痛3天，皮色未变，肿块如鸡卵大，活动度存在，伴咽喉红肿，恶寒发热，头痛，舌苔薄黄，脉细数。内治应首选

A. 仙方活命饮　　　B. 牛蒡解肌汤　　　C. 桑菊饮　　　D. 五味消毒饮　　　E. 五神汤

答案：B； 考点：瘰疬的辨证治疗

解析：由题干可知，患儿为瘰疬，伴有咽喉红肿、恶寒发热，证属风热痰凝证，治宜疏风清热化痰，方用牛蒡解肌汤。故选 B。

4. 患儿，女，6 岁。左侧颈旁肿痛结块 3 天，皮色未变，肿核形如鸽卵大，活动度不大。外治应首选

A. 冲和膏　　　　B. 金黄膏　　　　C. 青黛膏　　　　D. 红油膏　　　　E. 白玉膏

答案：A； 考点：瘰疬的外治

解析：患儿病初期，肿痛，皮色不变，为外寒里热，半阴半阳证。金黄膏、青黛膏应用于阳证疮疡，红油膏应用于阴证疮疡，白玉膏应用于臁疮溃后日久不敛，冲和膏应用于半阴半阳证，故选择 A。

细目四：石瘿

【A1 型题】

1. 石瘿的病因病理是

A. 肝郁胃热，夹痰上壅，气血凝滞，郁滞结喉

B. 情志内伤，肝脾气逆，气血湿痰，凝滞结喉

C. 肝肾不足，肾火郁结，夹痰上攻，凝滞结喉

D. 脾肾阳虚，脾虚不运，津液留聚，凝结颈部

E. 肺脾两亏，津液不布，留聚成痰，凝结颈部

答案：B； 考点：石瘿的病因病理

解析：石瘿由于情志内伤，肝气郁结，脾失健运，痰湿内生，气郁痰浊结聚不散，气滞则血瘀，积久瘀凝成毒，气郁、痰浊、瘀毒三者痼结，上逆于颈部而成。故选择 B。

【A2 型题】

2. 患者，女，52 岁。颈前结喉右侧肿物 3cm×3cm×2cm，质地较硬，表面不光，不能随吞咽而上下移动，同时伴有局部疼痛，音哑，临床考虑为石瘿。行同位素^{131}I扫描，其结果多是

A. 温结节　　　　B. 热结节　　　　C. 冷结节　　　　D. 无改变　　　　E. 中性结节

答案：C； 考点：石瘿的检查

解析：甲状腺同位素^{131}I扫描，多显示为凉结节(或冷结节)。故选择 C。

3. 患者，女，48 岁。颈前肿物，生长迅速，质地较硬，轻度疼痛，表面不平，推之不动，声音嘶哑，随吞咽活动减弱，同位素^{131}I扫描显示为冷结节，应首选的治疗措施是

A. 中药外敷　　　　　　　B. 中药内服　　　　　　　C. 中药内服、外敷

D. 内服、外敷、熏洗　　　E. 手术治疗

答案：E； 考点：石瘿的治疗

解析：石瘿一经确诊，宜早期施行根治性切除术。其他的都是其术后或术前的辅助疗法，或者保守治疗。故选择 E。

4. 患者，女，52 岁。肉瘿病史 3 年。近来颈前肿块突然增大，质地坚硬如石，推之不动。应首先考虑的是

A. 失荣　　　　B. 瘰疬　　　　C. 瘿痈　　　　D. 气瘿　　　　E. 石瘿

答案：E； 考点：石瘿的诊断

解析：石瘿是以颈前肿块坚硬如石，推之不移，凹凸不平为主要表现的恶性肿瘤，既往常有肉瘿病史。颈前肿块于初期较小，每被忽视，偶然发觉时肿块即质硬而高低不平。肿块逐渐增大，吞咽时肿块上下移动度减少，晚期常压迫气管、食管、神经，出现呼吸困难、吞咽困难或声音嘶哑。故选择 E。

第七单元　瘤、岩

【考点透视】

1. 掌握瘤、岩形成的病因病机。

2. 掌握脂瘤、血瘤、肉瘤、失荣的内容。

细目一　脂　瘤

定义			脂瘤是皮脂腺中皮脂潴留郁积而形成的囊肿,又称粉瘤。相当于西医的皮脂腺囊肿。
临床特点			皮肤间出现圆形质软的肿块,中央有粗大毛孔,可挤出有臭味的粉渣样物。脂瘤并非体表肿瘤。
诊断			本病好发于青春期。多见于头面部、臀部、背部等皮脂腺、汗腺丰富的部位,生长缓慢,一般无明显自觉症状。肿块呈圆形或椭圆形,边界清楚,与皮肤无粘连,表皮紧张,中央导管开口处呈青黑色小孔,挤压后可有粉渣样内容物溢出,有臭味。脂瘤染毒后可有局部红肿、增大、疼痛、破溃流脓等。
治疗			脂瘤之小如豆粒者,可暂行观察,不予特殊治疗。脂瘤较大而未染毒者,宜首选手术疗法予以完整切除。脂瘤染毒成脓者要及时切开引流。伴有全身症状者,可内服药物治疗。
	内治	痰气凝结	证候	脂瘤表皮中央有黑点;伴咽喉如有梅核堵塞,胸膈痞闷,情志抑郁,急躁易怒;舌淡,苔腻,脉滑。
			治法	理气化痰散结。
			方药	二陈汤合四七汤加减。
		痰湿化热	证候	瘤体红肿、灼热、疼痛,甚至跳痛化脓;伴发热,恶寒,头痛,尿黄;舌红,苔薄黄,脉数。
			治法	清热化湿,和营解毒。
			方药	龙胆泻肝汤合仙方活命饮加减。
	外治	脂瘤染毒而未成脓者		予金黄膏、玉露膏外敷。
		脂瘤染毒成脓者		予十字切开引流,清除皮脂、脓液后,用棉球蘸七三丹填塞腔内,待囊壁被腐蚀脱落后,再予生肌散生肌收口,以免复发。
	其他疗法			将脂瘤完整手术切除,是最有效、最根本的治疗方法。

【昭昭医考重点提示】重点掌握脂瘤的定义、临床特点及表现等。

细目二　血　瘤

定义				血瘤是指体表血络扩张,纵横丛集而形成的肿瘤。可发生于身体任何部位,大多数为先天性,相当于西医的血管瘤。
特点				其是病变局部色泽鲜红或暗紫,或呈局限性柔软肿块,边界不清,触之如海绵状。常见的有毛细血管瘤和海绵状血管瘤。
诊断	毛细血管瘤			多在出生后1~2个月内出现,部分在5岁左右自行消失,多发生在颜面、颈部,可单发,也可多发。多数表现为在皮肤上有红色丘疹或小的红斑,逐渐长大,界限清楚,大小不等,质软可压缩,色泽为鲜红或紫红色,压之可褪色,抬手复原。
	海绵状血管瘤			表现为质地柔软似海绵,常呈局限性半球形、扁平或高出皮面的隆起物,肿物有很大压缩性,可因体位下垂而充盈,或随患肢抬高而缩小,在瘤内有时可扪及颗粒状的静脉石硬结,外伤后可引起出血,继发感染,可形成慢性出血性溃疡。
辨证论治	内治	心肾火毒证	证候	多见于初生婴儿。肿块大小不一,色泽鲜红,边界不清,不痛不痒,伴五心烦热,面赤口渴,尿黄便干,易口舌生疮。舌质红,苔薄黄,脉细数等。
			治法	清心泻火,凉血解毒。
			方药	芩连二母丸合凉血地黄汤加减。
		肝经火旺证	证候	多发于头面或大腿部,肿块呈丘疹或结节状,表面呈红色,易出血,常因情志不遂或郁怒而发生胀痛,可伴心烦易怒,咽干口苦等症。舌质红,苔微黄,脉弦细数。
			治法	清肝泻火,祛瘀解毒。
			方药	丹栀逍遥散合清肝芦荟丸加减。

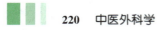

续表

辨证论治	内治	脾统失司证	证候	肿瘤体积不大,边界不清,表面色红,好发于下肢,质地柔软易出血,无疼痛,伴肢软乏力,面色萎黄,纳食不佳等。舌质淡,苔白或白腻,脉细。
			治法	健脾益气,化湿解毒。
			方药	顺气归脾丸加减。
	外治			(1)对小面积毛细血管瘤及海绵状血管瘤可用五妙水仙膏外搽。 (2)清凉膏合藤黄膏外敷,包扎固定,1日换药1次,以促其消散。 (3)若肿瘤出血,可用云南白药掺敷伤口,既可止血,又具消散作用。
	其他疗法	注射疗法		消痔灵注射液加1%普鲁卡因按1:1混合后注入瘤体,缓慢注入,至整个瘤体稍高起为止。每次用药约3~6mL。隔1周可再注射1次。若瘤体尚未发硬萎缩,可用消痔灵2份,普鲁卡因1份,如上法进行注射。
		手术疗法		孤立病变可行手术切除。对病在头面部者要注意美容,以防术后瘢痕过大。
		冷冻疗法		对于浅表较小的血瘤可采用冷冻方法治疗。
		放射疗法		对于范围较大的血瘤也可应用放射治疗。

【昭昭医考重点提示】重点掌握血瘤的定义、特点等。

细目三　肉　瘤

定义	发于皮里膜外、由脂肪组织过度增生而形成的良性肿瘤。相当于西医的脂肪瘤。
特点	软似棉,肿似馒,皮色不变,不紧不宽,如肉之隆起。西医所称的肉瘤是指发生于软组织的恶性肿瘤,如脂肪肉瘤、纤维肉瘤等,与本病有质的区别,临证中不可混淆。
临床表现	多见于成年女性,可发于身体各部,好发于肩、背、腹、臀及前臂皮下。大小不一,边界清楚,皮色不变,生长缓慢,触之柔软,呈扁平团块状或分叶状,推之可移动,基底较广阔,一般无疼痛。多发者常见于四肢、胸或腹部,呈多个较小的圆形或卵圆形结节,质地较一般肉瘤略硬,压之有轻度疼痛。

【昭昭医考重点提示】重点掌握肉瘤的定义及临床表现等。

细目四　失　荣

定义				发于颈部及耳之前后的岩肿,因其晚期气血亏乏,面容憔悴,形体消瘦,状如树木枝叶发枯,失去荣华而命名。相当于西医的颈部淋巴结转移癌和原发性恶性肿瘤。多见于40岁以上的男性,属古代外科四大绝症之一。
病因病机				因足少阳胆经循行耳之前后,肝与胆相表里,故失荣的发生与肝胆关系密切。如七情内伤,忧思郁怒,肝失条达,气机不舒,气滞血瘀,阻于胆经之络,则结为肿块;或脾虚运化失司,水湿津液凝聚为痰,痰瘀脏毒凝结于少阳、阳明之络,可发为本病。
临床表现				一般表现为颈部淋巴结肿大,生长较快,质地坚硬。病变开始时多为单发结节,可活动;后期肿块体积增大,数量增多,融合成团块或联结成串,表面不平,固定不移。一般无疼痛,但合并染毒时,可有压痛。日久癌肿溃破,疮面渗流血水,高低不平,形似翻花状。其肿瘤波及范围可向面部、胸部、肩背部扩展。
辨证论治	内治	气郁痰结证	证候	颈部或耳前、耳后有坚硬之肿块,肿块较大聚结成团,与周围组织粘连而固定,有轻度刺痛或胀痛,颈项牵扯感,活动转侧不利,患部皮色暗红微热,伴胸闷胁痛,心烦口苦等症。舌质红,苔微黄腻,脉弦滑。
			治法	理气解郁,化痰散结。
			方药	化痰开郁方(经验方)。药物有玄参、牡蛎、夏枯草、天竺黄、川贝母、胆南星、柴胡、青皮、荔枝核、橘核、鹿含草、半枝莲、射干等。
		阴毒结聚证	证候	颈部肿块坚硬,不痛不胀,尚可推动,患部初起皮色如常,以后可呈橘皮样变,伴畏寒肢冷,纳呆便溏。舌质淡,苔白腻,脉沉细或弦细。
			治法	温阳散寒,化痰散结。
			方药	阳和汤加减。

续表

辨证论治	内治	瘀毒化热证	证候	颈部岩肿迁延日久,肿块迅速增大,中央变软,周围坚硬,溃破后渗流血水,状如翻花,并向四周漫肿,范围可波及面部、胸部、肩背等处。伴疼痛,发热,消瘦,头颈活动受限。舌质红,苔黄,脉数。
			治法	清热解毒,化痰散瘀。
			方药	五味消毒饮合化坚二陈丸加减。
		气血两亏证	证候	颈部肿块溃破以后,长期渗流脓血,不能愈合,疮面苍白水肿,肉芽高低不平,胬肉翻花。伴低热,乏力,消瘦等。舌质淡,苔白或无苔,脉沉细。
			治法	补益气血,解毒化瘀。
			方药	八珍汤合四妙勇安汤加减。
	外治			(1)早期颈部硬肿为气郁痰结证者,可外贴太乙膏;或外敷天仙子膏,取天仙子50g,用醋、蜜各半调敷,每日换1次。 (2)早期颈部硬肿若为阴毒结聚者,可外贴阳和解凝膏或冲和膏。 (3)岩肿溃破胬肉翻花者,可用白降丹掺于疮面,其上敷太乙膏。若溃久气血衰败,疮面不鲜,可用神灯照法,疮面掺阴毒内消散,外敷阳和解凝膏。

【昭昭医考重点提示】重点掌握失荣的定义、好发人群、临床表现等。

历年真题精选

细目一:脂瘤

【A1型题】

1. 脂瘤独有的特征是

A. 数目不等,大小不一,肿形如馒,推之可移

B. 青筋垒垒,盘曲成团,质地柔软,表面青蓝

C. 瘤中心有粗大毛囊孔,可挤出臭味脂浆

D. 瘤体单发,质地硬韧,界限清楚,推之可移

E. 瘤体深隐,质地坚硬,境界清楚,推之不移

答案:C；考点:脂瘤的特征

解析:在肿块表面皮肤常可见针头大开口,略带黑色,挤之有白色分泌物溢出,且有臭气。故选择C。

2. 在肿块触诊中,不属癌性肿块特性的是

A. 高低不平　　　　　　　　B. 坚硬如石　　　　　　　　C. 推之不能移动

D. 表面与皮肤粘连　　　　　E. 表面光滑

答案:E；考点:癌性肿块的特性

解析:选项A、B、C、D都可以成为癌性肿块的特征,而表面光滑不属于癌性肿块的特性。故选择E。

【A2型题】

3. 患者,男,48岁。肩背皮肤浅层肿块,与皮肤粘连,瘤体表面中心有黑色粗大毛孔,挤压时有臭脂浆溢出,其诊断是

A. 脂瘤　　　B. 肉瘤　　　C. 流痰　　　D. 血瘤　　　E. 筋瘤

答案:A；考点:脂瘤的诊断

解析:参见本细目第1题,故选择A

4. 患者,男,36岁。背部左侧肿物约3年,大小约3cm×3cm×3cm,经常出现红、肿、热、痛等症状。检查后确诊为脂瘤,其简便有效的治疗方法是

A. 中药外敷　　B. 中药内服　　C. 神灯照法　　D. 针刺治疗　　E. 手术摘除

答案:E；考点:脂瘤的治疗

解析：手术治疗最有效、最简单的方法是将脂瘤完整切除，其他的都是可以作为辅助治疗的方法，适应于术前或者术后。故选择 E。

细目二：血瘤

【A2 型题】

患者，男，45 岁。左上臂内侧有一肿块，呈半球形，暗红色，质地柔软，状如海绵，压之可缩小。应首先考虑的是

A. 气瘤　　　　B. 筋瘤　　　　C. 脂瘤　　　　D. 血瘤　　　　E. 肉瘤

答案：D；　考点：血瘤的诊断

解析：血瘤可发生于身体任何部位，但以四肢、躯干、面颈部多见。常在出生后即发现，随着年龄增长而长大，长到某种程度后，可停止进展。瘤体外观呈暗红色或紫蓝色，亦可为正常皮色，小如豆粒，大如拳头，质地柔软，状如海绵，压之可缩小，肢体活动时胀大。故选择 D。

细目三：肉瘤

【A1 型题】

患者，男，43 岁。左大腿内侧发现肿物 10 年，不疼痛，活动正常。检查：局部皮下可及 1 个 15cm×10cm×5cm 大小的肿物，质地软，表面光滑，无压痛及缩小，推之可移。应首选的治疗措施是

A. 内治法　　　　B. 外治法　　　　C. 手术法　　　　D. 针刺法　　　　E. 神灯照

答案：C；　考点：肉瘤的治法

解析：肉瘤常见于成年人，好发于肩、颈、背、肩胛间、臀部、前臂等处。肿块多为单个，少数患者为多发，大小不一，呈扁平团块状，或分叶状，瘤体质地柔软似棉，外观肿形似馒，用力可以压扁，推之可以移动，与皮肤无粘连，瘤体表面皮肤如常，亦无疼痛。生长缓慢，长到一定程度后可自行停止生长而固定不变，故可判断为肉瘤。其他瘤一般会发生皮肤变化。对单发肉瘤小的可以不处理，但有明显增大趋势，或伴有疼痛，或瘤体较大者，宜行手术切除。故选择 C。

细目四：失荣

【A1 型题】

1. 失荣初期的治法是

A. 益气养荣，疏肝散结　　　　　　B. 调补气血，化痰散结

C. 解郁化痰，活血散结　　　　　　D. 益气养阴，疏肝解郁

E. 养血柔肝，化痰散结

答案：C；　考点：失荣的治疗

解析：初期：颈部或耳之前后肿块，形如粟子，顶突根深，按之坚硬，推之不移，皮色不变，局部无热及疼痛，全身无明显不适，为肝郁痰凝、阻隔经络所致。故治法宜疏肝解郁，化痰散结。故选择 C。其他都是气血亏虚的中后期治法。

2. 治疗失荣早期气郁痰结证，应首选

A. 和营散坚丸　　　　　　B. 柴胡清肝汤　　　　　　C. 桃红四物汤

D. 化痰开郁方　　　　　　E. 二陈汤

答案：D；　考点：失荣的辨证治疗

解析：此为肝郁痰凝，阻隔经络所致。故治法宜疏肝解郁，化痰散结。所以应选择化痰开郁方，故选择 D。

第八单元　皮肤及性传播疾病

【考点透视】

1. 熟悉各种皮肤病、性病的皮损特点。
2. 结合病机了解其治法方药，尤其是疣、淋病、梅毒的内容。

细目一　热疮

病因病机	外感风温热毒,阻于肺胃二经,蕴蒸皮肤而生;或由肝经湿热下注,阻于阴部而成疮;或因反复发作,热邪伤津,阴虚内热所致。		
治疗	本病以清热解毒养阴为主要治法。初发以清热解毒治之;反复发作者,以扶正祛邪并治。		
辨证论治	肺胃热盛证	疏风清热	辛夷清肺饮合竹叶石膏汤加减。
	湿热下注证	清热利湿	龙胆泻肝汤加板蓝根、紫草、玄胡等。
	阴虚内热证	养阴清热	增液汤加板蓝根、马齿苋、紫草、石斛、生薏苡仁。
外治疗法	初起者	局部酒精消毒,用三棱针或一次性5号注射针头浅刺放出疱液。	
	局部外用药	以清热、解毒、燥湿、收敛为主。可用紫金锭或金黄散或青吹口散油膏、黄连膏等。	

【昭昭医考重点提示】重点掌握热疮的治疗方法。

细目二　蛇串疮

定义	皮肤上出现成簇水疱,多呈带状分布,痛如火燎的急性疱疹性皮肤病。相当于西医的带状疱疹。		
特点	皮肤上出现红斑、水疱或丘疱疹,累累如串珠,排列成带状,沿一侧周围神经分布区出现,局部刺痛或伴臖核肿大。多数患者愈后很少复发,极少数患者可多次发病。		
辨证论治	肝经郁热证	清泄肝火,解毒止痛	龙胆泻肝汤加紫草、板蓝根、玄胡索等。
	脾虚湿蕴证	健脾利湿,解毒消肿	除湿胃苓汤加减。
	气滞血瘀证	理气活血,通络止痛	柴胡疏肝散合桃红四物汤加减。

【昭昭医考重点提示】重点掌握蛇串疮的定义、特点等。

细目三　疣

分类	发于手背、手指、头皮等处者,称千日疮、疣目、枯筋箭或猴子;发于颜面、手背、前臂等处者,称扁瘊;发于胸背部有脐窝的赘疣,称鼠乳;发于足跖部者,称跖疣;发于颈周围及眼睑部位,呈细软丝状突起者,称丝状疣或线瘊。			
寻常疣（疣目）	辨证论治	风热血燥证	养血活血,清热解毒	治瘊方加板蓝根、夏枯草。
		湿热血瘀证	清化湿热,活血化瘀	马齿苋合剂加薏苡仁、冬瓜仁。
扁平疣（扁瘊）	辨证论治	风热蕴结证	疏风清热,解毒散结	马齿苋合剂去桃仁、红花加木贼草、郁金、浙贝母、板蓝根。
		热瘀互结证	活血化瘀,清热散结	桃红四物汤加生黄芪、板蓝根、紫草、马齿苋、浙贝母、薏苡仁。
疣目、扁瘊皮损少者及鼠乳、掌跖疣、丝状疣均不需内服治疗。				
外治疗法	各种疣均可选用木贼草、板蓝根、马齿苋、香附、苦参、白鲜皮、薏苡仁等中药,煎汤趁热洗涤患处,每天2～3次,可使部分皮疹脱落。			
	疣目	可选用推疣法、鸦胆子散敷贴法、荸荠或菱蒂摩擦法。		
	扁瘊	可选用洗涤法、涂法。		
	鼠乳	用消毒针头挑破患处,挤尽白色乳酪样物,再用碘酒或浓石炭酸溶液点患处。若损害较多,应分批治疗,注意保护周围皮肤。		

【昭昭医考重点提示】重点掌握疣的分类。

细目四 癣

临床特点	头癣	白秃疮		相当于西医的白癣。本病是头癣的一种,多见于学龄儿童,男性多于女性。皮损特征是在头皮有圆形或不规则的覆盖灰白鳞屑的斑片。病损区毛发干枯无泽,常在距头皮 0.3～0.8cm 处折断而呈参差不齐。头发易于拔落且不疼痛,病发根部包绕有白色鳞屑形成的菌鞘。自觉瘙痒。发病部位以头顶、枕部居多,但发缘处一般不被累及。青春期可自愈,秃发也能再生,不遗留疤痕。
		肥疮		相当于西医的黄癣。本病为头癣中最常见的一种,多见于农村,好发于儿童。其特征是:有黄癣痂堆积,癣痂呈蜡黄色,肥厚,富黏性,边缘翘起,中心微凹,上有毛发贯穿,质脆易粉碎,有特殊的鼠尿臭。久之毛囊被破坏而成永久性脱发。当病变痊愈后,则在头皮留下广泛、光滑的萎缩性疤痕。病变四周约 1cm 左右头皮不易受损。
	手足癣	鹅掌风		相当于西医的手癣。本病以成年人多见,男女老幼均可染病。多数为单侧发病,也可波及双手。夏天起疱病情加重,冬天则枯裂疼痛明显。皮损特点是:初起为掌心或指缝水疱或掌部皮肤角化脱屑,水疱,水疱多透明如晶,散在或簇集,瘙痒难忍。水疱破后干涸,叠起白屑,中心向愈,四周继发疱疹,并可延及手背、腕部。若反复发作后,致手掌皮肤肥厚,枯槁干裂,疼痛,屈伸不利,宛如鹅掌。损害若侵及指甲,可使甲板被蛀蚀变形,甲板增厚或萎缩翘起,色灰白而成灰指甲(甲癣)鹅掌风病程为慢性,反复发作。
		脚湿气		相当于西医的足癣。本病以脚丫糜烂瘙痒伴有特殊臭味而得名。我国南方地区气温高,潮湿,发病率高。多发于成年人,儿童少见。夏秋病重,多起水疱、糜烂;冬春病减,多干燥裂口。脚湿气主要发生在趾缝,也见于足底。以皮下水疱,趾间浸渍糜烂,渗流滋水,角化过度,脱屑,瘙痒等为特征。分为水疱型、糜烂型、脱屑型,但常以 1～2 种皮肤损害为主。
	体癣			本病因皮损多呈钱币状、圆形,故名圆癣,亦称铜钱癣。发于股胯、外阴等处者,称阴癣(股癣)。以青壮年男性多见,多发于夏季,好发于面部、颈部、躯干及四肢近端。圆癣初起为丘疹或水疱,逐渐形成边界清楚的钱币形红斑,其上覆盖细薄鳞屑。病灶中央皮疹消退,呈自愈倾向,但向四周蔓延,有丘疹、水疱、脓疱、结痂等损害。圆癣的皮损特征为环形或多环形、边界清楚、中心消退、外围扩大的斑块。
	花斑癣			本病常发于多汗体质青年,可在家庭中互相传染。皮损好发于颈项、躯干,尤其是多汗部位及四肢近心端,为大小不一、边界清楚的圆形或不规则的无炎症性斑块,色淡褐、灰褐至深褐色,或轻度色素减退,或附少许糠秕状细鳞屑,常融合成片。有轻微痒感,常夏发冬愈,复发率高。
诊断				根据典型的皮损特征,结合真菌镜检及培养,可明确诊断。
治疗方法				本病以杀虫止痒为主要治法,必须彻底治疗。癣病以外治为主,若皮损广泛,自觉症状较重,或抓破染毒者,则以内治、外治相结合为宜。抗真菌西药治疗有一定优势,可中西药合用。
	白秃疮、肥疮			采用拔发疗法。其方法为剪发后每天以 0.5% 明矾水或热肥皂水洗头,然后在病灶处敷药(敷药宜厚),可用 5% 硫黄软膏或雄黄膏,用薄膜盖上,包扎或戴帽固定。每天如上法换药 1 次,敷药 1 周。病发比较松动,即用镊子将病发连根拔除(争取在 3 天内拔完)。拔发后继续薄涂原用药膏,每天 1 次,连续 2～3 周。
	鹅掌风、脚湿气	水疱型		可选用 1 号癣药水、2 号癣药水、复方土槿皮酊外搽;二矾汤熏洗;鹅掌风浸泡方或藿黄浸剂浸泡。
		糜烂型		可选 1:1500 高锰酸钾溶液、3% 硼酸溶液、二矾汤或半边莲 60g 煎汤待温,浸泡 15 分钟,次以皮脂膏或雄黄膏外搽。
		脱屑型		可选用以上软膏外搽、浸剂浸泡。如角化增厚较剧,可选以 10% 水杨酸软膏厚涂,外用油纸包扎,每晚 1 次,使其角质剥脱,然后再用抗真菌药物,也可用市售治癣中成药。
	灰指甲			每日以小刀刮除病甲变脆部分,然后用棉花蘸 2 号癣药水或 3% 冰醋酸浸涂。或用鹅掌风浸泡方浸泡,白凤仙花捣烂敷病甲上,或采用拔甲方法。
	圆癣			可选用 1 号癣药水、2 号癣药水、复方土槿皮酊等外搽。阴癣由于患部皮肤薄嫩,不宜选用刺激性强的外用药物,若皮损有糜烂痒痛者,宜选用青黛膏外涂。
	紫白癜风			用密陀僧散,以茄子片蘸药涂搽患处,或用 2 号癣药水,或 1% 土槿皮酊外搽,每天 2～3 次。治愈后,继续用药 1～2 周,以防复发。

【昭昭医考重点提示】重点掌握癣的分类；白癣、黄癣、手足癣的临床特点及治疗等。

细目五　脂溢性皮炎

定义		因皮肤油腻,出现红斑,覆有鳞屑而得名,是发生在皮脂溢出部位的慢性炎症性皮肤病。
特点		头发、皮肤多脂发亮,油腻,瘙痒,脱而复生。以青壮年为多,乳儿期亦有发生。
辨证论治		根据本病皮疹干性与湿性的临床特点,干性者以养血润燥为主,湿性者以清热祛湿为主,内外治相结合。
	风热血燥证	
		证候：多发于头面部,为淡红色斑片,干燥、脱屑、瘙痒,受风加重,或头皮瘙痒,头屑多,毛发干枯脱落;伴口干口渴,大便干燥;舌质偏红,舌苔薄白或黄,脉细数。
		治法：祛风清热,养血润燥。
		方药：消风散合当归饮子加减。
	肠胃湿热证	
		证候：皮损为潮红斑片,有油腻性痂屑,甚至糜烂、渗出;伴口苦口黏,脘腹痞满,小便短赤,大便臭秽;舌质红,舌苔黄腻,脉滑数。
		治法：健脾除湿,清热止痒。
		方药：参苓白术散合茵陈蒿汤。

【昭昭医考重点提示】重点掌握脂溢性皮炎的定义、特点等。

细目六　油　风

定义		油风是一种头发突然发生斑块状脱落的慢性皮肤病。因头发脱落之处头皮光亮而得名,又称鬼舐头、鬼剃头。
特点		突然发生斑片状脱发,脱发区皮肤变薄,多无自觉症状。可发生于任何年龄,多见于青年,男女均可发病。
辨证论治		本病实证以清以通为主,血热清则血循其经,血瘀祛则新血易生;虚证以补摄为要,精血得补则毛发易生。选用适当的外治或其他疗法能促进毛发生长。
	血热风燥证	证候：突然脱发成片,偶有头皮瘙痒,或伴头部烘热;心烦易怒,急躁不安;舌质红,舌苔薄,脉弦。
		治法：凉血息风,养阴护发。
		方药：四物汤合六味地黄汤加减。
	气滞血瘀证	证候：病程较长,头发脱落前先有头痛或胸胁疼痛等症;伴夜多噩梦,烦热难眠;舌质暗红有瘀点、瘀斑,舌苔薄,脉沉细。
		治法：通窍活血,祛瘀生发。
		方药：通窍活血汤加减。
	气血两虚证	证候：多在病后或产后头发呈斑块状脱落,并呈渐进性加重,范围由小而大,毛发稀疏枯槁,触摸易脱;伴唇白,心悸,气短懒言,倦怠乏力;舌质淡,舌苔薄白,脉细弱。
		治法：益气补血。
		方药：八珍汤加减。
	肝肾不足证	证候：病程日久,平素头发焦黄或花白,发病时呈大片均匀脱落,甚或全身毛发脱落;伴头昏,耳鸣,目眩,腰膝酸软;舌质淡,舌苔薄,脉细。
		治法：滋补肝肾。
		方药：七宝美髯丹加减。

【昭昭医考重点提示】重点掌握油风的定义、特点等。

细目七　黄水疮

定义	黄水疮是一种发于皮肤有传染性的化脓性皮肤病。中医古代文献又称为滴脓疮、天疱疮等。
特点	皮损主要表现为浅在性脓疱和脓痂,有接触传染和自体接种的特性,在托儿所、幼儿园或家庭中传播流行。

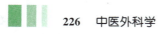

续表

辨证论治	本病治疗以清暑利湿为主要治法。实证以祛邪为主;虚证以健脾为主。		
	暑湿热蕴证	证候	皮疹多而脓疱密集,色黄,四周有红晕,破后糜烂面鲜红,附近伴臖核肿大;或有发热,多有口干、便干、小便黄等;舌红,苔黄腻,脉濡数或滑数。
		治法	清暑利湿解毒。
		方药	清暑汤加马齿苋、藿香。
	脾虚湿滞证	证候	皮疹少而脓疱稀疏,色淡黄或淡白,四周红晕不显,破后糜烂面淡红;多有食少,面白无华,大便溏薄;舌淡,苔薄微腻,脉濡细。
		治法	健脾渗湿。
		方药	参苓白术散加冬瓜仁、广藿香。

【昭昭医考重点提示】重点掌握黄水疮的定义、特点、好发人群等。

细目八　虫咬皮炎

定义	虫咬皮炎是被致病虫类叮咬,接触其毒液或虫体的毒毛而引起的一种皮炎。较常见的致病害虫有蠓、螨、隐翅虫、刺毛虫、跳蚤、虱类、臭虫、飞蛾、蜂等。		
特点	皮肤上呈丘疹样风团,上有针尖大小的瘀点、丘疹或水疱,呈散在性分布。		
辨证论治	本病以预防为主,发病后以外治为主,轻者外治可愈,重者内、外合治。治法主要为清热解毒止痒,外治是关键。		
	热毒蕴结证	证候	皮疹较多,成片红肿,水疱较大,瘀斑明显,皮疹附近臖核肿大;伴畏寒,发热,头痛,恶心,胸闷;舌红,苔黄,脉数。
		治法	清热解毒,消肿止痒。
		方药	五味消毒饮合黄连解毒汤加地肤子、白鲜皮、紫荆皮。
	外治		1. 初起红斑、丘疹、风团等皮损,用1%薄荷三黄洗剂(即三黄洗剂加薄荷脑)外搽。 2. 生于毛发处者,剃毛后外搽50%百部酊杀虫止痒。 3. 感染邪毒,水疱破后糜烂红肿者,可用马齿苋煎汤湿敷,再用青黛散油剂涂搽;或用颠倒散洗剂外搽。 4. 松毛虫、桑毛虫皮炎可用橡皮膏黏去毛刺,外涂5%碘酒。 5. 蜂螫皮炎应先拔去毒刺,火罐吸出毒汁,消毒后外用紫金锭磨水涂。

【昭昭医考重点提示】重点掌握虫咬皮炎的定义、特点及治法等。

细目九　疥　疮

病因病机	疥疮是由人型疥虫通过密切接触而传染。其传染性很强,在家庭或集体宿舍中可相互传播,可因使用患者用过而未经消毒的衣服、被席、用具等传染而得。本病发生后,患者常伴有湿热之邪郁于肌肤的症状。
临床特点	夜间剧痒,在皮损处有灰白色、浅黑色或普通皮色的隧道,可找到疥虫。继发感染者,称脓窝疥。
治疗	本病以杀虫止痒为主要治法。必须隔离治疗,以外治为主。一般不需内服药,若抓破染毒,需内外合治。 1. 疥疮以外治杀虫为主,硫黄治疗疥疮,古今皆为常用特效药物。临床多与水银、雄黄等杀虫药配用,以油调敷,或与大风子、蓖麻仁等有油脂之果仁捣敷用之。目前临床常用浓度5%~20%的硫黄软膏,小儿用5%~10%,成人用10%~15%的浓度,若患病时间长,可用20%的浓度,但浓度不宜过高,否则易产生皮炎;亦可用含水银的制剂一扫光或雄黄软膏等外搽。 2. 涂药方法先以花椒9g、地肤子30g煎汤外洗,或用温水肥皂洗涤全身后,再擦药。一般先擦好发部位,再涂全身。每天早、晚各涂1次,连续3天,第4天洗澡,换洗席被,此为1个疗程。一般治1~2个疗程,停药后观察1周左右,如无新皮损出现,即为痊愈。因为疥虫卵在产生后1周左右才能发育为成虫,故治疗后观察以1周为妥。
预防	1. 加强卫生宣传及监督管理,对公共浴室、旅馆、车船上的衣被应定期严格消毒。 2. 注意个人卫生,勤洗澡,勤换衣服,被褥常洗晒。 3. 接触疥疮患者后,用肥皂水洗手。患者所用衣服、被褥、毛巾等均需煮沸消毒,或在阳光下充分曝晒,以便杀灭疥虫及虫卵。 4. 彻底消灭传染源,注意消毒隔离。家庭和集体宿舍患者应分居,并积极治疗,以杜绝传染源。

【昭昭医考重点提示】重点掌握疥疮的病因、临床特点及治疗等。

细目十　湿　疮

临床特点	相当于西医的湿疹。皮损对称分布,多形损害,剧烈瘙痒,有渗出倾向,反复发作,易成慢性等。根据病程可分为急性、亚急性、慢性三类。急性湿疮以丘疱疹为主,炎症明显,易渗出;慢性湿疮以苔藓样变为主,易反复发作。			
病因病机	由于禀赋不耐,饮食失节,或过食辛辣刺激荤腥动风之物,脾胃受损,失其健运,湿热内生,又兼外受风邪,内外两邪相搏,风湿热邪浸淫肌肤所致。急性者以湿热为主;亚急性者多与脾虚湿恋有关;慢性者则多病久耗伤阴血,血虚风燥,乃至肌肤甲错。发于小腿则常由经脉弛缓、青筋暴露,气血运行不畅,湿热蕴阻,肤失濡养所致。本病的发生与心、肺、肝、脾四经的病变有密切的关系。			
辨证治疗	本病以清热利湿止痒为主要治法。急性者以清热利湿为主;慢性者以养血润肤为主。外治宜用温和的药物,以免加重病情。			
	内治	湿热蕴肤证	证候	发病快,病程短,皮损潮红,有丘疱疹,灼热瘙痒无休,抓破渗液流脂水;伴心烦口渴,身热不扬,大便干,小便短赤;舌红,苔薄白或黄,脉滑或数。
			治法	清热利湿止痒。
			方药	龙胆泻肝汤合草薢渗湿汤加减。
		脾虚湿蕴证	证候	发病较缓,皮损潮红,有丘疹,瘙痒,抓后糜烂渗出,可见鳞屑;伴纳少,腹胀便溏,易疲乏;舌淡胖,苔白腻,脉濡缓。
			治法	健脾利湿止痒。
			方药	除湿胃苓汤或参苓白术散加紫荆皮、地肤子、白鲜皮。
		血虚风燥证	证候	病程久,反复发作,皮损色暗或色素沉着,或皮损粗糙肥厚,剧痒难忍,遇热或肥皂水洗后瘙痒加重;伴有口干不欲饮,纳差,腹胀;舌淡,苔白,脉弦细。
			治法	养血润肤,祛风止痒。
			方药	当归饮子或四物消风饮加丹参、鸡血藤、乌梢蛇。
	外治	急性湿疮		初起仅有潮红、丘疹,或少数水疱而无渗液时,外治宜清热安抚,避免刺激,可选用清热止痒的中药苦参、黄柏、地肤子、荆芥等煎汤湿敷,或用三黄洗剂、炉甘石洗剂外搽。若水疱糜烂、渗出明显时,外治宜收敛、消炎,促进表皮恢复,可选用黄柏、生地榆、马齿苋、野菊花等煎汤,或10%黄柏溶液,或2%～3%硼酸水冷敷。再用青黛散麻油调搽,急性湿疮后期滋水减少时,外治宜保护皮损,避免刺激,促进角质新生,清除残余炎症,可选黄连膏、青黛膏外搽。
		亚急性湿疮		外治原则为消炎、止痒、燥湿选用三黄洗剂、3%黑豆馏油等外搽。
		慢性湿疮		可选用各种软膏剂、乳剂,根据瘙痒及皮肤肥厚程度加入不同浓度的止痒剂、角质促成和溶解剂,一般可外搽青黛膏、5%硫黄软膏、10%～20%黑豆馏油软膏。
婴儿湿疮	病因	相当于西医的婴幼儿湿疹。由于禀性不耐,脾胃运化失职,内有胎火湿热,外受风湿热邪,两者蕴阻肌肤而成;或因消化不良、食物过敏、衣服摩擦、肥皂水洗涤刺激等而诱发。		
	辨证论治	内治	胎火湿热证	证候	皮肤潮红、红斑水疱,抓痒流滋,甚则黄水淋漓、糜烂,结黄色痂皮;大便干,小便黄赤;苔黄腻,脉滑数。
				治法	凉血清火,利湿止痒。
				方药	消风导赤汤加减。
			脾虚湿蕴证	证候	初起皮肤暗淡,继而出现成片水疱,瘙痒,抓破后结薄痂;患儿多有消化不良,大便稀溏,或完谷不化;舌淡,苔白或白腻,脉缓。
				治法	健脾利湿。
				方药	小儿化湿汤加土茯苓、鱼腥草。
		外治			(1)脂溢性和湿性:用生地榆、黄柏煎水或马齿苋合剂、2%硼酸水外用冷湿敷,待流滋、糜烂减轻后,选用青黛散油、黄连油或蛋黄油外搽。 (2)干性:用三黄洗剂、黄柏霜外搽。

【昭昭医考重点提示】重点掌握湿疮的特点、分类及治疗等。

细目十一　接触性皮炎

诊断要点	1. 发病前有明显的接触史，均有一定的潜伏期。 2. 一般急性发病，常见于暴露部位，如面、颈、四肢。 3. 皮损的形态、范围、严重程度取决于接触物质种类、性质、浓度、接触时间的久暂、接触部位和面积大小及机体对刺激物的反应程度。皮损边界清楚，多局限于接触部位，形态与接触物大抵一致。皮疹一般为红斑、肿胀、丘疹、水疱或大疱、糜烂、渗出等，一个时期内以某一种皮损为主。 4. 病因去除和恰当处理后可在1～2周内痊愈。但反复接触或处理不当，可转变为亚急性或慢性，皮损表现为肥厚粗糙，呈苔藓样变。 5. 皮肤斑贴试验：将可疑致敏物用适当溶剂配成一定比例的浓度作斑贴试验，若示阳性则提示患者对被试物过敏。			
治疗	本病以清热祛湿止痒为主要治法。首先应避免接触过敏物质，否则治疗无效。急性以清热祛湿为主；慢性者以养血润燥为主。			
	内治	风热蕴肤证	证候	起病较急，好发于头面部，皮损色红，肿胀轻，其上为红斑或丘疹，自觉瘙痒，灼热；心烦，口干，小便微黄；舌红，苔薄白或薄黄，脉浮数。
			治法	疏风清热止痒。
			方药	消风散加紫荆皮（花）、僵蚕。
		湿热毒蕴证	证候	起病急骤，皮损面积较广泛，其色鲜红肿胀，上有水疱或大疱，水疱破后则糜烂渗液，自觉灼热瘙痒；伴发热、口渴，大便干，小便短黄；舌红，苔黄，脉弦滑数。
			治法	清热祛湿，凉血解毒。
			方药	龙胆泻肝汤合化斑解毒汤加减。
		血虚风燥证	证候	病程长，病情反复发作，皮损肥厚干燥有鳞屑，或呈苔藓样变，瘙痒剧烈，有抓痕及结痂；舌淡红，苔薄，脉弦细。
			治法	养血润燥，祛风止痒。
			方药	当归饮子合消风散加减。
	外治	用药宜简单、温和、无刺激性。找出致病原因，去除刺激物质，避免再接触。		
鉴别	急性湿疮	无接触史，皮损呈多形性，多对称分布，易反复发作。		
	颜面丹毒	无异物接触史；全身症状严重，常有寒战、高热、头痛、恶心等症状；皮疹以水肿性红斑为主，形如云片，色若涂丹；自感灼热、疼痛而无瘙痒。		

【昭昭医考重点提示】重点掌握接触皮炎的诊断要点及治疗原则等。

细目十二　药　毒

病因病机	由禀赋不耐，邪毒侵犯所致。风热之邪侵袭腠理，入里化热，热入营血，血热妄行，溢于肌肤；或素血热之体，受药毒侵扰，火毒炽盛，燔灼营血，外发皮肤，内攻脏腑；或禀湿热之体，受药毒侵扰，体内湿热蕴蒸，郁于肌肤；病久药毒灼伤津液，气阴两伤，肌肤失养。久病阴液耗竭，阳无所附，浮越于外，病重而危殆。	
诊断	临床表现	（1）发病前有用药史。 （2）有一定的潜伏期，第一次发病多在用药后5～20天内，重复用药常在24小时内发生，短者甚至在用药后瞬间或数分钟内发生。 （3）突然发病，自觉灼热瘙痒，重者伴有发热、倦怠、纳差、大便干燥、小便黄赤等全身症状。 （4）皮损形态多样，颜色鲜艳，分布为全身性、对称性，可泛发或仅限于局部。
	常见类型	（1）固定红斑型：典型皮损为圆形或椭圆形水肿性紫红斑，边界清楚，重者红斑中央形成水疱或大疱。如再服此药，可在数分钟或数小时后先感原发疹部位瘙痒，随之局部发生同样皮损，但损害可扩大。 （2）荨麻疹样型：症状为大小不等的风团，颜色一般荨麻疹红，持续时间较长。

诊断	常见类型	（3）**麻疹样或猩红热样型**：皮损为密集、红色、帽针头至米粒大的斑疹或斑丘疹，常对称分布，可泛发全身，以躯干为多，类似麻疹。猩红热样发疹型开始为小片红斑，从面、颈、上肢、躯干向下发展，快者24小时，慢者3～4天可遍及全身，为水肿性鲜红色斑疹，弥漫对称分布，互相融合，很似猩红热。若不及时停药，则可发展为重症药疹。 （4）**湿疹皮炎样型**：大都先由外用药物引起局部接触过敏，发生湿疹样皮炎后，再服用或注射同样的或化学结构相似的药物，即可发生泛发的湿疹样皮损。 （5）**多形红斑型**：临床表现与多形红斑相似，皮损为豌豆至蚕豆大圆形或椭圆形水肿性红斑、丘疹，红斑中心呈紫红色或有水疱，有虹膜样或靶样损害，境界清楚。 （6）**紫癜型**：轻者双小腿出现针头至豆大或更大的紫红色瘀点或瘀斑，散在或密集分布，皮疹平或稍隆起。重者可累及四肢、躯干，有时可有风团，甚至中央有小血疱。 （7）**大疱性表皮松懈型**：是最严重的一型药疹。发病急。初起皮损发生于面、颈、胸部，为紫红或暗红色略带铁灰色斑，很快扩大、增多、融合，红斑上出现大小不等的松弛性水疱及表皮松懈，水疱极易破，形成大片糜烂面或外观无水疱，该处表皮极松，一推即形成糜烂面，似浅Ⅱ度烫伤。严重者可因感染、重要脏器病变、水电解质失衡等造成死亡。 （8）**剥脱性皮炎型**：属重症药疹，可开始即有全身皮肤潮红肿胀，或从麻疹样或猩红热样发疹型发展而来。面部及手足皮损尤为重。2周左右全身皮肤大量脱屑，呈落叶状或鳞片状，手足呈手套袜套样剥脱。严重者全身衰竭或继发感染而死亡。
辨证论治	停用一切可疑致敏药物，临床以辨证论治为主。重症宜中西医结合治疗。	
	湿毒蕴肤证	证候	皮疹为红斑、丘疹、风团、水疱，甚则糜烂渗液，表皮剥脱，伴灼热剧痒，口干，大便燥结，小便黄赤，或有发热；舌红，苔薄白或黄，脉滑或数。
		治法	清热利湿，解毒止痒。
		方药	萆薢渗湿汤加减。
	热毒入营证	证候	皮疹鲜红或紫红，甚则为紫斑、血疱，灼热痒痛，伴高热，神志不清，口唇焦燥，口渴不欲饮，大便干结，小便短赤；舌红绛，苔少或镜面舌，脉洪数。
		治法	清热凉血，解毒护阴。
		方药	清营汤加减。
	气阴两虚证	证候	严重药毒后期大片脱屑；伴低热，神疲乏力，气短，口干欲饮；舌红，少苔，脉细数。
		治法	益气养阴清热。
		方药	增液汤合益胃汤加减。
	外治疗法根据皮损表现可选用中药湿渍、中药熏洗、中药涂擦等剂型和药物。	
西医治疗	一般药疹	使用抗组胺药物、维生素C和钙剂。
	重症药疹	宜采用中西医结合疗法，除运用上述内治、外治方法外，宜早期足量使用皮质类固醇激素，如氢化可的松300～400mg或地塞米松10～15mg，维生素C 2～3g，加入5%～10%葡萄糖溶液1000～2000mL中，静脉滴注。至病情缓解后，改为强的松或地塞米松口服。必要时配合抗生素以防止继发感染。
预防调护	（1）预防本病发生的关键是合理用药。用药前必须询问患者有无药物过敏史。应用青霉素及抗毒血清制剂，用药前要作过敏试验。 （2）用药过程中要注意观察用药后的反应，遇到全身出疹、瘙痒，要考虑药疹的可能，及时诊断，及时处理。 （3）多饮开水，忌食辛辣发物。 （4）皮损忌用热水烫洗或搔抓。 （5）重症药疹应按危重患者进行护理。	

【昭昭医考重点提示】重点掌握药毒的临床表现及类型。

细目十三 瘾 疹

病因病机	先天禀赋不足,卫外不固,风邪乘虚侵袭所致;或表虚不固,风寒、风热外袭,客于肌表,致使营卫失调而发;或饮食不节,过食辛辣肥厚,或肠道寄生虫,使肠胃积热,复感风邪,内不得疏泄,外不得透达,郁于皮毛腠理之间而发。此外,情志内伤,冲任不调,肝肾不足,血虚生风生燥,阻于肌肤也可发生。对食物、生物制品、肠道寄生虫等过敏亦发作本病。			
临床表现	急性荨麻疹	皮疹为大小不等的风团,色鲜红,也可为苍白色,孤立、散在或融合成片,数小时内风团减轻,变为红斑而渐消失。但不断有新的风团出现。病情严重者可有烦躁、心慌、恶心、呕吐等症状,甚至血压下降,发生过敏性休克样症状;有的可因累及胃肠道黏膜而出现腹痛、恶心、呕吐、腹泻,有的甚似急腹症,有的因食管水肿有进食困难,累及喉头黏膜时,可出现喉头水肿、呼吸困难,甚至窒息。如有高热、寒战等全身中毒症状,应注意有无严重感染的可能,大约有90%的急性荨麻疹在2~3周后症状消失,不再复发。		
	慢性荨麻疹	全身症状一般较轻,风团时多时少,反复发生,病程在6周以上。大多数患者不能找到病因,有约50%的患者在5年内病情减轻,约20%患者病程可长达20年以上。		
	特殊类型荨麻疹	(1)皮肤划痕症:亦称人工荨麻疹。用钝器划或用手搔抓皮肤后,沿着划痕发生条状隆起,并有瘙痒,不久即消退。 (2)寒冷性荨麻疹:较常见。可分为家族性(较罕见)和获得性两种。好发于面部、手背等暴露部位,在接触冷物、冷空气、冷风或食冷物后,发生红斑、风团,有轻到中等度瘙痒。 (3)胆碱能性荨麻疹:即小丘状荨麻疹。在热水浴,进食辛辣的食物、饮料,饮酒,情绪紧张、工作紧张、剧烈运动等刺激后数分钟发生风团。 (4)压迫性荨麻疹:身体受压部位如臀部、上肢、掌拓等处受一定压力后,约4~8小时,局部发生肿胀性斑块,累及真皮和皮下组织,多数有痒感,或灼痛、刺痛等。		
辅助检查	血液中嗜酸性粒细胞升高。若伴感染时,白细胞总数增高及中性粒细胞的百分比增高。			
治疗	寻找病因,去除病因,中医辨证论治为主,特殊类型者中西医结合治疗。			
	辨证论治	风寒束表证	证候	风团色白,遇寒加重,得暖则减;恶寒怕冷,口不渴;舌淡红,苔薄白,脉浮紧。
			治法	疏风散寒止痒。
			方药	麻黄桂枝各半汤加减。
		风热犯表证	证候	风团鲜红,灼热剧痒,遇热加重,得冷则减;伴有发热、恶寒、咽喉肿痛;舌质红,苔薄白或薄黄,脉浮数。
			治法	疏风清热止痒。
			方药	消风散加减。
		胃肠湿热证	证候	风团片大、色红、瘙痒剧烈;发疹的同时伴脘腹疼痛,恶心呕吐,神疲纳呆,大便秘结或泄泻;舌质红,苔黄腻,脉弦滑数。
			治法	疏风解表,通腑泄热。
			方药	防风通圣散加减。
		血虚风燥证	证候	反复发作,迁延日久,午后或夜间加剧;伴心烦易怒,口干,手足心热;舌红少津,脉沉细。
			治法	养血祛风,润燥止痒。
			方药	当归饮子加减。
	外治疗法	(1)中药熏洗瘙痒明显,无胸闷气憋者适用。风团红、瘙痒明显者,选用马齿苋、白鲜皮等解毒止痒中药熏洗;风团色淡白,皮肤干燥者,选用当归、茯苓、白术等健脾养血中药熏洗,每日1次。 (2)中药保留灌肠对于因饮食不慎而诱发者,采取苦参、黄柏等中药保留灌肠以泻浊解毒,每日1次。		

治疗	其他疗法	西药治疗	急性荨麻疹	可选用1～2种抗组胺药物。严重者可短期内应用皮质类固醇激素。发疹急骤而广泛，或喉头水肿，呼吸困难，或伴胃肠道症状，可皮下或肌肉注射0.1%肾上腺素，或静脉滴注氢化可的松或地塞米松。
			慢性荨麻疹	应积极寻找病因，一般以抗组胺药物治疗为主，可根据风团发生的时间决定给药的时间。风团控制后，可持续服药月余，并逐渐减量。一种抗组胺药物无效时，可2～3种同时给药。
			特殊类型荨麻疹	常选用兼有抗5-羟色胺、抗乙酰胆碱的抗组胺药物，或与肥大细胞膜稳定剂联合应用。
		针灸疗法		皮疹发于上半身者，取穴曲池、内关；发于下半身者，取穴血海、足三里、三阴交；发于全身者，配风市、风池、大椎、大肠俞等。耳针取穴肝区、脾区、肾上腺、皮质下、神门等。

【昭昭医考重点提示】重点掌握瘾疹的病因、临床表现及特殊类型。

细目十四　牛皮癣

皮损特点			皮损多为圆形或多角形的扁平丘疹融合成片，剧烈瘙痒，搔抓后皮损肥厚，皮沟加深，皮嵴隆起，极易形成苔藓样变。
治疗			本病治疗以疏风清热、养血润燥为治则。对继发感染，应采用抗菌药物，及时控制感染。
	内治	肝郁化火证	证候	皮疹色红，伴心烦易怒，失眠多梦，眩晕，心悸，口苦咽干；舌边尖红，脉弦数。
			治法	疏肝理气，清肝泻火。
			方药	龙胆泻肝汤加减。
		风湿蕴肤证	证候	皮损呈淡褐色片状，粗糙肥厚，剧痒时作，夜间尤甚；舌淡红，苔薄白或白腻，脉濡缓。
			治法	祛风利湿，清热止痒。
			方药	消风散加减。
		血虚风燥证	证候	皮损色淡或灰白，状如枯木，肥厚粗糙似牛皮；心悸怔忡，失眠健忘，女子月经不调；舌淡，苔薄，脉沉细。
			治法	养血润燥，息风止痒。
			方药	当归饮子加减。
	外治			(1) 肝郁化火：风湿蕴肤，用三黄洗剂外搽，每天3～4次。 (2) 血虚风燥：外用油膏加热烘疗法，局部涂油膏后，热烘10～20次，烘后可将所涂药膏擦去，每天1次，4周为1疗程。 (3) 羊蹄根散，醋调搽患处，每天1～2次。 (4) 醋泡鸡蛋，以醋泡过鸡蛋的蛋黄与蛋白搅匀，用棉棒或棉球蘸其液外搽数次。 (5) 皮损浸润肥厚剧痒者，外用核桃枝或叶，刀砍取汁，外搽患处，日1～2次。

【昭昭医考重点提示】重点掌握牛皮癣的定义及治疗。

细目十五　白　疕

寻常型白疕的皮损特点	皮损初起为针头大小的丘疹，逐渐扩大为绿豆、黄豆大小的淡红色或鲜红色丘疹或斑丘疹，可融合成形态不同的斑片，边界清楚，表面覆盖多层干燥银白色鳞屑，刮除鳞屑则露出发亮的半透明的薄膜，为薄膜现象。再刮除薄膜，出现多个筛状出血点，为点状出血现象。在头部可出现束状发，在指甲甲板可呈顶针状凹陷。可见点滴状、钱币状、斑块状、地图状、蛎壳状、混合状等多种皮损形态。

辨证治疗	本病进行期多以清热凉血解毒为基本治疗原则,静止期多以养血滋阴润燥或活血化瘀、解毒通络为基本治疗原则。		
	血热内蕴证	证候	多见于进行期。皮疹多呈点滴状,发展迅速,颜色鲜红,层层鳞屑,瘙痒剧烈,刮去鳞屑有点状出血;伴口干舌燥,咽喉疼痛,心烦易怒,便干溲赤;舌质红,舌苔薄黄,脉弦滑或数。
		治法	清热凉血,解毒消斑。
		方药	犀角地黄汤加减。
	血虚风燥证	证候	多见于静止期。病程较久,皮疹多呈斑片状,颜色淡红,鳞屑减少,干燥皲裂,自觉瘙痒;伴口咽干燥;舌质淡红,舌苔少,脉沉细。
		治法	养血滋阴,润肤息风。
		方药	当归饮子加减。
	气血瘀滞证	证候	多见于静止期或消退期。皮损反复不愈,皮疹多呈斑块状,鳞屑较厚,颜色暗红;舌质紫暗有瘀点、瘀斑,脉涩或细缓。
		治法	活血化瘀,解毒通络。
		方药	桃红四物汤加减。
	湿毒蕴阻证	证候	皮损多发生在腋窝、腹股沟等皱褶部位,红斑糜烂,痂屑黏厚,瘙痒剧烈,或掌跖红斑、脓疱、脱皮;或伴关节酸痛、肿胀、下肢沉重;舌质红,苔黄腻,脉滑。
		治法	清利湿热,解毒通络。
		方药	草薢渗湿汤加减。
	火毒炽盛证	证候	全身皮肤潮红、肿胀、灼热痒痛,大量脱皮,或有密集小脓疱;伴壮热、口渴、头痛、畏寒,大便干燥,小便黄赤;舌红绛,苔黄腻,脉弦滑数。
		治法	清热泻火,凉血解毒。
		方药	清瘟败毒饮加减。

【昭昭医考重点提示】重点掌握寻常型白疕的临床特点、皮损及治疗方法等。

细目十六　淋　病

病因病机	因宿娼恋色或误用污染之器具,湿热秽浊之气由下焦前阴窍口入侵,阻滞于膀胱及肝经,局部气血运行不畅,湿热熏蒸,精败肉腐,气化失司而成本病;病久及肾,导致肾虚阴亏,瘀结于内,由实转虚,形成虚证或虚实夹杂之证。本病的病原体为淋球菌,系革兰阴性球菌,多寄生在淋病患者的泌尿生殖系统。			
诊断	临床表现	有不洁性交或间接接触传染史。潜伏期一般为2～10天,平均3～5天。男性淋病一般症状和体征较明显。		
		男性淋病	急性淋病	尿道口红肿、发痒及轻度刺痛,继而有稀薄黏液流出,引起排尿不适,24小时后症状加剧。排尿开始时尿道外口刺痛或灼热痛,排尿后疼痛减轻。尿道口溢脓,开始为浆液性分泌物,以后逐渐变为出现黄色黏稠的脓性分泌物,特别是清晨起床后分泌物的量较多。当病变上行蔓延至后尿道时,可出现终末血尿、血精、会阴部轻度坠胀等现象。全身症状一般较轻,少数患者可伴有发热(38℃左右)、全身不适、食欲不振等。
			慢性淋病	多由急性淋病治疗不当,或在急性期嗜酒及与配偶性交等因素而转为慢性;也有因患者体质虚弱或伴贫血、结核,病情一开始即呈慢性经过。慢性淋病患者表现为尿痛轻微,排尿时仅感尿道灼热或轻度刺痛,常可见终末血尿。尿道外口不见排脓,挤压阴茎根部或用手指压迫会阴部,尿道外口仅见少量稀薄浆液性分泌物。患者多有慢性腰痛,会阴部胀感,夜间遗精,精液带血。淋病反复发作者,可出现尿道狭窄,少数可引起输精管狭窄或梗塞,发生精液囊肿。男性淋病可合并淋病性前列腺炎、附睾炎、精囊炎、膀胱炎等。

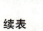

续表

诊断	临床表现	女性淋病		女性淋病大多数患者可无症状,有症状者往往不太明显,多在出现严重病变,或娩出感染淋病的新生儿时才被发现。
			急性淋病	淋菌性宫颈炎	表现为大量脓性白带,宫颈充血、触痛,若阴道脓性分泌物较多者,常有外阴刺痒和烧灼感。因常与尿道炎并见,故也可有尿频、尿急等症状。
				淋菌性尿道炎	表现为尿道口充血、压痛,并有脓性分泌物,轻度尿频、尿急、尿痛,排尿时有烧灼感,挤压尿道旁腺有脓性分泌物。
				淋菌性前庭大腺炎	表现有前庭大腺红、肿、热、痛,严重时形成脓肿,触痛明显。全身症状有高热、畏寒等。
			慢性淋病	常由急性转变而来。一般症状较轻,部分患者有下腹坠胀,腰酸背痛,白带较多,下腹疼痛,月经过多,少数可引起不孕、宫外孕等。
辅助检查	采取病损处分泌物或穿刺液涂片作革兰染色,在多形核白细胞内找到革兰染色阴性的淋球菌,可作初步诊断。经培养检查即可确诊。			
辨证论治	内治	湿热毒蕴证(急性淋病)	证候	尿道口红肿,尿液混浊如脂,尿道口溢脓,尿急,尿频,尿痛,尿道灼热,严重者尿道黏膜水肿,附近淋巴结红肿疼痛,女性宫颈充血、触痛,并有脓性分泌物,或有前庭大腺红肿热痛等;可伴有发热等全身症状;舌红,苔黄腻,脉滑数。
			治法	清热利湿,解毒化浊。
			方药	龙胆泻肝汤酌加土茯苓、红藤、萆薢等。
		阴虚毒恋证(慢性淋病)	证候	小便不畅、短涩,淋沥不尽,女性带下多,或尿道口见少许黏液,酒后或疲劳易复发;腰酸腿软,五心烦热,食少纳差;舌红,苔少,脉细数。
			治法	滋阴降火,利湿祛浊。
			方药	知柏地黄丸酌加土茯苓、萆薢等。
	其他治疗方法	临床应选用以下抗生素治疗,且应早期足量使用。普鲁卡因青霉素G480万U一次肌肉注射;壮观霉素(淋必治)2g,1次肌肉注射;或头孢三嗪(菌必治)250mg,1次肌肉注射。急性期且为初次感染者,给药1~2次即可,慢性者应给药7天以上;诺氟沙星800mg,1次口服,或800mg,每天2次;氧氟沙星400mg,1次口服,或每天2次,共服10天。		

【昭昭医考重点提示】重点掌握男女淋病的诊断。

细目十七　梅　毒

病因病机	中医认为本病为淫秽疫毒与湿热、风邪杂合所致。传播方式主要是精化传染(直接传染),间有气化传染(间接传染)和胎中染毒。邪之初染,疫毒结于阴器及肛门等处,发为疳疮;流于经脉,则生横痃;后期疫毒内侵,伤及骨髓、关窍、脏腑,变化多端,证候复杂。		
诊断	临床表现		一般有不洁性交史,或性伴侣有梅毒病史。
		一期梅毒	主要表现为疳疮(硬下疳),一般无全身症状。硬下疳90%发生在男女外生殖器部位,少数发生在唇、舌、口腔、咽及肛门、直肠等处。其典型表现初为丘疹或浸润性红斑,继之轻度糜烂或成浅表性溃疡,其上有少量浆液性分泌物,内含大量的梅毒螺旋体,传染性极强。边缘隆起,边缘及基底部呈软骨样硬度,无痛无痒,直径1~2cm,圆形,常为单个,偶为多个。局部淋巴结肿大。疳疮不经治疗,可在3~8周后自然消失,而淋巴结肿大持续较久。
		二期梅毒	一期梅毒未经治疗或治疗不彻底,梅毒螺旋体由淋巴系统进入血液循环形成菌血症播散全身,引起皮肤黏膜及系统性损害,称二期梅毒。主要表现为杨梅疮。

诊断	临床表现	三期梅毒	亦称晚期梅毒,主要表现为杨梅结毒。此期特点为病程长、易复发,除皮肤黏膜损害外,常侵犯多个脏器。		
			三期皮肤梅毒	损害多为局限性、孤立性、浸润性斑块或结节,发展缓慢,破坏性大,愈后留有疤痕。常见者有:	
				结节性梅毒疹	多见于面部和四肢,为豌豆大小铜红色的结节,成群而不融合,呈环形、蛇形或星形,质硬,可溃破,愈后留有萎缩性疤痕。
				树胶样肿	先为无痛性皮下结节,继之中心软化溃破,溃疡基底不平,为紫红色肉芽,分泌出树胶样黏稠脓汁,持续数月至2年,愈后留下疤痕。
				近关节结节	为发生于肘、膝、髋等大关节附近的皮下结节,对称发生,其表现无炎症、坚硬,压迫时稍有痛感,无其他自觉症状,发展缓慢,不溃破,治疗后可逐渐消失。
			三期黏膜梅毒	主要见于口、鼻腔,为深红色的浸润型,上腭及鼻中隔黏膜树胶肿可侵犯骨质,产生骨坏死,死骨排出,形成上腭、鼻中隔穿孔及马鞍鼻,引起吞咽困难及发音障碍,少数可发生咽喉树胶肿而引起呼吸困难、声音嘶哑。	
			三期骨梅毒	以骨膜炎为多见,常侵犯长骨,损害较少,疼痛较轻,病程缓慢。其次为骨树胶肿,常见于扁骨,如颅骨,可形成死骨及皮肤溃疡。	
			三期眼梅毒	可发生虹膜睫状体炎、视网膜炎及角膜炎等。	
			三期心血管梅毒	主要有梅毒性主动脉炎、梅毒性主动脉瓣闭锁不全、梅毒性主动脉瘤和梅毒性冠状动脉狭窄等。	
			三期神经梅毒、脑膜梅毒、脑血管梅毒及脊髓脑膜血管梅毒和脑实质梅毒可见麻痹性痴呆、脊髓痨、视神经萎缩等。		
		潜伏梅毒(隐性梅毒)	梅毒未经治疗或用药剂量不足,无临床症状,血清反应阳性,排除其他可引起血清反应阳性的疾病存在,脑脊液正常,这类患者称为潜伏梅毒。若感染期限在2年以内者称为早期潜伏梅毒,早期潜伏梅毒随时可发生二期复发损害,有传染性;病期在2年以上者称为晚期潜伏梅毒,少有复发,少有传染性,但女患者仍可经过胎盘而传给胎儿,发生胎传梅毒。		
		胎传梅毒(先天梅毒)	胎传梅毒是母体内的梅毒螺旋体由血液通过胎盘传入到胎儿血液中,导致胎儿感染的梅毒。多发生在妊娠4个月后。发病小于2岁者称早期胎传梅毒,大于2岁者称晚期胎传梅毒。胎传梅毒不发生硬下疳,常有严重的内脏损害,对患儿的健康影响很大,病死率高。		
	辅助检查	梅毒螺旋体抗原血清试验阳性,或蛋白印迹试验阳性,均有利于诊断。聚合酶链反应检查梅毒螺旋体核糖核酸阳性,或取硬下疳、病损皮肤、黏膜损害的表面分泌物、肿大的淋巴结穿刺液在暗视野显微镜下查到梅毒螺旋体,均可确诊。			
辨证论治	梅毒的治疗原则为及早、足量、规范。抗生素特别是青霉素类药物疗效确切,为首选。中医药治疗梅毒一般仅作为驱梅治疗中的辅助疗法。				
	肝经湿热证	证候	多见于一期梅毒。外生殖器疳疮质硬而润,或伴有横痃,杨梅疮多在下肢、腹部、阴部;兼见口苦口干,小便黄赤,大便秘结;舌质红,苔黄腻,脉弦滑。		
		治法	清热利湿,解毒驱梅。		
		方药	龙胆泻肝汤酌加土茯苓、虎杖。		
	血热蕴毒证	证候	多见于二期梅毒。周身起杨梅疮,色如玫瑰,不痛不痒,或见丘疹、脓疱、鳞屑;兼见口干咽燥,口舌生疮,大便秘结;舌质红绛,苔薄黄或少苔,脉细滑或细数。		
		治法	凉血解毒,泻热散瘀。		
		方药	清营汤合桃红四物汤加减。		

续表

辨证论治	毒结筋骨证	证候	见于杨梅结毒。患病日久,在四肢、头面、鼻咽部出现树胶肿,伴关节、骨骼作痛,行走不便,肌肉消瘦,疼痛夜甚;舌质暗,苔薄白或灰或黄,脉沉细涩。
		治法	活血解毒,通络止痛。
		方药	五虎汤加减。
	肝肾亏损证	证候	见于三期梅毒脊髓痨者。患病可达数十年之久,逐渐两足瘫痪或痿弱不行,肌肤麻木或虫行作痒,筋骨窜痛;腰膝酸软,小便困难;舌质淡,苔薄白,脉沉细弱。
		治法	滋补肝肾,填髓息风。
		方药	地黄饮子加减。
	心肾亏虚证	证候	见于心血管梅毒患者。症见心慌气短,神疲乏力,下肢浮肿,唇甲青紫,腰膝酸软,动则气喘;舌质淡有齿痕,苔薄白而润,脉沉弱或结代。
		治法	养心补肾,祛瘀通阳。
		方药	苓桂术甘汤加减。
其他治疗方法	一旦确诊为梅毒,应及早实施西医驱梅疗法,并足量、规范用药。		
	早期梅毒		水剂普鲁卡因青霉素 G 80 万 U/d,肌肉注射,每日 1 次,连续 10 日;苄星青霉素 240 万 U,分两侧臀部肌肉注射,1 次/周,共 2 周;四环素或红霉素,2g/d,分 4 次口服,连续 15 日,肝肾功能不良者禁用。
	晚期梅毒		水剂普鲁卡因青霉素 G 80 万 U/d,肌肉注射,每日 1 次,连续 15 日为 1 个疗程,也可考虑给第二个疗程,疗程间停药 2 周;苄星青霉素 240 万 U,肌肉注射,1 次/周,共 3 次;四环素或红霉素,2g/d,分 4 次口服,连续服 30 日为 1 个疗程。
	胎传梅毒		普鲁卡因青霉素 G,每日 5 万 U/kg,肌肉注射,连续 10 日;苄星青霉素 5 万 U/kg,肌肉注射,1 次即可(对较大儿童的青霉素用量不应超过成人同期患者的治疗量)。对青霉素过敏者,可选用红霉素 7.5~25mg/kg,口服,每日 4 次。

【昭昭医考重点提示】重点掌握梅毒的传播方式,不同时期梅毒的常见表现及特点。

细目十八　尖锐湿疣

病因病机	本病主要为性滥交或房室不洁,感受秽浊之毒,毒邪蕴聚,酿生湿热,湿热下注皮肤黏膜而产生赘生物。 本病的病原体系人类乳头瘤病毒(HPV)的 6、11、16、18 等型。该病毒属 DNA 病毒,具有高度的宿主性和组织特异性,只侵犯人体皮肤黏膜,不侵犯动物。病毒通过局部细微损伤的皮肤黏膜而接种在患部,经过一定的潜伏期而出现赘生物。	
诊断	临床表现	有与尖锐湿疣患者不洁性交或生活接触史。潜伏期一般为 1~12 个月,平均 3 个月。 外生殖器及肛门周围皮肤黏膜湿润区为好发部位,少数患者可见于肛门生殖器以外部位(如口腔、腋窝、乳房、趾间等)。基本损害为淡红色或污秽色、柔软的表皮赘生物。赘生物大小不一,单个或群集分布,表面分叶或呈棘刺状,湿润,基底较窄或有蒂,但在阴茎体部可出现基底较宽的"无蒂疣"由于皮损排列分布不同,外观上常表现为点状、线状、重叠状、乳头瘤状、鸡冠状、菜花状、蕈状、扁平状等不同形态。巨大的尖锐湿疣多见于男性,且好发于阴茎和肛门附近,女性则见于外阴部,偶尔可转化为鳞状细胞癌。
	辅助检查	醋酸白试验:用 3%~5% 的醋酸液涂擦或湿敷 3~10 分钟,阳性者局部变白,病灶稍隆起,在放大镜下观察更明显。组织病理学检查有特异性。
鉴别诊断	假性湿疣	多发生于 20~30 岁的女性外阴,特别是小阴唇内侧和阴道前庭;皮损为直径 1~2mm 大小的白色或淡红色小丘疹,表面光滑如鱼子状,群集分布,无自觉症状。
	扁平湿疣	为梅毒常见的皮肤损害,皮损为扁平而湿润的丘疹,表面光滑,成片或成簇分布,皮损内部可找到梅毒螺旋体;梅毒血清反应强阳性。
	阴茎珍珠状丘疹	多见于青壮年;皮损为冠状沟部珍珠样半透明小丘疹,呈半球状、圆锥状或不规则状,色白或淡黄、淡红,沿冠状沟排列成一行或数行,或包绕一周,无自觉症状。

续表

辨证论治	以清热解毒、燥湿除疣为主要治法，也可运用抗病毒中草药施治。临床常用中西医结合治疗去除疣体，并针对病原体进行治疗。中医药在控制复发方面有较好疗效。		
	湿毒下注证	证候	外生殖器或肛门等处出现疣状赘生物，色灰或褐或淡红，质软，表面秽浊潮湿，触之易出血，恶臭；伴小便黄或不畅，苔黄腻，脉滑或弦数。
		治法	利湿化浊，清热解毒。
		方药	萆薢化毒汤酌加黄柏、土茯苓、大青叶。
	湿热毒蕴证	证候	外生殖器或肛门等处出现疣状赘生物，色淡红，易出血，表面有大量秽浊分泌物，色淡黄，恶臭，瘙痒、疼痛；伴小便色黄量少，口渴欲饮，大便干燥；舌红，苔黄腻，脉滑数。
		治法	清热解毒，化浊利湿。
		方药	黄连解毒汤加苦参、萆薢、土茯苓、大青叶、马齿苋等。
其他治疗方法	内服或注射可选用无环鸟苷、病毒唑、聚肌胞、干扰素等抗病毒药物和免疫增强剂；外用可根据病情选用10%～25%足叶草酯素(疣脱欣)、1%～5%氟尿嘧啶、30%～50%三氯醋酸或咪喹莫特乳膏等涂敷于疣体表面，注意保护正常皮肤膜。使用激光、冷冻、电灼疗法时注意不要过度治疗，避免损害正常皮肤黏膜和瘢痕形成，预防感染。疣体较大者可手术切除。		

【昭昭医考重点提示】重点掌握尖锐湿疣的临床表现。

历年真题精选

细目一：热疮

【A2 型题】

患者，男，68 岁。因感冒伴发口唇成群小水疱，破溃后呈糜烂与结痂，自觉瘙痒，灼热。其治法是

A. 内服黄连解毒汤　　　　B. 内服普济消毒饮　　　　C. 内服五昧消毒饮
D. 外搽青吹口油膏　　　　E. 外搽白玉膏

答案：D；　考点：热疮的治疗

解析：本病好发于皮肤黏膜交界处，如口角、唇缘、鼻孔周围和外生殖器等处，若发生在口腔、咽部、眼结膜等处，称黏膜热疮；发生于外生殖器部位，称阴部热疮。皮损以糜烂、结痂为主，或向愈时，以紫金锭磨水，或青吹口油膏、黄连膏等外搽，内服辛夷清肺饮加减。故选择 D。

细目二：蛇串疮

【A2 型题】

1. 患者，女，58 岁。左侧腰周出现绿豆大水疱，成群，累累如串珠，排列成带状，疼痛较重，薄黄，脉弦数。其诊断是

A. 接触性皮炎　　B. 药物性皮炎　　C. 蛇串疮　　D. 热疮　　E. 湿疮

答案：C；　考患：蛇串疮的诊断

解析：蛇串疮是一种皮肤上出现成簇水疱，呈带状分布，痛如火燎的急性疱疹性皮肤病，皮疹多发生于身体一侧，不超过正中线，但有时在患部对侧，亦可出现少数皮疹。皮损好发于腰胁、胸部、头面、颈部，亦可见于四肢、阴部及眼、鼻、口等处。故选择 C。

2. 患者，男，60 岁。腰胁部出现红色成簇丘疹、水疱 3 天，疼痛剧烈，舌红苔薄，脉弦数。应首先考虑的是

A. 瘾疹　　　　B. 热疮　　　　C. 丹毒　　　　D. 药毒　　　　E. 蛇串疮

答案：E；　考点：蛇串疮的诊断

解析：参考本细目第 1 题。故选择 E。

细目三：疣

【A2 型题】

1. 患者，女，21 岁。手背部有 5～6 枚表面光滑的扁平丘疹，如针头到米粒大，呈淡褐色，偶有瘙痒感。其

诊断是

A. 传染性软疣　　B. 寻常疣　　　C. 掌跖疣　　　D. 丝状疣　　　E. 扁平疣

答案：E；　考点：疣的诊断

解析：扁平疣，皮损为表面光滑的扁平丘疹，芝麻至黄豆大小，淡红色、褐色或正常皮肤颜色，数目较多，散在分布，或簇集成群，亦可互相融合，可因搔抓使皮损呈线状排列。丝状疣，皮损为单个细软的丝状突起，呈褐色或淡红色，可自行脱落，不久又可长出新的皮损。一般无自觉症状。掌跖疣，皮损初起为小的发亮丘疹，渐增大，表面粗糙角化，灰黄或污灰色，圆形，中央稍凹，周围绕以增厚的角质环。有明显的压痛，用手挤压则疼痛加剧。传染性软疣，皮损初起为米粒大的半球状丘疹，渐增至绿豆大，中央呈脐窝状凹陷，表面有蜡样光泽。寻常疣，初起为一个针尖至绿豆大的疣状赘生物，呈半球形或多角形，突出表面，色呈灰白或污黄，表面蓬松枯槁，状如花蕊，粗糙而坚硬。故答案选择 E。

【B 型题】

（2～3 题共用选项）

A. 推疣法　　　B. 浸渍法　　　C. 针挑法　　　D. 挖除法　　　　E. 结扎法

2. 寻常疣的外治，应选用

答案：A

3. 传染性软疣的外治，应选用

答案：C；　考点：疣的外治

解析：推疣法用于治疗头大蒂小，明显高出皮面的疣，主要针对寻常疣的外治。传染性软疣主要用敷贴法和挑刺法。故 2 题选择 A，3 题选择 C。

细目四：癣

【A1 型题】

1. 好发于儿童的癣是

A. 白癣、手癣　　B. 黄癣、白癣　　C. 体癣、花斑癣　　D. 脚癣、花斑癣　　E. 黄癣、体癣

答案：B；　考点：癣

解析：肥疮相当于西医学的黄癣，多见于农村，好发于儿童；鹅掌风相当于西医学的手癣，男女老幼均可染病，以成年人多；西医学的足癣多见于成人，儿童少见；西医学的体癣主要见于青壮年及男性，多夏季发病；白秃疮相当于西医学的白癣，多见于儿童，尤以男孩为多；紫白癜风相当于西医学的花斑癣，俗称汗斑，常发于多汗体质的青壮年。故选择 B。

【A2 型题】

2. 患者，女，36 岁。两大腿内侧患有钱币形红斑 2 枚，自觉瘙痒，边界清楚，中央有自愈趋向，多在夏季加重。其诊断是

A. 紫白癜风　　B. 圆癣　　　C. 多形性红斑　　D. 牛皮癣　　　E. 肥疮

答案：B；　考点：圆癣的诊断

解析：圆癣，相当于西医学的体癣。皮损呈圆形，或多环形，类似钱币状：为边界清楚、中心消退、外周扩张的斑块。四周可有针头大小的红色丘疹及水疱、鳞屑、结痂等。紫白癜风，相当于西医学的花斑癣，俗称汗斑。牛皮癣，皮损好发于颈项、四肢伸侧、尾骶部。肥疮相当于西医学的黄癣。故根据题干选择 B。

3. 患者，男，38 岁。两手出现皮下小水疱，疱壁破裂，叠起白皮，中心已愈，四周续起疱疹。诊断为鹅掌风，外治应首选

A. 雄黄膏　　　B. 皮脂膏　　　C. 疯油膏　　　D. 青黛膏　　　E. 复方土槿皮酊

答案：E；　考点：鹅掌风的外治

解析：鹅掌风相当于西医学的手癣。男女老幼均可染病，以成年人多见。多数单侧发病，也可染及双手。以掌心或指缝水疱或掌部皮肤角化脱屑、水疱为皮损特点。本型可选用 1 号癣药水、2 号癣药水或复方土槿皮酊外搽。糜烂型可以皮脂膏或雄黄膏外搽。故选择 E。

4. 患者，女，44 岁。右足第三及第四趾缝间潮湿、糜烂，覆以白皮，渗液较多，伴有剧烈瘙痒。诊断为糜烂

型脚湿气,外治应首选

    A. 1 号癣药水   B. 复方土槿皮酊   C. 青黛膏   D. 雄黄膏   E. 红油膏

答案:D; 考点:脚湿气的外治

解析:脚湿气糜烂型可选用 1:1500 高锰酸钾溶液、3%硼酸溶液或二矾汤浸泡 15 分钟,次以皮脂膏或雄黄膏外搽。故选择 D。

细目九:疥疮

【A1 型题】

下列哪项不是疥疮的临床特点

    A. 好发于皮肤皱褶部位

    B. 皮损初起为针头大小的丘疹或水疱

    C. 婴儿可见于面部及头部

    D. 全身遍布抓痕、结痂、黑色斑点和脓疱

    E. 轻度瘙痒

答案:E; 考点:疥疮的特点

解析:本病好发于皮肤细嫩、皱褶部位,常从手指缝开始,1~2 周内可广泛传布至上肢屈侧、肘窝、腋窝前、乳房下、下腹部、臀沟、外生殖器、大腿内上侧等处,偶尔侵犯其他部位,不侵犯头部及面部,但婴幼儿例外。皮损主要为红色丘疹、丘疱疹、小水疱、隧道、结节。结节常见于阴茎、阴囊、少腹等处;水疱常见于指缝;隧道为疥疮的特异性皮损,微微隆起,稍弯曲呈淡灰色或皮色,在隧道末端有个针头大的灰白色或微红的小点,为疥虫隐藏的地方。本病传染性极强,患者常有奇痒。故选择 E。

细目十:湿疮

【A2 型题】

患者全身起皮疹 3 天,躯干潮红,四肢泛发丘疱疹,灼热,瘙痒剧烈,抓破渗水,伴心烦口渴,身热不扬,大便干,小便短赤;舌红,苔黄,脉滑数,其诊断

    A. 瘾疹   B. 湿疮   C. 黄水疮   D. 热疮   E. 蛇串疮

答案:B; 考点:湿疮的诊断

解析:对该单元的内容,考生重点要能够根据皮损特点诊断相应的疾病。本题干描述患者"四肢泛发丘疱疹,灼热,瘙痒剧烈,抓破渗水",符合湿疮的临床特点,该患者有身热不扬、脉滑数的表现,证属湿热蕴肤,故选 B。

细目十一:接触性皮炎

【A2 型题】

1. 患者,女,18 岁。两小腿皮肤炎症在急性阶段,大量渗液且红肿。外治剂宜用

    A. 洗剂   B. 粉剂   C. 溶液湿敷   D. 油剂   E. 软膏

答案:C; 考点:接触性皮炎的外治

解析:皮损以糜烂、渗液为主者,溶液湿敷。例如接触性皮炎,皮损以糜烂、渗液为主者,选用绿茶、马齿苋、黄柏、羊蹄草、石韦、蒲公英、桑叶等煎水湿敷,或以 10%黄柏溶液湿敷。故选择 C。

2. 患者,女,21 岁。两小腿皮炎,在亚急性阶段,渗液与糜烂很少,红肿减轻,有鳞屑和结痂。外治剂宜选用

    A. 洗剂   B. 粉剂   C. 溶液湿敷   D. 软膏   E. 油剂

答案:D; 考点:接触性皮炎的外治

解析:皮损以糜烂、结痂为主者,选用青黛膏、清凉油乳剂或 2%雷锁辛硫黄糊剂等外搽。皮损以潮红、丘疹为主者,选用三黄洗剂外搽,或青黛散冷开水调涂。故选择 D。

3. 患者,女,26 岁。3 天前突然发生面、颈部红肿与水疱,自觉痒痛,伴恶寒,发热,头痛,舌苔薄黄,脉滑数。怀疑接触过敏引起,治疗应首选

    A. 桑菊饮   B. 银翘散   C. 普济消毒饮

D. 龙胆泻肝汤　　　　　　　　　E. 黄连解毒汤

答案：C；　考点：接触性皮炎的治疗

解析：患者突然发生面部、颈部红肿与水疱，并怀疑接触过敏引起，伴恶寒、发热，证为内有热邪，外有表证，治宜清热解毒，疏风散邪，选方普济消毒饮。故选择 C。

细目十二：药毒

【A2 型题】

1. 患者，女，21 岁。因喉炎而服用磺胺药物，继见皮肤红斑及血疱，口腔、阴部黏膜糜烂，伴有口干、便秘、溲赤，舌红苔薄，脉细数。诊断为固定性红斑型药疹，内治应首选

A. 消风散合黄连解毒汤　　　　　B. 萆薢渗湿汤合黄连解毒汤
C. 犀角地黄汤合黄连解毒汤　　　D. 清营汤

E. 普济消毒饮

答案：B；　考点：药毒湿毒蕴肤的治疗

解析：由题干知患者证属湿毒蕴肤，宜清热利湿解毒，方药萆薢渗湿汤合黄连解毒汤。此为最常见类型，应当牢记。故选择 B。

2. 患者，女，18 岁。因牙龈肿痛，服用消炎止痛片，引发全身丘疹、红斑、风团，焮热作痒，伴恶寒发热，舌苔薄黄，脉浮数。诊断为药疹，治疗应首选

A. 桑菊饮　　　B. 银翘散　　　C. 黄连解毒汤　　　D. 消风散　　　E. 清营汤

答案：D；　考点：药毒风热袭表的治疗

解析：由题干知患者证属风热袭表，治宜疏风解表，方选消风散。故选择 D。

细目十三：瘾疹

【A2 型题】

患者，女，14 岁。进食海虾后，全身发出瘙痒性风团，突然发生，并迅速消退，不留痕迹，皮疹色赤，遇热则加剧，得冷则减轻，舌苔薄黄，脉浮数。治疗应首选

A. 桂枝汤　　　B. 消风散　　　C. 防风通圣散　　　D. 桑菊饮　　　E. 银翘散

答案：B；　考点：瘾疹风热犯表的治疗

解析：由题干知患者证属风热犯表，治宜疏风清热，方药选用消风散加减。故选择 B。

细目十四：牛皮癣

【A2 型题】

患者，男，27 岁。颈项部皮肤增厚，瘙痒反复发作 1 年余，局部皮肤呈苔藓化。其诊断是

A. 风热疮　　　B. 风瘙痒　　　C. 牛皮癣　　　D. 白屑风　　　E. 慢性湿疮

答案：C；　考点：牛皮癣的诊断

解析：牛皮癣相当于西医的神经性皮炎是一种患部皮肤状如牛项之皮，厚而且坚的慢性瘙痒性皮肤病。因其好发于颈项部，初起多为风湿热之邪阻滞肌肤，或颈项多汗，硬领摩擦等所致。风热疮是一种斑疹色红如玫瑰，脱屑如糠秕的急性自限性皮肤病。慢性湿疮多有急性湿疮的发病过程，皮损以肥厚粗糙为主，伴有出疹、水疱、糜烂、渗出，边界欠清，病变多在四肢屈侧。风瘙痒日久皮肤可出现肥厚、苔藓样变、色素沉着以及湿疹样变。故选择 C。

细目十五：白疕

【A2 型题】

1. 患者，女，46 岁。半年来头皮、四肢出现皮损，色鲜红，瘙痒，鳞屑增多，有筛状出血点，喜凉怕热，便干尿黄，舌红苔黄，脉滑数。其证候是

A. 血虚肝旺　　　B. 火毒炽盛　　　C. 湿热蕴积　　　D. 血热　　　E. 风热

答案：D；　考点：白疕的辨证.

解析：总因营血亏损，化燥生风，肌肤失养所致。风热相搏，伏于营血，发于肌肤，故见皮损鲜红，皮损不断出现，红斑增多，刮去鳞屑可见发亮的薄膜，有点状出血，有同形反应；阳邪耗伤阴津则大便干燥，尿黄；舌红，

苔黄,脉滑数为血热之象。故选择 D。

2. 患者,男,33 岁。患白疕,发病较久,皮疹多呈斑片状,颜色淡红,鳞屑减少,干燥皲裂,自觉瘙痒,伴口干,舌质淡红,苔少,脉沉细。其治法是

A. 清热泻火,凉血解毒 　　　　 B. 清利湿热,解毒通络
C. 活血化瘀,解毒通络 　　　　 D. 养血滋阴,润肤息风
E. 清热凉血,解毒消斑

答案:D; 考点:白疕的治疗

解析:久病体虚,阴血亏损,肌肤失养,故皮损色淡,鳞屑较多;阴血不足,津亏失润则口干、便干;舌淡红、苔薄白、脉细缓为血虚风燥之象。治则宜养血滋阴,润肤息风。故选择 D。

细目十六:淋病

【A1 型题】

1. 下列各项,不属淋病特点的是

A. 尿频尿急 　　　　 B. 尿道刺痛 　　　　 C. 尿道溢脓
D. 排尿困难 　　　　 E. 腹股沟淋巴结肿大

答案:D; 考点:淋病的特点

解析:临床上以尿道刺痛、尿道口排出脓性分泌物为特征,严重时可并发包茎、尿道黏膜外翻,腹股沟淋巴结感染肿大。部分患者可有尿频、尿急、夜尿增多。无排尿困难。所以选择 D。

【A2 型题】

2. 患者,男,28 岁。3 天来尿道口红肿,尿急、尿频、尿痛,淋沥不止,尿液混浊如脂,尿道口溢脓,舌红苔黄腻,脉滑数。西医诊断为急性淋病。治疗应

首选

A. 知柏地黄丸 　　　　 B. 龙胆泻肝汤 　　　　 C. 清营汤
D. 萆薢渗湿汤 　　　　 E. 四妙勇安汤

答案:B; 考点:淋病湿热毒蕴的治疗

解析:湿热毒蕴型(急性淋病)为外感热毒,湿热秽浊之邪,郁于肌肤,故见尿道口红肿;湿热毒邪下注膀胱,膀胱气化不利,故尿急,尿频,尿痛,淋沥不止,或见尿液混浊如脂;舌红、苔黄腻、脉滑数为湿热毒蕴之象,治法清热利湿,解毒化浊,方药用龙胆泻肝汤。故选择 B。

【B 型题】

(3~4 题共用选项)

A. 龙胆泻肝汤 　　　　 B. 知柏地黄丸 　　　　 C. 萆薢渗湿汤
D. 萆薢化毒汤 　　　　 E. 清营汤

3. 治疗淋病湿热毒蕴证的主方是

答案:A

4. 治疗淋病正虚毒恋证的主方是

答案:B; 考点:淋病的治疗

解析:淋病分两型,湿热毒蕴证治以清热利湿,解毒化浊,代表方为龙胆泻肝汤;正虚毒恋证治以滋阴降火,利湿祛浊,代表方为知柏地黄丸。故 3 题选择 A,4 题选择 B。

细目十七:梅毒

【A1 型题】

1. 一期梅毒的主要症状,出现的时间是

A. 1 周左右 　 B. 2 周左右 　 C. 3 周左右 　 D. 4 周左右 　 E. 5 周左右

答案:C; 考点:一期梅毒

解析:一期梅毒主要表现为疳疮(硬下疳),发生于不洁性交后约 2~4 周。二期梅毒一般发生在感染后 7~10 周或硬下疳出现后 6~8 周。故选择 C。

2. 创面边缘整齐,坚硬削直而如凿成,基底部高低不平,有稀薄臭秽分泌物。其溃疡属于

　　A. 麻风性溃疡　　B. 压迫性溃疡　　C. 疮痨性溃疡　　D. 梅毒性溃疡　　E. 岩性溃疡

　　答案:D;　考点:梅毒的特点

　　解析:岩性溃疡,疮面多呈翻花如岩穴,有的在溃疡底部见有珍珠样结节,内有紫黑坏死组织,渗流血水。麻风溃疡呈穿凿形,常可深及骨部。梅毒性溃疡,其边缘削直而如凿成或略微内凹,基底高低不平。故选择 D。

【A2 型题】

3. 患者,男,25 岁。患梅毒疳疮。外治应选用

　　A. 青黛散　　B. 青吹口散　　C. 鹅黄散　　D. 生肌散　　E. 桃花散

　　答案:C;　考点:梅毒的治疗

　　解析:皮肤掀红、烂斑时,外用鹅黄散、结毒灵。故选择 C。

4. 患者,男,27 岁。患梅毒疳疮,色呈紫红,四周坚硬突起,伴腹股沟横痃,质坚韧及肝脾肿大,舌淡紫苔腻,脉滑。其证候是

　　A. 肝经湿热　　B. 痰瘀互结　　C. 脾虚湿蕴　　D. 气血两虚　　E. 气阴两虚

　　答案:B;　考点:梅毒的辨证

　　解析:淫秽疫毒循肝经下注并凝集于阴器,气血壅阻,痰瘀互结,故疳疮色呈紫红,四周坚硬突起,伴横痃质坚韧,肝脾肿大;舌淡紫、苔腻,脉滑为痰瘀互结之象。故选择 B。

5. 沈某,男,28 岁。外生殖器及肛门出现单个质坚韧丘疹,四周掀肿,腹股沟部有杏核样大、色白坚硬之肿块,伴口苦纳呆,尿短赤,大便秘结,舌苔黄腻,脉弦数。西医诊断为梅毒。其证候是

　　A. 肝经湿热　　B. 痰瘀互结　　C. 脾虚湿蕴　　D. 气血两虚　　E. 气阴两虚

　　答案:A;　考点:梅毒的辨证

　　解析:淫秽疫毒之邪并湿热外感,浸淫肝经,下注阴器,气机阻滞,湿热疫毒之邪凝集,故见外生殖器及肛门等处有单个质坚韧丘疹,四周掀肿,腹股沟部有杏核大,色白坚硬之肿峡;湿热蕴结,脾失运化,则口苦纳呆;热伤津液,则尿短赤,大便秘结;苔黄腻、脉弦数为肝经湿热之象。故选择 A。

【B 型题】

(6～7 题共用选项)

　　A. 1 周左右　　B. 3 周左右　　C. 5 周左右　　D. 8 周左右　　E. 10 周左右

6. 梅毒的疳疮(硬下疳)在不洁性交后出现的时间是

　　答案:B

7. 梅毒的杨梅疮在感染后出现的时间是

　　答案:D;　考点:梅毒分期表现

　　解析:一期梅毒主要表现为疳疮(硬下疳),发生于不洁性交后约 2～4 周,二期梅毒杨梅疮一般发生在感染后 7～10 周或硬下疳出现后 6～8 周。故 6 题选择 B,7 题选择 D。

细目十八:尖锐湿疣

【A2 型题】

张某,女,23 岁。患尖锐湿疣,外生殖器及肛门出现疣状赘生物、色灰,质柔软,表面秽浊潮湿,触之易出血,恶臭,小便色黄,不畅,舌苔黄腻,脉弦数。治拟利湿化浊,清热解毒。应首选

　　A. 黄连解毒汤　　　　　　B. 草薢化毒汤　　　　　　C. 龙胆泻肝汤

　　D. 知柏地黄丸　　　　　　E. 土茯苓合剂

　　答案:B;　考点:尖锐湿疣的辨证治疗

　　解析:尖锐湿疣主要由于感受秽浊之毒,毒邪蕴聚,酿生湿热,湿热下注皮肤黏膜,故见外生殖器、肛门等处出现疣状赘生物,色灰质软,表面秽浊湿润,恶臭;湿毒蕴伏血络,则触之易出血;湿毒下注,扰及膀胱,则小便黄,不畅;苔黄腻、脉弦数力湿毒下注之象,治法利湿化浊,清热解毒,方药用草薢化毒汤。故选择 B。

第九单元　肛门直肠疾病

【考点透视】

1. 熟悉各种肛门直肠病的临床特点,注意其间的不同,尤其是内痔、外痔、混合痔的鉴别。

2. 熟悉内痔的分期及适宜疗法,肛隐窝炎的并发症,肛痈的治疗,肛漏的分类及 2 种手术疗法的适应证,以及脱肛的分类。

细目一　痔

定义			痔是直肠末端黏膜下和肛管皮下的静脉丛发生扩大曲张所形成的柔软静脉团。是临床常见病、多发病。本病好发于 20 岁以上的成年人。根据发病部位的不同,分为内痔、外痔和混合痔。
分类	内痔		发生于齿线上,由直肠上静脉丛瘀血、扩张、屈曲所形成的柔软静脉团,好发于肛门右前、右后和左侧正中部位即膀胱截石位 3、7、11 点处,以便血、坠胀、肿块脱出为主要临床表现。
	外痔		发生于齿线下,由痔外静脉丛扩大、曲张,或痔外静脉丛破裂,或反复发炎纤维增生所形成的疾病。以自觉坠胀、疼痛和有异物感为主要临床表现。常见外痔有结缔组织性外痔、静脉曲张性外痔、血栓性外痔、炎性外痔。
	混合痔		直肠上、下静脉丛瘀血、扩张、屈曲、相互沟通吻合而形成的静脉团。其位于齿线上下同一点位,表面分别为直肠黏膜和肛管皮肤所覆盖。内痔发展到二期以上时多形成混合痔。
病因病机			痔的发生,主要是由于先天性静脉壁薄弱,兼因饮食不节,过食辛辣醇酒厚味,燥热内生,下迫大肠,以及久坐久蹲、负重远行、便秘努责、妇女生育过多、腹腔症瘕,致血行不畅,血液瘀积,热与血相搏,则气血纵横,筋脉交错,结滞不散而成。
诊断	内痔分期	Ⅰ期	无明显自觉症状,痔核小,便时粪便带血,或滴血,量少,无痔核脱出,镜检痔核小,质软,色红。
		Ⅱ期	周期性、无痛性便血,呈滴血或射血状,量较多,痔核较大,便时痔核能脱出肛外,便后能自行还纳。
		Ⅲ期	内痔便血少或无便血,痔核大,呈灰白色,便时痔核经常脱出肛外,甚至行走、咳嗽、喷嚏、站立时也会脱出肛门,不能自行还纳,须用手托、平卧休息或热敷后方能复位。
		Ⅳ期	内痔平时或腹压稍大时痔核即脱出肛外,手托亦常不能复位,痔核经常位于肛外,易感染,形成水肿、糜烂和坏死,疼痛剧烈。
	外痔分类	结缔组织性外痔	因肛门裂伤、内痔反复脱出,或产育、便秘、溲难努责,导致邪毒外侵、湿热下注和局部气血运行不畅,筋脉阻滞,瘀结不散,或慢性炎症刺激,反复发炎、肿胀、肥大、增生,致使肛门周围结缔组织增生所形成的赘皮。当肛门皱襞受损、感染,以致皱襞皮肤充血、肿胀而成为炎性外痔。
		静脉曲张性外痔	下蹲排便时,腹内压增高,致使齿线下肛门缘周围皮下静脉曲张而形成的静脉团瘀血。多呈圆形或不规则突起,恢复正常体位后则又可消失。
		血栓性外痔	因便秘或排便时用力努挣,致使肛门静脉丛破裂,血液漏出血管外所形成的静脉血栓。
	临床表现	症状	痔的临床表现主要有便血、脱出、疼痛、肿胀、异物感、黏液外溢、瘙痒、便秘等。
		体征	血栓性外痔可见肛门缘周围有暗紫色椭圆形肿块突起,表面水肿。结缔组织性外痔可见肛门缘有不规则赘皮突起。内痔或混合痔一般不能见之于外,当痔核发生脱出时,可见脱出痔块呈暗紫色,时有活动性出血点。
		检查	痔主要靠肛门直肠检查作出诊断。首先作肛门视诊,内痔除Ⅰ期外,其余三期均可在视诊下见到,血栓性外痔表现为肛周暗紫色椭圆形肿物,表面皮肤水肿、质硬、触痛明显。对有脱垂者,最好在蹲位排便后立即观察,可清楚地见到痔的大小、数目与部位。直肠指检虽对痔的诊断意义不大,但可了解直肠内有无其他病变,如低位直肠息肉、直肠癌等。肛门镜检查可确诊,不仅能见到痔的情况,还可观察到直肠黏膜有无充血、水肿、溃疡、肿块等。

治疗原则	(1) 对多数处于静止、无症状状态的痔无需治疗,只需注意调控饮食,保持大便通畅,预防并发症出现。 (2) 有症状的痔如并发出血、血栓、痔核脱出及嵌顿时,仅需积极对症处理,无需力求根治。 (3) 以非手术治疗为主,症状严重、反复发作者手术治疗。			
一般治疗	在痔的初期或无症状静止期的痔,只需注意多摄入纤维性食物,养成良好的大便习惯,保持大便通畅,无需特殊治疗。热水坐浴可改善局部血液循环而减轻症状,血栓性外痔有时经局部坐浴、热敷、外敷消炎止痛药,疼痛可缓解无需手术,嵌顿性痔初期可用手法复位使脱出的痔块还纳肛门内,并防止其再脱出。视情况可给予抗感染药物和止血剂。			
中医治疗	内治	风伤肠络证	证候	大便带血、滴血或呈喷射状出血,血色鲜红,或有肛门瘙痒;舌红,苔薄白或薄黄,脉浮数。
			治法	清热凉血祛风。
			方药	凉血地黄汤或槐花散加减。
		湿热下注证	证候	便血鲜红,量多,肛内肿物脱出,可自行还纳,肛门灼热;舌红,苔薄黄腻,脉弦数。
			治法	清热渗湿止血。
			方药	脏连丸加减。
		气滞血瘀证	证候	肛内肿物脱出,甚或嵌顿,肛门紧缩,坠胀疼痛,甚则肛门缘有血栓,形成水肿,触之疼痛明显;舌暗红,苔白或黄,脉弦或涩。
			治法	清热利湿,祛风活血。
			方药	止痛如神汤加减。
		脾虚气陷证	证候	肛门坠胀,痔核脱出,需用手托方能复位,便血鲜红或淡红;面色无华,神疲乏力,少气懒言,纳呆便溏;舌淡胖,边有齿痕,苔薄白,脉弱。
			治法	补气升提。
			方药	补中益气汤加减。
	外治	熏洗法、外敷法、塞药法、枯痔法等。		
	注射疗法	硬化萎缩注射法、消痔灵注射法、坏死枯脱注射法。		
	枯痔钉疗法	运用枯痔钉插入痔核的腐蚀作用,使痔核干枯、坏死、脱落的一种传统中医治疗内痔的疗法。由于本法治疗费时、并发症多,临床应用日渐减少。 适应证:各期内痔;混合痔的内痔部分。 禁忌证:各种外痔或有纤维化的内痔;伴有各种急性疾病、严重的慢性疾病;伴肛门直肠急性炎症、腹泻、恶性肿瘤;有出血倾向者。		
	其他疗法	冷冻疗法、激光治疗、胶圈套扎疗法、结扎术等。		
手术治疗	痔切除术	适用于结缔组织性外痔和静脉曲张性外痔。		
	血栓性外痔剥离术	适用于血栓性外痔,痔核较大,血栓不易吸收,炎症局限者。		
	外痔剥离内痔结扎术	适用于混合痔。		
	外切内注结扎术	适用于混合痔,由经典的"外剥内扎术"演化改进而来。		
	吻合器痔上黏膜环切术	适用于Ⅱ、Ⅲ期内痔,环状痔和部分Ⅳ期内痔。		

备注

1. 外治法

(1) 熏洗法:适用于各期内痔及内痔脱出或外痔肿胀明显或脱肛者。常用花椒盐水,或苦参汤、五倍子汤、祛毒汤煎水,或1:5000高锰酸钾液、洁尔阴、日舒安药液等熏洗热敷,以活血消肿止痛、收敛止痒。

(2) 外敷法:适用于各期内痔、外痔感染发炎及手术后换药。常用消痔散、五倍子散等药物外敷患处,以清热消肿止痛、收敛止血。

(3) 塞药法:适用于Ⅰ、Ⅱ期内痔。常用痔疮锭、九华栓等塞入肛门内,以清热消肿、止痛止血。

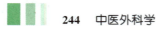

(4)枯痔法：适用于Ⅱ、Ⅲ期内痔。常用枯痔散、灰皂散等外敷于痔核表面，以腐蚀痔核，促使痔核干枯、坏死、脱落。

2. 注射疗法

运用具有腐蚀作用的药物注入痔核及痔核周围产生无菌性炎症反应，使小血管闭塞和痔核内纤维组织增生，从而促使痔核硬化、萎缩或坏死、枯脱而达到痊愈的目的。

适应证：各期内痔；混合痔的内痔部分。

禁忌证：外痔；内痔伴有肛门周围急、慢性炎症或腹泻，内痔伴有严重肺结核、高血压及肝、肾疾病、血液病患者；因腹腔肿瘤引起的内痔；临产期孕妇。

常用药物：主要分为硬化萎缩剂和枯脱坏死剂两大类。常用的硬化萎缩剂主要有消痔灵液、5%石炭酸植物油、5%鱼肝油酸钠、5%盐酸奎宁尿素液、4%明矾液等。常用的枯脱坏死剂主要有复方枯痔液、痔宁注射液、新七号枯痔注射液等。

3. 注射方法

(1)硬化萎缩注射法：取侧卧位，以碘伏或络合碘作常规消毒、铺巾，局部麻醉后，在肛镜下暴露痔核或将痔核用血管钳夹住牵出肛门外，再用碘伏或络合碘消毒黏膜及痔核，抽取5%石炭酸甘油或4%～6%明矾液，在齿线上0.3～0.5cm处，倾斜15°刺入痔核黏膜下层，作柱状注射0.3～0.5mL，使痔核肿胀、变白为止。同法处理其他痔核。每次注射一般不超过3个痔核，总量不超过1mL。痔核注射完毕后取出肛镜或将痔核送回肛门内，敷以塔形纱布，胶布固定。

(2)消痔灵注射法：是目前临床上广为采用的内痔治疗方法。我国学者根据中医学"酸可收敛，涩可固脱"的理论，研制出以中药五倍子、明矾等有效成分为主的消痔灵注射液，具有良好的收敛、止血和抑菌作用，加之改进了注射方法，注射后能使局部组织产生无菌性炎症，使动、静脉产生栓塞及组织纤维化，从而导致各期内痔都能彻底萎缩消失。开始程序同上，显露痔核并消毒黏膜及痔核，然后以不同浓度的消痔灵注射液分四个步骤注射：

第一步：痔上动脉区注射。即在每痔核上方正常黏膜下每点注射1:1浓度的消痔灵液2～3mL；

第二步：痔区黏膜下层注射。在痔核中部进针到肌层有肌性抵抗感后，边退针边注射，再将药液以扇形注射到黏膜下层的痔血管丛中，以痔核呈弥漫性肿胀为度，每个痔核注射药液3～6mL；

第三步：痔区黏膜固有层注射。第二步注射完毕，缓慢退针，待感有落空感时，为针尖退至肥厚的黏膜肌板上方的标志，注药1～2mL，使黏膜呈水泡状即可。

第四步：洞状静脉区注射。以1:1药液在齿线稍上方内痔区作扇形注射，一般注药1～3mL。

内痔消痔灵四步注射法按上述四步注射完一个痔核后，同法注射其他痔核，一次注射总量15～30mL。注射完毕后取出肛镜将痔核送回肛内，填入凡士林纱条，压以塔形纱布，胶布固定。

(3)坏死枯脱注射法：取侧卧位，常规消毒、麻醉后，用肛镜暴露痔核或用止血钳将痔核夹住牵出肛外，以碘伏或络合碘消毒黏膜及痔核，抽取枯痔注射液，在齿线上0.3～0.5cm处刺入痔核黏膜下层，由低到高呈柱状缓慢注射，使痔核肿胀变白为止。同法注射其他痔核，然后取出肛镜将痔核送回肛内。注射完毕后填入凡士林纱条，压以塔形纱布，胶布固定。

注意事项：术前嘱患者排空大便或清洁灌肠1次；术后嘱患者控制大便24小时；注射时必须严格消毒，每次注射前用新洁尔灭液消毒进针处；必须用较细针头注射，否则针孔较大容易引起出血；进针后应先作回血试验，再缓慢注入药液；进针后针头不要在痔核内乱刺，以免过多损伤痔内血管，引起痔内出血，使痔核肿大，局部液体渗出增多，延长痔核硬化萎缩、枯脱坏死时间；注射时切忌将药液注入外痔区，并注意注射位置不要过低，否则药液可向肛管扩散，造成肛管周围皮肤水肿、疼痛；操作时应先注射小的痔核，再注射大的痔核，以免小痔核被大痔核挤压遮盖而影响操作。

4. 枯痔钉疗法

运用枯痔钉插入痔核的腐蚀作用，使痔核干枯、坏死、脱落的一种传统中医治疗内痔的疗法。由于本法治疗费时，并发症多，临床应用日渐减少。

适应证：各期内痔；混合痔的内痔部分。

禁忌证：各种外痔或有纤维化的内痔；伴有各种急性疾病、严重的慢性疾病；伴肛门直肠急性炎症、腹泻、恶性肿瘤；有出血倾向者。

常用药物：枯痔钉（现在传统的含砒药钉已不用，多采用无砒药钉）。

操作方法：取侧卧位，常规消毒、局部麻醉后，将内痔缓缓翻出肛外，以左手食指、中指牵引，固定痔核，用碘伏或络合碘消毒痔核表面，右手拇、食两指捏住枯痔钉尾段，在距齿线上 0.3～0.5cm 处，沿肠壁纵轴呈 25°～35°方向旋转插入黏膜下痔核中心。一般深约 1cm，每个痔核一次插入 4～6 根，间距 0.3～0.5cm。插钉后沿黏膜外 1mm 处剪去多余药钉，防止药钉脱落后插口出血。插钉完毕后将痔核送回肛门内，同时塞入黄连膏，敷以塔形纱布，胶布固定。

注意事项：术前嘱患者排空大便或清洁灌肠 1 次，术后嘱患者控制大便 24 小时，插钉时先插小的痔核，后插大的痔核；插钉不要重叠，深度以黏膜下为宜，不宜过深，亦不宜过浅，过深可引起括约肌坏死，继发感染而疼痛；过浅则药钉容易脱落，导致插口出血。如有出血者，可先在出血点处插入一根钉即可止血。一次插钉总数不能超过 20 根。

5. 其他疗法

（1）冷冻疗法：冷冻疗法通过冷冻而使痔核坏死、脱落，达到痊愈的目的。适用于各期内痔，混合痔的内痔部分。

操作方法：取侧卧位，以肛镜充分暴露内痔痔核，将液态氮（沸点为 77.3K，即−196℃）用特制冷冻探头通过肛镜直接与痔核接触 2～3 分钟，此时痔核形成一个坚硬、边界清楚的冰球。冷冻结束后冷冻头靠电热丝加热自动复温，30～60 秒解冻，冷冻头与痔组织分离，取出冷冻头。

注意事项：冷冻开始数秒钟内冷冻头便和痔核发生粘连，此时切勿突然移动冷冻头；术后多有便意感，有少量黏液或血性渗出液流出，个别患者有短暂性头昏、乏力、口渴、食欲不振等症状，此属正常反应，一般无需处理；在脱落时有继发出血的可能者可用凡士林纱条压迫止血。

（2）激光治疗：激光具有热、光、机械压力和电磁场四种效应，利用激光的效应可使痔核组织发生凝结、烧灼而碳化或气化，达到切割痔核组织和凝固血管而治愈痔的目的。适用于各期内痔、混合痔及外痔。

操作方法：取侧卧位，常规消毒、局部麻醉后，用止血钳夹住痔的基底部，同时将痔的周围组织用温盐水纱布保护好，再用 CO_2 激光器对准已夹好的痔核，沿血管钳切割。术毕用凡士林纱条覆盖创面。

注意事项：一次切割部位不可过多，以防止术后肛门或直肠狭窄；对较深的创口应注意防止术后出血，对动脉出血应结扎；术后切口愈合时间较缓慢者，可用低功率激光散焦照射。

（3）胶圈套扎疗法：胶圈套扎疗法是通过器械将小乳胶圈套在痔核根部，利用胶圈的弹性阻断血液循环，使痔核缺血、坏死、脱落而达到痊愈的目的。

适应证：适用于Ⅱ、Ⅲ期内痔；混合痔的内痔部分。

操作方法：取侧卧位，作局部麻醉，待肛门括约肌松弛后进行。

①血管钳套扎法：取两把血管钳，先将特制的 0.2～0.3cm 宽的乳胶胶圈套在第一把血管钳分叉处，然后用这把血管钳垂直夹住痔核基底部，再用第二把血管钳夹住胶圈一侧，拉大胶圈并绕过痔核上端，套落在痔核根部，同时注入一些硬化剂。

②胶圈套扎器套扎法：先将肛门镜插入肛门内，用 0.1％新洁尔灭液清洁套扎部位后，由助手固定肛门镜，术者左手持套扎器对准痔核，右手持组织钳，从套扎圈内钳夹痔核根部，将痔核牵拉入套扎器内，按压套扎器柄，使套圈的外套向痔核的根部移动，将胶圈推出，结扎于痔核根部，然后松开组织钳，与套扎器一并取出，最后取出肛门镜。

（4）结扎术：在痔核深部用粗线贯穿结扎，使痔核缺血死而脱落，以达到痊愈的目的。

适应证：适用于Ⅱ～Ⅲ期内痔，特别是纤维型内痔。

禁忌证：肛门周围脓肿或湿疮者；内痔伴有痢疾或腹泻者；因腹腔肿瘤引起的内痔；内痔伴有严重肺结核、高血压及肝、肾疾病和血液病患者；临产期孕妇。

操作方法：取侧卧位，作常规消毒、局部麻醉，待肛管括约肌松弛后，再以 0.1％新洁尔灭液清洁肛内，双手食指扩肛，暴露痔核；用组织钳提起痔核，在其根部用弯止血钳夹紧；在钳下将皮肤剪一裂口使痔核根部变窄，便于结扎,并留一引流口,以减轻术后疼痛;从裂口处进针向钳下痔核根部及其四周组织注射长效止痛剂,然后用圆针粗线贯穿钳下痔核根部,行"8"字结扎;结扎完毕后用弯血管钳挤压被结扎痔核,并在被结扎痔核内注射消痔灵等,以加速痔核的坏死脱落,将痔核送回肛门内,敷以塔形纱布,胶布固定。

注意事项:术前嘱患者排空大便或清洁灌肠 1 次;术后嘱患者控制大便 24 小时;结扎时宜先结扎小的痔核,后结扎大的痔核;缝针穿过痔核基底部时不可深入肌层,否则可引起肌肉坏死而并发肛门周围脓肿。

6. 手术治疗

(1)痔切除术:适用于结缔组织性外痔和静脉曲张性外痔。

操作方法:取侧卧位或截石位,作常规消毒、骶管麻醉或局部麻醉后,先扩肛 4~6 指,用止血钳将痔核夹住提起,将外痔痔核从括约肌浅层切除。如为静脉曲张性外痔,切开皮肤及黏膜后应将曲张静脉团细致分出,直到显露肛管括约肌为止,切除外痔痔核,并缝合齿线以上黏膜,齿线以下的皮肤切口不予缝合留作引流用。创面外用桃花散、红油膏纱布覆盖,再敷以塔形纱布,胶布固定。

注意事项:不要切除皮肤过多,以免引起肛门狭窄;切口不宜超过齿线上 0.2cm;术中应彻底止血,防止术后继发出血;如痔核较多需同时切除时,应注意在每两个切口之间保留适当桥皮(一般约为 0.5~1cm),以保持肛管及肛门周围皮肤的正常舒缩性能。术后当日限制大便,以后每次便后用 1:5000 高锰酸钾溶液或温水坐浴,常规换药。

(2)血栓性外痔剥离术:适用于血栓性外痔,痔核较大,血栓不易吸收,炎症局限者。

操作方法:取侧卧位或截石位,作常规消毒、局部麻醉后,在痔核表面行放射状切口,切开皮肤暴露血栓,用蚊式血管钳剥离血栓并将其取出,再用组织剪将切口边缘修剪整齐,创面不缝合,让其自行愈合。创面外用桃花散、红油膏纱布覆盖,常规包扎、固定。

(3)外痔剥离内痔结扎术:适用于混合痔。

操作方法:取侧卧位或截石位,作常规消毒、局部麻醉,充分显露痔块,在其外痔部分作"V"字形皮肤切口,用血管钳钝性剥离外痔皮下静脉丛至齿线稍上。继用弯血管钳夹住被剥离的外痔皮瓣和内痔基底部,在内痔基底正中用圆针粗丝线贯穿"8"字形结扎,剪去"V"字形内的皮肤和静脉丛,使在肛门部的伤口呈放射状。同法处理其他痔核,创面外用桃花散、红油膏纱布覆盖,术毕常规包扎、固定。

(4)外切内注结扎术:适用于混合痔,由经典的"外剥内扎术"演化改进而来。

操作方法:取侧卧位或截右位,作常规消毒、局部麻醉,待肛门括约肌松弛后用小弯止血钳在齿线稍上方将内痔痔核夹住向外牵拉,在齿线上 0.2cm 处注射硬化剂或枯脱剂(方法同注射术),然后将内痔痔核送回肛门内,再用血管钳夹住外痔痔核,并将其提起,围绕痔核根部,用组织剪或手术刀作一"V"字形切口,切开皮肤至肛门缘,并剥离至齿线,用组织钳夹住痔核基底部,用丝线在钳下结扎痔核根部,剪去多余痔核。

(5)吻合器痔上黏膜环切术(Procedure for Prolapse and Hemorrhoids, PPH)适用于 Ⅱ~Ⅲ 期内痔、环状痔和部分 Ⅳ 期内痔。

操作方法:取侧卧位或截石位,作常规消毒、骶管麻醉或局部麻醉后,先扩肛 4~6 指,待肛门括约肌松弛后,环状切除齿线上 2cm 以上的直肠黏膜 2~3cm,套入肠吻合器,使下移的肛垫上移吻合固定。本法临床效果较好,而传统的痔环形切除术由于严重破坏了肛管的正常结构,已逐渐被摒弃。

【昭昭医考重点提示】重点掌握痔的定义、分类及内痔的分期。

细目二　息肉痔

定义	息肉痔是指直肠内黏膜上的赘生物,是一种常见的直肠良性肿瘤。其临床特点为:肿物蒂小质嫩,其色鲜红,便后出血。分为单发性和多发性两种,前者多见于儿童,后者多见于青壮年,息肉多数是腺瘤性。很多息肉积聚在一段或全段大肠称息肉痔。部分患者可以发生癌变,尤以多发性息肉恶性变较多。
病因 病机	本病多因湿热下迫大肠,以致肠道气机不利,经络阻滞,瘀血浊气凝聚而成。 现代医学认为其发病可能与遗传有关,或因慢性刺激、慢性炎症、痢疾、血吸虫病感染等所致。

续表

注射疗法	适应证	适用于小儿无蒂息肉。
	药物	6%～8%明矾液,或5%鱼肝油酸钠。
	操作	侧卧位,局部消毒麻醉,在肛镜下找到息肉,再消毒,将药液注入息肉基底部,一般用药0.3～0.5mL,术后防止便秘。
结扎法	适应证	适用于低位带蒂息肉。
	操作	侧卧位或截石位,局部消毒,局麻扩肛后,用食指将息肉轻轻拉出肛外,或在肛镜下,用组织钳夹住息肉轻轻拉出肛外,用圆针丝线在息肉基底贯穿结扎,然后切除息肉。
电烙法	适应证	适用于较高位的小息肉。
	操作	膝胸位或俯卧位,在肛镜或乙状结肠下找到息肉,直接用电灼器烧灼息肉根部,无蒂息肉可烧灼中央部。但须注意,切勿烧灼过深,以免引起肠穿孔。术后卧床休息1小时,1周后复查。如脱落不全,可电灼第二次。

【昭昭医考重点提示】重点掌握息肉痔的定义。

细目三　肛隐窝炎

并发症	肛隐窝炎是肛隐窝、肛门瓣发生的急慢性炎症性疾病,又称肛窦炎,常并发肛乳头炎、肛乳头肥大。肛隐窝炎是肛周化脓性疾病的重要诱因,因此对本病的早期诊断、治疗有积极的意义。		
病因病机	多因饮食不节,过食醇酒厚味、辛辣炙煿,或虫积骚扰,湿热内生,下注肛部;或因肠燥便秘,破损染毒而成。		
主要症状	自觉肛门部不适,排便时因粪便压迫肛隐窝,可感觉肛门疼痛,一般不甚剧烈,数分钟内消失。若括约肌受刺激而挛缩则疼痛加剧,常可出现不排便时的短时间阵发性刺痛,并波及臀部和股内侧。急性期常伴便秘,粪便常带少许黏液,此种黏液常在粪便前流出,有时混有血丝。若并发肛乳头肥大,并从肛门脱出,可使肛门潮湿瘙痒。		
手术治疗的适应证	切开引流术	适应证	单纯肛隐窝炎或脓者;或有隐性瘘管者。
		操作方法	肛门部皮肤常规消毒,在局麻或腰俞穴位麻醉下,取截石位或侧卧位,在双叶肛门镜下,暴露病灶,沿肛隐窝作纵行切口,使引流通畅。术后每天便后坐浴、换药。
	切除术	适应证	本病伴肛乳头肥大者。
		操作方法	准备同上,在双叶肛门镜下,暴露病灶,将肛窦、肛门瓣作纵行切口,并剥离至肛乳头根部,用止血钳夹住肛乳头基底部,贯穿结扎切除。

【昭昭医考重点提示】重点掌握肛隐窝炎的定义及表现。

细目四　肛　痈

定义	肛痈是指肛管直肠周围间隙发生急慢性感染而形成的脓肿,相当于现代医学的肛门直肠周围脓肿。 由于发生的部位不同,可有不同的名称,如肛门旁皮下脓肿、坐骨直肠间隙脓肿、骨盆直肠间隙脓肿。中医学对本病也有不同的称谓,如脏毒、悬痈、坐马痈、跨马痈等。	
特点	多发病急骤,疼痛剧烈,伴高热,破溃后多形成肛漏。	
病因病机	多因过食肥甘、辛辣、醇酒等物,湿热内生,下注大肠,蕴阻肛门;或肛门破损染毒,致经络阻塞,气血凝滞而成。也有因肺、脾、肾亏损,湿热乘虚下注而成。 现代医学认为,本病系由于肛腺感染后炎症向肛管直肠周围间隙组织蔓延而成。	
诊断	临床表现	发病男性多于女性,尤以青壮年为多,主要表现为肛门周围疼痛、肿胀、有结块,伴有不同程度发热、倦怠等全身症状。 由于脓肿的部位和深浅不同,症状也有差异。如提肛肌以上的间隙脓肿,位置深隐,全身症状重,而局部症状轻;提肛肌以下的间隙脓肿,部位浅,局部红、肿、热、痛明显,而全身症状较。

诊断	临床表现	肛门旁皮下脓肿	发生于肛门周围的皮下组织内,局部红、肿、热、痛明显,脓成按之有波动感,全身症状轻微。
		坐骨直肠间隙脓肿	发于肛门与坐骨结节之间,感染区域比肛门皮下脓肿广泛而深。初起仅感肛门部不适或微痛,逐渐出现发热、畏寒、头痛、食欲不振等症状,而后局部症状加剧,肛门有灼痛或跳痛,在排便、咳嗽、行走时疼痛加剧,甚则坐卧不安。肛门指诊,患侧饱满,有明显压痛和波动感。
		骨盆直肠间隙脓肿	位于提肛肌以上,腹膜以下,位置深隐,局部症状不明显,有时仅有直肠下坠感,但全症状明显。肛门指诊,可触及患侧直肠壁处隆起、压痛及波动感。
		直肠后间隙脓肿	症状与骨盆直肠间隙脓肿相同,但直肠内有明显的坠胀感,骶尾部可产生钝痛,并可放射至下肢,在尾骨与肛门之间有明显的深部压痛。肛门指诊,直肠后方肠壁处有触痛、隆起和波动感。
		本病约5~7天成脓,若成脓期逾月,溃后脓出灰色稀薄,不臭或微臭,无发热或低热,应考虑结核性脓肿。	
	实验室和其他辅助检查	血常规:白细胞及中性粒细胞可有不同程度的增加。 超声波检查有助于了解肛痈的大小、位置及与肛门括约肌和肛提肌的关系。	
治疗	肛痈的治疗以手术为主,注意预防肛漏的形成。		
	辨证论治	热毒蕴结证	证候	肛门周围突然肿痛,持续加剧,伴有恶寒、发热、便秘、溲赤。肛周红肿,触痛明显,质硬,皮肤焮热。舌红,苔薄黄,脉数。
			治法	清热解毒。
			方药	仙方活命饮、黄连解毒汤加减。若有湿热之象,如舌苔黄腻、脉滑数等,可合用萆薢渗湿汤。
		火毒炽盛证	证候	肛周肿痛剧烈,持续数日,痛如鸡啄,难以入寐,伴恶寒发热,口干便秘,小便困难。肛周红肿,按之有波动感或穿刺有脓。舌红,苔黄,脉弦滑。
			治法	清热解毒透脓。
			方药	透脓散加减。
		阴虚毒恋证	证候	肛周肿痛,皮色暗红,成脓时间长,溃后脓出稀薄,疮口难敛,伴有午后潮热,心烦口干、盗汗。舌红,苔少,脉细数。
			治法	养阴清热,祛湿解毒。
			方药	青蒿鳖甲汤合三妙丸加减。肺虚者,加沙参、麦冬;脾虚者,加白术、山药、扁豆;肾虚者,加龟板、玄参,生地改熟地。
	外治	初起	实证用金黄膏、黄连膏外敷,位置深隐者,可用金黄散调糊灌肠;虚证用冲和膏或阳和解凝膏外敷。
		成脓	宜早期切开引流,并根据脓肿部位深浅和病情缓急选择手术方法。
		溃后	用九一丹纱条引流,脓尽改用生肌散纱条。日久成瘘者,按肛漏处理。
	手术方法	脓肿一次切开法、一次切开挂线法、分次手术、术后处理、手术中的注意事项等。	

备注:手术疗法

(1)脓肿一次切开法

适应证:浅部脓肿。

操作方法:在麻醉后,取截石位,局部消毒,于脓肿处切口,切口呈放射状,长度应与脓肿等长,使引流通畅,同时寻找齿线处感染的肛隐窝或内口,将切口与内口之间的组织切开,搔刮清除,以避免形成肛漏。

(2)一次切开挂线法

适应证:高位脓肿,如由肛隐窝感染而致坐骨直肠间隙脓肿、骨盆直肠间隙脓肿、直肠后间隙脓肿及马蹄形脓肿等。

操作方法：麻醉后，患者取截石位，局部消毒，于脓肿波动明显处，或穿刺抽脓，指示部位，作放射状或弧形切口，充分排脓后，以食指分离脓腔间隔，然后用双氧水或生理盐水冲洗脓腔，修剪切口扩大成梭形（可切取脓腔壁送病理检查）。然后用球头探针，自脓肿切口探入并沿脓腔底部轻柔地探查内口，另一食指伸入肛内引导协助寻找内口，探通内口后，将球头探针拉出，以橡皮筋结扎于球头部，通过脓腔拉出切口，将橡皮筋两端收拢，并使之有一定张力后结扎，创口内填以红油膏纱条，外敷纱布，宽胶布固定。

（3）分次手术

适用于：体质虚弱或不愿住院治疗的深部脓肿的患者。切口应在压痛或波动明显部位，尽可能靠近肛门，切口呈弧状或放射状，须有足够长度，用红油膏纱条引流，以保持引流通畅。待形成肛漏后，再按肛漏处理。病变炎症局限和全身情况良好者，如发现内口，可采用切开挂线法，以免二次手术。

（4）术后处理

酌情应用清热解毒、托里排脓的中药或抗生素，以及缓泻剂。术后每次便后用苦参汤坐浴，换药。挂线者，一般约10天自行脱落，可酌情紧线或剪除，此时创面已修复浅平，再经换药后，可迅速愈合，无肛门失禁等后遗症。各种方式的手术后，须注意有无高热、寒战等，如有则应及时处理。

（5）手术中的注意事项

① 定位要准确。一般在脓肿切开引流前应先穿刺，待抽出脓液后，再行切开引流。

② 切口。浅部脓肿可行放射状切口，深部脓肿应行弧形切口，避免损伤括约肌。

③ 引流要彻底。切开脓肿后要用手指去探查脓腔，分开脓腔内的纤维间隔以利引流。

④ 预防肛漏形成。术中应切开原发性肛隐窝炎（即内口），可防止肛漏形成。

【昭昭医考重点提示】重点掌握肛痈的定义、特点及分型。

细目五　肛　漏

肛漏	指直肠或肛管与周围皮肤相通所形成的瘘管，也称肛瘘。一般由原发性内口、瘘管和继发性外口三部分组成，也有仅具内口或外口者。肛漏多是肛痈的后遗症。临床上分为化脓性或结核性两类。			
特点	以局部反复流脓、疼痛、瘙痒为主要症状，并可触及或探及瘘管通到直肠。			
病因病机	肛痈溃后，余毒未尽，蕴结不散，血行不畅，疮口不合，日久成漏；亦有虚劳久嗽，肺、脾、肾亏损，邪乘于下，郁久肉腐成脓，溃后成漏。 现代医学认为，肛漏与肛周脓肿分别属于肛周间隙化脓性感染的两个病理阶段，急性期为肛周脓肿，慢性期即为肛漏。			
诊断	临床表现	本病可发生于各种年龄和不同性别，但以成年人为多见。通常有肛痈反复发作史，并有自行溃破或曾作切开引流的病史。		
		主要症状	流脓	局部间歇性或持续性流脓，久不收口。一般初形成的漏流脓较多，有粪臭味，色黄而稠；久之，则脓水稀少，或时有时无，呈间歇性流脓；若过于疲劳，则脓水增多，有时可有粪便流出；若脓液已少而突然又增多，兼有肛门部疼痛者，常表示有急性感染或有新的支管形成。
			疼痛	当瘘管通畅时，一般不觉疼痛，而仅有局部坠胀感。若外口自行闭合，脓液积聚，可出现局部疼痛，或有寒热；若溃破后脓水流出，症状可迅速减轻或消失。但也有因内口较大，粪便流入管道而引起疼痛，尤其是排便时疼痛加剧。
			瘙痒	由于脓液不断刺激肛门周围皮肤而引起瘙痒，有时可伴发肛门湿疮。
		查体	肛门视诊可见外口，外口凸起较小者多为化脓性；外口较大，凹陷，周围皮肤暗紫，皮下有穿凿性者，应考虑复杂性或结核性肛漏。低位肛漏可在肛周皮下触及硬索，高位或结核性者一般不易触及。以探针探查，常可找到内口。	

诊断	临床表现	分类 (见备注)	单纯性 肛漏	指肛门旁皮肤仅有一个外口,直通入齿线上肛隐窝之内口者,称为完全漏,又叫内外漏;若只有外口下连瘘管,而无内口者,称为单口外漏,又叫外盲漏;若只有内口与瘘管相通,而无外口的,称为单口内漏,又叫内盲漏。
			复杂性 肛漏	指在肛门内、外有三个以上的开口;或管道穿通两个以上间隙;或管道多而支管横生;或管道绕肛门而生,形如马蹄者,称为马蹄形肛漏。
		肛漏的 发展规律		将肛门两侧的坐骨结节画一条横线,当漏管外口在横线之前距离肛缘4cm以内,内口在齿线处与外口位置相对,其管道多为直行;如外口在距离肛缘4cm以外,或外口在横线之后,内口多在后正中齿线处,其漏管多为弯曲或马蹄形。
	实验室和其他辅助检查			X线碘油造影术可显示漏管走行、深浅、有无分支及内口的位置,与直肠及周围脏器的关系等,为手术提供可靠的依据。
	鉴别诊断	肛门部化脓性汗腺炎		皮肤及皮下组织的慢性炎症性疾病,常可在肛周皮下形成漏管及外口、流脓,并不断向四周蔓延。检查时可见肛周皮下多处漏管及外口,皮色暗褐而硬,肛管内无内口。
		骶前畸胎瘤溃破		骶前畸胎瘤是胚胎发育异常的先天性疾病。多在青壮年时期发病,初期无明显症状,如肿瘤增大压迫直肠可发生排便困难。若继发感染,可从肛门后溃破而在肛门后尾骨前有外口,但肛门指诊常可触及骶前有囊性肿物感,而无内口。手术可见腔内有毛发、牙齿、骨质等。
治疗	肛漏的治疗一般以手术治疗为主。目前常用的手术疗法有挂线疗法、切开疗法、切开与挂线相结合等三种。			
	切开疗法	适应证		低位单纯性肛漏和低位复杂性肛漏,对高位肛漏切开时,必须配合挂线疗法,以免造成肛门失禁。
		禁忌证		肛门周围有皮肤病患者;漏管仍有酿脓现象存在者;有严重的肺结核病、梅毒等,或极度虚弱者;有癌变者。
		治疗原理		该法是将漏管全部切开,必要时可将漏管周围的瘢痕组织作适当修剪,使之引流通畅,创口逐渐愈合。手术成败的关键,在于正确地找到内口,并将内口切开或切除,否则创口就不能愈合,即使暂时愈合,日久又会复发。
	挂线疗法	具有操作简便、引流通畅、瘢痕小,对肛门功能无影响等优点。		
		适应证		适用于距离肛门4cm以内,有内外口的低位肛漏;亦作为复杂性肛漏切开疗法或切除疗法的辅助方法。
		禁忌证		同切开疗法。
		治疗原理		在于利用结扎线的机械作用,以其紧缚所产生的压力或收缩力,缓慢勒开管道,给断端以生长与周围组织产生炎症粘连的机会,从而防止了肛管直肠环突然断裂回缩而引起的肛门失禁。目前多以橡皮筋代替丝线,可缩短疗程,减轻术后疼痛。
肛漏手术注意事项	1. 探针由外口探入时,不能用力,以免造成假道。 2. 如瘘管在肛管直肠环下方通过,可以一次全部切开漏管。如漏管通过肛管直肠环的上方,必须加用挂线疗法,即先切开外括约肌皮下部浅部及其下方的瘘管,然后用橡皮筋由剩余的管道口通入,由内口引出,缚在肛管直肠环上,这样可避免由一次切断肛管直肠环,而造成失禁。如肛管直肠环已纤维化者,也可一次全部切开无须挂线。 3. 漏管若在外括约肌深、浅两层之间通过者,该处肌肉未形成纤维化时,不能同时切断两处外括约肌,在切断外括约肌时,要与肌纤维成直角,不能斜角切断。 4. 高位肛漏通过肛尾韧带,可以作纵行切开,不能横行切断肛尾韧带,以免造成肛门向前移位。			

备注：肛漏分类

1975年全国首届肛管直肠学术会议制定了肛漏的统一分类标准,以外括约肌深部画线为标志,漏管经过此线以上者为高位,在此线以下者为低位,其分类如下:

低位单纯性肛漏:只有一个漏管,并通过外括约肌深层以下,内口在肛窦附近。

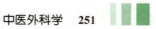

低位复杂性肛漏：漏管在外括约肌深层以下，有两个以上外口，或两条以上管道，内口在肛窦部位。

高位单纯性肛漏：仅有一条管道，漏管穿过外括约肌深层以上，内口位于肛窦部位。

高位复杂性肛漏：有两个以上外口及管道有分支窦道，其主管道通过外括约肌深层以上，有一个或两个以上内口者。

【昭昭医考重点提示】重点掌握肛漏的定义、特点、表现及治疗等。

细目六　肛　裂

定义	肛管的皮肤全层纵行裂开并形成感染性溃疡者称肛裂。本病好发于青壮年，女性多于男性。肛裂的部位一般在肛门前后正中位，尤以后位多见，位于前正中线的肛裂多见于女性。中医将本病称为"钩肠痔""裂痔"等。		
特点	临床上以肛门周期性疼痛、出血、便秘为主要特点。		
病因病机	《医宗金鉴》说肛门围绕，折纹破裂，便结者，火燥也。故阴虚津乏，或热结肠燥，而致大便秘结，排便努责，而使肛门皮肤裂伤，然后染毒而逐渐形成慢性溃疡。 现代医学认为，肛裂的形成与解剖因素、局部损伤、慢性感染、内括约肌痉挛等因素有关。		
主要症状	疼痛	周期性疼痛是肛裂的主要症状，常因排便时，肛管扩张刺激溃疡面，引发撕裂样疼痛，或灼痛，或刀割样疼痛，持续数分钟后减轻或缓解，称为疼痛间歇期，时间一般在5分钟左右，随后括约肌持续性痉挛收缩而剧烈疼痛，可持续数小时，使患者坐卧不安，十分痛苦，直到括约肌疲劳松弛后，疼痛逐渐缓解，这一过程为肛裂疼痛周期。病情严重时，咳嗽、喷嚏都可以引起疼痛，并向骨盆及下肢放射。	
	出血	大便时出血，量不多，鲜红色，有时染红便纸，或附着于粪便表面，有时滴血。	
	便秘	病人多数有习惯性便秘，又因恐惧大便时疼痛，不愿定时排便，故便秘加重，形成恶性循环。	
分类	早期肛裂	发病时间较短，仅在肛管皮肤见一个小的溃疡，创面浅而色鲜红，边缘整齐而有弹性。	
	陈旧性肛裂	裂口边缘变硬变厚，裂口周围组织发炎、充血、水肿及结缔组织增生，形成赘皮性外痔。在裂口上端齿线附近并发肛窦炎、肛乳头炎，形成单口内瘘及肛乳头肥大。溃疡基底因炎症刺激结缔组织增生，栉膜增厚变硬形成栉膜带，妨碍括约肌松弛，致使裂口边缘不整齐，缺乏弹性，形成较深大溃疡而不易愈合。裂口、栉膜带、赘皮性外痔、单口内瘘、肛窦炎、肛乳头炎和肛乳头肥大的六种病理改变，成为陈旧性肛裂的特征。	
辨证论治	血热肠燥证	证候	大便两三日一行，质干硬，便时肛门疼痛、滴血或手纸染血，裂口色红，腹部胀满，溲黄。舌偏红，脉弦数。
		治法	清热润肠通便。
		方药	凉血地黄汤合脾约麻仁丸。
	阴虚津亏证	证候	大便干结，数日一行，便时疼痛点滴下血，裂口深红。口干咽燥，五心烦热。舌红，苔少或无苔，脉细数。
		治法	养阴清热润肠。
		方药	润肠汤。
	气滞血瘀证	证候	肛门刺痛明显，便时便后尤甚。肛门紧缩，裂口色紫暗，舌紫黯，脉弦或涩。
		治法	理气活血，润肠通便。
		方药	六磨汤加红花、桃仁、赤芍等。
手术治疗	陈旧性肛裂和非手术疗法治疗无效的早期肛裂，可考虑手术治疗，并根据不同情况选择不同的手术方法。		
	扩肛法	适用于早期肛裂，无结缔组织外痔、肛乳头肥大等合并症者。	
	切开疗法	适用于陈旧性肛裂，伴有结缔组织外痔、乳头肥大等。	
	肛裂侧切术	适用于不伴有结缔组织外痔、皮下瘘等的陈旧性肛裂。	
	纵切横缝法	适用于陈旧性肛裂伴有肛管狭窄者。	

【昭昭医考重点提示】重点掌握肛裂的定义、特点、表现及分类等。

细目七 脱 肛

定义			脱肛是直肠黏膜、肛管、直肠全层和部分乙状结肠向下移位,脱出肛门外的一种疾病。相当于西医的直肠脱垂。
特点			是以直肠黏膜及直肠反复脱出肛门外伴肛门松弛。
病因病机			小儿气血未旺,老年人气血衰退,中气不足,或妇女分娩用力耗气,气血亏损,以及慢性泻痢、习惯性便秘、长期咳嗽均易导致气虚下陷,固摄失司,以致肛管直肠向外脱出。 现代医学认为,全身机能状况尤其是神经系统机能减退对直肠脱垂的发生有重大影响。但局部因素如解剖结构缺陷和机能不全、肠源性疾病、腹压增高等,亦是造成直肠脱垂的重要条件。
症状			脱肛又称为直肠脱垂。多见于幼儿、老年人、久病体弱者及身高瘦弱者。女性因骨盆下口较大及多次分娩等因素,发病率高于男性。 起病缓慢,无明显全身症状,早期便后有黏膜肛门脱出,便后能自行还纳,以后渐渐不能自然回复,须手托或平卧方能复位。日久失治,可使直肠各层组向下移位,直肠或部分乙状结肠脱出,甚至咳嗽、蹲下或行走时也可脱出。患者常有大便不尽和大便不畅,或下腹部坠痛,腰部、腹股沟及两侧下肢有酸胀和沉重感觉。因直肠黏膜反复脱出暴露在外,常发生充血、水肿、糜烂、出血,故肛门可流出黏液,刺激肛周皮肤,可引起瘙痒。
分类			直肠脱垂可分为三度:
	一度脱垂		为直肠黏膜脱出,脱出物淡红色,长 3～5cm,触之柔软,无弹性,不易出血,便后可自行回纳。
	二度脱垂		为直肠全层脱出,脱出物长 5～10cm,呈圆锥状,淡红色,表面为环状而有层次的黏膜皱襞,触之较厚,有弹性,肛门松弛,便后有时需用手回复。
	三度脱垂		直肠及部分乙状结肠脱出,长达 10cm 以上,呈圆柱形,触之很厚,肛门松弛无力。
鉴别			一度直肠黏膜脱垂与内痔脱出的鉴别:内痔脱出时痔核分颗脱出,无环状黏膜皱襞,黯红色或青紫色,容易出血。
内治法	脾虚气陷证	证候	便时肛内肿物脱出,轻重不一,色淡红,伴有肛门坠胀,大便带血,神疲乏力,食欲不振,甚则头昏耳鸣,腰膝酸软。舌淡、苔薄白,脉细弱。
		治法	补气升提,收敛固涩。
		方药	补中益气汤加减。脱垂较重,不能自行还纳者,宜重用升麻、柴胡、党参、黄芪;腰酸耳鸣者,加山萸肉、覆盆子、诃子。
	湿热下注证	证候	肛内肿物脱出,色紫黯或深红,甚则表面溃破、糜烂,肛门坠痛,肛内指检有灼热感。舌红,苔黄腻,脉弦数。
		治法	清热利湿。
		方药	萆薢渗湿汤加减。出血多者,加地榆、槐花、侧柏炭。
其他疗法			1. 熏洗以苦参汤加石榴皮、枯矾、五倍子,煎水熏洗,每天 2 次。 2. 外敷五倍子散或马勃散外敷。 3. 注射法(见备注)。 4. 针灸: (1) 体针及电针取穴长强、百会、足三里、承山、八髎、提肛穴。 (2) 梅花针在肛门周围外括约肌部位点刺。 此外,还有直肠瘢痕支持固定术、肛门紧缩术和直肠悬吊术等手术方法。

备注:注射法

将药液注入直肠黏膜下层或直肠周围,使分离的直肠黏膜与肌层粘连固定,或使直肠与周围组织粘连固定。

(1) 黏膜下注射法

此法分为黏膜下层点状注射法和柱状注射法两种。

适应证:一、二度直肠脱垂,以一度直肠脱垂效果最好。

禁忌证:直肠炎、腹泻、肛周炎及持续性腹压增加疾病。

药物：6%～8%明矾溶液。

操作方法：①点状注射，取侧卧位或截石位，局部消毒后，将直肠黏膜暴露肛外，或在肛门镜下，齿线上1cm，环形选择2～3个平面，或纵行选择4～6行。每个平面或每行选择4～6点，各点距离相互交错，每点注药0.2～0.3mL，不要过深刺入肌层，或过浅注入黏膜内，以免无效或坏死。总量一般为6～10mL，注射完毕，用塔形纱布压迫固定。②柱状注射，在暴露肛外直肠黏膜3、6、9、12点齿线上1cm，黏膜下层作柱状注射。长短视脱出长度而定，每柱药量2～3mL，注射完毕，送回肛内。注射当天适当休息，不宜剧烈活动。流质饮食，控制大便1～3天。一般1次注射后可收到满意效果，若疗效不佳，7～10天后再注射1次。

（2）直肠周围注射法

适应证：二、三度直肠脱垂。

禁忌证：肠炎、腹泻、肛门周围急性炎症。

药物：6%～8%明矾溶液。

术前准备：术前晚上和术前各灌肠1次。

操作方法：麻醉后，取截石位。局部和肛内消毒，术者戴无菌手套，选定在距离肛缘1.5cm，3、6、9三个进针点，然后用细长腰穿针头和20mL注射器，吸入注射液，选3点处刺入皮肤、皮下，进入坐骨直肠窝，大约进入4～5cm，针尖遇到阻力，即达肛提肌，穿过肛提肌，进入骨盆直肠间隙。此时，另一手食指伸入直肠内，仔细寻摸针尖部位，确定针尖在直肠壁外，再将针深入2～3cm，为了保证针尖不刺入直肠壁内，以针尖在直肠壁外可以自由滑动为准，然后缓慢注入药物6～8mL，使药液呈扇形均匀散开。用同法注射对侧，最后在6点处注射，沿直肠后壁进针，刺入4～5cm，到直肠后间隙，注药4～5mL，三点共注射药量16～20mL。注射完毕，局部消毒后，用无菌纱布覆盖。卧床休息，控制大便3天。注射后1～3小时内肛门周围胀痛，一般可自行缓解。术后2～3天，有时有低热，如不超过38℃，局部无感染者为吸收热，可不予特殊处理。如超过38℃，局部有红、肿等感染性炎症改变时，应给予抗生素治疗。

【昭昭医考重点提示】重点掌握脱肛的定义、特点及脱肛的分期表现等。

细目八　锁肛痔

定义	发生在肛管直肠的恶性肿瘤，病至后期，肿瘤阻塞，肛门狭窄，排便困难，犹如锁住肛门一样，故称为锁肛痔。相当于西医的肛管直肠癌。 本病的发病年龄多在40岁以上，偶见于青年人。	
主要症状	初期表现为直肠黏膜或肛门皮肤一突起小硬结，无明显症状，病情进一步发展，可出现一系列改变。	
	便血	直肠癌最常见的早期症状。大便带血，血为鲜红或暗红，量不多，常同时伴有黏液，呈持续性，此时常被误认为"痔疮"。病情进一步发展，可出现大便次数增多，有里急后重，排便不尽感，粪便中有血、脓、黏液，并有特殊的臭味。
	排便习惯改变	排便习惯改变也是直肠癌常见的早期症状。表现为排便次数增多，便意频繁，便不尽感等。有时为便秘，同时肛门内有不适或下坠感。
	大便变形	病程后期因肠腔狭窄，粪便少，大便形状变细、变扁，并出现腹胀、腹痛、肠鸣音亢进等肠梗阻征象。
	转移征象	首先是直接蔓延，后期穿过肠壁，侵入膀胱、阴道壁、前列腺等邻近组织，若侵及膀胱、尿道时有排尿不畅及尿痛、尿频。侵及骶前神经丛时，在直肠内或骶骨部可有剧烈持续性疼痛，并向下腹部、腰部或下肢放射。另外，可经淋巴向上轻移至沿直肠上静脉走行的淋巴结。约10%～15%的患者在确诊时癌症已经过门静脉血行转移至肝脏，出现肝肿大、腹水和黄疸。晚期患者可出现食欲不振，全身衰弱无力，贫血，极度消瘦等恶病质表现。
检查方法	（1）指诊；（2）直肠镜或乙状结肠镜检查；（3）钡剂灌肠检查；（4）其他检查（见备注）。	
治疗原则	本病一经诊断，应及早采取根治性手术治疗，根据情况术前、术后应用中医药疗法、放疗或化疗可以提高疗效。	

备注：检查方法

（1）指诊：肛管癌较少见，早期肿块较小，可活动，呈现疣状。进一步发展在肛门部可看到突起包块或溃疡，基底不平，质硬，并可能有卫星转移结节和腹股沟淋巴结转移。

直肠指检是诊断直肠癌的最重要的方法。80％的直肠癌位于手指可触及的部位，肿瘤较大时指检可以清楚扪到肠壁上的硬块、巨大溃疡或肠腔狭窄。退指后可见指套上染有血、脓和黏液。指检发现癌肿时要扪清大小、范围、部位和固定程度，以便决定治疗方法。

（2）直肠镜或乙状结肠镜检查：对所有指检可疑或已明确无疑的直肠癌均应进行直肠镜或乙状结肠镜检查，不仅可以看到直肠内病变的范围，更重要的是取活组织进行病理检查，以确定诊断。

（3）钡剂灌肠检查：可以发现肠腔狭窄或钡影残缺等。为排除结肠中多发性原发癌，应常规进行钡剂灌肠或气钡双重造影术。

（4）其他检查：直肠下端癌肿较大时，女性患者应行阴道及双合诊检查，男性患者必要时应行膀胱镜检查。疑有肝转移时应行B型超声检查、CT或同位素扫描。直肠癌肿侵及肛管而有腹股沟淋巴结肿大时，应将淋巴结切除活检。

【昭昭医考重点提示】重点掌握锁肛痔的定义、特点及主要症状。

历年真题精选

【A1型题】
直肠的全长应为
A. 3～4.5cm　　B. 10cm　　C. 12cm　　D. 15cm　　E. 18cm
答案：C；考点：直肠
解析：直肠上端在第2～3骶椎水平与乙状结肠相连结，在骶尾骨前面下行，于尾骨尖稍下方终止于齿线，并与肛管相连。直肠全长12cm。故选择C。

细目一：痔
【A1型题】
1. 内痔的主要症状是
A. 便血，疼痛　　B. 便血，有分泌物　　C. 便血，脱出
D. 便血，肛门痒　　E. 便血，异物感
答案：C；考点：内痔的症状特点
解析：痔生于肛门齿线以上，直肠末端黏膜下的痔内静脉丛扩大、曲张形成的柔软静脉团，称为内痔。内痔是肛门直肠疾病中最常见的病种。内痔好发于截石位3、7、11点，其主要临床表现有便血、痔核脱出、肛门不适感。故选择C。

【A2型题】
2. 患者，男，65岁。动则气急，欲便无力，排便时有肿物自肛门内脱出，严重时走路、咳嗽均有脱出，须手助复位，伴有少量出血，舌淡苔薄，脉细。其诊断是
A. Ⅰ期内痔　　B. Ⅱ期内痔　　C. Ⅲ期内痔　　D. 肛乳头肥大　　E. 炎性混合痔
答案：C；考点：内痔的分期
解析：Ⅲ期：痔核更大，如鸡蛋或更大，色灰白，大便时或行走时脱出肛外，不能自行还纳，一般不出血，一旦出血则呈喷射状，痔核脱出后如不尽快还纳，则易嵌顿而绞窄肿胀、糜烂坏死。Ⅰ期：痔核较小，如黄豆或蚕豆大，色鲜红，质柔软，不脱出肛外，大便带血或滴血。Ⅱ期：痔核较大，形似红枣，色暗红，大便时脱出肛外，便后能自行还纳，大便滴血多或射血一线如箭。故选择C。

3. 患者，男，28岁。肛门部剧痛2天，肛缘可扪及肿物，表面色紫，触痛明显。应首先考虑的是
A. 肛裂　　B. 肛旁皮下脓肿　　C. 血栓性外痔
D. 肛管癌　　E. 内痔嵌顿

答案：C；　考点：血栓性外痔的诊断

解析：血栓性外痔多由血分有热,气血瘀滞,血热妄行,脉络破裂,血溢脉外,瘀于皮下而成的肛缘肿物,颜色紫暗。故选择 C。

4. 患者,女,42 岁。肛门部肿物,异物感明显,时肿痛。经查可见截石位 3、7、11 点为静脉曲张性外痔。应首选的治疗措施是

A. 注射法　　　　B. 枯痔法　　　　C. 结扎　　　　D. 切除法　　　　E. 外剥内扎法

答案：D；　考点：静脉曲张性外痔的治法

解析：要彻底治愈,应行外痔静脉剥离。其他都是辅助的疗法。故选择 D。

【B 型题】

(5～6 题共用选项)

A. 截石位 3、7、11 点　　　　B. 截石位 3、9 点　　　　C. 截石位 6、12 点

D. 截石位 1、8 点　　　　E. 截石位 4、10 点

5. 血栓外痔好发于肛门齿线下

答案：B

6. 内痔好发于肛门齿线上

答案：A；　考点：内、外痔好发部位

解析：内痔好发于齿线上 3、7、11 点处;赘皮外痔多发于肛缘 6、12 点处;肛裂好发于肛管 6、12 点处;血栓外痔好发于 3、9 点处。故 5 题选择 B,6 题选择 A。

细目三～细目六：肛隐窝炎、肛痈、肛漏、肛裂

【A1 型题】

1. 肛隐窝炎的并发症是

A. 肛口肿胀　　　B. 肛口疼痛　　　C. 肛口出血　　　D. 肛乳头炎　　　E. 肛口潮湿

答案：D；　考点：肛隐窝炎的并发症

解析：肛隐窝炎是指发生在肛窦、肛门瓣的急慢性炎症性疾病,故又称肛窦炎,肛隐窝炎常并发肛乳头炎和肛乳头肥大。其临床特征是肛门部胀痛不适和肛门部潮湿有分泌物。肛隐窝炎是肛周脓肿的重要原因。所以选择 D。

【A2 型题】

2. 患者,男,30 岁。便后肛门部疼痛、出血反复发作 10 年。检查：肛门外观截石位 6 点有结缔组织外痔,并有梭形裂口通向肛内,边缘不齐,创面较深,术中见肛管狭窄明显。应首选的治疗措施是

A. 注射疗法　　　B. 扩肛疗法　　　C. 切除疗法　　　D. 纵切横缝　　　E. 肛裂切开

答案：D；　考点：肛裂的治疗

解析：本病属于陈旧性肛裂伴有肛管狭窄者,应选择纵切横缝。扩肛法适应证为早期肛裂,陈旧性肛裂且无结缔组织外痔、肛乳头肥大者;切除疗法适应证为陈旧性肛裂伴有结缔组织外痔或肛乳头肥大者。故选择 D。

3. 患者,男,肛门左侧皮下有一肿物 5 天,焮红热痛,按之应指。其诊断是

A. 坐骨直肠间隙脓肿　　　　　　　B. 骨盆直肠间隙脓肿

C. 直肠后间隙脓肿　　　　　　　　D. 肛旁皮下间隙脓肿

E. 直肠脱出嵌顿

答案：D；　考点：肛痈的诊断

解析：肛痈的发生绝大部分与肛隐窝炎有关,其临床特点是发病急骤、肛周剧痛,伴全身高热,脓肿破溃后易形成瘘管。由于肛痈发生的部位不同,可有不同的名称,如生于肛门旁皮下者,名肛门旁皮下脓肿;生于坐骨直肠窝者,名坐骨直肠窝脓肿;生于骨盆直肠窝者,名骨盆直肠窝脓肿;生于直肠后间隙者,名直肠后间隙脓肿。故选择 D。

4. 肛漏患者,脓出稀薄不臭,淋漓不尽,伴低热盗汗,面色萎黄,神疲纳呆。检查：局部疮口潜形,周围有

空腔。治疗应首选

    A. 二妙丸   B. 萆薢渗湿汤   C. 黄连解毒汤   D. 青蒿鳖甲汤   E. 补中益气汤

答案：D； 考点：肛漏的治疗

解析：此证型属于阴虚邪恋。正气不足,湿热之邪蕴于肛门,留恋不去,则反复流稀薄脓水。治宜养阴清热,方药选用青蒿鳖甲汤加减。故选择 D。

    5. 患者,男,30 岁。便干,便后出血并疼痛 1 周。检查：肛门外观可见截石位 6 点有一梭形裂口通向肛内,创面不深,边缘整齐。其分类应是

    A. 内痔   B. 外痔   C. 肛窦炎   D. 早期肛裂   E. 陈旧性肛裂

答案：D； 考点：肛裂的分类

解析：新鲜肛裂病程较短(约 3 个月以内),疼痛轻微,疼痛时间较短,肛裂创面颜色鲜红边缘整齐。陈旧性肛裂：病程较长(约 3～5 个月以上),反复发作,疼痛剧烈,肛裂创面色灰白,创缘呈缸口样增厚,底部形成平整而硬的灰白组织(栉膜带)。由于裂口周围慢性炎症,常可伴发结缔组织外痔(哨兵痔)、单口内瘘、肛乳头肥大、肛窦炎、胚乳头炎等。因此,裂口、栉膜带、哨兵痔、肛乳头肥大、单口内瘘、肛窦炎、肛乳头炎 7 种病理改变,为陈旧性肛裂的病理特征。所以选择 D。

    细目七：脱肛

【A1 型题】

    1. 脱肛外治法的治疗原则是

    A. 熏洗、外敷   B. 涂药、烙法   C. 收敛、固涩   D. 熨法、热烘   E. 针灸、垫棉

答案：A； 考点：脱肛的治疗原则

解析：外治法：①熏洗疗法以苦参汤加石榴皮、枯矾、五倍子,煎水熏洗；②敷药疗法五倍子散或马勃散调凡士林外敷肛门。故选择 A。

【A2 型题】

    2. 患者,男,30 岁。肛门部有物反复脱出近 10 年。检查：脱出物呈圆锥状,长约 7cm,上可见沟纹。其诊断是

    A. 混合痔   B. 内痔三期   C. Ⅰ 度直肠脱垂   D. Ⅱ 度直肠脱垂   E. Ⅲ 度直肠脱垂

答案：D； 考点：脱肛的分度

解析：直肠脱垂临床分为 3 度：Ⅰ 度脱垂：为直肠黏膜脱出,脱出物色较红,长约 3～5cm,触之柔软,无弹性,不易出血,便后可自行还纳。Ⅱ 度脱垂：为直肠全层脱出,长约 5～10cm,呈圆锥状,色淡红,表面为环状而有层次的黏膜皱襞,触之较厚有弹性,肛门松弛,便后有时需用手托回。Ⅲ 度脱垂：直肠及部分乙状结肠脱出,长达 10m 以上,色淡红,呈圆柱形,触之很厚,便后需用手托回。故选 D。

    细目八：锁肛痔

【A1 型题】

    1. 肛管直肠癌的早期症状除便血外,还可见

    A. 大便变形   B. 腹胀肠鸣   C. 脱出不纳

    D. 排便习惯改变   E. 肛门潮湿

答案：D； 考点：锁肛痔的症状

解析：锁肛痔是指肛管直肠癌后期,肿块堵塞肛门,引起肛门狭窄,大便困难,犹如锁住肛门一样,故称锁肛痔。相当于西医学的肛管直肠癌。其临床特点是便血、大便习惯改变、直肠肛管肿块。选择 D。

【A2 型题】

    2. 患者,男,61 岁。1 个月来,大便次数由每日 1 次变为每日 2～3 次,并有下坠及排便不尽之感,便中带血,色暗红、量不多。初步诊断为直肠癌,为确诊,应做哪项简便而有意义的检查

    A. 结肠造影   B. 肛门直肠指诊   C. 美兰染色

    D. 结肠镜检查   E. 病理切片

答案：B； 考点：锁肛痔的检查

解析：直肠指检在锁肛痔的早期诊断上有重要意义。80%的直肠癌位于手指可触及的部位。手指触及肠壁上有大小不等的无痛性硬结或溃疡，推之不移，或肠腔狭窄，指套染有脓血黏液。故选择 B。

第十单元　泌尿男性疾病

【考点透视】

本单元的复习重点在疾病的辨证论治上，考生可以结合疾病的特点及其病因病机加以理解，尤其是慢性前列腺炎、前列腺增生是主要出题点，其病因病机、临床表现及治疗都需要掌握。

细目一　子　痈

定义			中医称睾丸和附睾为肾子，子痈是指睾丸及附睾的化脓性疾病。临证中分急性子痈与慢性子痈。相当于西医的急慢性附睾炎或睾丸炎。
特点			以睾丸或附睾肿胀疼痛为特点。
病因病机	湿热下注		外感六淫或过食辛辣炙煿，湿热内生，或房事不洁，外染湿热秽毒，或跌仆闪挫，肾子受损，经络阻隔，气血凝滞，郁久化热，发为本病。
	气滞痰凝		郁怒伤肝，情志不畅，肝郁气结，经脉不利，血瘀痰凝，发于肾子，则为慢性子痈。
诊断	急性子痈		附睾或睾丸肿痛，突然发作，疼痛程度不一，行动或站立时加重。疼痛可沿输精管放射至腹股沟及下腹部。伴有恶寒发热，口渴欲饮，尿黄便秘等症状。附睾可触及肿块，触痛明显。化脓后阴囊红肿，可有波动感，溃破或切开引流后，脓出毒泄，症状消退迅速，疮口容易愈合。化验检查血白细胞总数增高，尿中可有白细胞。
	慢性子痈		临床较多见。患者常有阴囊部隐痛、发胀、下坠感，疼痛可放射至下腹部及同侧大腿根部，可有急性子痈发作史。检查可触及附睾增大，变硬，伴轻度压痛，同侧输精管增粗。
治疗	治疗急性子痈在辨证论治的同时，可配合使用抗生素；慢性子痈多应用中医药治疗。		
	内治	湿热下注证	证候：多见于成年人。睾丸或附睾肿大疼痛，阴囊皮肤红肿，焮热疼痛，少腹抽痛，局部触痛明显，脓肿形成时，按之应指，伴恶寒发热。苔黄腻，脉滑数。
			治法：清热利湿，解毒消肿。
			方药：枸橘汤或龙胆泻肝汤加减。疼痛剧烈者，加延胡索、金铃子。
		气滞痰凝证	证候：附睾结节，子系粗肿，轻微触痛，或牵引少腹不适，多无全身症状。舌淡或有瘀斑，苔薄白或腻，脉弦滑。
			治法：疏肝理气，化痰散结。
			方药：橘核丸加减。
	外治	急性子痈	未成脓者，可用金黄散或玉露散水调匀，冷敷。病灶有波动感，穿刺有脓者，应及时切开引流。脓稠、腐肉较多时，可选用九一丹或八二丹药线引流，脓液已净，外用生肌白玉膏。
		慢性子痈	葱归溻肿汤坐浴，或冲和膏外敷。
	其他疗法		急性子痈主张早期应用抗生素，在药敏试验未获结果前，可选用抗菌谱较广的抗生素。

【昭昭医考重点提示】重点掌握子痈的定义、特点；急慢性子痈的表现等。

细目二　子　痰

定义	子痰是发于肾子的疮痨性疾病，相当于西医的附睾结核。
特点	附睾有慢性硬结，逐渐增大，形成脓肿，溃破后脓液稀薄如痰，并夹有败絮样物质，易成窦道，经久不愈。
病因病机	因肝肾亏损，脉络空虚，浊痰乘虚下注，结于肾子；或阴虚内热，相火偏旺，灼津为痰，阻于经络，痰瘀互结而成。浊痰日久，郁而化热，热胜肉腐成脓。若脓水淋漓，病久不愈，阴损及阳，可出现阴阳两虚，气血两亏之候。西医认为本病是由结核杆菌感染而引起。

诊断	临床表现	本病多发于中青年,以 20～40 岁居多。初起自觉阴囊坠胀,附睾尾部有不规则的局限性结节,质硬,触痛不明显,结节常与阴囊皮肤粘连。日久结节逐渐增大,可形成脓肿,溃破后液清稀,或夹有豆腐渣样絮状物,易形成反复发作、经久不愈的窦道。输精管增粗变硬,呈串珠状。常有五心烦热、午后潮热、盗汗、倦怠乏力等症状。		
	辅助检查	尿常规检查可有红、白细胞及脓细胞,红细胞沉降率多增高。脓液培养有结核杆菌生长。		
	鉴别诊断	慢性子痈	可有急性发作史,附睾肿块压痛明显,一般与阴囊皮肤无粘连,输精管无串珠样改变。	
		精液囊肿	多发于附睾头部,形圆光滑,透光试验阳性,穿刺有乳白色液体,镜检有死精子。	
治疗	内治	在辨证论治的同时,应用西药抗结核治疗 6 个月以上。		
		浊痰凝结证	证候	见于初起硬结期。肾子处酸胀不适,附睾硬结,子系呈串珠状肿硬,无明显全身症状。苔薄,脉滑。
			治法	温经通络,化痰散结。
			方药	阳和汤加减,配服小金丹。
		阴虚内热证	证候	见于中期成脓期。病程日久,肾子硬结逐渐增大并与阴囊皮肤粘连,阴囊红肿疼痛,触之可有应指感,伴低热、盗汗、倦怠。舌红,少苔,脉细数。
			治法	养阴清热,除湿化痰,佐以透脓解毒。
			方药	滋阴除湿汤合透脓散加减。
		气血两亏证	证候	见于后期溃脓期。脓肿破溃,脓液稀薄,夹有败絮样物质,疮口凹陷,形成瘘管,反复发作,经久不愈,虚热不退,面色无华,腰膝酸软。舌淡,苔白,脉沉细无力。
			治法	益气养血,化痰消肿。
			方药	十全大补汤加减,兼服小金丹。
	外治	未成脓者,宜消肿散结,外敷冲和膏,每天 1～2 次。已成脓者,及时切开引流。窦道形成者,选用腐蚀平胬药物制成药线或药条外用。		
	西医治疗	应用抗结核治疗,常用药物有异烟肼、利福平、吡嗪酰胺、乙胺丁醇等,一般主张联合使用。		

【昭昭医考重点提示】重点掌握子痈的定义、特点及表现等。

细目三　阴茎痰核

定义	阴茎痰核是指阴茎海绵体白膜发生纤维化硬结的一种疾病。			
特点	本病多见于中年人。阴茎背侧可触及硬结或条索状斑块,无压痛,大小不一,或单发或数个不等,发展缓慢,从不破溃。阴茎勃起时有疼痛或弯曲变形,严重者可影响性交,甚至引起阳痿。			
辨证论治	内治	痰浊凝结证	证候	阴茎背侧可触及条索状结块,皮色不变,温度正常,无明显压痛,阴茎勃起时可发生弯曲或疼痛。舌淡边有齿印,苔薄白,脉滑。
			治法	温阳通脉,化痰散结。
			方药	阳和汤合化坚二陈丸加减。
	外治	阳和解凝膏或黑退消外敷。		

【昭昭医考重点提示】重点掌握阴茎痰核的定义、特点。

细目四　尿石症

病因病机	本病多由肾虚和下焦湿热引起,病位在肾、膀胱和溺窍,肾虚为本,湿热为标。肾虚则膀胱气化不利,尿液生成与排泄失常,加之摄生不慎,感受湿热之邪,或饮食不节,嗜食辛辣肥甘醇酒之品,致湿热内生,蕴结膀胱,煎熬尿液,结为砂石;湿热蕴结,气机不利,结石梗阻,不通则痛;热伤血络,可引起血尿。 西医认为,许多因素均可导致结石的形成,但其中主要因素是尿中盐类呈超饱和状态,尿中抑制晶体形成物质不足和核基的存在。

续表

诊断	临床表现	上尿路结石	上尿路结石包括肾和输尿管结石,典型的临床症状是突然发作的肾或输尿管绞痛和血尿。其程度与结石的部位、大小及移动情况等有关。绞痛发作时疼痛剧烈,患者可出现恶心、呕吐、冷汗、面色苍白等症状。疼痛为阵发性,并沿输尿管向下放射到下腹部、外阴部和大腿内侧。检查时肾区有叩击痛或压痛。结石较大或固定不动时,可无疼痛,但常伴有肾积水或感染。绞痛发作后出现血尿,多为镜下血尿,肉眼血尿较少,或有排石现象。有时活动后镜下血尿是上尿路结石唯一的临床表现。结石合并感染时,可有尿频、尿急、尿痛,伴发急性肾盂肾炎或肾积脓时,可有发热、畏寒、寒战等全身症状。双侧上尿路结石或孤肾伴输尿管结石引起完全梗阻时,可导致无尿。
		膀胱结石	膀胱结石的典型症状为排尿中断,并引起疼痛,放射至阴茎头和远端尿道,此时患者常手握阴茎,蹲坐哭叫,经转换体位又可顺利排尿。多数患者平时有排尿不畅、尿频、尿急、尿痛和终末血尿。前列腺增生继发膀胱结石时,尿困难加重,结石位于膀胱憩室内时,多有尿路感染的表现。
		尿道结石	主要表现为排尿困难、排尿费力,呈点滴状,或出现尿流中断及急性尿潴留。排尿时疼痛明显,可放射至阴茎头部,后尿道结石可伴有会阴和阴囊部疼痛。
	辅助检查		腹部 X 线平片多能发现结石的大小、形态和位置。排泄性尿路造影、B 型超声膀胱镜、CT 等检查有助于临床诊断。
	鉴别诊断	胆囊炎	表现为右上腹疼痛且牵引背部作痛,疼痛不向下腹及会阴部放射,墨菲氏征阳性。经腹部 X 线平片、B 超及血、尿常规检查,两者不难鉴别。
		急性阑尾炎	以转移性右下腹痛为主症,麦氏点压痛,可有反跳痛或肌紧张。经腹部 X 线平片和 B 超检查即可鉴别。
治疗方法	结石横径小于 1cm,且表面光滑,无肾功能损害者,可采用中药排石;对于较大结石可先行体外震波碎石,再配合中药治疗。初起宜宣通清利,日久则配合补肾活血、行气导滞之剂。		
	湿热蕴结证	证候	腰痛或小腹痛,或尿流突然中断,尿频,尿急,尿痛,小便混赤,或为血尿,口干欲饮。舌红,苔黄腻,脉弦数。
		治法	清热利湿,通淋排石。
		方药	三金排石汤加减。
	气血瘀滞证	证候	发病急骤,腰腹胀痛或绞痛,疼痛向外阴部放射,尿频,尿急,尿黄或赤。舌暗红或有瘀斑,脉弦或弦数。
		治法	理气活血,通淋排石。
		方药	金铃子散合石苇散加减。
	肾气不足证	证候	结石日久,留滞不去,腰部胀痛,时发时止,遇劳加重,疲乏无力,尿少或频数不爽,或面部轻度浮肿。舌淡苔薄,脉细无力。
		治法	补肾益气,通淋排石。
		方药	济生肾气丸加减。
	总攻疗法		适应证结石横径<1cm,表面光滑;双肾功能基本正常;无明显尿路狭窄或畸形。(见备注)
	其他疗法		根据病情选择使用体外震波碎石或手术治疗。

备注:方法

尿路结石总攻疗法如下:

时间	方法
7:00	排石中药头煎 300mL,口服
7:30	双氢克尿塞 50mg,口服

续表

时间	方法
8:30	饮水 500～1000mL
9:00	饮水 500～1000 mL
9:30	排石中药二煎 300mL,口服
10:30	阿托品 0.5mg,肌注
10:40	针刺肾俞、膀胱俞(肾盂、输尿管中上段结石);肾俞、水道(输尿管下段结石);关元、三阴交(膀胱、尿道结石);先弱刺激,后强刺激,共20分钟。
11:00	跳跃

总攻疗法以 6～7 次为一疗程,隔天 1 次,总攻治疗后结石下移或排而未净者,休息 2 周可继续进行下一个疗程,一般不超过 2 个疗程。多次使用双氢克尿塞等利尿药进行总攻时,需口服氯化钾 1g,每日 3 次,以防低血钾。

【昭昭医考重点提示】重点掌握尿石症的病因及临床表现。

细目五　慢性前列腺炎

病因病机				中医认为相火妄动,所愿不遂,或忍精不泄,肾火郁而不散,离位之精,化成白浊;或房事不洁,精室空虚,湿热从精道内侵,湿热壅滞,气血瘀阻而成;病久伤阴,肾阴暗耗,可出现阴虚火旺证候;亦有体质偏阳虚者,久则火势衰微,易见肾阳不足之象。 西医认为慢性前列腺炎病因复杂,可能是由于致病菌通过血行和淋巴传播到前列腺,或后尿道及泌尿生殖系其他部位的感染向前列腺直接蔓延,或尿液逆流入前列腺管所引起;也有可能是支原体或衣原体等致病微生物直接经尿道上行感染所致。
诊断	临床表现			临床症状表现不一,患者可出现轻微的尿频、尿急、尿痛、尿道内灼热不适或排尿不净之感;有的在排尿终末或大便用力时,自尿道滴出少量乳白色的前列腺液。多数患者可伴有腰骶、腹股沟、下腹及会阴部等处坠胀隐痛,有时可牵扯到耻骨上、阴茎、睾丸及股内侧。部分患者因病程较长可出现阳痿、早泄、遗精或射精痛等,或头晕、耳鸣、失眠多梦、腰酸乏力等神经衰弱症状。
	直肠指检			前列腺多为正常大小,或稍大或稍小,触诊可有轻度压痛。有的前列腺可表现为软硬不均或缩小变硬等异常现象。
	实验室及其他辅助检查			前列腺分泌物涂片检查,白细胞每高倍视野在 10 个以上(正常为 10 个以下)或成堆聚集,而卵磷脂小体减少。尿三杯试验可作为参考。前列腺液培养有利于病原菌诊断。但慢性非细菌性前列腺炎占绝大多数,细菌培养多呈阴性。
	鉴别诊断	慢性子痈(附睾炎)		阴囊、腹股沟部隐痛不适,类似慢性前列腺炎。但慢性子痈(附睾炎)附睾部可触及结节,并伴轻度压痛。
		前列腺增生症		大多在老年人群中发病;尿频且伴排尿困难,尿线变细,残余尿增多;B超、肛诊检查可进行鉴别。
		精囊炎		精囊炎和慢性前列腺炎多同时发生,除有类似前列腺炎症状外,还有血精及射精疼痛的特点。
辨证论治				主张综合治疗,注意调护。临床以辨证论治为主,抓住肾虚(本)、湿热(标)、瘀滞(变)三个基本病理环节,分清主次,权衡用药。
	内治	湿热蕴结证	证候	尿频,尿急,尿痛,尿道有灼热感,排尿终末或大便时偶有白浊,会阴、腰骶、睾丸、少腹坠胀疼痛。苔黄腻,脉滑数。
			治法	清热利湿。
			方药	八正散或龙胆泻肝汤加减。

辨证论治	内治	气滞血瘀证	证候	病程较长,少腹、会阴、睾丸、腰骶部坠胀不适、疼痛,有排尿不净之感。舌暗或有瘀斑,苔白或薄黄,脉沉涩。
			治法	活血祛瘀,行气止痛。
			方药	前列腺汤加减。
		阴虚火旺证	证候	排尿或大便时偶有白浊,尿道不适,遗精或血精,腰膝酸软,五心烦热,失眠多梦。舌红少苔,脉细数。
			治法	滋阴降火。
			方药	知柏地黄汤加减。
		肾阳虚损证	证候	多见于中年人,排尿淋漓,腰膝酸痛,阳痿早泄,形寒肢冷。舌淡胖,苔白,脉沉细。
			治法	补肾助阳。
			方药	济生肾气丸加减。
	外治	(1) 温水坐浴,每次 20 分钟,每日 2 次。 (2) 野菊花栓或前列栓塞入肛门内约 3～4cm,每次 1 枚,每日 2 次。		

【昭昭医考重点提示】重点掌握慢性前列腺炎的临床表现及治疗等

细目六　前列腺增生症

临床表现	本病多见于 55 岁以上的老年男性患者。逐渐出现进行性尿频,以夜间为明显,并伴排尿困难,尿线变细。部分患者由于尿液长期不能排尽,致膀胱残余尿增多,而出现假性尿失禁。在发病过程中,常因受寒、劳累、憋尿、便秘等,而发生急性尿潴留。严重者可引起肾功能损伤,而出现肾功能不全的一系列症状。有些患者可并发尿路感染、膀胱结石、疝气或脱肛等。 直肠指检,前列腺常有不同程度的增大,表面光滑,中等硬度而富有弹性,中央沟变浅或消失。此外,可进行 B 型超声、CT、膀胱尿道造影、膀胱镜及尿流动力学等检查以协助诊断。			
辨证论治	内治	中医治疗应以通为用,温肾益气、活血利尿是其基本的治疗法则。出现并发症时应采用中西医综合疗法。		
		湿热下注证	证候	小便频数黄赤,尿道灼热或涩痛,排尿不畅,甚或点滴不通,小腹胀满,或大便干燥,口苦口黏。舌暗红,苔黄腻,脉滑数或弦数。
			治法	清热利湿,消癃通闭。
			方药	八正散加减。
		脾肾气虚证	证候	尿频,滴沥不畅,尿线细甚或夜间遗尿或尿闭不通,神疲乏力,纳谷不香,面色无华,便溏脱肛。舌淡苔白脉细无力。
			治法	补脾益气,温肾利尿。
			方药	补中益气汤加菟丝子、肉苁蓉、补骨脂、车前子等。
		气滞血瘀证	证候	小便不畅,尿线变细或点滴而下,或尿道涩痛,闭塞不通,或小腹胀满隐痛,偶有血尿。舌质黯或有瘀点瘀斑,苔白或薄黄,脉弦或涩。
			治法	行气活血,通窍利尿。
			方药	沉香散加减。伴血尿者,酌加大蓟、小蓟、参三七;瘀甚者,可加穿山甲、蛴螂虫。
		肾阴亏虚证	证候	小便频数不爽,尿少热赤,或闭塞不通,头晕耳鸣,腰膝酸软,五心烦热,大便秘结。舌红少津,苔少或黄,脉细数。
			治法	滋补肾阴,通窍利尿。
			方药	知柏地黄丸加丹参、琥珀、王不留行、地龙等。
		肾阳不足证	证候	小便频数,夜间尤甚,尿线变细,余沥不尽,尿程缩短,或点滴不爽,甚则尿闭不通,精神萎靡,面色无华,畏寒肢冷。舌质淡润,苔薄白,脉沉细。
			治法	温补肾阳,通窍利尿。
			方药	济生肾气丸加减。

续表

辨证论治	外治	多为急则治标之法,必要时可行导尿术。 (1) 脐疗法:取独头蒜 1 个、生栀子 3 枚、盐少许,捣烂如泥敷脐部;或以葱白适量捣烂如泥加少许麝香和匀敷脐部,外用胶布固定;或以食盐 250g 炒热,布包熨脐腹部,冷后再炒再熨。 (2) 灌肠法:大黄 15g、泽兰、白芷各 10g,肉桂 6g,煎汤 150mL,每日保留灌肠 1 次。
其他疗法	手术疗法	一般来说,当残余尿在 60mL 以上,或因梗阻诱发膀胱憩室、结石、肾及输尿管积水者,或由于梗阻引起慢性或反复发作的泌尿系感染者,或因急性尿潴留或反复出现尿潴留经非手术治疗无效或导尿失败者,可采用手术疗法。但当膀胱逼尿肌功能受损时则手术效果不理想。
	西药治疗	常用的有 α-受体阻滞剂,如高特灵等;5α-还原酶抑制剂,如保列治;生长因子抑制剂,如通尿灵等。
	物理疗法	如微波、射频、激光等。
	针灸疗法	主要用于尿潴留患者,可针刺中极、归来、三阴交、膀胱俞、足三里等穴,强刺激,反复检转提插;体虚者灸气海、关元、水道等穴。

【昭昭医考重点提示】重点掌握前列腺增生症的表现及治疗等。

历年真题精选

细目一:子痈

【A2 型题】

患者,男,38 岁。患急性子痈 2 天,恶寒发热,左侧睾丸肿大疼痛,疼痛引及子系(精索),舌红苔黄腻,脉滑数。证属湿热下注,气血壅滞,经络阻隔为患。治宜清热解毒、利湿消肿,应首选

A. 透脓散　　　　B. 滋阴除湿汤　　　C. 萆薢化毒汤　　　D. 龙胆泻肝汤　　　E. 枸橘汤加减

答案:E;　考点:子痈的治疗

解析:枸橘汤用于子痈湿热下注,气血壅滞者。故选择 E。

细目二:子痰

【A1 型题】

1. 下列各项,不属于子痰溃后症状的是

A. 脓液清稀如痰涎　　　　　　　　B. 脓液中夹有败絮状物　　　　　　C. 疮口凹陷

D. 容易形成瘘管　　　　　　　　　E. 疮口容易愈合

答案:E;　考点:子痰的症状

解析:子痰是发生于附睾部的慢性化脓性疾病。溃破后脓液清稀,或带豆腐渣样絮状物,腥味较浓,易形成长期不愈合的阴囊部窦道。疮口凹陷,形成瘘管,愈合缓慢,或虽愈合,反复发作,全身虚热不退,病久不愈。故 E 是不正确的,答案选 E。

2. 临床治疗子痰初起,常选用的方剂是

A. 透脓散加减　　　　　　　　　　B. 橘核丸加减　　　　　　　　　　C. 阳和汤加减

D. 黄连解毒汤加减　　　　　　　　E. 滋阴除湿汤加减

答案:C;　考点:子痰的治疗

解析:浊痰凝结见于子痰初起硬结期。肾子处酸胀隐痛,附睾硬结,子系呈条索状肿硬;治法宜温经通络,化痰散结。方药阳和汤加减。故选择 C。

细目五:慢性前列腺炎

【A2 型题】

1. 患者,男,40 岁。小便频急,茎中热痛,刺痒不适,尿色黄浊,尿末或大便时有白浊滴出,会阴、腰骶、睾丸有明显的胀痛不适,舌红苔黄根腻,脉弦滑。诊为慢性前列腺炎,其证候是

A. 肾阳不足　　　　B. 肝肾不足　　　　C. 阴虚火动　　　　D. 湿热蕴阻　　　　E. 气滞血瘀

答案：D；　考点：慢性前列腺炎湿热蕴阻的辨证

解析：湿热蕴阻型前列腺炎多由于房事不洁，精室空虚，湿热从精道内侵，湿热壅滞，气血瘀阻而成。症见小便频急，茎中热痛，刺痒不适，尿色黄浊，尿末或大便时有白浊滴出。故选择 D。

2. 患者，男，39 岁。尿道中有白色分泌物滴出 3 年，伴腰膝酸软，头晕眼花，失眠多梦，遗精，舌红少苔，脉细数。治疗应首选

A. 右归丸　　　　B. 左归丸　　　　C. 大分消饮　　　　D. 龙胆泻肝丸　　　　E. 知柏地黄丸

答案：E；　考点：前列腺炎阴虚火旺证的治疗

解析：本病为病久伤阴，肾阴暗耗，出现阴虚火旺的证候，宜滋阴降火，方用知柏地黄丸，故选择 E。

3. 患者，男，46 岁。稍劳后尿道即有白浊溢出，伴头晕，精神不振，腰膝酸软，阳痿，早泄，舌淡伴苔白，脉沉细。实验室检查：前列腺液卵磷脂小体明显减少。其治法是

A. 活血散瘀　　　　B. 补肾滋阴　　　　C. 温肾固精　　　　D. 温补脾肾　　　　E. 补中益气

答案：C；　考点：慢性前列腺炎的治疗

解析：患者体质偏阳虚，久则火势衰微，见肾阳不足、肾精不固之象。宜温肾固精。故选择 C。

4. 患者，男，43 岁。尿道中有白色分泌物滴出 3 年，劳累后更为明显，伴腰膝酸冷，放射至会阴部。形寒肢冷，精神不振，头晕。治疗应首选

A. 龙胆泻肝丸　　　　B. 知柏地黄丸　　　　C. 左归丸　　　　D. 济生肾气丸　　　　E. 独活寄生汤

答案：D；　考点：慢性前列腺炎的治疗

解析：患者形寒肢冷、腰膝酸冷属肾阳虚。治宜补肾助阳，方用济生肾气丸。故选择 D。

【B 型题】

（5～6 题共用选项）

A. 知柏地黄丸　　　　B. 济生肾气丸　　　　C. 真武汤　　　　D. 附桂八味丸　　　　E. 调元肾气丸

5. 治疗前列腺炎阴虚火旺证，应首选

答案：A

6. 治疗前列腺增生，肾阳不足，气化无权证，应首选

答案：B；　考点：前列腺炎与前列腺增生的辨证治疗

解析：前列腺炎阴虚火旺证首选知柏地黄丸；前列腺增生肾阳不足证应首选济生肾气丸。故 5 题选择 A，6 题选择 B。

细目六：前列腺增生症

【A1 型题】

1. 前列腺增生症早期最常见的症状是

A. 尿闭　　　　B. 尿失禁　　　　C. 膀胱胀痛　　　　D. 小便障碍　　　　E. 夜尿次数增多

答案：E；　考点：前列腺增生症的症状

解析：临床上以尿频、夜尿次数增多，排尿困难为主。其他都属于尿石症的范畴。故选择 E。

【A2 型题】

2. 患者，男，76 岁。小便失禁，精神倦怠，少气懒言，面色无华，舌淡苔薄白，脉弱无力。诊为前列腺增生症，其证候是

A. 肾阳不足，气化失权　　　　B. 肺失治节，水道不利

C. 湿热下注，膀胱涩滞　　　　D. 肾阴不足，水液不利

E. 中气下陷，膀胱失约

答案：E；　考点：前列腺增生症的辨证

解析：年老脾肾气虚，推动乏力，气虚固摄无权，遂大小便失禁，气虚精神倦怠，少气懒言，面色无华，属于中气下陷，膀胱失约之象。故选择 E。

3. 患者，男，70 岁。进行性排尿困难 2 年。症见精神不振，面色白，畏寒喜暖，腰酸膝冷，夜尿 3～4 次/日，

舌苔薄白,脉沉细。其证候是

    A. 湿热下注,膀胱涩滞   B. 中气下陷,膀胱失约

    C. 肾阴不足,水液不利   D. 肾阳不足,气化无权

    E. 下焦蓄血,瘀阻膀胱

    答案:D; 考点:前列腺增生证的辨证

    解析:患者畏寒喜暖,腰膝酸冷为肾不足之象,其排尿困难为肾阳不足,气化无权所致,故选择D。

第十一单元　其他外科疾病

【考点透视】

    1. 本单元出题点主要围绕烧伤和肠痈,对烧伤的面积计算法、烧伤深度的分类及肠痈的辨证论治要重点掌握。

    2. 了解毒蛇咬伤、破伤风的内容。

细目一　冻　疮

临床表现	**局部性冻疮**		主要发生在手足、耳廓、面颊等暴露部位,多呈对称性。
		轻者	受冻部位先有寒冷感和针刺样疼痛,皮肤呈苍白、发凉,继则出现红肿、硬结或斑块,自觉灼痛、麻木、瘙痒。
		重者	受冻部位皮肤呈灰白、暗红或紫色,并有大小不等的水疱或肿块,疼痛剧烈,或局部感觉消失。如果出现紫血疱,势将腐烂,溃后流脓、流水,甚至形成溃疡。严重的可导致肌肉、筋骨损伤。
			冻疮轻症一般经10天左右痊愈,愈后不留瘢痕。重症患者往往需经1～2个月,或气温转暖时方能痊愈。
	全身性冻疮		开始时全身血管收缩产生寒战,随着体温的下降,患者出现疼痛性发冷、发绀、知觉迟钝、头晕、四肢无力、昏昏欲睡等表现。继而出现肢体麻木、僵硬、幻觉、视力或听力减退、意识模糊、呼吸浅快、脉搏细弱、知觉消失甚至昏迷,如不及时抢救,可导致死亡。
	冻伤的程度		根据冻疮复温解冻后的损伤程度,可将其分为三度。
		Ⅰ度(红斑性冻疮)	损伤在表皮层。局部皮肤红斑、水肿,自觉发热、瘙痒或灼痛。
		Ⅱ度(水疱性冻疮)	损伤达真皮层。皮肤红肿更加显著,有水疱或大疱形成,疱内液体色黄或成血性。疼痛较剧烈,对冷、热、针刺感觉不敏感。
		Ⅲ度(坏死性冻疮)	损伤达全皮层,严重者可深及皮下组织、肌肉、骨骼,甚至机体坏疽。
严重全身冻疮的急救			迅速使患者脱离寒冷环境,首先脱去冰冷潮湿的衣服、鞋袜(如衣服、鞋袜连同肢体冻结者,不可勉强,以免造成皮肤撕脱,可立即浸入40℃左右温水中,待融化后脱下或剪开)。必要时还应施行人工呼吸和抗休克等各种对症处理。
严重全身冻疮的复温方法			1. 对冻僵患者立即施行局部或全身快速复温,用38～42℃恒热温水浸泡伤肢或浸泡全身,局部20分钟,全身30分钟内,体温迅速提高至接近正常,以指(趾)甲床出现潮红有温热感为止,不宜过久。 2. 可给予姜汤、糖水、茶水等温热饮料,亦可少量饮酒及含酒饮料,以促进血液循环,扩张周围血管。 3. 早期复温过程中,严禁用雪搓、用火烤或冷水浴等。在急救时,如一时无法获得热水,可将冻肢置于救护者怀中或腋下复温。

【昭昭医考重点提示】重点掌握冻疮的临床表现。

细目二 烧 伤

烧伤面积的计算	1. **手掌法**：伤员本人五指并拢时，一只手掌的面积占体表面积的 1%。此法常用于小面积或散在烧伤的计算。
	2. **中国九分法**：将全身体表面积分为 11 个 9 等份。成人头、面、颈部为 9%；双上肢为 2×9%；躯干前后包括外阴部为 3×9%；双下肢包括臀部为 5×9%+1%＝46%。
	3. **儿童烧伤面积计算法**：小儿的躯干和双上肢的体表面积所占百分比与成人相似。特点是头大下肢小，随着年龄的增长，其比例也不同。计算公式如下： 头颈面部：9＋(12－年龄)；双下肢：46－(12－年龄)。

烧伤深度的计算	见备注

重度烧伤的辨证分型	火毒伤津证	壮热烦躁，口干喜饮，便秘尿赤。舌红绛而干，苔黄或黄糙，或舌光无苔，脉洪数或弦细数。
	阴伤阳脱证	神疲倦卧，面色苍白，呼吸气微，表情淡漠，嗜睡，自汗肢冷，体温不升反低，尿少；全身或局部水肿，创面大量液体渗出。舌淡暗苔灰黑，或舌淡嫩无苔，脉微欲绝或虚大无力等。
	火毒内陷证	壮热不退，口干唇燥，躁动不安，大便秘结，小便短赤。舌红绛而干，苔黄或黄糙，或焦干起刺，脉弦数等。若火毒传心，可见烦躁不安，神昏谵语；若火毒传肺，可见呼吸气粗，鼻翼扇动，咳嗽痰鸣，痰中带血；若火毒传肝，可见黄疸，双目上视，痉挛抽搐；若火毒传脾，可见腹胀便结，便溏黏臭，恶心呕吐，不思饮食，或有呕血、便血；若火毒传肾，可见浮肿，尿血或尿闭。
	气血两虚证	疾病后期，火毒渐退，低热或不发热，精神疲倦，气短懒言，形体消瘦，面色无华，食欲不振，自汗，盗汗；创面肉芽色淡，愈合迟缓。舌淡，苔薄白或薄黄，脉细弱等。
	脾虚阴伤证	疾病后期，火毒已退，脾胃虚弱，阴津耗损，面色萎黄，纳呆食少，腹胀便溏，口干少津，或口舌生糜。舌暗红而干，苔花剥或光滑无苔，脉细数等。

重度烧伤的治疗原则	大面积重度烧伤，必须内外兼治，中西医结合治疗。内治原则以清热解毒，益气养阴为主。外治在于正确处理烧伤创面，保持创面清洁，预防和控制感染，促进愈合为原则。深Ⅱ度创面要争取和促进痂下愈合，减少瘢痕形成；Ⅲ度创面早期保持焦痂完整干燥，争取早期切痂植皮，缩短疗程。

中小面积烧伤创面的正确处理	根据创面的大小、部位、深浅，选用不同方法。一般肢体部位，中小面积烧伤创面多采用包扎疗法；头面、颈部、会阴部和大面积创面多采用暴露疗法。 中小面积Ⅰ、Ⅱ度烧伤可外涂京万红烫伤药膏、清凉膏、紫草膏、万花油等，暴露或包扎；或用地榆粉、大黄粉各等份，麻油调敷后包扎，隔日换药一次。

备注：烧伤深度的计算

烧伤深度一般采用三度四分法，即Ⅰ度、Ⅱ度(又分浅Ⅱ度、深Ⅱ度)和Ⅲ度烧伤。

烧伤深度的计算如下：

分度	深度	创面表现	创面无感染时的愈合过程
Ⅰ度 (红斑)	达表皮角质层。	红肿热痛，感觉过敏表面干燥。	2～3 天后脱屑痊愈，无瘢痕。
Ⅱ度 (浅Ⅱ度)	达真皮浅层，部分生发层健在。	剧痛，感觉过敏，有水疱，基底部呈均匀红色潮湿，局部肿胀。	1～2 周愈合，无瘢痕，有色素沉着。
Ⅱ度 (深Ⅱ度)	达真皮深层，有皮肤附件残留。	痛觉消失，有水疱，基底苍白，间有红色斑点、潮湿。	3～4 周愈合，可有瘢痕。
Ⅲ度 (焦痂)	达皮肤全层，甚至伤及皮下组织、肌肉和骨骼。	痛觉消失，无弹力，坚硬如皮革样，蜡白焦黄或炭化，干燥。干后皮下静脉阻塞如树枝状。	2～4 周焦痂脱落，形成肉芽创面，除小面积外，一般均需植皮才能愈合，可形成瘢痕和瘢痕挛缩。

【昭昭医考重点提示】重点掌握烧伤的面积计算及治疗。

细目三　毒蛇咬伤

常见毒蛇种类	目前已知我国的蛇类有173种,其中毒蛇48种,华南地区较多,主要出没于山林、田野、海边等处,是一种对劳动人民危害较大的灾害性、外伤性外科疾病。毒蛇咬伤虽然在我国南方多见,但毒蛇在全国范围内均有不同程度分布。危害较大,能致人死亡的主要有10种。 1. 神经毒蛇:有银环蛇、金环蛇、海蛇,血循毒有蝰蛇、尖吻蝮蛇、竹叶青蛇和烙铁头蛇。 2. 混合毒蛇:有眼镜蛇、眼镜王蛇和蝮蛇。
有毒蛇与无毒蛇的区别	有毒蛇咬伤后,患部一般有粗大而深的毒牙痕,一般有2～4个毒牙痕。无毒蛇咬伤后牙痕呈锯齿状或弧形,数目多,浅小,大小一致,间距密。
毒蛇咬伤的病因	中医为蛇毒系风、火二毒。风者善行数变;火者生风动血,耗伤阴津。风毒偏盛,每多化火;火毒炽盛,极易生风。风火相扇,则邪毒鸱张,必客于营血或内陷厥阴,形成严重的全身性中毒症状。
毒蛇咬伤的病机	毒蛇咬伤人体后,风火邪毒壅滞不通,化热腐肌溶肉。风火相扇,蛇毒鸱张,则邪毒内毒热炽盛,内传营血,耗血动血。火毒炽盛伤阴,而热毒盛,热极生风,神昏谵语、抽搐。若邪毒内陷厥阴,毒入心包,可发生邪毒蒙闭心包的闭证;或邪热耗伤心阳的脱症。

毒蛇咬伤的治疗措施	局部处理	毒蛇咬伤的局部常规处理,是指咬伤后在短时间内采取的紧急措施。包括早期结扎、扩创排毒、烧灼、针刺、火罐排毒、封闭疗法、局部用药等。
	辨证论治	根据毒蛇咬伤的毒理、病理和症状,将毒蛇咬伤分为风毒证、火毒证、风火毒证、蛇毒内陷证四个证型进行辨证施治。
	抗蛇毒血清治疗	抗蛇毒血清又名蛇毒抗毒素,有单价和多价两种。抗蛇毒血清特异性较高,效果确切,应用越早,疗效越好。

细目四　破伤风

病因	本病是因皮肉破伤,感受风毒之邪所引起。《诸病源候论》谓"金创得风",简要说明了破伤风的发生,必须具备创伤和感受风毒这两个因素。
病机	创伤后,皮破血损,卫外失固,风毒之邪从伤口侵袭人体,从外达里而发病。风为阳邪,善行数变,通过经络、血脉入里传肝,外风引动内风。肝风内动,筋脉失养,而出现牙关紧闭、角弓反张、四肢抽搐。重者可导致脏腑功能失和,筋脉拘急不止,甚至造成呼吸、循环衰竭和全身衰竭而危及生命。

临床表现	潜伏期	长短不一,一般为4～14天,短者24小时之内,长者数月或数年不等。潜伏期的长短,与创伤性质、部位和伤口的早期处理方式,以及是否接受过预防注射因素有关。潜伏期越短,病情越严重,预后也越差,死亡率也越高。		
	前驱期	一般1～2天,患者常有头痛、头晕、乏力、多汗、烦躁不安、打呵欠,下颌微感紧张酸胀,咀嚼无力,张口略感不便;伤口往往干陷无脓,周围皮肤暗红,创口疼痛并有紧张牵制感。		
	发作期	典型的发作症状是全身或局部肌肉强直性痉挛和阵发性抽搐。		
		肌肉强直性痉挛	首先从头面部开始,进而延展至躯干四肢。其顺序为咀嚼肌、面肌、颈项肌、背腹肌、四肢肌群、膈肌和肋间肌。	
		阵发性抽搐	是在肌肉持续性痉挛的基础上,轻微的刺激,如声音、光亮、震动、饮水、注射等均可诱发强烈的阵发性抽搐。	
		发作间歇期长短不一,在间歇期,疼痛稍减,但肌肉仍不能完全松弛。可有发热,大便秘结,小便短赤或尿闭,舌红或红绛,苔黄或黄浊,脉弦数等。		
	后期	因长期肌肉痉挛和频繁抽搐,大量体力消耗,水、电解质紊乱或酸中毒,可到全身衰竭而死亡。		
治疗原则	破伤风的发生和发展过程甚为迅速,死亡率高,必须坚持中西医结合综合治疗。以息风、镇痉、解毒为原则。尽快消除毒素来源和中和体内毒素,有效地控制和解除痉挛,保持呼吸道通畅,必要时行气管切开,不能进食者可鼻饲,防止并发症等。			

细目五　肠　痈

病因病机	饮食不节暴饮暴食,嗜食生冷、油腻,损伤脾胃,导致肠道功能失调,糟粕积滞,湿热内生,积结肠道而成痈。			
诊断	临床表现	初期		腹痛多起于脐周或上腹部,数小时后,腹痛转移并固定在右下腹部,疼痛呈持续性、进行性加重。一般可伴有轻度发热,恶心纳减,舌苔白腻,脉弦滑或弦紧等。
		酿脓期		若病情发展,渐至化脓,则腹痛加剧,右下腹明显压痛、反跳痛,局限性腹皮挛急;或右下腹可触及包块,壮热不退,恶心呕吐,纳呆,口渴,便秘或腹泻。舌红苔黄腻,脉弦数或滑数。
		溃脓期		腹痛扩展至全腹,腹皮挛急,全腹压痛、反跳痛;恶心呕吐,大便秘结或似痢不爽;壮热自汗,口干唇燥。舌质红或绛,苔黄糙,脉洪数或细数等。
	实验室和其他辅助检查			1. 血常规检查:初期,多数患者白细胞计数及中性粒细胞比例增高,在酿脓期和溃脓期,白细胞计数常升至 18×10^9/L 以上。 2. 尿常规:盲肠后位阑尾炎可刺激右侧输尿管,尿中可出现少量红细胞和白细胞。 3. 诊断性腹腔穿刺检查和 B 型超声检查对诊断有一定帮助。
辨证论治	内治	瘀滞证	证候	转移性右下腹痛,呈持续性、进行性加剧,右下腹局限性压痛或拒按,伴恶心纳差,可有轻度发热。苔白腻,脉弦滑或弦紧。
			治法	行气活血,通腑泄热。
			代表方	大黄牡丹汤合红藤煎剂加减。
		湿热证	证候	腹痛加剧,右下腹或全腹压痛、反跳痛、腹皮挛急;右下腹可摸及包块;壮热,纳呆,恶心呕吐,便秘或腹泻。舌红苔黄腻,脉弦数或滑数。
			治法	通腑泄热,解毒利湿透脓。
			代表方	复方大柴胡汤加减。
		热毒证	证候	腹痛剧烈,全腹压痛、反跳痛、腹皮挛急;高热不退或恶寒发热,时时汗出,烦渴,恶心呕吐,腹胀,便秘或似痢不爽。舌红绛而干,苔黄厚干燥或黄糙,脉洪数或细数。
			治法	通腑排脓,养阴清热。
			代表方	大黄牡丹汤合透脓散加减。
	外治			1. 中药外敷:无论脓已成或未成,均可选用金黄散、玉露散或双柏散,用水或蜜调成糊状,外敷右下腹。如阑尾周围脓肿形成后,可先行脓肿穿刺抽脓,注入抗生素(2～3 天抽脓 1 次),用金黄膏或玉露膏外敷。 2. 中药灌肠:采用通里攻下、清热解毒等中药,如大黄牡丹汤、复方大柴胡汤等煎剂 150～200mL,直肠内缓慢滴入(滴入管插入肛门内 15cm 以上,药液 30 分钟左右滴完),以达到通腑泄热排毒的目的。
其他疗法	一般疗法			1. 液体疗法:对禁食或脱水或有水、电解质紊乱者,静脉补液予以纠正。 2. 胃肠减压:阑尾穿孔并发弥漫性腹膜炎伴有肠麻痹者,应行胃肠减压,目的在于抽吸上消化道所分泌的液体,以减轻腹胀,并为灌入中药准备条件。 3. 抗生素:应用腹膜炎体征明显,或中毒症状较重,可选用广谱抗生素。
	手术疗法			西医治疗急性阑尾炎的原则是早期行手术治疗。对急性单纯性阑尾炎还可经腹腔镜行阑尾切除。
	针刺疗法			可作为辅助治疗,具有促进肠蠕动,促使停滞物的排出,改善血运,止痛、退热,提高人体免疫机能等作用。

【昭昭医考重点提示】重点掌握肠痈的临床表现。

历年真题精选

细目二：烧伤

【A1 型题】

1. 烧伤面积的计算按中国九分法,双上肢面积占

A. 9%   B. 18%   C. 27%   D. 36%   E. 45%

答案：B; 考点：烧伤面积的计算

解析：中国九分法,双上肢面积占 18%;头面、颈部为 9%;躯干前后包括外阴部为 27%;双下肢包括臀部为 46%。故选择 B。

2. 小面积烧伤,初期可用

A. 清凉油   B. 红油膏   C. 金黄膏   D. 冲和膏   E. 黄连膏

答案：A; 考点：烧伤的治疗

解析：小面积烧伤,初期用万红烫伤药膏、清凉油、紫草膏等。其他都用于中后期或者大面积的烧伤。故选择 A。

【A2 型题】

3. 患者,男,18 岁。左下肢被沸水烫伤,局部疼痛剧烈,遍布水疱,有部分破裂,可见基底部呈均匀红色。据此,确定其烧烫伤的深度是

A. 轻度   B. Ⅰ度   C. 浅Ⅱ度   D. 深Ⅱ度   E. Ⅲ度

答案：C; 考点：烧伤的程度

解析：浅Ⅱ度达到真皮浅层,部分生发层健在,局部疼痛剧烈,遍布水疱,有部分破裂,可见基底部呈均匀红色、潮湿,局部肿胀;轻度达到表皮角质层;深Ⅱ度达到真皮深层,有皮肤附件残留;Ⅲ度达皮肤全层,甚至伤及皮下组织、肌肉和骨骼。故选择 C。

4. 某男半小时前被热气灼伤两前臂,现局部疼痛剧烈,有散在水疱,个别破溃,基底部呈均匀红色、潮湿。其诊断是

A. 面积约为 6% 的浅Ⅱ度烧伤   B. 面积约为 4.5% 的浅Ⅱ度烧伤

C. 面积约为 9% 的Ⅲ度烧伤   D. 面积约为 9% 的深Ⅱ度烧伤

E. 面积约为 6% 的深Ⅱ度烧伤

答案：A; 考点：烧伤面积的计算

解析：根据症状疼痛剧烈,有散在水疱,个别破溃,基底部呈均匀红色、潮湿可以判断为浅Ⅱ度烧伤,排除选项 C、D、E。因为是两前臂,上肢总共占 18%,而两前臂又占一多半,但是散在的水疱,所以可以推断大概 6%。故选择 A。

5. 患儿,男,12 岁。因烧伤面积较大,症见壮热烦渴、躁动不安,口干唇焦,呼吸气粗,鼻翼扇动,大便秘结,小便短赤,舌红、苔黄糙,脉弦数。其证候是

A. 火热伤津   B. 阴伤阳脱   C. 火毒内陷   D. 气血两虚   E. 脾胃虚弱

答案：C; 考点：烧伤的辨证

解析：本病因火毒侵害人体,导致皮肤腐烂而成。火毒侵入营血,内攻脏腑,导致脏腑失和,阴阳平衡失调,火毒攻心壮热烦渴、躁动不安;火毒攻肺则呼吸气粗,鼻翼煽动。属于火毒内陷证。故选择 C。

6. 一烧伤患者,体温不升,呼吸气微,表情淡漠,神志恍惚,嗜睡,语言含糊不清,四肢厥冷,汗出淋漓,舌光无苔,脉细。其证候是

A. 火热伤津   B. 阴伤阳脱   C. 火毒内陷   D. 气血两伤   E. 脾胃虚弱

答案：B; 考点：烧伤的辨证

解析：火毒侵入营血,内攻脏腑,导致脏腑失和,阴阳平衡失调,津液严重耗伤,导致阴伤阳脱,出现表情淡漠,神志恍惚,嗜睡,语言含糊不清,四肢厥冷,汗出淋漓之象。故选择 B。

细目三、细目四：毒蛇咬伤、破伤风

【A1 型题】

1. 蛇咬伤后(神经毒)者,其治法是

A. 活血祛风　　　　　　　　B. 清热解毒,凉血止血

C. 清利湿热,凉血息风　　　　D. 凉血息风,豁痰开窍

E. 清热解毒,活血祛风,凉血止血

答案：A；　考点：毒蛇咬伤的治疗

解析：蛇咬伤后,辨证为风毒(神经毒)者,治则为活血祛风。故选择 A。

2. 肌肉强直性痉挛是破伤风的典型症状之一,其首先出现的部位是

A. 上肢　　　B. 下肢　　　C. 头面　　　D. 颈项　　　E. 躯干

答案：C；　考点：破伤风

解析：肌肉强直性痉挛首先从头面部开始,进而延展至躯干四肢。故选择 C。

细目五：肠痈

【A1 型题】

1. 患者,男,24 岁。转移性右下腹痛 6 小时,临床诊为肠痈。现除轻度腹痛外,尚有轻度发热,恶心纳呆,小便微黄,大便干结,舌苔厚腻,脉弦滑。其治法是

A. 理气行瘀,疏化导滞　　　　B. 行气祛瘀,通腑泄热

C. 理气透脓,通腑泄热　　　　D. 行气祛瘀,通腑排脓

E. 理气活血,通腑透脓

答案：B；　考点：肠痈的治法

解析：本病由于损伤胃肠,导致肠道传化失司,糟粕停滞,气滞血瘀。瘀阻久则化热,盛则肉腐成痈。本病属于瘀滞证,治宜行气祛瘀,通腑泄热。湿热证宜通腑泄热,利湿解毒;热毒证宜通腑排脓,养阴清热。故选择 B。

2. 患者,女,43 岁。入院时诊断为肠痈。现腹皮挛急,全腹压痛、反跳痛,腹胀,恶心呕吐,大便不爽,次数增多,小便频数,时时汗出,皮肤甲错。二目下陷,口干而臭,舌红苔黄糙,脉细数。其证候是

A. 积热不散,热盛肉腐　　　　B. 阳明腑实,热盛伤阴

C. 寒湿内蕴,瘀血凝滞　　　　D. 湿热内蕴,气血瘀滞

E. 邪毒内蕴,瘀血凝滞

答案：B；　考点：肠痈的辨证

解析：由腹痛、腹胀、恶心呕吐可知患者阳明热盛;皮肤甲错、二目下陷、口干而臭,提示燥热伤阴。故本证为阳明腑实,热盛伤阴,选择 B。

第十二单元　周围血管疾病

【考点透视】

1. 此单元的复习要侧重在疾病的辨证论治上,尤其是股肿与脱疽。

2. 熟悉几种疾病的临床特点。

细目一　股　肿

定义	股肿是指血液在深静脉血管内发生异常凝固,而引起静脉阻塞、血液回流障碍的疾病。相当于西医的下肢深静脉血栓形成,以往称血栓性深静脉炎。
发病特点	肢体肿胀、疼痛、局部皮温升高和浅静脉怒张四大症状,好发于下肢髂股静脉和股腘静脉,可并发肺栓塞和肺梗塞而危及生命。

续表

病因病机	本病的病因主要是因为创伤或产后长期卧床,以致肢体气血运行不畅,气滞血瘀,瘀血阻于脉络,脉络滞塞不通,营血回流受阻,水津外溢,聚而为湿,而发本病。 西医学认为血流滞缓、静脉管壁结构改变和血液成分变化是静脉血栓形成的三大因素。而外伤、手术、分娩、肿瘤等可直接诱发本病。		
诊断	临床表现		主要表现为肢体水肿、疼痛、浅静脉曲张三大主证,疾病后期还可伴有小腿色素沉着、皮炎、臁疮等。由于阻塞的静脉部位不同,临床表现不一。
		小腿深静脉血栓形成	肢体疼痛是其最主要的临床症状之一。肢体肿胀一般较局限,以踝及小腿部为主,行走时加重,休息或平卧后减轻,腓肠肌压痛,一般无全身表现。
		髂股静脉血栓形成	突然性、广泛性、单侧下肢粗肿是本病的临床特征。一般患肢的周径可较健侧增粗5～8cm。疼痛性质为胀痛,部位可为全下肢,以患肢的髂窝、股三角区疼痛明显,甚至可连及同侧腰背部或会阴部。疾病初期主要是表浅静脉的网状扩张,后期可在患肢侧的下腹部、髋部、会阴部都见到曲张的静脉。
		混合性深静脉血栓形成	是指血栓起源于小腿肌肉内的腓肠静脉丛,顺行性生长,蔓延扩展至整个下肢静脉主干,或由原发性髂股静脉血栓形成逆行扩展到整个下肢静脉者,临床上此被称为混合型。其临床表现兼具小腿深静脉和髂股静脉血栓形成的特点。
		深静脉血栓形成后遗症	是指深静脉血栓形成后期,由于血液回流障碍或血栓机化再通后,静脉瓣膜被破坏,血液倒流,回流不畅,引起的肢体远端静脉高压、瘀血而产生的肢体肿胀、浅静脉曲张、色素沉着、溃疡形成等临床表现。
	实验室及辅助检查		放射性纤维蛋白原试验、核素静脉造影、多普勒血流和体积描记仪检查,为无创性检查方法,有助于明确患肢血液回流和供血状况。静脉造影能使静脉直接显影,可判断有无血栓及其范围、形态及侧支循环状况,不仅有助于明确诊断,亦有助于直接观察治疗效果
辨证论治	内治	湿热下注证	证候	发病较急,表现为下肢粗肿,局部发热、发红、疼痛,活动受限,舌质红,苔黄腻,脉弦滑。
			治法	清热利湿,活血化瘀。
			代表方	四妙勇安汤加味。
		血脉瘀阻证	证候	下肢肿胀,皮色紫暗,固定性压痛,肢体青筋怒张,舌质暗或有瘀斑,苔白,脉弦。
			治法	活血化瘀,通络止痛
			代表方	活血通脉汤加减。
		气虚湿阻证	证候	表现为下肢肿胀日久,朝轻暮重,活动后加重,休息抬高下肢后减轻,皮色略暗,青筋迂曲;倦怠乏力;舌淡边有齿印,苔薄白,脉沉。
			治法	益气健脾,祛湿通络。
			代表方	参苓白术散加味。
	外治	急性期		可用芒硝加冰片外敷:方法是芒硝500g,冰片5g共研成粉状,混合后装入纱布袋中,敷于患肢小腿肚及小腿内侧,待芒硝结块干结时,重新更换,发病后连用数日,可减轻患肢疼痛等症状。
		慢性期		可用中药煎汤趁热外洗患肢,可选用活血止痛散每日1次,每次30～60分钟。
其他疗法	西医治疗深静脉血栓形成主张早期(72小时内)手术取栓和溶栓及抗凝、祛聚、降黏、扩血管等疗法。对于发生了急性肺栓塞和疼痛性股白肿、股青肿应采用中西医结合方法积极救治。另外,植入下腔静脉滤器作为防止发生肺栓塞也是近年来常用的方法之一。		

【昭昭医考重点提示】重点掌握股肿的定义、特点及临床表现。

细目二　血栓性浅静脉炎

病因	本病多由湿热蕴结,寒湿凝滞,痰浊瘀阻,脾虚失运,外伤血脉等因素致使气血运行不畅,留滞脉中而发病。
病机	本病外由湿邪为患,与热而蕴结,与寒而凝滞,与内湿相合,困脾而生痰,是病之标;经脉受损,气血不畅,络道瘀阻,为病之本。

临床表现	发病多见筋瘤后期,部位则以四肢多见(尤其多见于下肢),次为胸腹壁等处。	
	初期 (急性期)	在浅层脉络(静脉)径路上出现条索状柱,患处疼痛,皮肤发红,触之较硬,扪之发热,按压疼痛明显,肢体沉重。一般无全身症状。
	后期 (慢性期)	患处遗有一条索状物,其色黄褐,按之如弓弦,可有按压疼痛,或结节破溃形成臁疮。

常见类型	四肢血栓性浅静脉炎	为临床常见,下肢多于上肢。临床主要是累及一条浅静脉,沿着发病的静脉出现疼痛、红肿、灼热感,常可扪及结节或硬索状物,有明显压痛。当浅静脉炎累及周围组织时,可出现片状区域性炎块结节,则为浅静脉周围炎。患者可伴有低热,站立时疼痛尤为明显。患处炎症消退后,局部可遗留色素沉着或无痛性纤维硬结,一般需1~3个月后才能消失。
	胸腹壁浅静脉炎	多为单侧胸腹壁出现一条索状硬物,长10~20cm,皮肤发红、轻度刺痛。肢体活动时,局部可有牵掣痛,用手按压条索两端,皮肤上可现一条凹陷的浅沟,炎症消退后遗留皮肤色素沉着。一般无全身表现。
	游走性血栓性浅静脉炎	多发于四肢,即浅静脉血栓炎症呈游走性发作,当一处炎性硬结消失后,其他部位的浅静脉又出现病变,具有游走、间歇、反复发作的特点。可伴有低热、全身不适等。若全身反应较重者,应考虑全身血管炎、胶原性疾病、内脏疾病及深静脉病变等。

辨证论治	内治	湿热瘀阻证	证候	患肢肿胀、发热,皮肤发红、胀痛,喜冷恶热,或有条索状物;或微恶寒发热;苔黄腻或厚腻,脉滑数。
			治法	清热利湿,解毒通络。
			代表方	二妙散合茵陈赤豆汤加减。
		血瘀湿阻证	证候	患肢疼痛、肿胀、皮色红紫,活动后则甚,小腿部挤压刺痛,或见条索状物,按之柔韧或似弓弦;舌有瘀点、瘀斑,脉沉细或沉涩。
			治法	活血化瘀,行气散结。
			代表方	活血通脉汤加减。
		肝郁蕴结证	证候	胸腹壁有条索状物,固定不移,刺痛、胀痛,或牵掣痛;伴胸闷、嗳气等;舌质淡红或有瘀点、瘀斑,苔薄,脉弦或弦涩。
			治法	疏肝解郁,活血解毒。
			代表方	柴胡清肝汤或复元活血汤。
	外治			1. 初期:可用消炎软膏或金黄散软膏外敷,每日换药1次。局部红肿渐消,可选用拔毒膏贴敷。 2. 后期:可用熏洗疗法,当归尾12g、白芷9g、羌活9g、独活9g、桃仁9g、红花12g、海桐皮9g、威灵仙12g、生艾叶15g、生姜60g,水煎后熏洗。有活血通络,疏风散结之功。

【昭昭医考重点提示】重点掌握血栓性前静脉炎的定义、特点、表现及常见类型等。

细目三　筋瘤

定义	筋瘤是以筋脉色紫、盘曲突起状如蚯蚓、形成团块为主要表现的浅表静脉病变。相当于西医的下肢静脉曲张。
特点	筋瘤者,坚而色紫,垒垒青筋,盘曲甚者结若蚯蚓。由于长期从事站立负重工作,劳倦伤气,或多次妊娠等,使筋脉结块成瘤。

续表

治疗方法	内治	劳倦伤气证	证候	久站久行或劳累时瘤体增大,下坠不适感加重;常伴气短乏力,脘腹坠胀,腰酸;舌淡,苔薄白,脉细缓无力。
			治法	补中益气,活血舒筋。
			代表方	补中益气汤加减。
		寒湿凝筋证	证候	瘤色紫暗,喜暖,下肢轻度肿胀;伴形寒肢冷,口淡不渴,小便清长;舌淡暗,苔白腻,脉弦细。
			治法	暖肝散寒,益气通脉。
			代表方	暖肝煎合当归四逆汤加减。
		外伤瘀滞证	证候	青筋盘曲,状如蚯蚓,表面色青紫,患肢肿胀疼痛;舌有瘀点,脉细涩。
			治法	活血化瘀,和营消肿。
			代表方	活血散瘀汤加减。
	外治			患肢穿医用弹力袜或用弹力绷带包扎,有助于使瘤体缩小或停止发展。并发青蛇毒、湿疮、臁疮者,参考有关单元治疗。
	其他疗法			1. 手术疗法:凡是诊断明确的筋瘤,无手术禁忌证者,都可手术治疗。 2. 硬化剂注射疗法:适用于程度较轻的单纯性下肢静脉曲张,亦可作为手术的辅助疗法,处理残留或复发的曲张静脉。

【昭昭医考重点提示】重点掌握筋瘤的定义、特点等。

细目四　臁　疮

病因病机	本病多由久站或过度负重而致小腿筋脉横解,青筋显露,瘀停脉络,久而化热,或小腿皮肤破损染毒,湿热下注而成,疮口经久不愈。相当于西医学的下肢慢性溃疡。
局部辨证	根据臁疮的局部特点临床中将其分为结核性、放射性、瘀滞性等范畴,本病的后期如果经久不愈,则有发生恶变的可能。

内治	湿热下注证	证候	小腿青筋怒张,局部发痒,红肿,疼痛,继则破溃,滋水淋漓,疮面腐暗;伴口渴,便秘,小便黄赤;苔黄腻,脉滑数。
		治法	清热利湿,和营解毒。
		代表方	二妙丸合五神汤加减。
	气虚血瘀证	证候	病程日久,疮面苍白,肉芽色淡,周围皮色黑暗、板硬,肢体沉重,倦怠乏力;舌淡紫或有瘀斑,苔白,脉细涩无力。
		治法	益气活血,祛瘀生新。
		代表方	补阳还五汤合四妙汤加减。

外治	初期	局部红肿,溃破渗液较多者,宜用洗药。如马齿苋60g,黄柏20g,大青叶30g,煎水温湿敷,日3~4次。局部红肿,渗液量少者,宜金黄膏薄敷,日1次。亦可加少量九一丹撒布于疮面上,再盖金黄膏。
	后期	久不收口,皮肤乌黑,疮口凹陷,疮面腐肉不脱,时流污水,用八二丹麻油调后,摊贴疮面,并用绷带缠缚,每日换药。腐肉已脱,露新肉者,用生肌散外盖生肌玉红膏。周围有湿疹者,用青黛散调麻油盖贴。

细目五　脱　疽

定义	脱疽是指发于四肢末端,严重时趾(指)节坏疽脱落的周围血管疾病,又称脱骨疽。
特点	临床特点是好发于四肢末端,以下肢多见,初起患肢末端发凉、怕冷、苍白、麻木,可伴间歇性跛行,继则疼痛剧烈,日久患趾(指)坏死变黑,甚至趾(指)节脱落。部分患者起病急骤,进展迅速,预后严重,需紧急处理。
病因	主要由于脾气不健,肾阳不足,又加外受寒冻,寒湿之邪入侵而发病。本病的发生还与长期吸烟、饮食不节、环境、遗传及外伤等因素有关。

续表

病机			脾气不健,化生不足,气血亏虚,气阴两伤,内不能荣养脏腑,外不能充养四肢。脾肾阳气不足,不能温养四肢,复受寒湿之邪,则气血凝滞,经络阻塞,不通则痛,四肢气血不充,失于濡养则皮肉枯槁,坏死脱落。若寒邪久蕴,则郁而化热,湿热浸淫,则患趾(指)红肿溃脓。热邪伤阴,阴虚火旺,病久可致阴血亏虚,肢节失养,坏疽脱落。 本病的发生以脾肾亏虚为本,寒湿外伤为标,气血凝滞、经脉阻塞为其主要病机。
诊断	临床表现		血栓闭塞性脉管炎多发于寒冷季节,以 20～40 岁男性多见;常先一侧下肢发病,继而累及对侧,少数患者可累及上肢;患者多有受冷、潮湿、嗜烟、外伤等病史。本病病程较长,常在寒冷季节加重,治愈后又可复发。根据疾病的发展过程,临床一般可分为三期。
		一期 (局部缺血期)	患肢末端发凉,怕冷,麻木,酸痛,间歇性跛行。患肢可出现轻度肌肉萎缩,皮肤干燥,皮温稍低于健侧,皮肤指压试验可见充盈缓慢,足背动脉、胫后动脉搏动减弱,部分患者小腿可出现游走性红硬条索(游走性血栓性浅静脉炎)。
		二期 (营养障碍期)	患肢发凉,怕冷,麻木,坠胀疼痛,间歇性跛行加重,并出现静息痛。患肢肌肉明显萎缩,皮肤干燥,汗毛脱落,趾甲增厚且生长缓慢,皮肤苍白或潮红或紫绀,患侧足背动脉、胫后动脉搏动消失。
		三期 (坏死期或坏疽期)	坏疽可先为一趾或数趾,逐渐向上发展,合并感染时,足趾紫红肿胀、溃烂坏死,呈湿性坏疽,或足趾发黑,干瘪,呈干性坏疽。病程日久,患者可出现疲乏无力、不欲饮食、口干、形体消瘦,甚则壮热神昏。
			根据肢体坏死的范围,将坏疽分为 3 级:1 级坏疽局限于足趾或手指部位,2 级坏疽局限于足跖部位,3 级坏疽发展至足背、足跟、踝关节及其上方。
	辅助检查		肢体动脉彩色多普勒超声、血流图、甲皱微循环、计算机扫描血管三维成像(CTA)、动脉造影等影像学检查及血脂、血糖等实验室检查,可以明确诊断,并有助于鉴别诊断,了解病情严重程度。
	鉴别诊断		(见备注 1)
辨证论治	内治	寒湿阻络证	
		证候	患趾(指)喜暖怕冷,麻木,酸胀疼痛,多走则疼痛加剧,稍歇痛减,皮肤苍白,触之发凉,趺阳脉搏动减弱;舌淡,苔白腻,脉沉细。
		治法	温阳散寒,活血通络。
		代表方	阳和汤加减。
		血脉瘀阻证	
		证候	患趾(指)酸胀疼痛加重,夜难入寐,步履艰难,患趾(指)皮色暗红或紫暗,下垂更甚,皮肤发凉干燥,肌肉萎缩,趺阳脉搏动消失;舌暗红或有瘀斑,苔薄白,脉弦涩。
		治法	活血化瘀,通络止痛。
		代表方	桃红四物汤加减。
		湿热毒盛证	
		证候	患肢剧痛,日轻夜重,局部肿胀,皮肤紫暗,浸淫蔓延,溃破腐烂,肉色不鲜;身热口干,便秘溲赤;舌红,苔黄腻,脉弦数。
		治法	清热利湿,解毒活血。
		代表方	四妙勇安汤加减。
		热毒伤阴证	
		证候	皮肤干燥,毫毛脱落,趾(指)甲增厚变形,肌肉萎缩,趾(指)呈干性坏疽;口干欲饮,便秘溲赤;舌红,苔黄,脉弦细数。
		治法	清热解毒,养阴活血。
		代表方	顾步汤加减。
		气阴两虚证	
		证候	病程日久,坏死组织脱落后疮面久不愈合,肉芽暗红或淡而不鲜;倦怠乏力,口渴不欲饮,面色无华,形体消瘦,五心烦热;舌淡尖红,少苔,脉细无力。
		治法	益气养阴。
		代表方	黄芪鳖甲汤加减。

续表

辨证论治	外治	未溃者	可选用冲和膏、红灵丹油膏外敷；亦可用当归 15g，独活 30g，桑枝 30g，威灵仙 30g，煎水熏洗，每日 1 次；或用附子、干姜、吴茱萸各等份研末，蜜调，敷于患足涌泉穴，每日换药 1 次，如发生药疹即停用；或用红灵酒少许揉擦患肢足背、小腿，每次 20 分钟，每日 2 次。
		已溃者	溃疡面积较小者，可用上述中药熏洗后，外敷生肌玉红膏；溃疡面积较大，坏死组织难以脱落者，可先用冰片锌氧油（冰片 2g，氧化锌油 98g）软化创面硬结痂皮，按疏松程度，依次清除坏死痂皮，先除软组织，后除腐骨，彻底的清创术必须待炎症完全消退后方可施行。
	其他疗法		手术疗法、病因治疗、其他治疗。（见备注 2）。

备注 1：鉴别诊断

1. 脱疽相关疾病的临床鉴别

脱疽相关疾病的临床鉴别如下：

脉管炎	动脉硬化性闭塞症	糖尿病足	血栓闭塞性
发病年龄	40 岁以上	40 岁以上	20～40 岁
浅静脉炎	无	无	游走性
高血压	大部分有	大部分有	极少
冠心病	有	可有可无	无
血脂	升高	多数升高	基本正常
血糖、尿糖	正常	血糖高，尿糖阳性	正常
受累血管	大、中动脉	大、微血管	中、小动脉

2. 雷诺综合征（肢端动脉痉挛症）

多见于青年女性；上肢较下肢多见，好发于双手；每因寒冷和精神刺激双手出现发凉苍白，继而紫绀、潮红，最后恢复正常的三色变化（雷诺现象），患肢动脉搏动正常，一般不出现肢体坏疽。

备注 2：脱疽的其他疗法

（一）手术疗法

1. 坏死组织清除术（清创术）：待坏死组织与健康组织分界清楚，近端炎症控制后，可行坏死组织清除术，骨断面宜略短于软组织断面，术后需每日局部换药治疗。

2. 坏死组织切除缝合术：坏死组织与正常组织分界清楚，且近端炎症控制，血运改善，可取分界近端切口，行趾（指）切除缝合术或半足切除缝合术。

3. 截肢术：当坏死延及足背及踝部，可行小腿截肢术，坏疽发展至踝以上者，可行膝上截肢术。

4. 植皮术：点状或邮票状植皮术适用于创面过大，难以自行愈合，但经治疗后血液循环改善，感染已被控制，肉芽新鲜者。

（二）病因治疗

1. 动脉硬化性闭塞症：可应用降血脂、降血压药物。

2. 糖尿病足：积极控制血糖，规范治疗，防治感染，促进肢体血液循环的恢复。

（三）其他治疗

1. 血运重建术：采用动脉切开取栓术、动脉内膜剥脱术、动脉旁路移植术等开放手术或血管成形术（PTA）、血管内支架成形术等血管介入治疗恢复肢体的血流，以改善肢体循环，阻止坏疽发生或降低截肢平面。

2. 干细胞移植术：干细胞具有高度增殖和分化为体内各种细胞的潜能。提取患者自身骨髓或外周血中的干细胞，注射入缺血肢体的肌肉中，对缺血肢体的血管新生具有一定的促进作用。

【昭昭医考重点提示】重点掌握脱疽的定义、特点及诊断。

历年真题精选

细目一：股肿

【A1 型题】

1. 深静脉血栓形成的最大危险性是

A. 水肿 　　B. 肺栓塞 　　C. 下肢坏死 　　D. 患肢增粗 　　E. 浅静脉扩张

答案：B； 考点：股肿的并发症

解析：股肿又称血栓性深静脉炎。本病早期可出现急性股动脉痉挛和肺动脉栓塞两种危重性并发症。故选择 B。

【A2 型题】

2. 患者，男，36 岁。手术后 1 周突然出现右下肢疼痛肿胀，皮肤色泽发绀，皮温增高，浅静脉怒张，大腿内侧有明显压痛，并伴有低热。应首先考虑的是

A. 脱疽 　　　　　　　　B. 血栓性浅静脉炎 　　　　　　　　C. 血栓性深静脉炎

D. 动脉硬化闭塞症 　　　　E. 糖尿病坏疽

答案：C； 考点：股肿的诊断

解析：本病主要是创伤或产后长期卧床，以致肢体气血运行不畅，气滞血瘀，阻于脉络，脉络阻塞不通，营血回流受阻，水津外溢，聚而为湿。大多发生下肢，早期出现下肢突发性、广泛性粗肿，胀痛，行走不利，皮肤温度升高，后期可见浅静脉怒张，足背动脉搏动增强。故选择 C。

3. 患者，女，28 岁。产后 1 周突然出现左小腿肿胀，疼痛，皮温增高，浅静脉怒张，足背弯曲时腓肠肌疼痛明显，舌暗淡苔黄腻，脉弦滑。其治法除活血化瘀外，还应

A. 温阳通脉 　　B. 清利湿热 　　C. 温阳利水 　　D. 通络止痛 　　E. 消肿止痛

答案：B； 考点：股肿的治疗

解析：皮温增高，舌苔黄腻为湿热之象，故应同时清利湿热。所以应选择 B。

细目二：血栓性浅静脉炎

【A2 型题】

患者，女性，35 岁，产后 1 周，突发左下肢肿胀、增粗，皮肤发红、肢体疼痛，舌红、苔黄，脉弦滑，辨证应为

A. 肝气郁滞证 　　B. 湿热瘀阻证 　　C. 寒凝血瘀证 　　D. 湿热毒盛证 　　E. 血脉瘀阻证

答案：B； 考点：血栓性浅静脉炎的辨证

解析：四肢血栓性浅静脉炎临床主要累及一条浅静脉沿着发病的静脉出现疼痛、红肿、灼热感，下肢多于上肢对照题干的表现，可知该患者为左下肢血栓性浅静脉炎结合舌脉，可知其为湿热瘀阻证，故选 B。

细目三：臁疮

【A2 型题】

患者，男，73 岁。左下肢内臁疮，面积 5cm×5cm，现疮面仍有少许腐肉。外治应首选

A. 红油膏、九一丹 　　　　B. 白玉膏、生肌散 　　　　C. 金黄膏、九一丹

D. 金黄膏掺桃花散 　　　　E. 青黛膏、九一丹

答案：C； 考点：臁疮的治疗

解析：局部红肿，渗液少量，而且有少许腐肉宜用金黄膏薄敷，还可以加少量九一丹贴敷疮面上，再盖金黄膏。青黛膏用于湿疹者，选项 A 和 B 用于腐肉较多时。故选择 C。

细目四：脱疽

【A1 型题】

1. 脱疽的主要病因病理是

A. 脾气不健，肝肾不足，寒湿侵袭，凝滞脉络

B. 湿热蕴结，寒湿外侵，气血瘀滞，脉络滞塞

C. 湿热下注,气血壅滞,经络阻隔,脉络瘀滞

D. 肝肾不足,气血两亏,络脉闭阻,筋骨失养

E. 情志郁结,气滞血瘀,脉络闭阻,筋脉失养

答案:A; 考点:脱疽的病因病理

解析:脱疽主要由于脾气不健,肾阳不足,又加上外受寒冻,寒湿之邪入侵而发病。它与湿热、情志无关。故选择 A。

2. 下列哪项不是附骨疽的临床特点

A. 好发于儿童　　　　　　　　　B. 多发于脊柱骨

C. 局部胖肿,疼痛彻骨　　　　　D. 溃后脓水淋漓,不易收口

E. 可成窦道,损筋伤骨

答案:B; 考点:附骨疽的特点

解析:附骨疽是一种毒邪深沉、附着于骨的化脓性疾病。其特点是多发于四肢长骨,局部胖肿,附筋着骨,推之不移,疼痛彻骨,溃后脓水淋漓,不易收口,可成窦道,损伤筋骨。好发于 2~10 岁的男孩。多发于四肢长骨,发病部位以胫骨为主,其次为股骨、肱骨、桡骨。一般不发生于脊柱骨。故选择 B。

【A2 型题】

3. 张某,男,35 岁。患脱疽 2 年,目前左小腿足趾紫红,下垂时更甚,抬高则见苍白,足背毫毛脱落,皮肤、肌肉萎缩,趾甲变厚,趺阳脉搏动消失,患肢持久性静止痛,尤以夜间较甚,舌紫暗、苔薄白,脉沉细。治疗应首选

A. 阳和汤　　　B. 顾步汤　　　C. 四妙勇安汤　　　D. 桃红四物汤　　　E. 独活寄生汤

答案:D; 考点:脱疽的辨证治疗

解析:由题干描述,患者证属血脉瘀阻证,治宜活血化瘀,方选桃红四物汤。阳和汤主治寒湿阻络之脱疽,顾步汤主治热毒伤阴之脱疽,四妙勇安汤主治湿热毒盛之脱疽,独活寄生汤主治痹证日久,肝肾两虚,气血不足。故选择 D。

【B 型题】

(4~5 题共用选项)

A. 阳和汤　　　B. 桃红四物汤　　　C. 顾步汤　　　D. 人参养荣汤　　　E. 附桂八味丸

4. 治疗脱疽寒湿证,应首选

答案:A

5. 治疗脱疽热毒证,应首选

答案:C; 考点:脱疽的辨证治疗

解析:脱疽寒湿证应首选阳和汤,脱疽热毒证应首选顾步汤,脱疽血瘀证应用桃红四物汤,而气阴两虚证应用黄芪鳖甲汤。故 4 题选择 A,5 题选择 C。

(6~7 题共用选项)

A. 寒湿阻络　　　B. 血脉瘀阻　　　C. 湿热毒盛　　　D. 热毒伤阴　　　E. 气阴两虚

6. 脱疽表现为患肢暗红、紫红或青紫,下垂更甚,肌肉萎缩,趺阳脉搏动消失,患肢持久性疼痛,夜间尤甚。其证候是

答案:B

7. 脱疽表现为患肢暗红而肿,患肢如煮熟之红枣,渐变为紫黑色,呈浸淫蔓延,溃破腐烂,疼痛异常,彻夜不得安眠。其证候是

答案:C; 考点:脱疽的辨证

解析:6 题脱疽表现为患肢青紫,趺阳脉搏动消失,患肢持久性疼痛,提示证属血脉瘀阻,故选择 B;7 题脱疽表现为患肢红肿,呈浸淫蔓延,溃破腐烂,疼痛异常,提示证属湿热毒盛,故选择 C。

中医妇科学

单元	内容	考点级别
第一单元	绪论	★★★★
第二单元	女性生殖器官	★
第三单元	女性生殖生理	★★★★
第四单元	妇科疾病的病因病机	★
第五单元	妇科疾病的诊断与辨证	★★★
第六单元	妇科疾病的治疗	★★
第七单元	月经病	★★★★
第八单元	带下病	★★★★
第九单元	妊娠病	★★★★
第十单元	产后病	★★★★
第十一单元	妇科杂病	★★★
第十二单元	计划生育	★
第十三单元	女性生殖功能的调节与周期性变化	★
第十四单元	妇产科特殊检查与常用诊断技术	★★

第一单元　绪　论

【考点透视】

对本单元,考生主要了解一下对后世有影响的几本妇科学著作即可。

著作	作者及成书年代	对中医妇科学发展的重要影响
《经效产宝》又称《产宝》	唐·昝殷著。成书于公元 853 年。	主张妊娠期以养胎、保胎为要,治疗上重视调理气血、补益脾肾。本书是我国现存的第一部产科专著,对后世产科的发展具有重要影响。
《校注妇人良方》	明·薛己校注《妇人大全良方》而成。	薛己对原书部分内容作了增删,还逐条附加了按语及治验。本书论理精详,条目清晰,对经、孕、产、带等 8 门所属诸病,均先明生理、病理,后列诊断、治疗以及防护等,对后世有一定影响和启发。
《邯郸遗稿》	明·赵献可著。约成书于 1617 年。	本书重视脾肾,倡命门学说,认为妇科病与气血失调、中气虚弱、肝脾肾三脏功能失调有关,而以命门水火的盛衰为主,治疗上以六味、八味丸为主滋水养火。
《景岳全书·妇人规》	明·张介宾著。成书于 1624 年。	学术观点"阳非有余,阴常不足"强调阴阳相互为用,相互转化,"阴以阳为主,阳以阴为根","阴不可以无阳,阳不可以无阴"。这些论述对妇科的影响颇深。治疗妇科疾病侧重滋补精血调经。

续表

著作	作者及成书年代	对中医妇科学发展的重要影响
《叶氏女科证治》又名《叶天士女科证治秘方》	原作者不详,托名清·叶桂撰。成书于1746年。	全书论女科病证较全面,方药俱备,切于实用。某些病的论述能对世俗说法加以批驳,如论不孕,谓"世俗专主妇人,此不通之论也。"
《女科要旨》	清·陈修园著。成书于1803年。	该书调经重脾胃,胎前善养血健脾、清热舒气,产后、杂病多效法《金匮要略》。所论篇幅不大,但切中关键,是集前人精华和陈氏自己心得之佳作,不失为一部中医妇科学较好的参考书。
《傅青主女科》	明末清初·傅山撰。成书于17世纪,1827年始有初刊本。	该书学术立论着眼于肝、脾、肾三脏,治疗侧重于培补气血、调理脾胃。傅氏学术上崇经而不泥古,长于独创,别具一格。方中所载方剂,既取前人已效之良方,也列入大量 自己所创且有效的经验方。其不少方剂近代已成为妇科名方,如完带汤、易黄汤、生化汤等,为临床医师所喜用。本书是妇产科的一部重要著作,理法严谨,疗效显著,方药配伍精当,对后世妇产科学影响颇大。

【昭昭医考提示】

　　绪论在考试中属于必考内容,大家要熟记著作名称、成书年代及其对中医妇科发展的重大影响。可参考昭昭医考画的重点去记。

历年真题精选

【A1 型题】

最早设妇科专篇的医著是

A.《黄帝内经》　　B.《金匮要略》　　C.《脉经》　　D.《千金要方》　　E.《景岳全书》

答案：B；　考点：中医妇科学发展简史

解析：《金匮要略》是现代中医古籍中最早设妇科专篇的医著,开创了妇科辨证论治的先河。故选择 B。

第二单元　女性生殖器官

【考点透视】本单元主要要求考生熟悉内生殖器的各种称谓及功能。

名称		位置	功能特性
外生殖器	阴户	阴户又名四边,是女性外生殖器官的解剖术语,系指女性外阴,包括阴蒂、大小阴唇、阴唇系带及前庭部位。	阴户是防御外邪入侵的第一道门户,是排月经、泌带下、排恶露之出口,是合阴阳之入口,又是娩出胎儿、胎盘之产门。
内生殖器 ★★	阴道	阴道是阴户连接子宫的通道,位于子宫与阴户之间。	阴道是防御外邪入侵的关口,是排出月经、分泌带下的通道,是阴阳交合的器官,又是娩出胎儿的路径,故亦称产道。
	子门	子门又名子户,指子宫颈口部位。	子门是排出月经和娩出胎儿的关口。
	子宫	子宫位于带脉之下,小腹正中,膀胱之后,直肠之前,下口连接阴道。形如合钵,如倒置的梨形。	子宫是产生、排出月经,孕育、分娩胎儿的器官;另外还有排出余血浊液、分泌生理带下的功能。子宫的生理特点具有明显的周期性、节律性。《内经》称之为"奇恒之府"。

【昭昭医考重点提示】

1. "子门"又名"子户",指子宫颈口部位,是排出月经和娩出胎儿的关口。
2. 子宫的生理特点具有明显的周期性、节律性。《内经》称子宫为"奇恒之府"。

历年真题精选

【A1 型题】

1. 下列除哪项外,均是玉门的别称?

A. 胞门　　　B. 阴门　　　C. 产门　　　D. 子门　　　E. 龙门

答案:D; 考点:阴户的别称

解析:阴户即阴道口,又称廷孔、四边、玉门、产门、龙门、胞门。子门是指子宫颈口。故本题选择 D。

2. 下列各项,不属阴道口中医名称的是

A. 廷孔　　　B. 四边　　　C. 子门　　　D. 龙门　　　E. 胞门

答案:C; 考点:阴道口的别称

解析:参见上一题,故选择 C

3. 胞宫的主要生理功能是

A. 主月经　　　　　　B. 主带下　　　　　　C. 主孕育胎儿
D. 主月经和孕育胎儿　　　E. 主经、带、胎、产

答案:E; 考点:胞宫的主要生理功能

解析:胞宫的生理功能主要有经、带、孕、产、乳。E 选项最全面。故选择 E。

4. 子处又称

A. 血海　　　B. 血室　　　C. 胞络　　　D. 胞脉　　　E. 天癸

答案:B; 考点:子处的别称

解析:胞宫,称子处、女子胞、子宫;子处又称血室。故选择 B。

5. 属心而络于胞中的经脉是

A. 冲脉　　　B. 胞脉　　　C. 任脉　　　D. 督脉　　　E. 带脉

答案:B; 考点:胞脉

解析:选项 A、C、D 皆起于胞中,E 带脉束腰一周。只有选项 B 正确。

第三单元　女性生殖生理

【考点透视】

本单元的考点不多,但比较散,考生可在通读内容的基础上结合真题掌握知识点。

细目一　女性一生各期的生理特点

分期	各期的生理特点
胎儿期	父母精卵结合成受精卵是妊娠的开始。《灵枢·决气》曰:"两神相搏,合而成形。"从受精后及受精卵在子宫内种植、生长、发育、成熟的时期为胎儿期。需 10 个妊娠月,即 280 天。胎儿期为人生之始,中医有"慎始""胎教"理论,是胎儿期的早期教育。
新生儿期	婴儿出生后的 4 周内,称为新生儿期。女婴在母体内受性腺和胎盘所产生的性激素影响,有的女婴出生时乳房可略呈隆起或少许泌乳,外阴较丰满;出生后脱离胎盘,血中女性激素水平迅速下降,极少数女婴可出现少量阴道出血,属生理范畴,一般很快会自然消失。
儿童期	新生儿期以后至 12 岁左右的阶段为儿童期。7 岁之后、10 岁之前,是肾气始盛的时期,齿更发茂,身体持续增长和发育,但生殖器官仍为幼稚型;约 10 岁始,第二性征开始发育。

分期	各期的生理特点
青春期	从月经初潮至生殖器官逐渐发育成熟的时期称为青春期。世界卫生组织（WHO）规定青春期为10～19岁，约为"二七"至"三七"之年，即14～21岁，可作为中医妇科学青春期的参考。此期的显著生理特性为： 1. 全身发育。2. 内外生殖器官发育渐趋成熟，第二性征发育。3. 月经来潮是青春期开始的一个重要标志。 4. 具有生育能力。
性成熟期	性成熟期又称生育期。一般自18岁左右开始，即中医从"三七"至"七七"之年（21～49岁），历时30年。此期生殖功能由成熟、旺盛，至后期又从旺盛逐渐走向衰退，经过成熟—旺盛—开始衰退的生理过程。 在性成熟期，女性乳房亦发育成熟。
围绝经期	"七七"之年，此期肾气渐虚，冲任二脉虚衰，天癸渐竭，生殖器官及乳房也逐渐萎缩，中医称"经断前后"或"绝经前后。"
老年期	老年期一般指60岁以后的妇女。此期肾气虚，天癸已衰竭，生殖器官萎缩，骨质疏松而易发生骨折，心脑功能亦随之减退，全身功能处于衰退期。

【昭昭医考重点提示】

1. 女性一生各生理期的划分时间段。

2. 各个生理期的特点。

细目二　月经的生理

要点一　月经的生理现象 ★★★★

定义	月经是指有规律的、周期性的子宫出血，月月如期，经常不变，故又称"月信""月事""月水"。
生理现象	1. 月经初潮：初潮年龄一般为13～15岁，平均14岁，即"二七"之年。可早至11～12岁，迟至16岁。 2. 月经周期：月经有月节律的周期性，出血的第1天为月经周期的开始，两次月经第1天的间隔时间称为一个月经周期，一般为28～30天。 3. 经期：即月经持续时间，正常经期为3～7天，多数为3～5天。 4. 月经的量、色、质：一般以每月经量约50～80mL为适中，经色暗红，经质不稀不稠，不凝固，无血块，无特殊臭气。 5. 月经期表现：行经前，可出现胸乳略胀，小腹略坠，腰微酸，情绪易波动。 6. 绝经：一生中最后1次行经后，停闭1年以上，称为绝经。一般为45～55岁，平均49.5岁。绝经表明行将步入老年期。 7. 月经的特殊生理现象：身体无病而月经定期两个月来潮一次者，称为并月；三个月一潮者，称为"居经"或"季经"；1年一行者称为"避年"；还有终生不潮而能受孕者，称为"暗经"；受孕初期仍能按月经周期有少量出血而无损于胎儿者，称为"激经"，又称"盛胎"或"垢胎"，这些均是个别的特殊生理现象，若无不适，不影响生育，可不作病论。

【昭昭医考重点提示】

1. 月经的正常生理现象：正常的月经周期一般为28～30天，正常经期为3～7天，多数为3～5天。月经量50～80mL为适中，经色暗红，经质不稀不稠，不凝固，无血块，无特殊臭气。

2. 月经的特殊生理现象：身体无病而月经定期两个月来潮一次者，称为并月；三个月一潮者，称为"居经"或"季经"；1年一行者称为"避年"；还有终生不潮而能受孕者，称为"暗经"；受孕初期仍能按月经周期有少量出血而无损于胎儿者，称为"激经"，又称"盛胎"或"垢胎"。

要点二　月经产生的机理 ★★

机理	月经的产生，是女子发育到成熟年龄阶段后，脏腑、天癸、气血、经络协调作用于胞宫的生理现象。月经与五脏之中的肾、肝、脾关系尤为密切。

续表

关系脏腑	肾	1. 肾藏精。2. 肾为天癸之源。3. 肾为冲任之本。4. 肾为气血之根。5. 肾与胞宫相系。6. 肾与脑髓相通。7. 肾为五脏阴阳之本："经本于肾""经水出诸肾"。
	肝	肝藏血,肝具有储藏血液、调节血量和疏泄气机的作用。在月经的产生中,肝血下注冲脉,司血海之定期蓄溢,参与月经周期、经期及经量的调节。肝通过冲、任、督与胞宫相通,而使子宫行使其藏泻有序的功能。
	(胃)脾	(胃)脾胃为后天之本,气血生化之源,统摄血液,固摄子宫。"冲脉隶于阳明"之说。胃中水谷盛,则冲脉之血盛,月事以时下。
	心	心主血脉,"胞脉者属心而络于胞中。"心气下通于肾,心肾相交,血脉流畅,月事如常。
	肺	朝百脉而输精微,下达精微于胞宫,参与月经的产生与调节。
气血		妇人以血为基本,气为血之帅,血为气之母,血赖气的升降出入运动而周流。气血均来源于脏腑。血是月经的物质基础,气能生血,又能行血、摄血。气血和调,经候如常。
经络		冲、任、督一源而三歧,参与月经产生的活动。"冲为血海",为"十二经之海","任主胞胎",为"阴脉之海",督脉为阳脉之海,带脉约束诸经,使经脉气血循行保持常度,调节着月经的产生,维持其正常的生理状态。
胞宫		是化生月经和受孕育胎的内生殖器官。其生理由肾、天癸、气血、冲任调节,并主司子宫藏泻,胞宫周期性变化主要表现为子宫的周期性出血。

【昭昭医考提示】

综上所述,脏腑、天癸、气血、冲、任、督、带与胞宫,是月经产生的生理基础,其中肾、天癸、冲任、胞宫是产生月经的中心环节,各环节之间互相联系,不可分割,现代中医妇科学家称之为"肾-天癸-冲任-胞宫生殖轴"。

要点三　月经的周期变化与调节 ★★★★

月经周期	月经周期节律：月经具有周期性、节律性,是女性生殖生理过程中肾阴阳消长、气血盈亏规律性变化的体现。月经有行经期、经后期、经间期、经前期 4 个不同时期的生理节律,形成月经周期。现以 28 天为一月经周期。月经周期中 4 个不同时期的连续与再现,形成了月经周期的月节律。
行经期	行经第 1~4 天,此期子宫泻而不藏,排出经血,既是本次月经的结束,又是新周期开始的标志,呈现"重阳转阴"特征。
经后期	指月经干净后至经间期前,约为周期的第 5~13 天,此期血海空虚渐复,子宫藏而不泻,呈现阴长的动态变化。阴长,是指肾水、天癸、阴精、血气等渐复至盛,呈重阴状态。重阴即是指月经周期阴阳消长节律中的阴长高峰时期。
经间期	周期第 14~15 天,也称"氤氲之时",或称"的候""真机"时期(即西医所称的"排卵期")。在正常月经周期中,此期正值两次月经中间,故称之为经间期。是重阴转阳、阴盛阳动之际,正是种子的时候。
经前期	即经间期之后,约月经周期的第 15~28 天。此期阴盛阳生渐至重阳。重阳即是指月经周期阴阳消长节律中阳生的高峰时期,此时阴阳俱盛,以备种子育胎。若已受孕,精血聚以养胎,月经停闭不潮;如未受孕,则去旧生新,血海由满而溢泄为月经。
调节机理	1. 天人相应说：明代李时珍、张介宾以此取类比象推论月经调节为：上应月相,下应海潮,是天人相应的现象。 2. 肾阴阳转化说：有学者提出月经出现周期性的藏泻,是肾阴、肾阳转化,气血盈亏变化的结果。 3. 肾-天癸-冲任-胞宫生殖轴说。 4. 脑-肾-天癸-冲任-胞宫轴说。

【昭昭医考重点提示】

1. 月经周期包括：行经期、经后期、经间期、经前期。

2. 周期第 14~15 天,也称"氤氲之时",或称"的候""真机"时期(即西医所称的"排卵期")正是种子的时候。

3. 月经周期的调节机理：(1) 天人相应说;(2) 肾阴阳转化说;(3) 肾-天癸-冲任-胞宫生殖轴说;(4) 脑-肾-天癸-冲任-胞宫轴说。

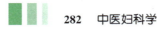

历年真题精选

【A1 型题】

1. 与月经产生没有直接关系的脏腑是

A. 肾   B. 肺   C. 胆   D. 脾   E. 胃

答案：C；　考点：月经的产生机制

解析：心主血,肝藏血,脾统血,胃主纳腐熟,与脾同为生化之源,肾藏精,精化血,肺主一身之气,朝百脉而输布精微。故月经的产生与心、脾、胃、肾、肺有关。故选择 C。

2. 下列哪项不是天癸成熟的条件?

A. 肾气充盛   B. 脾气健旺   C. 已 18 岁   D. 精血充实   E. 肾阴充盛

答案：C；　考点：天癸的生理基础与作用

解析：天癸,源于先天,藏之于肾,受后天水谷精微的滋养,人体发育到一定时期,肾气旺盛,肾中真阴不断得到充实,天癸逐渐成熟。选项 C 不是天癸成熟的条件,故选择 C。

3. 主人体生殖的阴精是

A. 肾精   B. 天癸   C. 月水

D. 水谷之精   E. 五脏六腑之精

答案：A；　考点：肾与胞宫

解析：肾主生殖,肾中真阴,逐渐化生、充实才促成胞宫有经、孕、产、育的生理功能。故选择 A。

4. 中医学女性生殖轴的概念是

A. 脑-肾-天癸-胞宫   B. 天癸-冲任-气血-胞宫

C. 肾-天癸-气血-胞宫   D. 肾-天癸-冲任-胞宫

E. 天癸-肾-冲任-胞宫

答案：D；　考点：月经的产生机制

解析：D 为女性生殖轴的概念。故选择 D。

细目三　带下生理

带下生理现象	1. 带下属津液。属液为多,故又称"阴液"或"带液",以区别病理性带下。
	2. 带下有周期性月节律。在月经前后、经间期,带下的量稍有增多。经间期带下质清,晶莹而透明,具韧性可拉长;其余时间略少。
	3. 带下量随妊娠期增多。妊娠后阴血下聚,使冲任、胞宫气血旺盛,故带液较未孕时略多。
	4. 带下淖泽胞宫、阴道。带下伴随女性一生,以滋润胞宫、阴道。
产生机理	生理性带下的产生与调节,是以脏腑功能正常为基础的、是脏腑、津液、经络协调作用于胞宫的结果。
	1. 脏腑与带下:生理性的带下是由肾精所化,禀肾气藏泻,布露于子宫,润泽于阴道;赖脾气之升清,将胃肠吸收的谷气和津液上输于肺,而后由肺宣发和肃降,使津液输布全身而灌溉脏腑、形体和诸窍,其泌布于胞宫、阴道者,为生理性带下的组成部分。
	2. 津液与带下:《灵枢·五癃津液别》说:"津液各走其道……其流而不行者为液。"《灵枢·口问》又说:"液者,所以灌精濡空窍者也",说明带下源于津液。
	3. 经络与带下:带下为阴液,而任脉为阴脉之海,主一身之阴液,任脉出胞中循阴器,任脉与带下的生理、病理直接相关。带脉环腰一周,约束诸经,与冲、任、督三脉纵横交错,络胞而过。任脉所司之阴液,若失去督脉的温化,则化为湿浊之邪,伤于带脉则为带下病。带脉约束带液,使带液的量泌有常。
	4. 胞宫与带下:《景岳全书》曰:"盖白带出自胞宫。"《血证论》又说:"带脉下系胞宫。"认为带下由胞宫渗润阴道,并能防御外邪入侵。

历年真题精选

【A1 型题】

下列关于生理性带下的描述,错误的是

A. 色白或无色透明　　　　B. 质地黏稠　　　　C. 其量适中

D. 无特殊气味　　　　E. 从阴道内排出的一种阴液

答案:B;　考点:带下的生理现象

解析:生理性带下指润泽于阴户、阴道内无色无臭、黏而不稠的液体。故选择 B。

细目四　妊娠生理

受孕机理	《女科正宗·广嗣总论》说:"男精壮而女经调,有子之道也。"一般 21～35 岁生育能力旺盛,注意把握受孕佳期,阴阳和合,容易受孕。男女之精妙合,结为胚胎,并在子宫内种植,在肾气、天癸、冲任、胞宫各个环节的协调和滋养下,逐渐发育成长。妊娠后经十月怀胎,则"瓜熟蒂落",足月分娩。
妊娠的生理现象	1. 月经停闭。 2. 脉滑。妊娠后出现脉滑,是中医候胎重要依据之一,妊娠脉滑轻取流利,中取鼓指,重按不绝。 3. 妊娠反应。孕后常出现胃纳不香或饱胀不思饮食或恶心欲呕、择食的早孕反应。气血相对不足时易出现倦怠、思睡、头晕等不适;一般不影响工作,3 个月内逐渐适应或消失。 4. 子宫增大。早孕 40 多天,可扪及子宫增大变软,子宫颈紫蓝色质软。非孕时子宫容量为 5mL,至妊娠足月约 5000mL,增加 1000 倍。子宫重量,非孕时 50g,至足月妊娠约 1000g,增加 20 倍。 5. 乳房变化。乳房自孕早期开始增大、发胀。乳头增大变黑,易勃起。乳晕加大变黑,乳晕外周散在褐色小结节状隆起。妊娠 4～5 个月,挤压乳头可有少量乳汁。 6. 下腹膨隆。妊娠 3 个月以后,可于下腹部手测子宫底高度以候胎之长养。 临床可根据上述妊娠生理现象,必要时配合相关检查以诊断妊娠。每次妊娠一般一胎。若一孕二胎称"双胎"或"骈胎",一孕三胎称"品胎"。
预产期的计算	妊娠全程 40 周,即 280 天。预产期的计算方法是:从末次月经的第一天算起,月数加 9(或减 3),日数加 7(阴历则加 14)。

【昭昭医考重点提示】

1. 妊娠的生理现象:月经停闭、脉滑、妊娠反应、子宫增大、乳房变化、下腹膨隆。
2. 每次妊娠一般一胎。若一孕二胎称"双胎"或"骈胎",一孕三胎称"品胎"。
3. 预产期的计算方法:从末次月经的第一天算起,月数加 9(或减 3),日数加 7(阴历则加 14)。

细目五　产褥生理★★★★

临产先兆	1. 释重感:妊娠末期胎头入盆后,孕妇骤然释重,呼吸变得轻松,但可能感到行走不便和尿频。 2. 弄胎(假宫缩):《医宗金鉴·妇科心法要诀》云:"若月数已足,腹痛或作或止,腰不痛者,此名弄胎。"
正产现象	见红＋离经脉＋阵痛★★★★ 1. 见红:接近分娩发动或分娩已发动时,阴道有少量血性分泌物和黏液。 2. 离经脉:临产时可扪得产妇中指本节有脉搏跳动,称为离经脉。 3. 阵痛:从有规律的宫缩开始至产门开全(子宫颈口完全扩张)的腹部阵发性疼痛,称阵痛,开始时阵痛间隔时间约 15 分钟,逐渐缩短为 5～6 分钟,最后为 2～3 分钟,这一现象称开口期,分娩正式发动。
产褥期生理	分娩结束后,产妇逐渐恢复到孕前状态,约需要 6～8 周,此期称为"产褥期",又称"产后"。产后 1 周称"新产后",产后 1 月称"小满月",产后百日称"大满月",即所谓"弥月为期""百日为度"。 产褥期的生理特点是"多虚多瘀"。＋恶露★★★★ 恶露是产后自子宫排出的余血浊液,先是暗红色的血性恶露,也称红色恶露,约持续 3～4 天干净,后渐变淡红,量由多渐少,称为浆液性恶露,约 7～10 天干净;继后渐为不含血色的白恶露,约 2～3 周干净。如果血性恶露持续 10 天以上仍未干净,应考虑子宫复旧不良或感染,当予以诊治。

【昭昭医考重点提示】

1. 临产先兆：释重感。
2. 弄胎的定义："若月数已足,腹痛或作或止,腰不痛者,此名弄胎。"
3. 临产先兆：见红＋离经脉＋阵痛。
4. 产褥期的生理特点是"多虚多瘀"＋恶露。

细目六　哺乳生理

哺乳时间	顺产者,产后 30 分钟即可在产床上开始哺乳,令新生儿吮吸乳头,以刺激乳头尽早泌乳,促进母体宫缩,减少产后出血,建立母子亲密的感情;并让婴儿吸吮免疫价值极高的初乳,增强抗病能力,促进胎粪排出。
哺乳次数	按需供给。哺乳时间一般以 8 个月为宜。3 个月后可适当给婴儿增加辅食。
注意事项	1. 哺乳期大多月经停闭,少数也可有排卵,月经来潮,故要采取工具避孕法避孕。 2. 在停止哺乳后,务必用药物回乳,以免长期溢乳发生经、乳疾病。

【昭昭医考重点提示】

1. 哺乳时间：顺产者,产后 30 分钟即可在产床上开始哺乳。
2. 哺乳次数：按需供给。哺乳时间一般以 8 个月为宜。3 个月后可适当给婴儿添加辅食。

历年真题精选

【A1 型题】

1. 临产调护六字要诀是
A. 惜力、忍痛、勿慌　　　　　　　B. 睡、忍痛、慢临盆
C. 安静、忍痛、整洁　　　　　　　D. 安静、睡眠、忍痛
E. 睡、忍痛、少活动
答案：B；　考点：临床调护
解析：临产调护六字要诀为 B。

2. 妊娠足月,胎位下移,腰腹阵痛,有便意或见红者,是
A. 临产　　　B. 试胎　　　C. 弄胎　　　D. 分娩　　　E. 以上均非
答案：A；　考点：临产
解析：临产的征兆是胎位下移、小腹坠胀、有便意或见红。所以选择 A。分娩是指怀孕末期,即孕 280 天左右,胎儿及胎衣自母体阴道娩出的过程。

3. 妊娠月份已足,腹痛或作或止,腰不痛者,称为
A. 临产　　　B. 盛胎　　　C. 试胎　　　D. 弄胎　　　E. 正产
答案：D；　考点：弄胎

4. 哺乳期最佳断乳时间是
A. 6 个月　　　B. 8 个月　　　C. 9 个月　　　D. 10 个月　　　E. 12 个月
答案：B；　考点：哺乳生理
解析：哺乳时间一般以 8 个月为宜。故选择 B。

第四单元　妇科疾病的病因病机

【考点透视】

对本单元,考生了解了即可,注意各种病因在妇科疾病中的特点。

细目一　病　因

寒热湿邪	寒邪	有外寒、内寒之分。外寒入侵冲任、子宫，进而发生经行发热、经行身痛、痛经、月经后期、月经过少、闭经、产后身痛、不孕症等病证；内寒致病导致闭经、多囊卵巢综合征、月经后期、痛经、带下病、子肿、宫寒不孕。
	热邪	有外热、内热之异。外热为外感火热之邪，热邪易乘虚而入，损伤冲任，发为经行发热、经行头痛、月经先期、月经过多、崩漏、妊娠小便淋痛、产后发热等病证；热邪结聚冲、任、胞中，使气血壅滞，"热盛则肿"，"热盛肉腐"，则发为产褥热、盆腔炎或盆腔脓肿、阴疮、孕痈等病证。内热又称"火热内生"，若伤及冲任，迫血妄行，可发为月经先期、月经过多、经行吐衄、经行头痛、经行情志异常、恶阻、胎漏、子烦、子痫、产后发热、阴疮等病证。
	湿邪	有内湿、外湿之分。外湿致病，导致带下、阴痒或盆腔炎等；内湿，又称湿浊内生，主要发生经行浮肿、经行泄泻、闭经、多囊卵巢综合征、带下病、子肿、子满、产后身痛、不孕症等。
情志因素		七情内伤导致妇科病，以怒、思、恐为害尤甚。怒，抑郁忿怒，使气郁气逆，可致月经后期、闭经、痛经、不孕、癥瘕；思，忧思不解，每使气结，发为闭经、月经不调、痛经；恐，惊恐伤肾，每使气下，可致月经过多、闭经、崩漏、胎动不安、不孕。
生活因素	房劳多产	房劳是指因房事不节，淫欲过度或过早结婚，耗精伤肾以及经期产后余血未尽，阴阳交合所产生的病理状态；多产是指过多的产育，足以耗气伤血，损伤冲任、胞宫、胞脉、胞络以及耗精伤肾。若孕期房劳可致流产、早产或产褥感染。此外，在经期、产后，余血未净而阴阳交合，精浊与血相结为邪，影响冲任、胞宫，易发生妇科疾病。
	饮食不节	凡过食寒凉生冷、辛辣燥热、暴饮暴食、偏食嗜食均可导致脏腑功能失常。若饮食不节，则更易发生月经过少、闭经、胎萎不长、妊娠贫血等。
	劳逸失常	过劳可导致月经过多、经期延长、崩漏；孕期过劳可致流产、早产；产后过劳可导致恶露不绝、缺乳和子宫脱垂。过于安逸又影响气血的运行，"逸则气滞"，发生月经不调或难产。
	跌仆损伤	妇女在月经期，尤其是孕期生活不慎，跌仆损伤，撞伤腰腹部，可致堕胎、小产或胎盘早期剥离；若撞伤头部，可引起经行头痛、闭经或崩漏；若跌仆损伤阴户，可致外阴血肿或撕裂。
	调摄失宜	正常规律的生活是健康的基础。过度节食减肥，长期药物减肥，都可致月经后期、月经过少，甚至闭经。口服短效避孕药，有时会发生不规则阴道出血，甚则闭经。孕前酗酒可致"胎儿酒精中毒综合征"（可见生长迟缓、小头畸形），孕后大量吸烟，可致流产、死胎、畸胎、低体重儿及胎儿宫内窒息等。嗜烟酗酒或经常夜生活均可致月经失调、闭经、流产、不孕。不健康、不科学的生活方式和环境因素所造成的疾病，被现代人称为"生活方式病"。
体质因素		妇产科疾病与体质关系密切。妇女先天肾气不足，在青春期常发生肾虚为主的子宫发育不良、月经迟发、原发性闭经、崩漏、痛经、月经过少、多囊卵巢综合征；在生育期容易发生月经稀发、闭经、崩漏、胎动不安、滑胎、不孕症；更年期易出现早发绝经的早衰现象。

细目二　病　机

脏腑功能失常	肾	临床上分为肾气虚、肾阳虚、肾阴虚及阴阳两虚。肾气虚，封藏失职，冲任不固；肾阳虚，命门火衰，冲任失于温煦，下不能暖宫，胞宫虚寒；肾阴虚精血不足，冲任血虚，血海不能按时由满而溢，若阴虚生内热，热伏冲任，迫血妄行，发为崩漏、经间期出血、胎漏、胎动不安；若肾阴虚，孕后阴血下聚冲任以养胎元，致令阴虚益甚，肝失所养，肝阳上亢，发为妊娠眩晕，甚或子痫等。阴损可以及阳，阳损可以及阴。
	肝	常见的有肝气郁结、肝经湿热、肝阴不足、肝阳上亢。
	脾	主要是脾失健运、脾失统摄及脾虚下陷。
	心	心的病机：若忧愁思虑，积想在心，心气不得下通于肾，胞脉闭阻，可出现闭经、月经不调、不孕；心火偏亢，肾水不足，则水火失济，出现脏躁、产后抑郁等。
	肺	若阴虚火旺，经行阴血下注冲任，肺阴益虚，虚火灼伤肺络，则出现经行吐衄；若肺失宣降，不能通调水道，可引起子嗽或妊娠小便异常、产后小便异常。

续表

气血失调	气分	气分病机有气虚、气陷、气滞、气逆之分。病在血分,有血虚、血瘀、血热、血寒之分。
	血分	气血互相资生、互相依存,故在病机上往往气病及血,血病及气,血气不和,气血同病,虚实错杂,常见气滞血瘀、气虚血瘀、气血两虚等。
冲任督带损伤		冲任损伤、督脉虚损及带脉失约。冲任损伤必然导致妇产科诸疾。冲任损伤主要表现为冲任不固、冲任不足、冲任失调、冲任血热、冲任寒凝和冲任阻滞等。督脉虚损,阴阳平衡失调可致闭经、崩漏、经断前后诸证、绝经妇女骨质疏松症。带脉失约可导致带下病、胎动不安、滑胎、子宫脱垂等。
胞宫、胞脉、胞络受损	子宫形质异常	子宫形质异常多由先天发育不良和后天损伤所致,可出现幼稚子宫、子宫畸形、子宫过度屈曲、子宫肌瘤或手术损伤子宫等,致发生月经不调、痛经、滑胎、癥瘕、不孕等病证。若手术损伤子宫可致急腹症。
	子宫藏泻失司	先天肾气不足或房劳多产,久病大病失血伤精可发生月经后期、闭经、带下过少、胎死不下、滞产、难产、过期妊娠;若肾气不固,肝气疏泄太过,或脾虚不摄,导致子宫藏纳无权,泻而不藏,可发生流产、早产、经期延长、带下病、恶露不绝。
	子宫闭阻	是指病邪客于子宫后,使子宫闭塞或阻滞而产生妇科疾病的病机。瘀、痰有形之邪使子宫闭阻是妇科常见的病机之一,此外,子宫内膜息肉、黏膜下肌瘤、宫腔手术后部分粘连,均可瘀阻生化之机,导致月经过少、闭经、崩漏、不孕等病证。
肾-天癸-冲任-胞宫轴失调		任何一个环节失调都会引起生殖轴功能失调,发生崩漏、闭经、迟发或"早发"绝经、流产、不孕症等妇科病。安胎的关键就是调整肾-天癸-冲任-胞宫生殖轴的功能及其相互间的平衡协调,其中补肾气、资天癸最为关键。所以肾-天癸-冲任-胞宫生殖轴失调又是妇科疾病的主要发病机理。

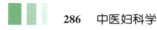 **历年真题精选**

【A1 型题】

1. 下列各项,易导致妇产科疾病发生的是

A. 风、寒、湿   B. 风、湿、热   C. 寒、热、湿

D. 寒、暑、热   E. 寒、湿、燥

答案:C; 考点:妇科疾病常见病因

解析:六淫皆导致妇产科疾病,然妇女以血为本,寒、热、湿、邪更易于与血相搏结而导致妇产科疾病。故选择 C。

2. 下列哪项不是直接导致冲任损伤的因素?

A. 邪毒感染   B. 郁怒悲伤   C. 房劳多产

D. 跌仆闪挫   E. 寒湿之邪

答案:B; 考点:妇科疾病的病机

解析:肝主疏泄,调畅情志,若郁怒悲伤,肝气郁结,则为气滞,冲任失畅,血海蓄意失常,可导致月经先后无定期。其余选项均为直接导致冲任损伤的因素。故选择 B。

第五单元　妇科疾病的诊断与辨证

【考点透视】

1. 熟悉妇科疾病中望、闻、问、切四诊的内容,理解不同的四诊表现的临床意义。

2. 掌握月经病、带下病、妊娠病、产后病的辨证要点。考生复习此部分内容时可结合中医诊断中的相关内容。

细目一　四　诊

要点一　问　诊

问诊	
年龄	因为妇科疾病与年龄有密切关系。
主诉	了解患者最感痛苦的症状、体征及持续时间,这也是患者求诊的原因。
现病史	围绕主诉询问发病诱因,疾病发生发展过程,检查、治疗情况和结果,目前自觉症状等。
月经史	需询问月经初潮年龄、月经周期、月经持续时间、经量多少、经色、经质稀或稠或有无血块、气味,末次月经日期及伴随月经周期而出现的症状(如乳房胀痛、头痛、腹痛、腹泻、浮肿、吐衄、发热等)。对于中老年妇女,应了解是否绝经和绝经年龄,以及绝经后有无阴道出血、骨质疏松症状。
带下史	了解带下量、色、质、味,以及伴随症状。
婚育史	对未婚者,应了解有无性生活史、人工流产史;对已婚者,需了解性生活情况、妊娠胎次、分娩次数、有无堕胎、小产、人工流产。对孕妇应了解妊娠过程,有无妊娠疾病。
产后	询问分娩情况,如有无难产,产后出血量多少、输血与否。了解恶露量多少、颜色、性质、气味,有无产后疾病史,以及避孕情况。
既往史	对继发性痛经患者,应询问有无人流术、剖宫产术、盆腔炎史,因这些均可能导致继发性痛经。对原发性痛经者应询问家族史,其母系有无痛经史(因部分痛经可能与遗传有关),个人饮食嗜好,居住环境。对不孕者需了解有无盆腔炎、人工流产史、腹部手术史。对闭经、月经过少者,需询问有无结核史、产后大出血史,工作环境,生活、饮食嗜好,环境迁移等个人史。

【昭昭医考提示】

1. 问诊的内容包括:年龄、主诉、现病史、月经史、带下史、婚育史、产后既往史(年龄＋主诉＋现病史＋经、带、胎、产、孕＋既往史)。

2. 月经史需要询问:月经初潮年龄、月经周期、月经持续时间、经量多少、经色、经质稀或稠或有无血块、气味,末次月经日期及伴随月经周期而出现的症状。对中老年妇女,应了解是否绝经和绝经年龄,以及绝经后有无阴道出血、骨质疏松症状。

要点二　望　诊

望诊	
望神	望神可以了解其精气的盛衰,判断病情的轻重和预后。如头晕眼花,神疲泛恶,出汗肢冷,神志淡漠,甚至昏不知人,可见于崩漏、胎堕不全等妇科失血重证。妇科痛证如异位妊娠、急性盆腔炎、痛经、卵巢囊肿蒂扭转、流产等,常伴见形体蜷曲、两手捧腹、表情痛苦、辗转不安之态。妊娠晚期或产时、产后突发手足搐搦、全身强直、双目上视、昏不知人或四肢抽搐、项背强直、角弓反张等多为妇科证,如子痫、产后痉病。
望面色	若见面色淡白无华,多属血虚证或失血证,如月经过多、产后出血、崩漏、堕胎等;见面色白虚浮,多属阳虚水泛,可见于妊娠肿胀、经行浮肿、经行泄泻等;面色青而紫黯,多属瘀血停滞;若面色萎黄,多属脾虚,可见于月经后期、月经过少、带下、闭经等;面赤,属实热证,可见于月经先期、月经过多、经行吐衄、经行情志异常、产后发热等证;面黯黑或面颊有黯斑,多属肾虚,可见于闭经、不孕、绝经前后诸证、崩漏、滑胎等。
望体形	重在观察形体的发育,体质的强弱,体形的胖瘦。如年逾14岁,月经未来潮,第二性征尚未发育,身材矮小,多为先天肾气未充。若成熟女子,虽然月经已来潮,但身材瘦长或瘦小,第二性征发育不完善,乳房平坦,多为肾虚。若形体肥胖,皮肤粗糙,毛发浓密,多为脾虚痰湿阻滞,可见不孕症、闭经、月经不调、癥瘕、多囊卵巢综合征等。
望舌	舌质淡为气血两虚,可见于月经过多、月经后期、崩漏、闭经。舌质红为血热,可见于崩漏、月经先期、月经过多、产后恶露不绝等。舌质黯或瘀点多有血瘀。苔白主寒,薄白腻而润多为寒湿凝滞,苔白厚腻多属痰湿阻滞。苔黄主热,薄黄为微热,苔黄厚而干燥多为热重,黄厚而腻为湿热。苔薄而舌燥为伤津,苔灰黑而润为阳虚有寒,苔黑而燥为火炽伤津。

续表

望月经	经量多、经色淡红、质稀,多为气虚;经量少、色淡黯、质稀,多为肾阳虚;经量少、色淡红、质稀,多为血虚;若经量多、色深红、质稠,多为血热;经色鲜红、质稠,多为阴虚血热;经色紫黯、有血块,多为血瘀;经量时多时少,多为气郁。
望带下	观察带下量、色、质是带下病诊断及辨证的主要依据。若带下量多,色白质清多为脾虚、肾虚;带下量少失润,多为津液不足;带下色黄,量多质黏稠,多为湿热;带下色赤或赤白相兼,或稠黏如脓,多为湿热或热毒。
望恶露	望恶露量之多少、颜色、性质亦是产后病辨证的重要内容。若恶露量多、色淡红、质稀,多为气虚;色红、质稠为血热;色紫黯、有血块,多为血瘀。色黯若败酱,应注意是否感染邪毒。
望阴户	主要观察阴户、阴道形态、肤色。若见解剖异常者,属先天性病变。若有阴户肿块,伴红、肿、热、痛,黄水淋沥,多属热毒;无红肿热痛,多属寒凝。阴户皮肤发红,甚至红肿,多属肝经湿热或虫蚀;阴户肌肤色白,或灰白、粗糙增厚,或皲裂,多属肾精亏损、肝血不足。若阴户中有块脱出,常见于子宫脱垂或阴道前后壁膨出。

【昭昭医考重点提示】

1. 望诊包括:望神、望面色、望体形、望舌、望月经、望带下、望恶露、望阴户(神、面、形、舌、经、带、恶露+阴户)。

2. 带下量、色、质是带下病诊断及辨证的主要依据。

要点三 闻 诊

闻诊	
听声音	主要听患者的语音、气息的高低、强弱,以及呼吸、咳嗽、嗳气、太息等声音。如语音低微,多为气虚;语音洪亮有力,多属实证;时时叹息,多为肝郁气滞;妇女孕后嗳气频频,甚则恶心呕吐,多为胃气上逆。
听胎心	妊娠20周后,运用听诊器可在孕妇腹壁相应部位听到胎心音。★
闻气味	主要了解月经、带下、恶露的气味。如月经、带下、恶露秽臭,多为湿热或瘀热;若腐臭气秽,多为热毒;若恶臭难闻,需注意子宫颈癌的可能性;妊娠剧吐致酸中毒,患者口腔有烂苹果味,多属气阴两虚。

【昭昭医考重点提示】

1. 妇科闻诊包括:听声音、听胎心、闻气味三个方面。

2. 妊娠20周后,运用听诊器可在孕妇腹壁相应部位听到胎心音。

3. 听声音主要听患者的语音、气息的高低、强弱,以及呼吸、咳嗽、嗳气、太息等声音。

要点四 切 诊

切诊		
★★切脉	月经脉	月经将至或正值月经期,脉多显滑象,为月经常脉。若脉滑数而有力者,多为热伏冲任。脉沉迟而细多为阳虚内寒、生化不足。脉细数为虚热伤津、阴亏血少。脉缓弱无力多为气虚,尺脉微涩多为血虚,尺脉滑多为血实。崩中下血或漏下不止,脉应沉小缓滑,反见浮洪而数者,多属重证。
	妊娠脉	女子怀孕6周左右易见脉滑有力或滑数,尺脉按之不绝,此为妊娠常脉。若脉细软或欠滑利或沉细无力,常见于胎动不安、堕胎、胎萎不长、胎死腹中等病之虚证。若妊娠晚期,脉弦滑劲急多为阴虚肝旺、肝风内动之象,当警惕发生子晕、子痫等。
	临产脉	若孕妇双手中指两旁从中节至末节,均可扪及脉之搏动,亦为临产之脉。
	产后脉	因分娩之际,失血耗气伤津,新产血气未复,脉常滑数而重按无力。三五日后,脉渐平和而呈虚缓之势,此属产后常脉。若产后脉见浮大虚数,应注意是否气虚血脱;脉浮滑而数,可能是阴血未复,阳气外浮或为外感之征。
按肌肤		如肌肤寒冷,特别是四肢不温,多为阳虚;四肢厥冷、大汗淋漓,多属亡阳危候。如手足心热多为阴虚内热。头面四肢浮肿,按之凹陷不起为水肿;按之没指,随起随起为气肿。
扪腹部		了解腹壁冷热、软硬、胀满、压痛以及有无包块及包块之部位、大小、性质等情况。若腹痛喜按多为虚证,拒按多为实证,喜温多为寒证。下腹包块质坚,推之不动多为癥疾;若腹块时有时不明显、按之不坚、推之可动,多属瘕证。通过扪孕妇腹部可了解子宫大小与孕周是否相符合,以初步推测胎儿状况。如腹形明显小于孕周,胎儿存活,可能为胎萎不长;如腹形明显大于孕周,可能为胎水肿满、多胎妊娠等。

【昭昭医考重点提示】

1. 妇科切诊包括：切脉、按肌肤和扪腹部三部分。
2. 切脉包括：月经脉、妊娠脉、临产脉、产后脉。
3. 各阶段的正常脉象是什么样的？（月经常脉、妊娠常脉、临产之脉、产后常脉。）

细目二　辨证要点

月经病的辨证	以月经期、量、色、质的变化结合全身症状、舌脉，作为辨证的依据。若月经提前、量多、色淡质稀，伴神疲乏力，多为气虚；月经延后、量少、色淡红质稀，伴头晕眼花，大多为血虚；月经量多或日久不止、色深红质稠，多为血热；月经延后、量少色黯，喜温畏寒，多为血寒；月经量多、色紫黯、质稠有血块，大多为血瘀；月经初潮年龄过迟，周期不定、量少色淡，常为肾气未充，冲任不盛或脾肾亏虚，气血生化不足；月经提前或延后、经量或多或少、色紫红有血块，伴胸胁作胀，大多为肝郁；月经提前或延后、经量少、色淡黯质稀，伴腰酸，大多为肾虚；月经延后、经行下腹冷痛、拒按，得热则减，大多为实寒；经行或经后下腹绵冷、形寒畏冷，喜按得热则减，大多为虚寒；经行下腹刺痛，经量多、色紫红有块，块下痛减，大多为血瘀。
带下病的辨证	以带下量、色、质、气味的变化结合全身症状、舌脉作为依据。一般而论，带下量多、色淡质稀无臭为虚证；带下量多、色黄质稠、有秽臭者为实证；带下量多、色白、质清稀如水，多为阳虚；带下量多或不多、色黄或赤白带下，质稠多为阴虚夹湿；若带下量多、色淡黄或白、质稀无气味，伴神疲乏力多为脾虚；带下量多、色黄或黄白、质黏腻、有臭味，多为湿热；赤白带下质稠或带如脓样，有臭味或腐臭难闻，多为湿毒；带下量明显减少，甚至无带，大多为肾精亏虚，天癸早衰，任带虚损。
妊娠病的辨证	涉及孕妇、胎儿两方面，故妊娠病的辨证，首先应分清属母病还是胎病。因母病而胎不安，孕后经常腰酸胀坠，有堕胎或小产史，大多属肾虚；孕后小腹绵绵作痛，大多属虚证。同时应辨明胎儿情况，以明确胎孕可安，还是当下胎益母。如孕后阴道流血量少，无腹痛，或轻微腹痛、胎儿活者，可安胎；若阴道流血量多，腹痛阵阵，胚胎或胎儿已死，或异位妊娠，则应去胎益母。如为子满证候，还须辨清有无畸形胎儿再论治。
产后病的辨证	多虚多瘀为产后病机特点，因此产后病辨证应四诊八纲结合"产后三审"，即根据恶露的量、色、质和气味进行；乳汁多少、色质；饮食多少和产后大便、腹痛状况并结合全身证候舌脉为辨证依据。如恶露量多或少、色紫红、有块、小腹痛拒按，多属血瘀；恶露量多、色红有臭气，多属血热；恶露量多、色淡质稀、神疲乏力，多属气虚；产后大便干涩难下，大多属津血不足；乳汁甚少、质稀薄，食少神疲、面色无华者，多属气血虚弱。

要点一　辨病与辨证

辨病和辨证是两个密切相关的思维过程，也是中医诊断学的核心。

病是整体，证是当前病位与病性的本质，病和证之间存在着千丝万缕的联系。由于致病因素不同，患者个体差异，环境和诊治情况等不同，一种疾病可存在几种证。如妊娠恶阻，可见脾胃虚弱、肝胃不和、痰饮停滞等证，但均从属于妊娠恶阻病。同时，这些证也不是固定不变的，随着病情的变化而变化，妊娠恶阻，无论何种证型，当呕吐不止，饮食少进而导致阴液亏损时，均可出现气阴两亏的证候。然而同是一证，又可见于不同疾病中，如气虚证既可见于月经先期、月经过多，也可见于崩漏、子宫脱垂等疾病。因此妇科临床有同病异治、异病同治等法。辨病与辨证，又可分中医辨病与辨证结合和中医辨证与辨西医病结合。

辨病与辨证	
中医辨病与辨证结合	指先辨中医之病，后辨中医之证。一种症状在某些情况下既可单独作为一病，也可是其他疾病中的一个症状表现。
中医辨证与辨西医病结合	1. 辨病基础上分型治疗：先西医诊病，然后根据中医理论以中医学术体系为基础选择脏腑、气血、经络等辨证方法分型治疗。 2. 按中医病因病机本质论治西医疾病。但中医辨证与西医辨病结合时需注意病与证之间的密切关系，既从整体调治，又从局部病损施治，特别要抓住该病的病机本质治其本。 3. 中医辨证论治与分阶段论治结合：由于疾病本身是多样、多变的，所以临床往往根据疾病发展及演变特点进行分阶段辨证论治。 4. 辨西医病因病理专方论治：在子宫内膜异位症、多囊卵巢综合征、不孕症、妊娠高血压等疑难疾病的中医辨证论治中，均可根据其病的特点及病因病理设专方治疗。

历年真题精选

【A1 型题】

1. 对继发性痛经的患者,应注意询问的是
A. 饮食嗜好　　　　　　　　B. 有无结核病史　　　　　　C. 有无家族遗传史
D. 居住环境　　　　　　　　E. 有无盆腔炎史

答案:E;　考点:问痛经的既往史

解析:妇科疾病的问诊除了问年龄、主诉、现病史、经带胎产史,还要问既往史。对于继发性痛经,既往史要注意询问有无人流术、剖宫产术、盆腔炎史,因为这些疾病均可导致继发性痛经。故选择 E。

2. 月经量多,经色淡红,质稀,其辨证是
A. 血热证　　　B. 气虚证　　　C. 血虚证　　　D. 气陷证　　　E. 肾虚证

答案:B;　考点:月经的临床意义

解析:望月经注意其量、色、质,月经量多,经色淡红,质稀,多为气虚;经量少,色淡红,质稀,多为血应;经量多,色深红,质稠,多为血热。故选择 B。

3. 阴户肌肤色白或灰白,粗糙增厚或皲裂,其辨证是
A. 寒湿凝滞证　　　　　　　B. 肾精亏损、肝血不足证　　　C. 虫蚀证
D. 肝经湿热证　　　　　　　E. 气血虚弱证

答案:B;　考点:望阴户、阴道的临床意义

解析:望阴户、阴道主要观察其形态、肤色。从题干的"肌肤色白或灰白,粗糙增厚或皲裂",可以看出此病属虚证,答案 A、C、D 可以排除,且虚在精血,无气血虚表现,故选择 B。

4. 妊娠恶阻患者口腔有烂苹果味,其辨证是
A. 肝胃不和证　　　　　　　B. 脾胃虚弱证　　　　　　　C. 肝经湿热证
D. 气阴两虚证　　　　　　　E. 脾虚痰浊证

答案:D;　考点:闻气味的临床意义

解析:妊娠剧吐导致酸中毒,因此口腔有烂苹果味,其辨证属虚,虚在气、阴。故选择 D。

5. 产后乳汁甚少,质稀薄,面色无华,其辨证是
A. 气血虚弱证　　　B. 血虚证　　　C. 肝肾亏虚证　　　D. 脾虚证　　　E. 肾虚证

答案:A;　考点:产后病的辨证

解析:从"乳汁甚少,质稀薄",结合全身症状"面色无华",可以辨证为气虚、血虚,故选择 A。

【B 型题】

(6~7 题共用选项)

A. 气滞证　　　B. 血瘀证　　　C. 气虚证　　　D. 血热证　　　E. 血虚证

6. 恶露量多,色紫红,有块,腹痛拒按,其辨证是

答案:B

7. 恶露量多,色红有臭气,其辨证是

答案:D;　考点:产后病的辨证

解析:恶露量多,可以排除答案 A、E,有块、腹痛拒按为血瘀的表现,色红有臭气为血热的表现,色淡质稀为气虚的表现。故第 6 题选择 B,第 7 题选择 D。

第六单元　妇科疾病的治疗

【考点透视】本单元须熟悉常用的内治法与外治法。

细目一　常用内治法

		常用内治法★★
调补脏腑	滋肾补肾	(1) 补益肾气常用方如寿胎丸、肾气丸、归肾丸、加减苁蓉菟丝子丸、补肾固冲丸。
		(2) 温补肾阳代表方如右归丸、右归饮、温胞饮等
		(3) 滋肾益阴方如左归丸、补肾地黄汤、六味地黄丸。
	疏肝养肝	(1) 疏肝解郁代表方如柴胡疏肝散、逍遥散、乌药汤。
		(2) 疏肝清热代表方如丹栀逍遥散、宣郁通经汤。
		(3) 养血柔肝代表方有一贯煎、杞菊地黄丸。
		(4) 平肝潜阳常用方如三甲复脉汤、羚角钩藤汤。
		(5) 疏肝清热代表方如龙胆泻肝汤、清肝止淋汤。
		(6) 疏肝清热利湿代表方剂如四逆四妙散。
	健脾	(1) 健脾养血常用方如八珍汤、人参养营丸、圣愈汤等。
		(2) 健脾除湿代表方如白术散、完带汤、参苓白术散。
		(3) 补气摄血代表方如固本止崩汤、安冲汤等。
		(4) 健脾升阳：代表方如补中益气汤、举元煎。
	和胃	(1) 和胃降逆常用香砂六君子汤。
		(2) 清胃泄热用瓜石汤。
		(3) 调和肝胃代表方为苏叶黄连汤或芩连橘茹汤。
调理气血	理气法	(1) 理气行滞药用橘核、荔枝核、乌药、木香、香附、枳壳、陈皮、厚朴之类。
		(2) 调气降逆多遵循"冲脉隶于阳明""降胃气以平冲气"之经验,主以和胃降逆之品治之。
		(3) 补气升提妇科病呈现气虚不足诸证,以脾、肾两脏为主;中气不足甚而气虚下陷者,又当佐以升提之品。
	调血法	(1) 补血养血方如四物汤、人参养营汤、滋血汤等。
		(2) 清热凉血以清经散、保阴煎诸方治之;养阴清热方如知柏地黄汤。
		(3) 清热解毒代表方如五味消毒饮、银甲丸、银翘红酱解毒汤等。
		(4) 活血化瘀代表方有桃红四物汤、少腹逐瘀汤、生化汤、大黄䗪虫丸。
温经散寒		常选用肉桂、桂枝、吴茱萸、小茴香、乌药、补骨脂、细辛、艾叶诸药,方如温经汤、少腹逐瘀汤、艾附暖宫丸。
利湿祛痰		1. 如带下病、阴痒的湿热证,以止带方、萆薢渗湿汤主之。 2. 肝经湿热下注,肝脾不调而肝热与脾湿相合,或因"脾胃有亏,下陷于肾,与相火相合,湿热下迫"所起,宜用龙胆泻肝汤、四逆四妙散、三妙红藤汤等分治之。 3. 燥湿化痰常用方如苍附导痰丸、启宫丸。
调理冲任督带	1. 调补冲任	方如固冲汤、补肾固冲丸、鹿角菟丝子丸、大补元煎。
	2. 温化冲任	代表方有温冲汤、温经汤、艾附暖宫丸。
	3. 清泄冲任	代表方有清经散、保阴煎、清热固经汤、清海丸、解毒活血汤。
	4. 疏通冲任	代表方如少腹逐瘀汤、四逆四妙散、苍附导痰丸、桃红四物汤、柴胡疏肝散。
	5. 和胃降冲	方如小半夏加茯苓汤、紫苏饮。
	6. 扶阳温督	方如二仙汤、右归丸。
	7. 健脾束带	代表方如完带汤、健固汤、补中益气汤。
调治胞宫	1. 温肾暖宫	方如艾附暖宫丸、温胞饮。
	2. 补肾育宫	方如加减苁蓉菟丝子丸、滋肾育胎丸、五子衍宗丸、育宫片。
	3. 补血益宫	药用枸杞子、覆盆子、当归、熟地、白芍、阿胶等,代表方如四二五合方。
	4. 补肾固胞	方如大补元煎,寿胎丸。
	5. 益气举胞	方如补中益气汤、益气升提汤、升麻汤。

续表

调治胞宫	6. 逐瘀荡胞	方如桂枝茯苓丸、生化汤、桃红四物汤、脱花煎、逐瘀止崩汤、大黄䗪虫丸。
	7. 泄热清胞	常用黄柏、黄芩、丹皮、赤芍、红藤、败酱草、马齿苋、蚤休、连翘等，代表方如清经散、清热调血汤、清热固经汤、银翘红酱解毒汤。
	8. 散寒温胞	方如温经汤、少腹逐瘀汤、艾附暖宫丸。
调节肾-天癸-冲任-胞宫生殖轴	1. 中药人工周期疗法	用药思路在于月经(或阴道出血)后血海空虚，治法上以滋肾益阴养血为主；经间期为重阴转化期，主以活血化瘀以疏通冲任血气，并配合激发兴奋肾阳，使之施泻而促排卵；经前期又为阳长期，治宜阴中求阳，温肾暖宫辅以滋肾益阴之药；行经期为重阳转化期，血海满盈而溢下，治宜活血调经，冀其推动气血运行，子宫排经得以通畅。
	2. 针刺调治促进排卵	通过针刺、电针或激光针等方法刺激某些穴位，引起排卵的一种方法。针刺关元、中极、子宫、三阴交、血海、大赫。

【昭昭医考重点提示】
常用的内治法所用方剂大家要记住。临床应用时要学会变通：以一个方子为主方，进行加减变化。

细目二　常用外治法

	常用外治法
坐浴	中药煎取汤液约 1000～2000mL，趁热置于盆器内，患者先熏后坐浸于药液中，起到清热解毒、杀虫止痒、消肿止痛及软化局部组织的治疗作用。适用于阴疮、阴痒、阴痛、外阴白色病变、带下量多、小便淋痛、子宫脱垂合并感染等。常以清热解毒药物如白花蛇舌草、大黄、黄柏、连翘、苦参、土茯苓、蛇床子等为主，方如蛇床子散、瀹痒汤、狼牙汤等。凡阴道出血、患处溃烂出血、月经期禁用，妊娠期慎用，注意浴具分开，以防交叉感染。
外阴、阴道冲洗	以药液直接冲洗外阴、阴道达到治疗目的的方法。常用于外阴炎、阴道炎、宫颈炎、盆腔炎等引起带下病、阴痒的治疗，以及阴道手术前的准备。 治疗性冲洗者，常用量为每次 500mL 左右，倾入阴道冲洗器具内每日 1～2 次，连续冲洗至自觉症状消失。若为术前准备，可用 1% 新洁尔灭。 治疗期间应避免性生活，注意内裤、浴具的清洁消毒。月经期停用，妊娠期慎用。
阴道纳药	将中药研为细末或制成栓剂、片剂、泡腾剂、胶囊剂、涂剂、膏剂等剂型，纳入阴道，使之直接作用于阴道或宫颈外口等部位，达到清热解毒、杀虫止痒、除湿止带、祛腐生肌等治疗作用的治法。常用于带下病、阴痒、阴道炎、宫颈糜烂或肥大、宫颈原位癌、子宫脱垂等。需根据病证及病位辨证用药，选择相关剂型。如湿热型带下病，可择用黄柏、黄连、大黄、苦参、地肤子、白鲜皮、千里光、青黛、虎杖等清热除湿药，制成栓、片或泡腾剂。宫颈糜烂欲解毒祛腐，可酌加百部、白矾、蛇床子、硼砂；收敛生肌选用白及、珍珠粉、炉甘石等。
贴敷法	将外治用药的水剂或制成的散剂、膏剂、糊剂，直接或用无菌纱布贴敷于患处而取得治疗作用的方法。常选用清热解毒、行气活血、温经散寒、消肿散结、通络止痛、生肌排脓类中药。水剂者，多以无菌纱布浸透药液贴敷；散剂则可直接撒于创面；膏剂常先涂于无菌纱布，再敷贴患处；若属痛经膏、痛经贴、麝香壮骨膏等中药橡皮膏剂，则可直接贴于患处或经络穴位点；还有将药物制成粗末，加入致热物质，袋装密封，制成热敷剂；或以药物粗末制成湿药包，隔水蒸 15～20 分钟，趁热敷置患处或借用热水袋、电器器、理疗仪甚至食盐、砂土炒热作为热源起热敷作用。贴敷时间、疗程则根据组成药物、所र病证、治疗目的综合考虑决定。
宫腔注入	将中药制成注射剂，常规外阴、阴道、宫颈消毒后，将药剂注入宫腔及输卵管腔内，以了解输卵管畅通情况，或治疗宫腔及输卵管粘连、阻塞造成的月经不调、痛经、不孕症等。治以活血化瘀为主佐清热解毒，药如丹参、当归、川芎、红花、莪术、鱼腥草等，常用复方丹参注射液、复方当归注射液、鱼腥草注射液等注射剂。已成为目前治疗宫腔、输卵管阻塞或粘连的有效方法之一。药量一般为 20～30mL，注射时观察有无阻力、药液回流、患者有无腹痛等情况。本法应在月经干净后 3～7 天内进行，可隔 2～3 天 1 次，经后至术前禁止性生活。

续表

直肠导入	本法可使药物在直肠吸收,增加盆腔血循环中的药物浓度,有利于盆腔、胞中癥积、慢性盆腔炎、盆腔淤血综合征,以及产后发热、大便秘结等病证的治疗。 若为中药保留灌肠,可用尿管或小口肛管或一次性灌肠袋,插入肛中14cm左右,将温度适中的药液100mL徐徐灌入,保留30分钟以上;临睡前注入,保留至次晨疗效更佳。月经期、阴道出血时及妊娠期需慎用。	
中药离子导入	本法多选择清热解毒、活血化瘀类药组方,药味少而精,一般2~3味为宜,也可用1%黄连素或复方丹参注射液。使用时用纸吸透药液,置于消毒的布垫上,放在外阴,接通阳极,另用无药的湿布垫放在腰骶部,接通阴极,开动治疗仪,电流为5~10mA,药物离子从阳极导入。每次20分钟,每日1次,疗程据病情拟定。用以治疗慢性盆腔炎、输卵管阻塞、妇科术后盆腔粘连、子宫内膜异位症、陈旧性宫外孕、外阴炎等。	
介入治疗	现主要是在医学影像设备(如放射、超声)的引导下,经皮穿刺或经自然孔道至靶器官局部给予介质进行治疗。介入疗法以其所具有的定位准确、微创性、见效快、疗效高,并发症发生率低和可重复应用的特点及治疗优势,在临床医学中日益广泛地应用。妇科领域中现阶段主要开展有经阴道、子宫输卵管注射药物,经阴道后穹窿穿刺术,经皮穿刺局部灌注或注射药物等。	

【昭昭医考重点提示】

1. **坐浴**适用于阴疮、阴痒、阴痛、外阴白色病变、带下量多、小便淋痛、子宫脱垂合并感染。

2. **外阴阴道冲洗**:常用于外阴炎、阴道炎、宫颈炎、盆腔炎等引起带下病、阴痒的治疗,以及阴道手术前的准备。治疗性冲洗者,常用量为每次500mL左右,倾入阴道冲洗器具内,每日1~2次,连续冲洗至自觉症状消失。若为术前准备,可用1%新洁尔灭。

细目三　中医妇科急症治疗

血崩证★★	辨证用药	(1)血热而崩者,可选用牛西西注射液、贯众注射液、断血流片;血瘀而崩者,常选用三七注射液;(2)脾虚气弱或肾阳不足者,选用生脉注射液静脉注射或静脉滴注,或参附注射液静脉滴注;(3)属肾阴虚,可选用生脉或参麦注射液。
	辨病施治	经病血崩者,当固冲止血,可辨证结合相应止血方药治之。(1)若属妊期、产后或妇科杂病引起的,如崩下血证,首应辨病识证,采取药物止血或方法急治之。(2)如堕胎、小产胞胎殒堕不全,应急以下胎益母,必要时当刮宫清除宫腔内残留之妊娠物。(3)产后血崩者,属气虚、血瘀,可辨证急治,若因胎盘、胎膜部残留,或软产道损伤所引起,应及时手术止血。(4)若绒癌或恶性葡萄胎转移瘤或子宫颈癌引起血崩,可采取压迫止血救急。(5)外伤失血,当查清部位、伤势、伤情而处理。
	西药治疗	常用西药有止血环酸、止血芳酸、止血敏等,静脉缓注或肌肉注射。 对功能失调性子宫出血者,也可采用激素止血。而子宫收缩乏力性产后出血,又可应用催产素、麦角新碱类宫缩剂减少出血。
急腹症	辨证用药	血瘀而痛,可选用田七痛经胶囊、血竭胶囊口服,或丹参注射液、川芎嗪注射液静脉滴注,或延胡索注射液肌肉或穴位注射。寒凝致痛,可用当归注射液肌肉或足三里、三阴交穴位注射,或参附注射液静脉滴注。湿热壅滞,可用野木瓜注射液肌肉注射或清开灵注射液静脉滴注。在辨证论治的内服中药中,选择相应的止痛药随证加入。寒痛,治以温经止痛,药用艾叶、小茴香、肉桂、乌药、吴茱萸、高良姜、荔枝核、细辛、白芷等。滞痛,治以行气止痛,药用香附、郁金、川芎、木香、青皮、沉香、九香虫、佛手等。瘀痛,治以化瘀止痛,药用川芎、延胡索、三七、当归、没药、乳香、五灵脂、王不留行等。热痛,治以清热止痛,药用川楝子、丹皮、赤芍、红藤、败酱草、雪胆等。
	针灸	气滞者,针气海、太冲、血海、三阴交;寒凝,于中极、地机、关元、水道,针灸并施;湿热,针阳陵泉、行间、次髎。
高热	退热	(1)感冒清热冲剂、重感灵等中成药口服,柴胡注射液、青蒿素注射液、鱼腥草注射液、鱼青注射液、板蓝根注射液等肌注,清开灵注射液、穿琥宁注射液静脉滴注解热。 (2)冷湿毛巾或冷袋冷敷,25%~50%乙醇擦浴等物理降温可配合使用。

续表

高热	高热持续	体温达 40℃左右,宜中西药结合治疗。如用氯丙嗪 25～50mg 溶于 5‰葡萄糖注射液或生理盐水中,静脉滴注;或地西泮(安定)10～20mg,静滴;可同时予以地塞米松 5～10mg,加 50％葡萄糖注射液 20mL,静脉注射后,继以 10～20mg 加入 5％葡萄糖注射液 500mL 中,静脉滴注。 属乳腺炎已有乳腺脓肿者、确诊盆腔脓肿者,应及时切开引流;感染性流产者,可据阴道出血量及感染控制的情况,择时手术清除残留组织。
厥脱证	中药治疗	因血崩而厥脱,可急用参附注射液、参附丹参注射液、生脉注射液、丽参注射液、枳实注射液等加入 5％葡萄糖注射液中静脉注射或静脉滴注。因高热证而致 厥脱,可用参附青注射液、升压灵注射液、清开灵注射液、醒脑净注射液等加入葡萄糖注射液或生理盐水中静脉滴注;也可用安宫牛黄丸鼻饲给药。
	西医药处理	(1) 失血性休克争取就地急救,患者保持平卧位,或头胸部和下肢均抬高体位,保持呼吸道通畅,常规给氧。尽快针对出血原因,采取有效止血措施;快速补充血容量;注意纠正酸中毒和预防肾衰,保护肾功能。 (2) 感染性休克积极有效地控制感染;适当地补液扩容;纠正酸中毒;在补充血容量和纠正酸中毒的基础上加用扩血管药如多巴胺、阿拉明或氢溴酸山莨菪碱;有心肌乏力乃至心衰表现应给予快速强心剂;严重的感染性休克,在有效抗感染药物已经输入后,应用大剂量皮质激素,同时注意预防肾衰,保护肾功能。

【昭昭医考重点提示】

1. 血崩症、高热的治疗。

2. 急腹症的针灸治疗:气滞者,针气海、太冲、血海、三阴交;寒凝,于中极、地机、关元、水道,针灸并施;湿热,针阳陵泉、行间、次髎。

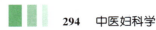

【A1 型题】

1. 下列疾病,不会出现妇科血崩证的是

A. 堕胎   B. 崩漏   C. 经行吐衄

D. 晚期产后出血   E. 小产

答案:C; 考点:血崩症

解析:血崩证以阴道急剧而大量的出血为主症,可由选项 A、B、D、E 引起。而选项 C,是指每逢经行前后或经期,出现周期性的吐血或衄血。故选择 C。

2. 温补肾阳的代表方剂是

A. 温胞饮   B. 肾气丸   C. 寿胎丸

D. 补肾固冲丸   E. 加减苁蓉菟丝子丸

答案:A; 考点:滋肾补肾内治法

解析:以上备选项均为补肾方,其中,温胞饮以温补为主,后四者以补肾气为主,故选择 A。

3. 疏肝清热利湿的代表方剂是

A. 丹栀逍遥散   B. 柴胡疏肝散   C. 清肝止淋汤   D. 羚羊钩藤汤   E. 宣郁通经汤

答案:C; 考点:疏肝养肝内治法

解析:肝热与脾湿相合,或肝经湿热下注冲任或任带二脉,治宜疏肝清热利湿,代表方龙胆泻肝汤、清肝止淋汤。故选择 C。

【B 型题】

(4～5 题共用选项)

A. 宫腔粘连   B. 子宫脱垂   C. 盆腔瘀血综合征

D. 宫颈炎   E. 子宫肌瘤

4. 适用于直肠导入法治疗的妇科疾病是

答案：C

5. 适用于宫腔注入法治疗的妇科疾病是

答案：A；　考点：常用外治法

解析：直肠导入法可使药物在直肠吸收,增加盆腔循环中的药物浓度,有利于盆腔、胞中瘕积、慢性盆腔炎、盆腔瘀血综合征,以及产后发热、大便秘结等病证的治疗。宫腔注入将中药制剂注入宫腔及输卵管腔内,以了解输卵管畅通情况,或治疗宫腔及输卵管粘连、阻塞造成的月经不调、痛经、不孕症等。故第4题选择C,第5题选择A。

第七单元　月经病

【考点透视】

本单元是本章的重点内容,在历年考题中占妇科分值的比例较高,考生需要按照考试大纲逐项复习。重点要掌握各种月经病的病因病机,各证型的主症、治法和方药。考生在复习时,要学会纵向掌握,横向比较,这样不容易将不同疾病的治疗搞混淆。另外,需要记忆大纲要求的几个方剂的药物组成,如清经散、丹栀逍遥散、两地汤、温经汤(《妇人大全良方》、《金匮要略》)、大补元煎、举元煎、失笑散、保阴煎、归肾丸、苍附导痰丸等,并注意相似方剂的药物区别。

细目一　概　述

月经病	定义	月经病是妇科临床的常见病,分两类。一是以月经的周期、经期、经量异常为主症的疾病;另一类是以伴随月经周期,或于经断前后出现明显症状为特征的疾病。
	病因病机	主要病因是寒热湿邪侵袭、内伤七情、房劳多产、饮食不节、劳倦过度和体质因素。主要病机是脏腑功能失常,血气不和,冲任二脉损伤以及肾-天癸-冲任-胞宫轴失调。
	诊断	月经病的诊断多以四诊收集的临床表现为依据,以主要症状而命名。但应注意结合相关检查与有关疾病的鉴别,并要注意与发生在月经期间的内、外科病证相鉴别。同时要把握月经病与其他病的关系。
	辨证	注意月经的期、量、色、质的异常及伴随月经周期或经断前后出现的明显不适症状,临证时还要根据月经周期不同阶段的阴阳转化和气血盈亏的变化规律进行综合分析。
	治疗原则	(1) 治本调经即遵循《内经》"谨守病机""谨察阴阳所在而调之,以平为期"的宗旨,采用补肾、扶脾、疏肝、调理气血、调理冲任等法以调治。 (2) 分清先病和后病的论治原则如因经不调而后生他病者,当先调经,经调则他病自除;若因他病而致经不调者,当先治他病,病去则经自调。 (3) 本着"急则治其标,缓则治其本"的原则如《景岳全书·妇人规》说:"故调经之要,贵在补脾胃以资血之源,养肾气以安血之室,知斯二者,则尽善矣。"
	注意事项	一是顺应月经周期中阴阳气血的变化规律。二是顺应不同年龄阶段论治的规律。三是掌握虚实补泻规律。

【昭昭医考提示】月经病病变多种多样,病证虚实寒热错杂,临证治疗月经病应全面掌握其治疗原则、治法,顺应和掌握一些规律,灵活运用,才能获得调经最佳疗效。

历年真题精选

【A1型题】

1. 下列各项,不属月经病主要病因的是

A. 寒热湿邪　　B. 房劳多产　　C. 内伤七情　　D. 营卫不调　　E. 体质因素

答案：D；　考点：月经病的病因

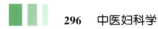

解析：月经病的主要病因是寒热湿邪侵袭、内伤七情、房劳多产、饮食不节、劳倦过度和体质因素。因此选择 D。

2. 针对月经病下列治疗错误的是

A. 重在治本调经 　　　　　　　 B. 分清先病和后病

C. 急则治标，缓则治本 　　　　 D. 顺应不同年龄阶段论治

E. 多用辛温暖宫之品

答案：E；　考点：月经病的治疗

解析：月经病的三条治疗原则是重在治本调经，分清先病和后病，急则治标，缓则治本。治疗月经病要顺应和掌握的规律是：一是顺应月经周期中阴阳气血的变化规律；二是顺应不同年龄阶段论治的规律；三是掌握虚实补泻规律。故选择 E。

细目二　月经先期

定义	又称为"经期超前""经行先期""经早""经水不及期"等。其主症是月经周期提前 7 天以上，甚至十余日一行，连续两个周期以上者称为"月经先期"。
病因病机	病因主要是气虚和血热；病机是冲任不固，经血失于约制。气虚可分为脾气虚和肾气虚；血热分为阳盛血热、阴虚血热、肝郁血热。
经先期与经间期出血的鉴别	经间期出血常发生在月经周期第 12～16 天，出血量较少，或表现为透明黏稠的白带中夹有血丝，出血常持续数小时以至 2～7 天自行停止，西医称为排卵期出血。经间期出血量较月经出血量少，临床常表现为出血量一次多、一次少的现象，结合 BBT 测定，即可确诊。月经先期则每次出血量大致相同，且出血时间不在排卵期内，持续时间一般与正常月经基本相同。

辨证论治★★			
气虚	脾气虚	证候	周期提前，或经血量多，色淡红，质清稀；神疲肢倦，气短懒言，小腹空坠，纳少便溏；舌淡红，苔薄白，脉细弱。
		治法方药	补脾益气，摄血调经——补中益气汤或归脾汤。
	肾气虚	证候	周期提前，经量或多或少，色淡黯，质清稀；腰膝酸软，头晕耳鸣，面色晦暗或有黯斑；舌淡黯，苔白润，脉沉细。
		治法方药	补益肾气，固冲调经——固阴煎或归肾丸。
血热证	阳盛血热	证候	经来先期，量多，色深红或紫红，质黏稠；或伴心烦，面红口干，小便短黄，大便燥结；舌质红，苔黄，脉数或滑数。
		治法方药	清热凉血调经——清经散。
	阴虚血热	证候	经来先期，量少或量多，色红，质稠；或伴两颧潮红，手足心热，咽干口燥；舌质红，苔少，脉细数。
		治法方药	养阴清热调经——两地汤。
	肝郁血热	证候	月经提前，量或多或少，经色深红或紫红，质稠，经行不畅，或有块，或少腹胀痛，或胸闷胁胀，或乳房胀痛，或烦躁易怒，口苦咽干；舌红，苔薄黄，脉弦数。
		治法方药	疏肝清热，凉血调经——丹栀逍遥散。

【昭昭医考提示】

1. 月经先期的定义

2. 与经间期出血的鉴别诊断：出血时间＋出血量＋持续时间＋BBT 测定。

3. 辨证治疗：参照表格记忆每一型的证候特点和治法方药，这是考试必考的！！

历年真题精选

【A1 型题】

1. 以下哪项不是月经先期肝郁血热证的主症？

A. 月经提前 8 天　　　　　B. 经量或多或少　　　　　C. 经色淡、质稀

D. 心烦易怒　　　　　E. 口苦咽干

答案：C；　考点：月经先期肝郁血热证的临床症状

解析：A、B、D、E 都是肝郁血热证的临床表现。肝郁血热证经色深红或紫红、质稠。故选择 C。

2. 清经散的组成是

A. 丹皮、赤芍、地骨皮、黄芩、黄柏、茯苓、生地

B. 丹皮、地骨皮、青蒿、黄柏、茯苓、黄芩、麦冬

C. 丹皮、青蒿、黄芩、黄柏、茯苓、赤芍、地骨皮

D. 丹皮、地骨皮、白芍、熟地、青蒿、黄柏、茯苓

E. 丹皮、地榆、白芍、生地、黄柏、茯苓、青蒿

答案：D；　考点：清经散的药物组成

解析：清经散的药物组成为熟地、地骨皮、丹皮、白芍、青蒿、黄柏、茯苓。故选择 D。

3. 以下哪项不是月经先期气虚证的临床特点？

A. 月经量多　　　B. 月经色淡　　　C. 月经质稀　　　D. 舌淡，脉弱　　　E. 月经提前 7 天

答案：E；　考点：月经先期气虚证的临床症状

解析：A、B、C、D 都是气虚证的表现，E 为月经先期的概念，非气虚证的特征表现，故选择 E。

4. 治疗月经先期阳盛血热证，应首选

A. 清经散　　　B. 逍遥散　　　C. 当归芍药散　　　D. 导赤散　　　E. 柴胡疏肝散

答案：A；　考点：月经先期阳盛血热证方药

解析：月经先期阳盛血热证，方选清经散。故选择 A。

【A2 型题】

5. 患者，女，45 岁，月经质稀，纳少便溏，其治法是

A. 健脾和胃　　　B. 养血调经　　　C. 补血止血　　　D. 肝郁血热　　　E. 阳盛血热

答案：A；　考点：月经先期脾气虚治法

6. 患者，女，20 岁，未婚。近 4 个月月经提前 8～10 天，量多、色淡、质稀，神疲肢倦，小腹空坠，舌淡，脉缓弱，诊为月经先期，其证候是

A. 气虚　　　B. 血热　　　C. 湿热　　　D. 血虚　　　E. 血瘀

答案：A；　考点：月经先期脾气虚的辨证

解析：由题干量多、色淡、质稀，神疲肢倦，小腹空坠，舌淡，脉缓弱可知应属于脾气虚证。故选 A。

7. 患者，女，19 岁，未婚。月经提前，量少、色红、质黏稠，伴手足心热，两颧潮红，舌红少苔，脉细数。治疗应首选

A. 大补元煎　　　B. 丹栀逍遥散　　　C. 清经散　　　D. 保阴煎　　　E. 两地汤

答案：E；　考点：月经先期阴虚血热证的治疗

解析：由题干月经提前可知为月经先期，由量少、色红、质黏稠，伴手足心热，两颧潮红，舌红少苔，脉细数，可判断为阴虚血热证。月经先期阴虚血热证的代表方药是两地汤。故选择 E。

8. 患者，女，20 岁，未婚。近 4 个月月经提前 8～10 天，量多、色淡、质稀，神疲肢倦，小腹空坠，舌淡，脉缓弱，诊为月经先期，其证候是

A. 气虚　　　B. 实热　　　C. 虚热　　　D. 肝郁血热　　　E. 阳盛血热

答案：A；　考点：月经先期脾气虚的辨证

解析：参见本细目第 6 题。故选择 A。

9. 患者，女，19 岁，未婚。经来先期，量少，色红，咽干口燥；舌质红，苔少，脉细数。治疗应首选

A. 清经散   B. 丹栀逍遥散   C. 两地汤   D. 固阴煎   E. 归肾丸

答案：C；考点：月经先期阴虚血热证的治疗

解析：参见本细目第 7 题。故选择 C。

(10～11 题共用选项)

A. 白芍、生地、当归、麦冬、沙参、枸杞子   B. 白芍、当归、丹皮、川芎、牛膝、莪术

C. 白芍、熟地、丹皮、黄柏、青蒿、茯苓   D. 白芍、生地、地骨皮、麦冬、玄参、阿胶

E. 白芍、生地、当归、丹皮、沙参、茯苓

10. 属于两地汤的组成药物是

答案：D

11. 属于温经汤(《妇人大全良方》)的组成药物是

答案：B；考点：两地汤与温经汤的方药组成

解析：两地汤的组成药物：生地、地骨皮、玄参、麦冬、阿胶、白芍。温经汤(《妇人大全良方》)的组成药物：当归、川芎、白芍、桂心、丹皮、莪术、人参、甘草、牛膝。故第 10 题选择 D，第 11 题选择 B。

(12～13 题共用选项)

A. 气虚   B. 血虚   C. 血热   D. 湿热   E. 血瘀

12. 患者，女，27 岁，已婚。月经周期提前，量多，色淡，质稀，神疲乏力，小腹空坠，纳少便溏。其证候是

答案：A

13. 患者，女，28 岁，已婚。产后恶露量多，过期不止，色深红，质稠黏而臭秽，口干咽燥，面色潮红。其证候是

答案：C；考点：月经先期和产后恶露不绝的辨证

解析：由题干月经周期提前可知为月经先期，由量多，色淡，质稀，神疲乏力，小腹空坠，纳少便溏可判断为虚证，月经先期的病因病机主要是气虚和血热。故可知第 12 题应选择 A。由题干产后恶露量多可判断为产后恶露不绝，由过期不止，色深红，质稠黏而臭秽，口干咽燥，面色潮红，可知为血热证。故第 13 题选择 C。

细目三　月经后期

定义	月经周期延后 7 天以上，甚至 3～5 个月一行者，称为"月经后期"，又称"经行后期""月经延后""月经落后""经迟"等。一般认为需连续出现两个周期以上。青春期月经初潮后 1 年内，或围绝经期，周期时有延后，而无其他证候者，不作病论。
病因病机	虚者多因肾虚、血虚、虚寒导致精血不足，冲任不充，血海不能按时满溢而经迟；实者多因血寒、气滞、痰湿等导致血行不畅，冲任阻滞，血海不能如期满盈，致使月经后期而来。
月经后期与早孕的鉴别	育龄期妇女月经过期未来，应首先排除妊娠。早孕者，有早孕反应，妇科检查宫颈着色，子宫体增大、变软，妊娠试验阳性，B 超检查可见子宫腔内有孕囊。月经后期者则无 以上表现，且以往多有月经失调病史。(早孕者：早孕反应＋妊娠试验阳性＋B 超见子宫腔内有孕囊)

辨证论治★★			
虚证	肾虚证	证候	周期延后，量少，色黯淡，质清稀，或带下清稀；腰膝酸软，头晕耳鸣，面色晦暗，或面部黯斑；舌淡，苔薄白，脉沉细。
		治法方药	补肾养血调经——当归地黄饮。
	血虚证	证候	周期延后，量少，色淡红，质清稀，或小腹绵绵作痛，或头晕眼花，心悸少寐，面色苍白或萎黄；舌质淡红，脉细弱。
		治法方药	补血益气调经——大补元煎。

续表

血寒证	虚寒证	证候	月经延后,量少,色淡红,质清稀,小腹隐痛,喜暖喜按;腰酸无力,小便清长,大便稀溏;舌淡,苔白,脉沉迟或细弱。
		治法方药	扶阳祛寒调经——温经汤(《金匮要略》)或艾附暖宫丸。
	实寒证	证候	月经周期延后,量少,色黯有块,小腹冷痛拒按,得热痛减;畏寒肢冷,或面色青白;舌质淡黯,苔白,脉沉紧。
		治法方药	温经散寒调经——温经汤(《妇人大全良方》)。
气滞证		证候	月经周期延后,量少或正常,色黯红,或有血块,小腹胀痛;或精神抑郁,胸胁乳房胀痛;舌质正常或红,苔薄白或微黄,脉弦或弦数。
		治法方药	理气行滞调经——乌药汤。
痰湿证		证候	经期错后,量少,色淡,质黏,头晕体胖,心悸气短,脘闷恶心,带下量多;舌淡胖,苔白腻,脉滑。
		治法方药	燥湿化痰,活血调经——芎归二陈汤。

【昭昭医考重点提示】

1. 月经后期的定义。

2. 月经后期与早孕的鉴别。

3. 辨证治疗:参照表格记忆每一型的证候特点和治法方药,这是考试必考的!!

历年真题精选

【A1 型题】

1. 大补元煎的组成是

A. 人参、熟地黄、山药、山萸肉、菟丝子、炙甘草、远志、五味子

B. 人参、熟地黄、山药、山萸肉、枸杞子、炙甘草、杜仲、当归

C. 人参、熟地黄、黄芪、白术、茯神、远志、酸枣仁、当归

D. 人参、熟地黄、黄芪、白术、茯苓、甘草、白芍、当归

E. 人参、熟地黄、黄芪、白术、陈皮、柴胡、升麻、当归

答案:B; 考点:大补元煎的组成

解析:大补元煎的组成:人参、山药(炒)、熟地黄、杜仲、当归、山茱萸(如畏酸吞酸者去之)、枸杞子、炙甘草。故选择 B。

2. 以下哪项不是月经后期虚寒证的主症?

A. 经期延后,量少色淡、质清稀   B. 小腹空痛,心悸失眠   C. 腰酸无力

D. 小便清长,大便稀溏   E. 脉沉迟或细弱无力

答案:B; 考点:月经后期虚寒证的辨证

解析:选项 B 为月经后期血虚证的主症。故选择 B。

3. 与月经后期和月经过少的发病均有关的是

A. 血热   B. 血虚   C. 血瘀   D. 血寒   E. 湿热

答案:B; 考点:月经后期的病因

解析:月经后期的病因为肾虚、血虚、血寒、气滞。月经过少的病因为肾虚、血虚、血瘀、痰湿。故血虚为共同病因。故选择 B。

【A2 型题】

4. 患者,女,28 岁,已婚。月经 50 天一行,量少、色淡、质稀,小腹隐痛,喜热喜按,腰酸无力,大便溏薄,小便清长,舌淡苔白,脉沉细而迟。治疗应首选

A. 温经汤(《金匮要略》)   B. 艾附暖宫丸   C. 温胞饮

D. 大补元煎　　　　　　　　　　　　E. 人参养荣汤

答案：A；考点：月经后期虚寒证的治疗

解析：由主症和兼症可知此病为月经后期的血虚寒证。治法为扶阳祛寒调经。主方为温经汤。故选择 A。

5. 患者，女，35 岁，已婚。月经后期，40～50 天一行，量少、色暗、时有血块，小腹较胀，乳房胀痛，舌略暗苔薄，脉弦。其证候是

A. 血寒　　　　　B. 血虚　　　　　C. 肾虚　　　　　D. 气滞　　　　　E. 血瘀

答案：D；考点：月经后期气滞证的辨证

解析：由题干量少、色暗、时有血块，小腹较胀，乳房胀痛，脉弦可知为气滞，尤其是"胀"字是气滞的特征。故选择 D。

6. 患者，女，22 岁，未婚。经期延后，量少、色暗、有血块，腹痛喜热，畏寒，舌暗苔白，脉沉紧。其治法是

A. 暖宫止痛调经　　　　　　B. 理气止痛调经　　　　　　C. 活血行气调经

D. 扶阳祛寒调经　　　　　　E. 温经散寒调经

答案：E；考点：月经后期实寒证的治疗

解析：由题干经期延后，量少、色暗、有血块，腹痛喜热，畏寒，舌暗苔白，脉沉紧可判断为月经后期实寒证，故治法为温经散寒调经。故选择 E。

7. 患者，女，29 岁，已婚。近半年来月经后期量少，现已停经 4 个月，伴五心烦热，潮热颧红，舌红少苔，脉细数。尿妊娠试验阴性。其治法是

A. 养阴清热调经　　　　　　B. 理气活血通经　　　　　　C. 豁痰活血通经

D. 益气养血调经　　　　　　E. 补肾养肝调经

答案：A；考点：月经后期的辨证论治

解析：由题干五心烦热，潮热颧红，舌红少苔，脉细数辨证为阴虚有热。故治以养阴清热调经。故选择 A。

8. 患者，女，30 岁，已婚。经期延后，量少、色暗红，有小血块，小腹胀痛，伴胸胁乳房胀痛，现月经中断 3 个月余，尿妊娠试验阴性，舌苔薄白，脉弦。治疗应首选

A. 调肝汤　　　　　　　　B. 柴胡疏肝散　　　　　　　C. 少腹逐瘀汤

D. 血府逐瘀汤　　　　　　E. 桃红四物汤

答案：D；考点：月经延期气滞证的治疗

解析：由题干经期延后，量少、色暗红，有小血块，小腹胀痛，伴胸胁乳房胀痛，辨证为月经后期气滞证。方药首选乌药汤，也可用血府逐瘀汤。故选择 D。

9. 患者，女，22 岁，未婚。月经 2～3 个月一行，量少色淡，质清稀，时有小腹冷痛，喜热喜按，伴有面色少华，小便清长，便溏，腰酸乏力，四肢欠温，舌淡，苔薄白，脉沉迟无力。治疗应首选

A. 八珍益母丸　　　B. 十全大补丸　　　C. 艾附暖宫丸　　　D. 大补元煎　　　E. 肾气丸

答案：C；考点：月经后期虚寒证的治疗

解析：由题干月经 2～3 个月一行，辨病为月经后期，由时有小腹冷痛，喜热喜按，伴有面色少华，小便清长，便溏，腰酸乏力，四肢欠温，舌淡，苔薄白，脉沉迟无力。辨证为虚寒证，方选艾附暖宫丸。故选择 C。

细目四　月经先后无定期

定义	又称"经水先后无定期""月经愆期""经乱"等，是指月经周期或提前或延后 7 天以上，连续 3 个周期以上。本病以月经周期紊乱为特征。
病因病机	发病机理，主要是肝、肾、脾功能失调，冲任功能紊乱，血海蓄溢失常。 其病因多为肝郁、肾虚、脾虚。
应与崩漏相鉴别	本病以月经周期紊乱为特征，一般经期正常，经量不多。崩漏是以月经周期、经期、经量同时发生严重紊乱为特征的病证，除见周期紊乱外，还同时出现阴道出血或量多如注，或淋沥不断。

<table>
<tr><td colspan="3" align="center">辨证论治★★</td></tr>
<tr><td rowspan="2">肝郁证</td><td>证候</td><td>经来先后无定,经量或多或少,色黯红或紫红,或有血块,或经行不畅;胸胁、乳房、小腹胀痛,脘闷不舒,时叹息,嗳气食少;苔薄白或薄黄,脉弦。</td></tr>
<tr><td>治法方药</td><td>疏肝理气调经——逍遥散。</td></tr>
<tr><td rowspan="2">肾虚证</td><td>证候</td><td>经行或先或后,量少,色淡黯,质清,或腰骶酸痛,或头晕耳鸣;舌淡,苔白,脉细弱。</td></tr>
<tr><td>治法方药</td><td>补肾调经——固阴煎。</td></tr>
<tr><td rowspan="2">肝郁肾虚</td><td>证候</td><td>月经先后无定,经量或多或少,色黯红或黯淡,或有块;经行乳房胀痛,腰膝酸软,或精神疲惫;舌淡,苔白,脉弦细。</td></tr>
<tr><td>治法方药</td><td>补肾疏肝调经——定经汤。</td></tr>
<tr><td rowspan="2">脾虚证</td><td>证候</td><td>经行或先或后,量多,色淡质稀,神倦乏力,脘腹胀满,纳呆食少,舌淡,苔薄,脉缓。</td></tr>
<tr><td>治法方药</td><td>补脾益气,养血调经——归脾汤。</td></tr>
</table>

【昭昭医考重点提示】

1. 月经先后无定期的定义。

2. 月经先后无定期与崩漏的鉴别。

3. 月经先后无定期的辨证治疗:参照表格记忆每一型的证候特点和治法方药,这是考试必考的!!

历年真题精选

【A1 型题】

1. 月经先后无定期的主要发病机制是

A. 肝郁气滞,疏泄失调　　　　　　B. 肾气不足,封藏失职

C. 脾气虚弱,统摄无权　　　　　　D. 湿热下注,任带不固

E. 气血失调,血海蓄溢失常

答案:E;　考点:月经先后无定期的发病机制

解析:月经先后无定期的主要发病机制是肝肾功能失调,冲任功能紊乱,血海蓄溢失常。故选择 E。

2. 下列各项,不属月经先后无定期肾虚证主要症状的是

A. 经行或先或后　　　　　B. 月经量少色淡暗　　　　　C. 小腹冷痛拒按

D. 头晕耳鸣腰痛　　　　　E. 舌淡苔白,脉细弱

答案:C;　考点:月经先后无定期的肾虚证的主证

解析:选项 C 为寒邪致病特点,为实证表现,故选 C。

【A2 型题】

3. 患者,女,34 岁,已婚。经行先后不定,经量多、色红、质稠,少腹胀痛,乳房胀痛,舌暗红、苔薄黄,脉弦。治疗应首选

A. 逍遥散　　　B. 小柴胡汤　　　C. 加味逍遥散　　　D. 血府逐瘀汤　　　E. 当归芍药散

答案:C;　考点:月经先后无定期肝郁有热的治疗

解析:由题干经行先后不定辨病为月经先后无定期,由经量多、色红、质稠,少腹胀痛,乳房胀痛,舌暗红、苔薄黄,脉弦辨证为肝郁有热,选方为加味逍遥散。故选择 C。

4. 患者,女,30 岁,已婚。月经先后无定期,质稀、量少,腰痛,头晕,舌淡少苔,脉沉细尺弱。其证候是

A. 肝郁　　　B. 肝血不足　　　C. 阴虚　　　D. 肾虚　　　E. 气血虚弱

答案:D;　考点:月经先后无定期肾虚的辨证

解析:月经先后无定期的病因一个是肝郁,一个是肾虚,由题干可知是虚证,故选择 D。

【B 型题】

(5~6 题共用选项)

A. 固阴煎　　　B. 六味地黄丸　　　C. 大补元煎　　　D. 左归丸　　　E. 归肾丸

5. 月经先后无定期,经来量少,色淡暗,质稀,头晕耳鸣,腰骶酸痛。治疗应首选

答案:A

6. 经乱无期,出血淋沥不尽,色鲜红,质稍稠,头晕耳鸣,腰膝酸软。治疗应首选

答案:D; 考点:月经先后无定期与崩漏的辨证

解析:第5题由题干经来量少,色淡暗,质稀,头晕耳鸣,腰骶酸痛辨证为月经先后无定期肾虚证。代表方药是固阴煎。故选择 A。第6题由题干经乱无期,血淋沥不尽,色鲜红,质稍稠,头晕耳鸣,腰膝酸软辨证为崩漏肾阴虚证。代表方药为左归丸。故选择 D。

细目五 月经过多★★

定义	月经量较正常明显增多,而周期基本正常,称为"月经过多",又称"经水过多"。一般认为月经量以 30～80mL 为适宜,超过 100mL 为月经过多。 本病可与周期、经期异常并发,如月经先期、月经后期、经期延长伴量多,尤以前者 为多见。西医学排卵性功能失调性子宫出血、子宫肌瘤、子宫肥大症、盆腔炎、子宫内膜异位症等疾病及宫内节育器引起的月经过多可参考本病治疗。
病因病机	病机是气虚,血失统摄;血热,热扰冲任;血瘀,瘀阻冲任,血不归经,冲任不固,经血失于制约。常见的病因有气虚、血热、血瘀。 本病在发展过程中,由于病程日久,常致气随血耗,阴随血伤,或热随血泄而出现由 实转虚,或虚实兼夹之象,如气虚血热、阴虚内热、气阴两虚而夹血瘀等证。

辨证论治★★		
气虚证	证候	经行量多,色淡红,质清稀;神疲肢倦、气短懒言、小腹空坠、面色㿠白舌淡,苔薄,脉细弱。
	治法方药	补气摄血固冲——举元煎或安冲汤。
血热证	证候	经行量多,色鲜红或深红,质黏稠,或有小血块;伴口渴心烦、尿黄便结;舌红,苔黄,脉滑数。
	治法方药	清热凉血,固冲止血——保阴煎加地榆、茜草。
血瘀证	证候	经行量多,色紫黯,有血块;经行腹痛,或平时小腹胀痛;舌紫黯或有瘀点,脉涩。
	治法方药	活血化瘀止血——失笑散加益母草、三七、茜草。

【昭昭医考重点提示】

1. 月经过多的定义。

2. 月经过多的病因病机。

3. 月经过多的辨证治疗:参照表格记忆每一型的证候特点和治法方药,这是考试必考的!!

历年真题精选

【A2 型题】

1. 患者,女,27 岁,已婚,经来量多,周期 23 天,经期 7 天,妇科检查示子宫前位,如鸡蛋大小,质中,双侧附件(一)。应首先考虑的是

A. 血崩　　　　B. 经乱　　　　C. 月经先期　　　　D. 癥瘕出血　　　　E. 月经过多

答案:E; 考点:月经过多的定义

解析:月经过多的定义是月经量较正常明显增多,而周期基本正常。由题干经来量多,周期 23 天,经期 7 天,妇科检查无异常可判断为月经过多。故选择 E。

2. 患者,女,30 岁,已婚,月经 25 天一行,经来量多,色深红,质稠,有血块,口渴心烦。治疗应首选

A. 安冲汤　　　　B. 保阴煎　　　　C. 两地汤　　　　D. 解毒四物汤　　　　E. 清热固经汤

答案:B; 考点:月经过多血热证的治疗

解析:由题干月经 25 天一行,经来量多,辨病为月经过多,由色深红,质稠,有血块,口渴心烦辨证为血热

证,代表方剂是保阴煎。故选择 B。

3. 患者,女,30 岁,已婚,经行量多,色淡红,质清稀,伴有神疲肢倦,气短懒言,小腹空坠,面色白,舌淡,苔薄,脉细弱。其证候是

A. 血虚　　　　　B. 气虚　　　　　C. 血瘀　　　　　D. 血热　　　　　E. 阴虚

答案:B; 考点:月经过多气虚证的辨证

解析:由题干经行量多,色淡红,质清稀,伴有神疲肢倦,气短懒言,小腹空坠,面色白,舌淡,苔薄,脉细弱,辨病为月经过多,辨证为气虚证。故选择 B。

【B 型题】

(4~5 题共用选项)

A. 举元煎　　　　B. 大补元煎　　　　C. 保阴煎　　　　D. 固阴煎　　　　E. 失笑散

4. 治疗月经过多气虚证,应首选

答案:A

5. 治疗月经过多血热证,应首选

答案:C; 考点:月经过多的辨证论治

解析:月经过多气虚证首选方剂是举元煎;月经过多血热证,应首选保阴煎。故第 4 题选择 A,第 5 题选择 C。

细目六　月经过少

定义	月经过少又称"经水涩少""经水少""经量过少"等,其主症为月经周期正常,月经量明显减少,或行经时间不足 2 天,甚或点滴即净者,称为"月经过少",一般认为月经量少于 20mL 为月经过少。 西医学中子宫发育不良、性腺功能低下等疾病及计划生育手术后导致的月经过少可参照本病治疗。
病因病机	发病机理有虚有实。虚者多因精亏血少,冲任血海亏虚,经血乏源;实者多由瘀血内停,或痰湿阻滞,冲任壅塞,血行不畅而月经过少。临床以肾虚、血虚、血瘀、痰湿为多见。临床以虚证或虚中夹实者为多。本病伴见月经后期者,常可发展为闭经,临证应予以重视。
与激经的鉴别	激经是受孕早期,月经仍按月来潮,血量少,无损胎儿发育,可伴有早孕反应,妊娠试验阳性,B 超检查可见子宫腔内有孕囊、胚芽或胎心搏动等。

		辨证论治★★	
肾虚证	证候	经量素少或渐少,色黯淡,质稀;腰膝酸软,头晕耳鸣,足跟痛,或小腹冷,或夜尿多;舌淡,脉沉弱或沉迟。	
	治法方药	补肾益精,养血调经——归肾丸或当归地黄饮。	
血虚证	证候	经来血量渐少,或点滴即净,色淡,质稀;或伴小腹空坠,头晕眼花,心悸怔忡,面色萎黄;舌淡红,脉细。	
	治法方药	养血益气调经——滋血汤或小营煎。	
血瘀证	证候	经行涩少,色紫黯,有血块,小腹胀痛,血块排出后胀痛减轻;舌紫黯,或有瘀斑、瘀点,脉沉弦或沉涩。	
	治法方药	活血化瘀调经——桃红四物汤或通瘀煎。	
痰湿证	证候	经行量少,色淡红,质黏腻如痰;形体肥胖,胸闷呕恶,或带多黏腻;舌淡,苔白腻,脉滑。	
	治法方药	化痰燥湿调经——苍附导痰丸或二陈加芎归汤。	

【昭昭医考重点提示】

1. 月经过少的定义。

2. 月经过少与激经的鉴别。

3. 月经过少的辨证治疗:参照表格记忆每一型的证候特点和治法方药,这是考试必考的!!

历年真题精选

【A1 型题】

1. 以下除哪项外,均属月经过少血虚证的临床表现?

A. 月经量少,色淡无块　　　B. 胸闷泛恶,纳呆　　　C. 头晕眼花

D. 舌淡红　　　E. 脉细

答案:B;　考点:月经过少血虚证的临床表现

解析:选项 B 是痰湿致病的特点。故选 B。

【A2 型题】

2. 患者,女,28 岁,近 2 个月经量渐减,点滴即止,胸闷呕恶,带下量多,形体肥胖,舌淡苔白腻,脉滑。其诊断是

A. 胃经过少血瘀证　　　B. 带下病脾虚证　　　C. 月经过少痰湿证

D. 月经过少阴虚证　　　E. 月经过少血虚证

答案:C;　考点:月经过少痰湿证的辨证

解析:由题干近 2 个月经量渐减,点滴即止辨病为月经过少,由胸闷呕恶,带下量多,形体肥胖,舌淡苔白腻,脉滑辨证为痰湿证。故本题为月经过少痰湿证。故选择 C。

【B 型题】

(3～4 题共用选项)

A. 滋血汤　　　B. 归肾丸　　　C. 桃红四物汤　　　D. 乌药汤　　　E. 苍附导痰丸

3. 治疗月经过少血瘀证,应首选

答案:C

4. 治疗月经过少痰湿证,应首选

答案:E;　考点:月经过少的辨证论治

解析:治疗月经过少血瘀证,应首选桃红四物汤;治疗月经过少痰湿证,应首选苍附导痰丸。故第 3 题选择 C,第 4 题选择 E。

细目七　经期延长

定义		经期延长又称"月水不断""经事延长"等,其主症为月经周期基本正常,行经时间超过 7 天以上,甚或淋沥半月方净,称为"经期延长"。 西医学之排卵性功能失调性子宫出血病的黄体萎缩不全、盆腔炎等疾病及计划生育手术后引起的经期延长可参照本病治疗。
病因病机		发病机理多由气虚冲任失约;或热扰冲任,血海不宁;或瘀阻冲任,血不循经所致,临床常见有气虚、血热、血瘀等。

辨证论治★★		
气虚证	证候	经血过期不净,量多,色淡,质稀;倦怠乏力,气短懒言,小腹空坠,面色㿠白;舌淡,苔薄,脉缓弱。
	治法方药	补气摄血,固冲调经——举元煎加阿胶、炒艾叶、乌贼骨
虚热证	证候	经行时间延长,量少,色鲜红,质稠;咽干口燥,或见潮热颧红,或手足心热;舌红,少苔,脉细数。
	治法方药	养阴清热止血——两地汤合二至丸、四乌贼骨一芦茹丸或固经丸。
血瘀证	证候	经行时间延长,量或多或少,经色紫黯,有块;经行小腹疼痛,拒按;舌质紫黯或有瘀点,脉弦涩。
	治法方药	活血祛瘀止血——桃红四物汤合失笑散加味或桂枝茯苓丸加味。

【昭昭医考重点提示】

1. 经期延长的定义。

2. 经期延长的病因病机。

3. 经期延长的辨证治疗：参照表格记忆每一型的证候特点和治法方药,这是考试必考的!!

历年真题精选

【A1 型题】

1. 经期延长阴虚血热证的发病机制是

A. 阴虚失守,冲任不固　　　　B. 肝郁气滞,疏泄失常

C. 肾阴不足,封藏失职　　　　D. 阴虚内热,热扰冲任

E. 湿热下注,血热妄行

答案：D；考点：经期延长的发病机制

解析：经期延长阴虚血热证的发病机制是阴虚内热,热扰冲任。故选择 D。

2. 以下除哪项外,均是经期延长血瘀证的主症?

A. 经行 8～10 天始净　　B. 月经量少、色暗、有块　　C. 小腹疼痛拒按

D. 腰酸腿软　　　　　　E. 舌紫暗,脉弦涩

答案：D；考点：经期延长血瘀证的辨证

解析：经期延长血瘀证是实证,选项 D 是虚证表现,故不选,其余皆是。故选择 D。

3. 以下哪项不是经期延长阴虚血热证的主症?

A. 月经持续八九日,量少、色红、质稠　B. 小腹疼痛拒按

C. 咽干口燥　　　　　　　　　　　　D. 手足心热

E. 舌红少苔,脉细数

答案：B；考点：经期延长阴虚血热证的辨证

解析：经期延长阴虚血热证是虚证,选项 B 是实证表现,故选择 B。

【A2 型题】

4. 患者,女,38 岁,已婚。近半年来,月经 23～25 天一行,量少、色红、质稠,持续 12～14 天,咽干、潮热,舌红少苔,脉细数。应首先考虑的是

A. 经期延长　　B. 月经先期　　C. 月经量少　　D. 漏下　　E. 绝经前后诸证

答案：A；考点：经期延长的诊断

解析：经期延长的定义是月经周期基本正常,行经时间超过 7 天以上,甚或淋沥半月方净。由题干近半年来月经 23～25 天一行,持续 12～14 天,可知周期正常,经期延长。故选择 A。

5. 患者,女,27 岁,未婚。月经周期 33 天,经期持续 8 加余日,量少,色红,质稠,伴经行腹痛隐隐。平时乳房胀痛。应首先考虑的是

A. 经行乳房胀痛　　　　　　B. 月经后期　　　　　　　　C. 经期延长

D. 痛经　　　　　　　　　　E. 漏下

答案：C；考点：经期延长的诊断

解析：参见本细目第 4 题。故选择 C。

细目八　经间期出血

定义	两次月经中间,即氤氲之时,出现周期性的少量阴道出血,称为经间期出血。
病因病机	肾阴不足,或脾气虚弱,或湿热内蕴,或瘀阻胞络,当阳气内动之时,阴阳转化不协调,阴络易伤,损及冲任,血海固藏失职,血溢于外,酿成经间期出血。
同月经先期鉴别	月经先期的出血时间非经间期,个别也有恰在经间期这一时间段出现周期提前,经量正常或时多时少,基础体温由高温下降呈低温开始时出血;而经间期出血较月经量少,出血时间规律地发生于基础体温低高温交替时。

续表

同月经过少鉴别	月经过少,周期尚正常,仅量少,甚或点滴而下;经间期出血,常发生在两次月经的中间时期。
同赤带鉴别	赤带排出无周期性,持续时间较长,或反复发作,可有接触性出血史,妇科检查常见宫颈糜烂、赘生物或子宫、附件区压痛明显;经间期出血有明显的周期性,一般2～3天可自行停止。

辨证论治★★		
肾阴虚	证候	两次月经中间,阴道少量出血或稍多,色鲜红,质稍稠;头晕腰酸,夜寐不宁,五心烦热,便艰尿黄;舌体偏小质红;脉细数。
	治法方药	滋肾养阴,固冲止血——两地汤合二至丸或加减一阴煎。
脾气虚	证候	经间期出血,量少,色淡,质稀,神疲体倦,气短懒言,食少腹胀,舌淡,苔薄,脉缓弱。
	治法方药	健脾益气,固冲摄血——归脾汤。
湿热证	证候	两次月经中间,阴道出血量稍多,色深红,质黏腻,无血块。平时带下量多色黄,小腹时痛;神疲乏力,骨节酸楚,胸闷烦躁,口苦咽干,纳呆腹胀,小便黄赤;舌质红,苔黄腻,脉细弦或滑数。
	治法方药	清利湿热,固冲止血——清肝止淋汤去阿胶、红枣,加小蓟、茯苓。
血瘀证	证候	经间期出血量少或多少不一,色紫黑或有血块,少腹两侧或一侧胀痛或刺痛;情志抑郁,胸闷烦躁;舌紫黯或有瘀点;脉细弦。
	治法方药	化瘀止血——逐瘀止血汤。

【昭昭医考重点提示】

1. 经间期出血的定义。

2. 经间期出血的鉴别诊断:(1)与月经先期的鉴别;(2)与月经过少的鉴别;(3)与赤带的鉴别。

3. 经期延长的辨证治疗:参照表格记忆每一型的证候特点和治法方药,这是考试必考的!!

历年真题精选

【A1型题】

1. 治疗经间期出血肾阴虚证,应首选

A. 清肝止淋汤　　　　　　　　B. 左归丸　　　　　　　　C. 两地汤合二至丸

D. 逐瘀止血汤　　　　　　　　E. 调肝汤

答案:C;　考点:经间期出血肾阴虚证的治疗

解析:治疗经间期出血肾阴虚证,应首选两地汤合二至丸。故选择C。

【A2型题】

2. 患者,女,36岁,已婚。两次月经中间,阴道少量出血,色鲜红,头晕腰酸,夜寐不宁,五心烦热。舌质红,苔薄,脉细数。其治法是

A. 益气补肾,固冲止血　　　　　　B. 滋肾养阴,固冲止血

C. 养阴清热,固冲止血　　　　　　D. 补肾养肝,固冲止血

E. 益气养阴,凉血清热

答案:B;　考点:经间期出血肾阴虚证的治疗

解析:由题干两次月经中间,阴道少量出血判断为经间期出血,由色鲜红,头晕腰酸,夜寐不宁,五心烦热,舌质红,苔薄,脉细数辨证为肾阴虚证。治法滋肾养阴,固冲止血。故选择B。

【B型题】

(3～4题共用选项)

A. 两地汤　　　B. 逐瘀止血汤　　　C. 清肝止淋汤　　　D. 清热固经汤　　　E. 燥湿化痰汤

3. 治疗经间期出血肾阴虚证,应首选

答案：A

4. 治疗经间期出血湿热证,应首选

答案：C; 考点：经间期出血的辨证论治

解析：治疗经间期出血肾阴虚证,应首选两地汤;治疗经间期出血湿热证,应首选清肝止淋汤。故第 3 题选择 A,第 4 题选择 C。

(5～6 题共用选项)

A. 知柏地黄汤　　　B. 清肝止淋汤　　　C. 血府逐瘀汤　　　D. 解毒活血汤　　　E. 逐瘀止血汤

5. 经间期出血量少,色紫黑,有小血块,少腹胀痛。治疗应首选

答案：E

6. 经间期出血量少,色红质黏腻,胸闷烦躁。治疗应首选

答案：B; 考点：经间期出血的辨证论治

解析：由题干经间期出血量少,色紫黑,有小血块,少腹胀痛辨证为血瘀证,代表方剂是逐瘀止血汤;故第 5 题选择 E。由题干经间期出血量少,色红质黏腻,胸闷烦躁,辨证为湿热证,代表方剂是清肝止淋汤。故第 6 题选择 B。

细目九　崩　漏★★★★

定义	崩漏是指经血非时暴下不止或淋沥不尽,前者谓之崩中,后者谓之漏下。崩与漏出血情况虽不同,然二者常交替出现,且其病因病机基本一致,故概称崩漏。	
病因病机	是因肾-天癸-冲任-胞宫生殖轴严重紊乱,引起月经的周期、经期、经量严重失调,可导致不孕症。	
诊断	1. 病史	年龄、月经史、有无崩漏史,有无口服避孕药或其他激素,有无宫内节育器及输卵管结扎术史等。有无内科出血病史。
	2. 临床表现	月经周期紊乱,行经时间超过半月以上,甚或数月断续不休;亦有停闭数月又突然暴下不止或淋沥不尽;常有不同程度的贫血。
	3. 检查	(1) 妇科检查：应无明显的器质性病变。(2) 辅助检查：排除生殖器肿瘤、炎症或全身性疾病。(3) 选做 B 超、MRI、宫腔镜检查,或诊断性刮宫、基础体温测定等。
鉴别诊断	同月经先期、月经过多、经期延长鉴别	月经先期是周期缩短,月经过多是经量过多,如崩,经期延长是行经时间长似漏。但上述各病各自有一定的周期、经期和经量可作鉴别。
	同月经先后无定期鉴别	月经先后无定期主要是周期或先或后,但多在 1～2 周内波动,即提前或推后 7 天以上 2 周以内,经期、经量基本正常。
	同经间期出血鉴别	经间期出血都是非时而下,但经间期出血发生在两次月经中间,颇有规律,且出血时间仅 2～3 天,不超过 7 天左右自然停止。而崩漏是周期、经期、经量的严重失调,出血不能自止。
	同赤带鉴别	赤带与漏下的鉴别要询问病史和进行检查,赤带以带中有血丝为特点,月经正常。
	同胎产出血鉴别	与胎漏、胎动不安,尤其是异位妊娠相鉴别,询问病史,做妊娠试验和 B 超检查可以明确诊断。产后病出血尤以恶露不绝为多见,可询问病史,从发病来看,时间恶露不绝发生在产后可作鉴别。
	同生殖器肿瘤出血鉴别	生殖器肿瘤出血临床可表现如崩似漏的阴道出血,必须通过妇科检查或结合 B 超、MRI 检查或诊断性刮宫才可明确诊断以鉴别。
	同生殖系炎症鉴别	与宫颈息肉、宫内膜息肉、子宫内膜炎、盆腔炎等鉴别,生殖系炎症临床常表现如漏下不止,可通过妇科检查或诊断性刮宫或宫腔镜检查以助鉴别。
	同外阴、外伤出血鉴别	外阴阴道外伤性出血一般有诸如跌仆损伤、暴力性交等病史,询问病史和妇科检查后可鉴别。
	同内科血液病鉴别	内科出血性疾病如再生障碍性贫血、血小板减少,在阴道出血期可由原发内科血液病导致血量过多,甚则暴下如注,或淋沥不尽。通过血液分析、凝血因子检查或骨髓细胞分析不难鉴别。

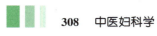

续表

崩漏治疗原则及塞流、澄源、复旧的含义 ★★	"急则治其标,缓则治其本"。塞流、澄源、复旧为治崩三法。(1)塞流即是止血,用于暴崩之际,急当塞流止血防脱。(2)澄源即正本清源,亦是求因治本,是治疗崩漏的重要阶段。一般用于出血减缓后的辨证论治。切忌不问缘由,概投寒凉或温补之剂,或专事收涩,致犯虚虚实实之戒。(3)复旧即固本善后,是巩固崩漏治疗的重要阶段,用于止血后恢复健康,调整月经周期,或促排卵。治法或补肾,或扶脾,或疏肝。

急症处理 ★★★	补气摄血止崩	最常用。方选独参汤或丽参注射液,高丽参 10g,水煎服;或丽参注射液 10mL,加入 50％葡萄糖注射液 40mL,静脉推注;或丽参注射液 20～30mL,加入 5％葡萄糖注射液 250mL,静脉点滴。
	温阳止崩	若出现阴损及阳,血无气护,可表现为:月经周期紊乱,行经时间超过半月以上,甚或数月断续不休;或停闭数月又突然暴下不止或淋沥不尽,或有不同程度的贫血,应急投参附汤煎服,亦可选六味回阳汤,原方治中寒或元阳虚脱,危在顷刻者。病情已陷入阴竭阳亡危象时,急需中西医结合抢救。
	滋阴固气止崩	使气固阴复血止。急用生脉注射液或参麦注射液 20mL 加入 5％葡萄糖液 250mL 静脉点滴。煎剂方选生脉二至止血汤。
	祛瘀止崩	(1)田七末 3～6g,温开水冲服。(2)云南白药 1 支,温开水冲服。(3)宫血宁胶囊,每次 2 粒,日 3 次,温开水送服。此胶囊为单味重楼(七叶一枝花)研制而成。
	针灸止血	艾灸百会穴、大敦穴(双)、隐白穴(双)。
	输液、输血	补充血容量以抗休克或激素止血(见功血)。对于顽固性崩漏,不论中年或更年期妇女,务必诊刮送病理检查,及早排除子宫内膜腺癌,以免贻误病情。

辨证论治 ★★			
脾虚证	证候		经血非时暴下不止,或淋沥日久不尽,血色淡,质清稀;面色㿠白,神疲气短,或面浮肢肿,小腹空坠,四肢不温,纳呆便溏;舌质淡胖,边有齿印,苔白,脉沉弱。
	治法方药		补气摄血,固冲止崩——固本止崩汤或固冲汤。
肾虚证	肾气虚	证候	多见青春期少女或经断前后妇女出现经乱无期,出血量多势急如崩,或淋沥日久不净,或由崩而漏,由漏而崩反复发作,色淡红或淡黯,质清稀;面色晦暗,眼眶黯,小腹空坠,腰脊酸软;舌淡黯,苔白润,脉沉弱。
		治法方药	补肾益气,固冲止血——加减苁蓉菟丝子丸加黄芪、阿胶。
	肾阳虚	证候	经乱无期,出血量多或淋沥不尽,或停经数月后又暴下不止,血色淡红或淡黯质稀;面色晦暗,肢冷畏寒,腰膝酸软,小便清长,夜尿多;眼眶黯,舌淡黯,苔白润,脉沉细无力。
		治法方药	温肾益气,固冲止血——右归丸加党参、黄芪、田七。
	肾阴虚	证候	经乱无期,出血量少淋沥累月不止,或停闭数月后又突然暴崩下血,经色鲜红,质稍稠;头晕耳鸣,腰膝酸软,五心烦热,夜寐不宁;舌红,少苔或有裂纹,脉细数。
		治法方药	滋肾益阴,固冲止血——左归丸合二至丸或滋阴固气汤。
血热证	虚热证	证候	经来无期,量少淋沥不尽或量多势急,血色鲜红;面颊潮红,烦热少寐,咽干口燥,便结,舌红,少苔,脉细数。
		治法方药	养阴清热,固冲止血——上下相资汤。
	实热证	证候	经来无期,经血突然暴崩如注,或淋沥日久难止;血色深红,质稠;口渴烦热,便秘溺黄;舌红,苔黄,脉滑数。
		治法方药	清热凉血,固冲止血——清热固经汤。
血瘀证	证候		经血非时而下,量时多时少,时出时止,或淋沥不断,或停闭数月又突然崩中,继之漏下;经色黯,有血块;小腹疼痛或胀痛;舌质紫黯或尖边有瘀点,脉弦细或涩。
	治法方药		活血化瘀,固冲止血——逐瘀止血汤或将军斩关汤。

	崩漏血止后的治疗
辨证论治	寒热虚实均可导致崩漏,针对病因病机进行辨证论治以复旧。可参照出血期各证型辨证论治,但应去除各方中的止血药。
人工周期疗法	分别按卵泡期、排卵期、黄体期、行经期设计,以补肾为主的促卵泡汤、促排卵汤、促黄体汤、调经活血汤进行序贯治疗,一般连用 3 个月经周期以上,可望恢复或建立正常的月经周期,有的可建立或恢复排卵功能,经调子嗣而病愈。
先补后攻法	以补肾为主,多从止血后开始以滋肾填精,养血调经为主,常选左归丸、归肾丸、定经汤等先补 3 周左右,第 4 周在子宫蓄经渐盈的基础上改用攻法,即活血化瘀通经,多选桃红四物汤加香附、枳壳、益母草、川牛膝。这是传统的调经法。
健脾补血	主要运用于更年期崩漏患者,尽快消除因崩漏造成的贫血和虚弱症状,可选大补元煎或人参养荣汤。
手术治疗	有恶变倾向者,宜手术治疗,手术方法分别选择诊刮术、宫内膜切除术或全子宫切除术。
促绝经法	对于年龄超过 55 周岁仍未绝经,崩漏反复发作又无须手术者,可选用中药或西药促其绝经。
预防与调护	重视经期卫生,尽量避免或减少宫腔手术;早期治疗月经过多、经期延长、月经先期等出血倾向的月经病,以防发展成崩漏。崩漏一旦发生,必须及早治愈,并加强锻炼,以防复发。崩漏调摄首重个人卫生,防感染,次调饮食增营养,再适劳逸畅情怀。

【昭昭医考提示】

1. 崩漏的定义。

2. 对鉴别诊断,在记忆时只要牢记住每一种妇科病的定义,按照定义去严格推理对照,加之必需的妇科检查和病史采集,很容易就能鉴别开来。在考试当中经常会考到崩漏的鉴别诊断。

3. 治崩三法,临证中必须灵活运用。塞流须澄源,澄源当固本,复旧要求因。三法互为前提,相互为用,各有侧重,但均贯穿辨证求因精神。具体论治崩漏,应当分清出血期和止血后的不同进行辨证论治。

4. 崩漏属血证、急症。根据"急则治其标,缓则治其本"的原则,暴崩之际,急当"塞流"止崩,以防厥脱。

5. 急症处理和辨证治疗:参照表格记忆每一型的证候特点和治法方药,这是考试必考的!!

历年真题精选

【A1 型题】

1. 以下哪项是固本止崩汤的组成药物?

A. 人参、黄芪、白术、熟地黄、当归、干姜 　　　　B. 人参、黄芪、白术、熟地黄、当归、生姜

C. 人参、黄芪、白术、生地黄、当归、干姜 　　　　D. 人参、黄芪、白术、熟地黄、当归、黑姜

E. 人参、黄芪、白术、生地黄、当归、黑姜

答案:D; 考点:固本止崩汤的药物组成。

解析:固本止崩汤是崩漏脾气虚证的代表方剂。其药物组成是:人参、黄芪、白术、当归、熟地黄、黑姜。故选 D。

2. 治疗崩漏实热证,应首选

A. 保阴煎　　　B. 固本止崩汤　　　C. 清热固经汤　　　D. 清热调血汤　　　E. 左归丸

答案:C; 考点:崩漏实热证的治疗

解析:崩漏实热证,应首选清热固经汤。故选择 C。

3. 崩漏的治疗原则是

A. 塞流与澄源结合　　　　B. 澄源与复旧结合　　　　C. 复旧与塞流结合

D. 固本与澄源结合　　　　E. 急则治标,缓则治本

答案:E; 考点:崩漏的治疗原则

解析:治崩三法是"塞流""澄源""复旧"。对这 3 条要灵活运用,急则治标,缓则治本,这是治疗原则。故选择 E。

4. 清热固经汤适合于下列哪型崩漏?

A. 虚热　　　　B. 实热　　　　C. 肾阴虚　　　　D. 血瘀　　　　E. 脾虚

答案:B;　考点:崩漏实热证的代表方

解析:参见本细目第 2 题。故选择 B。

5. 崩漏的主要病机是

A. 阴虚火旺,经血失约　　　　B. 气虚不摄,经血失约

C. 瘀血内阻,血不归经　　　　D. 冲任损伤,经血失约

E. 阳盛血热,迫血妄行

答案:D;　考点:崩漏的病因病机

解析:崩漏的主要病机是冲任不固,不能制约经血,使子宫藏泻失常。故选择 D。

6. 下列各项,不属导致崩漏常见病因的是

A. 脾虚　　　　B. 肾虚　　　　C. 血虚　　　　D. 血瘀　　　　E. 血热

答案:C;　考点:崩漏的病因病机

解析:崩漏的常见病因是脾虚、肾虚、血瘀、血热。选项 C 不是其病因,故选择 C。

【A2 型题】

7. 患者,女,25 岁,已婚。月经周期先后不定,量多如注,持续十余日不净,婚后 1 年半,未避孕未孕。可诊断为

A. 月经先后无定期　　　　B. 崩漏　　　　C. 月经过多

D. 经期延长　　　　E. 不孕症

答案:B;　考点:崩漏的诊断

解析:月经先后无定期只有周期不定,但是不涉及经量的变化,故 A 选项错误。月经过多是经量增多,经期延长是月经期的延长,两者都不涉及周期的变化,故 C、D 两项错误。婚后 2 年未避孕而未孕者称为不孕症,故 E 项错误。崩漏是指经期、周期、经量均发生异常改变的病变,故本题选择 B。

8. 患者,女,46 岁,已婚。经来无期,现已持续 20 天未止,开始量多,现淋沥不尽,色淡、质稀,腰酸腿软,溲频清冷,舌淡苔白,脉沉细。应予止血调经,其治法是

A. 温肾固冲　　　B. 滋水益阴　　　C. 补气养血　　　D. 健脾益气　　　E. 滋阴固肾

答案:A;　考点:崩漏肾阳虚证的治法

解析:由题干经来无期,现已持续 20 天未止,开始量多,现淋沥不尽,辨病为崩漏,由色淡、质稀,腰酸腿软,溲频清冷,舌淡苔白,脉沉细,辨证为肾阳虚。治法是温肾固冲。故选择 A。

9. 患者,女,35 岁,已婚。患崩漏 1 年余,经血非时而至,经量甚多、色淡、质稀,面色苍白,气短懒言,大便不成形,舌淡苔薄白,脉沉弱。其证候是

A. 肾阴虚　　　B. 肾阳虚　　　C. 脾虚　　　D. 血瘀　　　E. 以上均非

答案:C;　考点:崩漏脾虚证的辨证

解析:由题干经量甚多、色淡、质稀,面色苍白,气短懒言,大便不成形,舌淡苔薄白,脉沉弱,辨证为脾气虚证。因为脾虚中气虚弱或下陷,则冲任不固,血失统摄而发崩漏。气虚火不足,故经血色淡质稀,面色苍白,气短懒言。大便不成形,舌淡苔薄白,脉沉弱,皆为脾气虚之征。故选择 C。

10. 患者,女,33 岁,已婚。经血非时而下,淋沥不净,色紫暗、有块,小腹胀痛,舌紫苔薄白,脉涩。治疗应首选

A. 圣愈汤　　　　B. 四物汤和失笑散　　　　C. 血府逐瘀汤

D. 少腹逐瘀汤　　　　E. 膈下逐瘀汤

答案:B;　考点:崩漏血瘀证的治疗

解析:由题干经血非时而下,淋沥不净,辨病为崩漏,由色紫暗、有块,小腹胀痛,舌紫、苔薄白,脉涩,辨证为血瘀证。崩漏血瘀证应首选四物汤和失笑散。故选择 B。

11. 患者,女,45 岁。月经不规律 8 个月,现阴道出血 40 天,量时多时少,近 3 天量极多,色淡、质稀,伴气

短神疲,面浮肢肿,舌淡、苔薄白,脉缓弱。治疗应首选

 A. 举元煎   B. 补中益气汤   C. 固本止崩汤   D. 清热固经汤   E. 保阴煎

答案:C; 考点:崩漏脾虚证的治疗

  解析:由题干月经不规律8个月,现阴道出血40天,量时多时少,辨病为崩漏。由近3天量极多、色淡、质稀,伴气短神疲,面浮肢肿,舌淡苔薄白,脉缓弱,辨证为脾虚证。治宜益气摄血,养血调经,方用固本止崩汤。故选择C。

  12. 患者,女,20岁,未婚。月事非时而下,量多如崩,色鲜,质稠,伴心烦,口渴欲饮,便干溲黄,面部痤疮,舌红苔薄黄,脉细数。根据治崩三法,应首选的是

 A. 塞流   B. 澄源   C. 复旧   D. 调经为本   E. 塞流,澄源并进

答案:E; 考点:崩漏的治疗

  解析:由题干量多如崩,色鲜,质稠,伴心烦,口渴欲饮,便干溲黄,面部痤疮,舌红苔薄黄,脉细数,辨证为实热证,故应澄源。又量多如崩,故应塞流。澄源有助于更好地塞流,故应并进。选择E。

  13. 患者,女,20岁,未婚。月经淋沥20日不止,色淡红,质清稀,面色晦暗,头晕耳鸣,腰腿酸软,倦怠乏力,舌淡暗,苔白润,脉沉弱。治疗应首选

 A. 八珍汤   B. 归脾汤

 C. 加减苁蓉菟丝子丸   D. 右归丸   E. 加减一阴煎

答案:C; 考点:崩漏肾气虚证的治疗

  解析:由题干月经淋沥20日不止辨病为崩漏,由色淡红,质清稀,面色晦暗,头晕耳鸣,腰腿酸软,倦怠乏力,舌淡暗,苔白润,脉沉弱,辨证为肾气虚证。代表方剂为加减苁蓉菟丝子丸。故选择C。

  14. 患者,女,40岁,已婚。经血非时而下,淋沥日久不尽,色淡红,质清稀,伴神疲气短,面浮肢肿,纳呆便溏,舌淡胖,苔白,脉沉弱。治疗应首选

 A. 补中益气汤   B. 固本止崩汤

 C. 加减苁蓉菟丝子丸   D. 举元煎   E. 归脾汤

答案:B; 考点:崩漏脾虚证的治疗

  解析:参见本细目第11题,由题干可知本患者为崩漏脾虚证,选用固本止崩汤。故选择B。对崩漏脾虚这一证型的辨证、治法、方药及组成考生必须掌握。

【B型题】

(15～16题共用选项)

 A. 滋阴清热,止血调经   B. 清热凉血,止血调经

 C. 温肾固冲,止血调经   D. 滋水益阴,止血调经

 E. 益气摄血,养血调经

15. 崩漏虚热证的治法是

答案:A

16. 崩漏脾虚证的治法是

答案:E; 考点:崩漏的辨证论治

  解析:崩漏虚热证的治法是滋阴清热,止血调经;崩漏脾虚证的治法是益气摄血,养血调经。故第15题选择A,第16题选择E。

(17～18题共用选项)

 A. 气血虚弱   B. 肾虚肝郁   C. 脾肾亏损   D. 肝郁血热   E. 肝郁脾虚

17. 育龄期崩漏,多属

答案:B

18. 围绝经期崩漏,多属

答案:C; 考点:崩漏的病因病机

  解析:育龄期妇女疾病与肝肾密切相关,故致病多以肝肾亏虚为主。围绝经期妇女脾肾功能开始衰退,故

致病多以脾肾亏虚为主。第 17 题选择 B,第 18 题选择 C。

细目十　闭　经

定义		女子年逾 16 周岁,月经尚未来潮,或月经周期已建立后又中断 6 个月以上者,称闭经。前者称原发性闭经,后者称继发性闭经。先天性生殖器官缺如,或后天器质性损伤而无月经者,因非药物所能奏效,不属闭经讨论范畴。
病因病机		虚者因肾气不足,冲任虚弱;或肝肾亏损,精血不足;或脾胃虚弱,气血乏源;或阴血亏燥等,导致精亏血少,冲任血海空虚,源断其流,无血可下,而致闭经;实者,多为气血阻滞,或痰湿流注下焦,使血流不通,冲任受阻,血海阻隔,经血不得下行而成闭经。临床常见的有气血虚弱、肾气亏虚、阴虚血燥、气滞血瘀、痰湿阻滞、寒凝血瘀或虚实错杂的复合病机。
诊断	病史	了解停经前的月经情况,停经前有无诱因,经闭时间,经闭后出现的症状。原发闭经需了解生长发育情况,幼年时健康情况,曾否患过某些急慢性疾病,其母在妊娠过程中情况,同胞姐妹的月经情况。
	临床表现	女子已逾 16 周岁未有月经初潮;或月经初潮 1 年余,或已建立月经周期后,现停经已达 6 个月以上。同时应注意有无周期性下腹胀痛、头痛及视觉障碍,有无溢乳、厌食、恶心等,有无体重变化(增加或减轻)、畏寒或潮红或阴道干涩等症状。
	检查	(1) 全身检查:观察患者体质、发育、营养状况,全身毛发分布,第二性征发育情况。 (2) 妇科检查:了解外阴、子宫、卵巢发育情况,有无缺失、畸形和肿块。对原发性闭经者尤需注意外阴发育情况,处女膜有无闭锁,有无阴道、子宫、卵巢缺如。 (3) 辅助检查:①基础体温(BBT)、阴道脱落细胞检查、宫颈黏液结晶检查 BBT 变化可显示卵巢有无排卵,闭经者 BBT 单相,阴道脱落细胞检查及宫颈黏液结晶检查有无周期变化。②血清性激素测定:包括 FSH(卵泡刺激素)、LH(黄体生成激素)、E2(雌二醇)、P(孕酮)、T(睾酮)、PRL(催乳激素)等。通过以上性激素测定可协助判断闭经内分泌原因。③B 超检查:可排除先天性无子宫、子宫发育不良或无卵巢所致的闭经。④头颅蝶鞍摄片或 CT、MRI 检查:以排除垂体肿瘤致闭经。⑤内窥镜检查、宫腔镜检查:可直接观察子宫内膜及宫腔情况,以排除宫腔粘连所致的闭经。腹腔镜检查加病理活检可提示多囊卵巢综合征、卵巢不敏感综合征。⑥诊断性刮宫:可了解性激素分泌情况、子宫颈与宫腔有无粘连、子宫内膜有无结核。 通过以上检查可明确病变部位和属何类闭经。
★★ 鉴别诊断 ★★	闭经同少女停经鉴别	少女青春期前第二性征未发育出现闭经,或者月经初潮后,有一段时间月经停闭,这是正常现象。因此时正常性周期尚未建立,但绝大部分可在 1 年内建立,一般无须治疗。闭经是月经周期已建立而出现的月经停闭 6 个月以上。
	闭经同妊娠期停经鉴别	闭经为生育妇女月经停闭达 6 个月以上者,妊娠期月经停闭,可伴有厌食、择食、恶心呕吐等早孕反应,乳头着色、乳房增大等妊娠体征。妇科检查宫颈着色、质软,子宫增大、质软,B 超检查提示子宫增大,宫腔内见胚芽,甚至胚胎或胎儿。闭经者停经前大部分有月经紊乱,继而闭经,无妊娠反应及其他妊娠变化。
	闭经同哺乳期停经鉴别	产妇分娩后进行哺乳,月经持续停闭不行,属于正常的生理性闭经,停止哺乳后月经一般可以恢复正常。
	闭经同围绝经前停经鉴别	患者停经年龄已进入围绝经期,月经或正常或紊乱,继而闭经,可伴有面部烘热汗出、心烦心悸失眠、心神不宁等围绝经期症状。妇科检查子宫大小正常或稍小,血清性激素可出现围绝经期变化。
	闭经与避年、暗经鉴别	前者指月经一年一行无不适,不影响生育,后者指终身 不行经,但能生育也无不适。避年和暗经均为极少见的特殊月经生理现象。
闭经的治疗原则 ★★		根据辨证,虚者补而通之,实者泻而通之。通过补益之法,使气血恢复,脏腑平衡,血海充盛,则经自行。
		若因病而致经闭,又当先治原发疾病,待病愈则经可复行;经仍未复潮者,再辨证治之。

【昭昭医考重点提示】

1. 青春期前、妊娠期、哺乳期、绝经前后的月经停闭不行，或月经初潮后 1 年内月经不行，又无其他不适者，均属于生理性闭经，需要注意鉴别。

2. 治疗闭经用药时不可过用辛温香燥之剂，因为辛温香燥有劫津伤阴之弊，即使应用也需配以养血和阴之品，使气顺血和，则病自愈。用补药应使其补而不腻，应补中有行，以利气血化生。

3. 特别指出：闭经治疗的目的不是单纯的月经来潮，也不能见经行即停药，而需恢复或建立规律的月经周期，或正常连续自主有排卵月经，一般应以恢复 3 个正常月经周期为准。

		辨证论治★★
气血虚弱	证候	月经周期延迟、量少、色淡红、质薄，渐至经闭不行；神疲肢倦，头晕眼花，心悸气短，面色萎黄；舌淡，苔薄，脉沉缓或细弱。
	治法方药	益气养血调经——人参养荣汤。
肾气亏损	证候	年逾 16 岁尚未行经，或月经初潮偏迟，时有月经停闭，或月经周期建立后，由月经周期延后、经量减少渐至月经停闭；或体质虚弱，全身发育欠佳，第二性征发育不良，或腰腿酸软，头晕耳鸣，倦怠乏力，夜尿频多；舌淡黯，苔薄白，脉沉细。
	治法方药	补肾益气，调理冲任——加减苁蓉菟丝子丸加淫羊藿、紫河车。
阴虚血燥	证候	月经周期延后、经量少、色红质稠，渐至月经停闭不行；五心烦热，颧红唇干，盗汗甚至骨蒸劳热，干咳或咳嗽唾血；舌红，少苔，脉细数。
	治法方药	养阴清热调经——加减一阴煎加丹参、黄精、女贞子、制香附。
气滞血瘀	证候	月经停闭不行，胸胁、乳房胀痛，精神抑郁，少腹胀痛拒按，烦躁易怒；舌紫黯，有瘀点，脉沉弦而涩。
	治法方药	理气活血，祛瘀通经——血府逐瘀汤或膈下逐瘀汤。
痰湿阻滞	证候	月经延后、经量少、色淡质黏腻，渐至月经闭；伴形体肥胖，胸闷泛恶，神疲倦怠，纳少，痰多，或带下量多、色白；苔腻，脉滑。
	治法方药	健脾燥湿化痰，活血调经——四君子汤和苍附导痰丸加当归、川芎。
寒凝血瘀	证候	月经停闭数月，小腹冷痛拒按，得热则痛缓，形寒肢冷，面色青白；舌紫黯，苔白，脉沉紧。
	治法方药	温经散寒，活血调经——温经汤（《妇人大全良方》）。

【昭昭医考重点提示】

1. 闭经的定义。

2. 闭经的诊断：病史＋临床表现＋检查。

3. 鉴别诊断：闭经同少女停经的鉴别，闭经同哺乳期停经的鉴别，闭经同妊娠期停经的鉴别，闭经同避年、暗经的鉴别。

4. 闭经的辨证论治，要求大家牢记分型的临床表现和治法方药。本章的内容属于必考内容，是考试的重中之重，大家参考表格记忆。

历年真题精选

【A1 型题】

1. 以下哪项不是闭经与痛经的共同病机？

A. 气血虚弱　　B. 气滞血瘀　　C. 肺肾阴虚　　D. 肝肾不足　　E. 寒凝血瘀

答案：E；　考点：闭经的病因病机

解析：闭经的病因有气血虚弱、气滞血瘀、肾气亏虚、阴虚血燥、痰湿阻滞。痛经的病因有气滞血瘀、寒凝血瘀、湿热瘀阻、气血虚弱、肾气亏损。故选择 E。

2. 以下除哪项外，均属于虚性闭经的病因病机？

A. 肝肾不足　　B. 痰湿阻滞　　C. 气血虚弱　　D. 阴虚血燥　　E. 脾虚血少

答案：B；　考点：闭经的病因病机

解析:选项 B 为实性病因。故选 B。

3. 闭经虚证的发病机制是

A. 多产房劳或久病伤肾　　　　　　B. 血海空虚,无血可下

C. 脾胃虚弱,化源不足　　　　　　D. 思虑过度,损伤心脾

E. 素体阴虚或久病伤血

答案:B; 考点:闭经的病因病机

解析:闭经虚证主要是因为肾气不足,或肝肾亏损,或脾胃虚弱,或阴虚血燥,导致精亏血少,冲任血海空虚,源断其流,无血可下。故选择 B。

4. 下列哪项不属于闭经的病机?

A. 气滞血瘀　　B. 痰湿阻滞　　C. 阴虚血燥　　D. 气血虚弱　　E. 湿毒壅盛

答案:E; 考点:闭经的病因病机

解析:参见本细目第 1 题。故选择 E。

【A2 型题】

5. 患者,女,24 岁,已婚。闭经 7 个月,形体肥胖,胸胁满闷,呕恶痰多,面浮足肿,舌淡苔白腻,脉沉滑。其证候是

A. 肝肾不足　　B. 气血虚弱　　C. 痰湿阻滞　　D. 肝血不足　　E. 肺肾阴虚

答案:C; 考点:闭经痰湿阻滞证的辨证

解析:由题干形体肥胖,胸胁满闷,呕恶痰多,面浮足肿,舌淡苔白腻,脉沉滑,辨证为痰湿阻滞。故选择 C。

6. 患者,女,30 岁,已婚。1 年前因产后大失血,月经逐渐后延,量少、色淡、质稀,现停经 6 个月余,头晕目眩,心悸气短,毛发脱落,皮肤干燥,舌淡红苔薄白,脉虚细。治疗应首选

A. 人参养荣汤　　B. 归脾汤　　C. 加减一阴煎　　D. 举元煎　　E. 归肾丸

答案:A; 考点:闭经气血虚弱证的治疗

解析:由题干 1 年前因产后大失血,月经逐渐后延,量少、色淡、质稀,现停经 6 个月余,辨病为闭经;由头晕目眩,心悸气短,毛发脱落,皮肤干燥,舌淡红苔薄白,脉虚细,辨证为气血虚弱。代表方剂人参养荣汤。故选择 A。

7. 患者,女,34 岁,已婚。2 年来月经逐渐减少,现闭经半年,带下量少,五心烦热,盗汗失眠,口干欲饮,舌红少苔,脉细数。其证候是

A. 肝肾不足　　B. 气血虚弱　　C. 肾阳虚弱　　D. 脾虚　　E. 阴虚血燥

答案:E; 考点:闭经阴虚血燥的辨证

解析:由题干 2 年来月经量逐渐减少,现闭经半年,辨病为闭经;由带下量少,五心烦热,盗汗失眠,口干欲饮,舌红少苔,脉细数,辨证为阴虚血燥。因为阴血不足,日久益甚,虚热内生,火逼水涸,血海燥涩渐涸,故月经量少,渐至闭经;阴虚日久,虚火内生,故五心烦热,盗汗失眠,口干欲饮,舌红少苔,脉细数。故选择 E。

8. 患者,女,18 岁,未婚。月经尚未初潮,体质虚弱,腰酸腿软,头晕目眩,舌红少苔,脉沉细尺弱。其治法是

A. 补气养血调经　　B. 滋阴益气调经　　C. 补肾养肝调经　　D. 健脾生血调经　　E. 补中益气调经

答案:C; 考点:两经肾气亏虚证的治法

解析:由题干 18 岁,月经尚未初潮,辨病为闭经;由体质虚弱,腰酸腿软,头晕目眩,舌红少苔,脉沉细尺弱,辨证为肾气亏虚,治法是补肾养肝调经。故选择 C。

9. 患者,女,38 岁,已婚。近几年形体渐胖,胸闷呕恶,倦怠乏力,月经停闭半年,平时带下量多色白,舌淡胖苔白腻,脉沉滑。尿妊娠试验阴性。治疗应首选

A. 血府逐瘀汤　　B. 苍附导痰丸　　C. 参苓白术散　　D. 开郁二陈汤　　E. 香砂六君子汤

答案:B; 考点:闭经痰湿阻滞证的治疗

解析:参见本细目第 5 题。患者为闭经痰湿阻滞证,故选择 B。

细目十一 痛 经★★★★

定义	痛经是指妇女正值经期或经行前后出现周期性小腹疼痛或痛引腰骶,甚至剧痛晕厥者,又称"经行腹痛"。西医妇产科学将痛经分为原发性痛经和继发性痛经。原发性痛经以青少年女性多见,继发性痛经则常见于育龄期妇女。		
病因病机	痛经病位在子宫、冲任,以"不通则痛"或"不荣则痛"为主要病机。实者可由气滞血瘀、寒凝血瘀、湿热瘀阻导致子宫的气血运行不畅,"不通则痛";虚者主要由于气血虚弱、肾气亏损致子宫失于濡养,"不荣则痛"。		
辨证要点★★	根据疼痛发生的时间、部位、性质以及疼痛的程度辨虚实寒热。 1. 部位:一般而言,痛发于经前或经行之初,多属实;月经将净或经后始作痛者,多属虚。 2. 辨痛之部位以察病位在肝在肾,在气在血,如痛在少腹一侧或双侧多属气滞,病在肝;小腹是子宫所居之地,其痛在小腹正中常与子宫瘀滞有关;若痛及腰脊多属病在肾。 3. 详查疼痛的性质、程度是本病辨证的重要内容,隐痛、坠痛、喜揉喜按属虚;掣痛、绞痛、灼痛、刺痛、拒按属实。灼痛得热反剧属热,绞痛、冷痛得热减轻属寒。痛甚于胀,持续作痛属血瘀;胀甚于痛,时痛时止属气滞等。此为辨证之大要。		
痛经发作时的急症处理★★	针灸疗法 对原发性痛经疗效较好	(1) 实证毫针泻法,寒邪甚者可用艾灸。 主穴:三阴交、中极; 配穴:寒凝者+归来、地机;气滞者+太冲;腹胀者+天枢、气穴; 　　　胁痛者+阳陵泉、光明;胸闷者+内关。	
		(2) 虚证毫针补法,可加用灸法。 主穴:三阴交、足三里、气海 配穴:气血亏虚+脾俞、胃俞;肝肾不足+太溪、肝俞、肾俞; 　　　头晕耳鸣+悬钟。	
	田七痛经胶囊	蒲黄0.275g,醋炒五灵脂、田七末、延胡索、川芎、小茴香各0.3g,木香0.2g,冰片0.025g。每小瓶2g药粉或每1g药粉分装胶囊3粒。日服3次,每服2g	
预防与调护	1. 注重经期、产后卫生,以减少痛经发生。 2. 患者经期保暖,避免受寒。 3. 保持精神愉快,气机畅达,经血流畅;注意调摄,慎勿为外邪所伤。 4. 不可过用寒凉或滋腻的药物,服食生冷之品。		

辨证论治★★★★		
气滞血瘀	证候	经前或经期小腹胀痛拒按,经血量少,行而不畅,血色紫黯有块,块下痛暂减;乳房胀痛,胸闷不舒;舌质紫黯或有瘀点,脉弦。
	治法方药	理气行滞,化瘀止痛——膈下逐瘀汤。
寒凝血瘀	证候	经前或经期小腹冷痛拒按,得热痛减;月经或见推后,量少,经色黯而有瘀块;面色青白,肢冷畏寒;舌黯,苔白,脉沉紧。
	治法方药	温经散寒,化瘀止痛——少腹逐瘀汤或温经散寒汤。
湿热瘀阻	证候	经前或经期小腹疼痛或胀痛不适,有灼热感,或痛连腰骶,或平时小腹疼痛,经前加剧;经血量多或经期长,色黯红,质稠或夹较多黏液;平素带下量多,色黄质稠有臭味;或伴有低热起伏,小便黄赤;舌质红,苔黄腻,脉滑数或弦数。
	治法方药	清热除湿,化瘀止痛——清热调血汤加车前子、薏苡仁、败酱草或银甲丸。
气血虚弱	证候	经期或经后小腹隐隐作痛,喜按,或小腹及阴部空坠不适;月经量少,色淡,质清稀;面色无华,头晕心悸,神疲乏力;舌质淡,脉细无力。
	治法方药	益气养血,调经止痛——圣愈汤或黄芪建中汤或养血和血汤。
肾气亏损	证候	经期或经后1~2天内小腹绵绵作痛,伴腰骶酸痛;经色黯淡,量少,质稀薄;头晕耳鸣,面色晦暗,健忘失眠;舌质淡红,苔薄,脉沉细。
	治法方药	补肾益精,养血止痛——益肾调经汤或调肝汤。

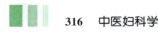

续表

阳虚内寒	证候	经期或经后小腹冷痛,喜按,得热则舒,经量少,经色黯淡,腰腿酸软,小便清长。舌淡胖,苔白润,脉沉。
	治法方药	温经扶阳,暖宫止痛——温经汤(《金匮要略》)加附子、艾叶、小茴香。

【昭昭医考重点提示】

1. 痛经的定义。

2. 痛经发作时的急症处理(参考表格记忆)。

3. 痛经的辨证论治分型治疗(参考表格记忆)。

历年真题精选

【A1 型题】

1. 痛经之所以随月经周期而发作,与下列哪项有关?

A. 寒凝胞中　　　　　　　　　　B. 经期胞中血虚邪盛

C. 经期冲任气血变化急骤　　　　D. 冲任血虚、胞宫失养

E. 湿热蕴结胞中

答案:C; 考点:痛经的病因病机

解析:痛经之所以随月经周期而发作,又与经期及经期前后的特殊生理状态有关,未行经期间,由于冲任气血平和,致病因素尚不足以引起冲任、子宫气血瘀滞或不足,故平时不发生疼痛。经期前后,血海由满盈而泻溢,气血盛实而骤虚,子宫、冲任气血变化较平时急剧,易受致病因素干扰,加之体质因素的影响,导致子宫、冲任气血运行不畅或失于煦濡,不通或不荣而痛。所以选择 C。

2. 以下除哪项外,均为痛经气血虚弱证的主症?

A. 腹痛出现在行经之后　　　　　B. 腹痛喜按

C. 月经量少、色淡、质稀　　　　D. 神疲乏力,纳少便溏

E. 头晕眼花,腰痛如折

答案:E; 考点:痛经气血虚弱证的临床表现

解析:A、B、C、D 均是痛经的主症,选项 E 是肾气亏损证的主症。故选择 E。

3. 治疗痛经湿热下注证,应首选

A. 清热调血汤　　B. 龙胆泻肝汤　　C. 如柏地黄汤　　D. 血府逐瘀汤　　E. 加味逍遥散

答案:A; 考点:痛经湿热下注证的治疗

解析:治疗痛经湿热下注证,应首选清热调血汤。选择 A。

4. 治疗痛经气滞血瘀证,应首选

A. 血府逐瘀汤　　B. 膈下逐瘀汤　　C. 少腹逐瘀汤　　D. 身痛逐瘀汤　　E. 通窍活血汤

答案:B; 考点:痛经气滞血瘀证的治疗

解析:治疗痛经气滞血瘀证,应首选膈下逐瘀汤。故选择 B。

5. 痛经寒湿凝滞证的治法是

A. 理气化瘀止痛　　　　　　　　B. 温经暖宫止痛

C. 温经活血,调经止痛　　　　　D. 温经除湿,化瘀止痛

E. 温经化痰,利湿止痛

答案:D; 考点:痛经寒湿凝滞证的治法

解析:痛经寒湿凝滞证的治法是温经除湿,化瘀止痛,使寒散湿除,气血运行通畅,而痛经自止。故选择 D。

6. 下列哪项不是清热调血汤的组成药物?

A. 当归、川芎、白芍、生地　　　　B. 元胡、香附　　　　　　　C. 黄柏

D. 桃仁、红花、莪术、丹皮　　　　　E. 黄连

答案：C；　考点：清热调血汤的药物组成

解析：清热调血汤的组成药物是桃仁、红花、莪术、丹皮、黄连、当归、川芎、白芍、生地、元胡、香附。选项 C 不是，故选择 C。

7. 圣愈汤治疗痛经的适应证是

A. 气血虚弱　　B. 肝肾亏损　　C. 心肝血虚　　D. 血虚气滞　　E. 气滞血瘀

答案：A；　考点：圣愈汤的适应证

解析：圣愈汤的组成是人参、黄芪合四物汤。方中药物气血同补，故选择 A。

【A2 型题】

8. 患者，女，28 岁，已婚。每于经行小腹冷痛，得热痛减，月经量少，持续 2～3 天，色暗、质稀，腰腿酸软，舌淡苔白，脉沉细尺弱。其治法是

A. 散寒除湿止痛　　　　　　　B. 温经暖宫止痛　　　　　　　C. 行气活血止痛

D. 利湿活血止痛　　　　　　　E. 益肾养肝止痛

答案：B；　考点：痛经寒凝血瘀证的治法

解析：由题干每于经行小腹冷痛，辨病是痛经。由得热痛减，月经量少，持续 2～3 天，色暗、质稀，腰腿酸软，舌淡苔白，脉沉细尺弱，辨证为寒凝血瘀证，治宜温经暖宫止痛。故选 B。

9. 患者，女，32 岁，已婚。患痛经 2 年，每于行经第 1～2 天，小腹冷痛，喜热，拒按，经量少，色暗，有块，舌苔白腻，脉沉紧。其证候是

A. 气滞血瘀　　B. 阳虚内寒　　C. 湿热下注　　D. 肝肾虚损　　E. 寒湿凝滞

答案：E；　考点：痛经寒湿凝滞的辨证

解析：由题干小腹冷痛，喜热，拒按，经量少，色暗，有块，分析为寒邪致病，舌苔白腻，为湿邪致病特点，故本病为寒湿之邪侵袭，致气血运行不畅而致的痛经。故选择 E。

10. 患者，女，22 岁。月经初潮年龄 16 岁，痛经 6 年，每于第 1 天出现小腹冷痛，喜温喜按，经量少、色暗淡，腰腿酸软，小便清长，舌苔白润，脉沉迟。治疗应首选

A. 温经汤（《妇人大全良方》）　　　B. 圣愈汤　　　　　　　　C. 调肝汤

D. 温经汤（《金匮要略》）　　　　　E. 金匮肾气丸

答案：D；　考点：痛经虚寒证的治疗

解析：由题干小腹冷痛，喜温喜按，经量少、色暗淡，腰腿酸软，小便清长，舌苔白润，脉沉迟，辨证为痛经虚寒证，代表方剂为温经汤（《金匮要略》）。故选择 D。

11. 患者，女，18 岁，未婚，每于经行小腹绵绵作痛，经净渐除，经量少、质稀，腰酸腿软，舌苔薄白，脉细弱。其治法是

A. 益气止痛　　B. 补血止痛　　C. 滋阴止痛　　D. 益肾养肝止痛　　E. 疏肝止痛

答案：D；　考点：痛经肾气亏损证的治法

解析：由题干每于经行小腹绵绵作痛，辨病为痛经，由经行小腹绵绵作痛，经净渐除，经量少、质稀，腰酸腿软，舌苔薄白，脉细弱，辨证为肾气亏损证。治法是益肾养肝止痛。故选择 D。

12. 患者，女，28 岁，已婚。经前小腹疼痛拒按，有灼热感，平素少腹时隐痛，经来时疼痛加剧，低热，经色暗红，质黏，带下黄稠，溲黄，舌红苔黄腻，脉弦数。其治法是

A. 理气活血，化瘀止痛　　　　　　B. 清热除湿，化瘀止痛

C. 益气补血，化瘀止痛　　　　　　D. 养血柔肝，理气止痛

E. 调和营卫，化瘀止痛

答案：B；　考点：痛经湿热瘀阻证的治法

解析：由题干经前小腹疼痛拒按，辨病为痛经，由小腹疼痛拒按，有灼热感，平素少腹时隐痛，经来时疼痛加剧，低热，经色暗红，质黏，带下黄稠，溲黄，舌红苔黄腻，脉弦数辨证为湿热瘀阻证。治法是清热除湿，化瘀止痛。故选择 B。

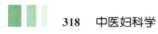

【B 型题】

（13～14 题共用选项）

A. 理气化瘀止痛　　　　　　B. 温经暖宫止痛　　　　　　C. 益气养血止痛

D. 清热除湿，化瘀止痛　　　E. 益肾养肝止痛

13. 痛经气滞血瘀证的治法是

答案：A

14. 痛经气血虚弱证的治法是

答案：C；　考点：痛经的辨证论治

解析：痛经气滞血瘀证的治法是理气化瘀止痛；痛经气血虚弱证的治法是益气养血止痛。故第 13 题选择 A，第 14 题选择 C。

细目十二　经行乳房胀痛

定义	每于行经前后，或正值经期，出现乳房作胀，或乳头胀痒疼痛，甚至不能触衣者，称"经行乳房胀痛"。
病因病机	经行乳房胀痛的发生，根据其发病部位、发病时间等应与肝、胃、肾密切关系。乳头属肝、乳房属胃亦属肾所主之说。肝血不足，肝气郁结，脉络欠通，不通则痛，肝肾亏虚，脾胃虚弱，水湿聚而成痰，冲气夹痰湿阻络致乳房胀痛或乳头痒痛。

辨证论治★★		
肝气郁结	证候	经前或经行乳房胀满疼痛，或乳头痒痛，甚则痛不可触衣。经行不畅，血色黯红，小腹胀痛；胸闷胁胀，精神抑郁，时叹息；苔薄白，脉弦。
	治法方药	疏肝理气，和胃通络——逍遥散加麦芽、青皮、鸡内金。
肝肾亏虚	证候	经行或经后两乳作胀作痛，乳房按之柔软无块，月经量少，色淡，两目干涩，咽干口燥，五心烦热；舌淡或舌红，少苔，脉细数。
	治法方药	滋肾养肝，和胃通络——一贯煎或滋水清肝饮加麦芽、鸡内金。
胃虚痰滞	证候	经前或经期乳房胀痛或乳头痒痛，痛甚不可触衣，胸闷痰多，食少纳呆，平素带下量多，色白稠黏，月经量少，色淡；舌淡胖，苔白腻，脉缓滑。
	治法方药	健胃祛痰，活血止痛——四物汤合二陈汤去甘草。

【昭昭医考重点提示】

经行乳房胀痛的定义及辨证分型治疗。考试中出题也就是辨证分型和治法方药。

细目十三　经行头痛

定义	每遇经期或行经前后，出现以头痛为主要症状，经后辄止，称为"经行头痛"。
病因病机	病因有情志内伤，肝郁化火，上扰清窍；或瘀血内阻，络脉不通；或痰湿上扰，阻滞脑络；或素体血虚，经行时阴血益感不足，脑失所养。

辨证论治★★		
肝火证	证候	经行头痛，甚或巅顶掣痛，头晕目眩，月经量稍多，色鲜红；烦躁易怒，口苦咽干；舌质红，苔薄黄，脉弦细数。
	治法方药	清热平肝息风——羚角钩藤汤。
血瘀证	证候	每逢经前、经期头痛剧烈，痛如锥刺，经色紫黯有块，伴小腹疼痛拒按，胸闷不舒；舌黯或尖边有瘀点，脉细涩或弦涩。
	治法方药	化瘀通络——通窍活血汤。
痰湿中阻	证候	经前或经期头痛，头晕目眩，形体肥胖，胸闷泛恶，平日带多稠黏，月经量少，色淡，面色不华。
	治法方药	燥湿化痰，通络止痛——半夏白术天麻汤加葛根、丹参。

| 血虚证 | 证候 | 经期或经后头晕，头部绵绵作痛，月经量少，色淡，质稀，心悸少寐，神疲乏力；舌淡，苔薄，脉虚细。 |
| | 治法方药 | 养血益气——八珍汤加首乌、蔓荆子。 |

【昭昭医考重点提示】

记忆辨证分型的治法方药即可。至于证候这些，大家根据中医基础和中医诊断的知识去推理判断是属于哪一型，从而确定正确的治则和方药即可。

历年真题精选

【A1 型题】

1. 肝火引起经行头痛的特点是

A. 头晕，头部绵绵作痛　　　　B. 巅顶掣痛，头晕目眩

C. 头痛剧烈，痛如锥刺　　　　D. 头部胀痛重着

E. 头痛如裹，头晕目眩

答案：B；　考点：经行头痛的特点

解析：肝火引起经行头痛的特点是引起肝经循行部位疼痛，故选择 B。

【B 型题】

（2～3 题共用选项）

A. 丹栀逍遥散　　B. 乌药汤　　　C. 通窍活血汤　　D. 天仙藤散　　　E. 龙胆泻肝汤

2. 治疗经行头痛血瘀证. 应首选

答案：C

3. 治疗子肿气滞证，应首选

答案：D；　考点：经行头痛与子肿的辨证论治

解析：经行头痛血瘀证，应首选通窍活血汤；子肿气滞证，应首选天仙藤散。故第 2 题选择 C，第 3 题选择 D。

细目十四　经行感冒

| 定义 | 每值经行前后或正值经期，出现感冒症状，经后逐渐缓解者，称"经行感冒"。 |
| 病因病机 | 经行血室正开，腠理疏松卫气不固，风邪乘虚侵袭；或素有伏邪，随月经周期反复乘虚而发。经后因气血渐复，则邪去表解而缓解。常见病因：风寒、风热、邪入少阳。 |

辨证论治★★		
风寒证	证候	每至经行期间，发热，恶寒，无汗，鼻塞流涕，咽喉痒痛，咳嗽痰稀，头痛身痛；舌淡红，苔薄白，脉浮紧。经血净后，诸证渐愈。
	治法方药	解表散寒，和血调经——荆穗四物汤。
风热证	证候	每于经行期间，发热身痛，微恶风，头痛汗出，鼻塞咳嗽，痰稠，口渴欲饮；舌红，苔黄，脉浮数。
	治法方药	疏风清热，和血调经——桑菊饮加当归、川芎。
邪入少阳证	证候	每于经期即出现寒热往来，胸胁苦满，口苦咽干，心烦欲呕，头晕目眩，默默不欲饮食；舌红，苔薄白或薄黄，脉弦或弦数。
	治法方药	和解表里——小柴胡汤。

【昭昭医考重点提示】

记忆辨证分型的治法方药即可。大家根据中医基础和中医诊断的知识去推理判断是属于哪一型，从而确定正确的治则和方药即可。

细目十五　经行身痛

定义	每遇经行前后或正值经期,出现以身体疼痛为主症者,称"经行身痛"。
病因病机	病机是素体正气不足,营卫失调,筋脉失养,不荣而痛;或因宿有寒湿留滞,经行时气血下注冲任,因寒凝血瘀,经脉阻滞,以致气血不通而身痛。

	辨证论治 ★★		
血虚证	证候	经行时肢体疼痛麻木,肢软乏力,月经量少,色淡,质薄,面色无华;舌质淡红,苔白,脉细弱。	
	治法方药	养血益气,柔筋止痛——当归补血汤加白芍、鸡血藤、丹参、玉竹。	
血瘀证	证候	经行时腰膝、肢体、关节疼痛,得热痛减,遇寒痛甚,月经推迟,经量少,色黯,或有血块;舌紫黯,或瘀斑,苔薄白,脉沉紧。	
	治法方药	活血通络,益气散寒止痛——趁痛散。	

【昭昭医考重点提示】

记忆辨证分型的治法方药即可。根据中医基础和中医诊断的知识去推理判断是属于哪一型,从而确定正确的治则和方药即可。

历年真题精选

【A2 型题】

患者,女,36 岁,已婚。经行时肢体疼痛麻木,肢软无力,月经量少,色淡质薄,面色无华,舌淡,苔白,脉细弱。治疗应首选

A. 八珍汤　　　　B. 当归补血汤　　　C. 血府逐瘀汤　　　D. 趁痛丸　　　E. 圣愈汤

答案:B;　考点:经行身痛血虚证的治疗

解析:由题干经行时肢体疼痛麻木,辨病为经行身痛。由肢软无力,月经量少,色淡质薄,面色无华,舌淡,苔白,脉细弱,辨证为血虚证。代表方剂是当归补血汤。故选择 B。

细目十六　经行泄泻

定义	每值行经前后或经期,大便溏薄甚或水泻,日解数次,经净自止者,称为"经行泄泻"。本病以泄泻伴随月经周期而出现为主要特点,临床也有平素有慢性腹泻,遇经行而发作尤甚者,亦属本病范畴。
病因病机	主要责之于脾肾虚弱。脾主运化,肾主温煦,为胃之关,主司二便。若二脏功能失于协调,脾气虚弱或肾阳不足,则运化失司,水谷精微不化,水湿内停。经行之际,气血下注冲任,脾肾益虚而致经行泄泻。

	辨证论治 ★★		
脾虚证	证候	月经前后,或正值经期,大便溏泄,经行量多,色淡质薄;脘腹胀满,神疲肢软,或面浮肢肿;舌淡红,苔白,脉濡缓。	
	治法方药	健脾渗湿,理气调经——参苓白术散。	
肾虚证	证候	经行或经后,大便泄泻,或五更泄泻,经色淡,质清稀;腰膝酸软,头晕耳鸣,畏寒肢冷;舌淡,苔白,脉沉迟。	
	治法方药	温阳补肾,健脾止泻——健固汤合四神丸。	

历年真题精选

【A2 型题】

1. 患者,女,33 岁,已婚。每于经期大便溏泄,脘腹胀满,神疲肢软,舌淡苔薄白,脉濡滑。治疗应首选

A. 参苓白术散　　　B. 健固汤　　　　C. 柴胡疏肝散　　　D. 痛泻要方　　　E. 四苓散

答案：A；　考点：经行泄泻脾虚证的治疗

解析：从题干每于经期大便溏泄，辨病为经行泄泻，从症状脘腹胀满，神疲肢软，舌淡苔薄白，脉濡滑，辨证为脾虚证，用参苓白术散治疗，故选择 A。

2. 患者，女，26岁，已婚。月经 35 天一行，量少、色淡、质稀，每于行经出现大便泄泻，腰酸畏寒，四肢不温，带下清稀如水，舌淡苔白，脉沉迟。其证候是

A. 脾虚　　　　B. 肾虚　　　　C. 湿热　　　　D. 寒湿　　　　E. 肝木乘脾

答案：B；　考点：经行泄泻肾虚证的辨证

解析：从题干每于行经出现大便泄泻，辨病为经行泄泻，由腰酸畏寒，四肢不温，带下清稀如水，舌淡苔白，脉沉迟，辨证为肾虚证。故选择 B。

3. 患者，女，45岁，已婚。每逢月经将潮便泄泻，脘腹胀满，神疲肢软，面浮肢肿，月经量多，色淡质薄，舌淡红，苔白，脉濡缓。治疗应首选

A. 健固汤　　　B. 四神丸　　　C. 六君子汤　　　D. 痛泻要方　　　E. 参苓白术散

答案：E；　考点：经行泄泻脾虚证的治疗

解析：参考本细目第 1 题，故选择 E。

【B型题】

（4～5题共用选项）

A. 补中益气汤　　B. 香砂六君子汤　　C. 人参养营汤　　D. 参苓白术散　　E. 健固汤合四神丸

4. 治疗经行泄泻肾虚证，应首选

答案：E

5. 治疗经行泄泻脾虚证，应首选

答案：D；考点：经行泄泻的辨证论治

解析：经行泄泻肾虚证，应首选健固汤合四神丸；经行泄泻脾虚证，应首选参苓白术散。故第 4 题选择 E，第 5 题选择 D。

细目十七　经行浮肿

定义	每逢经行前后，或正值经期，头面四肢浮肿者，称为经行浮肿。
病因病机	素体脾肾虚损，值经行则脾肾更虚，气化运行失司，水湿生焉，因而出现经行浮肿。也有因肝郁气滞，血行不畅，滞而作胀者。

辨证论治 ★★		
脾肾阳虚	证候	经行面浮肢肿，按之没指，晨起头面肿甚，月经推迟，经行量多，色淡，质薄；腹胀纳减，腰膝酸软，大便溏薄；舌淡，苔白腻，脉沉缓，或濡细。
	治法方药	温肾化气，健脾利水——肾气丸合苓桂术甘汤。
气滞血瘀	证候	经行肢体肿胀，按之随手而起，经血色黯有块，脘闷胁胀，善叹息；舌紫黯，苔薄白，脉弦涩。
	治法方药	理气行滞，养血调经——八物汤加泽泻、益母草。

【昭昭医考重点提示】

记忆辨证分型的治法方药即可。至于证候这些，大家根据中医基础和中医诊断的知识去推理判断是属于哪一型，从而确定正确的治则和方药即可。

细目十八　经行吐衄

定义	每逢经行前后，或正值经期，出现周期性的吐血或衄血者，称"经行吐衄"。常伴经量减少，好像是月经倒行逆上，亦有"倒经""逆经"之称。本病相当于西医学的"代偿性月经"。
病因病机	本病之因，由血热而冲气上逆，迫血妄行所致。出于口者为吐，出于鼻者为衄。临床以鼻衄为多。常见肝经郁火、肺肾阴虚。

辨证论治★★		
肝经郁火	证候	经前或经期吐血、衄血,量较多,色鲜红,月经可提前、量少甚或不行;心烦易怒,或两胁胀痛,口苦咽干、头晕耳鸣,尿黄便结;舌红,苔黄,脉弦数。
	治法方药	清肝调经——清肝引经汤。
肺肾阴虚	证候	经前或经期吐血、衄血,量少,色黯红,月经每先期、量少;平素可有头晕耳鸣,手足心热,两颧潮红,潮热咳嗽、咽干口渴;舌红或绛,苔滑剥或无苔,脉细数。
	治法方药	滋阴养肺——顺经汤或加味麦门冬汤。

细目十九　经行口糜

定义	每值经前或经行时,口舌糜烂,如期反复发作,经后渐愈者,称"经行口糜"。本病以口舌、牙龈等处的糜烂和疮疡周期性发生于经前或经期为特点。病灶随经净而能自愈或基本自愈。
病因病机	其病机多由心、胃之火上炎所致。其热有阴虚火旺,热乘于心者;有胃热炽盛而致者,每遇经行阴血下注,其热益盛,随冲气上逆而发。

辨证论治★★		
阴虚火旺	证候	经期口舌糜烂,口燥咽干,月经量少,色红;五心烦热,尿少色黄;舌红,少苔,脉细数。
	治法方药	滋阴降火——知柏地黄汤或上下相资汤。
胃热熏蒸	证候	经行口舌生疮,口臭,月经量多,色深红;口干喜饮,尿黄便结;舌苔黄厚,脉滑数。
	治法方药	清胃泄热——凉膈散。

历年真题精选

【A1 型题】

1. 顺经汤的组成是

A. 当归、生地、白芍、丹皮、栀子、茜草、白茅根

B. 人参、麦冬、山药、半夏、大枣、甘草、丹参

C. 栀子、赤茯苓、当归、黄芩、白芍、生地、泽泻

D. 当归、熟地、沙参、白芍、茯苓、黑荆芥、丹皮

E. 生地、当归、川芎、蒲黄、牛膝、白芍、甘草梢

答案:D; 考点:顺经汤的药物组成

解析:顺经汤是治疗经行吐衄肺肾阴虚证的主方,其组成是:当归、熟地、白芍、黑荆芥、茯苓、丹皮、沙参。故选择 D。

【A2 型题】

2. 患者,女,20 岁,未婚。每于经期鼻衄,量多、色深红,心烦易怒,口苦咽干,尿黄便结。近 3 个月来,月经提前 7 天,量少、色红,舌红苔黄,脉弦数。其诊断是

A. 逆经肺肾阴虚证　　　　　　B. 月经先期血热证

C. 逆经肝经郁火证　　　　　　D. 月经先期肝郁化热证

E. 月经过少血虚证

答案:C; 考点:经行吐衄肝经郁火证的治疗

解析:经行吐衄的定义是每逢经行前后,或正值经期,出现周期性的吐血或衄血,亦有倒经、逆经之称。由题干每于经期鼻衄,辨病为逆经,由心烦易怒,口苦咽干,尿黄便结,辨证为肝经郁火证。故选择 C。

3. 患者,女,36 岁,已婚。近 3 个月来,月经提前 6~7 天,量少、色红,每于经期鼻衄,血量少、色红,潮热咳嗽,两颧潮红,咽干、口渴,舌红苔花剥,脉细数,应引血下行,其治法是

A. 滋阴清热　　　　B. 清热凉血　　　　C. 疏肝清热　　　　D. 滋肾平肝　　　　E. 滋肾润肺

答案：E；　考点：经行吐衄肺肾阴虚证的治疗

解析：由题干每于经期鼻衄，辨病为经行吐衄，由血量少、色红、潮热咳嗽，两颧潮红，咽干，口渴，舌红苔花剥，脉细数，辨证为肺肾阴虚。因为素体肺肾阴虚，虚火上炎，经行后阴虚更甚，虚火内炽，损伤肺络，故血上溢，而为吐衄；阴血虚则血量少，色红；虚火内盛，热伤胞络，故月经先期，量少；阴虚内热，故潮热咳嗽，两颧潮红；灼伤肺津，则咽干，口渴；舌红苔花剥，脉细数均是阴虚内热之象。治法是滋肾润肺。故选择 E。

4. 患者，女，35 岁。月经周期正常，惟月经量少、色红、质稠，经期鼻衄，量不多，色暗红，伴手足心热，潮热颧红，舌红少苔，脉细数。其证候是

　A. 肝经郁火　　　B. 阴虚内热　　　C. 心肝火旺　　　D. 阴虚阳亢　　　E. 肺肾阴虚

答案：E；　考点：经行吐衄的辨证论治

解析：参见本细目第 3 题，故选择 E。

5. 患者，女，20 岁，未婚。经行鼻衄 3 年，量较多，色红，月经周期提前，经量偏少，经行第 2 天鼻衄，情绪波动影响出血量，舌质红，脉细弦。治疗应首选

　A. 丹栀逍遥散　　B. 清肝引经汤　　C. 清热固经汤　　D. 清肝止淋汤　　E. 顺经汤加牛膝

答案：B；　考点：经行吐衄肝经郁火证的治疗

解析：由题干月经周期提前，经量偏少，经行第 2 天鼻衄，情绪波动影响出血量，舌质红，脉细弦，辨证为肝经郁火证。因为冲气夹肝火上逆，热伤阳络，血随气升，故鼻衄；火盛则血量较多而色红；肝郁化火则情绪波动较大；舌质红，脉细弦，为肝热内盛之象。故选择 B。

细目二十　经行风疹块

定义	每值临经时或行经期间，周身皮肤突起红疹，或起风团，瘙痒异常，经净渐退者，称"经行风疹块"，或称"经行瘾疹"
病因病机	本病多因风邪为患，有内风、外风之别，内风者，由血虚生风所致，外风者由风邪乘经期、产后、体虚之时，袭于肌腠所致。常见病因有血虚、风热。

	辨证论治★★	
血虚证	证候	经行风疹频发，瘙痒难忍，入夜尤甚，月经多推迟、量少色淡，面色不华，肌肤枯燥；舌淡红，苔薄，脉虚数。
	治法方药	养血祛风——当归饮子。
风热证	证候	经行身发红色风团、疹块，瘙痒不堪，感风遇热，其痒尤甚，月经多提前、量多色红；口干喜饮，尿黄便结；舌红苔黄，脉浮数。
	治法方药	疏风清热——消风散。

【昭昭医考重点提示】

1. 经行泄泻、经行浮肿、经行吐衄、经行口糜、经行风疹块的定义。

2. 各病的辨证分型及治法方药。根据以往学过的中医基础和中医诊断内容去推理判断属于哪一型，从而确定治法方药。治法方药大家一定要熟记，考试中经常考到某一型。

细目二十一　经行发热

定义	每值经期或行经前后，出现以发热为主症者，称"经行发热"。若经行偶有一次发热者，不属此病。
病因病机	本病属内伤发热范畴，主要责之于气血营卫失调。妇人以血为本，月经乃血所化，值经行或行经前后，阴血下注于冲任，易使机体阴阳失衡，若素体气血阴阳不足，或经期稍有感触，即诱发本病。临床常见有肝肾阴虚、血气虚弱、瘀热壅阻发热。

		辨证论治★★	
肝肾阴虚	证候	经期或经后，午后潮热，月经量少，色红，两颧红赤，五心烦热，烦躁少寐；舌红而干，脉细数。	
	治法方药	滋养肝肾，育阴清热——蒿芩地丹四物汤。	

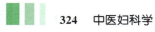

续表

血气虚弱	证候	经行或经后发热,热势不扬,动则自汗出,经量多,色淡质薄;神疲肢软,少气懒言;舌淡,苔白润,脉虚缓。
	治法方药	补益血气,甘温除热——补中益气汤。
瘀热壅阻	证候	经前或经期发热,腹痛,经色紫黯,夹有血块;舌黯或尖边有瘀点,脉沉弦数。
	治法方药	化瘀清热——血府逐瘀汤加丹皮。

细目二十二　经行情志异常

定义	每值行经前后,或正值经期,出现烦躁易怒,悲伤啼哭,或情志抑郁,喃喃自语,或彻夜不眠,甚或狂躁不安,经后复如常人者,称为"经行情志异常"。本病以经前情绪易于失控,无端悲伤、易怒,而月经周期的其他时间精神、情绪又完全正常为特点。
病因病机	由于情志内伤,肝气郁结,痰火内扰,遇经行气血骤变,扰动心神而致。常见心血不足、肝经郁热、痰火上扰证。

辨证论治 ★★		
心血不足	证候	经前或经期,精神恍惚,心神不宁,无故悲伤,心悸失眠,月经量少,色淡;舌淡,苔薄白,脉细。
	治法方药	补血养心,安神定志——甘麦大枣汤合养心汤去川芎、半夏曲。
肝经郁热	证候	经前或经期,烦躁易怒,或抑郁不乐,头晕目眩,口苦咽干,胸胁胀满,不思饮食,月经量多,色深红;舌红,苔黄,脉弦数。
	治法方药	清肝泄热,解郁安神——丹栀逍遥散加川楝子、生龙齿、代赭石。
痰火上扰	证候	经前或经期精神狂躁,烦乱不安,或语无伦次,头痛失眠,或面红目赤,溲黄便结,或心胸烦闷,不思饮食,月经量或偏少,色红或深红,质稠黏,或夹小血块;舌质红,苔黄腻,脉滑数有力。
	治法方药	清热化痰,宁心安——生铁落饮加郁金、川连。

【昭昭医考重点提示】

1. 经行发热、经行情志异常的定义。

2. 各病的辨证分型及治法方药。根据以往学过的中医基础和中医诊断内容去推理判断属于哪一型,从而确定治法方药。治法方药大家一定要熟记,考试中经常考到某一型。

细目二十三　绝经前后诸证

定义	妇女在绝经期前后,围绕月经紊乱或绝经出现明显不适证候,如烘热汗出、烦躁易怒、潮热面红、眩晕耳鸣、心悸失眠、腰背酸楚、面浮肢肿、情志不宁等症状,称为绝经前后诸证,亦称"经断前后诸证"。这些证候往往三三两两,轻重不一,参差出现,持续时间或长或短,短者仅数月,长者迁延数年。甚者可影响生活和工作,降低生活质量,危害妇女身心健康。
病因病机	肾阴阳失调,常涉及其他脏腑,尤以心、肝、脾为主。若肾阴不足,不能上济心火,则心火偏亢;乙癸同源,肾阴不足,精亏不能化血,导致肝亏阴血虚,肝失柔养,肝阳上亢;肾与脾先后天互充养,脾阳赖肾阳以温煦,肾虚阳衰,火不暖土,又导致脾肾阳虚。常见肾阴虚、肾阳虚、肾阴阳俱虚证。

辨证论治 ★★		
肾阴虚	证候	绝经前后,月经紊乱,月经提前量少或量多,或崩或漏,经色鲜红;头晕目眩,耳鸣,头部面颊阵发性烘热,汗出,五心烦热,腰膝酸疼,足跟疼痛,或皮肤干燥、瘙痒,口干便结,尿少色黄;舌红,少苔,脉细数。
	治法方药	滋养肾阴,佐以潜阳——左归丸合二至丸加制首乌、龟甲。
肾阳虚	证候	经断前后,经行量多,经色淡黯,或崩中漏下;精神萎靡,面色晦暗,腰背冷痛,小便清长,夜尿频数,或面浮肢肿;舌淡或胖嫩边有齿印,苔薄白,脉沉细弱。
	治法方药	温肾扶阳——右归丸加减。

续表

肾阴阳俱虚	证候	经断前后,月经紊乱,量少或多;乍寒乍热,烘热汗出,头晕耳鸣,健忘,腰背冷痛;舌淡,苔薄,脉沉弱。
	治法方药	阴阳双补——二仙汤合二至丸加菟丝子、何首乌、龙骨、牡蛎。
预防调护		1. 定期进行体格检查、妇科检查、防癌检查、内分泌学检查。 2. 若因癥瘕行开腹手术,应尽量保留或不损伤无病变的卵巢组织。 3. 维持适度的性生活、调畅情志,防止心理早衰。 4. 适当散步,参加各项体育锻炼,增强体质,调节阴阳气血。 5. 注意劳逸结合,生活规律、睡眠充足,避免过度疲劳和紧张。 6. 饮食应适当限制高脂高糖类物质的摄入,注意补充新鲜水果蔬菜及钙钾等矿物质。 7. 进入绝经后期,注重参加社会保健,每年接受一次妇女病普查,并全面体检一次,完善各项目的检验,建立一个系统的肿瘤筛查医疗保健措施。

【昭昭医考重点提示】

1. 绝经前后诸证的定义。

2. 绝经前后诸证的辨证分型及治法方药。本病对于更年期妇女来说属于多发病,考试中也经常出现,故辨证分型的治法方药非常重要。

历年真题精选

【A1型题】

1. 绝经前后诸证的产生机制主要是

A. 肝血不足,冲任亏虚
B. 脾气虚弱,冲任失养
C. 肾气虚衰,天癸渐竭
D. 心肾不交,冲任失调
E. 心脾血虚,冲任俱虚

答案:C; 考点:绝经前后诸证的病因病机

解析:妇女在绝经前后,肾气虚衰,天癸渐竭,冲任二脉虚衰,由于体质因素,肾虚天癸竭的过程加剧,难以较迅速地适应这一阶段的过渡,使阴阳失去平衡,脏腑气血不相协调,因而出现诸多证候;故选择C。

【A2型题】

2. 患者,女,51岁。月经不规律,精神萎靡,头晕耳鸣,腰痛如折,腹冷阴坠,形寒肢冷,舌淡苔白滑,脉沉细而迟。其治法是

A. 滋肾益阴
B. 滋阴潜阳
C. 益肾清肝
D. 补肾扶阳,益养冲任
E. 温肾壮阳,填精养血

答案:E; 考点:绝经前后诸证肾阳虚证的治疗

解析:由题干51岁,月经不规律,辨病为绝经前后诸证;由精神萎靡,头晕耳鸣,腰痛如折,腹冷阴坠,形寒肢冷,舌淡苔白滑,脉沉细而迟,辨证为肾阳虚证。因为肾阳虚,命门火衰,阳气不能外达,经脉失于温煦,故精神萎靡,头晕耳鸣,腰痛如折,腹冷阴坠,形寒肢冷;舌淡苔白滑,脉沉细而迟皆肾阳虚衰之象。治法是温肾壮阳,填精养血。故选择E。

3. 患者,女,49岁,月经或前或后,烘热出汗,五心烦热,头晕耳鸣,腰酸乏力,舌红苔薄,脉细数。治疗应首选

A. 左归丸
B. 内补丸
C. 肾气丸
D. 两地汤合二至丸
E. 二仙汤合二至丸

答案:A; 考点:绝经前后肾阴虚证的治疗

解析:由题干49岁,月经或前或后,烘热出汗,五心烦热,头晕耳鸣,腰酸乏力,舌红苔薄,脉细数,辨为绝经前后诸证肾阴虚证,代表方剂是左归丸。故选择A。

细目二十四　经断复来

定义	绝经期妇女月经停止1年及1年以上,又再次出现子宫出血,称为经断复来。亦称为"年老经水复行",或称为"妇人经断复来"。
病因病机	经断复来见于老年妇女,其一生经历了经、孕、产、乳等数伤阴血的阶段,年届七七,肾气虚,天癸竭,太冲脉衰少,地道不通,经水断绝。当进入老年期后,肾阴虚逐影响他脏,或脾虚肝郁,冲任失固,或湿热下注,或血热,或湿毒瘀结损伤冲任以致经断复行。

鉴别诊断★★	宫颈癌	阴道不规则出血,常为接触性出血,或见血性带下,时多时少,也可大量出血;严重者可见下腹胀痛,腰痛,一侧或两侧下腹痉挛性疼痛;妇科检查见宫颈糜烂严重或呈菜花样改变;需行宫颈TCT检查,阴道镜检查及活检以确诊。
	宫颈炎	表现为宫颈糜烂或息肉时均可见接触性出血,宫颈刮片细胞学检查示巴氏Ⅰ~Ⅱ级。TCT呈良性反应。
	宫颈结核	表现为阴道不规则出血,伴白带增多,局部见多个溃疡,甚至呈菜花样赘生物。可局部活检以确诊。
	子宫肉瘤或子宫内膜癌	子宫出血反复量多,子宫增大等,需作诊刮以确诊。

辨证论治★★		
首分良恶	1. 注意参考各种检查结果,辨明属良性或恶性。良性者当以固摄冲任为大法,或补虚或攻邪,或扶正祛邪;恶性病变者应采用多种方法(包括手术、放疗、化疗)综合治疗。 2. 一般年龄愈大,出血时间愈长,或出血离绝经时间愈远,反复发作,下腹部肿块增长速度快,伴腹水、恶病质或红细胞沉降率异常增快者,恶性病变的可能性较大。	
脾虚肝郁	证候	经断后阴道出血,量少,色淡,质稀,气短懒言,神疲肢倦,食少腹胀,胁肋胀满;舌苔薄白,脉弦无力。
	治法方药	健脾调肝,安冲止血——安老汤。
肾阴虚	证候	经断后阴道出血,量少,色鲜红,质稠,腰膝酸软,潮热盗汗,头晕耳鸣,口咽干燥;舌质偏红,少苔,脉细数。
	治法方药	滋阴清热,安冲止血——知柏地黄丸加阿胶、龟甲。
湿热下注	证候	绝经后阴道出血,色红或紫红,量较多,平时带下色黄有臭味,外阴及阴道瘙痒,口苦咽干,疲惫无力,纳谷不馨,大便不爽,小便短赤;舌质偏红,苔黄腻,脉弦细数。
	治法方药	清热利湿,止血凉血——易黄汤加黄芩、茯苓、泽泻、侧柏叶、大小蓟。
血热证	证候	自然绝经2年以上经水复来,色深红,质稠,带下增多,色黄,有臭味,口苦口干,小便短赤,大便秘结;舌红,苔黄,脉弦滑。
	治法方药	清热凉血,固冲止血——益阴煎加生牡蛎、茜根、地榆。
湿毒瘀结	证候	绝经后复见阴道出血,量少,淋沥不断,夹有杂色带下,恶臭,小腹疼痛,低热起伏,神疲,形体消瘦;舌质黯,或有瘀斑,苔白腻,脉细弱。
	治法方药	利湿解毒,化瘀散结——萆薢渗湿汤合桂枝茯苓丸去滑石,加黄芪、三七。

【昭昭医考重点提示】

1. 经断复来的定义。

2. 经断复来的鉴别诊断:与宫颈癌、宫颈炎、宫颈结核、子宫肉瘤或子宫内膜癌的鉴别(可根据临床表现和检查来鉴别)。

3. 经断复来的辨证分型及治法方药。

历年真题精选

【A1 型题】

1. 患者 53 岁,绝经后 5 年,阴道出血,紫红,量较多,平时带下色黄有臭味,外阴及阴道瘙痒,口苦咽干,疲惫无力,纳谷不馨,大便不爽,小便短赤;舌质偏红,苔黄腻,脉弦细数。治疗应首选的方剂是

　　A. 知柏地黄丸　　　B. 萆薢渗湿汤　　　C. 益阴煎　　　D. 安老汤　　　E. 易黄汤

答案:E; 考点:经断复来的辨证论治

解析:绝经期妇女绝经后 1 年或 1 年以上,子宫再次出血称为经断复来。该患者符合经断复来的诊断,具体到辨证,要善于从题干中抓有特点的症状:患者带下色黄有臭味,舌红苔黄腻,为湿热下注之证,其他症状均可佐证该证候的成立,经断复来湿热下注证的代表方为易黄汤,故选 E。

【B 型题】

(2～3 题共用选项)

　　A. 清热利湿,止血凉血　　　　　　　　B. 利湿解毒,化瘀散结

　　C. 滋阴清热,安冲止血　　　　　　　　D. 健脾调肝,安冲止血

　　E. 清热凉血,固冲止血

2. 经断复来血热证的治法

答案:E

3. 经断复来湿毒瘀结证的治法

答案:B; 考点:经断复来的辨证论治

解析:考生解该题时关键要抓血热与湿毒瘀结的不同,血热则要清热凉血,湿毒瘀结则要利湿解毒化瘀结,故第 2 题选 E,第 3 题选 B。

细目二十五　绝经妇女骨质疏松症

定义	是指绝经后短时间内由于雌激素水平急剧下降,导致骨吸收亢进,全身骨量减少,骨骼脆性增加,极易发生骨折的一种与绝经有关的代谢性骨病,属原发性骨质疏松,受累期多为绝经后 3～4 年,可延至 70 岁妇女。
病因病机	肾精亏虚是其主要病因。绝经后肾气衰退,肾精亏虚,或因先天禀赋不足,或因房劳多产,或因久病伤肾,耗伤肾精,肾精气亏虚,骨髓化生乏源,导致本病的发生。常见证候有肾精亏虚、阴虚内热、阴阳两虚、脾肾两虚证。

辨证论治★★		
肾精亏虚	证候	腰背疼痛,胫酸膝软,头晕耳鸣,或发枯而脱,齿摇稀疏,小便余沥或失禁;舌质淡红,苔薄白,脉沉细无力。
	治法方药	补肾填精益髓——左归丸。
阴虚内热	证候	腰背部疼痛,或足跟痛,或驼背,或骨折,急躁易怒,五心烦热,心烦少寐,腰膝酸软无力,面部烘热而汗出,或眩晕,或潮热盗汗;舌质红或绛,脉细数。
	治法方药	滋阴清热,补肾强筋——知柏地黄丸。
阴阳两虚	证候	时有骨痛肢冷或腰背部疼痛,或足跟痛,腰膝酸软,畏寒喜暖,四肢倦怠无力,面色少华,体倦无力;舌质淡,脉沉细。
	治法方药	补肾壮阳,益髓健骨——二仙汤加菟丝子、五味子、肉苁蓉、杜仲、茯苓。
脾肾两虚	证候	腰背疼痛,胫酸膝软,面色不华,肢倦乏力,纳少便溏;舌质淡,边有齿痕,苔薄白,脉细。
	治法方药	益肾健脾——大补元煎。
预防调护	1. 营养:指导患者饮食生活,合理调整营养,适当增加蛋白质、钙、磷类饮食及多种微量元素(镁、锰、锌、硼等)的补充,以食物补充为宜,但也可选用各种食疗法滋阴补肾壮骨。 2. 运动:中老年人必须坚持所能及的体力活动或参加适当的体育运动。 3. 日光浴:定时晒太阳,户外日晒应不少于 30 分钟,日晒时仅暴露身体几处(头、颈、前臂、下肢)即可。 4. 药物防治:选用适当的中成药补肾壮骨,避免骨质疏松继续发展,或巩固疗效。	

1. 绝经妇女骨质疏松症的定义及病机。
2. 本病的辨证分型及治法方药。根据病机不难推出每一分型的治法方药。

第八单元 带下病

【考点透视】

本单元的重点是掌握带下过多的病因病机,辨证要点,各证型的主症、治法、方药,尤其是脾阳虚证与湿热下注证,并且须记忆完带汤与止带方的药物组成。

细目一 概 述

定义	带下病是指带下量明显增多或减少,色、质、气味发生异常,或伴有全身或局部症状者。带下明显增多者称为带下过多;带下明显减少者称为带下过少。
治疗原则	带下过多者——治脾宜运、宜升、宜燥;治肾宜补、宜固、宜涩;湿热和热毒宜清、宜利;阴虚夹湿则补清兼施;虚实夹杂证及实证治疗还需配合外治法。
	带下过少——其根本是阴血不足,治疗重在滋阴精。故滋补肝肾,佐以养血、化瘀等。用药不可肆意攻伐,过用辛燥苦寒之品,以免耗津伤阴,犯虚虚之戒。

细目二 带下过多

定义	带下过多是指带下量明显增多,色、质、气味异常,或伴有局部及全身症状者。古代有"白沃""赤白沥""下白物"等名称。
病因病机	主要病机是湿邪伤及任带二脉,使任脉不固,带脉失约。脾肾肝三脏功能失调是产生内湿之因,外湿多因久居湿地,或涉水 淋雨,或摄生不洁,或不洁性交等,以致感受湿热毒虫邪。常见病因有脾虚、肾阳虚、阴虚夹湿、湿热下注、热毒蕴结。
辨证要点	主要是根据带下的量、色、质、气味的异常以辨寒热虚实。一般而论,带下色淡、质稀者为虚寒;色黄、质稠、有秽臭者为实热。临证时,结合全身症状、舌脉、病史等进行综合分析。

辨证论治★★		
脾虚证	证候	带下量多,色白或淡黄,质稀薄,或如涕如唾,绵绵不断,无臭;面色㿠白或萎黄,四肢倦怠,脘胁不舒,纳少便溏,或四肢浮肿;舌淡胖,苔白或腻,脉细缓。
	治法方药	健脾益气,升阳除湿——完带汤。
脾虚湿蕴化热	证候	带下量多,色黄,黏稠,有臭味者。
	治法方药	健脾祛湿,清热止带——易黄汤。
肾阳虚	证候	带下量多,绵绵不断,质清稀如水;腰酸如折,畏寒肢冷,小腹冷感,面色晦暗,小便清长,或夜尿多,大便溏薄;舌质淡,苔白润,脉沉迟。
	治法方药	温肾培元,固涩止带——内补丸。
阴虚夹湿	证候	带下量多,色黄或赤白相兼,质稠,有气味,阴部灼热感,或阴部瘙痒;腰酸腿软,头晕耳鸣,五心烦热,咽干口燥,或烘热汗出,失眠多梦;舌质红,苔少或黄腻,脉细数。
	治法方药	滋肾益阴,清热利湿——知柏地黄汤。
湿热下注	证候	带下量多,色黄或呈脓性,质黏稠,有臭气,或带下色白质黏,呈豆渣样,外阴瘙痒;小腹作痛,口苦口腻,胸闷纳呆,小便短赤,舌红,黄苔腻,脉滑数。
	治法方药	清利湿热,佐以解毒杀虫——止带方。
肝经湿热下注	证候	带下量多色黄或黄绿,质黏稠,或呈泡沫状,有臭气,阴痒;烦躁易怒,口苦咽干,头晕头痛;舌边红,苔黄腻,脉弦滑。
	治法方药	清热利湿止带——龙胆泻肝汤。

湿浊偏甚	证候	带下量多,色白,如豆渣状或凝乳状,阴部瘙痒;脘闷纳差;舌红,苔黄腻,脉滑数。
	治法方药	清热利湿,疏风化浊——萆薢渗湿汤加苍术、藿香。
热毒蕴结	证候	带下量多,黄绿如脓,或赤白相兼,或五色杂下,质黏腻,臭秽难闻;小腹疼痛,腰骶酸痛,烦热头晕,口苦咽干,小便短赤,大便干结;舌红,苔黄或黄腻,脉滑数。
	治法方药	清热解毒——五味消毒饮加土茯苓、败酱草、鱼腥草、薏苡仁。
外治法	外洗法	洁尔阴、肤阴洁、皮肤康等洗剂,适用于各类阴道炎。
	阴道纳药	洁尔阴泡腾片、保妇康栓等,适用于各类阴道炎;双料喉风散、珍珠层粉等,适用于宫颈糜烂及老年性阴道炎。
	热熨法	火熨、电灼、激光等,使病变组织凝固、坏死、脱落、修复、愈合而达到治疗目的,适用于因宫颈炎而致带下过多者。
预防调护		1. 保持外阴清洁干爽,勤换内裤。注意经期、产后卫生,禁止盆浴。 2. 经期勿冒雨涉水和久居阴湿之地,以免感受湿邪。不宜过食肥甘或辛辣之品,以免滋生湿热。 3. 对具有交叉感染的带下病,在治疗期间需禁止性生活,性伴侣应同时接受治疗,并禁止游泳和使用公共洁具。 4. 做好计划生育工作,避免早婚多产,避免多次人工流产。 5. 定期进行妇科普查,发现病变及时治疗。 6. 进行妇科检查或手术操作时,应严格执行无菌操作,防止交叉感染。

【昭昭医考重点提示】

1. 带下病的定义及病因病机。
2. 带下病的辨证要点。
3. 带下病的辨证分型及治法方药。
4. 带下病的外治法包括什么,各适用于什么情况。

细目三 带下过少

定义	带下过少是指带下量明显减少,导致阴中干涩痒痛,甚至阴部萎缩者。
病因病机	主要病机是阴液不足,不能渗润阴道。 肝肾亏损、血枯瘀阻是导致带下过少的主要原因。

辨证论治★★		
肝肾亏损	证候	带下过少,甚至全无,阴部干涩灼痛,或伴阴痒,阴部萎缩,性交疼痛,甚则性交干涩困难;头晕耳鸣,腰膝酸软,烘热汗出,烦热胸闷,夜寐不安,小便黄,大便干结;舌红,少苔,脉细数或沉弦细。
	治法方药	滋补肝肾,养精益血——左归丸加知母、肉苁蓉、紫河车、麦冬。
血枯瘀阻	证候	带下过少,甚至全无,阴中干涩,阴痒;或面色无华,头晕眼花,心悸失眠,神疲乏力,或经行腹痛,经色紫黯,有血块,肌肤甲错,或下腹有包块;舌质黯,边有瘀点瘀斑,脉细涩。
	治法方药	补血益精,活血化瘀——小营煎加丹参、桃仁、牛膝。

【昭昭医考提示】

本单元的重点是掌握带下过多的病因病机,辨证要点,各证型的主症、治法、方药,尤其是脾阳虚证与湿热下注证,并且须记忆完带汤与止带方的药物组成。

历年真题精选

【A1 型题】

1. 止带方适用于带下病的哪种证候?

A. 肾阳虚　　　B. 肾阴虚　　　C. 脾虚　　　D. 湿热　　　E. 湿毒

答案：D；　考点：止带方的适应证

解析：止带方适用于带下病的湿热下注证。肾阳虚代表方剂内补丸；肾阴虚代表方剂知柏地黄汤；脾虚证代表方剂是完带汤；湿毒蕴结证代表方剂是五味消毒饮。故选择 D。

2. 完带汤适用于带下病的哪种证候？

A. 脾虚　　　B. 肾阴虚　　　C. 肾阳虚　　　D. 湿热　　　E. 热毒

答案：A；　考点：完带汤的适应证

解析：参见本细目第 1 题,故选择 A。

3. 带下病的主要发病机制是

A. 外感湿邪,损及任、带,约固无力　　　　　B. 肾气不足,封藏失职,阴液滑脱而下

C. 湿邪影响任、带,任脉不固,带脉失约　　　D. 脾虚生湿,流注下焦,伤及任、带

E. 肝经湿热,流注下焦,伤及任、带

答案：C；　考点：带下病的病因病机

解析：带下病的病因病机是湿邪伤及任带二脉,使任脉不固,带脉失约。故选择 C。

【A2 型题】

4. 患者,女,40 岁。带下量多、色黄或白、质黏稠、有臭气,小腹作痛,或阴痒,便秘溺赤,舌红苔黄厚腻,脉滑数。治疗应首选

A. 五味消毒饮　　　　　B. 龙胆泻肝汤　　　　　C. 萆薢渗湿汤

D. 止带方　　　　　E. 易黄汤

答案：D；　考点：带下过多湿热下注证的治疗

解析：由题干带下量多、色黄或白、质黏稠、有臭气,小腹作痛,或阴痒,便秘溺赤,舌红苔黄厚腻,脉滑数,诊断为带下过多湿热下注证,方选止带方。故选择 D。

5. 患者,女,27 岁,已婚。近几个月来带下量多、黏稠、色黄,胸闷心烦,纳少便溏,舌淡红、苔黄略腻,脉细。其治法是

A. 清热利湿止带　　　　　B. 健脾利湿止带　　　　　C. 健脾益气止带

D. 清热解毒止带　　　　　E. 补肾健脾止带

答案：A；　考点：带下过多湿热下注证的治法

解析：由题干带下量多、黏稠、色黄,胸闷心烦,纳少便溏,舌淡红苔黄略腻,脉细,诊断为带下过多湿热下注证,治法是清热利湿止带。故选择 A。

6. 患者,女,40 岁。月经规律,平时带下量多、色黄白、有臭气,纳呆,大便黏腻不爽,舌苔黄腻,脉濡数。其证候是

A. 脾虚　　　B. 肾阳虚　　　C. 肾阴虚　　　D. 湿热　　　E. 热毒

答案：D；　考点：带下过多湿热下注证的辨证

解析：由题干带下量多、色黄白、有臭气,纳呆,大便黏腻不爽,舌苔黄腻,脉濡数,诊断为带下过多湿热下注证。故选择 D。考生要全面掌握带下过多湿热下注证的辨证、治法、方药及药物组成。

7. 患者,女,48 岁。平时白带量多,终日不断,质稀清冷,腰膝酸冷,小腹发凉,小便清长,夜尿频多,舌淡苔薄白,脉沉迟。治疗应首选

A. 完带汤　　　B. 金匮肾气丸　　　C. 内补丸　　　D. 止带方　　　E. 易黄汤

答案：C；　考点：带下过多肾阳虚证的治疗

解析：由题干平时白带量多,终日不断,质稀清冷,腰膝酸冷,小腹发凉,小便清长,夜尿频多,舌淡苔薄白,脉沉迟,诊断为带下过多肾阳虚证,首选内补丸。故选择 C。

8. 患者,女,32 岁,已婚。带下量多,色淡黄,质黏稠,无臭气,面色萎黄,四肢不温,舌淡,苔白腻,脉缓弱。其治法是

A. 清热解毒除湿　　　　　B. 清热利湿止带

C. 温肾助阳,涩精止带　　　　　　　D. 滋阴益肾,清热祛湿

E. 健脾益气,升阳除湿

答案:E; 考点:带下过多脾虚证的治法

解析:由题干带下量多,色淡黄,质黏稠,无臭气,面色萎黄,四肢不温,舌淡,苔白腻,脉缓弱,诊断为带下过多脾虚证。因为,脾气虚弱,运化失司,湿邪下注,任脉不固,带脉失约,则带下量多;脾虚中阳不振,则面色萎黄,四肢不温;舌淡,苔白腻,脉缓弱均为脾虚湿困之征。脾虚证治法是健脾益气,升阳除湿。故选择 E。

9. 患者,女,40 岁,已婚。月经规律,平时带下量多,色黄,黏稠,无臭气,纳呆,大便黏腻不爽,舌苔黄腻,脉濡数。治疗应首选

A. 止带方　　　B. 内补丸　　　C. 易黄汤　　　D. 参苓白术散　　　E. 萆薢渗湿汤

答案:A; 考点:带下过多湿热下注的治疗

解析:由题干带下量多,色黄,黏稠,无臭气,纳呆,大便黏腻不爽,舌苔黄腻,脉濡数,辨证为湿热下注,代表方剂为止带方。故选择 A。

10. 患者,女,46 岁,已婚。近 2 周带下量多,色赤白相兼,质稠,有气味,阴部瘙痒,腰膝酸软,头晕耳鸣,舌红,苔黄腻,脉细数。其治法是

A. 清热疏肝,利湿止带　　　　　　　B. 滋肾养阴,清热利湿

C. 清热解毒止带　　　　　　　　　　D. 健脾祛湿止带

E. 清热凉血止带

答案:B; 考点:带下过多的辨证论治

解析:由题干带下量多,色赤白相兼,质稠,有气味,阴部瘙痒,辨病为带下过多;由腰膝酸软,头晕耳鸣,脉细数,可知是肾阴虚之征,舌红、苔黄腻,是湿热之征,故本病阴虚与湿热相兼,治法是滋肾养阴,清热利湿。故选择 B。

11. 患者,女,50 岁,已婚。近 3 天带下量多,色黄,质稀,有味,妇科检查:带下量多,黄绿色,质稀,有泡沫。应首先考虑的是

A. 细菌性阴道病　　　　　　B. 滴虫性阴道炎　　　　　　C. 念珠菌阴道炎

D. 老性阴道炎　　　　　　　E. 非淋菌性阴道炎

答案:B; 考点:阴道炎的鉴别诊断

解析:由题干妇科检查:带下量多,黄绿色,质稀有泡沫,诊断为滴虫性阴道炎。故选择 B。

【B 型题】

(12～13 题共用选项)

A. 山药、熟地、茯苓、黄柏、知母、丹皮　　B. 白芍、熟地、茯苓、黄柏、地骨皮、丹皮

C. 白芍、当归、川芎、莪术、牛膝、丹皮　　D. 赤芍、猪苓、茯苓、车前子、牛膝、丹皮

E. 白芍、白术、苍术、车前子、柴胡、陈皮

12. 完带汤的组成成分有

答案:E

13. 止带方的组成成分有

答案:D; 考点:完带汤的药物组成

解析:完带汤的组成成分有白芍、白术、苍术、车前子、柴胡、陈皮;止带方的组成成分有赤芍、猪苓、茯苓、车前子、牛膝、丹皮。故第 12 题选择 E,第 13 题选择 D。

第九单元　妊娠病

【考点透视】

本章也是考试的重点,考生需要对各种妊娠病的定义、病因病机及治疗全面复习,尤其是妊娠恶阻、胎动不安的内容。另外,须记忆寿胎丸、胎元饮、千金鲤鱼汤、天仙藤散的药物组成。

细目一 概 述

定义	妊娠期间,发生的与妊娠有关的疾病,称"妊娠病"。	
妊娠病的范围	包括妊娠恶阻、妊娠腹痛、异位妊娠、胎漏、胎动不安、堕胎、小产、滑胎、胎萎不长、胎死不下、子满、子肿、子晕、子痫、子嗽、妊娠小便淋痛、妊娠小便不通、妊娠瘙痒症、妊娠贫血、难产等。	
诊断	1. 明确妊娠诊断	根据停经史、早孕反应、脉滑等临床表现,结合辅助检查如妊娠试验、基础体温、B超等判断是否妊娠。
	2. 鉴别诊断	妊娠病的诊断,自始至终要注意胎元未殒与已殒的鉴别;并注意与激经、闭经、癥瘕等鉴别;注意胎儿的发育情况以及母体的健康状况,必要时要注意排除畸胎等。
发病机理	阴血虚	阴血素虚,孕后阴血下聚以养胎元,阴血益虚,可致阴虚阳亢而为病。
	脾肾虚	脾虚则气血生化乏源,胎失所养,若脾虚湿聚,则泛溢肌肤或水停胞中为病;肾虚则肾精匮乏,胎失所养。或肾气虚弱,胎失所系,胎元不固。
	冲气上逆	孕后经血不泻,聚于冲任、子宫以养胎,冲脉气盛。冲脉隶于阳明,若胃气素虚,冲气上逆犯胃,胃失和降则呕恶。
	气滞	素多忧郁,气机不畅,腹中胎体渐大,易致气机升降失常,气滞则血瘀水停而致病。
治疗原则	胎元正常者,宜治病与安胎并举。安胎之法,以补肾健脾、调理气血为主。 若胎元不正,胎堕难留,或胎死不下,或孕妇有病不宜继续妊娠者,则宜从速下胎以益母。	
妊娠期间用药注意事项	凡峻下、滑利、祛瘀、破血、耗气、散气以及一切有毒药品,都应慎用或禁用。如果病情确实有需要,亦可适当选用,但需严格掌握剂量和用药时间,"衰其大半而止",以免动胎伤胎。	

【昭昭医考重点提示】

1. 妊娠病的定义。

2. 妊娠病的诊断及鉴别诊断。

3. 妊娠病的治疗原则。宜治病与安胎并举。安胎之法,以补肾健脾、调理气血为主。

历年真题精选

【A1 型题】

1. 以下除哪项外,均为妊娠病的发病机制?

A. 血聚养胎,阴血偏虚,阳气偏亢   B. 胎体渐大,气机升降失调

C. 寒湿停聚,冲任受阻   D. 肾气不足,无力系胞,胎元不固

E. 脾胃虚弱,化源不足,影响胎元

答案:C; 考点:妊娠病的病因病机

解析:妊娠病的发病机制有四,一是阴血虚;二是脾肾虚;三是冲气上逆;四是气滞,如胎体渐大,气机升降失调。故选择 C。

2. 以下除哪项外,均是妊娠禁药?

A. 峻下剂   B. 破血剂   C. 逐瘀剂   D. 和血剂   E. 有毒剂

答案:D; 考点:妊娠禁药

解析:妊娠禁药或慎用药有峻下剂、破血剂、逐瘀剂、有毒剂、滑利剂、耗气剂、散气剂。故选择 D。

3. 下列各项,不属妊娠病范畴的是

A. 恶阻   B. 胞转   C. 儿枕痛   D. 胞阻   E. 子冒

答案:C; 考点:妊娠病范畴

解析:产后腹痛又称儿枕痛,是产后病。其余皆是妊娠病。故选择 C。

4. 妊娠期瘀阻胎元,使用活血化瘀药的原则是

A. 治病与安胎并举　　　　　B. 衰其大半而止　　　　　C. 禁止使用

D. 病去即止　　　　　E. 慎用

答案：B；考点：妊娠期用药原则

解析：妊娠期瘀阻胎元，使用活血化瘀药的原则，"所谓有故无殒，亦无殒也"，但须严格掌握剂量，衰其大半而止。故选择 B。

细目二　妊娠恶阻★★

定义	妊娠早期出现恶心呕吐、头晕倦怠，甚至食入即吐者，称为"恶阻"。
病因病机	主要病机是冲脉之气上逆，胃失和降。临床常见的病因为脾胃虚弱、肝胃不和，并可继发为气阴两虚的恶阻重症。
鉴别诊断	本病应与葡萄胎、妊娠合并急性胃肠炎、孕痫相鉴别。

辨证论治		
脾胃虚弱	证候	妊娠早期，恶心呕吐不食，甚则食入即吐，口淡，呕吐清涎，头晕体倦，脘痞腹胀；舌淡，苔白，脉缓滑无力。
	治法方药	健脾和胃，降逆止呕——香砂六君子汤。
肝胃不和	证候	妊娠早期，恶心，呕吐酸水或苦水，恶闻油腻；烦渴，口干口苦，头胀而晕，胸满胁痛，嗳气叹息；舌淡红，苔微黄，脉弦滑。
	治法方药	清肝和胃，降逆止呕——橘皮竹茹汤或苏叶黄连汤加姜半夏、枇杷叶、竹茹、乌梅。
调摄	1. 本病发生往往与精神因素有关。患者应保持乐观愉快的情绪，解除顾虑，避免精神刺激。 2. 生活上需调配饮食，宜清淡、易消化，忌肥甘厚味及辛辣之品，鼓励进食，少量多餐。 3. 服药应采取少量缓缓呷服之法，以获药力。	

【昭昭医考重点提示】

1. 妊娠恶阻的定义及病因病机。

2. 妊娠病的辨证分型及治法方药。

历年真题精选

【A1 型题】

1. 妊娠恶阻的主要发病机制是

A. 脾胃虚弱，化源不是　　　　　B. 肝郁气滞，失于条达

C. 痰湿内停，中焦受阻　　　　　D. 重伤津液，胃阴不足

E. 冲气上逆，胃失和降

答案：E；　考点：妊娠恶阻的发病机制

解析：妊娠恶阻的病因病机为冲气上逆，胃失和降。故选择 E。

2. 妊娠恶阻脾胃虚弱证的特点是

A. 呕吐痰涎　　　　　B. 食入即吐　　　　　C. 呕吐黏痰

D. 呕吐酸水或苦水　　　　　E. 呕吐血性分泌物

答案：B；　考点：妊娠恶阻脾胃虚弱证的临证特点

解析：妊娠恶阻脾胃虚弱证的特点是恶心呕吐不食，甚则食入即吐，呕吐清涎。故选择 B。

【A2 型题】

3. 患者，女，32 岁，已婚。妊娠 2 个月，近日因恶阻而恶心呕吐，呕吐酸苦水，不能进食，胸满胁痛，舌红苔黄，脉弦滑。其证候是

A. 肝胃不和　　　B. 胃虚　　　C. 胃热　　　D. 痰滞　　　E. 以上均非

答案：A；考点：妊娠恶阻的辨证论治

解析：由题干呕吐酸苦水，不能进食，胸满胁痛，舌红苔黄，脉弦滑，辨证为肝胃不和。故选择 A。

4. 患者，女，27 岁，已婚。停经 46 天，妊娠试验阳性，恶心呕吐，食入即吐，神疲思睡，舌淡苔白，脉滑缓。诊为妊娠恶阻，其证候是

A. 脾虚痰滞　　　B. 脾胃虚弱　　　C. 气阴两虚　　　D. 肝胃不和　　　E. 以上均非

答案：B；考点：妊娠恶阻脾胃虚弱证的辨证

解析：由题干恶心呕吐，食入即吐，神疲思睡，舌淡苔白，脉滑缓，辨证为脾胃虚弱。故选择 B。

5. 患者，女，26 岁，已婚。停经 2 个月，尿妊娠试验阳性。恶心呕吐 10 天，加重 3 天，食入即吐，口淡无味，时时呕吐清涎，倦怠嗜卧，舌淡苔白润，脉缓滑无力。其证候是

A. 脾胃虚弱　　　B. 痰湿中阻　　　C. 肝胃不和　　　D. 肝脾不和　　　E. 气阴两伤

答案：A；考点：妊娠恶阻脾胃虚弱证的辨证

解析：由题干停经 2 个月，尿妊娠试验阳性，恶心呕吐 10 天，辨病为妊娠恶阻。由食入即吐，口淡无味，时时呕吐清涎，倦怠嗜卧，舌淡苔白润，脉缓滑无力，辨证为脾胃虚弱。故选择 A。

6. 患者，女，30 岁，已婚。孕 50 天，呕吐酸水或苦水，胸满胁痛，嗳气叹息，烦渴口苦，舌淡红，苔微黄，脉滑数。治疗应首选

A. 小半夏加茯苓汤　　　　　　B. 香砂六君子汤　　　　　　C. 四君子汤

D. 苏叶黄连汤　　　　　　　　E. 橘皮竹茹汤

答案：E；考点：妊娠恶阻肝胃不和证的治疗

解析：由题干孕 50 天，呕吐酸水或苦水，胸满胁痛，嗳气叹息，烦渴口苦，舌淡红，苔微黄，脉滑数，诊断为妊娠恶阻肝胃不和证，代表方剂是橘皮竹茹汤。故选择 E。

7. 患者，女，26 岁，已婚。停经 2 个月，尿妊娠试验阳性，恶心呕吐 10 天，加重 4 天，不能进食，呕吐血水，精神萎靡，头晕体倦，舌红，苔薄黄而干，脉细滑无力。其证候是

A. 肝胃不和　　　B. 气阴两虚　　　C. 脾胃虚弱　　　D. 痰湿内阻　　　E. 肝脾不和

答案：B；考点：妊娠恶阻气阴两虚证的辨证

解析：由题干停经 2 个月，尿妊娠试验阳性，恶心呕吐 10 天，辨病为妊娠恶阻。由不能进食，呕吐血水，精神萎靡，头晕体倦，可知是由于气虚，中阳不振，清阳不升所致；舌红，苔薄黄而干，脉细滑无力，是阴虚内热之象。辨证为气阴两虚。故选择 B。

【B 型题】

（8～9 题共用选项）

A. 脾胃虚弱　　　B. 脾虚痰湿　　　C. 肝胃不和　　　D. 肝经湿热　　　E. 肝郁脾虚

8. 恶阻，口淡，呕吐清涎者，多为

答案：A

9. 恶阻，口苦，呕吐酸水或苦水者，多为

答案：C；考点：妊娠恶阻的辨证特点

解析：参见本细目第 3、4 题，故第 8 题选择 A，第 9 题选择 C。

细目三　妊娠腹痛

定义	妊娠期，因胞脉阻滞或失养，发生小腹疼痛者，称为"妊娠腹痛"，亦名"胞阻"。
病因病机	气滞、血瘀、血虚、虚寒，以致胞脉、胞络阻滞或失养，气血运行不畅，"不通则痛"或"不荣则痛"。
鉴别诊断	本病应与异位妊娠、胎动不安、妊娠合并卵巢囊肿蒂扭转、孕痈相鉴别。

辨证论治★★		
血虚证	证候	妊娠后小腹绵绵作痛，按之痛减；面色萎黄，头晕目眩，或心悸少寐；舌淡，苔薄白，脉细滑弱。
	治法方药	养血安胎止痛——当归芍药散加首乌、桑寄生。

续表

气滞证	证候	妊娠后小腹胸胁胀痛,或少腹胀痛;情志抑郁,嗳气吐酸,或烦躁易怒;苔薄黄,脉弦滑。
	治法方药	疏肝解郁,养血安胎——逍遥散。
虚寒证	证候	妊娠后小腹冷痛,绵绵不休,喜温喜按;面色㿠白,形寒肢冷,纳少便溏;舌淡,苔白滑,脉沉细滑。
	治法方药	暖宫止痛,养血安胎——胶艾汤加巴戟天、杜仲、补骨脂。
血瘀证	证候	妊娠后小腹常感隐痛不适,或刺痛,痛处不移;或素有癥瘕;舌黯,有瘀点,脉弦滑。
	治法方药	养血活血,补肾安胎——桂枝茯苓丸合寿胎丸。

【昭昭医考重点提示】

1. 妊娠腹痛的定义及病因病机。

2. 妊娠腹痛的辨证分型及治法方药。

历年真题精选

【A2 型题】

患者,女,30 岁,已婚。孕后因持重而继发腰酸腹痛,胎动下坠,精神倦怠,脉滑无力。治疗应首选

A. 举元煎　　　B. 胎元饮　　　C. 固下益气汤　　　D. 加味圣愈汤　　　E. 加味阿胶汤

答案:D; 考点:妊娠腹痛气血虚弱的治疗

解析:由题干孕后因持重而继发腰酸腹痛,辨病为妊娠腹痛;由胎动下坠,精神倦怠,脉滑无力,辨证为气血虚弱证,治疗应首选加味圣愈汤,以气血双补。故选择 D。

细目四　异位妊娠

定义	凡孕卵在子宫体腔以外着床发育,称为"异位妊娠",以输卵管妊娠为最常见,约占 90%～95%,可造成急性腹腔内出血,是妇产科常见急腹症之一,俗称"宫外孕"。异位妊娠包括输卵管妊娠、卵巢妊娠、腹腔妊娠、阔韧带妊娠、宫颈妊娠及子宫残角妊娠;宫外孕则仅指子宫以外的妊娠,不包括宫颈妊娠和子宫残角妊娠。
病因病机	发病机理与少腹宿有瘀滞,冲任胞脉、胞络不畅,或先天肾气不足,后天脾气受损等因素有关。病机的本质在于少腹血瘀实证。病情发展,孕卵胀破脉络,血溢于少腹,可迅速发展为阴血暴亡、气随血脱的厥脱证,危及生命。
诊断	根据病史,临床表现有停经、阴道不规则出血、腹痛及相关体征,妇科检查、尿妊娠 试验、B 超、后穹隆穿刺可明确诊断。
鉴别诊断	应与妊娠腹痛、胎动不安、黄体破裂、急性阑尾炎、急性盆腔炎、卵巢囊肿蒂扭转等相鉴别。
临床表现	多有停经史及早孕反应,未破损型多无明显腹痛,或仅有下腹一侧隐痛,已破损型可有腹痛、阴道不规则出血、晕厥与休克等表现,当输卵管破裂时患者突感下腹一侧撕裂样剧痛,可波及下腹或全腹,有的还引起肩胛部放射性疼痛。
急症处理	**急症处理及手术适应证★★**
	1. 患者平卧,立即监测生命体征,观察患者神志。
	2. 急查血常规、血型及交叉配血,备血,必要时输血。
	3. 立即给予输氧、补液。可用丽参注射液 10mL 配 50%葡萄糖注射液 20mL 静推,或配 5%葡萄糖注射液 500mL 静滴。
	4. 有条件者可同时服用参附汤回阳救逆,或服生脉散合宫外孕Ⅰ号方以益气固脱、活血化瘀。
	5. 若腹腔出血过多,或经以上处理休克仍不能纠正者,应立即手术治疗。
手术适应证	1. 停经时间长,疑为输卵管间质部或残角子宫妊娠者。
	2. 休克严重,内出血量多或持续出血,虽经抢救而不易控制者。
	3. 妊娠试验持续阳性,包块继续长大,杀胚药无效者。
	4. 愿意同时施行绝育术者。

辨证论治★★		
【温馨提示】本病辨证治疗的重点是随着病情的发展,动态观察治疗,并在有输血、输液及手术准备的条件下进行服药。		
未破损期	证候	停经后可有早孕反应,或下腹一侧有隐痛,双合诊可触及一侧附件有软性包块,有压痛,尿妊娠试验为阳性,脉弦滑。
	治法方药	活血化瘀,消癥杀胚——宫外孕Ⅱ号方(山西医学院附属第一医院)加蜈蚣、全蝎、紫草。
已破损期	休克型证候	突然下腹剧痛,面色苍白,四厥逆,或冷汗淋漓,恶心呕吐,血压下降或不稳定,有时烦躁不安,脉微欲绝或细数无力,并有腹部及妇科检查的体征。
	治法方药	益气固脱,活血祛瘀——生脉散合宫外孕Ⅰ号方。
	不稳定型证候	腹痛拒按,腹部有压痛及反跳痛,但逐渐减轻,可触及界限不清的包块,兼有少量阴道流血,血压平稳,脉细缓。
	治法方药	活血祛瘀,佐以益气——宫外孕Ⅰ号方。
	包块型证候	腹腔血肿包块形成,腹痛逐渐减轻,可有下腹坠胀或便意感,阴道出血逐渐停止,脉细涩。
	治法方药	活血祛瘀消癥——宫外孕Ⅱ号方。
预防与调护	1. 减少宫腔手术及人工流产术,避免产后和流产后的感染。 2. 积极治疗慢性盆腔炎、盆腔肿瘤等疾病。有慢性盆腔炎史的病人在怀孕前宜做输卵管通畅检查,以减少异位妊娠的发病率。 3. 对曾有盆腔炎史、不孕史、放置宫内节育器而停经者,应注意异位妊娠的发生。 4. 异位妊娠破损的病人,宜平卧或头低位,以增加脑血流量及氧的供给。给予吸氧、保暖。 5. 对有生育要求的异位妊娠术后患者,仍应积极治疗盆腔炎症以通畅输卵管。		

【昭昭医考重点提示】

1. 异位妊娠的定义。

2. 异位妊娠的病因病机,诊断及鉴别诊断。

3. 异位妊娠的临床表现。

4. 异位妊娠的急症处理及手术适应症。

5. 异位妊娠的辨证治疗的重点(未破损期和已破损期的治法方药)。

历年真题精选

【A1 型题】

1. 下列各项,不属宫外孕手术适应证的是

A. 输卵管间质部妊娠

B. 残角子宫妊娠

C. 妊娠试验持续阳性,包块继续长大

D. 输卵管破损时间较长,形成血肿包块

E. 愿意同时施行绝育术者

答案：D; 考点：宫外孕手术适应证

解析：宫外孕手术适应证有输卵管间质部妊娠、残角子宫妊娠、妊娠试验持续阳性,包块继续长大、愿意同时施行绝育术者、随诊不可靠者、期待疗法或药物疗法禁忌证者。故选择 D。

【A2 型题】

2. 患者,女,29 岁。已婚 2 年一直未孕,既往月经周期 26～28 天,行经期 4～6 天。现停经 45 天,突然左下腹撕裂样剧痛,并伴头晕恶心,面色苍白。不应采取的措施是

A. 妊娠试验　　B. 腹部叩诊　　C. 后穹窿穿刺　　D. 立即转院　　E. 妇科检查

答案：D; 考点：异位妊娠的诊断

解析：题干现停经 45 天,突然左下腹撕裂样剧痛,并伴头晕恶心,面色苍白,符合异位妊娠的临床表现,应采取的处理是患者平卧,采用妊娠试验、腹部叩诊、后穹窿穿刺、妇科检查,以明确诊断,而不应转院,以免途中发生生命危险。故选择 D。

3. 患者,女,32 岁,已婚。现停经 45 天,尿妊娠试验阳性。2 小时前因与爱人吵架出现左下腹撕裂样剧痛,伴肛门坠胀,面色苍白。查体:血压 80/50mmHg,左下腹压痛、反跳痛明显,有移动性浊音,阴道有少量出血。应首先考虑的是

A. 小产　　　　　B. 堕胎　　　　　C. 胎动不安　　　　　D. 异位妊娠　　　　　E. 妊娠腹痛

答案:D;　考点:异位妊娠的临床表现

解析:由题干现停经 45 天,尿妊娠试验阳性,确定妊娠;出现左下腹撕裂样剧痛,伴肛门坠胀,面色苍白,符合异位妊娠的临床表现;查体:血压 80/50mmHg,左下腹压痛、反跳痛明显,有移动性浊音,阴道有少量出血,也符合异位妊娠的体征,故考虑异位妊娠。选 D。

4. 患者,女,24 岁,已婚。停经 38 天,突然下腹部疼痛剧烈,呈持续性,伴头晕乏力,甚则晕厥,尿妊娠试验(＋)。应首选的检查方法是

A. 腹腔穿刺　　　B. 诊断性刮宫　　C. 后穹窿穿刺　　D. 二合诊检查　　E. 腹腔镜检查

答案:C;　考点:异位妊娠的诊断

解析:题干停经 38 天,突然下腹部疼痛剧烈,呈持续性,伴头晕乏力,甚则晕厥,尿妊娠试验(＋),符合异位妊娠的临床表现。后穹窿穿刺,是一种简单可靠的诊断方法,适用于疑有腹腔内出血的患者。故首选后穹窿穿刺,选择 C。

细目五　胎漏、胎动不安

定义	妊娠期间阴道少量出血,时出时止,或淋沥不断,而无腰酸、腹痛、小腹下坠者,称为"胎漏",亦称"胞漏"或"漏胎"。妊娠期间出现腰酸、腹痛、小腹下坠,或伴有少量阴道出血者,称为"胎动不安"。
病因病机	主要病机是冲任损伤、胎元不固。胎漏、胎动不安的妊娠是胚胎寄生于母体子宫内生长发育和成熟的过程。胎元包括胎气、胎儿、胎盘三个方面,任何一方有问题,均可发生胎漏、胎动不安。常见病因有肾虚、血热、气血虚弱、血瘀。
鉴别诊断	首辨胚胎存活与否,并要与妊娠期间有阴道出血或腹痛的疾病相鉴别。此外,本病之阴道出血还要与各种原因所致的宫颈出血相鉴别,如宫颈息肉出血。

辨证论治★★		
【温馨提示】首辨胎元未殒或已殒。胎元未殒宜保,胎元已殒则应去胎,按堕胎、小产处理。治疗大法以补肾安胎为主,并根据不同的证型分别采用补肾健脾、清热 凉血、益气养血或化瘀固冲法。		
肾虚证	证候	妊娠期阴道少量下血,色淡黯,腰酸、腹痛下坠,或曾屡孕屡堕,头晕耳鸣,夜尿多,眼眶黯黑或有面部黯斑;舌淡,苔白,脉沉细滑尺脉弱。
	治法方药	补肾健脾,益气安胎——寿胎丸加党参、白术或滋肾育胎丸。
血热证	证候	妊娠期阴道少量出血,色深红或鲜红,质稠,或腰酸,口苦咽干,心烦少寐,溲黄便结;舌红,苔黄,脉滑数。
	治法方药	清热凉血,养血安胎——保阴煎或当归散。
气血虚弱	证候	妊娠期阴道少量下血,色淡红,质稀薄,或小腹空坠而痛,腰酸,面色㿠白,心悸气短,神疲肢倦;舌淡,苔薄白,脉细弱略滑。
	治法方药	补气养血,固肾安胎——胎元饮。
血瘀证	证候	宿有癥积,孕前常有腰酸腹痛下坠,阴道不时出血,色黯红,或妊娠期跌仆闪挫,继之腹痛或少量阴道出血;舌黯红,或有瘀斑,脉弦滑或沉弦。
	治法方药	活血化瘀,补肾安胎——桂枝茯苓丸合寿胎丸。
调摄	提倡婚前、孕前检查,在夫妇双方身体最佳状态下妊娠,未病先防。孕后首忌交合,以静养胎。调畅情怀,生活有节。已病防变,及早安胎。围产保健,母子平安。	

【昭昭医考重点提示】

1. 胎漏、胎动不安的定义及病因病机。

2. 胎漏、胎动不安的鉴别诊断。

3. 胎漏、胎动不安的辨证分型及治法方药。

历年真题精选

【A1 型题】

1. 以下哪项不是寿胎丸的组成药物？

A. 菟丝子　　　B. 杜仲　　　C. 桑寄生　　　D. 川断　　　E. 阿胶

答案：B；　考点：寿胎丸的药物组成

解析：寿胎丸的组成药物有菟丝子、桑寄生、川断、阿胶。故选择 B。

2. 下列各项，不属胎动不安和异位妊娠鉴别要点的是

A. 阴道出血　　　　　　　　B. 腹痛程度、性质

C. B超检测孕囊着床部位　　　D. 妇检宫颈举痛

E. 妇检附件包块

答案：D；　考点：胎动不安与异位妊娠的鉴别诊断

解析：选项 D 是异位妊娠的妇科检查特点，胎动不安不是。其余皆是二者的鉴别要点。故选择 D。

【A2 型题】

3. 患者，女，23 岁，已婚。孕后心烦少寐，渴喜冷饮，腰酸腹痛，伴阴道少量出血，舌红苔黄，脉滑数。治疗应首选

A. 清热固经汤　　B. 保阴煎　　C. 加味阿胶汤　　D. 加味圣愈汤　　E. 以上均非

答案：B；　考点：胎动不安血热证的治疗

解析：由题干孕后心烦少寐，渴喜冷饮，腰酸腹痛，伴阴道少量出血，舌红苔黄，脉滑数诊断为胎动不安血热证，方剂首选保阴煎。故选择 B。

4. 患者，女，34 岁，已婚。4 年前因患子宫肌瘤自然流产 1 次，现妊娠 43 天，阴道不时少量下血，腰酸，胎动下坠，口干不欲饮，舌暗红，脉沉弦。其证候是

A. 跌仆伤胎　　B. 气虚　　C. 肾虚　　D. 血虚　　E. 癥瘕伤胎

答案：E；　考点：胎动不安的辨证

解析：患者无跌仆伤史，可排除 A，从口干不欲饮，舌暗红，脉沉弦来看也不是气虚、血虚、肾虚的表现。而题干 4 年前因患子宫肌瘤自然流产 1 次，提示癥瘕伤胎。故选择 E。

5. 患者，女，32 岁，已婚。孕后腰酸腹痛，胎动下坠，伴阴道少量出血，头晕耳鸣，小便频数，舌淡苔白，脉沉细滑。治疗应首选

A. 加味圣愈汤　　B. 胎元饮　　C. 举元煎　　D. 补肾安胎饮　　E. 寿胎丸

答案：E；　考点：胎动不安肾虚证的治疗

解析：由题干孕后腰酸腹痛，胎动下坠，伴阴道少量出血，辨病为胎动不安。由头晕耳鸣，小便频数，舌淡苔白，脉沉细滑，辨证为肾虚证。代表方剂是寿胎丸。故选择 E。

6. 患者，女，34 岁，已婚。4 年前因患子宫肌瘤自然流产 1 次，现妊娠 43 天，阴道不时少量下血，腰酸，胎动下坠，口干不欲饮，舌暗红，脉沉弦。治疗应首选

A. 下瘀血汤　　B. 固下益气汤　　C. 补肾安胎饮　　D. 加味圣愈汤　　E. 桂枝茯苓丸

答案：E；　考点：胎动不安血瘀证的治疗

解析：由题干现妊娠 43 天，阴道不时少量下血，腰酸，胎动下坠，辨病为胎动不安，由口干不欲饮，舌暗红，脉沉弦，辨证为血瘀证，代表方剂是桂枝茯苓丸。故选择 E。

7. 患者，女，24 岁，已婚。停经 49 天时诊为早孕，近 3 天少量阴道流血，尿妊娠试验（＋），既往曾 2 次流产。其诊断是

A. 妊娠腹痛　　B. 胎动不安　　C. 胎漏　　D. 堕胎　　E. 滑胎

答案：C；　考点：胎漏的诊断

解析：胎漏的定义是妊娠期间，阴道不时有少量出血，时出时止，或淋沥不断，而无腰酸、腹痛、小腹下坠。题干符合此定义。胎动不安有腰酸、腹痛、下坠，或伴有少量的阴道出血、脉滑。妊娠腹痛是妊娠期因胞脉阻滞或失养，发生小腹疼痛。堕胎是凡妊娠 12 周内，胚胎自然殒堕。滑胎是凡堕胎或小产连续发生 3 次或 3 次以上。故选择 C。

8. 患者，女，27 岁，已婚。妊娠 70 天，阴道下血，色鲜红，腰腹坠胀作痛，手足心热，口干心烦，小便黄，大便秘结，舌红苔黄，脉滑数。治疗应首选

A. 清经散　　　　B. 两地汤　　　　C. 寿胎丸　　　　D. 保阴煎　　　　E. 胎元饮

答案：D；　考点：胎动不安血热证的治疗

解析：由题干妊娠 70 天，阴道下血，色鲜红，腰腹坠胀作痛，辨病为胎动不安，由手足心热，口干心烦，小便黄，大便秘结，舌红苔黄，脉滑数，辨为血热证。方选保阴煎。故选择 D。

细目六　堕胎、小产

定义	凡妊娠 12 周内胚胎自然殒堕者称"堕胎"，妊娠 12～28 周内胎儿已成形而自然殒堕者称"小产"或"半产"，分别相近于西医学的早期流产和晚期流产。
病因病机	发病机理主要是冲任损伤，胎结不实，胎元不固，而致胚胎、胎儿自然殒堕离宫而下，多由胎漏、胎动不安发展而来。常见病因有肾气虚弱、气血不足、热病伤胎和跌仆伤胎。
鉴别诊断	关键是妊娠物是否完全堕出或产出，需与异位妊娠、葡萄胎相鉴别，经妇科检查、B 超、后穹隆穿刺多可区分。

辨证论治★★		
【治疗原则】以下胎益母为主，若胎堕完全者应按产后处理，以调养气血为主。		
胎堕难留证	证候	妊娠早期，阴道流血逐渐增多，色红有块，小腹坠胀疼痛，或妊娠中晚期，小腹疼痛，阵阵紧逼，会阴逼胀下坠，或有羊水溢出，继而阴道下血量多，或伴心悸气短，面色苍白，头晕目眩；舌质正常或紫黯，舌边尖有瘀点，脉滑或涩。
	治法方药	祛瘀下胎——脱花煎或生化汤加益母草。
胎堕不全证	证候	胎殒之后，尚有部分组织残留于子宫，阴道流血不止，甚至出血如崩，腹痛阵阵紧逼；舌淡红，苔薄白，脉沉细无力。
	治法方药	活血化瘀，佐以益气——脱花煎加人参、益母草、炒蒲黄。
调摄	堕胎、小产一旦发生，需立即到医院就诊，以防止大出血造成失血性休克。产后宜调畅情志、避风寒、慎起居、禁房事，增加饮食营养以助调补气血。

【昭昭医考重点提示】

1. 小产的定义及病因病机。

2. 小产的辨证分型及治法方药。

细目七　滑　胎

定义	凡堕胎或小产连续发生 3 次或 3 次以上者，称"滑胎"，亦称"数堕胎""屡孕屡堕"。
病因病机	主要机理为母体冲任损伤和胎元不健。病因常见有肾虚、脾肾虚弱、气血两虚、血热和血瘀。
诊断	1. 病史。注意其连续性和自然陨堕的特点。多数滑胎病人，往往发生在妊娠后的相同月份，但也有部分病人滑胎不在相同月份。 2. 检查。(1) 妇科检查了解子宫发育，有无子宫肌瘤、子宫畸形及盆腔肿物等。(2) 实验室检查查男女双方染色体。(3) 辅助检查 B 超或子宫-输卵管造影。特别是大月份小产更应重视是否存在宫颈机能不全情况，若宫颈内口达 1.9cm 以上者可诊断为宫颈内口松弛。

<table>
<tr><td colspan="3" align="center">辨证论治★★</td></tr>
<tr><td colspan="3">【治疗原则】本着预防为主,防治结合的阶段性原则。孕前宜以补肾健脾,益气养血,调理冲任为主;孕后即应积极进行保胎治疗,并应维持超过既往堕胎、小产时间 2 周以上,万不可等到发生流产先兆以后再进行诊治,对于滑胎病人应言明"预培其损"的重要性和孕后坚持用药的必要性。</td></tr>
<tr><td rowspan="2">肾气不足</td><td>证候</td><td>屡孕屡堕,甚或应期而堕;孕后腰酸膝软,头晕耳鸣,夜尿频多,面色晦暗;舌质淡,苔薄白,脉细滑尺脉沉弱。</td></tr>
<tr><td>治法方药</td><td>补肾健脾,固冲安胎——补肾固冲丸。</td></tr>
<tr><td rowspan="2">肾阳亏虚</td><td>证候</td><td>屡孕屡堕,腰膝酸软,甚则腰痛如折,头晕耳鸣,畏寒肢冷,小便清长,夜尿频多,大便溏薄;舌淡,苔薄而润,脉沉迟或沉弱。</td></tr>
<tr><td>治法方药</td><td>温补肾阳,固冲安胎——肾气丸去泽泻,加菟丝子、杜仲、白术。</td></tr>
<tr><td rowspan="2">肾精亏虚</td><td>证候</td><td>屡孕屡堕,腰酸膝软,甚或足跟痛,头晕耳鸣,手足心热,两颧潮红,大便秘结;舌红,少苔,脉细数。</td></tr>
<tr><td>治法方药</td><td>补肾填精,固冲安胎——育阴汤。</td></tr>
<tr><td rowspan="2">脾肾虚弱</td><td>证候</td><td>屡孕屡堕;腰酸膝软,小腹隐痛下坠,纳呆便溏,头晕耳鸣,尿频,夜尿多,眼眶黯黑,面色晦黄,面颊部黯斑;舌淡胖色黯,脉沉细滑,尺脉弱。</td></tr>
<tr><td>治法方药</td><td>补肾健脾,养血安胎——安奠二天汤。</td></tr>
<tr><td rowspan="2">气血虚弱</td><td>证候</td><td>屡孕屡堕;头晕目眩,神疲乏力,面色㿠白,心悸气短;舌质淡,苔薄白,脉细弱。</td></tr>
<tr><td>治法方药</td><td>益气养血,固冲安胎——泰山磐石散。</td></tr>
<tr><td rowspan="2">血热证</td><td>证候</td><td>屡孕屡堕;孕后阴道出血,色深红质稠,腰酸腹痛,面赤唇红,口干咽燥,便结尿黄;舌红苔黄,脉弦滑数。</td></tr>
<tr><td>治法方药</td><td>清热养血,滋肾安胎——保阴煎合二至丸加白术。</td></tr>
<tr><td rowspan="2">血瘀证</td><td>证候</td><td>素有癥瘕之疾,孕后屡孕屡堕;肌肤不华;舌质紫黯或有瘀斑,脉弦滑或涩。</td></tr>
<tr><td>治法方药</td><td>祛瘀消癥,固冲安胎——桂枝茯苓丸合寿胎丸。</td></tr>
<tr><td rowspan="4">调摄</td><td colspan="2">1. 受孕前做好全面检查,"预培其损",避孕 1 年,在身体最佳状态下妊娠。</td></tr>
<tr><td colspan="2">2. 孕后保持心情愉快,消除忧虑和恐惧心理,勿过度劳累,孕早期禁止性生活,及早安胎。</td></tr>
<tr><td colspan="2">3. 避免跌仆损伤,还要注意饮食营养,保证胎儿正常发育。</td></tr>
<tr><td colspan="2">4. 遵医嘱用药保胎时间应超过既往堕胎、小产时间的 2 周以上,并做好围产期保健。</td></tr>
</table>

【昭昭医考重点提示】

1. 滑胎的定义及病因病机。

2. 滑胎的诊断及治疗原则。

3. 滑胎的辨证分型及治法方药。

历年真题精选

【A1 型题】

1. 患者,女,32 岁,已婚。曾孕 4 次均自然流产,平日头晕眼花,心悸气短,现又妊娠 32 天,面色苍白,舌淡苔白,脉细弱。治疗应首选

A. 补肾固冲丸　　B. 补肾安胎饮　　C. 泰山磐石散　　D. 加味阿胶汤　　E. 以上均非

答案:C; 考点:滑胎气血虚弱证的治疗

解析:由题干曾孕 4 次均自然流产,辨病为滑胎。由平日头晕眼花,心悸气短,现又妊娠 32 天,面色苍白,舌淡苔白,脉细弱,辨证为气血虚弱证。代表方剂是泰山磐石散。故选择 C。

2. 患者,女,31 岁,已婚。曾孕 3 次,均自然流产,平日头晕耳鸣,腰膝酸软,精神萎靡,现又妊娠 33 天,夜尿频多,面色晦暗,舌淡苔白,脉沉弱。治疗应首选

A. 加味阿胶汤　　B. 补肾安胎饮　　C. 泰山磐石散　　D. 补肾固冲丸　　E. 以上均非

答案:D; 考点:滑胎肾气虚证的治疗

解析：由题干曾孕 3 次,均自然流产,辨病为滑胎。由平日头晕耳鸣,腰膝酸软,精神萎靡,现又妊娠33 天,夜尿频多,面色晦暗,舌淡苔白,脉沉弱,辨证为肾气虚证。方选补肾固冲丸。故选择 D。

3. 患者,女,35 岁,已婚。妊娠 68 天,双膝酸软,夜尿频多,无腹痛,无阴道出血,从往有 3 次自然流产史,舌淡嫩,苔薄白,脉沉弱。B 超检查:宫内早孕,其他未见异常。治疗应首选

A. 胎元饮　　B. 寿胎丸　　C. 保阴煎　　D. 圣愈汤　　E. 补肾固冲丸

答案:E; 考点:滑胎肾气虚证的治疗

解析:由题干自然流产 3 次,辨病为滑胎。由双膝酸软,夜尿频多,无腹痛,无阴道出血,舌淡嫩,苔薄白,脉沉弱,辨证为肾气虚证。代表方剂为补肾固冲丸。故选择 E。

4. 患者,女,33 岁,已婚。孕 3 堕 3。头晕目眩,神疲乏力,心悸气短,舌质淡,苔薄白,脉细弱。治疗应首选

A. 泰山磐石散　　B. 寿胎丸　　C. 肾气丸　　D. 安奠二天汤　　E. 补肾固冲丸

答案:A; 考点:滑胎气血虚弱证的治疗

解析:由题干孕 3 堕 3,辨病为滑胎。由头晕目眩,神疲乏力,心悸气短,舌质淡,苔薄白,脉细弱,辨证为气血虚弱证。代表方剂是泰山磐石散。故选择 A。

细目八　胎萎不长

定义	妊娠 4～5 个月后,孕妇腹形与宫体增大明显小于正常妊娠月份,胎儿存活而生长迟缓者,称为"胎萎不长"亦可称为"妊娠胎萎燥""妊娠胎不长"。
病因病机	主要机理是气血不足以荣养其胎,而致胎儿生长迟缓。 主要病因有气血虚弱、脾肾不足、血寒宫冷。
治疗原则	当求因治本,去其所病,重在补脾肾、益气血,使其精血充足,则胎有所养。

辨证论治★★		
气血虚弱	证候	妊娠 4～5 个月后,腹形和宫体增大明显小于妊娠月份,胎儿存活,面色萎黄或㿠白,身体羸弱,头晕心悸,少气懒言;舌质淡嫩,苔少,脉稍滑细弱无力。
	治法方药	补气益血养胎——胎元饮。
脾肾不足	证候	妊娠腹形明显小于妊娠月份,胎儿存活,腰膝酸软,纳少便溏,或形寒畏冷,手足不温;舌质淡,苔白,脉沉迟。
	治法方药	补益脾肾,养胎长胎——寿胎丸合四君子汤。
血寒宫冷	证候	妊娠腹形明显小于妊娠月份,胎儿存活,形寒怕冷,腰腹冷痛,四肢不温;舌淡苔白,脉沉迟滑。
	治法方药	温肾扶阳,养血育胎——长胎白术散加巴戟天、艾叶。

【昭昭医考重点提示】

1. 胎萎不长的定义及病因病机。

2. 滑胎的治疗原则、辨证分型及治法方药。

历年真题精选

【A1 型题】

下列各项,属胎萎不长常见病因的是

A. 脾虚湿阻,肾阴亏虚,血寒宫冷　　B. 气血虚弱,气滞血瘀,血寒宫冷

C. 脾肾不足,气血虚弱,肝经湿热　　D. 脾肾不足,气血虚弱,气滞血瘀

E. 气血虚弱,脾肾不足,血寒宫冷

答案:E; 考点:胎萎不长的病因

解析:胎萎不长以虚为主,其主要病因有气血虚弱,脾肾不足,血寒宫冷,导致胎儿生长发育迟缓,

故选择 E。

细目九　子　满

定义	妊娠5～6月后出现腹大异常、胸膈满闷，甚则遍身俱肿，喘息不得卧者，称"子满"，又称"胎水肿满"。
病因病机	子满多由脾胃虚弱，土不制水，水渍胞中所致，或因胎元缺陷，发展为畸胎。
治疗原则	本病为本虚标实证，治宜标本兼顾，本着治病与安胎并举的治则，健脾消水而不伤胎。

辨证论治★★		
子满	证候	妊娠中期后，腹部增大异常，胸膈满闷，呼吸短促，神疲体倦，四肢不温，小便短少，甚则喘不得卧；舌淡胖，苔白，脉沉滑无力。
	治法方药	健脾利水，养血安胎——鲤鱼汤加黄芪、桑白皮或当归芍药散。

【昭昭医考重点提示】

1. 子满的定义及病因病机。

2. 子满的治疗原则及治法方药。

历年真题精选

【A1 型题】

患者，女，29 岁，已婚。妊娠中期出现腹大异常，胸膈满闷，呼吸急促，神疲肢软，舌淡胖，苔白腻，脉沉滑。应首先考虑的是

A. 子肿　　　　B. 子烦　　　　C. 子满　　　　D. 子痔　　　　E. 子晕

答案：C；　考点：子满的定义

解析：子满的定义是妊娠5～6个月后出现腹大异常，胸膈满闷，甚则遍身俱肿，喘息不得卧。题干妊娠中期出现腹大异常，胸膈满闷，呼吸急促，符合子满的定义，故选择 C。

细目十　子　肿

定义	子肿又称"妊娠肿胀"，其主症是妊娠中晚期，孕妇出现肢体面目肿胀。 （1. 子气：自膝至足肿，小水长者。2. 皱脚：两脚肿而肤厚者。3. 脆脚：两脚肿而皮薄者。）
病因病机	脾肾阳虚、水湿不化，或气滞湿停为妊娠肿胀的主要发病机理，脾肾两脏功能失常往往互相影响，或相继出现。
治疗原则	治病与安胎并举的原则，以运化水湿为主，适当加入养血安胎之品，慎用温燥寒凉、峻下、滑利之品，择用皮类利水药，以免伤胎。

辨证论治★★		
脾虚证	证候	妊娠数月，面目四肢浮肿，或遍及全身，皮薄光亮，按之凹陷不起，面色黄白无华，神疲气短懒言，口淡而腻，脘腹胀满，食欲不振，小便短小，大便溏薄；舌淡 体胖，边有齿痕，舌苔白润或腻，脉缓滑。
	治法方药	健脾利水——白术散加砂仁或健脾利水汤。
肾虚证	证候	妊娠数月，面浮肢肿，下肢尤甚，按之如泥，腰酸乏力，下肢逆冷，小便不利；舌淡，舌白润，脉沉迟。
	治法方药	补肾温阳，化气利水——真武汤或肾气丸。
气滞证	证候	妊娠3～4月后，肢体肿胀，始于两足，渐延于腿，皮色不变，随按随起，胸闷胁胀，头晕胀痛；苔薄腻，脉弦滑。
	治法方药	理气行滞，除湿消肿——天仙藤散或正气天香散。

【昭昭医考重点提示】

1. 子肿的定义及病因病机。

2. 子肿的治疗原则、辨证分型及治法方药。

历年真题精选

【A1 型题】

1. 治疗子肿脾虚证的代表方剂是

A. 真武汤　　　　B. 白术散　　　　C. 四苓散　　　　D. 鲤鱼汤　　　　E. 天仙藤散

答案：B；考点：子肿脾虚证的治疗

解析：子肿脾虚证用白术散；肾虚证用真武汤；气滞证用天仙藤散。故选择 B。

【A2 型题】

2. 患者，女，29 岁，已婚。妊娠 8 个半月，头晕胀痛，面目肢体肿胀，但皮色不变，压痕不明显，舌苔薄腻，脉弦滑。治疗应首选

A. 镇肝息风汤　　B. 杞菊地黄丸　　C. 天仙藤散　　D. 羚角钩藤汤　　E. 半夏白术天麻汤

答案：C；考点：子肿气滞证的治疗

解析：由题干妊娠 8 个半月，面目肢体肿胀，辨病为子肿。由头晕胀痛，面目肢体肿胀，但皮色不变，压痕不明显，舌苔薄腻，脉弦滑，辨证为气滞证。治疗首选天仙藤散。故选择 C。

3. 患者，女，24 岁，已婚。妊娠 6 个半月，面目四肢浮肿，皮薄光亮，按之没指，纳呆便溏，舌胖嫩苔薄腻，脉滑缓无力。治疗应首选

A. 茯苓导水汤　　B. 真武汤　　C. 天仙藤散　　D. 猪苓汤　　E. 全生白术散

答案：E；考点：子肿脾虚证的治疗

解析：由题干妊娠 6 个半月，面目四肢浮肿，辨病为子肿；由皮薄光亮，按之没指，纳呆便溏，舌胖嫩苔薄腻，脉滑缓无力，辨证为脾虚证。方选全生白术散。故选择 E。

4. 患者，女，23 岁，已婚。妊娠 7 个月，面浮肢肿，下肢尤甚，心悸气短，腰酸无力，舌淡苔薄润，脉沉细，其诊断是

A. 妊娠肿胀脾虚证　　　　B. 妊娠肿胀肾虚证　　　　C. 妊娠肿胀气滞证

D. 胎动不安肾虚证　　　　E. 以上均非

答案：B；考点：予肿肾虚证的辨证

解析：由题干妊娠 7 个月，面浮肢肿，下肢尤甚，心悸气短，腰酸无力，舌淡苔薄润，脉沉细，诊断为妊娠肿胀肾虚证。因为肾气不足，上不能温煦脾阳，运化水湿，下不能温煦膀胱，化气行水；水道失制，泛溢肌肤，故面浮肢肿；湿性重浊，故肿势下肢尤甚；腰酸无力，舌淡苔薄润，脉沉细，皆是肾虚之征。故选择 B。

5. 患者，女，22 岁，已婚。妊娠 6 个半月，面目四肢浮肿，皮薄光亮，按之没指，纳呆便溏，舌质胖嫩苔薄腻，脉滑缓无力。治疗应首选

A. 茯苓导水汤　　B. 真武汤　　C. 天仙藤散　　D. 猪苓汤　　E. 白术散

答案：E；考点：子肿脾虚证的治疗

解析：参见本细目第 1 题，故选择 E。

6. 患者，女，27 岁，已婚。孕 7 个月，面目四肢浮肿，皮薄光亮，按之凹陷，气短懒言，纳少便溏，舌质胖嫩，边有齿痕，舌苔白腻，脉缓滑。治疗应首选

A. 真武汤　　　　　　　　B. 苓桂术甘汤

C. 白术散（《全生指迷方》）　　D. 天仙藤散　　　　　　E. 四苓散

答案：C；考点：子肿的辨证论治

解析：由题干孕 7 个月，面目四肢浮肿，辨病为子肿；由面目四肢浮肿，皮薄光亮，按之凹陷，气短懒言，纳少便溏，舌质胖嫩，边有齿痕，舌苔白腻，脉缓滑，辨证为脾虚证。方选白术散（《全生指迷方》）。故选择 C。

7. 患者,女,27 岁,已婚。妊娠 5 个月,先由脚肿渐及于腿,皮色不变,随按随起,其证候是

A. 脾虚　　　　B. 气滞　　　　C. 肾虚　　　　D. 湿阻　　　　E. 血瘀

答案:B; 考点:子肿气滞证的辨证

解析:由题干先由脚肿渐及于腿,皮色不变,随按随起,辨证为气滞证。故选择 B。

细目十一　子　晕

定义	又称"妊娠眩晕",是指妊娠期出现以头晕目眩,状若眩冒为主症,甚或眩晕欲厥,称"子晕"。子晕有轻重之分,若发生在妊娠中后期,多属重证,往往伴有视物模糊、恶心欲吐头痛等,多为子痫先兆。
病因病机	主要机理是阴血不足、肝阳上亢或痰浊上扰。脏气本虚,孕后精血下注养胎,阴分必亏,阴不潜阳,肝阳化火生风;或妊娠中期后,胎体渐大,影响气机升降,气郁犯脾,脾虚湿聚,化为痰浊,肝阳夹痰浊上扰清窍。阴虚肝旺、脾虚肝旺属子晕重证,尤应预防子痫的发生。

辨证论治★★		
阴虚肝旺	证候	妊娠中后期,头晕目眩,视物模糊,耳鸣失眠,心中烦闷,颜面潮红,口干咽燥,手足心热;舌红或绛,少苔,脉弦数。
	治法方药	育阴潜阳——杞菊地黄丸加石决明、龟甲、钩藤、白蒺藜、天麻。
脾虚肝旺	证候	妊娠中晚期,头晕头重目眩,胸闷心烦,呕逆泛恶,面浮肢肿,倦怠嗜睡;苔白腻,脉弦滑。
	治法方药	健脾化湿,平肝潜阳——半夏白术天麻汤加钩藤、丹参、蔓荆子。
气血虚弱	证候	妊娠后期头晕目眩,眼前发黑,心悸健忘,少寐多梦,神疲乏力,气短懒言,面色苍白或萎黄;舌淡,脉细弱。
	治法方药	调补气血——八珍汤加首乌、钩藤、石决明。
调护	1. 调情志,保持心情舒畅,勿受精神刺激。 2. 禁辛辣,宜服高蛋白、维生素类及富含钙、铁等营养丰富的食物,低盐饮食。 3. 注意休息,充足睡眠,安静环境,左侧卧位。 4. 测体重、血压、胎盘功能及尿蛋白。	

【昭昭医考重点提示】

1. 子晕的定义及病因病机。

2. 子晕的辨证分型及治法方药。

细目十二　子　痫

定义	子痫又称"子冒""妊娠痫证",其主症是妊娠晚期或临产前及新产后,突然发生眩晕倒仆,昏不知人,两目上视,牙关紧闭,四肢抽搐,全身强直,须臾醒,醒复发,甚至昏迷不醒者,称为"子痫"。
诊断	1. 病史:孕前可有或无高血压史、肾病史、糖尿病史、家族高血压病史;双胎、多胎妊娠,羊水过多,葡萄胎病史;子痫病史等。 2. 临床表现:妊娠后期,或正值分娩时,或分娩后,忽然眩晕倒仆,昏不知人,两目上视,牙关紧闭,四肢抽搐,角弓反张,须臾醒,醒复发,甚或昏迷不醒。或者在先兆子痫的基础上出现抽搐昏迷症状为子痫。 3. 检查:妊娠前或妊娠 20 周前可有或无高血压史,妊娠 20 周后血压升高到 18.7/12.0kPa(140/90mmHg),或较基础血压升高 4.0kPa(30/15mmHg),伴蛋白尿、水肿即可诊断为子痫前期。
急症处理原则★★	
一经确诊,立即住院治疗,积极处理。治疗原则为解痉、降压、镇静、合理扩容,必要时利尿、适时中止妊娠,中西医配合抢救。	

【昭昭医考重点提示】

1. 子痫的定义。

2. 子痫的诊断(病史+临床表现+检查)。

3. 子痫的急性处理原则。

历年真题精选

【A1 型题】

下列各项,不属于子痫急症处理原则的是

A. 合理扩容　　　　B. 解痉　　　　C. 镇静　　　　D. 适时中止妊娠　　　　E. 吸氧

答案:E;　考点:子痫急症处理原则

解析:子痫一经确诊,需积极处理,治疗原则为解痉、降压、镇静、合理扩容,必要时利尿,适时中止妊娠,故选择 E。

细目十三　妊娠小便淋痛

定义	妊娠期间出现尿频、尿急、淋沥涩痛等症,称"妊娠小便淋痛",或"妊娠小便难",俗称"子淋",类似于西医的妊娠合并泌尿系感染。
病因病机	病因总因于热,机理是热灼膀胱,气化失司,水道不利。其热有虚实之分,虚者阴虚内热;实者心火亢盛,湿热下注。

辨证论治★★		
治疗原则:均以清润为主,不宜过于苦寒通利,以免重耗阴液,损伤胎元。		
阴虚津亏	证候	妊娠期间,小便频数,淋沥涩痛,量少色淡黄,午后潮热,手足心热,大便干结,颧赤唇红;舌红少苔,脉细滑而数。
	治法方药	滋阴清热,润燥通淋——知柏地黄丸加麦冬、五味子、车前子。
心火偏亢	证候	妊娠期间,小便频数,尿短赤,艰涩刺痛,面赤心烦,渴喜冷饮,甚者口舌生疮;舌红欠润,少苔或无苔,脉细数。
	治法方药	清心泻火,润燥通淋——导赤散加玄参、麦冬。
湿热下注	证候	妊娠期间,突感尿频、尿急、尿痛,尿意不尽,欲解不能,小便短赤,小腹坠胀,胸闷食少,带下黄稠量多;舌红苔黄腻,脉弦滑数。
	治法方药	清热利湿,润燥通淋——加味五苓散。

【昭昭医考重点提示】

1. 小便淋痛的定义及病因病机。

2. 小便淋痛的治疗原则、辨证分型及治法方药。

细目十四　妊娠小便不通

定义	妊娠期间,小便不通,甚至小腹胀急疼痛,心烦不得卧,称"妊娠小便不通",古称"转胞"或"胞转"。以妊娠晚期 7～8 个月时较为多见。
病因病机	胎气下坠,压迫膀胱,致膀胱不利,水道不通,溺不得出。
	属本虚标实证,临床有肾虚、气虚之分。

辨证论治★★		
治疗原则:本着"急则治其标、缓则治其本"的原则,以补气升提助膀胱气化为主,不可妄投通利之品,以免影响胎元。		
肾虚证	证候	妊娠小便频数不畅,继则闭而不通,小腹胀满而痛,坐卧不安,腰膝酸软,畏寒肢冷;舌淡,苔薄润,脉沉滑无力均为肾虚之象。
	治法方药	温肾补阳,化气行水——肾气丸去丹皮、附子,加巴戟天、菟丝子。
气虚证	证候	妊娠期间,小便不通,或频数量少,小腹胀急疼痛,坐卧不安,面色㿠白,神疲倦怠,头重眩晕;舌淡,苔薄白,脉虚缓滑。
	治法方药	补中益气,导溺举胎——益气导溺汤。

【昭昭医考重点提示】

1. 小便不通的定义及病因病机。

2. 小便不通的治疗原则、辨证分型及治法方药。

历年真题精选

【A2型题】

1. 患者,女,26岁,已婚。妊娠3个月,尿少色黄,尿时艰涩而痛,心烦,口舌生疮,舌红少苔,脉数。治疗应首选

　　A. 导赤散　　　　B. 加味五淋散　　　C. 知柏地黄汤　　　D. 清热通淋汤　　　E. 以上均非

答案：A；　考点：妊娠小便淋痛心火偏亢证的治疗

解析：由题干妊娠3个月,尿少色黄,尿时艰涩而痛,辨病为妊娠小便淋痛；由心烦,口舌生疮,舌红少苔,脉数,辨证为心火偏亢证。方选导赤散。故选择A。

2. 患者,女,23岁,已婚。孕期突然小便频数而急,艰涩不利,灼热刺痛,口干不欲饮,舌红苔黄腻,脉滑数。治疗应首选

　　A. 导赤散　　　　B. 知柏地黄汤　　　C. 加味五苓散　　　D. 清热通淋汤　　　E. 以上均非

答案：C；　考点：妊娠小便淋痛湿热下注证的治疗

解析：由题干孕期突然小便频数而急,艰涩不利,灼热刺痛,辨病为妊娠小便淋痛；由口干不欲饮,舌红苔黄腻,脉滑数,辨证为湿热下注证。方选加味五苓散。故选择C。

3. 患者,女,30岁,已婚。怀孕3个月,近3天尿频、尿急、尿道灼热刺痛,两颧潮红,五心烦热,舌红苔薄黄,脉细滑数。治疗应首选

　　A. 五皮饮　　　　B. 加味五淋散　　　C. 知柏地黄汤　　　D. 六味地黄汤　　　E. 导赤散

答案：C；　考点：妊娠小便淋痛阴虚津亏证的治疗

解析：由题干孕3个月,近3天尿频、尿急、尿道灼热刺痛,辨病为妊娠小便淋痛；由两颧潮红,五心烦热,舌红苔薄黄,脉细滑数,辨证为阴虚津亏证,方选知柏地黄汤。故选择C。

4. 患者,女,29岁,已婚。妊娠3个月,小便频数而急,尿黄赤,艰涩不利,形体消瘦,手足心热,舌红苔薄黄,脉细滑数。治疗应首选

　　A. 知柏地黄汤　　B. 加味五淋散　　　C. 五苓散　　　　D. 子淋汤　　　　E. 导赤散

答案：A；　考点：妊娠小便淋痛阴虚津亏证的治疗

解析：由题干妊娠3个月,小便频数而急,尿黄赤,艰涩不利,辨病为妊娠小便淋痛；由形体消瘦,手足心热,舌红苔薄黄,脉细滑数,辨证为阴虚津亏证。方选知柏地黄汤。故选A。

第十单元　产后病

【考点透视】

1. 熟悉几种产后病的临床特点及分型论治,尤其是产后腹痛、恶露不绝。

2. 熟悉产后"三冲""三病""三急"的内容,以及生化汤、大黄牡丹汤的药物组成。

细目一　概　述

定义	产妇在产褥期内发生与分娩或产褥有关的疾病,称为"产后病"。从胎盘娩出至产妇全身各器官除乳腺外恢复至孕前状态的一段时期,称为"产后",亦称"产褥期",一般约为6周。产后一月(弥月)为小满月,产后三月(百日)为大满月。目前根据临床实际,将产后七日内称为新产后。
三冲	冲心、冲肺、冲胃。
三病	一者病痉,二者病郁冒,三者大便难。
三急	呕吐、盗汗、泄泻。

续表

病因病机	一是亡血伤津。二是元气受损。三是瘀血内阻。四是外感六淫或饮食房劳所伤。
三审	即先审小腹痛与不痛,以辨有无恶露的停滞;次审大便通与不通,以验津液之盛衰,三审乳汁的行与不行及饮食之多少,以察胃气的强弱。
治疗原则	根据亡血伤津、元气受损、瘀血内阻、多虚多瘀的特点,本着"勿拘于产后,亦勿忘于产后"的原则,常用的具体治法有补虚化瘀、清热解毒、益气固表、调理肾肝脾等。选方用药,又需照顾气血,行气勿过于耗散,化瘀勿过于攻逐,时时顾护胃气,消导必兼扶脾,寒证不宜过用温燥,热证不宜过用寒凉;解表不过于发汗,攻里不过于削伐;掌握补虚不滞邪,攻邪不伤正的原则,勿犯虚虚实实之戒。
产后用药"三禁"	禁大汗以防亡阳;禁峻下以防亡阴;禁通利小便以防亡津液。
预防与调护	1. 居室宜寒温适宜,空气流通,阳光充足,不宜关门闭户。 2. 衣着宜温凉合适,以防外感风寒或中暑。 3. 饮食宜清淡,富含营养易消化,不宜过食生冷辛辣和肥腻煎炒之品,以免伤脾胃。 4. 宜劳逸结合,以免耗气伤血。 5. 心情宜轻松舒畅,不宜悲恐抑郁太过,以防情志伤人。 6. 产后百日内,不宜交合,勿为房事所伤;尤宜保持外阴清洁卫生,以防病邪乘虚入侵。

【昭昭医考重点提示】

下列重点内容考试概率100％,希望大家一定要记住!

1. 产后病的定义及病因病机。

2. 三冲:冲心、冲肺、冲胃;三病:一者病痉,二者病郁冒,三者大便难。三急:呕吐、盗汗、泄泻。

3. 三审:即先审小腹痛与不痛,以辨有无恶露的停滞;次审大便通与不通,以验津液之盛衰;三审乳汁的行与不行及饮食之多少,以察胃气的强弱。

4. 产后病的治疗原则。

5. 产后用药三禁:禁大汗以防亡阳;禁峻下以防亡阴;禁通利小便以防亡津液。

历年真题精选

【A1型题】

1. 产后三急是指

A. 呕吐、泄泻、盗汗　　　B. 高热、昏迷、自汗　　　C. 心悸、气短、抽搐

D. 尿闭、便难、冷汗　　　E. 下血、腹痛、心悸

答案:A;　考点:产后三急

解析:产后三急指呕吐、泄泻、盗汗。故选择A。

2. 下列哪项是产后用药三禁?

A. 活血、通便、消导　　　B. 大汗、峻下、利小便　　　C. 清热、凉血、滋阴

D. 祛寒、开郁、化瘀　　　E. 以上均非

答案:B;　考点:产后用药三禁

解析:产后用药三禁即禁大汗以防亡阳;禁峻下以防亡阴;禁通利小便以防亡津液。故选B。

3. 产后三病是指

A. 呕吐、泄泻、盗汗　　　B. 尿失禁、缺乳、大便难　　　C. 血晕、发热、痉证

D. 病痉、病郁冒、大便难　　　E. 腹痛、恶露不下、发热

答案:D;　考点:产后三病

解析:产后三病是指病痉、病郁冒、病大便难,故选择D。

细目二 产后血晕

定义	产妇分娩后突然头晕眼花,不能起坐,或心胸满闷,恶心呕吐,痰涌气急,心烦不安,甚则神昏口噤,不省人事,称为"产后血晕"。
病因病机	病机不外乎虚、实两端,虚者多由阴血暴亡,心神失守而发;实者多因瘀血上攻,扰乱心神所致。
鉴别诊断	1. 产后郁冒:虽都可见眩晕症状,但产后郁冒是因产后亡血复汗感受寒邪所致,症见头眩目瞀,郁闷不舒,呕不能食,大便反坚,但头汗出;而产后血晕则多由产后阴血暴亡,心神失养,或瘀血停滞,气逆攻心所致,晕来势急,病情严重,临床诊断时以不省人事,口噤,甚则昏迷不醒为其特点。 2. 产后痉病:口噤不开为二病的相似之处,但产后痉病多由产时创伤,感染邪毒,或产后亡血伤津,筋脉失养所致,其发病时间较产后血晕缓慢,其症状以四肢抽搐、项背强直、角弓反张为主,二者易于鉴别。 3. 产后子痫:虽都可见神志不清,但产后子痫除了产前有头晕目眩、头面及四肢浮肿、高血压、蛋白尿等病史以外,尚有典型的抽搐症状,可与产后血晕相鉴别。
急症处理	本着"急则治其标,缓则治其本"的治疗原则。当产后血晕发生休克时,应首先抗休克,促其复苏,采取下列措施: 1. 立即将产妇置于头低脚高的仰卧体位,同时予以保温。 2. 针刺眉心、人中、涌泉等穴,强刺激以促速醒。 3. 丽参注射液、参麦注射液、参附注射液静脉推注或点滴,迅速补充血容量以抗休克。 4. 结合西医有关"产后出血"原因,即子宫收缩乏力、胎盘因素、软产道裂伤、凝血功能障碍,进行中西医结合的抢救。
预防与调护	1. 防治产后大出血是预防产后血晕的主要措施。 2. 注意做好孕期保健。对双胎、多胎、羊水过多、妊娠高血压综合征等有可能发生产后出血孕妇,或有产后出血史、剖宫史者,应严格把好产前检查关,择期住院待产;对胎盘早剥者,应及早处理,避免发生凝血功能障碍。 3. 提高助产技术,正确处理分娩三个产程。认真检查胎盘、胎膜是否完整,有无残留。如发现软产道损伤等体征,应及时处理。 4. 注意子宫收缩及阴道出血情况,同时观察血压、脉搏及全身情况。 5. 一旦发生产后出血量多,需迅速查明引起出血的原因,及时纠正失血引起的低血容量,进行针对性治疗。 6. 在产妇分娩过程中,应注意保健,避免风寒,注意外阴部清洁卫生,避免产妇情绪激动,并应注意产后饮食调摄,清除其他导致产后血晕的因素,确保产妇生命安全。

【昭昭医考重点提示】

1. 产后血晕的定义及病因病机。
2. 产后血晕的鉴别诊断:与产后郁冒、产后痉病、产后子痫的鉴别。
3. 产后血晕的急症处理。

细目三 产后发热

定义	产褥期内,出现发热持续不退,或突然高热寒战,并伴有其他症状者,称"产后发热"。如产后1~2日内,由于阴血骤虚,阳气外浮,而见轻微发热,而无其他症状,此乃营卫暂时失于调和,一般可自行消退,属正常生理现象。
病因病机	致病机理与产后"正气易虚,易感病邪,易生瘀滞"的特殊生理状态密切相关。由于产后胞脉空虚,邪毒乘虚直犯胞宫,正邪交争,正气亏虚,易感外邪,败血停滞,营卫不通,阴血亏虚,阳气浮散,均可致发热。常见病因有感染邪毒、外感、血瘀、血虚。
鉴别诊断	1. 病史:妊娠晚期不节房事,或产程不顺(难产、滞产)、接生不慎,产创护理不洁;或产后失血过多;或产后不禁房事;或当风感寒;或暑湿受热;或有情志不遂史。 2. 临床表现:产褥期内,尤以新产后出现发热为主,表现为持续发热,或突然寒战高热,或发热恶寒,或午寒乍热,或低热缠绵等症状。若产后24小时之后至10天内出现体温＞38℃,大多数情况下表示有产褥感染。除发热之外,常伴有恶露异常和小腹疼痛,尤其以恶露异常为辨证要点。

续表

鉴别诊断	3. 检查：(1) 妇科检查软产道损伤，局部可见红肿化脓。盆腔呈炎性改变，恶露秽臭。(2) 辅助检查：血常规检查见白细胞总数及中性粒细胞升高。宫腔分泌物或血培养可找到致病菌。B超检查见盆腔有液性暗区，提示有炎症或脓肿。彩色多普勒、CT、磁共振等检测，能对感染形成的包块、脓肿及静脉血栓作出定位和定性。产后发热的关键是早期诊断，以排除感染邪毒证，因此证最急最重，常危及生命。
急症处理	感染邪毒所致的产后发热，是产科危急重症，若治疗不当或延误治疗可使病情进一步发展，邪毒内传，热入营血，或热陷心宝，甚则发展至热深厥脱危重之候。此时应参照"产褥感染"，积极进行中西医结合救治。 1. 支持疗法：加强营养，纠正水、电解质平衡紊乱，病情严重者或贫血者，多次少量输血或输血浆。 2. 热入营血：高热不退，心烦汗出，斑疹隐隐，舌红绛，苔黄燥，脉弦细数。治宜解毒清营，凉血养阴。方药用清营汤加味。或用清开灵注射液，每日 20～40mL，加入 5％葡萄糖注射液或生理盐水内静脉滴注，以清热解毒、醒神开窍。 3. 热入心包：高热不退，神昏谵语，甚则昏迷，面色苍白，四肢厥冷，脉微而数。治宜凉血托毒，清心开窍。方药用清营汤送服安宫牛黄丸或紫雪丹。或醒脑静注射液，肌肉注射，每次 2～4mL，每日 1～2 次，或每次 20mL 稀释于10％葡萄糖注射液 200mL 或生理盐水 100mL 内，静脉点滴。 4. 热深厥脱：冷汗淋漓，四肢厥冷，脉微欲绝等亡阳证候，急当回阳救逆，方用独参汤、生脉散或参附汤。或用参附注射液肌内注射，每次 2～4mL，每日 1～2 次，或每次 10～20mL 稀释于 20mL 的 5％或 10％葡萄糖注射液内，静脉推注，以回阳救逆、益气固脱。此时病情复杂的，势急症重，必须根据病情，配合西医治疗，给予足够的抗生素，或皮质激素，纠正电解质紊乱，抗休克，及时处理伤口。若有盆腔脓肿，应切开引流。当病情稳定后，再检查原因，及时处理。

辨证论治★★		
感染邪毒	证候	产后高热寒战，热势不退，小腹疼痛拒按，恶露量或多或少，色紫黯如败酱，气臭秽；心烦口渴，尿少色黄，大便燥结；舌红苔黄，脉数有力。
	治法方药	清热解毒，凉血化瘀——五味消毒饮合失笑散加减或解毒活血汤加减。
若持续高热	证候	小腹疼痛剧烈，拒按，恶露不畅，秽臭如脓，烦渴引饮，大便燥结，舌紫黯，苔黄而燥，脉现数者，此乃热毒与瘀血互结胞中。
	治法方药	清热逐瘀，排脓通腑——大黄牡丹皮汤加败酱草、红藤、益母草。 如有盆腔脓肿，则要切开引流；胎盘残留宫腔者，在抗炎下清宫。
外感证	证候	产后恶寒发热，鼻流清涕，头痛，肢体酸痛，无汗；舌苔薄白，脉浮紧。
	治法方药	养血祛风，疏解表邪——荆穗四物汤加防风、苏叶或参苏饮。
若外感风热	证候	症见发热，微恶风寒，头身疼痛，咳嗽痰黄，口干咽痛，微汗或无汗，舌红，苔薄黄，脉细数。
	治法方药	辛凉解表，疏风清热——银翘散。
若邪入少阳	证候	症见寒热往来，口苦，咽干，目眩，默默不欲饮食，脉弦。
	治法方药	和解少阳——小柴胡汤加味。
若产时正值炎热酷暑	证候	症见身热多汗，口渴心烦，体倦少气，舌红少津，脉虚数，为外感暑热，气津两伤。
	治法方药	清暑益气，养阴生津——王氏清暑益气汤。
血瘀证	证候	产后寒热时作，恶露不下或下亦甚少，色紫黯有块，小腹疼痛拒按；舌质紫黯或有瘀点，脉弦涩。
	治法方药	活血化瘀，和营退热——生化汤加味或桃红消瘀汤。
血虚证	证候	产后低热不退，腹痛绵绵，喜按，恶露量或多或少，色淡质稀，自汗，头晕心悸；舌质淡，苔薄白，脉细数。
	治法方药	补血益气，和营退热——补中益气汤加地骨皮。
预防与调护		1. 加强孕期保健，注意均衡营养，增强体质，孕晚期应禁房事。 2. 正确处理分娩，产程中严格无菌操作，尽量避免产道损伤和产后出血，有损伤者应及时仔细缝合。 3. 产褥期保健应避风寒，慎起居，保持外阴清洁，严禁房事，以防外邪入侵。 4. 产后取半卧位，有利于恶露排出。 5. 防患于未然，凡有产道污染、产道手术、胎膜早破、产后出血等有感染可能者，可给予抗生素或清热解毒之品，预防病邪入侵。

【昭昭医考重点提示】
1. 产后发热的定义及病因病机。
2. 产后发热的鉴别诊断(病史＋临床表现＋检查)。
3. 产后发热的急症处理(支持疗法、热入营血、热入心包、热深厥脱)。
4. 产后发热的辨证论治及治法方药。

历年真题精选

【A1 型题】

1. 下列各项,不属产后发热病因的是
A. 感染邪毒　　B. 外感　　　　C. 血瘀　　　D. 血虚　　　E. 阳盛血热
答案：E；　考点：产后发热的病因
解析：产后发热病因有感染邪毒、外感、选项 E 不是。故选择 E。

2. 治疗产后发热感染邪毒证,应首选
A. 小柴胡汤　　B. 大柴胡汤　　C. 桃红消瘀汤　　D. 白虎汤　　E. 解毒活血汤
答案：E；　考点：产后发热感染邪毒证的治疗
解析：产后发热感染邪毒证用五味消毒饮和失笑散或解毒活血汤;外感证用荆穗四物汤;血瘀证用生化汤加味;血虚证用补中益气汤。故选择 E。

【A2 型题】

3. 患者,女,26 岁,已婚。产后 3 天高热寒战,小腹疼痛拒按,恶露初时量多,后量少、色紫暗如败酱、有臭气,烦躁口渴,溺赤便结,舌红苔黄,脉滑数有力。其诊断是
A. 产后发热外感证　　　　　　B. 产后发热血瘀证　　　　　　C. 产后腹痛血瘀证
D. 产后恶露过少血瘀证　　　　E. 产后发热感染邪毒证
答案：E；　考点：产后发热感染邪毒证的辨证
解析：产后发热的定义是产褥期内出现发热持续不退,或高热寒战,并伴有其他症状。题干产后 3 天高热寒战,小腹疼痛拒按,符合产后发热的定义;由恶露初时量多,后量少、色紫暗如败酱、有臭气,烦躁口渴,溺赤便结,舌红苔黄,脉滑数有力,辨证为感染邪毒证。故本病的诊断是产后发热感染邪毒证。故选择 E。

4. 患者,女,24 岁,已婚。产后 10 天,高热 3 天,下腹疼痛拒按,恶露量少、色紫暗,有臭味,烦热渴饮,尿黄便结,舌红苔黄厚,脉滑数。其证候是
A. 外感风热　　B. 阴虚内热　　C. 血热　　　D. 血瘀　　　E. 感染邪毒
答案：E；　考点：产后发热感染邪毒证的辨证
解析：由题干产后 10 天,高热 3 天,辨病为产后发热。故选择 E;由恶露量少、色紫暗,有臭味,烦热渴饮,尿黄便结,舌红苔黄厚,脉滑数,辨证为感染邪毒。故选择 E。

5. 患者,女,27 岁,已婚。产后 5 日,高热寒战,小腹疼痛拒按,恶露量多,色如败酱,有臭气,纳呆,便秘。应首先考虑的是
A. 产后伤食　　B. 产后腹痛　　C. 产后发热　　D. 疟疾　　　E. 肠痈
答案：C；　考点：产后发热的诊断
解析：产后发热情况同本细目第 3 题,题干为产后 5 日,血瘀、血虚。高热寒战,符合产后发热的定义,故选择 C。

【B 型题】

(6～7 题共用选项)
A. 少腹逐瘀汤　　B. 生化汤　　C. 清热调血汤　　D. 大黄牡丹皮汤　　E. 大柴胡汤

6. 患者产后高热,小腹剧痛,恶露有臭气,大便秘结。治疗应首选
答案：D

7. 患者产后寒热时作,恶露甚少,色紫暗,腹痛拒按,口干不欲饮。治疗应首选

答案:B; 考点:产后发热的辨证论治

解析:由第 6 题题干患者产后高热,小腹剧痛,恶露有臭气,大便秘结,诊断为产后发热,热结阳明,治疗应首选大黄牡丹皮汤,峻下热结,故选择 D。由第 7 题题干患者产后寒热时作,恶露甚少,色紫暗,腹痛拒按,口干不欲饮,诊断为产后发热血瘀证,治疗应首选生化汤,故选择 B。

细目四　产后腹痛

定义	产妇在产褥期内,发生与分娩或产褥有关的小腹疼痛,称为产后腹痛。其中因瘀血引起者,称"儿枕痛"。本病以新产后多见。孕妇分娩后,由于子宫的缩复作用,小腹呈阵阵作痛,于产后 1～2 日出现,持续 2～3 日自然消失,西医学称"宫缩痛""产后痛",属生理现象,一般不需治疗。若腹痛阵阵加剧,难以忍受,或腹痛绵绵,疼痛不已,影响产妇的康复,则为病态,应予治疗。
病因病机	病机是冲任、胞宫的不荣而痛和不通则痛。原因有血虚和血瘀。
鉴别诊断	与产后伤食腹痛、产褥感染腹痛、产后痢疾鉴别。

辨证论治★★		
气血两虚	证候	产后小腹隐隐作痛数日不止,喜按喜揉,恶露量少,色淡红,质稀无块,面色苍白,头晕眼花,心悸怔忡,大便干结;舌质淡,苔薄白,脉细弱。
	治法方药	补血益气,缓急止痛——肠宁汤或内补当归建中汤或当归生姜羊肉汤。
瘀滞子宫	证候	产后小腹疼痛,拒按,得热痛减;恶露量少,涩滞不畅,色紫黯有块,块下痛减,面色青白,四肢不温,或伴胸胁胀痛;舌质紫黯,脉沉紧或弦涩。
	治法方药	活血化瘀,温经止痛——生化汤加益母草或散结定痛汤或补血定痛汤。
预防与调护		产后腹痛为产后常见病,经积极治疗后大多能治愈。若失治误治,瘀血日久易成瘀热,注意保暖,切忌饮冷受寒,同时密切观察子宫缩复情况,注意子宫底高度及恶露变化。如疑有胎盘、胎衣残留,应及时检查处理。

【昭昭医考重点提示】

1. 产后腹痛的定义及病因病机。

2. 产后腹痛的辨证论治,治法方药。

历年真题精选

【A1 型题】

1. 以下哪项不是生化汤的组成药物?

A. 当归　　　　B. 川芎　　　　C. 桃仁　　　　D. 炮姜　　　　E. 赤芍

答案:E; 考点:生化汤的药物组成

解析:生化汤的组成药物有当归、川芎、桃仁、炮姜、炙甘草。故选择 E。

2. 生化汤的组成药物是

A. 当归、川芎、桃仁、炮姜、炙甘草　　　　B. 当归、川芎、桃仁、赤芍、炙甘草

C. 当归、川芎、生地、白芍、炙甘草　　　　D. 当归、川芎、桃仁、红花、益母草

E. 当归、川芎、红花、赤芍、益母草

答案:A; 考点:生化汤的药物组成

解析:参见本细目第 1 题,故选择 A。

【A2 型题】

3. 患者,女,28 岁,已婚。产时失血较多,产后小腹隐隐作痛,喜按,恶露量少,色淡,头晕耳鸣,大便干燥,舌淡苔薄,脉虚细。治疗应首选

A. 肠宁汤　　　　B. 生化汤　　　　C. 十全大补汤　　　　D. 人参养荣汤　　　　E. 八珍汤

答案:A; 考点:产后腹痛气血两虚证的治疗

解析：由题干产后小腹隐隐作痛，辨病为产后腹痛；由小腹隐隐作痛，喜按，恶露量少、色淡，头晕耳鸣，大便干燥，舌淡苔薄，脉虚细，辨证为气血两虚。代表方剂肠宁汤。故选择 A。

4. 患者，女，27 岁，已婚。产后小腹疼痛，拒按，恶露少、色暗、有块，行而不畅，胸胁胀痛，舌暗苔白滑，脉弦涩。其诊断是

    A. 产后恶露过少血瘀证　　　　　　　　B. 产后血晕血瘀证

    C. 产后腹痛血瘀证　　　　　　　　　　D. 产后胁痛血瘀证　　　　　　　E. 以上均非

答案：C；　考点：产后腹痛血瘀证的辨证

解析：产后腹痛的定义是产妇在产褥期内，发生与分娩或产褥有关的小腹疼痛。题干产后小腹疼痛，提示产后腹痛；由小腹疼痛，拒按，恶露少、色暗、有块，行而不畅，胸胁胀痛，舌暗苔白滑，脉弦涩，辨证为血瘀证。所以本题诊断为产后腹痛血瘀证。故选择 C。

5. 患者，女，29 岁，已婚。因分娩时受寒，产后小腹疼痛，拒按，恶露量少、行而不畅、色暗、有块，四肢不温，面色青白，脉沉紧。治疗应首选

    A. 温经汤（《妇人大全良方》）　　　　　　B. 肠宁汤　　　　　　　　　　C. 温胞饮

    D. 生化汤　　　　　　　　　　　　　　E. 川楝汤

答案：D；　考点：产后腹痛瘀滞子宫证的治疗

解析：由题干分娩时受寒，产后小腹疼痛，辨病为产后腹痛；由小腹疼痛，拒按，恶露量少、行而不畅、色暗、有块，四肢不温，面色青白，脉沉紧，辨证为瘀滞子宫证。方选生化汤。故选择 D。

6. 患者，女，24 岁，已婚。产后 1 周，小腹隐隐作痛，喜按，恶露量少、色淡，头晕耳鸣，舌淡红苔薄白，脉虚细。其证候是

    A. 气虚　　　　B. 肾虚　　　　C. 血虚　　　　D. 虚寒　　　　E. 脾肾两虚

答案：C；　考点：产后腹痛血虚证的辨证

解析：由题干产后 1 周，小腹隐隐作痛，辨病为产后腹痛；由恶露量少、色淡，头晕耳鸣，舌淡红苔薄白，脉虚细，辨证为血虚证。故选择 C。

7. 患者，女，25 岁，已婚。产后恶露少，少腹阵痛拒按，气粗喘促，不省人事，两手握拳，牙关紧闭，唇舌色紫，脉涩。其证候是

    A. 气滞血瘀　　　B. 肝郁气闭　　　C. 血热瘀闭　　　D. 血瘀气闭　　　E. 肝风内动

答案：D；　考点：产后腹痛血瘀气闭的辨证论治

解析：由题干产后少腹阵痛拒按，辨病为产后腹痛；由恶露量少，气粗喘促，不省人事，两手握拳，牙关紧闭，唇舌色紫，脉涩，辨证为血瘀气闭；唇舌色紫，脉涩，均是血瘀之征；瘀血阻滞，气机内闭，致气粗喘促，不省人事。故选择 D。

【B 型题】

（8～9 题共用选项）

    A. 养血活血　　　　　　　　　　　　B. 补血益气　　　　　　　　　　C. 行气养血

    D. 活血止痛　　　　　　　　　　　　E. 活血化瘀，散寒止痛

8. 产后腹痛血虚证的治法是

答案：B

9. 产后腹痛血瘀证的治法是

答案：E；　考点：产后腹痛的辨证论治

解析：产后腹痛的分型为：气血两虚，治法为补血益气，方用肠宁汤；瘀滞子宫证，治法为活血化瘀，温经止痛。故第 8 题选择 B，第 9 题选择 E。

细目五　产后身痛

定义	产妇在产褥期内，出现肢体或关节酸楚、疼痛、麻木、重着者，称为"产后身痛"。又称"产后遍身疼痛""产后关节痛""产后痹证""产后痛风"，俗称"产后风"。

续表

病因病机	发生机理，主要是产后营血亏虚，经脉失养或风寒湿邪乘虚而入，稽留关节、经络所致。常见病因有血虚、风寒、血瘀、肾虚。	
鉴别诊断	1. 痹证：本病外感风寒型与痹证的发病机理相近，临床表现也相类似，二者病位都在肢体关节。但本病只发生在产褥期，与产褥生理有关，痹证则任何时候均可发病。若产后身痛日久不愈，迁延至产褥期后，则不属本病，当属痹证论。	
	2. 痿证：二者症状均在肢体关节。产后身痛以肢体、关节疼痛、重着、屈伸不利为特点，有时亦兼麻木不仁或肿胀，但无痿躄的表现；痿证则以肢体痿弱不用、肌肉瘦削为特点，肢体关节一般不痛。	

辨证论治★★		
血虚证	证候	产后遍身关节酸楚、疼痛，肢体麻木；面色萎黄，头晕心悸；舌淡苔薄，脉细弱。
	治法方药	养血益气，温经通络——黄芪桂枝五物汤加当归、秦艽、丹参、鸡血藤。
风寒证	证候	产后肢体关节疼痛，屈伸不利，或痛无定处，或冷痛剧烈，宛如针刺，得热则舒，或关节肿胀、麻木，重着，伴恶寒怕风；舌淡苔薄白，脉濡细。
	治法方药	养血祛风，散寒除湿——独活寄生汤或趁痛散、防风汤。
血瘀证	证候	产后身痛，尤见下肢疼痛、麻木、发硬、重着、肿胀明显，屈伸不利，小腿压痛；恶露量少，色紫黯夹血块，小腹疼痛、拒按；舌黯，苔白，脉弦涩。
	治法方药	养血活血，化瘀祛湿——身痛逐瘀汤加毛冬青、忍冬藤、益母草、木瓜。
肾虚证	证候	产后腰膝、足跟疼痛，艰于俯仰，头晕耳鸣，夜尿多；舌淡黯，脉沉细弦。
	治法方药	补肾养血，强腰壮骨——养荣壮肾汤加秦艽、熟地黄。

【昭昭医考重点提示】

1. 产后身痛的定义及病因病机。

2. 产后身痛的鉴别诊断（与痹证、痿证的鉴别）。

3. 产后身痛的辨证论治，治法方药。

历年真题精选

【A2型题】

1. 患者，女，26岁，已婚。产后月余，遍身关节疼痛，四肢酸楚麻木，头晕心悸，舌淡红苔白，脉细无力。其证候是

A. 肝阴虚　　　　B. 气虚　　　　C. 肾虚　　　　D. 风寒　　　　E. 血虚

答案：E；　考点：产后身痛血虚证的辨证

解析：由题干产后月余，遍身关节疼痛，四肢酸楚麻木，辨病为产后身痛；由头晕心悸，舌淡红苔白，脉细无力，辨证为血虚证。故选择E。

2. 患者，女，35岁，已婚。产后半月余，全身关节疼痛，肢体酸楚麻木，头晕心悸，舌淡红，少苔，脉细无力。治疗应首选

A. 黄芪桂枝五物汤　　　　　　B. 养荣壮肾汤　　　　　　C. 独活寄生汤

D. 八珍汤　　　　　　E. 黄芪汤

答案：A；　考点：产后身痛血虚证的治疗

解析：同本细目第1题，产后身痛血虚证，方选黄芪桂枝五物汤。故选择A。

【B型题】

(3~4题共用选项)

A. 血瘀　　　　B. 风寒　　　　C. 肾虚　　　　D. 血虚　　　　E. 气虚

3. 产后肢体关节疼痛，屈伸不利，痛无定处。其证候是

答案：B

4. 产后遍身关节酸楚,肢体麻木,头晕心悸。其证候是

答案：D; 考点：产后身痛的辨证论治

解析：由第3题题干产后肢体关节疼痛,屈伸不利,痛无定处,辨证为风寒证;由第4题题干产后遍身关节酸楚,肢体麻木,头晕心悸,辨证为血虚证。故第3题选择B,第4题选择D。

细目六　产后恶露不绝

定义	产后血性恶露持续10天以上,仍淋沥不尽者,称"产后恶露不绝",又称"恶露不尽""恶露不止"。
病因病机	病机是胞宫藏泻失度,冲任不固,血海不宁。 常见病因有气虚、血热、血瘀。
鉴别诊断	1. 子宫黏膜下肌瘤：产后阴道出血淋沥不尽,B超提示宫内无胎盘胎膜残留,或可提示黏膜下肌瘤,HCG阴性。 2. 绒毛膜癌：本病25%发生于正常妊娠足月产2～3个月后,除产后阴道出血淋沥不尽外,有时可见转移症状,如咯血、阴道紫蓝色结节,可拍胸片,查尿HCG、B超、诊刮等辅助诊断,如HCG阳性,B超提示宫内无胎盘胎膜残留、子宫增大而软,或有子宫壁肿瘤,或卵巢黄素化囊肿。诊断性刮宫,组织物病理检查见坏死组织间夹有增生活跃且异型性滋养细胞,则可确诊。

辨证论治★★		
气虚证	证候	恶露过期不尽,量多,色淡,质稀,无臭气;面色㿠白、神疲懒言、四肢无力、小腹空坠;舌淡苔薄白,脉细弱。
	治法方药	补气摄血固冲——补中益气汤加艾叶、阿胶、益母草。
血瘀证	证候	恶露过期不尽,量时多或时少,色黯有块,小腹疼痛拒按;舌紫黯或边有瘀点,脉沉涩。
	治法方药	活血化瘀止血——生化汤加益母草、炒蒲黄。
血热证	证候	产后恶露过期不止,量较多,色紫红,质黏稠,有臭秽气;面色潮红、口燥咽干;舌质红,脉细数。
	治法方药	养血清热止血——保阴煎加益母草、七叶一枝花、贯众。
预防与调护	1. 加强早期妊娠检查及孕期营养调护,提倡住院分娩。 2. 胎盘娩出后,必须仔细检查胎盘胎膜是否完整,有无副叶胎盘。如发现有宫腔残留,多应立即清宫。 3. 产后注意适当休息,注意产褥卫生,避免感受风寒。增加营养,不宜过食辛燥之品。提倡做产后保健操。	

【昭昭医考重点提示】

1. 产后恶露不绝的定义及病因病机。

2. 产后恶露不绝的鉴别诊断(与子宫黏膜下肌瘤、绒毛膜癌的鉴别)。

3. 产后恶露不绝的辨证论治,治法方药。

历年真题精选

【A1型题】

1. 生化汤治疗血被寒凝,瘀阻胞宫而致的产后恶露淋沥不爽,常加用的药物是

A. 桃仁、赤芍　　　　　　　B. 红花、赤芍　　　　　　　C. 蒲黄、五灵脂

D. 蒲黄、益母草　　　　　　E. 黑荆芥、茜草

答案：D; 考点：产后恶露不绝血瘀证的治疗

解析：生化汤治疗血被寒凝,瘀阻胞宫而致的产后恶露淋沥不爽,常加用的药物是蒲黄、益母草,以增祛瘀止血之效。故选择D。

【A2型题】

2. 患者,女,27岁,已婚。产后恶露35天不止,色深红,质稠黏,有臭气,口燥咽干,舌红,脉虚细而数。治

疗应首选

    A. 清热固经汤   B. 保阴煎   C. 清热调血汤   D. 清经散   E. 牡丹散

答案：B；考点：产后恶露不绝血热证的治疗

解析：产后恶露不绝的分型为：气虚证治法为补气摄血固冲，方药为补中益气汤；血瘀证治法为活血化瘀止血，方用生化汤；血热证治法为养阴清热止血，方用保阴煎。从题干产后恶露 35 天不止，可确定为产后恶露不绝，从症状色深红，质稠黏，有臭气，口燥咽干，舌红，脉虚细而数，可诊断为血热证，方用保阴煎，故选择 B。

3. 患者，女，27 岁，已婚。产后恶露 1 个月未止，量多、色淡、无臭气，小腹空坠，神倦懒言，舌淡，脉缓弱。治疗应首选

    A. 举元煎   B. 固本止崩汤   C. 生化汤

    D. 八珍汤   E. 补中益气汤

答案：E；考点：产后恶露不绝气虚证的治疗

解析：参见本细目第 2 题。从题干产后恶露 1 个月不止，可确定为产后恶露不绝，从症状恶露量多、色淡、无臭气，小腹空坠，神倦懒言，舌质淡，脉缓弱，可诊断为气虚证，方用补中益气汤，故选择 E。

4. 患者，女，24 岁，已婚。产后 4 周恶露过期不止，量多、色淡红、质稀，小腹空坠，面色白，舌淡，脉缓弱。治疗应首选

    A. 归脾汤   B. 补中益气汤   C. 圣愈汤   D. 人参养营汤   E. 参附汤

答案：B；考点：产后恶露不绝气虚证的治疗

解析：从题干产后 4 周恶露过期不止，可确定为产后恶露不绝；从症状量多、色淡红、质稀，小腹空坠，面色白，舌淡脉缓弱。可辨证为气虚证，方用补中益气汤，故选择 B，其余选项都不正确。

5. 患者，女，27 岁，已婚。人流术后恶露持续 20 天未净，量较多，色紫红，质稠，有臭味，面色潮红，口燥咽干，舌质红，脉细数。其证候是

    A. 气虚   B. 血虚   C. 血热   D. 湿热   E. 阴虚

答案：C；考点：产后恶露不绝血热证的辨证

解析：从题干人流术后恶露持续 20 天未净，可确定为产后恶露不绝；从症状量多色紫红，质稠，有臭味，面色潮红，口燥咽干，舌质红，脉细数，可辨证为血热证。故选择 C。

细目七　缺　乳

定义	产后哺乳期内，产妇乳汁甚少或无乳可下者，称"缺乳"，又称"产后乳汁不行"。
病因病机	乳汁缺乏，多因气血虚弱，生化之源不足，或肝郁气滞，乳络不畅所致。常见病因有气血虚弱、肝郁气滞、痰浊阻滞。

辨证论治 ★★		
气血虚弱	证候	产后乳汁少甚或全无，乳汁稀薄，乳房柔软无胀感；面色少华，倦怠乏力；舌淡苔薄白，脉细弱。
	治法方药	补气养血，佐以通乳——通乳丹
肝郁气滞	证候	产后乳汁分泌少，甚或全无，乳房胀硬、疼痛，乳汁稠；伴胸胁胀满，情志抑郁，食欲不振；舌质正常，苔薄黄，脉弦或弦滑。
	治法方药	疏肝解郁，通络下乳——下乳涌泉散
痰浊阻滞	证候	乳汁甚少或无乳可下，乳房硕大或下垂不胀满，乳汁不稠；形体肥胖，胸闷痰多，纳少便溏，或食多乳少；舌淡胖，苔腻，脉沉细。
	治法方药	健脾化痰通乳——苍附导痰丸合漏芦散

【昭昭医考重点提示】

1. 缺乳的定义及病因病机。

2. 缺乳的辨证论治，治法方药。

历年真题精选

【A2 型题】

患者产后乳汁少甚或全无,乳汁稀薄,乳房柔软无胀感,面色少华,倦怠乏力,舌淡苔薄白,脉细弱,治疗应首选的方剂是

    A. 八珍汤　　　　　B. 补中益气汤　　　　　C. 通乳丹　　　　　D. 下乳涌泉散　　　　　E. 漏芦散

答案:C;　考点:缺乳的辨证论治

解析:患者产后乳汁少甚或全无,病属缺乳。从题干的乳汁稀薄,乳房柔软无胀感,患者面色少华,倦怠乏力可知患者为气血虚弱证,治当补气养血,佐以通乳,代表方为通乳丹,故选 C。

细目八　产后抑郁

定义	产后抑郁是以产妇在分娩后出现情绪低落、精神抑郁为主要症状的病证,是产褥期精神综合征中最常见的一种类型,西医称之为"产褥期抑郁症"。
病因病机	本病的发生与产妇的个性特征、体质因素及产后多虚多瘀的生理变化有关。主要病机是血虚或血瘀导致心神不守。常见病因有心脾两虚、瘀血内阻、肝郁气结。

辨证论治★★		
心脾两虚	证候	产后焦虑,忧郁,心神不宁,常悲伤欲哭,情绪低落,失眠多梦,健忘,精神萎靡,伴神疲乏力,面色萎黄,纳少便溏,脘闷腹胀,舌淡,苔薄白,脉细弱。
	治法方药	健脾益气,养心安神——归脾汤或养心汤或茯神散。
瘀血内阻	证候	产后抑郁寡欢,默默不语,失眠多梦,神志恍惚,恶露淋沥日久,色紫黯有块,面色晦暗,舌黯,有瘀斑,苔白,脉弦或涩。
	治法方药	活血逐瘀,镇静安神——调经散或芎归泻心汤。
肝郁气结	证候	产后心情抑郁,心神不安,夜不入寐,或噩梦纷纭,惊恐易醒,恶露量或多或少,色紫黯有块,胸闷纳呆,善太息,苔薄,脉弦。
	治法方药	疏肝解郁,镇静安神——逍遥散加夜交藤、合欢皮、磁石、柏子仁。

【昭昭医考重点提示】

1. 产后抑郁的定义及病因病机。

2. 产后抑郁的辨证论治,治法方药。

细目九　产后小便不通

定义	新产后产妇发生排尿困难,小便点滴而下,甚则闭塞不通,小腹胀急疼痛者,称"产后小便不通",又称"产后癃闭"。
病因病机	病机是膀胱气化失司所致。若肺脾气虚,肾阳不足,气机阻滞或瘀血阻滞,可导致膀胱气化失常,发为小便不通。常见的病因为气虚、肾虚和血瘀。

辨证论治★★		
【昭昭提示】产后小便不通因病在产后,不可滥用通利之品。		
气虚证	证候	产后小便不通,小腹胀急疼痛,或小便清白,点滴而下,倦怠乏力,少气懒言,语音低微,面色少华;舌质淡,苔薄白,脉缓弱。
	治法方药	补气升清,化气行水——补中益气汤去升麻,加桔梗、茯苓、通草;或用春泽汤。
肾虚证	证候	产后小便不通,小腹胀急疼痛或小便色白而清,点滴而下,面色晦暗,腰膝酸软,舌质淡,苔白,脉沉细无力。
	治法方药	温补肾阳,化气行水——济生肾气丸或金匮肾气丸。

续表

| 血瘀证 | 证候 | 产程不顺,产时损伤膀胱,产后小便不通或点滴而下,尿色略混浊带血丝,小腹胀满疼痛;舌正常或黯,脉涩。 |
| | 治法方药 | 活血化瘀,行气利水——加味四物汤或小蓟饮子。 |

【昭昭医考重点提示】
1. 产后小便不通的定义及病因病机。
2. 产后小便不通的辨证论治,治法方药。

细目十　产后小便淋痛

| 定义 | 产后出现尿频、尿急、淋沥涩痛等症状称"产后小便淋痛""产后淋""产后溺淋"。 |
| 病因病机 | 病机是膀胱气化失司,水道不利。肾与膀胱相表里,肾阴亏虚,阴虚火旺,热灼膀胱,或湿热客于脬中,热迫膀胱,或肝郁化热,移热膀胱,膀胱气化不利致小便淋沥涩痛。常见的病因有湿热蕴结、肾阴亏虚、肝经郁热。 |

辨证论治★★		
湿热蕴结	证候	产时不顺,产后突感小便短涩,淋沥灼痛,尿黄赤或混浊,口渴不欲饮,心烦;舌红,苔黄腻,脉滑数。
	治法方药	清热利湿通淋——加味五淋散加益母草,或八正散,或分清饮。
肾阴亏虚	证候	产后小便频数,淋沥不爽,尿道灼热疼痛,尿少色深黄,伴腰酸膝软,头晕耳鸣,手足心热;舌红,苔少,脉细数。
	治法方药	滋肾养阴通淋——化阴煎或知柏地黄汤。
肝经郁热	证候	产后小便艰涩而痛,余沥不尽,尿色红赤色,情志抑郁或心烦易怒,小腹胀满,甚或两胁胀痛,口苦而干,大便干结;舌红,苔黄,脉弦数。
	治法方药	疏肝清热通淋——沉香散。

【昭昭医考重点提示】
1. 产后小便淋痛的定义及病因病机。
2. 产后小便淋痛的辨证论治,治法方药。

第十一单元　妇科杂病

【考点透视】
1. 重点掌握癥瘕、不孕症的定义、病机及各证型的主症、治法、方药。
2. 熟悉其他妇科杂病的分型治疗、药物组成及子宫脱垂的分度。

细目一　概　述

妇科杂病定义	凡不属经、带、胎、产和前阴疾病范畴,而又与女性解剖、生理特点有密切关系的疾病,称为"妇科杂病"。
妇科杂病范围	癥瘕、盆腔炎、不孕症、阴痒、阴疮、子宫脱垂、妇人脏躁。
妇科杂病病因病机	寒热湿邪、七情内伤、生活因素、体质因素诸多病因均可导致疾病的发生。其病机主要是肾、肝、脾功能失常,气血失调,直接或间接影响冲任、胞宫、胞脉、胞络而发生妇科杂病。最常见的病因是气滞血瘀,湿热瘀结,痰湿壅阻,肾虚、肝郁、脾虚,冲任、胞脉胞络损伤,及脏阴不足等。
妇科杂病治疗原则	重在整体调补肾、肝、脾功能,调理气血,调治冲任、胞宫,以恢复其生理功能,并注意祛邪。
具体治法	补肾疏肝、健脾、益气、祛瘀、化痰、消癥、清热解毒、甘润滋养及外用杀虫止痒等。

【昭昭医考提示】杂病大多病程日久,经年累月,治疗难图速愈,必须坚持服药调治,配合心理治疗,假以时日,方显疗效。

细目二　癥　瘕

定义	妇人下腹结块,伴有或胀,或痛,或满,或异常出血者,称为癥瘕。癥者有形可征,固定不移,痛有定处;瘕者假聚成形,聚散无常,推之可移,痛无定处。一般以为癥属血病,瘕属气病,但临床常难以划分,故并称癥瘕。癥瘕有良性和恶性之分,这里仅指良性癥瘕。
病因病机	病机是由于机体正气不足,风寒湿热之邪内侵,或七情、房事、饮食内伤,脏腑功能失调,气机阻滞,瘀血、痰饮、湿浊等有形之邪凝结不散,停聚小腹,日月相积,逐渐而成。由于病程日久,正气虚弱,气、血、痰、湿互相影响,故多相互兼夹而有所偏重,极少出现单纯的气滞、血瘀或痰湿。主要病因有气滞血瘀、痰湿瘀结、湿热瘀阻和肾虚血瘀。
鉴别诊断	首先应与妊娠子宫及尿潴留鉴别;然后识别妇科良性癥瘕所涉及的主要病种,如卵巢良性肿瘤、子宫肌瘤、盆腔炎性包块、陈旧性宫外孕。

辨证论治★★		
气滞血瘀	证候	下腹部结块,触之有形,按之痛或无痛,小腹胀满,月经先后不定,经血量多有块,经行难净,经色黯;精神抑郁,胸闷不舒、面色晦暗、肌肤甲错;舌质紫黯,或有瘀斑,脉沉弦涩。
	治法方药	行气活血,化瘀消癥——香棱丸或大黄䗪虫丸。
痰湿瘀结	证候	下腹结块,触之不坚,固定难移,经行量多,淋沥难净,经间带下增多;胸脘痞闷、腰腹疼痛;舌体胖大、紫黯,有瘀斑、瘀点,苔白厚腻,脉弦滑或沉涩。
	治法方药	化痰除湿,活血消癥——苍附导痰丸合桂枝茯苓丸。
湿热瘀阻	证候	下腹部肿块,热痛起伏,触之痛剧,痛连腰骶,经行量多,经期延长,带下量多、色黄如脓,或齿白兼杂;兼见身有热口渴、心烦不宁、大便秘结、小便黄赤;舌黯红,有瘀斑,苔黄,脉弦滑数。
	治法方药	清热利湿,化瘀消癥——大黄牡丹汤。
肾虚血瘀	证候	下腹部结块,触痛;月经量多或少,经行腹痛较剧,经色紫黯有块,婚久不孕或曾反复流产;腰酸膝软、头晕耳鸣;舌黯,脉弦细。
	治法方药	补肾活血,消癥散结——补肾祛瘀方或益肾调经汤。

【昭昭医考重点提示】
1. 癥瘕的定义、病因病机。
2. 癥瘕的鉴别诊断。
3. 癥瘕的辨证分型及治法方药具。

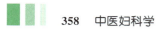 历年真题精选

【A1 型题】

1. 桂枝茯苓丸的组成是

A. 桂枝、茯苓、丹皮、芍药、红花　　　B. 桂枝、茯苓、丹皮、芍药、桃仁

C. 桂枝、茯苓、丹皮、芍药、牛膝　　　D. 桂枝、茯苓、丹皮、芍药、丹参

E. 桂枝、茯苓、丹皮、芍药、莪术

答案:B; 考点:桂枝茯苓丸的药物组成

解析:桂枝茯苓丸的组成是桂枝、茯苓、丹皮、芍药、桃仁。故选择 B。

【A2 型题】

2. 患者,女,30 岁。发现下腹包块 1 个月余,小腹胀痛,痛无定处,舌苔薄润,脉沉弦。其证候是

A. 血瘀　　　　B. 寒凝　　　　C. 气滞　　　　D. 痰湿　　　　E. 湿郁

答案:C; 考点:癥瘕气滞证的辨证

解析：由题干下腹包块 1 个月余，小腹胀痛，诊断为癥瘕，由小腹胀痛，痛无定处，辨证为气滞证。故选择 C。

3. 患者，女，45 岁，已婚。下腹积块，固定不移，疼痛拒按，舌边瘀点，脉沉涩。治疗应首选
　　A. 桂枝茯苓丸　　　B. 逍遥散　　　C. 乌药汤　　　D. 香棱丸　　　E. 三棱煎
　　答案：A；　考点：癥瘕血瘀证的治疗

解析：由题干下腹积块，固定不移，疼痛拒按，诊断为癥瘕。由下腹积块，固定不移，疼痛拒按，舌边瘀点，脉沉涩，辨证为血瘀证。方选桂枝茯苓丸。故选择 A。

【B 型题】

（4～5 题共用选项）
　　A. 破瘀散结　　　B. 理气行滞　　　C. 先攻后补　　　D. 攻补兼施　　　E. 先补后攻

4. 体质较强的癥瘕患者，其治法是
　　答案：C

5. 久病体弱的癥瘕患者，其治法是
　　答案：D；　考点：癥瘕的治疗原则

解析：本着"急则治标，缓则治本"的原则。体质较强的癥瘕患者，其治法是先攻后补；久病体弱的癥瘕患者，其治法是攻补兼施。故第 4 题选择 C，第 5 题选择 D。

（6～7 题共用选项）
　　A. 开郁二陈汤　　B. 苍附导痰丸　　C. 香棱丸　　　D. 桂枝茯苓丸　　　E. 血府逐瘀汤

6. 治疗癥瘕气滞证，应首选
　　答案：C

7. 治疗癥瘕痰湿证，应首选
　　答案：B；　考点：癥瘕的辨证论治

解析：治疗癥瘕气滞证，应首选香棱丸；治疗癥瘕痰湿证，应首选苍附导痰丸。故第 6 题选择 C，第 7 题选择 B。

（8～9 题共用选项）
　　A. 逐瘀止血汤　　B. 身痛逐瘀汤　　C. 生化汤　　　D. 香棱丸　　　E. 少腹逐瘀汤

8. 治疗癥瘕气滞血瘀证，应首选
　　答案：D

9. 治疗不孕瘀滞胞宫证，应首选
　　答案：E；　考点：癥瘕与不孕的辨证论治

解析：治疗癥瘕气滞血瘀证，应首选香棱丸；治疗不孕瘀滞胞宫证，应首选少腹逐瘀汤。故第 8 题选择 D，第 9 题选择 E。

细目三　盆腔炎

定义	女性内生殖器官及其周围结缔组织、盆腔腹膜发生的炎症，称为盆腔炎。 盆腔炎可分为急性盆腔炎和慢性盆腔炎。急性盆腔炎继续发展可引起弥漫性腹膜炎、败血症、感染性休克，严重者可危及生命。若在急性期未能得到彻底治愈，则可转为慢性盆腔炎，往往日久不愈并可反复发作。盆腔的炎症可局限于一个部位，也可同时累及几个部位，最常见的是输卵管炎及输卵管卵巢炎，单纯的子宫内膜炎或卵巢炎较少见。
病因病机	急性盆腔炎：多发生在产后、流产后、宫腔内手术处置后，或经期卫生保健不当之际，邪毒乘虚侵袭，稽留于冲任及胞宫脉络，与气血相搏结，邪正交争，而发热疼痛，邪毒炽盛则腐肉酿脓，甚至泛发为急性腹膜炎、感染性休克。常见病因有热毒炽盛、湿热瘀结。 慢性盆腔炎：常为急性盆腔炎未能彻底治疗，或患者体质虚弱，病程迁延所致；亦可无急性发病史，起病缓慢，病情顽固，反复不愈。临床根据病变特点及部位的不同，分别称为慢性输卵管炎、输卵管积水、输卵管卵巢炎、输卵管卵巢囊肿、慢性盆腔结缔组织炎。其病因病机主要是经行产后，胞门未闭，风寒湿热之邪，或虫毒乘虚内侵，与冲任气血相搏结，蕴积于胞宫，反复进退，耗伤气血，虚实错杂，缠绵难愈。常见病因有湿热瘀结、气滞血瘀、寒湿凝滞、气虚血瘀。

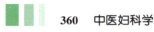

续表

诊断	1. 急性盆腔炎的诊断： （1）病史：近期有经行、产后、妇产科手术、房事不洁等发病因素。 （2）临床表现：呈急性病容，辗转不安，面部潮红，高热不退，小腹部疼痛难忍，赤白带下或恶露量多，甚至如脓血，亦可伴有腹胀、腹泻、尿频、尿急等症状。 （3）检查：①妇科检查：小腹部肌紧张，压痛、反跳痛；阴道充血，脓血性分泌物量多；宫颈充血，宫体触压痛拒按，宫体两侧压痛明显，甚至触及包块；盆腔形成脓肿，位置较低者则后穹窿饱满，有波动感。②辅助检查：血常规检查见白细胞升高，粒细胞更明显。阴道、宫腔分泌物或血培养可见致病菌。后穹窿穿刺可吸出脓液。B超可见盆腔内有炎性渗出液或肿块。 2. 慢性盆腔炎的诊断： （1）病史：既往有急性盆腔炎、阴道炎、节育及妇科手术感染史，或不洁性生活史。 （2）临床表现：下腹部疼痛，痛连腰骶，可伴有低热起伏，易疲劳，劳则复发，带下增多，月经不调，甚至不孕。 （3）检查：妇科子宫触压痛，活动受限，宫体一侧或两侧附件增厚、压痛，甚至触及炎性肿块。盆腔B超、子宫输卵管造影及腹腔镜检有助于诊断。
鉴别诊断	1. 急性盆腔炎需与如下疾病相鉴别： （1）异位妊娠：输卵管妊娠流产、破裂者，腹腔内出血，临床表现为腹痛、阴道流血，甚至晕厥，与急性盆腔炎相似。盆腔炎者高热，白细胞明显升高。异位妊娠者HCG（＋）。后穹窿穿刺，异位妊娠者可吸出不凝固的积血，盆腔炎者则为脓液，可资鉴别。 （2）急性阑尾炎：与急性盆腔炎都有身热、腹痛、白细胞升高。盆腔炎痛在下腹部两侧，病位较低，常伴有月经异常；急性阑尾炎多局限于右下腹部，有麦氏点压痛、反跳痛。 （3）卵巢囊、肿蒂扭转：常有突然腹痛，渐加重，甚至伴有恶心呕吐，一般体温不甚高。B超检查或妇科盆腔检查可资鉴别。 2. 慢性盆腔炎需要与如下疾病相鉴别： （1）子宫内膜异位症以进行性加重的痛经为特征，病程长，与慢性盆腔炎相似。后者的特点是长期慢性疼痛，可有反复急性发作，低热，经行、性交、劳累后疼痛加重。子宫内膜异位症平时不通，或仅有轻微疼痛不适，经期则腹痛难忍，并呈进行性加重。腹腔镜检、B超及抗子宫内膜抗体等检验有助于确诊。 （2）卵巢囊肿：慢性盆腔炎形成输卵管积水，或输卵管卵巢囊肿者，需与卵巢囊肿者鉴别。前者有盆腔炎病史，肿块成腊肠型，囊壁较薄，周围有粘连，活动受限，卵巢囊肿多为圆形或椭圆形，周围无粘连，活动自如，常无明显自觉不适，偶于妇科体检中发现。B超可资鉴别。

辨证论治★★		
急性盆腔炎发病急，病情重，病势凶险。病因以热毒为主，兼有湿、瘀，故临证以清热解毒为主，祛湿化瘀为辅。		
热毒炽盛	证候	高热腹痛，恶寒或寒战，下腹部疼痛拒按，咽干口苦，大便秘结，小便短赤，带下量多、色黄，或赤白兼杂、质黏稠、如脓血、味臭秽，月经量多或淋沥不净；舌红，苔黄厚，脉滑数。
	治法方药	清热解毒，利湿排脓——五味消毒饮合大黄牡丹汤。
湿热瘀结	证候	下腹部疼痛拒按，或胀满，热势起伏，寒热往来，带下量多、色黄、质稠、味臭秽，经量增多，经期延长，淋沥不止，大便溏或燥结，小便短赤；舌红有瘀点，苔黄厚，脉弦滑。
	治法方药	清热利湿，化瘀止痛——仙方活命饮加薏苡仁、冬瓜仁。
慢性盆腔炎多为邪热余毒残留，与冲任之气血相搏结，凝聚不去，日久难愈，耗伤气血，虚实错杂。		
湿热瘀结	证候	少腹部隐痛，或疼痛拒按，痛连腰骶，低热起伏，经行或劳累时加重，带下量多、色黄、质黏稠，胸闷纳呆，口干不欲饮，大便溏，或秘结，小便黄赤；舌体胖大、色红，苔黄腻，脉弦数或滑数。
	治法方药	清热利湿，化瘀止痛——银甲丸或当归芍药散加丹参、毛冬青、忍冬藤、田七片。

续表

气滞血瘀	证候	少腹部胀痛或刺痛,经行腰腹疼痛加重,经血量有块,瘀块排出则痛减,带下量多,婚久不孕;经行情志抑郁,乳房胀痛;舌体紫黯,有瘀斑、瘀点,苔薄,脉弦涩。
	治法方药	活血化瘀,理气止痛——膈下逐瘀汤。
寒湿凝滞	证候	小腹冷痛或坠胀疼痛,经行腹痛加重,喜热恶寒,得热痛缓,经行错后,经血量少,色黯,带下淋沥;神疲乏力,腰骶冷痛,小便频数,婚久不孕;舌黯红,苔白腻,脉沉迟。
	治法方药	祛寒除湿,活血化瘀——少腹逐瘀汤。
气虚血瘀	证候	下腹部疼痛结块,缠绵日久,痛连腰骶,经行加重,经血量多有块,带下量多;精神不振,疲乏无力,食少纳呆;舌体黯红,有瘀点瘀斑,苔白,脉弦涩无力。
	治法方药	益气健脾,化瘀散结——理冲汤。
预防与调护		1. 坚持经期、产后及流产后的卫生保健。 2. 严格掌握妇产科手术指征,术前认真消毒,无菌操作,术后做好护理,预防感染。 3. 对急性盆腔炎要彻底治愈,防止转为慢性而反复发作。 4. 急性盆腔炎患者需要卧床休息、半卧位,饮食应加强营养,选择易于消化的食品。 5. 慢性盆腔炎患者要积极锻炼身体,增强体质。 6. 解除思想顾虑,正确认识疾病,增强治疗的信心。

【昭昭医考重点提示】

1. 盆腔炎的定义、病因病机。
2. 盆腔炎的诊断(病史＋临床表＋检查)。
3. 盆腔炎的治疗原则及辨证分型,治法方药。

历年真题精选

【A1 型题】

1. 患者,女,32 岁。小腹及少腹疼痛拒按,有灼热感,伴腰骶疼痛,低热起伏,带下量多,色黄、质稠,溲黄,舌红苔黄腻,脉弦滑。其治法是

    A. 清热除湿,化瘀止痛   B. 行气活血,化瘀止痛

    C. 疏肝理气,化瘀止痛   D. 凉血活血,化瘀止痛

    E. 健脾利湿,化瘀止痛

    答案:A; 考点:盆腔炎湿热瘀结证的治疗

    解析:由题干小腹及少腹疼痛拒按,有灼热感,伴腰骶疼痛,辨病为盆腔炎;由小腹及少腹疼痛拒按,有灼热感,带下量多,色黄、质稠,溲黄,舌红苔黄腻,脉弦滑,辨证为湿热瘀结证。治法是清热除湿,化瘀止痛。故选择 A。

2. 患者,女,25 岁,已婚。有盆腔炎病史,下腹部疼痛结块,缠绵日久,痛连腰骶,经行加重,经血量多有块,带下量多,精神不振,纳少乏力,舌质紫暗有瘀点,苔白,脉弦涩无力。治疗应首选

    A. 理冲汤   B. 膈下逐瘀汤   C. 少腹逐瘀汤   D. 血府逐瘀汤   E. 银甲丸

    答案:A; 考点:盆腔炎气虚血瘀证的治疗

    解析:由题干有盆腔炎病史,下腹部疼痛结块,缠绵日久,痛连腰骶,辨病为慢性盆腔炎;由下腹部疼痛结块,缠绵日久,经行加重,经血量多有块,带下量多,精神不振,纳少乏力,舌质紫暗有瘀点,苔白,脉弦涩无力。辨证为气虚血瘀证。代表方剂是理冲汤。故选择 A。

3. 患者,女,25 岁,已婚。近半年来常感小腹部隐痛,拒按,痛连腰骶,劳累时加重,带下量多,色黄,质黏稠,胸闷纳呆,口干便秘,小便黄赤,舌体胖大,色红,苔黄腻,脉滑数。治疗应首选

    A. 膈下逐瘀汤   B. 少腹逐瘀汤   C. 银甲丸   D. 理冲汤   E. 止带方

    答案:C; 考点:盆腔炎的辨证论治

解析：由题干近半年来常感小腹部隐痛，拒按，痛连腰骶，辨病为慢性盆腔炎；由带下量多，色黄，质黏稠，胸闷纳呆，口干便秘，小便黄赤，舌体胖大，色红，苔黄腻，脉滑数，辨证为湿热瘀结证。代表方剂是银甲丸。故选择 C。

【B 型题】

（4～5 题共用选项）

A. 冲任虚衰，胞脉失于濡养，不荣则痛　　B. 冲任阻滞，胞脉失畅，不通则痛

C. 肝血不足，冲任失荣　　D. 肾阳虚衰，胞脉失于温煦

E. 气血亏虚，冲任失养

4. 实性盆腔炎与痛经的共同病机是

答案：B

5. 虚性盆腔炎与痛经的共同病机是

答案：A；　考点：盆腔炎与痛经的病因病机

解析：盆腔炎的病机是冲任虚衰，胞脉失养，"不荣则痛"，及冲任阻滞，胞脉失畅，"不通则痛"；痛经的病机是邪气内伏或精血素亏，更值经期前后冲任二脉气血的生理变化急骤，导致胞宫的气血运行不畅，"不通则痛"；或胞宫失于濡养，"不荣则痛"。故实性妇人腹痛与痛经的共同病机是冲任阻滞，胞脉失畅，不通则痛；虚性妇人腹痛与痛经的共同病机是冲任虚衰，胞脉失于濡养，不荣则痛。故第 4 题选择 B，第 5 题选择 A。

（6～7 题共用选项）

A. 温肾助阳，暖宫止痛　　B. 行气活血，化瘀止痛

C. 补血养营，和中止痛　　D. 清热除湿，化瘀止痛

E. 散寒除湿，化瘀止痛

6. 盆腔炎肾阳虚衰证的治法是

答案：A

7. 盆腔炎气滞血瘀证的治法是

答案：B；　考点：盆腔炎的辨证论治

解析：盆腔炎肾阳虚衰证的治法是温肾助阳，暖宫止痛；盆腔炎气滞血瘀证的治法是行气活血，化瘀止痛。故第 6 题选择 A，第 7 题选择 B。

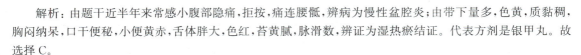

细目四　不孕症

定义	女子婚后未避孕，有正常性生活，同居 1 年，而未受孕者；或曾有过妊娠，而后未避孕，又连续 1 年未再受孕者，称"不孕症"。前者为原发性不孕，古称"全不产"；后者 为继发性不孕，古称"断绪"。
病因病机	病机有虚实两端。虚者因冲任、胞宫失于濡养与温煦，难以成孕。引起其病机变化的主要因素有肾阳亏损和肾阴不足等诸端。而实者因瘀滞内停，冲任受阻，不能摄精成孕。引起实证病机变化的主要因素有肝郁、痰湿和血瘀。
诊断	1. 询问病史：结婚年龄、丈夫健康状况、性生活情况、月经史、既往史（有无结核、阑尾炎手术、甲状腺病等及家族史、既往生育史。对继发不孕者尤须问清有无感染病史。） 2. 体格检查：注意第二性征的发育，内外生殖器的发育，有无畸形、炎症、包块及溢乳。 3. 不孕症的特殊检查： （1）卵巢功能检查：了解卵巢有无排卵及黄体功能状态。如 BBT、B 超监测排卵、阴道脱落细胞涂片检查、子宫颈黏液结晶检查、宫内膜活检、女性激素测定等。（2）输卵管通畅试验：常用输卵管通液术、子宫输卵管碘油（或碘水）造影及 B 超下输卵管过氧化氢溶液通液术。除检查子宫卵管有无畸形、是否通畅，有无子宫内膜结核和肌瘤外，还有一定的分离粘连的治疗作用。（3）免疫因素检查：如抗精子抗体（ASAB）、抗内膜抗体（EMAB）。（4）子宫腔镜检查：怀疑有宫腔或宫内膜病变时，可做宫腔镜检查或作宫腔粘连分离。（5）腹腔镜检查：上述检查均未见异常，或输卵管造影有粘连，可做腹腔镜检查，可发现术前未发现的病变，如子宫内膜异位症等。亦可作粘连分离术、内异病灶电凝术、多囊卵巢打孔术。必要时剖腹探查。（6）排除垂体病变：当怀疑垂体病变时，应做头 CT、MRI 检查，排除垂体病变引起不孕。

辨证论治★★		
肾气虚	证候	婚久不孕,月经不调或停闭,经量或多或少,色黯;头晕耳鸣,腰膝酸软,精神疲倦,小便清长;舌淡,苔薄,脉沉细,两尺尤甚。
	治法方药	补肾益气,温养冲任——毓麟珠。
肾阳虚	证候	婚久不孕,月经迟发,或月经后推,或停闭不行,经色淡黯,性欲淡漠,小腹冷,带下量多,清稀如水;或子宫发育不良;头晕耳鸣,腰膝酸软,夜尿多;眼眶暗,面部暗斑,或环唇暗;舌质淡暗,苔白,脉沉细尺弱。
	治法方药	温肾暖宫,调补冲任——温胞饮或右归丸。
肾阴虚	证候	婚久不孕,月经常提前,经量少或月经停闭,经色较鲜红;或行经时间延长,甚则崩中或漏下不止;形体消瘦,头晕耳鸣,腰膝酸软,五心烦热,失眠多梦,眼花心悸,肌肤失润,阴中干涩;舌质稍红略干,苔少,脉细或细数。
	治法方药	滋肾养血,调补冲任——养精种玉汤。
肝气郁结	证候	婚久不孕,月经或先或后,经量多少不一,或经来腹痛;或经前烦躁易怒,胸胁乳房胀痛,精神抑郁,善太息;舌黯红或舌边有瘀斑,脉弦细。
	治法方药	疏肝解郁,理血调经——开郁种玉汤或百灵调肝汤。
瘀滞胞宫	证候	婚久不孕,月经多推后或周期正常,经来腹痛,甚或呈进行性加剧,经量多少不一,经色紫黯,有血块,块下痛减;有时经行不畅,淋沥难净,或经间出血;或肛门坠胀不适,性交痛;舌质紫黯或舌边有瘀点,苔薄白,脉弦或弦细涩。
	治法方药	逐瘀荡胞,调经助孕——少腹逐瘀汤或隔下逐瘀汤。
痰湿内阻	证候	婚久不孕,多自青春期始即形体肥胖,月经常推后、稀发,甚则停闭不行;带下量多,色白质黏无臭;头晕心悸,胸闷泛恶,面目虚浮或㿠白;舌淡胖,苔白腻,脉滑。
	治法方药	燥湿化痰,行滞调经——苍附导痰丸。
辨病与辨证结合		1. 排卵障碍性:不孕包括无排卵和黄体功能不全。伴发的病种如先天性卵巢发育不良、席汉综合征、无排卵性功能失调性子宫出血、多囊卵巢综合征、高催乳素血症、未破裂卵泡黄素化综合征、子宫内膜异位症、卵巢早衰等。无排卵者,治疗多以补益肾气,平衡卵阴阳,调整肾-天癸-冲任-胞宫生殖轴以促排卵,如促排卵汤(《罗元恺论医集》)。黄体功能不全者,治疗多以补肾疏肝为主。常见的证型有脾肾阳虚、肝肾阴虚、肾虚痰湿和肾虚肝郁等。 2. 免疫性不孕:导致免疫性不孕的因素很多,在人体中不论精子、卵子、受精卵、性激素、促性腺激素及精浆,都具有一定的抗原性,导致免疫反应,造成不孕。造成不孕的免疫反应可分为同种免疫、局部免疫及自身免疫三种。目前进行的大多是对抗精子免疫性不孕的研究。中医学认为引起免疫性不孕的常见病因病机是肾虚血瘀、阴虚火旺、气滞血瘀和湿热互结,并按相应的证型进行临床和实验室研究,取得一定的经验,值得进一步研究。 3. 输卵管阻塞性不孕:多因盆腔慢性炎症导致输卵管粘连、积水、僵硬、扭曲或闭塞,使输卵管丧失其输送精子、卵子和受精卵的功能,或造成精卵结合障碍而发为不孕。输卵管阻塞性不孕的中医常见证型为气滞血瘀、湿热瘀阻、肾虚血瘀、寒凝血瘀。治疗多以疏肝理气,化瘀通络为主,内服外治(中药保留灌肠或外敷下腹部);配合导管扩通(介入治疗)可提高疗效。
预防与调护		1. 保持心情舒畅,社会和家人要给予关心、体贴和支持,创造一个良好的心态环境。 2. 进行性知识宣传教育,注意卫生,预防和及早治疗生殖道炎症。 3. 进行性生理知识教育,让患者掌握氤氲期"的候",增加受孕机会。 4. 做好计划生育,避免人工堕胎、引产等对肾精、气血的不必要损耗而造成不孕。

【昭昭医考重点提示】

1. 不孕症的定义、病因病机。

2. 不孕症的诊断(病史＋体格检查＋不孕症的特殊检查)。

3. 妇科杂病的治疗原则及辨证分型、治法方药。

历年真题精选

【A1 型题】

1. 女子婚后未避孕,有正常性生活,丈夫查精液常规正常,同居 2 年未受孕者,称为

A. 断绪　　　B. 不育　　　C. 全不产　　　D. 绝对不孕　　　E. 五不女

答案:C; 考点:不孕症的定义

解析:不孕症定义为凡女子婚后未避孕,有正常性生活,同居 2 年而未受孕者,或曾有过妊娠,而后未避孕,又连续 2 年而未受孕者。前者称为原发性不孕,古称"全不产";题干女子婚后未避孕,有正常性生活,丈夫查精液常规正常,同居 2 年未受孕者,符合不孕症的定义。故选择 C。

【A2 型题】

2. 患者,女,32 岁,已婚。婚后 4 年未孕,月经 3～5 个月一行,经量甚少,形体肥胖,头晕心悸,带下量多、质稠,面色白,舌苔白腻,脉滑。治疗应首选

A. 温胆汤　　　　　　B. 二陈汤　　　　　　C. 温胞饮

D. 调经助孕丸　　　　E. 苍附导痰丸

答案:E; 考点:不孕症痰湿阻滞证的治疗

解析:由题干婚后 4 年未孕,辨病为不孕症;由形体肥胖,头晕心悸,带下量多、质稠,面色白,舌苔白腻,脉滑,辨证为痰湿型,方选苍附导痰丸。故选择 E。

3. 患者,女,30 岁。已婚 3 年不孕,月经 2～3 个月一行,头晕耳鸣,腰酸腿软,畏寒肢冷,性欲淡漠,舌淡苔白,脉沉细而迟。治疗应首选

A. 大补元煎　　　B. 固阴煎　　　C. 补肾固冲丸　　　D. 毓麟珠　　　E. 温胞饮

答案:E; 考点:不孕症肾阳虚证的治疗

解析:由题干已婚 3 年不孕,辨病为不孕症;由头晕耳鸣,腰酸腿软,畏寒肢冷,性欲淡漠,舌淡苔白,脉沉细而迟,辨证为肾阳虚。方选温胞饮。故选择 E。

4. 患者,女,38 岁。结婚 3 年,夫妇同居未孕,月经先后无定期,经行乳房胀痛,善太息,舌淡红苔薄白,脉弦细。其证候是

A. 肝肾阴虚　　　B. 肝郁脾虚　　　C. 肝阳上亢　　　D. 肝郁　　　E. 气滞血瘀

答案:D; 考点:不孕症肝气郁结的辨证

解析:由题干结婚 3 年,夫妇同居未孕,辨病为不孕症;由经行乳房胀痛,善太息,舌淡红苔薄白,脉弦细,辨证为肝气郁结证,故选择 D。

5. 患者,女,30 岁,已婚。4 年未孕,每逢经行小腹冷痛喜按,经量少,色暗淡,腰酸腿软,小便清长,舌苔润,脉沉。治疗应首选

A. 温经汤(《金匮要略》)　　　B. 开郁种玉汤　　　　　C. 艾附暖宫丸

D. 膈下逐瘀汤　　　　　　　　E. 少腹逐瘀汤

答案:C; 考点:不孕症肾阳虚证

解析:由题干 4 年未孕,辨病为不孕症;由每逢经行小腹冷痛喜按,经量少,色暗淡,腰酸腿软,小便清长,舌苔润,脉沉,辨证为肾阳虚。治宜温肾暖宫,调补冲任,方选艾附暖宫丸或温胞饮。故选择 C。

6. 患者,女,30 岁,已婚。结婚 3 年未孕,月经周期正常,量少,色红无血块,小腹隐痛,腰腿酸软,头晕眼花,午后低热,口干咽燥,舌红,少苔,脉细数。其证候是

A. 肾阴虚　　　B. 肾阳虚　　　C. 脾虚　　　D. 肝郁　　　E. 痰湿

答案:A; 考点:不孕症肾阴虚证的辨证

解析:由题干结婚 3 年未孕,辨病为不孕症;由月经周期正常,量少,色红无血块,小腹隐痛,腰腿酸软,头晕眼花,午后低热,口干咽燥,舌红,少苔,脉细数,辨证为肾阴虚。故选择 A。

细目五 阴 痒

定义	妇女外阴及阴道瘙痒,甚则痒痛难忍,坐卧不宁,或伴带下增多等,称为"阴痒"。
病因病机	阴痒者,内因脏腑虚损,肝肾功能失常,外因多见会阴局部损伤,带下尿液停积,湿蕴而生热,湿热生虫,虫毒侵蚀,则致外阴痒痛难忍。 常见病因有肝经湿热、肝肾阴虚。
诊断	1. 病史:有不良的卫生习惯,带下量多,长期刺激外阴部,或有外阴、阴道炎病史。 2. 临床表现:妇人前阴部瘙痒时作,甚则难以忍受,坐卧不宁,亦可波及肛门周围或大腿内侧。 3. 检查:(1)妇科检查外阴部皮肤粗糙,有抓痕,色素蜕变,甚则皲裂、破溃、黄水淋沥。(2)实验室检查白带镜检正常或可见念珠菌、滴虫等。

辨证论治★★		
肝经湿热	证候	阴部瘙痒难忍,坐卧不宁,外阴皮肤粗糙增厚,有抓痕,黏膜充血破溃,或带下量多,色黄如脓,或呈泡沫米泔样,或灰白如凝乳,味腥臭;伴心烦易怒,胸胁满痛,口苦口腻,食欲不振,小便黄赤;舌体胖大,色红,苔黄腻,脉弦滑。
	治法方药	清热利湿,杀虫止痒——龙胆泻肝汤或萆薢渗湿汤,外用蛇床子散。
肝肾阴虚	证候	阴部瘙痒难忍,干涩灼热,夜间加重,或会阴部肤色变浅白,皮肤粗糙,皲裂破溃,眩晕耳鸣,五心烦热,烘热汗出,腰酸腿软,口干不欲饮;舌红苔少,脉细数无力。
	治法方药	滋阴补肾,清肝止痒——知柏地黄汤加当归、栀子、白鲜皮。
外治法	1. 熏洗盆浴蛇床子30g,百部30g,苦参30g,徐长卿15g,黄柏20g,荆芥(或薄荷)20g(后下);亦可选用市售洁尔阴、洁身纯等中药制剂。 2. 阴道纳药根据白带检查结果,针对病源选药。

【昭昭医考重点提示】

1. 阴痒的定义、病因病机。

2. 阴痒的诊断(病史+临床表现+妇科检查+实验室检查)。

3. 阴痒的辨证分型及治法方药。

历年真题精选

1. 患者,女,56岁。阴部奇痒干涩7天,五心烦热,腰酸腿软,舌红少苔,脉细数。治疗应首选

A. 知柏地黄汤　　　　　　B. 保阴煎　　　　　　C. 两地汤

D. 六味地黄丸　　　　　　E. 左归丸

答案:A;　考点:阴痒肝肾阴虚证的治疗

解析:由题干阴部奇痒干涩7天,辨病为阴痒;由五心烦热,腰酸腿软,舌红少苔,脉细数,辨证为肝肾阴虚证,方选知柏地黄汤。故选择A。

2. 患者,女,51岁,已婚。阴部干涩,灼热瘙痒,带下量少色黄,五心烦热,烘热汗出,口干不欲饮,舌红少苔,脉细数无力。其治法是

A. 清热利湿,杀虫止痒　　　　　　B. 清肝利湿,杀虫止痒

C. 滋肾降火,调补肝肾　　　　　　D. 滋肾养阴,除湿止带

E. 养阴消热,燥湿止痒

答案:C;　考点:阴痒的辨证论治

解析:由题干阴部干涩,灼热瘙痒,辨病为阴痒;由阴部干涩,灼热瘙痒,带下量少色黄,五心烦热,烘热汗出,口干不欲饮,舌红少苔,脉细数无力,辨证为肝肾阴虚证。治法是滋肾降火,调补肝肾。故选择C。

细目六 阴 疮

定义	妇人外阴部结块红肿,或溃烂成疮,黄水淋沥,局部肿痛,甚则溃疡如虫蚀者,称"阴疮",又称"阴蚀""阴蚀疮"。本病多见于西医的"外阴溃疡""前庭大腺脓肿"。
病因病机	病机主要由热毒炽盛或寒湿凝滞,侵蚀外阴部肌肤所致。 常见病因有热毒、寒湿。

辨证论治★★		
【昭昭医考提示】治疗应内外兼顾,在全身用药的同时,重视局部治疗。		
热毒证	证候	外阴部皮肤局限性鲜红肿胀,破溃糜烂,灼热结块,脓苔稠黏,或脓水淋沥;全身见身热心烦,口干纳少,便秘尿黄;舌红苔黄腻,脉弦滑数。
	治法方药	清热利湿,解毒消疮——龙胆泻肝汤。
寒湿证	证候	阴部肌肤肿溃,触之坚硬,色晦暗不泽,日久不愈,脓水淋沥,疼痛绵绵;伴面色㿠白,精神不振,疲乏无力,畏寒肢冷,食少纳呆;舌淡苔白腻,脉沉细缓。
	治法方药	温经散寒,除湿消疮——阳和汤或托里消毒散。

【昭昭医考重点提示】
1. 阴疮的定义、病因病机。
2. 阴疮的辨证分型及治法方药。

细目七 阴 挺

定义	子宫从正常位置沿阴道下降,宫颈外口达坐骨棘水平以下,甚至子宫全部脱出于阴道口以外,称"阴挺";常合并阴道前壁和后壁膨出,也称"阴脱""阴菌""阴痔""产肠不收""葫芦癫"。本病相类于西医的"子宫脱垂。
病因病机	病机子宫脱垂与分娩损伤有关。产伤未复,中气不足,或肾气不固,带脉失约,日渐下垂脱出。亦见于长期慢性咳嗽、便秘、年老体衰之体,冲任不固,带脉固摄无力而子宫脱出。常见病因有气虚、肾虚。
诊断及分度★★	1. 诊断:根据病史及检查所见容易确诊。 2. 分度: Ⅰ度轻型:宫颈外口距处女膜缘<4cm,未达处女膜缘。 　重型:宫颈已达处女膜缘,阴道口可见到子宫颈。 Ⅱ度轻型:宫颈脱出阴道口,宫体仍在阴道内。 　重型:部分宫体脱出阴道口。 Ⅲ度:宫颈与宫体全部脱出阴道口外。

辨证论治★★		
气虚证	证候	子宫下移或脱出阴道口外,阴道壁松弛膨出,劳则加重,小腹下坠;身倦懒言,面色不华,四肢乏力,小便频数;带下量多,质稀色淡;舌淡苔薄,脉缓弱。
	治法方药	补中益气,升阳举陷——补中益气汤加金樱子、杜仲、续断。
肾虚证	证候	子宫下脱,日久不愈;头晕耳鸣,腰膝酸软冷痛,小腹下坠,小便频数,入夜尤甚,带下清稀;舌淡红,脉沉弱。
	治法方药	补肾固脱,益气升提——大补元煎加黄芪。
预防与调护	1. 提倡晚婚晚育,防止生育过多、过密。 2. 正确处理产程,避免产程延长。 3. 提高助产技术,保护好会阴,必要时行会阴侧切开术。 4. 有产科指征者应及时行剖宫产终止妊娠。	

预防与 调护	5. 避免产后过早参加重体力劳动。 6. 积极治疗慢性咳嗽、习惯性便秘。 7. 提倡做产后保健操。

【昭昭医考重点提示】
1. 阴挺的定义、病因病机。
2. 阴挺的诊断及分度。
3. 阴挺的辨证分型及治法方药。

第十二单元　计划生育

【考点透视】

本单元考点比较有限,考生结合真题了解即可。

细目一　避　孕

<table>
<tr><td colspan="2">定义</td><td>利用器具防止精液泄入阴道,阻止泄入阴道内的精子进入子宫腔,或改变子宫腔内的环境,以实现避孕目的的方法。目前常用的避孕工具如下:</td></tr>
<tr><td rowspan="5">工具
避孕</td><td rowspan="3">宫内节
育器</td><td>(1) 适应证:已婚育龄妇女,愿意选用而无禁忌证者均可放置。
(2) 禁忌证:放置节育器前,必须排除妊娠的存在,如已发现妊娠者,应先终止妊娠;生殖器官炎症,如急性盆腔炎、阴道炎、重度宫颈糜烂等;月经紊乱,如近3个月月经过多、月经频发或不规则阴道出血、重度痛经等;生殖器肿瘤、宫颈口过松、重度子宫脱垂等;严重的全身性疾患,如心力衰竭、重度贫血等;严重的出血性疾患。
(3) 放置时间:月经干净后3~7天;人工流产术后,其经过顺利且宫腔在10cm以内,无感染或出血倾向者;自然流产转经后;足月产及孕中期引产后3个月或剖宫产后半年。</td></tr>
<tr><td>(4) 节育器的取出与换置:
① 取器指征——放置年限已到需更换者;计划再生育;宫内节育器并发症较重,治疗无效者;宫内节育器变形或异位者;要求改用其他避孕措施或节育者;已绝经半年以上,或丧偶、离婚者;有感染化脓、嵌顿等并发症。</td></tr>
<tr><td>②取器时间——月经干净后3~7天,或绝经后半年至一年为宜;如因为盆腔肿瘤需取出,则随时可取;带器妊娠者,妊娠终止时同时取出;疑有感染者,术前、术后应给予抗生素治疗。
③更换节育器——旧节育器取出后,可立即放置新的,或待下次月经干净后再放置。</td></tr>
<tr><td>阴道隔膜</td><td>阴道隔膜俗称子宫帽,适于每次性交时使用。</td></tr>
<tr><td>阴茎套</td><td>阴茎套亦称避孕套,由男方掌握,适用每次性交时使用。</td></tr>
<tr><td rowspan="2">药物
避孕</td><td>适应证</td><td>凡身体健康、愿意避孕且月经基本正常的育龄妇女均可使用。</td></tr>
<tr><td>禁忌证</td><td>严重高血压、糖尿病、肝肾疾病及甲状腺功能亢进者不宜应用;血栓性疾病、充血性心力衰竭、血液病及哺乳期不宜应用;子宫肌瘤、恶性肿瘤或乳房内有肿块者不宜应用。</td></tr>
</table>

【昭昭医考重点提示】
1. 工具避孕(宫内节育器、阴道隔膜、阴茎套)。
2. 药物避孕的适应证及禁忌证。

细目二　人工流产★

<table>
<tr><td rowspan="2">人工流产的
适应证和
禁忌证</td><td>适应证</td><td>妊娠10周内要求终止妊娠而无禁忌证者;妊娠10周内因某种疾病而不宜继续妊娠者。</td></tr>
<tr><td>禁忌证</td><td>生殖器官急性炎症,如阴道炎、宫颈炎、盆腔炎等(治疗后方可手术);各种疾病的急性期,或严重的全身性疾病不能耐受手术者;妊娠剧吐酸中毒尚未纠正者;术前相隔4小时两次体温在37.5℃以上者。</td></tr>
</table>

续表

人工流产并发症的诊断与防治	人流综合征	(1) 诊断要点：头晕、恶心、呕吐、面色苍白、出冷汗甚至晕厥，心率减慢小于 60 次/分，心律不齐，血压下降。 (2) 预防：手术动作轻柔；扩张宫颈缓慢；负压不宜过高；勿反复、过度吸刮；过于紧张者术前予止痛处理。 (3) 治疗：平卧休息；心率过缓者予阿托品 0.5mg 静注并吸氧。
	子宫穿孔	(1) 诊断要点：无底感，宫腔深度超过应有深度；吸引过程中突感阻力消失或有突破感、无底感；腹痛剧烈，甚至内脏牵拉感内出血或腹膜刺激征象；吸出物有脂肪、肠管等组织。 (2) 预防及治疗：子宫穿孔较小，穿孔后无吸引操作，症状较轻，宫腔内容物已清除干净，无内出血征象则可保守治疗。若上述征象在胚胎未吸出前发生，则应换有经验医师避开穿孔部分完成吸宫术，术后保守治疗，有内出血或内脏损伤征象可剖腹探查。
	人流不全	(1) 诊断要点：术后阴道持续或间断出血超过 10 天或出血量大于月经量，夹有黑血块或烂肉样组织；术后腰酸腹痛下坠感，且由阵发性腹痛后出血增加；妇检示子宫稍大，较软，宫口松弛；HCG 阳性或未降至正常；B 超示宫腔内有组织残留。 (2) 预防及治疗：流血不多可用抗生素加中药；流血多可清宫加抗生素加缩宫剂；合并大出血、休克应抢救休克，好转后清宫；伴有急性感染可应用大量抗生素，轻轻夹出大块组织，感染控制后清宫。
	宫颈或宫颈管内口粘连	(1) 诊断要点：术后闭经或月经过少，伴周期性下腹坠胀、肛门坠胀感；子宫稍大，压痛、宫颈举痛及附件压痛明显；探针探宫腔不顺，进入后流出暗紫色血液；继发不孕或反复流产或早产；子宫碘油造影示宫腔狭窄或充盈缺损或不显影；宫腔镜可观察粘连部分、形态及萎缩内膜面积。 (2) 预防：避免负压过高，吸管进出宫颈口不应带负压；怀疑感染时，尽早使用抗生素。 (3) 治疗：宫颈内口粘连可探针分离后使用宫颈扩张器扩张至 7~8 号；宫腔粘连可探针或 4 号扩张器伸入宫腔摇摆分离；或宫腔镜直视分离，然后置入宫内节育器，口服炔雌酚；抗生素预防感染。
	人流术后感染	(1) 诊断要点：术后 2 周内出现下腹疼痛、发热、腰痛、阴道分泌物浑浊、白细胞增高、中性为主；妇检示子宫体稍大而软，压痛，双侧附件增厚或有包块压痛明显。 (2) 预防：严格把握适应证；术中注意无菌操作；术后注意外阴卫生；禁性交 1 月。 (3) 治疗：广谱抗生素 1 周以上。
药物流产的适应证和禁忌证	适应证	正常宫内妊娠 7 周以内；自愿要求药物终止妊娠的健康妇女；高危人流对象；对手术流产有恐惧心理者。
	禁忌证	肾上腺疾病或与内分泌有关的肿瘤；心血管系统疾病、青光眼、胃肠功能紊乱、哮喘、高血压及贫血患者；过敏体质者；带器妊娠或疑宫外孕者；妊娠剧吐；生殖器官急性炎症；长期服用下列药物：利福平、异烟肼、抗抑郁药、西咪替丁、前列腺素抑制剂、巴比妥类；距医疗单位较远。

【昭昭医考重点提示】

1. 人工流产的适应证和禁忌证。
2. 人工流产并发症的诊断及防治。
3. 药物流产的适应证和禁忌证。

细目三　经腹输卵管结扎术

绝育手术的适应证和禁忌证	适应证	(1) 自愿接受绝育手术而无禁忌证者。 (2) 患有严重全身疾病不宜生育而行治疗性绝育术。
	禁忌证	(1) 急、慢性盆腔感染、腹壁皮肤感染等，应在感染治愈后再行手术。 (2) 24 小时内有两次间隔 4 小时的体温在 37.5℃ 或以上者。 (3) 全身情况不良，不能耐受手术者。 (4) 严重的精神官能症者。

历年真题精选

【A1 型题】

1. 下列各项,不属放置宫内节育器禁忌证的是

A. 滴虫性阴道炎　　　　B. 月经过多　　　　C. 重度痛经

D. 宫颈口松　　　　　　E. 足月产后 3 个月

答案：E；考点：放置宫内节育器禁忌证

解析：放置宫内节育器禁忌证有：①妊娠或妊娠可疑者；②人工流产、分娩或剖宫产后有妊娠组织物残留或感染可能者；③生殖道炎症；④生殖器官肿瘤、子宫畸形；⑤宫颈过松、重度陈旧性宫颈裂伤或子宫脱垂；⑥严重的全身性疾患；⑦月经过多。E项与题目不符,故选择 E。

2. 下列各项,不属人工流产并发症的是

A. 人流综合征　　　　　B. 子宫穿孔　　　　C. 人流后宫缩不良

D. 人流不全　　　　　　E. 人流术后感染

答案：C；考点：人工流产并发症

解析：人工流产并发症有人流综合征、子宫穿孔、人流不全、人流术后感染、宫腔粘连、漏吸、术中出血、羊水栓塞。选项 C 不是,故选择 C。

第十三单元　女性生殖功能的调节与周期性变化

【考点透视】本单元的内容考试时涉及较少,结合真题了解即可。

细目一　卵巢的功能及周期性变化

卵巢功能的周期性变化	卵泡的发育及成熟	新生儿出生时卵巢内可约有 10 万～50 万个卵细胞。每个卵母细胞周围有一层原始的卵泡细胞,称颗粒细胞,两者之外还有一层基膜而形成一个始基卵泡。由于垂体前叶促卵泡素(FSH)的作用,始基卵泡开始发育,在开始发育后的不同阶段部分自行退化、萎缩成闭锁卵泡,一般每月只有一个发育成熟而排卵。在妇女一生中,能发育至成熟而排卵的卵细胞有 400～500 个。青春期后,有的始基卵泡内的卵母细胞增大,其周围的颗粒细胞增生成复层,细胞表面 FSH 受体增多,卵母细胞的周围形成一层透明膜,称透明带。透明带之外的颗粒细胞呈放射状排列,称放射冠。同时,在 FSH 作用下,卵泡的发育及成熟卵泡周围的间质细胞分化成内外两层卵泡膜细胞。卵泡膜细胞分泌雄激素,经颗粒细胞中已活化的芳香化酶的作用转化为雌激素。雌激素与 FSH 的协同作用又使卵泡膜细胞和颗粒细胞膜上合成黄体生成素(LH)受体。这些激素和血循环中渗出的液体及其他蛋白质等聚于颗粒细胞群之间隙中,称卵泡液。卵泡液逐渐增多,空隙随之增大,卵母细胞连同增殖的颗粒细胞层凸入空腔内形成卵丘。至此卵泡发育成熟,并移行至卵巢表面,呈透明的小泡状,称成熟卵泡。B超仪显示成熟卵泡直径为 18～23mm。
	排卵	成熟卵泡受垂体前叶黄体生成素(LH)的影响。卵泡膜溶解和破裂,卵泡液流出,成熟的卵母细胞及其周围之卵丘一并挤出卵巢,此过程称排卵。排卵机理尚未完全阐明,最近有人认为,排卵可能与前列腺素引起成熟卵泡周围的平滑肌纤维收缩有关。排卵一般发生在 28 天的月经周期中间,或下次月经前 14 天左右。排卵可由两侧卵巢轮流发生,或持续见于某一侧卵巢。
	黄体的形成和萎缩	排卵后卵泡壁塌陷,泡膜内血管破裂出血,于泡内凝成血块,称血体。其后,卵泡壁的破口很快被纤维蛋白封闭而修复,血块被吸收形成黄体。卵泡内遗留的颗粒细胞、膜细胞积聚黄色的类脂质颗粒形成黄体细胞。于排卵后的 7～8 天,黄体发育达最盛期,直径约 1～2mm,色黄,突出于卵巢表面。若卵子受精,则黄体继续发育为妊娠黄体,到妊娠 10 周后其功能由胎盘取代。若卵子未受精,黄体于排卵后 9～10 天(即月经周期第 24～25 天)开始萎缩,黄体消退,细胞变性,性激素的分泌量也减退,约至周期的 28 天子宫内膜不能维持而脱落,形成月经来潮。萎缩的黄体历时 8～10 周后,最终转变成纤维化的白体,呈疤痕状。

续表

卵巢主要合成及分泌两种性激素,即雌激素和孕激素,也分泌少量的雄激素。		
雌激素及其生理作用	雌激素:主要由卵泡的卵泡内膜细胞、颗粒细胞分泌。在卵泡开始发育时,雌激素的分泌量较少,随着卵泡的发育成熟,分泌量逐渐增高,至排卵前24小时达到高峰,雌二醇分泌量可达400mg,以后稍减。黄体发育过程中分泌量又渐增加,黄体成熟时分泌量达到第二次高峰,以后逐渐减少,至月经来潮前急剧下降到最低水平。	
	生理作用: 1. 能促进卵泡的发育。如不足,将致卵泡发育停止而闭锁。 2. 能促使子宫发育,子宫内膜增生,肌层增厚;能增加子宫平滑肌对催产素的敏感性和收缩力;能使子宫颈管黏液分泌量增多,质变稀薄,易拉成丝状,以利精子通过。 3. 能促进输卵管发育,并加强输卵管节律性收缩,有利于孕卵的输送。 4. 使阴道上皮细胞增生和角化,细胞内糖原增多,保持阴道呈弱酸性。 5. 促进乳腺腺管细胞增生,乳头、乳晕着色,乳房组织中脂肪积聚,通过对催乳素分泌的抑制而抑制乳汁分泌。 6. 对丘脑下部和垂体的反馈调节,有抑制性负反馈,也有促进性正反馈作用,即抑制脑垂体促卵泡素的分泌,促进脑垂体产生黄体生成素,因而间接对卵巢功能产生调节作用。 7. 促进水与钠的潴留。 8. 促进骨中钙的沉积,加速骨骺闭合。	
孕激素及其生理作用	孕激素为雄激素和雌激素合成的中间体,故卵巢、睾丸、肾上腺皮质和胎盘内均有孕激素存在,主要由排卵后的黄体细胞及卵泡内膜细胞分泌。在卵泡早期,孕激素在血中含量极微,至排卵前,因卵泡开始有黄素化,血中含量略有升高,排卵后随黄体的发育,孕激素分泌量显著增加,至排卵后7～8天黄体成熟时达到高峰,每24小时分泌量可达30mg,以后逐渐下降,黄体的后半期急剧下降,月经来潮前降到最低水平。	
	主要生理作用: (1) 使子宫内膜由增生期转变为分泌期,降低子宫肌肉的兴奋性,以利孕卵植入和胚胎发育。 (2) 抑制子宫颈内膜的黏液分泌,并使之黏稠。 (3) 抑制输卵管蠕动。 (4) 使阴道上皮细胞脱落、糖原沉积和阴道乳酸杆菌减少,酸性降低。 (5) 促进乳腺腺泡发育,大剂量孕激素对乳汁的分泌有一定抑制作用。 (6) 对正常的妇女有使体温轻度升高的作用,排卵后基础体温可上升0.31～0.51℃。 (7) 对丘脑下部和脑垂体仅有抑制性的负反馈作用,因而抑制脑垂体前叶黄体生成素和促卵泡素的释放。	
雄激素	妇女体内雄激素主要来源于肾上腺皮质,卵巢外膜细胞和卵巢间质细胞可以产生极少量雄激素。雄激素可促使阴毛、腋毛的生长,促进蛋白合成,促进肌肉生长和骨骼的发育,还有促进红细胞生成的作用,提高性欲。大量雄激素与雌激素有拮抗的作用。	

【昭昭医考重点提示】

1. 卵巢功能的周期性变化(卵泡的发育及成熟、排卵、黄体的形成和萎缩)。

2. 卵巢主要合成及分泌两种性激素,即雌激素和孕激素,也分泌少量的雄激素。

3. 雌激素、孕激素的生理作用。

细目二　子宫内膜的周期性变化

增生期	行经时功能层子宫内膜剥落,随月经血排出,仅留下基底层。在雌激素影响下,内膜很快修复,逐渐生长变厚,细胞增生。增生期又可分为早、中、晚三期。	
	早期	内膜的增生与修复在月经期即已开始。约在月经周期的5～7日,此期内膜较薄,约1～2mm。

增生期	中期	约在月经周期的第 8～10 日,此期特征是间质水肿明显,腺体数增多、增长,呈弯曲形;腺上皮细胞表现增生活跃,细胞呈柱状,且有分裂象。
	晚期	约在月经周期的第 11～14 日,此期内膜增厚至 3～5mm,表面高低不平,略呈波浪形。组织内水肿明显,小动脉增生。
分泌期		为月经周期的后半期。排卵后,卵巢内形成黄体,分泌雌激素与孕激素,能使子宫内膜继续增厚,腺体增大、弯曲,出现分泌现象。分泌期也分早、中、晚三期。
	早期	约在月经周期的第 15～19 日。此期内膜腺体更长,弯曲更明显。腺上皮细胞开始出现含糖原的核下空泡,为该期的组织性特征,间质水肿,螺旋小动脉继续增生。
	中期	约在月经周期的第 20～23 日。内膜较前更厚并呈锯齿状。腺体内的分泌上皮细胞顶端胞膜破碎,细胞内的糖原溢入腺腔,称为顶浆分泌。此期,间质高度水肿、疏松,螺旋小动脉增生卷曲。
	晚期	约在月经周期的第 24～28 日。此为月经来潮前期。子宫内膜厚达 10mm,并呈海绵状。此期螺旋小动脉迅速增长超出内膜,厚度也更弯曲,血管管腔也扩张。
月经期		约在月经周期的第 1～4 日。体内雌孕激素水平下降,内膜中血循环障碍加剧,内膜功能层的螺旋小动脉持续痉挛,血流减少,组织变性,血管壁破裂形成血肿,促使组织坏死剥脱,变性、坏死脱落的内膜碎片与血液相混一起从阴道排出,形成月经血。
小结		上面的分期描述实际上并不能截然分开,其变化是连续的,在各期之间存在相互交叉的关系。近年来,通过电镜观察子宫内膜的超微结构,发现在月经周期的任何阶段,内膜腺腔中均存在分泌现象。

【昭昭医考重点提示】

1. 子宫内膜的周期性变化(增生期、分泌期、月经期)。

2. 卵巢主要合成及分泌两种性激素,即雌激素和孕激素,也分泌少量的雄激素。

3. 分泌期分为早、中、晚期。(早期:约在月经周期的第 15～19 日;中期:约在月经周期的第 20～23 日。晚期:约在月经周期的第 24～28 日。此为月经来潮前期。)

细目三　下丘脑-垂体-卵巢轴的相互关系

反馈作用	女性性腺轴:女性的性周期是以月经的周期性变化为标志的,而月经周期的调节是一个非常复杂的过程。其主要环节在于下丘脑下部-垂体-卵巢三者之间的协调作用,因而称为下丘脑-垂体-卵巢轴(HPOA),又称女性性腺轴,是一个完整而协调的神经内分泌系统。性腺轴受中枢神经系统的调控,才能发挥正常生理功能。子宫内膜的周期性变化受卵巢激素的影响,卵巢功能受垂体控制,而垂体的活动又受下丘脑的调节,下丘脑仅受大脑皮层的支配。卵巢所产生的激素还可以反过来影响下丘脑与垂体的功能。现将 HPOA 在月经周期中的变化简述如下: 下丘脑的神经分泌细胞分泌卵泡刺激素释放激素(FSH-RH)与黄体生成激素释放激素(LH-RH),二者可通过下丘脑与脑垂体之间的门静脉系统进入脑垂体前叶,脑垂体在其作用下,释放卵泡刺激素(FSH)与黄体生成激素(LH)。二者直接控制卵巢的发育和性激素的周期性变化。FSH、LH 在整个月经周期中都有产生,但在排卵前 1～2 日水平最高,形成高峰,能刺激成熟的卵泡排卵,促使排卵后的卵泡变成黄体,并产生孕激素与雌激素。 此外,垂体前叶嗜酸性细胞能分泌一种纯蛋白质,称为催乳激素(PRL),其功能与刺激泌乳有关,其分泌的调节与下丘脑有关。下丘脑分泌的催乳激素抑制激素(PIH)能抑制催乳激素的分泌。卵巢分泌的性激素反过来影响下丘脑的分泌功能,这种作用称为反馈作用。使下丘脑兴奋,分泌性激素增多者,称为正反馈;反之,使下丘脑抑制,分泌性激素减少者,称为负反馈。
调节功能	循环中雌激素在低于 200Pg/mL 时对垂体 FSH 的分泌起抑制作用(负反馈)。因此,在卵泡期,随卵泡发育,由于卵巢分泌雌激素的增加,垂体释放 FSH 受抑制,使循环中的 FSH 下降。当卵泡发育接近成熟,卵泡分泌雌激素使循环中的雌激素达到高峰,循环中雌激素浓度达到或高于 200mg/mL 时,即刺激下丘脑 GnRH 和垂体 LH、FSH 大量释放(正反馈),形成循环中的 LH、FSH 排卵峰。成熟卵泡在 LH、FSH 排卵峰的作用下排卵,继后黄体形成,

续表

调节功能	卵巢不仅分泌雌激素,还分泌孕酮。黄体形成期在雌、孕两种性激素的联合作用下,无论对垂体 LH、FSH 的释放还是合成均是抑制作用,使循环中的 LH、FSH 下降,卵泡发育受抑制;黄体萎缩时,由于循环中雌激素和孕激素下降,使雌、孕激素对 LH、FSH 的抑制解除,故 LH、FSH 又回升,卵泡又开始发育,新的卵巢周期开始,如此周而复始。

【温馨提示】下丘脑-垂体-卵巢轴分泌的激素的相互作用是女性生殖周期运转的机制,卵巢是调节女性生殖周期的生物钟。若未受孕,卵巢黄体萎缩,致使子宫内膜失去雌、孕激素的支持而萎陷、坏死,引起子宫内膜脱落和出血。因此月经来潮是一个生殖周期生殖失败,而一个新的生殖周期开始的标志。此外,月经周期还受外界环境、精神因素及体液的影响,大脑皮质也参与生殖内分泌活动的调节。

【昭昭医考重点提示】

下丘脑-垂体-卵巢轴分泌的激素的相互作用是女性生殖周期运转的机制。卵巢是调节女性生殖周期的生物钟。月经来潮是一个生殖周期生殖失败,而一个新的生殖周期开始的标志。

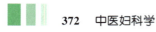 **历年真题精选**

【A1 型题】

下列各项,不属于雌激素作用的是

A. 促进卵泡发育　　　　　　　　B. 使阴道上皮细胞脱落加快

C. 促使乳腺管增生　　　　　　　D. 促进第二性征发育

E. 促进骨中钙的沉积

答案:B；　考点:雌激素的作用

解析:雌激素的作用有促进卵泡发育、促使乳腺管增生、促进第二性征发育、促进骨中钙的沉积、使宫颈黏液分泌增加;促进外生殖器发育、丰满、色素沉着等。选项 B 是孕激素的生理作用。故选择 B。

第十四单元　妇产科特殊检查与常用诊断技术

【考点透视】本单元的知识了解即可。

细目一　妇科检查

双合诊	双合诊是检查者用一手的两指或一指放入阴道,另一手在腹部配合检查的方法,是盆腔检查中最重要、最常用的方法;用以检查子宫的位置、大小、质地、活动度以及有否压痛,附件区有无增厚、肿块或压痛,如有肿块尤需注意其位置、大小、形状、质地、活动度、与子宫的关系及有无压痛等。一般情况下输卵管不能扪及。若扪及索状物,提示输卵管有病变。
三合诊	三合诊即腹部、阴道、直肠联合检查。三合诊的目的是弥补双合诊的不足,能更清楚地了解极度后位的子宫大小,发现子宫后壁、直肠子宫凹陷、骶韧带、骨盆腔内侧壁及后部病变。凡疑有生殖器结核、恶性肿瘤、子宫内膜异位症、炎性包块等,三合诊尤显重要。

【昭昭医考重点提示】

妇科检查包括双合诊和三合诊。各是怎样操作的?

细目二　妇科特殊诊断技术

基础体温测定	定义	基础体温(BBT)是指机体处于静息状态下的体温。
	临床应用	检查不孕原因,指导避孕和受孕,协助诊断妊娠,协助诊断月经失调。

阴道脱落细胞检查	临床应用	了解体内性激素水平,可用于闭经、功血诊断。
	涂片种类及标本采集	(1) 阴道涂片:了解卵巢功能。①阴道壁刮片法:阴道前壁上三分之一处轻轻刮取分泌物及细胞作涂片,固定、镜检。②棉签采取法:未婚女子用无菌棉签蘸生理药水湿润,然后伸入阴道,在侧壁的上三分之一处轻擦后作涂片,固定、检测。 (2) 宫颈刮片:(防癌涂片)早期发现宫颈癌。
宫颈黏液检查	宫颈黏液结晶检查	(1) 宫颈黏液结晶的分类与周期变化: Ⅰ型:典型羊齿状结晶,主梗直而粗硬,分支密而长。 Ⅱ型:类似Ⅰ型,但主梗弯曲较软,分支少而短,似树枝着雪后的形态。 Ⅲ型:不典型结晶,其特点为树枝形象较模糊,分支少而稀疏,呈离散状态。 Ⅳ型:主要为椭圆体或梭形物体,顺同一方向排列成行,比白细胞长 2～3 倍,但稍窄,透光度大。 (2) 临床应用预测排卵期,借以指导避孕与受孕。
	宫颈黏液拉丝试验	宫颈黏液拉丝试验与宫颈黏液结晶检查结合,是了解卵巢功能的简便方法。
常用女性内	垂体促性腺激素测定	垂体促性腺激素测定包括卵泡刺激素(FSH)和黄体生成激素(LH)。 闭经患者测定垂体促性腺激素有助于鉴别垂体性闭经和卵巢性闭经。前者垂体促性腺素水平低,后者垂体促性腺激素升高。卵巢功能不足(更年期、绝经期、绝经后期、双侧卵巢切除术后、卵巢发育不良、卵巢早衰),垂体促性腺激素水平均升高。如 LH/FSH 比值>3,提示多囊卵巢综合征。
	垂体泌乳素(PRL)测定	测定垂体肿瘤、空蝶鞍干扰多巴胺运输致 PRL 抑制因子减少,下丘脑疾病、颅咽管瘤等,原发性甲状腺功能低下、闭经-溢乳综合征、多囊卵巢综合征、卵巢早衰、黄体功能欠佳,药物作用如氯丙嗪、避孕药、雌激素、利血平等,神经精神刺激,长期哺乳等,均可引起 PRL 增高。
内分泌激素测定	雌二醇(E_2)测定	(1) 监测卵巢功能。 (2) 判断闭经原因。E_2 持续在早卵泡期或更低的水平,表明卵巢内几乎无卵泡发育,闭经可能由于卵巢功能早衰或继于下丘脑、垂体功能失调、高泌乳素血症或药物的抑制作用。欲明确原因,还需结合病史及其他辅助检查,E_2 水平符合正常的周期变化,表明卵泡发育正常,应考虑子宫性闭经。 (3) 诊断无排卵。E_2 持续在早、中卵泡期水平,无周期性变化,常见于无排卵性功能失调性子宫出血、多囊卵巢综合征等。 (4) 监测卵泡发育。使用药物诱导排卵时,测定血 E_2 作为监测卵泡发育、成熟的指标之一,用于指导 HCG 用药及确定取卵时间。 (5) 诊断女性性早熟。临床多以 8 岁以前出现第二性征发育诊断性早熟,血 E_2 水平升高,>275pmol/L 为诊断性早熟的激素指标之一。
	孕酮(P)测定	临床应用主要作为排卵的标准之一,血 P 达到 16nmol(5μg)/L 以上,提示有排卵。若 P 测定符合有排卵,又无其他原因的不孕患者,需配合 B 超观察卵泡的发育及排卵过程,以排除未破卵泡黄素化综合征;探讨避孕及抗早孕药物作用的机理;观察促排卵的效果;了解黄体的功能;黄体期 P 水平低于生理值或月经来潮 4～5 日仍高于生理水平,分别代表黄体功能不足及黄体萎缩不全。肾上腺皮质亢进或肿瘤时,孕酮可呈高值。
	睾酮(T)测定	卵巢男性化肿瘤,血 T 明显增高;用于鉴别两性畸形;评价多囊卵巢综合征的治疗效果,治疗后血 T 水平应有所下降;多毛症患者血 T 水平正常者,多考虑由于毛囊对雄激素敏感所致;肾上腺皮质增生或肿瘤,血 T 水平可异常升高。
	人绒毛膜促性腺激素(HCG)的测定	对妊娠及相关疾病的诊断和监测亦很常用。

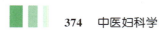

续表

活体组织检查	外阴活组织检查	适应证：确定外阴白色病变的类型及排除恶变；外阴赘生物或久治不愈的溃疡需明确诊断及排除恶性病变者。
	宫颈活组织检查	适应证：宫颈溃疡或有赘生物需明确诊断者；宫颈细胞学检查巴氏分级Ⅲ级以上者。有宫颈接触性出血或可疑宫颈癌者；宫颈特异性炎症。
诊断性刮宫	适应证	(1) 子宫异常性出血，需排除或证实子宫内膜癌、宫颈癌者。 (2) 月经失调需了解子宫内膜变化及其对性激素的反应者。 (3) 不孕症，了解有无排卵。 (4) 疑有子宫内膜结核者。 (5) 因宫腔残留组织或子宫内膜脱落不完全导致长时间多量出血者。
	禁忌证	(1) 急性或亚急性生殖道炎症。(2) 疑有妊娠要求继续妊娠者。 (3) 急性或严重的全身性疾病。(4) 手术前体温大于 37.5℃者。
	注意事项	(1) 不孕症或功血者，应在月经前或月经来潮 12 小时内诊刮，以判断有无排卵或黄体功能不良。 (2) 术前查清子宫位置及大小，术中注意无菌操作，轻柔操作，切忌反复刮宫。 (3) 双子宫、双角子宫或纵隔子宫，应将两处宫内膜全部刮除。 (4) 术前有阴道出血者，术前术后应予预防感染治疗。 (5) 术后两周内禁止性生活、盆浴。
后穹隆穿刺	适应证	明确子宫直肠凹陷积液性质；明确贴近阴道后穹隆的肿块性质。
输卵管通畅检查	输卵管通液术	有手感通液术、B超下通液术、腹腔镜下通液术、治疗性通液术 4 种。
	子宫输卵管造影术	适应证： (1) 不孕症经输卵管通液术检查，显示输卵管不通或通而不畅者；输卵管整复或粘堵手术后，观察手术效果。 (2) 习惯性流产，检查有无宫颈内口松弛或子宫畸形。 (3) 确定生殖器畸形的类别。 禁忌证： 急性或亚急性生殖道炎症；严重的全身性疾病；产后、流产后、刮宫术后 6 周内；停经不能排除妊娠者；过敏性体质或碘过敏者。
超声检查	常用方法	有 B 型显像法、多普勒超声法两种。其中最广泛使用的是 B 型超声经腹壁及经阴道探查法。
	临床应用	其主要有：(1) 鉴别增大的子宫。(2) 鉴别胎儿存活或死亡。(3) 胎儿头径测量。(4) 探测多胎妊娠。(5) 探测胎儿畸形。(6) 胎盘定位。(7) 探测羊水量。(8) 探查宫内节育器。(9) 盆、腹腔包块的定位和(或)定性。

【昭昭医考重点提示】

妇科特殊诊断技术：

1. 阴道脱落细胞检查：(1) 阴道涂片了解卵巢功能；(2) 宫颈刮片(防癌涂片)早期发现宫颈癌。

2. 宫颈黏液检查：临床应用预测排卵期，借以指导避孕与受孕。宫颈黏液拉丝试验与宫颈黏液结晶检查结合，作为了解卵巢功能的简便方法。

3. 垂体促性腺激素检查：闭经患者测定垂体促性腺激素有助于鉴别垂体性闭经和卵巢性闭经。

4. 孕酮的测定：临床应用主要作为排卵的标准之一，血 P 达到 16nmol(5μg)/L 以上，提示有排卵。

5. 睾酮的测定：卵巢男性化肿瘤，血 T 明显增高；用于鉴别两性畸形；评价多囊卵巢综合征的治疗效果。

6. 外阴活组织检查：诊断及排除恶性病变者。

7. 诊断性刮宫：不孕症或功血者,应在月经前或月经来潮 12 小时内诊刮,以判断有无排卵或黄体功能不良。

8. 后穹隆穿刺：明确子宫直肠凹陷积液性质;明确贴近阴道后穹隆的肿块性质。

9. 输卵管通液术：有手感通液术、B超下通液术、腹腔镜下通液术、治疗性通液术 4 种。

10. 超声检查：有 B 型显像法、多普勒超声法两种。其中最广泛使用的是 B 型超声经腹壁及经阴道探查法。

11. 超声检查的临床应用：(1)鉴别增大的子宫。(2)鉴别胎儿存活或死亡。(3)胎儿头径测量。(4)探测多胎妊娠。(5)探测胎儿畸形。(6)胎盘定位。(7)探测羊水量。(8)探查宫内节育器。(9)盆、腹腔包块的定位和(或)定性。

历年真题精选

【A1 型题】

1. 下列各项,不属于宫颈锥形切除术适应证的是

A. 宫颈轻、中度不典型增生

B. 疑有宫颈管内癌变

C. 宫颈刮片多次异常而活检未发现病变

D. 宫颈重度糜烂

E. 宫颈息肉

答案：E; 考点：宫颈锥形切除术适应证

解析：宫颈锥形切除术适应证有宫颈轻、中度不典型增生,疑有宫颈管内癌变,宫颈刮片多次异常而活检未发现病变,宫颈重度糜烂。故选择 E。

【B 型题】

(2~3 题共用选项)

A. 清宫术　　　　　　　　B. 取适量内膜活检　　　　　C. 测基础体温

D. 经行 24~48 小时刮宫　　E. 分段诊刮

2. 疑有宫颈管病变时,应采取的措施是

答案：E

3. 疑有人流术后残留时,应采取的措施是

答案：A; 考点：妇科特殊诊断技术

解析：疑有宫颈管病变时,应采取的措施是分段诊刮;疑有人流术后残留时,应采取的措施是清宫术。故第 2 题选择 E,第 3 题选择 A。

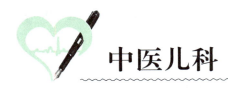

中医儿科

单元	内容	考点级别
第一单元	儿科学基础	★★★
第二单元	儿童保健	★
第三单元	新生儿疾病	★★★
第四单元	肺系病证	★★★★★
第五单元	脾系病证	★★★★
第六单元	心肝病证	★★★
第七单元	肾系病证	★★★★
第八单元	传染病	★★★
第九单元	虫证	★★
第十单元	其他疾病	★

第一单元　儿科学基础

细目一　小儿年龄分期

【考点透视】

本单元考点较多,以记忆为主。其中,小儿年龄分期标准为考试重点,考生要重点记忆计算公式。

要点　年龄分期的标准及意义 ★★★

分期	标准	意义
胎儿期	从受孕到分娩共40周。胎龄满28周到出生后7足天,为围生期。	易受到各种病理因素伤害,重在护胎、养胎、胎教。
新生儿期	从出生后脐带结扎到出生后28天。	导致产伤、窒息、硬肿、脐风等疾病,重在保暖、喂养、消毒隔离、清洁卫生等。
婴儿期	从出生后至满1周岁,称为婴儿期,其中包括新生儿期。	易患脾胃疾病、感染性疾病。
幼儿期	从1周岁至满3周岁。	防止意外创伤和中毒、营养不良、消化紊乱及传染病。
学龄前期	从3周岁后到入小学前(6~7岁)。	性格特点形成的关键时期,易发生各种意外,如溺水、烫伤、错服药物。
学龄期	从6~7周岁入小学至青春期来临(女12岁,男13岁)。	应注意保护视力,防止近视;养成良好个人卫生习惯。
青春期	女孩从11~12岁到17~18岁,男孩从13~14岁到18~20岁。	应做好此期生理卫生教育,进行正确的心理引导,保障青春期的身心健康。

细目二　小儿生长发育

【考点透视】

本单元考点较多，以记忆为主。其中，小儿生长发育指标均为考试重点，考生要重点记忆计算公式。另外，对动作发育、语言发育的内容也要熟悉。

要点一　测量方法、正常值及临床意义★★

测量项目	测量方法	正常值	临床意义
体重	清晨空腹、排空大小便、仅穿单衣的状况下进行。平于进食后2小时称量为佳。	<6个月体重(kg)=3+0.7×月龄 7~12个月体重(kg)=7+0.5×(月龄-6) 1岁以上体重(kg)=8+2×年龄	过重：肥胖症； 过轻(↓15%)：营养不良。
身长(高)	3岁以下小儿仰卧位以量床测量从头顶至足底的长度，称身长。3岁以上可用身高计或固定在墙上的软尺测量身高。	2~12岁儿童身高(长)(cm)=75+5×年龄	过矮(↓30%)：侏儒症、克汀病、营养不良。
囟门	以囟门对边中点间的连线距离表示距离。	前囟门出生时约1.5~2cm，至12~18个月闭合，后囟最迟出生后2~4个月闭合。	前囟早闭：脑发育不良、小头畸形、某些遗传性疾病等。 前囟大、闭合晚：佝偻病、先天性甲低、脑积水等。 前囟饱满：脑积水、脑炎、脑膜炎、脑肿瘤等。前囟凹陷：失水。
头围	自双眉弓上缘处，经过枕骨结节绕头一周的长度为头围。	足月儿出生时头围约为33~34cm，出生后前3个月和后9个月各增长6cm，1周岁时约为46cm，2周岁时约为48cm，5周岁时约增长至50cm，15岁时接近成人，为54~58cm。	头围过小，常提示脑发育不良，头围过大，常提示解颅。
胸围	用软尺由乳头下缘(乳腺已发育的女孩，固定于胸骨中线第4肋间)向背后绕两侧肩胛角下缘1周，取呼气和吸气时的平均值。	新生儿胸围约32cm；1岁时约44cm，接近头围；2岁后胸围渐大于头围，其差数(cm)约等于其岁数减1。	胸围过小，常见于佝偻病、营养不良。
乳牙和恒牙	乳牙出齐为20颗,恒牙出齐为32颗。	2岁以内乳牙颗数可用以下公式推算： 乳牙数=月龄-4(或6)	出牙时间推迟或出牙顺序混乱，常见于佝偻病、呆小病、营养不良等。
呼吸脉搏血压	参照成人测量方法。	收缩压=年龄×2+80mmHg 舒张压=收缩压×2/3	年龄越小，呼吸越快、血压越低、脉搏越快。

要点二　感知、运动、语言、性格发育特点★★

（一）感知发育特点

视觉	新生儿在15~20cm距离处最清晰,可短暂地注视和反射地跟随近距离内缓慢移动的物体;2个月起可协调地注视物体,初步有头眼协调;3个月时头眼协调好,可追寻活动的物体或人;4~5个月开始能认识母亲;6个月时能转动身体协调视觉;9个月时能看到小物体;1岁半时能区别各种形状;2岁时能区别垂直线与横线,目光跟踪落地的物体;5岁时可区别各种颜色;6岁时视力才达到1.0。

续表

听觉	新生儿出生 3～7 天听觉已相当良好；3 个月时可转头向声源；4 个月时听到悦耳声音会有微笑；5 个月时对母亲语声有反应；8 个月时能区别语声的意义；9 个月时能寻找来自不同方向的声源；1 岁时听懂自己的名字；2 岁时听懂简单的吩咐；4 岁时听觉发育完善。
嗅觉和味觉	嗅觉和味觉出生时已基本发育成熟，新生儿对母乳香味已有反应，对不同味道如甜、酸、苦等反应也不同；3～4 个月时能区别好闻和难闻的气味；5 个月时对食物味道的微小改变很敏感，应适时合理添加各类辅食，使之适应不同味道和食物。
皮肤感觉	新生儿的触觉已很敏感，尤其以嘴唇、手掌、脚掌、前额和眼睑等部位最敏感；痛觉出生时已存在，疼痛可引起全身或局部的反应。温度觉也很灵敏，尤其对冷的反应。2～3 岁时小儿能通过皮肤觉与手眼协调一致的活动区分物体的大小、软硬和冷热等。5 岁时能分辨体积相同重量不同的物体。
知觉	知觉是人对事物的综合反应，与上述各感觉能力的发育密切相关。小儿 1 岁末开始有空间和时间知觉；3 岁能辨上下；4 岁辨前后，开始有时间概念；5 岁能辨别自身的左右。

（二）运动、语言发育特点

运动发育	粗动作	粗动作发育过程可归纳为"二抬四撑六会坐，七滚八爬周会走"。新生儿仅有反射性活动（如吮吸、吞咽等）和不自主的活动；1 个月小儿睡醒后常做伸欠动作；2 个月时扶坐或侧卧时能勉强抬头；4 个月时可用手撑起上半身；6 个月时能独坐片刻；7 个月会翻滚；8 个月会爬；10 个月可站立扶走；12 个月后能独走；18 个月可跑步和倒退行走；24 个月可双足并跳；36 个月会骑三轮车。
	细动作	细动作手指精细运动的发育过程为：新生儿时双手握拳；3～4 个月时可自行玩手、抓东西；5 个月时眼与手的动作取得协调，能有意识地抓取面前的物品；5～7 个月时出现换手与捏、敲等探索性的动作；9～10 个月时可用拇指、示指拾东西；12～15 个月时学会用笔乱涂画；18 个月时能摆放 2～3 块方积木；2 岁时会粗略地翻书页；3 岁时会穿简单的衣服。
	语言发育	小儿语言发育要经过发音、理解与表达三个阶段。新生儿仅会哭叫；2 个月能发出和谐喉音；3 个月发出咿呀之声；4 个月能发出笑声；7～8 个月会发复音；1 岁时能说出简单的生活用语；1 岁半时能用语言表达自己的要求；2 岁后能简单地交谈；5 岁后能用完整的语言表达自己的意思。

【昭昭医考提示】

　　小儿动作发育遵循一定的规律，发育顺序是由上向下、由粗到细、由不协调到协调进展的。粗动作发育可总结为"二抬四撑六会坐，七滚八爬周会走"。

（三）性格发育特点

婴儿期	一切生理需要必须依赖于成人的照顾，因而随之建立的是以相依情感为突出表现的性格。2～3 个月的小儿以笑、停止啼哭、伸手、眼神或发出声音等表示见到父母的愉快；3～4 个月会对外界感到高兴的事情表现出大笑；7～8 个月会对不熟悉的人表现出认生；9～12 个月会对外界不同的事情做出许多不同的面部表情反应。
幼儿期	能独立行走、自己进食，并且具备了一定的语言表达能力，产生一种自主感。性格的相依性较前减弱，表现为相依情感与自主情感或行为交替出现的性格特征。如果家长对小儿的行为限制过多，批评过多或者惩罚过多，易使小儿产生羞愧感或自卑感。
学龄前期	运动、言语能力发展较快，具有一定的独立性、主动性，如果家长经常嘲笑儿童的活动，就会令他们对自己的活动产生内疚感。
学龄期	如果在学习方面经常得到别人的表扬，会变得越来越勤奋上进。反之，如果学习上遭到失败，受到批评，则易形成厌学、自卑感。
青春期	生理发育逐渐成熟，心理适应能力有很大发展，有明确的身份意识及未来目标。如果在感情问题、伙伴关系、职业选择、道德价值等问题上处理不当，则易产生身份紊乱。

历年真题精选

【A1 型题】

1. 小儿营养不良是指体重低于正常均值的

A. 60%　　　　B. 70%　　　　C. 85%　　　　D. 95%　　　　E. 90%

答案：C；　考点：体重正常值及临床意义

解析：小儿营养不良是指体重低于正常均值的 85%。故选择 C。

2. 4 周岁小儿的身长应为

A. 90cm　　　　B. 95cm　　　　C. 100cm　　　　D. 105cm　　　　E. 110cm

答案：B；　考点：身长的测定方法

解析：2～12 岁儿童的身高(长)可以用以下公式计算：身高(cm)＝75＋5×年龄。4 周岁小儿身高应为 75＋4×5＝95(cm)，故选择 B。

3. 小儿出齐 20 颗乳牙的时间是

A. 8～10 个月　　　　B. 11～12 个月　　　　C. 13～15 个月

D. 16～19 个月　　　　E. 20～30 个月

答案：E；　考点：乳牙萌出时间及数目正常值

解析：小儿生后 4～10 个月乳牙开始萌出，约在 2～2.5 岁出齐，经换算，选择 E。

4. 随着小儿年龄的增加

A. 脉搏增快,血压增高　　　　B. 脉搏增快,血压减低

C. 脉搏减慢,血压增高　　　　D. 脉搏减慢,血压减低

E. 脉搏、血压均无明显变化

答案：C；　考点：脉搏血压与年龄增长的关系

解析：随着小儿年龄的增加,小儿的脉搏减慢,血压增高。故选择 C。

5. 小儿能独走的时间一般是

A. 8 个月　　　　B. 10 个月　　　　C. 12 个月　　　　D. 16 个月　　　　E. 18 个月

答案：C；　考点：动作发育

解析：新生儿仅有反射性活动(如吮吸、吞咽等)和不自主的活动；1 个月小儿睡醒后常做伸欠动作；2 个月时扶坐或侧卧时能勉强抬头；4 个月时可用手撑起上半身；6 个月时能独坐片刻；8 个月会爬；10 个月可扶走；小儿 12 个月会独走。故选择 C。

【A2 型题】

6. 患儿,3 岁。体重 14kg,身长 86cm。该患儿的生长发育状况为

A. 体重正常,身长偏高　　　　B. 体重正常,身长偏低

C. 体重偏高,身长正常　　　　D. 体重偏高,身长偏低

E. 体重偏低,身长正常

答案：B；　考点：体重正常值及临床意义

解析：临床可用以下公式推算小儿体重：1 岁以上体重(kg)＝8＋2×年龄。2 岁后至 12 岁儿童的身高(身长)：身高(cm)＝75＋5×年龄,将患儿的年龄代入计算,其理想体重应该为 14kg,理想身长为 90cm。对比后可知体重正常,身长偏低。故选择 B。

细目三　小儿生理、病因、病理特点

【考点透视】

本单元的考点在小儿生理、病理特点,以及对"稚阴稚阳""纯阳"的理解。

要点一　生理特点及临床意义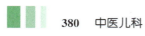

生理特点	临床意义
脏腑娇嫩 形气未充	小儿脏腑娇嫩,是指小儿五脏六腑的形与气皆属不足,其中又以肺、脾、肾三脏不足更为突出。相对于小儿的生长发育需求,表现出"肺常不足""脾常不足""肾常虚"的特点。 形气未充,又常常表现为五脏六腑的功能不够稳定、尚未完善。如肺主气、司呼吸,小儿肺脏娇嫩,表现为呼吸不匀、息数乍疏,易发感冒;脾常不足,运化力弱易出现食积、吐泻;肾精未充,青春期前的女孩无"月事以时下",男孩无"精气溢泻",婴幼儿二便不能自控或自控能力较弱等;心气未充,心神怯弱未定,表现为脉数,易受惊吓,思维及行为的约束能力较差;肝气未实,经筋刚柔未济,表现为好动,易发惊惕、抽风等症。古人将脏腑娇嫩,形气未充这一生理特点归纳为"稚阴稚阳"。
生机蓬勃, 发育迅速	生机蓬勃,发育迅速,指小儿在生长发育过程中,无论在机体的形态结构方面,还是在各种生理功能活动方面,都是在迅速地、不断地发育完善。小儿的年龄越小,这种蓬勃的生机、迅速的生长发育越显著。"纯阳"学说:"纯"指小儿初生,未经太多的外界因素影响,胎元之气尚未耗散;"阳"指以阳为用,即生机。"纯阳"学说高度概括了小儿在生长发育、阳充阴长的过程中,表现为生机旺盛,发育迅速,犹如旭日之初升、草木之方萌,蒸蒸日上、欣欣向荣的生理现象。"纯阳"并不等于"盛阳",也不是有阳无阴的"独阳"。

要点二　病因特点及临床意义 ★★

病因	临床意义
外感因素	由于小儿为稚阴稚阳之体,脏腑娇嫩,卫外功能较成人为弱,又寒温不知自调,因而更易被"六淫"邪气所伤,产生各种肺系疾病。 小儿之体为"稚阴稚阳",形气未充,御邪能力较弱,是疫疠邪气所伤的易感群体,容易形成疫病的发生与流行。
乳(饮) 食因素	小儿"脾常不足",且饮食不知自调,易于为乳食所伤。又常因小儿幼稚,不能自控、自调饮食,易见饥饱不均,食入量偏少可导致气血生化不足,食入量过多又可导致食伤脾胃。 饮食不洁也是小儿发病的一个常见原因。小儿缺乏卫生知识,易于误食一些被污染的食物引发肠胃疾病,如吐泻、腹痛、寄生虫病等。
先天因素	遗传病因是小儿先天因素中的主要病因,父母的基因缺陷可导致小儿先天畸形、生理缺陷或代谢异常等。妇女受孕以后,不注意养胎护胎,也是导致小儿出现先天性疾病的常见原因。
情志因素	最常见的情志所伤是惊恐。当小儿乍见异物或骤闻异声时,容易导致惊伤心神,出现夜啼、心悸、惊惕、抽风等病证;长时间的所欲不遂,缺少关爱,容易导致忧思、思虑损伤心脾,出现厌食、呕吐、腹痛、孤独忧郁等病证。
意外因素	小儿没有或者缺少生活自理能力,没有或者缺乏对周围环境安全或危险状况的判断能力,因而容易受到意外伤害。
其他因素	环境污染、食品污染,或农药、激素含量超标等,已成为当前普遍关心的致病因素。放射性物质损伤,包括对胎儿和儿童的伤害,引起了广泛的重视。

要点三　病理特点及临床意义 ★★

病理特点	临床意义
发病容易, 传变迅速	小儿脏腑娇嫩,形气未充,阴阳二气均属不足。因此,在病理上不仅发病容易,而且变化迅速,年龄越小,则脏腑娇嫩的表现越显得突出。小儿发病容易,突出表现在肺、脾、肾系疾病及外感时行疾病方面。传变迅速的特点,主要表现为疾病的寒热虚实容易相互转化演变或同时并见,即具有"易虚易实,易寒易热"的特点。
脏气清灵, 易趋康复	小儿体禀纯阳,生机蓬勃,脏气清灵,活力充沛,对各种治疗反应灵敏,宿疾较少,病因相对单纯,疾病过程中情志因素的干扰和影响相对较少。因此,只要辨证准确,治疗及时,护理适宜,病情好转的速度较成人为快,疾病治愈的可能也较成人为大。

历年真题精选

【A1型题】

1. 新生儿在上腭中线和齿龈部位有散在黄白色、碎米粒样颗粒,称为

A. 马牙　　　　　B. 板牙　　　　　C. 螳螂子　　　　　D. 口疮　　　　　E. 鹅口疮

答案:A;　考点:小儿生理的基本特点

解析:大多数婴儿在出生后4～6周时,口腔上腭中线两侧和齿龈边缘出现一些黄白色的小点,很像是长出来的牙齿,俗称"马牙",医学上叫作上皮珠,上皮珠是由上皮细胞堆积而成的,是正常的生理现象,不是病,"马牙"不影响婴儿吃奶和乳牙的发育,它在出生后的数月内会逐渐脱落,有的婴儿因营养不良,"马牙"不能及时脱落,这也没多大妨碍,不需要医治。故选择A。

2. "纯阳"学说是指小儿

A. 发育迅速　　　　B. 脏腑娇嫩　　　　C. 有阳无阴　　　　D. 阳亢阴亏　　　　E. 形气未充

答案:A;　考点:"纯阳"学说的意义

解析:"纯"指小儿先天所禀的元阴元阳未曾耗散,"阳"指小儿的生命活力,犹如旭日之初生,草木之方萌,蒸蒸日上,欣欣向荣。"纯阳"是指小儿生机蓬勃、发育迅速的生理特点。故选择A。

3. 小儿"稚阴稚阳"学说,是指其生理状态为

A. 阳常有余,阴常不足　　　　　　B. 脏腑娇嫩,形气未充

C. 生机蓬勃,发育迅速　　　　　　D. 脏气清灵,易趋健康

E. 脾常不足,肝常有余

答案:B;　考点:"稚阴稚阳"的临床意义

解析:吴鞠通的稚阴稚阳理论,包括了机体柔嫩、气血未盛、脾胃虚弱、肾气未充、腠理疏松、神气怯弱、筋骨未坚等特点,概括为"脏腑娇嫩,形气未充"。故选择B。

4. 小儿疾病谱中最为多见的是

A. 肺肾系病证　　　B. 心肺系病证　　　C. 肺脾系病证　　　D. 心肝系病证　　　E. 肝肾系病证

答案:C;　考点:儿科病因特点

解析:小儿肺脏娇嫩、卫表未固,易为邪气所感,使肺系疾病成为儿科发病率最高的一类疾病。小儿"脾常不足",其脾胃之体成而未全、脾胃之气全而未壮,因而易于因家长喂养不当、小儿饮食失节,出现受纳、腐熟、精微化生转输等方面的异常,使脾系疾病的发病率在儿科仅次于肺系病证而居第二位。故选择C。

5. 小儿患病后易趋康复的主要原因是

A. 心常有余　　　B. 肝常有余　　　C. 稚阴稚阳　　　D. 脏腑已成　　　E. 脏气清灵

答案:E;　考点:小儿病理基本特点

解析:与成人相比,小儿的机体生机蓬勃,脏腑之气清灵,随拨随应,对各种治疗反应灵敏;并且小儿宿疾较少,病情相对单纯。因而,小儿为病虽具有发病容易、传变迅速的特点,但一般说来,病情好转的速度较成人快、疾病治愈的可能也较成人为大。故选择E。

细目四　儿科四诊特点

【考点透视】

本单元的内容可结合中医诊断学的内容复习,虽然内容较多,但所占分值不多,重点要掌握小儿指纹的诊断。

要点一　望诊特点及临床意义 ★★★

(一)望神色、望形态

| 望神色 | 凡精神振作,二目有神,表情活泼,面色红润,呼吸均匀,反应敏捷,均为气血调和、神气充沛的表现,是健康或病情轻浅之象;反之,若精神委顿,二目无神,表情呆滞,面色晦暗,呼吸不匀,反应迟钝,谓之无神,均为体弱 |

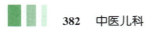

续表

望神色	有病之表现,或病情较重之象。 五色主病:面呈白色,是气血不荣多为虚证、寒证;面色红赤,多为热证;面色黄多为虚证或湿证;面色青多为寒证、痛证、瘀证、惊痫;面色黑多为寒证、痛证、瘀证、水饮证。
望形态	凡发育正常,筋骨强健,肌丰肤润,毛发黑泽,姿态活泼者,是胎禀充足,营养良好,属健康表现;若生长迟缓,筋骨软弱,肌瘦形瘠,皮肤干枯,毛发萎黄,囟门逾期不合,姿态呆滞者,为胎禀不足,营养不良,多属有病。 面容瘦削,气色不华,是为气血不足;面部浮肿,睑肿如蚕,是水湿泛溢。耳下腮部肿胀,是为邪毒窜络之痄腮或发颐;颌下肿胀热痛,多为热毒壅结之臖核肿大。五官不正,眼距缩小,鼻梁扁平,口张舌伸,见于先天禀赋异常之痴呆;口角歪斜,眼睑不合,偏侧流涎,表情不对称,见于风邪留络之面瘫。面呈苦笑貌,是风毒从创口内侵之破伤风;面肌抽搐,是风邪走窜经络之惊风或痫症;小儿面部表情异常,或眨眼,或搐鼻,或咧嘴,或龇牙,或多咽,多属抽动障碍。胸廓前凸形如鸡胸,可见于佝偻病、哮喘;腹部膨大,肢体瘦弱,发稀,额上有青筋显现,属疳积。

(二)审苗窍

察舌	舌体	正常小儿舌体柔软、淡红润泽、伸缩自如。舌体胖嫩,舌边齿痕显著,多为脾肾阳虚,或有水饮痰湿内停;舌体肿大,色泽青紫,可见于气血瘀滞;舌体强硬,多为热盛伤津;急性热病中出现舌体短缩,舌干绛者,则为热甚津伤,经脉失养而挛缩。
	舌质	正常舌质淡红。若舌质淡白为气血虚亏;舌质绛红,舌面红刺,为温热病邪入营入血;舌质红少苔,甚则无苔而干,为阴虚火旺;舌质紫黯或紫红,为气血瘀滞;舌起粗大红刺,状如草莓者,常见于丹痧、皮肤黏膜淋巴结综合征。
	舌苔	正常小儿舌面有干湿适中的薄苔。舌苔色白为寒;舌苔色黄为热;舌苔白腻为寒湿内滞,或寒痰与积食所致;舌苔黄腻为湿热内蕴,或乳食积滞化热;热性病后而见剥苔,多为阴伤津亏,舌苔花剥,状如地图,时隐时现,经久不愈,多为胃之气阴不足致;舌苔厚腻垢浊,属宿食内滞的表现,常见于积滞、便秘等疾病。
察目		黑睛等圆,目珠灵活,目光有神,开阖自如,是肝肾气血充沛之象;若眼睑浮肿,多为水肿之象;眼睑开阖无力,是元气虚惫;寐时眼睑张开而不闭,是脾虚气弱之露睛;平时眼睑不能开闭自如,是气血两虚之睑废;两目呆滞,转动迟钝,是肾精不足,或为惊风之先兆;两目直视,瞪目不活,是肝风内动;白睛黄染,多为黄疸;目赤肿痛,是风热上攻;目眶凹陷,啼哭无泪,是阴津大伤。
察鼻		鼻塞流清涕,为风寒感冒;鼻流黄浊涕,为风热客肺;长期鼻流浊涕,气味腥臭,为肺经郁热;鼻孔干燥,为肺经燥热伤阴;鼻衄鲜红,为肺热迫血妄行;气急喘促,鼻翼翕动,为肺气郁闭。
察口唇		色淡白为气血不足;唇色淡青为风寒束表;唇色红赤为热;唇色红紫为瘀热互结;唇色樱红,为暴泻伤阴;唇白而肿,是为唇风;面颊潮红,唯口唇周围苍白,是丹痧征象。口腔破溃糜烂,为心脾积热之口疮;口内白屑成片,为鹅口疮。两颊黏膜有针头大小的白色小点,周围红晕,为麻疹黏膜斑。上下白齿间腮腺管口红肿如粟粒,按摩肿胀腮部无脓水流出者为痄腮,有脓水流出者为发颐。牙龈红肿,齿缝出血而疼痛,多为胃火上炎;牙齿萌出延迟,为肾气不足;新生儿牙龈上有白色斑点斑块,称为马牙,并非病态。咽红恶寒发热是外感之象;咽红乳蛾肿痛为外感风热或肺胃之火上炎;乳蛾红肿溢脓,是热壅肉腐;乳蛾大而不红,多为瘀热未尽,或气虚不敛;咽痛微红,有灰白色假膜,不易拭去,为白喉之症。
察耳		小儿耳壳丰厚,颜色红润,是先天肾气充沛的表现;耳壳薄软,耳舟不清,是先天肾气未充的症候;耳内疼痛流脓,为肝胆火盛之证;以耳垂为中心的腮部漫肿疼痛,是痄腮之表现。
察二阴		男孩阴囊紧缩,颜色沉着,是先天肾气充足的表现。男孩在患病过程中,阴囊紧缩者多寒,阴囊弛纵不收多热;阴囊肿大透亮,状如水晶,为水疝;阴囊中有物下坠,时大时小,上下可移,为小肠下坠之狐疝;腹痛啼哭而将睾丸收引入腹者,俗称"走肾",多为厥阴受寒;阴囊、阴茎均现水肿,常见于阳虚阴水。女孩前阴部潮红灼热瘙痒,常由于湿热下注,亦须注意是否有蛲虫病。婴儿肛门周围潮湿红痛,多属尿布皮炎。便后直肠脱出者是脱肛,其色鲜红,有血渗出者属肺热下迫;其色淡而无血者,多属气虚下陷;肛门开裂出血,多因大便秘结,热迫大肠所致。

【昭昭医考提示】

正常小儿舌体柔软、淡红润泽、伸缩自如,舌面有干湿适中的薄苔,舌质较成人红嫩。新生儿舌红无苔和哺乳婴儿的乳白苔,均属正常舌象。若心火上炎则舌红,甚则生疮;心血瘀阻,则舌质紫黯或有瘀斑;心阳不足,则舌质淡白胖嫩;心阴不足,则舌质红绛瘦瘪。

（三）辨斑疹、察二便、察指纹

辨斑疹	发热3～4天出疹,疹形细小,状如麻粒,口腔黏膜出现"麻疹黏膜斑"者,为麻疹;若低热出疹,分布稀疏,色泽淡红,出没较快,常为风痧;若发热三四天后热退疹出,疹细稠密,如玫瑰红色,常为奶麻;若壮热,肤布疹点,舌绛如草莓,常为丹痧或皮肤黏膜淋巴结综合征;若斑丘疹大小不一,如云出没,瘙痒难忍,常见于瘾疹;若丘疹、疱疹、结痂并见,疱疹内有水液色清,见于水痘;若疱疹相对较大,疱液混浊,疱壁薄而易破,流出脓水,常见于脓疱疮。
察二便	初生婴儿的胎粪,呈暗绿色或赤褐色,黏稠无臭;母乳喂养儿,大便呈卵黄色稠而不成形,常发酸臭气;牛奶、羊奶喂养儿,大便呈淡黄白色,质地较硬,有臭气。大便燥结,为内有实热或津伤内热;大便稀薄,夹有白色凝块,为内伤乳食;大便稀薄,色黄秽臭,为肠腑湿热;下利清谷,洞泄不止,为脾肾阳虚;大便赤白黏冻,为湿热积滞,常见于痢疾;婴幼儿大便呈果酱色,伴阵发性哭闹,常为肠套叠;大便色泽灰白不黄,多系胆道阻滞。小便黄褐如浓茶,伴身黄、目黄,多为湿热黄疸;若小便红如洗肉水,或镜检红细胞增多者,为尿血,鲜红色为血热妄行,淡红色为气不摄血,红褐色为瘀热内结,暗红色为阴虚内热;若小便混浊如米泔水,为脾胃虚弱,饮食不调所致,常见于积滞与疳证。
察指纹	小儿指纹是指食指桡侧的浅表静脉。指纹分三关,自虎口向指端,第1节为风关,第2节为气关,第3节为命关。正常小儿的指纹大多淡紫隐隐而不显于风关以上。察指纹适用于3岁以下小儿。 指纹的辨证纲要归纳为"浮沉分表里,红紫辨寒热,淡滞定虚实,三关测轻重""浮"指指纹浮现,显露于外,主病邪在表;"沉"指指纹沉伏,深而不显,主病邪在里。正常小儿的指纹大多淡紫隐隐在风关以内。纹色鲜红浮露,多为外感风寒;纹色紫红,多为邪热郁滞;纹色淡红,多为内有虚寒;纹色青紫,多为瘀热内结;纹色深紫,多为瘀滞络闭,病情深重。指纹色淡,推之流畅,主气血752虚;指纹色紫,推之滞涩,复盈缓慢,主实邪内滞,如瘀热、痰湿、积滞等。纹在风关,示病邪初入,病情轻浅;纹达气关,示病邪入里,病情较重;纹进命关,示病邪深入,病情加重;纹达指尖,称透关射甲,若非一向如此,则示病情重危。

要点二　闻诊特点及临床意义★

听声音	啼哭声	啼哭声音洪亮有力者多为实证;细弱无力者多为虚证;哭声尖锐,阵作阵缓,弯腰曲背,多为腹痛;啼哭声嘶,呼吸不利,谨防急喉风;夜卧啼哭,睡卧不宁,为夜啼或积滞。
	呼吸声	呼吸气粗有力,多为外感实证,肺蕴痰热;若呼吸急促,喉间哮鸣者,为风痰束肺,是为哮喘;呼吸急迫,甚则鼻煽,咳嗽频作者,是为肺气闭郁;呼吸窘迫、面青呛咳,常为异物堵塞气道。
	咳嗽声	干咳无痰或痰少黏稠,多为燥邪犯肺,或肺阴受损;咳声清高,鼻塞声重,多为外感;干咳无痰,咳声响亮,常为咽炎所致;咳嗽频频,痰稠难咯,喉中痰鸣,多为肺蕴痰热,或肺气闭塞;咳声嘶哑如犬吠者,常见于白喉、急喉风;连声咳嗽,夜咳为主,咳而呕吐,伴鸡鸣样回声者,为顿咳。
	语言声	呻吟不休,多为身体不适;妄言乱语,语无伦次,声音粗壮,称为谵语,多属心气大伤。语声低弱,多语无力,常属气虚心怯。语声重浊,伴有鼻塞,多为风寒束肺;语声嘶哑,呼吸不利,多为毒结咽喉。小儿惊呼尖叫,多为剧痛、惊风;语声謇涩,多为热病高热伤津,或痰湿蒙蔽心包。
嗅气味	口气	口气臭秽,多属胃热;嗳气酸腐,多为伤食;口气腥臭,见于血证;口气如烂苹果味,为酸中毒的表现。
	便臭	大便臭秽,是湿热积滞;大便酸臭而稀,多为伤食;下利清谷,无明显臭味,为脾肾两虚。
	尿臭	小便短赤,气味臊臭,为湿热下注;小便清长少臭,为脾肾虚寒。
	呕吐物气味	吐物酸臭,多因食滞化热;吐物臭秽如粪,多因肠结气阻,秽粪上逆。

要点三　问诊特点及临床意义 ★★

问年龄		新生儿应问明出生天数,2岁以内的小儿应问明实足月龄,2岁以上的小儿应问明实足岁龄及月数。
问病情	问寒热	小儿恶寒发热无汗,多为外感风寒;发热有汗,多为外感风热;寒热往来,多为邪郁少阳;但热不寒为里热;但寒不热为里寒;大热、大汗、口渴不已为阳明热盛;发热持续,热势枭张,身热不扬,午后热盛,面黄苔腻,为湿热内蕴;夜间发热,腹壁及手足心热,胸满不食者,多为内伤乳食。
	问出汗	婴儿睡时头额有微微汗出是正常现象。白天不活动或稍动即汗出,为自汗,是气虚所致;入睡后汗出,醒后汗止为盗汗,是阴虚或气阴两虚。热病中汗出热不解者,为表邪入里;若口渴、烦躁、脉洪、大汗者,为里热实证。
	问头身	头痛而兼发热恶寒,为外感风寒;头痛呕吐,高热抽搐,为邪热入营,属急惊风;头晕而兼发热,多因外感;头晕而兼面白乏力,多为气血不足;头痛如刺,痛有定处,多为瘀阻脑络。关节疼痛,屈伸利,常见于痹证;肢体瘫痪不用,强直屈伸不利为硬瘫,多为风痰入络,血瘀气滞,痿软伸不能为软瘫,多因肝肾亏虚,筋骨失养。
	问二便	大便酸臭,或如败卵,完谷不化,或腹痛则泻,泻后痛减,多属内伤乳食;若大便溏薄不化,或先干后溏,次数较多,或食后欲便者,多为脾虚运化失职;若便溏日久,形瘦脱肛者,多为中气下陷;便次多而量少,泻下黏冻,或见脓血,并伴里急后重者,多为痢疾。小便频数短赤,伴尿急尿痛,多为湿热下注膀胱之热淋;排尿不畅或突然中断,或见尿血鲜红,或排出砂石者,为湿热煎熬之石淋。
	问饮食	若食欲不振,腹部胀满,嗳气吞酸,为伤乳伤食;多吃多便,形体消瘦,多见于疳证中之胃强脾弱者。渴欲饮水,口舌干燥,为胃热津伤;渴不欲饮,或饮亦不多,多为湿热内蕴。
	问睡眠	小儿白天如常,夜不能寐,啼哭不休,或定时啼哭者,为夜啼;睡卧不安,烦躁不宁,多属邪热内蕴,心经郁热;睡中龄齿,或是胃热兼风,或是胃积,寐而不宁,肛门瘙痒多为蛲虫病;睡中露睛,多为脾气虚弱。
问个人史		包括胎产史、喂养史、生长发育史、预防接种史等。

要点四　切诊特点及临床意义 ★★

脉诊		健康小儿脉象平和,较成人软而稍数,年龄越小,脉搏越快。小儿病理脉象主要有浮、沉、迟、数、无力、有力六种基本脉象,分别表示疾病的表、里、寒、热、虚、实。浮主表证,沉主里证,迟脉主寒,数脉主热;有力为实,无力为虚。
按诊	按头囟	囟门凹陷者为囟陷,多见于阴伤液竭之失水或极度消瘦者;囟门隆凸,按之紧张,为囟填,多见于热炽气营之脑炎、脑膜炎等;颅骨开解,头缝四破,囟门宽大者,为解颅,多属先天肾气不足,或后天髓热膨胀之故。
	按颈腋	耳下腮部肿胀疼痛,咀嚼障碍者,多是痄腮;触及质地较硬之圆形肿块,推之可移,头面口咽有炎症感染者,属痰热壅结之瘰核肿痛;若仅见增大,按之不痛,质坚成串,则为瘰疬。
	按胸腹	胸骨高突,按之不痛者,为"鸡胸";脊背高突,弯曲隆起,按之不痛,为"龟背";胸胁触及串珠,两肋外翻,可见于佝偻病;剑突下疼痛多属胃脘痛;脐周疼痛,按之痛减,并可触及条索状包块者,多为蛔虫症;腹部胀满,叩之如鼓者,为气胀;叩之音浊,按之有液体波动之感,多为腹水;右下腹按之疼痛,兼发热,右下肢拘急者,多属肠痈。
	按四肢	四肢厥冷,多属阳虚;手足心热者,多属阴虚内热或内伤乳食;高热时四肢厥冷,为热深厥甚;四肢厥冷,面白唇淡者,多属虚寒;四肢厥冷,唇舌红赤者,多是真热假寒之象。
	按皮肤	肤热无汗,为热炽所致。肌肤肿胀,按之随手而起,属阳水水肿;肌肤肿胀,按之凹陷难起,属阴水水肿。

历年真题精选

【A1 型题】

1. 小儿面呈红色,证候多属

A. 热　　　　　　B. 湿　　　　　　C. 燥　　　　　　D. 虚　　　　　　E. 实

答案：A；考点：望诊的意义

解析：面呈红色多为热证，故选择 A。面呈白色，多为寒证、虚证；面呈黄色，多为脾虚证或湿浊；面呈青色，多为寒证、痛证、瘀证、水饮证。

2. 小儿正常舌象是

A. 淡白　　　　　B. 绛红　　　　　C. 紫暗　　　　　D. 暗红　　　　　E. 淡红

答案：E；考点：小儿正常舌象

解析：与成人一样，小儿的正常舌象为淡红舌，故选择 E。舌质淡白为心阳不足；舌质绛红为心阴不足；舌质紫暗或暗红为瘀血内阻。

3. 小儿"地图舌"是由于

A. 肺气虚弱　　　B. 脾阳亏虚　　　C. 脾失健运　　　D. 宿食内停　　　E. 胃之气阴不足

答案：E；考点：小儿舌苔

解析：舌苔花剥，状如地图，时隐时现，经久不愈，多为胃之气阴不足所致，故选择 E。

4. 小儿指纹色紫主证为

A. 燥　　　　　　B. 热　　　　　　C. 寒　　　　　　D. 滞　　　　　　E. 瘀

答案：B；考点：查小儿指纹的意义

解析：指纹的辨证纲要可归纳为"浮沉分表里，红紫辨寒热，淡滞定虚实，三关测轻重"。小儿指纹色紫主证为热，故选择 B。

5. 小儿指纹淡红，其证候是

A. 虚寒　　　　　B. 食积　　　　　C. 痰热　　　　　D. 虚热　　　　　E. 实热

答案：A；考点：小儿指纹的意义

解析：指纹淡红，多为内有虚寒，故选择 A。

【B 型题】

(6～7 题共用选项)

A. 胎产史　　　　B. 喂养史　　　　C. 生长发育史　　　D. 预防接种史　　　E. 家族史

6. 当小儿出现脾胃病时，应特别注意询问的是

答案：B

7. 需要与传染病鉴别时，应特别注意询问的是

答案：D；考点：儿科问个人史的内容

解析：脾胃病多与饮食有关，故 6 题选择 B。传染病多与预防接种史有关，故 7 题选择 D。

细目五　儿科治法概要

【考点透视】

本单元考点较少，考生通读有个印象即可。

要点一　儿科常用内治法的用药原则及给药方法★★

用药原则	治疗及时准确	小儿脏腑娇嫩，形气未充，发病容易，变化迅速，易寒易热，易虚易实，因此要辨证准确，掌握有利时机，及时采取有效措施，争取主动，力求及时控制病情的发展变化。
	方药精简灵巧	小儿脏气清灵，随拨随应，对于药物的反应较成人灵敏。因此，在治疗时处方用药应力求精简，以"药味少、剂量轻、疗效高"为儿科处方原则。尤应注意不得妄用攻伐，对于大苦、大寒、大辛、大热、峻下、毒烈之品，均当慎用。
	重视先证而治	由于小儿发病容易，传变迅速，虚实寒热的变化较成人为快，故应见微知著，先证而治，挫病势于萌芽之时，挽病机于欲成未成之际。
	注意顾护脾胃	脾胃为后天之本，小儿的生长发育，全靠脾胃化生精微之气以充养，疾病的恢复赖脾胃健运生化，先天不足的小儿也要靠后天来调补。因此，不论病中和病后，合理调护均有利于康复，其中以调理脾胃为主。

用药原则	掌握用药剂量	小儿中药的用量相对较大,尤其是益气健脾、养阴补血、消食和中一类药性平和的药物,更是如此。但对一些辛热、苦寒、攻伐和药性较猛烈的药物,如麻黄、附子、细辛、乌头、大黄、巴豆、芒硝等,在应用时则需控制剂量。小儿用药剂量常随年龄大小、个体差异、病情轻重、医者经验而不同。为方便掌握,中药汤剂可采用下列比例用药:新生儿用成人量的1/6,乳婴儿用成人量的1/3,幼儿用成人量的1/2,学龄期儿童用成人量的2/3或接近成人量。
给药方法	口服给药法	根据年龄不同,每剂内服中药煎剂总药量为:新生儿,10~30mL;婴儿,50~100mL;幼儿及学龄前期儿童,120~240mL;学龄期儿童,250~300mL。服用汤剂,一般1日1剂,分2~3次温服,但应根据病情、病位、病性和药物的特点来决定不同的服药方法。
	鼻饲给药法	重危昏迷患儿反应差,无吞咽动作,可鼻饲给药。
	蒸气及气雾吸入法	用蒸气吸入器或气雾吸入器,使水蒸气或气雾由病儿口鼻吸入的一种疗法,常用于肺炎喘嗽、咳嗽、哮喘、感冒、鼻渊等肺系疾病。一般不可用汤剂作雾化吸入,常用中药注射液,如炎琥宁注射液、清开灵注射液等。
	直肠给药法	肛管插入前先用凡士林滑润头部,徐徐插入肛门,依年龄大小,插入5~15cm。治疗便秘,可将药液装入底部连接肛管的量杯内直接灌入。治疗其他疾病,常采用直肠点滴灌注法。此法在一定程度上避免了小儿服药难的问题,而且对于外感发热、肠胃疾病、水毒内闭等有较好的疗效。
	注射给药法	将供肌内注射、静脉滴注的中药制剂,按要求给予肌内注射、静脉注射或静脉点滴。肌内注射或静脉注射给药,使用便捷、给药准确、作用迅速,是儿科比较理想的一种给药方法。

要点二　儿科常用内治法及其适应病证 ★★

疏风解表法	适用于外邪侵袭肌表所致的表证,如感冒、咳嗽、咽喉肿痛等。可用疏散风邪的药物,使郁于肌表的邪毒从汗而解。
止咳平喘法	适用于邪郁肺经,痰阻肺络所致的咳喘证,如咳嗽、哮喘、肺炎喘嗽等。寒痰内伏可用温肺散寒、化痰平喘的药物;热痰内蕴可用清热化痰、宣肺平喘的药物。
清热解毒法	适用于热毒炽盛的实热证,如温热病、湿热病、斑疹、血证、丹毒、疮痈、痒腿、黄疸痢疾等。
消食导滞法	适用于小儿乳食不调,饮食内积之证,如积滞、伤食吐泻、疳证、厌食等。
利水消肿法	适用于水湿停聚,小便短少而水肿的患儿,可治水肿、小便不利以及泄泻、痰饮等。
驱虫安蛔法	适用于小儿各种肠道寄生虫病,如蛔虫病、蛲虫病等。
镇惊息风法	适用于小儿窍闭神昏,抽搐之证,如惊风、痫证、小儿暑温等。
补脾健脾法	适用于脾虚证,是通过补益脾气、滋养脾血、补益脾阴、温补脾阳,治疗脾胃气、血、阴、阳不足病证的治法。
调脾助运法	适用于脾运失健证,治疗湿困于脾、乳食积滞、中焦气滞等各种原因所致脾运胃纳功能失健病证的治法。
培元补肾法	适用于小儿胎禀不足,肾气虚弱,及肾不纳气之证,如胎怯、五迟、五软、遗尿、解颅、哮喘等。
凉血止血法	适用于小儿各种出血证候,如鼻衄、齿衄、紫癜、血尿、便血等。血证急性者多由于热入血分,迫血妄行引起,用清热凉血法治疗居多。但是,气不摄血、脾不统血、阴虚火旺等虚证出血临床也不少见,因此,可与补气、健脾、养阴、清虚热等药配合应用。
活血化瘀法	适用于各种血瘀之证,如肺炎喘嗽时见口唇青紫,肌肤瘀斑瘀点,以及腹痛如针刺、痛有定处、按之有痞块等。
回阳救逆法	适用于小儿元阳虚衰之危重证候,临床可见面色苍白,神疲肢厥,冷汗淋漓,气息奄奄,脉微欲绝等。此时必须用峻补阳气、救逆固脱的方剂加以救治。

要点三　儿科常用外治法及其临床应用★★

熏洗法	是将药物煎成药液,熏蒸、浸泡、洗涤、沐浴患者局部或全身的治疗方法。熏蒸法用于麻疹、感冒的治疗及呼吸道感染的预防等,如麻疹初期透疹,用生麻黄、浮萍、芫荽子、西河柳煎煮,加黄酒擦洗皮肤。浸洗法用于痹证、痿证、外伤、泄泻、脱肛、冻疮及多种皮肤病,常与熏法同用先熏后洗,如石榴皮、五倍子、明矾煎汤先熏后洗治疗脱肛。药浴法用于感冒、麻疹、痹证、五迟、五软、紫癜及瘾疹、湿疹、白庀等多种皮肤病,如苦参汤温浴治全身瘙痒症,香樟木汤搭洗治疗瘾疹等。
涂敷法	是用新鲜的中药捣烂成药糊,或用药物研末加入水或醋调匀成药液,涂敷于体表局部或穴位处的一种外治法。如白芥子、胡椒、细辛研末,生姜汁调糊,涂敷肺俞穴,治寒喘;鲜马齿苋、青黛、鲜丝瓜叶等任选一种,调敷于腮部,治疗痄腮。
罨包法	是用药品置于局部肌肤,并加以包扎的一种外治法。如用皮硝包扎于脐部,用治饮食不节,食积中脘,腹胀腹满、嗳腐酸臭、时有呕恶、舌苔厚腻等症。用大蒜头适量,捣烂后包扎于足心涌泉穴和腹部,有温经止泻的作用,防治慢性泄泻。用五倍子粉醋调罨包脐内治疗盗汗等。
热熨法	是将药炒热后,用布包裹以熨肌表的一种外治法。如炒热食盐熨腹部治疗寒证腹痛。用生葱、食盐炒热,熨脐周围及少腹,治疗尿癃。用葱白、生姜、麸皮,热炒后用布包好,熨腹部,治疗内寒积滞的腹部胀痛。用吴茱萸炒热,布包熨腹部,治风寒腹痛等。
敷贴法	是将药物制成软膏、药饼,或研粉撒于普通膏药上,敷贴于局部的一种外治法。如炒白芥子、面粉等份研末水调,纱布包裹,敷贴于背部第3～4胸椎处,每次15分钟,皮肤发红则去药,治疗肺炎后期湿性啰音经久不消。用丁香、肉桂等药粉,撒于普通膏药上贴于脐部,以治婴儿泄泻。在夏季三伏天,用延胡索、白芥子、甘遂、细辛研末,以生姜汁调成药饼,敷于肺俞、膏肓、百劳穴上,治疗寒性哮喘等。
擦拭法	是用药液或药末擦拭局部的一种外治法。如用金银花、甘草煎汤,或用野菊花煎汤,洗涤口腔,治疗口疮和鹅口疮。
药袋疗法	是将药物研末装袋,制成香囊给小儿佩挂,或做成兜肚系挂,或做成枕头的外治法。如用茴香、艾叶、甘松、官桂、丁香等制成的暖脐兜肚治疗脾胃虚寒性腹痛吐泻;苍术、冰片、白芷、藁本、甘松等制成的防感香囊,有降低复感儿发病率的作用。
推拿疗法	具有促进气血循行、经络通畅、神气安定、脏腑调和的作用,常用于治疗脾系疾病,如泄泻、呕吐、腹痛、疳证、厌食、积滞、口疮等;肺系疾病,如感冒、咳嗽、肺炎喘嗽、哮喘等;杂病,如遗尿、痿证、痹证、惊风、肌性斜颈、五迟、五软等。推拿疗法亦有一些禁忌证,如急性出血性疾病、急性外伤、脊背皮肤感染等。

【昭昭医考提示】

小儿与成人在生理和病理方面不同,有其特殊的生理特点和病理特点。

生理特点:脏腑娇嫩、形气未充,生机蓬勃、发育迅速。

病理特点:发病容易、传变迅速,脏气清灵,易趋康复。

历年真题精选

【A1型题】

1. 婴儿(<1岁)服用的中药煎出量是

A. 10～20mL　　　B. 21～30mL　　　C. 31～40mL　　　D. 41～50mL　　　E. 60～100mL

答案:E;考点:中药用量

解析:为方便计算,可采用下列比例用药。新生儿用成人量的1/6,乳婴儿用成人量的1/3,幼儿用成人量的1/2,学龄儿童用成人量的2/3或接近成人用量。一般成人煎药量为200mL,经计算婴儿(<1岁)服用的中药煎出量是66.7mL,故选择E。

2. 下列除哪项外,均可使用培元补肾法?

A. 解颅　　　　B. 五迟　　　　C. 五软　　　　D. 哮喘　　　　E. 肺炎喘嗽

答案:E;考点:常用内治法

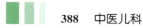

　　解析：培元补肾法主要适用于小儿胎禀不足，肾气虚弱及肾不纳气之证，如解颅、五迟、五软、遗尿、哮喘等，而肺炎喘嗽外因责之于感受风邪，或由其他疾病传变而来；内因责之于小儿形气未充，肺脏娇嫩，卫外不固。故选择 E。

第二单元　儿童保健

细目一　胎儿期保健

【考点透视】

本单元考点也不多，考生通读了解，重点记忆一下断奶时间。

要点　养胎护胎的主要内容★★

饮食调养嗜好有节	孕妇的饮食，以富于营养、清淡可口、易于消化为宜，禁忌过食生冷、辛热、肥甘等食物，以免酿生胎寒、胎热、胎肥、胎毒等病证。孕妇须嗜好有节，应戒除烟酒。孕妇吸烟过多，会造成流产、早产，或胎怯、智力低下、先天性心脏病等疾病。
调适寒温防感外邪	妇女怀孕之后，因气血聚于冲任以养胎，机体气血不足，卫外不固，易被虚邪贼风所侵，引起各种时令疾病，甚或影响胎儿，造成流产、早产等。因此，孕妇要顺应四时气温的变化，适时增减衣服，注意居室环境卫生，保持空气新鲜，少去公共场所，避免各种感染性疾病的发生。
劳逸结合适当活动	妊娠期间，孕妇应动静相兼，劳逸结合。适度的活动能使肢体舒展，气血流畅，有助于胎儿正常发育以及顺利分娩。过逸会影响孕妇气血流畅，使胎儿得不到充足的气血供养，胎禀怯弱，以及母体体质下降，多致产难。但过劳会损伤胎元，引起流产或早产。
精神内守调畅情志	妇人怀孕，母子一体，气血相通。精神内守有益健康，七情过极往往伤及母子。孕妇当精神内守，喜怒哀乐适可而止，避免强烈的精神刺激，怡养性情，陶冶情操，方能安养胎儿。
避免外伤节制房事	妊娠期间，孕妇要防止各种有形和无形的外伤，以保护自己和胎儿。孕妇要谨防跌仆损伤，注意保护腹部，避免受到挤压和冲撞。进入现代社会，无形损伤的机会更是日益增多。噪声会损害胎儿的听觉，放射线能诱发基因突变，造成染色体异常，都可能导致流产或胎儿发育畸形。妊娠期间要控制房事，节欲保胎。若妊娠早期房事不节，扰动相火，耗劫真阴，可导致冲任损伤而致胎元不固，造成流产、早产。
审慎用药避其药毒	孕妇如果用药，很多药物都可以通过母体进入胎儿，而胎儿形质初成，娇嫩异常，易于因药物引起中毒而影响正常生长发育。妊娠禁忌中药主要分为以下 3 类：①毒性药类，如乌头、附子、南星、野葛、水银、轻粉、铅粉、砒石、硫黄、雄黄、斑蝥、蜈蚣等。②破血药类，如水蛭、虻虫、干漆、麝香、瞿麦等。③攻逐药类，如巴豆、牵牛子、大戟、芫花、皂荚、藜芦、冬葵子等。这些药物药性峻猛，可能引起中毒，损伤胎儿，造成先天性畸形，或者流产、早产。这些药物使用于孕妇，可能引起中毒，损伤胎儿，造成胚胎早期死亡或致残，致畸等。

细目二　婴儿期保健

要点一　新生儿的特殊生理现象★★★

螳螂子	新生儿两侧颊部各有一个脂肪垫隆起，称为"螳螂子"，有助吮乳，不能挑割。
马牙	新生儿上腭中线和齿龈部位有散在黄白色、碎米大小隆起颗粒，称为"马牙"，会于数周或数月自行消失，不需挑刮。
女婴乳房隆起	女婴生后 3～5 天乳房隆起如蚕豆到鸽蛋大小，可在 2～3 周后消退，不应处理或挤压。
女婴阴道出血	女婴生后 5～7 天阴道有少量流血，持续 1～3 天自止者，是为假月经，一般不必处理。
生理性黄疸	新生儿生理性黄疸等，均属于新生儿的特殊生理状态。

要点二　新生儿护养的主要措施★★

拭口洁眼	新生儿刚出生，在开始呼吸前，应清除口腔内黏液。可倒提婴儿片刻，让黏液、血液从口内流出，或用吸管清除，亦可用消毒纱布探入口内，轻轻拭去小儿口中秽浊污物，保证呼吸道通畅，以免啼哭时呛入气道。同时，要拭去眼睛、耳朵中的污物。皮肤皱折处及前后二阴应当用纱布蘸消毒植物油轻轻擦拭，去除多余的污垢。
断脐护脐	新生儿娩出1～2分钟，就要结扎脐带后剪断，处理时必须无菌操作，脐带残端要用干法无菌处理，然后用无菌敷料覆盖。若在特殊情况下未能保证无菌处理，则应在24小时内重新消毒，处理脐带残端，以防止感染及脐风。断脐后还需护脐。脐部要保持清洁、干燥，让脐带残端在数天后自然脱落。在此期间，要注意勿让脐部被污水、尿液及其他脏物所侵，沐浴时勿浸湿脐部，避免脐部污染，预防脐风、脐湿、脐疮等疾病。
洗浴衣着	新生儿出生后，当时用消毒纱布将体表污物、血渍揩拭干净，稍后即可用温开水洗澡。新生儿的衣着应选择柔软、浅色、吸水性强的纯棉织物。衣服式样宜简单，容易穿脱，宽松而少接缝，不用纽扣、松紧带，以免损伤娇嫩的皮肤。新生儿体温调节功能较差，容易散热而不易保温，常出现体温下降，故必须特别注意保暖，尤其是寒冷季节更要做好防寒保暖。
祛除胎毒	胎毒为胎中禀受之毒，主要指热毒。胎毒重者，出生时多有面红目赤眵多、烦闹多啼、大便秘结等表现，易发生丹毒、痈疖、湿疹、胎黄、胎热、口疮等病证。 临床常用的祛胎毒法有多种，可结合小儿体质情况选用： （1）银花甘草法：金银花6g，甘草2g。煎汤。用此药液拭口，并以少量喂服初生儿。 （2）豆豉法：淡豆豉10g浓煎取汁，频频饮服。适用于胎弱之初生儿。 （3）黄连法：黄连用水浸泡令汁出，取汁滴入小儿口中。黄连性寒，适用于热毒重者，胎禀气弱者勿用。 （4）大黄法：生大黄3g沸水适量浸泡或略煮，取汁滴入小儿口中。胎粪通下后停服。脾虚气弱者勿用。

要点三　喂养方式及选择原则★★

婴儿喂养方法分为母乳喂养、人工喂养和混合喂养三种。母乳喂养最适合婴儿需要，故大力提倡母乳喂养。

要点四　母乳喂养的方法、优点、注意事项及断奶适宜时间★★

母乳喂养的方法	母乳喂养的方法，以按需喂哺为原则。
母乳喂养的优点	1. 乳中含有最适合婴儿生长发育的各种营养素，易于消化和吸收，是婴儿期前4～6个月最理想的食物。另外，母乳含不饱和脂肪酸较多，有利于脑发育。 2. 母乳中含有丰富的抗体、活性细胞和其他免疫活性物质，可增强婴儿抗感染能力。 3. 母乳温度及泌乳速度适宜，新鲜无细菌污染，直接喂哺，简便经济。 4. 母乳喂养有利于增进母子感情，又便于观察小儿变化，随时照料护理。 5. 产后哺乳可促进母体子宫收缩复原，推迟月经复潮，不易怀孕，减少乳母患乳腺癌和卵巢肿瘤的可能性。
注意事项	若母亲患有严重疾病，如急慢性传染病、活动性肺结核、慢性肾炎、糖尿病、恶性肿瘤、精神病、癫痫或心功能不全等，应停止哺乳。乳头皲裂、急性感染等可暂停哺乳，但要定时吸出乳汁，以免乳量减少。
断奶适宜时间	断奶时间视母婴情况而定。小儿4～6个月起应逐渐添加辅食，8～12个月时可以完全断乳。若遇婴儿患病或正值酷暑、严冬，可延至婴儿病愈、秋凉或春暖季节断奶。

要点五　人工喂养方法

4个月以内的婴儿由于各种原因不能进行母乳喂养，完全采用配方乳或牛乳、羊乳等喂养婴儿，称为人工喂养。

要点六　混合喂养方法

因母乳不足需添加牛乳、羊乳或其他代乳品时，称为混合喂养，亦称部分母乳喂养。混合喂养的方法有两种：补授法与代授法。补授时，每日母乳喂养的次数照常，每次先哺母乳，将两侧乳房吸空后，再补充一定量代乳品，"缺多少补多少"，直到婴儿吃饱。补授法可因经常吸吮刺激而维持母乳的分泌，因而较代授法为优。代

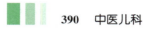

授法是一日内有一至数次完全用乳品或代乳品代替母乳。

要点七　添加辅食的原则★

添加辅助食品的原则：由少到多、由稀到稠、由细到粗、由一种到多种，在婴儿健康、消化功能正常时逐步添加。

【昭昭医考提示】

新生儿出现螳螂子、马牙、女婴乳房隆起、女婴阴道出血、生理性黄疸等不属病态，属于新生儿的特殊生理现象。

历年真题精选

【A1型题】

小儿断奶时间宜在

A. 2～3个月　　　　B. 4～5个月　　　　C. 6～7个月　　　　D. 8～12个月　　　　E. 13～18个月

答案：D；考点：断乳时间

解析：断奶时间视母婴情况而定。一般可在小儿8～12个月时断奶。故选择D。

第三单元　新生儿疾病

细目一　胎怯

【考点透视】

本单元考试涉及内容很少，熟悉胎怯的病因病机，其他内容了解即可。

要点一　胎怯的定义、病因、病机★★

	胎怯
定义	胎怯，是指新生儿体重低下，身材短小，脏腑形气均未充实的一种病证。又称"胎弱"。胎怯为新生儿常见病之一，相当于西医的低出生体重儿，临床以出生低体重为特点，以出生体重低于2500g为客观指标，包括早产儿和小于胎龄儿。胎怯多因先天不足、脾肾两亏而致，患儿出生后难以适应出生后的变化，易并发硬肿症、败血症、新生儿窒息、黄疸等疾病。出生体重越低，器官发育越不成熟，死亡率越高，成为围生期死亡的主要原因。
病因	先天禀赋不足
病机	病变脏腑主要在肾与脾，基本病机为先天禀赋不足，化源未充，涵养不足，肾脾两虚，五脏失养。

要点二　诊断与鉴别诊断★★★

诊断要点		1. 有早产、多胎、孕妇体弱、疾病、胎养不周等造成先天不足的各种病因，及胎盘、脐带异常等。 2. 新生儿出生时形体瘦小、肌肉瘠薄，面色无华，精神委软，气弱声低，吮乳无力，筋弛肢软。一般体重低于2500g，身长少于46cm。
鉴别诊断	早产儿	早产儿胎龄未满37周，大多数体重低于2500g，身长不足46cm；一般早产儿皮肤薄，甚至水肿，皮肤发亮，有毳毛，胎脂多，头发乱如绒线样，耳壳软、缺乏软骨，耳舟不清，指（趾）甲软，多未达到指（趾）端。
	小于胎龄儿	小于胎龄儿又称足月小样儿，胎龄满37～42周，体重低于2500g，身长、头围大多在正常范围内；小于胎龄儿皮肤极薄、干燥、脱皮，无毳毛，胎脂少，头发细丝状，清晰可数，耳软骨已发育，耳舟已形成，指（趾）甲稍软，已达到指（趾）端。

要点三　辨证论治★★★★

（一）辨证要点

	肺虚	气弱声低，皮肤薄嫩，胎毛细软
辨五脏禀受不足之轻重	心虚	神委面黄，唇爪淡白，虚里动疾
	肝虚	筋弛肢软，目无光采，易作瘛疭
	脾虚	肌肉瘠薄，痿软无力，吮乳量少，呛乳溢乳，便下稀薄，目肤黄疸
	肾虚	形体矮小，肌肤欠温，耳郭软，指甲软短，骨弱肢柔，睾丸不降

（二）治疗原则

胎怯的关键病机是肾脾两虚,因此,治疗以补肾培元为基本原则。

（三）分证论治

辨证分型	证候	治法	代表方
肾精薄弱	体短形瘦,头大囟张,头发稀黄,耳壳软,哭声低微,肌肤不温,指甲软短,骨弱肢柔,或有先天性缺损畸形,指纹淡。	益精充髓,补肾温阳	补肾地黄丸
脾肾两虚	啼哭无力,多卧少动,皮肤干皱,肌肉瘠薄,四肢不温,吮乳乏力,呛乳溢乳,腹胀腹泻,甚而水肿,指纹淡。	健脾益肾,温运脾阳	保元汤

要点四　预防与调护★

预防	1. 孕妇年龄不宜过大或过小。有慢性心、肝、肾等疾病的妇女不宜妊娠。 2. 孕妇应注意营养,保持心情愉悦,不可吸烟及饮酒。若有较严重的妊娠呕吐,应服用中药调理。 3. 孕期应注意防治各种急性传染病和妊娠高血压综合征等。 4. 胎儿期发现胎萎不长者,可由孕母服药补肾培元,促进胎儿宫内发育。
调护	1. 胎怯儿阳气不足,应注意保暖,根据不同情况及条件采用各种保温措施。 2. 按体重、日龄计算热量,尽量母乳喂养,喂足奶量。吞咽功能差者需静脉补充营养液,也可采用胃管喂养。 3. 保持居室空气新鲜,一切用品均应消毒后使用。接触患儿者应戴口罩、帽子,防止患儿继发感染。 4. 密切观察患儿病情变化,及时发现并发症并加以处理。

【昭昭医考提示】　　　　　　　　　胎怯快速记忆

胎怯精薄脾肾虚,补肾地黄保元全。

历年真题精选

【A2 型题】

患儿,11 个月。早产,生后一直人工喂养,经常泄泻。近 4 个月来食欲不振,面色白,唇舌爪甲苍白,毛发稀黄,精神萎靡,手足欠温,舌淡苔白,指纹淡。检查:血红蛋白 60g/L。治疗应首选

A. 金匮肾气丸　　　B. 六味地黄丸　　　C. 右归丸　　　D. 理中丸　　　E. 小建中汤

答案:C;　考点:胎怯的辨证治疗

解析:患儿为营养性缺铁性贫血。病在脾肾,为脾肾阳虚,当温补脾肾,益气养血,选用右归丸加减,故选择 C。

细目二　硬肿症

【考点透视】

掌握硬肿症的诊断要点及辨证论治。

要点一　硬肿症的定义、病因、病机★★

硬肿症	
定义	硬肿症是由于寒冷或/和多种疾病引起的皮肤和皮下脂肪组织硬化及水肿,常伴有低体温及多器官功能损伤的综合征,亦称新生儿寒冷损伤综合征。硬肿症主要发生在寒冷季节,尤以我国北方各省发病率及病死率较高。硬肿症多发生在生后 7～10 天的新生儿,以胎怯儿多见。
病因	内因是肾阳虚衰,外因是感受寒邪。
病机	先天禀赋不足,阳气虚衰,若护养保暖不当,复感寒邪,或感受他病,则气机不畅,血脉不行,不能温煦肌肤,营于四末,故肌肤僵硬,肤色紫暗,身冷肢厥。同时,脾阳不振,水湿不化,则见水肿;严重者血络瘀滞,可致血不循经而外溢,导致肺出血等重症;阳气虚极而渐衰亡,可见气息微弱、全身冰冷、脉微欲绝之危症。

要点二　诊断与鉴别诊断★★

诊断要点	1. 寒冷季节、环境温度低、保温不够、早产儿或足月小样儿，或有感染、窒息、产伤、热量摄入不足史等。 2. 低体温，全身或手足冰凉，体温<35℃，严重者<30℃，腋-肛温差由正值变为负值。硬肿为对称性，依次为双下肢、臀、面颊、两上肢、背、腹、胸部等，可有凹陷性水肿。患儿不吃、不哭、少动，严重者可伴有休克、肺出血及多脏器功能衰竭等。 3. 实验室检查：血常规红细胞压积增高，血小板减少。由于缺氧与酸中毒，血气分析 pH 降低、PaO₂ 降低、PaCO₂ 增高。由于心肌损害，心电图呈低电压、Q-T 延长、T 波低平或 S-T 段下移。 4. 病情分度：新生儿硬肿症诊断分度标准见下表。	

分度	体温		硬肿范围	器官功能改变
	肛温(℃)	腋-肛温差		
轻度	≥35	正值	<20%	无或轻度功能低下
中度	<35	0 或正值	20%～50%	功能损害明显
重度	<30	负值	>50%	功能衰竭，DIC，肺出血

注：硬肿范围估算：头颈部 20%，双上肢 18%，前胸及腹部 14%，背部及腰骶部 14%，臀部 8%，双下肢 26%。

鉴别诊断	新生儿水肿	可由先天性心脏病、心功能不全、新生儿溶血、低蛋白血症、肾功能障碍、维生素 B₁ 或维生素 E 缺乏等引起。生后任何时候均可发生，表现为凹陷性浮肿，但不硬，常见于眼睑、足背、外阴等处，皮肤不红，无体温下降。
	新生儿皮下坏疽	常由金黄色葡萄球菌、链球菌感染引起，多见于背、臀、骶等受压部位，局部皮肤变硬、发红、边缘不清，病变中央初期较硬以后软化，先呈暗红色，以后变为黑色，重者可有出血和溃疡形成。

要点三　辨证论治★★★

（一）辨证要点

	寒证	全身欠温，僵卧少动，肌肤硬肿，是多数患儿共同的临床表现。
辨虚、实、寒、瘀	虚证	以阳气虚衰为主，常伴胎怯，体温常升不起，硬肿范围大。
	血瘀	血瘀在本病普遍存在，辨证要点为肌肤质硬色紫暗。
	实证	以外感寒邪为主，有保温不当病史，体温下降较少，硬肿范围较小。

（二）治疗原则

以温阳散寒、活血化瘀为治疗原则。

（三）分证论治

辨证分型	证候	治法	代表方
寒凝血涩	全身欠温、四肢发凉，肌肤硬肿，难以捏起，硬肿多局限于臀、小腿、臂、面颊等部位，色暗红、青紫，或红肿如冻伤，哭声较低，精神萎靡，反应尚可，或伴呼吸不匀，气息微弱，指纹紫滞。	温经散寒，活血通络	当归四逆汤
阳气虚衰	全身冰冷，肌肤板硬而肿，范围波及全身，气息微弱，僵卧少动，哭声低怯，吸吮困难，反应极差，皮肤暗红，尿少或无，面色苍白，唇舌色淡，指纹淡红不显。	益气温阳，通经活血	参附汤

要点四　其他疗法★

中药外敷	1. 生葱、生姜、淡豆豉各 30g。捣碎混匀，酒炒，热敷于局部。用于寒凝血涩证。 2. 当归、红花、川芎、赤芍、透骨草各 15g，丁香、川乌、草乌、乳香、没药、肉桂各 7g。研末，加羊毛脂100g，凡士林 900g，拌匀成膏。油膏均匀涂于纱布上，加温后敷于患处。1 日 1 次。用于阳气虚衰证。

推拿疗法	万花油含红花、独活、三棱等 20 味药,功效为消肿散瘀,舒筋活络。施术者先洗净双手,手涂万花油,在患儿安静时用温暖双手推拿硬肿部位。
复温疗法	轻度者先置于远红外线辐射台,调节温度至 34℃,利用远红外线辐射复温。30 分钟后置于预热到 32℃ 的暖箱中,恒温复温。中重度者,先置于远红外线辐射台上,以同样的温度和方法配合按摩复温,60～90 分钟后移入到预热好的 32℃ 暖箱中,每小时升高箱温 0.5℃～1℃(箱温不超过 34℃),恒温复温。轻中度患儿于 6～12 小时内、重度患儿于 12～24 小时内恢复正常体温。

要点五　预防与调护

预防	1. 做好孕妇保健,尽量避免早产,减少低体重儿的产生,同时防止产伤、窒息。 2. 严冬季节出生的新生儿要做好保暖,调节产房内温度为 20℃ 左右,尤其注意早产儿及低体重儿的保暖工作。 3. 出生后 1 周内的新生儿,应经常检查皮肤及皮下脂肪的软硬情况。加强消毒隔离,防止新生儿感染发生。
调护	1. 注意消毒隔离,防止交叉感染。 2. 患儿衣被、尿布应清洁柔软干燥,睡卧姿势须勤更换,严防发生并发症。 3. 应给足够热量,促进疾病恢复,对吸吮能力差的新生儿,可用滴管喂奶,必要时鼻饲,或静脉点滴葡萄糖注射液、血浆等。

【昭昭医考提示】　　　　　　　　硬肿症快速记忆
硬肿寒凝阳气虚,当归四逆参附齐。

历年真题精选

【A2 型题】

患儿,生后 3 天。症见全身冰冷,全身肌肤板硬而肿,气息微弱,僵卧少动,哭声低怯,吸吮困难,反应极差,皮肤暗红,少尿,面色苍白,唇舌色淡,指纹淡红不显。应首选的方剂是

A. 血府逐瘀汤　　　B. 附子理中汤　　　C. 当归四逆汤　　　D. 人参五味汤　　　E. 参附汤

答案:E;　考点:硬肿症的分证论治

解析:硬肿症有寒凝血涩症、阳气虚衰证,从题干中患者气息微弱,面色苍白,唇舌色淡来看,患者证属虚证为阳气虚衰,当选参附汤益气温阳,通经活血,故选择 E。

细目三　胎　黄

【考点透视】

1. 熟悉生理性胎黄与病理性胎黄的区别。

2. 在了解病因病机的基础上掌握胎黄的辨证论治。

要点一　胎黄的定义、病因、病机★★

	胎黄
定义	胎黄以婴儿出生后皮肤、面目出现黄疸为特征,因与胎禀因素有关,故称"胎黄"或"胎疸"。胎黄相当于西医学新生儿黄疸,包括了新生儿生理性黄疸和病理性高胆红素血症,如溶血性黄疸、肝细胞性黄疸、阻塞性黄疸、新生儿溶血症、胆汁瘀阻、母乳性黄疸等。本病多见于早产儿、多胎儿、素体虚弱的新生儿。我国 50% 足月儿及 80% 早产儿可见黄疸,占住院新生儿的 20%～40%。部分高未结合胆红素血症可引起胆红素脑病(核黄疸),一般多留有后遗症,严重可死亡。
病因	胎禀湿蕴,湿热郁蒸、寒湿阻滞。
病机	胎黄的病变脏腑在肝胆、脾胃,其发病机制主要为脾胃湿热或寒湿内蕴,肝失疏泄,胆汁外溢而致发黄,日久则气滞血瘀而黄疸日深难退。

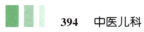

要点二 诊断与鉴别诊断★★★★

<table>
<tr><td rowspan="2">诊断要点</td><td rowspan="2">临床表现</td><td>1. 生理性黄疸。生后第 2～3 日出现黄疸,第 4～6 日达高峰。足月儿在生后 2 周消退,早产儿可延迟至 3～4 周消退。黄疸程度轻(足月儿血清总胆红素≤221μmol/L,早产儿≤257μmol/L)。在此期间,小儿一般情况良好,除偶有轻微食欲不振外,不伴有其他临床症状。</td></tr>
<tr><td>2. 病理性黄疸黄疸。出现早(生后 24 小时以内)、发展快(血清总胆红素每日上升幅度>85.5μmol/L 或每小时上升幅度>8.5μmol/L)、程度重(足月儿血清总胆红素>221μmol/L,早产儿>257 μmol/L、消退迟(黄疸持续时间足月儿>2 周,早产儿>4 周)或黄疸退而复现。伴随各种临床症状。</td></tr>
<tr><td></td><td rowspan="3">实验室检查</td><td>1. 血清学检查血清总胆红素(TBIL)升高,直接胆红素(DBIL)和/或间接胆红素(IBIL)升高,血清总胆汁酸(TBA)升高。</td></tr>
<tr><td></td><td>2. 尿常规尿胆红素、尿胆原阳性。</td></tr>
<tr><td></td><td>3. 肝功能丙氨酸氨基转移酶(ALT)、γ-谷氨酰转肽酶(γ-GT)、碱性磷酸酶(ALP)等可升高。</td></tr>
<tr><td rowspan="4">鉴别诊断</td><td>溶血性黄疸</td><td>出生后 24 小时内出现黄疸并迅速加重,可有贫血及肝脾肿大。重者可见水肿及心力衰竭。严重者合并胆红素脑病,早产儿更易发生。见于母婴 ABO 血型不合和 Rh 血型不合溶血病、葡萄糖-6-磷酸脱氢酶缺乏症、遗传性球形红细胞增多症、地中海贫血等疾病。</td></tr>
<tr><td>新生儿感染性黄疸</td><td>表现为黄疸持续不退或 2～3 周后又出现。细菌感染是导致新生儿高胆红素血症的一个重要原因,以金黄色葡萄球菌、大肠杆菌引起的败血症多见;病毒所致感染多为宫内感染,如巨细胞病毒、乙肝病毒等。</td></tr>
<tr><td>阻塞性黄疸</td><td>常见原因为先天性胆道畸形,如先天性胆道闭锁、胆总管囊肿等。生后 1～4 周时出现黄疸,以结合胆红素升高为主,大便颜色渐变浅黄或白陶土色;尿色随黄疸加重而加深,尿胆红素阳性;肝脾肿大,肝功能异常;腹部 B 超、同位素胆道扫描、胆道造影可确诊。</td></tr>
<tr><td>母乳性黄疸</td><td>纯母乳喂养,生长发育好;除外其他引起黄疸的因素;试停母乳喂养 48～72 小时,胆红素下降 30%～50%。</td></tr>
</table>

要点三 辨证论治 ★

(一)辨证要点

<table>
<tr><td rowspan="2">辨生理性、病理性黄疸</td><td>生理性</td><td>出现晚(出生后 2～3 天)、发展慢、程度轻。</td></tr>
<tr><td>病理性</td><td>出现早(24h 内)、发展快、程度重。</td></tr>
<tr><td rowspan="3">常证辨阴阳虚实</td><td>实证</td><td>起病急,病程短,肤黄色泽鲜明,舌苔黄腻者,常由湿热引起,表现为湿热郁蒸,为阳黄。</td></tr>
<tr><td>虚证</td><td>起病较缓慢,黄疸日久不退,色泽晦暗,便溏色白,舌淡苔腻者,常因寒湿和脾阳虚弱引起,或由阳黄失治转化而来,表现为寒湿阻滞,伴有虚寒之象,为阴黄。</td></tr>
<tr><td>虚中夹实证</td><td>淤积发黄者,黄疸逐渐加深,伴肚腹胀满、腹壁青筋显露。</td></tr>
<tr><td rowspan="2">变证辨胎黄动风和胎黄虚脱</td><td>胎黄动风</td><td>黄疸迅速加重,伴神昏抽搐,角弓反张。</td></tr>
<tr><td>胎黄虚脱</td><td>黄疸急剧加深,四肢厥冷,神昏气促,脉微欲绝。</td></tr>
</table>

(二)治疗原则

生理性黄疸能自行消退,一般不需治疗。病理性黄疸以利湿退黄为基本原则。

(三)分证论治

<table>
<tr><td>辨证</td><td>分型</td><td>证候</td><td>治法</td><td>代表方</td></tr>
<tr><td rowspan="2">常证</td><td>湿热郁蒸</td><td>面目皮肤发黄,色泽鲜明如橘,哭声响亮,不欲吮乳,口渴唇干,或有发热,大便秘结,小便深黄,舌质红,苔黄腻。</td><td>清热利湿退黄</td><td>茵陈蒿汤</td></tr>
<tr><td>寒湿阻滞</td><td>面目皮肤发黄,色泽晦暗,持久不退,精神萎靡,四肢欠温,纳呆,大便溏薄色灰白,小便短少,舌质淡,苔白腻。</td><td>温中化湿退黄</td><td>茵陈理中汤</td></tr>
</table>

续表

常证	气滞血瘀	面目皮肤发黄,颜色逐渐加深,晦暗无华,右胁下痞块质硬,肚腹膨胀,青筋显露,或见瘀斑、衄血,唇色暗红,舌见瘀点,苔黄。	行气化瘀消积	血府逐瘀汤
变证	胎黄动风	黄疸迅速加重,嗜睡,神昏,抽搐,舌质红,苔黄腻。	平肝息风,利湿退黄	羚角钩藤汤
	胎黄虚脱	黄疸迅速加重,伴面色苍黄,浮肿,气促,神昏,四肢厥冷,胸腹欠温,舌淡苔白。	大补元气,温阳固脱	参附汤合生脉散

要点四　其他疗法 ★★

中药成药	1. 茵栀黄口服液(颗粒)新生儿按医嘱服用。用于湿热郁蒸证。 2. 茵栀黄注射液每次 10～20mL,加 10％葡萄糖注射液,静脉滴注,1 日 1 次。用于湿热郁蒸证。
药物外治	1. 灌肠疗法茵陈蒿 10g,栀子 4g,大黄 3g,黄芩 4g,薏苡仁 10g,郁金 4g。水煎 2 次,浓缩过滤成 25mL,每日 1 剂,直肠滴注,连用 7 日。 2. 泡浴疗法茵陈蒿 30g,白头翁 30g,大黄 15g,黄柏 20g,黄芩 20g。煎水去渣,水温适宜时,让患儿浸浴,反复擦洗 10 分钟,1 日 1 次。
西医治疗	1. 光照治疗:①最好选择蓝光。双面光疗法及非溶血性黄疸,采用 10～12 小时间断光疗;单面光疗法及溶血性黄疸,采用 24 小时持续光疗。②尽量裸露,用黑布遮盖,保护眼睛和生殖器。③光疗时不显性失水增加,因此光疗时液体入量需增加 15％～20％。④光疗时可出现发热、腹泻、皮疹、青铜症等,停止光疗可痊愈。 2. 病因治疗:①感染性黄疸:选用有效抗生素,如羟氨苄青霉素、头孢氨噻肟、头孢三嗪等。②肝细胞性黄疸:选用保肝利胆药,如肝泰乐、消胆胺。③溶血性黄疸:光照疗法,肝酶诱导剂,输大剂量丙种球蛋白、血浆或白蛋白。严重时给予换血疗法。④胆道闭锁:手术治疗。

要点五　预防与调护 ★

1. 如孕母有肝炎病史,或曾产育病理性黄疸婴儿者,产前宜测定血中抗体及其动态变化,并采取相应预防性服药措施。
2. 婴儿出生后密切观察皮肤颜色的变化,及时了解黄疸的出现时间及消退时间。
3. 新生儿注意保暖,早期开奶。
4. 注意观察病情变化,有无黄疸加重、精神萎靡、嗜睡、吸吮困难、抽搐等,及早发现和治疗胎黄变证。

【昭昭医考提示】　　　　　　　　　　胎黄快速记忆
胎黄肝胆脾胃病,湿热茵陈寒湿理,淤积发黄府逐瘀。

历年真题精选

【A1 型题】
1. 下列除哪项外,均属病理性胎黄?
A. 生后 24 小时内出现　　　　　　　B. 黄疸 10～14 天左右消退
C. 黄疸退而复现　　　　　　　　　　D. 黄疸持续加深
E. 黄疸 3 周后仍不消退
答案：B;　考点：生理性黄疸与病理性黄疸的区别
解析：新生儿黄疸分为生理性和病理性两大类。生理性黄疸大多在生后 2～3 天出现,4～6 天达高峰,10～14 天消退,早产儿持续时间较长,除有轻微食欲不振外,一般无其他临床症状。若生后 24 小时内即出现黄疸,3 周后仍不消退,甚或持续加深,或消退后复现,均为病理性黄疸。故选择 B。

【A2 型题】
2. 患儿,22 天。面目皮肤发黄 20 天,色泽鲜明如橘皮,精神疲倦,不欲吮乳,尿黄便秘,舌红苔黄。其证候是

A. 肝失疏泄　　　　B. 淤积发黄　　　　C. 寒湿阻滞　　　　D. 湿热熏蒸　　　　E. 胆道不利

答案：D；　考点：胎黄的辨证

解析：湿热熏蒸是由于孕母素体湿盛或内蕴湿热之毒，遗于胎儿，或因胎产之时、出生之后，婴儿感受湿热邪毒所攻。热为阳邪，故黄色鲜明如橘皮，因而选择 D。

第四单元　肺系病证

细目一　感　冒

【考点透视】

1. 掌握感冒各证型的主症、治法、方药。
2. 理解小儿感冒夹痰、夹滞、夹惊的病机。

要点一　感冒的定义、病因、病机★★

感冒	
定义	感冒是感受外邪引起的一种疾病，以发热、鼻塞流涕、喷嚏、咳嗽为主要临床特征，是儿科最常见的疾病。本病一年四季均可发生，以气候骤变及冬春时节发病率较高。任何年龄皆可发病，婴幼儿更为多见。小儿具有肺脏娇嫩、脾常不足、肝火易亢的生理特点，患感冒后易出现夹痰、夹滞、夹惊的兼夹证。
病因	感受风邪为主，常兼杂寒、热、暑、湿、燥邪等，亦有感受时邪疫毒所致者。
病机	病变部位主要在肺，可累及脾胃。病机关键为肺卫失宣。肺主皮毛，司腠理开阖，开窍于鼻，外邪自口鼻或皮毛而入，客于肺卫，致表卫调节失司，卫阳受遏，肺气失宣，因而出现发热、恶风寒、鼻塞流涕、喷嚏、咳嗽等症。小儿肺常不足，感邪之后，肺失清肃，气机不利，津液凝聚为痰，以致痰阻气道，则咳嗽加剧，喉间痰鸣，此为感冒夹痰；小儿脾常不足，饮食不节，感冒之后，脾运失司，乳食停滞，阻滞中焦，则腹胀纳呆，或伴吐泻，此为感冒夹滞；小儿神气怯弱，肝气未盛，感邪之后，热扰心肝，引动肝风，扰乱心神，易致睡卧不宁，惊锡抽风，此为感冒夹惊。

要点二　诊断与鉴别诊断★★★

诊断要点	1. 气候骤变，冷暖失调，感受外邪，或有与感冒病人接触史。 2. 发热、恶风寒、鼻塞流涕、打喷嚏、咳嗽等为主症。 3. 感冒伴兼夹证者，可见咳嗽加剧，喉间痰鸣；或脘腹胀满，不思饮食，呕吐酸腐，大便失调；或睡卧不宁，惊惕抽搐。 4. 血常规检查：病毒感染者白细胞总数正常或偏低；细菌感染者白细胞总数及中性粒细胞均增高。 5. 病原学检查：鼻咽分泌物病毒分离、咽拭子培养等可明确病原。
鉴别诊断	多种急性传染病的早期都有类似感冒的症状，如麻疹、奶麻、丹痧、水痘等，应根据流行病学史、临床特点、实验室检查等加以鉴别。

要点三　辨证论治★★★★

（一）辨证要点

辨病因	风寒感冒	恶寒重，发热轻，无汗，喷嚏，流清涕，咽不红，舌苔薄白。
	风热感冒	发热重，有汗，鼻塞，流浊涕，咽红，舌苔薄黄。
	暑邪感冒	发热较高，头痛，身重困倦，食欲不振，舌苔黄腻。
	时邪感冒	起病急，全身症状重，高热，恶寒，无汗，头痛，咽痛，肢体酸痛，或恶心、呕吐。
根据季节、辨性质	冬、春	冬、春二季多为风寒、风热感冒。
	夏季	夏季多为暑邪感冒。
	冬、春流行性	冬春之季，发病呈流行性者，多为时邪感冒。

（二）治疗原则

以疏风解表为基本治疗原则。

（三）分证论治

辨证	分型	证候	治法	代表方
主证	风寒感冒	发热轻,恶寒重,无汗,头痛,流清涕,喷嚏,咳嗽,口不渴,咽不红,舌淡红,苔薄白,脉浮紧或指纹浮红。	辛温解表,疏风散寒	荆防败毒散
	风热感冒	发热重,恶风,有汗或少汗,头痛,鼻塞,流浊涕,喷嚏,咳嗽,痰稠色白或黄,咽红肿痛,口渴,舌质红,苔薄黄,脉浮数或指纹浮紫。	辛凉解表,疏风清热	银翘散
	暑邪感冒	发热,无汗或汗出热不解,头晕,头痛,鼻塞,身重困倦,胸闷泛恶,口渴心烦,食欲不振,或有呕吐、泄泻,小便短黄,舌质红,苔黄腻,脉数或指纹紫滞。	清暑解表,化湿和中	新加香薷饮
	时邪感冒	起病急骤,全身症状重,高热,恶寒,无汗或汗出热不解,头痛,心烦,目赤咽红,肌肉酸痛,腹痛,或有恶心、呕吐,舌质红,苔黄,脉数。	清瘟解表消毒	银翘散合普济消毒饮
兼证	感冒夹痰	感冒兼见咳嗽较剧,痰多,喉间痰鸣。	风寒夹痰者,辛温解表,宣肺化痰;风热夹痰者,辛凉解表,清肺化痰	风寒夹痰者加二陈汤,风热夹痰者加桑菊饮
	感冒夹滞	感冒兼见脘腹胀满,不思饮食,呕吐酸腐,口气秽浊,大便酸臭,或腹痛泄泻,或大便秘结,舌苔厚腻。	解表兼以消食导滞	在疏风解表基础上加用保和丸
	感冒夹惊	感冒兼见惊惕哭闹,睡卧不宁,甚至骤然抽风,舌质红,脉浮弦。	解表兼以清热镇惊	在疏风解表基础上加用镇惊丸

历年真题精选

【A1 型题】

1. 可治疗风热感冒与时邪感冒的方剂是

A. 银翘散　　　B. 桑菊饮　　　C. 新加香薷饮　　　D. 普济消毒饮　　　E. 杏苏散

答案：A；考点：风热感冒与实邪感冒的治疗

解析：风热感冒证的方剂为银翘散加减,时邪感冒证的方剂为银翘散合普济消毒饮加减。故选择 A。新加香薷饮治疗暑邪感冒;桑菊饮、杏苏散治疗风寒咳嗽。

2. 小儿感冒夹痰的病机是

A. 肺脏娇嫩　　　B. 先天不足　　　C. 乳食积滞　　　D. 脾胃湿困　　　E. 肾气不足

答案：A；考点：小儿感冒夹痰的病机

解析：由于小儿肺脏娇嫩,感邪之后,失于宣肃,津液不得敷布而内生痰液,痰壅气道,则咳嗽加剧,喉间痰鸣,此为感冒夹痰。故选择 A。

【A2 型题】

3. 患儿,7 岁。发热 1 天,恶寒,无汗,头痛,鼻塞流清涕,喷嚏咳嗽,口不渴,咽不红,舌苔薄白,脉浮紧。其证候是

A. 风寒感冒　　　B. 风热感冒　　　C. 暑邪感冒　　　D. 感冒夹滞　　　E. 感冒夹痰

答案：A；考点：风寒感冒的辨证

解析：风寒感冒证的症状为恶寒,无汗,头痛,鼻塞流清涕,喷嚏咳嗽,口不渴,咽不红,舌苔薄白,脉浮紫,故选择 A。风热感冒以"发热重,有汗或少汗,咽红肿痛,舌红,苔薄黄或指纹浮紫"为特征;暑邪感冒发于夏季,以"发热,头痛,身重困倦,食欲不振,舌红,苔黄腻"为特征;感冒夹痰以"咳嗽加剧,痰多,喉间痰鸣"为特征;感

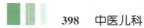

冒夹滞以"脘腹胀满,不思饮食,大便不调,小便短黄,舌苔厚腻,脉滑"为特征。

4. 患儿,9个月。发热,微汗,鼻塞流涕,咽红,夜间体温升高,又见惊惕啼叫,夜卧不安,舌质红,苔薄白,指纹浮紫。其诊断是

A. 夜啼　　　　B. 感冒夹痰　　　　C. 感冒夹惊　　　　D. 急惊风　　　　E. 小儿暑温

答案:C;　考点:感冒夹惊的诊断

解析:由"发热,微汗,鼻塞流涕,咽红"可判断为感冒,而又因为"又见惊惕啼叫"即判断为夹惊,故选择C。

细目二　乳　蛾

【考点透视】

掌握乳蛾的诊断及辨证论治。

要点一　乳蛾的定义、病因、病机★

乳蛾	
定义	咽喉两侧喉核(即腭扁桃体)红肿疼痛,形似乳头,状如蚕蛾为主要症状的喉病。发生于一侧的称单乳蛾,双侧的称双乳蛾。
病因	外感风热、过食辛辣。
病机	外感风热之邪犯肺,邪毒循经上逆,风热搏结与咽喉,导致喉核赤肿疼痛。若风热犯肺失治,化热入里,或素体肺胃热盛,复感外邪,循经上攻,搏结喉核,热毒炽盛,故见喉核溃烂化脓。因风热搏结或热毒炽盛之余,耗伤肺胃之阴,肺胃阴虚,虚火上炎,搏结咽喉,则喉核肿大,日久不消。

要点二　诊断与鉴别诊断★

诊断要点	1. 以咽痛、吞咽困难为主要症状。急乳蛾有发热,慢乳蛾不发热或有低热。
	2. 急乳蛾起病较急,病程较短;反复发作则转化为慢乳蛾,病程较长。
	3. 咽部检查:急乳蛾可见扁桃体充血呈鲜红或深红色,肿大,表面可有脓点,严重者有小脓肿;慢乳蛾可见扁桃体肿大,充血呈暗红色,或不充血,表面或有脓点,或挤压后有少许脓液溢出。
	4. 实验室检查:急乳蛾及部分慢乳蛾者可见血白细胞总数及中性粒细胞增高。
鉴别诊断	乳蛾	以咽红、喉核红肿疼痛,甚至溃烂化脓等局部表现为主者,则诊断为乳蛾。
	感冒	感冒以发热恶寒、鼻塞流涕、打喷嚏、咳嗽为主要表现,也可有咽喉红赤。

要点三　辨证论治★★★

(一)辨证要点

主要根据喉核局部表现及伴随症状进行辨证。凡起病急,咽痛、喉核红肿,伴风热表证者,多为风热乳蛾;喉核红肿疼痛化脓,伴里热证者,多为热毒炽盛;凡起病较缓,咽痛不甚,喉核暗红,伴阴虚内热证者,多为肺胃阴虚。

(二)治疗原则

以清热解毒、利咽消肿为基本治疗原则。

(三)分证论治

辨证分型	证候	治法	代表方
风热搏结	喉核赤肿,咽喉疼痛,或咽痒不适,吞咽不利,发热重、恶寒轻、鼻塞流涕,头痛身痛,舌红,苔薄白或黄,脉浮数或指纹浮紫。	疏风清热,利咽消肿	银翘马勃散
热毒炽盛	喉核赤肿明显,甚至溃烂化脓,吞咽困难,壮热不退,口干口臭,大便干结,小便黄少,舌红,苔黄,脉数或指纹青紫。	清热解毒,利咽消肿	牛蒡甘桔汤
肺胃阴虚	喉核肿大暗红,咽干咽痒,日久不愈,干咳少痰,大便干结,小便黄少,舌质红,苔少,脉细数或指纹淡紫。	养阴润肺,软坚利咽	养阴清肺汤

【昭昭医考提示】　　　　　　　　感冒快速记忆
寒热暑时痰滞惊,荆银香合普济饮,
二三桑菊寒热痰,保和化滞丹镇惊。

历年真题精选

【A2 型题】
乳蛾肺胃阴虚证应首选的方剂是
A. 银翘马勃散　　　B. 养阴清肺汤　　　C. 普济消毒饮　　　D. 荆防败毒散　　　E. 牛蒡甘桔汤
答案:B; 考点:乳蛾的辨证论治
解析:乳蛾有风热搏结证、热毒炽盛证、肺胃阴虚证,代表方剂分别为:银翘马勃散、牛蒡甘桔汤、养阴清肺汤,故选 B。

细目三　咳　嗽

【考点透视】
在了解咳嗽的病因病机的基础上,重点掌握其辨证论治。

要点一　咳嗽的定义、病因、病机★

	咳嗽
定义	咳嗽是小儿常见的一种肺系病证。有声无痰为咳,有痰无声为嗽,有声有痰谓之咳嗽。一年四季均可发生,以冬春二季发病率高。任何年龄小儿皆可发病,以婴幼儿为多见。小儿咳嗽有外感和内伤之分,临床上小儿的外感咳嗽多于内伤咳嗽。
病因	感受风邪、肺脾虚弱。
病机	病变部位在肺,常涉及脾,基本病机为肺失宣肃。外邪从口鼻或皮毛而入,首犯肺卫,肺失宣肃,气机不利,肺气上逆,发为外感咳嗽。小儿脾常不足,脾虚生痰,上贮于肺,或咳嗽日久不愈,耗伤正气,可转为内伤咳嗽。

要点二　辨证论治★★

(一)辨证要点

辨寒热虚实	寒证	咳嗽痰稀色白易咯者,多属寒证。
	热证	咳嗽痰黄质黏咯之不爽者,多属热证。
	虚证	咳声低微,气短无力,为虚,内伤咳嗽多虚或虚中夹实。
	实证	咳声高亢,有力,为实,外感咳嗽属实。
辨外感内伤	外感	小儿咳嗽起病急,病程短,咳声高扬,常伴有表证,多属外感咳嗽。
	内伤	起病缓,病程较长,咳声低沉,多兼有不同程度的里证,多属内伤咳嗽。

(二)治疗原则

小儿咳嗽的基本治疗原则为宣通肺气。外感咳嗽以疏散外邪、宣通肺气为主,根据寒、热证候不同治以散寒宣肺、解热宣肺。内伤咳嗽应辨别病位、病性,随证施治,痰热咳嗽以清肺化痰为主,痰湿咳嗽以燥湿化痰为主,气虚咳嗽以健脾益气为主,阴虚咳嗽则以养阴润肺为主。

(三)分证论治

辨证	分型	证候	治法	代表方
外感咳嗽	风寒咳嗽	咳嗽频作、声重,咽痒,痰白清稀,鼻塞流涕、恶寒无汗,发热头痛,全身酸痛,舌苔薄白,脉浮紧或指纹浮红。	疏风散寒,宣肺止咳	杏苏散、金沸草散
	风热咳嗽	咳嗽不爽,痰黄黏稠,不易咯出,口渴咽痛,鼻流浊涕,伴有发热恶风,头痛,微汗出,舌质红,苔薄黄,脉浮数或指纹浮紫。	疏风解热,宣肺止咳	桑菊饮

续表

辨证	分型	证候	治法	代表方
外感咳嗽	风燥咳嗽	咳嗽痰少,或痰黏难咯,或干咳无痰,鼻燥咽干,口干欲饮,咽痒咽痛,皮肤干燥,或伴发热、鼻塞、咽痛等表证,大便干,舌质红,苔少乏津,脉浮数或指纹浮紫。	疏风清肺,润燥止咳	清燥救肺汤、桑杏汤
内伤咳嗽	痰热咳嗽	咳嗽痰多,色黄黏稠,难以咯出,甚则喉间痰鸣,或伴发热口渴,烦躁不安,小便黄少,大便干结,舌质红,苔黄腻,脉滑数或指纹青紫。	清热化痰,宣肺止咳	清金化痰汤、清气化痰汤
	痰湿咳嗽	咳声重浊,痰多壅盛,色白清稀,胸闷纳呆,困倦乏力,舌淡红,苔白腻,脉滑。	燥湿化痰,宣肺止咳	二陈汤
	气虚咳嗽	咳嗽反复不已,痰白清稀,面白无华,气短懒言,语声低微,自汗畏寒,平素易感冒,舌淡嫩,边有齿痕,脉细无力。	健脾补肺,益气化痰	六君子汤
	阴虚咳嗽	干咳无痰,或痰少而黏,或痰中带血,不易咯出,口渴咽干,喉痒,声音嘶哑,潮热盗汗,手足心热,大便干结,舌红,少苔,脉细数。	滋阴润燥,养阴清肺	沙参麦冬汤

要点三　预防与调护★

预防	1. 适当增加户外活动,加强体育锻炼,增强体质。 2. 避免感受风邪,积极预防感冒。 3. 避免与煤气、烟尘等接触,减少不良刺激。
调护	1. 保持室内空气新鲜、流通,温湿度适宜。 2. 经常变换体位及拍打背部,以促进痰液的排出。 3. 饮食宜清淡、易于消化,多饮水。忌食辛辣、煎炒、油腻食物,少食生冷、过甜、过咸之品。咳嗽时应停止喂哺或进食,以防食物呛入气管。

【昭昭医考提示】

咳嗽快速记忆

寒热湿痰气阴六,金嗓三清君麦冬。

历年真题精选

【A1 型题】

1. 下列各项,可见咳嗽痰多,色黄稠黏,喉中痰鸣症状的是

A. 风寒咳嗽　　　B. 风热咳嗽　　　C. 痰热咳嗽　　　D. 痰湿咳嗽　　　E. 气虚咳嗽

答案:C; 考点:痰热咳嗽证的辨证

解析:痰热咳嗽以"咳嗽痰多,痰稠色黄,喉中痰鸣,不易咯出"为特征,故选择 C。风寒咳嗽以"起病急,咳嗽频作,声重,咽痒,痰白清晰"为特征;风热咳嗽以"咳嗽不爽,痰黄黏稠"为特征;痰湿咳嗽以"痰多壅盛,色白而稀"为特征;气虚咳嗽以"咳嗽无力,痰白清稀"为特征。

【A2 型题】

2. 患儿,2 岁。咳嗽 2 天,咳声不爽,痰黄黏稠,口渴咽痛,鼻流浊涕,伴发热、恶心、头痛、微汗出,舌红苔薄黄,脉浮数。其证候是

A. 风寒咳嗽　　　B. 风热咳嗽　　　C. 痰热咳嗽　　　D. 痰湿咳嗽　　　E. 阴虚燥咳

答案:B; 考点:风热咳嗽证的辨证

解析:参考本细目第 1 题。故选择 B。

3. 患儿,2 岁。咳嗽 2 周,日轻夜重,咳后伴有深吸气样鸡鸣声,吐出痰涎或食物后暂时缓解,不久又复发

作,昼夜达十余次,舌质红,舌苔黄,脉滑数。治疗应首选

A. 桑白皮汤合葶苈大枣泻肺汤　　　B. 苏子降气汤合黛蛤散

C. 麻杏石甘汤合苏葶丸　　　D. 麻黄汤合葶苈大枣泻肺汤

E. 泻白散合黛蛤散

答案：A；　考点：痰热咳嗽证的治疗

解析：由"咳后伴有深吸气样鸡鸣声,舌质红,舌苔黄,脉滑数"可判断为痰热咳嗽证,而治法为清肺化痰止渴,故选择 A。麻杏石甘汤合苏葶丸清肺涤痰,止咳平喘治疗热性哮喘;苏子降气汤合黛蛤散降逆平喘,清肺除烦,治疗上实下虚之咳喘;麻黄汤治疗风寒表证;泻白散合黛蛤散清肺平肝、顺气降火治疗肝火犯肺之咳嗽。

细目四　肺炎喘嗽

【考点透视】

本单元内容较重点,考生需要对肺炎喘嗽的病因病机、诊断要点及辨证论治全面掌握。

要点一　肺炎喘嗽的定义、病因、病机★★

肺炎喘嗽	
定义	肺炎喘嗽是小儿时期常见的一种肺系疾病,临床以发热、咳嗽、痰壅、气喘,肺部闻及中细湿啰音,X 线胸片见炎性阴影为主要表现,重者可见张口抬肩、呼吸困难、面色苍白、口唇青紫等症。
病因	感受风邪,小儿肺脏娇嫩,卫外不固。
病机	病机关键为肺气郁闭,痰热是其病理产物。外感风邪由口鼻或皮毛而入,侵犯肺卫,致肺失宣降,清肃之令不行,闭郁不宣,化痰炼津,炼液成痰,阻于气道,肃降无权,从而出现咳嗽、气促、痰壅、鼻煽、发热等肺气郁闭的证候,发为肺炎喘嗽。 若邪气壅盛或正气虚弱,病情进一步发展,可由肺而涉及其他脏腑。肺气闭塞,气机不利,则血流不畅,脉道涩滞,故重症患儿常有颜面苍白或青紫、唇甲发紫、舌质紫暗等气滞血瘀的征象。若正不胜邪,气滞血瘀加重,可致心失所养,心气不足,甚而心阳虚衰,并使肝脏藏血失调,出现呼吸不利或喘促息微、颜面唇甲发绀、胁下痞块增大、肢端 逆冷、皮肤紫纹等危重症。若热毒之邪炽盛,热烁化火,内陷厥阴,引动肝风,则又可致神昏、抽搐之变证。

要点二　诊断与鉴别诊断★★★

诊断要点	1. 临床表现 (1) 起病急,有气喘、咳嗽、痰鸣、发热等症。 (2) 肺部听诊可闻及中、细湿啰音。 (3) 新生儿患肺炎时,常以不乳、精神萎靡、口吐白沫等症状为主,而无上述典型表现。 2. 实验室及特殊检查 (1) X 线全胸片小斑片状阴影,也可出现不均匀的大片状阴影,或为肺纹理增多、紊乱,肺部透亮度增强或降低。 (2) 病原学检查细菌培养、病毒学检查、肺炎支原体检测等可获得相应的病原学诊断。 (3) 血常规检查细菌性肺炎,白细胞总数可升高,中性粒细胞增多。病毒性肺炎,白细胞总数正常或偏低。
与儿童哮喘相鉴别	儿童哮喘呈反复发作的喘息、气促、胸闷或咳嗽,发作时双肺可闻及呼气相为主的哮鸣音,呼气相延长,支气管舒张剂有显著疗效。

要点三　辨证论治★★★★

（一）辨证要点

初期辨风寒、风热	风寒	恶寒发热,无汗,咳嗽气急,痰多清稀,舌质不红,苔白,为风寒袭肺。
	风热	若发热恶风,咳嗽气急,痰多黏稠或色黄,舌质红,苔薄白或黄,为风热犯肺。

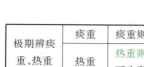

续表

极期辨痰重、热重	痰重	痰重则咳嗽剧烈,气促鼻翕,痰多喉鸣,甚则痰声漉漉,胸高抬肩撷肚,舌红苔白滑而腻,脉滑。
	热重	热重则高热不退,面赤唇红,便秘尿赤,舌红苔黄糙,脉洪大。若高热持续,气急喘憋、烦躁口渴者,可为毒热闭肺。
后期辨气虚、阴虚	气虚	若面白少华,动则汗出,咳嗽无力,舌质淡,舌苔薄白,为肺脾气虚。
	阴虚	病程较长者以虚证居多。低热盗汗,干咳无痰,舌红少津,舌苔花剥,苔少或无苔,为阴虚肺热。
重症辨常证、变证	常证	见呼吸困难,张口抬肩,鼻翼翕动,为本病中的重症(常证)。
	变证	若正气不足,邪毒闭肺后,阳气虚衰,可见喘促肢厥,脉细弱而数,为心阳虚衰之变证;若邪毒炽盛,内陷心肝,蒙蔽清窍,引动肝风,可见神昏抽搐,为邪陷厥阴之变证。

(二)治疗原则

肺炎喘嗽治疗,以开肺化痰、止咳平喘为基本原则。若痰多壅盛者,首先降气涤痰;喘憋严重者,治以平喘利气;气滞血瘀者,佐以活血化瘀;肺与大肠相表里,壮热炽盛时可用通腑泄热;病久肺脾气虚者,宜健脾补肺以扶正为主;若阴虚肺燥,宜养阴润肺,化痰止咳。若出现变证,心阳虚衰者,温补心阳;邪陷厥阴者,开窍息风,并配合中西医结合救治。

(三)分证论治

辨证	分型	证候	治法	代表方
常证	风寒郁肺	恶寒发热,头身痛,无汗,鼻塞流清涕,呛咳频作,呼吸气急,痰稀色白,咽不红,口不渴,面色淡白,纳呆,舌淡红,苔薄白,脉浮紧,指纹浮红。	辛温宣肺,化痰止咳	华盖散
	风热郁肺	发热恶风,头痛有汗,鼻塞流浊涕,咳嗽,气促,咯吐黄痰,咽红肿,喉核红肿,纳呆,舌质红,苔薄黄,脉浮数,指纹浮紫。	辛凉宣肺,化痰止咳	麻杏石甘汤
	痰热闭肺	发热烦躁,咳嗽喘促,气急鼻翕,咯痰黄稠或喉间痰鸣,口唇紫绀,咽红肿,面色红赤,口渴欲饮,大便干结,小便短黄,舌质红,苔黄,脉滑数,指纹紫滞,显于气关。	清热涤痰,开肺定喘	麻杏石甘汤合葶苈大枣泻肺汤
	毒热闭肺	壮热不退,咳嗽剧烈,痰黄稠难咯或痰中带血,气急喘憋,呼吸困难,鼻翼翕动,胸高胁满,张口抬肩,鼻孔干燥,面色红赤,口唇紫绀,涕泪俱无,烦躁不宁或嗜睡,甚至神昏谵语,口渴引饮,便秘,小便黄少,舌红少津,苔黄腻或黄燥,脉象洪数,指纹紫滞。	清热解毒,泻肺开闭	黄连解毒汤合麻杏石甘汤
	阴虚肺热	咳喘持久,低热盗汗,手足心热,干咳少痰,面色潮红,口干便结,舌红少津,苔少或花剥,脉细数,指纹淡紫。	养阴清肺,润肺止咳	沙参麦冬汤
	肺脾气虚	久咳,咳痰无力,痰稀白易咯,多汗,易感冒,纳呆便溏,面白少华,神疲乏力,舌质淡红,舌体胖嫩,苔薄白,脉细无力,指纹淡。	补肺益气,健脾化痰	人参五味子汤
变证	心阳虚衰	面色苍白,唇指紫绀,呼吸浅促、困难,四肢不温,多汗,胁下痞块,心悸动数,虚烦不安,神情淡漠,小便减少,舌质淡紫,脉细弱疾数,指纹紫滞,可达命关。	温补心阳,救逆固脱	参附龙牡救逆汤
	邪陷厥阴	壮热不退,口唇紫绀,气促,喉间痰鸣,烦躁不安,神昏谵语,双目上视,四肢抽搐,舌红,苔黄,脉细数,指纹青紫,可达命关。	清心开窍,平肝息风	羚角钩藤汤合牛黄清心丸

要点四 肺炎合并心力衰竭的诊断与治疗★★

诊断	1. 心率突然加快,超过180次/分。2. 呼吸突然加快,超过60次/分。3. 突然发生极度烦躁不安。4. 面色明显发绀,皮肤苍白、发灰、发花、发凉,指(趾)甲微血管再充盈时间延长,尿少或无尿。5. 心音低钝,有奔马律,颈静脉怒张,X线检查提示心脏扩大。6. 肝脏迅速扩大。7. 颜面、眼睑或下肢水肿。具有前5项者即可诊断心力衰竭。

续表

治疗	肺炎合并心力衰竭的治疗：1. 一般处理：给氧、祛痰、止咳、镇静及病因治疗。2. 洋地黄类药物的使用：首选西地兰或毒毛旋花子苷 K 或地高辛。西地兰剂量为每次 0.01～0.015mg/kg，静脉推注或加入点滴小壶中，必要时 2～3 小时重复给一次，以后改为地高辛洋地黄化。不严重的病例，一开始即可应用地高辛，口服剂量为：<2 岁 0.04～0.06mg/kg，>2 岁 0.03～0.04mg/kg。首次用化量的 2/5，以后每 6～8 小时给 1/5 量；末次给药 12 小时后开始用维持量，维持量每日为化量的 1/5，分 2 次服。静脉注射为口服量的 3/4。危急者选用毒毛旋花子苷 K 时可先用饱和量的 2/3，必要时 2～4 小时后重复使用首剂的半量。3. 必要时可使用利尿剂及血管扩张剂。

要点五　预防与调护★

预防	1. 保持室内空气新鲜，适当增加户外活动，加强体育锻炼，增强体质。
	2. 根据气温变化，随时增减衣服，避免着凉感冒。
	3. 尽量减少到拥挤的公共场所，预防各种感染性疾病。
调护	1. 保持居室空气新鲜，温湿度适宜。
	2. 饮食宜清淡富有营养，多喂开水。
	3. 保持气道通畅，定时翻身拍背及转换体位，以利于排痰。
	4. 密切观察病情变化，防止发生变证。

【昭昭医考提示】　　　　　　肺炎喘嗽快速记忆
寒热毒痰阴气虚，阳衰阴陷症候全。
寒热华盖银麻杏，三拗黄连解毒热，
五虎葶苈痰热清，人参五味阴沙麦，
救阳龙牡阴牛羚。

历年真题精选

【A1 型题】

1. 哮喘与肺炎喘嗽的主要区别是
A. 咳嗽气喘　　B. 痰壅　　C. 气急　　D. 鼻煽　　E. 哮鸣，呼气延长
答案：E；考点：哮喘与肺炎喘嗽的区别
解析：哮喘与肺炎喘嗽的主要区别是哮鸣，呼气延长。故选择 E。

2. 肺炎喘嗽的基本病机是
A. 肺气失宣　　B. 肺失清肃　　C. 肺气上逆　　D. 邪热闭肺　　E. 痰热内蕴
答案：D；考点：肺炎喘嗽的基本病机
解析：肺炎喘嗽的基本病机是邪热闭肺。故选择 D。

【A2 型题】

3. 患儿，10 岁。昨天受凉后，见喷嚏、鼻塞、流清涕，今晨起喘咳，咳痰稠黄，口渴欲饮，大便干燥。查体：鼻煽，口周发绀，咽红，双肺满布哮鸣音，舌质红，苔薄白，脉滑数。其证候是
A. 寒性哮喘　　B. 热性哮喘　　C. 外寒内热　　D. 肺实肾虚　　E. 肺肾阴虚
答案：C；考点：肺炎喘嗽外寒内热的辨证
解析：本证之外寒多由外感风寒所致；其内热一则常因外邪入里化热或素蕴之痰饮郁遏而化热，一则常为平素体内有热邪蕴积，被外邪引动而诱发。临床辨证以外有风寒之表证，内有痰热之里证为要点。故选择 C。

4. 患儿，10 个月。高热烦躁，气急鼻煽，张口抬肩，喉中痰鸣，声如曳锯，口唇发绀。其治法是
A. 清热宣肺，涤痰定喘　　　　B. 清热解毒，止咳化痰
C. 辛凉开肺，清热化痰　　　　D. 清热活血，泻肺化痰
E. 泻肺镇咳，清热化痰

答案：A； 考点：肺炎喘嗽痰热闭肺的治法

解析：本证多见于肺炎喘嗽的中期，痰热俱甚，郁闭于肺，而见上述诸症。临床以发热、咳嗽、痰壅、气急、鼻煽为特征,治疗以清热宣肺、涤痰定喘。故选择 A。

5. 患儿流涕、咳嗽 3 天后,高热不退咳嗽喘促,鼻煽,喉中痰声漉漉,口唇发绀。其证候是

    A. 风寒闭肺　　　　B. 风热闭肺　　　　C. 痰热闭肺　　　　D. 痰热咳嗽　　　　E. 心阳虚衰

答案：C； 考点：肺炎喘嗽痰热闭肺的辨证

解析：本证多见于肺炎喘嗽的中期，痰热俱甚，郁闭于肺，而见上述诸症。临床以发热、咳嗽、痰壅、气急、鼻煽为特征。故选择 C。

6. 患儿,2 岁。高热、咳喘 9 天后,潮热盗汗,面色潮红,口唇樱赤,干咳无痰,质红而干,舌苔光剥。其治法是

    A. 养阴清肺　　　　C. 止咳化痰　　　　E. 益气健脾　　　　B. 清肺止咳　　　　D. 养阴益胃

答案：A； 考点：肺炎喘嗽之阴虚肺热证的治法

解析：高热、咳喘——肺炎喘嗽;9 天——病程较长;潮热盗汗,面色潮红——阴虚有热;干咳无痰,质红而干,舌苔光剥——阴津亏损;口唇樱赤——肺热。综合分析,此病证为肺炎喘嗽之阴虚肺热证。治宜养阴清肺,润肺止咳。故选择 A。

7. 患儿,3 岁。壮热不退,气急鼻煽,张口抬肩,摇身撷肚,口唇发绀,胸闷腹胀,大便秘结。治疗应在正确选方的基础上加

    A. 黄芩、连翘　　　　　　　　B. 天竺黄、全瓜蒌　　　　　　　　C. 丹参、红花

    D. 牛黄夺命散　　　　　　　　E. 桑白皮、沉香末

答案：D； 考点：肺炎喘嗽之痰热闭肺证的用药加减

解析：患儿主症总结起来即"热、痰、喘、煽"4 个字,由此可初步诊断为肺炎喘嗽。"壮热不退,气急鼻煽,张口抬肩,摇身撷肚,口唇发绀,胸闷",由此知其证候为痰热闭肺,且痰热尤重,又有便秘之证。所以治疗时应加大清热涤痰力度,在原方基础上增加泄热涤痰通便药物。热甚加黄芩、连翘,痰盛加天竺黄、全瓜蒌,痰热皆盛,又兼便秘应加牛黄夺命散。因而选择 D。

【B 型题】

(8～9 题共用选项)

    A. 人参五味子汤　　　　　　　　B. 沙参麦冬汤

    C. 参附龙牡救逆汤　　　　　　　　D. 四君子汤　　　　　　　　E. 玉屏风散

8. 治疗肺炎喘嗽肺脾气虚证,应首选

答案：A

9. 治疗顿咳恢复期脾胃气虚证,应首选

答案：A； 考点：肺炎喘嗽与顿咳的辨证论治

解析：肺炎喘嗽后期阴虚肺热证用沙参麦冬汤,肺脾气虚证用人参五味子汤,心阳虚衰证用参附龙牡救逆汤。顿咳恢复期肺阴耗损证用沙参麦冬汤,恢复期脾胃气虚证用人参五味子汤。故 8、9 题均选择 A。

细目五　哮　喘

【考点透视】

1. 熟悉哮喘的病因病机。

2. 掌握发作期与缓解期各证型的主症、治法、方药,尤其是缓解期各证型。

要点一　哮喘的定义、病因、病机★★

	哮喘
定义	哮喘是小儿时期常见的肺系疾病。哮指声响言,喘指气息言,哮必兼喘,故通称哮喘。临床以反复发作,发作时喘促气急、喉间哮鸣、呼吸困难、张口抬肩、摇身撷肚为主要特征。

定义	本病包括了西医学所称喘息性支气管炎、儿童哮喘等。本病有明显的遗传倾向,发病年龄以 1~6 岁为多见,大多在 3 岁以内初次发作。多数病儿可经治疗缓解或自行缓解,部分儿童哮喘在青春发育期可完全消失。如治疗不当,长时间反复发作,会影响肺的功能,易造成肺肾两虚,喘息持续,难以缓解,甚至终生不得控制或危及生命。其发作有明显的季节性,冬春二季及气候骤变时易于发作。
病因	肺、脾、肾三脏功能不足,致痰饮内伏感受外邪,接触异物、异味以及嗜食咸酸
病机	痰饮的产生与肺、脾、肾三脏功能的失调密切相关。肺主一身之气,为水之上源,有通调水道的功能。素体肺虚或反复感邪伤肺,治节无权,水津不能通调、输布,则停而为痰为饮。脾主运化水湿,素体脾虚或疾病、药物伤脾,水湿不运,蕴湿生痰,故脾为生痰之源,所生之痰上贮于肺。肾为水脏,主一身水液调节,先天不足或后天失调致肾气虚衰,蒸化失职,阳虚水泛为痰,上泛于肺。 哮喘的病机关键在痰伏于肺,形成夙根,遇触即发。夙痰久伏造成哮喘反复发作。哮喘发作的机制,在于外因引动伏痰,痰气相合。发作之时,痰随气升,气因痰阻,相互搏结,壅塞气道,气息不畅,因而产生呼吸喘促,呼气延长,痰随呼吸气息升降,发出哮鸣之声。

要点二　诊断与鉴别诊断★★★

诊断要点		1. 多有婴儿期湿疹史、过敏史、家族哮喘史。2. 有反复发作的病史。发作多与某些诱发因素有关,如气候骤变,受凉受热,进食或接触某些过敏物质。发作之前多有喷嚏、鼻塞、咳嗽等先兆。3. 常突然发作,发作时咳嗽阵作,喘促,气急,喉间痰鸣,甚至不能平卧,烦躁不安,口唇青紫。4. 肺部听诊两肺可闻及哮鸣音,以呼气时明显,呼气延长。若支气管哮喘有继发感染,可闻及湿啰音。5. 实验室检查:外周血嗜酸粒细胞增高。肺功能测定显示换气率和潮气量降低,残气容量增加。
鉴别诊断	咳嗽变异性哮喘	1. 嗽持续>4 周,常在夜间和/或清晨及运动后发作或加重,以干咳为主。2. 临床上无感染征象,或经较长时间抗生素治疗无效。3. 抗哮喘药物诊断性治疗有效。4. 排除其他原因引起的慢性咳嗽。
	毛细支气管炎	多由呼吸道合胞病毒感染所致。常见于 2 岁以下婴幼儿,尤以 2~6 个月婴儿最为多见。发病季节以寒冷时多发。常于上呼吸道感染后 2~3 天出现咳嗽,发热,呼吸困难,喘憋来势凶猛,但中毒症状轻微。肺部听诊可闻及多量哮鸣音、呼气性喘鸣,当毛细支气管接近完全梗阻时,呼吸音可明显减低,往往听不到湿啰音。胸部 X 线常见不同程度梗阻性肺气肿和支气管周围炎,有时可见小点片状阴影或肺不张。
	支气管肺炎	以发热、咳嗽、痰壅、气急、鼻煽为主症。肺部听诊可闻及细湿啰音,以脊柱两旁及肺底部为多。胸部 X 线可见斑点状或片状阴影。

要点三　辨证论治 ★★★★

（一）辨证要点

发作期辨寒热	寒性哮喘	咳喘畏寒,痰多清稀,舌苔白滑,为寒性哮喘。
	热性哮喘	咳喘痰黄,身热面赤,口干舌红,为热性哮喘。
缓解期辨气虚、阴虚、阳虚	气虚	气短多汗,易感冒,多为气虚。
	阳虚	形寒肢冷面白,动则心悸,为阳虚。
	阴虚	消瘦盗汗,面色潮红,为阴虚。

（二）治疗原则

发作期当攻邪以治其标,治肺为主,分辨寒热虚实而随证施治。缓解期当扶正以治其本,调其肺脾肾等脏腑功能,消除伏痰夙根。

（三）分证论治

辨证	分型	证候	治法	代表方
发作期	风寒束肺	气喘,喉间哮鸣,咳嗽,胸闷,痰稀色白有泡沫,喷嚏鼻塞,流清涕,唇青,形寒肢凉,无汗,口不渴,小便清长,大便溏薄,咽不红,舌质淡红,苔薄白或白滑,脉浮紧,指纹红。	温肺散寒,涤痰定喘	小青龙汤合三子养亲汤
	痰热阻肺	气喘,声高息涌,喉间哮鸣,咳嗽痰壅,痰黏色黄难咯,胸闷,呼吸困难,鼻塞,流涕黄稠,身热,面红唇干,夜卧不安,烦躁不宁,口渴,小便黄赤,大便干,咽红,舌质红,苔薄黄或黄腻,脉滑数,指纹紫。	清肺涤痰,止咳平喘	麻杏石甘汤合苏葶丸
	外寒内热	气喘,喉间哮鸣,咳嗽痰黏,色黄难咯,胸闷,喷嚏,鼻塞,流清涕,恶寒,发热,面色红赤,夜卧不安,无汗,口渴,小便黄赤,大便干,咽红,舌质红,苔薄白或黄,脉浮紧或滑数,指纹浮红或沉紫。	解表清里,止咳定喘	大青龙汤
	肺实肾虚	气喘,喉间哮鸣,持续较久,喘促胸满,动则喘甚,咳嗽,痰稀色白易咯,形寒肢冷,面色苍白或晦滞少华,神疲倦怠,小便清长,舌质淡,苔薄白或白腻,脉细弱或沉迟,指纹淡滞。	泻肺平喘,补肾纳气	偏于肺实者,用苏子降气汤。偏于肾虚者,用都气丸合射干麻黄汤。
缓解期	肺脾气虚	反复感冒,气短自汗,咳嗽无力,形体消瘦,神疲懒言,面白少华或萎黄,纳差,便溏,舌质淡胖,苔薄白,脉细软,指纹淡。	补肺固表,健脾益气	玉屏风散合人参五味子汤
	脾肾阳虚	喘促乏力,动则气喘,气短心悸,咳嗽无力,形体消瘦,形寒肢冷,腰膝酸软,面白少华,腹胀,纳差,夜尿多,便溏,发育迟缓,舌质淡,苔薄白,脉细弱,指纹淡。	温补脾肾,固摄纳气	金匮肾气丸
	肺肾阴虚	喘促乏力,动则气喘,干咳少痰,痰黏难咯,咳嗽无力,盗汗,形体消瘦,腰膝酸软,面色潮红,午后潮热,口咽干燥,手足心热,便秘,舌红少津,苔花剥,脉细数,指纹淡红。	养阴清热,敛肺补肾	麦味地黄丸

要点四 预防与调护★

预防	1. 积极治疗和清除感染病灶,避免各种诱发因素如吸烟、尘螨、花粉、动物皮毛、海鲜发物、冰凉饮料等。2. 注意气候影响,做好防寒保暖工作,冬季外出防止受寒。尤其气候转变或换季时,要预防外感诱发哮喘。3. 发病季节,避免活动过度和情绪激动,以防诱发哮喘。4. 加强自我管理教育,将防治知识教给患儿及家属,调动他们的抗病积极性,配合长期治疗。
调护	1. 居室宜空气流通,阳光充足。冬季要保暖,夏季要凉爽通风。避免接触特殊气味。2. 饮食宜清淡而富有营养,忌进生冷油腻、辛辣酸甜以及海鲜鱼虾等可能引起过敏的食物。3. 注意呼吸、心率变化,防止哮喘持续发作。

【昭昭医考提示】

哮喘快速记忆
小子冷哮麻苏葶,外寒内热青龙医,
上盛苏子下都射,玉人气虚肾麦地,
阳虚金匮肾气丸。

历年真题精选

【A2 型题】

1. 患儿,7 岁。曾咳喘反复发作。现面色白,气短懒言,倦怠乏力,自汗怕冷,舌淡苔薄,脉细无力。治疗应首选

　　A. 玉屏风散　　　B. 六君子汤　　　C. 金匮肾气丸　　　D. 二陈汤　　　E. 参苓白术散

答案：A； 考点：哮喘缓解期的辨证论治

解析:自汗怕冷,说明肺气虚而卫表不固。面色白,气短懒言,倦怠乏力,舌淡苔薄均为气虚表现。由此可诊断为肺气虚。治宜补肺固表,方用玉屏风散,故选择 A。六君子汤主治脾胃气虚兼有痰湿;金匮肾气丸主治肾阳不足;二陈汤主治痰湿咳嗽;参苓白术散主治脾胃气虚夹湿。

【B型题】

(2~3题共用选项)

A. 温肺化痰　　B. 清肺化痰　　C. 补肺固卫　　D. 健脾化痰　　E. 补肾固本

2. 哮喘肺气虚弱证的治法是

答案:C

3. 哮喘肾虚不纳证的治法是

答案:E; 考点:哮喘的辨证论治

解析:哮喘肺气虚弱证的表现主要是肺卫不固,没有痰的症状故不用化痰;肾虚不纳自然要补肾固本。故2题选择C,3题选择 E。

细目六　反复呼吸道感染

【考点透视】

掌握反复呼吸道感染的病因病机、诊断及分证论治。

要点一　反复呼吸道感染的定义、病因、病机★

反复呼吸道感染	
定义	反复呼吸道感染是指呼吸道感染(包括上呼吸道感染、下呼吸道感染)年发病在一定次数以上者。以感冒、乳蛾、咳嗽、肺炎喘嗽在一段时间内反复感染经久不愈为主要临床特征。反复呼吸道感染患儿简称"复感儿"。 本病一年四季均可发生,以冬春气候变化剧烈时尤易反复不已。发病年龄多见于 6 个月~6 岁的小儿,1~3 岁的婴幼儿最为常见。若反复呼吸道感染治疗不当,容易发生咳喘、水肿、痹证等病证,严重影响小儿的生长发育与身心健康。
病因	禀赋虚弱,肺脾肾三脏功能不足;喂养不当,精微摄取不足调护失宜;外邪乘虚侵袭。
病机	小儿正气不足,肺脏娇嫩,肌肤薄弱,卫外不固,加上寒暖不能自调,稍有不当,六淫之邪或从皮毛而入,或从口鼻而受,均可导致卫表失和、肺气失宣,从而出现感冒、咳嗽等肺系病变。感邪之后,由于正气虚弱,邪毒难以廓清,留伏于里,一旦受凉或疲劳时,新感易受,留邪内发;或虽无新感,旧病复燃,诸证又起。故本病病机主要在于正虚邪伏,病位主要在肺,常涉及脾肾。

要点二　诊断与鉴别诊断★

诊断要点	1. 按不同年龄每年呼吸道感染的次数诊断见下表。　(次/年)			
	年龄(岁)	上呼吸道感染	下呼吸道感染	
			气管支气管炎	肺炎
	0~2	7	3	2
	3~5	6	2	2
	6~14	5	2	2
	2. 按半年内呼吸道感染的次数诊断,半年内呼吸道感染≥6次,其中下呼吸道感染≥3次(其中肺炎≥1次)。			
鉴别诊断	哮喘反复发作	发作时呼吸困难,呼气延长,伴有哮鸣音,其发作多由异物过敏引起,包括特异性体质的内因和变态反应性的外因所致。也可因呼吸道感染而诱发,或病程中兼有感染。		
	咳嗽变异性哮喘	咳嗽经久不愈,以干咳为主,常在夜间和/或清晨及运动后发作或加重;常伴有过敏性鼻炎、湿疹等过敏性疾病;抗生素治疗无效,但抗哮喘药物治疗有效。		

【昭昭医考提示】

诊断应注意以下几点：1. 两次感染间隔时间至少 7 日以上。2. 若上呼吸道感染次数不够，可以将上、下呼吸道感染次数相加，反之则不能。但若反复感染是以下呼吸道为主，则应定义为反复下呼吸道感染。3. 确定次数需连续观察 1 年。4. 肺炎需由肺部体征和影像学证实，两次肺炎诊断期间肺炎体征和影像学改变应完全消失。

要点三 辨证论治 ★★

（一）辨证要点

本病辨证，重在明察邪正消长变化。感染期以邪实为主，迁延期正虚邪恋，恢复期则以正虚为主。初起时多有外感表证，当辨风寒、风热、外寒里热之不同，夹积、夹痰之差异，本虚标实之病机。迁延期邪毒渐平，虚象显露，热、痰、积未尽，肺脾肾虚显现。恢复期正暂胜而邪暂退，当辨肺脾肾何脏虚损为主，肺虚者气弱，脾虚者运艰，肾虚者骨弱。

（二）治疗原则

本病发作期，应按不同的疾病治疗。迁延期以扶正为主，兼以祛邪。恢复期当固本为要，或补气固表，或温卫和营，或温补脾肾，或滋养肺脾。

（三）分证论治

辨证分型	证候	治法	代表方
肺脾气虚	反复外感，面黄少华，形体消瘦，肌肉松软，少气懒言，气短，自汗多汗，食少纳呆，大便不调，舌质淡，苔薄白，脉无力，指纹淡。	补肺固表，健脾益气	玉屏风散合六君子汤
营卫失调	反复外感，恶风、恶寒，面色少华，四肢不温，多汗易汗，舌淡红，苔薄白，脉无力，指纹淡红。	调和营卫，益气固表	黄芪桂枝五物汤
脾肾两虚	反复外感，面白少华，形体消瘦，肌肉松软，鸡胸龟背，腰膝酸软，形寒肢冷，发育落后，动则气喘，少气懒言，多汗易汗，食少纳呆，大便稀溏，舌质淡，苔薄白，脉沉细无力。	温补肾阳，健脾益气	金匮肾气丸合理中丸
肺脾阴虚	反复外感，面白颧红少华，食少纳呆，口渴，盗汗自汗，手足心热，大便干结，舌质红，苔少或花剥，脉细数，指纹淡红。	养阴润肺，益气健脾	生脉散合沙参麦冬汤

历年真题精选

【A1 型题】

1. 诊断 6～14 岁的小儿反复呼吸道感染，其中 1 年上呼吸道感染的次数是

A. 5   B. 6   C. 7   D. 8   E. 9

答案：A；考点：反复呼吸道感染的诊断

解析：反复呼吸道感染的诊断条件：6～14 岁，1 年上呼吸道感染的次数 5 次；3～5 岁，1 年上呼吸道感染的次数 6 次；0～2 岁，1 年上呼吸道感染的次数 7 次。故选择 A。

【A2 型题】

2. 患儿，10 岁，反复呼吸道感染，恶风、恶寒，面色少华，四肢不温，多汗易汗，舌淡红，苔薄白，脉无力。应首选的方剂是

A. 玉屏风散合六君子汤　　　　B. 黄芪桂枝五物汤

C. 金匮肾气丸合理中丸　　　　D. 生脉散合沙参麦冬汤

E. 补中益气汤合生脉饮

答案：B；考点：反复呼吸道感染营卫失调证的治疗

解析：题干中表述患者恶风、恶寒，面色少华，四肢不温，多汗易汗，为营卫失调证，治当调和营卫，益气固表，代表方为黄芪桂枝五物汤。故选择 B。

第五单元　脾系病证

细目一　鹅口疮

【考点透视】
熟悉鹅口疮的特征表现及两种证型的治疗。

要点一　鹅口疮的定义、病因、病机★★

	鹅口疮
定义	鹅口疮是以口腔、舌上蔓生白屑为主要临床特征的一种口腔疾病。因其状如鹅口,故称鹅口疮;因其色白如雪片,故又名"雪口"。本病一年四季均可发生。多见于初生儿,以及久病体虚婴幼儿。
病因	胎热内蕴,口腔不洁,感受秽毒。
病机	其主要病变在心脾,因舌为心之苗,口为脾之窍,脾脉络于舌,若感受秽毒之邪,循经上炎,则发为口舌白屑之症。

要点二　诊断与鉴别诊断★★★

诊断要点		1. 多见于新生儿、久病体弱者,或长期使用抗生素、激素患者。 2. 舌上、颊内、牙龈或上颚散布白屑,可融合成片。重者可向咽喉处蔓延,影响吸奶与呼吸,偶可累及食管、肠道、气管等。 3. 取白屑少许涂片,加 10%氢氧化钠液,置显微镜下,可见白色念珠菌芽孢及菌丝。
鉴别诊断	白喉	白喉是一种传染病。白喉假膜多起于扁桃体,渐次蔓延于咽或鼻腔等处,其色灰白、不易擦去,若强力擦去则易出血,多有发热、喉痛、疲乏等症状,病情严重。
	残留奶块	其状与鹅口疮相似,但以温开水或棉签轻拭,即可除去奶块。

要点三　辨证论治★★★

（一）辨证要点

辨虚实	虚证	多病程较长,口腔白屑较少,周围不红,疼痛不著,大便稀溏,食欲不振,或形体瘦弱等。
	实证	一般病程短,口腔白屑堆积,周围红,疼痛哭闹,尿赤便秘。

（二）治疗原则

本病总属邪火上炎,治当清火。根据虚实辨证,实火证应治以清泄心脾积热;虚火证应治以滋肾养阴降火。病在口腔局部,除内服药外,当配合外治法治疗。

（三）分证论治

辨证分型	证候	治法	代表方
心脾积热	口腔满布白屑,周围黏膜红赤较甚,面赤、唇红,或伴发热、烦躁、多啼,口干或渴,大便干结,小便黄赤,舌红,苔薄白,脉数或指纹青紫。	清心泻脾	清热泻脾散
虚火上浮	口腔内白屑散在,周围红晕不著,形体瘦弱,颧红,手足心热,口干不渴,舌红,苔少,脉细或指纹紫。	滋阴降火	知柏地黄丸

要点四　其他疗法★★

（一）外治疗法

1. 生石膏 2.5g,青黛 1g,黄连 1g,乳香 1g,没药 1g,冰片 0.3g。共研细末,瓶装贮存。每次少许涂患处,1日 4～5 次。用于心脾积热证。

2. 选用冰硼散、青黛散、珠黄散。每次适量,涂敷患处,1 日 3 次。用于心脾积热。

3. 吴茱萸 15g,胡黄连 6g,大黄 6g,生南星 3g。共研细末,用醋调成糊状,晚上涂于患儿两足心,外加包扎,晨起除去。用于各种证型。

（二）西医治疗

2‰碳酸氢钠溶液于哺乳前后清洗口腔,制霉菌素甘油涂患处,1日3～4次。

要点五　预防与调护★

1. 孕妇注意个人卫生,患阴道霉菌病者要及时治愈。

2. 注意口腔清洁,婴儿奶具要消毒。

3. 注意小儿营养,积极治疗原发病。长期用抗生素或肾上腺皮质激素者,尽可能暂停使用。

4. 注意观察口腔黏膜白屑变化,如发现患儿吞咽或呼吸困难,应立即处理。

【昭昭医考提示】　　　　　　　　　　　鹅口疮快速记忆

心脾积热虚火浮,清热泻脾知柏地。

历年真题精选

【A1型题】

治疗鹅口疮心脾积热证,应首选

A. 凉膈散　　　　B. 泻黄散　　　　C. 清热泻脾散　　　D. 泻心导赤散　　　E. 知柏地黄丸

答案：C；考点：鹅口疮心脾积热证的治疗

解析：鹅口疮心脾积热证,选清热渴脾散；而虚火上浮证,选知柏地黄丸。故选择C。

细目二　口　疮

【考点透视】

熟悉口疮的特征表现及各证型的治疗。

要点一　口疮的定义、病因、病机★

口疮	
定义	小儿口疮,以齿龈、舌体、两颊、上颚等处出现黄白色溃疡,疼痛流涎,或伴发热为特征。若满口糜烂,色红作痛者,称为口糜。溃疡只发生在口唇两侧,称为燕口疮。本病可单独发生,也可伴发于其他疾病之中。口疮一年四季均可发病,无明显的季节性。发病年龄以2～4岁为多见,预后良好。若体质虚弱,则口疮可反复出现,迁延难愈。
病因	外感风热、饮食不节、禀赋不足、气阴两虚。
病机	主要病变在心脾胃肾。因脾开窍于口,心开窍于舌,肾脉连舌本,胃经络齿龈,若风热乘脾,或心脾积热,或虚火上炎,均可熏蒸口舌而致口疮。

要点二　诊断与鉴别诊断★★

诊断要点	1. 有喂养不当、过食炙馎或外感发热的病史。
	2. 齿龈、舌体、两颊、上颚等处出现黄白色溃疡点,大小不等,甚则满口糜腐,疼痛流涎,可伴发热或颌下淋巴结肿大、疼痛。
	3. 血常规检查：白细胞总数及中性粒细胞偏高或正常。
鉴别诊断	鹅口疮	多发生于初生儿或体弱多病的婴幼儿。口腔及舌上满布白屑,周围有红晕,其疼痛、流涎一般较轻。
	手足口病	见于4岁以下小儿,春夏季流行。除口腔黏膜溃疡之外,伴手、足、臀部皮肤疱疹。

要点三　辨证论治 ★★★

（一）辨证要点

本病以八纲辨证结合脏腑辨证。口疮有实火与虚火之分,辨证根据起病、病程、溃疡溃烂程度,结合伴有症状区分虚实。

（二）治疗原则

口疮的治疗,实证治以清热解毒,泻心脾积热；虚证治以滋阴降火,引火归原。并应配合口腔局部外治。

（三）分证论治

辨证分型	证候	治法	代表方
风热乘脾	以口颊、上颚、齿龈、口角溃烂为主,甚则满口糜烂,周围黏膜掀红,疼痛拒食、烦躁不安、口臭、涎多,小便短赤,大便秘结,或伴发热,舌红,苔薄黄,脉浮数,指纹紫。	疏风散火,清热解毒	银翘散
心火上炎	舌上、舌边溃疡,色赤疼痛,饮食困难、心烦不安,口干欲饮,小便短黄,舌尖红,苔薄黄,脉数,指纹紫。	清心凉血,泻火解毒	泻心导赤散
虚火上浮	口腔溃疡或糜烂,周围色不红或微红、疼痛不甚,反复发作或迁延不愈,神疲颧红、口干不渴,舌红,苔少或花剥,脉细数,指纹淡紫。	滋阴降火,引火归原	六味地黄丸加肉桂

要点四　其他疗法★

1. 冰硼散少许,涂敷患处,1日3次。用于风热乘脾证、心火上炎证。

2. 锡类散少许,涂敷患处,1日3次。用于心火上炎证、虚火上浮证。

3. 吴茱萸适量,捣碎,醋调敷涌泉穴,临睡前固定,翌晨去除。用于虚火上浮证。

要点五　预防与调护★

1. 保持口腔清洁,注意饮食卫生,餐具应经常消毒。

2. 给初生儿、小婴儿清洁口腔时,动作宜轻,避免损伤口腔黏膜。

3. 选用金银花、野菊花、板蓝根、大青叶、甘草煎汤,频频漱口。

4. 注意口腔外周皮肤卫生,颈项处可围清洁毛巾,口中涎水流出及时擦干。

5. 饮食宜清淡,忌辛辣刺激、粗硬及过咸食品,忌饮食过烫。

【昭昭医考提示】　　　　　　　　口疮快速记忆
　　　　　　　　　　　　　风热心火虚火灼,银翘泻心六味桂。

历年真题精选

【A1 型题】

1. 治疗小儿口疮脾胃积热证,应首选

A. 清胃散　　　B. 清热泻脾散　　　C. 六味地黄丸　　　D. 泻心导赤汤　　　E. 凉膈散

答案：E；　考点：口疮脾胃积热证的治疗

解析：口疮中脾胃积热证标准方剂为凉膈散,清热解毒,通腑泻火。如果有大便不实的症状,才可以考虑清热泻脾散。心火上炎证用泻心导赤汤。虚火上浮证用六味地黄丸。清胃散主治胃火牙痛。故选择 E。

【A2 型题】

2. 患儿,6岁。发热3天,口腔内黏膜、齿龈溃烂,周围煅红,疼痛拒食,舌质红,苔薄黄。其诊断是

A. 感冒　　　B. 口糜　　　C. 心疳　　　D. 燕口疮　　　E. 鹅口疮

答案：B；　考点：口糜的诊断

解析：满口糜烂,色红作痛者,称为口糜;口疮发于口唇两侧者,称为燕口疮。故选择 B。

3. 患儿,1岁。昨起舌上溃破,色红疼痛,进食哭闹,心烦不安,口干欲饮,小便短赤。治疗应首选

A. 凉膈散　　　B. 泻心导赤汤　　　C. 清胃散　　　D. 泻心汤　　　E. 六味地黄丸

答案：B；　考点：口疮心火上炎证的治疗

解析：由"舌上溃破,色红疼痛"可判断为口疮,口疮中心火上炎证用泻心导赤汤。故选择 B。

4. 患儿口腔舌面满布溃疡,烦躁不宁,啼笑叫扰,口臭涎多,大便干结,舌红苔黄。其证候是

A. 肺热壅盛　　　B. 心火上炎　　　C. 脾胃积热　　　D. 肝胆火旺　　　E. 虚火上浮

答案：C；　考点：口疮脾胃积热的辨证

解析：患儿口腔舌面布满溃疡为小儿口疮;口臭涎多,大便干结,舌红苔黄为脾胃积热。故选择 C。

细目三　泄　泻

【考点透视】

本单元出题频率较高,考生需要掌握泄泻的病机、各证型的证候特点及治法、方药,尤其是证候特点。

要点一　泄泻的定义、病因、病机★★

	泄泻
定义	泄泻是以大便次数增多,粪质稀薄或如水样为特征的一种小儿常见病。本病一年四季均可发生,以夏秋季节发病率为高。不同季节发生的泄泻,其证候表现有所不同。2岁以下小儿发病率高,因婴幼儿脾常不足,易于感受外邪、伤于乳食,或脾肾气阳亏虚,均可导致脾病湿盛而发生泄泻。久泻迁延不愈者,易转为疳证。
病因	感受外邪、伤于饮食、脾胃虚弱。
病机	其主要病变在脾胃。 小儿脏腑柔嫩,肌肤薄弱,冷暖不知自调,易为外邪侵袭而发病。脾常不足,运化力弱,饮食不知自节,若调护失宜,乳哺不当,饮食失节或不洁,过食生冷瓜果或难以消化之食物,皆能损伤脾胃,发生泄泻。脾肾阳虚致泻者,一般先耗脾气,继伤脾阳,日久则脾损及肾,造成脾肾阳虚。阳气不足,脾失温煦,阴寒内盛,水谷不化,并走肠间,而致澄澈清冷,洞泄而下的脾肾阳虚泻。

要点二　诊断与鉴别诊断★★★

诊断要点		1. 有乳食不节、饮食不洁,或冒风受寒、感受时邪病史。 2. 大便次数较平时明显增多,重症达10次以上。粪便呈淡黄色或清水样;或夹奶块、不消化物,如同蛋花汤;或黄绿稀溏,或色褐而臭,夹少量黏液。可伴有恶心、呕吐、腹痛、发热、口渴等症。 3. 重症泄泻,可见小便短少、高热烦渴、神疲萎软、皮肤干瘪、囟门凹陷、目眶下陷、啼哭无泪等脱水征,以及口唇樱红、呼吸深长、腹胀等酸碱平衡失调和电解质紊乱的表现。 4. 大便镜检可有脂肪球或少量白细胞、红细胞。 5. 大便病原学检查可有轮状病毒等病毒检测阳性,或致病性大肠杆菌等细菌培养阳性。
鉴别诊断	痢疾	急性起病,便次频多,大便稀,有黏冻脓血,腹痛明显,里急后重。大便常规检查可见脓细胞、红细胞多,可找到吞噬细胞;大便培养有痢疾杆菌生长。

要点三　辨证论治★★★★

(一)辨证要点

本病以八纲辨证为纲,常证重在辨寒、热、虚、实,变证重在辨阴、阳。常证按起病缓急、病程长短分为久泻、暴泻,暴泻多属实,久泻多属虚或虚中夹实。变证可见泻下不止,精神委软,皮肤干燥,为气阴两伤证,属重症;精神萎靡,尿少或无,四肢厥冷,脉细欲绝,为阴竭阳脱证,属危证。

(二)治疗原则

泄泻治疗,以运脾化湿为基本原则。

(三)分证论治

辨证	分型	证候	治法	代表方
常证	湿热泻	大便水样,或如蛋花汤样,泻下急迫,量多次频,气味秽臭,或见少许黏液,腹痛时作,食欲不振,或伴呕恶,神疲乏力,或发热烦躁,口渴,小便短黄,舌质红,苔黄腻,脉滑数,指纹紫。	清肠解热,化湿止泻	葛根黄芩黄连汤
	风寒泻	大便清稀,夹有泡沫,臭气不甚,肠鸣腹痛,或伴恶寒发热,鼻流清涕,咳嗽,舌质淡,苔薄白,脉浮紧,指纹淡红。	疏风散寒,化湿和中	藿香正气散

续表

常证	伤食泻	大便稀溏，夹有乳凝块或食物残渣，气味酸臭，或如败卵，脘腹胀满，便前腹痛，泻后痛减，腹痛拒按，嗳气酸馊，或有呕吐，不思乳食，夜卧不安，舌苔厚腻，或微黄，脉滑实，指纹滞。	运脾和胃，消食化滞	保和丸
	脾虚泻	大便稀溏，色淡不臭，多于食后作泻，时轻时重，面色萎黄，形体消瘦，神疲倦怠，舌淡苔白，脉缓弱，指纹淡。	健脾益气，助运止泻	参苓白术散
	脾肾阳虚泻	久泻不止，大便清稀，澄澈清冷，完谷不化，或见脱肛，形寒肢冷，面色㿠白，精神萎靡，睡时露睛，舌淡苔白，脉细弱，指纹色淡。	温补脾肾，固涩止泻	附子理中汤合四神丸
变证	气阴两伤	泻下过度，质稀如水，精神萎靡或心烦不安，目眶及囟门凹陷，皮肤干燥或枯瘪，啼哭无泪，口渴引饮，小便短少，甚至无尿，唇红而干，舌红少津，苔少或无苔，脉细数。	健脾益气，酸甘敛阴	人参乌梅汤
	阴竭阳脱	泻下不止，次频量多，精神萎靡，表情淡漠，面色青灰或苍白，哭声微弱，啼哭无泪，尿少或无，四肢厥冷，舌淡无津，脉沉细欲绝。	挽阴回阳，救逆固脱	生脉散合参附龙牡救逆汤

要点四　预防与调护★

1. 注意饮食卫生，食品应新鲜、清洁，不吃变质食品，不暴饮暴食。饭前、便后要洗手，餐具要卫生。

2. 提倡母乳喂养，不宜在夏季及小儿有病时断奶，遵守添加辅食的原则，注意科学喂养。

3. 加强户外活动，注意气候变化，防止感受外邪，避免腹部受凉。

4. 对吐泻严重及伤食泄泻患儿暂时禁食，以后随着病情好转，逐渐增加饮食量。忌食油腻、生冷及不易消化的食物。

5. 密切观察病情变化，及早发现泄泻变证。

【昭昭医考提示】
泄泻快速记忆
脾虚阳虚气阴脱，三实寒热饮食伤。
参苓神附人乌梅，参附龙牡生脉救，
藿香芩连保和食。

历年真题精选

【A1 型题】

1. 《景岳全书·泄泻》云：泄泻之本，无不由于

A. 脾、胃　　　C. 心、小肠　　　E. 肾、膀胱　　　B. 肝、胆　　　D. 肺、大肠

答案：A；　考点：泄泻的病位

解析：《景岳全书·泄泻》云："泄泻之本，无不由于脾胃，盖胃为水谷之海，而脾主运化，使脾健胃和……"，故选择 A。

2. 大便澄澈清冷、完谷不化的病机是

A. 感受外邪　　　B. 伤于饮食　　　C. 脾胃虚弱　　　D. 脾肾阳虚　　　E. 气阴两伤

答案：D；　考点：泄泻的病机

解析：脾肾阳虚，虚寒内生，命火不足，不能温煦脾土，所以见到大便澄澈清冷、完谷不化。故选择 D。

【A2 型题】

3. 患儿，6 岁。泄泻 1 天，泻下稀薄如水注，粪色深黄臭秽，夹有少量黏液。腹部时感疼痛，食欲减退，恶心欲吐，口渴引饮，舌红苔黄腻。其证候是

A. 脾肾阳虚泻　　　B. 伤食泻　　　C. 风寒泻　　　D. 湿热泻　　　E. 脾虚泻

答案：D；　考点：湿热泄的辨证

解析：泄泻辨病容易，重在辨证。"粪色深黄臭秽""口渴引饮""舌红苔黄腻"为关键症状，表明内有湿热。

所以辨其证候为湿热泻,故选择 D。

4. 患儿,2 岁。半年来经常泄泻,形神疲惫,面色萎黄,大便稀薄,四肢不温,时有抽搐。其证候是

A. 外感惊风　　　B. 痰食惊风　　　C. 脾肾阳虚　　　D. 土虚木亢　　　E. 阴虚风动

答案:D;　考点:泄泻脾虚肝旺的辨证

解析:患儿具长期泄泻病史,有轻度抽搐症状,由此可诊为慢惊风。患儿久泻不止,脾土受伤,肝木无制,因脾虚肝旺而出现慢惊风的早期症状,故选择 D。

5. 患儿,11 个月。泄泻 2 周。起病时每日泻 10 多次,经治疗大减,但近日仍日行 3～4 次,大便稀溏色淡,每于食后作泻,面色萎黄,神疲倦怠,舌质淡,苔薄白。其证候是

A. 风寒　　　B. 湿热　　　C. 伤食　　　D. 脾虚　　　E. 脾肾阳虚

答案:D;　考点:脾虚泄泻的辨证

解析:"食后作泻"为关键症状,是脾虚泻的特征性症状。"面色萎黄,神疲倦怠,舌质淡,苔薄白"进一步证实判断。本证未见肾阳虚症状,只是单纯的脾虚。故选择 D。

6. 患儿,2 岁。泄泻 2 天,大便日行 10 余次,质稀如水,色黄混浊。精神不振,口渴心烦,眼眶凹陷,皮肤干燥,小便短赤,舌红少津,苔少。其治法是

A. 消食化积　　　B. 疏风散寒　　　C. 酸甘敛阴　　　D. 渗湿止泻　　　E. 清热利湿

答案:C;　考点:泄泻变证的治法

解析:"口渴心烦,眼眶凹陷,皮肤干燥,小便短赤,舌红少津,苔少"表明患儿阴津耗伤。此为泄泻之变证,治疗时除止泻外应及时敛阴生津。故选择 C。

细目四　厌　食

【考点透视】

熟悉厌食的主症特点及不同证型的治疗,尤其是脾失健运与脾胃阴虚证。

要点一　厌食的定义、病因、病机★★

厌食	
定义	厌食是小儿时期的一种常见病证,临床以较长时期厌恶进食、食量减少为特征。本病可发生于任何季节,但夏季暑湿当令之时,可使症状加重。各年龄儿童均可发病,以 1～6 岁为多见。患儿除食欲不振外,一般无其他明显不适,预后良好,但长期不愈者,可使气血生化乏源,转化为疳证。
病因	喂养不当、脾胃湿热、他病伤脾、禀赋不足、情志失调、邪毒犯胃。
病机	本病病位在脾胃。脾胃为后天之本,胃司受纳,脾主运化,脾胃调和,则知饥欲食,食而能化。喂养不当、脾胃湿热、他病伤脾、禀赋不足、情志失调、邪毒犯胃等均可损伤脾胃的正常纳化功能,致脾胃失和、纳化失职,而成厌食。

要点二　诊断与鉴别诊断★★

诊断要点	1. 有喂养不当、病后失调、先天不足或情志失调史。
	2. 长期食欲不振,厌恶进食,食量明显少于同龄正常儿童。
	3. 面色少华,形体偏瘦,但精神尚好,活动如常。
	4. 除外其他外感、内伤慢性疾病。
鉴别诊断	疰夏	疰夏为夏季季节性疾病,有"春夏剧,秋冬瘥"的发病特点。临床表现除食欲不振外,可见精神倦怠,大便不调,或有发热等症。

要点三　辨证论治★★★

(一)辨证要点

本病应以脏腑辨证为纲,主要从脾胃辨证,再区别是以运化功能失健为主,还是以脾胃气阴亏虚为主。

（二）治疗原则

本病治疗，以运脾开胃为基本原则。

（三）分证论治

辨证分型	证候	治法	代表方
脾失健运	食欲不振，厌恶进食，食而乏味，或伴胸脘痞闷，嗳气泛恶，大便不调，偶尔多食后则脘腹饱胀，形体尚可，精神正常，舌淡红，苔薄白或薄腻，脉尚有力	调和脾胃，运脾开胃	不换金正气散
脾胃气虚	不思进食，食而不化，大便溏薄夹不消化食物，面色少华，形体偏瘦，肢倦乏力，舌质淡，苔薄白，脉缓无力	健脾益气，佐以助运	异功散、参苓白术散
脾胃阴虚	不思进食，食少饮多，皮肤失润，大便偏干，小便短黄，甚或烦躁少寐，手足心热，舌红少津，苔少或花剥，脉细数	滋脾养胃，佐以助运	养胃增液汤、益胃汤

要点四　预防与调护★

1. 掌握正确的喂养方法，饮食起居按时、有度，饭前勿食糖果饮料，夏季勿贪凉饮冷。根据不同年龄给予富含营养、易于消化、品种多样的食品。母乳喂养的婴儿4个月后应逐步添加辅食。

2. 纠正不良饮食习惯，做到"乳贵有时，食贵有节"，不偏食、挑食，不强迫进食，饮食定时适量，荤素搭配，少食肥甘厚味、生冷坚硬等不易消化食物，鼓励多食蔬菜及粗粮。

3. 遵照"胃以喜为补"的原则，先从小儿喜欢的食物着手来诱导开胃，暂时不要考虑营养价值，待其食欲增进后，再按营养的需要供给食物。

4. 注意生活起居，加强精神调护，保持良好情绪，饭菜多样化，讲究色香味，以促进食欲。

【昭昭医考提示】　　　　　　　　　　厌食快速记忆

气虚阴虚脾失健，异功养胃不换金。

历年真题精选

【A1 型题】

1. 小儿厌食脾失健远证的治法是

A. 调和脾胃，运脾开胃　　　　　　　B. 健脾益气，佐以温中

C. 滋脾养胃，佐以助运　　　　　　　D. 运脾化湿，消积开胃

E. 补脾开胃，消食助运

答案：A；　考点：厌食脾失健运证的治法

解析：小儿厌食脾失健运证的治法是调和脾胃，运脾开胃。故选择 A。

【A2 型题】

2. 患儿，3 岁。面色少华，不思纳食，形体偏瘦，舌淡苔薄白。其治法是

A. 健脾化湿　　　B. 健脾和胃　　　C. 疏肝和胃　　　D. 消食导滞　　　E. 和脾助运

答案：E；　考点：厌食脾失健运证的治疗

解析：患儿主症为不思纳食，诊为厌食。除厌食外其他症状不著，精神正常。所以为厌食症初期脾失健运证，治宜调和脾胃，运脾开胃。故选择 E。

3. 患儿，2 岁。纳差 2 个月，腹泻 1 周。平素食欲不振，挑食偏食，近日大便日行 3～4 次，食后作泻，面色萎黄，舌淡苔白，指纹淡红。治疗应首选

A. 熏洗法　　　B. 擦拭法　　　C. 割治疗法　　　D. 推拿疗法　　　E. 拔罐疗法

答案：D；　考点：厌食证的推拿疗法

解析：该病证为厌食证的脾胃虚弱证，推拿疗法最为适宜。熏洗法和擦拭法多用于局部的体表病证；割治疗法一般用于疳证和哮喘病证；拔罐疗法有祛风、散寒、止痛的作用，多用于小儿肺炎喘嗽、腹痛、哮喘、遗尿等；推拿疗法有促进气血流行、经络通畅、神气安定、脏腑调和的作用，临床中多用于泄泻、惊风、腹痛等证。故

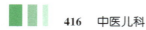

选择 D。

4. 患儿,5 岁。1 年来食少饮多,皮肤干燥,大便干结,舌红少津,舌苔光剥,脉细数。治疗应首选

A. 沙参麦冬汤　　　B. 增液承气汤　　　C. 养胃增液汤　　　D. 六味地黄丸　　　E. 麦门冬汤

答案:C;　考点:厌食脾胃阴虚证的治疗

解析:患儿主症为食少饮多,诊为厌食。"皮肤干燥,大便干结,舌红少津,舌苔光剥,脉细数"为脾胃阴虚证的表现。治宜滋脾养胃,佐以助运,方用养胃增液汤。故选择 C。

细目五　积　滞

【考点透视】

熟悉积滞的主症特点及不同证型的治疗,注意与厌食、疳证的区别。

要点一　积滞义、病因、病机★★

	积滞
定义	积滞是指小儿内伤乳食,停聚中焦,积而不化,气滞不行所形成的一种胃肠疾患。以不思乳食,食而不化,脘腹胀满,嗳气酸腐,大便溏薄或秘结酸臭为特征。本病既可单独出现,也可夹杂于其他疾病中。各种年龄均可发病,但以婴幼儿为多见。禀赋不足,脾胃素虚,人工喂养及病后失调者,更易罹患。
病因	喂养不当,禀赋不足。
病机	病变脏腑在脾胃。因胃主受纳,脾主运化,一纳一化,饮食得以消化。若脾胃受损,纳化失和,乳食停聚不消,积而不化,气滞不行,则成积滞。若积久不消,迁延失治,则可进一步损伤脾胃,导致气血生化乏源,营养及生长发育障碍,形体日渐消瘦,而转为疳证。

要点二　诊断与鉴别诊断★★

诊断要点	1. 有伤乳、伤食史。 2. 以不思乳食,食而不化,脘腹胀满,嗳气酸腐,大便溏泄或便秘,气味酸臭为特征。 3. 可伴有烦躁不安,夜间哭闹或呕吐等症。 4. 大便化验检查可见不消化食物残渣、脂肪滴。
鉴别诊断	厌食　长期食欲不振,厌恶进食,一般无脘腹胀满、大便酸臭等症。

要点三　辨证论治★★★

(一)辨证要点

本病病位以胃脾为主,病属实证,但若患儿素体脾气虚弱,可呈虚实夹杂证,积滞内停,又有寒化或热化的演变,可根据病史、伴随症状以及病程长短以辨别其虚、实、寒、热。

(二)治疗原则

本病治疗以消食化积、理气行滞为基本原则。实证以消食导滞为主。虚实夹杂者,宜消补兼施。

(三)分证论治

辨证分型	证候	治法	代表方
乳食内积	不思乳食,嗳腐酸馊或呕吐食物、乳片,脘腹胀满疼痛,大便酸臭,烦躁啼哭,夜眠不安,手足心热,舌质红,苔白厚或黄厚腻,脉象弦滑,指纹紫滞。	消乳化食,和中导滞	乳积者,选消乳丸;食积者,选保和丸
脾虚夹积	面色萎黄,形体消瘦,神疲肢倦,不思乳食,食则饱胀,腹满喜按,大便稀溏酸腥,夹有乳片或不消化食物残渣,舌质淡,苔白腻,脉细滑,指纹淡滞。	健脾助运,消食化滞	健脾丸

要点四　预防与调护★

1. 调节饮食,合理喂养,乳食宜定时定量,富含营养,易于消化,忌暴饮暴食、过食肥甘炙博、生冷瓜果、偏

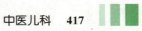

食零食及妄加滋补。

2. 应根据小儿生长发育的需求,逐渐给婴儿添加辅食,按循序渐进的原则由少到多、由稀到稠、由一种到多种进行。

3. 伤食积滞患儿应暂时控制饮食,给予药物调理,积滞消除后,逐渐恢复正常饮食。

【昭昭医考提示】　　　　　　　　　　积滞快速记忆

乳积消乳食保和,脾虚夹积健脾丸。

历年真题精选

【A2 型题】

1. 患儿,10 个月。近半个月不思乳食,脘腹胀满,疼痛拒按,呕吐酸馊,烦躁哭吵,大便较干,臭秽,舌淡苔白腻。其诊断是

　A. 厌食　　　　　　B. 腹痛　　　　　　C. 疳证　　　　　D. 积滞　　　　E. 呕吐

答案:D;　考点:积滞的诊断

解析:患儿除不思乳食外,伴有"脘腹胀满,疼痛拒按,呕吐酸馊,烦躁哭吵,大便较干,臭秽"的乳食停聚、积而不消、气滞不行之证,所以为积滞。厌食为脾胃不和,受纳运化失常,多为虚证;腹痛多为急性发作,一般要作为主症出现才可以诊断;疳证是脾胃受损、气液耗伤而导致的全身虚弱羸瘦、面黄发黏的小儿疾病;呕吐也是急性发作,与腹痛一样,一般也是作为首发症状时才诊断。故选择 D。

2. 患儿,3 岁。面色萎黄,困倦乏力,不思乳食,食则饱胀,呕吐酸馊,大便溏薄酸臭。其治法是

　A. 消乳消食,和中导滞　　　　　　B. 健脾和胃,消食导滞

　C. 和脾助运,降逆止呕　　　　　　D. 补土抑木,消食导滞

　E. 健脾助运,消补兼施

答案:E;　考点:积滞脾虚夹积的治疗

解析:患儿除不思乳食外,伴有"食则饱胀,呕吐酸馊,大便溏薄酸臭"的食积症状,诊为积滞。"面色萎黄,困倦乏力"为脾虚表现,"食则饱胀,呕吐酸馊"为内有食积,所以此证为积滞之脾虚夹积。积滞虚实夹杂者治宜在健脾助运的基础上消补兼施。故选择 E。

细目六　疳　证

【考点透视】

本单元的出题频率有增多的趋势,考生要掌握疳证的含义、主症特点、病因病机,不同证型的症状、治法、方药以及了解兼证的症状、治疗。

要点一　疳证的定义、病因、病机★

	疳证
定义	疳证是由喂养不当或多种疾病影响,导致脾胃受损,气液耗伤,而形成的一种慢性疾病。临床以形体消瘦,面色无华,毛发干枯,精神萎靡或烦躁,饮食异常为特征。本病发病无明显季节性,各种年龄均可罹患,临床尤多见于 5 岁以下小儿。
病因	饮食不节、喂养不当、营养失调、疾病影响、药物过伤、先天禀赋不足。
病机	主要病变脏腑在脾胃,脾胃受损、气血津液耗伤为其基本病理改变。脾胃为后天之本,气血生化之源。脾健胃和,纳化正常,则气血津液化生有源,五脏六腑、四肢肌肉、筋骨皮毛得以濡润滋养。若脾胃受损,纳化失健,生化乏源,气血津液亏耗,则脏腑、肌肉、筋骨、皮毛无以濡养,日久则形成疳证。 干疳及积重症阶段,因脾胃虚衰,生化乏源,气血亏极,诸脏失养,必累及其他脏腑,出现各种兼证。若脾病及肝,肝失所养,肝阴不足,不能上承于目,而见视物不清,夜盲目翳者,则为"眼疳";脾病及心,心开窍于舌,心火上炎,而见口舌生疮者,称为"口疳";脾病及肺,土不生金,肺气受损,卫外不固,易于外感,而见咳喘、潮热者,称为"肺疳";脾病及肾,肾精不养,骨失所养,久致骨骼畸形者,称为"骨疳";脾虚不运,气不化水,水湿泛滥,则为"疳肿胀"。

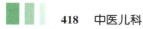

要点二　诊断与鉴别诊断★★

诊断要点		1. 有喂养不当或病后饮食失调及长期消瘦史。 2. 形体消瘦,体重比正常同年龄儿童平均值低15%以上,面色不华,毛发稀疏枯黄;严重者干枯羸瘦,体重可比正常平均值低40%以上。 3. 饮食异常,大便干稀不调,或脘腹膨胀等明显脾胃功能失调症状。 4. 兼有精神不振,或好发脾气,烦躁易怒,或喜揉眉擦眼,或吮指磨牙等症。 5. 贫血者,血红蛋白及红细胞减少。出现肢体浮肿,属于疳肿胀(营养性水肿)者,血清总蛋白大多在45g/L以下,血清白蛋白常在20g/L以下。
鉴别诊断	厌食	厌食由喂养不当,脾胃运化功能失调所致,以长期食欲不振、食量减少,厌恶进食为主证,无明显消瘦,精神尚好,病在脾胃,不涉及他脏,一般预后良好。
	积滞	以不思乳食、食而不化、脘腹胀满、大便酸臭为特征,与疳证以形体消瘦为特征有明显区别。但两者也有密切联系,若积久不消,影响水谷精微化生,致形体日渐消瘦,可转化为疳证。

要点三　辨证论治★★★

（一）辨证要点

本病有常证、兼证之不同,常证应以八纲辨证为纲,重在辨清虚、实;兼证宜以脏腑辨证为纲,以分清疳证所累及之脏腑。常证按病程长短、病情轻重、病性虚实分为疳气、疳积、干疳三种证候。

（二）治疗原则

本病治疗原则以健运脾胃为主,通过调理脾胃,助其纳化,以达气血丰盈、津液充盛、肌肤得养之目的。

（三）分证论治

辨证	分型	证候	治法	代表方
常证	疳气	形体略瘦、面色少华,毛发稀疏,不思饮食,精神欠佳,性急易怒,大便干稀不调,舌质略淡,苔薄微腻,脉细有力。	调脾健运	资生健脾丸
	疳积	形体明显消瘦、面色萎黄、肚腹膨胀,甚则青筋暴露,毛发稀疏结穗,性情烦躁,夜卧不宁,或见揉眉挖鼻、吮指磨牙,动作异常,食欲不振,或善食易饥,或嗜食异物,舌淡苔腻,脉沉细而滑。	消积理脾	肥儿丸
	干疳	形体极度消瘦,皮肤干瘪起皱,大肉已脱,皮包骨头,貌似老人,毛发干枯,面色㿠白,精神萎靡,啼哭无力,腹凹如舟,杳不思食,大便稀溏或便秘,舌淡嫩,苔少,脉细弱。	补益气血	八珍汤
兼证	眼疳	两目干涩、畏光羞明,眼角赤烂,甚则黑睛混浊,白翳遮睛,或有夜盲等。	养血柔肝,滋阴明目	石斛夜光丸
	口疳	口舌生疮,甚或满口糜烂,秽臭难闻,面赤心烦,夜卧不宁,小便短黄,或吐舌、弄舌,舌质红,苔薄黄,脉细数。	清心泻火,滋阴生津	泻心导赤散
	疳肿胀	足踝浮肿,甚或颜面及全身浮肿,面色无华,神疲乏力,四肢欠温,小便短少,舌淡嫩,苔薄白,脉沉迟无力。	健脾温阳,利水消肿	防己黄芪汤合五苓散

要点四　预防与调护★

1. 提倡母乳喂养,乳食定时定量、按时按序添加辅食,供给多种营养物质,以满足小儿生长发育的需要。
2. 合理安排小儿生活起居,保证充足的睡眠时间,经常户外活动,呼吸新鲜空气,多晒太阳,增强体质。
3. 纠正饮食偏嗜、过食肥甘滋补、贪吃零食、饥饱无常等不良饮食习惯。
4. 病情较重的患儿要加强全身护理,防止褥疮、眼疳、口疳等并发症的发生。
5. 定期测量患儿的体重、身高,及时了解和分析病情,检验治疗效果。

【昭昭医考提示】
疳证快速记忆
疳口眼肿干气积,泻夜防苓珍资肥。

历年真题精选

【A1 型题】

1．"疳者甘也"的含义是指

A．病证　　　　B．病位　　　　C．病情　　　　D．病因　　　　E．症状

答案：D；　考点：疳证的含义

解析："疳者甘也"是指小儿恣食肥甘厚腻，损伤脾胃，形成疳证。故选择 D。

2．疳证的基本病理改变为

A．脾胃虚弱，运化失健　　　　　　B．脾胃虚弱，乳食停滞

C．脾失运化，水湿内停　　　　　　D．脾胃不和，生化乏源

E．脾胃受损，津液消亡

答案：E；　考点：疳证的基本病理变化

解析：疳证的病变部位主要在脾胃，病机为脾胃失健，生化乏源，则气血不足，津液亏耗，肌肤、筋骨、经脉失于濡养，日久成疳。故选择 E。

【A2 型题】

3．患儿，2 岁。形体极度消瘦，面呈老人貌，皮包骨头，腹凹如舟，精神萎靡，大便溏薄，舌淡苔薄腻，其证候是

A．疳肿胀　　　　B．疳气　　　　C．疳积　　　　D．干疳　　　　E．心疳

答案：D；　考点：干疳的临床表现

解析：干疳，亦称"疳极"，临床表现为极度消瘦，貌似老人，腹凹如舟，精神萎靡。故选择 D。

【B 型题】

（4～5 题共用选项）

A．脾病及心　　　B．脾病及肺　　　C．脾病及肝　　　D．阳虚水泛　　　E．脾病及肾

4．舌疳的病机是

答案：A

5．疳肿胀的病机是

答案：D；　考点：疳证的兼证

解析：疳证的兼证：舌疳——脾病及心；眼疳——脾病及肝；肺疳——脾病及肺；骨疳——脾病及肾；疳肿胀——阳虚水泛。故 4 题选择 A，5 题选择 D。

细目七　贫　血

【考点透视】

1．熟悉各证型的治法、方药。

2．了解贫血的西医诊断与分度。

要点一　贫血的定义、病因、病机★

	贫血
定义	营养性缺铁性贫血，是由于体内铁缺乏致使血红蛋白合成减少而引起的一种小细胞低色素性贫血。本病为儿科常见疾病，属于中医学"血虚"范畴。多见于婴幼儿，尤以 6 个月～3 岁最常见。轻度贫血可无自觉症状，中度以上的贫血，可出现头晕乏力、纳呆、烦躁等症，并有不同程度的面色苍白及指甲口唇和睑结膜苍白。
病因	先天禀赋不足，后天喂养不当，或感染诸虫、疾病损伤。
病机	病变部位在脾肾心肝。血虚不荣是其主要病理基础。 1．先天禀赋不足，由于孕母体弱或孕期调护不当，饮食不足或偏食挑食，致使孕母气血化生不足，影响胎儿生长发育，先天肾精不足，气血匮乏，而发生本病。

续表

病机	2. 后天喂养不当,小儿生机蓬勃,发育迅速,但小儿脾常不足,脾胃运化输布功能薄弱,加上喂养不当,偏食少食,或未及时添加辅食,或母乳数量不足,或疾病损伤脾胃,致使气血生化乏源,皆成贫血。 3. 诸虫耗气伤血,饮食不洁,感染诸虫,或不良卫生习惯,使虫卵进入体内并发育为成虫,诸虫寄生体内耗伤气血,尤其是钩虫踞于肠腑直接吮吸血液,皆能形成本病。 4. 急慢性出血,外伤失血过多或长期小量失血也可导致贫血。

要点二　诊断与鉴别诊断★★★

诊断要点	1. 有明确的缺铁病史,如铁供给不足、吸收障碍、需要增多或慢性失血等。 2. 发病缓慢,皮肤黏膜逐渐苍白或苍黄,以口唇、口腔黏膜及甲床最为明显,神疲乏力,食欲减退。年长儿有头晕等症状。部分患儿可有肝脾肿大。 3. 实验室检查 (1) 贫血为小细胞低色素性,平均血红蛋白浓度(MCHC)<31%,红细胞平均体积(MCV)<80fl,平均血红蛋白(MCH)<27pg。 (2) 3个月~6岁血红蛋白<110g/L,6岁以上血红蛋白<120g/L。 (3) 血清铁、总铁结合力、运铁蛋白饱和度、红细胞原卟啉、血清铁蛋白等异常。 (4) 铁剂治疗有效。用铁剂治疗6周后,血红蛋白上升20g/L以上。
鉴别诊断	**营养性巨幼红细胞性贫血**：维生素B12缺乏或/和叶酸缺乏为主要病因,临床除贫血表现外,并有神经系统表现,重则出现震颤、肌无力等。血象呈大细胞性贫血。骨髓象增生明显活跃,以红细胞系统增生为主,各期幼红细胞均出现巨幼变。
	再生障碍性贫血(再障)：又称全血细胞减少症,临床以贫血、出血、感染等为特征。外周血象检查呈全血减低现象。骨髓象多部位增生减低。

【昭昭医考提示】

贫血分度

轻度：血红蛋白,6个月~6岁90~110g/L,6岁以上90~120g/L;红细胞,$(3\sim4)\times10^{12}$/L

中度：血红蛋白,60~90g/L;红细胞,$(2\sim3)\times10^{12}$/L

重度：血红蛋白,30~60g/L;红细胞,$(1\sim2)\times10^{12}$/L

极重度：血红蛋白,<30g/L;红细胞,$<1\times10^{12}$/L

要点三　辨证论治★★★

（一）辨证要点

辨脏腑	在脾	食少纳呆,体倦乏力,大便不调,病在脾。
	在心	心悸心慌,夜寐欠安,语声不振,病在心。
	在肝	头晕目涩,潮热盗汗,爪甲枯脆,病在肝。
	在肾	腰腿酸软,畏寒肢冷,发育迟缓,病在肾。

（二）治疗原则

由于本病以虚证为主,因此,补其不足、培其脾肾、化生气血是治疗本病的原则。

（三）分证论治

辨证分型	证候	治法	代表方
脾胃虚弱	长期纳食不振,神疲乏力,形体消瘦,面色苍黄,唇淡甲白,大便不调,舌淡苔白,脉细无力,指纹淡红。	健运脾胃,益气养血	六君子汤
心脾两虚	面色萎黄或苍白,唇淡甲白,发黄稀疏,时有头晕目眩,心悸心慌,夜寐欠安,语声不振甚至低微,气短懒言,体倦乏力,食欲不振,舌淡红,脉细弱,指纹淡红。	补脾养心,益气生血	归脾汤

续表

辨证分型	证候	治法	代表方
肝肾阴虚	面色皮肤黏膜苍白,爪甲色白易脆,发育迟缓,头晕目涩,两颧潮红,潮热盗汗,毛发枯黄,四肢震颤抽动,舌红,苔少或光剥,脉弦数或细数。	滋养肝肾,益精生血	左归丸
脾肾阳虚	面色㿠白,唇舌爪甲苍白,精神萎靡不振,纳谷不馨,或有大便溏泄,发育迟缓,毛发稀疏,四肢不温,舌淡苔白,脉沉细无力,指纹淡。	温补脾肾,益阴养血	右归丸

要点四　西医治疗★

使用铁剂治疗。一般用硫酸亚铁口服,每次 5～10mg/kg,1 日 2～3 次,同时口服维生素 C 帮助吸收,服用至血红蛋白达正常水平后 2 个月左右再停药。

要点五　预防与调护

1. 提倡母乳喂养,及时添加辅食。
2. 养成良好的饮食习惯,合理配置膳食结构。纠正偏食、挑食、嗜零食等不良习惯。
3. 贫血患儿要预防外感,应随气候变化及时增减衣服。重度贫血应避免剧烈运动,注意休息。
4. 饮食宜易消化,且富于营养,多食含铁丰富且铁吸收率高的食品,如肝、瘦肉、鱼等。

【昭昭医考提示】

贫血快速记忆

脾胃源弱心脾虚,肝肾同源阳气亏。

君归左右。

历年真题精选

【A1 型题】

1. 诊断 3 个月～6 岁小儿营养性缺铁性贫血的标准,其血红蛋白值应低于的数值是

　A. 80g/L　　　　　B. 90g/L　　　　　C. 100g/L　　　　　D. 110g/L　　　　　E. 120g/L

答案:D;　考点:小儿营养性缺铁性贫血的诊断

解析:3 个月～6 岁小儿营养性缺铁性贫血的标准,其血红蛋白值≤110g/L;6 岁以上的血红蛋白值应＜120g/L。故选择 D。

【A2 型题】

2. 患儿,2 岁。面色苍白,唇淡甲白,发黄稀疏,神疲乏力,形体消瘦 3 个月,诊断为"营养性缺铁性贫血"。西药选用铁剂治疗后,正确的停药时间为:血红蛋白

　A. 开始升高时　　　　　　　　　B. 达正常时

　C. 达正常后 2 个月左右　　　　　D. 达正常后 4 个月左右

　E. 达正常后 6 个月左右

答案:C;考点:小儿营养性缺铁性贫血的治疗

解析:营养性缺铁性贫血西药选用铁剂治疗,服用时间要血红蛋白达正常后 2 个月左右再停药。因此选择 C。

第六单元　心肝病证

细目一　夜　啼

【考点透视】

掌握夜啼的病因病机及分证论治。

要点一　夜啼的定义、病因、病机★

夜啼	
定义	小儿白天能安静入睡,入夜则啼哭不安,时哭时止,或每夜定时啼哭,甚则通宵达旦,称为夜啼。多见于新生儿及婴儿。
病因	脾寒、心热、惊恐。
病机	由于孕母素体虚寒、恣食生冷,致小儿胎禀不足,脾寒内生。由于夜间属阴,脾为至阴之脏,阴盛则脾寒愈甚,寒滞气机,故入夜腹中作痛而啼。若孕母脾气急躁,或平素恣食辛燥炙愽之物,或过服温热药物,蕴蓄之热遗于胎儿,或出生后养过温,受火热之气熏灼,均令体内积热,心火上炎,心神不安而啼哭不止。心藏神而主惊,小儿神气怯弱,智慧未充,若见异常之物,或闻特异声响,常致惊恐。惊则伤神,恐则伤志,致使心神不宁,神志不安,寐中惊惕,因惊而啼。

要点二　诊断与鉴别诊断★★

诊断要点		婴儿难以查明原因的入夜啼哭不安,时哭时止,或每夜定时啼哭,甚则通宵达旦,而白天如常。临证必须详细询问病史,仔细检查身体,必要时辅以相关实验室检查,排除外感发热、口疮、肠套叠、寒疝等疾病,以免贻患儿病情。
鉴别诊断	与不适、拗哭相鉴别	小儿夜间若哺食不足或过食,尿布潮湿未及时更换,环境及衣被过冷或过热,襁褓中夹有硬件异物等,均可引起婴儿不适而啼哭,采取相应措施后则婴儿啼哭即止。有些婴儿因不良习惯而致夜间拗哭,如夜间开灯方寐、摇篮中摇摆方寐、怀抱方寐、边走边拍方寐的习惯等,注意纠正不良习惯后啼哭可以停止。

要点三　辨证论治★★★

（一）辨证要点

辨寒、热、虚、实、惊	实	哭声响亮而长为实,婴儿夜啼以实证为多。
	虚	哭声低弱而短为虚。
	寒	哭声绵长、时缓时急为寒。
	热	哭声清扬、延续不休为热。
	惊	哭声惊怖、骤然发作为惊。

（二）治疗原则

因脾寒气滞者,治以温脾行气;因心经积热者,治以清心导赤;因惊恐伤神者,治以镇惊安神。

（三）分证论治

辨证分型	证候	治法	代表方
脾寒气滞	啼哭时哭声低弱、时哭时止,睡喜蜷曲,腹喜摩按,四肢欠温,吮乳无力,胃纳欠佳,大便溏薄,小便色清,面色青白,唇色淡红,舌苔薄白,指纹多淡红。	温脾散寒,行气止痛	乌药散合匀气散
心经积热	啼哭时哭声较响,见灯尤甚,哭时面赤唇红,烦躁不宁,身腹俱暖,大便秘结,小便短赤,舌尖红,苔薄黄,指纹多紫。	清心导赤,泻火安神	导赤散
惊恐伤神	夜间突然啼哭,似见异物状,神情不安,时作惊惕,紧偎母怀,面色乍青乍白,哭声时高时低,时急时缓,舌苔正常,脉数,指纹色紫。	定惊安神,补气养心	远志丸

要点四　预防与调护

1. 要注意防寒保暖,但勿使衣被过暖。

2. 孕妇及乳母不可过食寒凉及辛辣热性食物,勿受惊吓。

3. 不要将婴儿抱在怀中睡眠,不通宵开启灯具,养成良好的睡眠习惯。

4. 婴儿啼哭不止,要注意寻找原因,若能除外饥饿、过饱、闷热、寒冷、虫咬、尿布浸渍、衣被刺激等,则要进一步做系统检查,以尽早明确诊断。

历年真题精选

【B型题】

(1～2 题共用选项)

A. 导赤散　　　　　B. 清营汤　　　　　C. 远志丸　　　　　D. 乌药散　　　　　E. 朱砂安神丸

1. 治疗夜啼惊恐伤神证应首选方剂是

答案：C

2. 治疗夜啼心经积热证应首选方剂是

答案：A；　考点：夜啼的辨证论治

解析：夜啼主要有脾寒、心热、惊恐所致,脾寒气滞证代表方剂乌药散合匀气散,心经积热证代表方剂导赤散,惊恐伤神证代表方剂远志丸。故 1 题选择 C,2 题选择 A。

细目二　汗　证

【考点透视】

掌握汗证的病因病机,各证型的主症特点及治法、方药。

要点一　汗证的定义、病因、病机★★

	汗证
定义	汗证是指小儿在安静状态下,正常环境中,全身或局部出汗过多,甚则大汗淋漓的一种病证。多发生于 5 岁以内的小儿。
病因	为禀赋不足、调护失宜。
病机	1. 肺卫不固,小儿脏腑娇嫩,元气未充,腠理不密,若先天禀赋不足,或后天脾胃失调,肺气虚弱,均可自汗或盗汗。肺主皮毛,脾主肌肉,肺脾气虚,卫表不固,故汗出不止。 2. 营卫失调,若小儿营卫之气生成不足,或受疾病影响,或病后护理不当,营卫不和,致营气不能内守而敛藏,卫气不能卫外而固密,则津液从皮毛外泄,发为汗证。 3. 气阴亏虚,气属阳,血属阴,小儿血气嫩弱,大病、久病之后,多气血亏损,或先天不足,后天失养的体弱小儿,气阴虚亏,气虚不能敛阴,阴亏虚火内炽,迫津外泄而为汗。 4. 湿热迫蒸,小儿脾常不足,若平素饮食甘肥厚腻,可致积滞内生,郁而生热。甘能助湿,肥能生热,蕴阻脾胃,湿热郁蒸,外泄肌表而致汗出。

要点二　诊断与鉴别诊断

诊断要点	1. 小儿在安静状态下及正常环境中,全身或局部出汗过多,甚则大汗淋漓。 2. 寐则汗出,醒时汗止者,称为盗汗;不分寤寐而汗出过多者,称为自汗。 3. 排除因环境、活动等客观因素及风湿热、结核病等疾病引起的出汗。

要点三　辨证论治

(一)辨证要点

汗证多属虚证。自汗以气虚、阳虚为主;盗汗以阴虚、血虚为主。肺卫不固证,多汗以头颈胸背为主;营卫失调证,多汗而抚之不温;气阴亏虚证,汗出遍身而伴虚热征象;湿热迫蒸证,则汗出肤热。

(二)治疗原则

汗证以虚为主,补虚是其基本治疗原则。

（三）分证论治

辨证分型	证候	治法	代表方
肺卫不固	以自汗为主，或伴盗汗，以头颈、胸背部汗出明显，动则尤甚，神疲乏力，面色少华，平时易患感冒，舌质淡，苔薄白，脉细弱。	益气固表	玉屏风散合牡蛎散
营卫失调	以自汗为主，或伴盗汗，汗出遍身而抚之不温，畏寒恶风，不发热，或伴有低热，精神疲倦，胃纳不振，舌质淡红，苔薄白，脉缓。	调和营卫	黄芪桂枝五物汤
气阴亏虚	以盗汗为主，也常伴自汗，形体消瘦，汗出较多，神委不振，心烦少寐，寐后汗多，或伴低热、口干、手足心灼热、哭声无力，口唇淡红，舌质淡，苔少或见剥苔，脉细弱或细数。	益气养阴	生脉散、当归六黄汤
湿热迫蒸	汗出过多，以额、心胸为甚，汗出肤热，汗渍色黄，口臭，口渴不欲饮，小便色黄，舌质红，苔黄腻，脉滑数。	清热泻脾	泻黄散

【昭昭医考提示】　　　　　汗证快速记忆
屏风固卫五物调，生脉散补气阴亏。

历年真题精选

【A1型题】

1. 小儿汗证的常见病因是

A. 气虚　　　B. 阴虚　　　C. 阳虚　　　D. 血虚　　　E. 体虚

答案：A；　考点：小儿汗证的常见病因

解析：小儿汗证的常见病因是气虚。故选择A。

【A2型题】

2. 患儿，6岁。2个月来胃纳不振，精神疲倦，伴有低热，遍身汗出，微恶风寒。治疗应首选

A. 玉屏风散　　　　　B. 牡蛎散　　　　　C. 生脉散

D. 黄芪桂枝五物汤　　E. 当归六黄汤

答案：D；　考点：汗证营卫失调的治疗

解析：患儿主症是遍身汗出2个月，诊为汗证。遍身汗出可见于营卫失调和气阴亏虚，但气阴亏虚以盗汗为主，此患儿为自汗，并无盗汗和阴虚表现，所以辨证为营卫失调。治宜调和营卫，穷用黄芪桂枝五物汤。故选择D。

3. 患儿，8岁。身体瘦弱，汗出较多，心烦少寐，寐后汗多，低热，口干，手足心热，唇舌色淡，脉细弱。治疗应首选

A. 人参五味子汤　　　B. 当归六黄汤　　　C. 黄芪桂枝五物汤

D. 生脉散　　　　　　E. 玉屏风散

答案：D；　考点：汗证气阴两虚证的治疗

解析：此患者自汗盗汗兼见，当诊为汗证。心烦少寐，低热，口干，手足心热，脉细均为阴虚之象。唇舌色淡，脉弱为气虚之象。由此诊断为汗证之气阴两虚，方用生脉散。故选择D。

4. 患儿自汗，头、肩、背出汗明显，活动后加重，易感冒，神倦乏力，面色少华，四肢欠温，舌淡苔薄，脉弱。其治法是

A. 调和营卫　　B. 益气固表　　C. 益气养阴　　D. 益气敛汗　　E. 敛汗潜阳

答案：B；　考点：汗证肺卫不固的治疗

解析："患儿自汗，头、肩、背出汗明显"为汗证之肺卫不固，亦称表虚不固，治宜益气固表。故选择B。

5. 患儿，3岁。自汗明显，伴盗汗，汗出以头部、肩背明显，动则益甚。面色少华，少气乏力，平时容易感冒，舌淡苔少，脉细弱。其证候是

A. 表虚不固　　B. 营卫不和　　C. 气阴虚弱　　D. 心脾两虚　　E. 肝肾阴虚

答案：A；　考点：汗证肺卫不固的辨证

解析：由"自汗明显；伴盗汗，汗出以头部、肩背明显，动则益甚"可诊断为汗证之表虚不固。故选择 A。

【B型题】

（6～7 题共用选项）

A. 自汗为主，头部、肩背部明显　　　　B. 自汗为主，汗出遍身而不温

C. 盗汗为主，手足心热　　　　　　　　D. 自汗或盗汗，头部、四肢为多

E. 盗汗为主，遍身汗出

6. 汗证肺卫不固的主症是

答案：A

7. 汗证营卫失调的主症是

答案：B；　考点：汗证肺卫不固与营卫失调的主症特点

解析：汗证肺卫不固多见于体质虚弱的小儿，以自汗为主，可伴有盗汗，易外感；汗证营卫失调以自汗为主，营卫之气遍绕全身，所以汗出全身而不温，没有固定的部位。故 6 题选择 A，7 题选择 B。

（8～9 题共用选项）

A. 白昼时时汗出，动则益甚　　　　　　B. 寐中汗出，醒来自止

C. 冷汗如珠，气息微弱　　　　　　　　D. 咳而汗出，痰黄质稠

E. 汗出色黄，染衣着色

8. 自汗的特点是

答案：A

9. 脱汗的特点是

答案：C；　考点：自汗和脱汗的鉴别诊断

解析：自汗是由气虚导致的，可见白昼时时汗出，动则益甚；脱汗是气不固摄所致，可见冷汗如珠，气息微弱。故 8 题选择 A，9 题选择 C。

细目三　病毒性心肌炎

【考点透视】

掌握病毒性心肌炎的发病特点、诊断及分证论治。

要点一　病毒性心肌炎的定义、病因、病机★★

病毒性心肌炎	
定义	病毒性心肌炎是由病毒感染引起的以局限性或弥漫性心肌炎性病变为主的疾病。以神疲乏力、面色苍白、心悸、气短、肢冷、多汗为临床特征。本病发病以 3～10 岁小儿为多。
病因	素体正气亏虚，温热邪毒侵袭。
病机	小儿肺脏娇嫩，卫外不固，脾常不足，易遭风热、湿热时邪所侵。外感风热邪毒多从鼻咽而入，先犯于肺卫；外感湿热邪毒多从口鼻而入，蕴郁于肠胃。邪毒由表入里，留而不去，内舍于心，导致心脉痹阻，心血运行不畅，或热毒之邪灼伤营阴，可致心之气阴亏虚，心气不足，血行无力，血流不畅，可致气滞血瘀；心阴耗伤，心脉失养，阴不制阳，可致心悸不宁；心阳受损，阳失振奋，气化失职，可致怔忡不安。

要点二　诊断要点★★★

临床诊断	1. 心功能不全、心源性休克或心脑综合征。
	2. 心脏扩大（X 线、超声心动图检查具有表现之一）。
	3. 心电图改变：以 R 波为主的 2 个或 2 个以上主要导联（Ⅰ、Ⅱ、aVF、V5）的 ST - T 改变持续 4 天以上伴动态变化，窦房传导阻滞、房室传导阻滞，完全性右束支或左束支阻滞，成联律、多形、多源、成对或并行性早搏，非房室结及房室折返引起的异位性 心动过速，低电压（新生儿除外）及异常 Q 波。
	4. CK - MB 升高或心肌肌钙蛋白（cTnI 或 cTnT）阳性。

续表

病原学诊断	1. 确诊指标自患儿心内膜、心肌、心包(活检、病理)或心包穿刺液检查,发现以下之一者可确诊心肌炎由病毒引起。 (1) 分离到病毒。 (2) 用病毒核酸探针查到病毒核酸。 (3) 特异性病毒抗体阳性。 2. 参考依据有以下之一者结合临床表现可考虑心肌炎系病毒引起。 (1) 自患儿粪便、咽拭子或血液中分离到病毒,且恢复期血清同型抗体滴度较第一份血清升高或降低 4 倍以上。 (2) 病程早期患儿血中特异性 IgM 抗体阳性。 (3) 用病毒核酸探针自患儿血中查到病毒核酸。

【昭昭医考提示】

病毒性心肌炎的确诊依据:

1. 具备临床诊断依据 2 项,可临床诊断为心肌炎。发病同时或发病前 1～3 周有病毒感染的证据支持诊断。

2. 同时具备病原学确诊依据之一,可确诊为病毒性心肌炎;具备病原学参考依据之一,可临床诊断为病毒性心肌炎。

3. 凡不具备确诊依据,应给予必要的治疗或随诊,根据病情变化,确诊或除外心肌炎。

4. 应除外风湿性心肌炎、中毒性心肌炎、先天性心脏病、结缔组织病以及代谢性疾病的心肌损害、甲状腺功能亢进症、原发性心肌病、原发性心内膜弹力纤维增生症、先天性房室传导阻滞、心脏自主神经功能异常、β受体功能亢进及药物引起的心电图改变。

要点三　辨证论治★★★★

(一) 辨证要点

辨虚实	虚证	病程长达数月,见心悸气短、神疲乏力、面白多汗、舌淡或偏红、舌光少苔,属虚证,迁延期、慢性期以虚证为主。
	实证	凡病程短暂,见胸闷胸痛、鼻塞咽痛、气短多痰,或恶心呕吐、腹痛腹泻、舌红苔黄,属实证,一般急性期以实证为主。
辨轻、重	轻症	神志清楚、神态自如、面色红润、脉实有力者,病情轻。
	重症	面色苍白,气急喘息,四肢厥冷,口唇青紫,烦躁不安,脉微欲绝或频繁结代者,病情危重。

(二) 治疗原则

治疗原则为扶正祛邪,清热解毒,活血化瘀,温振心阳,养心固本。

(三) 分证论治

辨证分型	证候	治法	代表方
风热犯心	发热,低热绵延,或不发热,鼻塞流涕、咽红肿痛、咳嗽有痰,肌痛肢楚,头晕乏力,心悸气短,胸闷胸痛,舌质红,舌苔薄,脉数或结代。	清热解毒,宁心复脉	银翘散
湿热侵心	寒热起伏,全身肌肉酸痛,恶心呕吐,腹痛泄泻,心悸胸闷,肢体乏力,舌质红,苔黄腻,脉濡数或结代。	清热化湿,宁心复脉	葛根黄芩黄连汤
气阴亏虚	心悸不宁,活动后尤甚,少气懒言,神疲倦怠,头晕目眩,烦热口渴,夜寐不安,舌光红少苔,脉细数或促或结代。	益气养阴,宁心复脉	炙甘草汤合生脉散
心阳虚弱	心悸怔忡,神疲乏力,畏寒肢冷,面色苍白,头晕多汗,甚则肢体浮肿,呼吸急促,舌质淡胖或淡紫,脉缓无力或结代。	温振心阳,宁心复脉	桂枝甘草龙骨牡蛎汤
痰瘀阻络	心悸不宁,胸闷憋气,心前区痛如针刺,脘闷呕恶,面色晦暗,唇甲青紫,舌体胖,舌质紫暗,或舌边尖见有瘀点,舌苔腻,脉滑或结代。	豁痰化瘀,宁心通络	瓜蒌薤白半夏汤合失笑散

要点四　西医治疗★★★

1. 重症患儿应卧床休息以减轻心脏负担及减少耗氧量。心脏扩大及并发心力衰竭者,应延长卧床时间,至少3～6个月。

2. 针对心肌治疗。①大剂量维生素C,100mg/kg,加入10%葡萄糖注射液100～150mL静脉点滴,1日1次。辅酶Q10,每日1mg/kg,分2次口服。1,6-二磷酸果糖,每次100～250mg/kg,静脉点滴,1日1次。②免疫抑制剂。重症患儿可用地塞米松或氢化可的松静脉滴注。

3. 出现心力衰竭,可用强心剂如地高辛或毛花苷丙(西地兰),剂量为常规量的1/3～2/3,注意防止洋地黄中毒。

4. 严重心律失常,选用心律平、慢心律等抗心律失常药。

要点五　预防与调护

1. 增强体质,积极预防呼吸道、肠道病毒感染。

2. 急性期应卧床休息,一般需休息3～6周,重者宜休息6个月～1年。待体温稳定3～4周,心衰控制,心律失常好转,心电图改变好转时,患儿可逐渐增加活动量。

3. 患儿烦躁不安时,给予镇静剂,尽量保持安静,以减轻心肌负担,减少耗氧量。饮食宜营养丰富而易消化,少量多餐。忌食过于肥甘厚腻或辛辣之品,不饮浓茶。

4. 密切观察患儿病情变化,一旦发现患儿心率明显增快或减慢、严重心律失常、呼吸急促、面色青紫,应立即采取各种抢救措施。

◇历年真题精选◇

【A1型题】

1. 下列各项中不属病毒性心肌炎的特征的是

A. 面色苍白　　　B. 神疲乏力　　　C. 心悸气短　　　D. 恶寒发热　　　E. 肢冷多汗

答案:D;　考点:病毒性心肌炎的临床特征

解析:病毒性心肌炎是由病毒感染引起的以局限性或弥漫性心肌炎性病变为主的疾病,其以神疲乏力、面色苍白、心悸气短、肢冷多汗为临床特征。故选择D。

【A2型题】

2. 患儿8岁,患心肌炎2年,症见神疲乏力,畏寒肢冷,面色苍白,头晕多汗,舌质淡胖,脉缓无力,治疗应首选的方剂是

A. 失笑散　　　　　　　　B. 银翘散　　　　　　　　C. 生脉散

D. 葛根芩连汤　　　　　　E. 桂枝甘草龙骨牡蛎汤

答案:E;　考点:病毒性心肌炎的辨证论治

解析:题干中表述患者神疲乏力,畏寒肢冷,面色苍白,头晕多汗,为心阳虚弱证,治以温振心阳,宁心复脉,代表方为桂枝甘草龙骨牡蛎汤,故选择E。

细目四　注意力缺陷多动障碍

【考点透视】

掌握注意力缺陷多动障碍的发病特点、诊断及分证论治。

要点一　注意力缺陷多动障碍的定义、病因、病机★

注意力缺陷多动障碍	
定义	注意力缺陷多动症又称轻微脑功能障碍综合征,是一种较常见的儿童时期行为障碍性疾病。以注意力不集中,自我控制差,动作过多,情绪不稳,冲动任性,伴有学习困难,但智力正常或基本正常为主要临床特征。本病男孩多于女孩,多见于学龄期儿童。发病与遗传、环境、产伤等有一定关系。
病因	先天禀赋不足,后天护养不当,外伤、病后、情志失调。

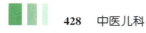

续表

病机	小儿父母体质较差,肾气不足,或妊娠期间孕妇精神调养失宜等,致使胎儿先天不足,肝肾亏虚,精血不充,脑髓失养,元神失藏。产伤及其他外伤可导致患儿气血瘀滞,经脉流行不畅,心肝失养而神魂不宁。过食辛热炙馎,则心肝火炽,过食肥甘厚味,酿生湿热痰浊,过食生冷,则损伤脾胃,病后失养,脏腑损伤,气血亏虚,均可导致心神失养、阴阳失调,而出现心神不宁、注意力涣散和多动症。 小儿为稚阴稚阳之体,肾精未充,肾气未盛。由于生长发育迅速,阴精相对不足,导致阴不制阳,阳胜而多动。小儿年幼,心脾不足,情绪未稳,若教育不当,溺爱过度,放任不羁,所欲不遂,则心神不定,脾意不藏,躁动不安,冲动任性,失忆善忘。

要点二　诊断与鉴别诊断★★

诊断要点	1. 多见于学龄期儿童,男性多于女性。 2. 注意力涣散,上课时思想不集中,话多,坐立不安,在不该动的场合乱跑乱爬,喜欢做小动作,活动过度,做事粗心大意,不能按要求做事,经常忘事。 3. 情绪不稳,冲动任性,动作笨拙,学习成绩差,但智力正常。 4. 翻手试验、指鼻试验、指指试验阳性。	
鉴别诊断	正常顽皮儿童	虽有时出现注意力不集中,但大部分时间仍能正常学习,功课作业完成迅速。能遵守纪律,上课一旦出现小动作,经指出即能自我制约而停止。

要点三　辨证论治★★

（一）辨证要点

辨脏腑	心	在心者,注意力不集中,情绪不稳定,多梦烦躁。
	肝	在肝者,易于冲动,好动难静,容易发怒,常不能自控。
	脾	在脾者,兴趣多变,做事有头无尾,记忆力差。
	肾	在肾者,脑失精明,学习成绩低下,记忆力欠佳,或有遗尿、腰酸乏力等。
辨阴阳	阴证	阴静不足,注意力不集中,自我控制差,情绪不稳,神思涣散。
	阳证	阳亢躁动,动作过多,冲动任性,急躁易怒。

（二）治疗原则

以调和阴阳为治疗原则。心肾不足者,治以补益心肾;肾虚肝亢者,治以滋肾平肝;心脾气虚者,治以补益心脾。病程中见有痰浊、痰火、瘀血等兼证,则佐以化痰、清热、祛瘀等治法。

（三）分证论治

辨证分型	证候	治法	代表方
肝肾阴虚	多动难静,急躁易怒,冲动任性,难以自控,神思涣散,注意力不集中,难以静坐,或有记忆力欠佳、学习成绩低下,或有遗尿、腰酸乏力,或有五心烦热、盗汗、大便秘结,舌质红,舌苔薄,脉细弦。	滋养肝肾,平肝潜阳	杞菊地黄丸
心脾两虚	神思涣散,注意力不能集中,心疲乏力,形体消瘦或虚胖,多动而不暴躁,言语冒失,做事有头无尾,睡眠不实,记忆力差,伴自汗盗汗,偏食纳少,面色无华,舌质淡,苔薄白,脉虚弱。	养心安神,健脾益气	归脾汤合甘麦大枣汤
痰火内扰	多动多语,烦躁不宁,冲动任性,难以制约,兴趣多变,注意力不集中,胸中烦热,懊侬不眠,纳少口苦,便秘尿赤,舌质红,苔黄腻,脉滑数。	清热泻火,化痰宁心	黄连温胆汤

要点四　预防与调护

1. 孕妇应保持心情愉快,营养均衡,禁烟酒,慎用药物,避免早产、难产及新生儿窒息。

2. 关心体谅患儿,对其行为及学习进行耐心的帮助与训练,要循序渐进,不责骂不体罚,稍有进步即应给予表扬和鼓励。

3. 训练患儿有规律地生活,起床、吃饭、学习等都要形成规律,不要过于迁就。加强管理,及时疏导,防止攻击性、破坏性及危险性行为发生。

4. 保证患儿营养,补充蛋白质、水果及新鲜蔬菜,避免食用有兴奋性和刺激性的饮料和食物。

历年真题精选

【A1 型题】

1. 治疗儿童注意力缺陷多动障碍心脾两虚证首选方剂是

A. 归脾汤　　　　　　　　　B. 杞菊地黄丸　　　　　　　　　C. 八珍汤

D. 孔圣枕中丹　　　　　　　E. 归脾汤合甘麦大枣汤

答案:E; 考点:注意力缺陷多动障碍的辨证论治

解析:心脾两虚证的代表方剂是归脾汤,但考生要结合该病的特点,理解注意力缺陷多动障碍心脾两虚证的代表方剂特别要加大养心神的作用,故合甘麦大枣汤。因此选择 E。

【B 型题】

(2～3 题共用选项)

A. 兴趣多变,做事有头无尾,记忆力差

B. 易于冲动,好动难静,容易发怒,常不能自控

C. 注意力不集中,情绪不稳定,多梦烦躁

D. 脑失精明,学习成绩低下,记忆力欠佳,或有遗尿、腰酸乏力

E. 神思涣散,活动过多,动作笨拙

2. 儿童注意力缺陷多动障碍,其病在肝者,临床证候是

答案:B

3. 儿童注意力缺陷多动障碍,其病在肾者,临床证候是

答案:D; 考点:注意力缺陷多动障碍的辨证

解析:注意力缺陷多动障碍的脏腑辨证:在心者,注意力不集中,情绪不稳定,多梦烦躁;在肝者,易于冲动,好动难静,容易发怒,常不能自控;在脾者,兴趣多变,做事有头无尾,记忆力差;在肾者,脑失精明,学习成绩低下,记忆力欠佳,或有遗尿、腰酸乏力。故 2 题选择 B,3 题选择 D。

细目五　抽动障碍

【考点透视】

1. 在了解病因病机的基础上着重掌握其诊断与鉴别诊断。

2. 熟悉本病的分型论治。

要点一　抽动障碍的定义、病因、病机★

抽动障碍	
定义	抽动障碍主要表现为不自主、无目的、反复、快速的一个部位或多部位肌群运动抽动和发声抽动,并可伴发其他行为症状,包括注意力不集中、多动、自伤和强迫障碍等。起病在 2～12 岁之间,发病无季节性,男孩发病率较女孩约高 3 倍,病程不一,可自行缓解或加重,如长期持续,可成为慢性神经精神障碍。
病因	先天禀赋不足、产伤、窒息、感受外邪、情志失调。
病机	病位主要在肝,与心、脾、肾密切相关。肝风内动是本病的主要病理特征。 肝主疏泄,若情志失调,五脏失和,则气机不畅,郁久化火,引动肝风,上扰清窍,见皱眉眨眼、张口歪嘴、摇头耸肩、口出异声秽语。气郁化火,耗伤阴精,肝血不足,筋脉失养,虚风内动,故伸头缩脑、肢体颤动。禀赋不足或病后失养,损伤脾胃,脾虚不运,水湿潴留,聚液成痰,痰气互结,壅塞胸中,心神被蒙,则胸闷易怒,脾气乖戾,喉发怪声;脾

病机	主肌肉四肢,脾虚则肝旺,肝风挟痰上扰走窜,故头项、四肢、肌肉抽动。素体真阴不足,或热病伤阴,或肝病及肾,肾阴虚亏,水不涵木,虚风内动,故头摇肢搐。阴虚则火旺,木火刑金,肺阴受损,金鸣异常,故喉发异声。

要点二　诊断要点

1. 起病年龄在 2～12 岁,可有疾病后及情志失调的诱因,或有家族史。

2. 不自主的眼、面、颈、肩及上下肢肌肉快速收缩,以固定方式重复出现,无节律性,入睡后消失。在抽动时,可出现异常的发音,如咯咯、咳声、呻吟声或粗言秽语。

3. 抽动能受意志遏制,可暂时不发作。

4. 病状呈慢性过程,但病程呈明显波动性。

5. 实验室检查多无特殊异常,脑电图正常或非特异性异常。智力测试基本正常。

要点三　辨证论治

（一）辨证要点

本病以八纲辨证为主,重在辨阴阳虚实。其标在风火痰湿,其本在肝脾肾三脏,尤与肝最为密切。往往三脏合病,虚实并见,风火痰湿并存,变异多端。

（二）治疗原则

抽动障碍的治疗,以平肝息风为基本原则。

（三）分证论治

辨证分型	证候	治法	代表方
气郁化火	面红耳赤,烦躁易怒,皱眉眨眼,张口歪嘴,摇头耸肩,发作频繁,抽动有力,口出异声秽语,大便秘结,小便短赤,舌红苔黄,脉弦数。	清肝泻火,息风镇惊	清肝达郁汤
脾虚痰聚	面黄体瘦,精神不振,胸闷作咳,喉中声响,皱眉眨眼,嘴角抽动,肢体动摇,发作无常,脾气乖戾,夜睡不安,纳少厌食,舌质淡,苔白或腻,脉沉滑或沉缓。	健脾化痰,平肝息风	十味温胆汤
阴虚风动	形体消瘦,两颧潮红,五心烦热,性情急躁,口出秽语,挤眉眨眼,耸肩摇头,肢体震颤,睡眠不宁,大便干结,舌质红绛,舌苔光剥,脉细数。	滋阴潜阳,柔肝息风	大定风珠

要点四　预防与调护

1. 平时注意合理的教养,并重视儿童的心理状态,保证儿童有规律地生活,培养良好的生活习惯。

2. 关爱患儿,耐心讲清病情,给予安慰和鼓励,不在精神上施加压力,不责骂或体罚。

3. 饮食宜清淡,不进食兴奋性、刺激性的饮料。

4. 注意休息,不看紧张、惊险、刺激的影视节目,不宜长时间看电视、玩电脑和玩游戏机。

【昭昭医考提示】　　　　　　　抽动障碍快速记忆

虚痰虚风郁化火,温胆定风清肝郁。

历年真题精选

【A2 型题】

患儿,男,6 岁。皱眉眨眼,摇头耸肩,嘴角抽动,时伴异常发声,病情时轻时重。抽动能受意志遏制,可暂时不发作。查脑电图未见异常,其诊断是

　A. 习惯性抽搐　　　　　　　　B. 抽动障碍　　　　　　　　C. 癫痫

　D. 注意力缺陷多动症　　　　　E. 风湿性舞蹈病

答案：B；　考点：抽动障碍的诊断

解析：由"皱眉眨眼,摇头耸肩,嘴角抽动,时伴异常发声"可诊为抽动障碍。故选择 B。习惯性抽搐往往只有一组肌肉抽搐,如眨眼、皱眉、龇牙或咳嗽。发病前常有一些诱因,症状轻,预后好,但此症与多发性抽搐

症并无严格界限,有些患儿可发展为多发性抽搐症。癫痫的主症为猝然仆倒,不省人事,四肢抽搐,项背强直,口吐涎沫,牙关紧闭,目睛上视,瞳仁散大,对光反射迟钝或消失。注意力缺陷多动症以注意力不集中、自我控制差、动作过多、情绪不稳、冲动任性,伴有学习困难,但智力正常或基本正常为主要临床特征。风湿性舞蹈病是风湿热主要表现之一,表现为四肢较大幅度的无目的而不规则的舞蹈样动作,生活经常不能自理,常伴肌力及肌张力减低,并可有风湿热其他症状。故选择 B。

细目六　惊　风

【考点透视】
1. 熟悉急、慢惊风的区别。
2. 掌握急惊风、慢惊风的各种证型的主症特点、治法、方药,尤其是慢惊风的几种证型一直是历年考试的重点。
　惊风是小儿时期常见的急重病证,临床以抽搐、神昏为主要症状。惊风是一个证候,可发生在许多疾病之中,以 1～5 岁的儿童发病率最高,一年四季均可发生。临床抽搐时的主要表现可归纳为八种,即搐、搦、掣、颤、反、引、窜、视,古人称之为惊风八候。

急惊风

要点一　急惊风的定义、病因病机、诊断★★

急惊风		
定义	急惊风为痰、热、惊、风四证俱备,临床以高热、抽风、神昏为主要表现,多由外感时邪、内蕴湿热和暴受惊恐而引发。	
病因病机	1. 外感时邪,感受风寒或风热之邪,邪袭肌表或从口鼻而入,易于传变,郁而化热,热极生风;小儿元气薄弱,真阴不足,易受暑邪,暑为阳邪,化火最速,传变急骤,内陷厥阴,引动肝风;暑多夹湿,湿蕴热蒸,化为痰浊,蒙蔽心窍,痰动风生;若感受疫疠之气,则起病急骤,化热化火,逆传心包,火极动风。	
	2. 内蕴湿热,饮食不洁,误食污秽或毒物,湿热疫毒蕴结肠腑,内陷心肝,扰乱神明,而致痢下秽浊,高热昏厥,抽风不止,甚者肢冷脉伏,口鼻气凉,皮肤花斑。	
	3. 暴受惊恐,小儿元气未充,神气怯弱,若猝见异物,乍闻异声,或不慎跌仆,暴受惊恐,惊则气乱,恐则气下,致使心失守舍,神无所依。轻者神志不宁,惊惕不安;重者心神失主,痰涎上壅,引动肝风,发为惊厥。	
诊断要点	1. 多见于 3 岁以下婴幼儿,5 岁以上则逐渐减少。	
	2. 以四肢抽搐、颈项强直、角弓反张、神志昏迷为主要临床表现。	
	3. 有接触疫疠之邪或暴受惊恐史。	
	4. 有明显的原发疾病,如感冒、肺炎喘嗽、疫毒痢、流行性腮腺炎、流行性乙型脑炎等。中枢神经系统感染者,神经系统检查病理反射阳性。	
	5. 必要时可做大便常规、大便细菌培养、血培养、脑脊液等检查,以协助诊断。	

要点二　辨证论治★★★

（一）辨证要点

辨表热、里热	表热	神昏、抽搐为一过性,热退后抽搐自止,为表热。
	里热	高热持续,反复抽搐,昏迷,为里热。
辨外风、内风	外风	邪在肌表,清透宣解即愈,如高热惊厥,为一过性证候,热退惊风可止。
	内风	病在心肝,热、痰、风三证俱全,反复抽搐,神志不清,病情严重。
辨痰热、痰火、痰浊	痰热	神志昏迷,高热痰鸣,为痰热上蒙清窍。
	痰火	妄言谵语,狂躁不宁,为痰火上扰清空。
	痰浊	深度昏迷,嗜睡不动,为痰浊内陷心包,蒙蔽心神。
辨外感惊风与时令	春季	春季以春温为主,兼夹火热,症见高热、抽风、神昏、呕吐、发斑。
	夏季	夏季以暑热为主,暑必夹湿,暑喜归心,其症以高热、神昏为主,兼见抽风,常热、痰、风三证俱全。

续表

辨轻重	轻症	抽风发作次数较少(仅1次),持续时间较短(5分钟以内),发作后无神志障碍。
	重症	发作次数较多(2次以上),或抽搐时间较长,发作后神志不清。

(二)治疗原则

急惊风的主证是热、痰、惊、风,治疗应以清热、豁痰、镇惊、息风为基本原则。

(三)分证论治

辨证分型	证候	治法	代表方
风热动风	起病急骤,发热、头痛、鼻塞、流涕、咳嗽、咽痛,随即出现烦躁、神昏、惊风,舌苔薄白或薄黄,脉浮数。	疏风清热,息风定惊	银翘散
气营两燔	多见于盛夏之季,起病较急,壮热多汗,头痛项强,恶心呕吐,烦躁嗜睡,抽搐,口渴便秘,舌红苔黄,脉弦数。病情严重者高热不退,反复抽搐,神志昏迷,舌红,苔黄腻,脉滑数。	清气凉营,息风开窍	清瘟败毒饮
邪陷心肝	起病急骤,高热不退,烦躁口渴,谵语,神志昏迷,反复抽搐,两目上视,舌质红,苔黄腻,脉数。	清心开窍,平肝息风	羚角钩藤汤
湿热疫毒	持续高热,频繁抽风,神志昏迷,谵语,腹痛呕吐,大便黏腻或夹脓血,舌质红,苔黄腻,脉滑数。	清热化湿,解毒息风	黄连解毒汤合白头翁汤
惊恐惊风	暴受惊恐后惊惕不安,身体战栗,喜投母怀,夜间惊啼,甚至惊厥、抽风,神志不清,大便色青,脉律不整,指纹紫滞。	镇惊安神,平肝息风	琥珀抱龙丸

要点三　其他疗法★★

针灸疗法	1. 体针急惊风中的外感惊风,取穴人中、合谷、太冲、手十二井(少商、商阳、中冲、关冲、少冲、少泽),或十宣、大椎。施行捻转泻法,强刺激。湿热惊风,取穴人中、中脘、丰隆、合谷、内关、神门、太冲、曲池。施以提插捻转泻法,留针20~30分钟,留针期间3~5分钟施术1次。 2. 耳针取穴神门、脑(皮质下)、心、脑点、交感。强刺激,每隔10分钟捻转1次,留针60分钟。
推拿疗法	1. 急惊风欲作时,大敦穴上拿之,或鞋带穴拿之。 2. 惊风发作时,身向前屈者,将委中穴掐住;身向后仰者,掐膝眼穴。牙关不利,神昏窍闭,掐合谷穴。
西医治疗	1. 退热物理降温,用退热贴或冷湿毛巾敷额头处,过高热时头、颈侧放置冰袋。药物降温,安乃近滴鼻,或用安痛定每次1~2mL肌内注射。 2. 抗惊厥地西泮(安定),每次0.3~0.5mg/kg,最大剂量不超过10mg,静脉缓慢注射,惊厥止则停用,注射过程中注意防止呼吸抑制。5%水合氯醛1mL/kg,保留灌肠;或用苯巴比妥钠,每次8~10mg/kg,肌内注射。 3. 预防脑损伤减轻惊厥后脑水肿。惊厥持续30分钟以上者,给予吸氧,并用高张葡萄糖1g/kg静脉注射;或用20%甘露醇1~2g/kg,于20~30分钟内快速静脉滴注,必要时6~8小时重复1次。

要点四　预防与调护

1. 按时免疫接种,预防传染病。

2. 有高热惊厥史的患儿,在发热初期,及时给予解热降温药物,必要时加服抗惊厥药物。

3. 抽搐发作时,切勿强制按压,以防骨折。应将患儿平放,头侧位,并用纱布包裹压舌板,放于上下牙齿之间,以防咬伤舌体。

4. 保持呼吸道通畅。痰涎壅盛者,随时吸痰,同时注意给氧。

5. 保持室内安静,避免过度刺激。

6. 随时观察患儿面色、呼吸及脉搏变化,防止突然变化。

【昭昭医考提示】

急惊风快速记忆

外风三弄风燔陷,疫毒泻痢惊恐风。

银翘清瘟羚角肝,黄连解毒虎龙惊。

慢惊风

要点一　慢惊风的定义、病因病机、诊断★★

	慢惊风
定义	慢惊风来势缓慢，抽搐无力，时作时止，反复难愈，常伴昏迷、瘫痪等症。
病因病机	1. 脾胃虚弱，由于暴吐暴泻，或他病妄用汗、下之法，导致中焦受损，脾胃虚弱。脾土既虚，则脾虚肝旺，肝亢化风，致成慢惊之证。 2. 脾肾阳衰，若胎禀不足，脾胃素虚，复因吐泻日久，或误服寒凉，伐伤阳气，以致脾阳式微，阴寒内盛，不能温煦筋脉，而致时时搐动之慢脾风证。 3. 阴虚风动，急惊风迁延失治，或温热病后期，阴液亏耗，肝肾精血不足，阴虚内热，灼烁筋脉，以致虚风内动而成慢惊风。
诊断要点	1. 具有反复呕吐、长期泄泻、急惊风、解颅、佝偻病、初生不啼等病史。 2. 多起病缓慢，病程较长。症见面色苍白，嗜睡无神，抽搐无力，时作时止，或两手颤动，筋惕肉瞤，脉细无力。 3. 根据患儿的临床表现，结合血液生化、脑电图、脑脊液、头颅CT等检查，以明确诊断原发病。

要点二　辨证论治★★★

（一）辨证要点

慢惊风病程较长，起病缓慢，神昏、抽搐症状相对较轻，有时仅见手指蠕动。辨证多属虚证，继辨脾、肝、肾及阴、阳。

（二）治疗原则

慢惊风一般属于虚证，有虚寒和虚热的区别，其治疗大法应以补虚治本为主，常用的治法有温中健脾，温阳逐寒，育阴潜阳，柔肝息风。

（三）分证论治

辨证分型	证候	治法	代表方
脾虚肝亢	精神萎靡，嗜睡露睛，面色萎黄，不欲饮食，大便稀溏，色带青绿，时有肠鸣，四肢不温，抽搐无力，时作时止，舌淡苔白，脉沉弱。	温中健脾，缓肝理脾	缓肝理脾汤
脾肾阳衰	精神委顿，昏睡露睛，面白无华或灰滞，口鼻气冷，额汗不温，四肢厥冷，尿清便溏，手足蠕动震颤，舌质淡，苔薄白，脉沉微。	温补脾肾，回阳救逆	固真汤合逐寒荡惊汤
阴虚风动	精神疲惫，形容憔悴，面色萎黄或时有潮红，虚烦低热，手足心热，易出汗，大便干结，肢体拘挛或强直，抽搐时轻时重，舌绛少津，苔少或无苔，脉细数。	育阴潜阳，滋肾养肝	大定风珠

要点三　预防与调护★

1. 加强体育锻炼，增强体质，提高抗病能力。

2. 积极治疗原发病，尤其要防止急惊风反复发作。

3. 抽搐发作时，切勿强行牵拉，以防伤及筋骨。

4. 对于长期卧床的患儿，要经常改变体位，勤擦澡，多按摩，防止发生褥疮。

【昭昭医考提示】　　　　　　　　慢惊风快速记忆

肝亢阳衰虚风动，肝脾真逐大定风。

历年真题精选

【B型题】

（1～2题共用选项）

A. 大定风珠　　　B. 十全大补汤　　　C. 缓肝理脾汤　　　D. 固真汤　　　E. 逐寒荡惊汤

1. 治疗慢惊风脾应肝亢证，应首选

答案：C

2. 治疗慢惊风阴虚风动证,应首选

答案:A;　考点:慢惊风脾虚肝亢证和阴虚风动证的治疗

解析:慢惊风的证型:脾虚肝亢——温中健脾,方用缓肝理脾汤;脾肾阳虚——温补脾肾、回阳救逆,方用固真汤合逐寒荡惊汤加减;阴虚风动——育阴潜阳,滋补肝肾,方用大定风珠加减,故1题选择C,2题选择A。

细目七　痫　证

【考点透视】

熟悉惊痫、风痫、痰痫的主症、治法、方药,瘀血痫了解即可。

要点一　痫证的定义、病因、病机★★

	痫证
定义	痫证是以突然仆倒,昏不识人,口吐涎沫,两目上视,肢体抽搐,惊掣啼叫,喉中发出异声,片刻即醒,醒后一如常人为特征,具有反复发作特点的一种疾病。本病多发生于4岁以上的儿童,男女之比为(1.1～1.7):1。
病因	顽痰内伏、暴受惊恐、惊风频发、外伤血瘀。
病机	其病证主要在心、肝、脾、肾。 痰之所生,常因小儿脾常不足,内伤积滞,水聚为痰,痰阻经络,上逆窍道,阻滞脏腑气机升降之道,致使阴阳气不相顺接,清阳被蒙,因而作痫。惊吓是小儿痫证的常见原因之一。小儿动惊有先天、后天之分。先天之惊多指胎中受惊,儿在母腹之中,动静莫不随母,若母惊于外,则胎感于内,势必影响胎儿,生后若有所犯,则引发痫证。外感瘟疫邪毒,化热化火,火盛生风,风盛生痰,风火相扇,痰火交结,可发惊风。惊风频作,未得根除,风邪与伏痰相搏,进而扰乱神明,闭塞经络,亦可继发痫证。产手术或颅脑外伤,血络受损,血溢络外,瘀血停积,脑窍不通,以致精明失主,昏乱不知人,筋脉失养,一时抽搐顿作,发为痫证。

要点二　诊断与鉴别诊断★★

诊断要点	1. 主症:①粹然仆倒,不省人事。②四肢抽搐,项背强直。③口吐涎沫,牙关紧闭。④目睛上视。⑤瞳仁散大,对光反射迟钝或消失。 2. 反复发作,可自行缓解。 3. 急性起病,经救治多可恢复,若日久频发,则可并发健忘、痴呆等症。 4. 病发前常有先兆症状,发病可有诱因。 5. 脑电图表现异常
鉴别诊断	急惊风　急性起病,以高热、神昏、抽风为主要表现。 慢惊风　来势缓慢,抽搐无力,有体质羸弱的明显征象。 痫证　一般无发热,有反复发作史,发时抽搐、神昏,平时则如常人,脑电图检查可见癫痫波型。

【昭昭医考提示】

诊断要点主症中有①、②、⑤,并具备2、3两项条件者,结合先兆、诱因、脑电图等方面的特点,即可确定诊断。

要点三　辨证论治★★★

(一)辨证要点

辨病因	惊	惊痫发病前常有惊吓史,发作时多伴有惊叫、恐惧等精神症状。
	风	风痫易由外感发热诱发,发作时抽搐明显,或伴有发热等症。
	痰	痰痫发作以神志异常为主,常有失神、摔倒、手中持物坠落等。
	瘀	瘀血痫通常有明显的颅脑外伤史,头部疼痛位置较为固定。

(二)治疗原则

痫证的治疗,宜分标本虚实,实证以治标为主,着重豁痰顺气,息风开窍定痫;虚证以治本为重,宜健脾化痰,柔肝缓急;癫痫持续状态可用中西医配合抢救。

（三）分证论治

辨证分型	证候	治法	代表方
惊痫	起病前常有惊吓史。发作时惊叫、吐舌、急啼，神志恍惚，面色时红时白，惊惕不安，如人将捕之状，四肢抽搐，舌淡红，舌苔白，脉弦滑，乍大乍小，指纹色青。	镇惊安神	镇惊丸
痰痫	发作时痰涎壅盛、喉间痰鸣，瞪目直视，神志恍惚、状如痴呆、失神，或仆倒于地，手足抽搐不甚明显，或局部抽动，智力逐渐低下，或头痛、腹痛、呕吐、肢体疼痛、骤发骤止，日久不愈，舌苔白腻，脉弦滑。	豁痰开窍	涤痰汤
风痫	发作时突然仆倒，神志不清，颈项及全身强直，继而四肢抽搐，两目上视或斜视，牙关紧闭，口吐白沫，口唇及面部色青，舌苔白，脉弦滑。	息风止痉	定痫丸
瘀血痫	发作时头晕眩仆，神志不清，单侧或四肢抽搐，抽搐部位及动态较为固定，头痛，大便干硬如羊屎，舌红或见瘀点，舌苔少，脉涩，指纹沉滞。	化瘀通窍	通窍活血汤
脾虚痰盛	痫证发作频繁或反复发作，神疲乏力，面色无华，时作眩晕，食欲欠佳，大便稀薄，舌质淡，苔薄腻，脉细软。	健脾化痰	六君子汤
脾肾两虚	发病年久，屡发不止，瘛疭抖动，时有眩晕，智力迟钝、腰膝酸软、神疲乏力、少气懒言、四肢不温，睡眠不宁，大便稀溏，舌淡红，舌苔白，脉沉细无力。	补益脾肾	河车八味丸

要点四　预防与调护

1. 孕妇宜保持心情舒畅，情绪稳定，避免精神刺激，避免跌仆或撞击腹部。

2. 孕妇应定期进行产前检查，临产时注意保护胎儿，及时处理难产，使用产钳或胎头吸引器时要特别慎重，避免窒息，注意防止颅脑外伤。

3. 禁止观看恐怖性影视剧，避免惊吓。

4. 对于急惊风，若是流行性乙型脑炎、中毒性菌痢等疾病，治疗必须彻底，除痰务尽，慎防留有痰湿阻络扰心等后遗症。

5. 控制发作诱因，如高热、惊吓、紧张、劳累、情绪激动等。发作期禁止玩电子游戏机等。

6. 抽搐时，切勿强力制止，以免扭伤筋骨，应使患儿保持侧卧位，用纱布包裹压舌板放在上下牙齿之间，使呼吸通畅，痰涎流出，避免咬伤舌头或发生窒息。

【昭昭医考提示】　　　　　　　　　　痫证快速记忆
风定痰涤瘀通窍，惊痫镇惊癫痫疗。

【A1 型题】

小儿痫证痰痫证的治法是

A. 祛风涤痰　　　　B. 息风开窍　　　　C. 健脾化痰　　　　D. 通窍定痫　　　　E. 豁痰开窍

答案：E；考点：小儿痫证痰痫证的治法

解析：小儿痫证痰痫证的治法是豁痰开窍。故选择 E。

第七单元　肾系病证

细目一　水　肿

【考点透视】

1. 本单元出题率有增多趋势，考生要熟悉急性肾小球肾炎各证型的主症、治法、方药，尤其是风水相搏证。

2. 熟悉肾病综合征的诊断与病因病机，了解各证型的治法、方药。

要点一　水肿的定义、病因、病机★★

水肿	
定义	小儿水肿是由多种病证引起的体内水液潴留,泛溢肌肤,引起面目、四肢甚则全身浮肿及小便短少,严重的可伴有胸水、腹水为主要表现的常见病证。临床以肾脏疾病引发者多见,好发于 2～7 岁小儿。一年四季均可发病。
病因	外因为感受风邪、水湿或疮毒入侵,内因主要是肺、脾、肾三脏功能失调。
病机	水肿的基本病机为水液泛滥: 1. 感受风邪,风邪从口鼻而入,首先犯肺。肺为水之上源,主通调水道,下输膀胱。风邪外袭,客于肺卫,肺失宣降,通调失司,气不化水,水液潴留,流溢肌肤,发为水肿。 2. 湿热内侵,湿热疮毒由皮毛肌肤而入,湿热熏蒸,内归肺脾,肺失通调,脾失运化,影响水液的转输代谢,水液泛滥,而发为水肿。 3. 肺脾气虚,肺为水之上源,水由气化,气行则水行;脾主运化精微,主传化水气,为水之堤防,脾健土旺,水湿自能运行。肺虚则气不化精而化水,脾虚则土不制水而反克,故导致水不归经,渗于脉络,横溢皮肤,从而周身浮肿。 4. 脾肾阳虚,脾恶湿,主运化;肾主水,为水之下源,主温煦和蒸化水液。脾肾阳虚,命门火衰,膀胱气化不利,水湿内停,泛于肌肤,而发为水肿。 5. 气阴两虚,由于迁延不已,脾气已损,肾阴不足,故出现气阴两虚证候,如潮热、面红、头晕、舌红等。

要点二　急性肾小球肾炎与肾病综合征的诊断与鉴别诊断★★★

诊断 要点	急性肾小球 肾炎的诊断	1. 发病前 1～4 周多有呼吸道或皮肤感染、丹痧等链球菌感染或其他急性感染史。 2. 急性起病,急性期一般为 2～4 周。 3. 浮肿及尿量减少。浮肿为紧张性,浮肿轻重与尿量有关。 4. 起病即有血尿,呈肉眼血尿或镜下血尿。 5. 1/3～2/3 患儿病初有高血压,常为 120～150/80～110mmHg。 6. 重症早期可出现多种并发症。 ①高血压脑病:具有高血压伴视力障碍、惊厥、昏迷三项之一者即可诊断。 ②严重循环充血:可见气急咳嗽、胸闷,不能平卧,肺底部湿啰音,肺水肿,肝大压痛,心率快,奔马律等。 ③急性肾功能衰竭。 7. 尿检均有红细胞增多,尿红细胞形态为肾小球性红细胞,尿蛋白增高,可伴有不同程度的血清总补体及 C_3 的一过性明显下降,抗链球菌溶血素"0"抗体(ASO)可增高。
	肾病综合征 (单纯型) 诊断	①全身水肿②大量蛋白尿(尿蛋白定性常在+++以上,24 小时尿蛋白定量≥50mg/kg)。③低白蛋白血症(血浆白蛋白,儿童<30g/L,婴儿<25g/L)。④高脂血症(血浆胆固醇,儿童多 5.7mmol/L,婴儿>5.2mmol/ L)。其中以大量蛋白尿和低白蛋白血症为必备条件。
	肾病综合征 (肾炎型肾 病)诊断	肾炎型肾病除单纯型肾病四大特征外,还具有以下四项中之一项或多项。①明显血尿,尿中红细胞≥10 个/HP②高血压持续或反复出现,学龄儿童血压≥130/90mmHg,学龄前儿童血压≥120/80mmHg,并排除激素所致者。③持续性氮质血症(血尿素氮≥10.7mmol/L),并排除血容量不足所致者。④血总补体量(CH_5)或血 C_3 反复降低。
	鉴别 诊断	肾病综合征与急性肾炎以浮肿及尿改变为主要特征,但肾病综合征以大量蛋白尿为主,且伴低白蛋白血症及高脂血症,浮肿多为指陷性;急性肾炎则以血尿为主,浮肿多为非指陷性。

要点三　辨证论治★★★★

（一）辨证要点

辨阳水、 阴水	阳水	凡起病急,病程短,水肿以头面为重,按之凹陷即起者,多为阳水,属实。
	阴水	起病缓,病程长,水肿以腰以下为重,皮肤色暗,按之凹陷难起者,多为阴水,属虚或虚中夹实。
辨常证、 变证	常证	凡病情单纯,精神、食欲尚可者,为常证。
	变证	病情复杂,除水肿外,兼有胸满、咳喘、心悸,甚则尿闭、恶心呕吐者,均为危重变证。

（二）治疗原则

总的治疗原则为利水消肿。

（三）分证论治

辨证	分型	证候	治法	代表方
常证	风水相搏	水肿大都先从眼睑开始,继而四肢,甚则全身浮肿,来势迅速,颜面为甚,皮肤光亮,按之凹陷即起,尿少或有尿血,伴发热恶风,咽痛身痛,苔薄白,脉浮。	疏风解表,利水消肿	麻黄连翘赤小豆汤
	湿热内侵	浮肿或轻或重,小便黄赤短少或见尿血,伴脓疱疮、疖肿、丹毒等,发热口渴,烦躁,头痛头晕,大便干结,舌红,苔黄腻,脉滑数。	清热解毒,利水消肿	五味消毒饮合五皮饮
	肺脾气虚	浮肿不著,或仅见面目浮肿,面色少华,倦怠乏力,纳少便溏,小便略少,汗自出,易感冒,舌质淡,苔薄白,脉缓弱。	益气健脾,利水消肿	参苓白术散合玉屏风散
	脾肾阳虚	全身浮肿,以腰腹、下肢为甚,按之深陷难起,畏寒肢冷,面白无华,神倦乏力,小便量少,甚或无尿,大便溏,舌淡胖,苔白滑,脉沉细。	温肾健脾,利水消肿	真武汤
	气阴两虚	面色无华,腰膝酸软,或有浮肿,耳鸣目眩,咽干口燥,舌稍红,苔少,脉细弱。	益气养阴,利水消肿	六味地黄丸加黄芪
变证	水凌心肺	肢体浮肿,尿少或尿闭,咳嗽气急,心悸胸闷,烦躁夜间尤甚,喘息不能平卧,口唇青紫,指甲发绀,苔白或白腻,脉细数无力。	温阳逐水,泻肺宁心	己椒苈黄丸合参附汤
	邪陷心肝	头痛眩晕,视物模糊,烦躁,甚则抽搐、昏迷,舌红,苔黄燥,脉弦。	平肝息风,泻火利水	龙胆泻肝汤合羚角钩藤汤
	水毒内闭	全身浮肿,尿少或尿闭,头晕、头痛,恶心呕吐,口中气秽,腹胀,甚或昏迷,苔腻,脉弦。	辛开苦降,辟秽解毒	温胆汤合附子泻心汤

要点四　预防与调护

1. 锻炼身体,增强体质,提高抗病能力。

2. 预防感冒,保持皮肤清洁,彻底治疗各种皮肤疮毒。

3. 发病早期应卧床休息,待病情好转后逐渐增加活动。

4. 水肿期及血压升高者,应限制钠盐及水的摄入。每日准确记录尿量、入水量和体重,监测血压。

【昭昭医考提示】

急性肾小球肾炎快速记忆

风水湿热起病前,阴气两虚毒邪恋,

水凌心肺陷心肝,毒水内闭命难全。

麻豆五苓五味蓟,二至知柏苓白术,

参附椒苈龙胆羚,温胆泻心疗毒闭。

肾病综合征快速记忆

肾病阴阳两类虚,脾肾阳虚肺脾气,

肝肾阴亏气阴虚,实脾真芪五物温,

防己黄芪合五苓,知柏地黄六味芪。

历年真题精选

【A1 型题】

1. 急性肾小球肾炎血清补体 C_3 一过性明显下降,恢复正常的时间是

A. 2～3 周　　　　B. 4～5 周　　　　C. 6～8 周　　　　D. 9～11 周　　　　E. 12～15 周

答案：C；　考点：急性肾小球肾炎

解析：急性肾小球肾炎血清补体 C_3 一过性明显下降,恢复正常的时间是 6～8 周。故选择 C。

【A2 型题】

2. 患儿,6 岁。初起发热恶寒,咳嗽,咽痛,乳蛾肿大。继则眼睑浮肿,波及全身,皮肤光亮,按之凹陷即起,小便短少,尿色红赤,舌苔薄白。其证候是

A. 外感风热   B. 风水相搏   C. 湿热内侵   D. 肺脾气虚   E. 脾肾两虚

答案：B；考点：急性肾小球肾炎风水相搏证的辨证

解析：患儿有外感症状，同时有"眼睑浮肿，波及全身"的典型风水症状的表现，所以选择 B。

3. 患儿，9 岁。水肿从眼睑开始，迅速波及全身，皮肤光亮，按之凹陷即起，尿少色赤，伴咽红肿痛，肢体酸痛，苔薄白，脉浮。其治法是

A. 疏风宣肺，利水消肿   B. 清热利湿，凉血止血

C. 清热解毒，淡渗利湿   D. 温运中阳，行气利水

E. 滋阴补肾，淡渗利水

答案：A；考点：急性肾小球肾炎的风水相搏证的治法

解析：患儿主症为水肿。"水肿从眼睑开始，迅速波及全身，皮肤光亮，按之凹陷即起"为风水水肿的典型表现；"咽红肿痛，肢体酸痛，苔薄白，脉浮"表明邪在肺卫。所以该病为小儿水肿的风水相搏证。治当疏风宣肺、利水消肿。故选择 A。

4. 患儿，6 岁。发病 2 周，全身浮肿，尿少，头晕，头痛，恶心呕吐，口中气秽，甚至昏迷，舌苔腻，脉滑数。治疗应首选

A. 羚角钩藤汤   B. 龙胆泻肝汤

C. 己椒苈黄丸合参附汤   D. 温胆汤合附子泻心汤   E. 真武汤

答案：D；考点：急性肾小球肾炎变证水毒内闭证的治疗

解析：患儿全身浮肿，当诊断为小儿水肿。水肿分为常证和变证，该患者的特征性症状为"尿少、恶心呕吐、口中气秽，甚至昏迷"，可排除变证中的水气凌心证，主要是鉴别邪陷心肝证和水毒内闭证。邪陷心肝证以神志异常为主，同时可见烦躁、抽搐、晕眩、视物模糊等；水毒内闭证以尿少、尿闭为主其突出证候，故诊为水毒内闭证，方用温胆汤合附子泻心汤。故选择 D。

5. 患儿，3 岁。全身明显浮肿，按之凹陷难起，腰腹下肢尤甚。畏寒肢冷，神疲倦卧，小便短少，纳少便溏，舌胖质淡苔白，脉沉细。其治法是

A. 疏风利水   B. 清热利湿   C. 健脾渗湿   D. 温肾健脾   E. 滋阴补肾

答案：D；考点：肾病综合征之脾肾阳虚证的治疗

解析：主症为水肿。畏寒肢冷，神疲倦卧为肾阳虚表现；纳少便溏为脾虚表现。所以此患儿为水肿之脾肾阳虚证。其典型表现是"全身明显浮肿，按之凹陷难起，腰腹下肢尤甚"，治当温肾健脾，化气行水。故选择 D。

细目二 尿 频

【考点透视】

本单元内容较少，重点记忆两个证型的方药即可。

要点一 尿频的定义、病因、病机 ★

	尿频
定义	尿频是以小便频数为特征的疾病。多发于学龄前儿童，尤以婴幼儿发病率最高，女孩多于男孩。
病因	外感湿热、脾肾气虚、病久不愈
病机	1. 湿热下注，湿热来源有两个方面：其一为外感，外感湿热或阴部不洁，湿热之邪感受，熏蒸于下；其二为内伤，因小儿脾胃不足，运化力差，内伤乳食，积滞内蕴，化为湿热。湿热之邪客于肾与膀胱，湿阻热郁，气化不利，开阖失司，膀胱失约而致尿频。 2. 脾肾气虚，尿频长期不愈，或小儿先天不足，素体虚弱，病后失调，导致脾肾气虚。肾主闭藏而司二便，肾气虚则下元不固，气化不利，开阖失司；脾主运化而制水，脾气虚则中气下陷，运化失常，水失制约。故无论肾虚、脾虚，均可使膀胱失约，排尿异常，而致尿频。 3. 阴虚内热尿频，日久不愈，湿热久恋不去，损伤肾阴；或脾肾阳虚，日久损及阴，致肾阴不足；或初为阳证而过用辛温，损伤肾阴；或素为阴虚体质。肾阴不足，虚热内生，虚火客于膀胱，膀胱失约而致尿频。

要点二   诊断与鉴别诊断★★

<table>
<tr><td rowspan="6">诊断要点</td><td rowspan="3">尿路感染诊断</td><td>1. 有外阴不洁或坐地嬉戏等湿热外侵病史。</td></tr>
<tr><td>2. 起病急,以小便频数,淋沥涩痛,或伴发热、腰痛等为特征。婴儿往往尿急、尿痛等局部症状不突出而表现为高热等全身症状。</td></tr>
<tr><td>3. 实验室检查:尿常规白细胞增多或见脓细胞,可见白细胞管型。中段尿细菌培养阳性。</td></tr>
<tr><td rowspan="3">白天尿频综合征诊断</td><td>1. 多发生在婴幼儿时期。</td></tr>
<tr><td>2. 醒时尿频,次数较多,甚者数分钟1次,点滴淋沥,但入寐消失。反复发作,无明显其他不适。</td></tr>
<tr><td>3. 实验室检查:尿常规、尿培养无阳性发现。</td></tr>
<tr><td colspan="2">鉴别诊断</td><td>尿频为一种临床病证,临证时要明确其原发疾病。尿频本身要将尿路感染和白天尿频综合征鉴别开来。除此之外,泌尿系结石和肿瘤也可导致尿频,临床可结合B超和CT或泌尿系造影等影像学检查进行鉴别。此外,尿频还需与消渴相鉴别。</td></tr>
</table>

要点三   辨证论治★★★★

（一）辨证要点

<table>
<tr><td rowspan="2">辨虚实</td><td>虚证</td><td>病程长,起病缓,小便频数,淋沥不尽,但无尿热、尿痛之感,多属虚证。</td></tr>
<tr><td>实证</td><td>病程短,起病急,小便频数短赤,尿道灼热疼痛,或见发热恶寒,烦躁口渴,恶心呕吐者,为湿热下注所致,多属实证。</td></tr>
</table>

（二）治疗原则

本病治疗要分清虚实,实证宜清热利湿,虚证宜温补脾肾或滋阴清热,病程日久或反复发作者,多为本虚标实、虚实夹杂之候,治疗要标本兼顾,攻补兼施。

（三）分证论治

<table>
<tr><th>辨证分型</th><th>证候</th><th>治法</th><th>代表方</th></tr>
<tr><td>湿热下注</td><td>起病较急,小便频数短赤,尿道灼热疼痛,尿液淋沥混浊,小腹坠胀,腰部酸痛,婴儿则时时啼哭不安,常伴有发热、烦躁口渴、头痛身痛、恶心呕吐,舌质红,苔薄腻微黄或黄腻,脉数有力。</td><td>清热利湿,通利膀胱</td><td>八正散</td></tr>
<tr><td>脾肾气虚</td><td>病程日久,小便频数,滴沥不尽,尿液不清,神倦乏力、面色萎黄、食欲不振,甚则畏寒怕冷、手足不温,大便稀薄,眼睑浮肿,舌质淡或有齿痕,苔薄腻,脉细弱。</td><td>温补脾肾,升提固摄</td><td>缩泉丸</td></tr>
<tr><td>阴虚内热</td><td>病程日久,小便频数或短赤,低热、盗汗、颧红、五心烦热、咽干口渴,唇干舌红,舌苔少,脉细数。</td><td>滋阴补肾,清热降火</td><td>知柏地黄丸</td></tr>
</table>

要点四   预防与调护

1. 注意卫生,常洗会阴与臀部,防止外阴部感染。

2. 勤换尿布和内裤,不穿开裆裤,不坐地玩耍。

3. 湿热下注证多饮水。虚证患儿要增加饮食营养,加强锻炼,增强体质。

【昭昭医考提示】   尿频快速记忆

脾肾气虚尿缩泉,湿热下注八正清。

历年真题精选

【A2型题】

患儿,6岁。小便频数日久,淋漓不尽,尿液不清,畏寒怕冷,手足不温,大便溏薄,舌淡苔白腻。治疗应首选

A. 八正散   B. 缩泉丸   C. 菟丝子散   D. 补中益气汤   E. 金匮肾气丸

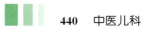

答案：B； 考点：尿频的辨证治法

解析：小便频数，诊为尿频。根据"畏寒怕冷，手足不温，大便溏薄"可判断为脾肾气虚，治宜温补脾肾，升提固摄，方用缩泉丸。故选择 B。

细目三 遗 尿

【考点透视】

熟悉遗尿的病因病机、诊断及分证论治。

要点一 遗尿的定义、病因、病机★★

遗尿	
定义	遗尿又称尿床，是指 3 周岁以上的小儿睡中小便自遗，醒后方觉的一种病证。正常小儿 1 岁后白天已渐渐能控制小便，随着小儿脏脉渐盛，气血渐充，脏腑渐实，知识渐开，排尿的控制与表达能力逐步完善。若 3 岁以后夜间仍不能自主控制排尿而经常尿床，就是遗尿症。多见于 10 岁以下的儿童。
病因	肾气不足、膀胱虚寒。
病机	1. 肾气不足，导致下焦虚寒，气化功能失调，闭藏失司，不能约束水道而遗尿。 2. 肺脾气虚，肺主敷布津液，脾主运化水湿，肺脾二脏共同维持正常水液代谢。若肺脾气虚则水道制约无权，而发为遗尿。 3. 心肾失交，水火不济，夜梦纷纭，梦中尿床，或欲醒而不能，小便自遗。 4. 肝经郁热，疏泄失司，或湿热下注，移热于膀胱，以致遗尿。

要点二 诊断与鉴别诊断★★★

诊断要点	1. 发病年龄在 3 周岁以上，寐中小便自出，醒后方觉。 2. 睡眠较深，不易唤醒，每夜或隔几天发生尿床，甚则每夜遗尿数次者。 3. 尿常规及尿培养无异常发现。 4. 部分患儿腰骶部 X 线摄片显示隐性脊柱裂。	
鉴别诊断	热淋 （尿路感染）	尿频急、疼痛，白天清醒时小便也急迫难耐而尿出，裤裆常湿。小便常规检查有白细胞或脓细胞。

要点三 辨证论治★★★★

（一）辨证要点

本病重在辨其虚实寒热，虚寒者多，实热者少。虚寒者病程长，体质弱，尿频清长，舌质淡，苔薄滑。实热者病程短，体质尚壮实，尿量少而色黄味臊，舌质红，苔黄。

（二）治疗原则

以温补下元、固摄膀胱为主要治疗原则，采用温肾阳、益脾气、补肺气、醒心神、固膀胱等法，偶需泻肝清热。

（三）分证论治

辨证分型	证候	治法	代表方
肺脾气虚	夜间遗尿，日间尿频而量多，经常感冒，面色少华，神疲乏力，食欲不振，大便溏薄，舌质淡红，苔薄白，脉沉无力。	补肺益脾，固涩膀胱	补中益气汤合缩泉丸
肾气不足	寐中多遗，可达数次，小便清长，面白少华，神疲乏力，智力较同龄儿稍差，肢冷畏寒，舌质淡，苔白滑，脉沉无力。	温补肾阳，固涩膀胱	菟丝子散
心肾失交	梦中遗尿，寐不安宁，烦躁叫扰，白天多动少静，难以自制，或五心烦热，形体较瘦，舌质红，苔薄少津，脉沉细而数。	清心滋肾，安神固脬	交泰丸合导赤散
肝经湿热	寐中遗尿，小便量少色黄，性情急躁，夜梦纷纭或寐中龂齿，目睛红赤，舌质红，苔黄腻，脉滑数。	清热利湿，泻肝止遗	龙胆泻肝汤

要点四　预防与调护★

1. 勿使患儿白天玩耍过度,睡前饮水太多。
2. 幼儿每晚按时唤醒排尿,逐渐养成自控的排尿习惯。
3. 白天可饮水,晚餐不进稀饭、汤水,睡前尽量不喝水,中药汤剂也不要在晚间服。
4. 既要严格要求,又不能打骂体罚,消除紧张心理,积极配合治疗。

【昭昭医考提示】　　　　　　遗尿快速记忆

兔补肾虚泉补气,心肾交导止尿遗。

历年真题精选

【A1 型题】

1. 小儿遗尿的病机主要是

A. 肾气不足,膀胱虚寒　　　　　　B. 心肾失交,水火不济

C. 肝经郁热,疏泄失司　　　　　　D. 脾肾气虚,下元不固

E. 肺脾气虚,水道失约

答案:A;　考点:小儿遗尿的病机

解析:遗尿多与膀胱和肾的功能失调有关,其中尤以肾气不足、膀胱虚寒多见,故选择 A。

【A2 型题】

2. 患儿 6 岁,时有尿频,小便清长,每晚尿床 1 次以上,面白少华,神疲乏力,肢冷畏寒,舌淡,苔白滑,脉沉无力。其诊断是

A. 尿频,脾肾气虚　　　　B. 遗尿,肾气不足　　　　C. 尿频,脾肾阳虚

D. 遗尿,心肾失交　　　　E. 遗尿,肺脾气虚

答案:B;　考点:遗尿的诊断与辨证

解析:尿频以小便次数多为特点,遗尿又称尿床,以寐中小便自遗、醒后方觉为特点,故该患者当诊断为遗尿。另患者面白少华,神疲乏力,肢冷畏寒,小便清长符合肾气不足之象,故选择 B。

细目四　五迟、五软

【考点透视】

1. 熟悉五迟、五软的概念。
2. 掌握肝肾亏损证的主症、治法、方药,了解其他证型的内容。

要点一　五迟、五软的定义、病因、病机★★

	五迟、五软
定义	五迟、五软是小儿生长发育障碍的病证。五迟指立迟、行迟、齿迟、发迟、语迟;五软指头项软、口软、手软、足软、肌肉软。五迟、五软病证既可单独出现,也可同时存在。本病由于先天禀赋不足、后天调护失当引起。
病因	禀赋不足、产时或产后损伤。
病机	1.先天因素,父母精血虚损,或孕期调摄失宜,精神、起居、饮食、药治不慎等致病因素遗患胎儿,损伤胎元之气,或年高得子,或堕胎不成而成胎者,先天精气未充,髓脑未满,脏气虚弱,筋骨肌肉失养而成。 2.后天因素,分娩时难产、产伤,颅内出血,或生产过程中胎盘早剥、脐带绕颈,或生后护理不当,发生窒息、中毒,或温热病后,因高热惊厥、昏迷造成脑髓受损,或乳食不足,哺养失调,致脾胃亏损,气血虚弱,精髓不充,而致生长发育障碍。 肾主骨,肝主筋,脾主肌肉,人能站立行走,需要筋骨肌肉协调运动。若肝脾肾不足,则筋骨肌肉失养,可见立迟、行迟;头项软而无力,不能抬举,手软无力而下垂,不能握举;足软无力,难于行走。齿为骨之余,若肾精不足,可见牙齿出迟。发为血之余,肾之苗,若肾气不充,血虚失养,可见发迟或发稀而枯。言为心声,脑为髓海,若心气不足,肾精不充,髓海不足,则见言语迟缓,智力不聪。脾开窍于口,又主肌肉,若脾气不足,则可口软乏力,咬咀困难,肌肉软弱,松弛无力。

要点二　诊断与鉴别诊断★★

诊断要点		1. 可有孕期调护失宜、药物损害、产伤、窒息、早产，以及喂养不当史，或有家族史，父母为近亲结婚者。
		2. 小儿2～3岁还不能站立、行走，为立迟、行迟；初生无发或少发，随年龄增长，仍稀疏难长，为发迟；12个月时尚未出牙以及此后牙齿萌出迟慢，为齿迟；1～2岁还不会说话，为语迟。
		3. 小儿半岁前后颈项仍软弱下垂，为头项软；咀嚼无力，时流清涎，为口软；手臂不能握举，为手软；2岁以后尚不能站立、行走，为足软；皮宽肌肉松软无力，为肌肉软。
		4. 五迟、五软不一定悉具，但见一二症者可分别作出诊断。临床还应根据小儿生长发育规律，及早发现生长发育迟缓的变化。
鉴别诊断	智力低下	1. 智能明显低于同龄儿童的正常水平，即智商低于均值以下两个标准差，在70以下。
		2. 同时存在适应功能缺陷或损害，即与其年龄和群体文化相称的个体功能，如社会技能、社会责任、交谈、日常生活料理、独立和自给智力的缺陷或损害。
		3. 出现在发育年龄阶段，即18岁以下，其轻度者智商为50～70，中度者为35～49，重度者为20～34，极重度者在20以下。
		4. 理化检查：某些疾病引起的智能低下，如苯丙酮尿症者，尿三氯化铁试验阳性；先天性愚型者，染色体检查有助诊断；甲状腺功能减低者，骨骼X线检查提示发育落后，甲状腺功能检查提示甲低。
	脑性瘫痪	1. 出生前到生后1个月以内各种原因（如早产、多胎、低体重、高龄妊娠、窒息、高胆红素血症）所致的非进行性脑损伤。
		2. 中枢性运动障碍及姿势异常，表现为多卧少动，颈项、肢体关节活动不灵，分为痉挛型（约占2/3）、共济失调型、肌张力低下型、混合型等。
		3. 常伴有智力迟缓，视、听、感觉障碍及学习困难。
		4. 行头颅X线或CT检查，了解脑部有无异常、畸形，或异常钙化影等，脑电图有助于支持合并癫痫的诊断。

要点三　辨证论治★★★★

（一）辨证要点

辨脏腑	肝肾脾	立迟、行迟、齿迟、头项软、手软、足软，主要在肝肾脾不足。
	心脾	语迟、发迟、肌肉软、口软，主要在心脾不足。
	心	脑性瘫痪、智力低下者，常兼有痰浊瘀血阻滞心经脑络。
辨病因	先天不足	肉眼能查出的脑病（包括遗传变性）及原因不明的先天因素、染色体病，可归属于先天不足，病多在肝肾脑髓。
	环境、代谢	代谢营养因素所致者，病多在脾；不良环境，社会心理损伤，伴发精神病者，病多在心肝。
	瘀血	感染、中毒、损伤、物理因素所致者，多属痰浊瘀血为患。
辨轻重	轻症	五迟、五软仅见一二症者，病情较轻。
	重症	五迟、五软并见，病情较重，脑性瘫痪伴重度智力低下或痫证者，病重。

（二）治疗原则

五迟、五软多属于虚证，以补为其治疗大法。

（三）分证论治

辨证分型	证候	治法	代表方
肝肾亏损	筋骨痿弱，发育迟缓，坐起、站立、行走、生齿等明显迟于正常同龄小儿，头项痿软，天柱骨倒，头型方大，目无神采，反应迟钝，囟门宽大，易惊，夜卧不安，舌质淡，舌苔少，脉沉细无力，指纹淡。	补肾填髓，养肝强筋	加味六味地黄丸
心脾两虚	语言发育迟滞，精神呆滞，智力低下，头发生长迟缓，发稀萎黄，四肢痿软，肌肉松弛，口角流涎，吮吸咀嚼无力，或见弄舌，纳食欠佳，大便秘结，舌淡胖，苔少，脉细缓，指纹色淡。	健脾养心，补益气血	调元散

辨证分型	证候	治法	代表方
痰瘀阻滞	失聪失语,反应迟钝,意识不清,动作不自主,或有吞咽困难,口流痰涎,喉间痰鸣,或关节强硬,肌肉软弱,或有痫证发作,舌体胖有瘀斑瘀点,苔腻,脉沉涩或滑,指纹暗滞。	涤痰开窍,活血通络	通窍活血汤合二陈汤

要点四　预防与调护

1. 大力宣传优生优育知识,禁止近亲结婚,婚前进行健康检查,以避免发生遗传性疾病。

2. 孕妇注意养胎、护胎,加强营养,不乱服药物。

3. 重视功能锻炼,加强智力训练教育。

4. 加强营养,科学调养。

【昭昭医考提示】　　　　　　　　　遗尿快速记忆

肝肾六味调心脾,痰瘀通窍二陈涤。

历年真题精选

【A2 型题】

患儿,3 岁。发育迟缓,坐、立、行走、牙齿的发育都迟于同龄小儿,颈项萎软,天柱骨倒,不能行走,舌淡苔薄。其证候是

A. 脾肾气虚　　　　B. 气血虚弱　　　　C. 肝肾不足　　　　D. 心血不足　　　　E. 肾阳亏虚

答案:C;　考点:五迟五软的辨证

解析:肾主骨生髓,主生长发育和生殖,发育迟缓必责之于肾;肝主筋,颈项萎软,不能行走为肝肾精血不足,不能营注于筋骨所致。故选择 C。

第八单元　传染病

细目一　麻　疹

【考点透视】

本单元知识点较分散,各考点均有涉及,考生要全面复习,重点要掌握麻疹顺证、逆证的辨证施治。

要点一　麻疹的定义、病因、病机、诊断★★

麻疹	
定义	麻疹是由麻疹时邪引起的一种急性出疹性传染病,临床以发热恶寒、咳嗽咽痛、鼻塞流涕、泪水汪汪、羞明畏光、口腔两颊近臼齿处可见麻疹黏膜斑,周身皮肤依序布发红色斑丘疹,皮疹消退时皮肤有糠状脱屑和棕色色素沉着斑为特征。一年四季均可发病,以冬春季多见,6 个月至 5 岁发病率较高,容易并发肺炎。
病因	感受麻疹时邪。
病机	其主要病变在肺脾。麻疹时邪由口鼻而入,侵犯肺脾,早期邪郁肺卫,宣发失司,临床出现发热、咳嗽、喷嚏、流涕等肺卫表证,类似伤风感冒,此为初热期。脾主肌肉和四末,麻入于气分,正气与毒邪抗争,驱邪外泄,皮疹依序透发于全身,达于四末,并出现高热、神烦、口渴,此为见形期。疹透之后,邪随疹泄,麻疹逐渐收没,此时热去津亏,肺胃阴伤,进入收没期。此为麻疹发病的一般规律,属顺证。若因正虚、毒重、失治、护理不当等原因,均可致麻毒郁闭,出疹不顺,形成逆证。如麻毒内归,或他邪乘机袭肺,灼津炼液为痰,痰热壅盛,肺气郁闭,则形成邪毒闭肺证;或因麻毒壅盛,上攻咽喉,出现邪毒攻喉证;若热毒炽盛,内陷厥阴,则蒙蔽心包,引动肝风,可出现神昏、抽搐,形成邪陷心肝证。

续表

诊断要点	1. 易感儿,流行季节,近期有麻疹接触史。 2. 初期发热,流涕,咳嗽,两目畏光多泪,口腔两颊黏膜近白齿处可见麻疹黏膜斑。 3. 典型皮疹自耳后发际及颈部开始,自上而下,蔓延全身,最后达于手足心。皮疹为玫瑰色斑丘疹,可散在分布,或不同程度融合。疹退后有糠麸样脱屑和棕褐色色素沉着。 4. 实验室检查:血常规检查,白细胞总数正常或降低;鼻、咽、眼分泌物涂片,可见多核巨细胞。应用荧光标记的特异抗体,检测患儿鼻咽分泌物或尿沉渣涂片的麻疹病毒抗原,有助于早期诊断;非典型麻疹可在发病后1个月作血清学检查,血清抗体超过发病前4倍或抗体>1:100时可确诊。

要点二　辨证论治★★★★

（一）辨证要点

辨证候顺逆	顺证	身热不甚,常有微汗,咳嗽而不气促。3~4天后开始出疹,先见于耳后发际,渐次延及头面、颈部,而后急速蔓延至胸背腹部、四肢,最后鼻准部及手心、足心均见疹点,疹点色泽红润分布均匀,无其他合并证候。疹点均在3天内透发完毕,嗣后依次隐没回退,热退咳减,精神转佳,胃纳渐增,渐趋康复。
	逆证	见形期疹出不畅,或疹出即没,或疹色紫暗,高热持续不降,或初热期至见形期体温当升不升,或身热骤降、肢厥身凉者,并见咳剧喘促,痰声漉漉,或声音嘶哑,咳如犬吠,或神昏谵语,惊厥抽风,或面色灰青,四肢厥冷,脉微欲绝等,均属逆证证候。

（二）治疗原则

在治疗上,以透为顺,以清为要,故以"麻不厌透""麻喜清凉"为指导原则。透疹宜取清凉。还要按其不同阶段辨证论治。初热期以透表为主,见形期以清解为主,收没期以养阴为主。同时注意透发防耗伤津液,清解勿过于寒凉,养阴忌滋腻留邪。若是已成逆证,治在祛邪安正。

（三）分证论治

辨证	分型	证候	治法	代表方
顺证	邪犯肺卫 （初热期）	发热咳嗽,微恶风寒,喷嚏流涕,咽喉肿痛,两目红赤,泪水汪汪,畏光羞明,神烦哭闹,纳减口干,小便短少,大便不调。发热第2~3天,口腔两颊黏膜红赤,贴近白齿处可见麻疹黏膜斑,周围红晕。舌质偏红,苔薄白或薄黄,脉象浮数。	辛凉透表,清宣肺卫	宣毒发表汤
	邪入肺胃 （出疹期）	壮热持续,起伏如潮,肤有微汗,烦躁不安,目赤眵多,咳嗽阵作,皮疹布发,疹点由细小稀少而逐渐稠密,疹色先红后暗,皮疹凸起,触之碍手,压之退色,大便干结,小便短少,舌质红赤,苔黄腻,脉数有力。	清凉解毒,透疹达邪	清解透表汤
	阴津耗伤 （收没期）	麻疹出齐,发热渐退,咳嗽减轻,胃纳增加,皮疹依布发力顺序渐回,皮肤可见糠麸样脱屑,并有色素沉着,舌红少津,苔薄净,脉细无力或细数。	养阴益气,清解余邪	沙参麦冬汤
逆证	邪毒闭肺	高热烦躁,咳嗽气促,鼻翼翕动,喉间痰鸣,疹点紫暗或隐没,甚则面色青灰,口唇紫绀,舌质红,苔黄腻,脉数。	宣肺开闭,清热解毒	麻杏石甘汤
	邪毒攻喉	咽喉肿痛,声音嘶哑,咳声重浊,声如犬吠,喉间痰鸣,甚则吸气困难,胸高胁陷,面唇紫绀,烦躁不安,舌质红,苔黄腻,脉滑数。	清热解毒,利咽消肿	清咽下痰汤
	邪陷心肝	高热不退,烦躁谵妄,皮肤疹点密集成片,色泽紫暗,甚则神昏、抽搐,舌质红绛起刺,苔黄糙,脉数。	平肝息风,清营解毒	羚角钩藤汤

要点三　其他治疗★★

外治疗法	1. 芫荽子(或新鲜茎叶)适量,加鲜葱、黄酒同煎取汁。乘热置于罩内熏蒸,然后擦洗全身,再覆被保暖,以取微汗。用于麻疹初热期或出疹期,皮疹透发不畅者。
	2. 西河柳30g,荆芥穗15g,樱桃叶15g。煎汤熏洗。用于麻疹初热期或出疹期,皮疹透发不畅者。
推拿疗法	初热期:推攒竹,分推坎宫,推太阳,擦迎香,按风池,清肺经。
	出疹期:拿风池,清脾胃,清肺经,清天河水,按揉二扇门,推天柱。
	收没期:补脾胃,补肺金,揉中脘,揉脾俞、胃俞,揉足三里。

要点四　预防与调护★

预防	1. 按计划接种麻疹减毒活疫苗。接触麻疹5天内,注射麻疹免疫球蛋白或胎盘球蛋白预防麻疹发病或减轻症状。
	2. 麻疹流行期间,勿带小儿去公共场所和流行区域,减少感染机会。
	3. 麻疹患儿,隔离至出疹后5天,合并肺炎延长隔离至出疹后10天。对密切接触的易感儿宜隔离观察14天。
调护	1. 卧室空气流通、温度、湿度适宜,避免直接吹风受寒和过强阳光刺激。
	2. 注意补足水分,饮食应清淡、易消化,出疹期忌油腻辛辣之品,收没期根据食欲,逐渐增加营养丰富的食物。
	3. 保持眼睛、鼻腔、口腔、皮肤的清洁卫生。

【昭昭医考提示】

麻疹快速记忆
初见复变闭攻陷,宣清二表沙麦冬,
麻杏开肺清咽喉,羚羊钩藤陷复起。

历年真题精选

【A1型题】

1. 麻疹的好发年龄是

A. 6个月以内　　B. 6个月~5岁　　C. 6~7岁　　D. 8~9岁　　E. 10~12岁

答案:B;　考点:麻疹的好发年龄

解析:麻疹多流行于冬春季节,传染性很强。好发于6个月~5岁儿童。故选择B。

2. 麻疹的特殊体征是

A. 高热　　B. 咳嗽　　C. 眼泪汪汪　　D. 喷嚏流涕　　E. 麻疹黏膜斑

答案:E;　考点:麻疹的特殊体征

解析:麻疹是感受麻疹时邪引起的一种以发热,咳嗽咽痛,鼻塞流涕,眼泪汪汪,畏光羞明,口腔两颊近白齿处可见麻疹黏膜斑为特征的疾病。故选择E。

【A2型题】

3. 患儿,2岁。持续壮热5天,起伏如潮,肤有微汗,烦躁不安,目赤眵多,皮疹布发,疹点由细小稀少而逐渐稠密,疹色先红后暗,皮疹凸起,触之碍手,压之退色,大便干结,小便短少,舌质红赤,舌苔黄腻,脉数有力。治疗应首选

A. 宣毒发表汤　　B. 清解透表汤　　C. 沙参麦冬汤　　D. 麻杏石甘汤　　E. 羚角钩藤汤

答案:B;　考点:麻疹出疹期邪入肺胃治疗

解析:发热5天后热盛出疹,未见淋巴结肿大,皮疹布发,疹点由细小稀少而逐渐稠密,疹色先红后暗,皮疹凸起,触之碍手,压之退色。由此可以诊断为麻疹出疹期邪入肺胃。方用清解透表汤。故选择B。

4. 患儿,2岁。麻疹高热4天,皮肤疹点密集成片,色紫红,遍及周身,神昏,抽搐3次。治疗应首选

A. 清金化痰汤　　B. 清解透表汤　　C. 羚角钩藤汤　　D. 天麻钩藤饮　　E. 银翘散

答案:C;　考点:麻疹逆证邪陷心肝证的治疗

解析:麻疹出现神昏、抽搐症状,表明该病证为麻疹的逆证;神昏、抽搐,表明病位在心肝,为邪陷心肝证,方用羚角钩藤汤。故选择C。

细目二 奶 麻

【考点透视】

熟悉奶麻的病因病机、诊断要点及分证论治。

要点一 奶麻的定义、病因病机、诊断 ★★★

	奶麻
定义	奶麻,又称假麻,西医学称为幼儿急疹,是由人疱疹病毒6型感染而引起的一种急性出疹性传染病,临床以持续高热3~5天,热退疹出为特征。好发年龄为6~18个月小儿,3岁以后少见。一年四季都可发病,多见于冬春两季。患病后可获持久免疫力,很少有两次得病者。
病因病机	奶麻的发病原因,为感受幼儿急疹时邪。幼儿急疹时邪由口鼻而入,侵袭肺卫,郁于肌表,与气血相搏,其主要病变在肺脾。正邪相争,热蕴肺胃,正气抗邪,时邪出于肺卫,疹透于肌肤,邪毒外泄。部分患儿疹出后气阴耗损,调养后多能康复。
诊断要点	1. 发病年龄多在2岁以内,尤以6~18个月婴儿多见。 2. 起病急骤,常突然高热,持续3~4天后热退,但全身症状轻微。 3. 身热始退,或热退稍后,即出现玫瑰红色皮疹。 4. 皮疹出现部位以躯干、腰部、臀部为主,面部及四肢较少。皮疹出现1~2天后即消退,疹退后无脱屑及色素沉着斑。 5. 血常规检查:白细胞总数正常或偏低,分类淋巴细胞增高。

要点二 辨证论治 ★★★

（一）辨证要点

本病以卫气营血辨证为纲,但病在卫分为主,可涉气分,一般不深入营血。

（二）治疗原则

本病治疗以解表清热为主。

（三）分证论治

辨证分型	证候	治法	代表方
邪郁肌表	骤发高热,持续3~4天,神情正常或稍有烦躁,饮食减少,偶有囟填,或见抽风,咽红,舌质偏红,苔薄黄,指纹浮紫。	疏风清热,宣透邪毒	银翘散
毒透肌肤	身热已退,肌肤出现玫瑰红色小丘疹,皮疹始见于躯干部,很快延及全身,约经1~2天皮疹消退,肤无痒感,或有口干、纳差,舌质偏红,苔薄少津,指纹淡紫。	清热生津,以助康复	银翘散合养阴清肺汤

要点三 预防与调护

1. 隔离患儿,至出疹后5天。

2. 在婴幼儿集体场所,如发现可疑患儿,应隔离观察7~10天。

3. 患病期间宜安静休息,注意避风寒,防感冒。

4. 饮食宜清淡、易消化,忌油腻,多饮水。

历年真题精选

【A1型题】

以热退疹出为特征的疾病是

A. 麻疹   B. 风痧   C. 丹痧   D. 手足口病   E. 奶麻

答案:E; 考点:奶麻的诊断要点

解析:西医学称奶麻为幼儿急疹,起病急骤,常突然高热,持续3~4天后热退,热退后即出现玫瑰红色皮疹。故选择 E。

细目三　风　痧

【考点透视】

本单元考试涉及较少,考生要熟悉风痧的临床特点及两证型的治法、方药,尤其是邪郁肺卫证。

要点一　风痧的定义、病因病机、诊断★★

	风痧
定义	风痧即风疹,是感受风痧时邪,以轻度发热、咳嗽、全身皮肤出现细沙样玫瑰色斑丘疹、耳后及枕部臖核(淋巴结)肿大为特征的一种急性出疹性传染病。一年四季均可发生,冬春季节好发,且可造成流行。1~5 岁多见。患病后可获得持久性免疫。风痧疾病多轻,很少有并发症的发生,但是,孕妇在妊娠早期若患本病,常可影响胚胎的正常发育,引起流产,或导致先天性心脏病、白内障、脑发育障碍等疾病。
病因病机	风痧的病因以感受风痧时邪为主。其主要病变在肺卫。时邪自口鼻而入,与气血相搏,正邪相争,外泄于肌肤。风痧时邪毒轻病浅,一般只犯于肺卫,蕴于肌腠,邪毒外泄后能较快康复。若邪毒阻滞少阳经络,则耳后、枕部臖核肿胀,或胁下可见痞块。只有少数患儿邪势较盛,可内犯气营,形成燔灼肺胃之证。
诊断要点	1. 患儿有风疹接触史。 2. 初期类似感冒,发热 1 天左右,皮肤出现淡红色斑丘疹,经过 1 天后皮疹布满全身,出疹 1~2 天后,发热渐退,皮疹逐渐隐没,皮疹消退后,可有皮肤脱屑,但无色素沉着。 3. 一般全身症状较轻,但常伴耳后及枕部臖核肿大、左胁下痞块。 4. 血象检查可见白细胞总数减少,分类淋巴细胞相对增多。 5. 直接免疫荧光试验法可在咽部分泌物中查见病毒抗原。 6. 患儿恢复期血清学检测风疹病毒抗体增加 4 倍以上可确诊。

要点二　辨证论治

（一）辨证要点

辨轻重	轻证	邪犯肺卫属轻证,以轻度发热、精神安宁、疹色淡红、分布均匀、其他症状轻为特征。
	重证	邪犯气营属重证,以壮热烦渴、疹色鲜红或紫暗、分布密集为特点,临床较少见。

（二）治疗原则

以疏风清热为基本原则。

（三）分证论治

辨证分型	证候	治法	代表方
邪犯肺卫	发热恶风,喷嚏流涕,轻微咳嗽,精神倦怠,饮食欠佳,皮疹先起于头面、躯干,随即遍及四肢,分布均匀,疹点稀疏细小,疹色淡红,一般 2~3 日渐见消退,肌肤轻度瘙痒,耳后及枕部臖核肿大触痛,舌质偏红,苔薄白或薄黄,脉浮数。	疏风清热透疹	银翘散
邪入气营	壮热口渴,烦躁哭闹,疹色鲜红或紫暗,疹点稠密,甚至可见皮疹融合成片或皮肤猩红,小便短黄,大便秘结,舌质红赤,苔黄糙,脉洪数。	清气凉营解毒	透疹凉解汤

要点三　预防与调护

预防	1. 风疹流行期间,不要带易感儿去公共场所。 2. 有接触史者,可口服板蓝根颗粒预防发病。 3. 保护孕妇,尤其在妊娠 3 个月内,应避免与风疹病人接触。 4. 对儿童及婚前女子进行风疹疫苗接种,可预防风疹。
调护	1. 一般可不必采取隔离措施,但在易感儿群集的地方,须适当隔离,可隔离至出疹后 5 天。 2. 患儿在出疹期间不宜外出,防止交叉感染。

调护	3. 注意休息与保暖,多饮开水,对体温较高者可物理降温。 4. 皮肤瘙痒者,不要用手挠抓,防止损伤皮肤导致感染。 5. 饮食需清淡而易于消化,不宜吃辛辣、煎炸爆炒等食物。

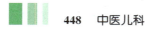

【A1 型题】

1. 治疗风痧邪郁肺卫证,应首选

A. 桑菊饮　　　　B. 银翘散　　　　C. 透疹凉解汤　　　　D. 清胃解毒汤　　　　E. 普济消毒饮

答案:B; 考点:风痧邪郁肺卫证的治疗

解析:风痧邪郁肺卫证的方药为银翘散。故选择 B。

【A2 型题】

2. 患儿,1 岁。发热 1 天,全身见散在细小淡红色皮疹,喷嚏,流涕,偶有咳嗽,精神不振,胃纳欠佳,耳后骨核肿大,咽红,舌苔薄白。其诊断是

A. 麻疹　　　　B. 奶麻　　　　C. 风痧　　　　D. 丹痧　　　　E. 水痘

答案:C; 考点:风痧的诊断

解析:风痧与麻疹、奶麻(幼儿急疹)、丹痧的鉴别要点是耳后、枕部核肿大有压痛,其次足发热当天到 1 天出疹。麻疹有"麻疹黏膜斑"的特殊体征;奶麻有"热退疹出"的特点,丹痧"有环口苍白圈,草莓舌"的特殊表现。故选择 C。

3. 患儿,4 岁。晨起喷嚏,流涕,继而发热,体温 38.1℃,精神倦怠,晚间头面、躯干见稀疏细小皮疹,疹色淡红。治疗应首选

A. 银翘散　　　　B. 葱豉汤　　　　C. 桑菊饮　　　　D. 杏苏散　　　　E. 清营汤

答案:A; 考点:风痧邪郁肺卫证的治疗

解析:有外感症状,发热当天出现全身的细小淡红疹,未见特殊体征,当诊断为风痧。患儿起病急,以低热出疹为主症,全身症状不重,为邪犯肺卫证,方用银翘散。故选择 A。

细目四　丹　痧

【考点透视】

1. 注意鉴别丹痧、麻疹、风痧、水痘的临床特点。

2. 注意丹痧与风痧相似证型的方药差异。

要点一　丹痧的定义、病因、病机★★

	丹痧
定义	丹痧是因感受痧毒疫疠之邪所引起的急性时行疾病。临床以发热、咽喉肿痛或伴腐烂、全身布发猩红色皮疹、疹后脱屑脱皮为特征。本病一年四季都可发生,但以冬春两季为多。任何年龄都可发病,2～8 岁儿童发病率较高。因本病发生时多伴有咽喉肿痛、腐烂、化脓,全身皮疹细小如沙,其色丹赤猩红,故又称"烂喉痧""烂喉丹痧"。西医学则称为"猩红热"。本病若早期诊断,治疗及时,一般预后良好,但也有少数病例可并发心悸、水肿、痹证等疾病。
病因病机	丹痧的发病原因,为痧毒疫疠之邪,乘时令不正之气,寒暖失调之时,机体脆弱之机,从口鼻侵入人体,蕴于肺胃二经。病之初起,痧毒首先犯肺,邪郁肌表,正邪相争,而见恶寒发热等肺卫表证。继而邪毒入里,蕴于肺胃。肺胃邪热蒸腾,上熏咽喉,而见咽喉糜烂、红肿疼痛,甚则热毒灼伤肌膜,导致咽喉溃烂白腐。邪毒循经外窜肌表,则肌肤透发痧疹,色红如丹。若邪毒重者,可进一步化火入里,传入气营,或内迫营血,此时痧疹密布,融合成片,其色泽紫暗或有瘀点,同时可见壮热烦渴、嗜睡萎靡等症。舌为心之苗,邪毒内灼,心火上炎,加之热耗阴津,可见舌光无苔,舌生红刺,状如草莓,称为"草莓舌"。若邪毒炽盛,内陷厥阴,闭于心包,则神昏谵语;热极动风,则壮热惊风。病至后期,邪毒虽去,阴津耗损,多表现肺胃阴伤证候。

要点二 诊断与鉴别诊断★★★

（一）诊断要点

1. 有与猩红热病人接触史。

2. 起病急，突然高热，咽部红肿疼痛，并可化脓。

3. 在起病 12～36 小时内开始出现皮疹，先于颈、胸、背及腋下、肘弯等处，迅速蔓延全身，其色鲜红细小，并见环口苍白和草莓舌。

4. 皮疹出齐后 1～2 天，身热、皮疹渐退，伴脱屑或脱皮。

5. 实验室检查：周围血象白细胞总数及中性粒细胞增高。咽拭子细菌培养可分离出 A 族乙型溶血性链球菌。

（二）鉴别诊断

1. 五种发疹性疾病鉴别

病名	潜伏期	初期症状	出疹与发热关系	特殊体征	皮疹特点	周围血象
麻疹	6～12 天	发热，咳嗽，流涕，泪水汪汪	发热 3～4 天出疹，出疹时发热更高	麻疹黏膜斑	玫瑰色丘疹自耳后发际—额面颈部—躯干—四肢，3 天左右出齐。疹退后遗留棕色色素斑、糠麸样脱屑	白细胞总数下降，淋巴细胞升高
奶麻	7～17 天	突然高热，一般情况好	发热 3～4 天出疹，热退疹出	无	玫瑰色斑疹或斑丘疹，较麻疹细小，发疹无一定顺序；疹出后 1～2 天消退。疹退后无色素沉着无脱屑	白细胞总数下降，淋巴细胞升高
风疹	5～25 天	发热，咳嗽流涕，枕部淋巴结肿大	发热 1～2 天出疹	耳后、枕部淋巴结肿大	玫瑰色细小斑丘疹自头面—躯干—四肢，24 小时布满全身。疹退后无色素沉着，无脱屑。	白细胞总数下降，淋巴细胞升高
丹痧	1～7 天	发热，咽喉红肿化脓疼痛	发热数小时～1 天出疹，出疹时热高	环口苍白圈，草莓舌，帕氏线	细小红色丘疹，皮肤猩红，自颈、腋下、腹股沟处开始，2～3 天遍布全身。疹退后无色素沉着，有大片脱皮。	白细胞总数升高，中性粒细胞升高
药疹		原发病症状	无发热，有用药史		皮疹与用药有关，常反复出现，痒感明显，摩擦及受压部位多。皮疹呈斑丘疹、疱猩红热样皮疹、荨麻疹。	

2. 金黄色葡萄球菌可产生红疹毒素，引起猩红热样皮疹。其皮疹比猩红热皮疹消退快，而且退疹后无脱皮现象，皮疹消退后全身症状不减轻。咽拭子、血培养可见金黄色葡萄球菌。

	相同点	不同点
皮肤黏膜淋巴结综合征（川崎病）	两病都可出现草莓舌、猩红热样皮疹或多形性红斑皮疹。	川崎病婴多见持续高热 1～3 周，眼结膜充血，唇红皲裂，手足出现硬性水肿，掌、跖及指趾端潮红，持续 10 天左右始退，于甲床皮肤交界处出现特征性指趾端薄片状或膜状脱皮。有时可引起冠状动脉病变。青霉素等抗生素治疗无效。
丹痧		起病急，突然高热，咽部红肿疼痛，并可化脓。在起病 12～36 小时内开始出现皮疹，先于颈、胸、背及腋下、肘弯等处，迅速蔓延全身，其色鲜红细小，并见环口苍白和草莓舌。皮疹出齐后 1～2 天，身热、皮疹渐退，伴脱屑或脱皮。周围血象白细胞总数及中性粒细胞增高。咽拭子细菌培养可分离出 A 族乙型溶血性链球菌。

要点三　辨证论治★★★★

（一）辨证要点

辨分期	前驱期	属邪侵肺卫证，以发热恶寒、咽喉肿痛、痧疹隐现为主要表现。
	出疹期	属毒炽气营证，以壮热口渴、咽喉糜烂有白腐、皮疹猩红如丹或紫暗如斑、舌光红为主要表现。
	恢复期	属疹后阴伤证，以口渴唇燥、皮肤脱屑、舌红少津为主要表现。

（二）治疗原则

以清热解毒、清利咽喉为基本原则。

（三）分证论治

辨证分型	证候	治法	代表方
邪侵肺卫	发热骤起，头痛畏寒、肌肤无汗，咽喉红肿疼痛，常影响吞咽，皮肤潮红，痧疹隐隐，舌质红，苔薄白或薄黄，脉浮数有力。	辛凉宣透，清热利咽	解肌透痧汤
毒炽气营	壮热不解，烦躁口渴，咽喉肿痛，伴有糜烂白腐，皮疹密布，色红如丹，甚则色紫如瘀点，疹由颈、胸开始，继而弥漫全身，压之退色，见疹后的1～2天舌苔黄糙，舌质起红刺，3～4天后舌苔剥脱，舌面光红起刺，状如草莓，脉数有力。	清气凉营，泻火解毒	凉营清气汤
疹后阴伤	丹痧出齐后1～2天身热渐退，咽部糜烂疼痛减轻，或见低热，唇干口燥，或伴有干咳，食欲不振，舌红少津，苔剥脱，脉细数。约2周后可见皮肤脱屑、脱皮。	养阴生津，清热润喉	沙参麦冬汤

要点四　其他疗法 ★★

中药成药	锡类散、珠黄散取药少许吹喉中。用于咽喉肿痛。
西医治疗	首选青霉素，每日5万～10万 U/kg，分2次肌注，疗程7～10天。重症病人加大剂量，并给予静脉滴注。如青霉素过敏，可用红霉素或头孢菌素。

要点五　预防与调护★

预防	1. 控制传染源。发现猩红热病人应及时隔离，隔离至临床症状消失，咽拭子培养链球菌阴性时解除隔离。对密切接触的易感儿应隔离7～12天。 2. 切断传播途径。对病人的分泌物和污染物及时消毒处理，接触病人应戴口罩。流行期间，勿去公共场所。 3. 保护易感儿童。对密切接触病人的易感儿童，可服用板蓝根等清热解毒中药。
调护	1. 急性期卧床休息，注意居室空气流通，防止继发感染。 2. 供给充足的营养和水分，饮食宜以清淡易消化流质或半流质为主。 3. 注意皮肤与口腔的清洁卫生，可用淡盐水含漱。皮肤瘙痒者不可抓挠，脱皮时不可撕扯。

历年真题精选

【B型题】

（1～2题共用选项）

A. 宣毒发表汤　　B. 清解透表汤　　C. 透疹凉解汤　　D. 解肌透痧汤　　E. 凉营清气汤

1. 治疗麻疹初热期，应首选

答案：A

2. 治疗丹痧毒在气营证，应首选

答案：E；考点：麻疹初热期、丹痧毒在气营证的方药

解析：麻疹顺证证型分为3类，即邪犯肺卫（初热期）、邪入肺胃（出疹期）、阴津耗伤（收没期）。初热期方用宣毒发表汤。收没期方用沙参麦冬汤。丹痧证型有：邪侵肺胃，方用解肌透痧汤；毒在气营，方用凉营清气

汤。故 1 题选择 A,2 题选择 E。

细目五　水　痘

【考点透视】
熟悉水痘的临床特点,并掌握水痘邪伤肺卫、邪炽气营的治法、方药。

要点一　水痘的定义、病因、病机★★

水痘	
定义	水痘是由水痘时邪引起的一种传染性强的出疹性疾病。以发热,皮肤黏膜分批出现瘙痒性皮疹,丘疹、疱疹、干痂同时存在为主要特征。因其疱疹内含水液,形态椭圆,状如豆粒,故中西医均称为水痘。本病一年四季均可发生,以冬春二季发病率高。任何年龄小儿皆可发病,以 6～9 岁儿童最为多见。本病一般预后良好,一次感染水痘大多可获终生免疫,当机体免疫功能受损时,或已接种过水痘疫苗者,也可有第二次感染,但症状轻微。
病因	水痘时邪。
病机	1. 邪伤肺卫,水痘时邪从口鼻而入,初蕴于肺。外邪袭肺,肺卫为邪所伤,宣发失司,则致发热、流涕、咳嗽。病邪深入,郁于肺脾,正气抗邪外出,时邪夹湿透于肌表,正盛邪轻,则致水痘稀疏布露、疹色红润、疱浆清亮。随后湿毒清解,疱疹结痂向愈。 毒炽气营,若小儿素体虚弱,加之感邪较重,调护不当,邪盛正衰,邪毒炽盛,则内传气营。气分热盛,致壮热烦躁、口渴、面红目赤。毒传营分,与内湿相搏外透肌表,则致水痘密集、疹色暗紫、疱浆混浊。 水痘病在肺脾两经。若邪毒炽盛,毒热化火,内陷心肝,可出现壮热不退、神志模糊,甚至昏迷、抽搐等邪毒内陷心肝之变证。小儿肺脏娇嫩,感邪之后,若邪毒内犯,闭阻于肺,肺失宣肃,出现高热、咳嗽不爽、气喘、鼻煽、口唇青紫等症,为邪毒闭肺之变证。

要点二　诊断与鉴别诊断★★★

诊断要点		1. 起病 2～3 周前有水痘接触史。 2. 初起有发热、流涕、咳嗽、不思饮食等症,发热大多不高。在发热同时 1～2 天内即于头、面、发际及全身其他部位出现红色斑丘疹,以躯干部较多,四肢部位较少,疹点出现后很快为疱疹,大小不等,内含水液,周围有红晕,继而结成痂盖脱落,不留瘢痕。 3. 皮疹分批出现,此起彼落,在同一时期,丘疹、疱疹、干痂往往同时并见。 4. 血常规检查及刮取新鲜疱疹基底物检查等可协助诊断。
鉴别诊断	脓疱疮	好发于炎热夏季,多见于头面部及肢体暴露部位,病初为疱疹,很快成为脓疱,疱液混浊。疱液可培养出细菌。
	水疥 (丘疹样荨麻疹)	好发于婴儿,多有过敏史,多见于四肢,呈风团样丘疹,长大后其顶部略似疱疹,较硬,不易破损,数日后渐干或轻度结痂,瘙痒重,易反复出现。

要点三　辨证论治★★★★

(一)辨证要点

辨卫分、气分、营分及变证	卫分	凡痘疹小而稀疏,色红润,疱浆清亮,或伴有微热、流涕、咳嗽等症,为病在卫分。
	气分营分	若水痘邪毒较重,痘疹大而密集,色赤紫,疱浆混浊,伴有高热、烦躁等症,为病在气分、营分。
	变证	病重者易出现邪陷心肝、邪毒闭肺之变证。

本病辨证,重在辨。根据全身及局部症状。

(二)治疗原则
本病以清热解毒利湿为基本原则。

（三）分证论治

辨证分型	证候	治法	代表方
邪伤肺卫	发热轻微，或无发热，鼻塞流涕，喷嚏，咳嗽，起病后1～2天出皮疹，疹色红润，疱浆清亮，根盘红晕，皮疹瘙痒，分布稀疏，此起彼伏，以躯干为多，舌苔薄白，脉浮数。	疏风清热，利湿解毒	银翘散
邪炽气营	壮热不退，烦躁不安，口渴欲饮，面红目赤，皮疹分布较密，疹色紫暗，疱浆混浊，甚至可见出血性皮疹、紫癜，大便干结，小便短黄，舌红或绛，苔黄糙而干，脉数有力。	清气凉营，解毒化湿	清胃解毒汤

要点四　预防与调护★

预防	1. 本病流行期间，少去公共场所。 2. 易感孕妇在妊娠早期接触水痘，应给予水痘—带状疱疹免疫球蛋白被动免疫。如患水痘，则应终止妊娠。 3. 控制传染源，隔离水痘病儿至疱疹结痂为止。学校、托幼机构中已接触水痘的易感儿，应检疫3周，并立即给予水痘减毒活疫苗预防发病。 4. 已被水痘病儿污染的被服及用具，应采用曝晒、煮沸、紫外线灯照射等措施进行消毒。 5. 对使用大剂量肾上腺皮质激素、免疫抑制剂患儿，及免疫功能受损、恶性肿瘤患儿，在接触水痘72小时内可肌内注射水痘-带状疱疹免疫球蛋白，以预防感染本病。
调护	1. 保持室内空气流通、新鲜，注意避风寒，防止复感外邪。 2. 饮食宜清淡、易消化，多饮温开水。 3. 保持皮肤清洁，勤换内衣，剪短手指甲，或戴连指手套，以防抓破疱疹，减少继发感染。 4. 正在使用肾上腺皮质激素治疗期间的患儿，若发生水痘，应立即减量或停用。 5. 对水痘伴发热的患儿，不可使用水杨酸制剂，以免发生瑞氏综合征。

【昭昭医考提示】　　　　　　　　**水痘快速记忆**
风疹水痘卫气营，肺卫同用银翘解，水痘清胃疹透凉。

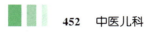

历年真题精选

【A2型题】

1. 患儿，2岁。发热，体温38℃，鼻塞流涕，咳嗽，皮疹初现，疹色红润，点粒稀疏，躯干为多，多为丘疹，少数疱疹，舌苔薄白，精神尚可。治法是

A. 疏风宣肺止咳　　　　　　B. 疏风清热解毒　　　　　　C. 辛凉解表透疹
D. 辛温宣肺透疹　　　　　　E. 清热凉营解毒

答案：B；　考点：水痘邪犯肺卫证的治疗

解析：患儿主症为"发热，丘疹、疱浆并见，躯干为多"，当诊为水痘，发热轻微，舌苔薄白，全身症状不重，故为邪犯肺卫证，治当疏风清热解毒。故选择B。

2. 患儿，5岁。发热2天，咳嗽，鼻塞，流涕，皮肤出疹，见有丘疹、水疱，疱浆清亮，分布稀疏，以躯干为多，舌苔薄白，脉浮数。治疗应首选

A. 柴葛解肌汤　　　B. 透疹凉解汤　　　C. 清胃解毒汤　　　D. 银翘散　　　E. 桑菊饮

答案：D；　考点：水痘邪犯肺卫证的治疗

解析："发热、皮肤出疹，见有丘疹、水疱，泡浆清亮，分布稀疏，以躯干为多"，所以该病证为水痘。"咳嗽，鼻塞，流涕，舌苔薄白，脉浮数"说明全身症状不重，为水痘邪伤肺卫证。方用银翘散。故选择D。

3. 患儿，6岁。发热2天，出现淡红色小丘疹，根盘红晕，丘疹上部可见疱疹，形态椭圆，疱浆清亮，皮疹以躯干为多，苔薄白，脉浮数。其治法是

A. 疏风清热，利湿解毒　　　　　　B. 清气凉营，解毒化湿

C. 发散风寒,清热利湿　　　　　　D. 芳香化湿,兼以健脾

E. 清解郁热,活血化瘀

答案:A; 考点:水痘邪伤肺卫证的治法

解析:发热、丘疹、疱疹并见,皮疹以躯干为多,所以诊断为水痘。"苔薄白,脉浮数",表明是水痘的风热轻症,邪伤肺卫证,治当疏风清热,利湿解毒。故选择 A。

细目六　手足口病

【考点透视】

本单元的出题率呈上升趋势,考生重点掌握手足口病的临床特点及两个证型的主症、治法、方药。

要点一　手足口病的定义、病因、病机★

手足口病		
定义	手足口病是由感受手足口病时邪引起的发疹性传染病,临床以手足肌肤、口咽部发生疱疹为特征。本病一年四季均可发生,但以夏秋季节多见。任何年龄均可发病,常见于 5 岁以下小儿。本病传染性强,易引起流行。一般预后较好,少数重症患儿可并发心肌炎、脑炎、脑膜炎等,甚或危及生命。	
病因	感受手足口病时邪。	
病机	其病位主要在肺脾二经: 1. 邪犯肺脾,时邪疫毒由口鼻而入,初犯肺脾,肺气失宣,卫阳被遏,脾失健运,胃失和降,则见发热、咳嗽、流涕、口痛、纳差、恶心、呕吐、泄泻等症。邪毒蕴郁,气化失司,水湿内停,与毒相搏,外透肌表,则手、足、口咽部散发稀疏疱疹。 2. 湿热蒸盛,感邪较重,毒热内盛,则身热持续,疱疹稠密,根盘红晕显著,并波及四肢、臀部,甚或邪毒内陷而出现神昏、抽搐等。 此外,有因邪毒犯心,气阴耗损,出现胸闷乏力,气短心悸,甚或心阳欲脱,危及生命。	

要点二　诊断与鉴别诊断

诊断要点		1. 发病前 1～2 周有手足口病接触史。 2. 多数患儿突然起病,于发病前 1～2 天或发病的同时出现发热,多在 38℃ 左右,可伴头痛、咳嗽、流涕、口痛、纳差、恶心、呕吐、泄泻等症状。一般体温越高,则病程越长,病情越重。 3. 主要表现为口腔及手足部发生疱疹。口腔疱疹多发生在硬腭、颊部、齿龈、唇内 及舌部,破溃后形成小的溃疡,疼痛较剧,年幼儿常表现烦躁、哭闹、流涎、拒食等。在口腔疱疹出现后 1～2 天可见皮肤斑丘疹,呈离心性分布,以手足部多见,并很快变为疱疹,疱疹呈圆形或椭圆形扁平凸起,如米粒至豌豆大,质地较硬,多不破溃,内有混浊液体,周围绕以红晕。疱疹长轴与指、趾皮纹走向一致。少数患儿臂、腿、臀等部位也可出现疱疹,但躯干及颜面部极少。疱疹一般 7～10 天消退,疹退后无瘢痕及色素沉着。 4. 血象检查:血白细胞计数正常,淋巴细胞和单核细胞比值相对增高。	
鉴别诊断	水痘	疱疹较手足口病稍大,呈向心性分布,躯干、头面多,四肢少,疱壁薄,易破溃结痂,疱疹多呈椭圆形,其长轴与躯体的纵轴垂直,且在同一时期同一皮损区斑丘疹、疱疹、结痂并见。
	疱疹性咽峡炎	多见于 5 岁以下小儿,起病较急,常突发高热、流涕、口腔疼痛甚或拒食,体检可见软腭、悬雍垂、舌腭弓、扁桃体、咽后壁等部位出现灰白色小疱疹,1～2 天内疱疹破溃形成溃疡,颌下淋巴结可肿大,但很少累及颊黏膜、舌、龈以及口腔以外部位皮肤。

要点三　辨证论治

(一)辨证要点

本病以脏腑辨证为纲,根据病程、发疹情况及临床其他症状区分轻证、重证。轻证者病程短,皮疹少,全身症状轻;重证者病程长,皮疹多,全身症状重。

(二)治疗原则

以清热祛湿解毒为治疗原则。

（三）分证论治

辨证分型	证候	治法	代表方
邪犯肺脾	发热轻或无发热，或流涕咳嗽、纳差恶心、呕吐泄泻，1～2天后或同时出现口腔内疱疹，破溃后形成小的溃疡，疼痛流涎、不欲进食。随病情进展，手掌、足跖部出现米粒至豌豆大斑丘疹，并迅速转为疱疹，分布稀疏、疹色红润，根盘红晕不著，疱液清亮，舌质红，苔薄黄腻，脉浮数。	宣肺解表，清热化湿	甘露消毒丹
湿热蒸盛	身热持续、烦躁口渴、小便黄赤、大便秘结，手、足、口部及四肢、臀部疱疹，痛痒剧烈，甚或拒食，疱疹色泽紫暗，分布稠密，或成簇出现，根盘红晕显著，疱液混浊，舌质红绛，苔黄厚腻或黄燥，脉滑数。	清热凉营，解毒祛湿	清瘟败毒饮

要点四　预防与调护

预防	1. 加强流行病学监测，本病流行期间，勿带孩子去公共场所，发现疑似病人，应及时进行隔离，对密切接触者应隔离观察7～10天，并给予板蓝根颗粒冲服。 2. 注意搞好个人卫生，养成饭前便后洗手的习惯。对被污染的日常用品、食具等应及时消毒处理，患儿粪便及其他排泄物可用3‰漂白粉澄清液浸泡，衣物置日光下曝晒，室内保持通风换气。 3. 注意饮食起居，合理供给营养，保持充足睡眠，避免阳光曝晒，防止过度疲劳。
调护	1. 患病期间，宜给予清淡无刺激的流质或软食，多饮开水，进食前后可用生理盐水或温开水漱口，以减轻食物对口腔的刺激。 2. 注意保持皮肤清洁，对皮肤疱疹切勿挠抓，以防溃破感染。对已有破溃感染者，可用金黄散或青黛散麻油调后敷布患处，以收敛燥湿，助其痊愈。

【昭昭医考提示】

手足口病快速记忆
肺脾甘露湿清瘟。

历年真题精选

【A2型题】

患儿，4岁。发热2天，纳差恶心，呕吐腹泻，口腔内可见数个疱疹，手、足掌心部出现米粒大小的斑丘疹、疱疹，疱液清亮，躯干处未见有皮疹。舌质红，苔薄黄腻，脉浮数。其证候是

A. 邪伤肺卫　　B. 邪犯肺脾　　C. 邪炽气营　　D. 湿热熏蒸　　E. 湿盛阴伤

答案：B；　考点：手足口病邪犯肺脾的辨证

解析："发热，口腔内可见数个疱疹，手、足掌心部出现米粒大小的斑丘疹、疱疹，疱液清亮，躯干处未见有皮疹"并伴有"纳差恶心，呕吐腹泻"症状，所以诊为手足口病。"发热2天，舌质红，苔薄黄腻，脉浮数"表明有外感肺卫症状，"纳差恶心，呕吐腹泻"说明脾脏受到外邪侵袭，是外邪自口鼻而入，侵犯肺脾，不是单纯的肺卫表证，故选择B。

细目七　痄　腮

【考点透视】

熟悉各证型的主症、治法、方药，尤其是邪陷心肝、毒窜睾腹两变证。

要点一　痄腮的定义、病因、病机★★

	痄腮
定义	痄腮是由痄腮时邪引起的一种急性传染病，西医学称为流行性腮腺炎，以发热、耳下腮部肿胀疼痛为主要特征。本病一年四季均可发生，以冬春两季易于流行。多发于3岁以上儿童，2岁以下婴幼儿少见。本病一般预后良好。少数患儿因素体虚弱或邪毒炽盛，可见邪陷心肝、毒窜睾腹之变证。感染本病后可获终生免疫。

病因	感受痄腮时邪
病机	主要病机为邪毒壅阻足少阳经脉，与气血相搏，凝滞于耳下腮部。 1. 邪犯少阳，时邪病毒从口鼻而入，侵犯足少阳胆经。邪毒循经上攻腮颊，与气血相搏，凝滞于耳下腮部，则致腮部肿胀疼痛；邪毒郁于肌表，则致发热恶寒；邪毒郁阻经脉，关节不利，则致咀嚼不便；邪毒上扰清阳，则头痛；邪毒内扰脾胃，则致纳少、恶心、呕吐。 2. 热毒壅盛，时邪病毒壅盛于少阳经脉，循经上攻腮颊，气血凝滞不通，则致腮部肿胀、疼痛、坚硬拒按，张口咀嚼不便；热毒炽盛，则高热不退；邪热扰心，则烦躁不安；热毒内扰脾胃，则致纳少呕吐；热邪伤津，则致口渴欲饮，尿少而黄。 足少阳胆经与足厥阴肝经互为表里，热毒炽盛者，邪盛正衰，邪陷厥阴，扰动肝风，蒙蔽心包，可见高热、抽搐、昏迷等症，此为邪陷心肝之变证。足厥阴肝经循少腹络阴器，邪毒内传，引睾窜腹，可见睾丸肿胀、疼痛，或少腹疼痛等症，此为毒窜睾腹之变证。肝经热毒壅滞乘脾，还可出现上腹疼痛、恶心呕吐等症。

要点二　诊断与鉴别诊断★★★

诊断要点	1. 发病前 2～3 周有流行性腮腺炎接触史。 2. 发热，以耳垂为中心的腮部肿痛，边缘不清，触之有弹性感，压痛明显。常一侧先肿大，2～3 天后对侧亦可肿大。腮腺管口红肿。有时颌下腺出现肿痛。 3. 血常规检查：白细胞总数可正常，或稍降低或稍增高，淋巴细胞可相对增加。 4. 血清、尿淀粉酶增高。 5. 可疑病例应做血清学检查及病原学检查以明确诊断。
鉴别诊断	化脓性腮腺炎：中医名发颐。腮腺肿大多为一侧，表皮泛红，疼痛剧烈，拒按，按压腮部可见口腔内腮腺管口有脓液溢出，无传染性，血白细胞总数及中性粒细胞增高。

要点三　辨证论治★★★★★

（一）辨证要点

辨常证、变证	常证	凡发热，耳下腮肿，但无神志障碍，无抽搐，无睾丸肿痛或少腹疼痛者，为常证，病在少阳。
	变证	若高热不退，神志不清，反复抽搐，或睾丸肿痛、少腹疼痛者，为变证，病在少阳、厥阴。

（二）治疗原则

以清热解毒、软坚散结为基本原则。本病治疗宜采用药物内服与外治相结合，有助于腮部肿胀的消退。

（三）分证论治

辨证	分型	证候	治法	代表方
常证	邪犯少阳	轻微发热恶寒，一侧或两侧耳下腮部漫肿疼痛，咀嚼不便，或有头痛、咽红、纳少，舌质红，苔薄白或薄黄，脉浮数。	疏风清热，散结消肿	柴胡葛根汤、银翘散
	热毒壅盛	高热，一侧或两侧耳下腮部肿胀疼痛，坚硬拒按，张口咀嚼困难，或有烦躁不安，口渴欲饮，头痛、咽红肿痛，颌下肿块胀痛，纳少，大便秘结，尿少而黄，舌质红，舌苔黄，脉滑数。	清热解毒，软坚散结	普济消毒饮
变证	邪陷心肝	耳下腮部肿痛，坚硬拒按，神昏、嗜睡、项强，反复抽搐，头痛，呕吐，舌红，苔黄，脉弦数。	清热解毒，息风开窍	清瘟败毒饮、凉营清气汤
	毒窜睾腹	腮部肿胀消退后，一侧或双侧睾丸肿胀疼痛，或脘腹、少腹疼痛，痛时拒按，舌红，苔黄，脉数。	清肝泻火，活血止痛	龙胆泻肝汤

要点四　其他疗法★★

药物外治	1. 鲜地龙加白糖、鲜仙人掌（去刺）、鲜马齿苋，任选一种，捣烂外敷腮部，1 日 1～2 次。适用于腮部肿痛。 2. 如意金黄散、紫金锭、青黛散，任选一种，以水或醋调匀后外敷腮部，1 日 1～2 次。适用于腮部肿痛。

续表

针灸疗法	1. 灯火灸法取患侧角孙穴,用灯心草蘸麻油,点燃后,迅速按于角孙穴上。火灸后局部皮肤呈白色,或发红。1日1次。 2. 针刺法取翳风、颊车、合谷穴,泻法,强刺激。发热者,加大椎、曲池;睾丸、小腹疼痛,加血海、三阴交。1日1次。
激光疗法	用氦-氖激光穴位照射。主穴:合谷、少商、阿是穴(腮肿痛处)。配穴:风池、曲池。每次4~8穴。

要点五　预防与调护★

预防	1. 痄腮流行期间,易感儿应少去公共场所。幼儿园及中小学校等集体单位要经常进行体格检查,有接触史的可疑患儿,要进行隔离观察,并用板蓝根 15~30g 煎汤口服,每日 1 次,连服 3~5 天。 2. 未曾患过本病的儿童,可给予免疫球蛋白。 3. 生后 14 个月可给予减毒腮腺炎活疫苗接种。
调护	1. 发病期间应隔离治疗,直至腮部肿胀完全消退后 3 天为止。患儿的衣被、用具等物品均应煮沸消毒。居室用食醋加水熏蒸进行空气消毒,每次 30 分钟,每日 1 次。 2. 患儿应卧床休息直至热退,并发睾丸炎者适当延长卧床休息时间。 3. 给予易消化、清淡流质饮食或软食为宜,忌吃酸、硬、辣等刺激性食物。每餐后用生理盐水或 4% 硼酸溶液漱口或清洗口腔,以保持口腔清洁。 4. 高热、头痛、嗜睡、呕吐者密切观察病情,及时给予必要的处置。睾丸肿大痛甚者,局部可给予冷湿敷,并用纱布做成吊带,将肿胀的阴囊托起。

【昭昭医考提示】　　　　　　　　痄腮快速记忆
　　　　　　　　　　　　　　少阳热毒陷心腹,柴葛普济败毒龙。

历年真题精选

【A2 型题】

1. 患儿,8 岁。发热 2 天,左侧腮部肿胀、疼痛,边缘不清,触之痛甚,咀嚼不便。伴头痛,咽痛,纳少,舌红苔薄黄,脉浮数。其治法是

A. 清热解毒,软坚散结　　　　　　　B. 疏风清热,散结消肿

C. 疏肝理气,软坚散结　　　　　　　D. 清肝泻火,活血镇痛

E. 滋阴降火,活血消肿

答案:B;　考点:痄腮邪犯少阳证的治疗

解析:痄腮(流行性腮腺炎),无神志障碍,无抽搐,无睾丸肿痛或少腹疼痛,辨为常证。患儿全身症状不重,未见高热、烦渴等症,所以为邪犯少阳证。治宜疏风清热,散结消肿。故选择 B。

2. 患儿,男,10 岁。患痄腮,腮部肿胀渐消退,右侧睾丸肿胀疼痛,舌红苔黄,脉数。治疗应首选

A. 银翘散　　　　　　　B. 小柴胡汤　　　　　　　C. 知柏地黄丸

D. 龙胆泻肝汤　　　　　E. 普济消毒饮

答案:D;　考点:痄腮变证毒窜睾腹的治疗

解析:此证为痄腮变证之毒窜睾腹,治宜清泻肝火、活血止痛,方用龙胆泻肝汤。故选择 D。

细目八　传染性单核细胞增多症

【考点透视】

熟悉传染性单核细胞增多症的发病特点、诊断及辨证论治。

要点一 传染性单核细胞增多症的定义、病因、病机★

	传染性单核细胞增多症
定义	传染性单核细胞增多症(简称传单)是由传单时邪(EB病毒)引起的急性传染病。临床表现多样,以发热、咽峡炎、淋巴结肿大、肝脾肿大、外周血中淋巴细胞增多并出现异型淋巴细胞增多为特征。患病后可获得持久免疫力,二次发病的很少。本病病程长短不一,自数周至数月不等,有并发症者病程较长。预后一般良好。本病属中医"瘟疫"范畴。
病因	传单时邪。
病机	本病为疫邪致病,发病按卫气营血规律传变,病涉脏腑经络,主要病机为热痰瘀互结。传单时邪由口鼻而入,首犯肺胃,致肺卫失宣,胃失和降,而致发热恶寒、鼻塞流涕、头痛咳嗽、咽红咽痛、恶心呕吐、不思饮食等。若瘟疫时邪不解,化火入里,燔灼气营、炼液成痰,痰热互结,上壅咽喉,瘀滞肝胆、经络,阻塞肺窍,则见发热持续、斑疹显露、咽喉红肿糜烂、瘰核肿大、腹中痞块、口眼歪斜、失语偏瘫、咳喘气促等。感邪较重者,邪陷厥阴,扰动神风,出现高热、抽搐、昏迷等。疾病后期,余邪未清,气阴耗伤,痰瘀流连,故见持续低热、盗汗神委、瘰核肿大、消退缓慢等。

要点二 诊断与鉴别诊断★

诊断要点		1. 有传单接触史。 2. 不规则发热:热型不定,体温波动在39℃左右,发热持续约1周左右,少数热程可达数周。 3. 咽峡炎:咽痛,咽部充血,扁桃体肿大、充血,可有灰白色假膜,或腭及咽部有小出血点及溃疡。 4. 淋巴结肿大:全身浅表淋巴结普遍受累,以颈部最为常见,腋下、腹股沟次之,中等硬度,无粘连及明显压痛,一般在发热退后数天或数周逐渐消退。 5. 肝脾肿大:约1/3患者有肝大,可有肝功能异常及黄疸。有半数患者脾大,偶有发生脾破裂。 6. 皮疹:约10%左右的患者在病后1周出现皮疹,形态多样,可为斑疹、丘疹、猩红热样斑疹,多在躯干部位,1周左右消退。 7. 累及心、肺、肾、脑时,可出现咳喘、惊厥、血尿、水肿、失语、偏瘫等症状。 8. 实验室检查:血常规白细胞计数增高,淋巴细胞和单核细胞增多,异型淋巴细胞10%以上。嗜异凝集试验阳性,EB病毒特异性抗体阳性。
鉴别诊断	溶血性链球菌感染引起的咽峡炎	传单早期发热、咽峡炎、淋巴结肿大,与链球菌性咽峡炎类似,但溶血性链球菌感染引起的咽峡炎血象示中性粒细胞增多,咽拭子细菌培养可得阳性结果,且青霉素治疗有效。
	传染性淋巴细胞增多症	临床症状轻微,轻度发热,多无明显肝脾及淋巴结肿大。外周血白细胞总数可升高,分类中以成熟淋巴细胞为主,约占60%～90%,异常淋巴细胞并不增高,骨髓象正常,嗜异性凝集试验阴性。
	急性淋巴细胞白血病	传单病程远较急性淋巴细胞白血病缓和,且嗜异性凝集试验阳性,血液异常淋巴细胞呈多形性,红细胞及血小板大多正常,骨髓象幼稚细胞比例不增高。

要点三 辨证论治★★

(一)辨证要点

辨卫气营血	邪郁肺卫	症见畏寒发热、咳嗽咽痛、头痛不适。
	气分热盛	壮热不退,口渴烦躁,热毒攻喉则咽喉肿烂,热毒流注则瘰疬结核,热毒外泄则皮疹发斑。
	热陷营血	气营两燔,营血受邪则发斑出血、神昏抽搐。后期气阴损耗,余毒未尽,表现为精神软弱、低热盗汗、瘰疬瘰核消退。

(二)治疗原则

以清热解毒、化痰祛瘀为基本治疗原则。

（三）分证论治

辨证分型	证候	治法	代表方
邪犯肺胃	发热、微恶风寒、鼻塞流涕、头痛咳嗽、咽红疼痛、恶心呕吐、不思饮食、颈淋巴结轻度肿大，或见皮肤斑丘疹，舌质红、苔薄白或薄黄、脉浮数。	疏风清热，宣肺利咽	银翘散
气营两燔	壮热烦渴、咽喉红肿疼痛、乳蛾肿大，甚则溃烂、口疮口臭、面红唇赤、红疹显露，便秘尿赤、淋巴结或肝脾肿大、舌质红，苔黄糙、脉洪数。	清气凉营，解毒化痰	普济消毒饮
痰热流注	发热、热型不定、颈、腋、腹股沟处浅表淋巴结肿大、以颈部为重，肝脾肿大、舌质红、苔黄腻、脉滑数。	清热化痰，通络散瘀	清肝化痰丸
湿热蕴滞	发热持续、缠绵不退，身热不扬，汗出不透，头身重痛，精神困倦、呕恶纳呆，口渴不欲饮，胸腹痞闷，面色苍黄，皮疹色红，大便黏滞不爽，小便短黄不利，舌偏红，苔黄腻，脉濡数。	清热解毒，行气化湿	甘露消毒丹
正虚邪恋	病程日久，发热渐退，或低热不退，神疲气弱，口干唇红，大便或干或稀，小便短黄，咽部稍红，淋巴结、肝脾肿大逐渐缩小，舌红绛或淡红，或苔少，脉细弱。	益气生津，兼清余热	气虚邪恋，竹叶石膏汤；阴虚邪恋，青蒿鳖甲汤、沙参麦冬汤

历年真题精选

【A1 型题】

1. 传染性单核细胞增多症做周围血象检查时，可见

A. 白细胞总数下降，淋巴细胞下降　　　　　B. 白细胞总数下降，中性粒细胞下降

C. 白细胞总数正常，中性粒细胞下降　　　　D. 白细胞总数增高，中性粒细胞升高

E. 白细胞总数增高，异型淋巴细胞 10% 以上

答案：E；　考点：传染性单核细胞增多症的诊断

解析：传染性单核细胞增多症的实验室检查：白细胞计数增高，淋巴细胞和单核细胞增多，异型淋巴细胞 10% 以上。故选择 E。

【A2 型题】

2. 患儿 4 岁，发热 4 天，高热烦渴，乳蛾肿大溃烂，颈、腋、腹股沟处浅表淋巴结肿大，肝脾肿大，舌质红，苔黄腻，脉滑数。诊为传染性单核细胞增多症，治疗应首选的方剂是

A. 安宫牛黄丸　　　　　B. 清肝化痰丸　　　　　C. 犀角地黄汤

D. 犀角地黄汤合增液汤　　　　　E. 青蒿鳖甲汤合清络饮

答案：B；　考点：传染性单核细胞增多症的分证论治

解析：题干中给出的症状符合传染性单核细胞增多症的诊断，具体证候关键抓舌脉，舌质红，苔黄腻，脉滑数提示为痰热流注，治法为清热化痰，通络散瘀，代表方剂为清肝化痰丸，故选择 B。

细目九　顿　咳

【考点透视】

1. 熟悉顿咳的临床特点。

2. 熟悉各证型的治法、方药。

要点一　顿咳的定义、病因病机、诊断★★

顿咳	
定义	顿咳是小儿时期感受时行邪毒引起的肺系时行疾病，临床以阵发痉挛性咳嗽、咳后有特殊的鸡鸣样吸气性吼声为特征。本病一年四季均可发生，但以冬春季节多见。5 岁以下小儿最易发病，年龄愈小，病情大多愈重，10 岁以上儿童较少发病。本病病程较长，如不及时治疗，可持续 2～3 个月以上。西医学称为百日咳。近年来，由于广泛开展百日咳菌苗的预防接种，百日咳发病率已大为降低。

续表

病因病机	本病主要病因病机为**外感时行邪毒侵入肺系,夹痰交结气道,导致肺失肃降**。顿咳病变脏腑以肺为主,初犯肺卫,继则由肺而影响肝、胃、大肠、膀胱,重者可内陷心脏。
诊断要点	1. **有百日咳接触史,且未接种过百日咳疫苗**。 2. 发病初期感冒症状逐渐减轻,而咳嗽反增;阵发性痉咳,**咳嗽末有鸡鸣样吸气性回声**,日轻夜重;面目浮肿,目睛出血,舌系带溃疡等。 3. 实验室检查:**血常规检查、细菌培养、免疫荧光检查、血清抗体检测可助确诊**。

要点二　辨证论治★★★

(一)辨证要点

顿咳可按初咳期、痉咳期、恢复期分阶段辨证。初咳期邪犯肺卫,辨风寒、风热;痉咳期痰阻肺络,辨痰火、痰浊;恢复期邪去正伤,辨阴虚、气虚。

(二)治疗原则

重在涤痰清火,泻肺降逆。本病主症虽呛咳不已,但不可妄用止涩之药,以防留邪为患。痉咳期痰火证居多,不可早用滋阴润肺之品,以防痰火不清,病程迁延难愈。

(三)分证论治

辨证分型	证候	治法	代表方
邪犯肺卫 (初咳期)	一般不发热或伴低热,**鼻塞流涕、喷嚏咳嗽**,2～3天后咳嗽日渐加重,并渐显日轻夜重,咳痰稀白,量不多或痰稠不易咯出,**咳声不畅,苔薄白或薄黄,脉浮紧或浮数**,指纹浮红或浮紫在风关。历时约1周左右。	疏风怯邪,宣肺止咳	**三拗汤**
痰火阻肺 (痉咳期)	咳嗽明显较前加重,**咳呛不已,持续难止**,日轻夜重,**痉咳后伴有深吸气样鸡鸣声,吐出痰涎或食物后方暂止**,不久可又发作。轻者每日咳5～6阵,重者多达40～50阵。每阵咳嗽可以自发,有时用力活动、进食、闻到刺激性气味等可诱发阵咳。痉咳3周后,常可伴有舌系带溃疡、两胁作痛、目睛红赤等。舌质红,苔薄黄,脉数,指纹紫达气关。历时一般持续2～6周,亦可达8周以上者。	清热泻肺,涤痰镇咳	**桑白皮汤合葶苈大枣泻肺汤**
气阴耗伤	痉咳缓解,咳嗽逐渐减轻,仍有**干咳无痰,或痰少而稠,声音嘶哑,伴低热,午后颧红、烦躁,夜寐不宁、盗汗、口干**,舌红,苔少或无苔,脉细数。或表现为咳声无力,痰白清稀,神倦乏力,气短懒言,纳差乏少,自汗或盗汗,大便不实,舌淡,苔薄白,脉细弱。历时2～4周。	养阴润肺,健脾益气	**肺阴亏虚者用沙参麦冬汤,肺脾气虚证用人参五味子汤**

要点三　预防与调护★

预防	1. **按时接种白百破三联疫苗**。 2. 易感儿在疾病流行期间避免去公共场所。 3. 发现顿咳患儿要及时**隔离4～7周**。 4. 与顿咳病儿有接触史的易感儿应观察3周,并服中药预防。
调护	1. 居室空气新鲜,防止受凉,**避免接触烟尘、异味、辛辣等刺激物**。 2. 注意休息,保证充足睡眠,保持心情愉快,防止精神刺激、情绪波动。 3. 饮食富营养易消化,避免煎炸辛辣酸咸等刺激性食物。**宜少食多餐**,防止剧咳时呕吐。**婴幼儿要注意防止呕吐**物呛入气管,避免引起窒息。

【A2 型题】

患儿，2 岁，咳嗽 2 周，日轻夜重，咳后伴有深吸气样鸡鸣声，吐出痰涎后食物后暂时缓解，不久又复发作，昼夜达十余次，舌质红，舌苔黄，脉滑数，治疗应首选

A. 桑白皮汤合葶苈大枣泻肺汤　　B. 苏子降气汤合黛蛤散

C. 麻杏石甘汤合葶苈丸　　D. 麻黄汤合葶苈大枣泻肺汤

E. 泻白散合黛蛤散

答案：A；　考点：顿咳痰火阻肺证的治疗

解析：小儿咳后有深吸气样鸡鸣声，是顿咳（百日咳）的临床特点。由小儿吐出痰涎或食物后可缓解，舌质红，苔黄，脉滑数可辨证痰火阻肺证，当泻肺清热、涤痰镇咳，方用桑白皮汤合葶苈大枣泻肺汤。故选择 A。

第九单元　虫　证

细目一　蛔虫病

【考点透视】

本单元考试涉及内容较少，熟悉蛔厥证的方药即可。

要点一　蛔虫病的定义、病因、诊断★

蛔虫病	
定义	蛔虫病是感染蛔虫卵引起的小儿常见肠道寄生虫病，以脐周疼痛，时作时止，饮食异常，大便下虫，或粪便镜检有蛔虫卵为主要特征。本病无明显的季节性。其发生率农村高于城市，儿童高于成人，尤多见于 3～10 岁的儿童。蛔虫病不仅影响小儿的食欲及肠道功能，而且影响小儿的生长发育。重者可能出现并发症，其中以蛔厥证、虫瘕证多见。
病因	感染蛔虫卵。
诊断要点	1. 可有吐蛔、便蛔史。 2. 反复脐周疼痛，时作时止，腹部按之有条索状物或团块，轻揉可散，食欲异常，形体消瘦，可见挖鼻、咬指甲、睡眠磨牙、面部白斑。 3. 合并蛔厥、虫瘕，可见阵发性剧烈腹痛，伴恶心呕吐，甚或吐出蛔虫。蛔厥者，可伴有畏寒发热，甚至出现黄疸。虫瘕者，腹部可扪及虫团，按之柔软可动，多见大便不通。 4. 大便病原学检查：应用直接涂片法，或厚涂片法，或饱和盐水浮聚法，检出粪便中蛔虫卵即可确诊，但粪检未查出虫卵也不能排除本病。

要点二　辨证论治★★

（一）辨证要点

辨六腑症候	肠虫证	最为多见，虫踞肠腑，多为实证，以发作性脐周腹痛为主要症状。
	蛔厥证	蛔虫入膈，窜入胆腑，腹痛在剑突下、右上腹，呈阵发性剧烈绞痛，痛时肢冷汗出，多有呕吐，且常见呕吐胆汁和蛔虫，证属寒热错杂，病初多偏寒，继之渐化热。
	虫瘕	虫团聚结肠腑，腹痛剧痛不止，阵发性加重，腹部可扪及条索状或团状包块，伴有剧烈呕吐，大便多不通。

（二）治疗原则

本病治疗以驱蛔杀虫为主，辅以调理脾胃之法。如病情较重，腹痛剧烈，或出现蛔厥、虫瘕等并发症者，根据蛔"得酸则安、得辛则伏、得苦则下"的特性，先予酸、辛、苦等药味，以安蛔止痛治标，也可以标本兼施，安蛔、驱虫、通下并用，使胆腑、肠腑通利，腹痛较快缓解。

（三）分证论治

辨证分型	证候	治法	代表方
肠虫证	脐腹部疼痛,轻重不一,时作时止,或不思饮食,或嗜食异物,大便不调,或泄泻或便秘,或便下蛔虫,面色多黄滞,可见面部白斑,白睛蓝斑,唇内粟状白点,夜寐齘齿。甚者,腹部可扪及条索状物,时聚时散,形体消瘦,肚腹胀大,青筋显露。舌苔多见花剥或腻,舌尖红赤,脉弦滑。	驱蛔杀虫,调理脾胃	使君子散
蛔厥证	有肠蛔虫症状,突然腹部绞痛,弯腰屈背,辗转不宁,肢冷汗出,恶心呕吐,常吐出胆汁或蛔虫。腹部绞痛呈阵发性,疼痛部位在右上腹或剑突下,疼痛可暂时缓解减轻,但又反复发作。重者腹痛持续而阵发性加剧,可伴畏寒发热,甚至出现黄疸。舌苔多黄腻,脉弦数或滑数。	安蛔定痛,继则驱虫	乌梅丸
虫瘕证	有肠蛔虫症状,突然阵发性脐腹剧烈疼痛,部位不定,频繁呕吐,可呕出蛔虫,大便不下或少量,腹胀,腹部可扪及质软、无痛的可移动团块。病情持续不缓解者,见腹硬、压痛明显、肠鸣、无矢气。舌苔白或黄腻,脉滑数或弦数。	行气通腑,散蛔驱虫	驱蛔承气汤

要点三　其他疗法★★

单方验方	使君子仁文火炒黄嚼服。每岁1～2粒,最大剂量不超过20粒。晨起空腹服之,连服2～3天。用于驱蛔;鹤虱丸。南鹤虱180g,吴茱萸150g,橘皮120g,桂心90g,槟榔120g。捣筛,蜜和丸,如梧桐子大。每服20丸,蜜汤下,1日2次,渐加至30丸,以虫出为度。用于蛔虫腹痛;椒目6g,豆油150mL。油烧开后入椒目,椒目以焦为度,去椒喝油,分1～2次喝下,用于虫瘕证。
推拿疗法	按压上腹部剑突下3～4cm处,手法先轻后重,一压一推一松,连续操作7～8次,待腹肌放松时,突然重力推压一次,若患儿腹痛消失或减轻,表明蛔虫已退出胆道,可停止推拿。用于蛔厥证。 用掌心以旋摩法顺时针方向按摩患儿脐部,手法由轻到重。如虫团松动,但解开较慢,可配合捏法帮助松解。用于虫瘕证。
针灸疗法	1. 迎香透四白、胆囊、内关、足三里、中脘、人中。强刺激,泻法。用于蛔厥证。2. 天枢、中脘、足三里、内关、合谷。强刺激,泻法。用于虫瘕证。
西医治疗	1. 甲苯咪唑200mg,顿服。2岁以下小儿禁用。用于驱虫。 2. 阿苯达唑(丙硫咪唑)200mg,顿服。2岁以下小儿禁用。用于驱虫。 3. 枸橼酸哌嗪(驱蛔灵)每日100～160mg/kg,最大量不超过3g,连服2日。

要点四　预防与调护★

预防	1. 注意个人卫生,饭前便后洗手,不吃生菜及未洗净的瓜果,不饮用生水,以减少虫卵入口的机会。 2. 不随地大便,妥善处理好粪便,切断传染途径,保持水源及食物不受污染,减少感染机会。
调护	1. 饮食宜清淡,少食辛辣肥腻之品,以免助热生湿。 2. 服驱虫药宜空腹,服药后要注意休息和饮食,保持大便通畅,注意服药后反应及排虫情况。

细目二　蛲虫病

要点一　蛲虫病的定义、病因、诊断★

蛲虫病		
定义	蛲虫病是由蛲虫寄生人体所致的小儿常见肠道寄生虫病,以夜间肛门及会阴附近奇痒并见到蛲虫为特征。蛲虫色白,形细小如线头俗称"线虫"。本病无明显的季节性。患儿是唯一的传染源。儿童感染率高于成人,2～9岁儿童感染率最高,尤以集体机构的儿童高发。如果无重复感染可自行痊愈。	
病因	感染蛲虫。	

续表

诊断要点	1. 有喜以手摄取食物、吮手指等不良卫生习惯。
	2. 以夜间肛门及会阴部奇痒、睡眠不安为主要临床表现，可并见尿频、遗尿、腹痛等症。大便或肛周可见 8～13mm 长的白色线状成虫。
	3. 用肛门拭纸法检查虫卵，常用方法有：①透明胶纸法：用透明胶纸黏擦肛门周围皮肤，虫卵即被黏于胶面，然后将纸平贴于玻璃片上，镜检虫卵。②棉签拭子法：用蘸有生理盐水的消毒棉签拭擦肛周，然后将拭擦物洗入饱和生理盐水，用漂浮法查虫卵。

要点二　辨证论治★★★

（一）辨证要点

辨虚实轻重	轻症	轻者一般无明显全身症状，仅有肛门及会阴瘙痒。
	重症	重者蛲虫较多，湿热内生，并见烦躁、夜惊、磨牙、恶心、食欲不振、腹痛。
	虚证	若病程较久，耗伤气血，可引起一些全身症状，以脾胃虚弱为主。
	实证	病初多属实证。

（二）治疗原则

本病治疗以驱虫为主，常将内服、外治相结合。对病久脾胃虚弱者，在驱虫、杀虫时，应注意调理脾胃。

（三）治疗方法

分证论治	肛门、会阴部瘙痒，夜间尤甚，睡眠不宁，烦躁不安，或尿频、遗尿，或女孩前阴瘙痒，分泌物增多，或食欲不振，形体消瘦，面色苍黄。舌淡，苔白，脉无力。治法：杀虫止痒，结合外治。代表方剂：驱虫粉。
外治疗法	1. 百部 150g，苦楝皮 60g，乌梅 9g 加水适量，煎煮取汁 20～30mL，保留灌肠，连续 3 天为 1 疗程。用于驱杀蛲虫。
	2. 百部 50g，苦参 25g。共研细末，加凡士林调成膏状，每晚睡前用温水洗肛门后涂药膏，连用 7 天。用于杀虫止痒。
	3. 蛲虫软膏（含 30％百部浸膏，0.2％龙胆紫）擦肛门皱襞周围，并挤少许入肛内，有杀虫止痒作用。
西医治疗	1. 扑蛲灵，每次 5mg/kg，总量不超过 0.25g，睡前 1 次顿服。必要时 2～3 周后重复治疗。用于驱虫。
	2. 阿苯哒唑（丙硫咪唑），每次 200～400mg，1 次顿服。为防止再感染，服药后间隔 1～2 周再服 100～200mg。2 岁以下小儿禁用。用于驱虫。

要点三　预防与调护

预防	1. 加强卫生宣教，普及预防蛲虫感染的知识，改善环境卫生，切断传播途径。
	2. 注意个人卫生，养成良好卫生习惯，不吮吸手指，勤剪指甲，饭前、便后洗手。
调护	1. 患儿床单及内衣应勤洗换，并用开水煮沸消毒，以杀死虫卵。
	2. 勤洗肛门。防止小儿用手搔抓肛门。
	3. 治疗期间应配合清洁环境和衣被、食物、玩具的消毒，0.5％碘液可用于消毒玩具等物品。

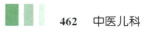 历年真题精选

【A2 型题】

患儿，7 岁。突然胃脘部绞痛，弯腰曲背，肢冷汗出，呕吐蛔虫 1 条。治疗应首选

A. 使君子散　　　　B. 加味温胆汤　　　　C. 丁萸理中汤　　　　D. 乌梅丸　　　　E. 定吐丸

答案：D；考点：蛔厥证的辨证论治

解析：蛔厥证用乌梅丸。蛔虫症无突然胃脘部绞痛之类的急性症状，方用使君子散。故根据题干选择 D。

第十单元　其他疾病

细目一　夏季热

【考点透视】

1. 熟悉夏季热的临床特点及其症状与体温变化的关系。

2. 熟悉暑伤肺胃与上盛下虚的主症、治法、方药,尤其是上盛下虚证。

要点一　夏季热的定义、病因病机、诊断 ★

夏季热	
定义	夏季热又称暑热症,是婴幼儿在暑天发生的特有的季节性疾病,临床以长期发热、口渴多饮、多尿、少汗或汗闭为特征。本病多见于 6 个月~3 岁的婴幼儿,5 岁以上者少见。我国南方气候炎热地区发病者较多。发病集中在 6、7、8 三个月,与气温升高、气候炎热有密切关系,气温愈高,发病愈多,且随着气温升高而病情加重。秋凉以后,症状能自行消退。本病若无并发症,预后良好。
病因病机	夏季热的发病原因,在于小儿体质不能耐受夏季炎暑。体弱小儿为暑气所伤,肌腠受灼,内侵肺胃。暑热内蕴,灼伤肺胃之津,则内热炽盛,故发热、口渴多饮。暑气伤于肺卫,腠理开阖失司,肌肤闭而失宣,又津津为暑热所伤,津气两亏,水源不足,水液无以输布,故见少汗或汗闭。同时,小儿脾胃薄弱,加之暑伤脾气,中阳不振,气虚下陷,气不化水,使水液下趋膀胱而尿多。 本病虽发生于夏季,但因属小儿体质不耐炎暑而发,并非感受暑邪,因而无暑邪入营入血之传变变化,至秋凉后可自愈。
诊断要点	1. 发热:多数患儿表现为暑天渐渐起病,随着气温上升而体温随之上升,可在38℃~40℃之间,并随着气温升降而波动,发热期可达 1~3 个月,随着气候转为凉爽,体温自然下降至正常。 2. 少汗或汗闭:虽有高热,但汗出不多,仅在起病时头部稍有汗出,甚或无汗。 3. 多饮多尿:患儿口渴逐渐明显,饮水日增,24 小时可饮水 2000~3000mL,甚至更多。小便清长,次数频繁,每日可达 20~30 次,或随饮随尿。 4. 其他症状:病初一般情况良好。发热持续不退时可伴食欲减退,形体消瘦,面色少华,或伴倦怠乏力,烦躁不安,但很少发生惊厥。 5. 实验室检查:除部分患儿血常规可呈淋巴细胞百分数增高外,其他检查在正常范围。

要点二　辨证论治 ★★★

（一）辨证要点

辨以何证为主	暑伤肺胃	疾病初起,平素体健者多不见病容,但有发热、口渴多饮、多尿,纳食如常,舌红脉数,多为暑伤肺胃。
	肾阳损伤	疾病日久,平素体弱多病,或先天禀赋不足者,除暑热证的典型表现外,还见面色苍白、下肢清冷、大便稀薄,多为上盛下虚。

（二）治疗原则

以清暑泄热、益气生津为基本原则。

（三）分证论治

辨证分型	证候	治法	代表方
暑伤肺胃	入夏后体温渐高,发热持续,气温越高,体温越高,皮肤灼热,少汗或无汗,口渴引饮,小便频数,甚则饮一溲一,精神烦躁,口唇干燥,舌质稍红,苔薄黄,脉数。	清暑益气,养阴生津	王氏清暑益气汤
上盛下虚	发热日久不退,朝盛暮衰,精神萎靡或虚烦不安,面色苍白,下肢清冷,小便清长,频数无度,大便稀溏,口渴多饮,舌质淡,苔薄黄,脉细数无力。	温补肾阳,清心护阴	温下清上汤

要点三 预防与调护

1. 改善居住条件,注意通风,保持凉爽。有条件者室内安装空调或易地避暑。

2. 加强体格锻炼,防治各种疾病,已病者要注意调理,及时恢复健康。

3. 饮食宜清淡,注意营养物质的补充,少喝白开水,可用西瓜汁、金银花露等代茶,或以蚕茧、红枣、乌梅煎汤代茶饮。

4. 高热时可适当采用物理降温。常温水沐浴,帮助发汗降温。注意皮肤清洁,防止并发症。

【昭昭医考提示】　　　　　　　　夏季热快速记忆

脾肾阳虚气阴虚,温下清上清暑气。

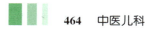

历年真题精选

【A1 型题】

1. 夏季热上盛下虚证的病机是

A. 脾胃亏虚　　　B. 脾阳不振　　　C. 胃热炽盛　　　D. 心火内盛　　　E. 脾肾阳虚

答案:E; 考点:夏季热上盛下虚证的病机

解析:夏季热上盛下虚证的病机是脾肾阳虚。故选择 E。

【A2 型题】

2. 患儿,2 岁。时值夏季,发热持续 1 个月余,朝盛暮衰,口渴多饮,尿多清长,无汗,面色苍白,下肢欠温,大便溏薄,舌淡苔薄。治疗应首选

A. 白虎汤　　　B. 新加香薷饮　　　C. 温下清上汤　　　D. 竹叶石膏汤　　　E. 王氏清暑益气汤

答案:C; 考点:夏季热上盛下虚证的治疗

解析:患儿 3 岁以下,夏季发病,临床以长期发热、口渴多饮、多尿、无汗为特征,故诊为夏季热。朝盛暮衰,口渴多饮为该病上盛下虚证的主要表现。故选择 C。

细目二 紫 癜

【考点透视】

重点掌握紫癜各证型的治法、方药、尤其是风热伤络证。

要点一 紫癜的定义、病因、病机★

紫癜	
定义	紫癜是小儿常见的出血性疾病之一,以血液溢于皮肤、黏膜之下,出现瘀点瘀斑,压之不退色为其临床特征,常伴鼻衄、齿衄,甚则呕血、便血、尿血。本病包括西医学的过敏性紫癜和血小板减少性紫癜。过敏性紫癜好发年龄为 3～14 岁,尤以学龄儿童多见,男性多于女性,春秋两季发病较多。血小板减少性紫癜发病年龄多在 2～5 岁,男女发病比例无差异,其死亡率约 1%,主要致死原因为烦内出血。
病因	小儿素体正气亏虚,外感风热时邪。
病机	风热之邪与气血相搏,热伤血络,迫血妄行,溢于脉外,渗于皮下,发为紫癜。邪重者,还可伤其阴络,出现便血、尿血等。若血热损伤肠络,血溢络外,碍滞气机,可致剧烈腹痛;夹湿流注关节,则可见局部肿痛,屈伸不利。若小儿先天禀赋不足,或疾病迁延日久,耗气伤阴,均可致气虚阴伤,病情由实转虚,或虚实夹杂。气虚则统摄无权,气不摄血,血液不循常道而溢于脉外;阴虚火旺,血随火动,渗于脉外,可致紫癜反复发作。本病病位在心、肝、脾、肾。

要点二 诊断与鉴别诊断★★

诊断与鉴别诊断	过敏性紫癜	发病前可有上呼吸道感染或服食某些致敏食物、药物等诱因。紫癜多见于下肢伸侧及臀部、关节周围,为高出皮肤的鲜红色至深红色丘疹、红斑或荨麻疹,大小不一,多呈对称性,分批出现,压之不退色。可伴有腹痛、呕吐、血便等消化道症状,游走性大关节肿痛,及血尿、蛋白尿等。血小板计数、出凝血时间、血块收缩时间均正常。应注意定期检查尿常规,可有镜下血尿、蛋白尿。

诊断与鉴别诊断	血小板减少性紫癜	皮肤、黏膜见瘀点、瘀斑,瘀点多为针尖样大小,一般不高出皮面,多不对称,可遍及全身,但以四肢及头面部多见。可伴有鼻衄、齿衄、尿血、便血等,严重者可并发颅内出血。血小板计数显著减少,急性型一般低于 20×10^9/L,慢性型一般为$(30\sim80)\times10^9$/L,出血时间延长,血块收缩不良,束臂试验阳性。

要点三 辨证论治★★

（一）辨证要点

辨虚实	实证	起病急,病程短,紫癜颜色鲜明者,多属实。
	虚证	起病缓,病情反复,病程缠绵,紫癜颜色较淡者,多属虚。
辨分期	早期	早期多为风热伤络,血热妄行,常兼见湿热痹阻或热伤胃络。
	后期	后期多见阴虚火旺或气不摄血。血小板减少性紫癜,急性型多为血热妄行,慢性型多为气不摄血或阴虚火旺。

（二）治疗原则

实证以清热凉血为主;虚证以益气摄血、滋阴降火为主。

（三）分证论治

辨证分型	证候	治法	代表方
风热伤络	起病较急,全身皮肤紫癜散发,尤以下肢及臀部居多,呈对称分布,色泽鲜红,大小不一,或伴痒感,可有发热、腹痛、关节肿痛、尿血等,舌质红,苔薄黄,脉浮数。	疏风散邪,清热凉血	连翘败毒散
血热妄行	起病较急,皮肤出现瘀点瘀斑,色泽鲜红,或伴鼻衄、齿衄、便血、尿血,血色鲜红或紫红,同时见心烦、口渴、便秘,或伴腹痛,或有发热,舌红,脉数有力。	清热解毒,凉血止血	犀角地黄汤
气不摄血	起病缓慢,病程迁延,紫癜反复出现,瘀斑、瘀点颜色淡紫,常有鼻衄、齿衄、面色苍黄,神疲乏力,食欲不振,头晕心慌,舌淡苔薄,脉细无力。	健脾养心,益气摄血	归脾汤
阴虚火旺	紫癜时发时止,鼻衄齿衄,血色鲜红,低热盗汗,心烦少寐,大便干燥,小便黄赤,舌光红,苔少,脉细数。	滋阴降火,凉血止血	大补阴丸、知柏地黄丸

要点四 预防与调护★

预防	1. 积极参加体育活动,增强体质,提高抗病能力。 2. 过敏性紫癜要尽可能找出引发的各种原因。积极防治上呼吸道感染,控制扁桃体炎、龋齿、鼻窦炎,驱除体内各种寄生虫,不吃容易引起过敏的饮食及药物。 3. 对血小板减少性紫癜,要注意预防呼吸道感染、麻疹、水痘、风疹及肝炎等疾病,否则易于诱发或加重病情。
调护	1. 急性期或出血量多时,要卧床休息,限制患儿活动,消除其恐惧紧张心理。 2. 避免外伤跌仆碰撞,以免引起出血。 3. 血小板计数低于 20×10^9/L 时,要密切观察病情变化,防治各种创伤与颅内出血。 4. 饮食宜清淡、富于营养、易于消化。呕血、便血者应进半流质饮食,忌硬食及粗纤维食物。忌辛辣刺激食物。血小板减少性紫癜患儿平素可多吃带衣花生仁、红枣等食物。

【昭昭医考提示】　　　　　　　　紫癜快速记忆
虚火热热不摄血,补阴连犀归脾汤。

历年真题精选

【A2 型题】

1. 患儿,5 岁。臀部及下肢紫癜 1 天,呈对称性,色鲜红,瘙痒,发热,舌红,苔薄黄,脉浮数。治疗应首选

A. 犀角地黄汤   B. 连翘败毒散   C. 归脾汤   D. 化斑汤   E. 大补阴丸

答案：B；　考点：紫癜风热伤络证的治疗

解析：根据主症诊为紫癜,"瘙痒,发热,舌红,脉浮数"为其关键,表明有风热之邪侵袭肌表,当诊断为紫癜的风热伤络证,方用连翘败毒散。故选择 B。

【B 型题】

(2～3 题共用选项)

A. 滋阴降火,凉血止血   B. 疏风散邪,清热凉血

C. 理气化瘀,活血止血   D. 健脾养心,益气摄血

E. 清热解毒,凉血止血

2. 紫癜风热伤络证的治法是

答案：B

3. 紫癜阴虚火旺证的治法是

答案：A；　考点：紫癜的辨证论治

解析：紫癜风热伤络证的治法是疏风散邪,清热凉血;紫癜阴虚火旺证的治法是滋阴降火、凉血止血。故 2 题选择 B,3 题选择 A。

细目三　皮肤黏膜淋巴结综合征

【考点透视】

1. 熟悉皮肤黏膜淋巴结综合征的临床特点。

2. 熟悉各证型的治法、方药。

要点一　皮肤黏膜淋巴结综合征的定义、病因、病机★

	皮肤黏膜淋巴结综合征
定义	皮肤黏膜淋巴结综合征又称川崎病,是一种以全身血管炎性病变为主要病理的急性发热性出疹性疾病,临床以持续发热、多形红斑、球结膜充血、草莓舌、颈淋巴结肿大、手足硬肿为特征。本病好发于婴幼儿,男女比例为(1.3～1.5)∶1,病程多为 6～8 周。
病因	温热邪毒。
病机	本病为温热邪毒从口鼻而入,犯于肺卫,蕴于肌腠,内侵入气及营扰血而传变,尤以侵犯营血为甚,病变脏腑则以肺胃为主,可累及心肝肾诸脏。温热邪毒初犯于肺卫,蕴于肌腠,酿生发热。迅速入里,热盛化火,内入肺胃,阳热亢盛,炽于气分,熏蒸营血,动血耗血,见壮热不退、皮肤斑疹、口腔黏膜及眼结膜充血等症。热毒痰邪凝阻经络,臖核肿大疼痛;热盛伤津,致口干、舌红、草莓舌;热炽营血,血液凝滞,运行不畅,造成血瘀诸症。病之后期,热势去而气虚阴津耗伤,疲乏少力,指趾皮肤脱皮。

要点二　诊断与鉴别诊断★

诊断要点	1. 持续发热 5 天以上,抗生素治疗无效。 2. 双侧球结合膜充血。 3. 口唇鲜红、皲裂,杨梅舌,口咽黏膜弥漫充血。 4. 手足硬肿,掌趾红斑,恢复期指趾脱皮。 5. 躯干部多形性红斑样皮疹。 6. 颈淋巴结肿大,多为单侧,很快消退。

鉴别诊断	幼年类风湿病	发热时间较长,可持续数周或数月,对称性、多发性关节炎,尤以指趾关节受累比较突出,类风湿因子可为阳性。

【昭昭医考提示】

皮肤黏膜淋巴结综合征的 6 条诊断要点中具备包括发热在内的 5 条即可确诊。不足 4 项,但有冠状动脉损害者,也可确诊。

要点三　辨证论治★★

（一）辨证要点

辨病位	邪在肺卫	发热、微恶风、咽红,一般为时短暂。
	邪在气分	化热入里,热炽气分,症见高热持续、口渴喜饮、皮疹布发。
	邪入营血	症见斑疹红紫、草莓舌、烦躁嗜睡。

【昭昭医考提示】

本病易于形成瘀血,症见斑疹色紫,手足硬肿,舌质红绛,指纹紫滞等,若是瘀血阻塞脉络,还可见心悸、右胁下痞块等多种征象。

（二）治疗原则

以清热解毒、活血化瘀为主。本病易于形成瘀血,自初期至后期始终应注意活血化瘀法的应用。温毒之邪多从火化,最易伤阴,在治疗中又要分阶段滋养胃津,顾护心阴。

（三）分证论治

辨证分型	证候	治法	代表方
卫气同病	发病急骤,持续高热,微恶风,口渴喜饮,目赤咽红,手掌足底潮红,躯干皮疹显现,颈部臖核肿大,或伴咳嗽,轻度泄泻,舌质红,苔薄,脉浮数。	辛凉透表,清热解毒	银翘散
气营两燔	壮热不退,昼轻夜重,咽红目赤,唇赤干裂,烦躁不宁,或有嗜睡,肌肤斑疹,或见关节痛,或颈部臖核肿痛,手足硬肿,随后指趾端脱皮,舌质红绛,状如草莓,苔薄黄,脉数有力。	清气凉营,解毒化瘀	清瘟败毒饮
气阴两伤	身热渐退,倦怠乏力,动辄汗出,咽干唇裂,口渴喜饮,指趾端脱皮或潮红脱屑,心悸,纳少,舌质红,苔少,脉细弱不整。	益气养阴,清解余热	沙参麦冬汤

要点四　西医治疗★

1. 丙种球蛋白:在发病早期(发病 10 日以内)大剂量应用丙种球蛋白静脉输入,2g/kg,于 10～12 小时左右一次静脉缓慢滴入。

2. 阿司匹林:每天 30～50mg/kg,退热后可减为每天 3～5mg/kg,直至血沉、血小板恢复正常后停药(一般在发病后 6～8 周)。

3. 如有心源性休克、心力衰竭及心律失常者,予相应治疗。

要点五　预防与调护

预防	1. 合理喂养,适当户外活动,增强体质。 2. 积极防治各种感染性疾病。
调护	1. 饮食宜清淡新鲜,补充足够水分。保持口腔清洁。适度卧床休息。 2. 密切观察病情变化,特别是及时发现并发症。 3. 本症患儿须随访半年至 1 年。有冠状动脉扩张者须长期随访,每半年至少做 1 次超声心动图检查,直到冠状动脉扩张消失为止。

【昭昭医考提示】　　　　　　　皮肤黏膜淋巴结综合征快速记忆
卫气气营后伤阴,银翘清瘟沙麦冬。

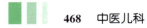 历年真题精选

【B型题】
(1~2题共用选项)
A. 银翘散　　　　B. 清瘟败毒饮　　C. 白虎汤　　　D. 新加香薷饮　　　E. 凉膈散
1. 治疗皮肤黏膜淋巴结综合征卫气同病,应首选
答案:A
2. 治疗皮肤黏膜淋巴结综合征气营两燔,应首选
答案:B;　考点:皮肤黏膜淋巴结综合征的辨证论治
解析:皮肤黏膜淋巴结综合征好发于婴幼儿,是全身血管炎症病变为主要病理的急性发热性出疹性疾病,以不明原因发热、多形性红斑、球黏膜充血、草莓舌和颈淋巴结肿大,手足硬肿为特征。病因为温热邪毒,病机为热盛血瘀。1题为卫气同病,故选择A,2题为气营两燔,故选择B。

细目四　维生素 D 缺乏性佝偻病

【考点透视】
了解维生素 D 缺乏性佝偻病的发病特点、诊断及分证论治。

要点一　维生素 D 缺乏性佝偻病的定义、病因、病机★

维生素 D 缺乏性佝偻病	
定义	维生素 D 缺乏性佝偻病简称佝偻病,是由于儿童体内维生素 D 不足,致使钙磷代谢失常的一种慢性营养性疾病,以正在生长的骨骺端软骨板不能正常钙化,造成骨骼病变为其特征。婴幼儿生长快,户外活动少,容易发生维生素 D 缺乏,故本病主要见于 2 岁以内婴幼儿。本病轻者如治疗得当,预后良好;重者如失治、误治,易导致骨骼畸形,留有后遗症影响儿童正常生长发育。
病因	禀赋不足、后天失养、日照不足、体虚多病。
病机	本病病机主要是脾肾虚亏,常累及心肺肝。若肾气不足则骨髓不充,骨骼发育障碍,出现颅骨软化、前囟晚闭、齿迟,甚至骨骼畸形;脾虚则面色欠华,纳呆,肌肉松弛,大便不实;脾虚及肺,卫外不固,则见多汗,反复感冒,甚至肺气闭塞而引起肺炎喘嗽;心气不足,心神不宁,脾虚失抑,肝木亢旺,因而夜惊、烦躁。

要点二　诊断与鉴别诊断★★

诊断要点		早期的多汗、烦躁等神经兴奋性增高的症状无特异性,因此仅根据临床表现诊断的准确率较低。要结合患儿的年龄、季节、早产、日光照射或维生素 D 摄入不足以及母亲孕期情况等进行综合分析。可疑病例可做 X 线长骨检查和血清生化检测以助诊断。
鉴别诊断	先天性甲状腺功能低下	出生 3 个月后呈现生长发育迟缓,体格明显矮小,出牙迟,前囟大而闭合晚,神情呆滞,腹胀,食欲不振等。患儿智力低下,有特殊面容。血清 TSH、凡测定可资鉴别。
	脑积水中医学称"解颅"	发病常在出生后数月,前囟及头颅进行性增大,且前囟饱满紧张,骨缝分离,两眼下视,如"落日状"。X 线片示颅骨穹隆膨大,颅骨变薄,囟门及骨缝宽大等。

要点三　辨证论治★★

(一)辨证要点

辨病位	病在脾	病在脾,除佝偻病一般表现外,尚有面色欠华、纳呆、便溏、反复呼吸道感染。
	病在肾	病在肾,则以骨骼改变为主。
辨轻重	轻证	单有神经精神症状,骨骼病变较轻或无病变者,为轻证。
	重证	不分寤寐,汗出较多,头发稀少,筋肉痿软,骨骼改变明显者,为重证。

（二）治疗原则

本病的治疗当以调补脾肾为要。

（三）分证论治

辨证分型	证候	治法	代表方
肺脾气虚	多汗夜惊，烦躁不安，发稀枕秃，囟门增大，伴有轻度骨骼改变，形体虚胖，肌肉松软，食欲不振，易反复感冒，舌淡苔薄白，脉细无力。	健脾补肺	人参五味子汤
脾虚肝旺	头部多汗，发稀枕秃，囟门迟闭，出牙延迟，坐立行走无力，夜啼不宁，易惊多惕，甚则抽搐，纳呆食少，舌淡苔薄，脉细弦。	健脾助运，平肝息风	益脾镇惊散
肾精亏损	有明显的骨骼改变症状，如头颅方大、肋软骨沟、肋串珠、手镯、足镯、鸡胸、漏斗胸等、O形或X形腿，出牙、坐立、行走迟缓，并有面白虚烦，多汗肢软，舌淡苔少，脉细无力。	补肾填精，佐以健脾	补肾地黄丸

要点四　西医治疗★

初期每日口服维生素D5000～10000IU，连服1个月。激期每日口服维生素D1万～2万IU，连服1个月。不能坚持口服者可肌内注射维生素D$_2$，每次40万IU（或D$_3$30万IU），连用1～3次，每次间隔1个月。在给维生素D的同时应给钙剂每次0.5～1.0g，每日2～3次，连服2～3个月。

要点五　预防与调护

预防	1. 加强孕期保健，孕妇要有适当的户外活动。 2. 加强婴儿护养，提倡母乳喂养，及时添加辅食，多晒太阳，增强体质。 3. 早期补充维生素D，每日口服400IU。
调护	1. 患儿不要久坐、久站，不系过紧的裤带，提倡穿背带裤，减轻骨骼畸形。 2. 每日户外活动，直接接受日光照射，同时防止受凉。

◇ 历年真题精选

【A2型题】

1. 患儿11个月，出牙延迟，头颅方大，肋骨串珠，行走迟缓。证属

A. 肾阳不足　　B. 肾精亏损　　C. 肝肾阴虚　　D. 脾气虚弱　　E. 肺气不足

答案：B；考点：维生素D缺乏性佝偻病的证候

解析：维生素D缺乏性佝偻病采用脏腑辨证，辨别以脾虚为主或肾虚为主，病在脾，除佝偻病一般表现外，尚有面色欠华，纳呆，便溏，反复呼吸道感染；病在肾，则以骨骼改变为主。从题干的症状可以看出，该患儿以骨骼改变为主，故病在肾，属于肾精亏损，故选择B。

【B型题】

（2～3题共用选项）

A. 前囟凹陷　　B. 苦笑面容　　C. 三凹征　　D. 落日状　　E. 头颅方大，漏斗胸

2. 上述各项，属解颅临床特征的是

答案：D

3. 上述各项，属佝偻病临床特征的是

答案：E；考点：维生素D缺乏性佝偻病的鉴别诊断

解析：解颅即脑积水，表现为前囟及头颅进行性增大，且前囟饱满紧张，骨缝分离，两眼下视，如"落日状"。维生素D缺乏性佝偻病以正在生长的骨骺端软骨板不能正常钙化，造成骨骼病变为其特征，故2题选择D，3题选择E。

针灸学

单元	内容	考点级别
第一单元	经络系统	★★★★
第二单元	经络的作用和经络学说的临床应用	★
第三单元	腧穴的分类	★★
第四单元	腧穴的主治特点和规律	★★★
第五单元	特定穴	★★★★
第六单元	腧穴的定位方法	★★★
第七单元	手太阴肺经、腧穴	★★
第八单元	手阳明大肠经、腧穴	★★
第九单元	足阳明胃经、腧穴	★★★
第十单元	足太阴脾经、腧穴	★★
第十一单元	手少阴心经、腧穴	★★
第十二单元	手太阳小肠经、腧穴	★★
第十三单元	足太阳膀胱经、腧穴	★★★
第十四单元	足少阴肾经、腧穴	★★
第十五单元	手厥阴心包经、腧穴	★
第十六单元	手少阳三焦经、腧穴	★★
第十七单元	足少阳胆经、腧穴	★★
第十八单元	足厥阴肝经、腧穴	★★★
第十九单元	督脉、腧穴	★★★
第二十单元	任脉、腧穴	★★★
第二十一单元	奇穴	★★
第二十二单元	毫针刺法	★★★★
第二十三单元	灸法	★
第二十四单元	拔罐法	★
第二十五单元	其他针法	★
第二十六单元	头针、耳针	★
第二十七单元	治疗总论	★★★★
第二十八单元	内科病证的针灸治疗	★★★★

续表

单元	内容	考点级别
第二十九单元	妇儿科病证的针灸治疗	★★★
第三十单元	皮外骨伤科病证的针灸治疗	★★
第三十一单元	五官科病证的针灸治疗	★
第三十二单元	其他病证的针灸治疗	★

第一单元　经络系统

【考点透视】

本单元的内容是考试热点。

1. 重点掌握十二经脉的走向、交接规律和流注次序。

2. 掌握奇经八脉的别称及任督脉的作用,以及十五络脉的分布特点与作用。

3. 熟悉十二经别、十二经筋的分布特点与作用。

细目一　经络系统的组成

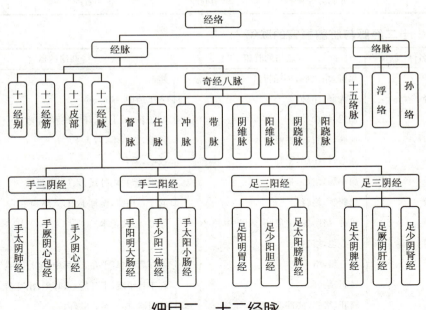

细目二　十二经脉

要点一　十二经脉的名称(见上图)

十二经脉的命名依据：手足、阴阳、脏腑命名★★★

要点二　十二经脉的分布规律★

	阴经(属脏)	阳经(属腑)	循行部位(阴经行于内侧,阳经行于外侧)	
手	太阴肺经 厥阴心包经 少阴心经	阳明大肠经 少阳三焦经 太阳小肠经	上肢	前线 中线 后线

续表

	阴经(属脏)	阳经(属腑)	循行部位(阴经行于内侧,阳经行于外侧)	
足	太阴脾经 厥阴肝经 少阴肾经	阳明胃经 少阳胆经 太阳膀胱经	下肢	前线 中线 后线

其中足三阴经在足内踝 8 寸以下为厥阴在前、太阴在中、少阴在后,至内踝 8 寸以上,太阴交出于厥阴之前。★★★

要点三　十二经脉的属络表里关系★

手	阴经 阳经	太阴肺经 …(外侧) 阳明大肠经	厥阴心包经 …(中间) 少阳三焦经	少阴心经 …(内侧) 太阳小肠经	表里相对
足	阳经 阴经	阳明胃经 …(前侧) 太阴脾经	少阳胆经 …(外侧) 厥阴肝经	太阳膀胱经 …(后侧) 少阴肾经	表里相对

要点四　十二经脉与脏腑器官的联络

经脉名称	联络的脏腑	联络的器官
手太阴肺经	属肺,络大肠,环循胃口	喉咙
手阳明大肠经	属大肠,络肺	入下齿中,挟口、鼻
足阳明胃经	属胃,络脾	起于鼻,入上齿,环口挟唇,循喉咙
足太阴脾经	属脾,络胃,流注心中	挟咽,连舌本,散舌下
手少阴心经	属心,络小肠,上肺	挟咽,系目
手太阳小肠经	属小肠,络心,抵胃	循咽,至目内外眦,入耳中,抵鼻
足太阳膀胱经	属膀胱,络肾	起于目内眦,至耳上角,入络脑
足少阴肾经	属肾,络膀胱,上贯肝,入肺中,络心	循喉咙,挟舌本
手厥阴心包经	属心包,络三焦	
手少阳三焦经	属三焦,络心包	系耳后,出耳上角,入耳中,至目锐眦
足少阳胆经	属胆,络肝	起于目锐眦,下耳后,入耳中,出耳前
足厥阴肝经	属肝,络胆,挟胃,注肺	过阴器,连目系,环唇内

要点五　十二经脉的循行走向与交接规律★★★★

十二经脉的循行走向总的规律是:手三阴经从胸走手,手三阳经从手走头,足三阳经从头走足,足三阴经从足走胸腹。

交接规律:
①阴经与阳经(互为表里)在手足末端相交。如手太阴肺经与手阳明大肠经交接于食指端。
②阳经与阳经(同名经)在头面部相交。如手阳明大肠经与足阳明胃经交接于鼻旁。
③阴经与阴经在胸部相交。如足太阴脾经与手少阴心经交接于心中。

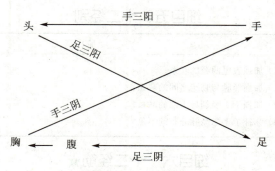

十二经脉走向和交接规律示意图

要点六 十二经脉的气血循环流注

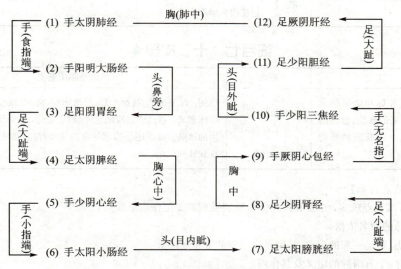

十二经气血流注次序图

记忆歌诀
肺大胃脾心小肠,膀肾包焦胆肝(乡)。

细目三 奇经八脉★★★

定义:奇经八脉是指冲脉、任脉、督脉、带脉、阳维脉、阴维脉、阳跷脉和阴跷脉的总称。督脉为"阳脉之海",任脉为"阴脉之海",冲脉为"血海""十二经脉之海"。

细目四 十五络脉★

	定义	分布	作用及临床意义
十五络脉	十五络脉是指十二经脉和任督二脉各自别出一络,加上脾之大络,总称十五络脉或十五别络。	十二经脉在四肢肘膝关节以下本经络穴分出后,均走向其相表里的经脉,阴经络脉走向阳经,阳经络脉走向阴经,任脉的别络散于腹部,督脉的络脉散布于头部,脾的大络出于腋下大包穴,散布于胸胁部。	(1)加强十二经脉表里两经的联系,补充十二经脉循行的不足; (2)任脉别络、督脉别络和脾之大络分别沟通了胸背和全身经气; (3)络脉理论指导针灸临床,可用于诊察疾病和治疗疾病。

细目五　十二经别

	分布特点	临床意义
十二经别	离、入、出、合★	（1）加强表里两经的联系； （2）加强经脉与脏腑之间的联系； （3）加强十二经别与头部的联系； （4）弥补了十二经脉分布的不足。

细目六　十二经筋★

	分布	特点	临床意义
十二经筋	均起于四肢末端，上行于头面胸腹部行于体表，不入内脏。	结、聚散、络	（1）约束骨骼，利于关节屈伸"宗筋主束骨而利机关也"。 （2）指导临床治疗，经筋为病多为筋肉方面和运动功能的失常。治疗经筋病多局部取穴。

细目七　十二皮部★

	定义	分布	作用及临床意义
十二皮部	是十二经脉功能活动反映于体表的部位，也是络脉之气在皮肤所散布的部位。	欲知皮部，以经脉为纪者，诸经皆然	作用：保卫机体、抗御外邪，反映病候，协助诊断。 临床意义：通过诊察皮肤色泽、形态变化，皮肤温度、感觉异常来协助诊断。皮部还是临床针灸的主要部位，如灸法、刮痧、拔罐、皮肤针和敷贴。

【昭昭医考重点提示】

第一单元考试重点较多，出题几率 100%，特别强调需要记住以下要点：

1. 十二经脉的命名依据。

2. 手足三阴、手足三阳的分布，特别是足三阴的分布规律。

3. 奇经八脉、十五络脉的定义及其作用。

4. 十二经别、十二经筋、十二皮部的特点。

历年真题精选

【A1 型题】

1. 十二经脉的命名，主要包含了下列哪些内容

A. 阴阳、五行、脏腑　　　B. 五行、手足、阴阳

C. 手足、阴阳、脏腑　　　D. 脏腑、手足、五行

E. 以上均非

答案：C；　考点：十二经脉的名称

解析：十二经脉的名称是古人根据阴阳消长所衍化的三阴三阳，结合经脉循行于上肢和下肢的特点，以及与脏腑相属络的关系而定的，故十二经脉的命名主要包含了手足、阴阳、脏腑。故选择 C。

2. 手、足三阳经在头部的分布规律是

A. 阳明在前，太阳在侧，少阳在后　　　B. 太阳在前，少阳在侧，阳明在后

C. 少阳在前，阳明在侧，太阳在后　　　D. 阳明在前，少阳在侧，太阳在后

E. 太阳在前，阳明在侧，少阳在后

答案：D；　考点：十二经脉的分布规律

解析：手、足三阳经在头部的分布规律是阳明在前头部，少阳在侧头部，太阳在后头部，故本题选择 D。

3. 手太阴肺经在上肢的分布是
A. 内侧前廉　　　B. 外侧前廉　　　C. 内侧中行　　　D. 外侧后廉　　　E. 内侧后廉
答案：A；考点：十二经脉的分布规律

解析：十二经脉在四肢的排列是：手足阳经为阳明在前，少阳在中，太阳在后；手足阴经为太阴在前、厥阴在中、少阴在后。阴经分布在四肢内侧，阳经分布在四肢外侧。故手太阴肺经应是分布在上肢内侧前廉。故选择 A。

4. 足三阴经从起始部至内踝上 8 寸段的分布是
A. 厥阴在前，太阴在中，少阴在后　　　B. 厥阴在前，少阴在中，太阴在后
C. 少阴在前，太阴在中，厥阴在后　　　D. 太阴在前，厥阴在中，少阴在后
E. 太阴在前，少阴在中，厥阴在后
答案：A；考点：十二经脉的分布规律

解析：足三阴经在足内踝上 8 寸以下为厥阴在前、太阴在中、少阴在后，至内踝上 8 寸以上，太阴经交出厥阴之前。故选择 A。

5. 循行于上肢内侧中线的经脉是
A. 手太阳经　　　B. 手少阳经　　　C. 手厥阴经　　　D. 手少阴经　　　E. 手太阴经
答案：C；考点：十二经脉的分布规律

解析：参见本单元第 3 题，故选择 C。

6. 分布于胸腹第一侧线的经脉是
A. 足太阴脾经　　　B. 足少阴肾经　　　C. 足少阳胆经　　　D. 足阳明胃经　　　E. 足厥阴肝经
答案：B；考点：十二经脉的分布规律

解析：胸腹部侧线由内向外依次为足少阴肾经、足阳明胃经、足太阴脾经、足厥阴肝经。故选择 B。A 位于第三侧线，D 位于第二侧线，E 位于第四侧线。

7. 三焦经在上肢韵循行部位是
A. 外侧前缘　　　B. 内侧中线　　　C. 外侧后缘　　　D. 内侧前缘　　　E. 外侧中线
答案：E；考点：十二经脉的分布规律

解析：参见本单元第 3 题。三焦经是手少阳经脉，位于外侧中线，故选择 E。

8. 联系舌根，分散于舌下的经脉是
A. 足厥阴肝经　　　B. 足少阴肾经　　　C. 足太阴脾经　　　D. 足阳明胃经　　　E. 足少阳胆经
答案：C；考点：十二经脉与脏腑器官的联系

解析：足厥阴肝经过阴器，连目系，环唇内，故排除 A；足少阴肾经循喉咙，挟舌本，故排除 B；足太阴脾经挟咽，连舌本，散舌下，故 C 项正确；足阳明胃经起于鼻，入上齿，环口挟唇，循喉咙，故排除 D；足少阳胆经起于目锐眦，下耳后，入耳中，出耳前，故排除 E。故选择 C。

9. 与女子妊娠密切相关的经脉是
A. 督脉　　　B. 任脉　　　C. 冲脉　　　D. 带脉　　　E. 阴维脉
答案：B；考点：奇经八脉的功能

解析：任脉调节全身阴经经气，妊娠需要阴血，故与女子妊娠密切相关的经脉是任脉，故选择 B。

10. 经络系统中，具有维持人体正常运动功能的是
A. 十二经脉　　　B. 十五络脉　　　C. 十二经别　　　D. 十二经筋　　　E. 十二皮部
答案：D；考点：十二经筋的作用

解析：A 项十二经脉是调节十二经气血的经脉；B 项十五络脉加强了十二经中表里两经的联系，从而沟通了表里两经的经气；C 项十二经别不但加强了十二经脉的内外联系，更加强了经脉所络属的脏腑在体腔深部的联系；D 项十二经筋具有约束骨骼，屈伸关节，维持人体正常运动功能的作用；E 项十二皮部起着保卫机体，抗御外邪和反映病证的作用。故选择 D。

11. 十二经脉中,相表里的阴经与阳经的交接部位在
A. 四肢部 　　 B. 胸部 　　 C. 腹部 　　 D. 头部 　　 E. 面部
答案:A; 考点:十二经脉的循行走向与交接规律
解析:十二经脉的交接规律是相表里的阴经与阳经在手足末端交接。同名的阳经与阳经在头面部交接。相互衔接的阴经与阳经在胸中交接。故选择 A。

12. 手太阳小肠经与足太阳膀胱经的交接部位是
A. 目外眦 　　 B. 目内眦 　　 C. 目中 　　 D. 鼻旁 　　 E. 口角旁
答案:B; 考点:十二经脉的循行走向与交接规律
解析:手太阳小肠经与足太阳膀胱经在目内眦交接,故选择 B。在目外眦交接的是胆经和三焦经,在鼻旁交接的是手足阳明经。

13. 手三阳经的走向为
A. 从头走足 　　 B. 从足走腹 　　 C. 从胸走手 　　 D. 从手走头 　　 E. 从手走足
答案:D; 考点:十二经脉的循行走向与交接规律
解析:十二经脉的循行方向是:手三阴经从胸走手,手三阳经从手走头,足三阳经从头走足,足三阴经从足走胸腹。故选择 D。

14. 按十二经脉气血流注次序,小肠经上接
A. 胆经 　　 B. 心经 　　 C. 胃经 　　 D. 膀胱经 　　 E. 三焦经
答案:B; 考点:十二经脉的气血循环流注
解析:十二经脉的气血循环流注依次是肺经、大肠经、胃经、脾经、心经、小肠经、膀胱经、肾经、心包经、三焦经、胆经、肝经、肺经。十二经脉气血循环,如环无端。故选择 B。

15. 按十二经脉的流注次序,肝经向下流注的经脉是
A. 膀胱经 　　 B. 胆经 　　 C. 三焦经 　　 D. 心经 　　 E. 肺经
答案:E; 考点:十二经脉的气血循环流注
解析:参见本单元第 14 题,故选择 E。

16. "十二经之海"是指
A. 督脉 　　 B. 任脉 　　 C. 冲脉 　　 D. 带脉 　　 E. 阴维脉
答案:C; 考点:奇经八脉的名称
解析:A 项督脉调节全身阳经经气,称"阳脉之海"故排除。B 项任脉调节全身阴经经气,称"阴脉之海",故排除。C 项冲脉涵蓄十二经气血,称"十二经之海"或"血海",故选 C。

17. "阳脉之海"指的是
A. 阳脉 　　 B. 阳维脉 　　 C. 带脉 　　 D. 督脉 　　 E. 冲脉
答案:D; 考点:奇经八脉的名称
解析:参见本单元第 16 题,故选择 D。

18. "阴脉之海"是指
A. 带脉 　　 B. 任脉 　　 C. 冲脉 　　 D. 阴脉 　　 E. 阴维脉
答案:B; 考点:奇经八脉的名称
解析:参见本单元第 16 题,故选择 B。

19. 起于足跟内侧的经脉是
A. 阳脉 　　 B. 阴脉 　　 C. 阴维脉 　　 D. 阳维脉 　　 E. 冲脉
答案:B; 考点:奇经八脉的循行分布
解析:A 项阳脉起于足跟外侧,B 项阴脉起于足跟内侧,C 项阴维脉起于小腿内侧,D 项阳维脉起于足跗外侧。故选择 B。

20. 在经络系统中,具有离、入、出、合循行特点的是
A. 奇经八脉 　　 B. 十二经别 　　 C. 十二经筋 　　 D. 十二皮部 　　 E. 十五络脉

答案：B；　考点：十二经别的分布特点

解析：十二经别是十二正经离、入、出、合的别行部分,是正经别行深入体腔的支脉。故选择 B。

【B 型题】

(21～22 题共用选项)

　　A. 足少阳胆经　　　B. 足少阴肾经　　　C. 足厥阴肝经　　　D. 足阳明胃经　　　E. 足太阴脾经

21. 行于下肢外侧前线的经脉是

答案：D

22. 行于下肢外侧中线的经脉是

答案：A；　考点：十二经脉的分布规律

解析：足三阳经在下肢的分布是足阳明胃经在前线,足少阳胆经在中线,足太阳膀胱经在后线,故 21 题选择 D,22 题选择 A。

(23～24 题共用选项)

　　A. 0.5 寸　　　　　B. 1.5 寸　　　　　C. 2 寸　　　　　D. 4 寸　　　　　E. 6 寸

23. 足太阴脾经在胸部的循行为旁开前正中线

答案：E

24. 足少阴肾经在胸部的循行为旁开前正中线

答案：C；　考点：十二经脉的分布规律

解析：胸部侧线由内向外依次是:足少阴肾经为旁开前正中线 2 寸;足阳明胃经为旁开前正中线 4 寸;足太阴脾经为旁开前正中线 6 寸,故 23 题选择 E,24 题选择 C。

(25～26 题共用选项)

　　A. 足阳明胃经　　　　　　　　B. 足少阳胆经　　　　　　　　C. 足太阳膀胱经

　　D. 手少阳三焦经　　　　　　　E. 手太阳小肠经

25. 至目外眦,转入耳中的经脉是

答案：E

26. "起于目外眦……下行耳后"的经脉是

答案：B；　考点：十二经脉与脏腑器官的联络

解析：足阳明胃经起于鼻,入上齿,环口挟唇,循喉咙;足少阳胆经起于目锐眦,下耳后,入耳中,出耳前;足太阳膀胱经起于目内眦,至耳上角,入络脑;手少阳三焦经系耳后,出耳上角,入耳中,至目锐眦;手太阳小肠经循喉,至目锐眦,入耳中,抵鼻。故 25 题选择 E,26 题选择 B。

第二单元　经络的作用和经络学说的临床应用

【考点透视】

本单元考查的内容很少,了解经络的作用即可。

经络作用	诊断方面	治疗方面
1. 联系脏腑 　沟通内外 2. 运行气血 　营养全身 3. 抗御病邪 　保卫机体	反映病候的特点:其一,通过症状、体征及病理变化确定疾病所在的经脉。其二,通过望诊切诊发现病理反应,从而帮助诊断。其三,通过现代的检测方法,如皮肤温度、电阻、红外热像等来进行疾病诊断。	其一,对针灸治疗的意义 1. 指导临床选穴; 2. 指导刺灸方法的选用。 其二,指导药物归经"引经报使药"。 其三,推拿科的取穴,推拿科的手法以经络理论为依据进行治疗。

历年真题精选

【A1 型题】

外邪由皮毛传入脏腑的途径,依次是

A. 络脉—孙脉—经脉   B. 孙脉—经脉—络脉

C. 经脉—孙脉—络脉   D. 络脉—经脉—孙脉

E. 孙脉—络脉—经脉

答案:E; 考点:邪气由皮毛传入脏腑的途径

解析:外邪侵犯人体由表及里,先从皮毛开始,卫气充实于络脉,络脉散布于全身,密布于皮部,当外邪侵犯机体时,卫气首当其冲发挥其抗御外邪、保卫机体的屏障作用。人体最小的是孙脉,其次是络脉,最大的是经脉,故外邪自皮毛传入脏腑的途径依次为孙脉—络脉—经脉。故选择 E。

第三单元　腧穴的分类

【考点透视】

了解腧穴的分类,掌握经外奇穴与阿是穴的特点。

	十四经穴	经外奇穴	阿是穴
定义★	分布在十二经脉和任督两脉上的腧穴称为"十四经穴",简称"经穴"。	未归属于十四经穴,但有固定名称和位置的经验效穴	指既无固定名称,亦无固定位置,而是以压痛点或其他反应点作为针灸施术部位的一类腧穴。又称"天应穴""不定穴""压痛点"。

经穴的的发展变化数量:★★★

成书年代及作者	书籍	穴位数量	意义
	内经	160 穴	最早的内容丰富而又系统的医学巨著,奠定了针灸学的理论基础。
晋·皇普谧	针灸甲乙经	349 穴	我国第一部针灸学专书。
宋·王惟一	铜人腧穴针灸图经	354 穴	开创了经穴模型直观教学的先河。
明·杨继洲	针灸大成	359 穴	继甲乙经后的又一次总结。
清·李学川	针灸逢源	361 穴	
近代	中华人民共和国国标	362 穴(增加"印堂")	

【昭昭医考重点归纳】

1. 经络的作用。

2. 腧穴的分类及各定义。

3. 经穴的发展数量及成书年代、作者和意义。

历年真题精选

【B 型题】

(1~2 题共用选项)

A. 无固定名称   B. 无固定位置   C. 又称为天应穴

D. 多数对某些病证有特殊疗效   E. 又称为压痛点

1. 有关奇穴,叙述正确的是

答案:D

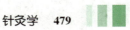

2. 有关阿是穴,叙述不正确的是

答案:D; 考点:奇穴与阿是穴的特点

解析:奇穴是指未归属于十四经穴范围,但有固定名称和位置的经验效穴;阿是穴又称天应穴、不定穴,是以压痛点或其他反应点作为针灸的部位,既不是经穴,又不是奇穴;既无具体名称,又无固定位置,而是按压痛点取穴。故第1题选择D,第2题选择D。

(3~4 题共用选项)

A. 归属于十四经脉　　　　B. 主治病证较多　　　　C. 以痛为腧

D. 是经验效穴　　　　　　E. 是腧穴的主要组成部分

3. 以上选项中,属于奇穴特性的是

答案:D

4. 以上选项中,属于阿是穴特性的是

答案:C; 考点:奇穴与阿是穴的特点

解析:参见本单元第1、2题,故第3题选择D,第4题选择C。

第四单元　腧穴的主治特点和规律

[考点透视]

本单元内容以理解为主,在后面的腧穴复习中,注意分清腧穴的哪些治疗作用是近治作用,哪些作用是远治作用,哪些是特殊作用。

细目一　腧穴的主治特点

主治特点	定义及体现规律★	举例说明
近治作用	是一切腧穴主治作用所具有的共同特点"腧穴所在,主治所在"。	眼区的"睛明、四白、承泣"均能治眼病。
远治作用	是十四经腧穴主治作用的基本规律"经脉所过,主治所及"。	"合谷穴"不仅可治上肢病,还可治颈部及头面部疾患,同时还可治疗外感发热病。
特殊作用	针对某些腧穴所具有的双重性良性调整作用和相对特异性而言。	如:"天枢"可治泻泄,又可治便秘;"内关"在心动过速时可减慢心率;心动过缓时,又可提高心率。腧穴的治疗作用还具有相对的特异性,如大椎退热、至阴矫正胎位等。

细目二　主治规律

腧穴的主治规律分为:分经主治规律和分部主治规律。

要点一　分经主治规律★★

分经主治规律即某一经脉所属的经穴均可治疗该经循行部位及其相应脏腑的病证。同一经脉的不同经穴,可以治疗本经相同的病证。根据腧穴的分经主治规律,后世医家在针灸治疗上有"宁失其穴,勿失其经"之说。

手三阴经分经主治规律

经名	本经主治	两经相同主治	三经相同主治
手太阴经	肺、喉病		
手厥阴经	心、胃病	神志病	胸部病
手少阴经	心病		

手三阳经分经主治规律

经名	本经主治	两经相同主治	三经相同主治
手阳明经	前头、鼻、口、齿病		
手少阳经	侧头、胁肋病	目病、耳病	目病、咽喉病、热病
手太阳经	后头、肩胛、神志病		

足三阳经分经主治规律

经名	本经主治	两经相同主治	三经相同主治
足阳明经	前头、口齿、咽喉病,胃肠病		
足少阳经	侧头、耳、项、胁肋病,胆病	眼病	神志病、热病
足太阳经	后头、项、背腰病		

足三阴经分经主治规律

经名	本经主治	两经相同主治	三经相同主治
足太阴经	脾胃病		
足厥阴经	肝病	前阴病	腹部病、妇科病
足少阴经	肾病、肺病、咽喉病		

任脉、督脉分经主治规律

经名	本经主治	两经相同主治
任脉	回阳、固脱、强壮作用 中风脱证、虚寒、下焦病	神志病、脏腑病、妇科病
督脉	中风、昏迷、热病、头面部病	

要点二　分部主治规律

分部主治,是指处于身体某一部位的腧穴均可治疗该部位及某类病证。

头面颈项部经穴主治规律

分部	主治
前头、侧头区	眼、鼻病,前头及侧头部病
后头区	神志、头部病
项区	神志、咽喉、眼、头项病
眼区	眼病
鼻区	鼻病
颈区	舌、咽喉、气管、颈部病

胸腹背腰部经穴主治规律

前	后	主治
胸膺部	上背部	肺、心(上焦)病
胁腹部	下背部	肝、胆、脾、胃(中焦)病
少腹部	腰尻部	前后阴、肾、肠、膀胱(下焦)病

【昭昭医考重点归纳】

1. 腧穴的主治特点及各体现了何规律？
2. 腧穴的分经主治规律。

历年真题精选

【A1 型题】

足三阴经相同的主治是

A. 肝病、脾胃病　　　　　B. 肾病、脾胃病　　　　　C. 肺病、脾病、肾病

D. 妇科病、胃肠　　　　　E. 前阴病、妇科病

答案：E；考点：足三阴经主治病证

解析：请参见下表足三阴经。故选择 E。

足三阴经	足太阴脾经	主治脾胃病	主治妇科病、前阴病
	足厥阴肝经	主治肝病	
	足少阴肾经	主治肾病、肺病、咽喉病	

第五单元　特定穴

【考点透视】

熟记五腧穴、络穴、八脉交会穴、八会穴、郄穴、下合穴等。

要点一　特定穴的分类及概念

特定穴是指十四经中具有特殊治疗作用，并有特定称号的腧穴。根据其不同的分布特点、含义和治疗作用，将特定穴分为五腧穴、原穴、络穴、郄穴、下合穴、背俞穴、募穴、八会穴、八脉交会穴和交会穴 10 类。特定穴主治规律性强，应用范围广，有着极其重要的临床意义。

要点二　五腧穴、原穴、络穴、背俞穴、募穴、八脉交会穴、八会穴、郄穴、下合穴、交会穴的内容及临床应用

（一）五腧穴

	定义	分布特点	经文★★★★
五腧穴	指十二经脉各经在肘膝关节以下的五个腧穴，称为井、荥、输、经、合。由于每条经有 5 个穴位属于五腧穴，故人体共有五腧穴 60 个。	把经气运行过程用自然界的水流由小到大，由浅入深的变化来形容，把五腧穴按井、荥、输、经、合的顺序，从四肢末端向肘、膝方向依次排列。井穴多位于手足之端，荥穴多位于掌指或跖趾关节之前，输穴多位于掌指或跖趾关节之后，经穴多位于腕踝关节以上，合穴位于肘膝关节附近	首见于《灵枢·九针十二原》："所出为井，所溜为荥，所注为输，所行为经，所入为合。"这是对五腧穴经气流注特点的概括。《灵枢·本输》指出阴经井穴属木，阳经井穴属金。

五腧穴不仅有经脉归属，还配属五行，以此类推。十二经脉五腧穴的穴名及其五行属性见下表。

阴经五腧穴及五行属性表★★★

经脉名称	井（木）	荥（火）	输（土）	经（金）	合（水）
手太阴肺经	少商	鱼际	太渊	经渠	尺泽
手厥阴心包经	中冲	劳宫	大陵	间使	曲泽
手少阴心经	少冲	少府	神门	灵道	少海

续表

经脉名称	井(木)	荥(火)	输(土)	经(金)	合(水)
足太阴脾经	隐白	大都	太白	商丘	阴陵泉
足少阴肾经	涌泉	然谷	太溪	复溜	阴谷
足厥阴肝经	大敦	行间	太冲	中封	曲泉

阳经五腧穴及五行属性表★★★

经脉名称	井(金)	荥(水)	输(木)	经(火)	合(土)
手阳明大肠经	商阳	二间	三间	阳溪	曲池
手少阳三焦经	关冲	液门	中渚	支沟	天井
手太阳小肠经	少泽	前谷	后溪	阳谷	小海
足阳明胃经	厉兑	内庭	陷谷	解溪	足三里
足少阳胆经	足窍阴	侠溪	足临泣	阳辅	阳陵泉
足太阳膀胱经	至阴	足通谷	束骨	昆仑	委中

五腧穴的临床运用★

按五腧穴主病特点选用	《灵枢·顺气一日分为四时》云:"病在脏者,取之井;病变于色者,取之荥;病时间时甚者,取之输;病变于音者,取之经;经满而血者,病在胃及以饮食不节得病者,取之合。" 《难经·六十八难》云"井主心下满,荥主身热,输主体重节痛,经主喘咳寒热,合主逆气而泄。"
按五行生克关系选用	将五腧穴配属五行使用,然后按"生我者为母,我生者为子"的原则,虚证用母穴,实证用子穴。这一取穴法亦称为子母补泻取穴法。在具体运用时,分本经子母补泻和他经子母补泻两种方法。
按时选用	《难经·七十四难》云:"春刺井,夏刺荥,季夏刺输,秋刺经,冬刺合。"实质上是根据手足三阴经的五腧穴均以井木为始,与一年的季节顺序相应而提出的季节选穴。另外,子午流注针法则是根据一日之中十二经脉气血盛衰开合的时间,而选用不同的五腧穴,均属于五腧穴的按时选用。

【昭昭医考提示】

六十六穴记忆歌诀

少商鱼际与太渊,经渠尺泽肺相连。商阳二间三合谷,阳溪曲池大肠牵。
厉兑内庭陷谷胃,冲阳解溪三里连。隐白大都足太阴,太白商丘并阴陵。
少冲少府属于心,神门灵道少海寻。少泽前谷后溪腕,阳谷小海小肠经。
至阴通谷束京骨,昆仑委中膀胱焉。涌泉然谷与太溪,复溜阴谷肾经传。
中冲劳宫心包络,大陵间使曲泽连。关冲液门中渚焦,阳池支沟天井言。
窍阴侠溪临泣胆,丘墟阳辅阳陵泉。大敦行间太冲看,中封曲泉属于肝。

(二)原穴、络穴

	原穴★	络穴
定义	十二经脉在腕、踝关节附近各有一个腧穴,是脏腑原气经过和留止的部位,称为原穴,又名"十二原"。"原"指本原、原气之意,是人体生命活动的原动力。	络穴是指络脉从本经别出的部位。"络",是联络的意思。

	原穴★	络穴
分布特点与组成	分布在腕、踝关节附近的十二经上。 阴经五脏之原穴，与五腧穴中的腧穴为同一穴，所谓"阴经之输并于原"（《类经图翼》），或说成"以输为原"。即阴经的腧穴与原穴为同一穴，阳经则除腧穴外，还有专门的一个原穴。	十二经的络穴都位于肘膝关节以下，任脉之络穴鸠尾散于腹，督脉之络穴长强散于头上，脾之大络大包穴布于胸胁，共十五穴，故称为"十五络穴"。
临床应用	原穴可用于诊断和治疗脏腑疾病。《灵枢·九针十二原》曰："五脏有疾也，应出十二原，而原各有所出，明知其原，睹其应，而知五脏之害矣。"因此脏腑发生病变时，就会反映到相应的原穴上。《灵枢·九针十二原》说："凡此十二原者，主治五脏 六腑之有疾者也。"原穴有调治其脏腑经络虚实各证的功能，针刺原穴能使三焦原气通畅，从而发挥其维护正气，抗御病邪的作用。《难经·六十六难》记载："三焦者，原气之别使也，主通行原气，历经于五脏六腑。五脏六腑之有病者，皆取其原也。"	十二经的络穴除可治疗本经脉的病证、本络脉的虚实病证外，还能治疗其相表里之经的病证。故有"一络通二经"之说，如少阴心经别络，实则胸中支满，虚则不能言语，皆可取其络穴通里 来治疗。又如手太阴经的络穴列缺，能治肺经的咳嗽、喘息，也能治手阳明大肠经的齿痛、头项痛等疾患；肝经络穴蠡沟，既可治疗肝经病证，又可治疗胆经病证；同样胆经络穴光明，既可治疗胆经病证，又可治疗肝经病证。
"原络配穴法"或"主客原络配穴法"★	在临床上，原穴和络穴可单独使用，也可相互配合使用。常把先病经脉的原穴和后病的相表里经脉的络穴相配合，称为"原络配穴法"或"主客原络配穴法"，是表里经配穴法的典型用法。如肺经先病，先取其原穴太渊，大肠后病，再取该经络穴偏历。反之，大肠先病，先取其原穴合谷，肺经后病，后取该经络穴列缺。	

十二经脉原穴与络穴表★★

经脉	原穴	络穴	经脉	原穴	络穴
手太阴肺经	太渊	列缺	手阳明大肠经	合谷	偏历
手厥阴心包经	大陵	内关	手少阳三焦经	阳池	外关
手少阴心经	神门	通里	手太阳小肠经	腕骨	支正
足太阴脾经	太白	公孙	足阳明胃经	冲阳	丰隆
足厥阴肝经	太冲	蠡沟	足少阳胆经	丘墟	光明
足少阴肾经	太溪	大钟	足太阳膀胱经	京骨	飞扬

（三）背俞穴、募穴★

	背俞穴	募穴
定义	是脏腑之气输注于背腰部的腧穴。	是脏腑之气结聚于胸腹部的腧穴。
分布特点	分布于背腰部的膀胱经第一侧线上，大体依脏腑所处位置的高低而上下排列，六脏六腑，含心包，各有一相应的背俞穴，共12个。	分布在胸腹部相关经脉上，又称为"腹募穴"，多位于脏腑附近的部位。六脏六腑，含心包，各有一相应的募穴，共12个。

	背俞穴	募穴
临床应用	脏病(阴病)多与背俞穴(阳部)相关。	腑病(阳病)多与募穴(阴部)联系。
	主要用于治疗相关脏腑的病变,也用于疾病的诊断 临床上常用俞募配穴法,即把病变脏腑的俞、募穴配合运用,发挥其协同作用,是前后配穴法典型的实例。 《素问·奇病论》记载:"口苦者……此人者,数谋虑不决,故胆虚,气上溢而口为之苦,治之以胆募、俞。"是最早记载的俞募配穴法。	

背俞穴与募穴表

六脏	背俞穴	募穴	六腑	背俞穴	募穴
肺	肺俞	中府	大肠	大肠俞	天枢
心包	厥阴俞	膻中	三焦	三焦俞	石门
心	心俞	巨阙	小肠	小肠俞	关元
脾	脾俞	章门	胃	胃俞	中脘
肝	肝俞	期门	胆	胆俞	日月
肾	肾俞	京门	膀胱	膀胱俞	中极

(四)八脉交会穴 ★★★

定义	指与奇经八脉相通的十二经脉在四肢部的八个腧穴,原称"交经八穴""流注八穴"和"八脉八穴"。
分布特点	分布于肘膝以下,包括公孙、内关、后溪、申脉、足临泣、外关、列缺、照海。
临床应用	可以单独应用,治疗各自相通的奇经病证;古人还以八脉交会穴为基础,创立按时取穴的灵龟八法和飞腾八法。

八脉交会穴配伍及主治病证表

穴名	主治	相配合主治
公孙	冲脉病证	心、胸疾病
内关	阴维脉病证	
后溪	督脉疾病	目内眦、颈项、耳、肩部疾病
申脉	阳跷脉病证	
足临泣	带脉病证	目锐眦、耳后、颊、颈、肩部疾病
外关	阳维脉病证	
列缺	任脉病证	肺系、咽喉、胸膈疾病
照海	阴跷脉病证	

(五)八会穴 ★★★★

定义	是指脏、腑、气、血、筋、脉、骨、髓等精气所会聚的腧穴。"会",是聚会的意思。
分布特点	分部在躯干部和四肢部,其中脏、腑、气、血、骨之会穴位于躯干部,筋、脉、髓之会穴位于四肢部。
组成	脏会章门,腑会中脘,气会膻中,血会膈俞,筋会阳陵泉,脉会太渊,骨会大杼,髓会绝骨。
临床应用	八会穴对于各自所会的脏、腑、气、血、筋、脉、骨、髓相关的病证有特殊的治疗作用,如六腑之病,可选腑会中脘,血证可选血会膈俞等。还可治疗相关的热病。

（六）郄穴★

定义	十二经脉和奇经八脉中的阴跷脉、阳跷脉、阴维脉、阳维脉之经气深聚的部位称为郄穴。
分布特点	大多分布在四肢肘膝关节以下。
组成	十二经脉各有一个郄穴，阴阳跷脉及阴阳维脉也各有一个郄穴，合称为十六郄穴。
临床应用	多用于治疗本经循行部位及所属脏腑的急性病证。阴经郄穴多治疗血证，阳经郄穴多治疗急性痛证。如孔最治咯血，中都治崩漏，颈项痛取外丘，胃脘疼痛取梁丘等。腑疾患也可在相应的郄穴上出现疼痛或压痛，有助于疾病的诊断。

十六郄穴表★

阴经	郄穴	阳经	郄穴
手太阴肺经	孔最	手阳明大肠经	温溜
手厥阴心包经	郄门	手少阳三焦经	会宗
手少阴心经	阴郄	手太阳小肠经	养老
足太阴脾经	地机	足阳明胃经	梁丘
足厥阴肝经	中都	足少阳胆经	外丘
足少阴肾经	水泉	足太阳膀胱经	金门
阴维脉	筑宾	阳维脉	阳交
阴跷脉	交信	阳跷脉	跗阳

（七）下合穴★★

定义	下合穴是指六腑之气下合于足三阳经的六个腧穴，又称六腑下合穴。
分布特点	六个穴位都分布在足三阳经膝关节及以下部位。其中胃、胆、膀胱三腑的下合穴和本经五腧穴中的合穴为同一穴位。大肠、小肠的下合穴位于胃经，三焦的下合穴位于膀胱经。
组成	下合穴共有六个，胃、大肠、小肠、胆、膀胱、三焦的下合穴依次为足三里、上巨虚、下巨虚、阳陵泉、委中、委阳。
临床应用	治疗六腑疾病，《灵枢·邪气脏腑病形》指出"合治内腑"。如足三里治疗胃脘痛，上巨虚治疗肠痈、痢疾等。另外，下合穴也可协助诊断。

（八）交会穴

定义	是指两经或数经相交会合的腧穴。
分布特点	多分布于头面、躯干部位。
组成	历代文献对交会穴的记载略有不同，绝大部分内容都出自《针灸甲乙经》。
临床应用	交会穴能治本经的疾病，也能兼治所交会经脉的疾病。如大椎是督脉的经穴，又与手足三阳相交会，它既可治督脉之疾，又可治诸阳经的全身性疾患；三阴交是足太阴脾经的经穴，又与足少阴肾经和足厥阴肝经相交会，因此既能治脾经病，也能治疗肝、肾两经的疾病。

【昭昭医考重点提示】

1. 特定穴包括哪些？各是怎样定义的？

2. 五腧穴的五行相生相克规律。

3. 常用的十二经原穴络穴表。

4. 常用的俞穴募穴表格。

5. 郄穴、下合穴、八会穴、八脉交会穴的定义及应用。

6. 八脉交会穴配合主治的记忆方法可参照歌诀如下：

八脉交会穴配合主治歌诀

公孙冲脉胃心胸,内关阴维下总同;临泣胆经连带脉,阳维目锐外关逢;
后溪督脉内眦颈,申脉阳跷络亦通;列缺任脉行肺系,阴跷照海膈喉咙。

历年真题精选

【A1 型题】

1. 脾之大络,名为

A. 天池　　　　B. 俞府　　　　C. 鸠尾　　　　D. 大包　　　　E. 虚里

答案:D;　考点:脾之大络

解析:鸠尾是任脉的络穴,大包是脾之大络。故选择 D。

2. 心包经的原穴是

A. 神门　　　　B. 间使　　　　C. 大陵　　　　D. 内关　　　　E. 太渊

答案:C;　考点:心包经原穴

解析:神门是心经的原穴,大陵是心包经的原穴,内关是心包经的络穴,太渊是肺经的原穴。故选择 C。

3. 心经的郄穴是

A. 少府　　　　B. 神门　　　　C. 阴郄　　　　D. 灵道　　　　E. 通里

答案:C;　考点:心经郄穴

解析:少府是心经的荥穴,神门是心经的原穴,阴郄是心经的郄穴,通里是心经的络穴。故选择 C。

4. 脾经的郄穴是

A. 外丘　　　　B. 梁丘　　　　C. 中都　　　　D. 地机　　　　E. 金门

答案:D;　考点:脾经郄穴

解析:外丘是胆经的郄穴,梁丘是胃经的郄穴,中都是肝经的郄穴,地机是脾经的郄穴,金门是膀胱经的郄穴。故选择 D。

5. 公孙穴所通的奇经是

A. 任脉　　　　B. 督脉　　　　C. 冲脉　　　　D. 阳维脉　　　　E. 阳维脉

答案:C;　考点:八脉交会穴

解析:公孙穴是通冲脉的,任脉是与列缺穴相通,督脉与后溪穴相通,阳维脉与外关穴相通,阳跷与申脉穴相通。故选择 C。

6. 大肠的下合穴是

A. 委中　　　　B. 足三里　　　　C. 上巨虚　　　　D. 下巨虚　　　　E. 阳陵泉

答案:C;　考点:大肠下合穴

解析:委中是膀胱的下合穴,足三里是胃的下合穴,上巨虚是大肠的下合穴,下巨虚是小肠的下合穴,阳陵泉是胆的下合穴。故选择 C。

7. 膀胱经的下合穴是

A. 上巨虚　　　　B. 下巨虚　　　　C. 足三里　　　　D. 委阳　　　　E. 委中

答案:E;　考点:膀胱经合穴

解析:上巨虚是大肠下合穴,下巨虚是小肠下合穴,足三里是胃的下合穴,委中是膀胱经下合穴。故选择 E。

8. 足临泣是八脉交会穴中

A. 通任脉的穴位　　　　　　B. 通督脉的穴位　　　　　　C. 通冲脉的穴位
D. 通带脉的穴位　　　　　　E. 通阳脉的穴位

答案:D;　考点:八脉交会穴

解析:足临泣是与带脉相通的穴位,其他选项可参见本单元第 5 题。故选择 D。

【B 型题】

(9～10 题共用选项)

　　A. 井穴　　　　　B. 荥穴　　　　　C. 合穴　　　　　D. 经穴　　　　　E. 腧穴

9. 曲池在五腧穴中,属

答案:C

10. 太溪在五腧穴中,属

答案:E; 考点:五腧穴

解析:曲池穴是大肠经的合穴,太溪是肾经的腧穴。故 9 题选择 C,10 题选择 E。

(11～12 题共用选项)

　　A. 后溪　　　　　B. 公孙　　　　　C. 太渊　　　　　D. 列缺　　　　　E. 内关

11. 在八脉交会穴中,通任脉的是

答案:D

12. 在八脉交会穴中,通督脉的是

答案:A; 考点:八脉交会穴

解析:参见本单元第 5 题和第 8 题。故 11 题选择 D,12 题选择 A。

(13～14 题共用选项)

　　A. 太渊　　　　　B. 合谷　　　　　C. 后溪　　　　　D. 内关　　　　　E. 阳池

13. 既是络穴,又是八脉交会穴的腧穴是

答案:D

14. 既是原穴,又是八会穴的腧穴是

答案:A; 考点:特定穴

解析:此题对原、络穴以及八脉交会穴、八会穴的综合考查:太渊是肺经的原穴,且又是八会穴的脉会;合谷是大肠经的原穴;后溪是八脉交会穴;内关是心包经的络穴,且又是八脉交会穴通阴维脉;阳池是三焦经的原穴。故 13 题选择 D,14 题选择 A。

(15～16 题共用选项)

　　A. 足三里　　　　B. 阳陵泉　　　　C. 悬钟　　　　　D. 足临泣　　　　E. 公孙

15. 八会穴中的筋会穴是

答案:B

16. 八脉交会穴中通带脉的是

答案:D; 考点:特定穴的分类和特点

解析:八会穴和八脉交会穴的考查:筋会穴是阳陵泉,八脉交会穴中通带脉的是足临泣。故 15 题选择 B,16 题选择 D。

(17～18 题共用选项)

　　A. 地机　　　　　B. 养老　　　　　C. 中都　　　　　D. 郄门　　　　　E. 梁丘

17. 手厥阴心包经的郄穴是

答案:D

18. 足厥阴肝经的郄穴是

答案:C; 考点:郄穴

解析:手厥阴心包经的郄穴是郄门,足厥阴肝经的郄穴是中都。故 17 题选择 D,18 题选 C。

(19～20 题共用选项)

　　A. 大杼　　　　　B. 绝骨　　　　　C. 太渊　　　　　D. 膈俞　　　　　E. 膻中

19. 骨会是

答案:A

20. 脉会是

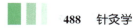

答案：C；　考点：八会穴

解析：骨会是大杼，脉会是太渊。故 19 题选择 A，20 题选择 C。绝骨是髓会，膈俞是血会，膻中是气会。

第六单元　腧穴的定位方法

【考点透视】

本单元的骨度分寸定位法是历年必考内容，考生要熟记。

腧穴定位法是指确定腧穴位置的基本方法，又称取穴法。常用的定位方法有：骨度分寸定位法、体表解剖标志定位法、手指同身寸定位法和简便取穴定位法。

要点一　骨度分寸定位法

骨度分寸定位法简称骨度法，是指以体表骨节为主要标志折量全身各部的长度和宽度，定出分寸，用于腧穴定位的方法。不论男女老幼、高矮胖瘦，一概以此标准折量作为量取腧穴的依据。折量分寸是以患者本人的身材为依据的。

常用主要骨度分寸表★★★★

起止点	骨度分寸	度量法
前发际至后发迹	12 寸	直寸
前额两发角之间	9 寸	横寸
胸剑联合至肚脐中	8 寸	直寸
肚脐中至耻骨联合上缘	5 寸	直寸
两乳头之间	8 寸	横寸
两肩胛骨脊柱缘之间	6 寸	横寸
腋前纹头至肘横纹	9 寸	直寸
肘横纹至腕横纹	12 寸	直寸
膝中至外踝高点	16 寸	直寸
外踝高点至足底	3 寸	直寸

要点二　体表解剖标志定位法★

体表解剖标志定位法是以人体解剖学的各种体表标志为依据确定腧穴定位的方法。体表解剖标志可分为固定标志和活动标志两种。

1. 固定标志指各部位由骨节、肌肉所形成的突起、凹陷及五官轮廓、发际、指（趾）甲、乳头、肚脐等，是在自然姿势下可见的标志，可以借助这些标志确定腧穴的位置。如：鼻尖取素髎；两眉中间取印堂；以眉头定攒竹；两乳中间取膻中，以乳头为标志，脐中即为神阙，其旁开 2 寸定天枢，俯首显示最高的第 7 颈椎棘突下取大椎；腓骨小头前下方取阳陵泉；以足内踝尖为标志，在其上 3 寸，胫骨内侧缘后方定三阴交等。另外，背腰部穴的主要取穴标志有：肩胛冈平第 3 胸椎棘突，肩胛骨下角平第 7 胸椎棘突，髂嵴最高点平第 4 腰椎棘突等。

2. 活动标志指各部的关节、肌肉、肌腱、皮肤随着活动而出现的空隙、凹陷、皱纹、尖端等，是在活动姿势下才会出现的标志，据此亦可确定腧穴的位置。例如：微张口，耳屏正中前缘凹陷中取听宫；尽力屈肘，于横纹头处取曲池；外展上臂时肩峰前下方的凹陷中取肩髃；拇指跷起，当拇长、短伸肌腱之间的凹陷中取阳溪；正坐屈肘，掌心向胸，当尺骨小头桡侧骨缝中取养老等。

要点三　手指同身寸定位法★

手指同身寸定位法又称指量法、指寸定位法，是指依据患者本人手指所规定的分寸以量取腧穴的方法。在具体取穴时，医者应在骨度分寸定位法的基础上，参照被取穴者自身的手指进行比量，以确定腧穴的标准定位。

手指同身寸定位法分中指同身寸、拇指同身寸和横指同身寸（一夫法）三种。

1. 中指同身寸以患者的中指中节桡侧两端纹头（拇指、中指屈曲成环形）之间的距离作为 1 寸。

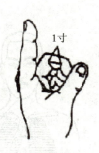
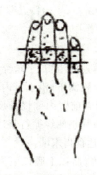

中指同身寸　　　　横指同身寸　　　　拇指同身寸

2. 拇指同身寸以患者拇指指间关节的宽度作为 1 寸。

3. 横指同身寸(一夫法)患者的食、中、无名、小指四指并拢,以中指中节横纹为准,其四指的宽度作为 3 寸。四指相并名曰"一夫",用横指同身寸量取腧穴,又名"一夫法"。

要点四　简便取穴法

简便取穴法是临床中一种简便易行的腧穴定位方法。常用的简便取穴方法如:两耳尖连线中点取百会;两虎口自然平直交叉,一手食指压在另一手腕后高骨的上方,当食指尽端处取列缺;半握拳,当中指端所指处取劳宫;垂肩屈肘,于平肘尖处取章门;立正姿势,两手下垂,于中指尖处取风市等。此法是一种辅助取穴方法。

以上四种方法在应用时需互相结合,主要采用骨度分寸定位法、体表解剖标志定位法,少量腧穴配合使用指寸定位法、简便取穴法。

【昭昭医考重点提示】

1. 常用的腧穴定位方法包括哪几种? 各是怎样定义的,举例说明。

2. 熟记常用骨度分寸定位表。

3. 指寸定位法包括哪几种? 各是怎样定义的?

历年真题精选

【A1 型题】

1. 髀枢至膝中的骨度分寸是

A. 14 寸　　　　B. 15 寸　　　　C. 16 寸　　　　D. 18 寸　　　　E. 19 寸

答案:E;　考点:骨度分寸定位法

解析:髀枢即股骨大转子至膝中即腘横纹的分寸是 19 寸。故选择 E。

2. 耻骨联合上缘至股骨内上髁上缘的骨度分寸是

A. 18 寸　　　　B. 19 寸　　　　C. 20 寸　　　　D. 21 寸　　　　E. 22 寸

答案:A;　考点:骨度分寸定位法

解析:耻骨联合上缘至股骨内上髁上缘的骨度分寸是 18 寸。故选择 A。

第七单元　手太阴肺经、腧穴

【考点透视】

手足三阴、三阳经穴是十二经脉的一个重要内容,在复习时这十二条经脉需要掌握的重点是一样的,下面将考点在本章中统一介绍,在其他十一经脉中不再赘述。

1. 掌握每条经脉的经脉循行和主治。

2. 掌握每条经脉的常用穴位,尤其是五腧穴、络穴、郄穴以及部分经脉的八脉交会穴、下合穴、募穴、背俞穴。

3. 掌握常用穴位尤其是以上特殊穴位的定位,主治特点。

4. 注意每条经脉上某些穴位的特殊治疗作用。

要点一　经脉循行

手太阴肺经,起于中焦,向下联络大肠,再返回沿胃上口,穿过横膈,入属于肺。从肺系(气管、喉咙部)向外横行至腋窝下,沿上臂内侧下行,循行于手少阴与手厥阴经之前,下至肘中,沿着前臂内侧桡骨尺侧缘下行,经寸口动脉搏动处,行至大鱼际,再沿大鱼际桡侧缘循行直达拇指末端。其支脉,从手腕后分出,沿着食指桡侧直达食指末端。

《灵枢·经脉》:肺手太阴之脉,起于中焦(脐以上膈以下胃脘部),下络大肠,还循胃口(胃上口、贲门部),上膈属肺。从肺系(气管、喉咙),横出腋下,下循臑(指上臂部)内,行少阴、心主之前,下肘中,循臂内上骨(指桡骨)下廉,入寸口,上鱼(大鱼际部),循鱼际,出大指之端。

其支者,从腕后直出次指内廉,出其端。

1. 体表循行:

起于胸部外上方的中府穴→上肢内侧前缘→止于拇指桡侧端的少商穴。
↓
腕后 1.5 寸→食指端交大肠经。

2. 体内联系:属肺,络大肠。并与胃、气管、喉咙联系。

要点二　主治概要

1. 胸、肺、咽喉部及肺脏有关病证咳嗽、气喘、咽喉肿痛、咯血、胸痛等。

2. 经脉循行部位的其他病证肩背痛,肘臂挛痛,手腕痛等。

要点三　常用腧穴的定位和主治要点

1. 中府(Zhōngfǔ,LU 1)肺之募穴

【定位】在胸部,横平第 1 肋间隙,锁骨下窝外侧,前正中线旁开 6 寸。

【主治】①咳嗽、气喘、胸满痛等胸肺病证。②肩背痛。

2. 尺泽(Chǐzé,LU 5)合穴★★

【定位】在肘区,肘横纹上,肱二头肌腱桡侧缘凹陷中。

【主治】①咳嗽、气喘、咯血、咽喉肿痛等肺系实热性病证。②肘臂挛痛。③急性吐泻、中暑、小儿惊风等急症。

3. 孔最(Kǒngzuì,LU 6)郄穴★★★

【定位】在前臂前区,腕掌侧远端横纹上 7 寸,尺泽与太渊连线上。

【主治】①咯血、鼻衄、咳嗽、气喘、咽喉肿痛等肺系病证。②肘臂挛痛。③痔血。

4. 列缺(Lièquē,LU 7)络穴;八脉交会穴(通任脉)★★★

【定位】在前臂,腕掌侧远端横纹上 1.5 寸,拇短伸肌腱和拇长展肌腱之间,拇长展肌腱沟的凹陷中。简便取穴法:两手虎口自然平直交叉,一手食指按在另一手桡骨茎突上,指尖下凹陷中是穴。

【主治】①咳嗽、气喘、咽喉肿痛等肺系病证。②头痛、齿痛、项强、口眼㖞斜等头面部疾患。③手腕痛。

5. 太渊(Tàiyuān,LU 9)腧穴;原穴;八会穴之脉会★★★

【定位】在腕前区,桡骨茎突与舟状骨之间,拇长展肌腱尺侧凹陷中。

【主治】①咳嗽、气喘、咽痛、胸痛等肺系疾患。②无脉症。③腕臂痛。

6. 鱼际(Yújì,LU 10)荥穴

【定位】在手外侧,第 1 掌骨晓侧中点赤白肉际处。

【主治】①咳嗽、咯血、咽干、咽喉肿痛、失音等肺系热性病证。②掌中热;③小儿疳积。

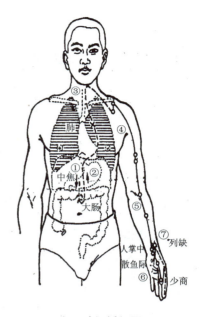

手太阴肺经循行图

7. 少商(Shàoshāng,LU 11)井穴

【定位】在手指,拇指末节桡侧,指甲根角侧上方0.1寸(指寸)。

【主治】①咽喉肿痛、鼻衄等肺系实热证。②高热,昏迷,癫狂。③指肿,麻木。

【昭昭医考重点总结】

手太阴肺经主治规律

躯干部腧穴	中府	近治作用为主	肺、胸病变
		远治作用	特殊作用
肘膝以下腧穴	尺泽	胸、肺、喉病	急性吐泻、小儿惊风
	孔最		咳血 ★
	列缺		头痛、项强 ★
	太渊		无脉证 ★
	鱼际		发热、失音
	少商		咽喉肿痛、昏迷

1. 手太阴肺经的体表循行及主治概要。

2. 中府、尺泽、孔最、列缺、太渊、鱼际、少商的定位。

3. 上述穴位的特殊治疗作用,如:孔最治咳血;列缺治头痛、项强;太渊治无脉证;少商治咽喉肿痛和昏迷。

历年真题精选

【A2 型题】

患者因肺肾阴虚,虚火妄动,脉络受伤而致咯血。治疗应首选

A. 孔最   B. 梁丘   C. 隐白   D. 曲泽   E. 定喘

答案:A; 考点:孔最的主治

解析:孔最主治:咯血、咳嗽、气喘、咽喉肿痛等肺系病证及肘臂挛痛。故选择 A。

第八单元　手阳明大肠经、腧穴

【考点透视】

参见第七单元"手太阴肺经、腧穴"。

要点一　经脉循行

手阳明大肠经,起于食指之尖端(桡侧),沿食指桡侧,经过第1、2掌骨之间,上行至腕后两筋之间,沿前臂外侧前缘,至肘部外侧,再沿上臂外侧前缘上行到肩部,经肩峰前,向上循行至背部,与诸阳经交会于大椎穴,再向前行进入缺盆,络于肺,下行穿过横膈,属于大肠。其支脉,从缺盆部上行至颈部,经面颊进入下齿之中,又返回经口角到上口唇,交会于人中(水沟穴),左脉右行,右脉左行,止于对侧鼻孔旁。

《灵枢·经脉》:大肠手阳明之脉,起于大指次指之端,循指上廉,出合谷两骨(第1、第2掌骨)之间,上入两筋(拇长伸肌腱与拇短伸肌腱)之中,循臂上廉,入肘外廉,上臑外前廉,上肩,出髃骨(肩胛骨肩峰部)之前廉,上出于柱骨(颈椎骨)之会上,下入缺盆,络肺,下膈,属大肠。

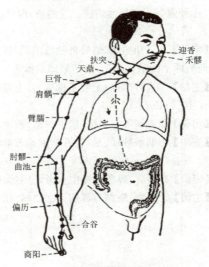

手阳明大肠经

其支者,从缺盆上颈,贯颊,入下齿中;还出夹口,交人中——左之右、右之左,上夹鼻孔。

要点二　主治概要

1. 头面五官病齿痛,咽喉肿痛,鼻衄,口眼㖞斜,耳聋等。
2. 神志病、热病昏迷,发热,眩晕,癫狂等。
3. 肠胃病腹胀,腹痛,肠鸣,泄泻等。
4. 皮肤病瘾疹,痤疮,神经性皮炎等。
5. 经脉循行部位的其他病证手臂酸痛,半身不遂,手臂麻木等。

要点三　常用腧穴的定位和主治要点

1. 商阳(Shāngyáng,LI 1)井穴

【定位】在手指食指末节桡侧,指甲根角侧上方 0.1 寸(指寸)。

【主治】①齿痛、咽喉肿痛等五官疾患。②热病、昏迷等热证、急症。③手指麻木。

2. 合谷(Hégǔ,LI 4)原穴★

【定位】在手背,第 2 掌骨桡侧的中点处。简便取穴法:以一手的拇指指间关节横纹,放在另一手拇、食指之间的指蹼缘上,当拇指尖下是穴。

【主治】①头痛、目赤肿痛、鼻衄、齿痛、口眼㖞斜、耳聋等头面五官诸疾。②发热、恶寒等外感病证。③热病无汗或多汗。④经闭、滞产等妇产科病证。⑤上肢疼痛、不遂。⑥牙拔除术、甲状腺手术等口面五官及颈部手术针麻常用穴。

3. 阳溪(yángxī,LI 5)经穴★★

【定位】在腕区,腕背侧远端横纹桡侧,桡骨茎突远端,解剖学"鼻烟窝"凹陷中。

【主治】①头痛、目赤肿痛、齿痛、咽喉肿痛、耳聋等头面五官疾患。②手腕痛。

4. 偏历(Piānlì,LI 6)络穴

【定位】在前臂,阳溪穴与曲池穴连线上,腕背侧远端横纹上 3 寸处。

【主治】①耳鸣、鼻衄、喉痛、目赤等五官疾患。②手臂酸痛。③腹部胀满。④水肿。

5. 手三里(Shǒusānlǐ,(LI 10)★★

【定位】在前臂,阳溪穴与曲池穴连线上,肘横纹下 2 寸处。

【主治】①肩臂痛麻、上肢不遂等上肢病证。②腹痛,腹泻。③齿痛,颊肿。

6. 曲池(Qūchí,LI 11)合穴★★

【定位】在肘区,在尺泽与肱骨外上髁连线中点凹陷处。

【主治】①上臂酸痛、上肢不遂等上肢病证。②热病。③眩晕。④腹痛、吐泻等肠胃病证。⑤咽喉肿痛、齿痛、目赤肿痛等五官热性病证。⑥瘾疹、湿疹、瘰疬等皮外科疾患。⑦癫狂。

7. 肩髃(Jiānyú,LI 15)

【定位】在三角肌区,肩峰外侧缘前端与肱骨大结节两骨间凹陷中。简便取穴法:屈臂外展,肩峰外侧缘呈现前后两个凹陷,前下方的凹陷即是本穴。

【主治】①肩臂挛痛、上肢不遂等肩、上肢病证。②瘾疹,瘰疬。

8. 扶突(Fútū,LI 18)

【定位】在胸锁乳突肌区,横平喉结,胸锁乳突肌前、后缘中间。

【主治】①咽喉肿痛、暴喑、吞咽困难等咽喉部病证。②咳嗽,气喘。③瘿气,瘰疬。④颈部手术针麻用穴。

9. 迎香(Yíngxiāng,LI 20)

【定位】在面部,鼻翼外缘中点旁,鼻唇沟中。

【主治】①鼻塞、鼽衄等鼻病。②口㖞、面痒等面部病证。③胆道蛔虫症。

【昭昭医考重点总结】

手阳明大肠经主治规律

商阳		高热、昏迷
三间		嗜卧
合谷		汗证、滞产
阳溪	头面器官病,热病	腕痛
偏历		水肿、耳疾
手三里		上肢不遂、急性腰扭伤★
曲池		上肢不遂、热病、隐疹
臂臑		目疾
肩髃		瘾疹
扶突	局部病证	肺疾
迎香		面疾、胆道蛔虫症★★

1. 手阳明大肠经的主治概要。
2. 重点穴位的定位:商阳、三间、合谷、阳溪、偏历、手三里、曲池、肩髃、迎香。
3. 重点穴位的特殊治疗作用。温馨提示:可参考表格记忆。

历年真题精选

【A1 型题】

1. 下列经脉循行除哪项外,都经过心

A. 手厥阴经　　　B. 手少阳经　　　C. 手太阳经　　　D. 手阳明经　　　E. 足少阴经

答案:D; 考点:经脉循行

解析:手厥阴心经起于心中;手少阳三焦经经脉散络于心包;手太阳小肠经交会于大椎,向下进入缺盆部,联络心脏;足少阴肾经其支脉从肺出来络心,注入胸中。故 A、B、C、E 项均排除,只有手阳明大肠经未经过心。故选择 D。

2. 十二经脉中,多气多血之经是

A. 足厥阴肝经　　　　　　B. 足太阳膀胱经　　　　　　C. 手阳明大肠经

D. 足少阳胆经　　　　　　E. 手少阴心经

答案:C; 考点:主治概要

解析:手阳明大肠经经脉为多气多血之经,故选择 C。

3. 治疗滞产,应首选

A. 合谷　　　B. 太冲　　　C. 足三里　　　D. 血海　　　E. 至阴

答案:A; 考点:合谷穴的主治要点

解析:合谷穴的主治要点:头痛、齿痛、目赤肿痛、咽喉肿痛、失音、口眼歪斜、半身不遂、痄腮、疔疮、经闭、腹痛、牙关紧闭、小儿惊风、鼻衄、耳鸣耳聋、发热恶寒、无汗、多汗、瘾疹、疟疾、滞产等病。至阴也可治疗滞产,但选穴不如合谷方便,故不为首选。故选择 A。

4. 迎香穴位于

A. 鼻孔外缘,旁开 0.5 寸　　　　　　B. 鼻翼外缘,旁开 0.5 寸

C. 鼻翼外缘中点,旁开 0.5 寸　　　　D. 鼻翼上缘中点,旁开 0.5 寸

E. 平鼻孔,当鼻唇沟中

答案:C; 考点:迎香穴的定位

解析：迎香穴位于鼻翼外缘中点旁，旁开 0.5 寸，当鼻唇沟中。故选择 C。

5. 手三里位于阳溪穴与曲池穴连线上，曲池穴下

A. 5 寸　　　　　B. 4 寸　　　　　C. 3 寸　　　　　D. 2 寸　　　　　E. 1 寸

答案：D；　考点：手三里穴位的定位

解析：手三里穴的定位在前臂背面桡侧，位于阳溪穴与曲池穴连线上，肘横纹（曲池穴）下 2 寸。故选择 D。

【A2 型题】

6. 患者外感风寒，咽喉赤肿疼痛，吞咽困难，咽干，咳嗽。治疗应首选

A. 合谷　　　　　B. 内庭　　　　　C. 太溪　　　　　D. 鱼际　　　　　E. 廉泉

答案：A；　考点：合谷穴的主治要点

解析：参见本单元第 3 题合谷的主治，故选择 A。

第九单元　足阳明胃经、腧穴

【考点透视】

参见第七单元"手太阴肺经、腧穴"。

要点一　经脉循行

足阳明胃经，起于鼻旁，上行鼻根，与足太阳经脉相汇合，再沿鼻的外侧下行，入上齿龈中，返回环绕口唇，入下唇交会于承浆穴；再向后沿下颌下缘，至大迎穴处，再沿下颌角至颊车穴，上行到耳前，过足少阳经的上关穴处，沿发际至额颅部。其支脉，从大迎前下走人迎穴，沿喉咙入缺盆，下横膈，入属于胃，联络于脾。其直行的经脉，从缺盆沿乳房内侧下行，经脐旁到下腹部的气冲部；一支脉从胃口分出，沿腹内下行，至气冲部与 直行经脉相汇合。由此经髀关、伏兔穴下行，关节中。再沿胫骨外侧前缘下行，经足背到第 2 足趾外侧端（厉兑穴）；一支脉从膝下 3 寸处分出，下行到中趾外侧端；一支脉从足背分出，沿足大趾内侧直行到末端。

《灵枢·经脉》：胃足阳明之脉，起于鼻，交頞（鼻根凹陷处）中，旁约太阳之脉，下循鼻外，入上齿中，还出夹口，环唇，下交承浆，却循颐（下颌部）后下廉，出大迎，循颊车，上耳前，过客主人（即上关穴），循发际，至额颅。

其支者，从大迎前，下人迎，循喉咙，入缺盆，下膈，属胃，络脾。

其直者，从缺盆下乳内廉，下夹脐，入气街中。

其支者，起于胃口，下循腹里，下至气街中而合。——以下髀关，抵伏兔，下膝髌中，下循胻外廉，下足跗（即足背），入中指内间。

其支者，下廉三寸而别，以下入中指外间。

其支者，别跗上，入大指间，出其端。

要点二　主治概要

1. 胃肠病食欲不振，胃痛，呕吐，嘻嗝，腹胀，泄泻，痢疾，便秘等。

2. 头面五官病目赤痛痒，目翳，眼睑眴动。

3. 神志病、热病癫狂，发热等。

4. 皮肤病瘾疹，痤疮，神经性皮炎等。

5. 经脉循行部位的其他病证下肢痿痹，转筋。

要点三　常用腧穴的定位和主治要点

1. 承泣（Chéngqì，ST 1）

【定位】 在面部，眼球与眶下缘之间，瞳孔直下。

【主治】 ①眼睑眴动、迎风流泪、夜盲、近视等目疾。②口眼㖞斜，面肌痉挛。

2. 四白（Sìbái，ST 2）★

【定位】 在面部，眶下孔处。

【主治】 ①目赤痛痒、眼睑眴动、目翳等目疾。②口眼㖞斜、面痛、面肌痉挛等面部病证。③头痛，眩晕。④胆道蛔虫症。

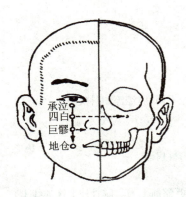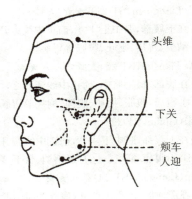

3. 地仓(Dìcāng,ST 4) ★★

【定位】在面部,口角旁约 0.4 寸(指寸)。

【主治】口哨、流涎、面痛等局部病证。

4. 颊车(Jiáchē,ST 6) ★★

【定位】在面部,下颌角前上方一横指(中指),闭口咬紧牙时咬肌隆起,放松时按之凹陷处。

【主治】齿痛、牙关不利、颊肿、口角㖞斜等局部病证。

5. 下关(Xiàguān,ST 7) ★

【定位】在面部,颧弓下缘中央与下颌切迹之间凹陷中。

【主治】①牙关不利、面痛、齿痛、口眼㖞斜等面口病证。②耳聋、耳鸣、聤耳等耳疾。

6. 头维(Tóuwéi,ST 8)

【定位】在头部,当额角发际直上 0.5 寸,头正中线旁开 4.5 寸。

【主治】头痛、眩晕、目痛、迎风流泪等头目病证。

7. 人迎(Rényíng,ST9)

【定位】在颈部,横平喉结,胸锁乳突肌前缘,颈总动脉搏动处。

【主治】①瘿气、咽喉肿痛、瘰疬等颈部病证。②高血压。③气喘。

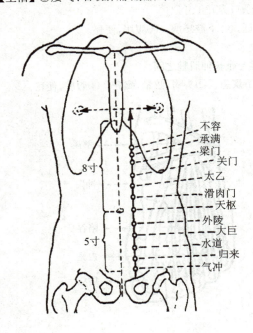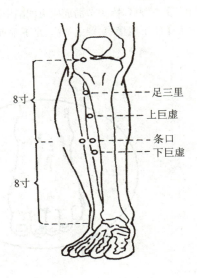

8. 梁门（Liángmén，ST 21）★★

【定位】在上腹部，脐中上 4 寸，前正中线旁开 2 寸。

【主治】纳少、胃痛、呕吐、腹胀等胃疾。

9. 天枢（Tiānshū，ST 25）大肠之募穴★★

【定位】在腹部，横平脐中，前正中线旁开 2 寸。

【主治】①腹痛、腹胀、便秘、腹泻、痢疾等胃肠病证。②月经不调、痛经等妇科疾患。

10. 归来（Guīlái，ST 29）

【定位】在下腹部，脐中下 4 寸，前正中线旁开 2 寸。

【主治】①小腹痛，疝气。②月经不调、带下、阴挺、闭经等妇科病证。

11. 梁丘（Liángqiū，ST 34）郄穴★★

【定位】在股前区，髌底上 2 寸，股外侧肌与股直肌肌腱之间（髂前上棘与髌骨外上缘连线上）。

【主治】①膝肿痛、下肢不遂等下肢病证。②急性胃痛。③乳痈、乳痛等乳疾。

12. 足三里（Zúsānlǐ，ST 36）合穴；胃之下合穴★★

【定位】在小腿外侧，犊鼻下 3 寸，胫骨前嵴外 1 横指处，犊鼻与解溪连线上。

【主治】①胃痛、呕吐、噎膈、腹胀、腹痛、痢疾、便秘等胃肠病证。②下肢痿痹。③心悸、眩晕、癫狂等神志病。④乳痈、肠痈等外科疾患。⑤虚劳诸证，为强壮保健穴。

13. 上巨虚（Shàngjùxū，ST 37）大肠之下合穴★★★

【定位】在小腿外侧，犊鼻下 6 寸，犊鼻与解溪连线上。

【主治】①肠鸣、腹痛、腹泻、便秘、肠痈等胃肠病证。②下肢痿痹。

14. 条口（Tiáokǒu，ST 38）

【定位】在小腿外侧，犊鼻下 8 寸，犊鼻与解溪连线上。

【主治】①下肢痿痹，转筋。②肩臂痛。③脘腹疼痛。

15. 下巨虚（Xiàjùxū，ST 39）小肠之下合穴

【定位】在小腿外侧，犊鼻下 9 寸，犊鼻与解溪连线上。

【主治】①腹泻、痢疾、小腹痛等胃肠病证。②下肢痿痹。③乳痈。

16. 丰隆（Fēnglóng，ST 40）络穴★★★

【定位】在小腿外侧，外踝尖上 8 寸，胫骨前嵴外缘；条口旁开 1 寸。

【主治】①头痛、眩晕、癫狂。②咳嗽、痰多等痰饮病证。③下肢痿痹。④腹胀，便秘。

17. 解溪（Jiěxī，ST 41）经穴

【定位】在踝区，踝关节前面中央凹陷中，拇长伸肌腱与趾长伸肌腱之间。

【主治】①下肢痿痹、踝关节病、足下垂等下肢、踝关节疾患。②头痛，眩晕，癫狂。③腹胀，便秘。

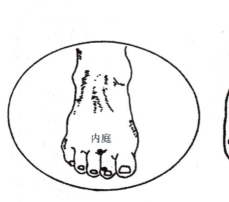

内庭

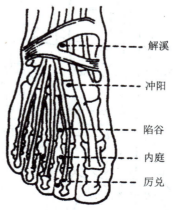

解溪
冲阳
陷谷
内庭
厉兑

18. 内庭(Nèitíng,ST 44)荥穴★★

【定位】在足背,第2、3趾间,趾蹼缘后方赤白肉际处。

【主治】①齿痛、咽喉肿痛、鼻衄等五官热性病证。②热病。③胃病吐酸、腹泻、痢疾、便秘等肠胃病证。④足背肿痛,跖趾关节痛。

19. 厉兑(Lìduì,ST 45)井穴

【定位】在足趾,第2趾末节外侧,趾甲根角侧后方0.1寸(指寸)。

【主治】①鼻衄、齿痛、咽喉肿痛等实热性五官病证。②热病。③多梦、癫狂等神志病证。

【昭昭医考重点总结】

足阳明胃经主治规律

承泣、四白、地仓、颊车、头维、梁门、天枢、归来	局部病证为主
梁门、天枢	胃肠消化系统病证★★
归来	前阴、妇科、泌尿系统病证
伏兔	
犊鼻	局部病证
足三里	强壮要穴★★★
梁丘	胃肠病、急性胃痛★★
上、下巨虚	大、小肠病证
丰隆	痰证★
解溪	头面五官、癫狂
内庭	胃肠、神志、热病、齿痛、热病

1. 足阳明胃经的主治概要。

2. 重点穴位的定位及特殊作用见上表。

历年真题精选

【A1型题】

1. 循行于腹中线旁开2寸,胸中线旁开4寸的经脉是

A. 手太阴肺经　　B. 足阳明胃经　　C. 足少阴肾经　　D. 足太阴脾经　　E. 足厥阴肝经

答案:B; 考点:经脉循行

解析:循行于腹中线旁开2寸,胸中线旁开4寸的经脉是足阳明胃经。故选择B。

2. 下列各穴中,常用于保健并具有强壮作用的穴位是

A. 百会　　B. 肾俞　　C. 脾俞　　D. 足三里　　E. 气海俞

答案:D; 考点:足三里穴的主治要点

解析:以上各选项只有足三里穴具有强壮作用,为保健要穴。故选择D。

3. 下合穴中可治疗肠痈、痢疾的是

A. 足三里　　B. 上巨虚　　C. 下巨虚　　D. 委中　　E. 阳陵泉

答案:B; 考点:上巨虚穴的应用

解析:A项足三里可以治疗痢疾,但是不能治疗肠痈,故排除;B项上巨虚穴既可以治疗痢疾,又可以治疗肠痈,故正确。其他选项没有治疗肠痈和痢疾的作用,故排除。故选择B。

4. 下列穴位与关元相平的是

A. 归来　　B. 大赫　　C. 大横　　D. 外陵　　E. 水道

答案:E; 考点:水道穴的定位

解析：水道穴的定位：在下腹部，当脐中下 3 寸，距脐正中线 2 寸，与关元穴相乎，故选择 E。A 项归来穴在脐中下 4 寸，与中极穴相平，故排除。

【A2 型题】

5. 患者牙痛剧烈，伴口臭，口渴，便秘，舌苔黄，脉洪。治疗应首选

A. 风池　　　　　B. 外关　　　　　C. 足三里　　　　　D. 风门　　　　　E. 内庭

答案：E；　考点：内庭穴的主治要点

解析：内庭穴是荥穴，具有清胃泻火、理气止痛的功效。其主治为齿痛、口歪、喉痹、鼻衄、腹痛、腹胀、痢疾、泄泻、足背肿痛、热病、胃痛吐酸等。故选择 E。

第十单元　足太阴脾经、腧穴

【考点透视】

参见第七单元"手太阴肺经、腧穴"。

要点一　经脉循行

足太阴脾经，起于足大趾末端，沿着大趾内侧赤白肉际，经过大趾本节后的第 1 跖趾关节后面，上行至内踝前面，再沿小腿内侧胫骨后缘上行，至内踝上 8 寸处交于足厥阴经之前，再沿膝股部内侧前缘上行，进入腹部，属脾，联络胃；再经过横膈上行，夹咽部两旁，系舌根，分散舌下。其支脉，从胃上膈，注心中。

《灵枢·经脉》：脾足太阴之脉，起于大指之端，循指内侧白肉际，过核骨（第 1 跖趾关节内侧的圆形突起）后，上内踝前廉，上端（即腓肠肌部）内，循胫骨后，交出厥阴之前，上循膝股内前廉，入腹，属脾，络胃，上膈，夹咽（食道），连舌本（舌根），散舌下。其支者，复从胃别，上膈，注心中。脾之大络，名曰大包，出渊腋下三寸，布胸胁。

要点二　主治概要

1. 脾胃病胃痛，呕吐，腹痛，泄泻，便秘等。

2. 妇科病月经过多，崩漏等。

3. 前阴病阴挺，不孕，遗精，阳痿等。

4. 经脉循行部位的其他病证下肢痿痹，胸胁痛等。

要点三　常用腧穴的定位和主治要点

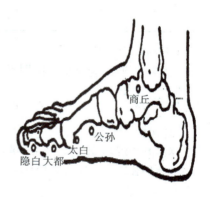

1. 隐白（Yǐnbái，SP 1）井穴 ★★

【定位】在足趾，大趾末节内侧，趾甲根角侧后方 0.1 寸（指寸）。

【主治】①月经过多、崩漏等妇科病。②便血、尿血等出血证。③癫狂，多梦。④惊风。⑤腹满，暴泻。

2. 太白（Tàibái，SP 3）腧穴；原穴

【定位】在跖区，第 1 跖趾关节近端赤白肉际凹陷中。

【主治】①肠鸣、腹胀、腹泻、胃痛、便秘等脾胃病证。②体重节痛，脚气。

3. 公孙（Gōngsūn，SP 4）络穴；八脉交会穴（通冲脉）★★★

【定位】在跖区，第 1 跖骨基底部的前下方赤白肉际处。

【主治】①胃痛、呕吐、腹痛、腹泻、痢疾等脾胃肠腑病证。②心烦失眠、狂证等神志病证。③逆气里急、气上冲心（奔豚气）等冲脉病证。

4. 三阴交（Sānyīnjiāo，SP 6）★★★

【定位】在小腿内侧，内踝尖上 3 寸，胫骨内侧缘后际。

【主治】①肠鸣、腹胀、腹泻等脾胃病证。②月经不调、带下、阴挺、不孕、滞产等妇产科病证。③遗精、阳痿、遗尿等生殖泌尿系统疾患。④心悸，失眠，眩晕。⑤下肢痿痹。⑥阴虚诸证。⑦湿疹，荨麻疹。

5. 地机（Dìjī，SP 8）郄穴 ★★★

【定位】在小腿内侧，阴陵泉下 3 寸，胫骨内侧缘后际。

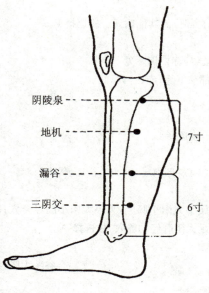

【主治】①痛经、崩漏、月经不调等妇科病。②腹痛、腹泻等脾胃病证。③小便不利、水肿等脾不运化水湿病证。④下肢痿痹。

6. 阴陵泉(Yīnlíngquán，SP 9)合穴★★

【定位】在小腿内侧，胫骨内侧髁下缘与胫骨内侧缘之间的凹陷中。

【主治】①腹胀、腹泻、水肿、黄疸等脾湿证。②小便不利、遗尿、尿失禁等泌尿系统疾患。③膝痛、下肢痿痹等下肢病证。④阴部痛、痛经、带下、遗精等妇科、男科病证。

7. 血海(Xuèhǎi，SP 10)

【定位】在股前区，髌底内侧端上 2 寸，股内侧肌隆起处。简便取穴法：患者屈膝，医者以左手掌心按于患者右膝髌骨上缘，第 2～5 指向上伸直，拇指约呈 45°斜置，拇指尖下是穴。对侧取法仿此。

【主治】①月经不调、痛经、经闭等妇科病。②瘾疹、湿疹、丹毒等血热性皮外科病。③膝股内侧痛。

8. 大横(Dàhéng，SP 15)

【定位】在腹部，脐中旁开 4 寸。

【主治】腹痛、腹泻、便秘等脾胃病证。

9. 大包(Dàbāo，SP 21)脾之大络

【定位】在侧胸部，腋中线上，当第 6 肋间隙处。

【主治】①气喘。②胸胁痛。③全身疼痛。④岔气。⑤四肢无力。

【昭昭医考重点总结】

足太阴经主治规律

隐白		高热昏迷、月经过多、癫狂
太白		
公孙		胃痛★★★
三阴交	脾胃病	滞产、失眠★★
地机	前阴病	痛经★★
阴陵泉	妇科病	水肿★★
血海		瘾疹、湿疹
大横		肠胃病
大包		全身疼痛、四肢无力

重点：
1. 足太阴脾经的主治概要。
2. 重点穴位的定位及特殊作用(作用可参考上表记忆)。

历年真题精选

【A1 型题】
1. 下列哪项不属足太阴经的主治范围
A. 妇科病　　　　B. 口舌病　　　　C. 前阴病　　　　D. 肾脏病　　　　E. 脾胃病

答案：B；　考点：足太阴脾经主治概要

解析：足太阴脾经腧穴主治脾胃病、妇科病、前阴病和经脉循行部位的其他病证。故选择 B。

2. 公孙穴位于

A. 第一跖骨小头后缘，赤白肉际处　　　　B. 第一跖骨小头前缘，赤白肉际处

C. 第一跖骨趾关节部，赤白肉际处　　　　D. 第一跖骨基底部前下缘，赤白肉际处

E. 第一跖骨基底部后下缘，赤白肉际处

答案：D；　考点：公孙穴的定位

解析：公孙穴的定位在足内侧缘，当第一跖骨基底的前下方。故选择 D。

3. 属足太阴脾经的腧穴是

A. 血海　　　　B. 少海　　　　C. 小海　　　　D. 照海　　　　E. 气海

答案：A；　考点：腧穴所属经脉

解析：B项少海属于少阴心经，为手少阴心经合穴；C项小海属手太阳小肠经，为手太阳小肠经合穴；D照海穴属足少阴肾经；E气海穴为任脉上的穴位。只有 A项血海为足太阴脾经的腧穴，故选择 A。

4. 下列穴位归经，错误的是

A. 太白—肝经　　　　B. 列缺—肺经　　　　C. 合谷—大肠经

D. 阳陵泉—胆经　　　　E. 阴陵泉—脾经

答案：A；　考点：太白穴的归经

解析：太白穴是脾经的腧穴、原穴，故选择 A。

5. 治疗痛经，在下列穴位中应首选

A. 漏谷　　　　B. 阳陵泉　　　　C. 冲门　　　　D. 地机　　　　E. 公孙

答案：D；　考点：地机穴的主治要点

解析：地机穴的主治要点为腹痛、泄泻、小便不利、水肿、月经不调、遗精、腰痛不可俯仰、食欲不振等病。其他选项均无治疗妇科疾病的功效，故选择 D。

6. 地机穴位于

A. 胫骨内侧面后缘，内踝尖上 5 寸

B. 胫骨内侧髁下方凹陷处

C. 胫骨内侧面中央，内踝尖上 5 寸

D. 胫骨内侧面中央，内踝尖上 7 寸

E. 内踝尖与阴陵泉穴的连线上，阴陵泉下 3 寸

答案：E；　考点：地机穴的定位

解析：地机穴在小腿内侧，内踝尖与阴陵泉的连线上，阴陵泉下 3 寸。故选择 E。

第十一单元　手少阴心经、腧穴

【考点透视】

参见第七单元"手太阴肺经、腧穴"。

要点一　经脉循行

手少阴心经，起于心中，出属心系（心与其他脏器相连的组织）；下行经过横膈，联络小肠。其支脉，从心系向上，夹着食道上行，连于目系（眼球连接于脑的组织）。其直行经脉，从心系上行到肺部，再向外下到达腋窝部，沿着上臂内侧后缘，行于手太阴经和手厥阴经的后面，到达肘窝；再沿前臂内侧后缘，至掌后豌豆骨部，进入掌内，止于小指桡侧末端。

《灵枢·经脉》：心手少阴之脉，起于心中，出属心系（指心与各脏相连的组织，一指心与其他四脏相连的组织），下膈，络小肠。其支者，从心系，上夹咽（指食管），系目系。其直者，复从心系却上肺，下出腋下，下循臑内后廉，行太阴、心主之后，下肘内，循臂内后廉，抵掌后锐骨（指豌豆骨部）之端，入掌内后廉，循小指之内，出

其端。

要点二　主治概要

1. 心、胸、神志病，心痛，心悸，癫狂痫等。

2. 经脉循行部位的其他病证肩臂疼痛，胁肋疼痛，腕臂痛等。

要点三　常用腧穴的定位和主治要点

1. 极泉（Jíquán，HT 1）

【定位】在腋区，腋窝正中，腋动脉搏动处。

【主治】①心痛、心悸等心疾。②肩臂疼痛、胁肋疼痛、上肢不遂等上肢病证。③瘰疬，腋臭。④上肢针麻用穴。

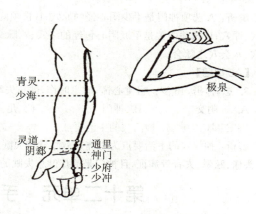

2. 少海（Shàohǎi，HT 3）合穴

【定位】在肘前区，横平肘横纹，肱骨内上髁前缘。

【主治】①心痛、癔症等心病、神志病。②肘臂挛痛，臂麻手颤。③头项痛，腋胁部痛。④瘰疬。

3. 通里（Tōnglǐ，HT 5）络穴

【定位】在前臂前区，腕掌侧远端横纹上 1 寸，尺侧腕屈肌腱的桡侧缘。

【主治】①心悸、怔忡等心病。②舌强不语，暴喑。③腕臂痛。

4. 阴郄（Yīnxì，HT 6）郄穴

【定位】在前臂前区，腕掌侧远端横纹上 0.5 寸，尺侧腕屈肌腱的桡侧缘。

【主治】①心痛、惊悸等心病。②骨蒸盗汗。③吐血、衄血。

5. 神门（Shénmén，HT 7）输穴；原穴

【定位】在腕前区，腕掌侧远端横纹尺侧端，尺侧腕屈肌腱的桡侧凹陷处。

【主治】①心痛、心烦、惊悸、怔忡、健忘、失眠、痴呆、癫狂痫等心与神志病证。②高血压。③胸胁痛。

6. 少冲（Shàochōng，HT 9）井穴

【定位】在手指，小指末节桡侧，指甲根角侧上方 0.1 寸（指寸）。

【主治】①心悸、心痛、癫狂、昏迷等心与神志病证。②热病。

【昭昭医考重点总结】

心经主治规律

极泉	心胸及局部病证;胁肋疼 痛、瘰疬	
少海	心、胸、神志病	瘰疬
通里		舌强不语、暴喑
阴郄		盗汗、吐血★★
神门		失眠

重点：

1. 手少阴心经的主治概要。

2. 手少阴心经的重点穴位的定位：极泉、少海、通里、阴郄、神门。

3. 上述重点穴位的特殊治疗作用（参考上表记忆）。

◆◇◆ 历年真题精选

【A1 型题】

1. 腕横纹尺侧端，尺侧腕屈肌腱桡侧凹陷中的腧穴是

A. 神门　　　　B. 大陵　　　　C. 列缺　　　　D. 太渊　　　　E. 内关

答案：A；考点：神门穴的定位

解析：神门穴的定位：在腕部，腕掌横纹尺侧端，尺侧腕屈肌腱的桡侧凹陷处。故选择 A。

2. 心经的原穴是

A. 神门　　　　B. 间使　　　　C. 大陵　　　　D. 内关　　　　E. 太渊

答案：A；考点：心经的原穴

解析：A 选项神门是手少阴心经的原穴；B 选项间使是手厥阴心包经的经穴；C 选项大陵是手厥阴心包经的输穴、原穴；D 选项内关是手厥阴心包经的络穴、八脉交会穴（通于阴维脉）；E 选项太渊是手太阴肺经的输穴、原穴、八会穴之脉会。

【A2 型题】

3. 患者，男，45 岁。自觉心慌，时息时作，健忘失眠。治疗应首选

A. 三阴交　　　　B. 神门　　　　C. 足三里　　　　D. 太溪　　　　E. 合谷

答案：B；考点：神门穴的主治要点

解析：神门穴的主治要点为心痛、心烦、健忘失眠、惊悸怔忡、痴呆、癫狂、痫证、目黄胁痛、掌中热、呕血、吐血、头痛、眩晕、失音等病证，且神门是治疗健忘失眠的要穴。故选择 B。

第十二单元　手太阳小肠经、腧穴

【考点透视】

参见第七单元"手太阴肺经、腧穴"。

要点一　经脉循行

手太阳小肠经，起于手小指尺侧端，沿着手背外侧至腕部，出于尺骨茎突，直上沿着前臂外侧后缘，经尺骨鹰嘴与肱骨内上髁之间，沿上臂外侧后缘，到达肩关节，绕行肩胛部，交会于大椎，向下进入缺盆部，联络心，沿着食管，经过横膈，到达胃部，属于小肠。其支脉，从缺盆分出，沿着颈部，上达面颊，到目外眦，向后进入耳中。另一支脉，从颊部分出，上行目眶下，抵于鼻旁，至目内眦，斜行络于颧骨部。

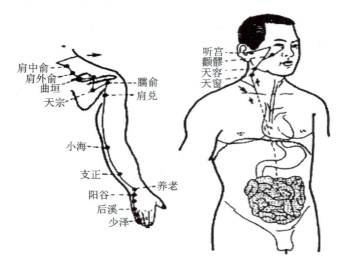

手太阳小肠经

《灵枢·经脉》：小肠手太阳之脉，起于小指之端，循手外侧上腕，出踝(此指尺骨小头隆起处)中，直上循臂骨(尺骨)下廉，出肘内侧两骨(即尺骨鹰嘴与肱骨内上髁)之间，上循臑外后廉，出肩解(指肩关节处)，绕肩胛，交肩上，入缺盆，络心，循咽下膈，抵胃，属小肠。

其支者，从缺盆循颈，上颊，至目锐眦(即目外眦)，却入耳中。

其支者,别颊上(指眼眶下颧骨部),抵鼻,至目内眦(斜络于颧)。

要点二　主治概要

1. 头面五官病头痛,目翳,咽喉肿痛等。
2. 神志病、热病昏迷,发热,痢疾等。
3. 经脉循行部位的其他病证项背强痛,腰背痛,手指及肘臂挛痛等。

要点三　常用腧穴的定位和主治要点

1. 少泽(Shàozé,SI 1)井穴

【定位】在手指,小指末节尺侧,指甲根角侧上方 0.1 寸(指寸)。

【主治】①乳痈、乳少等乳疾。②昏迷、热病等急症、热证。③头痛、目翳、咽喉肿痛等头面五官病证。

2. 后溪(Hòuxī,SI 3)腧穴;八脉交会穴(通督脉)

【定位】在手内侧,第 5 掌指关节尺侧近端赤白肉际凹陷中。

【主治】①头项强痛、腰背痛、手指及肘臂挛痛等痛证。②耳聋,目赤。③癫狂痫。④盗汗,疟疾。

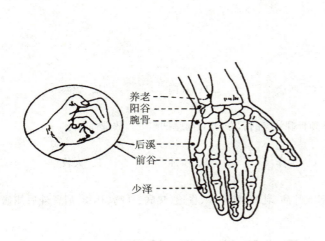
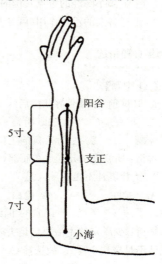

3. 养老(Yánglǎo,SI 6)郄穴

【定位】在前臂后区、腕背横纹上 1 寸,尺骨头桡侧凹陷中。

【主治】①目视不明,头痛,面痛。②肩、背、肘、臂酸痛,急性腰痛等痛证。

4. 支正(Zhīzhèng,SI 7)络穴

【定位】在前臂后区,腕背侧远端横纹上 5 寸,尺骨尺侧与尺侧腕屈肌之间。

【主治】①头痛,项强,肘臂酸痛。②热病。③癫狂。④疣症。

5. 天宗(Tiānzōng,SI 11)

【定位】在肩胛区,肩胛冈中点与肩胛骨下角连线上 1/3 与下 2/3 交点凹陷中。

【主治】①肩胛疼痛、肩背部损伤等局部病证。②乳痈。③气喘。

6. 颧髎(Guánliáo,SI 18)

【定位】在面部,颧骨下缘,目外眦直下凹陷中。

【主治】口眼㖞斜、眼睑𥆧动、齿痛、面痛、颊肿等面部病证。

7. 听宫(Tīnggōng,SI 19)

【定位】在面部,耳屏正中与下颌骨髁突之间的凹陷中。

【主治】①耳鸣、耳聋、聤耳等耳疾。②齿痛。③癫狂痫。

【昭昭医考重点总结】

手太阳小肠经主治规律

少泽		乳少、昏迷、高热★★
后溪	头面器官病、 咽喉病、热病	落枕、腰扭伤、盗汗★★
支正		疥疮生疣
天宗		
颧髎	局部病证	
听宫		

重点：

1. 手太阳小肠经的主治概要。

2. 手太阳小肠经的重点穴位的定位：少泽、后溪、天宗、听宫。

3. 上述各穴的治疗作用（可参考上表记忆）。

历年真题精选

【A1 型题】

1. 耳屏前，下颌骨髁状突后缘的腧穴是

A. 下关   B. 听宫   C. 听会   D. 耳门   E. 颧髎

答案：B；考点：听宫穴的定位

解析：听宫穴的定位：在面部，耳屏前，下颌骨髁状突的后方，张口时呈凹陷处。故选择 B。

2. 治疗乳汁不足的腧穴是

A. 中冲   B. 隐白   C. 少泽   D. 少冲   E. 大敦

答案：C；考点：少泽穴的主治要点

解析：少泽穴的主治要点是头痛、目翳、咽喉肿痛、乳痈、乳汁少、昏迷、热病、耳鸣、耳聋、肩臂外后侧痛。故乳汁不足应选少泽穴，故选择 C。

第十三单元　足太阳膀胱经、腧穴

要点一　经脉循行

　　足太阳膀胱经，起始于内眼角，向上过额部，与督脉交会于头顶。其支脉，从头顶分出到耳上角。其直行经脉，从头顶入颅内络脑，再浅出沿枕项部下行，从肩胛内侧脊柱两旁下行到达腰部，进入脊旁肌肉，入内络于肾，属于膀胱。一支脉从腰中分出，向下夹脊旁，通过臀部，进入腘窝中；一支脉从左右肩胛内侧分别下行，穿过脊旁肌肉，经过髋关节部，沿大腿外侧后缘下行，会合于腘窝内，向下通过腓肠肌，出外踝的后方，沿第 5 跖骨粗隆，至小趾的外侧末端。

　　《灵枢·经脉》：膀胱足太阳之脉，起于目内眦，上额交巅（头顶最高处）。

　　其支者，从巅至耳上角。

　　其直者，从巅入络脑，还出别下项，循肩髆内，夹脊抵腰中，入循膂（脊柱两旁的肌肉），络肾，属膀胱。

　　其支者，从腰中，下夹脊，贯臀，入腘中。

　　其支者，从髆内左右别下贯胛，夹脊内，过髀枢（指股骨大转子处），循髀外后廉下合腘中，以下贯踹内，出外踝之后，循京骨（第 5 跖骨粗隆），至小指外侧。

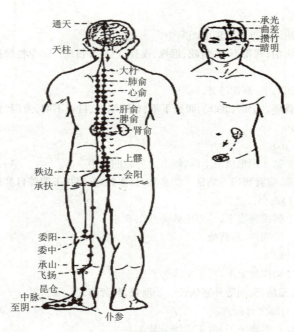

足太阳膀胱经

要点二　主治概要

1. 脏腑病证十二脏腑及其相关组织器官病证。

2. 神志病癫、狂、痫等。

3. 头面五官病头痛、鼻塞、鼻衄等。

4. 经脉循行部位的其他病证：项、背、腰、下肢病证等。

要点三　常用腧穴的定位和主治要点

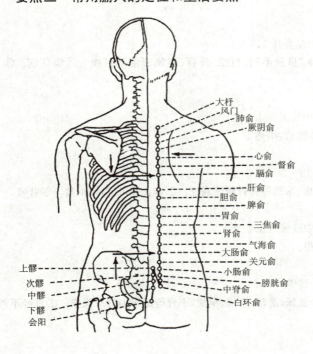

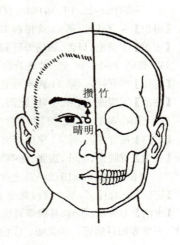

1. 睛明(Jīngmíng，BL 1)

【定位】在面部，目内眦内上方眶内侧壁凹陷中。

【主治】①目赤肿痛、流泪、视物不明、目眩、近视、夜盲、色盲等目疾。②急性腰扭伤，坐骨神经痛。

2. 攒竹(Cuánzhú，BL 2)

【定位】在面部，眉头凹陷中，额切迹处。

【主治】①头痛，眉棱骨痛。②眼睑𬌗动、眼睑下垂、口眼㖞斜、目视不明、流泪、目赤肿痛等眼疾。③呃逆。④急性腰扭伤。

3. 天柱(Tiānzhù，BL 10)

【定位】在颈后区，横平第 2 颈椎棘突上际，斜方肌外缘凹陷中。

【主治】①后头痛、项强、肩背腰痛等痛证。②鼻塞、目赤肿痛、目视不明等目鼻病证。③癫狂痫。④热病。

4. 大杼(Dàzhù，BL 11)八会穴之骨会

【定位】在脊柱区，第 1 胸椎棘突下，后正中线旁开 1.5 寸。

【主治】①咳嗽，发热。②项强，肩背痛。

5. 风门(Fēngmén，BL 12)

【定位】在脊柱区，第 2 胸椎棘突下，后正中线旁开 1.5 寸。

【主治】①感冒、咳嗽、发热、头痛等外感病证。②项强，胸背痛。

6. 肺俞(Fèishù，BL 13)肺之背俞穴

【定位】在脊柱区，第 3 胸椎棘突下，后正中线旁开 1.5 寸。

【主治】①咳嗽、气喘、咯血等肺疾。②骨蒸潮热、盗汗等阴虚病证。③皮肤瘙痒、瘾疹等皮肤病。

7. 心俞(Xīnshù，BL 15)心之背俞穴

【定位】在脊柱区，第 5 胸椎棘突下，后正中线旁开 1.5 寸。

【主治】①心痛、惊悸、失眠、健忘、癫痫、盗汗等心与神志病。②咳嗽、吐血等肺疾。③盗汗，遗精。

8. 膈俞(Géshù，BL 17)八会穴之血会

【定位】在脊柱区，第 7 胸椎棘突下，后正中线旁开 1.5 寸。

【主治】①呕吐、呃逆、气喘等上逆之证。②贫血、吐血、便血等血证。③瘾疹、皮肤瘙痒等皮肤病证。④潮热，盗汗。

9. 肝俞(Gānshù，BL 18)肝之背俞穴

【定位】在脊柱区，第 9 胸椎棘突下，后正中线旁开 1.5 寸。

【主治】①黄疸、胁痛等肝胆病证。②目赤、目视不明、目眩、夜盲、迎风流泪等目疾。③癫狂痫。④脊背痛。

10. 胆俞(Dǎnshù，BL 19)胆之背俞穴

【定位】在脊柱区，第 10 胸椎棘突下，后正中线旁开 1.5 寸。

【主治】①黄疸、口苦、胁痛等肝胆病证。②肺痨，潮热。

11. 脾俞(Píshù，BL 20)脾之背俞穴

【定位】在脊柱区，第 11 胸椎棘突下，后正中线旁开 1.5 寸。

【主治】①腹胀、纳呆、呕吐、腹泻、痢疾、便血、水肿等脾胃肠腑病证。②多食善饥，身体消瘦。③背痛。

12. 胃俞(Wèishù，BL 21)胃之背俞穴

【定位】在脊柱区，第 12 胸椎棘突下，后正中线旁开 1.5 寸。

【主治】胃脘痛、呕吐、腹胀、肠鸣等胃肠疾患。

13. 肾俞(Shènshù，BL 23)肾之背俞穴

【定位】在脊柱区，第 2 腰椎棘突下，后正中线旁开 1.5 寸。

【主治】①头晕、耳鸣、耳聋等肾虚病证。②遗尿、遗精、阳痿、早泄、不育等泌尿生殖系疾患。③月经不调、带下、不孕等妇科病证。④腰痛。⑤慢性腹泻。

14. 大肠俞（Dàchángshū，BL 25）大肠之背俞穴

【定位】在脊柱区，第 4 腰椎棘突下，后正中线旁开 1.5 寸。

【主治】①腰腿痛。②腹胀、腹泻、便秘等胃肠病证。

15. 膀胱俞（Pángguāngshū，BL 28）膀胱之背俞穴

【定位】在骶区，第 2 骶椎棘突下，旁开 1.5 寸，约平第 2 骶后孔。

【主治】①小便不利、遗尿等膀胱气化功能失调病证。②腰骶痛。③腹泻，便秘，痔疾。

16. 次髎（Cìliáo，BL 32）

【定位】在骶区，正对第 2 骶后孔中。

【主治】①月经不调、痛经、带下等妇科病证。②小便不利。③遗精、疝气等男科病证。④腰骶痛，下肢痿痹。

17. 承扶（Chéngfú，BL 36）

【定位】在股后区，臀横纹的中点。

【主治】①腰腿痛，下肢痿痹。②痔疾。

18. 委阳（Wěiyáng，BL 39）三焦之下合穴

【定位】在膝部，腘横纹上，股二头肌腱的内侧缘。

【主治】①腹满，小便不利。②腰脊强痛，腿足挛痛。

19. 委中（Wěizhōng，BL 40）合穴；膀胱之下合穴

【定位】在膝后区，腘横纹中点。

【主治】①腰背痛、下肢痿痹等腰及下肢病证。②腹痛、急性吐泻等急症。③小便不利，遗尿。④丹毒，皮肤瘙痒，疔疮。

20. 膏肓（Gāohuāng，BL 43）

【定位】在脊柱区，第 4 胸椎棘突下，后正中线旁开 3 寸。

【主治】①咳嗽、气喘、盗汗、肺痨等肺系虚损病证。②虚劳、羸瘦、健忘、遗精等虚劳诸证。③肩胛痛。

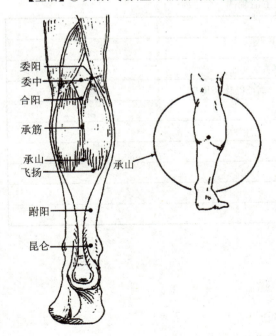

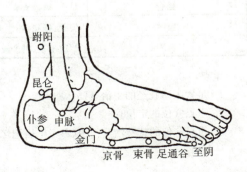

21. 志室（Zhìshì，BL 52）

【定位】在腰区，第 2 腰椎棘突下，后正中线旁开 3 寸。

【主治】①遗精、阳痿、月经不调等肾虚病证。②小便不利,水肿。③腰脊强痛。

22. 秩边(Zhìbiān,BL 54)

【定位】在骶区,横平第 4 骶后孔,骶正中嵴旁开 3 寸。

【主治】①腰骶痛、下肢痿痹等腰及下肢病证。②小便不利,癃闭。③便秘,痔疾。④阴痛。

23. 承山(Chéngshān,BL 57)

【定位】在小腿后区,腓肠肌两肌腹与肌腱交角处。

【主治】①腰腿拘急,疼痛。②痔疾,便秘。③腹痛,疝气。

24. 飞扬(Fēiyáng,BL 58)络穴

【定位】在小腿后区,昆仑直上 7 寸,腓肠肌外下缘与跟腱移行处。

【主治】①头痛,目眩,鼻塞,鼻衄。②腰腿疼痛。③痔疾。

25. 昆仑(Kūnlún,BL 60)经穴

【定位】在踝区,外踝尖与跟腱之间的凹陷中。

【主治】①后头痛,项强,腰骶疼痛,足跟肿痛。②癫痫。③滞产。

26. 申脉(Shēnmài,BL 62)八脉交会穴(通阳跷脉)

【定位】在踝区,外踝尖直下,外踝下缘与跟骨之间凹陷中。

【主治】①头痛,眩晕。②癫狂痫、失眠等神志病证。③腰腿酸痛。

27. 束骨(Shùgǔ,BL 65)腧穴

【定位】在跖区,第 5 跖趾关节的近端,赤白肉际处。

【主治】①头痛、项强、目眩等头部疾患。②癫狂。③腰腿痛,足趾疼痛。

28. 至阴(Zhìyīn,BL 67)井穴

【定位】在足趾,小趾末节外侧,趾甲根角侧后方 0.1 寸(指寸)。

【主治】①胎位不正,滞产。②头痛,目痛,鼻塞,鼻衄。

【昭昭医考重点总结】

足太阳膀胱经主治规律

头项部穴	局部病证
腰背部穴	局部病证、邻近脏腑病证
背俞穴	主治与其相关的脏腑组织器官的病证
肘膝以下穴	主治头、项、目、背、腰、下肢部病证以及神志病
委中	腰痛,"腰背委中求"★★
	吐泻★★
承山	痔疮—经别入肛门★★
昆仑	难产、癫痫★★
申脉	失眠、癫狂、痫症★★
至阴	胎位不正、难产★★

重点:

1. 足太阳膀胱经的主治概要。

2. 重点穴位的定位。

3. 重点穴位的特殊治疗作用(参考上表记忆)。

背俞穴歌诀

胸三肺俞四厥阴,心五肝九胆十临,
十一脾俞十二胃,腰一三焦腰二肾,
腰四骶一大小肠,膀胱骶二椎外寻。

历年真题精选

【A1 型题】

治疗胎位不正最常用的腧穴是

A. 合谷 　　　　 B. 至阴 　　　　 C. 三阴交 　　　　 D. 太冲 　　　　 E. 足三里

答案：B；　考点：至阴穴的主治要点

解析：至阴穴的主治要点：头痛、鼻塞、鼻衄、目痛、胞衣不下、胎位不正、难产等。故选择 B。

第十四单元　足少阴肾经、腧穴

【考点透视】

参见第七单元"手太阴肺经、腧穴"。

要点一　经脉循行

足少阴肾经，起于足小趾下，斜走足心，行舟骨粗隆下，经内踝的后方，向下进入足跟中，沿小腿内侧上行，经腘窝内侧，沿大腿内侧后缘上行，贯脊柱，属于肾，络于膀胱（有穴通路还出于前，从横骨穴处上行于腹部前正中线旁 0.5 寸，胸部前正中线旁 2 寸，止于锁骨下缘俞府穴处）。其直行支脉，从肾脏向上经过肝、膈，进入肺脏，沿着喉咙，夹舌根旁；另一支脉，从肺分出，联络心，流注于胸中。

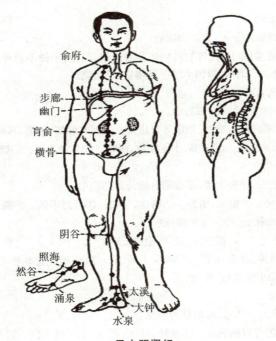

足少阴肾经

《灵枢·经脉》：肾足少阴之脉，起于小指之下，斜走足心，出于然骨（指舟骨粗隆）之下，循内踝之后，别入跟中，以上端内，出雁内廉，上股内后廉，贯脊属肾，络膀胱。其直者，从肾上贯肝膈，入肺中，循喉咙，夹舌本。

其支者，从肺出，络心，注胸中。

要点二　主治概要

1. 头和五官病头痛，目眩，咽喉肿痛，齿痛，耳聋，耳鸣等。

2. 妇科病、前阴病月经不调，遗精，阳痿，小便频数等。

3. 经脉循行部位的其他病证：下肢厥冷，内踝肿痛等。

要点三 常用腧穴的定位和主治要点

1. 涌泉（Yǒngquán，KI 1）井穴

【定位】在足底，屈足卷趾时足心最凹陷中。约当足底第 2、3 趾蹼缘与足跟连线的前 1/3 与后 2/3 交点凹陷中。

【主治】①昏厥、中暑、小儿惊风、癫狂痫、头痛、头晕、目眩、失眠等急症及神志病证。②咯血、咽喉肿痛、喉痹、失音等肺系病证。③大便难，小便不利。④奔豚气。⑤足心热。

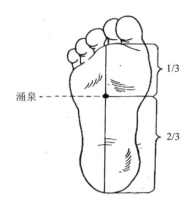
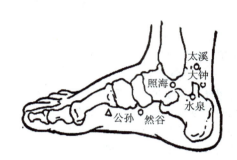

2. 然谷（Rángǔ，KI 2）荥穴

【定位】在足内侧，足舟骨粗隆下方，赤白肉际处。

【主治】①月经不调、阴挺、阴痒、白浊等妇科病证。②遗精、阳痿、小便不利等泌尿生殖系疾患。③咯血、咽喉肿痛。④小儿脐风，口噤。⑤消渴、泄泻。⑥下肢痿痹，足跗痛。

3. 太溪（Tàixī，KI 3）腧穴；原穴

【定位】在踝区，内踝尖与跟腱之间的凹陷中。

【主治】①头痛、目眩、失眠、健忘、遗精、阳痿等肾虚证。②咽喉肿痛、齿痛、耳鸣、耳聋等阴虚性五官病证。③咳嗽、气喘、咯血、胸痛等肺系疾患。④消渴，小便频数，便秘。⑤月经不调。⑥腰脊痛，下肢厥冷，内踝肿痛。

4. 大钟（Dàzhōng，KI 4）络穴

【定位】在跟区，内踝后下方，跟骨上缘，跟腱附着部前缘凹陷中。

【主治】①癃闭，遗尿，便秘。②痴呆，嗜卧。③咯血，气喘。④月经不调。⑤腰脊强痛、足跟痛。

5. 照海（Zhàohǎi，KI 6）八脉交会穴（通阴跷脉）

【定位】在踝区，内踝尖下 1 寸，内踝下缘边际凹陷中。

【主治】①癫痫、失眠等精神、神志病证。②咽喉干痛、目赤肿痛等五官热性病证。③月经不调、痛经、带下、阴挺、阴痒等妇科病证。④小便频数，癃闭。

6. 复溜（Fùliū，KI 7）经穴

【定位】在小腿内侧，太溪穴上 2 寸，当跟腱的前缘。

【主治】①水肿、腹胀、腹泻等胃肠病证。②水肿、汗证（盗汗、无汗或多汗）等津液输布失调病证。③腰脊强痛，下肢痿痹。

7. 肓俞（Huāngshū，KI 16）

【定位】在腹部，脐中旁开 0.5 寸。

【主治】①腹痛、腹胀、腹泻、便秘等胃肠病证。②月经不调。③疝气。

【昭昭医考重点总结】

足少阴肾经主治规律

涌泉			昏迷、小儿惊风
然谷	前阴病 妇科病	肾病 肺病 咽喉病	消渴★
太溪			耳鸣、腰痛、齿痛★
大钟			痴呆、腰痛
照海			癫狂、眼睑瞤动
复溜		盗汗、热病汗不出★★	

重点：

1. 足少阴肾经的主治概要。

2. 足少阴肾经的重点穴位的定位。

3. 重点穴位的特殊治疗作用(参考上表记忆)。

历年真题精选

【A1 型题】

1. 下列腧穴中,归经错误的是

A. 合谷—大肠经　　　B. 太溪—肝经　　　C. 列缺—肺经

D. 阳陵泉—胆经　　　E. 阴陵泉—脾经

答案：B；　考点：太溪穴的归经

解析：太溪穴属于足少阴肾经的腧穴,故选择 B。

2. 属足少阴肾经的腧穴是

A. 血海　　B. 少海　　C. 小海　　D. 照海　　E. 气海

答案：D；　考点：照海穴归属经脉

解析：A 项血海是足太阴脾经的腧穴；B 项少海是手少阴心经的腧穴；C 项小海是手太阳小肠经的腧穴；D 项照海是足少阴肾经的腧穴；E 项气海是任脉的腧穴。故选择 D。

3. 太溪穴位于

A. 内踝下缘凹陷处　　　B. 外踝下缘凹陷处

C. 内踝前下方凹陷中　　D. 外踝高点与跟腱之间凹陷处

E. 内踝高点与跟腱之间凹陷处

答案：E；　考点：太溪穴的定位

解析：太溪穴的定位：在足内侧内踝后方,当内踝尖与跟腱之间的凹陷处。故选择 E。

第十五单元　手厥阴心包经、腧穴

【考点透视】

参见第七单元"手太阴肺经、腧穴"。

要点一　经脉循行

手厥阴心包经,起于胸中,属心包络,向下经过横膈自胸至腹依次联络上、中、下三焦。其支脉,从胸部向外侧循行,至腋下 3 寸处,再向上抵达腋部,沿上臂内侧下行于手太阴、手少阴经之间,进入肘中,再向下到前臂,沿两筋之间,进入掌中,循行至中指的末端。一支脉从掌中分出,沿无名指到指端。

《灵枢·经脉》：心主手厥阴心包络之脉,起于胸中,出属心包,下膈,历络三焦。

其支者,循胸出胁,下腋三寸,上抵腋下,循臑内,行太阴、少阴之间,入肘中,下臂,行两筋(指桡侧腕屈肌

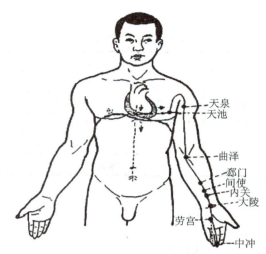

手厥阴心包经

腱与掌长肌腱)之间,入掌中,循中指,出其端。

其支者,别掌中,循小指次指(即无名指)出其端。

要点二 主治概要

1. 心胸、神志病心痛,心悸,心烦,胸闷,癫狂痫等。

2. 胃腑病证胃痛,呕吐等。

3. 经脉循行部位的其他病证上臂内侧痛,肘臂挛麻,腕痛,掌中热等。

要点三 常用腧穴的定位和主治要点

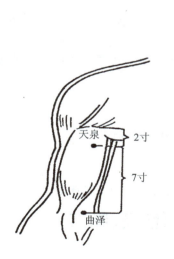

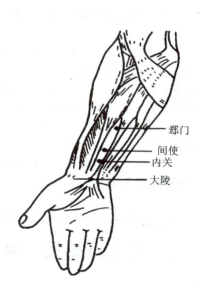

1. 天池(Tiānchí,PC 1)

【定位】在胸部,第 4 肋间隙,前正中线旁开 5 寸。

【主治】①咳嗽、痰多、胸闷、气喘、胸痛等心肺病证。②腋下肿痛,乳痈。③瘰疬。

2. 曲泽(Qūzé,PC 3)合穴★★

【定位】在肘前区,肘横纹上,肱二头肌腱的尺侧缘凹陷中。

【主治】①心痛、心悸、善惊等心系病证。②胃痛、呕血、呕吐等胃腑热性病证。③热病,中暑。④肘臂挛痛,上肢颤动。

3. 郄门(Xìmén,PC 4)郄穴★★

【定位】在前臂前区,腕掌侧远端横纹上5寸,掌长肌腱与桡侧腕屈肌腱之间。

【主治】①心痛、心悸、心烦胸痛等心胸病证。②咯血、呕血、衄血等热性出血证。③疔疮。④癫痫。

4. 间使(Jiānshǐ,PC 5)经穴

【定位】在前臂前区,腕掌侧远端横纹上3寸,掌长肌腱与桡侧腕屈肌腱之间。

【主治】①心痛、心悸等心疾。②癫狂痫等神志病证。③热病,疟疾。④胃痛、呕吐等 热性胃病。⑤腋肿,肘臂痛。

5. 内关(Nèiguān,PC 6)络穴;八脉交会穴(通阴维脉)★★★

【定位】在前臂前区,腕掌侧远端横纹上2寸,掌长肌腱与桡侧腕屈肌腱之间。

【主治】①心痛、胸闷、心动过速或过缓等心系病证。②胃痛、呕吐、呃逆等胃腑病证。③中风,偏瘫,眩晕,偏头痛。④失眠、郁证、癫狂痫等神志病证。⑤肘臂挛痛。

6. 大陵(Dàlíng,PC 7)腧穴;原穴★

【定位】在腕前区,腕掌侧远端横纹中,掌长肌腱与桡侧腕屈肌腱之间。

【主治】①心痛,心悸,胸胁满痛。②胃痛、呕吐、口臭等胃腑病证。③喜笑悲恐、癫狂痫等神志病证。④臂、手挛痛。

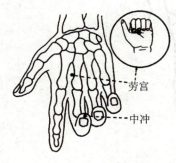

劳宫
中冲

7. 劳宫(Láogōng,PC 8)荥穴★

【定位】在掌区,横平第3掌指关节近端,第2、3掌骨之间偏于第3掌骨。简便取穴法:握拳,中指尖下是穴。

【主治】①中风昏迷、中暑等急症。②心痛、烦闷、癫狂痫等心与神志疾患。③口疮,口臭。④鹅掌风。

8. 中冲(Zhōngchōng,PC 9)井穴

【定位】在手指,中指末端最高点。★

【主治】①中风昏迷、中暑、昏厥、小儿惊风等急症。②热病。③舌强肿痛。

【昭昭医考重点总结】

手厥阴心包经主治规律

	远治作用	特殊作用
曲泽	心、胸、胃、神志病	急性吐泻★★
间使		疟疾、癫痫
内关		胃痛、呕吐★★★
大陵		心痛、惊悸
劳宫		口臭、口疮★
中冲		中风昏迷、小儿惊风

重点:

1. 手厥阴心包经的主治概要。

2. 重点穴位的定位。

3. 重点穴位的特殊治疗作用(参考上表记忆)。

历年真题精选

【A1 型题】

腕横纹中央,掌长肌腱与桡侧腕屈肌腱之间的穴位是

| A. 阳溪 | B. 太渊 | C. 大陵 | D. 神门 | E. 腕骨 |

答案：C； 考点：大陵穴的定位

解析：大陵穴的定位：在腕掌横纹的中点处，当掌长肌腱与桡侧腕屈肌腱之间。故选择C。

第十六单元　手少阳三焦经、腧穴

【考点透视】

参见第七单元"手太阴肺经、腧穴"。

要点一　经脉循行

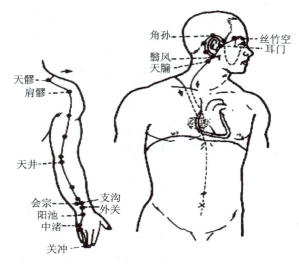

手少阳三焦经

手少阳三焦经，起于无名指尺侧末端，向上经小指与无名指之间、手腕背侧，上达前臂外侧，沿桡骨和尺骨之间，过肘尖，沿上臂外侧上行至肩部，交出足少阳经之后，进入缺盆部，分布于胸中，散络于心包，向下通过横膈，从胸至腹，依次属上、中、下三焦。其支脉，从胸中分出，进入缺盆部，上行经颈项旁，经耳后直上，到达额角，再下行至面颊部，到达眼眶下部。另一支脉，从耳后分出，进入耳中，再浅出到耳前，经上关、面颊到目外眦。

《灵枢·经脉》：三焦手少阳之脉，起于小指次指之端，上出两指（第4、5指）之间，循手表腕（手背腕关节部），出臂外两骨（前臂伸侧，尺骨与桡骨）之间，上贯肘，循臑外上肩，而交出足少阳之后，入缺盆，布膻中，散络心包，下膈，遍属三焦。

其支者，从膻中，上出缺盆，上项，系耳后，直上出耳上角，以屈下颊至䪼。

其支者，从耳后入耳中，出走耳前，过客主人，前交颊，至目锐眦。

要点二　主治概要

1. 头面五官病头、目、耳、颊、咽喉病等。

2. 热病发热等。

3. 经脉循行部位的其他病证胁肋痛，肩臂外侧痛，上肢挛急、麻木、不遂等。

要点三　常用腧穴的定位和主治要点

1. 关冲（Guānchōng，SJ 1）井穴

【定位】 在手指，第4指末节尺侧，指甲根角侧上方0.1寸（指寸）。

【主治】 ①头痛、目赤、耳鸣、耳聋、喉痹、舌强等头面五官病证。②热病，心烦。

2. 中渚（Zhōngzhǔ，SJ 3）腧穴

【定位】 在手背，第4、5掌骨间，第4掌指关节近端凹陷中。

【主治】①头痛、耳鸣、耳聋、目赤、喉痹等头面五官病证。②热病，消渴，疟疾。③肩背肘臂酸痛，手指不能屈伸。

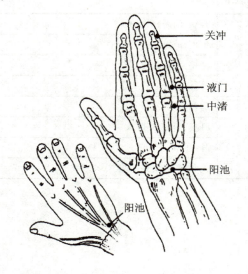
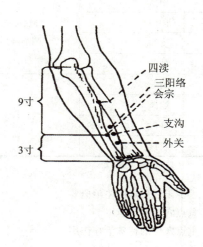

3. 阳池（Yángchí，SJ 4）原穴

【定位】在腕后区，腕背侧远端横纹中，指伸肌腱尺侧缘凹陷中。

【主治】①目赤肿痛、耳聋、喉痹等五官病证。②消渴，口干。③腕痛，肩臂痛。

4. 外关（Wàiguān，SJ 5）络穴；八脉交会穴（通阳维脉）

【定位】在前臂后区，腕背侧远端横纹上 2 寸，尺骨与桡骨间隙中点。

【主治】①热病。②头痛、目赤肿痛、耳鸣、耳聋等头面五官病证。③瘰疬，胁肋痛。④上肢痿痹不遂。

5. 支沟（Zhīgōu，SJ 6）经穴

【定位】在前臂后区，腕背侧远端横纹上 3 寸，尺骨与桡骨间隙中点。

【主治】①便秘。②耳鸣，耳聋，暴喑。③瘰疬。④胁肋疼痛。⑤热病。

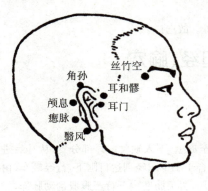

6. 肩髎（Jiānliáo，SJ 14）

【定位】在三角肌区，肩峰角与肱骨大结节两骨间凹陷中。

【主治】①肩臂挛痛不遂。②风疹。

7. 翳风（Yìfēng，SJ 17）★★

【定位】在颈部，耳垂后方，乳突下端前方凹陷中。

【主治】①耳鸣、耳聋等耳疾。②口眼㖞斜、牙关紧闭、颊肿等面口病证。③瘰疬。

8. 角孙（Jiǎosūn，SJ 20）★★

【定位】在头部，耳尖正对发际处。

【主治】①头痛，项强。②目赤肿痛，目翳。③齿痛，颊肿，痄腮。

9. 耳门（ěrmén，SJ 21）

【定位】在耳区，耳屏上切迹与下颌骨髁突之间的凹陷中。

【主治】①耳鸣、耳聋、聤耳等耳疾。②齿痛，颈颌痛。

10. 丝竹空（sīzhúkōng，SJ 23）★

【定位】在面部，眉梢凹陷处。

【主治】①癫痫。②头痛、眩晕、目赤肿痛、眼睑瞤动等头目病证。③齿痛。

【昭昭医考重点总结】

手少阳三焦经主治规律

中渚	侧头病,耳、目、 咽喉病、胁肋、热病	耳疾、消渴、疟疾★
阳池		疟疾、消渴
支沟		便秘、胁痛★★
外关		外感热病、上肢痹痛
肩髎	局部病证	肩背痛
翳风		耳疾、面瘫、颊肿★
耳门		耳疾
丝竹空		偏头痛、目疾★

重点:

1. 手少阳三焦经的主治概要。

2. 重点穴位的定位。

3. 重点穴位的特殊治疗作用。

历年真题精选

【A1 型题】

翳风穴位于

A. 胸锁乳突肌后缘,平下颌角处

B. 乳突前下方与下颌角之间的凹陷中

C. 乳突后下方凹陷中

D. 胸锁乳突肌与斜方肌上端之间的凹陷中

E. 后发际正中直上 0.5 寸,旁开 1.3 寸,当斜方肌外缘凹陷中

答案:B; 考点:翳风穴的定位

解析:翳风穴的定位:在耳垂后方,当乳突与下颌之间的凹陷处。故选择 B。

第十七单元 足少阳胆经、腧穴

【考点透视】

参见第七单元"手太阴肺经、腧穴"。

要点一 经脉循行

足少阳胆经,起于目外眦,上行额角部,下行至耳后,沿颈项部至肩上,下入缺盆。耳部支脉,从耳后进入耳中,出走耳前到目外眦后方。外眦部支脉,从目外眦下走大迎,会合于手少阳经到达目眶下,行经颊车,由颈部下行,与前脉在缺盆部会合,再向下进入胸中,穿过横膈,络肝,属胆,再沿胁肋内下行至腹股沟动脉部,经过外阴部毛际横行入髋关节部。其直行经脉从缺盆下行,经腋部、侧胸部、胁肋部,再下行与前脉会合于髋关节部,再向下沿着大腿外侧、膝外缘下行;经腓骨之前,至外踝前,沿足背部,止于第 4 趾外侧端。足背部支脉,从足背上分出,沿第 1、2 跖骨间,出于大趾端,穿过趾甲,出趾背毫毛部。

《灵枢•经脉》:胆足少阳之脉,起于目锐眦,上抵头角(指额结节部,一般称额角),下耳后,循颈,行手少阳之前,至肩上,却交出手少阳之后,入缺盆。

其支者,从耳后入耳中,出走耳前,至目锐眦后。

其支者,别锐眦,下大迎,合于手少阳,抵于𬒡,下加颊车,下颈,合缺盆,以下胸中,贯膈,络肝,属胆,循胁里,出气街(腹股沟动脉旁),绕毛际(耻骨阴毛部),横入髀厌(即髀枢,股骨大转子部)中。

其直者,从缺盆下腋,循胸,过季胁(第11、12肋部),下合髀厌中。以下循髀阳(大腿外侧),出膝外廉,下外辅骨(指腓骨)之前,直下抵绝骨(指腓骨下端凹陷处)之端,下出外踝之前,循足跗上,入小指次指之间。

其支者,别跗上,入大指之间,循大指歧骨(指足大趾、次趾本节后骨缝)内,出其端;还贯爪甲,出三毛(足大趾爪甲后有毫毛处)。

要点二　主治概要

1. 头面五官病侧头、目、耳、咽喉病等。

2. 肝胆病黄疸,口苦,胁痛等。

3. 神志病、热病癫狂,发热等。

4. 经脉循行部位的其他病证胁肋痛,下肢痹痛、麻木、不遂等。

要点三　常用腧穴的定位和主治要点

1. 瞳子髎(Tóngzǐliáo,GB 1)

【定位】在面部,目外眦外侧 0.5 寸凹陷中。

【主治】①头痛。②目赤肿痛、羞明流泪、内障、目翳等目疾。

2. 听会(Tīnghuì,GB 2) ★★

【定位】在面部,耳屏间切迹与下颌骨髁突之间的凹陷中。

【主治】①耳鸣、耳聋、聤耳等耳疾。②齿痛,口㖞,面痛。

3. 完骨(Wāngǔ,GB 12)

【定位】在头部,耳后乳突后下方凹陷中。

【主治】①癫痫。②头痛、颈项强痛、喉痹、颊肿、齿痛、口㖞等头项五官病证。

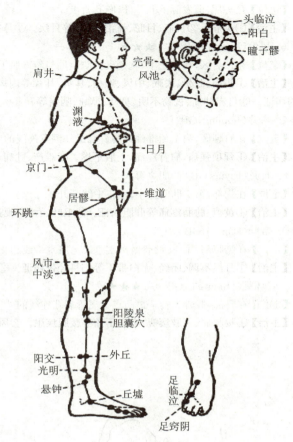

足少阳胆经

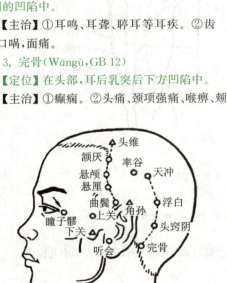

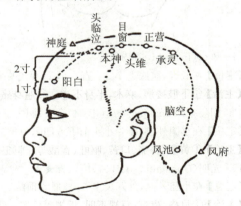

4. 阳白(Yángbái,GB 14) ★★

【定位】在头部,眉上 1 寸,瞳孔直上。

【主治】①头痛,眩晕。②眼睑瞤动,眼睑下垂,口眼歪斜。③目赤肿痛、视物模糊等目疾。

5. 头临泣(Tóulínqì,GB 15)

【定位】在头部,前发际上 0.5 寸,瞳孔直上。

【主治】①头痛。②目痛、目眩、流泪、目翳等目疾。③鼻塞、鼻渊。④小儿惊痫。

6. 风池(Fēngchí,GB 20)★★★

【定位】在颈后区,枕骨之下,胸锁乳突肌上端与斜方肌上端之间的凹陷中。

【主治】①头痛、眩晕、失眠、中风、癫痫、耳鸣、耳聋等内风所致的病证。②感冒、热病、口眼歪斜等外风所致的病证。③目赤肿痛、视物不明、鼻塞、鼻衄、咽痛等五官病证。④颈项强痛。

7. 肩井(Jiānjǐng,GB21)

【定位】在肩胛区,第 7 颈椎棘突与肩峰最外侧点连线的中点。★★

【主治】①颈项强痛,肩背疼痛,上肢不遂。②难产、乳痈、乳汁不下等妇产科及乳房疾患。③瘰疬。

8. 日月(Rìyuè,GB 24)胆之募穴

【定位】在胸部,第 7 肋间隙中,前正中线旁开 4 寸。

【主治】①黄疸、胁肋疼痛等肝胆病证。②呕吐、吞酸、呃逆等肝胆犯胃病证。

9. 带脉(Dàimài,GB 26)

【定位】在侧腹部,第 11 肋骨游离端垂线与脐水平线的交点上。

【主治】①月经不调、闭经、赤白带下等妇科经带病证。②疝气。③腰痛,胁痛。

10. 环跳(Huántiào,GB 30)★★★

【定位】在臀部,股骨大转子最凸点与骶管裂孔连线的外 1/3 与内 2/3 交点处。

【主治】①腰腿痛、下肢痿痹、半身不遂等腰腿疾患。②风疹。

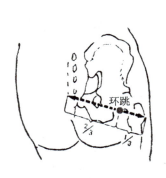
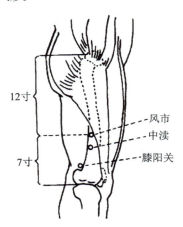

11. 风市(Fēngshì,GB 31)

【定位】在股部,髌底上 7 寸;直立垂手,掌心贴于大腿时,中指尖所指凹陷中。

【主治】①下肢痿痹、麻木,半身不遂。②遍身瘙痒。

12. 阳陵泉(Yánglíngquán,GB 34)合穴;胆之下合穴;八会穴之筋会★★★

【定位】在小腿外侧,腓骨小头前下方凹陷中。

【主治】①黄疸、胁痛、口苦、呕吐、吞酸等肝胆犯胃病证。②膝肿痛,下肢痿痹,麻木。③小儿惊风。

13. 光明(Guāngmíng,GB 37)络穴★★★

【定位】在小腿外侧,外踝尖上 5 寸,腓骨前缘。

【主治】①目痛、夜盲、目视不明、近视等目疾。②胸乳胀痛。③下肢痿痹。

14. 悬钟(Xuánzhōng,GB 39)八会穴之髓会★★★

【定位】在小腿外侧,外踝尖上 3 寸,腓骨前缘。

【主治】①痴呆、中风、半身不遂等髓海不足疾患。②颈项强痛,胸胁满痛,下肢痿痹,脚气。

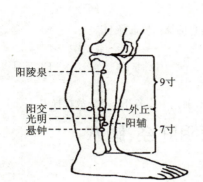

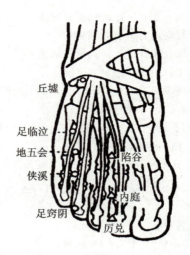

15. 丘墟(Qiūxū,GB 40)原穴

【定位】在踝区,外踝的前下方,趾长伸肌腱的外侧凹陷中。

【主治】①目赤肿痛、目生翳膜等目疾。②下肢痿痹,颈项痛,腋下肿,胸胁痛,外踝肿痛,足内翻,足下垂。③疟疾。

16. 足临泣(Zúlínqì,GB 41)腧穴;八脉交会穴(通带脉)

【定位】在足背,第 4、5 跖骨底结合部的前方,第 5 趾长伸肌腱外侧凹陷中。

【主治】①偏头痛、目赤肿痛、胁肋疼痛、足跗疼痛等痛证。②月经不调,乳痈。③瘰疬。④疟疾。

17. 侠溪(Xiáxī,GB 43)荥穴★★

【定位】在足背,第 4、5 趾间,趾蹼缘后方赤白肉际处。

【主治】①惊悸。②头痛、眩晕、耳鸣、耳聋、颊肿、目赤肿痛等头面五官病证。③胁肋疼痛、膝股痛、足跗肿痛。④乳痈。⑤热病。

18. 足窍阴(Zúqiàoyīn,GB 44)井穴

【定位】在足趾,第 4 趾末节外侧,趾甲根角侧后方 0.1 寸(指寸)。

【主治】①头痛、目赤肿痛、耳鸣、耳聋、咽喉肿痛等头面五官病证。②胸胁痛,足跗肿痛。③失眠、多梦。④热病。

【昭昭医考重点总结】

足少阳胆经主治规律

头项部穴	局部病证
躯干胁肋部穴	局部病证、邻近脏腑病证
肘膝以下穴	主治头、目、耳、咽喉病以及神志病

重点:

1. 足少阳胆经的主治概要。

2. 重点穴位的定位及特殊作用。

历年真题精选

【A1 型题】

1. 悬钟穴位于

A. 外踝后缘中点上 3 寸,腓骨前缘

B. 外踝前缘中点上 3 寸,腓骨前缘

C. 外踝下缘中点上 3 寸,腓骨前缘

D. 外踝高点上 3 寸,腓骨前缘

E. 外踝上缘中点上 3 寸,腓骨前缘

答案:D; 考点:悬钟的定位

解析:悬钟穴的定位:在小腿外侧,当外踝尖上 3 寸,腓骨前缘。故选择 D。

2. 乳头直下,第七肋间隙的穴位是

A. 章门   B. 期门   C. 带脉   D. 京门   E. 日月

答案:E; 考点:日月的定位

解析:日月的定位:在上腹部,当乳头直下,第 7 肋间隙,前正中线旁开 4 寸。故选择 E。

第十八单元   足厥阴肝经、腧穴

【考点透视】

参见第七单元"手太阴肺经、腧穴"。

要点一   经脉循行

足厥阴肝经,起于足大趾背毫毛部,沿足背经内踝前上行,至内踝上 8 寸处交于足太阴经之后,上经腘窝内缘,沿大腿内侧,上入阴毛中,环绕阴器;再上行抵达小腹,夹胃,属于肝,络于胆;再上行通过横膈,分布于胁肋部;继续上行经喉咙的后面,上入鼻咽部,连目系,从额部浅出,与督脉在巅顶部相会。其支脉,从目系下循面颊,环绕唇内。另一支脉,从肝部分出,穿过横膈,注于肺。

《灵枢·经脉》:肝足厥阴之脉,起于大指丛毛(指足大趾背趾甲后的毫毛处,又称三毛)之际,上循足跗上廉,去内踝一寸,上踝八寸,交出太阴之后,上腘内廉,循股阴(指大腿的内侧),入毛中,环阴器,抵小腹,夹胃,属肝,络胆,上贯膈,布胁肋,循喉咙之后,上入颃颡(指鼻咽部),连目系,上出额,与督脉会于巅。

其支者,从目系下颊里,环唇内。

其支者,复从肝别贯膈,上注肺。

要点二   主治概要

1. 肝胆病黄疸,胸胁胀痛,呕逆及肝风内动所致的中风、头痛、眩晕、惊风等。

2. 妇科病、前阴病月经不调,痛经,崩漏,带下,遗尿,小便不利等。

3. 经脉循行部位的其他病证下肢痹痛,麻木,不遂等。

要点三   常用腧穴的定位和主治要点

1. 大敦(Dàdūn,LR1)井穴★★

【定位】在足趾,足大趾末节外侧,趾甲根角侧后方 0.1 寸(指寸)。

【主治】①疝气,少腹痛。②遗尿、癃闭、五淋、尿血等泌尿系病证。③月经不调、崩漏、阴缩、阴中痛、阴挺等月经病及前阴病证。④癫痫,善寐。

2. 行间(Xíngjiān,LR 2)荥穴★★

【定位】在足背,第 1、2 趾间,趾蹼缘后方赤白肉际处。

【主治】①中风、癫痫、头痛、目眩、目赤肿痛、青盲、口歪等肝经风热病证。②月经不调、痛经、闭经、崩漏、带下等妇科经带病证。③阴中痛,疝气。④遗尿、癃闭、五淋等泌尿系病证。⑤胸胁满痛。

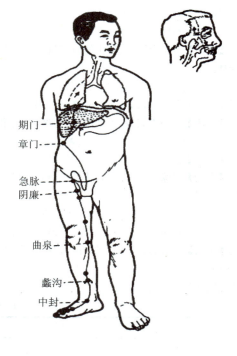

期门

章门

急脉

阴廉

曲泉

蠡沟

中封

3. 太冲（Tàichōng，LR 3）腧穴；原穴 ★★★★

【定位】在足背，第 1、2 跖骨间，跖骨底结合部前方凹陷中，或触及动脉搏动。

【主治】①中风、癫狂痫、小儿惊风、头痛、眩晕、耳鸣、目赤肿痛、口㖞、咽痛等肝经风热病证。②月经不调、痛经、经闭、崩漏、带下、难产等妇科病证。③黄疸、胁痛、腹胀、呕逆等肝胃病证。④癃闭，遗尿。⑤下肢痿痹，足跗肿痛。

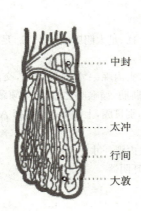

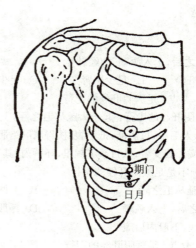

4. 蠡沟（Lígōu，LR 5）络穴

【定位】在小腿内侧，内踝尖上 5 寸，胫骨内侧面的中央。

【主治】①月经不调、赤白带下、阴挺、阴痒等妇科病证。②小便不利，遗尿。③疝气，睾丸肿痛。④足胫疼痛。

5. 曲泉（Qūquán，LR 8）合穴

【定位】在膝部，腘横纹内侧端，半腱肌肌腱内缘凹陷中。

【主治】①月经不调、痛经、带下、阴挺、阴痒、产后腹痛、腹中包块等妇科病证。②遗精、阳痿、疝气等男科病证。③小便不利。④膝髌肿痛，下肢痿痹。

6. 章门（Zhāngmén，LR 13）脾之募穴；八会穴之脏会 ★

【定位】在侧腹部，第 11 肋游离端的下际。

【主治】①腹痛、腹胀、肠鸣、腹泻、呕吐等胃肠病证。②胁痛、黄疸、痞块（肝脾肿大）等肝脾病证。

7. 期门（Qīmén，LR 14）肝之募穴 ★★

【定位】在胸部，第 6 肋间隙，前正中线旁开 4 寸。

【主治】①胸胁胀痛、呕吐、吞酸、呃逆、腹胀、腹泻等肝胃病证。②奔豚气。③乳痈。

【昭昭医考重点总结】

足厥阴肝经主治规律

大敦	妇科病 前阴病 下肢疾患	肝胆病	疝气、昏迷 ★★
行间		头面病	面瘫、胁痛 ★★
太冲		中风	★★★★
蠡沟		阴中痛、阳痿	
曲泉		小便不利	
章门	胃肠病	脾病、痞块	
期门		肝病、乳痈 ★★	

重点：

1. 足厥阴肝经的主治概要。

2. 重点穴位的定位。

3. 重点穴位的特殊治疗作用(参考上表记忆)。

 历年真题精选

【A1 型题】

1. "循喉咙之后，上入颃颡"的经脉是

A. 足厥阴肝经　　B. 足少阴肾经　　C. 足少阳胆经　　D. 足太阴脾经　　E. 足阳明胃经

答案：A；　考点：足厥阴肝经的走行

解析：足厥阴肝经的走行：起于大趾丛毛之际，上循足跗上廉，去内踝一寸，上踝八寸，交出太阴之后，上腘内廉，循股阴，入毛中，过阴器，抵小腹，挟胃属肝络胆，上贯膈，布胁肋，循喉咙之后，上入颃颡，连目系，上出额，与督脉会于巅。其支者，从目系下颊里，环唇内，其支者，复从肝，别贯膈，上注肺。故选择 A。

2. 下列哪项不是足厥阴肝经的循行

A. 起于大趾丛毛之际　　　　　　　B. 上循足跗上廉，去内踝一寸

C. 循喉咙之后，上入颃颡　　　　　D. 循股阴，入毛中，环阴器

E. 上腘内廉，下股内后廉

答案：E；　考点：足厥阴肝经的走行

解析：参见本单元第 1 题，故选择 E。

3. 治疗癃闭、遗尿的穴位是

A. 太冲　　　　　B. 大陵　　　　　C. 神门　　　　　D. 内关　　　　　E. 阴郄

答案：A；　考点：太冲穴的应用

解析：太冲穴主治头痛、眩晕、目赤肿痛、口歪、胁痛、遗尿、疝气、崩漏、月经不调、癫痫、呕逆、小儿惊风、下肢痿痹。故选择 A。

第十九单元　督脉、腧穴

【考点透视】

1. 熟悉督脉的循行及本经主治。

2. 掌握督脉常用穴位的定位、主治特点，如腰阳关、命门、大椎、百会、水沟等。

要点一　经脉循行

督脉，起于小腹内，下行于会阴部，向后从尾骨端上行脊柱的内部，上达项后风府，进入脑内，上行至巅顶，沿前额下行鼻柱，止于上唇系带处。

《难经·二十八难》：督脉者，起于下极之输，并于脊里，上至风府，入属于脑(此下《针灸甲乙经·奇经/第二》有"上巅，循额，至鼻柱")。

要点二　主治概要

1. 脏腑病五脏六腑相关病证。

2. 神志病、热病失眠，健忘，癫痫，昏迷，发热，中暑，惊厥等。

3. 头面五官病头痛，眩晕，口、齿、鼻、目等疾患。

4. 经脉循行部位的其他病证头项、脊背、腰低疼痛，下肢痿搏等。

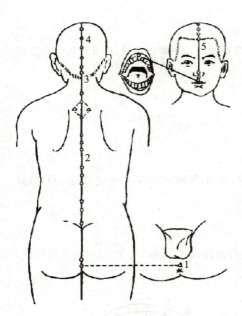

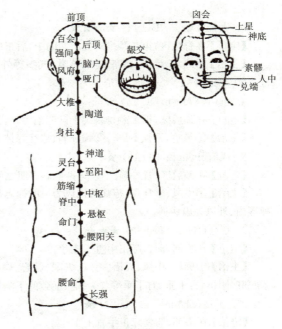

督脉循行示意图 　　　　　　督脉穴位图

要点三　常用腧穴的定位和主治要点

1. 长强(Chángqiáng,DU 1)络穴★

【定位】在会阴区,尾骨下方,尾骨端与肛门连线的中点处。

【主治】①腹泻、痢疾、便血、便秘、痔疮、脱肛等肠腑病证。②癫狂痫。③腰痛,尾骶骨痛,脊强反折。

2. 腰阳关(Yāoyángguān,DU 3)★★★

【定位】在脊柱区,第 4 腰椎棘突下凹陷中,后正中线上。

【主治】①腰骶疼痛,下肢痿痹。②月经不调、赤白带下等妇科病证。③遗精、阳痿 等男科病证。

3. 命门(Mìngmén,DU 4)★★★

【定位】在脊柱区,第 2 腰椎棘突下凹陷中,后正中线上。

【主治】①腰脊强痛,下肢痿痹。②月经不调、赤白带下、痛经、经闭、不孕等妇科病证。③遗精、阳痿、精冷不育、小便频数等肾阳不足病证。④小腹冷痛,腹泻。

4. 至阳(Zhìyáng,DU 9)★★

【定位】在脊柱区,第 7 胸椎棘突下凹陷中,后正中线上。

【主治】①黄疸、胸胁胀满等肝胆病证。②胸胁支满,咳嗽,气喘。③腰背疼痛,脊强。

5. 身柱(Shēnzhù,DU 12)

【定位】在脊柱区,第 3 胸椎棘突下凹陷中,后正中线上。

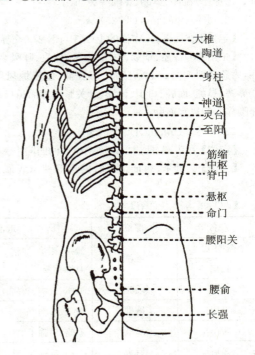

【主治】①身热、头痛、咳嗽、气喘等外感病证。②癫狂、小儿风痫、惊厥、癫狂痫等神志病证。③腰脊强痛。

④疔疮发背。

6. 大椎(Dàzhuī,DU 14) ★★★★

【定位】在脊柱区,第 7 颈椎棘突下凹陷中,后正中线上。

【主治】①热病、疟疾、恶寒发热、咳嗽、气喘等外感病证。②骨蒸潮热。③癫狂痫证、小儿惊风等神志病证。④项强,脊痛。⑤风疹,痤疮。

7. 哑门(Yǎmén,DU 15) ★

【定位】在颈后区,第 2 颈椎棘突上际凹陷中,后正中线上。

【主治】①暴暗,舌强不语。②癫狂病、癔症等神志病证。③头痛,颈项强痛。

8. 风府(Fēngfǔ,DU 16) ★

【定位】在颈后区,枕外隆凸直下,两侧斜方肌之间凹陷中。

【主治】①中风、癫狂痫、癔症等内风为患的神志病证。②眩晕,头痛,颈项强痛;咽喉肿痛、失音、目痛、鼻衄等内、外风为患病证。

9. 百会(Bǎihuì,DU 20) ★★★

【定位】在头部,前发际正中直上 5 寸。

【主治】①痴呆、中风、失语、癫痫、失眠、健忘、癫狂痫证、癔症等。②头风、头痛、眩晕、耳鸣等头面病证。③脱肛、阴挺、胃下垂、肾下垂等气失固摄而致的下陷性病证。

10. 上星(Shàngxīng,DU 23) ★

【定位】在头部,前发际正中直上 1 寸。

【主治】①头痛、眩晕、目痛、鼻渊、鼻衄等头面部病证。②热病,疟疾。③癫狂。

11. 素髎(Sùliáo,DU 25) ★

【定位】在面部,鼻尖的正中央。

【主治】①昏迷、惊厥、新生儿窒息休克、呼吸衰竭等急危重症。②鼻塞、流涕、鼻渊、鼻衄等鼻病。

12. 水沟(Shuǐgōu,DU 26) ★

【定位】在面部,人中沟的上 1/3 与下 2/3 交界点处。

【主治】①昏迷、晕厥、中风、中暑、休克、呼吸衰竭等急危重症,为急救要穴之一。②癔症、癫狂痫、急慢惊风等神志病证。③鼻塞、鼻衄、面肿、口歪、齿痛、牙关紧闭等面鼻口部病证。④闪挫腰痛。⑤风水面肿。

13. 印堂(Yìntáng,DU 29) ★

【定位】在头部,两眉毛内侧端中间的凹陷中。

【主治】①痴呆、痫证、失眠、健忘等神志病证。②头痛,眩晕。③鼻衄,鼻渊。④小儿惊风,产后血晕,子痫。

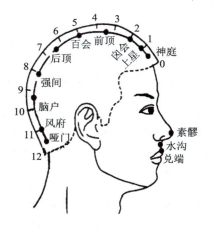

【昭昭医考重点总结】

穴名	部位	近治作用	特殊作用
腰阳关	腰椎	腰痛、阳痿、遗精	下肢痿痹 ★★★
命门		月经不调	泄泻 ★★★
大椎	颈胸椎	咳嗽、气喘、头痛、项强	热病、疟疾、癫痫 ★★★★
至阳	胸椎	黄疸、咳喘	脊强、脊痛 ★★
哑门	颈椎	暴喑、舌强不语	癫狂痫
风府	后头	头痛、项强、眩晕、咽喉肿痛	癫狂

续表

穴名	部位	近治作用	特殊作用
百会	头顶	头痛、眩晕、中风	癫狂、脱肛、阴挺★★
上星	前头	头痛、鼻渊、鼻衄	癫狂
素髎	鼻尖	鼻疾患	惊厥、昏迷
水沟	人中	口眼歪斜	癫狂痫、小儿惊风、昏迷、腰脊强痛★★
印堂	前额	头痛、眩晕	鼻渊★

重点：

1. 督脉的主治概要。

2. 重点穴位的定位及主治(参考上表记忆)。

历年真题精选

【A1 型题】

百会穴在头正中线上，其具体位置在

A. 入前发际 7 寸　　　　B. 入前发际 5 寸　　　　C. 入后发际 6 寸

D. 头顶绝毛中　　　　E. 两耳连线上

答案：B；　考点：百会穴的定位

解析：百会穴在后发际正中直上 7 寸，而前后发际间隔 12 寸。故本题选择 B。

第二十单元　任脉、腧穴

【考点透视】

1. 熟悉任脉的循行及本经主治。

2. 掌握任脉常用穴位的定位、主治特点，如神阙、关元、中脘、膻中、气海等，注意神阙、廉泉、承浆在中风病证的运用。

要点一　经脉循行

任脉,起于小腹内,下出于会阴部,向前上行于阴毛部,循腹沿前正中线上行,经关元等穴至咽喉,再上行环绕口唇,经面部进入目眶下,联系于目。

《素问·骨空论》：任脉者,起于中极之下,以上毛际,循腹里,上关元,至咽喉,上颐循面入目。

要点二　主治概要

1. 脏腑病腹部、胸部相关内脏病。

2. 妇科病、前阴病月经不调,痛经,崩漏,带下,遗精,阳痿,小便不利,遗尿等。

3. 颈及面口病瘿气,梅核气,咽喉肿痛,暴喑,口歪,齿痛等。

4. 神志病癫痫,失眠等。

5. 虚证部分腧穴有强壮作用,主治虚劳、虚脱等证。

要点三　常用腧穴的定位和主治要点

1. 中极（Zhōngjí,RN 3)膀胱之募穴★★

【定位】在下腹部,脐中下 4 寸,前正中线上。

【主治】①遗尿、小便不利、癃闭等泌尿系病证。②遗精、阳痿、不育等男科病证。③月经不调、崩漏、阴挺、阴痒、不孕、产后恶露不止、带下等妇科病证。

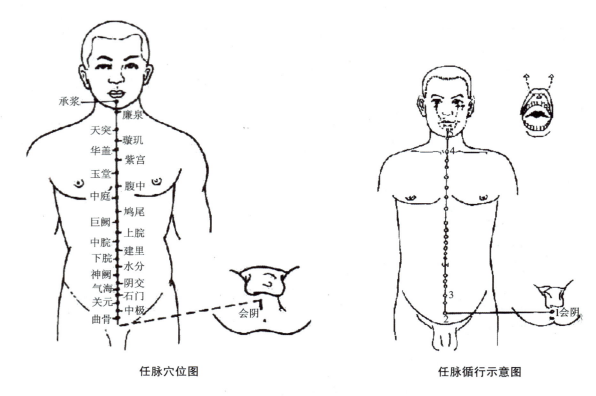

任脉穴位图   任脉循行示意图

2. 关元（Guānyuán，RN 4）小肠之募穴★★★★

【定位】在下腹部，脐中下 3 寸，前正中线上。

【主治】①中风脱证、虚劳冷惫、羸瘦无力等元气虚损病证。②少腹疼痛，疝气。③腹泻、痢疾、脱肛、便血等肠腑病证。④五淋、尿血、尿闭、尿频等泌尿系病证。⑤遗精、阳痿、早泄、白浊等男科病。⑥月经不调、痛经、经闭、崩漏、带下、阴挺、恶露不尽、胞衣不下等妇科病证。⑦保健灸常用穴。

3. 气海（Qìhǎi，RN 6）肓之原★★★★

【定位】在下腹部，脐中下 1.5 寸，前正中线上。

【主治】①虚脱、形体羸瘦、脏气衰惫、乏力等气虚病证。②水谷不化、绕脐疼痛、腹泻、痢疾、便秘等肠腑病证。③小便不利、遗尿等泌尿系病证。④遗精、阳痿、疝气。⑤月经不调、痛经、经闭、崩漏、带下、阴挺、产后恶露不止、胞衣不下等妇科病证。⑥保健灸常用穴。

4. 神阙（Shénquē，RN 8）★★

【定位】在脐区，脐中央。

【主治】①虚脱、中风脱证等元阳暴脱。②腹痛、腹胀、腹泻、痢疾、便秘、脱肛等肠腑病证。③水肿，小便不利。④保健灸常用穴。

5. 下脘（Xiàwǎn，RN 10）★

【定位】在上腹部，脐中上 2 寸，前正中线上。

【主治】①腹痛、腹胀、腹泻、呕吐、完谷不化、小儿疳积等脾胃病证。②痞块。

6. 建里（Jiànlǐ，RN 11）

【定位】在上腹部，脐中上 3 寸，前正中线上。

【主治】①胃痛、呕吐、食欲不振、腹胀、腹痛等脾胃病证。②水肿。

7. 中脘（Zhōngwǎn，RN 12）胃之募穴；八会穴之腑会★★★★

【定位】在上腹部，脐中上 4 寸，前正中线上。

【主治】①胃痛、腹胀、纳呆、呕吐、吞酸、呃逆、小儿疳疾等脾胃病证。②黄疸。③癫狂痫、脏躁、失眠等神

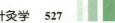

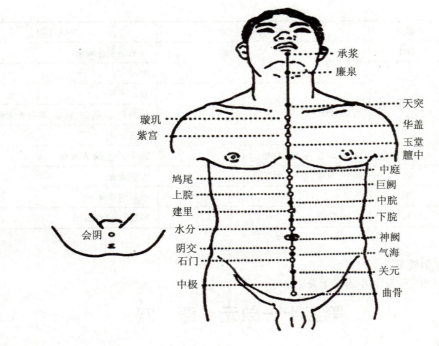

志病。④哮喘。

8. 上脘（Shàngwǎn，RN 13）★

【定位】在上腹部，脐中上 5 寸，前正中线上。

【主治】①胃痛、呕吐、吞酸、腹胀等胃腑病证。②癫痫、不寐等神志病。③黄疸。

9. 膻中（Dànzhōng，RN 17）心包之募穴；八会穴之气会★★★★

【定位】在胸部，横平第 4 肋间隙，前正中线上。

【主治】①咳嗽、气喘、胸闷、心痛、噎膈、呃逆等胸中气机不畅的病证。②产后乳少、乳痈、乳癖等胸乳病证。

10. 天突（Tiāntū，RN 22）

【定位】在颈前区，胸骨上窝正中央，前正中线上。

【主治】①咳嗽、哮喘、胸痛、咽喉肿痛、暴喑等肺系病证。②瘿气、梅核气、噎膈等气机不畅病证。

11. 廉泉（Liánquán，RN 23）

【定位】在颈前区，喉结上方，舌骨上缘凹陷中，前正中线上。

【主治】中风失语、暴喑、吞咽困难、舌缓流涎、舌下肿痛、口舌生疮、喉痹等咽喉口舌病证。

12. 承浆（Chéngjiāng，RN 24）

【定位】在面部，颏唇沟的正中凹陷处。

【主治】①口哨、齿龈肿痛、流涎、面肿等口面部病证。②暴喑。③癫痫。

【昭昭医考重点总结】

穴名	部位	近治作用	特殊作用
中极	下腹	泌尿生殖系统疾病	膀胱病★★★
关元		妇科病、生殖病	培元固本虚弱羸瘦★★★★
气海		气虚诸证	补下焦之气、虚脱★★★★

续表

穴名	部位	近治作用	特殊作用
神阙	脐中	腹痛、泄泻	重灸治脱证★★
下脘	上腹		呕吐
建里		胃痛呕吐	食欲不振
中脘			胃的募穴、腑会、腹胀、泄泻★★★★
上脘			呃逆
膻中	胸	气喘、胸痛、心悸、呕吐	乳少、气会★★★★
天突	颈	咳嗽、气喘、暴喑、咽喉肿痛	噎膈★★
廉泉	颈	舌强不语、舌下肿痛	吞咽困难★
承浆	颏	口喝、齿痛	唇部、口齿疾患★

重点:

1. 任脉的主治概要。

2. 重点穴位的定位及作用(参考上表记忆)。

第二十一单元　奇　穴

【考点透视】

掌握几个重点穴位:四神聪、印堂、球后、安眠、十宣、四缝、八邪、外劳宫、肩前、膝眼的定位及主治特点。

要点一　常用奇穴的定位和主治要点

1. 四神聪(Sìshéncōng,EX‑HN 1)★

【定位】在头部,百会前后左右各旁开1寸,共4穴。

【主治】①头痛,眩晕。②失眠、健忘、癫痫等神志病证。③目疾。

2. 太阳(Tàiyáng,EX‑HN 5)★★

【定位】在头部,当眉梢与目外眦之间,向后约一横指的凹陷处。

【主治】①头痛。②目疾。③面瘫,面痛。

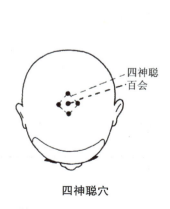

四神聪穴

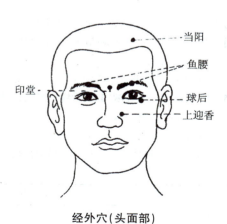

经外穴(头面部)

3. 金津玉液(JīnjīnYùyè,EX‑HN 12,EX‑HN 13)

【定位】在口腔内,舌下系带的静脉上。左侧为金津,右侧为玉液。

【主治】①口疮,舌强,舌肿,失语。②呕吐,消渴。

4. 牵正(Qiānzhèng)★★

【定位】在面颊部，耳垂前 0.5～1 寸处。

【主治】①口㖞，口疮。②牙痛。

5. 安眠（Ānmián）★★★

【定位】在项部，当翳风穴与风池穴连线的中点处。

【主治】①失眠，头痛，眩晕。②心悸。③癫狂。

6. 三角灸（Sānjiǎojiǔ）

【定位】在下腹部，以患者两口角之间的长度为一边，作等边三角形，将顶角置于患者脐心，底边呈水平线，两底角处取穴。

【主治】①疝气，奔豚，腹痛。②不孕症。

7. 定喘（Dìngchuǎn，EX‐B1）★★★

【定位】在脊柱区，横平第 7 颈椎棘突下，后正中线旁开 0.5 寸。

【主治】①哮喘，咳嗽。②落枕，肩背痛，上肢疾患。

8. 夹脊（Jiaji，EX‐B2）★★

【定位】在脊柱区，第 1 胸椎至第 5 腰椎棘突下两侧，后正中线旁开 0.5 寸，一侧 17 穴。

【主治】上胸部的夹背穴治疗心肺、上肢疾病；下胸部的夹背穴治疗胃肠疾病；腰部 的夹背穴治疗腰腹及下肢疾病。

9. 胃脘下俞（Wèiwǎnxiàshū，EX‐B3）

【定位】在脊柱区，横平第 8 胸椎棘突下，后正中线旁开 1.5 寸。

【主治】①消渴。②胃痛，腹痛，胸胁痛。

10. 腰眼（Yāoyǎn，EX‐B7）

【定位】在腰区，横平第 4 腰椎棘突下，后正中线旁开约 3.5 寸凹陷中。

【主治】①腰痛。②月经不调，带下。③虚劳。

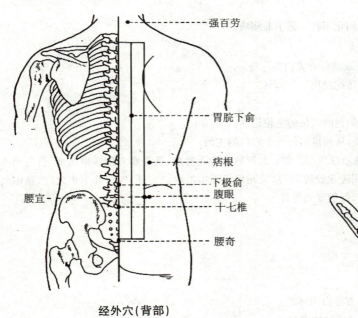

经外穴（背部）

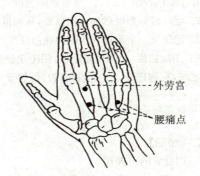

腰前点、外劳宫穴

11. 腰痛点（Yāotòngdiǎn，EX‐UE7）★★

【定位】在手背，第 2、3 掌骨及第 4、5 掌骨之间，腕背侧横纹远端与掌指关节中点手 2 穴。

【主治】急性腰扭伤。

12. 八邪（Bāxié，EX‐UE9）★

【定位】在手背，第1～5指间，指蹼缘后方赤白肉际处，左右共8穴。

【主治】①手背肿痛，手指麻木。②烦热，目痛。③毒蛇咬伤。

13. 四缝(Sìfèng，EX－UE10) ★★

【定位】在手指，第2～5指掌面的近侧指间关节横纹的中央，一手4穴。

【主治】①小儿疳积。②百日咳。

14. 十宣(Shíxuān，EX－UE11) ★

【定位】在手指，十指尖端，距指甲游离缘0.1寸(指寸)，左右共10穴。

【主治】①昏迷。②癫痫。③高热，咽喉肿痛。④手指麻木。

15. 外劳宫(Wàiláogōng，EX－UE8) ★★

【定位】在手背，第2、3掌骨间，掌指关节后0.5寸(指寸)凹陷中。

【主治】①落枕，手臂肿痛。②脐风。

16. 膝眼(Xīyǎn，EX－LE5)

【定位】屈膝，在髌韧带两侧凹陷处，在内侧的称为内膝眼，在外侧的称为外膝眼。

【主治】①膝痛，腿痛。②脚气。

17. 胆囊(Dǎnnáng，EX－LE6) ★★★

【定位】在小腿外侧，腓骨小头直下2寸。

【主治】①急、慢性胆囊炎，胆石症，胆道蛔虫症等胆腑病证。②下肢痿痹。

18. 阑尾(Lánwěi，EX－LE7) ★★★

【定位】在小腿前侧上部，当犊鼻下5寸，胫骨前缘旁开一横指。

【主治】①急、慢性阑尾炎。②消化不良。③下肢痿痹。

19. 八风(Bāfēng，EX－LE10) ★

【定位】在足背，第～5趾间，趾蹼缘后方赤白肉际处，左右共8穴。

【主治】①足跗肿痛，趾痛。②毒蛇咬伤。③脚气。

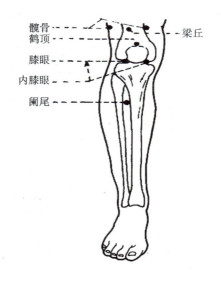

【昭昭医考重点总结】

1. 经络腧穴6～21章，所有带颜色的穴位的定位记住。

2. 记住每一条经脉的主治概要，从而推出每一个穴位的主治。

3. 记住每一个重点穴位的特殊治疗作用。如：太渊脉会治无脉症，孔最都穴治咳嗽咳血，合谷治头面五官疾病，丰隆祛痰，至阴矫正胎位，阴陵泉健脾利湿，关元培元固本治虚弱病证，气海补下焦之气，膻中气海补上焦之气，宽胸理气，足三里补脾胃，保健要穴等等

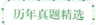

历年真题精选

【A1型题】

1. 四缝穴的位置在

A. 手第一至五指间，指蹼缘后方赤白肉际处

B. 手第一至四指掌侧，指骨关节横纹中点处

C. 手第二至五指掌侧，近端指骨关节横纹中点处

D. 手第一至四指掌侧，近端指骨关节横纹中点处

E. 手第二至五指掌侧，掌指关节横纹中点处

答案：C；　考点：四缝穴的定位

解析：四缝穴的定位：手第二至五指掌侧，近端指骨关节横纹中点处，一手4穴，左右共8穴。故选择C。

2. 治疗昏迷，高热，应首选

A. 四缝　　　　B. 曲池　　　　C. 八邪　　　　D. 合谷　　　　E. 十宣

答案：E；　考点：十宣穴的主治要点

解析：十宣穴的主治要点：昏迷、癫痫、高热、咽喉肿痛，是急救的要穴。故选择E。

3. 治疗疳积，应首选

A. 印堂　　　　B. 二白　　　　C. 太阳　　　　D. 四缝　　　　E. 八风

答案：D；　考点：四缝穴的主治要点

解析：四缝穴主治小儿疳积、百日咳。故选择D。

【B型题】

(4～5题共用选项)

A. 当翳风与风池穴连线的中点

B. 乳突前下方与下颌角之间的凹陷中

C. 胸锁乳突肌与斜方肌上端之间的凹陷中

D. 后发际正中直上0.5寸，旁开1.3寸，当斜方肌外缘凹陷中

E. 耳后，乳突后下凹陷处

4. 安眠穴位于

答案：A

5. 天柱穴位于

答案：D；　考点：腧穴的定位

解析：安眠穴在项部，当翳风与风池穴连线的中点。天柱穴在后发际正中直上0.5寸，旁开1.3寸，当斜方肌外缘凹陷中。故4题选择A；5题选择D。

第二十二单元　毫针刺法

【考点透视】

1. 熟悉针刺补泻的方法及其内容。

2. 了解针刺几种体位、几种进针方法、针刺角度、行针基本手法以及针刺异常情况的处理。

细目一　针刺准备

消毒	针具消毒	(1) 高压蒸汽灭菌法——将毫针等针具用布包好，放在高压蒸汽锅内灭菌。一般在98～147kPa的压强、115～123℃的高温下，保持30分钟以上。 (2) 药液浸泡消毒——将针具放入75％酒精内浸泡30～60分钟，取出用无菌巾或无菌棉球擦干后使用。也可置于器械消毒液内浸泡，如"84"消毒液，按规定浓度和时间进行浸泡消毒。直接和毫针接触的针盘、针管、针盒、镊子等，可用戊二醛溶液(保尔康)浸泡10～20分钟。 (3) 煮沸消毒法——将毫针等器具用纱布包扎后，放在盛有清水的容器内，加温煮沸。一般在水沸后再煮15～20分钟。但煮沸消毒法对锋利的金属器械，易使锋刃变钝，如在水中加入碳酸氢钠使成2％溶液，可以提高沸点至120℃，从而降低沸水对器械的腐蚀作用。
	医生手指消毒	在针刺前，医者应先用肥皂水将手洗刷干净，干后再用75％酒精棉球擦拭，方可持针操作。持针施术时，如操作需要触及针身时，应注意接触手指的消毒。
	针刺部位消毒	穴位皮肤用75％酒精棉球擦拭消毒，或先用2％碘酊涂擦，稍干后，再用75％酒精棉球擦拭脱碘。擦拭时应从腧穴部位的中心点向外绕圈消毒。穴位皮肤消毒后，应注意防止重新污染。
	治疗室内消毒	包括治疗台上的床垫、枕巾、毛毯、垫席等物品，要按时换洗晾晒，如采用一人一用的消毒垫布、垫纸、枕巾则更好。治疗室也应定期消毒净化，保持空气流通和环境卫生的洁净。

续表

体位 ★ ★	卧位	仰卧位——适于取头、面、胸、腹部腧穴和上下肢部分腧穴。
		侧卧位——适于取身体侧面少阳经腧穴和上、下肢部分腧穴。
	坐位	俯卧位——适于取头、项、背、腰骶部腧穴和下肢背侧及上肢部分腧穴。
		仰靠坐位——适于取前头、颜面和颈前等部位的腧穴。
		俯伏坐位——适于取后头和项、背部的腧穴。
		侧伏坐位——适于取头部的一侧、面颊及耳前后部位的腧穴。

　　针刺时患者体位选择是否得当,对腧穴的正确定位、针刺的施术操作、持久的留针以及防止晕针、滞针、弯针甚至折针等具有重要的意义。因此,体位的选择,应以有利于准确定取腧穴、便于针灸施术操作和较长时间留针而不致疲劳为主要原则。除上述常用体位外,对某些腧穴应根据针刺的具体要求采取相应的体位。同时在一般情况下,应注意选取能用一种体位完成针刺治疗的处方腧穴。对初诊、精神紧张或年老、体弱、病重的患者,应尽量采取卧位,以防患者感到疲劳或晕针;对患有严重心脏病和严重呼吸系统疾病的患者应慎用俯卧位。

细目二　进针方法

　　进针法是指将针刺入皮肤的方法。在进行针刺操作时,需双手协同配合,《难经·七十八难》指出"知为针者信其左,不知为针者信其右",强调了双手配合对提高针刺效果的重要性。一般将持针的手称为"刺手",辅助针刺的手称为"押手"。刺手的作用是进针时掌握针具,施行手法操作,运指力于针尖,而使针刺入皮肤,行针时便于左右捻转、上下提插和弹震刮搓以及出针时手法操作等。押手的作用主要是固定腧穴的位置,夹持针身协助刺手进针,使针身有所依附,力达针尖,以利于进针,减少刺痛和协助调节、控制针感。

常用的进针方法

进针方法	定义及适用范围
单手进针	适用于较短的毫针
双手进针 ★★★★	指切进针法又称爪切进针法,用押手拇指或食指端切按在腧穴位置的旁边,刺手持针,紧靠手指甲面将针刺入腧穴。本法适用于短针的进针。
	夹持进针法或称骈指进针法,即用押手拇、食二指持捏无菌干棉球,夹住针身下端,将针尖固定在所刺腧穴的皮肤表面位置,刺手捻动针柄,将针刺入腧穴。本法适用于长针的进针。
	舒张进针法:用押手拇、食二指将腧穴部位的皮肤向两侧撑开,使皮肤绷紧,刺手持针,使针从押手拇、食二指的中间刺入。本法主要用于皮肤松弛部位的腧穴。
	提捏进针法:用押手拇、食二指将腧穴部位的皮肤提起,刺手持针,从捏起皮肤的上端将针刺入。本法主要用于皮肉浅薄部位的腧穴,如印堂穴。
管针进针	多用于儿童和惧针者

细目三　针刺角度和深度

　　针刺的角度和深度,是对毫针刺入皮下后的具体操作要求。正确的针刺角度、方向和深度,是增强针感、提高疗效、防止意外的关键。

　　针刺角度是指针身与皮肤表面所形成的夹角。它是根据腧穴所在的位置和医者针刺时所要达到的目的而确定的。

针刺的深度是指针身刺入人体内的深浅度数。《素问·刺要论》曰："病有浮沉,刺有深浅,各致其理……浅深不得,反为大贼。"说明针刺的深浅必须得当。把握针刺深度的原则是既要得气,又不能伤及脏腑组织器官。临床上应结合患者的体质、年龄、病情、部位等具体情况加以确定。

角度★	直刺——是针身与皮肤表面呈90°刺入。此法适用于人体大部分腧穴。
	斜刺——是针身与皮肤表面约呈45°刺入。此法适用于皮薄肉少处或内有重要脏器,或不宜直刺、深刺的腧穴。
	平刺也称横刺、沿皮刺——是针身与皮肤表面呈约15°或沿皮以更小的角度刺入。此法适用于皮薄肉少部位的腧穴,如头部的腧穴等。
深度	(1)年龄　年老体弱,气血衰退,小儿娇嫩,稚阴稚阳,均不宜深刺。中青年身强体壮者,可适当深刺。
	(2)体质　对形瘦体弱者,宜相应浅刺;形盛体强者,宜深刺。
	(3)病情　阳证、新病宜浅刺;阴证、久病宜深刺。
	(4)部位　头面、胸腹及皮薄肉少处的腧穴宜浅刺;四肢、臀、腹及肌肉丰满处的腧穴可深刺。另外,不同季节对针刺深浅的要求也不同,一般原则是春夏宜浅,秋冬宜深。
针刺的角度和深度相互关联,一般来说,深刺多用直刺,浅刺多用斜刺、平刺。	

细目四　行针手法

毫针进针后,为了使患者产生针刺感应,或进一步调整针感的强弱,以及使针感向某一方向扩散、传导而采取的操作方法,称为"行针",亦称"运针"。行针手法包括基本手法和辅助手法两类。

	定义及操作方法
基本手法	提插法——将针刺入腧穴一定深度后,施以上提下插的操作手法。针由浅层向下刺入深层的操作谓之插,从深层向上引退至浅层的谓之提,如此反复地上下呈纵向运动的行针手法,即为提插法。
	捻转法——将针刺入腧穴一定深度后,施向前向后捻转动作,使针在腧穴内反复前后来回旋转的行针手法。
辅助手法★★★	(1)循法——是医者用手指顺着经脉的循行径路,在腧穴的上下部轻柔地循按。本法可推动气血,激发经气,有催气、行气作用。
	(2)弹法——针刺后在留针过程中,以手指弹动针尾或针柄,使针体震摇,以加强针感,助气运行。本法有催气、行气的作用。
	(3)刮法——毫针刺入一定深度后,以拇指或食指的指腹抵住针尾,用拇指、食指或中指指甲,频频刮动针柄。本法在针刺不得气时用之可激发经气,如已得气者可以加强针刺感应的传导和扩散。
	(4)摇法——毫针刺入一定深度后,手持针柄,将针轻轻摇动。其法有二:一是直立针身而摇,以加强得气的感应;二是卧倒针身而摇,使经气向一定方向传导。
	(5)飞法——针后不得气者,用刺手拇、食指执持针柄,细细捻搓数次,然后张开两指,一搓一放,反复数次,状如飞鸟展翅,故称飞法。本法的作用在于催气、行气,并使针刺感应增强。宜在肌肉丰厚处施术。
	(6)震颤法——针刺入一定深度后,手持针柄,用小幅度、快频率的提插、捻转手法,使针身轻微震颤。本法可促使针下得气,增强针刺感应。

细目五   得   气

	概念	临床意义
得气 ★★	古称"气至",近称"针感",是指毫针刺入腧穴一定深度后,施以提插或捻转等行针手法,使针刺部位获得"经气"感应,谓之得气。当针刺得气时,患者的针刺部位有酸、麻、胀、重等自觉反应,有时可出现局部的热、凉、痒、痛、蚁行等感觉,或呈现沿着一定的方向和部位传导和扩散现象。少数患者还会出现循经性肌肤瞤动、震颤等反应,有的还可见到针刺腧穴部位的循经性皮疹带或红、白线状现象。在患者有自觉反应的同时,医者的刺手亦能体会到针下沉紧、涩滞或针体颤动等反应。	得气是判断患者经气盛衰、取穴准与否的依据,是施行守气、行气和补泻手法的基础。得气与否,气至的迟速,不仅关系到针刺的治疗效果,而且可以借此窥测疾病的预后。《灵枢·九针十二原》之"刺之要,气至而有效"表明了针刺得气的重要意义。《金针赋》所谓"气速效速,气迟效迟"。但也应当注意,得气的强弱也因人因病而异,如一般体弱者得气宜弱,健壮者得气宜强,痹证者宜针感强些,面肌痉挛宜针感弱些。

在临床上针刺不得气时,要分析经气不至的原因。检查取穴定位是否准确,针刺角度、深浅是否适宜,手法运用是否恰当,据此重新调整腧穴的针刺部位、角度、深度和相应手法。若经过上述调整仍不得气,则可采用留针候气法等待气至。留针期间亦可间歇运针,施以提插、捻转等手法,以促气至。也可使用催气法。

细目六   针刺补泻

"盛则泻之,虚则补之"(《灵枢·经脉》)为针刺补泻的原则,针刺补泻手法是以补虚泻实为目的的两类针刺手法。一般可根据其手法操作的简繁不同等特点,将针刺补泻手法分为单式补泻手法和复式补泻手法。

单式补泻	单式补泻的操作方法★★★
捻转补泻	(1)补法针下得气后,捻转角度小,用力轻,频率慢,操作时间短,结合拇指向前、食指向后(左转用力为主)者为补法。 (2)泻法针下得气后,捻转角度大,用力重,频率快,操作时间长,结合拇指向后、食指向前(右转用力为主)者为泻法。
提插补泻	(1)补法针下得气后,先浅后深,重插轻提,提插幅度小,频率慢,操作时间短者为补法。 (2)泻法针下得气后,先深后浅,轻插重提,提插幅度大,频率快,操作时间长者为泻法。
疾徐补泻	(1)补法进针时徐徐刺入,少捻转,疾速出针者为补法。 (2)泻法进针时疾速刺入,多捻转,徐徐出针者为泻法。
迎随补泻	(1)补法进针时针尖随着经脉循行去的方向刺入为补法。 (2)泻法进针时针尖迎着经脉循行来的方向刺入为泻法。
呼吸补泻	(1)补法患者呼气时进针,吸气时出针为补法。 (2)泻法患者吸气时进针,呼气时出针为泻法。
开阖补泻	(1)补法出针后迅速揉按针孔为补法。 (2)泻法出针时摇大针孔而不按为泻法。
平补平泻	进针得气后,施行均匀的提插、捻转手法。

细目七   针刺异常情况

针刺治疗一般比较安全,但如操作不当、疏忽大意或对人体解剖部位缺乏必要的了解,则可能出现相应的异常情况,常见者有以下几种:

要点一   晕针★★★★

晕针是在针刺治疗中患者发生的晕厥现象。

原因	患者体质虚弱,精神紧张,或疲劳、饥饿、大汗、大泻、大出血之后,或体位不当,或医者在针刺时手法过重。
现象	患者突然出现精神疲倦,头晕目眩,面色苍白,恶心欲吐,多汗,心慌,四肢发冷,血压下降,脉象沉细,甚则神志昏迷,仆倒在地,唇甲青紫,二便失禁,脉微细欲绝。
处理	立即停止针刺,将针全部起出。使患者平卧,注意保暖,轻者仰卧片刻,给饮温开水或糖水后,即可恢复正常。重者在上述处理基础上,可刺人中、素髎、内关、足三里,灸百会、关元、气海等穴,即可恢复。若仍不省人事,呼吸细微,脉细弱者,应配合其他治疗或采用急救措施。
预防	对初次接受针刺治疗或精神过度紧张,身体虚弱者,应先做好解释安抚,消除对针刺的顾虑和恐惧,同时 选择舒适的体位,最好采用卧位,选穴宜少,手法要轻;若饥饿、疲劳、大渴时,应在进食、休息、饮水后再行针刺;医者在针刺治疗过程中,要精神专一,注意观察患者的神色,询问患者的感觉,一旦有不适等晕针先兆,可及早采取处理措施,防患于未然。措施得当,晕针是可以避免的。

要点二　滞针★

滞针是指在行针时或留针期间出现医者感觉针下涩滞,捻转、提插、出针均感困难,而患者则感觉痛剧的现象。

原因	患者精神紧张,当针刺入腧穴后,患者局部肌肉强烈收缩,或行针手法不当,向单一方向捻针太过,以致肌肉组织缠绕针体而成滞针。若留针时间过长,有时也可出现滞针。
现象	针在体内,捻转不动,提插、出针均感困难,若勉强捻转、提插时,患者痛不可忍。
处理	若患者精神紧张、局部肌肉过度收缩,可稍延长留针时间,或于滞针腧穴附近,进行循按或叩弹针柄,或在附近再刺一针,以宣散气血,而缓解肌肉的紧张。若行针不当,或单向捻针而致者,可向相反方向将针捻回,并用刮柄、弹柄法,使缠绕的肌纤维回释,即可消除滞针。
预防	对精神紧张者,应先做好解释工作,消除患者不必要的顾虑。注意行针的操作手法和避免单向捻转,若用搓法时,应注意与提插法的配合,则可避免肌纤维缠绕针身,防止滞针的发生。

要点三　血肿

血肿是指针刺部位出现的皮下出血而引起的肿胀疼痛。

原因	针尖弯曲带钩,使皮肉受损,或刺伤血管所致。
现象	针刺过程中或出针后,针刺部位肿胀疼痛,继则皮肤呈现青紫色
处理	若微量的皮下出血而局部小块青紫时,一般不必处理,可以自行消退。若局部肿胀疼痛较剧,青紫面积大而且影响到活动功能时,可先做冷敷止血后,再做热敷或在局部轻轻揉按,以促使局部瘀血消散吸收。
预防	仔细检查针具,熟悉人体解剖部位,避开血管针刺,出针时立即用消毒干棉球揉按压迫针孔。

要点四　断针

断针又称折针,是指针体折断在人体内。若能术前做好针具的检修和施术时加以应有的注意,是可以避免的。

原因	针具质量欠佳,针身或针根有损伤剥蚀,进针前失于检查;针刺时将针身全部刺入腧穴,行针时强力提插、捻转,肌肉猛烈收缩,留针时患者随意变更体位,或弯针、滞针未能进行及时正确的处理等,均可造成断针。
现象	行针时或出针后发现针身折断,其断端部分针身尚露于皮肤外,或断端全部没入皮肤之下。

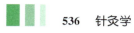

续表

处理	医者态度必须从容镇静,嘱患者切勿更动原有体位,以防断针向肌肉深部陷入。若残端部分针身显露于体外时,可用手指或镊子将针起出。若断端与皮肤相平或稍凹陷于体内者,可用左手拇、食二指垂直向下挤压针孔两旁,使断针暴露体外,右手持镊子将针取出。若断针完全深入皮下或肌肉深层,应在 X 线下定位,手术取出。
预防	为了防止折针,应认真仔细地检查针具,对认为不符合质量要求的针具,应剔除不用。避免过猛、过强的行针。在行针或留针时,应嘱患者不要随意更换体位。针刺时更不宜将针身全部刺入腧穴,应留部分针身在体外,以便于针根折断时取针。在进针行针过程中,如发现弯针时,应立即出针,切不可强行刺入、行针。对于滞针等亦应及时正确地处理,不可强行硬拔。

要点五　弯针

弯针是指进针时或将针刺入腧穴后,针身在体内形成弯曲。

原因	医者进针手法不熟练,用力过猛、过速,以致针尖碰到坚硬组织器官或患者在针刺或留针时移动体位,或因针柄受到某种外力压迫、碰击等,均可造成弯针。
现象	针柄改变了进针或刺入留针时的方向和角度,提插、捻转及出针均感困难,而患者感到疼痛。
处理	出现弯针后,即不得再行提插、捻转等手法。如针柄轻微弯曲,应慢慢将针起出。若弯曲角度过大时,应顺着弯曲方向将针起出。若由患者移动体位所致,应使患者慢慢恢复原来体位,局部肌肉放松后,再将针缓缓起出,切忌强行拔针以免将针体折断在体内。
预防	医者进针手法要熟练,用力要均匀,并要避免进针过速、过猛。选择适当体位,在留针过程中,嘱患者不要随意更动体位,注意保护针刺部位,针柄不得受外物硬碰和压迫。

要点六　气胸

针刺引起创伤性气胸是指针具刺穿了胸膜腔且伤及肺组织,气体积聚于胸膜腔,从而造成的气胸。

原因	主要是针刺胸部、背部和锁骨附近的穴位过深,针具刺穿了胸膜腔且伤及肺组织,气体积聚于胸膜腔。
现象	患者突感胸闷、胸痛、气短、心悸,严重者呼吸困难、发绀、冷汗、烦躁、恐惧,到一定程度会发生血压下降、休克等危急现象。检查:患侧肋间隙变宽,胸廓饱满,叩诊鼓音,听诊肺呼吸音减弱或消失,气管可向健侧移位。如气窜至皮下,患侧胸部、颈部可出现握雪音,X 线胸部透视可见肺组织被压缩现象。有些病情轻者,出针后并不出现症状,而是过一定时间才慢慢感到胸闷、疼痛、呼吸困难。
处理	一旦发生气胸,应立即出针,采取半卧位休息,要求患者心情平静,切勿因恐惧而反转体位。一般漏气量少者,可自然吸收。同时要密切观察,随时对症处理,如给予镇咳消炎药物,以防止肺组织因咳嗽扩大创孔,加重漏气和感染。对严重病例如发现呼吸困难、发绀、休克等现象需组织抢救,如胸腔排气、少量慢速输氧、抗休克等。
预防	针刺治疗时,术者必须思想集中,选好适当体位,注意选穴,根据患者体型肥瘦,掌握进针深度,施行提插手法的幅度不宜过大。对于胸部、背部及缺盆部位的腧穴,最好平刺或斜刺,且不宜太深,一般避免直刺,不宜留针时间过长。如有四肢部位的同效穴尽量不用胸背部腧穴,更不可粗针深刺该部位腧穴。

要点七　刺伤内脏

针刺引起内脏损伤是指针刺内脏周围腧穴过深,针具刺入内脏引起内脏损伤,出现各种症状的现象。

原因	主要是术者缺乏解剖学和腧穴学知识,对腧穴和脏器的部位不熟悉,加之针刺过深。
现象	刺伤内脏主要症状是疼痛和出血。刺伤肝、脾时,可引起内出血,患者可感到肝区或脾区疼痛,有的可向背部放射。如出血不止,腹腔内积血过多,会出现腹痛、腹肌紧张,并有压痛及反跳痛等急腹症症状。刺伤心脏时,轻者可出现剧烈的刺痛;重者有剧烈的撕裂痛,引起心外射血,立即导致休克、死亡。刺伤肾脏时,可出现腰痛、肾区叩击痛,呈血尿,严重时血压下降、休克。刺伤胆囊、膀胱、胃、肠等空腔脏器时,可引起局部疼痛、腹膜刺激征或急腹症症状。
处理	伤轻者,卧床休息后一般即可自愈。如果损伤严重或出血明显者,应密切观察,注意病情变化,特别是要定时检测血压。若损伤严重,出血较多,对于休克、腹膜刺激征,应立即采取相应措施,必须迅速进行输血等急救或外科手术治疗。
预防	注意学习腧穴学,明了穴下的脏器组织。操作时,注意凡有脏器组织,大的血管、神经处都应改变针刺方向,避免深刺。同时注意体位,避免因视角产生的谬误。肝、脾、胆囊肿大以及心脏扩大的患者,如针刺胸、背、胁、腋的穴位不宜深刺;尿潴留、肠粘连的患者,如针刺腹部的穴位不宜深刺。

要点八　刺伤脑与脊髓

刺伤脑与脊髓是指针刺颈项、背部腧穴过深,针具刺入脑、脊髓,引起头痛、恶心等现象。

原因	脑与脊髓是中枢神经统帅周身各种机体组织的总枢纽、总通道,其表层分布有督脉及华佗夹脊等许多针刺要穴。针刺过深或进针方向不当,均可伤及脑脊髓,造成严重后果。
现象	如误伤延髓,可出现头痛、恶心、呕吐、抽搐、呼吸困难、休克和神志昏迷等。如刺伤脊髓,可出现触电样感觉向肢端放射,引起暂时性瘫痪,有时可危及生命
处理	应立即出针。轻者,安静休息,经过一段时间可自行恢复;重者则应配合有关科室如神经外科,进行及时的抢救。
预防	凡针刺督脉腧穴(12胸椎以上的项、背部)及华佗夹脊穴,都要认真掌握进针深度和进针方向。风府、哑门,针刺方向不可向上斜刺,也不可过深。悬枢穴以上的督脉穴及华佗夹脊穴均不可过深。行针中只可用捻转手法,尽量避免提插,更不可行捣刺。

细目八　针刺注意事项

针刺治病,除了应注意预防晕针、滞针、弯针、断针、血肿等异常情况的发生外,还应注意不同针刺部位的特点以及患者的身体状况,以提高针刺的安全性。

要点一　特殊生理状态的针刺注意事项

1. 过于饥饿、疲劳,精神过于紧张者不宜立即进行针刺。
2. 年老体弱、针刺耐受程度差、初次针刺者,应选取卧位针刺,且不宜强刺激。
3. 妇女行经时,若非为了调经,三阴交、合谷、昆仑、至阴等一些通经活血的腧穴应慎刺。

要点二　妊娠妇女、小儿针刺时的注意事项

1. 妇女怀孕3个月以内者,不宜针刺小腹部的腧穴;若怀孕3个月以上者,腹部、腰骶部腧穴也不宜针刺。三阴交、合谷、昆仑、至阴等腧穴,在怀孕期亦应予禁刺。此外,怀孕期需要针刺治疗者,应注意精简针刺穴位,不宜使用强刺激手法。习惯性流产的孕妇则应慎用针刺。

2. 小儿囟门未合时,头项部的腧穴一般不宜针刺。对于不能合作的小儿,针刺时宜采用速针法,不宜留针。

要点三　颈项、眼区、胸胁腹背等部位腧穴的针刺注意事项

1. 颈项部腧穴的针刺注意事项

针刺颈部的天突穴时,应注意针刺角度、方向和深度,避免刺伤气管、主动脉弓,针刺人迎穴要用押手拨开颈总动脉、缓慢进针。针刺项部的风府、哑门等腧穴,要注意掌握针刺角度、方向和深度,不宜大幅度提插、捻转,以免刺伤延髓。

2. 眼区腧穴的针刺注意事项

针刺眼区的睛明、承泣、上明、球后等腧穴,应注意针刺的方向、角度、深度,缓慢进针,仔细体察针下感觉,避免使用大幅度提插、捻转手法。出针时动作轻柔,出针后按压针孔以防止或减少出血。

3. 胸胁腰背部腧穴的针刺注意事项

对胸、胁、腰、背脏腑所居之处的腧穴,不宜直刺、深刺,肝、脾肿大、肺气肿患者更应注意。如刺胸、背、腋、胁、缺盆等部位的腧穴,若直刺过深,都有伤及肺脏的可能,使空气进入胸膜腔,导致创伤性气胸,轻者出现胸痛、胸闷、心慌、呼吸不畅,重者出现呼吸困难、唇甲发绀、出汗、血压下降等症。对此症应及时采取治疗措施。因此,医者在针刺过程中必须精神高度集中,令患者选择适当的位,严格掌握进针的深度、角度,以防止事故的发生。

4. 腹部腧穴的针刺注意事项

上腹部近胸部的腧穴不宜深刺或向上斜刺,以免刺伤胃、肝或心脏。针刺下腹部腧穴时,应了解患者膀胱充盈状况,如有尿潴留时要掌握适当的针刺方向、角度、深度等,避免误伤膀胱。对于妇女,应注意询问其怀孕情况。

要点四　不宜针刺的疾病

1. 常有自发性出血或损伤后出血不止的患者,不宜针刺。
2. 皮肤有感染、溃疡、瘢痕或肿瘤的部位,不宜针刺。

【昭昭医考重点总结】

1. 毫针的针刺,消毒包括哪几个方面?
2. 常用的双手进针法包括哪几种? 各适应于什么情况的进针?
3. 针刺的角度包括哪几种? 常用的体位有哪几种,各适用于什么情况?
4. 何谓得气? 常用的行针手法包括哪些? 有何作用?
5. 常用的单式补泻手法包括哪些?
6. 晕针的原因、表现、处理及预防。

历年真题精选

【A1 型题】

1. 针刺肌肉浅薄部位的腧穴,常用的进针法是

A. 指切　　　　B. 挟持　　　　C. 舒张　　　　D. 提捏　　　　E. 套管

答案：D；　考点：提捏进针法的应用

解析：A项指切适用于短针的进针,B项挟持适用于长针的进针,C项舒张适用于皮肤松弛部位腧穴的进针,D项提捏适用于皮肉浅薄部位的进针,E项套管可以代替押手,但是不常用,均排除。故选择 D。

2. 下列哪项属行针基本手法?

A. 捻转法,震颤法　　　　B. 提插法,弹针法　　　　C. 震颤法,弹针法

D. 提插法,刮柄法　　　　E. 提插法,捻转法

答案：E；　考点：行针的基本手法

解析：行针手法基本手法有提插法和捻转法。刮柄法、弹针法、震颤法等均属于辅助手法。故选择 E。

3. 提插补泻法中,补法的操作手法是

    A. 轻插重提,幅度小,频章快　　　　　　　B. 轻插重提,幅度小,频率慢

    C. 重插轻提,幅度大,频率快　　　　　　　D. 重插轻提,幅度小,频率快

    E. 重插轻提,幅度小,频率慢

    答案:E;　考点:补泻手法当中的补法

    解析:提插补泻中先浅后深,重插轻提,幅度小,频率慢,操作时间短者为补法。故选择 E。

4. 提插补泻法中,泻法的操作手法是

    A. 重插轻提,幅度大,频率快　　　　　　　B. 重插轻提,幅度小,频率快

    C. 重插轻提,幅度小,频率慢　　　　　　　D. 轻插重提,幅度小,频率快

    E. 轻插重提,幅度大,频率快

    答案:E;　考点:提插补泻法中的泻法

    解析:提插补泻中先深后浅,轻插重提,幅度大,频率快,操作时间长者为泻法。故选择 E。

第二十三单元　灸　法

【考点透视】

    熟悉灸法的作用、灸法的种类及适用范围,尤其注意隔姜、隔蒜、隔盐、隔附子饼灸等间接灸的适用范围。

    灸,灼烧的意思。灸法主要是借灸火的热力给人体以温热性刺激,通过经络腧穴的作用,以达到防治疾病目的的一种方法。《医学入门·针灸》记载:"药之不及,针之不到,必须灸之。"说明灸法有其独特的疗效。

细目一　灸法的作用

灸法的作用★	
温经散寒	灸火的温和热力具有直接的温通经络、驱散寒邪之功。临床上常用于治疗寒凝血滞、经络痹阻所引起的寒湿痹痛、痛经、经闭、胃脘痛、寒疝腹痛、泄泻等。灸法更适合治疗寒性病证。
扶阳固脱	灸火的热力具有扶助阳气、举陷固脱的功能。《扁鹊心书》记载:"真气虚则人病,真气脱则人死,保命之法,灼艾第一。"阳气下陷或欲脱之危证,皆可用灸法,以扶助虚脱之阳气。临床上多用于治疗虚寒证、寒厥证、脱证和中气不足、阳气下陷而引起的遗尿、脱肛、阴挺、崩漏、带下、久泄、久痢、痰饮等。
消瘀散结	艾灸具有行气活血、消瘀散结的作用。气为血帅,血随气行,气得温则行,气行则血亦行。灸能使气机通畅,营卫调和,从而消瘀散结。临床常用于治疗气血凝滞之疾,如乳痈初起、瘰疬、瘿瘤等。
防病保健	灸法可以激发人体正气,增强抗病能力,无病时施灸有防病保健的作用。常灸关元、气海、命门、足三里有防病保健作用,今人称之为"保健灸"。

细目二　灸法的种类

要点一　灸法的分类

    灸法种类繁多,根据灸法所用的材料,可将常用的灸法分为艾灸法和其他灸法。艾灸法主要以艾绒为材料,包括艾炷灸、艾条灸、温针灸、温灸器灸;其他灸法则使用艾绒以外的其他材料,常用的包括灯火灸、天灸(如白芥子灸、蒜泥灸、斑蝥灸等)。★★★

常用灸法如下表：

灸法的种类				
常用灸法	艾灸	艾炷灸	直接灸	瘢痕灸
				非瘢痕灸
			间接灸	隔姜灸
				隔盐灸
				隔蒜灸
				隔附子饼灸
		艾条灸	悬起灸	温和灸
				回旋灸
				雀啄灸
			实按灸	太乙针灸
				雷火针灸
		温针灸		
		温灸器灸		
	其他灸法	灯火灸		
		天灸	白芥子灸	
			蒜泥灸	
			斑蝥灸	

要点二 艾炷灸

艾炷灸是将艾绒制作成艾炷后，置于施灸部位点燃而治病的方法。艾炷灸又分直接灸与间接灸两类。

（一）直接灸

直接灸是将大小适宜的艾炷，直接放在皮肤上施灸的方法。又称明灸、着肤灸、着肉灸。若施灸时需将皮肤烧伤化脓，愈后留有瘢痕者，称为瘢痕灸；若不使皮肤烧伤化脓，不留瘢痕者，称为无瘢痕灸。

（二）间接灸

间接灸是指用药物或其他材料将艾炷与施灸腧穴部位的皮肤隔开，进行施灸的方法，又称隔物灸。

艾炷灸	名称及适应症	操作方法
直接灸	1. 瘢痕灸又名化脓灸。临床上常用于治疗哮喘、肺痨、瘰疬等慢性顽疾。★★	施灸时先将所灸腧穴部位涂以少量的大蒜汁，以增加黏附和刺激作用，然后将艾炷置于腧穴上，用火点燃艾炷施灸。每壮艾炷必须燃尽，除去灰烬后，方可继续易炷再灸，待规定壮数灸完为止。施灸时由于艾火烧灼皮肤，可产生剧痛，此时可用手在施灸腧穴周围轻轻拍打，借以缓解疼痛。在正常情况下，灸后1周左右，施灸部位化脓形成灸疮，5～6周左右，灸疮自行痊愈，结痂脱落后而留下瘢痕。因此，施灸前必须征求患者同意合作后，方可使用本法。
	2. 无瘢痕灸又名非化脓灸。一般虚寒性疾患，均可采用此法。	施灸时先在所灸腧穴部位涂以少量的凡士林，以使艾炷便于黏附，然后将艾炷置于腧穴上点燃施灸，当艾炷燃剩2/5至1/4而患者感到微有灼痛时，即可易炷再灸，待将规定壮数灸完为止。一般应灸至局部皮肤出现红晕而不起泡为度。

续表

艾炷灸	名称及适应症	操作方法
间接灸 ★★★	隔姜灸 有温胃止呕、散寒止痛的作用，常用于因寒而致的呕吐、腹痛以及风寒痹痛等病证。	将鲜姜切成直径为 2～3cm，厚为 0.2～0.3cm 的薄片，中间以针刺数孔，置于应灸的腧穴部位或患处，再将艾炷放在姜片上点燃施灸。当艾炷燃尽时，再易炷施灸。灸完所规定的壮数，一般 6～9 壮，以使皮肤红润而不起泡为度。
	隔蒜灸 有清热解毒、杀虫等作用，多用于治疗瘰疬、肺痨及肿疡初起等病证。	用鲜大蒜头，切成厚为 0.2～0.3cm 的薄片，中间以针刺数孔（捣蒜如泥亦可），置于应灸腧穴或患处，然后将艾炷放在蒜片上，点燃施灸。待艾炷燃尽，易炷再灸，直至灸完规定的壮数，一般 5～7 壮。
	隔盐灸 有回阳、救逆、固脱的作用，多用于治疗伤寒阴证或吐泻并作、中风脱证等病证。	用干燥的食盐（以青盐为佳）填敷于脐部，或于盐上再置一薄姜片，上置大艾炷施灸，一般灸 5～9 壮。
	隔附子饼灸 有温补肾阳等作用，多用于治疗命门火衰而致的阳痿、早泄或疮疡久溃不敛等病证。	将附子研成粉末，用酒调和做成直径约 3cm，厚约 0.8cm 的附子饼，中间以针刺数孔，放在应灸腧穴或患处，上面再放艾炷施灸，直至灸完所规定壮数为止。

要点三 艾条灸

艾条灸是将艾绒制作成艾条进行施灸，可分为悬起灸和实按灸两种方式。

（一）悬起灸

施灸时将艾条悬放在距离穴位一定高度上进行熏烤，不使艾条点燃端直接接触皮肤，称为悬起灸。悬起灸根据其操作方法不同，分为温和灸、雀啄灸和回旋灸。以上诸法对一般应灸的病证均可采用，但温和灸多用于慢性病，雀啄灸、回旋灸多用于急性病。

（二）实按灸

将点燃的艾条隔布或隔绵纸数层实按在穴位上，使热气透入皮肉，火灭热减后重新点火按灸，称为实按灸。实按灸分为太乙针灸、雷火针灸。★★

艾条灸	名称	操作方法
悬起灸	温和灸	施灸时将艾条的一端点燃，对准应灸的腧穴部位或患处，约距皮肤 2～3cm 左右，进行熏烤，使患者局部有温热感而无灼痛为宜。一般每处灸 5～10 分钟，至皮肤出现红晕为度。对于昏厥、局部知觉迟钝的患者，医者可将中、食二指分张，置于施灸部位的两侧，这样可以通过医者手指的感觉来测知患者局部的受热程度，以便随时调节施灸的距离和防止烫伤。
	雀啄灸	施灸时，将艾条点燃的一端对准施灸部位的皮肤，并不固定在一定的距离，而是像鸟雀啄食般地上下活动施灸，以给施灸局部一个变量的刺激。
	回旋灸	施灸时，艾条点燃的一端与施灸部位的皮肤虽然保持一定的距离，但不固定，而是向左右方向移动或反复回转地施灸。

续表

艾条灸	名称	操作方法
实按灸	太乙针灸	用纯净细软的艾绒 150g 平铺在 40cm 见方的桑皮纸上。将人参 125g,穿山甲 250g,山羊血 90g,千年健 500g,钻地风 300g,肉桂 500g,小茴香 500g,苍术 500g,甘草 1000g,防风 2000g,麝香少许,共为细末。取药末 24g 掺入艾绒内,紧卷成爆竹状,外用鸡蛋清封固,阴干后备用。 施灸时,将太乙针的一端燃着,用布 7 层包裹其燃着的一端,立即紧按于应灸的腧穴或患处,进行灸熨,针冷则再燃再熨。如此反复灸熨 7～10 次为度。此法可用于治疗风寒湿痹、肢体顽麻、痿弱无力、半身不遂等病证。
	雷火针灸	其制作方法与"太乙针灸"相同,唯药物处方有异。方用纯净细软的艾绒 125g,沉香、乳香、羌活、干姜、穿山甲各 9g,麝香少许,共为细末。 施灸方法与"太乙针灸"相同,其适应证与"太乙针灸"主治基本相同。

要点四　温针灸

定义	操作方法	用途
温针灸是针刺与艾灸结合应用的一种方法,适用于既需要留针而又适宜用艾灸的病证。	将针刺入腧穴得气后并给予适当补泻手法而留针时,将纯净细软的艾绒捏在针尾上,或用艾条一段长约 2cm,插在针柄上,点燃施灸。待艾绒或艾条烧完后除去灰烬,将针取出。	针灸并用、简便易行可以发挥针和灸的双重作用,达到治疗疾病的目的。

细目三　灸法的注意事项

	灸法的注意事项
施灸顺序 ★★	《千金要方·针灸上》记载:"凡灸当先阳后阴……先上后下。"《明堂灸经》也指出:"先灸上,后灸下;先灸少,后灸多。" 临床上一般是先灸上部,后灸下部,先灸阳部,后灸阴部,壮数是先少而后多,艾炷是先小而后大。但在特殊情况下,则可酌情而施。如脱肛时,即可先灸长强以收肛,后灸百会以举陷。因此不可过于拘泥。
施灸的禁忌	(1) 对实热证、阴虚发热者,一般均不适宜灸治。 (2) 对颜面、五官和有大血管的部位以及关节活动部位,不宜采用瘢痕灸。 (3) 孕妇的腹部和腰骶部也不宜施灸。 (4) 一般空腹、过饱、极度疲劳和对灸法恐惧者,应慎施灸。 (5) 对于体弱患者,灸治时艾炷不宜过大,刺激量不可过强,以防晕灸。一旦发生晕灸,应立即停止施灸,并做出及时处理,其方法同晕针。
灸后处理	(1) 施灸后,局部皮肤出现微红灼热,属于正常现象,无须处理。 (2) 如因施灸过量,时间过长,局部出现小水泡,只要注意不擦破,可任其自然吸收。如水泡较大,可用消毒的毫针刺破水泡,放出水液,或用注射针抽出水液,再涂以烫伤油等,并以纱布包敷。 (3) 如用化脓灸者,在灸疮化脓期间,要注意适当休息,加强营养,保持局部清洁,并用敷料保护灸疮,以防污染,待其自然愈合。如处理不当,灸疮脓液呈黄绿色或有渗血现象者,可用消炎药膏或玉红膏涂敷。 (4)施灸时应注意艾火勿烧伤皮肤或衣物。用过的艾条、太乙针等,应装入小口玻璃瓶或筒内,以防复燃。

【昭昭医考重点总结】

1. 瘢痕灸和非瘢痕灸的操作方法。

2. 间接灸包括哪几种,各是怎样操作的? 适用于什么病证?

3. 艾灸的顺序是怎样的？

历年真题精选

【A1 型题】

1. 化脓灸属于

A. 直接灸   B. 间接灸   C. 温和灸   D. 回旋灸   E. 实按灸

答案：A；考点：艾炷灸的种类

解析：化脓灸又称瘢痕灸,是直接灸的一种。故选择 A。

2. 雀啄灸属于

A. 天灸   B. 艾炷灸   C. 温针灸   D. 温灸器灸   E. 艾条灸

答案：E；考点：艾炷灸的种类

解析：雀啄灸,艾条灸之一。是指施灸时,艾条点燃的一端与施灸部位的皮肤并不固定在一定的距离,而是像鸟雀啄食一样,一上一下施灸。故选择 E。

3. 太乙针灸属于

A. 艾条灸   B. 艾炷灸   C. 温针灸   D. 温灸器灸   E. 药物灸

答案：A；考点：艾灸的种类

解析：艾条灸有悬起灸和实按灸两种形式,太乙针灸是实按灸的一种,故选 A。

【B 型题】

(4～5 题共用选项)

A. 灯草灸   B. 隔姜灸   C. 隔蒜灸   D. 隔盐灸   E. 隔泥灸

4. 治疗阳气暴脱,可于神阙穴施

答案：D

5. 治疗风寒痹痛常用

答案：B；考点：灸法的主治要点

解析：A 项灯草灸主要用于小儿痄腮、喉蛾、吐泻、麻疹、惊风等病证。B 项隔姜灸主要适用于一切虚寒病证,对呕吐、腹痛、泄泻、遗精、阳痿、早泄、不孕、痛经和风寒湿痹等疗效较好。C 项隔蒜灸多用于治疗肺结核、腹中积块及未溃疮疡等。D 项隔盐灸有回阳、救逆、固脱之功,常用于治疗急性腹痛、吐泻、痢疾、淋病、中风脱证等。故 4 题选择 D,5 题选择 B。

第二十四单元 拔罐法

[考点透视]

熟悉拔罐的方法及适应证。

拔罐法,或称吸筒疗法,古称角法。拔罐法是以罐为工具,利用燃烧、抽吸、挤压等方法排出罐内空气,造成负压,使之吸附于腧穴或相应体表,产生刺激,使被拔部位的皮肤充血、瘀血,以达到防治疾病目的的方法。

要点一 拔罐方法

拔罐方法★★	操作手法
留罐法	又称坐罐。将罐吸附在体表后,使罐子吸拔留置于施术部位,留罐的时间视拔罐后皮肤的反应与患者的体质而定,一般为 10～15 分钟,然后将罐起下。此法是常用的一种方法,一般疾病均可应用,而且单罐、多罐皆可应用。
走罐法	亦称推罐法或拉罐法。拔罐时先在施术部位的皮肤或罐口上涂一层润滑油,再将罐拔住,然后,医者用右手握住罐子,在向上、下或左、右需要拔的部位往返推动,至所拔部位的皮肤红润、充血,甚或瘀血时,将罐起下。此法适用于面积较大,肌肉丰厚部位,如脊背、腰臀、大腿等部位。

续表

拔罐方法★★	操作手法
闪罐法	即将罐拔住后,立即起下,反复多次地拔住起下、起下拔住,直至皮肤潮红、充血或瘀血为度。多用于局部皮肤麻木、疼痛或功能减退等疾患,尤其适用于不宜留罐的部位,如小儿、年轻女性的面部。
刺血拔罐法	又称刺络拔罐法。将施术部位的皮肤消毒后,用三棱针点刺或皮肤针叩刺出血后,再将火罐吸附于点刺的部位,使之出血,以加强刺络治疗的作用。出血量视病情而定,少则几滴,多则3~5mL。一般刺血后拔罐留置10~15分钟。多用于热证、实证、瘀血证及某些皮肤病,如神经性皮炎、痤疮、丹毒、扭伤、乳痈等。
留针拔罐法	简称针罐。即在针刺留针时,将罐拔在以针为中心的部位上,约5~10分钟,待皮肤红润、充血或瘀血时,将罐起下后出针。此法能起到针罐配合的作用。

拔罐时,可根据不同的病情,选用不同的拔罐方法。进行上述拔罐操作时,应根据部位选择大小合适的罐,注意避免烧伤患者皮肤,留罐过程中应注意观察,一般应避免出现水泡。皮肤有过敏、溃疡、水肿现象的部位,以及孕妇的腹部和腰骶部不宜拔罐。

要点二　拔罐的作用和适应范围

拔罐作用	适应范围
通经活络、行气活血、消肿止痛、祛风散寒	一般多用于风寒湿痹、腰背肩臂腿痛、关节痛、软组织闪挫扭伤、伤风感冒、头痛、咳嗽、哮喘、胃脘痛、呕吐、腹痛、痛经、中风偏枯、瘀血痹阻等。此外可用于防病保健、消除疲劳。

要点三　拔罐的注意事项

1. 拔罐操作时要做到动作稳、准、轻、快;患者体位要舒适,拔罐后不要移动体位;同时拔多个罐时,罐间距离不宜太近;拔针罐时应避免碰压针柄;留罐过程中,若出现疼痛可减压放气或立即起罐;起罐时不可强拉或旋转罐具,以免引起疼痛或损伤。

2. 拔罐时要选择适当体位和肌肉丰满的部位。若体位不当、移动、骨骼凹凸不平,或在毛发较多的部位,火罐容易脱落,均不适用。

3. 拔罐时要根据所拔部位面积的大小而选择大小适宜的罐。

4. 用火罐时应注意勿灼伤或烫伤皮肤。若烫伤或留罐时间太长而皮肤起水泡时,小的无须处理,仅敷以消毒纱布,防止擦破即可。水泡较大时,用消毒针将水放出,涂以烫伤油等,或用消毒纱布包敷,以防感染。

5. 皮肤过敏、溃疡、水肿及心脏大血管分布部位,不宜拔罐;高热抽搐者,以及孕妇的腹部、腰骶部位,不宜拔罐;有自发性出血倾向疾患、高热、抽搐等禁止拔罐。

历年真题精选

【A1型题】

治疗丹毒首选的拔罐法是

A. 留罐法　　　　B. 走罐法　　　　C. 留针拔罐法　　　D. 刺血拔罐法　　　E. 闪罐法

答案:D; 考点:拔罐的作用和适用范围

解析:丹毒属于毒血瘀积于皮肤,应该用刺血拔罐法,故选择D。

第二十五单元　其他针法

【考点透视】

本单元内容很少,熟悉电针、三棱针的概念及适用范围即可。

要点一 电针法

电针法是将针刺入腧穴得气后,在针具上通以适量脉冲电流,将用针和电两种刺激相结合,以防治疾病的一种方法。其优点是节省人力,且能比较客观地控制刺激量。

(一)电针常用输出波型和作用特点

电针可调整人体生理功能,有止痛、镇静,促进气血循环,调整肌张力等作用。一般电针仪输出的基本波形是交流脉冲,称之为双向尖脉冲。常见的调制脉冲波型为疏密波、断续波,不受调制的基本脉冲波型称作连续波。不同波型的作用特点如下:

波型名称	特点	作用及适应症
疏密波	是疏波、密波自动交替出现的一种波型,疏、密交替持续的时间各约1.5秒,能克服单一波型易产生适应的缺点。动力作用较大,治疗时兴奋效应占优势。	能增加代谢,促进气血循环,改善组织营养,消除炎性水肿。 常用于止血、扭挫伤、关节周围炎、气血运行障碍、坐骨神经痛、面瘫、肌无力、局部冻伤等。★
断续波	是有节律地时断、时续自动出现的一种波型。断时,在1.5秒时间内无脉冲电输出;续时,是密波连续工作1.5秒。	断续波型,机体不易产生适应,其动力作用颇强,能提高肌肉组织的兴奋性,对横纹肌有良好的刺激收缩作用。 常用于治疗痿证、瘫痪等。★
连续波	亦叫可调波,是单个脉冲采用不同方式组合而形成的。频率有每分钟几十次至每秒钟几百次不等。频率快的叫密波(或叫高频连续波),频率一般为在50~100次/秒;频率慢的叫疏波(或叫低频连续波),频率一般是2~5次/秒。	可用频率旋钮任意选择疏、密波型。 密波易产生抑制效应,常用于止痛、镇静、缓解肌肉和血管痉挛等。 疏波则兴奋作用较为明显,刺激作用强,常用于治疗痿证和各种肌肉关节、韧带、肌腱的损伤等。★

(二)操作方法

1. 配穴处方 电针法的配穴处方与针刺法相同。一般选用其中的主穴,配相应的辅穴。多选同侧肢体的穴位配对,以1~3对穴位为宜。

2. 电针方法 针刺入穴位有得气感应后,将输出电位器调至"0"位,将两根导线连接在两个配对的针柄上(或负极接主穴,正极接配穴),然后打开电源开关,选择波型,慢慢调高至适宜的输出电流量。通电时间一般为5~20分钟,如感觉弱时,可适当加大输出电流量,或暂时断电1~2分钟后再行通电。当达到预定时间后,先将输出电位器调至"0"位,然后关闭电源开关,取下导线,最后出针。

3. 电流的刺激强度 当电流开到一定强度时,患者有麻、刺感,这时的电流强度为"感觉阈"。若将电流强度继续增加至患者局部开始出现刺痛感时,此时的电流强度称为"痛阈"。所需强度因人、因部位、因病而异。一般情况下,应在感觉阈和痛阈之间调节适宜的刺激强度,以患者能耐受为宜。

为确保电针治疗的安全,操作时应注意检查电针仪器(包括导线)的质量,连接导线时,一般应避免电流回路通过心脏、延髓、脊髓,输出电流强度不宜过大。此外,孕妇应慎用电针。

(三)适应范围

电针的适应范围基本和毫针刺法相同,故其治疗范围较广。临床常用于各种痛证、痹证和心、胃、肠、胆、膀胱、子宫等器官的功能失调,癫狂,肌肉、韧带、关节的损伤性疾病等,并可用于针刺麻醉。

要点二 三棱针法

用三棱针刺破人体的一定部位,放出少量血液,达到治疗疾病目的的方法,称三棱针法,古人称之为"刺血络"或"刺络"。《灵枢·官针》中有"络刺""赞刺""豹纹刺"等法的记载。现代称为"放血疗法"。★★

方法		操作方法	适应症
点刺法		针刺前,在预定针刺部位上下用押手拇食指向针刺处推按,使血液积聚于针刺部位,继之用2%碘酒棉球消毒,再用75%酒精棉球脱碘,或用安尔碘局部消毒。针刺时,押手拇、食、中三指捏紧被刺部位,用刺手拇、食两指捏住针柄,中指指腹紧靠针身下端,针尖露出3～5mm。对准已消毒的部位,刺入3～5mm深,随即将针迅速退出,轻轻挤压针孔周围,使其出血少许,然后用消毒棉球按压针孔。	此法多用于指、趾末端的十宣、十二井穴和耳尖及头面部的攒竹、上星、太阳等穴。
散刺法		又称豹纹刺,是对病变局部周围进行点刺的一种方法。根据病变部位大小的不同,可刺10～20针以上,由病变外缘环形向中心点刺,以促使瘀血或水肿得以排除,达到祛瘀生新、通经活络的目的。	此法多用于局部瘀血、血肿或水肿、顽癣等。
刺络法		先用带子或橡皮管,结扎在针刺部位上端(近心端),然后消毒。针刺时左手拇指压在被针刺部位下端,右手持三棱针对准针刺部位的静脉,刺入脉中(2～3mm),立即将针退出,使其流出少量血液,也可轻轻按压静脉上端,以助瘀血外出。出血停止后,再用无菌干棉球按压针孔。	此法多用于曲泽、委中等穴,治疗急性吐泻、疼痛、中暑、发热等。
挑刺法		用左手按压施术部位两侧,或捏起皮肤,使皮肤固定,右手持针迅速刺入皮肤1～2mm,随即将针身倾斜挑破皮肤,使之出少量血液或少量黏液。也有再刺入5mm左右深,将针身倾斜并使针尖轻轻挑起,挑断皮下部分纤维组织,然后出针,覆盖敷料。	此法常用于肩周炎、胃痛、颈椎综合征、失眠、支气管哮喘、血管神经性头痛等。
注意事项		操作时注意严格消毒、预防感染,孕妇、有出血倾向的患者不宜使用本法。一般情况下应避免刺伤动脉。	
适应范围		三棱针疗法具有通经活络、开窍泻热、消肿止痛等作用。凡各种实证、热证、瘀血、疼痛等均可应用。较常用于某些急症和慢性病,如昏厥、高热、中暑、中风闭证、咽喉肿痛、目赤肿痛、顽癣、疔痈初起、扭挫伤、疳证、痔疮、顽痹、头痛、丹毒、指(趾)麻木等。	

三棱针的针刺方法一般分为点刺法、散刺法、刺络法、挑刺法四种。

要点三 皮肤针法

皮肤针,又称"梅花针""七星针""罗汉针",是以多支短针组成,运用皮肤针叩刺人体一定部位或穴位,激发经络功能,调整脏腑气血,以达到防治疾病目的的方法。皮肤针法源于古代的"半刺""毛刺""扬刺"等刺法。★

叩刺部位★	循经叩刺	是指循着经脉进行叩刺的一种方法,常用于项背腰骶部的督脉和足太阳膀胱经。督脉为阳脉之海,能调节一身之阳气;五脏六腑之背俞穴,皆分布于膀胱经,故其治疗范围广泛;四肢肘膝以下经络,因其分布着原穴、络穴、郄穴等,可治疗各相应脏腑经络的疾病。
	穴位叩刺	是指在穴位上进行叩刺的一种方法,主要是根据穴位的主治作用,选择适当的穴位予以叩刺治疗,临床常用的是各类特定穴、华佗夹脊穴、阿是穴等。
	局部叩刺	是指在患部进行叩刺的一种方法,如扭伤后局部的瘀肿疼痛及脱发等,可在局部进行围刺或散刺。
刺激强度	轻	轻刺用力稍小,皮肤仅现潮红、充血为度。适用于头面部、老弱妇女患者,以及病属虚证、久病者。
	中	中刺介于轻刺与重刺之间,局部有较明显潮红,但不出血为度,适用于一般部位,以及一般患者。
	重	重刺用力较大,以皮肤有明显潮红,并有微出血为度。适用于压痛点、背部、臀部、年轻体壮患者,以及病属实证、新病者。
		叩刺治疗,每日或隔日1次,10次为1疗程,疗程间可间隔3～5日。

续表

操作	叩刺	叩刺针具和叩刺部位用酒精消毒后,以刺手拇指、中指、无名指握住针柄,食指伸直按住针柄中段,针头对准皮肤叩击,运用腕部的弹力,使针尖叩刺皮肤后,立即弹起,如此反复叩击。叩击时针尖与皮肤必须垂直,弹刺要准确,强度要均匀,可根据病情选择不同的刺激部位或刺激强度。
	滚刺	是指用特制的滚刺筒,经酒精消毒后,手持筒柄,将针筒在皮肤上来回滚动,使刺激范围成为一狭长的面,或扩展成一片广泛的区域。
适应范围		适应范围很广,临床各种病证均可应用,如近视、视神经萎缩、急性扁桃体炎、感冒、咳嗽、慢性肠胃病、便秘、头痛、失眠、腰痛、皮神经炎、斑秃、痛经等。

要点四　穴位注射法

穴位注射法,是将药液注入穴位以防治疾病的一种治疗方法。它可将针刺刺激和药物的性能及对穴位的渗透作用相结合,发挥其综合效应。

操作方法	针具	针具消毒的注射器和针头,可根据需要选用不同型号。
	穴位	选穴原则不宜过多,以精为要。结合经络穴位诊察以选取阳性反应点。如在背部、胸腹部或四肢的特定穴部位出现的条索、结节、压痛,以及皮肤的凹陷、隆起、色泽变异等。软组织损伤可选取最明显的压痛点。一般每次2～4穴。
	注射剂量	注射剂量应根据药物说明书规定的剂量,不能过量。做小剂量注射时,可用原药物剂量的1/5～1/2。一般以穴位部位来分,耳穴可注射0.1mL,头面部可注射0.3～0.5mL,四肢部可注射1～2mL,胸背部可注射0.5～1mL,腰臀部可注射2～5mL或5%～10%葡萄糖液10～20mL。★★
操作方法	操作	首先使患者取舒适体位,选择适宜的消毒注射器和针头,抽取适量的药液,在穴位局部消毒后,手持注射器对准穴位或阳性反应点,快速刺入皮下,然后将针缓慢推进,达一定深度后产生得气感应,如无回血,便可将药液注入。凡急性病、体强者可用较强刺激,推液可快;慢性病、体弱者,宜用较轻刺激,推液可慢;一般疾病,则用中等刺激,推液也宜中等速度。如所用药液较多时,可由深至浅,边推药液边退针,或将注射针向几个方向注射药液。
	疗程	急症患者每日1～2次,慢性病一般每日或隔日1次,6～10次为1疗程。反应强烈者,可隔2～3日1次,穴位可左右交替使用。每个疗程间可休息3～5日。
	注意事项	穴位注射操作时应严格消毒,预防感染,注意所用药物的配伍禁忌、副作用、过敏反应;避免损伤神经干,避免将药物注入关节腔、脊髓腔和血管内。
适应范围		适应范围很广,凡是针灸治疗的适应证大部分均可采用本法,如痹证、腰腿痛等。

【昭昭医考重点总结】

1. 拔罐的方法有哪几种? 各怎样操作?
2. 电针的各个波形适用于什么病证?
3. 三棱针的针刺方法分哪几种? 各适用于什么病证?
4. 皮肤针的叩刺部位包括哪几种? 各怎样操作?
5. 穴位注射各个部位的注射剂量是多少?

历年真题精选

【A1型题】

1. 下列哪项不宜用三棱针治疗

A. 高热　　　　B. 脱证　　　　C. 昏迷　　　　D. 惊厥　　　　E. 咽痛

答案：B；　考点：三棱针的适应范围

解析：三棱针法的适应证：主治实证、热证、瘀血、疼痛，常用于某些急症和慢性病，如昏厥、高热、中暑、中风闭证、急性咽喉肿痛、目赤红肿、顽癣、疖痈初起、扭挫伤、痄疾、痔疾、久痹、头痛、丹毒、指（趾）麻木等。脱证属虚证，故选择 B。

【A2 型题】

2. 患者，男，23 岁。右前臂内侧有红丝一条，向上走窜，停于肘部。用砭镰疗法的操作要点是

A. 沿红线两头，针刺出血

B. 梅花针沿红线打刺，微微出血

C. 用三棱针沿红线寸寸挑断，并微微出血

D. 用三棱针点刺出血

E. 梅花针沿红线打刺，微微出血，并加神灯照法

答案：C；　考点：三棱针的应用

解析：三棱针的用法：此患者属于红丝疗，应该用三棱针挑刺，使之微微出血。故选择 C。

第二十六单元　头针、耳针

【考点透视】

本单元虽然内容较多，但考试涉及得较少，考生不必在此花太多精力，了解一下其中内容即可。

细目一　头　针

头针，又称头皮针，是在头部特定的穴线进行针刺防治疾病的一种方法。头针的理论依据主要有二：一是根据传统的脏腑经络理论；二是根据大脑皮层的功能定位在头皮的投影。

中国针灸学会按分区定经、经上选穴，并结合透刺穴位的方法，制定了《头皮针穴名标准化国际方案》，并于 1984 年在世界卫生组织西太区会议上正式通过。

要点　标准头穴线的定位和主治

标准头穴线均位于头皮部位，按颅骨的解剖名称分为额区、顶区、颞区、枕区 4 个区，14 条标准线（左侧、右侧、中央共 25 条）。其定位及主治分述如下：

1. 额中线

【部位】在头前部，从督脉神庭穴向前引一直线，长 1 寸。

【主治】癫痫、精神失常、鼻病等。

2. 额旁 1 线

【部位】在头前部，从膀胱经眉冲穴向前引一直线，长 1 寸。

【主治】癫痫、精神失常、鼻病等。

3. 额旁 2 线

【部位】在头前部，从胆经头临泣穴向前引一直线，长 1 寸。

【主治】急慢性胃炎、胃和十二指肠溃疡、肝胆疾病等。

4. 额旁 3 线

【部位】在头前部，从胃经头维穴内侧 0.75 寸起向下引一直线，长 1 寸。

【主治】功能性子宫出血、阳痿、遗精、子宫脱垂、尿频、尿急等。

5. 顶中线

【部位】在头顶部，从督脉百会穴至前顶穴之段。

【主治】腰腿足病，如瘫痪、麻木、疼痛，以及皮层性多尿、脱肛、小儿夜尿、高血压、头顶痛等。

6. 顶颞前斜线

【部位】在头顶部，头侧部，从头部经外奇穴前神聪（百会前 1 寸）至颞部胆经悬厘之间的连线。

【主治】全线分 5 等分，上 1/5 治疗对侧下肢和躯干瘫痪，中 2/5 治疗上肢瘫痪，下 2/5 治中枢性面瘫、运

动性失语、流涎、脑动脉粥样硬化等。

7. 顶颞后斜线

【部位】在头顶部、头侧部，顶颞前斜线之后，1寸，与其平行的线。从督脉百会至颞部胆经曲鬓穴的连线。

【主治】全线分5等分，上1/5治疗对侧下肢和躯干感觉异常，中2/5治疗上肢感觉异常，下2/5治疗头面部感觉异常。

8. 顶旁1线

【部位】在头顶部，督脉旁1.5寸，从膀胱经通天穴向后引一直线，长1.5寸。

【主治】腰腿病证，如瘫痪、麻木、疼痛等。

9. 顶旁2线

【部位】在头顶部，督脉旁开2.25寸，从胆经正营穴向后引一直线，长1.5寸。

【主治】肩、臂、手等病证，如瘫痪、麻木、疼痛等。

10. 颞前线

【部位】在头的颞部，从胆经颔厌穴至悬厘穴的连线。

【主治】偏头痛、运动性失语、周围性面神经麻痹和口腔疾病。

11. 颞后线

【部位】在头的颞部，从胆经率谷穴向下至曲鬓穴的连线。

【主治】偏头痛、耳鸣、耳聋、眩晕等。

12. 枕上正中线

【部位】在后头部，即督脉强间穴至脑户穴的连线。

【主治】眼病、足癣等。

13. 枕上旁线

【部位】在后头部，由枕外粗隆督脉脑户穴旁开0.5寸起，向上引一直线，长1.5寸。

【主治】皮层性视力障碍、白内障、近视等。

14. 枕下旁线

【部位】在后头部，从膀胱经玉枕穴向下引一直线，长2寸。

【主治】小脑疾病引起的平衡障碍、后头痛等。

细目二　耳　针

　　耳针，是用针刺或其他方法刺激耳郭穴位，以防治疾病的一种方法。其治疗范围较广，操作方便，且对疾病的诊断也有一定的参考意义。为了便于国际研究和交流，我国于1993年颁布了国家标准《耳穴名称与部位》。

要点一　常用耳穴的部位和主治

　　根据《耳穴名称与部位》，耳郭上有91个穴位，常用耳穴的部位和主治如下：

　　（一）耳轮穴位

　　将耳轮分为12个区。耳轮脚为耳轮1区。耳轮脚切迹到对耳轮下脚上缘之间的耳轮分为3等分，自下向上依次为耳轮2区、3区、4区；对耳轮下脚上缘到对耳轮上脚前缘之间的耳轮为耳轮5区；对耳轮上脚缘到耳尖之间的耳轮为耳轮6区；耳尖到耳轮结节上缘为耳轮7区；耳轮结节上缘到耳轮结节下缘为耳轮8区。耳轮结节下缘到轮垂切迹之间的耳轮分为4等分，自上而下依次为耳轮9区、10区、11区和12区。

耳轮穴位	部位	主治
耳中	在耳轮脚处，即耳轮1区	呃逆、荨麻疹、皮肤瘙痒症、小儿遗尿、咯血、出血性疾病。
外生殖器	在对耳轮下脚前方的耳轮处，即耳轮4区	睾丸炎、附睾炎、外阴瘙痒症。
耳尖	在耳轮向前对折的上部尖端处，即耳轮6区、7区交界处	发热、高血压、急性结膜炎、麦粒肿、牙痛、失眠。

（二）耳舟穴位

将耳舟分为 6 等分，自上而下依次为耳舟 1 区、2 区、3 区、4 区、5 区、6 区。

耳舟穴位	部位	主治
风溪	在耳轮结节前方，指区与腕区之间，即耳舟 1 区、2 区交界处	荨麻疹、皮肤瘙痒症、过敏性鼻炎
肘	在腕区的下方处，即耳舟 3 区	肱骨外上髁炎、肘部疼痛
肩	在肘区的下方处，即耳舟 4 区、5 区	肩关节周围炎、肩部疼痛

（三）对耳轮穴位

将对耳轮分为 13 区。

对耳轮上脚分为上、中、下 3 等分；下 1/3 为对耳轮 5 区，中 1/3 为对耳轮 4 区；再将上 1/3 分为上、下 2 等分，下 1/2 为对耳轮 3 区，再将上 1/2 分为前后 2 等分，后 1/2 为对耳轮 2 区，前 1/2 为对耳轮 1 区。

对耳轮下脚分为前、中、后 3 等分，中、前 2/3 为对耳轮 6 区，后 1/3 为对耳轮 7 区。对耳轮体从对耳轮上、下脚分叉处至轮屏切迹分为 5 等分，再沿对耳轮耳甲缘将对耳轮体分为前 1/4 和后 3/4 两部分，前上 2/5 为对耳轮 8 区，后上 2/5 为对耳轮 9 区，前中 2/5 为对耳轮 10 区，后中 2/5 为对耳轮 11 区，前下 1/5 为对耳轮 12 区，后下 1/5 为对耳轮 13 区。

对耳轮穴位	部位	主治
跟	在对耳轮上脚前上部，即对耳轮 1 区	足跟痛
膝	在对耳轮上脚中 1/3 处，即对耳轮 4 区	膝关节疼痛、坐骨神经痛
坐骨神经	在对耳轮下脚的前 2/3 处，即对耳轮 6 区	坐骨神经痛、下肢瘫痪
交感	在对耳轮下脚末端与耳轮内缘相交处，即对耳轮 6 区前端	胃肠痉挛、心绞痛、胆绞痛、输尿管结石、自主神经功能紊乱
腰椎	在腹区后方，即对耳轮 9 区	腰骶部疼痛

（四）三角窝穴位

将三角窝由耳轮内缘至对耳轮上、下脚分叉处分为前、中、后 3 等分，中 1/3 为三角窝 3 区；再将前 1/3 分为上、中、下 3 等分，上 1/3 为三角窝 1 区，中、下 2/3 为三角窝 2 区；再将后 1/3 分为上、下 2 等分，上 1/2 为三角窝 4 区，下 1/2 为三角窝 5 区。

三角窝区	部位	主治
内生殖器	在三角窝前 1/3 的下部，即三角窝 2 区	痛经、月经不调、白带过多、功能性子宫出血、阳痿、遗精、早泄
神门	在三角窝后 1/3 的上部，即三角窝 4 区	失眠、多梦、戒断综合征、癫痫、高血压、神经衰弱
盆腔	在三角窝后 1/3 的下部，即三角窝 5 区	盆腔炎、附件炎

（五）耳屏穴位

将耳屏分成 4 区。耳屏外侧面分为上、下 2 等分，上部为耳屏 1 区，下部为耳屏 2 区。将耳屏内侧面分为上、下 2 等分，上部为耳屏 3 区，下部为耳屏 4 区。

耳屏穴位	部位	主治
外鼻	在耳屏外侧面中部，即耳屏 1 区、2 区之间	鼻前庭炎、鼻炎
肾上腺	在耳屏游离缘下部尖端，即耳屏 2 区后缘处	低血压、风湿性关节炎、腮腺炎、链霉素中毒、眩晕、哮喘、休克
咽喉	在耳屏内侧面上 1/2 处，即耳屏 3 区	声音嘶哑、咽炎、扁桃体炎、失语、哮喘
内鼻	在耳屏内侧面下 1/2 处，即耳屏 4 区	鼻炎、上颌窦炎、鼻衄

（六）对耳屏穴位

将对耳屏分为 4 区。由对屏尖及对屏尖至轮屏切迹连线之中点分别向耳垂上线作两条垂线,将对耳屏外侧面及其后部分成前、中、后 3 区,前为对耳屏 1 区,中为对耳屏 2 区,后为对耳屏 3 区。对耳屏内侧面为对耳屏 4 区。

对耳屏穴位	部位	主治
枕	在对耳屏外侧面的后部,即对耳屏 3 区	头晕、头痛、癫痫、哮喘、神经衰弱
皮质下	在对耳屏内侧面,即对耳屏 4 区	痛证、间日疟、神经衰弱、假性近视、失眠
缘中	在对耳屏游离缘上,对屏尖与轮屏切迹之中点处,即对耳屏 2 区、3 区、4 区 交点处	遗尿、内耳眩晕症、尿崩症、功能性子宫出血
脑干	在轮屏切迹处,即对耳屏 3 区、4 区之间	眩晕、后头痛、假性近视

（七）耳甲穴位

将耳甲用标志点、线分为 18 个区。在耳轮的内缘上,设耳轮脚切迹至对耳轮下脚间中、上 1/3 交界处为 A 点;在耳甲内,由耳轮脚消失处向后作一水平线与对耳轮耳甲缘相交,设交点为 D 点;设耳轮脚消失处至 D 点连线中、后 1/3 交界处为 B 点;设外耳道口后缘上 1/4 与下 3/4 交界处为 C 点;从 A 点向 B 点作一条与对耳轮耳甲艇缘弧度大体相仿的曲线;从 B 点向 C 点作一条与耳轮脚下缘弧度大体相仿的曲线。

将 BC 线前段与耳轮脚下缘间分成 3 等分,前 1/3 为耳甲 1 区,中 1/3 为耳甲 2 区,后 1/3 为耳甲 3 区。ABC 线前方,耳轮脚消失处为耳甲 4 区。将 AB 线前段与耳轮脚上缘及部分耳轮内缘间分成 3 等分,后 1/3 为耳甲 5 区,中 1/3 为耳甲 6 区,前 1/3 为耳甲 7 区。将对耳轮下脚下缘前、中 1/3 交界处与 A 点连线,该线前方的耳甲艇部为耳甲 8 区。将 AB 线前段与对耳轮下脚下缘间耳甲 8 区以后的部分,分为前、后 2 等分,前 1/2 为耳甲 9 区,后 1/2 为耳甲 10 区。在 AB 线后段上方的耳甲艇部,将耳甲 10 区后缘与 BD 线之间分成上、下 2 等分,上 1/2 为耳甲 11 区,下 1/2 为耳甲 12 区。由轮屏切迹至 B 点作连线,该线后方、BD 线下方的耳甲腔部为耳甲 13 区。以耳甲腔中央为圆心,圆心与 BC 线间距离的 1/2 为半径作圆,该圆形区域为耳甲 15 区。过 15 区最高点及最低点分别向外耳门后壁作两条切线,切线间为耳甲 16 区。15、16 区周围为耳甲 14 区。将外耳门的最低点与对耳屏耳甲缘中点相连,再将该线以下的耳甲腔部分为上、下 2 等分,上 1/2 为耳甲 17 区,下 1/2 为耳甲 18 区。

耳甲穴位	部位	主治
口	在耳轮脚下方前 1/3 处,即耳甲 1 区	面瘫、口腔炎、胆囊炎、胆石症、戒断综合征、牙周炎、舌炎
胃	在耳轮脚消失处,即耳甲 4 区	胃痉挛、胃炎、胃溃疡、失眠、牙痛、消化不良、恶心呕吐、前额痛
大肠	在耳轮脚及部分耳轮与 AB 线之间的前 1/3 处,即耳甲 7 区	腹泻、便秘、咳嗽、牙痛、痤疮
艇角	在对耳轮下脚下方前部,即耳甲 8 区	前列腺炎、尿道炎
膀胱	在对耳轮下脚下方中部,即耳甲 9 区	膀胱炎、遗尿、尿潴留、腰痛、坐骨神经痛、后头痛
肾	在对耳轮下脚下方后部,即耳甲 10 区	腰痛、耳鸣、神经衰弱、肾盂肾炎、遗尿、哮喘、月经不调、阳痿、遗精、早泄
胰胆	在耳甲艇的后上部,即耳甲 11 区	胆囊炎、胆石症、胆道蛔虫症、偏头痛、带状疱疹、中耳炎、耳鸣、急性胰腺炎
肝	在耳甲艇的后下部,即耳甲 12 区	胁痛、眩晕、经前期紧张症、月经不调、更年期综合征、高血压、假性近视、单纯性青光眼

续表

耳甲穴位	部位	主治
脾	在 BD 线下方,耳甲腔的后上部,即耳甲 13 区	腹胀、腹泻、便秘、食欲不振、功能性子宫出血、白带过多、内耳眩晕症
心	在耳甲腔正中凹陷处,即耳甲 15 区	心动过速、心律不齐、心绞痛、无脉症、神经衰弱、癔症、口舌生疮
肺	在心、气管区周围处,即耳甲 14 区	咳嗽、胸闷、声音嘶哑、皮肤瘙痒症、荨麻疹、便秘、戒断综合征
三焦	在外耳门后下,肺与内分泌区之间,即耳甲 17 区	便秘、腹胀、上肢外侧疼痛
内分泌	在屏间切迹内,耳甲腔的前下部,即耳甲 18 区	痛经、月经不调、更年期综合征、痤疮、间日疟、甲状腺功能减退或亢进症

(八)耳垂穴位

耳垂分为 9 区。在耳垂上线至耳垂下缘最低点之间划两条等距离平行线,于上平行线上引两条垂直等分线,将耳垂分为 9 个区,上部由前到后依次为耳垂 1 区、2 区、3 区;中部由前到后依次为耳垂 4 区、5 区、6 区;下部由前到后依次为耳垂 7 区、8 区、9 区。

(九)耳背穴位

将耳背分为 5 区。分别过对耳轮上、下脚分叉处耳背对应点和轮屏切迹耳背对应点作两条水平线,将耳背分为上、中、下 3 部,上部为耳背 1 区,下部为耳背 5 区,再将中部分为内、中、外 3 等分,内 1/3 为耳背 2 区,中 1/3 为耳背 3 区,外 1/3 为耳背 4 区。

穴位		部位	主治
耳垂穴位	牙	在耳垂正面前上部,即耳垂 1 区	牙痛、牙周炎、低血压
	眼	在耳垂正面中央部,即耳垂 5 区	急性结膜炎、电光性眼炎、麦粒肿、假性近视
	面颊	在耳垂正面与内耳区之间,即耳垂 5 区、6 区交界处	周围性面瘫、三叉神经痛、痤疮、扁平疣、面肌痉挛、腮腺炎
	扁桃体	在耳垂正面下部,即耳垂 7 区、8 区、9 区	扁桃体炎、咽炎
耳背穴位	耳背沟	在对耳轮沟和对耳轮上下脚沟处	高血压、皮肤瘙痒症

(十)耳根穴位(略)

要点二 临床选穴原则及注意事项

选穴原则	(1)按相应部位选穴 当机体患病时,在耳轮的相应部位上有一定的敏感点,它便是本病的首选穴位,如胃痛取"胃"穴等。
	(2)按脏腑辨证选穴 根据脏腑学说的理论,按各脏腑的生理功能和病理反应进行辨证取穴。如脱发取"肾"穴,皮肤病取"肺""大肠"穴等。
	(3)按经络辨证选穴 即根据十二经脉循行及其病候选取穴位。如坐骨神经痛取"膀胱",或"胰胆"穴,牙痛取"大肠"穴等。
	(4)按西医学理论选穴 耳穴中一些穴名是根据西医学理论命名的,如"交感""肾上腺""内分泌"等。这些穴位的功能基本上与西医学理论一致,故在选穴时应考虑其功能,如炎性疾病取"肾上腺"穴。
	(5)按临床经验选穴 临床实践发现有些耳穴具有治疗本部位以外疾病的作用,如"外生殖器"穴可以治疗腰腿痛。

续表

注意事项	(1) 严格消毒,防止感染。因耳郭暴露在外,表面凹凸不平,结构特殊,针刺前必须 严格消毒,有伤面和炎症部位禁针。针刺后如针孔发红、肿胀,应及时涂 2.5%碘酒,防止化脓性软骨膜炎的发生。
	(2) 对扭伤和运动障碍的患者,进针后应嘱其适当活动患部,有助于提高疗效。
	(3) 有习惯性流产的孕妇应禁针。
	(4) 患有严重器质性病变和伴有高度贫血者不宜针刺,对严重心脏病、高血压者不宜行强刺激法。
	(5) 耳针治疗时亦应注意防止发生晕针,一旦发生应及时处理。

【昭昭医考提示】

耳穴考试一向很少出题,最多 1 分。

大家就记住几个重点穴位的定位即可,如:胃、大肠、三焦内分泌、眼、膝、耳尖。

历年真题精选

【A1 型题】

1. 耳穴"脾"位于

A. 耳舟   B. 耳轮   C. 耳甲   D. 耳垂   E. 三角窝

答案:C; 考点:耳穴的部位

解析:耳穴"脾"的部位,在耳甲腔的后上部,即耳甲 13 区。故选择 C。

2. 中风左侧肢体瘫痪的患者应取

A. 左侧顶颞前斜线和顶颞后斜线   B. 右侧顶颞前斜线和顶颞后斜线

C. 右侧顶颞后斜线   D. 左侧顶颞颞后斜线

E. 左侧颞后线

答案:B; 考点:标准头穴线的定位和主治

解析:左侧肢体瘫痪,病位在右侧大脑,针刺部位应在右侧的顶颞前斜线和顶颞后斜线。

第二十七单元　治疗总论

【考点透视】

本单元内容比较重要,需要理解记忆。重点掌握特定穴的临床应用。

细目一　针灸治疗原则★

针灸的治疗原则可归纳为补虚泻实、清热温寒、标本缓急、三因制宜。★

要点一　补虚泻实

补虚泻实是针灸治疗的基本原则。疾病有虚实,针灸分补泻,虚者宜补,实者宜泻。临床上,补虚泻实是通过腧穴的选择和配伍、针灸补泻手法的不同等实现的,不同的针灸用具也有一定的偏补偏泻的作用。在针灸临床上补虚泻实原则有其特殊的含义。

虚则补之陷下则灸之	虚则补之主要是通过选择具有补虚作用的腧穴,选用具有补虚作用的针灸方法,采用刺灸手法之补法等来实现的。如特定穴中背俞穴、原穴偏于补益,脏腑经脉的虚损之证,取相应的脏腑背俞穴、点穴治疗,可改善脏腑功能,补益阴阳气血的不足。陷下则灸之,属于"虚则补之"的范畴,即指气虚下陷的治疗原则是以灸治为主。对于因脏腑经络之气虚弱,中气不足,气血及内脏失于固摄而出现的一系列病证,如久泻、久痢、遗尿、脱肛等,常灸百会、神阙、气海、关元等穴以补中益气、升阳举陷。

续表

实则泻之，菀陈则除之	是指实证采用泻法治疗。同义者还有"满则 泻之"，"邪盛则虚之"。针刺治疗实证，主要是通过选择具有泻实作用的腧穴，选用具有泻实作用的针灸方法，采用刺灸手法之泻法等来实现的。如特定穴中井穴、募穴偏于泻实，脏腑经脉的实证，取相应的井穴、募穴，可调节脏腑功能，疏泄脏腑邪气。菀陈则除之，属于"实则泻之的范畴，是实证用泻法的一种。"菀"同"瘀"，有瘀结、瘀滞之义。"陈"即"陈旧"，引申为时间长久。"菀陈"泛指体表络脉瘀阻之类的 病证。"除"即"清除"，指清除瘀血的刺血疗法。"菀陈则除之"指络脉瘀阻之类的病证可用清除瘀血的刺血疗法。对于病久入络及跌仆损伤、毒蛇咬伤、丹毒、腱鞘囊肿等病证，宜采用三棱针或皮肤针等方法使之出血，达到活血化瘀、消肿止痛的目的。
不盛不虚以经取之	是指由于病变脏腑、经脉本身的病变，而不涉及其他脏腑、经脉，属于本经自病者，治疗应当取本经穴。此"不盛不虚"，并非病证本身无虚实可言，而是脏腑、经络的虚实表现不明显。临床应用时还要注意，当针下得气后，一般再行均匀的提插捻转手法(即平补平泻)，使本经的气血调和，脏腑功能恢复正常。

要点二　清热温寒

清热是指治疗热证用清法，温寒是指治疗寒证用温法。《灵枢·经脉》说："热则疾之，寒则留之"，是针对热性病证和寒性病证制定的清热、温寒的治疗原则。

热则疾之	是指热性病证的治疗原则是浅刺疾出或点刺放血。手法宜轻而快，可以不留针或短暂留针，以清泻热毒。如风热感冒，常取大椎、曲池、合谷、外关等穴，浅刺疾出，可达到清热解表的目的。若伴有咽喉肿痛者，可用三棱针在少商穴点刺出血，以加强泻热、消肿、止痛的作用。
寒则留之	是指寒性病证的治疗原则是深刺而久留针，以达温经散寒的目的。因寒性凝滞而主收引，针刺时不易得气，故应留针候气；加艾灸更能助阳散寒，使阳气得复，寒邪乃散。如寒邪在表，留于经络者，艾灸法较为适宜；若寒邪在里，凝滞脏腑，则针刺应深而久留，或配合"烧山火"针刺手法，或加用艾灸，以温针法最为适宜

要点三　治病求本

治病求本就是在治疗疾病时必须寻求疾病的本质，然后针对疾病的本质进行治疗。任何疾病的发生、发展，总是要通过若干症状表现出来，但这些症状只是疾病的现象，而不是疾病的本质。只有运用四诊收集病史和症状，并通过综合分析，才能透过现象看到疾病的本质，找出疾病的症结，进行适当的治疗。

"标""本"是相对的概念。如从正邪双方而言，正气为本，邪气为标；从病因与症状而论，病因为本，症状为标；从疾病的先后来看，旧病、原发病为本，新病、继发病为标等。治病分标本缓急，就是抓主要矛盾。

急则治标	指标病急于本病时，首先要治疗标病，治标是在紧急情况下的一种权宜之计，而治本才是治病的根本目的。如不论何种原因引起的小便潴留，均应首先针刺中极、膀胱俞、水道、秩边、委阳，急利小便，然后再根据疾病的发生原因从本论治。
缓则治本	对于慢性病和急性病的恢复期有重要的指导意义。如脾胃虚弱，气血化生不足而引起的月经量少或闭经，经少或闭经为标，脾胃虚弱为本，治宜针灸足三里、三阴交、血海、中脘以补益脾胃，脾胃和气血足，则月经自调
标本同治	当标病和本病处于俱重或俱缓的状态时，单纯地扶正或祛邪都不利于病情的恢复，应当采取标本同治的方法。如肾虚腰痛，治当补肾壮腰、通络止痛，可取肾俞、大钟补肾壮腰以治本，取阿是、委中通络止痛以治标。

要点四　三因制宜

"三因制宜"是指因人、因时、因地制宜，即根据治疗对象、地理环境、季节(包括时辰)等具体情况制定适宜的治疗方法。

因人制宜	指根据患者的体质、性别、年龄等不同特点而选择适宜的治疗方法。患者个体差异是决定针灸治疗方法的重要因素,如体质虚弱、皮肤薄嫩、对针刺较敏感者,针刺手法宜轻;反之,体质强壮、皮肤粗厚、针感较迟钝者,针刺手法可重些。又如男女性别不同,各有生理特点,其中妇人以血为用,妇女患者有经期、孕期、产后等情况,治疗时应予注意。此外,年龄不同,针刺方法也有差异。
因时制宜	根据不同的季节和时辰特点,选择适宜的治疗方法。四时气候的变化,对人体的生理功能、病理变化均可产生一定的影响。人体气血流注呈现出与时辰变化相应的规律,针灸治疗注重取穴与时辰的关系,强调择时选穴,即根据不同的时辰选取不同的腧穴进行治疗,这就是时间针法。另外,因时制宜还包括针对某些疾病的发作或加重的时间规律而选择有效的治疗时机,对提高疗效有极其重要的意义。如治疗痛经一般宜在月经来潮前几天开始针灸,直到月经结束为止。
因地制宜	根据不同的地理环境特点选择适宜的治疗方法。由于不同的地理环境、气候条件和生活习惯,人的生理活动和病理特点也不尽相同,所以治疗方法也有差异。在寒冷地区,治疗多用温灸;在温热地区,应用灸法较少。

细目二　针灸治疗作用★★

疏通经络	是指针灸通过调理经气,使瘀阻的经络通畅而发挥其正常生理功能,是针灸最基本和最直接的治疗作用。要达到疏通经络的作用,临床中主要是通过经络、腧穴配伍和针灸方法的作用,使经络通畅,气血运行正常,从而达到治疗疾病的目的。在具体针灸方法上,可选择相应的腧穴,采用毫针刺、三棱针点刺出血、皮肤针叩刺、拔罐等。
调和阴阳	是指针灸可使机体从阴阳失衡的状态向平衡状态转化,是针灸治疗最终要达到的根本目的。针灸调和阴阳的作用,也是通过经络、腧穴配伍和针灸方法来实现的。此外,由于阴阳之间可相互化生,相互影响,故治阴应顾及阳,治阳应顾及阴,临床上常用的刺募穴治疗六腑病,刺背俞穴治疗五脏病,便是"从阴引阳,从阳引阴"刺法的典型应用,其核心仍是调和阴阳。
扶正祛邪	扶正祛邪是指针灸可扶助正气而祛除病邪。扶正祛邪既是疾病向良性方向转归的基本保证,又是针灸治疗疾病的作用过程。其扶正祛邪的作用主要是通过相应的腧穴配伍和针灸方法来实现的。针灸相关的经络、穴位,通过补虚泻实,既可调和人体自身的气血,又可以祛除入侵的病邪,起到扶正祛邪的作用。

细目三　针灸处方

要点一　选穴原则

是临证选穴应该遵循的基本法则,主要包括近部选穴、远部选穴、辨证选穴和对症选穴。近部选穴和远部选穴是主要针对病变部位而确立的选穴原则;辨证选穴和对症选穴是针对疾病表现出的证候或症状而确立的选穴原则。

选穴原则★★★	定义	举例
近部选穴	指选取病痛所在部位或邻近部位的腧穴。这一选穴原则是根据腧穴普遍具有近治作用的特点而来的,体现了"腧穴所在,主治所在"的治疗规律。	如眼病取睛明,耳病取听宫,鼻病取迎香,胃痛取中脘,膝痛取膝眼等。

选穴原则 ★★★	定义	举例
远部选穴	是指选取距离病痛较远处部位的腧穴。这一选穴原则是根据 腧穴具有远治作用的特点提出来的,体现了"经脉所通,主治所及"的治疗规律,是针灸处方选穴的基本方法。用于治疗脏腑病,头面、五官、躯干疾患。	通常以肘膝关节以下的穴位为主。如胃痛选足阳明胃经的足三里,腰背痛选足太阳膀胱经的委中,上牙痛选足阳明胃经的内庭,下牙痛选手阳明大肠经的合谷等。
辨证选穴	是根据疾病的证候特点,分析病因病机而辨证选取穴位的方法。 辨证选穴所含内容丰富,应用时主要是针对不同的病因、病机、证型而选取不同的穴位。	如发热、昏厥、虚脱、癫狂、失眠、健忘、嗜睡、多梦、自汗、盗汗、贫血、月经不调等均无明显局限的病变部位,而呈现全身症状,因无法辨病位,不能应用上述按部位选穴的方法。此时,就需辨证选穴,如肾阴不足导致的虚热选肾俞、太溪;心肾不交导致的失眠选心俞、肾俞等。
对症选穴	是针对疾病的个别突出的症状而选取穴位。由于对症选穴是长期临床经验的总结,疗效较好,又称为"经验选穴"。这是腧穴特殊治疗作用及临床经验在针灸处方中的具体运用。	对症选穴符合大部分奇穴的主治特点。如发热取大椎,痰多取丰隆,哮喘取定喘,虫证取百虫窝,落枕取外劳宫,腰痛取腰痛点,面瘫取牵正,目赤取耳尖等。

要点二　配穴方法

就是在选穴原则的指导下,针对疾病的病位、病因、病机等,选取主治相同或相近,具有协同作用的腧穴加以配伍应用的方法。可概括为按部位配穴和按经脉配穴两大类。

1. 按部配穴　按部配穴是结合腧穴分布的部位进行穴位配伍的方法,主要包括远近配穴法、上下配穴法、前后配穴法、左右配穴法。★★

按部配穴	定义	举例★★
远近配穴法	是以病变部位为依据,在病变附近和远部同时选穴配伍组 成处方的方法。	如眼病以局部的睛明、邻近的风池、远端的光明相配,痔疮以局部的长强、下肢的承山相配,痛经以局部的关元、远端的三阴交相配。
上下配穴法	是将腰部以上腧穴和腰部以下腧穴配合应用的方法,临 床应用较为广泛。八脉交会穴的配对应用即属于上下配穴法。	如头项强痛,上取大椎,下配昆仑;胸腹满闷,上取内关,下配公孙;子宫脱垂,上取百会,下配气海;胃脘痛,可上取内关,下取足三里;咽痛,上取鱼际,下取太溪等。
前后配穴法	是将人体前部和后部的腧穴配合应用的方法,主要指将 胸腹部和背腰部的腧穴配合应用,又称"腹背阴阳配穴法",在《灵枢·官针》中称之为"偶刺"本配穴法常用于治疗脏腑疾病。	肺病前取中府,后取肺俞;心胸疾病前取巨阙,后取心俞;胃脘疼痛,前取中脘、梁门,后取胃俞、筋缩等。此法还用于治疗一些躯干病证,如:腰痛前取天枢,后取肾俞;脊柱强痛,前取水沟,后取脊中等。俞募配穴属于前后配穴法。

续表

按部配穴	定义	举例★★
左右 配穴法	是将人体左侧和右侧的腧穴配合应用的方法。本法是基于人体十二经脉左右对称分布和部分经脉左右交叉的特点总结而成的。临床上,为了加强腧穴的协同作用,常选择左右同一腧穴配合运用。	如胃痛可选用双侧足三里、梁丘穴等。但左右配穴法并不局限于选双侧同一腧穴,如右侧面瘫取右侧的地仓、颊车和左侧合谷,左侧偏头痛选左侧的太阳和右侧的外关同样属于左右配穴。另外,左右配穴法既可以左右同取,也可以左病取右、右病取左。

2. 按经配穴 按经配穴是根据经脉理论和经脉之间的联系进行配穴的方法。主要包括本经配穴法、表里经配穴法、同名经配穴法等。★★

按经配穴	定义	举例★
本经 配穴法	是指某一脏腑、经脉发生病变时,即遵循"不盛不虚,以经取之"的治疗原则,选用本经脉的腧穴配伍组成处方的方法。	如胆经郁热导致的少阳头痛,可取率谷、风池、侠溪;胃火循经上扰的牙痛,可取颊车、内庭;咳嗽可取中府、太渊;急性胃痛取足三里、梁丘等。
表里经 配穴法	是以脏腑、经脉的阴阳表里配合关系为依据的配穴方法。当某一脏腑经脉发生疾病时,取本经和其相表里经脉的腧穴配合组成处方。 原络配穴法是表里经配穴法在临床上的具体运用。	如风热袭肺导致的感冒咳嗽,可选肺经的尺泽配大肠经的曲池、合谷;胃痛取胃经的足三里配脾经的三阴交;肝病取期门、太冲配胆经的阳陵泉;《灵枢·五邪》载:"邪在肾,则病骨痛,阴痹……取之涌泉、昆仑。"
同名经 配穴法	是将手足同名经的腧穴相互配合组成处方的方法。 本法是基于同名经"同气相通"的理论,即名称相同的经络相互沟通、交会。	如:阳明头痛,取手阳明经的合谷配足阳明经的内庭;太阳头痛,取手太阳经的后溪配足太阳经的昆仑;失眠、多梦,取手少阴经的神门配足少阴经的太溪。

以上介绍的选穴原则和常见的配穴方法,为临床组成针灸处方提供了基本思路。在临床应用时要灵活掌握,因为一个针灸处方常是几种选穴原则和多种配穴方法的综合运用,几种方法之间存在互相渗透现象,应用时要根据辨证、症状灵活掌握,综合应用。

【昭昭医考提示】
1. 针灸的治疗作用及选穴原则。
2. 针灸的配穴方法中,按部配穴和按经配穴各包括哪些内容?

历年真题精选

【A1 型题】
1. 下列属于原络配穴法的是
A. 合谷、偏历　　B. 太溪、大钟　　C. 太渊、列缺　　D. 合谷、列缺　　E. 冲阳、丰隆
答案:D; 考点:原络配穴方法
解析:本经原穴与其相表里的络穴相互配合应用时,称为"原络配穴"。故合谷与列缺相配是原络配穴法,太渊与偏历相配是原络配穴法,太溪与飞扬相配是原络配穴法,京骨与大钟相配是原络配穴法,冲阳与公孙相配是原络配穴法,太白与丰隆相配是原络配穴法。故选 D。
2. 用俞募配穴法治疗胃病,应选下列哪组穴位
A. 脾俞、胃俞　　　　　　　　B. 胃俞、太白　　　　　　　　C. 胃俞、足三里
D. 脾俞、中脘　　　　　　　　E. 胃俞、中脘

答案：E；考点：俞募配穴方法

解析：俞募配穴方法的原则是脏病、虚证多取俞穴,腑病、实证多取募穴。胃病属于腑病,故应该选取募穴,胃经的募穴是中脘穴,故应该选用胃俞和中脘穴。故选择 E。

3. 在五腧穴中,合穴主要治疗

A. 心下满   B. 身热   C. 体重节痛   D. 喘咳寒热   E. 逆气而泄

答案：E；考点：五腧穴主病

解析：五腧穴中,井主心下满,荥主身热,输主体重节痛,经主喘咳寒热,合主逆气而泄。故选择 E。

4. 与公孙穴相通的奇经是

A. 冲脉   B. 带脉   C. 阴维脉   D. 阴脉   E. 任脉

答案：A；考点：八脉交会穴

解析：八脉交会穴歌云"公孙冲脉胃心胸"。故选择 A。

5. 采用背俞穴治疗皮肤痒疹,应首选

A. 肝俞   B. 肺俞   C. 脾俞   D. 三焦俞   E. 心俞

答案：B；考点：背俞穴的主治要点

解析：背俞穴可以治疗与脏腑经脉相联属的组织器官所发生的病证。肺主皮毛,所以皮肤痒疹应属于肺经的病证,故应该选用肺俞穴治疗。故选择 B。

6. 下列腧穴在五行配属中,属金的是

A. 少府   B. 大陵   C. 阳溪   D. 后溪   E. 经渠

答案：E；考点：五腧穴的五行所属

解析：阴经的井荥输经合属木火土金水,阳经的井荥输经合属金水木火土。A 项少府是心经的荥穴属火,B 项大陵是心包经的输穴属土,C 项阳溪是大肠经的经穴属火,D 项后溪是小肠经的腧穴属木,E 项经渠是肺经的经穴属金。故选择 E。

7. 用背俞穴治疗耳聋,应首选

A. 肺俞   B. 三焦俞   C. 肝俞   D. 肾俞   E. 脾俞

答案：D；考点：背俞穴的主治要点

解析：背俞穴可以治疗与脏腑经脉相联属的组织器官所发生的病证。肾开窍于耳,故治耳聋应选用肾经的背俞穴。故选择 D。

8. 下列腧穴在五行配属中,属火的是

A. 少府   B. 大陵   C. 后溪   D. 曲泉   E. 经渠

答案：A；考点：五腧穴的五行所属

解析：阴经的井荥输经合属木火土金水,阳经的井荥输经合属金水木火土。A 项少府是心经的荥穴属火,B 项大陵是心包经的输穴属土,C 项后溪是小肠经的腧穴属木,D 项曲泉是肝经的合穴属水,E 项经渠是肺经的经穴属金。故选择 A。

9. 下列各项,在五腧穴中属"水"的是

A. 少府   B. 大陵   C. 后溪   D. 曲泉   E. 经渠

答案：D；考点：五腧穴的五行所属

解析：参见本单元第 8 题。故选择 D。此类考题历年多次出现,考生一定要掌握。

10. 在五腧穴中,腧穴主治

A. 身热   B. 心下满   C. 体重节痛   D. 喘咳寒热

E. 逆气而泄

答案：C；考点：五腧穴的主病

解析：五腧穴中,井主心下满,荥主身热,输主体重节痛,经主喘咳寒热,合主逆气而泄。故选择 C。

11. 按照五行生克关系,治疗胆经实证应首选

A. 足临泣   B. 足窍阴   C. 丘墟   D. 侠溪   E. 阳辅

答案：E；　考点：五腧穴的子母补泻取穴法

解析："实则泻其子"，胆经属于"木"，"木"生"火"，"火"为"木"之子，胆经实证，则应泻"火"，所以应选用胆经上属火的穴位阳辅。故选择 E。

12. 五腧穴中所行为
A. 井　　　　　　B. 荥　　　　　　C. 输　　　　　　D. 经　　　　　　E. 合

答案：D；　考点：五腧穴的特性

解析：《灵枢·九针十二原》所载："所出为井，所溜为荥，所注为输，所行为经，所入为合。"故选择 D。

【A2 型题】

13. 患儿，女，10 岁。阵发性右上腹绞痛，伴恶心呕吐，腹部平软。用特定穴治疗，应首选
A. 原穴　　　　　B. 络穴　　　　　C. 背俞穴　　　　D. 八会穴　　　　E. 下合穴

答案：E；　考点：下合穴的主治功能

解析：下合穴的主治功能是治疗六腑病证均可选用各相应的下合穴。此患者所患疾病应与腑病相关，故应选用下合穴。故选择 E。

【B 型题】

(14～15 题共用选项)
A. 慢性病证　　　B. 五脏病证　　　C. 六腑病证　　　D. 急性病证　　　E. 表里经脉病证

14. 络穴主治的是
答案：E

15. 下合穴主治的是
答案：C；　考点：特定的主治要点

解析：络穴主治相表里经脉的病证，下合穴主治六腑的病证。故 14 题选择 E，15 题选择 C。

第二十八单元　内科病证的针灸治疗

【考点透视】

本单元为考试的重点，A2 型题比较多，因此要求考生掌握病证的主症、法则，并结合各经脉的治疗特点理解记忆各病证主穴、配穴的应用。

细目一　头痛★★★★

要点一　头痛的辨证要点

	辨证要点
经络辨证★★	太阳头痛——枕部痛或下连于项者 阳明头痛——额痛或兼眉棱、鼻根部痛者 少阳头痛——两侧头部疼痛者 厥阴头痛——巅顶痛或连于目系者
外感头痛	主症：头痛较急，痛无休止，外感表证明显。 风寒头痛——头痛连及项背，兼恶风畏寒，苔薄白，脉浮紧者 风热头痛——头痛而胀，兼发热，苔黄，脉浮数者 风湿头痛——头痛如裹，兼肢体困重，苔白腻，脉濡者
内伤头痛	主症：头痛反复发作，时轻时重，常伴头晕，遇劳或情志刺激而发作、加重。 肝阳上亢头痛——头胀痛、跳痛、掣痛或两侧、巅顶作痛，兼心烦易怒、口苦、脉弦者为 痰浊头痛——头痛昏蒙，兼胸闷脘胀，苔白腻，脉滑者； 瘀血头痛——头痛迁延日久，或头部有外伤史，痛处固定不移，舌紫暗，脉细涩者为 血虚头痛——头空痛、昏痛，兼神疲无力，面色不华，舌淡苔白，脉细弱者

要点二　头痛的治法、处方、方义及操作★★★

治则	主穴	辨证分型	配穴	方义
调和气血通络止痛	百会百会太阳风池阿是穴合谷	少阳头痛	率谷、外关、足临泣	局部取百会、太阳、风池、阿是穴,可疏导头部经气;且风池为足少阳与阳维脉的交会穴,可以祛风活血,通络止痛;合谷为行气止痛要穴,善治头面诸疾。诸穴合用,共奏通经活络止痛之效。
		太阳头痛	天柱、后溪、昆仑	
		阳明头痛	印堂、内庭	
		厥阴头痛	四神聪、太冲、内关	
		风寒头痛	风门、列缺	
		风热头痛	曲池、大椎	
		风湿头痛	头维、阴陵泉	
		肝阳上亢	太溪、太冲	
		痰浊头痛	中脘、丰隆	
		瘀血头痛	血海、膈俞	
		血虚头痛	脾俞、足三里	
刺灸方法	毫针虚补实泻法。寒证加灸;瘀血头痛可在阿是穴点刺出血。头痛剧烈者,阿是穴可采用强刺激和久留针。			

要点三　头痛的其他治疗

(1) 耳针法:取皮质下、额、枕、神门、肝,每次选2～3穴,毫针刺或用埋针法、压丸法。顽固性头痛可在耳背静脉点刺出血。

(2) 皮肤针法:取太阳、印堂、阿是穴,中、重度叩刺,使之明显潮红或少量出血,适用于外感头痛、瘀血头痛。

(3) 穴位注射法:取风池穴,用1%利多卡因或维生素B_{12}注射液,每穴注射0.5～1.0mL,每日或隔日1次。适用于顽固性头痛。

【昭昭医考提示】

头痛记忆歌诀

风邪袭络头痛巅,通天百会与行间;

率谷太阳侠溪侧,上星头维合谷前;

后顶天柱昆仑穴,阿是均用要记全;

肝阳头痛取肝胆,风百悬颅侠行间;

气血不足头痛补,任督背俞穴为主;

百会气海足三里,肝脾肾俞与合谷。

历年真题精选

【A1型题】

太阳经头痛一般表现在

A. 顶部　　　　B. 颞部　　　　C. 顶颞部　　　　D. 前额部　　　　E. 后枕部

答案:E;　考点:头痛的临床分经

解析:A顶部属厥阴经头痛,D前额部属阳明经头痛。太阳经所过之处为后枕部,所以其头痛应该在后枕部。故选择E。

附：偏头痛

要点一　偏头痛的辨证要点

本病病位在头，与肝、胆关系密切。侧头部为足少阳胆经循行所过之处，恼怒、紧张及风火痰浊之邪导致侧头部经络功能失常，脉络不通可导致头痛的发生，以实证多见。

主症头痛多为一侧，常局限于额部、颞部和枕部，疼痛开始时为剧烈的搏动性疼痛，后转为持续性钝痛。任何时间皆可发作，但以早晨起床时多发，症状可持续数小时到数天。典型的偏头痛有先兆症状，如眼前闪烁暗点、视野缺损、单盲或同侧偏盲。发作时头痛部位可由头的一个部位到另一个部位，可同时放射至颈、肩部。

兼头胀痛，眩晕，胸胁胀痛，舌红少苔，脉弦或细数者为肝阳上亢；兼头痛昏沉，胸脘痞闷，苔白腻，脉滑者为痰湿偏盛；头痛日久，痛有定处，其痛如刺，舌紫暗或有瘀斑，苔薄，脉细涩者为瘀血阻络。

要点二　偏头痛的治法、处方及操作★

治则	主穴	分型	配穴	操作
疏泄肝胆，通经止痛	率谷、阿是穴、风池、外关、足临泣、太冲	肝阳上亢	百会、行间	毫针刺，泻法。当偏头痛发作时一般以远端穴为主，用较强刺激。
		痰湿偏盛	中脘、丰隆	
		瘀血阻络	血海、膈俞	

细目二　面痛★

要点一　面痛的辨证要点

主症	面部突然发作疼痛，呈闪电样、刀割样、针刺样、电灼样剧烈疼痛，痛时可引起面部肌肉抽搐。多伴有面部潮红、流泪、流涎、流涕等，常因说话、吞咽、刷牙、洗脸、冷刺激、情绪变化等诱发。一般持续数秒至数分钟。发作次数不定，间歇期无症状。疼痛以面颊、上下颌和舌部最明显，轻触鼻翼、颊部和舌可以诱发，称为扳机点。	
经络辨证	眼部痛为三叉神经第1支即眼支痛	足太阳经病证
	上颌部痛为三叉神经第2支即上颌支痛	属手、足阳明
	下颌部痛为三叉神经第3支即下颌支痛	手太阳经病证。
分型辨证	兼遇寒则甚，舌淡，苔白，脉浮紧者	外感风寒
	兼痛处有灼热感，舌红，苔薄黄，脉浮数者	外感风热
	兼有外伤史，或病程日久，痛点多固定不移，舌暗或有瘀斑，脉细涩者	气血瘀滞
	兼烦躁易怒，口渴便秘，舌红，苔黄，脉数者	肝胃郁热
	兼形体消瘦，颧红，脉细数无力者	阴虚阳亢

要点二　面痛的治法、处方、方义及操作

治则	主穴	辨证分型	配穴	方义
疏通经络祛风止痛	攒竹 四白 下关 地仓 合谷 太冲 内庭	外感风寒	风池、列缺	面部诸穴为局部取穴，可疏通面部经络；"面口合谷收"，合谷与太冲相配为"四关"穴，可祛风通络、止痛定痉；内庭为足阳明经荥穴，与面部腧穴相配，可清泻阳明热邪，疏通阳明经气血。
		外感风热	曲池、外关	
		气血瘀滞	内关、三阴交	
		肝胃郁热	行间、内庭	
		阴虚阳亢	风池、太溪	
		眼部疼痛	丝竹空、阳白、外关	
		上颌支痛	颧髎、迎香	
		下颌支痛	承浆、颊车、翳风	
刺灸方法	毫针泻法。针刺时宜先取远端穴，重刺激。面部腧穴在急性期宜轻刺。风寒证可酌情加灸。			

要点三　面痛的其他治疗

（1）皮内针法：在面部寻找扳机点，将揿针刺入，外以胶布固定，埋藏2～3日更换揿针。

（2）耳针法：取面颊、额、颌、神门。毫针刺或用埋针法或压丸法。

（3）刺络拔罐法：取颧髎、地仓、颊车，用三棱针点刺后留罐。

【昭昭医考提示】

面痛速记歌诀

眼支攒竹阳白腰，上颌四白巨颧髎；

下颌下关颊车承，面痛通取太冲合内庭。

历年真题精选

【A1型题】

面瘫的恢复，应加用

A. 膏肓俞　　　　　B. 命门　　　　　C. 气海　　　　　D. 关元　　　　　E. 足三里

答案：E；考点：面瘫的取穴

解析：面瘫的恢复期多数患者均存在身体虚弱，所以应配足三里，可补益气血，濡养经脉。故选择E。

细目三　腰痛★★★

要点一　腰痛的辨证要点

腰痛的病位在腰部，腰为肾之府，肾经贯脊属肾，膀胱经夹脊络肾，督脉并于脊里，故本病与肾及足太阳膀胱经、督脉等关系密切。感受外邪、跌仆损伤、年老体衰、劳欲太过等因素导致腰部经络气血阻滞，或经络失于温煦、濡养，均可致腰痛。本病有虚证、实证、虚实夹杂之证。

辨证	名称	辨证要点
经络辨证	督脉病证	疼痛在腰脊中部
	足太阳经证	疼痛在腰脊两侧者
分型辨证	寒湿腰痛	腰部冷痛重着，或拘挛不可俯仰，有明显腰部受寒史
	瘀血腰痛	腰部刺痛，痛有定处，腰部有明显损伤或陈伤史
	肾虚腰痛	腰痛起病缓慢，隐隐作痛，反复发作者

要点二　腰痛的治法、处方、方义及操作

治则	主穴	辨证分型	配穴	方义
通经止痛 取局部阿是穴 及足太阳经穴 为主	大肠俞 阿是穴 委中	督脉病证	后溪	大肠俞、阿是穴疏通腰部经络气血，通经止痛；膀胱之脉，夹脊抵腰络肾，"腰背委中求"，循经远取委中，以疏通足太阳经气，是治疗腰背部疼痛的要穴。
		足太阳经证	申脉	
		腰椎病变	腰夹脊	
		寒湿腰痛	命门、腰阳关	
		瘀血腰痛	膈俞、次髎	
		肾虚腰痛	肾俞、太溪	
刺灸方法	毫针虚补实泻法。寒湿腰痛或肾虚腰痛加灸法；瘀血腰痛阿是穴用刺络拔罐；痛势较急者委中点刺放血。			

要点三　腰痛的其他治疗

（1）耳针法：取腰骶椎、肾、膀胱、神门，每次选2穴，毫针刺或用埋针法、压丸法。施治过程中同时活动腰部。

（2）刺络拔罐法：取阿是穴。用于瘀血腰痛或寒湿腰痛。

（3）穴位注射法：取阿是穴，选地塞米松注射液 5mL 和普鲁卡因注射液 2mL 混合液，每穴注射 0.5～1mL，2～3 日 1 次。

【昭昭医考提示】

腰痛速记歌诀
太阳督脉治腰痛，肾俞大肠是委中。

细目四　痹证★★★★

要点一　痹证的辨证要点

本病常与外感风、寒、湿、热等邪气及人体正气不足等因素有关。本病病位在肉、筋、骨。外邪侵入机体，痹阻关节肌肉经络，气血运行不畅，则导致痹证，痹证以实证多见。

主症	分型辨证	特点
关节肌肉疼痛，屈伸不利	行痹（风痹）	痛无定处，舌质淡，苔薄白，脉浮
	痛痹（寒痹）	疼痛剧烈，痛有定处，遇寒痛剧，苔薄白，脉弦紧
	着痹（湿痹）	疼痛重着，或肿胀麻木，苔白腻，脉濡缓
	热痹	红肿热痛，舌红，苔黄燥，脉滑数

要点二　痹证的治法、处方、方义及操作

治则	主穴	分型配穴	方义
通络止痛	阿是穴局部经穴	行痹配膈俞、血海	阿是穴和局部经穴能疏通患部经络气血，调和营卫，则风寒湿热等外邪无所依附，痹证自除。
		痛痹配肾俞、关元	
		着痹配阴陵泉、足三里	
		热痹配大椎、曲池	
刺灸方法	毫针泻法或平补平泻。痛痹、着痹者加灸法。大椎、曲池可点刺放血，局部腧穴可加拔罐法。		

要点三　痹证的其他治疗

（1）皮肤针法：取阿是穴，中、重度叩刺，使少量出血。

（2）拔罐法：取阿是穴，行闪罐法拔至皮肤潮红；或用留罐法，每次留罐 10 分钟，隔日治疗 1 次。

（3）穴位注射法：取阿是穴、局部经穴，用 1% 的利多卡因、维生素 B_{12} 注射液或当归注射液等，每穴注射 0.5～1.0mL，每日或隔日 1 次，适用于顽固性疼痛。

【昭昭医考提示】

痹证速记歌诀
行痹膈海痛肾关，臑腧肩髃髎在肩；着痹商丘足三里，热痹大椎曲池连。
肘曲天合外尺泽，阳池溪外腕骨腕；腰身水沟夹脊背，髀部环跳居髎悬。
承风秩边阳陵股，膝部犊梁阳陵关；申照昆仑丘踝部，辨证选穴病可安。

细目五　坐骨神经痛 ★★

要点一　坐骨神经痛的辨证要点

坐骨神经痛病位主要在足太阳、足少阳经脉和经筋。其发生与感受外邪、跌仆损伤等有关。感受风寒湿邪或湿热下注，痹阻经脉，腰部跌仆闪挫，损伤筋脉，均可导致经络不通，气血瘀滞而发生本病。本病以实证为主，也有虚证及虚实夹杂之证。

主症	分型辨证	特点
腰或臀、大腿后侧、小腿后外侧及足外侧的放射样、电击样、烧灼样样疼痛。腰部病变使神经根受压迫或刺激引起者为根性坐骨神经痛;坐骨神经干受压迫或刺激引起者为干性坐骨神经痛	足太阳经证	疼痛以下肢后侧为主
	足少阳经证	疼痛以下肢外侧为主
	寒湿证	腰腿冷痛重着,遇冷加重,舌质淡,苔白滑,脉沉迟
	瘀血阻络证	腰腿疼痛剧烈,痛处固定不移,有外伤史,舌质紫暗,脉涩
	气血不足证	痛势隐隐,喜揉喜按,舌淡,脉细

要点二　坐骨神经痛的治法、处方、方义及操作

治则	主穴	辨证分型	配穴	方义
通经止痛	循经取足太阳、足少阳经穴为主	足太阳经证	腰夹脊、秩边、委中、承山、昆仑	腰夹脊穴是治疗腰腿痛的要穴,可疏通局部气血。治病求本,分别取足太阳、足少阳经诸穴,可以疏导本经痹阻不通之气血,达到"通则不痛"的目的。
		足少阳经证	腰夹脊、环跳、阳陵泉悬钟、丘墟	
		寒湿证	命门、腰阳关	
		瘀血阻络证	血海、阿是穴	
		气血不足证	足三里、三阴交	
刺灸方法	毫针虚补实泻法。秩边、环跳以针感沿腰腿部足太阳、足少阳经向下传导为佳,但不宜多次重复。			

细目六　中风★★★★

要点一　中风的辨证要点

中风的发生与多种因素有关,风、火、痰、瘀为主要病因。病位在脑府,与心、肝、脾、肾关系密切。本病多在内伤积损的基础上,复因情志不遂、烦劳过度、饮食不节、外邪侵袭等因素,导致脏腑阴阳失调,气血逆乱,上扰清窍,窍闭神匿,神不导气所致。病性为本虚标实,上盛下虚。肝肾阴虚,气血虚弱为致病之本,风、火、痰、瘀为致病之标。

	主症	兼症
中经络	意识清楚半身不遂口角㖞斜语言不利	(1) 面红目赤,眩晕头痛,口苦,舌红或绛,苔黄,脉弦有力者为肝阳暴亢; (2) 兼肢体麻木或手足拘急,头晕目眩,苔腻,脉弦滑者为风痰阻络; (3) 兼口黏痰多,腹胀便秘,舌红,苔黄腻或灰黑,脉弦滑大者为痰热腑实; (4) 兼肢体软弱,偏身麻木,面色淡白,气短乏力,舌暗,苔白腻,脉细涩者为气虚血瘀; (5) 兼肢体麻木,手足拘挛,眩晕耳鸣,舌红,苔少,脉细数者为阴虚风动。
中脏腑	突然昏仆不省人事,神志恍惚,嗜睡,兼半身不遂,口角㖞斜	(1) 若见神昏,牙关紧闭,口噤不开,两手握固,肢体强痉,大小便闭者为闭证; (2) 兼昏聩无知,目合口开,四肢瘫软,手撒肢冷,汗多,二便自遗,脉微细欲绝者为脱证。
鉴别要点	有无神志的改变	

要点二　中风的治法

中风	治则		取穴
中经络	疏通经络,醒脑调神		取督脉、手厥阴及足太阴经穴为主
中脏腑	闭证	平肝息风,醒脑开窍	取督脉、手厥阴和十二井穴为主
	脱证	回阳固脱	以任脉经穴为主

要点三　中风的处方及方义

	主穴	分型	配穴	随证配穴
中经络	水沟内关极泉尺泽委中三阴交	肝阳暴亢	太冲、太溪	病侧肢体屈曲拘挛者：肘部配曲泽、腕部配大陵、膝部配曲泉、踝部配太溪；足内翻配丘墟透照海；足外翻配太溪、中封；足下垂配解溪。口角歪斜配地仓、颊车、合谷、太冲；语言謇涩配廉泉、通里、哑门；吞咽困难配廉泉、金津、玉液。
		风痰阻络	丰隆、合谷	
		痰热腑实	曲池、内庭、丰隆	
		气虚血瘀	气海、血海、足三里	
		阴虚风动	太溪、风池	
		上肢不遂	肩髃、曲池、手三里、合谷	
		下肢不遂	环跳、足三里、风市、阳陵泉、悬钟、太冲	
方义	中风病位在脑，督脉入络脑，水沟为督脉要穴，可醒脑开窍、调神导气；心主血脉藏神，内关为心包经络穴，可调理心气、疏通气血；三阴交为足三阴经交会穴，可滋补肝肾；极泉、尺泽、委中，可疏通肢体经络。			

	分型	取穴	方义
中脏腑	闭证	水沟　太冲十二井丰隆、劳宫	十二井穴点刺出血，并泻水沟，开窍启闭；泻太冲降肝经逆气以平息肝阳；丰隆，以豁痰开窍，"荥主身热"，故取手厥阴经荥穴劳宫清心泻热。
	脱证	关元、神阙	任脉为阴脉之海，关元、神阙回阳救逆。

要点四　中风的治疗操作

1. 基本刺灸方法

水沟向上方斜刺，用雀啄法，以眼球湿润为度；内关用泻法；三阴交用补法；刺极泉时，在原穴位置下1寸心经上取穴，避开动脉，直刺进针，用提插泻法，以患者上肢有麻胀感和抽动感为度；尺泽、委中直刺，用提插法使肢体有抽动感。

十二井穴用三棱针点刺出血；太冲、丰隆、劳宫用泻法；神阙用隔盐灸，关元用艾炷灸，至四肢转温为止。

2. 其他治疗

（1）头针法：取顶颞前斜线、顶颞后斜线、顶旁1线及顶旁2线，快速捻转2～3分钟，每次留针30分钟，留针期间反复捻转2～3次，行针时嘱患者活动患侧肢体。此法适用于半身不遂早期。

（2）电针法：在患侧上、下肢各选一组穴位，采用断续波或疏密波，以肌肉微颤为度，每次通电20～30分钟。此法适用于半身不遂患者。

【昭昭医考提示】

中风速记歌诀
半身不遂取阳明，太阳少阳辅助行。
肩髃曲池外关谷，环跳三里解阳陵。
口角歪斜取阳明，地仓颊车合内庭。
闭证督脉十二井，水沟太冲隆劳宫。
脱证关元神阙灸，四肢转温方可停。

细目七　眩晕★★

要点一　眩晕的辨证要点

本病的发生多与忧郁恼怒、恣食厚味、劳伤过度、跌仆损伤等因素有关。病位在脑，与肝、脾、肾相关。基本病机不外虚实两端，虚证为髓海不足或气血虚弱，清窍失养；实证多与气、血、痰、瘀扰乱清窍有关。

主症	分型辨证	特点
头晕目眩、视物旋转。轻者如坐车船，飘摇不定，闭目少顷即可复常；重者两眼昏缘乱，视物不明，旋摇不止，难以站立，昏昏欲倒，甚则跌仆	肝阳上亢	面红目赤，目胀耳鸣，烦躁易怒，舌红，苔黄，脉弦数
	痰湿中阻	头重如裹，视物旋转，舌淡，苔白腻，脉弦滑
	气血两虚	目眩，面白或萎黄，神倦乏力，舌淡，苔薄白，脉弱
	肾精不足	少寐健忘，耳鸣，腰酸膝软，舌红，脉弦细

要点二　眩晕的治法、处方及方义

	治则	主穴	分型	配穴
实证	平肝潜阳 化痰定眩	百会风池 太冲内关	肝阳上亢	行间、侠溪、太溪
			痰湿中阻	头维、中脘、丰隆

方义：百会清头目，风池近部取穴，疏调头部气机，太冲为肝经之原穴，可平肝潜阳，内关为八脉交会穴，通于阴维脉，既可宽胸理气，和胃化痰，又与太冲相配以加强平肝之力。

虚证	益气养血 填精定眩	百会风池肝俞 肾俞足三里	气血两虚	气海、脾俞、胃俞
			肾精不足	太溪、悬钟、三阴交

方义：百会升提气血；风池疏调头部气血；肝俞、肾俞滋补肝肾，益精填髓，培元固本；足三里补益气血，充髓止晕。

要点三　眩晕的治疗操作

1. 基本刺灸方法

实证毫针用泻法，虚证百会、风池用平补平泻法，余穴用补法，可灸。

2. 其他治疗

（1）头针法：取顶中线、枕下旁线，用毫针沿头皮刺入，快速捻转，留针30分钟。

（2）耳针法：取皆上腺、皮质下、枕、神门、额、内耳，每次取3～5穴，毫针刺或用压丸法。

（3）三棱针法：取印堂、太阳、头维、百会等穴，用三棱针点刺出血数滴。适用于眩晕实证

【昭昭医考提示】

眩晕速记歌诀

气血不足眩晕记，百会脾俞气三里；

肝阳上亢头晕眩，风池肝俞肾行间；

痰湿中阻需运脾，丰隆中脘关解溪。

细目八　面瘫 ★★

要点一　面瘫的辨证要点

本病的发生多与正气不足，脉络空虚，风寒或风热之邪乘虚而入等因素有关。病位在面部，与太阳、阳明经筋有关。手足阳经均上行头面部，当邪气阻滞面部经络，尤其是手太阳和足阳明经筋功能失调时，可导致面瘫的发生。

主症		以口眼㖞斜为特点。通常急性发作，常在睡眠醒来时发现一侧面部肌肉板滞、麻木、瘫痪，额纹消失，眼裂变大，露睛流泪，鼻唇沟变浅，口角下垂歪向健侧，病侧不能皱眉、蹙额、闭目、露齿、鼓颊；部分患者初起时有耳后疼痛，还可出现患侧舌前2/3味觉减退或消失，听觉过敏等症状。部分患者病程迁延日久，可因瘫痪肌肉出现挛缩，口角反牵向患侧，甚则出现面肌痉挛，形成"倒错"现象。
兼症	风寒外袭	若发病初期，面部有受凉史，舌淡，苔薄白，脉浮紧
	风热侵袭	发病初期，继发于风热感冒或其他头面部炎症性、病毒性疾病，舌红，苔薄黄，脉浮数
	气血不足	恢复期或病程较长者，兼见肢体困倦无力，舌淡，苔白，脉沉细

要点二　面瘫的治法、处方及方义

治则	主穴	分型	分型配穴	方义
祛风通络疏调经筋	攒竹、阳白、四白、颧髎、颊车、地仓合谷、太冲	风寒外袭	风池、风府	面部诸穴可疏通局部经筋气血,活血通络。"面口合谷收",合谷为循经远端取穴,可祛除阳明、太阳经筋之邪气,祛风通络。太冲为足厥阴原穴,肝经循行"上出额""下颊里,环唇内",与合谷相配,具有加强疏调面颊部经气作用。
		风热侵袭	外关、关冲	
		气血不足	足三里、气海	
	眼睑闭合不全配鱼腰、丝竹空、申脉;鼻唇沟变浅配迎香;人中沟㖞斜配水沟;颏唇沟㖞斜配承浆;乳突部疼痛配翳风;舌麻、味觉减退配廉泉			
操作	面部腧穴均行平补平泻法,恢复期可加灸法。发病初期,面部腧穴手法不宜过重,针刺不宜过深,肢体远端腧穴行泻法且手法宜重;恢复期,足三里行补法,合谷、太冲行平补平泻法。			

要点三　面瘫的其他治疗

（1）皮肤针法：取阳白、颧髎、地仓、颊车,轻叩,以局部潮红为度,每日或隔日1次。适用于恢复期。

（2）电针法：取太阳、阳白、地仓、颊车。断续波,刺激10～20分钟,强度以患者面部肌肉微见跳动而能耐受为度,适用于面瘫中、后期。

（3）刺络拔罐法：取阳白、颧髎、地仓、颊车,用皮肤针叩刺或三棱针点刺出血后加拔火罐,适用于恢复期。

【昭昭医考提示】

面瘫速记歌诀
面瘫阳明辅少阳,攒白太合颊髎仓。

细目九　痿证★

要点一　痿证的辨证要点

痿证常与感受外邪、饮食不节、久病房劳、跌仆损伤、药物损伤等因素有关。痿病病位在筋脉肌肉,与肺、脾、肝、肾有关。感受外邪或相关脏腑受损,均可使筋脉失于濡润,肌肉弛纵不收而成痿证。痿证以虚证为主,或本虚标实。

主症	肢体软弱无力,筋脉弛缓,甚则肌肉萎缩或瘫痪	
兼症	肺热津伤	发热多汗,热退后突然出现肢体软弱无力,舌红,苔黄,脉细数
	湿热浸淫	肢体逐渐痿软无力,下肢为重,兼麻木不仁,舌红,苔黄腻,脉濡数
	脾胃虚弱	肢体痿软无力日久,食少纳呆,腹胀便溏,面浮不华,舌淡,苔白,脉细缓
	肝肾亏虚	肢体痿软失用,肌肉萎缩,兼腰膝酸软,舌红,少苔,脉细数

要点二　痿证的治法、处方及方义

治则	主穴	分型配穴	方义
祛邪通络濡养筋脉	上肢：肩髃曲池外关合谷颈、胸段夹脊穴 下肢：髀关足三里阳陵泉悬钟三阴交解溪腰部夹脊穴	肺热津伤配尺泽、大椎	《素问·痿论》指出"治痿独取阳明"以疏通经络,调理气血。夹脊穴位于督脉之旁,又与膀胱经经气相通,可调脏腑阴阳,通行气血。外关、阳陵泉、悬钟为少阳经穴,能辅佐阳明经通行气血,其中阳陵泉、悬钟分别为筋会、髓会,有强筋壮骨之功。三阴交健脾养肝益肾,濡养筋脉。
		湿热浸淫配阴陵泉、内庭	
		脾胃虚弱配脾俞、胃俞	
		肝肾亏虚配肝俞、肾俞	

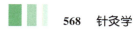

要点三　痿证的治疗操作

1. 基本刺灸方法：毫针刺，按虚补实泻常规操作；尺泽可点刺出血。

2. 其他治疗

(1) 皮肤针法：沿患肢阳明经及相应夹脊穴反复叩刺，以微出血为度，隔日 1 次。

(2) 电针法：在瘫痪肌肉处选取穴位。针刺后加电针仪，以患者能耐受为度，每次 20 分钟。

(3) 穴位注射法：取肩髃、曲池、外关、合谷、足三里、阳陵泉、悬钟、三阴交。每次 2～4 穴。选用维生素 B_{12} 注射液，每穴注入 0.5～1.0mL，隔日 1 次。

【昭昭医考提示】

上肢痿证取手阳明穴为主，下肢痿证取足阳明穴为主，分别再配。痿证的治疗记住"治痿独取阳明"这句话，然后根据临床症状，阳太阳经穴为辅，也可参照半身不遂病证的治疗。

细目十　痫病 ★

要点一　痫病的辨证要点

痫病常因情志失调、禀赋不足、饮食不节、脑络瘀阻而发病。病位在脑，与肝、心、脾、肾功能失调有关。各种外因与内伤因素导致风、痰、火、瘀蒙蔽清窍，扰乱神明均可发病。本病发作期多实，或实中夹虚；间歇期多虚，或虚中夹实。

痫病	辨证分型	辨证要点
发作期	大发作	发作前常有眩晕头痛、胸闷不舒、神疲乏力等先兆，旋即突然昏仆，不省人事，两目上视，牙关紧闭，四肢抽搐，口吐白沫，或发怪叫，二便自遗，发作后平复如常人。
	小发作	动作突然中断，手中物件落地，头部低垂，两目瞪视，呼之不应，数秒至数分钟后即可恢复。
间歇期	痰火扰神	急躁易怒，咳痰不爽，舌红，苔黄腻，脉弦滑而数
	风痰闭阻	胸闷，痰多，舌淡，苔白腻，脉弦滑
	瘀阻脑络	头部刺痛，或有脑部外伤史，舌质紫暗，脉涩
	心脾两虚	神疲乏力，面色苍白，舌淡，苔白腻，脉沉弱
	肝肾阴虚	神志恍惚，两目干涩，腰膝酸软，舌红，苔薄黄，脉细数

要点二　痫病的治法

痫病	治则	主穴	配穴	方义
发作期	醒脑开窍	水沟、百会、后溪、内关、涌泉	水沟、百会为督脉穴，后溪通督脉，可醒脑开窍，解痉止搐；内关能和胃化浊，调畅心气，醒神开窍；涌泉为肾经井穴，可开窍醒神。	
间歇期	化痰息风理气通络	印堂、鸠尾、间使、太冲丰隆、腰奇	痰火扰神配神门、行间、内庭	印堂可醒脑宁神；鸠尾为任脉络穴，是治疗痫病的要穴；间使为心包经穴，有理心气、调心神之功，与腰奇同为治疗痫证的经验穴；太冲为肝之原穴，能平息肝风，理气通络；丰隆为化痰要穴，以豁痰化浊。
			风痰闭阻配合谷、风池、阴陵泉	
			瘀阻脑络配膈俞、内关、血海	
			心脾两虚配心俞、脾俞、足三里	
			肝肾阴虚配肝俞、肾俞、三阴交	

要点四　痫病的治疗操作

1. 基本刺灸方法：发作期，用毫针泻法，水沟宜强刺激；间歇期，太冲、丰隆行泻法，其余主穴行平补平泻法。

2. 其他治疗

(1) 耳针法：取心、肝、皮质下、神门，毫针刺，或埋针法，或压丸法。

(2) 穴位注射法：取足三里、内关、大椎、风池，每次选用 2 穴，用维生素 B_1 注射液，或维生素 B_{12} 注射液，或当归注射液,每穴注入 0.5mL。

【昭昭医考提示】

痫病速记歌诀

百会人中发作痫,醒脑息风后涌泉;

间歇鸠尾及大椎,腰奇间使丰隆间。

细目十一　不寐★

要点一　不寐的辨证要点

不寐常与饮食不节、情志失调、劳逸失度、病后体虚等因素有关。病位在心,与肝、脾、肾等脏腑功能失调密切相关。各种情志刺激及内伤因素导致火、痰等病理产物存留于体内,影响于心,使心神失养或心神被扰,心神不安,阴跷脉、阳跷脉功能失于平衡,而出现不寐。不寐以虚实夹杂之证多见。

主症	经常不能获得正常睡眠。轻者入寐困难或寐而易醒,醒后不寐;重者彻夜难眠。
兼症	心脾两虚　多梦易醒,心悸健忘,舌淡,苔薄白,脉细弱
	心肾不交　心烦不寐,或时寐时醒,手足心热,颧红潮热,舌红,苔少,脉细数
	心胆气虚　夜寐多梦,易惊善恐,舌淡,苔薄,脉弦细
	肝火扰神　难以入睡,急躁易怒,舌红,苔黄,脉弦数
	脾胃不和　眠而不安,胸闷脘痞,舌红,苔黄腻,脉滑数

要点二　不寐的治法

治则	主穴	分型配穴	方义
舒脑宁心安神利眠	百会 安眠 神门 三阴交 照海 申脉	心脾两虚配心俞、脾俞	脑为元神之府,督脉入络脑,取督脉穴百会镇静安神,舒脑安眠;安眠穴位居头部,是治疗不寐的经验效穴;心主神明,取心之原穴神门以宁心安神;三阴交为足三阴经交会穴,能调和与不寐密切相关的肝脾肾三脏;跷脉主寐寐,司眼睑开合,照海通阴跷脉,申脉通阳跷脉,两穴同用可调节阴阳跷脉以安神助眠。
		心肾不交配太溪、肾俞	
		心胆气虚配心俞、胆俞	
		肝火扰神配行间、侠溪	
		脾胃不和配足三里、内关	
		噩梦多配厉兑、隐白	
		头晕配风池、悬钟	
		重症不寐配夹脊、四神聪	
刺灸方法	毫针平补平泻,照海用补法,申脉用泻法。配穴则虚补实泻,心胆气虚者可配合灸法。		

要点四　不寐的其他治疗

(1) 耳针法取神门、皮质下、心、肾、肝。毫针刺或用埋针法、压丸法。

(2) 皮肤针法自项至腰部的督脉和足太阳膀胱经背部第一侧线,用皮肤针叩刺至皮肤潮红即可。

(3) 拔罐法自项至腰部沿足太阳膀胱经来回走罐,以潮红为度。

【昭昭医考提示】

不寐速记歌诀

不寐神门三阴交,安眠申照百会消。

细目十二　郁证★

要点一　郁证的辨证要点

郁证多与情志不舒、思虑过度、饮食不节等因素有关。病位在肝,可涉及心、脾、肾。肝气郁结,郁火、痰湿、神乱均可致气机郁滞,心神被扰,或心神失养而出现郁证。病久则心脾两虚,或肝肾不足。郁证以实证为多见,也可由实转虚。

主症	精神抑郁善忧,情绪不宁或易怒易哭	
兼症	肝气郁结	兼胸胁胀痛,舌苔薄白,脉弦
	气郁化火	兼急躁易怒,口干而苦,舌红,苔黄,脉弦数
	痰气郁结	兼咽中如有物梗塞,舌苔白腻,脉弦滑
	心神惑乱	精神恍惚,多疑易惊,悲忧善哭,舌淡,脉弦
	心脾两虚	多思善疑,失眠健忘,神疲纳差,舌淡 苔薄,脉细
	肝肾阴虚	情绪不宁,五心烦热,两目干涩,舌红,少苔,脉细数

要点二　郁证的治法、处方、方义及操作

治则	主穴	分型配穴	方义
调神解郁 疏利气机	百会 印堂 水沟 内关 神门 太冲	肝气郁结配膻中、期门	脑为元神之府,督脉入络脑,故取百会、印堂、水沟可通督导气,调神解郁;心藏神,内关为心包经络穴,神门为心之原穴,两穴可调理心气,舒心解郁;太冲为肝之原穴,用之以疏肝理气,通畅气机。诸穴合用,气机得以通畅,神志得以安定,"郁"得以开解。
		气郁化火配行间、侠溪	
		痰气郁结配丰隆、阴陵泉天突	
		心神惑乱配通里、心俞、三阴交	
		心脾两虚配心俞、脾俞、足三里、三阴交	
		肝肾阴虚配肝俞、肾俞、太溪、三阴交	
		咽部异物哽塞感明显者配天突、照海	
刺灸方法	水沟行泻法,其余主穴行平补平泻法。		

要点三　郁证的其他治疗

(1)耳针法:取肝、心、神门、交感,毫针刺或用埋针法、压丸法。

(2)电针法:取百会、印堂、内关、神门、太冲,用连续波。

(3)穴位注射法:取心俞、内关,用丹参注射液,每穴 0.3～0.5mL。

【昭昭医考提示】

郁证速记歌诀

郁证百会印堂沟,神门内关太冲秀。

细目十三　痴呆 ★

要点一　痴呆的辨证要点

痴呆常与老年精气亏虚、情志失调、外伤及中毒有关。病位在脑,与肝、心、脾、肾等脏腑功能失常关系密切。由于禀赋不足或年事渐高,脏腑功能逐渐低下,瘀血、痰湿瘀阻脑络或气血、脑髓不足,脑窍失养,最终导致神明失用而发生痴呆。

主症	呆傻愚笨。轻者神情淡漠,寡言少语,反应迟钝,记忆减退等;重者神情呆滞,言辞颠倒,行为怪僻,记忆障碍,智力衰退,生活不能自理等	
兼症	肝肾亏虚	头晕耳鸣,腰酸骨软,舌质红,苔薄白,脉沉细
	气血不足	兼步态不稳,面色淡白,气短乏力,舌淡,苔白,脉细弱无力
	痰浊蒙窍	兼脘腹胀满,倦怠思卧,舌质淡,苔白腻
	瘀血阻络	兼善惊易恐,肌肤甲错,或肢体麻木不遂,舌质紫暗,脉细涩

要点二 痴呆的治法、处方、方义及操作

治则	主穴	分型配穴		方义
醒脑调神，充髓益智	百会印堂 内关太溪 悬钟 四神聪	肝肾亏虚配肝俞、肾俞		督脉入络脑，心主神明，取督脉穴百会、印堂，心包经络穴内关，与四神聪相配，能醒脑调神，脑为髓海，肾主骨生髓，取髓会悬钟，肾之原穴太溪，可充养髓海，健脑益智。
		气血不足配足三里、气海、血海		
		痰浊蒙窍配丰隆、中脘		
		瘀血阻络配膈俞、太冲		
刺灸方法	太溪、悬钟行补法，其余主穴平补平泻。			

要点四 痴呆的其他治疗

(1) 耳针法：取皮质下、枕、心、肝、肾、神门，毫针刺或用埋针法、压丸法。

(2) 头针法：取额中线、顶中线、顶颞前斜线、顶颞后斜线，毫针行较强捻转刺激，或配合使用电针。

【昭昭医考提示】

痴呆速记歌诀
痴呆百会四神聪醒脑，内关太溪悬钟闹。

细目十四 心悸★★

要点一 心悸的辨证要点

心悸多与体虚劳倦、七情所伤、感受外邪、药食不当等因素有关。病位在心，与肝、脾、肾功能失调密切相关。七情刺激、素体胆怯及脏腑功能失常均可内犯于心，进而导致心神失养，或心神受扰而发病。心悸以虚证为多见，也可见虚实夹杂之证。

主症	自觉心中悸动，惊惕不安，甚则不能自主	
兼症	心胆虚怯	若因惊恐而发，兼气短自汗，少寐多梦，舌淡，苔薄，脉细弦
	心脾两虚	兼失眠 健忘，头晕乏力，舌淡，苔薄白，脉弱无力
	阴虚火旺	兼少寐多梦，五心烦热，舌红 少苔，脉细数
	水气凌心	兼胸闷，动则气短，咳吐痰涎，面浮足肿，舌淡，苔白滑，脉沉细
	心脉瘀阻	兼心痛阵发，唇甲青紫，舌质紫暗，或有瘀斑，脉细涩或结代

要点二 心悸的治法、处方、方义及操作

治则	主穴	分型配穴		方义
宁心安神，定悸止惊	内关 神门 郄门 心俞 巨阙	心胆虚怯配胆俞		内关为心包经络穴，理气通络、安神定悸作用显著，为治疗心悸的要穴；心之原穴神门可调理心经气血；郄门为手厥阴经郄穴，有宽胸理气，宁心安神之效；心俞、巨阙，俞募相配，有养心安神、镇惊定悸之功。
		心脾两虚配脾俞、足三里		
		阴虚火旺配太溪、肾俞		
		水气凌心配气海、阴陵泉		
		心脉瘀阻配膻中、膈俞		
刺灸方法	毫针平补平泻。心脉瘀阻者膈俞可用刺络拔罐。			

要点三 心的其他治疗

(1) 耳针法：心、交感、神门、皮质下。毫针刺或用埋针法、压丸法。

(2) 穴位注射法：心俞、厥阴俞、内关、膻中。用维生素 B_1 或 B_{12} 注射液，每次选用 1～2 穴，每穴注射 0.5mL，隔日 1 次。

(3) 皮肤针法：心俞、厥阴俞、巨阙、内关、膻中。叩至局部出现红晕略有出血点为度。

【昭昭医考提示】

心悸速记歌诀

心悸内关神门郄,心俞巨阙足三里。

细目十五　感冒★★★

要点一　感冒的辨证要点

本病的发生常与风邪或时行疫毒之邪侵袭、体虚等因素有关。病位在肺卫。在气候突变、腠理疏懈、卫气不固的情况下,外邪乘虚从口鼻或皮毛而入,首伤肺卫,导致卫阳被遏,营卫失和,肺气失宣,发为本病。以风邪为主因,每与当令之气(寒、热、暑湿)或非时之气(时行疫毒)夹杂为患。

主症		恶寒发热,鼻塞流涕,咳嗽,头痛,周身酸楚不适
兼症	风寒感冒	若恶寒重,发热轻或不发热,无汗,喷嚏,苔薄白,脉浮紧
	风热感冒	微恶风寒,发热重,浊涕,痰稠或黄,咽喉肿痛,苔薄黄,脉浮数
	夹湿	头重如裹,胸闷纳呆;夹暑则汗出不解,心烦口渴

要点二　感冒的治法、处方、方义及操作

治则	主穴	分型配穴	方义
祛风解表	列缺 合谷 风池 大椎 太阳	风寒感冒配风门、肺俞	感冒为外邪侵犯肺卫所致,太阴、阳明互为表里,故取手太阴、手阳明经列缺、合谷以祛邪解表;风池为足少阳经与阳维脉的交会穴,"阳维为病苦寒热",故风池既可疏散风邪,又与太阳穴相配可清利头目;督脉主一身之阳气,温灸大椎可通阳散寒,刺络出血可清泻热邪。
		风热感冒配曲池、尺泽	
		夹湿配阴陵泉	
		夹暑配委中	
		体虚感冒配足三里	
		咽喉疼痛配少商、商阳	
刺灸方法		以毫针泻法,风寒感冒可加灸法,风热感冒大椎可行刺络拔罐法;配穴中足三里用补法,尺泽、委中、少商、商阳可点刺出血。	

要点三　感冒的其他治疗

(1) 拔罐法:大椎、风门、肺俞、身柱,拔罐后留罐 15 分钟,或用闪罐法,适用于风寒感冒。

(2) 三棱针法:大椎、尺泽、委中、耳尖、少商。在大椎穴刺络放血,并拔火罐 5～10 分钟。委中、尺泽局部常规消毒后,用三棱针点刺出血,令其血流自止。少商、耳尖点刺出血数滴,适用于风热感冒。

(3) 耳针法:肺、气管、内鼻、脾、三焦、耳尖。耳尖点刺放血,余穴选 2～3 穴,采用毫针刺或用压丸法。

细目十六　咳嗽★★

要点一　咳嗽的辨证要点

咳嗽的发生常与外感、内伤等因素有关。病位在肺,与肝、脾、肾关系最为密切。外感咳嗽是由外邪从口鼻皮毛而入,肺卫受邪,肺气不宣所致,多属于邪实;内伤咳嗽则为脏腑功能失常,肺气不利,肺失宣降所致,邪实与正虚并见。

外感咳嗽	主症	咳嗽起病急,病程短,常伴肺卫表证
	风寒袭肺	若咳嗽声重,痰稀色白,伴风寒表证,舌苔薄白,脉浮紧
	风热犯肺	咳嗽频剧,咳痰黄稠,伴风热表证,舌苔薄黄,脉浮数

续表

	主症	咳嗽反复发作,病程长,可伴他脏兼症
内伤咳嗽	痰湿阻肺	若咳嗽痰多色白,胸脘痞闷,苔白腻,脉濡滑
	肝火灼肺	气逆咳嗽,阵阵而作,胁痛口苦,舌红,苔薄黄少津,脉弦数
	肺阴亏虚	干咳声短,少痰或痰中带血,潮热 盗汗,舌红,少苔,脉细数

要点二　咳嗽的治法、处方、方义及操作

咳嗽	治则	主穴	配穴	方义
外感咳嗽	疏风解表,宣肺止咳	肺俞列缺合谷	风寒袭肺配风门、太渊	肺俞调理肺脏气机,使其清肃有权,列缺为肺经络穴,散风祛邪,宣肺解表;合谷为大肠之原穴,与列缺配合共奏宣肺解表、止咳之功。
			风热犯肺配大椎、曲池	
			咽喉痛配少商	
内伤咳嗽	肃肺理气,止咳化痰	肺俞 太渊 三阴交	痰湿阻肺配丰隆阴陵泉	肺俞调理肺气;太渊为肺之原穴,本经真气所注,可利肺化痰;三阴交为肝脾肾三经之交会穴,疏肝健脾,化痰止咳。
			肝火灼肺配行间、鱼际	
			肺阴亏虚配膏肓	
			咯血配孔最,胁痛配阳陵泉;咽喉干痒配太溪;盗汗配阴郄气短乏力配足三里、气海	
操作	外感咳嗽用毫针泻法,少商点刺放血,风寒袭肺者宜针灸并用,或针后在背部腧穴拔罐;内伤咳嗽用毫针平补平泻,酌情加灸。			

要点四　咳嗽的其他治疗

(1) 拔罐法:背部第1~12胸椎两侧足太阳膀胱经第一侧线,用留罐法,每侧5~6只罐,至皮肤瘀血为度。或选取大杼至膈俞,用走罐法,至局部皮肤潮红为度。

(2) 皮肤针法:选取后颈部5~7颈椎两侧、气管两侧、天突、肘窝及大、小鱼际部进行叩刺,适用于外感咳嗽;或选取项后至背部1~7胸椎两侧足太阳膀胱经、颈前气管两侧、膻中、天突叩刺,适用于咳嗽日久,反复发作者。

(3) 穴位贴敷法:选肺俞、定喘、风门、膻中、丰隆,以白附子16%,洋金花48%,川椒33%,樟脑3%的比例制成粉剂,将药粉少许置穴位上,用胶布贴敷,每3~4日更换1次,以"三伏天"应用为佳。亦可用白芥子、甘遂、细辛、丁香、苍术、川芎等量研成细粉,加入基质,调成糊状,制成直径1cm圆饼,贴在穴位上,用胶布固定,每3天更换1次,5次为1疗程。

【昭昭医考提示】

感冒咳嗽速记歌诀

外感咳嗽大肠肺,肺俞列缺合谷配;痰湿侵肺内伤咳,手足太阴经穴得;
肺俞太渊章门用,太白丰隆疗效可;肝火烁肺内伤咳,阴陵太冲肺尺泽。

细目十七　哮喘★★★★

要点一　哮喘的辨证要点

哮喘的发生常与外邪、饮食、情志、体虚等因素有关,病理因素以痰为根本。病位在肺,与脾肾关系密切。其发生多为痰饮伏肺,每因外邪侵袭、饮食不当、情志刺激、体虚劳倦等诱因引动而触发,以致痰壅气道,肺气宣降功能失常。发作期多表现为气阻痰壅的实证,亦有素体肺肾不足或正气耗伤者,发作时表现为虚哮。缓解期多表现为肺、肾等脏气虚弱,兼有痰浊内阻之证。

实证	主症	病程短,或当发作期,哮喘声高气粗,呼吸深长有余,呼出为快,体质较强,脉象有力
	风寒表证	若喉中哮鸣如水鸡声,痰多,色白,稀薄或多泡沫,苔薄白,脉浮紧
	痰热阻肺	喉中痰鸣如吼,胸高气粗,痰色黄或白,黏着稠厚,伴口渴,便秘,舌红,苔黄腻,脉滑数
虚证	主症	病程长,反复发作或当缓解期,哮喘声低气怯,气息短促,深吸为快,体质虚弱,脉弱无力
	肺气虚	若喘促气短,动则加剧,喉中痰鸣,痰稀,神疲,汗出,舌淡,苔白,脉细弱
	肾气虚	气息短促,呼多吸少,动则喘甚,耳鸣,腰膝酸软,舌淡,苔薄白,脉沉细

要点二　哮喘的治法、处方、方义及操作

哮喘	治则	主穴	配穴	方义
实证	祛邪肃肺化痰平喘	列缺 尺泽 肺俞 中府 定喘	风寒外袭配风门、合谷	手太阴经络穴列缺可宣通肺气,祛邪外出,合穴尺泽以肃肺化痰,降逆平喘;肺俞、中府,俞募相配,调理肺脏、宣肺祛痰、止哮平喘;定喘为治疗哮喘的经验效穴。
			痰热阻肺配丰隆、曲池	
			喘甚者配天突	
虚证	补益肺肾止哮平喘	肺俞 膏肓 肾俞 太渊 太溪 定喘 足三里	肺气虚配气海	肺俞、膏肓针灸并用,可补益肺气;补肾俞以纳肾气;肺之原穴太渊配肾之原 穴太溪,可充肺肾之气;足三里调补胃气,以资生化之源,使水谷精微上归于肺;定喘为治疗哮喘的经验效穴。
			肾气虚配关元	
操作	毫针常规刺,实证用泻法,虚证用补法,风寒及肺肾气虚者可酌加灸或拔罐法。			

要点三　哮喘的其他治疗

（1）穴位贴敷法：选肺俞、膏肓、膻中、定喘。常用白芥子 30g,甘遂 15g,细辛 15g,共为细末,用生姜汁调药粉成糊状,制成药饼如蚕豆大,上放少许丁桂散,敷于穴位上,用胶布固定,贴 3 小时左右取掉,以局部红晕微痛为度。

（2）皮肤针法：取鱼际至尺泽穴手太阴肺经循行部、第 1 胸椎～第 2 腰椎旁开 1.5 寸足太阳膀胱经循行部,循经叩刺,以皮肤潮红或微渗血为度。

（3）穴位埋线法：取肺俞、定喘、膻中。用一次性无菌埋线针,将 0～1 号铬制羊肠线 1～2cm,埋入穴位皮下。

（4）耳针法：取对屏尖、肾上腺、气管、肺、皮质下、交感。每次选用 3～5 穴,毫针刺法。发作期每日 1～2 次;缓解期用弱刺激,每周 2 次。

【昭昭医考提示】

哮喘速记歌诀
实喘膻中列缺,肺俞尺泽并列,虚喘肺膏太渊溪,气海肾俞足三里。

细目十八　呕吐★

要点一　呕吐的辨证要点

呕吐常与外邪犯胃、饮食不节、情志失调、体虚劳倦等因素有关。病位在胃,与肝、脾有关。六淫外邪,侵犯胃腑,或饮食不节,食滞胃腑,或恼怒伤肝,横逆犯胃,或忧思劳倦,内伤脾胃,均可致胃失和降,气逆于上而发生呕吐。呕吐初病多实,也有虚证或虚头夹杂之证。

	主症	实证一般发病急,呕吐量多,吐出物多酸臭味;虚证病程较长,发病较缓,时作时止,吐出物不多,腐臭味不甚
呕吐	寒邪客胃	若呕吐清水或稀涎,食久乃吐,舌淡,苔薄白,脉迟
	热邪内蕴	呕吐酸苦热臭,食入即吐,舌红,苔薄黄,脉数
	饮食停滞	因暴饮暴食而呕吐酸腐,脘腹胀满,嗳气厌食,苔厚腻,脉滑实
	肝气犯胃	呕吐多因情志不畅而发作,嗳气吞酸,胸胁胀满,脉弦
	痰饮内停	呕吐清水痰涎,脘痞纳呆,头眩心悸,苔白腻,脉滑
	脾胃虚寒	饮食稍有不慎即发呕吐,时作时止,面色无华,少气懒言,纳呆便溏,舌淡苔薄,脉弱

要点二 呕吐的治法、处方、方义及操作

治则	主穴	分型配穴	方义
和胃理气降逆止呕	中脘 内关 足三里	寒邪客胃配上脘、胃俞 热邪内蕴配合谷、金津、玉液 饮食停滞配梁门、天枢 肝气犯胃配期门、太冲 痰饮内停配丰隆、公孙 脾胃虚寒配脾俞、胃俞	中脘居于胃脘部,为胃的募穴,可理气和胃止呕;足三里为胃的下合穴,"合治内腑",可疏理胃肠气机,与中脘远近相配,通降胃气;内关为手厥阴经络穴,又为八脉交会穴,功擅宽胸理气,和胃降逆,为止呕要穴。
刺灸方法	毫针平补平泻法。寒气客胃或脾胃虚寒者宜配合灸法,热邪内蕴者金津、玉液点刺出血。		

要点三 呕吐的其他治疗

(1) 穴位注射法:选中脘、足三里、内关。药用维生素 B_1 或维生素 B_{12} 注射液,每穴注入 0.5~lmL,每日或隔日 1 次。

(2) 耳针法:选胃、贲门、食道、口、神门、交感、皮质下。每次 3~4 穴,毫针刺,或用压丸法。

细目十九 胃痛★★★★

要点一 胃痛的辨证要点

胃痛与寒邪客胃、饮食伤胃、情志不畅和脾胃虚弱等因素有关。胃痛的病位在胃,与肝、脾也有关。无论是胃腑本身病变还是其他脏腑的病变都会影响到胃腑,使胃气失和、胃络不通或胃失温煦濡养均可导致胃痛。胃痛以实证多见,也有虚证或虚实夹杂之证。

	主症	实证病势较急,痛势较剧,痛处拒按,食后痛增;虚证病势较缓,痛势较轻,痛处喜按,空腹痛甚
胃痛	寒邪客胃	若见胃痛暴作,恶寒喜暖,口不渴,或喜热饮,舌淡苔薄白,脉弦紧
	饮食伤胃	胃脘胀满疼痛,嗳腐吞酸,或呕吐不消化食物,吐后或矢气后痛减,苔厚腻,脉滑
	肝气犯胃	胃脘胀痛,痛连两胁,每因情志因素而诱发或加重,嗳气泛酸,喜太息,苔薄白,脉弦
	瘀血停胃	胃痛如刺,痛有定处,或有呕血便黑,舌质紫暗或有瘀斑,脉涩
	脾胃虚寒	胃脘隐痛喜暖,泛吐清水,神疲肢倦,手足不温,大便溏薄,舌淡苔白,脉虚弱或迟缓
	胃阴不足	胃脘灼热隐痛,似饥而不欲食,口燥咽干,大便干结,舌红少津,脉细数

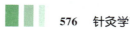

要点二 胃痛的治法

治则	主穴	分型配穴	方义
和胃止痛	中脘内关足三里	寒邪客胃配胃俞	本病病位在胃,局部近取胃之募穴中脘,循经远取胃之下合穴、足三里,远近相配,疏调胃腑气机,和胃止痛。内关为八脉交会穴,宽胸解郁,行气止痛。
		饮食伤胃配梁门、下脘	
		肝气犯胃配期门、太冲	
		瘀血停胃配膈俞、三阴交	
		脾胃虚寒配关元、脾俞、胃俞	
		胃阴不足配胃俞、三阴交、内庭	
刺灸方法	根据虚实证候进行相应毫针补泻,寒邪客胃、脾胃虚寒者宜加用灸法。疼痛发作时可适当加强刺激,持续运针1~3分钟,中脘等局部穴以捻转为主,中等刺激。		

要点三 胃痛的其他治疗

(1)耳针法：选胃、十二指肠、肝、脾、神门、交感。疼痛剧烈时毫针刺以强刺激,双耳并用;痛缓时宜轻刺激,或用揿针埋藏、压丸法,两耳交替。

(2)穴位注射法：选足三里、胃俞、脾俞、肝俞。每次2穴或一侧穴位,交替进行。药用复方当归或丹参注射液,每穴注入2~3mL,隔日1次。适用于慢性胃炎、消化性溃疡所致的胃痛。

【昭昭医考提示】

胃痛速记歌诀

肝气犯胃泻胃肝,中脘期门阳陵泉;胃痛尚用足三里,宽胸解郁是内关;

脾胃虚寒背俞任,脾俞胃俞并章门;中脘内关足三里,胃痛诸穴均可针。

细目二十 泄泻★★

要点一 泄泻的辨证要点

外感风寒湿热及饮食、起居、情志失宜等均可引起泄泻。病位在肠,与脾关系最为密切,也与胃、肝、肾有关。各种外邪及内伤因素均可导致脾虚湿盛,肠道传化失常,清浊不分而发生泄泻,脾失健运是病机关键。急性泄泻以实证为多见,慢性泄泻以虚证或虚实夹杂之证为多见。

急性泄泻	主症	发病势急,病程短,泄泻次数多,多属实证	
	寒湿内盛	若大便清稀或如水样,腹痛肠鸣,身寒喜温,苔白滑,脉濡缓	
	肠腑湿热	泻下急迫,或泻而不爽,黄褐臭移,肛门灼热,舌红,苔黄腻,脉濡数	
	食滞肠胃	泻下恶臭,腹痛肠鸣,泻后痛减,嗳腐吞酸,脘腹胀满,不思饮食,舌苔垢浊或厚腻,脉滑	
慢性泄泻	主症	发病势缓,病程较长,便泻次数较少,呈间歇性发作,多为虚证或虚实夹杂	
	脾气虚弱	若大便时溏时泻,迁延反复,稍进油腻食物则便次增多,面黄神疲,舌淡苔白,脉细弱	
	肾阳虚衰	黎明前脐腹作痛,肠鸣即泻,完谷不化,泻后则安,腹部喜暖,腰膝酸软,舌淡苔白,脉沉细	
	肝气乘脾	泄泻肠鸣,腹痛攻窜,矢气频作,胸胁胀闷,嗳气食少,每因情志因素而发作或加重,舌淡,脉弦	

要点二　泄泻的治法、处方、方义及操作

泄泻	治则	主穴	配穴	方义
急性泄泻	除湿导滞通调腑气	天枢上巨虚阴陵泉水分	寒湿内盛配神阙	天枢为大肠募穴,与大肠下合穴上巨虚合用,调理肠腑而止泻;阴陵泉可健脾化湿;水分利小便而实大便。
			肠腑湿热配内庭、曲池	
			食滞肠胃配中脘	
			泻下脓血配曲池、三阴交、内庭	
慢性泄泻	健脾温肾固本止泻	神阙天枢足三里公孙	脾气虚弱配脾俞、太白	灸神阙可温补元阳,固本止泻;天枢属胃经穴,又为大肠募穴,能调理肠胃气机;足三里、公孙能调理脾胃,健脾化湿止泻。
			肾阳虚衰配肾俞、关元	
			肝气乘脾配肝俞、太冲	
			久泻虚陷者配百会	
操作	神阙穴用隔盐灸或隔姜灸,其他腧穴常规针刺;寒湿及脾虚、肾虚证针灸并用(肾阳虚衰者可用隔附子饼灸)。				

要点三　泄泻的其他治疗

(1)穴位注射法:取天枢、上巨虚或足三里。用维生素 B_1 或 B_{12} 注射液,每穴 0.5～1.0mL。

(2)穴位贴敷法:取神阙穴。用五倍子、五味子、煨肉果研细末各等量混合,食醋调成膏状敷脐,每日 1 次。适用于慢性腹泻。

(3)耳针法:取大肠、脾、交感,毫针刺或用埋针法、压丸法。

【昭昭医考提示】

泄泻速记歌诀

急性泄泻阴陵泉,天枢上巨虚中脘。

慢性泄泻脘天枢,章门足三里脾俞。

细目二十一　痢　疾

要点一　痢疾的辨证要点

痢疾多与外感时邪疫毒,饮食不节等因素有关。病位在肠,与脾、胃有关。基本病机是邪壅肠腑,气血壅滞,肠道传化失司,脂络受伤。一般分为湿热痢、寒湿痢、疫毒痢、噤口痢、休息痢五种类型。痢疾初期多实证,日久可由虚转实或虚实夹杂。

痢疾	主症	腹痛,里急后重,下痢赤白脓血
	湿热痢	兼肛门灼热,小便短赤,舌红,苔黄腻,脉滑数
	寒湿痢	痢下赤白黏冻,白多赤少,或纯为白冻,苔白腻,脉濡缓
	疫毒痢	发病急骤,腹痛剧烈,痢下脓血,里急后重甚,壮热口渴,烦躁,舌红绛,苔黄燥,脉滑数
	噤口痢	下痢赤白脓血,恶心呕吐,不能进食,舌苔腻,脉滑
	休息痢	痢下时发时止,日久不愈,发则下痢脓血或黏冻,临厕腹痛里急,舌淡,苔腻,脉濡软或虚数

要点二　痢疾的治法、处方、方义及操作

治则	主穴	分型配穴	方义
通调肠腑 化湿导滞	天枢 合谷 三阴交 上巨虚	湿热痢配曲池、内庭	天枢为大肠募穴,上巨虚为大肠下合穴,合治内腑,合谷为大肠之原穴,三穴同用能通调肠腑气血,血行则脓血自愈,气调则后重自除;三阴交为肝脾肾三经交会穴,可健脾利湿。
		寒湿痢配中脘、气海	
		疫毒痢配大椎、十宣	
		噤口痢配内关、中脘	
		休息痢配脾俞、足三里	
		久痢脱肛配百会	
刺灸方法	主穴毫针泻法。寒湿痢、休息痢可加艾灸;大椎、十宣点刺出血。		

要点三　痢疾的其他治疗

(1) 耳针法:取大肠、直肠下段、胃、脾、肾、腹,每次 3～4 穴,急性痢疾用强刺激,留针 30 分钟,每日 1～2 次。慢性痢疾用轻刺激,亦可用埋针法或压丸法。

(2) 穴位注射法:取穴参照基本治疗,用小檗碱注射液,或 5% 葡萄糖注射液,或维生素 B_{12} 注射液,每穴注射 0.5～1.0mL。

【昭昭医考提示】

痢疾速记歌诀
手足阳明治痢疾,合谷天枢上巨虚。

细目二十二　便秘★★

要点一　便秘的辨证要点

便秘多与饮食不节、情志失调、劳倦体虚、外邪侵袭等因素有关。病位在肠,与脾、胃、肺、肝、肾等脏腑的功能失调有关。无论是肠腑疾患或是其他脏腑的病变影响到肠腑,使肠腑壅塞不通或肠失滋润及糟粕内停,均可导致便秘。

	主症	大便秘结不通,排便艰涩难解
便秘	热秘	若见大便干结,腹胀腹痛,口干口臭,小便短赤,舌红,苔黄燥,脉滑数
	气秘	欲便不得,或便而不爽,腹中胀痛,胸胁痞满,舌苔薄腻,脉弦
	冷秘	大便艰涩,腹部拘急冷痛,畏寒喜暖,小便清长,舌淡苔白,脉沉迟
	虚秘	虽有便意,但排出不畅,便质不干硬,临厕努挣乏力,舌淡苔薄,脉细弱

要点二　便秘的治法

治则	主穴	分型配穴	方义
理肠通便	天枢 大肠俞 上巨虚 支沟	热秘配合谷、曲池	近取大肠募穴天枢与大肠俞同用为俞募配穴,远取大肠下合穴上巨虚,"合治内腑",三穴同用通调大肠腑气,理肠通便;支沟宣通三焦,行气导滞,为通便之经验。
		气秘配太冲、中脘	
		冷秘配神阙、关元	
		虚秘配足三里、脾俞、气海	
		兼阴伤津亏者加照海、太溪	
刺灸方法	毫针实泻虚补。冷秘、虚秘宜配合灸法。		

要点三　便秘的其他治疗

(1) 耳针法:取大肠、直肠、三焦、腹、交感、皮质下。毫针针刺或埋针法、压丸法。

（2）穴位注射法：取天枢、大肠俞、上巨虚、足三里。用维生素 B_1 或 B_{12} 注射液，每穴 0.5～1.0mL。

【昭昭医考提示】

便秘速记歌诀

大肠经俞治便秘，天枢支沟上巨虚。

细目二十三　阳痿★

要点一　阳痿的辨证要点

阳痿的发生常与劳欲过度、七情所伤、外邪侵袭等因素有关。本病病位在宗筋，与肝、肾、心、脾相关，在经脉上主要与足厥阴、足少阴、阳明经相关。多因情志不遂、猝受惊恐、湿热浸淫、房事不节等原因致使气血不足，宗筋失养或宗筋受灼而弛纵所引起。阳痿有虚实之分，多为虚实夹杂之证。

	主症	性生活时阴茎不能勃起，或勃起不坚，临房时早泄，随之疲软，或虽能性交，但不经泄精而自行疲软
阳痿	肾阳不足	兼时有滑精，头晕耳鸣，舌淡白，脉细弱
	惊恐伤肾	兼心悸易惊，胆怯多疑，苔薄白，脉弦细
	心脾两虚	兼失眠多梦，神疲乏力，舌淡，苔薄白
	湿热下注	兼阴囊潮湿，瘙痒腥臭，小便赤涩灼痛，舌红，苔黄腻，脉滑
	肝郁气滞	兼心情抑郁，胸胁胀痛，苔薄白，脉弦

要点二　阳痿的治法、处方、方义及操作

治则	主穴	分型配穴	方义
补益肾气荣养宗筋	关元三阴交肾俞	肾阳不足配命门、太溪	关元为任脉与足三阴经的交会穴，是元气所存之处，补之使真元得充，恢复肾之作强功能；三阴交为足三阴经交会穴，补益肝肾，健运脾土；肾俞以培补肾气。
		惊恐伤背配志室、胆俞	
		心脾两虚配心俞、脾俞、足三里	
		湿热下注配曲骨、阴陵泉	
		肝郁气滞配太冲、内关	
		失眠多梦配神门、心俞	
		食欲不振配中脘、足三里	
		腰膝酸软配命门、阳陵泉	
刺灸方法	主穴毫针泻法。寒湿痢、休息痢可加艾灸；大椎、十宣点刺出血。		

要点三　阳痿的其他治疗

（1）耳针法：取肾、肝、心、脾、外生殖器、神门、内分泌、皮质下，每次选 3～5 穴。针刺施以弱刺激，或用埋针法、压丸法。

（2）穴位注射法：取关元、三阴交、肾俞、足三里。选用胎盘组织液、黄芪注射液、当归或维生素 B_{12} 注射液等，每穴注入药液 0.5～1.0mL。

【昭昭医考提示】

阳痿速记歌诀

阳痿肾俞三阴交，命门关元把病消；
梦遗心俞关神门，滑精太溪三里肾；
关元大赫并志室，梦遗滑精均可针。

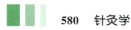

细目二十四　癃闭★★

要点一　癃闭的辨证要点

癃闭常与外邪侵袭、饮食不节、情志内伤、瘀浊内停及体虚久病等因素有关。本病病位主要在膀胱与肾，与三焦、肺、脾、肝等脏腑的气机失利密切相关。湿热蕴结、肺热气壅、肝气郁滞、瘀血结石阻塞尿路或脾虚气弱、肾阳衰惫均可导致膀胱气化功能失调，小便不能，而成癃闭。本病分为虚实两端，实证多为湿热、气滞、瘀血、结石影响膀胱的气化；虚证为脾虚气弱、肾阳衰惫，使膀胱气化无权，形成癃闭。

主症	排尿困难	
兼症	膀胱湿热	若尿量极少而短赤灼热，舌质红，苔黄腻，脉滑数
	肺热壅盛	兼咽干烦渴，或有咳嗽，舌红，苔薄黄，脉数
	肝郁气滞	兼情志抑郁，舌红，苔薄黄，脉弦
	浊瘀阻塞	尿细如线或点滴不通，兼小腹胀满疼痛，舌紫暗，或有瘀点，脉涩
	脾虚气弱	小腹坠胀，时欲小便而不得出，大便不坚，舌淡，苔白，脉细弱
	肾气亏虚	排尿无力，腰膝酸软，舌淡胖，苔薄白，脉沉细

要点二　癃闭的治法、处方、方义及操作

癃闭	治则	主穴	配穴		方义
实证	清热利湿 行气活血	中极 膀胱俞 秩边 阴陵泉 三阴交	肺热壅盛配尺泽		取膀胱募穴中极与膀胱背俞穴俞募相配，促进膀胱气化；秩边为膀胱经穴，可疏导膀胱气机；阴陵泉清利湿热而通小便；三阴交通调足三阴经气血，消除瘀滞。
			膀胱湿热配委阳		
			肝郁气滞配太冲		
			浊瘀阻塞配次髎、血海		
虚证	温补脾肾 益气启闭	关元 脾俞 肾俞 三焦俞 秩边	脾虚气弱配气海、足三里		关元为任脉与足三阴经交会穴，能温补下元，鼓舞膀胱气化；脾俞、肾俞补益脾肾；三焦俞通调三焦，促进膀胱气化功能；秩边为膀胱经穴，可疏导膀胱气。
			肾气亏虚配太溪、命门		
操作	膀胱充盈者，中极、关元等小腹部穴不能直刺，应向下斜刺、浅刺；虚证可用温针灸。				

要点三　癃闭的其他治疗

（1）耳针法：取肾、膀胱、肺、肝、脾、三焦、交感、神门、皮质下、腰骶椎，每次选3～5穴，毫针中强刺激，或用埋针法、压丸法。

（2）穴位敷贴法：取神阙穴。用葱白、冰片、田螺或鲜青蒿、甘草、甘遂各适量，混合捣烂后敷于脐部，外用纱布固定，加热敷。

【昭昭医考提示】

癃闭速记歌诀

癃闭中极与秩边，膀胱三阴交陵泉；

虚证脾肾俞关元，秩边三焦俞利便。

细目二十五　消渴★★

要点一　消渴的辨证要点

消渴多与禀赋不足、饮食不节、情志失调、劳逸过度等因素有关。消渴的病变脏腑主要在肺、胃、肾，又以肾为关键。内外因素渐致脏腑功能的衰减与失调，终致肾阴不足，肺胃津伤，燥热内盛而发为消渴。本病阴虚

为本,燥热为标,若病程日久,阴损及阳,可致阴阳俱虚。临床上根据患者的症状,可分为上、中、下三消。

主症	多饮,多食,多尿,形体消瘦,或尿有甜味	
兼症	肺燥津伤(上消)	若见烦渴多饮,口干咽燥,舌边尖红,苔薄黄,脉洪数
	胃热津伤(中消)	多食易饥,口干欲饮,苔黄,脉滑实有力
	肾阴亏虚(下消)	尿频量多,混浊如脂膏,舌红,少苔,脉细数
	阴阳两虚	小便频数,混浊如膏,面色黧黑,腰膝酸软,舌淡,苔白而干,脉沉细无力

要点二　消渴的治法、处方、方义及操作

治则	主穴	分型配穴	方义
养阴生津 清热润燥	胃脘下俞 肺俞脾俞 肾俞太溪 三阴交	肺燥津伤配太渊、少府	胃脘下俞是治疗消渴的经验效穴;肺俞、脾俞、肾俞分别为肺、脾、肾的背俞穴,能清肺润燥,健脾生津,滋补肾阴,以应上中下三消;太溪为肾经原穴,三阴交为肝脾肾三经交会穴,可补肝肾,清虚热。
		胃热津伤配内庭、地机	
		肾阴亏虚配复溜、太冲	
		阴阳两虚配关元、命门	
		上肢疼痛或麻木配肩髃、曲池、合谷	
		下肢疼痛或麻木配风市、阳陵泉、解溪	
		皮肤瘙痒配风池、曲池、血海	
刺灸方法	肾俞、太溪行毫针补法,其余主穴行平补平泻法。阴阳两虚者可配合灸法。		

要点三　消渴的其他治疗

(1) 耳针法:取胰胆、肺、胃、肾、内分泌,毫针刺或用埋针法、压丸法。

(2) 穴位注射法:取肺俞、心俞、脾俞、胃俞、肾俞、三焦俞,每次选取 2 穴,用当归或黄芪注射液或小剂量胰岛素,每穴 0.5～1.0mL,隔日 1 次。

【昭昭医考提示】

消渴速记歌诀

消渴背俞肺肾胰,胃俞三里与太溪。

历年真题精选

1. 太阳经头痛一般表现在

A. 顶部　　　　B. 颞部　　　　C. 顶颞部　　　　D. 前额部　　　　E. 后枕部

答案:E; 考点:头痛的临床分经

解析:A 项顶部属厥阴经头痛,D 项前额部属阳明经头痛。太阳经所过之处为后枕部,所以其头痛应该在后枕部。故选择 E。

2. 治疗行痹,在取主穴的基础上,应加

A. 膈俞、血海　　　　　　　　B. 肾俞、关元　　　　　　　　C. 阴陵泉、足三里

D. 大椎、曲池　　　　　　　　E. 合谷、内关

答案:A; 考点:痹证的取穴方义

解析:行痹在取主穴的基础上加膈俞、血海,行痹属风邪偏盛,取血海、膈俞以活血,乃"治风先治血,血行风自灭"之义。故选择 A。

3. 面瘫的恢复,应加用

A. 膏肓俞　　　　B. 命门　　　　C. 气海　　　　D. 关元　　　　E. 足三里

答案:E; 考点:面瘫的取穴

解析:面瘫的恢复期多数患者均存在身体虚弱,所以应配足三里,可补益气血,濡养经脉。故选择 E。

4. 治疗中风闭证,除选太冲、劳宫外还应为

A. 水分　　　B. 水沟　　　C. 下关　　　D. 中冲　　　E. 丰隆

答案:B;　考点:中风病的选穴

解析:中风病的闭证应选用平肝息风、清心豁痰、醒脑开窍的十二井穴、水沟、太冲等穴位。故选择 B。

5. 治疗便秘气滞证,除选取主穴外,应再用的腧穴是

A. 脾俞、胃俞　　B. 气海、神阙　　C. 关元、命门　　D. 合谷、曲池　　E. 中脘、行间

答案:E;　考点:便秘的选穴

解析:便秘的气滞证患者应选用理气行滞的行间,便秘属于腑病,应选用其八会穴中脘。故选择 E。

6. 治疗咳嗽肝火犯肺证,应首选

A. 肝俞、鱼际、侠溪、阴陵泉　　　　　B. 肺俞、尺泽、阳陵泉、太冲

C. 中府、丰隆、肺俞、太渊　　　　　　D. 列缺、合谷、中府、章门

E. 肝俞、肺俞、太渊、章门

答案:B;　考点:咳嗽的选穴

解析:咳嗽应选用肺俞穴,肝火犯肺则应选用降火之尺泽、阳陵泉、太冲等穴位。尺泽为肺之合穴,合治内腑,宣降肺气、化痰止咳。故选择 B。

【A2 型题】

7. 患者,男,70 岁,家属代诉:患者于今晨起床后半小时,突然昏仆,不省人事,目合口张,遗溺,手撒,四肢厥冷,脉细弱。治疗用隔盐灸,应首选

A. 肾俞、太溪　　　　　　B. 关元、神阙　　　　　　C. 脾俞、足三里

D. 胃俞、三阴交　　　　　E. 三焦俞、内关

答案:B;　考点:中风中脏腑的治法

解析:由患者突然昏仆,不省人事,目合口张,遗溺,手撒,四肢厥冷,脉细弱等症状,可判断患者所患病为中风中脏腑,且为脱证,治疗应回阳固脱,用隔盐灸,首选关元、神阙穴。关元为任脉和足三阴经交会穴,可扶助元阳;神阙为生命之根蒂,真气所系,可回阳固脱。故选择 B。

8. 患者,女,72 岁。1 小时前,突然昏仆,不省人事,半身不遂,目合口张,遗尿,汗出,四肢厥冷,脉细弱。治疗应首选

A. 背俞穴,灸法　　　　　B. 任脉经穴,灸法　　　　　C. 督脉经穴,灸法

D. 足阳明经穴,灸法　　　E. 足厥阴经穴,毫针泻法

答案:B;　考点:中风中脏腑的治法

解析:由患者突然昏仆,不省人事,目合口张,遗溺,手撒,四肢厥冷,脉细弱等症状,可判断患者所患病为中风中脏腑,且为脱证,可用灸法回阳固脱。当选任脉之经穴扶助元阳。故选择 B。

9. 患者,男,62 岁。外出散步时,突然昏仆不省人事,伴口噤不开,牙关紧闭,肢体强痉。治疗应首选

A. 督脉、任脉经穴　　　　B. 督脉、足太阳经穴　　　　C. 督脉、手厥阴经穴

D. 任脉、手顾阴经穴　　　E. 任脉、足太阳经穴

答案:C;　考点:中风中脏腑的治法

解析:由患者突然昏仆不省人事,伴口噤不开,牙关紧闭,肢体强痉等症可判断,患者所患病为中风中脏腑,且为闭证。治疗当平肝息风、清心豁痰、醒脑开窍。治疗选用手厥阴经穴位清心开窍;督脉上行入颅络脑,与脑、髓功能关系密切,故选用该经穴位。故选择 C。

10. 患者,男,50 岁。肩关节疼痛,痛有定处,抬举困难,夜间痛甚,劳累加剧。治疗应首选

A. 手太阳经穴　　　　　　B. 近取穴为主

C. 分部近取穴与远取穴相结合　　D. 循经取穴

E. 手少阳经穴

答案:C;　考点:痹证的取穴原则

解析:此患者所患之证为痹证,其取穴原则应分部近取穴与远取穴相结合。故选择 C。

11. 患者,男,48 岁。头胀痛近 2 年,时作时止,伴目眩易怒,面赤口苦,舌红苔黄,脉弦数。治疗除取主穴外,还应选用

A. 头维、内庭、三阴交　　　　　　　　B. 血海、风池、足三里

C. 风池、列缺、太阳　　　　　　　　　D. 太溪、侠溪、太冲

E. 丰隆、太阳、风门

答案:D; 考点:头痛的取穴

解析:本患者所患头痛为肝阳上亢的头痛,所选穴位应为肝经穴位,太冲为肝经原穴,平肝潜阳、清利头目,疏经止痛;太溪穴为肾经原穴,滋水涵木,育阴潜阳。故选择 D。

12. 患者,男,45 岁。每节肌肉疼痛,屈伸不利,疼痛较剧,痛有定处,遇寒痛增,得热痛减,局部皮色不红,触之不热,舌苔薄白,脉弦紧。治疗除选用阿是穴、局部经穴外,还应选用的穴位是

A. 肾俞、关元　　　　　　　　B. 阴陵泉、足三里　　　　　　　　C. 大椎、曲池

D. 膈俞、关元　　　　　　　　E. 膈俞、血海

答案:A; 考点:痹证的取穴

解析:由本患者的症状可以判断本患者属于痹证之痛痹,治疗应用肾俞穴和关元穴。痛痹的病因是寒盛,取肾俞穴、关元穴,益火之源,振奋阳气而祛寒邪。故选择 A。

13. 患者,男,50 岁。腰部疼痛 10 年余,有劳伤史,久坐加重,痛处固定不移。治疗除取主穴外,还应选用的穴位是

A. 膏肓　　　　　　B. 膈俞　　　　　　C. 志室　　　　　　D. 腰阳关　　　　　　E. 环跳

答案:B; 考点:腰疼的选穴

解析:由本患者的症状可以看出本病为腰痛,属血瘀证。所以除主穴外应选膈俞活血化瘀。故选择 B。

14. 患者,男,24 岁。颈项强痛,活动受限,头向患侧倾斜,项背牵拉痛,颈项部压痛明显,兼见恶风畏寒。治疗除取主穴外,还应选用的穴位是

A. 内关、外关　　　　　　　　B. 肩井、后溪　　　　　　　　C. 风池、合谷

D. 血海、阴陵泉　　　　　　　E. 肾俞、关元

答案:C; 考点:落枕的选穴

解析:患者诊断为落枕,证型为风寒袭络,因此治疗除主穴外,还应加用疏风散寒的风池、合谷。故选 C。

15. 患者,男,55 岁。1 年来每日黎明之前腹微痛,痛即泄泻,或肠鸣而不痛,腹部和下肢畏寒,舌淡苔白,脉沉细。治疗除取主穴外,还应加

A. 胃俞、合谷　　　　　　　　B. 肝俞、内关　　　　　　　　C. 三焦俞、公孙

D. 命门、关元　　　　　　　　E. 关元俞、三阴交

答案:D; 考点:泄泻的选穴

解析:由本患者的症状可知本病为泄泻之肾虚泄泻,故治疗上要配肾俞穴、命门、关元等补肾虚的腧穴。故选择 D。

16. 患者,女,40 岁,呕吐痰涎,伴头晕,胸痞,心悸,舌苔白,脉滑。治疗除取主穴外,还应加

A. 列缺、尺泽　　　　B. 膻中、丰隆　　　　C. 曲池、外关　　　　D. 风池、尺泽　　　　E. 列缺、合谷

答案:B; 考点:呕吐病的选穴

解析:由本患者的症状可知本病为呕吐之痰饮停蓄之呕吐。治疗上应和胃降逆,行气止呕,化痰止吐。故应加用化痰之要穴丰隆,止吐之要穴膻中。故选择 B。

17. 患者,女,45 岁,失眠 2 个月,近日来入睡困难,有时睡后易醒,醒后不能再睡,甚至彻夜不眠,舌苔薄,脉沉细。治疗应首选

A. 神门、内关　　　　　　　　B. 神门、胆俞　　　　　　　　C. 神门、三阴交

D. 心俞、脾俞　　　　　　　　E. 心俞、足三里

答案:C; 考点:不寐的选穴

解析:由本患者的症状可知本病为不寐的心肾不交证,故选穴上应宁心安神。不寐的病位在心,取心经原

穴神门宁心安神;三阴交健脾益气,柔肝益阴,可使脾气和,肝气疏泄,心肾交通以达心气安而不寐除。故选择 C。

18. 患者,女,40 岁。呕吐清水,胃部不适,食久乃吐,喜热畏寒,身倦,便溏,小便可,舌苔白,脉迟。治疗除取主穴外,还应加

    A. 上脘、胃俞   B. 肝俞、太冲   C. 肾俞、太溪   D. 胆俞、丘墟   E. 次髎、血海

答案:A; 考点:呕吐的选穴

解析:由本患者的症状可知本病为呕吐之寒性呕吐。故选穴上应配胃俞穴、上脘穴等温胃散寒止吐。故选择 A。

19. 患者,男,22 岁。发热恶寒,寒重热轻,头痛身痛,鼻塞流涕,咳嗽,咯痰清稀,舌苔薄白,脉浮紧。治疗应首选

    A. 手太阴、手阳明、足太阳经穴   B. 手少阴、手太阳、手太阴经穴

    C. 手太阴、足太阳、手少阴经穴   D. 手太阴、手少阳、足少阳经穴

    E. 手阳明、足阳明、手太阴经穴

答案:A; 考点:感冒的选穴

解析:由本患者的症状可知本病为感冒之风寒感冒,所以应首选手太阴肺经疏风散寒;手阳明大肠经与肺经相表里,所以其经穴能协助肺经经穴疏风散寒;外感风寒首先犯太阳而伤肺卫,故选足太阳膀胱经的腧穴以解表宣肺。故选择 A。

20. 患者,女,43 岁。眩晕 2 个月,加重 1 周,昏眩欲仆,神疲乏力,面色白,时有心悸,夜寐欠安,舌淡,脉细。治疗应首选

    A. 风池、肝俞、肾俞、行间、侠溪   B. 丰隆、中脘、内关、解溪、头维

    C. 百会、上星、风池、丰隆、合谷   D. 脾俞、足三里、气海、百会

    E. 百会、太阳、印堂、合谷

答案:D; 考点:眩晕的选穴

解析:由本患者的症状可知本病为眩晕之气血虚弱证。应首选百会、足三里、脾俞、胃俞、气海等腧穴调理脾胃、补益气血。故选择 D。

21. 患者,女,45 岁。失眠 2 年,经常多梦少寐,入睡迟,易惊醒,平常遇事惊怕,多疑善感,气短头晕,舌淡,脉弦细。治疗除取主穴外,还应加

    A. 心俞、厥阴俞、脾俞   B. 心俞、肾俞、太溪、足三里

    C. 心俞、胆俞、大陵、丘墟   D. 肝俞、间使、太冲

    E. 脾俞、胃俞、足三里

答案:C; 考点:不寐的选穴

解析:由本患者的症状可知本病为不寐之心胆气虚证。应选用心俞、胆俞、大陵、丘墟等腧穴宁心安神、补益心气。故选择 C。

22. 患者,女,43 岁。眩晕半年,加重 1 周,伴神疲乏力,面色白,时有心悸,夜寐欠安,舌淡,脉细。治疗应首选

    A. 风池、肝俞、肾俞、行间   B. 中脘、内关、解溪、头维

    C. 百会、上星、风池、丰隆   D. 百会、太阳、印堂、合谷

    E. 脾俞、足三里、气海、百会

答案:E; 考点:眩晕的选穴

解析:本题与第 17 题基本相同,考生对眩晕气血虚弱的选穴要掌握。故选择 E。

23. 患者,女,26 岁。下肢弛缓无力 1 年余,肌肉明显萎缩,功能严重受限,并感麻木,发凉,腰痛,头晕。舌红少苔,脉细数。治疗应选取何经穴为主

    A. 督脉经   B. 太阳经   C. 阳明经   D. 少阳经   E. 厥阴经

答案:C; 考点:痿证的选穴

解析：由本患者的症状可知本病为痿证,本病取穴应侧重阳明之经,阳明多气多血,又主润宗筋,宗筋约束骨骼,利于关节运动,故治痿证重在调理阳明,补益气血,舒筋通络。故选择 C。

24. 患者,男,30 岁,口角歪向右侧,左眼不能闭合 2 天,左侧额纹消失,治疗应选取何经穴为主
A. 手、足少阳经　　　　　　　B. 手、足太阴经　　　　　　　C. 手、足太阳经
D. 手、足厥阴经　　　　　　　E. 手、足阳明经
答案：E；　考点：面瘫的取穴
解析：由题干知患者出现了面瘫症状,故取穴应选择循行于面部的经脉进行治疗。故选择 E。

25. 患者,男,28 岁。1 天前因饮食不洁,出现腹痛腹泻,下痢赤白,里急后重,肛门灼热,心烦口渴,小便短赤,舌苔黄腻,脉滑数。治疗除选取主穴外,应加用的腧穴是
A. 中脘、上脘　　B. 中脘、内关　　C. 曲池、内庭　　D. 脾俞、下脘　　E. 行间、足三里
答案：C；　考点：痢疾的选穴
解析：由本患者的症状可知本病为痢疾之湿热痢,应选用曲池和内庭,两穴均可清热利湿,去除病因,以达治疗痢疾的作用。故选择 C。

26. 患者,男,66 岁。小便滴沥不爽,排出无力,甚则点滴不通,精神疲惫,兼见面色白,腰膝酸软,畏寒乏力,舌质淡,脉沉细而弱。治疗除取主穴外,还应选用的是
A. 太溪,复溜　　　　　　　B. 曲骨、委阳　　　　　　　C. 太冲、大敦
D. 中极、膀胱俞　　　　　　E. 血海、三阴交
答案：A；　考点：癃闭的选穴
解析：由本患者的症状可知本病为癃闭证虚证之肾阳不足证。故在主穴的基础上应该加用温肾助阳的复溜、太溪穴。故选择 A。

27. 患者,男,45 岁。大便秘结不通,排便艰难,伴腹胀痛,身热,口干口臭,喜冷饮,舌红,苔黄,脉滑数。治疗除取主穴外,还应选用的穴位是
A. 足三里、三阴交　　　　　　B. 中脘、太冲　　　　　　　C. 神阙、关元
D. 合谷、内庭　　　　　　　E. 气海、脾俞
答案：D；　考点：便秘的选穴
解析：由本患者的症状可知本病为便秘之实证。故治疗应清热理气、通导肠腑,故应选用内庭和合谷穴,内庭乃胃经荥穴,宣散肠胃积热,合谷穴亦可以清热。故选择 D。

28. 患者,男,20 岁。昨日起大便泄泻,发病势急,一日 5 次,小便减少。治疗应首选
A. 上巨虚、太溪、肾俞、命门　　　　B. 足三里、公孙、脾俞、太白
C. 关元、天枢、足三里、冲阳　　　　D. 天枢、上巨虚、阴陵泉、水分
E. 内庭、上巨虚、神阙、中脘
答案：D；　考点：泄泻的选穴
解析：由本患者的症状可知本病为急性泄泻,治疗应该除湿导滞、疏调肠胃,应首选天枢、阴陵泉、上巨虚、水分等腧穴。天枢为大肠的募穴,调理胃肠传导功能;阴陵泉为脾经的合穴,疏调脾气,健脾利湿;上巨虚为大肠的下合穴,通调胃肠气机,运化湿滞;水分可以调节水液代谢。故选择 D。

29. 患者,女,35 岁。胃脘部隐痛,痛处喜按,空腹痛甚,纳后痛减,伴胃脘灼热,似饥而不欲食,咽干口燥,大便干结,舌红少津,脉弦细。治疗应首选
A. 内关、天枢、中脘、膈俞　　　　　B. 内关、足三里、中脘、胃俞
C. 内关、天枢、中脘、太冲　　　　　D. 内关、足三里、中脘、下脘、梁门
E. 足三里、中脘、内关、三阴交、内庭
答案：E；　考点：胃痛的选穴
解析：由本患者的症状可知本病为胃痛之虚证。应首选健脾和胃的中脘、脾俞、胃俞、足三里以及滋阴降火的内庭、三阴交、内关等腧穴。故选择 E。

30. 患者,女,41 岁。精神抑郁善忧,情绪不宁,伴胸胁胀满,脘闷嗳气,不思饮食,大便不调,脉弦。治疗

除取主穴外,还应选用的穴位是

A. 曲泉、膻中、期门   B. 行间、侠溪、外关

C. 通里、心俞、三阴交、太溪   D. 太溪、三阴交、肝俞、肾俞

E. 心俞、脾俞、足三里、三阴交

答案:E;考点:抑郁症的选穴

解析:由本患者的症状可知本病为抑郁症。抑郁从心而得,故选用心俞以宁心安神;又其不思饮食,故选用脾俞,调理脾胃;三阴交可以调整其心肾不交之证,足三里促进身体的恢复。故选择 E。

31. 患者,男,32 岁。恶寒发热 2 天,伴咽喉肿痛,口渴,舌苔薄黄。治疗除取主穴外,还应选用的穴位是

A. 风门、肺俞   B. 外关、身柱

C. 曲池、中府   D. 阴陵泉、委中、中冲

E. 曲池、尺泽、鱼际

答案:E;考点:感冒的选穴

解析:由本患者的症状可知本病为风热感冒,应选用肺经、大肠经上的腧穴。曲池为大肠经的合穴,属土,为金之母,尺泽穴为肺经的合穴、鱼际穴是肺经的荥穴,荥穴主身热,故应选肺经的荥穴以清热。故选择 E。

【B 型题】

(32～33 题共用选项)

A. 膀胱俞、中极、行间、内庭   B. 阴谷、肾俞、三焦俞、气海、委阳

C. 脾俞、胃俞、足三里、血海   D. 三阴交、阴陵泉、膀胱俞、中极

E. 关元、中极、足三里、肾俞

32. 治疗癃闭湿热下注证,应首选

答案:D

33. 治疗癃闭肾气不足证,应首选

答案:B;考点:癃闭的选穴

解析:癃闭实证首选中极、膀胱俞、阴陵泉、三阴交;肾气不足证首选阴谷、肾俞、三焦俞、气海、委阳。故 32 题选择 D,33 题选择 B。

第二十九单元　妇儿科病证的针灸治疗

【考点透视】

本单元 A 型题比较多,考生应该注意掌握各病证的主症、治则,并结合经脉的治疗特点理解记忆各病证的主穴、配穴的应用。重点是月经不调和痛经的内容。

细目一　月经不调★★★★

要点一　月经不调的辨证要点

月经不调主要包括月经先期、月经后期和月经先后无定期,古代文献分别称为"经早""经迟""经乱"。本病的发生常与感受寒邪、饮食伤脾或情志不畅等因素有关。病位在胞宫,与冲、任二脉及肾、肝、脾关系密切。月经先期多由热扰血海或虚热扰动冲任或气虚不能统血所致;月经后期多由寒凝血脉或血虚化源不足所致;月经先后无定期多由肝郁扰动冲任或肾虚精血不足所致。总之,脏腑功能失常,气血不和,冲任二脉损伤,即可出现月经不调。

月经先期	主症		月经周期提前 7 天以上,甚至十余日一行,连续 2 个月经周期以上
	兼症	实热证	月经量多,色红或紫,质黏有块,兼面红口干,心胸烦热,舌红,苔黄,脉数
		虚热证	月经色红质稠,两颧潮红,手足心热,舌红,苔少,脉细数
		气虚证	月经量少或量多,色淡质稀,神疲肢倦,心悸气短,舌淡,脉细弱

月经 后期	主症	月经周期推迟 7 天以上,甚至 40~50 日一潮,连续 2 个周期以上	
	兼症	寒凝证	月经量少,或有血块,小腹冷痛,舌暗或胖,苔薄白,脉沉紧
		血虚证	月经色淡质稀,面色少华,腹痛喜按,舌淡,苔薄,脉细
月经先后 无定期	主症	月经周期或提前或延后 7 天以上,连续 2 个周期以上	
	兼症	肝郁证	经量或多或少,色暗有块,胸胁作胀,喜太息,苔薄,脉弦
		肾虚证	经量少,色淡质稀,腰骶酸痛,舌淡,苔白,脉沉细弱

要点二　月经不调的治法、处方、方义及操作

月经不调	治则	主穴	配穴	方义
月经先期	调理冲任 清热调经	关元 三阴交 血海	实热配行间	关元为任脉与足三阴经的交会穴,八脉隶于肝肾,故本穴为益肝肾、调冲任的要穴;三阴交为足三阴经交会穴,可调理脾、肝、肾三脏,养血调经,与关元皆为治疗月经病要穴;血海清热和血。
			虚热配太溪	
			气虚配足三里、脾俞	
			月经过多配隐白	
月经后期	温经散寒 行血调经	气海 归来 三阴交	寒凝配关元、命门	气海是任脉穴,益气温阳、散寒通经;三阴交调理脾、肝、肾三脏,养血调经,是治疗月经病的要穴;归来调和气血。
			血虚配足三里、血海	
月经先 后无定期	调补肝肾 理血调经	关元 三阴交 肝俞	肝郁配期门、太冲	关元、三阴交为治疗月经病要穴;肝俞为肝之背俞穴,疏肝理气、养血调经,且肝肾同源,故又可补益肾精。
			肾虚配肾俞、太溪	
操作	(1) 月经先期毫针刺,实证用泻法,虚证可加灸。 (2) 月经后期毫针补法,可加灸。 (3) 月经先后无定期毫针虚补实泻法。			

要点三　月经不调的其他治疗

(1) 耳针法:取内分泌、皮质下、卵巢、子宫、肾、肝,每次选 2~4 穴,毫针刺或用埋针法、压丸法。

(2) 艾灸法:取关元穴,隔姜灸,适用于月经后期。

【昭昭医考提示】

月经不调速记歌诀

气海三交经不调,太冲太溪经来早;经迟血海及归来,三里肾脾乱信交。

细目二　痛经★★

要点一　痛经的辨证要点

痛经病位在胞宫、冲任,与肝、肾关系密切。外邪客于胞宫,或情志不舒等导致气血滞于胞宫,冲任瘀阻,“不通则痛”,为实证;多种原因导致气血不足,冲任虚损,胞脉失于濡养,“不荣则痛”为虚证。

实证	主症		疼痛发于经前或经行之初,以绞痛、灼痛、刺痛为主,疼痛拒按,月经量少,质稠,行而不畅,血色紫暗有块,块下痛缓
	兼症	气滞血瘀	经前或经期小腹胀痛拒按,经血量少,行而不畅,血色紫暗有块,块下痛缓,伴有乳房胀痛,舌质紫暗或有瘀点,脉弦
		寒凝血瘀	小腹冷痛拒按,得热痛减,量少色暗,面色青白,肢冷畏寒,舌暗苔白,脉沉紧

续表

虚证	主症	月经将净或经后始作痛者,以隐痛、坠痛为主,喜按喜揉,量少色淡或色暗	
	兼症	气血虚弱	小腹隐痛喜按,月经量少色淡,面色无华,舌淡,脉细无力
		肾气亏损	经后小腹绵绵作痛,月经色暗量少,伴腰骶酸痛,头晕耳鸣,舌淡红苔薄,脉沉细

要点二　痛经的治法

痛经	治则	主穴	配穴	方义
实证	行气活血调经止痛	中极次髎地机三阴交	气滞血瘀配太冲、血海	中极任脉穴,足三阴经相交会,通调冲任理下焦之气;次髎治疗痛经的经验穴;地机为脾经郄穴,善于治痛经治血,行气活血止痛;三阴交为足三阴经交会穴,调理肝、脾、肾,活血止痛。
			寒凝血瘀配关元、归来	
虚证	调补气血温养冲任	关元足三里三阴交	气血虚弱配气海、脾俞	关元任脉穴,全身强壮要穴,可补益肝肾,温养冲任;足三里为足阳明胃经穴,擅补益气血;三阴交可调理肝、脾、肾,健脾益气养血。三穴合用,可使气血充足,胞宫得养,冲任自调。
			肾气亏损配太溪、肾俞	
操作	(1)实证毫针泻法,寒凝者加艾灸。(2)虚证毫针补法,可加灸。			

要点三　痛经的其他治疗

(1)耳针法:取内分泌、内生殖器、交感、神门、皮质下、卵巢、子宫、肾,每次选2～4穴,毫针刺或用埋针法、压丸法。

(2)艾灸法:取关元、气海穴,隔附子饼灸3～5壮,隔日1次。适用于虚证和寒凝血瘀证。

(3)穴位注射法:取中极、关元、次髎穴。用1%利多卡因或5%当归注射液,每次取2穴,每穴注射药液1～2mL,隔日1次。

【昭昭医考提示】

痛经速记歌诀

痛经实中极,次髎和地机;命门肾治痛经虚,关元大赫足三里。

细目三　崩漏★

要点一　崩漏的辨证要点

本病多与素体阳盛或劳倦思虑、饮食不节、房劳多产、七情内伤等产生的湿、热、瘀有关。病位在胞宫,与冲、任二脉及肝、脾、肾关系密切。多种原因导致的虚(脾、肾)、热和瘀,均可使子宫藏泻失常,使冲任不固,不能制约经血,从而导致崩漏的发生。

实证	主症	经血非时暴下,量多势急,经血色红质稠者多为实证	
	兼症	气郁	血色正常或有血块,兼时叹息,小腹胀痛,苔薄,脉弦
		血瘀	月经量多,色鲜红或深红,质稠,舌红,脉数者为血热;月经时多时少,色紫暗有块,舌暗,脉弦或涩
		湿热	出血量多,色紫红而黏腻,兼带下量多,苔黄腻,脉濡数
虚证	主症	久崩久漏,淋漓难尽,经血色淡质稀多为虚证	
	兼症	脾虚	月经量多,色淡质稀,苔白,脉沉弱者
		肾虚	经血色淡质清,兼腰酸肢冷,舌淡,苔薄,脉沉细

要点二　崩漏的治法、处方、方义及操作

崩漏	治则	主穴	配穴		方义
实证	清热利湿 固经止血	关元 三阴交 隐白	血热配中极、血海		关元通调冲任，固摄经血；三阴交为足三阴经交会穴可健脾调肝固肾，清泻三经的湿、热、瘀邪，邪除则脾可统血；隐白为脾经的井穴，可健脾统血，是治疗崩漏的经验穴。
			血瘀配血海、膈俞		
			湿热配中极、阴陵泉		
			气郁配膻中、太冲		
虚证	健脾补肾 固冲止血	气海 三阴交 肾俞 足三里	脾虚配百会、脾俞		气海补下元，固胞宫；三阴交为足三阴经交会穴，配合肾俞可补脾肾，固冲任；足三里为胃经合穴，善助气血化生，补气摄血。
			肾虚配肾俞、太溪		
操作	(1) 实证毫针刺，关元用平补平泻法，其余穴位用泻法，隐白艾炷灸。 (2) 虚证毫针补法，可灸。				

要点三　崩漏的其他治疗

(1) 耳针法：取内分泌、内生殖器、肾、子宫、卵巢。每次选 2～4 穴，毫针刺，或埋针或压丸法。

(2) 皮肤针法：取腰骶部相应背俞穴和夹脊穴以及下腹部任脉、肾经、脾经、带脉等，用皮肤针从上而下，循经叩刺至局部微出血，隔日 1 次。

【昭昭医考提示】

崩漏速记歌诀

崩漏取脾及任脉，关元三阴交隐白，

公孙膈俞与血海，专治崩漏效更快。

细目四　绝经前后诸证★

要点一　绝经前后诸证的辨证要点

本病与先天禀赋、情志所伤、劳逸失度、经孕产乳所伤等因素有关。病位在肾，与肝、脾、心关系密切。绝经前后，肾气渐衰，天癸将竭，脏腑功能逐渐衰退，则使机体阴阳失去平衡而出现诸多证候。

主症	月经紊乱，潮热出汗，心悸，情绪不稳定	
兼症	肾阴虚	兼头晕耳鸣，失眠多梦，心烦易怒，烘热汗出，五心烦热，腰膝酸软，口干，小便黄，舌红，苔少，脉数
	肾阳虚	兼面色晦暗，精神萎靡，形寒肢冷，纳差腹胀，大便溏薄，尿意频数，舌淡，苔薄，脉沉细
	肝阳上亢	兼头晕目眩，心烦易怒，烘热汗出，腰膝酸软，经来量多，舌质红，脉弦细而数
	痰气郁结	兼形体肥胖，胸闷痰多，脘腹胀满，食少，浮肿，便溏，苔腻，脉滑

要点二　绝经前后诸证的治法、处方、方义及操作

治则	主穴	分型配穴	方义
滋补肝肾 调理冲任	肾俞 肝俞 太溪 气海 三阴交	肾阴虚配照海、阴谷	气海任脉穴，可补益精气，调理冲任，益气固本；三阴交为肝脾肾三经交会穴，与肝俞、肾俞合用，可调补肝肾；太溪滋补肾阴。诸穴合用，气血自滋，冲任自调，神安志定。
		肾阳虚配关元、命门	
		肝阳上亢配风池、太冲	
		痰气郁结配中脘、丰隆	
		烦躁失眠配心俞、神门	
		纳少便溏配中脘、阴陵泉	
刺灸方法	毫针补法或平补平泻法。		

要点三　绝经前后诸证的其他治疗

（1）耳针法：取内分泌、内生殖器、皮质下、肝、心、肾、交感、神门。每次选 2～4 穴，毫针刺或用埋针法、压丸法。

（2）电针法：取三阴交、太溪。针刺得气后，接电针仪，疏密波，弱刺激，每日 1 次。

细目五　带下病★

要点一　带下病的辨证要点

本病病位在胞宫，与带脉、任脉及脾、肾关系密切。感受湿邪、素体虚弱、饮食劳倦等导致脾虚运化失职或肾虚蒸腾失司，使湿邪伤及任、带二脉，任脉失固，带脉失约，以致带下量明显增多，色质味异常而为病。

辨证要点	湿热下注	带下量多，色黄或赤，质稠，有臭味，兼阴部瘙痒
	脾虚	带下色白质黏无臭，绵绵不断，舌淡，苔薄，脉细
	肾虚	带下清冷，稀薄如水，兼腰酸肢冷，舌淡，苔薄，脉沉细

要点二　带下病的治法

治则	主穴	分型配穴	方义
利湿化浊 固摄带脉	带脉 中极 白环俞 三阴交	湿热下注配阴陵泉、水道、次髎	带脉穴为足少阳、带脉二经交会穴，是带脉经气所过之处，能固摄带脉，调理经气；中极为任脉与足三阴经交会穴，可清利下焦，利湿化浊；白环俞属膀胱经，可助膀胱气化，利下焦湿热；三阴交调理肝、脾、肾，健脾利湿，固经止带。
		脾虚配气海、足三里、脾俞	
		肾虚配关元、肾俞、照海	
		阴痒配蠡沟、太冲	
刺灸方法	毫针平补平泻法		

要点三　带下病的其他治疗

（1）耳针法：取内分泌、内生殖器、肾、膀胱、三焦。每次取 2～4 穴，毫针刺或用埋针法、压丸法。

（2）艾灸法：取三阴交、中极、命门、神阙，温和灸，每穴 5～10 分钟，隔日 1 次。适用于脾虚、肾虚所致的带下。

【昭昭医考提示】

带下病速记歌诀

带下取脾及任带，带脉白环交气海。

细目六　缺乳★★

要点一　缺乳的辨证要点

缺乳病位在乳房，胃经经过乳房，肝经至乳下，脾经行乳外，故本病与胃、肝、脾关系密切。乳汁由气血化生，赖肝气疏泄与调节，因而乳汁生化不足或乳络不畅均可导致乳少。

虚证	主症	产后乳少，乳房松软不胀，或乳腺细小者
	气血虚弱	乳少汁稀，兼面色少华，倦怠乏力
实证	主症	产后乳少，房胀满而痛，乳腺胀硬，或乳房虽松软，但躯体肥
	肝郁气滞	乳少汁稠，兼胸胁胀满，情志抑郁

要点二 缺乳的治法、处方、方义及操作

治则	主穴	分型配穴	方义
调理气血 疏通乳络	乳根 膻中 少泽	气血虚弱配足三里、脾俞	乳根疏通阳明经气而催乳；穴。三穴合用，共达催乳、通乳之功，膻中为气会，调气通络而催乳；少泽为通乳之经验
		肝郁气滞配太冲、内关	
刺灸方法	乳根针尖向乳房基底部横刺至双乳微胀为佳；膻中向两侧乳房横刺 0.5～1 寸；少泽点刺出血。气血不足者可加灸。		

要点三 缺乳的其他治疗

(1) 耳针法：取内分泌、交感、胸、肝、脾。每次取 2～4 穴，毫针刺或用埋针法、压丸法。

(2) 艾灸法：取膻中、乳根，温和灸，每穴 10～20 分钟，每日 1～2 次。

【昭昭医考提示】

缺乳速记歌诀

乳少乳根少泽中，专治乳汁少不通。

切记：乳根一定要向乳房基底部横刺至双乳微胀为佳。

膻中向两侧乳房横刺 0.5～1.0 寸。

细目七 遗尿★★

要点一 遗尿的辨证要点

本病病位在膀胱，与任脉及肾、肺、脾、肝关系密切。多由禀赋不足、病后体弱，导致肾气不足，下元虚冷，膀胱约束无力，或病后脾肺气虚，水道制约无权，因而发生遗尿。另外，肝经热郁化火，也可迫注膀胱而致遗尿。

主症	睡中经常遗尿，多则一夜数次，醒后方觉	
兼症	肾气不足	兼神疲乏力，面色苍白，肢凉怕冷，舌淡
	脾肺气虚	睡后遗尿，少气懒言，食欲不振，大便溏薄，自汗出，舌淡，苔薄，脉细无力
	肝经郁热	遗出之尿，量少味臊，性情急躁，面赤唇红，或夜间龂齿，唇红，苔黄，脉数有力

要点二 遗尿的治法、处方、方义及操作

治则	主穴	分型配穴	方义
调理膀胱 温肾健脾	关元 中极 膀胱俞 三阴交	肾气不足配肾俞、命门、太溪	关元培补元气，固摄下元；中极、膀胱俞为膀胱之俞募配穴，可振奋膀胱气化功能；三阴交为足三阴经交会穴，可通调肝、脾、肾三经经气，健脾益气，益肾固本而止遗尿。
		脾肺气虚配肺俞、气海、足三里	
		肝经郁热配行间、阳陵泉	
		夜梦多配百会、神门	
刺灸方法	毫针补法或平补平泻法，可灸。 下腹部穴位针尖向下斜刺，以针感到达前阴部为佳。		

要点三 遗尿的其他治疗

(1) 耳针法：取肾、膀胱、皮质下、尿道、脑点。每次取 2～4 穴，毫针刺或用埋针法、压丸法。

(2) 皮肤针法：取夹脊穴、气海、关元、中极、膀胱俞、八髎、肾俞、脾俞。叩刺至局部皮肤潮红，也可叩刺后加拔火罐。

(3) 穴位激光照射法：选中极、膀胱俞、三阴交，用低功率氦－氖激光仪照射，每穴照射 5 分钟，每日 1 次。对于畏针患儿尤为适宜。

【昭昭医考提示】

1. 小儿遗尿歌诀：关元中极遗尿,肾俞膀胱三交。

2. 针刺时,下腹部穴位针尖向下斜刺,以针感到达前阴部为佳。

历年真题精选

【A1 型题】

1. 治疗遗尿伴夜梦多,除主穴外,应加

A. 肾俞、内关   B. 肾俞、肺俞   C. 肺俞、足三里

D. 百会、神门   E. 脾俞、内关

答案：D; 考点：遗尿的选穴

解析：遗尿伴有夜梦多应该宁心安神,故应选用百会、神门等穴位。故选择 D。

【A2 型题】

2. 患者,女,23 岁。痛经 9 个月,经行不畅,小腹胀痛,拒按,经色紫红,夹有血块,血块下后痛即缓解,脉沉涩。治疗应首选

A. 足三里、太冲、三阴交   B. 中极、次髎、地机

C. 合谷、三阴交   D. 曲池、内庭

E. 合谷、归来

答案：B; 考点：痛经的选穴

解析：由本患者的症状可知本病为实证。应选用散寒逐瘀,通经止痛的中极、次髎、地机。中极为任脉经穴,可通调冲任脉之气,散寒行气;次髎为治疗痛经之经验穴;地机为脾经郄穴,可疏调脾经经气而止痛。三穴合用,以达痛经散寒、温经止痛之功效。故选择 B。

3. 患儿,男,3 岁。面色萎黄,形体消瘦,时有口干腹胀,不思饮食,烦躁啼哭,毛发稀疏,大便如米泔,舌苔黄腻,脉细。治疗应首选

A. 下脘、足三里、四缝、商丘   B. 上脘、三阴交、太冲、解溪

C. 下脘、中脘、上脘、内庭   D. 下脘、上脘、四缝、足三里

E. 中脘、合谷、曲池、四缝

答案：A; 考点：疳积的选穴

解析：由本患者的症状可知本病为疳积证,首选下脘、足三里、四缝、商丘。疳积病理变化关键在于脾胃运化功能失调所致,脾胃乃后天之本,若脾胃功能旺盛,则生化之源复,下脘调理肠胃;足三里扶土以补中气;四缝是奇穴,为治疗疳积的经验效穴;商丘为脾经的经穴,可以增强脾胃的功能。故选择 A。

4. 患儿,男,7 岁。睡中遗尿,白天小便频而量少,劳累后遗尿加重,面白气短,食欲不振,大便易溏,舌淡苔白,脉细无力。治疗除取主穴外,还应选用的是

A. 神门、阴陵泉、胃俞   B. 气海、肺俞、足三里

C. 次髎、水道、三阴交   D. 百会、神门、内关

E. 关元俞、肾俞、关元

答案：E; 考点：遗尿的选穴

解析：由本患者的症状可知本病为遗尿之肾气不足证。故应选用补益肾气的关元俞、肾俞、关元。故选择 E。

5. 患者,女,22 岁。月经不调,常提前 7 天以上,甚至 10 余日一行。治疗应首选

A. 足三里、脾俞、太冲   B. 命门、三阴交、足三里

C. 关元、三阴交、血海   D. 气海、三阴交、归来

E. 关元、三阴交、肝俞

答案：C; 考点：月经先期的选穴

解析：由本患者的症状可知本病为月经先期。应选用清热调经的关元、血海、三阴交。关元为任脉经穴，足三阴经之交会，故为调理冲任之要穴；血海调理血分；三阴交为妇科疾病的要穴。故选择 C。

6. 患者，女，32 岁。行经后小腹部绵绵作痛，喜按，月经色淡，量少。治疗应首选

A. 三阴交、中极、次髎   B. 足三里、太冲、中极

C. 丰隆、天枢、气穴   D. 阴陵泉、中极、阳陵泉

E. 三阴交、足三里、气海

答案：E；考点：痛经的选穴

解析：由本患者的症状可知本病为痛经之虚证。应选用三阴交、足三里、气海调补气血、温养冲任。故选择 E。

第三十单元 皮外骨伤科病证的针灸治疗

【考点透视】

本单元的出题率一般，内容以熟悉为主，重点注意瘾疹、蛇串疮、肠痈、扭伤的内容。

细目一 瘾疹 ★★★

要点一 瘾疹的辨证要点

瘾疹病位在肌肤腠理，与感受风邪及脏腑气血盛衰关系密切。腠理不固，风邪入侵；或因体质素虚，食用鱼虾荤腥食物，致胃肠积热，复感风邪，均可使邪郁腠理而发病。基本病机是营卫失和，邪郁腠理。本病以实证多见，也有虚实夹杂之证。

主症	瘾疹起病急骤，皮肤突发瘙痒不止，可见大小不等、形状各异的风团，融合成片或孤立散在，淡红或白色，边界清楚，此伏彼起，一日之内可发作数次，病情较急；反复发作，缠绵不愈，风团时多时少时无者，病情较缓。	
兼症	风热犯表	风团色红，灼热剧痒，遇热加重，舌红，苔薄黄，脉浮数
	风寒束表	风团色白，遇风寒加重，舌淡，苔薄白，脉浮紧
	胃肠积热	风团色红，脘腹疼痛，恶心呕吐，舌红，苔黄腻，脉滑数
	血虚风燥	风疹反复发作，午后或夜间加剧，口干，舌红，少苔，脉细数无力

要点二 瘾疹的治法、处方、方义及操作

治则	主穴	分型配穴		方义
疏风和营	曲池 合谷 血海 膈俞 三阴交	风热犯表配大椎、风门		曲池、合谷可通经络、行气血、疏风清热；血海、膈俞合用意在"治风先治血，血行风自灭"，两组穴位相配能疏风、活血、止痒；三阴交属足太阴经，乃足三阴经之交会穴，可养血活血、润燥祛风止痒。
		风寒束表配风门、肺俞		
		胃肠积热配天枢、足三里		
		血虚风燥配脾俞、足三里		
		呼吸困难配天突		
		恶心呕吐配内关		
刺灸方法	毫针泻法。膈俞可点刺出血。风寒束表者可灸，血虚风燥者只针不灸。			

要点三 瘾疹的其他治疗

(1) 皮肤针法：取曲泽、曲池、大椎、风门、血海、夹脊等穴。中度刺激，至皮肤充血或隐隐出血为度。

(2) 拔罐法：取神阙穴，选用大号玻璃罐，先留罐 5 分钟，起罐后再拔 5 分钟，如此反复拔 3 次。也可以用闪罐法拔至穴位局部充血。

(3) 耳针法：取肺、胃、肠、肝、肾、肾上腺、神门、风溪。毫针浅刺，中度刺激。也可在耳背静脉放血数滴，或用埋针法、压丸法。

【昭昭医考提示】

瘾疹歌诀

曲池合谷治瘾疹,血海委中膈交针。

细目二 蛇串疮★

要点一 蛇串疮的辨证要点

本病病位在皮部,主要与肝、脾相关。多由于情志内伤,肝经郁热,热溢皮肤,或脾虚生湿,感染毒邪,湿热火毒蕴结肌肤而成。年老体弱者,常因血虚肝旺,气血凝滞,而致疼痛剧烈,病程迁延。本病以实证多见,也有本虚标实之证。

主症	初起时患部皮肤灼热刺痛、发红,继则出现簇集性粟粒大小丘状疱疹,多呈带状排列,多发生于身体一侧,以腰、胁部最为常见。疱疹消失后部分患者可遗留疼痛,可持续数月或更久。
兼症	肝胆火盛 皮损鲜红,疱壁紧张,灼热刺痛,兼口苦,烦躁易怒,苔黄,脉弦滑数
	脾胃湿热 皮损色淡,疱壁松弛,兼胸脘痞满,纳差,舌红,苔黄腻,脉濡数
	瘀血阻络 皮疹消退后局部仍疼痛不止,或见有色素沉着,兼心烦不寐,舌紫暗,苔薄白,脉弦细

要点二 蛇串疮的治法、处方、方义及操作

治则	主穴	分型配穴	方义
泻火解毒清热利湿	局部阿是穴及相应夹脊穴为主	肝胆火盛配行间、侠溪	局部阿是穴围刺或点刺拔罐,可引火毒外出;本病是疱疹病毒侵害神经根所致,取相应的夹脊穴,直针毒邪所留之处,可泻火解毒,通络止痛。
		脾胃湿热配阴陵泉、内庭	
		瘀血阻络配血海、三阴交	
		便秘配天枢	
		心烦配神门	
刺灸方法	毫针泻法,强刺激。皮损局部阿是穴用围针法,即在疱疹带的头、尾各刺一针,两旁则根据疱疹带的大小选取数点,向疱疹带中央沿皮平刺。		

要点三 蛇串疮的其他治疗

(1)皮肤针法:取局部阿是穴,中、重度叩刺,使出血。并可加用艾条熏灸或加拔罐治疗。适用于疱疹后期,遗留疼痛者。

(2)刺络拔罐法:取疱疹处及周围皮肤,用三棱针刺破疱疹,使疱内液体流出,并拔火罐,令出血。

(3)耳针法:取胰胆、肝、肾上腺、神门,毫针刺或用埋针法、压丸法。

细目三 神经性皮炎★

要点一 神经性皮炎的辨证要点

本病病位在肌肤腠理络脉,与肺、肝关系密切。多与情志不遂、风热侵袭、过食辛辣等因素有关。基本病机是风热外袭或郁火外窜肌肤,化燥生风,肌肤失养。本病以实证多见,也有虚实夹杂之证。

辨证分型	风热侵袭	发病初期,仅有瘙痒而无皮疹,或丘疹呈正常皮色或红色,食辛辣食物加重,舌红,苔薄黄,脉浮数
	肝郁化火	兼心烦易怒,每因情志刺激后诱发或加重,舌红,苔薄黄,脉弦
	血虚风燥	病久丘疹融合成片,皮肤增厚,干燥粗糙,色素沉着,或有灰白鳞屑,夜间瘙痒加剧,舌淡,苔白,脉细

要点二　神经性皮炎的治法、处方、方义及操作

治则	主穴	分型配穴	方义
祛风止痒，清热润燥	阿是穴 曲池 合谷 血海 膈俞	风热侵袭配外关、风池	取阿是穴宣通局部气血，使肌肤得以濡养，祛风泻火，化瘀止痒；曲池、合谷为阳明经穴，可和血通络，祛风止痒；"治风先治血，血行风自灭"，故取调理血分之要穴，血海、膈俞凉血养血活血，濡润肌肤。
		肝郁化火配太冲、肝俞	
		血虚风燥配脾俞、三阴交、足三里	
刺灸方法	毫针围刺，针尖沿病灶基底部皮下向中心平刺。余穴毫针虚补实泻法。		

要点三　神经性皮炎的其他治疗

(1) 皮肤针法：取阿是穴，轻者中度叩刺，以微有血点渗出为度；角化程度严重者重度叩刺，渗血较多为宜。

(2) 耳针法：取肺、神门、肾上腺、皮质下、内分泌、肝。毫针刺，中等刺激强度，或用埋针法、压丸法。

细目四　乳癖★

要点一　乳癖的辨证要点

本病病位在乳房部，与胃、肝关系密切。多因情志内伤、忧思恼怒，导致肝脾郁结，气血逆乱，痰浊内生，阻于乳络而成。足阳明胃经过乳房，足厥阴肝经至乳下，故乳癖与足厥阴肝经、足阳明胃经关系密切。基本病机为气滞痰凝，冲任失调。病性以实证多见，也有虚实夹杂之证。

辨证分型	肝郁气滞	乳房肿块和胀痛随喜怒消长，兼急躁易怒，经行不畅，舌红，苔薄黄，脉弦滑
	痰浊凝结	乳房肿块胀痛，兼胸闷不舒，恶心欲呕，苔腻，脉滑
	冲任失调	乳房肿块和疼痛在月经前加重，兼腰酸乏力，月经失调，色淡量少，舌淡，脉沉细

要点二　乳癖的治法、处方、方义及操作

治则	主穴	分型配穴	方义
理气化痰，调理冲任	膻中 乳根 屋翳 期门 足三里 太冲	肝郁气滞配肝俞、内关	本病病位在乳房，涉及肝、胃经。乳根、屋翳位于乳房局部，属胃经，可通调阳明经气；期门邻近乳房，为肝之募穴，疏肝气，调冲任；膻中为气会，合肝经可宽胸理气，散结化滞；循经远取足三里、太冲，分别疏通胃经、肝经气机。诸穴合用，可使痰化结散。
		痰浊凝结配丰隆、中脘	
		冲任失调配关元、肝俞、肾俞	
刺灸方法	毫针泻法。膻中向患侧乳房横刺；乳根向上刺入乳房底部；屋翳、期门沿肋间隙向外斜刺。诸穴不可直刺、深刺，以免伤及内脏。		

要点三　乳癖的其他治疗

(1) 耳针法：取内分泌、神门、乳腺、卵巢、肝，毫针中度刺激，或用埋针法、压丸法。

(2) 电针法：取乳根、屋翳，给予弱刺激。

细目五　颈椎病★★★★

要点一　颈椎病的辨证要点

本病与伏案久坐、跌仆损伤、外邪侵袭或年迈体弱、肝肾不足等有关。颈部感受风寒，阻痹气血，或劳作过度、外伤，损及筋脉，气滞血瘀，或年老肝血亏虚、肾精不足，筋骨失养，皆可使颈部经络气血不利，不通则痛。本病病位在颈部筋骨，与督脉，手足太阳、少阳经脉关系密切。基本病机是筋骨受损，经络气血阻滞不通。

主症	头枕、颈项、肩背、上肢等部位疼痛以及进行性肢体感觉和运动功能障碍。	
兼症	太阳经	后项部疼痛
	少阳经	颈项侧后方疼痛
	阳明经	颈项侧部疼痛
	督脉	后项正中疼痛
	外邪内侵	有明显的受寒史,遇寒痛增
	气滞血瘀	有颈部外伤或劳作过度史,痛如针刺
	肝肾不足	颈肩部酸痛,兼眩晕乏力

要点二　颈椎病的治法、处方、方义及操作

治则	主穴	分型配穴	方义
通经止痛	颈夹脊 天柱 风池 曲池 悬钟 阿是穴	病在太阳经配申脉 病在少阳经配外关	颈夹脊能疏调局部筋骨; 天柱疏通太阳经气; 风池疏通少阳经气; 曲池疏通阳明经气; 悬钟为髓会,有滋肾壮骨,以求治本的作用; 阿是穴调节局部筋脉。 诸穴配伍,疏导太阳、阳明、少阳及督脉经气,共奏通经止痛之功。
		病在阳明经配合谷 病在督脉配后溪	
		外邪内侵配合谷、列缺	
		气滞血瘀配膈俞、合谷	
		肝肾不足配肝俞、肾俞	
		上肢麻、痛配合谷、手三里 头晕头痛配百会或四神聪 恶心、呕吐配中脘、内关 耳鸣、耳聋配听宫、外关	
刺灸方法	夹脊穴宜直刺或向颈椎斜刺,得气后行平补平泻手法。余穴用泻法。		

要点三　颈椎病的其他治疗

(1) 刺络拔罐法:取局部压痛点,适用于外邪内侵证和气滞血瘀证者。

(2) 穴位注射法:取局部压痛点,选当归注射液或维生素 B_{12} 注射液或 0.1% 利多卡因注射液,每穴注射 1mL,隔日 1 次。

(3) 电针法参考基本治疗取穴,每次选 2~3 对穴位,用连续波或疏密波,每日 1 次。

【昭昭医考提示】

颈椎病的歌诀

颈椎病用椎风池,天柱后溪颈夹脊。

细目六　落枕★★

要点一　落枕的辨证要点

落枕常与睡眠姿势不正,或枕头高低不适,或因负重颈部过度扭转,或寒邪侵袭颈背部等因素有关。本病病位在颈项部经筋,与督脉、手足太阳和足少阳经密切相关。基本病机是经筋受损,筋络拘急,气血阻滞不通。本病属于实证。

辨证分型	督脉、太阳经	项背部强痛,低头加重,项背部压痛明显
	少阳经	颈肩部疼痛,头部歪向患侧,颈肩部压痛明显
	风寒袭络	有明显的感受风寒史,颈项疼痛重着,或伴恶寒发热、头痛
	气滞血瘀	颈项部刺痛,固定不移,且有明显的夜卧姿势不当或颈项外伤史

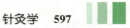

要点二　落枕的治法、处方、方义及操作

治则	主穴	分型配穴	方义
疏经活络调和气血	外劳宫天柱阿是穴后溪悬钟	病在督脉、太阳经者配大椎束骨 病在少阳经配风池、肩井 风寒袭络配风池、合谷 气滞血瘀配内关、合谷 肩痛配肩髃 背痛配天宗	外劳宫是治疗落枕的经验穴；天柱、阿是穴舒缓局部筋脉；后溪能够疏调督脉、太阳经脉气血；悬钟疏调少阳经脉气血。诸穴远近相配，共奏疏调颈部气血、缓急止痛之效。
刺灸方法	毫针泻法。先刺远端外劳宫、后溪、悬钟，持续捻转，嘱患者慢慢活动颈部，一般颈项疼痛立即缓解，再针刺局部腧穴。风寒袭络者可局部配合艾灸，气滞血瘀者可局部配合三棱针点刺放血。		

要点三　落枕的其他治疗

（1）拔罐法：取局部压痛点，先施闪罐法，再施留罐法。也可以配合刺络拔罐法。

（2）耳针法：取颈、颈椎、枕、神门，毫针中等刺激持续运针，令患者同时慢慢活动颈项部。

【昭昭医考提示】

落枕歌诀

落枕大椎肩外俞，后溪悬钟阿是服。

细目七　漏肩风★★★★

要点一　漏肩风的辨证要点

本病多与体虚、劳损、风寒侵袭肩部等因素有关。病位在肩部经筋，与手三阳、手太阴经密切相关。手三阳经及手太阴经分别循行于肩前、肩外、肩后及肩内侧，肩部感受风寒，气血痹阻，或劳作过度、外伤，损及筋脉，气滞血瘀，或年老气血不足，筋脉失养，皆可使肩部筋脉气血不利，不通或不荣而痛。本病以实证为主，也有本虚标实之证。

辨证分型	手阳明经证	疼痛以肩前外部为主
	手少阳经证	疼痛以肩外侧为主
	手太阳经证	疼痛以肩后部为主
	手太阴经	疼痛以肩前部为主
	外邪内侵	有明显感受风寒史，遇风痛增
	气滞血瘀	肩部有外伤或劳作过度史、疼痛拒按
	气血虚弱	肩部以酸痛为主，劳累加重，或伴眩晕乏力

要点二　漏肩风的治法、分型配穴、方义及操作

治则	主穴	分型配穴	方义
通经活络舒筋止痛	肩髃肩髎肩贞阿是穴阳陵泉条口透承山	手阳明经证配合谷 手少阳经证配外关 手太阳经证配后溪 手太阴经证配列缺 外邪内侵配合谷、风池 气滞血瘀配内关、膈俞 气血虚弱配足三里、气海	肩髃、肩髎、肩贞分别为手阳明经、手少阳经、手太阳经腧穴，配阿是穴，均为局部取穴，可疏通肩部经络气血，活血祛风止痛；阳陵泉为筋之会，可舒筋止痛；条口透承山可疏导太阳、阳明两经气血，为临床经验效穴。
刺灸方法	毫针泻法或平补平泻。先刺远端穴，行针后让患者运动肩关节。局部穴可加灸法。		

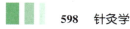

要点三　漏肩风的其他治疗

（1）刺络拔罐法：取局部压痛点，以三棱针点刺或皮肤针叩刺，使少量出血，再拔火罐。

（2）穴位注射法：取局部压痛点，选用当归注射液或维生素 B_{12} 或 0.1% 利多卡因注射液，每处注射 2mL，隔日 1 次。

（3）小针刀疗法：肩关节出现粘连时，可用针刀松解粘连。

细目八　扭伤★★

要点一　扭伤的辨证要点

本病多发于腰、踝、膝、腕、肘、髋等部位，病位在经筋。多因剧烈运动或负重不当、跌仆闪挫、牵拉以及过度扭转等原因，使关节超越正常活动范围，引起筋脉及关节损伤，气血壅滞于局部，经气运行受阻，而致局部肿胀疼痛，甚至关节活动受限。本病属于实证。新伤疼痛肿胀，活动不利者为气滞血瘀；若为陈伤，遇天气变化反复发作者为寒湿侵袭，瘀血阻络。

要点二　扭伤的治法、处方、方义及操作

治则	主穴及局部取穴		配穴
祛瘀消肿舒筋通络	阿是穴局部腧穴	腰部：阿是穴、大肠俞、腰痛点、委中	①根据病位配合循经远端取穴。急性腰扭伤：督脉病证配水沟或后溪；足太阳经筋病证配昆仑或后溪；手阳明经筋病证配手三里或三间。②根据病位在其上下循经邻近取穴，如膝内侧扭伤，病在足太阴脾经，可在扭伤部位其上取血海，其下取阴陵泉。③根据手足同名经配穴法进行配穴。方法：踝关节与腕关节对应，膝关节与肘关节对应，髋关节与肩关节对应。例如，踝关节外侧昆仑穴、申脉穴处扭伤，病在足太阳经，可在对侧腕关节手太阳经养老穴、阳谷穴处寻找最明显的压痛的穴位针刺；再如，膝关节内上方扭伤，病在足太阴经，可在对侧手太阴经尺泽穴处寻找最明显的压痛点针刺；以此类推。
		颈部：阿是穴、风池、绝骨、后溪	
		肩部：阿是穴、肩髎、肩髃、肩贞	
		肘部：阿是穴、曲池、小海、天井	
		腕部：阿是穴、阳溪、阳池、阳谷	
		髋部：阿是穴、环跳、秩边、承扶	
		膝部：阿是穴、膝眼、膝阳关、梁丘	
		踝部：阿是穴、申脉、解溪、丘墟	
刺灸方法	毫针泻法。陈旧性损伤留针加灸法，或用温针灸。针灸对急性扭伤者，常先针刺远端穴位，并令患者同时活动患部，常有针入痛止之效。		
方义	扭伤多为关节伤筋，属经筋病，"在筋守筋"，故治疗当以扭伤局部取穴为主，以疏通经络，散除局部的气血壅滞，配合循经远部取穴，加强疏导本经气血的作用，达到"通则不痛"的效果。		

要点三　扭伤的其他治疗

（1）耳针法：取对应部位的敏感点、神门，中强度刺激，或用埋针法、压丸法。

（2）刺络拔罐法：取阿是穴，以皮肤针叩刺疼痛肿胀局部，以微渗血为度，加拔火罐，适用于新伤局部血肿明显者或陈伤寒湿侵袭，瘀血阻络者。

【昭昭医考提示】

扭伤速记歌诀

扭伤肩部髎贞髎，曲池小海井肘笑；
阳池阳溪腕阳谷，肾俞委中阳关腰；
梁丘膝眼阳关膝，秩边承扶髀环跳；
解溪昆仑踝丘墟，椎柱肩外悬溪络。

细目九　肘劳★★

要点一　肘劳的辨证要点

肘劳主要与肘部的慢性劳损有关。病位在肘部手三阳经筋。前臂在反复地做拧、拉、旋转等动作时，可使肘部的经筋发生慢性损伤,以致劳伤气血,血不荣筋,筋骨失养,风寒之邪乘虚侵袭肘关节,**手三阳经筋受损,筋脉不通,气血阻滞导致本病**。本病属于实证。

兼症	手阳明经筋证(网球肘)	肘关节外上方(肱骨外上髁周围)明显压痛
	手太阳经筋证(高尔夫球肘)	肘关节内下方(肱骨内上髁周围)明显压痛
	手少阳经筋证(学生肘或矿工肘)	肘关节外部(尺骨鹰嘴处)明显压痛

要点二 肘劳的治法、处方、方义及操作

治则	主穴	分型配穴	方义
舒筋通络	阿是穴	手阳明经筋证配曲池、手三里、三间	阿是穴能疏通局部经络气血,舒筋通络止痛
		手太阳经筋证配阳谷、小海	
		手少阳经筋证配外关、天井	
刺灸方法	毫针泻法。压痛点局部采用多向透刺法,或齐刺法,得气后留针,局部可加温和灸或电针。网球肘局部疼痛明显者可加电针。		

要点三 肘劳的其他治疗

(1)穴位注射法:取阿是穴,选当归注射液或1%的利多卡因、维生素 B_{12} 注射液,每穴注射 $0.5\sim1.0$mL,每日或隔日1次。

(2)艾灸法:取局部压痛点、曲池、天井等穴,隔姜灸,每日或隔日1次。

(3)火针法:将火针烧至发白后,点刺肘劳疼痛局部,深度为3～5分,隔日治疗1次。

 历年真题精选

【A2型题】

1.患者,男,50岁。右额面部束带状刺痛5天,局部皮肤潮红,皮疹呈簇状水疱,排列如带状,小便黄,大便干,舌红苔薄黄,脉弦。治疗除取血海、三阴交、太冲外,还应加

A. 曲池、合谷、大椎　　　　　　　B. 外关、合谷、侠溪　　　　　　C. 尺泽、合谷、大椎

D. 风池、合谷、膈俞　　　　　　　E. 曲池、合谷、支沟

答案:E; 考点:**蛇串疮的选穴**

解析:由本患者的症状可知本病为蛇串疮,其选穴应为合谷、曲池、支沟等。合谷、曲池配合可以疏导阳明经气,支沟可以疏调三焦之气。故选择 E。

2.患者,女,45岁。2天前感觉胁肋部皮肤灼热疼痛,皮色发红,继则出现簇集性粟粒状大小丘状疱疹,呈带状排列,兼见口苦,心烦,易怒,脉弦数。治疗除取主穴外,还应选用的穴位是

A. 大椎、曲池、合谷　　　　　　　B. 行间、大敦、阳陵泉　　　　　　C. 血海、隐白、内庭

D. 足三里、阴陵泉、阳陵泉　　　　E. 内庭、曲池、太白

答案:B; 考点:**蛇串疮的选穴**

解析:由本患者的症状可知本病为蛇串疮的肝胆火盛证,选穴行间、大敦、阳陵泉等清泻肝胆经实火。故选择 B。

3.患者,女,21岁。食鱼虾后皮肤出现片状风团,瘙痒异常。治疗取神阙穴,所用的方法是

A. 针刺　　　B. 隔盐灸　　　C. 拔罐　　　D. 隔姜灸　　　E. 艾条灸

答案:C; 考点:**风疹的治疗**

解析:风疹的治疗可在神阙穴处拔火罐,留罐 5 分钟,取下后再拔罐,留罐 5 分钟,如此 3 次为 1 个疗程。故本题选 C。

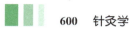

第三十一单元　五官科病证的针灸治疗

【考点透视】
本单元内容以熟悉为主,重点注意目赤肿痛、耳鸣耳聋、牙痛、咽喉肿痛等的治疗主穴。

细目一　目赤肿痛

要点一　目赤肿痛的辨证要点

目赤肿痛常与外感风热、时疫热毒之邪,或肝胆火盛等因素有关。病位在目,十二经脉中除手阳明大肠经外,其余五条阳经皆直接联系眼睛,足厥阴肝经与手少阴心经也联系目系,故目赤肿痛的发生与上述七条经脉有关,但与肝胆两经关系最为密切。各种外邪或肝胆之火,循经上扰,热毒蕴结目窍,均可导致目赤肿痛的发生。目赤肿痛以实证为主。

主症		目赤肿痛,羞明,流泪,眵多
兼症	外感风热	若起病较急,目睛红赤灼热,痒痛皆作,眵多清稀或黄黏,苔薄白或微黄,脉浮数
	肝胆火盛	起病稍缓,病初眼有异物感,视物不清,继而目赤肿痛,眵多胶结,兼口苦咽干,苔黄,脉弦数

要点二　目赤肿痛的治法、处方、方义及操作

治则	主穴	配穴	方义
疏风散热消肿止痛	睛明太阳风池合谷太冲	外感风热配少商、外关	取局部穴睛明、太阳宣泄患部郁热以消肿;目为肝之窍,阳明、厥阴等经脉均循行至目系,故取合谷调阳明经气以疏泄风热,太冲、风池分属于肝胆两经,上下相应,可导肝胆之火下行。
		肝胆火盛配行间、侠溪	
刺灸方法	毫针泻法,太阳、少商点刺出血。		

要点三　目赤肿痛的其他治疗

(1)挑刺法:在两肩胛间寻找阳性反应点,或在大椎两旁0.5寸处选点挑刺。本法适用于急性结膜炎。
(2)耳针法:取眼、神门、肝,毫针刺或用压丸法。亦可在耳尖或耳背静脉点刺出血。

细目二　耳鸣耳聋★

要点一　耳鸣耳聋的辨证要点

本病常与肝胆火旺、外感风邪和肾精亏耗等因素有关。病位在耳。肾开窍于耳,少阳经入耳中,故本病与肝胆、肾关系密切。火热或精亏致耳部脉络不通或失于濡养均可导致耳鸣、耳聋的发生。耳鸣、耳聋多为虚证,也有实证或虚实夹杂之证。

实证	主症	暴病耳聋,或耳中觉胀,耳鸣如潮,鸣声隆隆不断,按之不减
	外感风邪	兼耳闷胀,畏寒,发热,舌红,苔薄,脉浮数
	肝胆火盛	兼头胀,面赤,咽干,脉弦者
	痰火郁结	兼耳内憋气感明显,胸闷痰多,苔黄腻,脉弦滑
虚证	主症	久病耳聋,耳鸣如蝉,时作时止,劳累则加剧,按之鸣声减弱
	肾精亏损	兼头晕,遗精,带下,腰膝酸软,脉虚细者
	脾胃虚弱	兼神疲乏力,食少腹胀,便溏,脉细弱

要点二　耳鸣耳聋的治法、处方、方义及操作

耳鸣耳聋	治则	主穴	配穴	方义
实证	疏风泻火 通络开窍	听会 翳风 中渚 侠溪	外感风邪配外关、合谷 肝胆火盛配行间、丘墟 痰火郁结配丰隆、阴陵泉	手足少阳经脉均绕行于耳之前后并入耳中，听会属足少阳经，翳风属手少阳经，两穴又均居耳部，可疏导少阳经气，主治耳疾；循经取侠溪、中渚，通上达下，疏导少阳经气，宣通耳窍。
虚证	补肾养窍	听宫 翳风 太溪 肾俞	脾胃虚弱配气海、足三里	太溪、肾俞能补肾填精，上荣耳窍；听宫为手太阳经与手、足少阳经之交会穴，气通耳内，具有聪耳启闭之功，为治耳疾要穴；配手少阳经局部的翳风穴，可疏导少阳经气，宣通耳窍。
操作	听会、听宫、翳风的针感宜向耳底或耳周传导为佳，余穴常规针刺，虚证可加灸。			

要点三　耳鸣耳聋的其他治疗

(1) 头针法：取颞后线，毫针刺，间歇运针，留针 20 分钟。

(2) 耳针法：取肾、肝、胆、内耳、皮质下、神门，毫针刺，或压丸法。

(3) 穴位注射法：取翳风、完骨、肾俞、阳陵泉等穴，选用丹参注射液或维生素 B_{12} 注射液，每穴 0.5～1mL。

【昭昭医考提示】

耳鸣耳聋速记时，首先取局部穴位；

然后根据肾开窍于耳，虚证取肾经的穴位——肾俞、太溪。

手少阳三焦上行于耳，所以实证的治疗取三焦经的中渚和同名经侠溪。

细目三　牙痛★★

要点一　牙痛的辨证要点

牙痛常与外感风热、胃肠积热或肾气亏虚等因素有关，并因遇冷、热、酸、甜等刺激时发作或加重。病位在齿，肾主骨，齿为骨之余，手、足阳明经分别入下齿、上齿，故本病与胃、肾关系密切。外邪与内热等因素均可伤及龈肉，灼烁脉络，发为牙痛。

主症	牙齿疼痛	
兼症	风火牙痛	若起病急，牙痛甚而龈肿，伴形寒身热，脉浮数
	胃火牙痛	牙痛剧烈，齿龈红肿或出脓血，口臭，口渴，便秘，舌红，苔黄燥，脉洪数
	虚火牙痛	起病较缓，牙痛隐作，时作时止，牙龈微红肿或见萎缩，齿浮动，舌红，少苔，脉细数

要点二　牙痛的治法、处方、方义及操作

治则	主穴	配穴	方义
祛风泻火 通络止痛	合谷 颊车 下关	风火牙痛配外关、风池 胃火牙痛配内庭、二间 虚火牙痛配太溪、行间	手足阳明经分入上下齿，合谷为手阳明经原穴，可清阳明之热，为治疗牙痛之要穴；颊车、下关属局部取穴，疏泄足阳明经气，消肿止痛。
刺灸方法	毫针泻法，或平补平泻。循经远取可左右交叉刺，合谷持续行针 1～2 分钟。虚火牙痛者，太溪可用补法。		

要点三　牙痛的其他治疗

(1) 耳针法：取口、颌、牙、神门、胃、肾，每次选用 3～5 穴，毫针中等强度刺激，或用压丸法。

(2) 穴位敷贴法：将大蒜捣烂，于睡前贴敷双侧阳溪穴，至发泡后取下，用于龋齿疼痛。

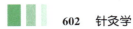

细目四 咽喉肿痛★★

要点一 咽喉肿痛的辨证要点

咽喉肿痛的发生常与外感风热、饮食不节和体虚劳累等因素有关。本病病位在咽喉,咽通于胃,喉为肺系,肾经上循喉咙,结于廉泉,故本病与肺、胃、肾等脏腑关系密切。外感风热熏灼肺系,或肺胃二经郁热上壅,或肾阴亏耗,虚火上炎,均可导致咽喉肿痛的发生。基本病机是火热或虚火上灼咽喉。

主症		咽喉部红肿疼痛、吞咽不适
兼症	外感风热	兼发热,汗出,头痛,咳嗽,舌质红,苔薄白或微黄,脉浮数
	肺胃热盛	兼吞咽困难,高热,口渴喜饮,大便秘结,小便黄赤,舌红,苔黄,脉数有力
	阴虚火旺	兼咽干微肿,疼痛以午后或入夜尤甚,或咽部异物感,手足心热,舌红,少苔,脉细数

要点二 咽喉肿痛的治法、处方、方义及操作

	治则	主穴	配穴	方义
实证	清热利咽消肿止痛	少商合谷尺泽关冲	外感风热配风池、外关	少商点刺出血,可清泻肺热,为治疗实证咽喉肿痛的要穴。合谷疏泄阳明郁热;尺泽泻肺经实热;关冲穴点刺出血,可清泻三焦之火,消肿利咽。
			肺胃热盛配内庭、鱼际	
虚证	滋阴降火利咽止痛	太溪照海列缺鱼际	太溪滋阴降火,照海通阴跷脉,列缺通任脉,二穴相配,为八脉交会组穴,可清肺热、利咽喉。鱼际荥穴,清肺热,利咽喉。	
操作	实证用泻法,少商、关冲点刺出血;虚证用补法或平补平泻法,列缺、照海行针时可配合做吞咽动作。			

要点三 咽喉肿痛的其他治疗

(1)三棱针法:取少商、商阳、耳背静脉,点刺出血。

(2)皮肤针法:取合谷、大椎、后颈部、颌下、耳垂下方。中度或重度刺激。

(3)耳针法:取咽喉、心、扁桃体、耳尖等。毫针刺,或用压丸法。

细目五 近视★

要点一 近视的辨证要点

近视常与先天禀赋不足、后天用眼不当,或劳心伤神等因素有关。病位在目,与心、肝、肾关系密切。肝开窍于目,足厥阴肝经上目系,手少阴心经系目系。各种内外因素,导致目络瘀阻,或目失所养均可导致近视的发生。本病多为虚实夹杂之证。

主症		视近清晰,视远模糊,视力减退
兼症	心脾两虚	兼见眼易疲劳,神疲乏力,面色不华,头晕心悸,纳呆便溏,舌淡,脉细
	肝肾不足	兼见目干涩,耳鸣腰酸,舌红,少苔,脉细

要点二　近视的治法、处方、方义及操作

治则	主穴	配穴	方义
调气活血 养肝明目	睛明 承泣 风池 光明	心脾两虚 配心俞、脾俞、足三里 肝肾不足 配肝俞、肾俞、太溪、太冲	近取睛明、承泣，可疏通眼部经气，活血通络明目；风池为足少阳与阳维脉之交会穴，内与眼络相连，光明为足少阳经之络穴，与肝相通，两穴相配可疏调眼络，养肝明目。
刺灸方法	主穴宜平补平泻，配穴均用补法，可加灸。		

要点三　近视的其他治疗

（1）皮肤针法：取眼周穴、风池，轻度或中度叩刺，至皮肤潮红为度。

（2）耳针法：取眼、肝、肾、心、脾、神门，每次选用2～3穴，毫针刺或用压丸法。

【A1 型题】

1. 治疗肾虚型牙痛，除取主穴外，还应加

A. 外关、风池　　　B. 太溪、行间　　　C. 太溪、外关　　　D. 太冲、曲池　　　E. 太冲、阳溪

答案：B；　考点：牙痛的选穴

解析：肾虚型牙痛应配合太溪、行间以滋肾阴。故选择 B。

2. 治疗风火牙痛，除选取主穴外，应加用的腧穴是

A. 太溪、行间　　　B. 太溪、外关　　　C. 太冲、曲池　　　D. 太冲、阳溪　　　E. 外关、风池

答案：E；　考点：牙痛的选穴

解析：风火牙痛应加用外关、风池穴，以疏风降火。故选择 E。

【A2 型题】

3. 患者，男，43 岁。两耳轰鸣，按之不减，听力减退，兼见烦躁易怒，咽干，便秘，脉弦。治疗应首选

A. 手、足太阴经穴　　　　　B. 手、足少阴经穴　　　　　C. 手、足少阳经穴

D. 手阳明经穴　　　　　　　E. 足太阳经穴

答案：C；　考点：耳鸣的选穴

解析：由本患者的症状可知本病为耳鸣。手足少阳经脉循耳之前后，故手足少阳经脉的腧穴可以疏导少阳经气。故选择 C。

4. 患者，女，31 岁。右侧牙痛 3 天，龈肿，痛剧，伴口臭，口渴，大便 3 日未行，舌苔黄，脉洪。治疗除取颊车、下关穴外，还应加

A. 外关、风池　　　B. 太溪、行间　　　C. 中渚、养老　　　D. 合谷、内庭　　　E. 太冲、曲池

答案：D；　考点：牙痛的选穴

解析：由本患者的症状可知本病为牙痛之胃火炽盛，故应选用清胃降火的合谷穴和内庭穴。故选择 D。

5. 患者，男，36 岁。上齿剧痛 3 天，伴口臭，口渴，便秘，舌苔黄，脉洪。治疗应首选

A. 风池　　　B. 外关　　　C. 足三里　　　D. 内庭　　　E. 地仓

答案：D；　考点：齿痛的取穴

解析：参见本单元第 4 题。故选择 D。

6. 患者，男，31 岁。目赤肿痛，羞明，流泪，伴头痛发热，脉浮数。治疗除取主穴外，还应选用的是

A. 太渊、风池　　　B. 上星、少商　　　C. 行间、侠溪　　　D. 太溪、鱼腰　　　E. 外关、四白

答案：B；　考点：目赤肿痛的选穴

解析：由本患者的症状可知本病为目赤肿痛之风热证，故在选穴的过程中应选用上星、少商、风池等腧穴

疏散风热。故选择 B。

7. 患者,女,64 岁。耳中如蝉鸣 4 年,时作时止,劳累则加剧,按之鸣声减弱。治疗应首选

A. 太阳、听会、角孙　　　　　　B. 丘墟、足窍阴、外关　　　　　C. 太阳、听会、合谷
D. 听会、侠溪、中渚　　　　　　E. 太溪、照海、听宫

答案:E;　考点:耳鸣的选穴

解析:由题干知患者为耳鸣虚证。选穴以足少阴、手太阳经穴为主。太溪、照海可补益肾精、肾气。听宫为局部选穴,可疏通耳部经络气血。故本题选 E。

第三十二单元　其他病证的针灸治疗

【考点透视】

熟悉几种急症的治疗主穴。

细目一　晕厥★★

要点一　晕厥的辨证要点

晕厥常与气血不足、恼怒等因素有关。病位在脑,与肝、心、脾关系密切。体质虚弱或情志过激,导致阴阳之气不相顺接,气血运行失常导致晕厥的发生。晕厥以实证为多见,亦有虚实夹杂之证。

虚证	突然昏仆,兼面色苍白、四肢厥冷,舌淡,苔薄白,脉细缓无力
实证	素体健壮,偶因外伤、恼怒等突然昏仆,兼呼吸急促,牙关紧闭,舌淡,苔薄白,脉沉弦

要点二　晕厥的治法、处方、方义及操作

晕厥	治则	主穴	配穴	方义	刺灸法
虚证	苏厥醒神	水沟 百会 内关 足三里	虚证配气海、关元	水沟、百会为醒脑开窍之要穴;内关可醒神宁心;足三里补益气血,使气血上奉于头以苏厥醒神	毫针虚补实泻法
实证			实证配合谷、太冲		

要点三　晕厥的其他治疗

(1) 耳针法:取心、脑、神门、皮质下、肾上腺,选 2～4 穴,毫针刺,实证用较强刺激,间歇行针,虚证用弱刺激。

(2) 三棱针法:取太阳、十二井穴或十宣,用三棱针点刺出血数、滴。适用于实证。

(3) 指针法:取水沟、内关、太冲,用拇指重力掐按,以患者出现疼痛反应并苏醒为度。

细目二　内脏绞痛★★

要点一　内脏绞痛的辨证要点

心绞痛	辨证要点	病位在心,与肝、肾、脾、胃有关。各种外邪或脏腑内伤,导致心脉不通,或心脉失养,心络不畅,均可导致心绞痛。
	气滞血瘀	七情诱发,胸闷及心区压榨性疼痛,烦躁不宁,脉弦紧。
	寒邪凝滞	遇寒诱发,唇甲青紫,心痛如刺,心痛彻背,舌质紫暗,脉涩。
	痰浊阻络	胸中痞闷而痛,痛彻肩背,喘不得卧,喉中痰鸣,舌胖,苔腻,脉滑。
	阳气虚衰	面色苍白或表情淡漠,甚至心痛彻背,大汗淋漓,气促息微,四肢厥冷,唇甲青紫或淡白,舌淡红,苔薄白,脉沉细微者。

胆绞痛	辨证要点	胆绞痛常与情志遂、饮食不节、蛔虫阻滞等因素有关。病位在胆,与肝关系密切。各种因素导致胆腑气机壅阻,不通则痛。胆绞痛多实证。	
	肝胆湿热	突然作痛,呈持续性并阵发性加剧,疼痛常放射至右肩胛区,兼恶心呕吐,黄疸,舌苔黄腻,脉滑数。	
	肝胆气滞	兼胁肋胀痛,走窜不定,脉弦者。	
	蛔虫妄动	突发剧烈绞痛,有钻顶感,呈阵发性,脉紧。	
肾绞痛	辨证要点	常与湿热之邪相关。本病病位在肾,与膀胱、脾关系密切。湿热蕴结下焦,煎熬尿液成石,阻于水道,通降失利导致肾绞痛的发生。肾绞痛以实证为主,久发可由实转虚。	
	下焦湿热	突发绞痛,疼痛从后腰肾区,向腹部、同侧阴囊、大腿内侧放射,兼小便时有中断,尿血,舌红,苔黄腻,脉弦滑数。	
	肾气不足	尿痛已久,兼排尿无力,小便断续,舌质淡,苔薄白,脉弦紧。	

要点二　内脏绞痛的治法、处方、方义及操作

	治则	主穴	配穴	方义
心绞痛	通阳行气活血止痛	内关郄门阴郄膻中	气滞血瘀配太冲、血海	内关为络穴,八脉交会穴之一,通阴维脉,能调理心气,活血通络,为治疗心绞痛的特效穴;郄门、阴郄分郄穴,活血、缓急、止痛;膻中为募穴,气会,可疏调气机,治心胸疾患。
			寒邪凝滞配神阙、至阳	
			痰浊阻络配中脘、丰隆	
			阳气虚衰配心俞、至阳	
胆绞痛	疏肝利胆行气止痛	胆囊穴阳陵泉胆俞日月	肝胆湿热配内庭、阴陵泉	胆囊穴为经验穴;阳陵泉为胆之下合穴,可利胆止痛;胆俞、日月俞募相配,疏调肝胆气机,共奏疏肝利胆之功。
			肝胆气滞配太冲、丘墟	
			蛔虫妄动配迎香透四白	
肾绞痛	清利湿热通淋止痛	肾俞膀胱俞中极三阴交阴陵泉	下焦湿热配委阳、合谷	肾俞、膀胱俞为背俞穴,可助膀胱气化,清利下焦湿热,达调气止痛的目的;中极为膀胱募穴;三阴交为肝、脾、肾三经之交会,鼓舞肾气,利尿通淋;阴陵泉清利湿热,通淋止痛。
			肾气不足配气海、关元	
操作	心绞痛毫针泻法。寒证、虚证加艾灸;胆绞痛毫针泻法。日月、胆俞注意针刺方向,勿深刺;肾绞痛毫针泻法。			

要点三　内脏绞痛的其他治疗

(1) 耳针法治疗心绞痛:取心、小肠、交感、神门、内分泌,每次选3～5穴,毫针刺,中等刺激。

(2) 耳针法治疗胆绞痛:取肝、胰胆、交感、神门、耳迷根,急性发作时采用毫针刺,强刺激,持续捻针。剧痛缓解后行压丸法,两耳交替进行。

(3) 耳针法治疗肾绞痛:取肾、输尿管、交感、皮质下、三焦,毫针刺,强刺激。

细目三　肥胖症★★

要点一　肥胖症的辨证要点

肥胖常与劳役过度、饮食起居失常、情志内伤等因素有关。与胃、肠、脾、肾关系密切。多种外邪及内伤因素导致五脏气血阴阳失调,水湿、痰浊、膏脂等壅盛于体内而致肥胖。本病以实证为主,亦有虚证。

辨证要点	形体壮硕者属实,肥胖臃肿虚浮者属虚;肌肤紧而结实者为实,肌肤松弛者为虚。	
分型辨证	胃肠积热	兼消谷善饥,大便干燥,舌质红,苔黄腻,脉滑数
	脾胃虚弱	兼食欲不振,大便溏薄,舌淡,苔薄,脉细弱
	肾阳亏虚	兼畏寒怕冷,头晕腰酸,月经不调或阳痿早泄,舌淡,苔薄,脉沉细

要点二　肥胖症的治法、处方、方义及操作

治则	主穴	配穴	方义
祛湿化痰通经活络	曲池天枢阴陵泉丰隆太冲	胃肠积热配上巨虚、内庭	肥胖多责之脾胃肠腑。曲池为手阳明大肠经的合穴,天枢为大肠的募穴,两穴相配,可通利肠腑,降浊消脂;阴陵泉为足太阴脾经之合穴,健脾祛湿,丰隆乃足阳明胃经之络穴,为治痰要穴,两穴合用,可分利水湿、蠲化痰浊;太冲疏肝理气。
		脾胃虚弱配脾俞、足三里	
		肾阳亏虚配肾俞、关元	
		心悸配神门、内关	
		胸闷配膻中、内关	
		嗜睡配照海、申脉	
		腹部肥胖配归来、下脘、中极	
		便秘配支沟	
		性功能减退配关元、肾俞	
		下肢水肿配三阴交、水分	
刺灸方法	毫针虚补实泻法。		

要点三　肥胖症的其他治疗

(1) 耳针法：取口、胃、脾、肺、三焦、内分泌、皮质下,每次选用3～5穴,毫针刺,或用埋针法、压丸法。

(2) 皮肤针法：根据前述主穴、配穴取穴;并选局部阿是穴,用皮肤针叩刺。实证重力叩刺,以皮肤渗血为度;虚证中等力度刺激,以皮肤潮红为度。

(3) 电针法：根据基本治疗处方取穴,选2～3对腧穴,疏密波,强刺激,20～30分钟。

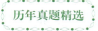

历年真题精选

【A2 型题】

患者,男,36 岁。右下腹疼痛 1 天。患者 1 天前无明显诱因出现脐周疼痛,继而转移至右下腹,以手按之,其痛加剧,痛处固定不移,伴有发热,恶心,舌苔黄薄而腻,脉弦数。治疗应首选

A. 足三里、阑尾、曲池、天枢　　　　B. 合谷、委中、天枢、太冲

C. 梁门、幽门、上巨虚、足三里　　　D. 合谷、三阴交、太冲、内庭

E. 上巨虚、阴陵泉、内关、合谷

答案：A；　考点：肠痈的治法

解析：由患者转移性右下腹疼痛症状可判断其为肠痈。本病为大肠腑病,故取肠痈治疗经验穴阑尾穴;配天枢调畅脏腑气机;同时选取大肠合穴曲池,胃合穴足三里以通调腑气。故选择 A。

西医临床科目

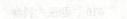

 西医内科学

单元	内容	考点级别
第一单元	呼吸系统疾病	★★★★
第二单元	循环系统疾病	★★★★
第三单元	消化系统疾病	★★★★
第四单元	泌尿系统疾病	★★★
第五单元	血液系统疾病	★★
第六单元	内分泌与代谢疾病	★★
第七单元	结缔组织病	★★
第八单元	神经系统疾病	★★
第九单元	常见急危重症	★★★★

第一单元 呼吸系统疾病

细目一 慢性阻塞性肺疾病

【考点透视】

1. 掌握慢性阻塞性肺疾病的诊断和治疗。

2. 理解慢性阻塞性肺疾病的临床分级与临床表现、实验室检查和其他检查、并发症。

3. 了解慢性阻塞性肺疾病的病因和发病机制。

要点	内容
要点一 病因与 发病机制	慢性阻塞性肺疾病(COPD)是一种以持续存在的气流受限为特征的肺部疾病,气流受限不完全可逆,呈进行性发展,主要累及肺部,也可引起肺外各器官的损害。COPD 的病因复杂,至今尚未完全明了。 1. 吸烟是最主要的病因。吸烟年龄越早、时间越长、量越多,患病率越高。吸烟可使支气管黏膜鳞状上皮化生、纤毛受损、腺体增生,并导致黏膜充血水肿、净化能力减弱,促使非特异性炎症的产生。 2. 环境污染包括职业粉尘和化学物质,如有害气体二氧化硫、二氧化氮、石棉等。空气污染如刺激性烟雾、臭氧等。 3. 感染因素是指发病与病情发展的重要因素,主要为病毒与细菌感染,如流感病毒、腺病毒、肺炎链球菌、流感嗜血杆菌等。 4. 气候,主要为寒冷干燥气候,是急性发作的常见诱因。 5. 机体内在因素,包括过敏因素、自主神经功能失调、年龄、营养不良、氧化应激等。
要点二 临床分级与 临床表现	临床分级:★★ Ⅰ级(轻度):$FEV_1/FVC<70\%$,$FEV_1\%\geqslant80\%$,有或无慢性咳嗽、咳痰症状。 Ⅱ级(中度):$FEV_1/FVC<70\%$,$80\%>FEV_1\%\geqslant50\%$,有或无慢性咳嗽、咳痰症状。 Ⅲ级(重度):$FEV_1/FVC<70\%$,$50\%>FEV_1\%\geqslant30\%$,有或无慢性咳嗽、咳痰症状。 Ⅳ级(极重度):$FEV_1/FVC<70\%$,$FEV_1\%<30\%$或$FEV_1\%<50\%$,伴呼吸衰竭。

续表

要点	内容
要点二 临床分级与 临床表现	临床表现：★★★ 1. 症状：起病缓慢，病程漫长并逐渐加重。 (1) 慢性咳嗽随病程发展可终身不愈，晨间咳嗽明显，夜间有阵咳或排痰。 (2) 咳痰一般为白色黏液或浆液泡沫状痰，偶可带血丝，清晨排痰较多。急性发作时痰量增多，可有脓性痰。 (3) 气短及呼吸困难为 COPD 的典型症状。早期仅在体力活动时出现，后逐渐加重，尤其出现肺气肿时，日常活动甚至休息时也有气短、呼吸困难，表现为呼气性呼吸困难，伴呼气延长。 (4) 喘息和胸闷部分患者特别是重度患者或急性加重时出现喘息。 (5) 其他晚期可出现体重下降、食欲减退等。 2. 体征：早期可无异常，随疾病进展出现：桶状胸、呼吸变浅、频率增快、双肺语颤减弱、叩诊呈过清音、心浊音界缩小、肺下界和肝浊音界下移、呼吸音减弱、呼气延长，部分患者可闻及干啰音和/或湿啰音。
要点三 并发症	1. 慢性呼吸衰竭多由肺部感染诱发，确诊依赖于动脉血气分析，$PaO_2 < 60mmHg$ 伴有 $PaO_2 < 50mmHg$ 并出现缺氧及高碳酸血症的一系列表现，可以确定发生呼吸衰竭。★★★ 2. 自发性气胸为急性并发症，出现用力后突发一侧撕裂样胸痛，呼吸困难加重，胸片显示患者透光度增加，并可见被压缩肺边缘。★★★ 3. 慢性肺源性心脏病是 COPD 的最终结局。
要点四 实验室检查 及其他检查	1. 肺功能是判断气流受限的主要客观指标，对诊断 COPD、评估严重程度、疾病进展、预后及对治疗的反应等有重要意义。其中主要指标为第一秒用力呼气容积（FEV_1）出现减少，且 $FEV_1/FVC < 70\%$。★★★ 2. 胸部 X 线早期可无变化，病情进展可出现肺纹理增粗、紊乱等非特异性改变。肺气肿时出现双肺透光度增加、肋间隙增宽、心影狭长、外带肺纹理减少或消失等改变。胸片可作为确定肺部并发症及排除其他肺部疾病的检查。 3. 胸部 CT 不作为常规检查，高分辨 CT 对疑难病例的鉴别诊断有一定意义。 4. 血气分析可确定是否发生呼吸衰竭及其类型。
要点五 诊断	COPD 的主要诊断依据有长期吸烟等高危因素史，结合临床症状、体征及肺功能检查结果等综合确定。不完全可逆的气流受限是 COPD 诊断的必备条件，吸入支气管扩张剂后 $FEV_1/FVC < 70\%$ 最有助于诊断，并根据 $FEV_1\%$ 下降的程度进行严重程度分级。★★★★
要点六 治疗	（一）稳定期治疗 ★★★★ 1. 戒烟，脱离污染环境，增强抵抗力。 2. 支气管扩张药：缓解气短症状，提高生活质量，是 COPD 稳定期最主要的治疗药物。 (1) β_2 肾上腺素受体激动剂常用沙丁胺醇、特布他林气雾剂等。 (2) 抗胆碱能药常用异丙托溴铵气雾剂。噻托溴铵为长效抗胆碱能药，作用长达 24 小时以上。 (3) 茶碱类药常用氨茶碱、缓释型或控释型茶碱等。 3. 祛痰药：应用盐酸氨溴索、N-乙酰半胱氨酸、羧甲司坦和稀化黏素等。 4. 糖皮质激素：长期规律的吸入糖皮质激素较适用于 $FEV_1\% < 50\%$ 且有临床症状以及反复加重的 COPD 患者。联合吸入糖皮质激素和长效队受体激动剂，效果优于单药治疗。 5. 长期家庭氧疗：应用指征：①$PaO_2 \leqslant 55mmHg$ 或 $SaO_2 \leqslant 88\%$，有或没有高碳酸血症。②$PaO_2 55 \sim 60mmHg$，或 $SaO_2 < 89\%$，并有肺动脉高压、心力衰竭或红细胞增多症（红细胞比积 $> 55\%$）一般经鼻导管吸入给氧，氧流量 $1 \sim 2L/min$，吸氧持续时间 $10 \sim 15h/d$，使患者在静息状态下，$PaO_2 \geqslant 60mmHg$ 和/或 $SaO_2 > 90\%$。 6. 其他：康复治疗、免疫调节治疗等。 （二）急性加重期治疗 ★★★★ 首先确定急性发作的原因，并进行病情严重程度评估，以决定门诊或住院治疗。

续表

要点	内容
要点六 治疗	1. 控制感染细菌感染是导致 COPD 急性加重最重要的原因,故选用敏感抗生素是极为重要的治疗措施。应根据 COPD 严重程度及相应的细菌分层情况,结合当地常见致病菌类型、耐药流行趋势和药敏情况,选用敏感抗生素。如对初始治疗反应欠佳,应及时根据细菌培养及药物试验结果调整。 2. 扩张支气管短效 β_2 受体激动剂:较适用于 COPD 急性加重期的治疗,常用沙丁胺醇等。若效果不显著,加用抗胆碱能药物,常用异丙托溴铵等。对于较为严重的 COPD 患者,可考虑静脉滴注茶碱类药物。 3. 控制性氧疗为住院患者的基础治疗。无严重合并症患者,氧疗后易达到满意的氧合水平($PaO_2>60mmHg$ 或 $SaO_2>90\%$),但吸入氧浓度不宜过高,需注意可能发生潜在的 CO_2 潴留及呼吸性酸中毒。 4. 应用糖皮质激素,住院患者宜在应用支气管扩张剂的基础上,口服或静脉滴注糖皮质激素。 5. 其他:①祛痰。②维持水、电解质平衡,保证营养供给。③并发严重呼吸困难时给予机械通气治疗。④积极治疗伴发病及并发症等。
真题精选	诊断 COPD 的基础条件是 A. $FEV_1/FVC<50\%$ B. $FEV_1/FVC<60\%$ C. $FEV_1/FVC<70\%$ D. $FEV_1/FVC<80\%$ E. $FEV_1/FVC<90\%$ 答案:C; 考点:CODP 的诊断 解析:不完全可逆的气流受限是 COPD 诊断的必备条件,吸入支气管扩张剂后 $FEV_1/FVC<70\%$ 最有助于诊断。故选 C。

细目二 慢性肺源性心脏病

【考点透视】

1. 掌握慢性肺源性心脏病的诊断与鉴别诊断、治疗。
2. 理解慢性肺源性心脏病的临床表现及实验室检查和其他检查、并发症。
3. 了解慢性肺源性心脏病的病因和发病机制。

要点	内容
要点一 病因与 发病机制	慢性肺源性心脏病(简称慢性肺心病)是指由慢性肺、胸廓疾病或肺血管病变引起肺循环阻力增加、肺动脉高压,进而引起右心室肥厚、扩大,甚至发生右心衰竭的一类心脏病。 1. 病因 (1) 慢性支气管-肺疾病:最常见,80% 以上继发于 COPD。★ (2) 严重的胸廓畸形。 (3) 肺血管疾病和神经肌肉疾病。 (4) 其他:近年证实,睡眠呼吸暂停综合征也是引起慢性肺心病的重要病因。 2. 发病机制 (1) 肺动脉高压形成与长期缺氧、高碳酸血症、肺血管慢性炎症、毛细血管床减损、肺血管收缩、肺血管重塑、血栓形成、血容量增多和血液黏稠度增加等因素有关。其中,长期缺氧与高碳酸血症是导致肺血管收缩继而形成肺动脉高压的主要机制。★★ (2) 心脏病变肺动脉高压早期,右心功能尚能代偿。随着病情进展,尤其是急性呼吸道-肺感染时,肺动脉压持续显著升高,右心功能失代偿,右心排血量下降,舒张末期压增高,发生右心衰竭。
要点二 临床表现	(一) 肺、心功能代偿期(包括缓解期)★★★ 1. 原发疾病表现 COPD 病史最常见。 (1) 长期慢性咳嗽、咳痰或喘息病史,逐渐出现乏力、呼吸困难,活动后心悸、气促加重。 (2) 肺气肿体征:桶状胸,双肺语颤减弱,叩诊呈过清音,心浊音界缩小,肺下界和肝浊音界下降,呼吸音减弱,呼气延长。 (3) 肺部听诊常有干、湿啰音。

要点	内容
要点二 临床表现	2. 肺动脉高压和右心室肥大体征。 （1）肺动脉高压肺动脉瓣区 S_2 亢进。 （2）右心室肥大心浊音界向左扩大，剑突下触及心脏收缩期搏动，三尖瓣区闻及收缩期杂音。 3. 其他肺气肿显著的患者可出现颈静脉充盈、肝下缘肋下可触及。 **（二）肺、心功能失代偿期（包括急性加重期）★★★** 多由急性呼吸道感染所诱发。除上述症状加重外，相继出现呼吸衰竭和心力衰竭。 1. 呼吸衰竭。 （1）低氧血症突出的症状为呼吸困难，常伴有胸闷、心悸、心率增快和发绀，严重者可出现头晕、头痛、烦躁不安、谵妄、抽搐甚至昏迷。 （2）高碳酸血症头痛、多汗，夜间失眠、日间嗜睡。重症患者出现幻觉、神志恍惚、烦躁不安、精神错乱和昏迷等精神、神经症状。 2. 心力衰竭以右心衰竭为主。心悸、呼吸困难及发绀进一步加重，出现上腹胀痛、食欲不振、少尿。主要体征为颈静脉怒张、肝肿大伴有触痛、肝颈静脉反流征阳性、下肢水肿，并可出现腹水。因右心室肥大使三尖瓣相对关闭不全，在三尖瓣区可听到收缩期杂音，严重者可出现舒张期奔马律，也可出现各种心律失常，以房性心律失常多见。病情严重者可发生休克。
要点三 并发症	1. 肺性脑病：由于严重缺氧及二氧化碳潴留导致中枢神经功能紊乱，出现谵妄、意识模糊甚至昏迷等一系列神经、精神表现，称为肺性脑病，是慢性肺源性心脏病首要死亡原因。★★★ 2. 酸碱平衡失调及电解质紊乱最常见并发症，其中以呼吸性酸中毒常见，合并感染时并发代谢性酸中毒，大量应用利尿剂可并发代谢性碱中毒。 3. 心律失常：以室上性心律失常多见，如房性早搏、室上性心动过速等。 4. 休克：可由严重感染、上消化道出血、心力衰竭等诱发。 5. 消化道出血：上消化道出血多见，胃肠黏膜因缺氧、酸中毒而受损出血。 6. 其他：如功能性肾衰竭、弥散性血管内凝血等，少见。
要点四 实验室检查 及其他检查	1. 胸部 X 线：除肺、胸原发疾病及急性肺部感染的特征外，尚有：①肺动脉高压征：右下肺动脉干扩张，其横径≥15mm；肺动脉段明显突出或其高度≥3mm。★★★②右心室肥大：心界向左扩大。 2. 心电图主要表现为右心室肥大，出现电轴右偏，额面平均电轴＞90°，重度顺钟向转位，$RV_1+SV_5≥$ 1.05mV，$V_1R/S≥1$ 及肺型 P 波。 3. 超声心动图和肺动脉压力测定：出现右室内径增大（≥20mm），右室流出道增宽（≥30mm）及肺动脉内径增大、右室前壁厚度增加。多普勒超声心动图显示三尖瓣反流和右室收缩压增高。肺动脉压力＞20mmHg。 4. 血气分析合并呼吸衰竭时，$PaO_2＜60mmHg$ 或/和 $PaCO_2＞50mmHg$。血 pH 值因机体对酸、碱代偿情况不同而异，可正常、降低或升高。 5. 血液检查：血液流变学检查可明确红细胞变形性、血液高凝状态；血电解质测定可了解是否存在电解质紊乱；血常规检查可见红细胞、血红蛋白升高，合并感染时，白细胞总数和中性粒细胞升高。
要点五 诊断与 鉴别诊断	**（一）诊断 ★★★★** 在慢性肺、胸疾患的基础上，一旦发现有肺动脉高压、右心室肥大的体征或右心功能不全的征象，同时排除其他引起右心病变的心脏病，即可诊断本病。若出现呼吸困难、发绀或神经、精神症状，为肺心病呼吸衰竭表现；如出现颈静脉怒张、下肢或全身水肿、腹胀、肝区疼痛，提示肺心病右心衰竭。 **（二）鉴别诊断 ★★★★** 1. 冠心病：两者均多见于中老年患者，均可出现心脏增大、肝肿大、下肢水肿及发绀，慢性肺心病心电图改变可呈 QS 型，又酷似心肌梗死的心电图改变，故应鉴别。冠心病患者多有心绞痛或心肌梗死病史，心

要点	内容
要点五 诊断与 鉴别诊断	脏增大以左心室为主，心尖区可闻及收缩期杂音；X线检查显示心界向左下扩大。心电图显示缺血型ST-T改变，如ST段明显压低，T波低平或倒置，或有异常Q波等。 2. **原发性心肌病**：发生右心衰竭时出现肝肿大、下肢水肿、腹水等，应与慢性肺心病鉴别。此病多见于中青年患者，无慢性咳痰，无肺气肿、肺动脉高压表现，心脏多呈普遍性增大，心脏超声检查可资鉴别。 3. 其他应与慢性心脏瓣膜病、发绀型先天性心脏病等鉴别。
要点六 治疗	**（一）急性加重期治疗 ★★★★** 1. **控制感染**：为治疗慢性肺心病的关键措施。慢性肺心病并发的感染多为混合性感染，故应联合用药，一般可选用青霉素类、氨基糖苷类、氟喹诺酮类及头孢菌素类等。根据痰培养和药物敏感试验选用抗生素更合理。多采用静脉用药。长期应用抗生素要防止真菌感染。 2. **改善呼吸功能**：纠正呼吸衰竭采取综合措施，包括缓解支气管痉挛、清除痰液、通畅呼吸道、持续低浓度给氧、应用呼吸中枢兴奋剂等。必要时施行机械通气。慢性肺心病呼吸衰竭应进行控制性氧疗，吸入氧浓度为25％～33％，氧流量为1～3L/min。 3. **控制心力衰竭**：在积极控制感染、改善呼吸功能后，多数患者心功能可改善，尿量增多，水肿消退，肝肿大缩小或恢复正常，不需使用利尿剂和强心剂。但较重患者或经以上治疗无效者应适当选用利尿剂和强心剂。 （1）利尿剂宜短疗程、小剂量、间歇、联合使用排钾和保钾利尿剂，常用氢氯噻嗪联合螺内酯。应用利尿剂后易发生低钾、低氯性碱中毒，并使痰液黏稠不易排出，应注意预防。 （2）**强心剂的应用指征**：①感染已被控制，呼吸功能已改善，利尿剂不能取得良好疗效而反复水肿的心力衰竭患者。②合并室上性快速性心律失常，如室上性心动过速、心房颤动（心室率＞100次/分）者。③以右心衰竭为主要表现而无明显急性感染者。④出现急性左心衰竭者。 慢性肺心病患者由于慢性缺氧及感染，对洋地黄类药物耐受性低、疗效差，且易引起中毒，应用原则为：①剂量宜小，为常规剂量的1/2～2/3。②选用作用快、排泄快的强心剂。③低氧血症、感染等均可使心率增快，故不宜以心率减慢作为衡量强心药的疗效指征。 （3）血管扩张剂可减轻心脏前、后负荷，降低心肌耗氧量，增加心肌收缩力，对部分顽固性心力衰竭有一定效果；钙拮抗剂、川芎嗪等可降低肺动脉压，对部分顽固性心力衰竭有效。 4. **控制心律失常**：房性异位心律随病情好转多可迅速消失，如经治疗仍不能消失时，未经洋地黄制剂治疗者，可在密切观察下选用小量毛花苷C或地高辛治疗。另外，要注意避免应用β受体阻滞剂，以免诱发支气管痉挛加重病情。 5. **抗凝治疗**：应用低分子肝素，防止肺微小动脉原位血栓形成。 6. **并发症的处理**：①并发肺性脑病时，除上述治疗措施外，应注意纠正酸碱失衡和电解质紊乱；出现脑水肿时，可快速静脉滴注甘露醇；肺性脑病出现兴奋、躁动时慎用镇静剂。②其他：并发酸碱失衡和电解质紊乱、消化道出血、休克、肾衰竭、弥散性血管内凝血等，积极给予相应治疗。 **（二）缓解期治疗** 呼吸锻炼、增强机体免疫力和家庭长期氧疗。
真题精选	患者，男，60岁。慢性支气管炎病史20年，肺心病病史5年。近1周感冒后咳嗽，吐黄痰，心悸气短加重。下列哪项治疗原则是最重要的 　A. 止咳　　　B. 祛痰　　　C. 抗感染　　　D. 强心　　　E. 利尿 答案：C；　考点：肺心病的治疗原则 解析：肺心病的治疗原则：①控制呼吸道感染：呼吸道感染是发生呼吸衰竭和心力衰竭的最常见诱因，故需积极应用药物予以控制。②改善呼吸功能；③控制心力衰竭：强心利尿；④控制心律失常；⑤应用肾上腺皮质激素；⑥并发症的处理。故选择C。

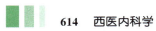

细目三　支气管哮喘

【考点透视】
1. 掌握支气管哮喘的诊断与鉴别诊断、治疗。
2. 理解支气管哮喘的临床表现及实验室检查和其他检查、并发症。
3. 了解支气管哮喘的病因和发病机制。

要点	内容
要点一 病因与 发病机制	1. 概念　支气管哮喘是一种由肥大细胞、嗜酸性粒细胞、淋巴细胞等多种炎症细胞介导的气道慢性炎症。本病常存在气道高反应性和广泛的、可逆性气流阻塞。临床以反复发作的喘息、呼气性呼吸困难、胸闷或咳嗽为特征,常在夜间和/或清晨发作。★ 2. 病因与发病机制 (1) 病因。支气管哮喘的病因包括遗传因素与环境激发因素。遗传因素为发病的基础,已证实支气管哮喘为多基因遗传性疾病;环境因素包括吸入性、食入性致敏原及感染、运动、药物等因素,其中吸入性致敏原为常见激发因素。 (2) 发病机制。机制复杂,主要有以下几种学说:①变态反应学说:主要为Ⅰ型(速发型)变态反应。②气道炎症学说:是支气管哮喘最重要的发病机制,是导致气道高反应性及气道重构、阻塞的病理基础。③神经-受体失衡学说:肾上腺素能神经兴奋性降低,胆碱能神经兴奋性增加。④其他机制:如呼吸道病毒感染、服用某些解热镇痛药和应用含碘造影剂、运动过程中的过度换气、胃-食管反流、心理因素以及遗传因素等。
要点二 临床表现	(一)症状 1. 典型表现　主要表现为发作性带有哮鸣音的呼气性呼吸困难,其发作常与吸入外源性变应原有关,大多呈季节性,春秋易发且日轻夜重(下半夜和凌晨易发)。★★★ 2. 特殊表现 (1) 咳嗽变异性哮喘(CAV):以发作性胸闷或顽固性咳嗽为唯一的临床表现,无喘息症状,易漏诊或误诊为支气管炎。★★★ (2) 运动性哮喘:多发生于运动后,多见于青少年,冷天户外跑步时最易发生。 (3) 药物性哮喘:某些药物诱发的哮喘,临床少见。可引起哮喘的药物有阿司匹林等解热镇痛药、含碘造影剂等。 3. 危重哮喘:严重哮喘发作,表现为呼吸困难、发绀、大汗淋漓、四肢湿冷、脉细数,两肺满布哮鸣音,有时因支气管高度狭窄或被大量痰栓堵塞,肺部哮鸣音反可减弱或消失,称为"沉默肺",此时病情危急,经治疗不能缓解者,可导致呼吸衰竭甚至死亡。 (二)体征 发作时胸部呈过度充气状态,两肺可闻及弥漫性哮鸣音,以呼气相为主,严重者呈强迫端坐位,甚至出现发绀、心率增快、奇脉、胸腹反常运动等。
要点三 实验室检查 及其他检查	1. 血液检查:可有嗜酸性粒细胞增多,并发感染者有白细胞总数和中性粒细胞百分比升高。 2. 痰液检查:涂片镜检可见较多嗜酸性粒细胞。 3. 肺功能:FEV_1占预计值的百分率(FEV%)最可靠,最大呼气流速(PEF)的测定最方便,PEF测定值占预计值的百分率(PEF%)和PEF昼夜变异率也是判断支气管哮喘病情严重度的两项重要的指标。必要时可进行支气管激发试验或支气管舒张试验:①支气管激发试验阳性是指呼吸功能基本正常的患者,吸入组胺、乙酰甲胆碱或过敏原后PFE_1或PEF下降≥20%。②支气管舒张试验阳性是指通气功能低于正常的患者,吸入支气管舒张剂后FER增加多12%且其绝对值增加>200mL,或PEF测定值增加>20%。 4. 免疫学和过敏原检测:缓解期血清中特异性IgE和嗜酸性粒细胞阳离子蛋白(ECP)含量测定有助于哮喘的诊断。哮喘患者IgE可较正常升高2倍以上。皮肤过敏原测试用于指导避免过敏原接触和脱敏治疗。

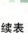

要点	内容
要点三 实验室检查 及其他检查	5. 胸部 X 线：急性发作时两肺透亮度增加,呈过度充气状态,非急性发作期多无明显改变。 6. 血气分析：哮喘发作程度较轻,PaO_2 和 $PaCO_2$ 正常或轻度下降；中度哮喘发作,PaO_2 下降而 $PaCO_2$ 正常；重度哮喘发作,PaO_2 明显下降而 $PaCO_2$ 升高,并可出现呼吸性酸中毒和/或代谢性酸中毒。

（一）诊断

1. 诊断标准★★★★

（1）反复发作的喘息、气急、胸闷或咳嗽,多与接触变应原、冷空气、物理、化学性刺激、病毒性上呼吸道感染、运动等有关。

（2）发作时在双肺可闻及散在或弥漫性、以呼气相为主的哮鸣音,呼气相延长。

（3）上述症状可经治疗缓解或自行缓解。

（4）除外其他疾病所引起的喘息、气急、胸闷和咳嗽。

（5）临床表现不典型者(如无明显喘息或体征)应有下列 3 项中至少 1 项阳性：①支气管激发试验阳性。②支气管舒张试验阳性。③昼夜 PEF 变异率≥20%。

符合(1)～(4)条或(4)、(5)条者,即可诊断。

2. 哮喘急性发作时病情严重程度的分级诊断见下表。★★★★

临床特点	轻度	中度	重度	危重
气短	步行、上楼时	稍事活动	休息时	
体位	可平卧	喜坐位	端坐呼吸	
讲话方式	连续成句	单词	单字	不能讲话
精神状态	尚安静	时有焦虑或烦躁	常有焦虑、烦躁	嗜睡或意识模糊
出汗	无	有	大汗淋漓	
呼吸频率	轻度增加	增加	常>30 次/分	
辅助呼吸肌活动	常无	可有	常有	胸腹矛盾运动及三凹征
哮鸣音	散在,呼吸末期	响亮、弥漫	响亮、弥漫	减弱乃至无
脉率	<100 次/分	100～120 次/分	>120 次/分	脉率变慢或不规则
奇脉(深吸气时收缩压下降)	无,<10mmHg	可有,10～25mmHg	常有,>25mmHg	无,提示呼吸肌疲劳
最初支气管扩张剂治疗后 PEF 占预计值的百分率	>80%	60%～80%	<60%或<100L/min或作用持续时间<2小时	
PaO_2(吸空气)	正常	≥60mmHg	<60mmHg	
$PaCO_2$	<45mmHg	≤45mmHg	>45mmHg	
SaO_2(吸空气)	>95%/91%～95%	≤90%		
pH 值				降低

3. 哮喘的分期诊断

（1）急性发作期：指喘息、气急、胸闷或咳嗽等症状突然发生或加重,伴有呼气流量下降,常因接触变应原等激发物或治疗不当所致。

（2）非急性发作期：即慢性持续期,指虽无急性发作,但在相当长的时间内仍有不同程度和频度的喘息、胸闷、咳嗽等症状,伴有肺通气功能下降,分为间歇性、轻度持续、中度持续、重度持续四级。

（二）鉴别诊断★★★★

1. 心源性哮喘：左心衰竭,临床表现为呼吸困难、发绀、咳嗽、咳白色或粉红色泡沫痰,与支气管哮喘症状相似。但心源性哮喘多有高血压、冠心病、心脏瓣膜病等病史和体征,两肺不仅可闻及哮鸣音,尚可闻及广

续表

要点	内容
要点四 诊断与 鉴别诊断	泛的水泡音,体检心界扩大,心率增快,心尖部可闻及舒张期奔马律。影像学表现为以肺门为中心的蝶状或片状模糊阴影。 2. 慢性阻塞性肺疾病:COPD多于中年后起病,症状缓慢进展,逐渐加重,多有长期吸烟史和/或有害气体、颗粒接触史,气流受限基本为不可逆性;哮喘则多在儿童或青少年期起病,呈发作性,常伴过敏体质、过敏性鼻炎和/或湿疹等,部分患者有哮喘家族史,气流受限多为可逆性。 3. 支气管肺癌:中央型支气管肺癌肿瘤压迫支气管引起支气管狭窄,或伴有感染时,亦可出现喘鸣音或哮喘样呼吸困难,但肺癌的呼吸困难及喘鸣症状呈进行性加重,常无明显诱因,伴咳嗽咳痰、痰中带血。痰找癌细胞、胸部影像学或纤维支气管镜检查可明确诊断。
要点五 治疗	(一)脱离变应原 ★★★★ 立即使患者脱离变应原的接触是防治哮喘最有效的方法。 (二)药物治疗 ★★★★ 1. β受体激动剂:是缓解哮喘症状的首选药物。有短效-速效 β_2 受体激动剂如沙丁胺醇、特布他林气雾剂,短效-迟效 β_2 受体激动剂如沙丁胺醇、特布他林片剂,长效-迟效 β_2 受体激动剂如沙美特罗气雾剂,长效速效 β_2 受体激动剂如福莫特罗干粉吸入剂等。 2. 茶碱(黄嘌呤)类药物:茶碱缓释或控释片,适合夜间发作的哮喘的治疗。氨茶碱血药浓度个体差异大,监测血清或唾液中茶碱浓度,及时调整用量。 3. 抗胆碱能药:吸入抗胆碱能药如溴化异丙托品,与 β_2 受体激动剂联合吸入有协同作用,尤其适用于夜间哮喘及多痰患者。 4. 糖皮质激素:是最有效的控制气道炎症的药物,吸入型糖皮质激素是长期治疗哮喘的首选药物。常用二丙酸倍氯米松吸入剂、布地奈德吸入剂、丙酸氟替卡松吸入剂等。主要不良反应有咽部不适、声音嘶哑和局部念珠菌感染等。为减少吸入大剂量糖皮质激素的不良反应,可与长效 β_2 受体激动剂、控释茶碱或白三烯受体拮抗剂等联合使用。 5. 白三烯调节剂:通过调节白三烯的生物活性而发挥抗炎作用,同时可舒张支气管平滑肌,为控制轻度哮喘的较好选择,常用孟鲁司特和扎鲁司特等,不良反应较轻微。 6. 其他:如钙拮抗剂(维拉帕米、硝苯地平等)、酮替芬、曲尼司特、肥大细胞膜稳定剂色甘酸钠、血栓烷 A_2 受体拮抗剂等。钙拮抗剂可用于治疗运动性哮喘,酮替芬对过敏性哮喘有效,曲尼司特、色甘酸钠主要用于哮喘的预防。 (三)危重哮喘的处理 ★★★★ 1. 氧疗与辅助通气:使 $PaO_2 > 60mmHg$。 2. 解痉平喘:联合应用解痉平喘药。 3. 纠正水、电解质及酸碱失衡:①补液:危重哮喘患者多伴有脱水,每天补液量一般为2500~3000mL,补液原则为先快后慢、先盐后糖、见尿补钾。②纠正酸中毒。③纠正电解质紊乱。 4. 控制感染:静脉应用广谱抗生素。 5. 应用糖皮质激素。 6. 处理并发症:出现张力性气胸、痰栓阻塞、呼吸肌衰竭时,应及时诊断处理。 (四)缓解期治疗 加强体育锻炼,增强体质。注射哮喘菌苗和脱敏疗法。可使用吸入性糖皮质激素等药物以减少复发。
真题精选	患者,男,20岁。突发胸闷,气急,咳嗽。听诊:两肺满布哮鸣音。应首先考虑的是 A. 急性支气管炎　　B. 慢性支气管炎喘息型　　C. 心源性哮喘 D. 支气管哮喘　　E. 支气管肺癌 答案:D;　考点:哮喘的诊断 解析:哮喘的肺部听诊为特异性的两肺满布哮鸣音,故基本排除 A、B、E。患者无发热、寒战等感染表现,故排除 A、B。E 多有咳嗽咳痰,痰中带血。C 多有心功能不全的表现。故本题选择 D。

细目四　肺　炎

【考点透视】

1. 掌握肺炎链球菌肺炎及支原体肺炎的诊断与鉴别诊断、治疗。

2. 理解肺炎链球菌肺炎及支原体肺炎的临床表现、实验室检查及其他检查,肺炎链球菌肺炎并发症。

3. 了解肺炎的概述,肺炎链球菌肺炎及支原体肺炎的病因和发病机制。

要点	内容
要点一 概述	1. 概念:肺炎是指包括终末气道、肺泡腔及肺间质等在内的肺实质的急性炎症。★ 2. 分类 (1) 按解剖分类:①大叶性(肺泡性)肺炎。②小叶性(支气管性)肺炎。③间质性肺炎。 (2) 按病因分类:①细菌性肺炎,如肺炎链球菌肺炎等。②非典型病原体所致的肺炎,如支原体肺炎等。③病毒性肺炎,如腺病毒肺炎等。④肺真菌病,如念珠菌肺炎等。⑤其他病原体所致的肺炎,如立克次体肺炎等。⑥理化因素所致的肺炎,如放射性肺炎、化学性肺炎等。 (3) 按患病环境分类:①社区获得性肺炎:主要致病菌为肺炎链球菌。②医院内获得性肺炎:多发生于各种原发疾病的危重患者,革兰阴性杆菌感染率高,可达 50%,常为混合感染,耐药菌株多,治疗困难,且病死率高。
要点二 肺炎链球 菌肺炎	(一)病因与发病机制 1. 病因:肺炎链球菌为革兰阳性球菌,常成对或成链排列,菌体外有荚膜,荚膜多糖具有特异抗原性和致病力,根据其抗原性不同,可分为 86 个血清型。成人致病菌多属 1~9 及 12 型,其中以第 3 型毒力最强。 2. 发病机制:上呼吸道感染、吸入麻醉、受寒、疲劳、醉酒等,使呼吸道防御机制及黏膜受损;年老、体弱、慢性心肺疾病、长期卧床者以及长期使用免疫抑制剂等,导致全身免疫功能低下,均易引起寄生在口腔及鼻咽部的肺炎链球菌进入下呼吸道,在肺泡内繁殖而发病。肺炎链球菌不产生毒素,荚膜为其主要致病物质,具有抗吞噬及侵袭作用,引起组织水肿及炎症浸润。 (二)临床表现 冬季及初春季节多发,常与呼吸道病毒感染相伴行。健康青壮年、老人及婴幼儿多见,男性较多见。多数起病急骤,常有受凉淋雨、劳累、病毒感染等诱因,多有上呼吸道感染的前驱症状。病程 7~10 天。 1. 症状 ★★★ (1) 寒战、高热:典型病例以突然寒战起病,继之高热,体温可高达 39℃~40℃,呈稽留热,常伴头痛、全身肌肉酸痛、食欲不振。 (2) 咳嗽、咳痰:初期为刺激性干咳,继而咳白色黏液痰或带血丝痰,经 1~2 天后,可咳出黏液血性或铁锈色痰,也可呈脓性痰,进入消散期痰量增多,痰黄而稀薄。 (3) 胸痛:多有病侧胸痛,常呈针刺样,随咳嗽或深呼吸而加剧,可放射至肩或腹部。 (4) 呼吸困难:由于肺实变导致通气不足、胸痛及毒血症,引起呼吸困难,呼吸快而浅。 (5) 其他:少数患者有恶心、呕吐、腹胀或腹泻等胃肠道症状。严重感染者可出现神志模糊、烦躁、嗜睡、谵妄、昏迷等。 2. 体征 ★★★ 急性热病容,呼吸浅速,面颊绯红,皮肤灼热,部分患者有鼻翼扇动、口唇单纯疱疹等。典型患者有肺实变体征:患侧呼吸运动减弱、触觉语颤增强、叩诊呈浊音或实音、听诊呼吸音减低或消失,并可出现支气管呼吸音。消散期可闻及湿啰音。重症患者有肠胀气、上腹部压痛,多与炎症累及膈、胸膜有关。少数重症患者可并发感染性休克,多见于老年患者。 (三)并发症 严重败血症或毒血症患者易发生感染性休克,尤其是老年人。其他并发症有胸膜炎、脓胸、心肌炎、脑膜炎、关节炎等。 (四)实验室检查及其他检查 ★★★ 1. 血常规:血白细胞计数(10~20)×10^9/L,中性粒细胞百分比多在 80% 以上,并可有核左移或细胞内可见中毒颗粒。年老体弱、酗酒、免疫功能低下者白细胞计数可不增高,但中性粒细胞的百分比升高。

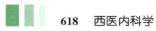
续表

要点	内容
要点二 肺炎链球 菌肺炎	2. 病原学检查：痰直接涂片发现典型的革兰染色阳性、带荚膜的球菌，即可初步作出病原学诊断。痰培养 24～48 小时可以确定病原体。PCR 检测及突光标记抗体检测，可提高病原学诊断率。对病情危重者，应在使用抗生素前做血培养。 3. 胸部 X 线：早期仅见肺纹理增粗、紊乱。肺实变期呈肺叶、肺段分布的密度均匀阴影，并在实变阴影中可见支气管气道征，肋膈角可有少量胸腔积液征。消散期显示实变阴影密度逐渐减低，呈散在的、大小不等的片状阴影，多数病例起病 3～4 周后才能完全消散，老年患者病灶消散较慢，亦可呈机化性肺炎。 （五）诊断与鉴别诊断 ★★★★ 1. 诊断　根据寒战、高热、咳嗽、咳黏液血性或铁锈色痰伴病侧胸痛等典型症状，出现急性病容、肺实变体征等典型体征，结合胸部 X 线检查，可作出初步诊断。对于临床表现不典型者，需认真加以鉴别并进行病原学检查。确诊有赖于病原菌检查。 2. 鉴别诊断 ★★★★ （1）肺结核：肺结核中的干酪性肺炎临床表现与肺炎链球菌肺炎相似，X 线亦有肺实变改变，但肺结核常有低热、乏力、消瘦，痰中可找到结核菌。X 线显示病变多在肺尖或锁骨上下，密度不均，历久不消散，且可形成空洞和肺内播散，一般抗生素治疗无效，抗结核治疗有效。肺炎链球菌肺炎经抗生素治疗 3～5 天，体温多能恢复正常，肺内炎症吸收较快。 （2）支气管肺癌：起病缓慢，常有刺激性咳嗽和少量咯血，无明显全身中毒症状，血白细胞计数升高不显著，若痰中发现癌细胞可确诊，肺部影像学检查有助于鉴别诊断。 （3）急性肺脓肿：早期临床表现与肺炎链球菌肺炎相似，但随着病程进展，咳出大量脓臭痰为特征性表现。X 线检查可见脓腔及液平面，可资鉴别。 （六）治疗 ★★★★ 1. 一般治疗 卧床休息，多饮水，给予易消化食物。高热、食欲不振者应静脉补液，注意补充足够蛋白质、热量及维生素。密切观察呼吸、脉搏、血压等变化，防止休克发生。 2. 对症治疗 高热者采用物理降温，如有气急发绀者应吸氧。咳痰困难者可给予溴己新口服。剧烈胸痛者，可局部热敷或酌用少量镇痛药如可待因等。如有麻痹性肠梗阻，应暂禁食、禁饮，肠胃减压。烦躁不安、谵妄者酌用地西泮或水合氯醛，禁用抑制呼吸中枢的镇静药。 3. 抗菌药物治疗 一经确诊即应予抗生素治疗，不必等待细菌培养结果。首选青霉素 G，用药途径及剂量视病情轻重及有无并发症而定。对青霉素过敏者，可用红霉素或阿奇霉素、林可霉素等；重症患者可用氟喹诺酮类、头孢菌素类等。多重耐药菌株感染者可用万古霉素、替考拉宁。抗生素疗程通常为 5～7 天，或在退热后 3 天由静脉用药改为口服，维持数日，不依赖于 X 线检查炎症完全吸收而停药。 4. 感染性休克的处理 ①一般处理：取平卧位，吸氧，监测生命体征等。②补充血容量：是抢救感染性休克的重要措施。③纠正水、电解质和酸碱平衡紊乱：主要是纠正代谢酸中毒。④应用糖皮质激素。⑤应用血管活性药物：一般不作为首选，根据病情应用多巴胺、间羟胺等。⑥控制感染：加大抗生素用量，必要时选用二、三代头孢菌素。⑦防治心肾功能不全及其他并发症。
要点三 肺炎支原 体肺炎	（一）病因与发病机制 ★ 肺炎支原体肺炎是由肺炎支原体引起的呼吸道和肺部的急性炎症性疾病，约占各种原因引起的肺炎的 10%。肺炎支原体是介于细菌和病毒之间、兼性厌氧、能独立生活的最小微生物，主要通过呼吸道传播。健康人吸入患者咳嗽、打喷嚏时喷出的口、鼻分泌物而感染，引起散发呼吸道感染或小流行。支原体肺炎以儿童及青年人居多，婴儿间质性肺炎亦应考虑本病的可能。肺炎支原体的致病性可能与患者对病原体或其代谢产物的过敏反应有关。

续表

要点	内容
要点三 肺炎支原 体肺炎	**（二）临床表现 ★★★** 肺炎支原体肺炎潜伏期2～3周,通常起病较缓慢。症状主要有乏力、咽痛、头痛、咳嗽、发热、食欲不振、腹泻、肌痛、耳痛等。干咳为此病最突出的症状,咳嗽多为阵发性剧咳,咳少量黏液痰。发热可持续1～3周,体温恢复正常后仍有咳嗽,咳嗽一般持续6周左右。偶伴有胸骨后疼痛。肺外表现更为常见,如皮炎（斑丘疹和多形红斑）等。体检可见咽部充血,儿童偶可并发鼓膜炎或中耳炎,伴颈部淋巴结肿大。胸部体检与肺部病变程度常不相称,可无明显体征。 **（三）实验室检查及其他检查 ★★★** 1. 胸部X线　显示肺部多种形态的浸润影,呈节段性分布,以肺下野为多见,可从肺门附近向外伸展。病变常经3～4周后自行消散。部分患者出现少量胸腔积液。 2. 血常规　白细胞总数正常或略增高,以中性粒细胞为主。 3. 血清学检查　起病2周后,约2/3的患者冷凝集试验阳性,滴度大于1:32,如果滴度逐步升高,更具诊断价值。约半数患者链球菌MG凝集试验阳性。血清支原体IgM抗体的测定可进一步确诊。 4. 病原体检查　直接检测呼吸道标本中肺炎支原体抗体,可用于早期快速诊断。 **（四）诊断与鉴别诊断 ★★★★** 1. 诊断 需综合临床症状、X线表现及血清学检查结果作出诊断。培养分离出肺炎支原体虽对诊断有决定性意义,但需要时间长,技术要求高。血清学检查有一定参考价值,尤其血清抗体有4倍增高者。 2. 鉴别诊断 本病应与病毒性肺炎、军团菌肺炎等鉴别,鉴别诊断主要依赖于病原学检查。 **（五）治疗 ★★★★** 肺炎支原体肺炎具有自限性,多数病例不经治疗可自愈。大环内酯类抗菌药为首选,常用红霉素、罗红霉素和阿奇霉素等。其他如氟喹诺酮类（左氧氟沙星、加替沙星和莫西沙星等）及四环素类也用于肺炎支原体肺炎的治疗。疗程一般2～3周。对剧烈呛咳者,应适当给予镇咳药。
真题精选	患者,40岁。高热寒战3天,伴咳嗽,胸痛,痰中带血。为确诊,应首选的检查方法是 A. 肺部听诊　　　　B. 血常规检查　　　　C. X线检查 D. 痰结核菌检查　　E. 血培养 答案：C；考点：肺炎的诊断 解析：高热寒战3天,伴咳嗽,胸痛,痰中带血提示肺部可能出现疾病,因此应选择既经济又能检查肺部大部分疾病的筛查性检查方法X线。故本题选择C。

细目五　原发性支气管肺癌

【考点透视】

1. 掌握原发性支气管肺癌的诊断与鉴别诊断、治疗。

2. 理解原发性支气管肺癌的病理与分类、临床表现、实验室检查和其他检查。

3. 了解原发性支气管肺癌的病因。

要点	内容
要点一 病因	原发性支气管肺癌是指原发于各级支气管黏膜或腺体的恶性肿瘤。其病因有： 1. 吸烟为最重要原因。90%以上肺癌是由于主动吸烟或被动吸"二手烟"所致,吸烟者肺癌的死亡率是不吸烟者的4～10倍。烟雾中的尼古丁、苯并芘、亚硝胺均有致癌作用。 2. 空气污染。室外大环境污染有工业废气、汽车尾气等,主要致癌物质为苯并芘等；室内小环境污染有煤焦油、煤烟、烹调时的油烟等。

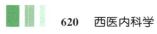

要点	内容
要点一 病因	3. 职业致癌因子。已确定的职业性致癌物质有石棉、铬、镍、砷、煤烟、煤焦油、芥子气等。 4. 其他。如某些癌基因的活化及抗癌基因的丢失、电离辐射、病毒感染、β胡萝卜素和维生素 A 缺乏、机体免疫功能低下、内分泌失调以及家族遗传等。
要点二 病理与分类	（一）按解剖学分类 1. 中央型肺癌，生长在段支气管以上位于肺门附近者，约占肺癌的 3/4，以鳞状上皮细胞癌和小细胞肺癌较常见。 2. 周围型肺癌，生长在段支气管及其分支以下者，约占肺癌的 1/4，以腺癌较为常见。 （二）按组织病理学分类 1. 非小细胞肺癌（NSCLC）。包括鳞状上皮细胞癌（简称鳞癌）、腺癌、夫细胞癌和其他肺癌（腺鳞癌、类癌、肉瘤样癌等）。 （1）鳞状上皮细胞癌多见于老年男性，与吸烟关系密切，多起源于段及亚段支气管黏膜，易引起支气管狭窄而出现阻塞性肺炎，癌组织易发生坏死、形成空洞。较慢，转移晚，5 年存活率较高。对放疗和化疗的敏感性低于小细胞肺癌。 （2）腺癌发病率有增加的趋势，女性多见，与吸烟关系不密切，多呈周围型肺癌，对化疗及放疗均不敏感。 （3）大细胞癌发生转移较小细胞肺癌晚，手术切除机会较大。 2. 小细胞肺癌（SCLC）。在原发性肺癌中恶性程度最高，较早发生淋 G 及血行转移。患者年龄较轻，多有吸烟史。
要点三 临床表现	1. 原发肿瘤引起的表现：咳嗽为常见的早期症状，多呈刺激性干咳或伴少量黏液痰。如肿瘤压迫导致支气管狭窄，呈持续性高音调金属音咳嗽。继发感染时，则咳脓性痰。因癌组织血管丰富，痰内常间断或持续带血，如侵及大血管可导致大咯血。如肿瘤引起支气管部分阻塞，可引起局限性喘鸣，并有胸闷、气急等。全身症状有体重下降、发热等。 2. 肿瘤局部扩展引起的表现：①肿瘤侵犯胸膜或纵隔，可产生不规则钝痛，侵入胸壁、肋骨或压迫肋间神经时可致剧烈胸痛，呼吸、咳嗽时加重。②肿瘤压迫大气道，出现吸气性呼吸困难。③肿瘤侵及食管可表现咽下困难，也可引起支气管-食管瘘。④癌肿压迫或转移性淋巴结压迫喉返神经（左侧多见），则出现声音嘶哑。⑤肿瘤侵犯纵隔，压迫阻滞上腔静脉回流，导致上腔静脉压迫综合征，出现头、颈、前胸部及上肢水肿瘀血等。⑥肺上沟瘤（Pancoast 瘤）易压迫颈部交感神经引起 Homer 综合征，出现同侧眼睑下垂、眼球内陷、瞳孔缩小、额部少汗等。 3. 肿瘤远处转移引起的表现：如肺癌转移至脑、肝、骨、肾土腺、皮肤等可出现相应的表现。锁骨上淋巴结是肺癌常见的转移部位，多位于前斜角肌区，无痛感，固定而坚硬，逐渐增大、增多并融合。 4. 肺外表现：包括内分泌、神经肌肉、结缔组织、血液系统和血管的异常改变，又称副癌综合征。表现有杵状指（趾）和肥大性骨关节病；高钙血症；分泌促性激素引起男性乳房发育；分泌促肾上腺皮质激素样物质可引起 Cushing 综合征；分泌抗利尿激素引起稀释性低钠血症；神经肌肉综合征包括小脑皮质变性、脊髓小脑变性、周围神经病变、重症肌无力和肌病等。此外，可有类癌综合征，表现为哮鸣样支气管痉挛、阵发性心动过速、水样腹泻、皮肤潮红等。
要点四 实验室检查及其他检查	1. 影像学检查。胸部 X 线检查为常规检查方法，如检查发现块影或可疑肿块阴影，可进一步选用高电压摄片、体层摄片、CT、磁共振显像（MRI）、单光子发射计算机断层显像（SPECT）和正电子发射计算机体层显像（PET）等检查进一步明确。 2. 痰脱落细胞检查。简单而有效的早期诊断方法，并能进行组织学检查。非小细胞肺癌的阳性率较小细胞肺癌者高，可达 70%～80%。

要点	内容
要点四 实验室检查 及其他检查	3. 纤维支气管镜。确诊肺癌的重要检查方法。中央型肺癌确诊率可达95％左右，周围型肺癌确诊率可达55％。 4. 肿瘤标志物。包括蛋白质、内分泌物质、肽类和各种抗原物质如癌胚抗原(CEA)及可溶性膜抗原如CA-50、CA-125、CA-199，某些酶如神经特异性烯醇酶(NSE)等。肿瘤标志物虽然对诊断有一定的帮助，但缺乏特异性，对某些肺癌的病情监测有参考价值。 5. 其他。淋巴结活检、肺针吸活检、胸膜活检、纵隔镜活检、开胸活检等均可采用。放射性核素扫描检查可进行肿瘤的定位、定性诊断。
要点五 诊断与 鉴别诊断	(一)诊断 ★★★★ 肺癌的早期诊断极为重要。影像学、细胞学和病理学检查是诊断肺癌的重要方法。对40岁以上长期大量或过度吸烟者，有下列情况者应进行排查肺癌的检查：①刺激性咳嗽持续2～3周，治疗无效。②原有慢性呼吸道疾病，咳嗽性质改变者。③持续痰中带血而无其他原因可解释者。④反复发作的同一部位的肺炎，特别是段性肺炎。⑤原因不明的肺脓肿，无中毒症状，无大量脓痰，抗感染治疗效果不显著者。⑥原因不明的四肢关节疼痛及杵状指(趾)。⑦X线显示的局限性肺气肿或段、叶性肺不张、孤立性圆形病灶和单侧性肺门阴影增大者。⑧原有肺结核病灶已稳定，而形态或性质发生改变者。⑨无中毒症状的胸腔积液，尤其呈血性、进行性增加者。 (二)鉴别诊断 ★★★★ 1. 肺结核多见于青壮年，病程长，常有持续性发热及全身中毒症状，可有反复咯血，痰液可检出结核菌，X线检查有结核病灶的特征，抗结核药物治疗有效。应与肺癌鉴别的肺结核包括肺门淋巴结结核、肺结核球、急性粟粒性肺结核等。 2. 肺炎多见于青壮年，急性起病，寒战高热、咳铁锈色痰，血白细胞增高，抗生素治疗有效。若起病缓慢，无毒血症状，抗生素治疗效果不明显，或在同一部位反复发生的肺炎等，应注意排查肺癌。 3. 肺脓肿起病急，中毒症状明显，伴咳大量脓臭痰，血白细胞和中性粒细胞增高，胸部X线呈薄壁空洞，内壁光整，内有液平，周围有炎症改变。而癌性空洞常先有肿瘤症状，然后出现继发感染的症状。纤支镜等检查可资鉴别。
要点六 治疗	小细胞肺癌发现时多已转移，难以通过外科手术根治，主要依赖化疗或放、化疗综合治疗。非小细胞肺癌可为局限性，外科手术或放疗效果好，但对化疗的反应较小细胞肺癌差。★★★★ 1. 手术治疗：为非小细胞癌的主要治疗方法，鳞癌比腺癌和大细胞癌术后效果好。小细胞肺癌主张先化疗、后手术。推荐肺叶切除术，肺功能不良者及外周性病变患者可行肺段切除术和楔形切除术。 2. 化学药物治疗(简称化疗)：小细胞肺癌对化疗最敏感，鳞癌次之，腺癌最差。 3. 靶向治疗：主要适合于表皮生长因子受体(EGFR)敏感突变的晚期非小细胞肺癌，化疗失败或无法接受化疗的非小细胞肺癌。此外还有以肿瘤血管生成为靶点的靶向治疗。 4. 放射治疗(简称放疗)：分为根治性和姑息性两种。根治性放疗用于病灶局限、因解剖原因不便手术或患者不愿意手术者，结合化疗可提高疗效。姑息性放疗目的在于抑制肿瘤的发展，延迟肿瘤扩散和缓解症状，常用于控制骨转移性疼痛、上腔静脉压迫综合征、支气管阻塞及脑转移引起的症状。放疗对小细胞肺癌效果较好，其次为鳞癌和腺癌，其放射剂量以腺癌最大，小细胞肺癌最小。 5. 生物反应调节剂：为小细胞肺癌的一种新的治疗手段，如小剂量干扰素、转移因子、左旋咪唑、集落刺激因子(CSF)等，在肺癌的治疗中都能增加机体对化疗、放疗的耐受性，提高疗效。

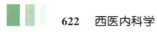

续表

要点	内容
真题精选	患者,男,50 岁。咳嗽 2 个月,痰中带血,不发热,抗感染治疗效果不明显。3 次 X 线检查均显示右肺中叶炎症。为确诊,下列哪项检查最重要 A. 血常规　　　　B. 血培养　　　　C. 结核菌素试验 D. 痰结核菌检查　　E. 纤维支气管镜检查 答案:E;　考点:肺癌的辅助检查 解析:老年男性,长期咳嗽,抗感染治疗无效时,应考虑是否为肺癌。中心型肺癌发生于支气管,易导致支气管堵塞而发生右肺中叶炎症,此时应行纤维支气管镜检查,故本题选择 E。

第二单元　循环系统疾病

细目一　心力衰竭

【考点透视】
1. 掌握心功能分级。
2. 理解心力衰竭的病理生理、临床分型。
3. 了解心力衰竭的病因。

要点	内容
要点一 病因	心力衰竭是指在静脉血回流基本正常的情况下,由于心脏收缩或/和舒张功能障碍,心排血量绝对或相对降低,不能满足全身组织代谢需要的临床综合征。临床上可出现组织灌注不足、肺或/和体循环静脉瘀血的症状和体征。心力衰竭为大多数器质性心脏病的常见并发症及最终结局。其病因包括基本病因与诱因。 (一)基本病因 1. 原发性心肌损害 (1)缺血性心肌损害冠心病是最常见的病因之一。 (2)心肌炎和心肌病以病毒性心肌炎及原发性扩张型心肌病为常见。 (3)心肌代谢障碍以糖尿病心肌病为常见。 2. 心脏负荷过重 (1)压力负荷过重:左心室收缩期压力负荷增加多见于高血压、主动脉瓣狭窄;右心室收缩期压力负荷增加多见于肺动脉高压、肺动脉瓣狭窄等。 (2)容量负荷过重:①心脏瓣膜关闭不全如二尖瓣关闭不全、主动脉瓣关闭不全等。②左、右心或动静脉分流性先天性心血管病如室间隔缺损、动脉导管未闭等。 (二)诱因 1. 感染:为最主要、最常见诱因,尤其是肺部感染。 2. 心律失常:常见心房颤动、快速性心律失常,以及严重的缓慢性心律失常。 3. 血容量增加:静脉输液过多、过快等。 4. 过度体力活动或情绪激动:如劳累、妊娠后期及分娩、暴怒等。 5. 治疗不当:以洋地黄类强心剂应用不当为常见。 6. 原有心脏病变加重或并发其他疾病。
要点二 病理生理	1. Frank - Starling 机制:为心脏的代偿机制。心脏前负荷增加,使回心血量增多,心室舒张末期容积增加,从而增加心排血量及提高心脏做功量。 2. 心肌肥厚:当心脏后负荷增加时,常以心肌肥厚作为主要的代偿机制,使心肌顺应性降低,舒张功能减退,心室舒张末压升高。

要点	内容
要点二 病理生理	3. **神经-体液代偿机制**：当心排血量显著下降时，心腔内压力升高，机体全面启动神经-体液代偿机制，包括交感神经兴奋、肾素-血管紧张素-醛固酮系统(RAAS)激活等。神经-体液代偿机制的激活可增加心排血量，但同时加重心肌损害、促发心肌重构，加速心力衰竭进展。
要点三 临床分型	1. 按起病缓急及病程长短分为急性和慢性心力衰竭。 2. 按发生部位分为左心、右心和全心衰竭。 3. 按功能障碍分为收缩性心力衰竭和舒张性心力衰竭。其中以慢性收缩性左心衰竭最常见。
要点四 心功能分级	1. **NYHA** 心功能分级目前通用的是美国纽约心脏病学会(NYHA)的分级方法。★★★★ Ⅰ级：患者有心脏病但活动不受限制，日常活动不引起疲乏、心悸、呼吸困难或心绞痛。为心功能代偿期。 Ⅱ级：心脏病患者的体力活动轻度受限，休息时无自觉症状，但日常活动即出现疲乏、心悸、呼吸困难或心绞痛发作等。 Ⅲ级：心脏病患者的体力活动明显受限，低于日常活动即出现上述症状。 Ⅳ级：心脏病患者不能从事任何体力活动，休息时即有心力衰竭的症状，体力活动后显著加重。 2. **6分钟步行试验** ★★★★ 简单易行、安全方便，用于评价慢性心力衰竭患者的运动耐力及预测预后。具体方法：患者在平直的走廊里尽可能快的行走，测量其6分钟的步行距离，6分钟步行距离＞450m为轻度心衰；150～450m为中度心衰；＜150m为重度心衰。
真题精选	患者，女，40岁。风心病5年，近半月来胃纳差，恶心，呕吐，肝区疼痛，尿少。查体：颈静脉怒张，心尖区可闻及舒张期杂音，三尖瓣区可闻及收缩期杂音，肝肋下2cm。应首先考虑的是 A. 肝炎　　　　　B. 右心衰竭　　　　　C. 左心衰竭 D. 肝硬化　　　　E. 全心衰竭 答案：B；考点：心力衰竭的诊断 解析：心尖区可闻及舒张期杂音为二尖瓣狭窄的特征。颈静脉怒张、肝肋下2cm为体循环瘀血，右心衰竭的表现。同时还有因体循环瘀血，导致的胃肠道功能紊乱。故本题选择B。A、D无心脏杂音表现；C为肺循环瘀血，表现应为端坐呼吸、咳嗽咯痰、粉红色泡沫痰、胸闷心慌、呼吸困难等。

细目二　慢性心力衰竭

【考点透视】
1. 掌握慢性心力衰竭的诊断和治疗。
2. 理解慢性心力衰竭的临床表现及实验室检查和其他检查、并发症。

要点	内容
要点一 临床表现	**(一) 左心衰竭** ★★★ 以肺淤血及心排血量降低的表现为主，症状明显但体征不具特征性。 1. **症状** (1) 肺瘀血的表现：表现为程度不同的呼吸困难，呼吸困难程度及表现与心力衰竭程度有关：①劳力性呼吸困难：左心衰竭最早出现的症状。呼吸困难发生在重体力活动时，休息后可缓解。②夜间阵发性呼吸困难：与平卧睡眠后回心血量增加、副交感神经张力增加、膈肌抬高、肺活量减少有关。③端坐呼吸。④急性肺水肿(心源性哮喘)：是呼吸困难最严重的状态。除呼吸困难外，常有咳嗽、咳痰、咯血等。 (2) 心排血量不足的表现：①体能下降、乏力、疲倦。②记忆力减退、焦虑、失眠等。③尿量减少。 2. **体征** ★★★ (1) 肺部体征：随着病情由轻到重，肺部湿啰音可从局限于肺底发展到全肺。病情严重出现心源性哮喘时，可闻及散在哮鸣音。

续表

要点	内容
要点一 临床表现	（2）心脏体征：心脏轻度扩大、心率加快、心音低钝、肺动脉瓣区第二心音亢进、心尖区可闻及舒张期奔马律和/或收缩期杂音，可触及交替脉等。 （二）右心衰竭 ★★★ 以体循环瘀血的表现为主，临床体征显著但症状不具特异性。 1. 症状以胃肠道及肝脏瘀血症状为主，表现为食欲不振、腹胀、上腹隐痛等，是右心衰竭最常见的症状。伴有夜尿增多、轻度气喘等。 2. 体征 （1）颈静脉征：颈静脉搏动增强、充盈、怒张，肝颈静脉反流征阳性。 （2）肝脏肿大：肝脏因瘀血肿大伴压痛。 （3）水肿：身体低垂部位可有压陷性水肿，多由脚踝部开始，逐渐向上进展，午后加重。 （4）心脏体征：可出现三尖瓣关闭不全的反流性杂音。 （5）发绀。 （三）全心衰竭 左、右心力衰竭均存在，有肺瘀血、心排血量降低和体循环瘀血的相关症状和体征。
要点二 实验室检查 及其他检查	1. 常规实验室检查包括血液一般检查、尿常规、血液生化等。 2. 血浆脑钠肽（BNP）检测有助于心衰的诊断及判断预后。BNP<100Pg/mL，不支持心衰的诊断；BNP>400pg/mL，支持心衰的诊断。 3. 胸部 X 线是确诊左心衰竭肺水肿的主要依据，主要改变有：①心影增大。②肺纹理增粗：早期主要表现为肺门血管影增强。急性肺泡性肺水肿时肺门呈蝴蝶状，肺野可见大片融合的阴影。 4. 超声心动图是诊断心力衰竭最有价值的方法，确切提供各心腔大小变化、心瓣膜结构及功能情况，估计心脏功能：①收缩功能：左心室射血分数（LVEF）≤40％为收、缩性心力衰竭的诊断标准。②舒张功能：舒张功能不全时，E/A 比值降低。 5. 其他：①放射性核素检查：有助于判断心室腔大小，反映 EF 值及舒张功能等。②有创性血流动力学检查：对重症心力衰竭患者必要时采用漂浮导管经静脉插管直至肺小动脉，直接反映左心功能。
要点三 诊断与 鉴别诊断	（一）诊断 ★★★★ 心力衰竭的诊断首先应有明确其器质性心脏病的诊断，结合症状、体征、实验室及其他检查即可作出诊断。左心衰竭因肺淤血引起不同程度的呼吸困难，右心衰竭因体循环淤血引起的颈静脉怒张、肝大、水肿等体征是诊断的重要依据。 （二）鉴别诊断 ★★★★ 1. 心源性哮喘与支气管哮喘。前者多见于老年人，有心脏病症状及体征，后者多见于青少年，有过敏史；前者发病时肺部有干、湿啰音，甚至咳粉红色泡沫痰，后者发作时双肺可闻及典型哮鸣音，咳出白色黏痰后呼吸困难常可缓解。血浆 BNP 水平对鉴别诊断有较重要的参考价值。 2. 心包积液、缩窄性心包炎。两者皆由于腔静脉回流受阻引起颈静脉怒张、肝大、下肢水肿等表现，应根据病史、心脏及周围血管体征进行鉴别，超声心动图检查可资鉴别。
要点四 治疗	（一）治疗原则和目的 ★★★★ 防止和延缓心力衰竭的发生，缓解临床症状，提高运动耐量，改善生活质量；阻止或延缓心肌损害进一步加重；降低死亡率。 （二）治疗措施 ★★★★ 1. 病因治疗 （1）治疗原发病。如冠心病、心肌炎、心肌病等。 （2）消除诱因。包括及时有效控制肺部感染，避免过多过快补液，避免洋地黄中毒等。

续表

要点	内容
要点四治疗	**2. 一般治疗** (1) 休息，监测体重。 (2) 控制钠盐摄入。 **3. 药物治疗** (1) 利尿剂应长期维持，水肿消失后，应以最小剂量长期使用。常用利尿剂有：①噻嗪类利尿剂。②髓袢利尿剂。③保钾利尿剂。 (2) 肾素-血管紧张素-醛固酮系统抑制剂：①血管紧张素转换酶抑制剂（ACEI）：阻断心肌、小血管重塑，以达到维护心肌功能，延缓心力衰竭进展的治疗效果。②血管紧张素Ⅱ受体拮抗剂：作用与 ACEI 相同。③醛固酮受体拮抗剂：对抑制心血管重构、改善慢性心力衰竭的远期预后有较好的作用。 (3) β受体阻滞剂：可对抗交感神经激活，阻断心肌重塑，长期应用达到延缓病情进展、减少复发和降低猝死的治疗目的。 (4) 正性肌力药 1) 洋地黄类药物：可明显改善症状，减少住院率，提高运动耐量，增加心排血量：①地高辛：适用于中度心力衰竭的维持治疗。②毛花苷 C：适用于急性心力衰竭或慢性心衰加重时，特别适用于心力衰竭伴快速心房颤动者。 洋地黄的适应症：在利尿剂、ACEI 和 β受体阻滞剂治疗过程中，持续有心力衰竭症状的患者，可考虑加用地高辛。如同时伴有心房颤动则更应使用洋地黄制剂。 洋地黄中毒及其处理：①低血钾、肾功能不全以及与其他药物的相互作用都是引起洋地黄中毒的因素。②洋地黄中毒最重要的毒性反应是出现各类心律失常及加重心力衰竭，还可出现胃肠道反应如恶心、呕吐，以及中枢神经的症状如视力模糊、黄视、倦怠等。③发生洋地黄中毒时应立即停药，并进行对症处理。 2) 肾上腺素能受体兴奋剂：小剂量多巴胺可增强心肌收缩力，扩张血管，特别是扩张肾小动脉，且心率加快不明显。 3) 磷酸二酯酶抑制剂：仅用于重症心力衰竭，实施心力衰竭的各项治疗措施后症状仍不能控制时短期应用。 (5) 血管扩张药物适用于中、重度慢性心力衰竭。常用的有：①小静脉扩张剂如硝酸酯类药。②小动脉扩张剂如酚妥拉明等。③同时扩张小动脉和小静脉药如硝普钠等。 **4. 舒张性心力衰竭的治疗** (1) 药物治疗：应用利尿剂、β受体阻滞剂、钙通道阻滞剂、ACEI 等。 (2) 维持窦性心律。 (3) 对肺瘀血症状较明显者，可适量应用静脉扩张剂或利尿剂。 (4) 在无收缩功能障碍的情况下，禁用正性肌力药物。 **5. "顽固性心力衰竭"及不可逆心力衰竭的治疗。** "顽固性心力衰竭"又称为难治性心力衰竭，是指经各种治疗，心力衰竭不见好转，甚至还有进展者。 (1) 积极治疗原发病。 (2) 调整心力衰竭用药，联合应用强效利尿剂、血管扩张制剂及正性肌力药物等。 (3) 对高度顽固水肿也可使用血液滤过或超滤。 (4) 扩张型心肌病伴有 QRS 波增宽＞120ms 的心力衰竭患者，可实施心脏再同步化治疗。 (5) 对不可逆的心力衰竭患者可考虑心脏移植。
真题精选	患者，女，30 岁。心悸气促 2 个月，咯粉红色泡沫痰。查体：面颊暗红，口唇发绀，双肺底闻及湿啰音，心尖区可闻及舒张期隆隆样杂音，下肢浮肿。其诊断是 A. 肺源性心脏病　　B. 冠心病　　　C. 二尖瓣狭窄，心功能不全 D. 高血压心脏病　　E. 心包积液 答案：C；考点：二尖瓣狭窄，心功能不全

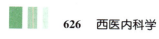

续表

要点	内容
真题精选	解析：心尖区可闻及舒张期隆隆样杂音为二尖瓣狭窄的听诊特点,两颊暗红为二尖瓣面容,颈静脉明显怒张,下肢浮肿,肝右肋下 4cm,质软,有压痛,肝颈静脉回流征阳性等为体循环瘀血,右心衰竭表现。二尖瓣关闭不全为心尖部收缩期杂音。主动脉瓣关闭不全为胸骨右第 2～3 肋间舒张期杂音,主动脉瓣狭窄为胸骨右第 2～3 肋间收缩期杂音,左心衰时表现为肺水肿、肺瘀血,咯粉红色泡沫痰。故本题选择 C。

细目三　急性心力衰竭

【考点透视】
1. 掌握急性心力衰竭的诊断与鉴别诊断、治疗。
2. 理解急性心力衰竭的临床表现。

要点	内容
要点一 临床表现	急性心力衰竭起病急,为临床急危重症,以急性肺水肿表现为主,不及时诊断及治疗可危及生命。★★★ 1. 起病急,突发严重的呼吸困难,呼吸频率常达每分钟 30～40 次。 2. 强迫坐位,面色灰白,发绀,大汗淋漓,烦躁不安。 3. 频繁咳嗽,咳粉红色泡沫状痰。 4. 听诊两肺满布湿啰音和哮鸣音。 5. 危重患者可因脑缺氧而致意识模糊甚至昏迷。
要点二 诊断与鉴别诊断	1. 诊断。根据病史、典型症状与体征,一般不难作出诊断。 2. 鉴别诊断。心源性哮喘应与支气管哮喘鉴别,前已述及;发生心源性休克时应与其他原因所致的休克鉴别。★★★
要点三 治疗	1. 一般治疗 ★★★★ (1) 患者取坐位,双下肢下垂,以减少静脉回流。 (2) 高流量吸氧。 2. 镇静: 常应用吗啡皮下或静脉注射。 3. 快速利尿: 应用呋塞米、布美他尼等静脉注射。 4. 扩张血管 (1) 硝酸甘油以 10～20μg/min 开始静脉滴注,以收缩压控制在 90～100mmHg 为度。 (2) 硝普钠起始剂量 0.3μg/(kg·min)静脉滴注,根据血压逐步增加或调整剂量。 5. 应用正性肌力药 (1) 多巴酚丁胺。短期应用,主要目的是缓解症状。 (2) 多巴胺。小剂量可降低外周阻力,扩张肾、冠状动脉和脑血管;中等剂量可增加心肌收缩力和心输出量。 (3) 磷酸二酯酶抑制剂。在扩血管、利尿治疗的基础上,短时间应用米力农。 (4) 毛花苷 C。心房颤动伴有快速心室率并已知有心室扩大伴左心室收缩功能不全者,可考虑应用毛花苷 C 静脉注射,首剂 0.4～0.8mg。禁用于急性心肌梗死早期、急性心肌炎、低钾血症、房室传导阻滞等。 6. 机械辅助治疗: 危重患者可实施主动脉内球囊反搏(IABP)和应用临时心肺辅助系统。 7. 病因治疗。
真题精选	左心衰竭时最早出现和最重要的症状是 A. 呼吸困难　　　　B. 咳嗽　　　　C. 咯血 D. 下垂性凹陷性水肿　　E. 发绀 答案：A；考点：心衰的临床表现 解析：左心衰以肺瘀血及心排血量降低为表现,呼吸困难是最早最重要的症状,表现有三种：劳力性呼吸困难、端坐呼吸困难、夜间阵发性呼吸困难。

细目四　心率失常

【考点透视】

1. 掌握常用的抗心率失常药物。

2. 了解心率失常的分类和发生机制。

要点	内容
要点一 分类	正常情况下,心脏的冲动由窦房节维持,每分钟 60～100 次。心脏冲动起源异常、冲动传导异常导致心律、心率异常,称为心律失常,心律失常为器质心脏病的常见并发症,并可为死亡原因,也可无病理意义。心律失常依据发作时心率增加或减少,分为快速性、缓慢性。 （一）快速性心律失常 1. 窦性。窦性心动过速、窦性心律不齐。 2. 异位性 （1）过早搏动房性、房室交界性、室性过早搏动。 （2）心动过速。①非阵发性心动过速:室上性、室性。②阵发性心动过速:室上性、室性。③并行心律性心动过速。 （3）扑动与颤动。心房扑动与颤动、心室扑动与颤动。 3. 综合征。预激综合征等。 （二）缓慢性心律失常 1. 窦性。窦性心动过缓、窦性静止、窦性停搏。 2. 异位性。逸搏与逸搏心律。 3. 传导阻滞。窦房阻滞、房内阻滞、房室阻滞、室内阻滞。 4. 综合征。病窦综合征。
要点二 发生机制	1. 冲动形成的异常　自主神经系统兴奋性改变或其内在病变,导致不适当的冲动发放。心房、心室与希氏束-普肯耶纤维在动作电位后产生除极活动的振幅增高并达到阈值,引起反复激动,构成快速性心律失常。 2. 冲动传导的异常　折返是快速性心律失常最常见的发生机制。
要点三 常用抗心律失常药物	（一）抗心律失常药 ★★★★ 依据其电生理效应分类,分为四大类: Ⅰ类:阻断快速钠通道:①Ia 类:减慢动作电位 0 相上升速度(Vmax),延长动作电位时程,常用奎尼丁、普鲁卡因胺、丙吡胺等。②Ib 类:不减慢 Vmax,缩短动作电位时程,常用美西律、苯妥英钠、利多卡因等。③Ic 类:减慢 Vmax,减慢传导与轻微延长动作电位时程,常用氟卡尼、恩卡尼、普罗帕酮、莫雷西嗪等。 Ⅱ类:阻断 β 肾上腺素能受体.常用美托洛尔、阿替洛尔、比索洛尔等。 Ⅲ类:阻断钾通道与延长复极,常用胺碘酮和索他洛尔等。 Ⅳ类:阻断慢钙通道,常用维拉帕米、地尔硫草等。 （二）其他 ★★★★ 临床上不属抗心律失常药范畴,但常用于治疗心律失常。 1. 异丙肾上腺素　强烈兴奋心脏起搏与传导系统,用于缓慢性心律失常患者提高心室率。 2. 腺苷　快速静脉注射作用于腺苷受体,产生较强的拟迷走神经效应,抑制房室结传导功能,快速有效终止室上性心动过速发作。 3. 洋地黄　抑制房室结传导,用于合并有心力衰竭的室上性心动过速及心房颤动的治疗。
真题精选	可直接导致意识障碍的心律失常是 A. 室性早搏　　　B. 房性早搏　　　C. 心室颤动 D. 右束支阻滞　　E. 窦性心动过速 答案:C;考点:心律失常的临床表现 解析:心室颤动临床症状包括意识丧失、抽搐、呼吸停顿甚至死亡、听诊心音消失、脉搏触不到、血压亦无法测到。而室性早搏、房性早搏、右束支阻滞和窦性心动过速只有少数严重者出现意识障碍。故本题选择 C。

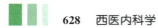

细目五　快速性心律失常

【考点透视】

1. 掌握快速性心律失常的心电图诊断和治疗。

2. 理解快速性心律失常的临床表现。

3. 了解快速性心律失常的病因。

要点	内容
要点一 过早搏动	（一）病因 1. 生理因素。如情绪激动、剧烈活动、焦虑、饮浓茶、咖啡、饮酒等。 2. 器质性心脏病。冠心病、心肌病、心肌炎、心脏瓣膜病等。 3. 药物过量或中毒。如洋地黄、奎尼丁、三环类抗抑郁药。 4. 电解质紊乱。血钾紊乱、血钙紊乱等。 5. 其他。出现缺氧、酸中毒时，麻醉、手术过程中等。 （二）临床表现★★★ 1. 症状。轻者可无症状或仅有心悸、心跳暂停感，重者有头晕甚至晕厥，可诱发或加重心绞痛、低血压及心力衰竭。 2. 体征。听诊时，早搏的第一心音增强，第二心音减弱或消失，之后有较长的间歇。桡动脉搏动不规则。 （三）心电图诊断★★★★ 1. 房性过早搏动。①提前出现的 P 波与窦性 P 波形态各异；P'R 间期≥12 秒。②提前出现的 QRS 波群形态通常正常。③代偿间歇常不完全。 2. 房室交界性过早搏动。①提前出现的室上性 QRS 波群，其前面无相关的 P 波。②若有逆行 P'波，可在 QRS 波群之前（P'R 间期<0.12 秒）、之中（可消失）或之后（P'R 间期<0.2 秒）。③QRS 波群形态多正常。④代偿间歇多完全。 3. 室性过早搏动。①提前出现的 QRS 波群前无相关 P 波。②提前出现的 QRS 波群宽大畸形，时限>0.12 秒，T 波方向与 QRS 波群主波方向相反。③代偿间歇完全。 （四）治疗★★★★ 了解原有心脏病变的程度，有无症状，是否影响心功能及发展成严重心律失常的危险等临床情况，决定是否给予治疗、采取何种方法治疗及确定治疗的终点。 1. 无器质性心脏病的过早搏动。无症状者无需药物治疗；症状明显者可给予镇静剂和 β 受体阻滞剂等。 2. 频发、症状明显或伴有器质性心脏病的过早搏动。 （1）积极治疗病因，去除诱因，对症治疗。 （2）应用抗心律失常药物：①房性和房室交界性过早搏动可选用：Ⅰa 类、Ⅰc 类、Ⅱ类和Ⅳ类抗心律失常药。②室性过早搏动多选用Ⅰ类和Ⅱ类药。③洋地黄中毒所致的室性早搏，应立即停用洋地黄，给予苯妥英钠或氯化钾等治疗。 （3）心动过缓时出现的室性早搏，宜给予阿托品、山莨菪碱等。
要点二 阵发性心动过速	（一）病因 1. 房性心动过速。房性心动过速简称房速，可分为自律性、折返性、紊乱性三种： （1）自律性房性心动过速。常见于器质性心脏病、慢性肺部疾病、酗酒以及各种代谢障碍、洋地黄中毒等。 （2）折返性房性心动过速。多见于器质性心脏病伴心房肥大、心肌梗死、心肌病、低钾血症、洋地黄中毒等。 （3）紊乱性房性心动过速。可见于慢性阻塞性肺疾病、缺血性心脏病、充血性心力衰竭、洋地黄中毒与低钾血症等。 2. 房室结折返性心动过速。常发生于无器质性心脏病的患者，少数患者可由心脏疾病或药物诱发。 3. 室性心动过速室性心动过速。简称室速，是指连续 3 个或 3 个以上室性早搏形成的异位心律，多见于器质性心脏病。其病因有：①各种器质性心脏病如冠心病、心肌炎、心肌病等，其中以冠心病最常见。②其他如代谢障碍、血钾紊乱、药物中毒、QT 间期延长综合征等。③偶可发生于无器质性心脏病者。

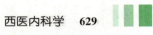

续表

要点	内容
要点二 阵发性心 动过速	**(二)临床表现★★★** 1. **房性心动过速**。①常见胸闷、心悸、气促等症状,多不严重。洋地黄中毒者可致心力衰竭加重、低血压或休克等。②体检房室传导比例固定时,心律规则;传导比例变动时,心律不恒定,第一心音强度变化。 2. **房室结折返性心动过速**。①发作呈突发突止,持续时间长短不一,多由一个室上性早搏诱发。②可有心悸、焦虑、紧张、乏力、眩晕、晕厥等,可诱发或加重心绞痛、心力衰竭,重者发生休克。③体检心尖部第一心音强度恒定,心律绝对规则。 3. **室性心动过速**。其症状取决于心室率、发作持续时间及有无器质性心脏病变。 (1)症状。①非持续性室速(发作时间<30秒,能自行终止者)通常无症状。②持续性室速(发作时间>30秒,需药物或电复律方可终止者)常有突发心悸、胸闷、气促,重者出现低血压、晕厥、心绞痛发作等。严重者易引起休克、阿-斯综合征、急性心力衰竭甚至猝死。 (2)体征。①听诊心律轻度不规则,可有第一、第二心音分裂,收缩压可随心搏变化。②如发生完全性房室分离,第一心音强弱不等,颈静脉间歇出现巨大 a 波。③若心室搏动逆传或持续夺获心房,则颈静脉 a 波规律而巨大。④脉率不规则,血压下降或测不出。 **(三)心电图诊断★★★★** 1. **房性心动过速** (1)自律性房性心动过速。①房率多<200 次/分。②P 波形态与窦性者不同,在 Ⅱ、Ⅲ、aVF 导联通常直立。③常合并二度Ⅰ型或Ⅱ型房室传导阻滞,P 波之间的等电线仍存在。④发作开始时心率逐渐加速;QRS 形态、时限多与窦性相同。 (2)折返性房性心动过速。①房率多在 150~200 次/分,较为规则。②P 波形态与窦性不同。③PR 间期常延长,发生房室传导阻滞时不能终止发作。④心电生理检查可确诊。 (3)紊乱性房性心动过速。通常有 3 种或 3 种以上形态各异的 P 波,PR 间期各不相同,心房率在 100~130 次/分。部分 P 波因过早发生而不能下传,此时心室率不规则,常进一步发展为房颤。 2. **房室结折返性心动过速**。①心率多在 150~250 次/分,节律绝对规则。②逆行 P 波可埋藏于 QRS 波群内或位于其终末部分,不能辨认,P 波与 QRS 波群关系恒定。③QRS 波群正常,伴束支内差异性传导或束支传导阻滞时,QRS 波群增宽畸形。④可有继发性 ST-T 改变。⑤发作突然,常由一个房早触发,下传的 PR 间期显著延长,随之引起心动过速。 3. **室性心动过速**。①出现 3 个或 3 个以上连续室性早搏。②心室率在 100~250 次/分,节律略不规则。③QRS 波群宽大畸形,时限>0.12 秒,ST-T 波方向与 QRS 波群主波方向相反。④P、QRS 间无固定关系,形成房室分离。⑤可出现心室夺获与室性融合波,为室性心动过速的特征性表现。 **(四)治疗★★★★** 1. **房性心动过速** (1)自律性房性心动过速。出现严重血流动力学障碍、心室率>140 次/分时,应予紧急治疗:①洋地黄中毒引起者,立即停用洋地黄并补钾。②非洋地黄中毒引起者,可口服或静脉注射洋地黄、钙拮抗剂、β 受体阻滞剂以减慢心室率。如未能转复为窦性心率,可用Ⅰa、Ⅰc 或Ⅲ类抗心律失常药试行转律,药物治疗无效可考虑射频消融治疗。 (2)折返性房性心动过速。参照自律性房性心动过速的治疗。 (3)紊乱性房性心动过速。①原发病的治疗十分重要。肺部疾病患者应予氧疗、控制感染,停用氨茶碱、去甲肾上腺素、异丙肾上腺素、麻黄碱等药物。②可予维拉帕米、胺碘酮等。③补充钾盐与镁盐可抑制心动过速发作。 2. **房室结折返性心动过速** (1)急性发作期。①首选机械刺激迷走神经(压迫眼球、按压颈动脉,刺激会厌引起恶心等)。②腺苷与钙拮抗剂:腺苷快速静脉注射,无效可改用维拉帕米或地尔硫䓬静脉注射。③洋地黄:常用毛花苷 C 静脉注射。④抗心律失常药:可选用普罗帕酮、索他洛尔、胺碘酮等。⑤其他:无冠心病、高血压病而血压偏低患

续表

要点	内容
要点二 阵发性心 动过速	者,可通过升高血压反射性兴奋迷走神经终止发作。⑥直流电复律:如出现严重心绞痛、低血压、心力衰竭时,应立刻行同步直流电复律。⑦经静脉心房或心室起搏或经食管心房起搏。⑧射频消融术:用于反复发作或药物难以奏效的患者。 (2) 预防复发。可选用洋地黄、长效钙拮抗剂、长效 β 受体阻滞剂,可单独或联合应用。其他还有胺碘酮、普罗帕酮等。 3. 室性心动过速。无器质性心脏病患者发生非持续性室速,如无症状及晕厥发作,无需治疗;有器质性心脏病的非持续性室速应考虑治疗;持续性室速无论有无器质性心脏病均应给予治疗。 (1) 终止发作。①药物治疗:无显著血流动力学障碍,宜选用胺碘酮、利多卡因、β 受体阻滞剂治疗。②同步直流电复律:用于伴有血流动力学异常的室速。③超速起搏:复发性室速患者,如病情稳定,可试行超速起搏终止心动过速。 (2) 预防复发。①去除病因及诱因。②应用抗心律失常药物,常用胺碘酮等。③安置心脏起搏器、植入式心脏自动复律除颤器或行射频消融术等;埋藏式自动复律除颤器(ICD)是有效的治疗手段。④冠状动脉旁路移植手术:可用于某些冠心病合并室速的患者。
要点三 心房颤动	(一) 病因 1. 阵发性房颤。①情绪激动、手术后、运动或急性乙醇中毒时。②心脏和肺部疾病患者如冠心病、慢性肺心病、心力衰竭等。 2. 持续性房颤。常见于心脏瓣膜病、冠心病、高血压性心脏病、甲状腺功能亢进症、缩窄性心包炎、心肌病、感染性心内膜炎、慢性心力衰竭及慢性肺心病等。 3. 孤立性房颤。无心脏病基础者。 (二) 临床表现 ★★★ 通常有心悸、头晕、胸闷等。房颤时,心排血量减少≥25%,当心室率≥150 次/分时,可发生心绞痛与心力衰竭。心脏听诊第一心音强度不等,心律绝对不规则,伴有脉搏短绌,颈静脉搏动 A 波消失。 (三) 心电图诊断 ★★★★ ①P 波消失,代之以大小不等、形状不同、节律完全不规则的房颤波(f 波),频率为 350~600 次/分。②心室率绝对不规则。③QRS 波群形态正常,伴室内差异性传导时则增宽变形。 (四) 治疗 ★★★★ 1. 病因治疗:积极治疗原发疾病,消除诱因。 2. 急性房颤症状显著者:①控制心室率:心室率过快或伴有心功能不全者,可静脉注射毛花苷 C 将心室率控制在 100 次/分以下,随后给予地高辛口服维持。②药物或电复律:药物治疗未能恢复窦性心律,伴急性心力衰竭或血压明显下降者,宜紧急施行电复律。③房颤转复后,药物维持窦性心律。 3. 慢性房颤:①阵发性房颤常能自行终止,发作频繁或伴随症状明显者,可口服胺碘酮或普罗帕酮,以减少发作的次数与持续时间。②持续性房颤应给予复律:选用药物复律或电复律,常用复律药物有胺碘酮、普罗帕酮等。复律前应用抗凝药物预防血栓栓塞,复律后给予抗心律失常药物,预防复律后房颤复发。③经复律无效者,以控制心室率为主,首选药物为地高辛,也可应用 β 受体阻滞剂。 4. 预防栓塞:既往有栓塞史,或有严重心脏瓣膜病、高血压、糖尿病的患者,以及老年人、左心房扩大、冠心病等高危者,应长期采用抗凝治疗,口服华法林或肠溶阿司匹林。 5. 其他:病窦综合征合并房颤者不宜复律,若心率过慢,可考虑安装起搏器。发作频繁甚至持久发作,药物治疗无效,心室率很快的患者,可考虑施行射频消融术。其他治疗方法有外科手术、植入式心房除颤器等。
真题精选	伴有血流动力学异常的阵发性室性心动过速,治疗应首选的是 A. 静注胺碘酮　　　　B. 静注毛花苷　　　　C. 静注利多卡因 D. 同步直流电复律　　E. 超速起搏 答案:D; 考点:心律失常的治疗 解析:A、C 用于室性心动过速无显著血流动力学障碍者,D 用于伴有血流动力学异常的室速,E 用于复发性室速患者,B 不适用于室速的治疗。故选 D。

细目六　缓慢性心律失常

【考点透视】

1. 掌握缓慢性心律失常的心电图诊断和治疗。
2. 理解缓慢性心律失常临床表现。
3. 了解缓慢性心律失常的病因。

要点	内容
要点一 房室传 导阻滞	**1. 病因** (1) 正常人或运动员，与迷走神经张力增高有关。 (2) 各种器质性心脏病如冠心病急性心肌梗死、心肌炎、心肌病、心内膜炎、钙化性主动脉瓣狭窄、先天性心血管病等。 (3) 药物作用如洋地黄中毒，应用β受体阻滞剂、非二氢吡啶类钙拮抗剂等。 (4) 电解质、酸碱紊乱如高钾血症、酸中毒等。 (5) 传导系统或心肌退行性变，以及由急性炎症或损伤性病变引起的心肌纤维变性、二尖瓣或主动脉瓣钙化引起的退行性变等。 (6) 其他：可见于高血压病、风湿热等。 **2. 临床表现 ★★★★** (1) 一度房室传导阻滞通常无症状。听诊第一心音减弱。 (2) 二度房室传导阻滞常有心悸与心搏脱漏感。二度Ⅱ型患者常有头晕、乏力、心悸等。听诊二度Ⅰ型房室传导阻滞的第一心音强度逐渐减弱并有心搏脱漏；二度Ⅱ型房室传导阻滞第一心音强度恒定，有间歇性心搏脱漏。 (3) 三度房室传导阻滞常有疲倦、乏力、眩晕、晕厥等，可反复诱发心绞痛、心力衰竭等，严重时可发生阿-斯综合征。听诊第一心音强度不等，第二心音可呈正常或反常分裂；间或听到心房音或响亮的第一心音，为心房、心室几乎同时收缩所致，称为"大炮音"。 **3. 心电图诊断 ★★★★** (1) 一度房室传导阻滞。PR间期延长＞0.2秒，每个P波后均有QRS波。一般PR间期超过按年龄和心率矫正的PR间期上限为延长；或前后两次测定结果比较，心率相同时的PR间期延长≥0.04秒。 (2) 二度Ⅰ型房室传导阻滞（文氏阻滞或莫氏Ⅰ型）。①PR间期进行性延长，直至一个P波后脱漏QRS波。②相邻RR间期进行性缩短，直至P波不能下传心室，发生心室脱漏。③包含P波在内的RR间期小于正常窦性PP间期的两倍。常见的房室传导比例为3∶2、4∶3或5∶4。 (3) 二度Ⅱ型房室传导阻滞（莫氏Ⅱ型）。PR间期恒定不变，可正常或延长，部分P波后无QRS波群。如每隔1个、2个或3个P波后有一次QRS波群脱漏，分别称为2∶1、3∶2、4∶3房室传导阻滞。如每3个及以上P波下传1个QRS波群，称为高度房室传导阻滞。 (4) 三度房室传导阻滞。①PP与RR间隔各有其固定的规律，呈完全性房室分离。②心房率＞心室率。③心室起搏点在房室束分支以上，心室率40～60次/分，QRS波群正常；心室起搏点在房室束分支以下，心室率常＜40次/分，QRS波群增宽。 **4. 治疗 ★★★★** (1) 病因治疗。积极治疗心肌缺血、心肌炎症，纠正电解质及代谢紊乱等。 (2) 房室传导阻滞的治疗。一度与二度Ⅰ型房室传导阻滞心室率不太慢者，无需特殊治疗，禁用进一步减慢房室传导的药物如β受体阻滞剂、非二氢吡啶类钙拮抗剂等。二度Ⅱ型与三度房室传导阻滞心室率过慢，出现血流动力学障碍者，应予药物治疗：①提高心室率：阿托品0.5～2mg静脉注射，每2～6小时1次；异丙肾上腺素1～4μg/min静脉滴注，每4小时1次，使心率维持在60～70次/分。②糖皮质激素用于急性心肌炎、急性心肌梗死、心脏直视手术损伤所致的房室传导阻滞，常用氢化可的松或地塞米松静脉滴注。③高钾血症或酸中毒所致者可予5%碳酸氢钠静脉滴注。④药物疗效不佳，症状明显，心率缓慢者，应及早给予临时性或永久性心脏起搏治疗。

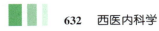

续表

要点	内容
真题精选	提示心律失常严重的临床表现是 A. 心悸　　　　　　B. 乏力　　　　　　C. 头晕 D. 恶心、呕吐　　　E. 阿-斯综合征 答案：E；　考点：心律失常的临床表现 解析：以上选项，只有 E 表现最为严重，室速严重者可出现阿-斯综合征。故选 E。

细目七　心脏瓣膜病

【考点透视】

1. 掌握心脏瓣膜病的诊断与鉴别诊断、治疗。

2. 理解心脏瓣膜病的临床表现、并发症。

3. 了解呼吸系统疾病病因。

要点	内容
要点一 **二尖瓣狭窄**	1. 病因。二尖瓣狭窄的最常见病因为风湿热，2/3 的患者为女性。约半数患者无急性风湿热史，但多有反复链球菌扁桃体炎或咽峡炎史。急性风湿热后，至少需 2 年始形成明显二尖瓣狭窄，多次发作急性风湿热较早即可出现狭窄。 2. 临床表现 ★★★ (1) 症状。左心房代偿期可无症状，失代偿期及右心室受累时可出现：①呼吸困难：早期出现劳力性呼吸困难，加重可出现夜间阵发性呼吸困难及端坐呼吸。②咳嗽：多在夜间睡眠时及劳累后加重。③咯血：多为痰中带血。④压迫症状：左心房肥大压迫喉返神经引起声音嘶哑，压迫食管出现吞咽困难。⑤右心衰竭表现：纳差、恶心，少尿伴夜尿增多，肝区胀痛，下肢水肿等。 (2) 体征。①视诊：多数患者有二尖瓣面容；儿童期起病者可见心前区隆起；明显右室肥厚者心尖搏动弥散、左移。②触诊：心尖部可触及舒张期震颤。③叩诊：心浊音界向左扩大，心腰消失而呈梨形心。④听诊：心尖区局限性舒张中晚期隆隆样杂音；心尖区第一心音亢进，二尖瓣瓣叶弹性尚可时，可闻及开瓣音；肺动脉瓣区第二心音亢进、分裂，为肺动脉高压的表现，严重的肺动脉高压引起相对性肺动脉瓣关闭不全，出现肺动脉瓣区舒张期杂音，称为 Graham - Steell 杂音；明显右心室肥大引起相对性三尖瓣关闭不全时，可在三尖瓣区闻及收缩期吹风样杂音，可向心尖区传导。⑤其他：肝脏肿大、下肢水肿，重者可出现腹水。 3. 诊断与鉴别诊断 ★★★★ (1) 诊断。心尖区隆隆样舒张中晚期杂音，并有左心房肥大的证据，即可诊断为二尖瓣狭窄；若有风湿热病史，则支持风心病二尖瓣狭窄的诊断。超声心动图检查有助于确诊二尖瓣狭窄及判断狭窄程度。 (2) 鉴别诊断。①左房黏液瘤：瘤体阻塞二尖瓣口致二尖瓣狭窄，心尖区闻及舒张期杂音，杂音随体位变化而变化，其前有肿瘤扑落音，心脏超声检查有助于诊断。②二尖瓣相对性狭窄：见于扩张型心肌病、左至右分流的先天性心脏病、严重的主动脉瓣或二尖瓣关闭不全等，均可致左心室显著增大，产生相对性二尖瓣狭窄，出现舒张期杂音，但无第一心音增强及开瓣音。 4. 并发症 ★★★ (1) 心房颤动：心房颤动发生率随左房增大和年龄增长而增加。 (2) 急性肺水肿：表现为突然出现重度呼吸困难和发绀，不能平卧，咳粉红色泡沫状痰，双肺满布干、湿啰音。 (3) 血栓栓塞：20% 的患者可发生体循环栓塞。心房颤动、左心房扩大（直径＞55mm）、有栓塞史或心排出量明显降低，为体循环栓塞的危险因素。 (4) 右心衰竭：多见于晚期患者，为主要的死亡原因。 (5) 感染性心内膜炎。 (6) 肺部感染。

续表

要点	内容
要点一 二尖瓣狭窄	**5. 治疗 ★★★★** (1) 一般治疗。①有风湿活动者应给予抗风湿治疗,预防风湿热复发,常用苄星青霉素。②预防感染性心内膜炎。③无症状者避免剧烈体力活动,定期(6～12个月)复查。④呼吸困难者应减少体力活动,限制钠盐摄入,应用利尿剂,避免和控制诱发急性肺水肿的因素。 (2) 并发症的处理。①大量咯血:应取坐位,应用镇静剂,降低肺静脉压。②急性肺水肿:处理原则与急性左心衰竭所致的肺水肿相似。③心房颤动:控制心室率,预防血栓栓塞;急性发作伴快速心室率,如血流动力学稳定,以减慢心室率为主;如血流动力学不稳定,应立即电复律。④预防栓塞:伴有心房颤动者应长期抗凝治疗。⑤右心衰竭:限制钠盐摄入,应用利尿剂等。 (3) 介入和手术治疗,为治疗本病的有效方法。当二尖瓣口有效面积<1.5cm^2,症状明显,尤其症状进行性加重时,应用介入或手术方法扩大瓣口面积,减轻狭窄。根本性治疗为实施瓣膜置换术。
要点二 二尖瓣 关闭不全	1. 病因。二尖瓣及其附属结构、左心室结构和功能异常,均可致二尖瓣关闭不全。常见病因包括风湿热、结缔组织病及感染性心内膜炎导致的瓣叶病变、瓣环扩大、腱索病变、乳头肌断裂等。 **2. 临床表现 ★★★** (1) 症状。可无明显症状,严重关闭不全心排血量显著减少时,最早出现的突出症状是乏力,可伴有心悸,晚期发生肺瘀血时出现呼吸困难。 (2) 体征。①视诊:心尖搏动增强呈抬举性,向左下移位,范围增大。②触诊:偶可触及收缩期震颤。③叩诊:心浊音界向左下扩大。④听诊:心尖区可闻及响亮、粗糙、音调较高的3/6级或以上的全收缩期吹风样杂音,常向左腋下、左肩胛下部传导,吸气时减弱,呼气时增强,杂音常掩盖第一心音,肺动脉瓣区第二心音正常或亢进、分裂。因舒张期大量血液流入左心室,心尖区常有第三心音出现。 **3. 诊断与鉴别诊断 ★★★★** (1) 诊断。心尖区响亮、粗糙、音调较高的全收缩期吹风样杂音伴左房、左室增大,可诊断为二尖瓣关闭不全,超声心动图检查有助于确诊。 (2) 鉴别诊断。①三尖瓣关闭不全:为全收缩期杂音,在胸骨左缘第4、5肋间最清晰且吸气时增强,可见颈静脉搏动及肝脏扩张性搏动。②室间隔缺损:为全收缩期杂音,在胸骨左缘第4、5肋间最清晰,不向腋下传导,常伴收缩期震颤。③相对性二尖瓣关闭不全:发生于高血压性心脏病、主动脉瓣关闭不全、心肌炎、扩张型心肌病、贫血性心脏病等,多伴有左室扩大及二尖瓣环扩大,但二尖瓣无增厚及钙化。④二尖瓣脱垂综合征:可在心尖区闻及收缩中晚期喀喇音,伴有收缩晚期杂音并广泛放散。超声心动图有助于诊断。 **4. 治疗 ★★★★** (1) 急性。治疗目的是降低肺静脉压,增加心排出量和纠正病因。 (2) 慢性。①内科治疗:风心病伴风湿活动者需抗风湿治疗并预防风湿热复发;预防感染性心内膜炎;心房颤动的处理同二尖瓣狭窄;有心力衰竭者,应限制钠盐摄入,使用利尿剂、血管紧张素转换酶抑制剂、β受体阻滞剂和洋地黄制剂。②外科治疗:为恢复瓣膜关闭完整性的根本治疗措施。应在发生不可逆的左心室功能不全之前施行,否则术后预后不佳。
要点三 主动脉 瓣狭窄	1. 病因。风湿性主动脉瓣狭窄大多伴有关闭不全和二尖瓣损害,其他病因有先天性、主动脉瓣狭窄、先天性主动脉瓣畸形、退行性老年钙化性主动脉瓣狭窄等。 **2. 临床表现 ★★★** (1) 症状。一般出现较晚,常见的典型三联征为呼吸困难、心绞痛和晕厥。呼吸困难最常见,劳力性呼吸困难为晚期肺瘀血引起的常见首发症状,病情加重可出现夜间阵发性呼吸困难、端坐呼吸和急性肺水肿。部分患者运动后可发作心绞痛,休息后多可缓解。约1/3的患者于直立位、运动时发生晕厥。 (2) 体征。心尖搏动呈抬举样,可有主动脉瓣区收缩期震颤;第一心音减弱,因左室顺应性下降,左房收缩加强而出现第四心音;胸骨右缘第2肋间听到响亮粗糙的、喷射性收缩期杂音,向颈部传导,可伴有收缩早期喷射音;主动脉瓣区第二心音减弱,因左室射血时间延长,可出现第二心音逆分裂。重度狭窄者可出现收缩压下降、脉压差减小、脉搏细弱。

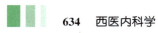

续表

要点	内容
要点三 主动脉瓣狭窄	3. 诊断与鉴别诊断 ★★★★ (1) 诊断。根据胸骨右缘第 2 肋间响亮粗糙的喷射性收缩期杂音、收缩期震颤及第二心音减弱,左心室增大等,可作出主动脉瓣狭窄的诊断,超声心动图检查有助于确诊。 (2) 鉴别诊断。①梗阻性肥厚型心肌病:收缩期杂音在心尖与胸骨左缘之间,不向颈部及锁骨下传导,很少有收缩期震颤,超声心动图可见左室流出道狭窄和非对称性室间隔肥厚,舒张期室间隔与左室后壁厚度之比>1.3,二尖瓣收缩期前移,无主动脉瓣狭窄。②先天性主动脉瓣狭窄:年幼时即有主动脉瓣狭窄的征象且杂音等随年龄增长而改变。 4. 治疗 ★★★★ (1) 内科治疗。①预防感染性心内膜炎、预防风湿热。②无症状的轻度狭窄患者,每两年随访复查 1 次。③中重度狭窄患者,避免剧烈体力活动,半年复查 1 次。④预防心房颤动,一旦出现,应及时转复为窦性心律。⑤心力衰竭者应限制钠盐摄入,可用洋地黄类药物和谨慎应用利尿剂。⑥发生心绞痛时,可试用硝酸酯类药物。 (2) 外科治疗。人工瓣膜置换术、经皮球囊主动脉瓣成形术为治疗成人主动脉狭窄的主要方法。
要点四 主动脉瓣 关闭不全	1. 病因。主动脉瓣关闭不全多由主动脉瓣及(或)主动脉根部病变所致,约 2/3 的主动脉瓣关闭不全为风湿热所致,其他病因可见感染性心内膜炎、先天性畸形,各种原因引起的主动脉根部扩张、主动脉夹层等。 2. 临床表现★★★★ (1) 症状。急性患者轻者多无症状,重者可出现急性左心衰竭及低血压;慢性者最早出现的症状为心悸、心前区不适,常有头部搏动感。多数患者晚期出现左心衰竭表现。 (2) 体征。心尖搏动向左下移位,增强呈抬举样。心浊音界向左下扩大。第一心音减弱,胸骨左缘第 3、4 肋间可听到舒张期高调、递减型、叹气样杂音,胸骨右缘第 2 肋间也可闻及,常传至心尖区,前倾坐位、呼气末明显。主动脉瓣区第二心音减弱或消失,心尖区第一心音减弱。反流明显时可在心尖区听到低调、柔和的舒张中期杂音。显著的主动脉瓣关闭不全时,收缩压增高、舒张压降低、脉压差增大,出现水冲脉、毛细血管搏动征、枪击音、Durozier 双重杂音、颈动脉搏动明显及随心搏呈节律性点头运动等周围血管征。 3. 诊断与鉴别诊断★★★★ (1) 诊断。根据主动脉瓣第二听诊区有舒张期递减型叹气样杂音、左室增大及周围血管征等,可诊断主动脉瓣关闭不全,超声心动图检查有助于确诊。 (2) 鉴别诊断。①肺动脉瓣关闭不全:由肺动脉高压引起,可听到 Graham - Steell 杂音,无周围血管征,常有肺动脉瓣区第二心音亢进、肺动脉高压体征。②梅毒性主动脉瓣关闭不全:主要由于主动脉根部扩张所致,舒张期杂音在胸骨右缘第 2 肋间最响,发病年龄多在 40~60 岁,不伴有二尖瓣病变的体征,易发生心绞痛。梅毒血清学试验阳性或有梅毒感染史。 4. 治疗 ★★★★ (1) 内科治疗。预防感染性心内膜炎,预防风湿热;严重主动脉瓣关闭不全和左心室扩大者,可使用血管紧张素转换酶抑制剂;有症状者对症治疗。轻中度关闭不全无症状者,限制重体力活动,并随访心脏超声。 (2) 外科治疗。人工瓣膜置换术为严重主动脉瓣关闭不全的主要治疗方法,主动脉根部扩大者,需行主动脉根部带瓣人工血管移植术。
真题精选	患者,女,30 岁。10 年前患风湿热,检查:心尖部听到舒张期隆隆样杂音,X 线显示左心房增大。应首先考虑的是 A. 二尖瓣关闭不全　　B. 二尖瓣狭窄　　　C. 主动脉瓣关闭不全 D. 主动脉瓣狭窄　　　E. 肺动脉瓣狭窄 答案:B;　考点:心脏瓣膜病的诊断 解析:患者有风湿热病史,并出现心脏杂音,考虑风湿性心脏瓣膜病。心尖部听到舒张期隆隆样杂音为二尖瓣狭窄特有的杂音,且二尖瓣狭窄导致左房血液瘀滞,增大。故本题选择 B。A 为心尖部收缩期杂音;C 为胸骨右缘第 2~3 肋间舒张期杂音;D 为胸骨右缘第 2~3 肋间收缩期杂音;E 为胸骨左缘第 2~3 肋间收缩期杂音。

细目八　原发性高血压

【考点透视】

1. 掌握原发性高血压的诊断与鉴别诊断、治疗。
2. 理解原发性高血压的临床表现及实验室检查和其他检查、并发症。
3. 了解原发性高血压的病因和发病机制。

要点	内容
要点一 病因与 发病机制	1. 病因。主要与以下因素有关： (1) 高钠、低钾膳食。 (2) 超重和肥胖：身体脂肪含量与血压水平呈正相关。 (3) 饮酒：高血压患病率随饮酒量增加而升高。 (4) 精神紧张：长期从事高度精神紧张工作的人群高血压患病率增加。 (5) 其他：缺乏体力活动、睡眠呼吸暂停综合征等。 2. 发病机制。动脉血压取决于心排出量和体循环周围血管阻力，其发病的主要环节有： (1) 交感神经系统活性亢进：交感神经兴奋性增加，释放儿茶酚胺增多，加快心率，增强心肌收缩力，增加心输出量；收缩外周小动脉，增加外周血管阻力，从而升高血压。 (2) 肾性水钠潴留：血容量增加，引起血压升高。 (3) 肾素-血管紧张素-醛固酮系统(RAAS)激活，导致血管紧张素Ⅱ分泌增多，直接收缩外周小动脉，并促进醛固酮分泌，增加血容量，从而升高血压。 (4) 细胞膜离子转运异常：钠-钾离子协同转运缺陷，膜电位降低，激活平滑肌细胞兴奋-收缩耦联，血管阻力增高。 (5) 胰岛素抵抗：血浆胰岛素水平升高，增加交感神经兴奋性及水钠潴留。 (6) 血管内皮细胞功能受损：内皮素和血栓素 A_2 释放增加，导致血管收缩。
要点二 临床表现	1. 症状★★★ (1) 一般症状。常见症状有头昏、头痛、颈项板紧、疲劳、心悸等，多数症状可自行缓解。 (2) 受累器官症状。①脑：出血和脑梗死是高血压最主要的并发症。前者多在情绪激动、用力情况下出现，表现为剧烈头痛、恶心呕吐、偏瘫、意识障碍等；后者多在安静状态或睡眠中出现，多表现为三偏综合征或伴运动性失语，轻者仅表现为短暂脑缺血发作。②心脏：并发高血压性心脏病，可出现心功能不全表现；并发冠心病可出现心绞痛、心肌梗死表现。③肾脏：早期可出现多尿、夜尿增多；继而出现肾功能不全，尿量减少，最终导致肾衰竭。④眼：眼底血管受累出现视力进行性减退。 2. 体征 ★★★ 体征较少，重点检查项目有周围血管搏动、血管杂音、心脏杂音等。常出现血管杂音的部位是颈部、背部两侧肋脊角、腹部脐两侧。心音异常及心脏杂音包括主动脉瓣区第二心音亢进、收缩期杂音或收缩早期喀喇音。
要点三 并发症	1. 高血压危象：血压急剧上升，影响重要脏器血供，出现头痛、烦躁、眩晕、恶心呕吐、心悸、气急及视力模糊等症状，伴有痉挛动脉相应靶器官的缺血症状，如心绞痛。★★★ 2. 高血压脑病：血压升高突破脑血流自动调节范围，脑组织血流灌注过多引起脑水肿，出现剧烈头痛、呕吐、精神错乱、意识障碍甚至昏迷，局灶性或全身抽搐。★★★ 3. 脑卒中：包括脑出血、脑血栓形成、腔隙性脑梗死、短暂性脑缺血发作等。★★★ 4. 高血压性心脏病与冠心病：左心室肥厚与扩张，晚期出现慢性心力衰竭。促发动脉粥样硬化并发冠心病，表现为心绞痛、心肌梗死等。 5. 慢性肾衰竭。 6. 主动脉夹层。

要点	内容
要点四 实验室检查 及其他检查	1. 尿常规。可有少量蛋白、红细胞,偶有透明管型和颗粒管型。 2. 肾功能。晚期肾实质损害可有血肌酐、尿素氮和尿酸升高,内生肌酐清除率降低,浓缩及稀释功能减退。 3. 血脂测定。血清总胆固醇、甘油三酯及低密度脂蛋白胆固醇增高,高密度脂蛋白胆固醇降低。 4. 血糖、葡萄糖耐量试验及血浆胰岛素测定。部分患者有空腹和/或餐后2小时血糖及血胰岛素水平增高。 5. 眼底检查。可出现血管病变及视网膜病变。眼底动脉变细、反光增强、交叉压迫及动静脉比例降低;视网膜病变有出血、渗出、视乳头水肿等。 6. 胸部X线。可见主动脉迂曲延长,其升、弓或降部可扩张。 7. 心电图。可出现左室肥厚。 8. 超声心动图。可见主动脉内径增大、左房扩大、左室肥厚。 9. 动态血压监测。可测定白昼与夜间各时间段血压的平均值和离散度。 10. 其他。颈动脉内膜中层厚度(IMT)增大、血浆肾素活性(PRA)增加、心率变异性增大等。

要点五 诊断与鉴别诊断

1. 诊断★★★★

(1) 诊断要点。在未使用降压药物的情况下,非同日3次测量血压,收缩压≥140mmHg 和/或舒张压≥90mmHg,即可诊断为高血压。收缩压≥140mmHg 和舒张压<90mmHg 为单纯性收缩期高血压。患者既往有高血压史,目前正在使用降压药物,血压虽然低于140/90mmHg,也应诊断为高血压。排除继发性高血压,可诊断为原发性高血压。

(2) 血压水平的定义和分级(2010 中国高血压防治指南)见下表。

级别	收缩压(mmHg)		舒张压(mmHg)
正常血压	<120	和	<80
正常高值	120~139	和/或	80~89
高血压(mmHg)	≥140	和/或	≥90
1级高血压(轻度)	140~159	和/或	90~99`
2级高血压(中度)	160~179	和/或	100~109
3级高血压(重度)	≥180	和/或	≤110
单纯收缩期高血压	≥140	和	<90

(3) 高血压患者心血管风险水平分层(2010 中国高血压防治指南)见下表。

其他危险因素 和病史	高血压(mmHg)		
	1级	2级	3级
	收缩压140~159 和/或舒张压90~99	收缩压160~179 和/或舒张压100~109	收缩压≥180 和/或舒张压≥110
无	低危	中危	高危
1~2个其他危险因素	中危	中危	很高危
≥3个其他危险因素或靶器官损害	高危	高危	很高危
临床并发症或合并糖尿病	很高危	很高危	很高危

2. 鉴别诊断主要与可引起继发性高血压的疾病鉴别。

(1) 肾实质疾病。急、慢性肾小球肾炎、慢性肾盂肾炎、肾病综合征及糖尿病肾病均可出现高血压,根据病史、尿常规、肾功能的检查不难鉴别。

要点	内容
要点五 诊断与 鉴别诊断	(2) 肾血管疾病。肾血管性高血压患者常起病急、血压显著增高，上腹部或肾区可闻及血管性杂音。静脉肾盂造影、肾动脉多普勒、肾动脉造影、放射性核素肾图等可明确诊断。 (3) 嗜铬细胞瘤。可有剧烈头痛、出汗、恶心、呕吐、心悸、面色苍白、乏力等，持续数分钟至数天不等，发作间歇血压正常。血和尿儿茶酚胺及其代谢产物的测定、酚妥拉明试验、胰高血糖素激发试验等有助于诊断。 (4) 原发性醛固酮增多症。表现为血压升高，多尿、夜尿增多和尿比重下降，口渴，发作性肌无力、手足搐搦，血钾降低伴血钠升高。实验室检查可见血和尿醛固酮升高。
要点六 治疗	血压控制目标：所有患者均应将血压降至140/90mmHg以下；65岁及以上的老年人的收缩压应控制在150mmHg以下，如能耐受还可进一步降低；伴有慢性肾脏疾病、糖尿病，或病情稳定的冠心病、脑血管病的高血压患者治疗应个体化，一般可以将血压降至130/80mmHg以下。 (一) 非药物治疗 ★★★★ 适用于所有高血压患者，包括减少钠盐摄入、增加钾盐摄入；控制体重；戒烟限酒；体育运动；减轻精神压力，保持心理平衡等。 (二) 药物治疗 ★★★★ 1. 降压药治疗原则 (1) 小剂量。小剂量开始，根据需要，逐步增加剂量。 (2) 尽量应用长效制剂。使用每日1次给药而有持续24小时降压作用的长效药物，以有效控制夜间血压与晨峰血压。 (3) 联合用药。增加降压效果又不增加不良反应。对血压≥160/100mmHg或超过目标值20/10mmHg的患者，起始即应小剂量联合用药。 (4) 个体化。根据患者具体情况、耐受性及个人意愿或长期承受能力，选择适合患者的降压药物。 2. 常用降压药物分类 (1) 利尿剂。可作为无并发症高血压患者的首选药物，适用于轻、中度高血压，尤其是老年高血压、肥胖及并发心力衰竭者。利尿剂有噻嗪类、袢利尿剂和保钾利尿剂3类。常用噻嗪类如氢氯噻嗪和氯噻酮、吲哒帕胺等。禁用于痛风患者。 (2) β受体阻滞剂用于轻、中度高血压，尤其是静息心率较快（＞80次/分）或合并心绞痛及心肌梗死后患者。常用药物有美托洛尔、阿替洛尔、索他洛尔等。 (3) 钙通道阻滞剂(CCB)又称钙拮抗剂，可分为二氢吡啶类和非二氢吡啶类，前者有氨氯地平、非洛地平、硝苯地平等，后者有维拉帕米、地尔硫䓬。可用于各种程度高血压，尤其老年人高血压或合并稳定型心绞痛时。周围血管疾病、糖尿病及合并肾脏损害的患者均可用。应优先选择使用长效制剂，如氨氯地平、拉西地平、维拉帕米缓释片等。 (4) 血管紧张素转换酶抑制剂(ACEI)降压起效缓慢，逐渐增强，在3～4周时达最大作用，特别适用于伴有心力衰竭、心肌梗死后、糖耐量异常或糖尿病肾病的高血压患者，常用卡托普利、依那普利、苯那普利、福辛普利等。妊娠、肾动脉狭窄、肾衰竭(血肌酐＞265μmol/L)者禁用。 (5) 血管紧张素Ⅱ受体阻滞剂(ARB)降压作用起效缓慢，但持久而平稳。常用氯沙坦、缬沙坦、厄贝沙坦、替米沙坦、坎地沙坦和奥美沙坦等。 除以上5类降压药物外，还有一些降压药物，包括交感神经抑制剂如利血平、可乐定；直接血管扩张剂如肼屈嗪等。 3. 降压治疗方案 (1) 无并发症患者。可以单独或者联合使用噻嗪类利尿剂、β受体阻滞剂、CCB、ACEI和ARB，治疗应从小剂量开始，逐步递增剂量。 (2) 2级高血压。在治疗开始时就应采用两种降压药物联合治疗，有利于血压在相对较短的时间内达到目标值，减少不良反应。合理的降压药联合治疗方案：利尿剂与ACEI或ARB；二氢吡啶类钙拮抗剂与β受体阻滞剂；钙拮抗剂与ACEI或ARB等。 (3) 三种降压药合理的联合治疗方案。除有禁忌证外必须包含利尿剂。

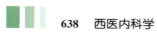

续表

要点	内容
真题精选	患者,男,50岁。高血压病史10年,今日剧烈头痛,眩晕,恶心,呕吐。查体:无肢体活动障碍,血压200/120mmHg。为快速降压,应选择下列哪种药物 A. 硝普钠　　　　B. 普萘洛尔　　　　C. 硝苯地平 D. 降压灵　　　　E. 复方降压片 答案:A; 考点:高血压的治疗 解析:患者长期高血压病史,此次发病时血压200/120mmHg,结合发作时临床表现,可诊断为急进性高血压。此时为快速降压首选能直接扩张动静脉的硝普钠,降压迅速、效果显著。故本题选择A。

细目九　冠状动脉粥样硬化性心脏病

【考点透视】

理解冠状动脉粥样硬化性心脏病的临床分型、危险因素。

要点	内容
要点一 危险因素	冠状动脉粥样硬化性心脏病是指冠状动脉粥样硬化性血管腔阻塞,导致心肌缺血、缺氧而引起的心脏病,它和冠状动脉功能性改变(痉挛)心脏病一起,统称冠状动脉性心脏病,即缺血性心脏病。绝大多数冠心病为冠脉粥样硬化所致,少数由冠脉功能性改变(痉挛)引起。 冠状动脉粥样硬化性心脏病是动脉粥样硬化导致器官病变的最常见类型,好发于40岁以上中老年人,男性多于女性,脑力劳动者较多见。 1. 年龄:多见于40岁以上的中老年人,49岁以后进展较快。 2. 性别:男性发病率高于女性。 3. 血脂异常:脂质代谢异常是最重要的危险因素,主要为高胆固醇血症。 4. 高血压:60%~70%冠心病有高血压病史,高血压患者患冠心病较血压正常者高3~4倍。 5. 吸烟:吸烟者冠心病发病率与死亡率较不吸烟者高2~6倍。 6. 糖尿病和糖耐量异常:糖尿病患者发病率较非糖尿病者高出数倍。 7. 其他危险因素:肥胖,缺乏体力活动,高热量、高脂肪饮食,遗传及性格因素等。
要点二 临床分型	由于病理解剖和病理生理变化的不同,本病有不同的临床类型。 1. 1979年世界卫生组织将其分为5型:包括隐匿性冠心病、心绞痛、心肌梗死、缺血性心肌病型冠心病、心源性猝死。 2. 近年来趋于将本病分为急性冠脉综合征和慢性冠脉病两大类。急性冠脉综合征包括不稳定型心绞痛、非ST段抬高性心肌梗死、ST段抬高性心肌梗死及冠心病猝死;慢性冠脉病包括稳定型心绞痛、冠脉正常的心绞痛(如X综合征)、无症状性心肌缺血和缺血性心力衰竭(缺血性心肌病)。

细目十　心绞痛

【考点透视】

1. 掌握心绞痛的诊断与鉴别诊断、治疗。

2. 理解心绞痛的临床表现及实验室检查和其他检查。

3. 了解心绞痛的发病机制。

要点	内容
要点一 发病机制	1. 心肌缺血的机制。冠状动脉粥样硬化病变导致冠脉管腔狭窄,供血量减少并相对固定,在此基础上,当心脏负荷突然增加,需血量增多,超过了冠状动脉供血的代偿能力,或冠脉痉挛、心排血量急骤减少,冠脉供血量显著下降,或上述因素同时存在,引起心肌急剧、暂时缺血缺氧而发生心绞痛。 2. 疼痛的机制。心肌缺血,无氧代谢增加,缺血局部心肌酸性代谢产物等增多,刺激交感神经末梢,从而产生疼痛。

要点	内容
要点二 临床表现	1. **典型心绞痛发作** ★★★ (1) 诱因。体力劳动、情绪激动、饱食、寒冷、心动过速等可诱发,胸痛发生于诱因出现的当时。 (2) 部位。在胸骨体上段或中段之后,可放射至肩、左臂内侧甚至达无名指和小指,边界模糊,范围约一个手掌大小。 (3) 性质。常为压迫感、紧缩感、压榨感,多伴有濒死感。 (4) 持续时间。一般短暂,3～5 分钟,很少超过 15 分钟。 (5) 缓解方式。去除诱因和/或舌下含服硝酸甘油可迅速缓解。 发作时常有心率增快、血压升高、皮肤湿冷、出汗等。有时可出现第四心音或第三心音奔马律;暂时性心尖部收缩期杂音,第二心音分裂及交替脉。 2. **不典型心绞痛** ★★★ 不典型心绞痛是指典型心绞痛的 5 个特点中某些表现不典型,一般出现胸痛部位、疼痛性质不典型。疼痛感可出现在下颌至上腹部的任何部位,或没有痛感仅有显著的胸闷感。
要点三 实验室检查 及其他检查	1. 胸部 X 线。多无异常或见心影增大。 2. 心电图。超过 95% 的患者心绞痛发作时,出现相应导联 ST 段水平型下移和/或 T 波倒置;运动负荷试验、动态心电图在心绞痛发作时的 ECG 记录,可见以 R 波为主的导联中 ST 段呈水平型下移和/或 T 波倒置;变异型心绞痛发作时则相关导联 ST 段呈弓背向上抬高。 3. 放射性核素检查。多采用$^{201}T_1$(铊)-心肌显像或兼做负荷试验,可检出静息时心肌无缺血的患者。 4. 冠状动脉造影。对冠心病具有确诊的价值。 5. 其他。超声心动图可探测到缺血区室壁运动异常。
要点四 诊断与 鉴别诊断	1. **诊断** ★★★★ 根据典型心绞痛的发作特点和体征,含用硝酸甘油后可短时间内缓解,结合年龄和存在冠心病危险因素,除外其他原因所致的心绞痛,一般即可确立诊断。必要时行选择性冠状动脉造影明确诊断。 心绞痛严重度的分级:根据加拿大心血管病学会(CCS)分级分为 4 级: Ⅰ级:一般体力活动(如步行和登楼)不受限,仅在强、快或持续用力时发生心绞痛。 Ⅱ级:一般体力活动轻度受限。快步、饭后、寒冷或刮风中、精神应激或醒后数小时内发作心绞痛。一般情况下平地步行 200m 以上或登楼一层以上受限。 Ⅲ级:一般体力活动明显受限,一般情况下平地步行 200m,或登楼一层引起心绞痛。 Ⅳ级:轻微活动或休息时即可发生心绞痛。 2. **鉴别诊断** ★★★★ (1) 急性心肌梗死。疼痛部位性质与心绞痛相似,但程度更剧烈,持续时间多超过 30 分钟,甚至长达数小时,多伴有发热、心律失常、心力衰竭或/和休克,含用硝酸甘油多不能缓解。心电图中面向梗死部位的导联 ST 段抬高,或同时有异常 Q 波。实验室检查示血白细胞计数增高、红细胞沉降率增快,心肌坏死标记物增高。 (2) 心脏神经症。患者多为中年或更年期女性,常诉胸痛,但为短暂的刺痛或持久的隐痛,常有叹息样呼吸,胸痛部位多位于心尖部附近,或经常变动,伴有心悸、疲乏、头昏、失眠及其他神经症的症状。 (3) 肋间神经痛和肋软骨炎疼痛。多为刺痛或灼痛,持续性而非发作性,咳嗽、用力呼吸和身体转动可使疼痛加剧,沿神经行径处有压痛。 (4) 其他疾病引起的心绞痛。包括严重的主动脉瓣狭窄或关闭不全、风湿性冠状动脉炎、梅毒性主动脉炎引起冠状动脉口狭窄或闭塞、肥厚型心肌病、X 综合征、心肌桥等均可引起心绞痛,要根据其他临床表现进行鉴别。不典型疼痛还需与反流性食管炎等食管疾病、膈疝、消化性溃疡、肠道疾病、颈椎病等相鉴别。

续表

要点	内容
要点五 治疗	治疗原则：改善冠状动脉的血供和降低心肌的耗氧,同时治疗动脉粥样硬化。★★★★ （一）发作时治疗 1. 休息。发作时立刻休息。 2. 药物治疗。较重的发作,可使用作用较快的硝酸酯制剂。 （1）硝酸甘油 0.5mg 置于舌下含化,可重复使用。 （2）硝酸异山梨酯 5～10mg 舌下含化。 （二）缓解期的治疗 宜尽量避免各种已知的足以诱发心绞痛发作的因素。避免饱食,戒烟限酒。调整日常生活与工作量;减轻精神负担;一般不需卧床休息,保持适当的体力活动,以不致发生疼痛症状为度。 1. 药物治疗。使用作用持久的抗心绞痛药物,以防心绞痛发作,可单独、交替或联合应用抗心绞痛药物。 （1）硝酸酯类。①硝酸异山梨酯：5～20mg,每日 3 次口服;缓释制剂药效可维持 12 小时,20mg,每日 2 次。②5-单硝酸异山梨酯：长效硝酸酯类药,20～40mg,每日 2 次。③长效硝酸甘油制剂：作用持续可达 8～12 小时,2.5mg,每 8 小时服用 1 次。 （2）β受体阻滞剂。适用于心绞痛伴有高血压心率增快的患者。常用美托洛尔 25～50mg,每日 2 次,缓释剂 23.75～47.5mg,每日 1 次;比索洛尔 2.5～5mg,每日 1 次;或用兼有 α 受体阻滞作用的卡维地洛 12.5～25mg,每日 2 次。 （3）钙通道阻滞剂。常用氨氯地平 5mg,每日 1 次;非洛地平 5mg,每日 1 次;地尔硫草 30～60mg,每日 3 次,其缓释制剂 90mg,每日 1 次。 （4）曲美他嗪。通过抑制脂肪酸氧化和增加葡萄糖代谢,改善心肌氧的供需平衡而治疗心肌缺血,每次 20mg,每日 3 次,饭后服。 2. 介入治疗。经皮穿刺股动脉或桡动脉,将球囊导管逆行送入冠状动脉的狭窄部位,加压充盈球囊以扩张病变使血管内径增大,从而改善心肌血供、缓解症状并减少心肌梗死的发生。 3. 外科手术治疗。主动脉-冠状动脉旁路移植手术。 4. 运动锻炼疗法。适宜的运动锻炼有助于促进冠状动脉侧支循环的形成,提高体力活动的耐受量而改善症状。 5. 其他。增强型体外反搏治疗可增加冠状动脉的血供,可考虑应用。
真题精选	典型心绞痛患者,含服硝酸甘油片后,缓解的时间一般是 A. 1分钟之内　　　B. 1～3 分钟　　　C. 5～10 分钟 D. 11～20 分钟　　　E. 21～30 分钟 答案：B;　考点：心绞痛的治疗 解析：典型心绞痛发作是突然发生的位于胸骨体上段或中段之后的压榨性、闷胀性或窒息性疼痛,亦可能波及大部分心前区,可放射至左肩左上肢前内侧,舌下含硝酸甘油片应于 1～3 分钟内缓解,故本题选择 B。

细目十一　心肌梗死

【考点透视】
1. 掌握心肌梗死的诊断与鉴别诊断、治疗。
2. 理解心肌梗死的临床表现、实验室检查及其他检查。
3. 了解心肌梗死的发病机制。

要点	内容
要点一 发病机制	由于冠状动脉粥样硬化,管腔内血栓形成、粥样斑块破溃、粥样斑块内或其下发生出血、血管持久痉挛,致使冠状动脉血供中断,相应区域心肌严重而持久的缺血,即可发生心肌梗死(MI)。重体力活动、情绪过分激动、血压急剧升高等致心肌氧耗急剧增加,冠脉不能代偿,以及休克、脱水、出血、外科手术或严重心律失常等导致心排血量骤减,冠脉供血急剧减少,从而发生心肌缺血性坏死。

续表

要点	内容
要点二 临床表现	1. **先兆表现**。50%以上患者在发病前有先兆症状,其中最常见的是原有的稳定型心绞痛变为不稳定型,或突然出现心绞痛发作等。 2. **症状 ★★★** (1) 疼痛。疼痛为最早出现和最突出的症状,部位、性质与心绞痛相似,程度更剧烈,持续时间更长,可达数小时至数天,多无诱因,休息和含服硝酸甘油多不能缓解。患者常有烦躁不安、出汗、恐惧、濒死感。 (2) 心律失常。以室性心律失常最多,若室早频发、多源、成对出现或呈短阵室性心动过速,且有 R - on - T 现象,常为心室颤动先兆。 (3) 低血压和休克。疼痛时可有血压下降,若疼痛缓解后收缩压仍<80mmHg,伴有烦躁不安、面色苍白、皮肤湿冷、脉细而快、大汗淋漓、尿量减少、神志淡漠甚至昏厥,应考虑发生了休克。 (4) 心力衰竭。主要是急性左心衰竭,可在最初几天内发生,为梗死后心脏舒缩功能显著减弱及室壁运动不协调所致。 (5) 胃肠道症状。疼痛剧烈时,常有恶心呕吐、上腹胀痛和肠胀气。部分患者出现呃逆。 (6) 其他。坏死心肌组织吸收引起发热、心悸等。 3. **体征 ★★★** (1) 心脏体征。心脏浊音界可轻至中度增大;心率增快或减慢;心尖区第一心音减弱;可出现舒张期奔马律;二尖瓣乳头肌功能失调或断裂,出现心尖区粗糙的收缩期杂音或伴有收缩中晚期喀喇音。部分患者发病后 2～3 天出现心包摩擦音。 (2) 血压。早期可增高,随后均降低。 (3) 其他。发生心律失常、休克或心力衰竭时,出现相关体征。
要点三 实验室检查 及其他检查	1. **心电图**。心电图进行性、动态性改变,有助于诊断、定位、定范围、估计病情演变和预后。★★★ (1) 特征性改变。①ST 段抬高反映心肌损伤。②病理性 Q 波,反映心肌坏死。③T 波倒置,反映心肌缺血。 (2) 动态性改变。①起病数小时内,无异常或出现异常高大两肢不对称的 T 波。②数小时后,ST 段明显抬高,弓背向上与直立的 T 波连接,形成单相曲线。数小时至 2 天内出现病理性 Q 波,同时 R 波减低。③ST 段抬高持续数日至 2 周,逐渐回到基线水平,T 波则变为平坦或倒置。④数周至数月后,T 波呈 V 形倒置,两肢对称,波谷尖锐,是为慢性期改变。 (3) 定位和定范围。心肌梗死的心电图定位导联判断见下表。ST 抬高性心肌梗死的定位和定范围,可根据出现特征性改变的。 | 部位	特征性 ECG 改变导联	对应性改变导联
---	---	---
前间壁	$V_1 \sim V_3$	
局限前壁	$V_3 \sim V_5$	
前侧壁	$V_5 \sim V_7$、Ⅰ、Ⅱ、aVL	
广泛前壁	$V_1 \sim V_6$	
下壁	Ⅱ、Ⅲ、aVF	Ⅰ、aVL
高侧壁	Ⅰ、aVL、"高"$V_4 \sim V_6$	Ⅱ、Ⅲ、aVF
右室	$V_3R \sim V_7R$,多伴下壁梗死		 2. **超声心动图**。有助于了解心室壁的运动和左心室功能,诊断室壁瘤和乳头肌功能失调等。 3. **放射性核素检查**。可显示梗死的部位和范围。 4. **实验室检查**。 (1) 血液一般检查。起病 24～48 小时后外周血白细胞可增至 $(10 \sim 20) \times 10^9/L$,中性粒细胞增多,嗜酸性粒细胞减少或消失;红细胞沉降率增快。

要点	内容
要点三 实验室检查 及其他检查	(2) 血心肌坏死标记物。心肌坏死标记物增高水平与心肌梗死范围及预后明显相关：①肌红蛋白。起病后 2 小时内升高，12 小时内达高峰；24～48 小时内恢复正常。②肌钙蛋白 I (cTnT) 或 T (cTnT)。起病 3～4 小时后升高，cTnT 于 11～24 小时达高峰，7～10 天降至正常，cTnT 于 24～48 小时达高峰，10～14 天降至正常，肌钙蛋白升高是诊断 MI 的敏感指标。③肌酸激酶同工酶 CK - MB。在起病后 4 小时内增高，16～24 小时达高峰，3～4 天恢复正常，其增高的程度能较准确地反映梗死的范围，其高峰出现时间是否提前有助于判断溶栓治疗是否成功。
要点四 诊断与 鉴别诊断	1. 诊断★★★ 根据典型的临床表现，典型的 ECG 改变以及血清肌钙蛋白和心肌酶的改变，一般可确定诊断。对于非 ST 段抬高的心肌梗死，肌钙蛋白测定的诊断价值更大。 2. 鉴别诊断★★★★ (1) 心绞痛。见前述内容。 (2) 急性心包炎。疼痛与发热同时出现，咳嗽、深呼吸及身体前倾常使疼痛加剧，早期即有心包摩擦音；心电图除 aVR 外，其余导联均有 ST 段弓背向下的抬高、T 波倒置，无异常 Q 波出现；血清心肌酶无明显升高。 (3) 急性肺动脉栓塞。突发剧烈胸痛、气急、咳嗽、咯血或休克。但有右心负荷急剧增加的表现，如发绀、右心室急剧增大、肺动脉瓣区第二心音亢进、颈静脉充盈、肝肿大等。典型心电图为出现 $S_I Q_{III} T_{III}$ 征。肺动脉造影可确诊。 (4) 急腹症。急性胰腺炎、消化性溃疡穿孔、急性胆囊炎、胆石症等，均有上腹部疼痛，可能伴休克。病史、体格检查、心电图、血清肌钙蛋白和血清心肌酶测定可帮助鉴别。 (5) 主动脉夹层。胸痛迅速达高峰，呈撕裂样，常放射至背、腹、腰或下肢，两上肢血压和脉搏有明显差别。超声心动图及 MRI 可确诊。
要点五 治疗	对 ST 段抬高的急性心肌梗死，强调及早发现，及早住院，并加强住院前的就地处理。治疗原则是尽快恢复心肌的血流灌注(到达医院后 30 分钟内开始溶栓或 90 分钟内开始介入治疗)，以挽救濒死的心肌，防止梗死面积扩大或缩小心肌缺血范围，保护和维持心脏功能，及时处理严重心律失常、泵衰竭和各种并发症，防止猝死。★★★★ (一) 监护和一般治疗 ★★★★ 1. 休息。急性期卧床休息，保持环境安静，减少探视，防止不良刺激，解除焦虑。 2. 监测。在冠心病监护室进行心电图、血压和呼吸的监测，除颤仪应随时处于备用状态。 3. 护理。第 1 周完全卧床休息，加强护理，进食不宜过饱，食物以易消化的流质或半流质为主，含较少脂肪而少产气者为佳。 4. 建立静脉通道。保持给药途径畅通。 (二) 解除疼痛 1. 哌替啶 50～100mg 肌注或吗啡 5～10mg 皮下注射。 2. 硝酸甘油 0.5mg 或硝酸异山梨酯 5～10mg 舌下含服或静脉滴注。 (三) 再灌注治疗 起病 3～6 小时最迟在 12 小时内，使闭塞的冠状动脉再通，心肌得到再灌注，濒死的心肌可能得以存活或使坏死范围缩小，减轻梗死后心肌重塑，预后改善，是一种积极的治疗措施。 1. 介入治疗。(PCI)具备施行介入治疗条件的医院，在患者抵达急诊室明确诊断之后，边给予常规治疗和做术前准备，边将患者送到心导管室。 (1) 直接 PCI 适应证：①ST 段抬高和新出现左束支传导阻滞的 MI。②ST 段抬高性 MI 并发心源性休克。③适合再灌注治疗而有溶栓治疗禁忌证者。④非 ST 段抬高性 MI，但梗死相关动脉严重狭窄，血流≤TIMI Ⅱ级。

要点	内容
要点五 治疗	（2）补救性 PCI：溶栓治疗后仍有明显胸痛,抬高的 ST 段无明显降低者,应尽快进行冠状动脉造影,如显示 TIMI 0～Ⅱ级血流,宜立即施行补救性 PCI。 （3）溶栓治疗再通者的 PCI：溶栓治疗成功的患者,如无缺血复发表现,可在 7～10 天后行冠状动脉造影。 **2.溶栓疗法.** 无条件施行介入治疗或因患者就诊延误、转送患者到可施行介入治疗的单位将会错过再灌注时机,如无禁忌证应立即(接诊患者后 30 分钟内)行溶栓治疗。 （1）适应证.①两个或两个以上相邻导联 ST 段抬高,起病时间<12 小时,患者年龄>75 岁。②ST 段显著抬高的 MI 患者年龄>75 岁,经慎重权衡利弊仍可考虑。③ST 段抬高性 MI,发病时间已达 12～24 小时,但如仍有进行性缺血性胸痛,广泛 ST 段抬高者也可考虑。 （2）禁忌证.①既往发生过出血性脑卒中,1 年内发生过缺血性脑卒中或脑血管事件。②颅内肿瘤。③近期有活动性内脏出血。④未排除主动脉夹层。⑤入院时严重且未控制的高血压($>180/110mmHg$)或慢性严重高血压病史。⑥目前正在使用治疗剂量的抗凝药或已知有出血倾向。⑦近期(2～4 周)创伤史,包括头部外伤、创伤性心肺复苏或较长时间(>10 分钟)的心肺复苏。⑧近期(<3 周)外科大手术。⑨近期(<2 周)曾有在不能压迫部位的大血管行穿刺术。 （3）溶栓药物的应用.①尿激酶(UK) 30 分钟内静脉滴注 150 万～200 万 U。②链激酶(SK)或重组链激酶(rSK)以 150 万 U 静脉滴注,在 60 分钟内滴完。③重组组织型纤维蛋白溶酶原激活剂(rt-PA)100mg 在 90 分钟内静脉给予：先静脉注入 15mg,继而 30 分钟内静脉滴注 50mg,其后 60 分钟内再滴注 35mg。 冠脉再通的判断：①心电图抬高的 ST 段于 2 小时内回降>50%。②胸痛 2 小时内基本消失。③2 小时内出现再灌注性心律失常。④血清 CK-MB 酶峰值提前出现(14 小时内)。 **3.紧急主动脉-冠状动脉旁路移植术.** 介入治疗失败或溶栓治疗无效有手术指征者,宜争取 6～8 小时内施行主动脉—冠状动脉旁路移植术。 **（四）抗血小板和抗凝治疗** 1.抗血小板治疗　首次口服非肠溶阿司匹林 300mg,随后 75～100mg 每日 1 次维持。 2.抗凝治疗　再灌注治疗后应用低分子量肝素皮下注射。 **（五）消除心律失常** 心律失常必须及时消除,以免演变为严重心律失常甚至猝死。 1.心室颤动或持续多形性室性心动过速：尽快采用电复律。 2.室性期前收缩或室性心动过速：立即用利多卡因 50～100mg 静脉注射;室性心律失常反复可用胺碘酮治疗。 3.窦性心动过缓：可用阿托品 0.5～1mg 肌内注射或静脉注射。 4.房室传导阻滞：发展到第二度或第三度,伴有血流动力学障碍者宜用人工心脏起搏器做临时的经静脉心内膜右心室临时起搏治疗。 5.室上性快速性心律失常：药物治疗不能控制时,可考虑用同步直流电复律。 **（六）控制休克** 1.补充血容量。 2.应用升压药：补充血容量后血压仍不升高,可用多巴胺或去甲肾上腺素。 3.应用血管扩张剂：血压能维持而肺动脉楔压增高,心排血量低或周围血管显著收缩以致四肢厥冷并有发绀时,可用血管扩张剂。常用硝普钠或硝酸甘油静脉滴注,直至左室充盈压下降。 4.其他：治疗休克的其他措施包括纠正酸中毒、避免脑缺血、保护肾功能,必要时应用洋地黄制剂等。 **（七）治疗心力衰竭** 主要是治疗急性左心衰竭,以应用吗啡(或哌替啶)和利尿剂为主,亦可选用血管扩张剂减轻左心室的负荷,或用短效血管紧张素转换酶抑制剂从小剂量开始等治疗。梗死发生后 24 小时内宜尽量避免使用洋地黄制剂。右心室梗死的患者应慎用利尿剂。

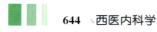

要点	内容
要点五 治疗	**(八) 恢复期的处理** 如病情稳定,体力增进,经 2～4 个月的休息后,酌情恢复部分或轻工作,以后部分患者可恢复全天工作,但应避免过重体力劳动或精神过度紧张。 **(九) 并发症的处理** 并发栓塞时,用抗凝疗法;心室壁瘤如影响心功能或引起严重心律失常,宜手术切除或同时做主动脉-冠状动脉旁路移植术。心脏破裂和乳头肌功能严重失调都可考虑手术治疗,但手术死亡率高。 **(十) 非 ST 段抬高性心肌便死的处理** 无 ST 抬高的 MI 其住院期病死率较低,但再梗死率、心绞痛再发生率和远期病死率则较高,此类患者不宜溶栓治疗。其中低危险组以阿司匹林和肝素尤其是低分子量肝素治疗为主;中危险组和高危险组则以介入治疗为首选。其余治疗原则同上。
真题精选	急性心肌梗死心肌损伤的心电图改变是 A. ST 段下移　　　　B. ST 段明显上抬,呈弓背向上的单向曲线 C. T 波低平　　　　D. T 波倒置 E. 异常深而宽的 Q 波 答案:B;　考点:心肌梗死的诊断 解析:A 见于心肌缺血;B 见于急性心肌梗死、心肌损伤;C、D 临床意义广泛,特异性不强;E 见于急性心肌梗死、心肌坏死。故本题选择 B。

第三单元　消化系统疾病

细目一　慢性胃炎

【考点透视】

1. 掌握慢性胃炎的诊断与鉴别诊断、治疗。
2. 理解慢性胃炎的临床表现、实验室检查及其他检查。
3. 了解慢性胃炎的病因与发病机制、病理。

要点	内容
要点一 病因与 发病机制	慢性胃炎是指胃黏膜的慢性炎症,发病率高且随年龄增长而增高。发病率男性稍多于女性。慢性胃炎的病因目前还未完全阐明,一般认为主要与幽门螺杆菌感染、自身免疫、理化因素、十二指肠液反流等因素有关。 1. 幽门螺杆菌(Hp)感染。★★ Hp 感染是慢性胃炎最主要的病因。Hp 在慢性胃炎的检出率高达 80% 以上。Hp 是一种革兰阴性菌,能长期稳定地定居于胃窦部,在黏膜小凹及表面黏液层中繁殖,并分解尿素产生氨,分泌细胞毒素,造成黏膜上皮细胞的变性坏死及黏膜的炎症反应。其抗原物质还能引起宿主对于黏膜的自身免疫反应。 2. 自身免疫反应。慢性胃炎与自身免疫具有密切关系。自身抗体与壁细胞结合后,破坏壁细胞使壁细胞数目减少,最终造成胃酸分泌缺乏,维生素 B_{12} 吸收不良,导致恶性贫血。 3. 十二指肠液反流。幽门括约肌松弛或胃肠吻合手术后十二指肠液发生反流,其中的胆汁和胰酶可以造成胃黏膜的损伤,产生炎症。 4. 理化及其他因素。慢性胃炎的发病与遗传、年龄、吸烟、饮酒、饮食习惯等因素有关。
要点二 病理	病理变化主要发生于黏膜层,从浅表逐渐向深部扩展至腺区,随病程发展表现为黏膜炎症、萎缩、上皮化生等基本病理过程。慢性炎症持续存在,胃黏膜产生不完全再生,胃腺逐渐转变成肠腺样,含杯状细胞,称为肠腺化生。胃小凹增生的上皮和肠化上皮可发生异常,出现细胞形态或功能的异常,形成不典型增生。中、重度不典型增生属癌前病变。

续表

要点	内容
要点三 临床表现	慢性胃炎分为慢性浅表性和慢性萎缩性胃炎。根据病变部位分为 A、B 两型。病变局限于胃窦部,而胃体黏膜基本正常,称为胃窦胃炎,即 B 型胃炎,绝大多数由 Hp 感染引起,部分由化学损伤(十二指肠液反流、非甾体抗炎药与吸烟等)所致;炎症局限于胃体或胃底,称为胃体胃炎,即 A 型胃炎,主要由自身免疫反应引起。 **1. 症状 ★★** 慢性胃炎起病隐匿,症状多无特异性。常出现上腹痛、饱胀不适,以进餐后明显,可伴嗳气、反酸、恶心等,少数患者伴有上消化道出血。慢性胃体炎可有纳差、体重减轻及贫血表现。发生恶性贫血的患者,可有舌炎、四肢感觉异常等表现。 **2. 体征** 慢性胃炎除上腹部可有轻压痛外,一般无明显阳性体征。
要点四 实验室检查 及其他检查	**1. 胃液分析。**B 型胃炎胃酸分泌多正常,有时降低或升高。A 型胃炎黏膜萎缩严重者,壁细胞损伤,数目减少,胃酸分泌减少,严重者胃酸缺如。 **2. 血清学检查。** (1) 自身抗体。90% 的慢性萎缩性胃体炎抗壁细胞抗体阳性,约 75% 患者抗内因子抗体阳性。 (2) 血清胃泌素水平。有助于判断萎缩是否存在及其分布与程度。慢性萎缩性胃体炎血清胃泌素水平可升高,伴发恶性贫血时,可升高数倍至数十倍,维生素 B_{12} 水平下降。萎缩性胃窦炎常表现为胃泌素水平降低。 **3. Hp 检测。**有助于慢性胃炎的分类诊断和选择治疗措施。C^{13} 或 C^{14} 尿素呼气试验具有较高的特异性和敏感性,可用于筛选及治疗后复查。 **4. 胃镜检查。**是诊断慢性胃炎最可靠的方法,镜下黏膜活检有助于病变的病理分型和鉴别诊断。内镜诊断分为非萎缩性胃炎、萎缩性胃炎伴糜烂、萎缩性胃炎。慢性胃炎的常见胃镜表现为: (1) 非萎缩性胃炎黏膜红斑,粗糙不平,出血点斑。 (2) 萎缩性胃炎黏膜苍白或灰白色,呈颗粒状,黏膜血管显露,皱襞细小。
要点五 诊断与 鉴别诊断	**1. 诊断 ★★★★** 慢性胃炎无特异性临床表现,确诊依赖于胃镜和黏膜活检,Hp 检测及血清学检查有助于病因学分析及诊断。 **2. 鉴别诊断 ★★★★** 慢性胃炎应与消化性溃疡、胃癌、功能性胃肠病、慢性胆囊炎等鉴别,胃镜和胆囊 B 超等辅助检查有助于鉴别。
要点六 治疗	**★★★★** **1. 一般措施。**尽量避免进食刺激胃黏膜的食物,如酒、浓茶、咖啡等,多食水果、蔬菜,饮食规律,保持心情舒畅,戒烟。 **2. 抗菌治疗。**Hp 检测阳性者,尤其是活动性者,应给予根除 Hp 治疗,质子泵抑制剂或胶体铋剂为主,配合两种或三种抗菌药物如阿莫西林、替硝唑、克拉霉素等,1～2 周为一个疗程。 **3. 保护胃黏膜。**氢氧化铝凝胶、复方氢氧化铝片、硫糖铝等保护胃黏膜不受非甾体抗炎药和胆汁的侵害;A 型胃炎不宜应用抗酸药。 **4. 对症处理。**腹胀、恶心呕吐、腹痛明显者,可应用胃肠动力药如多潘立酮或西沙必利;伴发恶性贫血者应予维生素 B_{12} 治疗;补充多种维生素及微量元素,对逆转黏膜肠化生及不典型增生有一定效果;出现重度不典型增生时宜手术治疗。
真题精选	患者,男,48 岁。上腹部无规律胀痛 3 年余,常因饮食不当而发作,偶有反酸,嗳气。心血管检查无异常。应首先考虑的是 A. 慢性胆囊炎　　B. 心绞痛　　　C. 胃溃疡　　　D. 胃癌　　　E. 慢性胃炎 答案:E;考点:慢性胃炎的诊断 解析:中年患者,上腹部胀痛,与饮食有关,偶反酸嗳气,应为胃部疾病,结合病史,应为慢性胃炎,本题选择 E。胃溃疡腹痛常有规律,为进食后痛;胆囊炎、心绞痛疼痛性质、部位与本例不符。

细目二　消化性溃疡

【考点透视】

1. 掌握消化性溃疡的诊断与鉴别诊断、并发症、治疗。
2. 理解消化性溃疡的临床表现、实验室检查及其他检查。
3. 了解消化性溃疡的病因与发病机制、病理。

要点	内容
要点一 病因与 发病机制	消化性溃疡是指胃肠道黏膜在一定情况下,被胃酸/胃蛋白酶消化而发生的慢性溃疡;主要包括胃溃疡(GU)和十二指肠溃疡(DU)。本病男性多于女性,十二指肠溃疡比胃溃疡多见。十二指肠溃疡多见于青壮年,胃溃疡多见于中老年。消化性溃疡的发生是由于对胃、十二指肠黏膜有损害作用的侵袭因素与黏膜自身防御、修复因素之间失去平衡的结果。GU 的发生主要是由于防御、修复因素的减弱,而 DU 的发生主要是侵袭因素的增强。 1. 胃酸及胃蛋白酶分泌增多。胃酸在致病过程中发挥着重要的作用。胃酸及胃蛋白酶分泌增多是 DU 发病的重要因素。胃酸分泌增多是绝大多数消化性溃疡特别是 DU 发生的必要条件之一。 2. 幽门螺杆菌(Hp)感染是引起消化性溃疡的主要病因。Hp 凭借其毒力因子的作用诱发局部炎症和免疫反应,损害局部黏膜的防御和修复机制,同时 Hp 感染可增加胃泌素的分泌从而促进胃酸分泌增加,两方面的协同作用造成了胃、十二指肠黏膜损害和溃疡形成。 3. 药物因素。某些药物如非甾体抗炎药(NSAID)、抗肿瘤药、糖皮质激素等,可导致溃疡的发生。NSAID 能直接穿过胃黏膜屏障,导致 H^+ 反弥散,抑制环氧化酶活性,从而抑制内源性前列腺素的合成与分泌,削弱胃黏膜的保护机制。 4. 神经精神因素。胃酸的分泌受神经、体液调节,精神刺激通过高级中枢的调节作用影响胃肠分泌、胃肠黏膜供血、胃肠蠕动功能。长期精神紧张、焦虑、抑郁、恐惧者易发生溃疡。 5. 其他因素。遗传、环境等因素也和消化性溃疡的发病有关。O 型血者 DU 的患病率比其他血型高。吸烟、嗜酒、饮浓茶、过食辛辣食物、暴饮暴食及饮食不规律均可诱发溃疡。
要点二 病理	溃疡可以单发,也可以多发。胃和十二指肠同时发生溃疡称为复合性溃疡。GU 多发于胃小弯,DU 多发于球部。典型的溃疡呈圆形或椭圆形,边缘整齐略高,深达黏膜下,基底光滑、清洁,表面覆盖灰白色苔膜。DU 直径多<1cm,GU 稍大。溃疡深达浆膜层,可导致急性穿孔。
要点三 临床表现	消化性溃疡的典型表现为慢性、周期性、节律性的上腹部疼痛,体征多不典型。但是少数患者可无症状,部分患者以出血、穿孔等并发症为首诊原因。 1. 症状★★★ (1) 上腹部疼痛是本病的主要症状。常因精神刺激、过度疲劳、饮食不当、服用药物、气候变化等因素诱发或加重。疼痛呈慢性过程,反复周期性发作,尤以 DU 明显疼痛位于上腹部,GU 疼痛部位多位于中上腹部或偏左,DU 疼痛多位于中上腹部偏右侧。疼痛发作期与缓解期交替,一般秋冬和冬春换季时易发病。腹痛呈节律性并与进食相关,DU 饥饿时疼痛,多在餐后 3 小时左右出现,进食后缓解,部分患者可有午夜痛;GU 疼痛不甚规则,常在餐后 1 小时内发生,至下次餐前自行消失。腹痛的性质可为钝痛、灼痛、胀痛或饥饿痛。疼痛剧烈且突然发生或加重,由上腹部迅速向全腹弥漫,应疑诊为急性穿孔。疼痛较重,向背部放射,经抗酸治疗不能缓解者,应考虑后壁慢性穿透性溃疡。 (2) 其他症状常有反酸、嗳气、恶心等消化道症状。少数患者可有失眠、多汗等全身症状。 2. 体征★★ 溃疡活动期上腹部可有局限性触痛,并发幽门梗阻、急性穿孔、上消化道出血时,出现相应体征。 3. 特殊类型的消化性溃疡 (1) 无症状性溃疡。15%～20%的患者可无任何症状,经胃镜或 X 线钡餐检查时被偶然发现,或出现出血、穿孔等并发症时被发现,可见于任何年龄,以老年人多见。 (2) 复合性溃疡。胃和十二指肠同时存在活动性溃疡称为复合性溃疡,DU 常先于 GU 发生,男性多见,易并发幽门狭窄和上消化道出血。

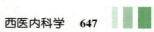

要点	内容
要点三 临床表现	(3) 幽门管溃疡。发生于幽门孔 2cm 以内的溃疡称为幽门管溃疡,男性多见,一般呈高胃酸分泌,常缺乏典型的周期性和节律性疼痛而表现为餐后立即出现的中上腹剧烈疼痛,应用抗酸药可部分缓解,易并发幽门痉挛、幽门狭窄及出血,内科治疗效果较差。 (4) 球后溃疡。发生于十二指肠球部以下,多位于十二指肠乳头近端的溃疡,称为球后溃疡,夜间痛及背部放射痛常见,易并发出血,内科治疗效果差。X 线及胃镜检查易漏诊。 (5) 难治性溃疡。DU 正规治疗 8 周或 GU 正规治疗 12 周后,经内镜检查确定未愈合的溃疡和/或愈合缓慢、复发频繁的溃疡。
要点四 并发症	★★★★ 1. 出血。消化性溃疡是上消化道出血最常见的病因,出血发生率为 20%～25%,10%～25% 的患者以上消化道出血为首发表现,DU 出血多于 GU。 2. 穿孔。穿孔发生率 DU 多于 GU。溃疡穿透胃肠壁达游离腹腔,导致急性弥漫性腹膜炎,称为急性穿孔或游离穿孔;溃疡穿透并与邻近器官粘连,称为穿透性溃疡或慢性穿孔。患者突发上腹部持续性剧烈疼痛,并迅速弥漫全腹,伴休克表现,查体腹部压痛、反跳痛、呈板状腹,肝浊音界缩小或消失,肠鸣音减弱或消失,外周血白细胞及中性粒细胞增高,腹部 X 线透视见膈下游离气体影,是诊断穿孔的重要依据。 3. 幽门梗阻。幽门梗阻多见于 DU 及幽门管溃疡。溃疡活动期引起的幽门梗阻,随着炎症的好转而缓解,呈暂时性,称为功能性梗阻或内科梗阻;由溃疡瘢痕收缩或与周围组织粘连所致,非手术不能缓解,呈持久性,称为器质性梗阻或外科梗阻。呕吐是幽门梗阻的主要症状,吐后症状减轻,呕吐物含有发酵宿食,查体有胃型、胃蠕动波及震水音。X 线及胃镜检查可辅助诊断。 4. 癌变。GU 的癌变率在 1% 以下,罕见十二指肠球部溃疡有癌变者。若 GU 患者年龄在 45 岁以上、疼痛的节律性消失、食欲减退、体重明显减轻、粪便隐血试验持续阳性、内科治疗效果较差者,应疑诊癌变的可能,定期复查。
要点五 实验室检查 及其他检查	★★★★ 1. 胃镜检查和黏膜活检。可直接观察黏膜情况,确定病变的部位、大小、数目、表面状态、有无活动出血及其他合并疾病的存在,同时可以取活组织进行病理检查和 Hp 检测,是诊断消化性溃疡最有价值的检查方法。内镜下溃疡分期及表现: (1) 活动期 病灶多呈圆形或椭圆形,溃疡基底部覆有白色或黄白色厚苔,周围黏膜充血、水肿。 (2) 愈合期 溃疡缩小变浅,苔变薄,黏膜皱襞向溃疡集中。 (3) 瘢痕期 基底部白苔消失,呈现红色瘢痕,最后转变为白色瘢痕。 2. X 线钡餐。X 线钡餐检查有直接和间接两种征象。直接征象为龛影,对溃疡的诊断有确诊意义,在溃疡的周围尚可见到黏膜放射状皱缩及因组织炎症水中而形成的环行透亮区(环堤);间接征象有局部压痛、胃大弯侧痉挛性切迹、十二指肠球部激惹及变形。溃疡合并穿孔、活动性出血时禁行 X 线钡餐检查。 3. Hp 检测。快速尿素酶试验是目前临床上最常用的 Hp 感染的检测方法,特异性和敏感性均高;细菌培养是诊断 Hp 感染最可靠的方法。^{13}C 或 ^{14}C 尿素呼气试验属非侵入性检查,特异性、敏感性高,简单易行,患者容易接受。 4. 粪便隐血试验。主要用于确定溃疡有无活动及合并活动性出血,并可作为疗效判断的指标。粪便隐血试验呈阳性,提示溃疡活动。粪便隐血持续阳性者,应排除癌变的可能。
要点六 诊断与 鉴别诊断	1. 诊断★★★★ 根据患者有慢性、周期性、节律性上腹部疼痛的典型病史,即可作出初步诊断,但确诊依靠胃镜或 X 线钡餐检查。 2. 鉴别诊断★★★★ 消化性溃疡应与功能性消化不良、胆囊炎、胆石症、胃癌、胃泌素瘤等进行鉴别。尤其对于中老年患者,应注意排除胃癌。

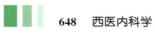

续表

要点	内容
要点六 诊断与 鉴别诊断	(1) 胃癌。单纯依赖症状很难鉴别,且溃疡型早期胃癌的内镜检查易与良性溃疡混淆,鉴别诊断依赖于活组织检查。 (2) 胃泌素瘤。肿瘤很小,生长缓慢,大量分泌胃泌素导致大量胃酸分泌,出现胃、十二指肠的多发溃疡,与消化性溃疡的主要鉴别要点为溃疡一般出现于不典型部位,难以治愈,胃酸分泌过高伴高空腹血清胃泌素水平。
要点七 治疗	★★★★ 治疗目的:消除病因、解除症状、愈合溃疡、防止复发和避免并发症。 1. 一般治疗。生活规律,劳逸结合;合理饮食,少饮浓茶、咖啡,少食酸辣刺激性食物;戒烟酒;调节情绪,避免过度紧张;慎用 NSAID、肾上腺皮质激素等药物。 2. 药物治疗。DU 的治疗重点在于根除 Hp 与抑制胃酸分泌,GU 的治疗侧重于保护胃黏膜。 (1) 根除 Hp 的治疗。根除 Hp 可降低溃疡的复发率,使溃疡痊愈。对 Hp 相关性溃疡,均应抗 Hp 治疗。根除 Hp 方案有:①三联疗法:一种质子泵抑制剂(PPI)或一种胶体铋剂联合克拉霉素、阿莫西林、甲硝唑(或替硝唑)3 种抗菌药物中的 2 种。②四联疗法:以铋剂为主的三联疗法加一种 PW 组成。疗程为 7～14 天。三联疗法根治失败后,停用甲硝唑,改用呋喃唑酮或改用 PPI、铋剂联合 2 种抗生素的四联疗法。 (2) 抑制胃酸分泌。①碱性药:氢氧化铝、氢氧化镁、碳酸氢钠等可中和胃酸,对缓解溃疡的疼痛症状有较好效果,一般不单独用于治疗溃疡。②抗胃酸分泌药:珥受体拮抗剂如西咪替丁、雷尼替丁、法莫替丁等;PPI 如奥美拉唑、兰索拉唑、泮托拉唑等,通过抑制 H^+-K^+-ATP 酶(质子泵)使壁细胞内的 H^+ 不能转移至胃腔。③其他药物:抗胆碱能药物如山莨菪碱、阿托品、哌仑西平,以及胃泌素受体拮抗剂丙谷胺等。 (3) 保护胃黏膜药物。胃黏膜保护药有硫糖铝、枸橼酸铋钾、米索前列醇等。 3. 治疗并发症。并发急性上消化道出血、急性穿孔、幽门梗阻时,应及时明确诊断,并行积极治疗,无效者应考虑手术治疗。疑诊发生癌变者,应尽快明确诊断,实施治疗。 4. 外科治疗。外科治疗适用于:①大量或反复出血,内科治疗无效者。②急性穿孔。③瘢痕性幽门梗阻。④GU 癌变或癌变不能除外者。⑤内科治疗无效的顽固性溃疡。 5. 治疗策略。对内镜或 X 线明确诊断的 DU 或 GU,首先明确有无 Hp 感染:Hp 阳性者首先抗 Hp 治疗,必要时在抗 HP 治疗结束后再给予 2～4 周(DU)或 4～6 周(GU)的抗胃酸治疗。Hp 阴性者常规服用抗胃酸分泌药 4～6 周(DU)或 8 周(GU)。
真题精选	消化性溃疡最常见的并发症是 A. 上消化道出血　　　　B. 胃肠穿孔　　　　C. 幽门梗阻 D. 癌变　　　　　　　　E. 休克 答案:A;　考点:消化性溃疡的并发症 解析:消化性溃疡主要指发生在胃和十二指肠的慢性溃疡。出血是消化性溃疡最常见的并发症,也是上消化道大出血最常见的病因,故本题选择 A。

细目三　胃　癌

【考点透视】

1. 掌握胃癌的诊断与鉴别诊断、治疗原则。

2. 理解胃癌的病理、临床表现、实验室检查及其他检查。

3. 了解胃癌的病因。

要点	内容
要点一 病因	胃癌是指发生于胃黏膜的恶性肿瘤,任何年龄均可发病,55～70 岁为高发年龄段。男性发病人数约为女性的 2 倍。目前胃癌的病因尚未完全明了,可能与下列因素有关:

要点	内容
要点一 病因	1. 幽门螺杆菌(Hp)感染。近年来流行病学研究表明,Hp 感染与胃癌的发生有一定关系,WHO 已将 Hp 列为致癌源。 2. 饮食因素。饮食的各个环节均对胃癌的发生有影响,其主要机制可能与食物中亚硝基化合物、苯并芘等致癌物质含量高及饮食中缺乏抗癌或抑癌物质(如维生素 C、β 胡萝卜素与维生素 E)有关。 3. 环境因素。环境因素与胃癌的发生有密切关系,高纬度、高泥炭土壤、石棉地区及寒冷潮湿地区居民发病率较高。 4. 遗传因素。胃癌有明显的家族聚集倾向,此外,不同血型、不同人种,其胃癌病率亦有差异,如 A 型血者比 O 型血者发病率高,美国的黑人比白人发病率高。 5. 癌前变化。癌前变化包括癌前病变与癌前状态。癌前病变包括异型增生及上皮内瘤变。癌前状态包括:①萎缩性胃炎(伴或不伴肠化及恶性贫血)。②腺瘤型息肉尤其直径>2cm 者。③慢性胃溃疡。④残胃:毕Ⅱ式胃切除术后并发胆汁反流性残胃炎。⑤胃黏膜巨大皱襞症。
要点二 病理	胃癌可发生于胃的任何部位,但最常见于胃窦,其他依次为贲门、胃体及胃底等。根据病变形态可分为:①早期胃癌:病变局限于黏膜及黏膜下层,可分为隆起性(息肉型)、平坦性(胃炎型)和凹陷性(溃疡型)。②进展期胃癌:癌性病变侵及肌层及全层,常伴有转移,可分为隆起型、局限溃疡型、浸润溃疡型、弥漫浸润型。其中以局限溃疡型和浸润溃疡型多见。 胃癌的转移途径有:①直接蔓延:癌细胞直接蔓延至相邻器官。②淋巴转移:癌细胞通过淋巴管转移至胃旁及远处淋巴结,是最早且最常见的转移方式。③血循转移:癌细胞通过血液循环转移至其他脏器。④种植转移:癌细胞种植于腹腔、盆腔。
要点三 临床表现	**1. 症状★★★** 取决于肿瘤发生的部位、病理性质、病程长短及是否有转移。 (1)上腹疼痛。最常见症状。早期仅为上腹部不适、饱胀或隐痛,餐后为甚,经治疗可缓解。进展期胃癌腹痛可呈持续性,且不能被抑酸剂所缓解。 (2)食欲减退。可为首发症状,晚期可厌肉食及腥味食物。 (3)恶心呕吐。胃窦癌引起幽门梗阻时可出现恶心呕吐,呕吐物为黏液及宿食,有腐臭味。贲门癌可有吞咽困难或食物反流。 (4)呕血、黑便。中晚期胃癌隐血便常见,癌瘤侵蚀大血管时可引起大量呕血和黑便。 (5)全身症状。可出现低热、疲乏、体重减轻、贫血等。 **2. 体征★★★★** 早期可无任何体征,中晚期可出现阳性体征。腹部肿块是胃癌的主要体征,多在上腹部偏右可触及坚实而可移动的结节状肿块伴压痛。发生淋巴转移,可触及左锁骨上淋巴结肿大。癌细胞侵犯肝、门静脉、腹膜,可出现血性腹水。部分患者出现伴癌综合征,表现为反复发作性血栓性静脉炎、黑棘皮病、皮肌炎等。
要点四 实验室检查及 其他检查	1. 血液检查。呈低色素性贫血,血沉增快,血清癌胚抗原(CEA)阳性。 2. 粪便隐血试验。常持续阳性,可作为胃癌筛选的首选方法。 3. 胃镜检查。胃镜检查是诊断早期胃癌最重要的手段,可直接进行观察及取活组织进行细胞学检查。 4. X线钡餐检查。采用气钡双重对比法。X线征象有充盈缺损,癌性龛影,皮革胃及胃潴留等表现。但对早期胃癌诊断率低,胃底癌易漏诊。 5. 超声内镜检查。可显示胃壁各层与周围 5cm 范围内的声学结构,能清晰观察肿瘤的浸润范围与深度,了解有无周围转移。
要点五 诊断与 鉴别诊断	**1. 诊断★★★★** 胃癌诊断主要依赖于 X 线、内镜加活组织检查。为提高早期诊断率,凡年龄在 40 岁以上,出现不明原因的上腹不适、食欲不振、体重明显减轻者,尤其是原有上腹痛而近期疼痛性质及节律发生改变者,或经积极治疗而病情继续发展者,宜及早进行排查。

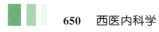

续表

要点	内容
要点五 诊断与 鉴别诊断	2. 鉴别诊断 ★★★★ 胃癌应与胃溃疡、胃原发性淋巴瘤、胃平滑肌肉瘤、慢性萎缩性胃炎、胃邻近恶性肿瘤如原发性肝癌、胰腺癌、食管癌等进行鉴别。X线、胃镜、B超等可助鉴别。
要点六 治疗原则	★★★★ 早期选择手术治疗,中晚期采用综合疗法,并针对肿瘤的不同情况拟订不同的治疗方案。手术治疗是目前唯一有可能根治胃癌的手段。进展期胃癌在全身化疗的基础上,内镜下局部化疗、微波、激光等方法可以杀灭癌细胞,延长生存期限。化学治疗是手术切除前或根治术后的辅助治疗,或作为不能手术的姑息治疗,可选择单一药物或联合用药。免疫增强剂如转移因子、白细胞介素-2等,可提高患者的免疫力,辅助治疗。
真题精选	胃癌血行转移,首先转移到 A. 肝脏　　　B. 肺脏　　　C. 骨骼　　　D. 脑部　　　E. 卵巢 答案:A;　考点:胃癌的病理 解析:胃癌细胞可经过门静脉系统入肝,是胃癌肝转移的主要原因。故本题选择A。

细目四　溃疡性结肠炎

【考点透视】

1. 掌握溃疡性结肠炎的诊断与鉴别诊断、治疗。

2. 理解溃疡性结肠炎临床表现与临床分型、实验室检查及其他检查。

3. 了解溃疡性结肠炎的病因和发病机制、病理。

要点	内容
要点一 病因与 发病机制	溃疡性结肠炎是一种病因不明的直肠和结肠的慢性非特异性炎症性疾病,可发生在任何年龄,以青壮年多见,男性稍多于女性。其病因和发病机制至今尚未完全明确。 1. 病因。 (1) 免疫因素。肠道黏膜的免疫反应的激活是导致本病肠道炎症发生、发展和转归的直接原因。 (2) 遗传因素。本病为多基因病,患者在一定的环境因素作用下由遗传易感而发病。本病发病率在种族间有明显差异,白种人远高于黄种人和黑种人。患者一级亲属发病率显著高于普通人群而患者配偶发病率不增加,提示遗传因素与发病有关。 (3) 感染因素。本病可能由痢疾杆菌、溶组织阿米巴或病毒、真菌所引起,病原微生物乃至食物抗原可能是其非特异性促发因素,但至今未检出与本病有恒定明确关系的病原体。 (4) 精神神经因素。本病可因紧张、劳累而诱发,患者常有精神紧张和焦虑表现。由于大脑皮层活动障碍,可通过自主神经系统引起肠道运动亢进、肠血管平滑肌痉挛收缩、组织缺氧、毛细血管通透性增加,从而使结肠黏膜发生炎症、糜烂及溃疡。 2. 发病机制。遗传易感者通过环境、外源因素使肠黏膜损伤,致敏肠道淋巴组织,导致免疫调节和反馈失常,形成自身免疫反应而出现慢性、持续的炎症反应。参与此反应的细胞有巨噬细胞、肥大细胞、中性粒细胞、T和B淋巴细胞及NK细胞等,参与反应的细胞因子和炎性介质有γ干扰素、白细胞介素、肿瘤坏死因子、血小板激活因子、前列腺素样物质、白三烯、血栓素、组织胺、5-羟色胺、神经多肽、血管活性肽、P物质、氧自由基等。
要点二 病理	病理变化取决于疾病的严重程度、病程的长短和有无活动性。本病主要病变在直肠和乙状结肠,向上蔓延可累及降结肠,甚至整个结肠。偶见涉及回肠末端,称为"倒灌性回肠炎"。病理改变以溃疡糜烂为主,具有弥散性、浅表性、连续性的特点。早期病变有大量中性粒细胞浸润,结肠黏膜呈水肿、充血、颗粒状等改变,触之易出血。此后形成小溃疡,继而溃疡面呈大片融合。在结肠炎反复发展、修复过程中,肉芽组织增生,出现炎性息肉,少数患者可癌变。由于纤维瘢痕组织形成,可导致结肠缩小、结肠袋消失和肠腔狭窄。此外,尚有溃疡穿孔引起腹膜炎、结肠或直肠周围脓肿、瘘管形等并发症。

要点	内容
要点三 临床表现与 临床分型	本病起病缓慢,少数急性起病,偶见暴发。病程呈慢性过程,多表现为发作期与缓解期交替,少数症状持续并逐渐加重。精神刺激、劳累、饮食失调、继发感染为其诱因。 (一)消化系统表现★★★ 1. 腹泻。为最主要的症状,常反复发作或持续不愈,轻者每天排便 2～4 次,便血轻或无。重者排便频繁,脓血显见,甚至大量便血。黏液血便是本病活动期的重要表现。病变局限在直肠者,鲜血附于粪便表面;病变扩展至直肠以上者,血液混于粪便中。病变累及直肠时,可有里急后重。 2. 腹痛。轻型患者在病变缓解期可无腹痛,或仅有腹部不适,部位多在左下或下腹部,亦可涉及全腹,有疼痛—便意—排便—缓解的规律。 3. 体征。轻中型患者仅左下腹部压痛,有些患者可触及呈管状的乙状结肠。若有腹肌紧张、反跳痛、肠鸣音减弱,应警惕结肠扩张、肠穿孔等并发症。 (二)全身症状★★★ 急性期可有发热,重症常出现高热,病情持续活动可出现衰弱、消瘦、贫血、低蛋白血症、电解质紊乱等表现。尤易发生低血钾。 (三)肠外表现 本病可伴有多种肠外表现,如关节炎;结节性红斑、虹膜炎、强直性脊柱炎、坏疽性脓皮病、口腔复发性溃疡、慢性肝炎等。 (四)临床分型 1. 根据病情经过分型。 (1)初发型。首次发病。 (2)慢性复发型。临床最多见,发作与缓解交替。 (3)慢性持续型。症状持续半年以上,可间以急性发作。 (4)急性暴发型。少见。起病急骤,全身和消化系统症状严重,常并发结肠扩张、肠穿孔、下消化道出血、败血症等。 2. 根据病情程度分型。 (1)轻型。腹泻每天<4 次,无发热,贫血和便血轻或无,血沉正常。 (2)中型。介于轻、重型之间,腹泻每天>4 次,仅伴有轻微全身表现。 (3)重型。腹泻每天>6 次,多为肉眼脓血便,体温>38℃至少持续 2 天以上,脉搏>100 次/分钟,血红蛋白≤70g/L,血沉>30mm/h,血清白蛋白<30g/L,体重短期内明显减轻。常有严重的腹痛、腹泻、全腹压痛,严重者可出现失水和虚脱等毒血症征象。 3. 根据病变范围分型。可分为直肠炎、直肠乙状结肠炎、左半结肠炎、广泛性或全结肠炎等。 4. 病情分期。可分为活动期和缓解期。
要点四 实验室检查 及其他检查	★★ 1. 血液检查。①血红蛋白降低,为小细胞低色素性贫血;急性期中性粒细胞增多;血沉增快。②严重者血清白蛋白降低;C 反应蛋白增高,IgG 稍高。③严重者出现电解质紊乱,尤以低血钾最明显。 2. 粪便检查。常有黏液脓血便,镜检见红细胞、白细胞和巨噬细胞。粪便培养致病菌阴性。 3. 结肠镜检查。是诊断与鉴别诊断的最重要手段。可直接观察肠黏膜变化,准确了解病变范围。内镜下特征:急性期肠黏膜充血水肿,分泌亢进,可有针尖大小的红色斑点和黄白色点状物,肠腔痉挛,皱襞减少。慢性期黏膜粗糙不平,呈细颗粒状,血管模糊,质脆易出血,有假息肉形成。活组织检查显示特异性炎性病变和纤维瘢痕,同时可见糜烂、隐窝脓肿、腺体排列异常及上皮变化等。 4. X 线检查。X 线气钡双重对比造影,有利于观察黏膜形态。

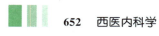

要点	内容
要点五 诊断与 鉴别诊断	1. 诊断★★★ 主要诊断依据：①慢性或反复发作性腹泻、脓血黏液便、腹痛，伴不同程度全身症状。②多次粪检无病原体发现。③内镜检查及X线钡剂灌肠显示结肠炎病变等。完整的诊断应包括临床类型、严重程度、病变范围及病情分期。 2. 鉴别诊断★★★★ 应与慢性细菌性痢疾、慢性阿米巴痢疾、结肠癌、肠易激综合征、克罗恩病等鉴别，内镜及活组织检查有助于鉴别诊断。 (1) 慢性细菌性痢。多有急性细菌性痢疾病史，粪便检查可分离出痢疾杆菌，结肠镜检查有助于鉴别诊断，抗菌素治疗有效。 (2) 克罗恩病。腹泻，但多无肉眼血便，结肠镜或X线检查病变多位于回肠末端及邻近结肠，呈非连续性、非弥漫性分布的特征性改变。 (3) 肠易激综合征。粪便检查无脓血，镜下无异常发现，隐血试验阴性，结肠镜检查无器质性病变。
要点六 治疗	主要采用内科治疗，治疗原则为：控制急性发作，缓解病情，减少复发，防止并发症。★★★★ 1. 一般治疗 强调休息、饮食及营养。急性发作或重症患者应住院治疗，流质少渣饮食并给予支持疗法。及时纠正水、电解质平衡紊乱，贫血者可输血，低蛋白血症者输入血清蛋白。病情严重者应禁食，给予完全胃肠外营养治疗。腹痛患者可酌情用抗胆碱能药物，但不宜多用，以免促发急性结肠扩张。腹苯严重者可谨慎试用复方苯乙哌啶等。 2. 药物治疗 (1) 氨基水杨酸制剂。常用柳氮磺吡啶(SASP)，适用于轻、中型患者及重型经糖皮质激素治疗病情缓解者，病情缓解后改为维持量维持治疗，服用SASP的同时应补充叶酸。如病变局限在直肠，可用SASP或5－氨基水杨酸(5－ASA)灌肠，也可使用栓剂。 (2) 糖皮质激素。药理作用为非特异性抗炎和抑制免疫反应，对急性发作期疗效好。适用于重型或暴发型及柳氮磺吡啶治疗无效的轻型、中型患者，常用泼尼松口服，病情控制后逐渐减量维持至停药。亦可用于灌肠。 (3) 免疫抑制剂。上述两类药物治疗无效者可试用环孢素，大多数患者可取得暂时缓解而避免急症手术。 3. 手术治疗 (1) 紧急手术指征。并发大量或反复严重出血、肠穿孔、重型患者合并中毒性巨结肠，经积极内科治疗无效，伴有严重毒血症状者。 (2) 择期手术指征。并发癌变以及长期内科治疗无效者。
真题精选	诊断溃疡性结肠炎最重要的手段是 A. 血沉检查　　　B. 粪便检查　　　C. 免疫指标检查 D. 结肠镜检查　　E. X线钡剂造影 答案：D；考点：溃疡性结肠炎的诊断 解析：结肠镜检查可直接观察肠黏膜变化，准确了解病变范围，是溃疡性结肠炎诊断与鉴别诊断的最重要手段。故选D。

细目五　肝硬化

【考点透视】

1. 掌握肝硬化的诊断与鉴别诊断、治疗。

2. 理解肝硬化的临床表现、并发症、实验室检查与其他检查。

3. 了解肝硬化的病因。

要点	内容
要点一病因	肝硬化是由不同病因长期损害肝脏引起的慢性、进行性、弥漫性肝病的终末阶段，以肝组织弥漫性肝纤维化、假小叶和再生结节为组织学特征的进行性慢性肝病，是一种常见的慢性肝病。肝硬化发病高峰年龄在20～50岁，男性多于女性。引起肝硬化的原因很多，在我国由病毒性肝炎所致的肝硬化最常见，国外则以酒精中毒多见。 1. 病毒性肝炎。主要为乙型、丙型和丁型肝炎病毒引起的肝炎，均可进展为肝硬化。病毒的持续存在是演变为肝硬化的主要原因。 2. 慢性酒精中毒。是欧美国家肝硬化的最常见原因，长期大量饮酒可导致肝硬化。 3. 非酒精性脂肪性肝病。也是肝硬化的常见病因。见于肥胖、糖尿病、高甘油三酯血症、空回肠分流术、药物作用等，形成脂肪性肝病，发展成肝硬化。 4. 长期胆汁瘀积。胆道系统长期梗阻造成胆汁瘀积，可引起纤维化并发展为胆汁性肝硬化。包括原发性和继发性，我国继发性相对较多。 5. 肝脏循环障碍。慢性右心衰竭、慢性缩窄性心包炎、肝静脉闭塞综合征等均可使肝脏长期瘀血、缺氧，最终形成瘀血性肝硬化。 6. 其他。血吸虫等感染，营养不良(慢性炎症性肠病、长期缺乏必需氨基酸等)，化学毒物(四氯化碳、砷、甲基多巴、四环素等)，遗传和代谢疾病(血色病、肝豆状核变性等)，自身免疫性肝炎，均可导致肝硬化。约10%的肝硬化病因未能明确，谓之隐源性肝硬化。
要点二临床表现	起病隐匿，发展缓慢。患者相当长的时期内症状轻微，后期出现肝功能减退和门静脉高压症两大类表现。临床上根据肝硬化的病程分成肝功能代偿期和失代偿期，但两期界限很难截然分开。 1. 代偿期　症状轻微，表现为乏力、食欲减退、腹部不适、恶心、上腹部隐痛、轻微腹泻等，症状多呈间歇性。查体示肝脏轻度肿大，质地偏硬，无或轻度压痛，脾轻度或中度肿大。肝功能检查多数正常或轻度异常。 2. 失代偿期 ★★★ (1) 症状。①全身症状：消瘦、纳减、乏力、精神萎靡、夜盲、浮肿、舌炎、不规则低热等。②消化道症状：上腹饱胀不适、恶心呕吐、易腹泻。③出血倾向和贫血：皮肤黏膜出血、贫血等，与凝血因子合成减少、脾功能亢进、营养不良等因素有关。④内分泌失调：男性性欲减退、毛发脱落、乳房发育，女性月经失调、闭经、不孕等；糖尿病患病率增加，伴严重肝细胞功能衰竭时易发生低血糖。 (2) 体征。①慢性病容，糖皮质激素分泌减少，可见皮肤色素沉着，面部黝黑。出现肝掌、蜘蛛痣。②腹壁和脐周静脉曲张呈水母头样。③随病情加重，疾病中晚期多出现黄疸。④肝脏早期肿大，晚期缩小坚硬，可伴有中重度脾肿大。⑤腹部移动性浊音阳性，提示有中等量以上的腹水，并可出现肝性胸水，多出现于右侧。
要点三并发症	★★★ 1. 急性上消化道出血：最常见，是主要死因。表现为呕血与黑便，大量出血可引起出血性休克，并诱发腹水和肝性脑病。 2. 肝性脑病：晚期肝硬化最严重的并发症，也是最常见死亡原因之一。肝功能衰竭时，肠道和体内一些可以影响神经活性的毒性产物未被肝脏解毒和清除，经门静脉与体静脉间的交通支进入体循环，透过通透性改变了的血脑屏障进入脑部，导致大脑功能紊乱，主要表现为神经和精神方面的异常。 3. 原发性肝癌。 4. 感染：患者抵抗力低下，门体静脉间侧支循环建立，增加了肠道病原微生物进入人体的机会，称为肠道细菌移居，故易并发各种感染如支气管炎、胆道感染、自发性腹膜炎、结核性腹膜炎等。 5. 其他：门脉高压性胃病、肝肾综合征、电解质和酸碱平衡紊乱、肝肺综合征、门静脉血栓形成等。
要点四实验室检查及其他检查	★★★ 1. 肝功能检查。①血清白蛋白降低而球蛋白增高，白蛋白与球蛋白比例降低或倒置。②血清 ALT 与 AST 增高。③凝血酶原时间在代偿期多正常，失代偿期则有不同程度延长。④重症者血清胆红素有不同程度增高。⑤血清Ⅲ型前胶原肽、透明质酸、层粘连蛋白等肝纤维化指标可显著增高。

要点	内容
要点四 实验室检查 及其他检查	2. 免疫学检查。①血 IgG 升高。②可出现非特异性自身抗体,如抗核抗体、抗平滑肌抗体等。③病因为病毒性肝炎者,乙型、丙型或丁型肝炎病毒标记物呈阳性。④甲胎蛋白可增高,若>50μg/L 或持续升高,应怀疑合并肝癌。 3. 腹水检查。一般为漏出液,如并发自发性腹膜炎,则透明度降低,比重增高,白细胞及中性粒细胞增多,黏蛋白定性试验阳性。腹水呈血性,应高度怀疑癌变,应做细胞学检查。 4. X 线检查。食管静脉曲张时,食管吞钡 X 线检查显示虫蚀样或蚯蚓状充盈缺损及纵行黏膜皱襞增宽;胃底静脉曲张时,吞钡检查可见菊花样充盈缺损。 5. 内镜检查。胃镜可直接观察静脉曲张的程度与范围;并发上消化道出血时,可判明出血部位和病因,并进行止血治疗。腹腔镜能窥视肝外形、表面、色泽、边缘及脾等改变,在直视下还可做穿刺活组织检查,其诊断准确性优于盲目性穿刺。 6. 超声检查。可测定肝脾大小、腹水及估计门脉高压。肝硬化时肝实质回声增强、不规则、不均匀,为弥漫性病变。进行常规 B 超检查,有助于早期发现原发性肝癌。 7. 肝穿刺活检。是确诊代偿期肝硬化的唯一方法。若见有假小叶形成,可确诊。
要点五 诊断与 鉴别诊断	1. 诊断★★★★ 早期肝硬化的诊断较为困难,对于病毒性肝炎、长期饮酒等患者,严密随访观察,必要时做肝活检以早期诊断。肝硬化肝功能失代偿期,有肝功能损害和门脉高压的临床表现,结合实验室和其他检查可以确诊。 2. 鉴别诊断★★★★ (1) 肝肿大 与原发性肝癌、脂肪肝或血吸虫病等鉴别。 (2) 脾肿大 与慢性粒细胞性白血病、特发性门脉高压症或疟疾等鉴别。 (3) 腹水 与充血性心力衰竭、结核性腹膜炎、慢性肾小球肾炎或腹膜肿瘤等鉴别。
要点六 治疗	目前尚无特效治疗。关键在于早期诊断,及时针对病因治疗,加强一般治疗,防止病程进展。对已进入失代偿期患者主要采取对症治疗,改善肝功能和抢救危急并发症。 1. 病因治疗 2. 一般治疗★★★★ (1) 休息。肝功能代偿期患者可参加一般轻工作,注意劳逸结合;肝功能失代偿期或有并发症者,需卧床休息。 (2) 饮食。宜进高热量、高蛋白、足量维生素、低脂肪及易消化的食物。有腹水者,应低盐或无盐饮食。肝功能衰竭或有肝性脑病先兆应限制或禁食蛋白,避免进食粗糙、坚硬食物。慎用巴比妥类等镇静药,禁用损害肝脏的药物。 3. 药物治疗★★★★ (1) 保护肝细胞治疗。用于转氨酶及胆红素升高的肝硬化患者:①促进胆汁排泄及保护肝细胞,如熊去氧胆酸、强力宁等。②维生素类:B 族维生素有防止脂肪肝和保护肝细胞的作用;维生素 C 有促进代谢和解毒的作用;维生素 E 有抗氧化和保护肝细胞作用;维生素 K 在有凝血障碍时可应用;慢性营养不良者,可适当补充维生素 B_{12} 和叶酸。 (2) 抗肝纤维化药物。目前尚无特效药物,可应用丹参、黄芪、虫草菌丝等。 (3) 抗病毒治疗。病毒性肝炎者应根据情况进行抗病毒治疗,抑制病毒复制,改善肝功能,延缓进展。首选核苷类似物如拉米夫定等。 4. 腹水的治疗★★★★ (1) 限制水、钠的摄入。一般每天钠盐摄入量<5g。如有稀释性低钠血症、难治性腹水则应严格控制进水量在 800～1000mL/d。 (2) 利尿。轻度腹水患者首选螺内酯;疗效不佳或腹水较多的患者,螺内酯和呋塞米联合应用。过快利尿易导致电解质紊乱,诱发肝性脑病、肝肾综合征等。无水肿者每天减轻体重 500g,有下肢水肿者每天减轻体重 1000g。

续表

要点	内容
要点六 治疗	（3）提高血浆胶体渗透压。有利于肝功能恢复和腹水消退。常用人血白蛋白,也可用血浆,定期、少量、多次静脉滴注。 （4）放腹水疗法。仅限用于利尿剂治疗无效,或由于大量腹水引起呼吸困难者。大量放腹水的主要并发症有严重水和电解质紊乱,诱发肝性脑病、肝肾综合征。 （5）其他。①自身腹水浓缩回输术:适用于有低蛋白血症的大量腹水者,对利尿剂无反应的难治性腹水以及大量腹水需迅速消除者(如紧急手术前准备);但感染性或癌性腹水、严重心肺功能不全、凝血功能明显障碍、有上消化道活动性出血者不宜做此治疗。②外科治疗:腹腔-颈内静脉分流术、胸导管颈内静脉吻合术、经颈静脉肝内门体分流术、脾切除术等。 **5. 并发症治疗** （1）上消化道出血。参见相关单元。 （2）肝性脑病。目前尚无特效疗法,主要针对原发病特点,尽可能改善肝功能,确定并消除诱因,减少肠源性毒物的生成及吸收。 1）去除诱因:如上消化道出血,感染,水、电解质和酸碱平衡失调,大量放腹水等。 2）减少肠道毒物的生成和吸收:①限制蛋白质摄入。②灌肠或导泻,清除肠内积食、积血或其他含氮物质,减少氨的产生和吸收,乳果糖对急性门体分流性脑病特别有效。③抗生素口服可抑制肠道细菌生长,抑制血氨的生成,和乳果糖合用有协同作用。 3）降低血氨药物:应用谷氨酸钠、精氨酸等。 4）支链氨基酸:可纠正氨基酸的不平衡,抑制性神经递质竞争进入脑内。 5）肝移植:对于各种不可逆的终末期肝病,肝移植是一种公认有效的治疗。 6）其他对症治疗:纠正水、电解质和酸碱平衡失调,抗感染,防治脑水肿,保持呼吸道通畅等。
真题精选	患者,男,50岁。有长期肝病史,近年来乏力,腹胀明显,反复齿龈出血,近1个月下肢水肿,今呕血后神志不清。应首先考虑的是 A. 脑血栓形成　　　B. 糖尿病高渗昏迷　　　C. 内囊出血 D. 尿毒症昏迷　　　E. 肝性昏迷 答案：E;　考点：肝硬化的并发症 解析：有长期的肝病史,且乏力,腹胀,反复齿龈出血(凝血功能障碍),下肢水肿(静脉回流压力升高),呕血(侧支循环破裂)等均提示患者可能患有肝硬化,故本题选择E。

细目六　原发性肝癌

【考点透视】

1. 掌握原发性肝癌的诊断与鉴别诊断、治疗。

2. 理解原发性肝癌的病理、临床表现、实验室检查及其他检查。

3. 了解原发性肝癌的病因。

要点	内容
要点一 病因	原发性肝癌是指发生于肝细胞或肝内胆管上皮细胞的恶性肿瘤,为我国常见恶性肿瘤之一,死亡率高,仅次于肺癌,位居第二位。平均发病年龄因地理位置不同而异,高发地区多为30~40岁,低发地区为52~59岁;男女之比为5:1。 1. 病毒性肝炎乙型病毒性肝炎病毒(HBV)和丙型病毒性肝炎病毒(HCV)与原。发性肝癌有着明显的相关性。 2. 黄曲霉毒素。污染黄曲霉菌的代谢产物黄曲霉毒素B1是动物肝癌最强的致癌剂。 3. 肝硬化。肝硬化与肝癌密切相关。

要点	内容
要点一 病因	4. 家族史及遗传因素。高发地区家族史是原发性肝癌发生的重要危险因素。 5. 其他。其他致癌物质或被疑为致癌的因素有：①酒精中毒。②亚硝胺类物质。③有机氯类农药。④雄激素及类固醇。⑤微量元素如低磷、锌及高镍、砷等。⑥铁代谢障碍。
要点二 病理	1. 分型。 (1) 按大体形态分类。①块状型：最多见，癌块直径多>5cm，直径>10cm 者称巨块型，易发生肝破裂。②结节型：为大小和数量不等的结节，直径一般 5cm，常伴肝硬化。③弥漫型：米粒至黄豆大小的癌结节散布全肝，肝大不明显，此型最少见，常因肝功能衰竭而死亡。④小癌型：孤立的直径<3cm 的癌结节，或相邻两个癌结节直径之和<3cm 者，称为小肝癌。 (2) 按组织学分类。①肝细胞型：占肝癌的90%（大多伴肝硬化）。②胆管细胞型：由胆管细胞发展而来，少见。③混合型：部分组织形态似肝细胞，有些癌细胞呈过渡形态，最少见。 2. 转移途径。①血行转移：分肝内转移和肝外转移，肝内血行转移发生最早、最常见。②淋巴转移：转移至肝门淋巴结最多，也可转移到主动脉旁、脾、胰及锁骨上淋巴结。③种植转移：较少见，如果种植在腹膜，可形成血性腹水。
要点三 临床表现	本病起病隐匿，早期缺乏典型表现，经 AFP 普查检出的早期病例可无任何症状和体征，称为亚临床肝癌。中晚期患者表现有： 1. 症状 ★★★ (1) 肝区疼痛。最常见，呈持续性胀痛或隐痛，由癌肿迅速生长使肝包膜绷紧所致。当肝表面的癌结节破裂，坏死的癌组织经血液流入腹腔时，可突然引起剧痛，出现急腹症表现。 (2) 消化系统症状。食欲减退最常见。晚期可出现恶心、呕吐或腹泻。 (3) 转移灶症状。因肝癌的转移部位不同而异。 (4) 全身症状。进行性消瘦、乏力、发热较多见。 2. 体征 ★★★ 绝大多数患者有肝肿大。进行性肝肿大是特征性体征之一，肝质地坚硬，边缘不规则，表面呈结节状，部分伴有明显压痛。晚期出现黄疸，由肝细胞损害、癌块压迫或侵犯胆总管所致。脾肿大多见于合并肝硬化与门静脉高压病例。
要点四 实验室检查 及其他检查	1. 甲胎蛋白（AFP）。它是当前诊断肝细胞癌最特异的标志物。检测血清中 AFP，有助于原发性肝癌的早期诊断。AFP 检查诊断肝细胞癌的标准为：①AFP 大于 500μg/L 持续 4 周。②AFP 由低浓度逐渐升高不降。③AFP>200μg/L 持续 8 周。AFP 浓度通常与肝癌大小呈正相关。 2. 异常凝血酶原。它对原发性肝癌有较高的特异性。 3. 超声检查。肝脏 B 超检查能确定肝脏占位性病变的病灶性质、病变部位、播散及转移情况。 4. CT、MRI。它对肝癌定位和定性诊断均有很重要的价值。 5. 肝动脉造影。它是目前诊断小肝癌的最佳方法。 6. 肝组织活检或细胞学检查。在超声和 CT 引导下用细针穿刺行组织学或细胞学检查，是目前获得 2cm 直径以下小肝癌确诊的有效方法。
要点五 诊断与 鉴别诊断	1. 诊断 ★★★★ 有典型表现者诊断不难，但已属晚期。凡有肝病史的中年人，尤其是男性患者，如有不明原因的肝区疼痛、消瘦、进行性肝肿大，应做 AFP、B 超、CT 等有关检查，进而明确诊断。满足下列三项中的任何一项，即可诊断肝癌：①具有两种典型影像学（超声、增强 CT、MRI 或选择性肝动脉造影）表现，病灶>2cm。②一项典型的影像学表现，病灶>2cm，AFP>400μg/L。③肝脏活检阳性。 2. 鉴别诊断 ★★★★ (1) 继发性肝癌。原发于消化道、肺部、泌尿生殖系统、乳房等处的癌灶常转移至肝脏。一般病情发展较缓慢，AFP 多为阴性，通过病理检查和找到肝外原发癌可以确诊。

要点	内容
要点五 诊断与 鉴别诊断	(2) 肝脓肿。发热、肝区疼痛和压痛。B超检查可探到肝内液性暗区。超声引导下行诊断性肝穿刺有助于确诊。 (3) 肝硬化。病情发展较慢,且有反复,AFP轻度增高,肝功能损害较重。B超、CT等影像学检查多可鉴别。 (4) 肝脏邻近脏器的肿瘤。来自于肾、肾上腺、胰腺、结肠及腹膜后软组织肿瘤,也可在上腹部出现包块,但AFP为阴性,B超、CT等检查有助于鉴别,必要时通过剖腹探查明确诊断。 (5) 肝非癌性占位性病变。肝血管瘤、多囊肝等,通过B超、CT检查有助于鉴别,必要时通过腹腔镜明确诊断。
要点六 治疗	根据疾病分期确定治疗方案,所有患者治疗前均应进行肺部影像学检查以确定有无肺部转移。早期患者首选根治性肝切除术,中晚期患者可实施肝动脉栓塞化疗或局部消融治疗。★★★★ 1. 手术切除。早期肝癌尽量手术切除,肝切除术是治疗肝癌最有效的方法。 2. 综合治疗。不能切除者应采取综合治疗措施。 (1) 分子靶向治疗。 (2) 放射治疗:病灶较为局限,肝功能较好,且能耐受较大放射剂量者,放射治疗效果较好。 (3) 介入性治疗:介入性治疗已广泛应用,成为肝癌治疗的主要方法:①经皮股动脉穿刺肝动脉栓塞化疗术是非手术治疗肝癌患者的首选方法。②肝动脉灌注性化疗广泛用于治疗中晚期肝癌中不宜行肝动脉栓塞者,或由于血管变异,导管难以进入肝固有动脉者。 (4) 局部消融治疗:安全性高、并发症少、易耐受、重复性好。对于单发的直径在3cm的小肝癌可获得根治性消融。 (5) 生物治疗:能选择性地作用于肿瘤细胞,对原发部位和转移部位的肿瘤均有杀伤作用。 (6) 全身化疗:以奥沙利铂为主的联合化疗用于无禁忌证的晚期肝癌患者。
真题精选	患者,男,40岁。乙肝病史10年,近2个月右上腹胀痛加重。检查:面部有蜘蛛痣,右上腹压痛,肝肋缘下3cm,质硬,ALT 40U,HBsAg(+),AFP500μg/L。应首先考虑的是 A. 慢性乙肝活动期　　　B. 乙肝合并肝硬化　　　C. 乙肝合并胆囊炎 D. 原发性肝癌　　　　　E. 继发性肝癌 答案:D；考点:原发性肝癌的病因及诊断 解析:患者有10年乙肝病史,且HBsAg(+);体检发现蜘蛛痣、右上腹压痛、肝大、质硬,为肝硬化表现;查AFP升高,故首先考虑为乙肝-肝硬化-原发性肝癌这三阶梯,目前已达第三阶段,故本题选择C,而非A、B。HBV是我国原发性肝癌的重要致病因素之一。需要指出的是,AFP诊断肝细胞癌的标准应为:AFP>500μg/L持续4周,或AFP>200μg/L持续8周。C、E与该病例无关。

第四单元　泌尿系统疾病

细目一　慢性肾小球肾炎

【考点透视】

1. 掌握慢性肾小球肾炎的诊断与鉴别诊断、治疗。

2. 理解慢性肾小球肾炎的临床表现、实验室检查及其他检查。

3. 了解慢性肾小球肾炎的病因。

要点	内容
要点一 病因	慢性肾小球肾炎是原发于肾小球的一组疾病。病程长,呈缓慢进行性发展,以蛋白尿、血尿、高血压、水肿为基本临床表现,晚期出现不同程度的肾功能减退,最终发展为慢性肾衰竭。绝大多数病因尚不明确,部分与溶血性链球菌、乙型肝炎病毒等感染有关。仅有少数慢性肾炎是由急性肾炎发展所致。
要点二 临床表现	慢性肾小球肾炎可发生于任何年龄,但以中青年为主。临床表现呈多样性,以血尿、蛋白尿、高血压和水肿为基本临床表现,有急性发作的倾向,感染、过度疲劳为常见诱因。★★★ 1. 血尿。多为镜下血尿。 2. 蛋白尿。尿蛋白多在 1～3g/d。 3. 水肿。以眼睑及脚踝部晨起水肿为特点,严重时可呈现全身水肿。 4. 高血压。可为首发表现,严重时出现高血压脑病及高血压心脏病。 5. 其他。疾病加重可出现:①贫血,多为正细胞正色素性贫血。②眼底出血、渗出、视乳头水肿。③肾功能受损等。
要点三 实验室检查 及其他检查	1. 尿液检查。可见轻重不等的蛋白尿,多为非选择性蛋白尿。多为镜下血尿,尿畸形红细胞>80%,尿红细胞 MCV<75fL 可见颗粒管型。 2. 肾功能。早期正常或轻度受损(Ccr 下降或轻度氮质血症),可持续数年至数十年;晚期出现血肌酐升高、Ccr 下降。 3. 肾穿刺活检。如有条件且无禁忌证,或治疗效果欠佳且病情进展者应做肾穿刺病理检查。 4. 肾脏超声。双肾病变呈一致性,表现为肾实质回声增强、双肾体积缩小等。
要点四 诊断与 鉴别诊断	1. 诊断★★★★ 凡存在临床表现如血尿、蛋白尿、水肿和高血压者均应疑诊慢性肾炎。但确诊前需排除继发性肾小球疾病如系统性红斑狼疮、糖尿病、高血压肾病等。诊断困难时,应做肾穿刺行病理学检查。 2. 鉴别诊断★★★★ (1) 继发性肾小球疾病。首先需与狼疮肾炎鉴别。系统性红斑狼疮多见于女性,可伴有发热、皮疹、关节炎等多系统受累表现,实验室检查血抗 Ds-DNA 抗体、抗 Sm 抗体、抗核抗体阳性等,肾组织学检查有助于诊断。其他需鉴别的有过敏性紫癜性肾炎、糖尿病肾病、痛风肾、多发性骨髓瘤肾损害、肾淀粉样变等。 (2) 原发性高血压继发肾损害。患者年龄较大,先有高血压后出现蛋白尿,尿蛋白定量多<1.5g/d,肾小管功能损害一般早于肾小球损害。肾穿刺病理检查有助鉴别。 (3) 慢性肾盂肾炎。多见于女性,常有尿路感染病史。多次尿沉渣检查见白细胞、细菌,尿细菌培养异常,以肾小管功能损害为主,可有高氯性酸中毒,低磷性肾性骨病,而氮质血症和尿毒症较轻,且进展缓慢。静脉肾盂造影和核素检查有助于诊断。
要点五 治疗	主要治疗目的是防止或延缓肾功能进行性恶化、改善缓解临床症状及防治严重并发症。★★★★ 1. 饮食治疗。优质低蛋白饮食,蛋白质摄入量 0.6～1g/(kg·d),以优质蛋白(牛奶、蛋、瘦肉等)为主,控制饮食中磷的摄入,适量增加碳水化合物的摄入量。低蛋白饮食 2 周后使用必需氨基酸或 α-酮酸。 2. 控制高血压。高血压是加速病情进展的重要危险因素。尿蛋白<1g/d 时,血压应控制在<130/80mmHg。尿蛋白>1g/d,血压应控制在<125/75mmHg。首选具有肾脏保护作用的降压药如 ACEI 或 ARB,一般需联合用药,血压控制不达标时联合应用钙拮抗剂、β受体阻滞剂和利尿剂等。 3. 抗凝和抗血小板解聚集。可延缓病变进展,部分患者可减少蛋白尿。高凝状态明显者多见于易引起高凝状态的病理类型如膜性肾病、系膜毛细血管增生性肾炎等。常用双嘧达莫、肠溶阿司匹林、尿激酶、肝素等。 4. 糖皮质激素和细胞毒药物。不做常规应用,患者肾功能正常或仅轻度受损,肾脏体积正常,病理类型较轻(如轻度系膜增生性肾炎、早期膜性肾病等),尿蛋白较多者,如无禁忌证可试用。 5. 其他。积极防治各种感染,禁用或慎用具有肾毒性的药物,积极纠正高脂血症、高血糖、高尿酸血症等。人工虫草制剂可辅助治疗。

续表

要点	内容
真题精选	慢性肾小球肾炎的主要发病机制是 A. 链球菌感染　　B. 病毒感染　　　　C. 感染后免疫损害 D. 霉菌感染　　　　E. 健存肾单位代偿性高负荷 答案：C；考点：慢肾小球肾炎的发病机制 解析：各种不同病理类型的慢性肾炎的发病机制起始因素多为免疫介导炎症反应,故本题选择 C。A 可为肾小球肾炎的病因,但发病机制仍为链球菌感染引起的免疫损害。B、D 较不常见,而 E 为肾小球肾炎的结果及加重因素。

细目二　尿路感染

【考点透视】

1. 掌握尿路感染的诊断与鉴别诊断、治疗。
2. 理解尿路感染的临床表现、实验室检查及其他检查。
3. 了解尿路感染的病因与发病机制。

要点	内容
要点一 病因与 发病机制	1. 病因。尿路感染是指各种病原微生物直接侵袭泌尿系统所致的感染性炎症。最常见致病菌为革兰阴性杆菌,其中大肠埃希菌约占门诊患者的 90%,住院尿路感染患者的 50%;其次有大肠杆菌、变形杆菌、克雷白杆菌、产气杆菌、产碱杆菌和铜绿假单胞菌等。5%~10% 的尿路感染由革兰阳性细菌引起,主要是粪链球菌和葡萄球菌。 2. 发病机制。 (1) 感染途径。①上行感染：最主要的感染途径,病原菌由尿道经膀胱、输尿管上行至肾脏。②血行感染：多呈现双侧感染。③直接感染：邻近组织脏器感染蔓延所致。④淋巴道感染：极少见。 (2) 易感因素。尿路梗阻、膀胱-输尿管反流、尿路畸形和结构异常、器械检查(导尿等)、代谢因素(糖尿病)、机体抗病能力降低和其他因素如妊娠、尿道口周围炎、重症肝病、晚期肿瘤、长期卧床等,均易发病。其中尿路梗阻是最重要的易感因素。
要点二 临床表现	★★★ 1. 膀胱炎。常见于年轻女性,主要表现为膀胱刺激征,即尿频、尿急、尿痛,尿液常混浊,并有异味,约 30% 患者出现血尿。一般无明显的全身感染症状,少数患者可有腰痛、低热等。血白细胞计数多不增高。 2. 急性肾盂肾炎。常发生于育龄妇女,临床表现有：①泌尿系统症状：膀胱刺激征、腰痛和(或)下腹部痛、肋脊角及输尿管点压痛、肾区压痛和叩击痛;腰痛程度不一,多为钝痛、酸痛。②全身感染症状：寒战、发热、头痛、恶心呕吐、食欲不振等,体温多在 38℃~39℃,常伴有血白细胞计数升高和血沉增快。 3. 慢性肾盂肾炎。病程隐匿,少数可间歇出现症状性肾盂肾炎,以间歇性无症状细菌尿和间歇性尿急、尿频等下尿路感染症状为常见,可有间歇性低热。疾病后期肾小管功能受损,可出现多尿、夜尿增多、电解质紊乱、肾小管性酸中毒等。最终可致肾小球功能受损而导致肾衰竭。
要点三 实验室检查 及其他检查	1. 血常规。急性肾盂肾炎时,血白细胞及中性粒细胞可升高。 2. 尿常规。尿液含脓、血较多时外观混浊。尿沉渣镜检白细胞>5 个/HP,诊断意较大;部分患者可有红细胞,少数出现肉眼血尿。尿蛋白含量多为±~＋。出现白细胞管型多提示为肾盂肾炎。 3. 尿细菌学检查。取清洁中段尿,必要时导尿或膀胱穿刺取标本,进行培养及药敏试验。如细菌定量培养菌落计数>10^5/mL,可确诊;如菌落计数为 10^4~10^5/mL,结果可疑;如菌落计数<10^4/mL,多为污染。 4. 亚硝酸还原试验。尿路感染时阳性率约 80%,无假阳性,可作为尿路感染的过筛试验。 5. 影像学检查。尿路 X 线(腹部平片和静脉肾盂造影)及 B 超检查的主要目的是及时发现引起尿路感染反复发作的易感因素如结石、梗阻、反流、畸形等。慢性肾盂肾炎可有两侧或一侧肾脏缩小、肾盂形态异常等改变。

要点	内容
要点三 实验室检查 及其他检查	6. 其他。慢性肾盂肾炎晚期出现肾小管功能减退,血尿素氮及血肌酐升高。尿沉渣中抗体包裹细菌阳性者多为肾盂肾炎。肾盂肾炎时尿酶排出量增多,尿 β_2 微球蛋白升高,提示近端肾小管受损,支持上尿路感染。
要点四 诊断与 鉴别诊断	**1. 诊断 ★★★★** (1) 膀胱炎。常以尿路刺激征为突出表现,一般少有发热、腰痛;尿白细胞增多,尿细菌培养阳性等即可确诊。 (2) 急性肾盂肾炎。常有全身(发热、寒战,甚至毒血症状)、局部(明显腰痛、输尿管点和/或肋脊点压痛、肾区叩痛)症状和体征,伴有:①膀胱冲洗后尿培养阳性。②尿沉渣镜检见白细胞管型,除外间质性肾炎、狼疮肾炎等。③尿 N-乙酰-β-D-氨基葡糖苷酶(NAG)、尿 β_2 微量蛋白升高。④尿渗透压降低。可诊断。 (3) 慢性肾盂肾炎。诊断要点:①反复发作的尿路感染史。②影像学显示肾外形凹凸不平且双肾大小不等,或静脉肾盂造影见肾盂肾盏变形、缩窄。③合并持续性肾小管功能损害。 **2. 鉴别诊断 ★★★★** (1) 全身性感染疾病。注意尿路感染的局部症状,并做尿沉渣和细菌学检查,鉴别不难。 (2) 肾结核。膀胱刺激征多较明显,晨尿结核杆菌培养可阳性,尿沉渣可找到抗酸杆菌,静脉肾盂造影可发现肾结核 X 线征象,部分患者可有肺、生殖器等肾外结核病灶。肾结核可与尿路感染并存,如经积极抗菌治疗后,仍有尿路感染症状或尿沉渣异常者,应考虑肾结核。 (3) 尿道综合征。多见于中年妇女,仅有膀胱刺激征,而无脓尿及细菌尿,尿频较排尿不适更突出,有长期使用抗生素而无效的病史,口服地西泮有一定疗效。 (4) 非淋球菌性尿道炎。除淋球菌以外的其他病原体引起的尿道炎,男性和女性症状有所不同,男性典型的症状是尿道瘙痒伴有不同程度的尿频、尿急、尿痛及排尿困难;女性多无症状。PCR 法可查到沙眼衣原体或解脲支原体 DNA,但有一定的假阳性率。
要点五 治疗	**治疗原则**:积极彻底进行抗菌治疗,消除诱发因素,防止复发。 **1. 一般治疗★★★★** 发热或症状明显时应卧床休息。宜多饮水以增加尿量,促进细菌和炎症分泌物的排泄。给予足够热量及维生素等。 **2. 抗菌治疗★★★★** (1) 膀胱炎。目前推荐短疗程(3 天)疗法:选用喹诺酮类、半合成青霉素、头孢类或磺胺类等抗生素中的 1 种,连用 3 天,治愈率达 90%,可显著降低复发率。对无复杂因素存在的急性膀胱炎,可单用 1 种抗生素治疗。停药 7 天后需检查尿细菌培养,仍为阳性者,应继续给予 2 周抗生素治疗。对妊娠妇女、糖尿病患者和复杂性尿路感染者,应采用较长疗程抗生素治疗。 (2) 急性肾盂肾炎。尿标本采集后立即进行治疗,一般首选对革兰阴性杆菌有效的抗生素,但应兼顾革兰阳性菌感染。72 小时无效者根据药敏结果调整用药。常用抗生素有喹诺酮类、半合成青霉素类、头孢类,必要时联合用药。热退后连续用药 3 天改为口服总疗程一般为 7~14 天。停药后第 2、第 6 周复查尿细菌定量培养,随后每月复查 1 次,随访中出现感染复发,应重新进行治疗。 (3) 慢性肾盂肾炎。常为复杂性尿路感染,治疗的关键是去除易感因素;急性发作时,治疗同急性肾盂肾炎。反复发作者,应根据病情和参考药敏试验结果制定治疗方案。如联合几种抗菌药物,分组轮流使用,疗程适当延长至症状改善,菌尿消失,再以 1 种药物低剂量长期维持,疗程半年至 1 年。
真题精选	患者,女,26 岁,已婚。突发尿痛、尿频、尿急、腹痛半天。检查:肾区无叩痛,尿中白细胞(++),菌培养为大肠杆菌。其诊断是 A. 急性肾盂肾炎　　　B. 肾结核　　　C. 急性膀胱炎 D. 肾结石　　　E. 慢性肾炎

续表

要点	内容
真题精选	答案：C；考点：尿路感染的诊断 解析：急性膀胱炎发病急骤，常在过于劳累、受凉、长时间憋尿、性生活后发病，病程一般持续1～2周自行消退或治疗后消退。其特点是发病"急"、炎症反应"重"、病变部位"浅"。常见的症状有尿频、尿急、尿痛、脓尿和终末血尿，甚至全程肉眼血尿。患者肾区无叩痛，可基本排除 A、B、D、E；尿中白细胞（＋＋），菌培养为大肠杆菌，可排除 B、E；且急性起病，可排除 B、D、E。故选择 C。

细目三　慢性肾衰竭

【考点透视】

1. 掌握慢性肾衰竭的诊断与治疗。
2. 理解慢性肾衰竭的临床表现、实验室检查与其他检查。
3. 了解慢性肾衰竭的病因与发病机制。

要点	内容
要点一 病因与 发病机制	慢性肾衰竭(CRF)是指各种原因导致肾单位受损而出现缓慢进行性的肾功能减退，不能维持其基本功能，出现代谢产物潴留，水、电解质和酸碱平衡失调及各系统损害的临床综合征。其终末期为尿毒症。 1. 病因 各种原发性和继发性肾脏疾病进行性恶化，最后都可导致肾衰竭。我国慢性肾衰竭的病因，目前仍以原发性肾小球肾炎多见，其中以 IgA 肾病最常见，其次有高血压性肾硬化、糖尿病肾病、狼疮肾炎等。 2. 发病机制 (1) 肾功能进行性恶化的机制肾。小球高滤过、肾小管高代谢、肾小球基底膜通透性改变、血压升高、脂质代谢紊乱、细胞因子和生长因子的作用等。 (2) 尿毒症症状的发病机制。①尿毒症毒素。②矫枉失衡学说。③营养与代谢失调。④内分泌异常等。
要点二 临床表现	1. 水、电解质及酸碱平衡紊乱★★★ (1) 代谢性酸中毒。食欲不振、呕吐、乏力、反应迟钝、呼吸深大，甚至昏迷。酸中毒可加重高钾血症。 (2) 水钠代谢紊乱。不同程度的皮下水肿和/或体腔积液，也可出现低血压和休克。 (3) 钾代谢紊乱。易出现或加重高钾血症。对于无尿患者，更应警惕高钾血症的出现。进食不足或伴随呕吐、腹泻时，应警惕低钾血症的发生。 (4) 钙、磷代谢紊乱。主要表现为低钙血症和高磷血症。 (5) 镁代谢紊乱。有轻度高镁血症，多无任何症状。 2. 各系统表现★★★ (1) 心血管系统。为最常见的死亡原因。钠潴留和肾素-血管紧张素-醛固酮活性增高可致血压升高，加重左心室负荷和心肌重构；高血压、容量负荷加重、贫血等可诱发心力衰竭；各种代谢废物的潴留、贫血、缺氧、低蛋白血症等可导致尿毒症性心肌病和心包病变；钙、磷代谢紊乱会导致血管钙化及动脉粥样硬化。 (2) 消化系统。食欲不振、恶心、呕吐常为首发症状，晚期口有尿臭味，部分患者因消化道炎症和溃疡，出现呕血、便血及腹泻等。由于进食少、吐泻可导致或加重水、电解质紊乱。 (3) 神经系统。毒素蓄积，水、电解质和酸碱平衡紊乱等导致乏力、精神不振、记忆力下降、头痛、失眠、肌痛、肌萎缩、情绪低落。晚期可出现构音困难、扑翼样震颤、多灶性肌痉挛、手足抽搐，进而意识模糊、昏迷。 (4) 血液系统。肾脏分泌促红素减少，为贫血的主要原因，同时血浆中出现红细胞生长抑制因子、红细胞寿命缩短、营养不良等也可加重贫血。晚期常因血小板功能异常，出现鼻出血、消化道出血、瘀斑等出血倾向表现。白细胞活性受抑制、淋巴细胞减少等导致免疫功能受损，易致感染。 (5) 呼吸系统。体液过多、酸中毒可出现呼吸困难；严重酸中毒时出现深大呼吸。各种代谢废物潴留可导致胸膜炎、肺钙化等。

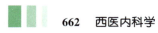

要点	内容
要点二 临床表现	（6）其他。血甘油三酯升高,白蛋白降低;钙、磷代谢异常及肾脏合成 $1,25(OH)_2D_3$ 减少,导致甲状旁腺功能亢进,引起肾性骨病,表现为骨痛、近端肌无力、骨折等;骨外钙化导致皮肤瘙痒;淀粉样物质沉着引起腕管综合征等。
要点三 实验室检查 及其他检查	★★★★ 1. 血液检查。①血尿素氮、血肌酐升高;可合并低蛋白血症,血浆白蛋白常<30g/L。②贫血显著,血红蛋白常<80g/L,为正细胞正色素性贫血。③酸中毒时,二氧化碳结合力下降,血气分析显示代谢性酸中毒（PH<7.35 和血 HCO_3^- <22mmol/L）。④低血钙、高血磷。⑤血钾紊乱等。 2. 尿液检查。①尿蛋白量多少不等,晚期因肾小球大部分已损坏,尿蛋白反减少。②尿沉渣检查可有不等的红细胞、白细胞和颗粒管型。③尿渗透压降低,甚至为等张尿。 3. 肾功能检查。①内生肌酐清除率（Ccr）和肾小球滤过率（GFR）下降。②肾小管浓缩稀释功能下降。③肾血流量及同位素肾图示肾功能受损。 4. 其他。X 线、B 超、CT 等检查,显示肾脏体积缩小。
要点四 诊断	1. 诊断要点 ★★★★ 原有慢性肾脏病史,出现厌食、恶心呕吐、腹泻、头痛、意识障碍时,肾功能检查有不同程度的减退,应考虑本病。对因乏力、厌食、恶心、贫血、高血压等就诊者,均应排除本病。 2. 分期诊断 ★★★★ 由于 GFR 较 Ccr 或血清肌酐（Scr）更能反映肾功能的变化,故现按 GFR 进行分期见下表。 表格见下
要点五 治疗	早、中期患者的主要治疗措施包括病因及诱因的治疗、营养治疗、并发症治疗、胃肠道透析等;终末期患者除上述治疗外,以透析和肾移植为主要的有效治疗方法。 1. 延缓病情进展 ★★★★ 基本原则是积极治疗原发病、消除导致病情恶化的危险因子和保护残余肾功能。 （1）积极控制高血压。未进入透析的患者目标血压为 120～130/75～80mmHg。 （2）严格控制血糖。目标血糖为空腹 5～7.2mmol/L,睡前 6.1～8.3mmol/L,糖化血红蛋白<7%。 （3）控制蛋白尿。目标值为<0.5g/24h。 （4）营养疗法。严格限制蛋白质摄入量,每日 0.6～0.8g/kg;碳水化合物与脂肪热量之比约为 3:1。如热量不足可增加蔗糖、麦芽糖与葡萄糖的摄入。饮食应确保低磷、适当的钙。每日补充维生素 B、C、E 及叶酸。微量元素以铁、锌为主,避免摄入铝。 （5）ACEI 和 ARB 的应用。除良好的降压作用外,还可减低高滤过、减轻蛋白尿,同时抗氧化、减轻肾小球基底膜损害。 （6）其他。减轻肾小管高代谢（碱性药、大黄制剂、冬虫夏草制剂等）,纠正高脂血症,减少尿毒症毒素蓄积（如吸附疗法、肠道透析等）,活血化瘀药,抗氧化剂等。 2. 非透析治疗 ★★★★ （1）纠正水、电解质失衡和酸中毒。①纠正代谢性酸中毒。②防治水、钠紊乱。③防治高钾血症:控制含钾食物、药物的摄入,避免输库存血,并可应用尿剂增加排钾;轻度高钾者,可口服降血钾树脂,便秘时,可

表格（要点四·分期诊断）:

分期	特征	$GFR[mL/(min \cdot 1.73m^2)]$
1	肾损伤 GFR 正常或增加	≥90
2	肾损伤 GFR 轻度下降	60～89
3	GFR 中度下降	30～59
4	GFR 重度下降	15～29
5	肾衰竭	<15 或透析

要点	内容
要点五 **治疗**	同服 20％甘露醇。血钾＞6mmol/L 时,静脉滴注碳酸氢钠以纠正酸中毒,静脉或肌内注射呋塞米或布美他尼;应用 10％葡萄糖酸钙 10mL 静脉注射以对抗钾对心肌的毒性;普通胰岛素加入 5％～10％葡萄糖液中静脉滴注,促使血浆与细胞外钾暂时移入细胞内,以降低血清钾。紧急时应血透或腹透排钾。 (2) 控制高血压。常需要降压药联合治疗,未进入透析阶段的患者的血压应＜130/80mmHg,维持性透析患者的目标血压 140/90mmHg。 (3) 纠正贫血。可用促红细胞生成素(EPO),每周 80～120U/kg 皮下注射。纠正贫血的靶目标值为 Hb 达 110g/L,应经常检查血常规和网织红细胞。EPO 疗效不佳时,应排除缺铁、感染、慢性失血、纤维性骨炎、铝中毒等因素存在。 (4) 低血钙、高血磷与肾性骨病的治疗。可口服 $1,25(OH)_2D_3$ 以纠正低钙血症;严重甲状旁腺功能亢进者可用 $1,25(OH)_2D_3$ 冲击疗法,同时口服葡萄糖酸钙或碳酸钙,应严密监测血钙浓度。低血钙抽搐时静脉注射 10％葡萄糖酸钙 10～20mL。GFR＜30mL/min・$1.73m^2$ 时,限制磷摄入,联合磷结合剂口服,首选碳酸钙;严重高磷血症(＞2.26mmol/L)或钙磷乘积升高时,暂停使用钙剂,可短期改服氢氧化铝制剂。 (5) 防治感染。预防各种病原体的感染。一旦发生感染,及时选择敏感抗生素治疗,需注意随 GFR 调整药物剂量;尽量选择肾毒性小的药物。 (6) 高脂血症的治疗。积极治疗高脂血症,同一般高脂血症的治疗原则。 (7) 吸附剂治疗。氧化淀粉、活性炭制剂口服后,能结合肠道内的尿素随粪便排出以降低尿素氮。导泻疗法(口服大黄制剂、甘露醇)也可以增加肠道毒素的排泄。 (8) 其他。①合并糖尿病者,应注意监测血糖变化,及时调整降糖药及胰岛素的用量。②高尿酸血症主张非药物治疗,如多饮水、低嘌呤饮食;血尿酸＞600μmol/L(女)、＞780(μmol/L)(男)应给予降尿酸治疗,首选别嘌呤醇。③皮肤瘙痒:控制高磷血症及加强透析,可试用抗组胺药物。 **3. 肾脏替代疗法** 主要包括维持性血液透析、腹膜透析及肾移植。透析治疗 CRF 的目的是:①延长患者生命。②有助于可逆急性加重因素的 CRF 患者度过危险期。③肾移植术前准备及肾移植后发生急、慢性排异反应,治疗失败后的保证措施。移植肾的存活率随着新型免疫抑制剂如环孢素 A、骁悉等的应用而提高。 一般经饮食疗法、药物治疗等无效,肾衰竭继续发展,每日尿量＜1000mL 者,应进行透析治疗,其指征为:①血肌酐多 TCFJpmol/L。②尿素氮身 28.6mmol/L。③高钾血症。④代谢性酸中毒。⑤尿毒症症状。⑥水潴留(水肿、血压升高、高容量性心力衰竭)。⑦并发贫血(红细胞比容＜15％)、心包炎、高血压、消化道出血、肾性骨病、尿毒症脑病等。
真题精选	男性,37 岁,慢性肾小球肾炎病史 12 年,近 1 年来病情明显加重,实验室检查 GFR12mL/(min・$1.73m^2$),其分期诊断是 A. 肾损伤 GFR 正常　　B. 肾损伤 GFR 轻度下降　　C. GFR 中度下降 D. GFR 重度下降　　E. 肾衰竭 答案:E; 考点:慢性肾衰竭的诊断 解析:由于肾小球滤过率(GFR)更能反映肾功能的变化,故按 GFR 进行分期,GFR≥90mL/(min・$1.73m^2$),分期诊断为肾损伤 GFR 正常;GFR60～89mL/(min・$1.73m^2$),分期诊断为肾损伤 GFR 轻度下降;GFR30～59mL/(min・$1.73m^2$),分期诊断为 GFR 中度下降;GFR15～29mL/(min・$1.73m^2$),分期诊断为 GFR 重度下降;GFR＜15mL/(min・$1.73m^2$)或透析,分期诊断为肾衰竭。故选 E。

第五单元　血液系统疾病

细目一　缺铁性贫血

【考点透视】

1. 掌握缺铁性贫血的诊断与鉴别诊断、治疗。

2. 理解缺铁性贫血的临床表现、实验室检查与其他检查。

3. 了解缺铁性贫血的病因与发病机制。

要点	内容
要点一 病因与 发病机制	缺铁性贫血是因体内铁储备耗竭，影响血红蛋白合成所引起的贫血，是贫血中最常见的类型。可发生于任何年龄，以育龄妇女及婴幼儿多见。 1. 铁的丢失过多。慢性失血是成年人引起缺铁性贫血的最常见原因。见于溃疡病、胃肠道恶性肿瘤、溃疡性结肠炎、痔等引起的消化道出血；女性可见于月经过多。此外，阵发性睡眠性血红蛋白尿、人工心脏瓣膜引起的机械性溶血等，均可因长期尿内失铁而致贫血。 2. 铁需求增加而摄入量不足。婴幼儿、儿童，尤其是早产儿、孪生儿或母亲原有贫血者，需铁量增加，补给不足；妊娠和哺乳期妇女需铁量增加等，易引起缺铁性贫血。若长期食物含铁不足，也可发生缺铁。 3. 铁吸收不良。胃大部切除术后胃酸缺乏，或胃空肠吻合，影响铁的吸收；萎缩性胃炎长期胃酸缺乏，导致铁的吸收不良；长期腹泻影响铁吸收。
要点二 与临床表现	1. 症状 ★★★ 临床表现与贫血的程度和起病缓急有关。患者除有一般贫血症状外，尚有与组织缺铁和含铁酶活性降低有关的症状。常出现行为异常、乏力、心悸、耳鸣、烦躁易 激动、注意力不集中等，儿童尤其显著。部分患者（尤其儿童）可有嗜食泥土、生米等异癖。严重者可致黏膜组织变化和外胚叶营养障碍，出现口炎、舌炎、萎缩性胃炎、皮肤干燥、毛发干枯脱落、指甲扁平、脆薄易裂和反甲，甚至出现吞咽困难等。患者免疫功能下降，易发生细菌性感染。 2. 体征 ★★★ 体格检查可见皮肤黏膜苍白、睑结膜、口唇黏膜、甲床呈苍白；心脏体征有心动过速、心尖区收缩期杂音等。
要点三 实验室检查 及其他检查	1. 血象。典型表现为小细胞低色素性贫血。MCV<80fL，MCHC<32%。成熟红细胞苍白区扩大，大小不一。白细胞和血小板计数一般正常或轻度减少。 2. 骨髓象。骨髓增生活跃，幼红细胞增生，中幼红细胞及晚幼红细胞比例增高。幼红细胞核染色质致密，胞质较少，血红蛋白形成不良，边缘不整齐。骨髓铁染色显示骨髓小粒可染铁消失，铁粒幼红细胞消失或显著减少。 3. 铁代谢检查。①血清铁及总铁结合力测定：血清铁浓度常<8.9μmol/L，总铁结合力>64.4μmol/L，转铁蛋白饱和度常降至15%以下。②血清铁蛋白测定：血清铁蛋白<12μg/L 可作为缺铁依据。由于血清铁蛋白浓度稳定，与体内贮铁量的相关性好，可用于早期诊断和人群铁缺乏症的筛检。 4. 红细胞游离原卟啉（FEP）测定。缺铁时血红素合成障碍，FEP/Hb>4.5μg/gHb 有诊断意义。
要点四 诊断与 鉴别诊断	(一) 诊断★★★★ 诊断括两个方面：确立是否系缺铁引起的贫血和明确引起缺铁的病因。诊断依据包括三个要素： 1. 贫血为小细胞低色素性贫血：男性 Hb<120g/L，女性 Hb<110g/L，孕妇 Hb<100g/L；MCV<80fL，MCHC<32%。 2. 有缺铁的证据。 (1) 贮铁耗尽。①血清铁蛋白<12μg/L。②骨髓铁染色阴性，铁粒幼红细胞<15%。具备其中一条即可。 (2) 缺铁性红细胞生成。①符合贮铁耗尽的诊断。②血清铁<8.95μmol/L 总铁结合力>64.4μmol/L 转铁蛋白饱和度<15%；FEP/Hb>4.5μg/gHb。

续表

要点	内容
要点四 诊断与 鉴别诊断	3. 有明确的缺铁病因和临床表现。 （二）鉴别诊断★★★★ 主要与低色素性贫血鉴别： 1. 珠蛋白生成障碍性贫血。有家族史,周围血片可见多量靶形细胞,血清铁蛋白及骨髓可染铁均增多,血红蛋白电泳常有异常。 2. 慢性病性贫血。血清铁降低,但总铁结合力正常或降低,血清铁蛋白正常或增高。常伴有肿瘤或感染性疾病。 3. 铁粒幼细胞性贫血。较罕见,多见于中年和老年人。血清铁增高,而总铁结合力降低,骨髓铁染色可见典型的环状铁粒幼细胞。
要点六 治疗	★★★★ 1. 病因治疗。尽可能明确病因,针对病因治疗。单纯铁剂治疗有可能使血象好转,但对原发病并无疗效。如不重视病因诊断及治疗,会延误病情,失去治愈的机会。 2. 铁剂治疗。 （1）口服铁剂。是治疗缺铁性贫血的首选方法。最常用硫酸亚铁片,进餐时或饭后吞服可减少胃肠道刺激,如仍有恶心、胃痛等则可将剂量减半,再逐渐加至正常剂量。服药时忌茶,以防铁被鞣酸沉淀而影响铁吸收。其他有琥珀酸亚铁及富马酸铁等。缺铁性贫血患者服用铁剂后,短时期内网织红细胞计数明显升高,常于 5～10 天达到高峰,平均达 0.06～0.08,以后又下降,2 周后血红蛋白开始上升,一般 2 个月可恢复正常。但如果患者同时存在慢性疾病,或胃肠吸收障碍,此种治疗反应可不明显。贫血纠正后仍需继续治疗3～6 个月以补充体内应有的贮存铁,待铁蛋白正常后停药。如治疗 3 周无反应,应考虑诊断是否准确,是否按医嘱服药,有无活动性出血,有无铁吸收障碍等因素。 （2）注射铁剂。肌内注射铁剂应严格掌握适应证：①口服铁剂后有严重消化道反应而不能耐受者。②口服铁剂不能奏效者,如脂肪泻、萎缩性胃炎等有胃肠道铁吸收障碍。③需要迅速纠正缺铁者,如妊娠后期贫血严重。④严重消化道疾患,如消化性溃疡、溃疡性结肠炎等,口服铁剂可加剧原发病者。⑤不易控制的慢性出血,失铁量超过肠道所能吸收的铁量。常用注射铁剂有右旋糖酐铁和山梨醇枸橼酸铁,各含铁 50mg/mL,给药途径是臀部深位肌内注射。患者所需铁的总剂量应准确计算,不应超量以免引起急性铁中毒。计算方法：所需补充铁的总剂量(mg) = ［150－患者 Hb(g/L)］×体重(kg)×0.33。
真题精选	患者女性,因月经量过多,出现贫血表现,经检查诊断为缺铁性贫血,其首选的治疗方法是 A. 口服叶酸　　　B. 口服铁剂　　　C. 注射铁剂 D. 增加营养　　　E. 输血 答案：B;　考点：缺铁性贫血的治疗 解析：口服铁剂是治疗缺铁性贫血的首选方法。故选 B。

细目二　再生障碍性贫血

【考点透视】
1. 掌握再生障碍性贫血的诊断与鉴别诊断、治疗。
2. 理解再生障碍性贫血的临床表现、实验室检查及其他检查。
3. 了解再生障碍性贫血的病因与发病机制。

要点	内容
要点一 病因与 发病机制	再生障碍性贫血简称再障,是由多种病因引起的骨髓造血功能衰竭,临床呈全血细胞减少的一组综合征。可发生于任何年龄段,老年人发病率较高;男女发病无明显差异。

续表

要点	内容
要点一 病因与 发病机制	1. 病因。约半数以上的再障患者原因不明,称为原发性再障;能查明原因者称为继发性再障,其发病与下列因素有关: (1) 药物及化学物质。药物及化学物质是继发性再障的首位病因。最常见的药物是氯霉素、抗肿瘤药和保泰松等解热镇痛药,其次是磺胺、有机砷及抗癫痫药,偶有西咪替丁、肼屈嗪、氯丙嗪及抗甲状腺药甲巯咪唑等。非药物性化学物质引起再障以苯及其衍生物为多见。杀虫剂、农药、染发剂等也可引起再障。 (2) 电离辐射。各种电离辐射如 X 线、放射性核素等,达到一定的剂量均可抑制骨髓造血功能。 (3) 感染。再障可以发生于病毒性肝炎之后,且病情较重。部分患者发病前有病毒性呼吸道感染病史,如腮腺炎、麻疹、流行性感冒等。各种严重感染也可能影响骨髓造血。 2. 发病机制。尚不完全清楚,目前有以下几种学说: (1) 造血干细胞缺陷。为再障的主要发病机制。患者骨髓祖细胞体外培养显示粒-巨噬细胞系祖细胞、红细胞系祖细胞均显著减少,造血干细胞在正常骨髓基质中增殖能力显著降低。 (2) 造血微环境缺陷。骨髓微环境包括微环境基质以及造血的调节因素,再障患者基质细胞分泌造血因子的功能缺陷。 (3) 免疫功能紊乱。部分患者 T 淋巴细胞亚群分布异常,辅助 T 细胞/抑制 T 细胞比例倒置。免疫功能,特别是细胞免疫异常是再障发病的重要因素。 (4) 遗传因素。再障不是遗传性疾病,但具有某些 HLA-Ⅱ类抗原患者对免疫抑制治疗的反应较好,某些患者对氯霉素及病毒具有易感性,均提示再障的发病可能与遗传因素有关。
要点二 临床表现	主要临床表现为进行性贫血、出血及感染。★★★ 1. 重型再障。起病急,进展迅速,常以出血、感染和发热为主要首发表现。发病初期贫血常不明显,但进行性加重。几乎所有患者都有出血倾向,皮肤瘀斑、鼻出血、牙龈出血、消化道出血、血尿、妇女月经过多等均常见,颅内出血发生率高,可致死亡。感染发热多为高热,常见皮肤、肺部和口腔感染等,可因败血症而死亡。病程短,患者常在数月至 1 年内死亡。 2. 非重型再障。起病和进展缓慢,主要表现为乏力、心悸、头晕、面色苍白等贫血症状出血较轻,内脏出血少见。感染发热一般为轻度,出现较晚,且易控制。病程较长,患者可以生存多年,若治疗恰当,可长期缓解以至痊愈。少数病例可转变为急性。
要点三 实验室检查 及其他检查	★★★ 1. 血象。呈全血细胞减少,但发病早期可先有一个或两个血细胞系列减少。为正细胞正色素性贫血。网织红细胞显著减少,少数慢性型网织红细胞百分数可轻度升高,但绝对值减少;中性粒细胞和单核细胞均减少,急性型减少显著;淋巴细胞的百分数增高但绝对值不增高;血小板计数减少,急性型常 <10×10⁹/L。 2. 骨髓检查。重型骨髓穿刺物中骨髓小粒很少,脂肪滴显著增多。骨髓有核细胞量少,幼红细胞、粒系细胞及巨核细胞均明显减少或无;淋巴细胞、浆细胞、组织嗜碱细胞等非造血细胞相对增多。非重型者在骨髓再生不良部位,其骨髓象与重型相似或稍轻;如抽取灶性增生部位的骨髓,则细胞数量减少不很明显,甚至幼红细胞可增多,但巨核细胞难见。
要点四 诊断与 鉴别诊断	1.诊断★★★ (1) 诊断标准。①全血细胞减少,网织红细胞绝对值减少。②一般无肝、脾肿大。③骨髓多部位增生减低(<正常 50%)或重度减低(<正常 25%),造血细胞减少,骨髓小粒成分中应见非造血细胞增多(有条件者应做骨髓活检)。④能除外引起全血细胞减少的其他疾病。 (2) 不典型再障的诊断。需慎重,要进行动态观察,多次和多处骨髓穿刺,结合骨髓活检及核素扫描等综合诊断。

续表

要点	内容
要点四 诊断与 鉴别诊断	(3) 重型再障的血象诊断标准。①网织红细胞<0.01,绝对值<15×10⁹/L。②中性粒细胞绝对值<0.5×10⁹/L。③血小板<20×10⁹/L。急性型再障称重型再障Ⅰ型,慢性再障恶化者称重型再障Ⅱ型。 **2. 鉴别诊断★★★★** 再障需与遗传性再生障碍性贫血、继发性再生障碍性贫血、阵发性睡眠性血红蛋白尿、低增生性急性白血病等相鉴别: (1) 继发性再生障碍性贫血。有明确病因如接触电离辐射、化学毒物等,也可见于肾衰竭晚期、败血症、肿瘤浸润骨髓等。 (2) 阵发性睡眠性血红蛋白尿。多有发作性血红蛋白尿,鉴别不难。不典型者,出现全血细胞减少,骨髓增生低下,易误诊为再生障碍性贫血,随访酸溶血试验、微量补体溶血敏感试验阳性,有助于鉴别诊断。 (3) 低增生性急性白血病。低增生性急性白血病早期肝脾、淋巴结不肿大,易与再生障碍性贫血混淆,复查血象及多部位骨髓,发现原始细胞明显增多,有助于鉴别诊断。
要点五 治疗	**1. 一般治疗。★★★★**防止患者与任何对骨髓造血有毒性作用的物质接触。禁用对骨髓有抑制作用的药物。 **2. 支持疗法。**积极防治感染。出血者可适当应用糖皮质激素,严重出血尤其内脏出血,可输入浓集血小板。严重贫血患者可输入浓集红细胞,尽量少用全血,避免滥用或多次输血。 **3. 刺激骨髓造血** (1) 雄激素。为治疗非重型再障的首选药物:①增加红细胞生成素(EPO)的产生,并加强造血干细胞对EPO的敏感性。②促进多能干细胞增殖和分化。常用制剂有丙酸睾酮、司坦唑(康力龙)及达那唑、十一酸睾酮(安雄)等。疗程至少3个月以上,如治疗半年以上无网织红细胞或血红蛋白上升趋势,确定为无效。药物不良反应有雄性化(以丙酸睾酮最明显)、肝脏毒性反应(以司坦唑等较明显)等。 (2) 其他药物。一叶秋碱治疗非重型再障有效,疗程6个月以上。其机制是通过兴奋自主神经系统改善骨髓微循环;莨菪碱也有相似作用,治疗慢性再障有效。 **4. 免疫抑制剂。**抗胸腺细胞球蛋白及抗淋巴细胞球蛋白是目前治疗重型再障的主要药物,临床常联合应用环孢素、大剂量甲泼尼龙、丙种球蛋白等治疗重型再障。 **5. 造血干细胞移植。**用于重型再障,年龄<40岁、无感染及其他并发症的患者,最好在未输血之前尽早进行。 **6. 造血生长因子。**主要用于重型再障,可促进血象恢复,与免疫抑制剂联合应用可提高疗效。常用粒细胞集落刺激因子、粒-单细胞集落刺激因子及EPO等。
真题精选	雄激素最适合治疗 A. 缺铁性贫血 B. 海洋性贫血 C. 慢性感染性贫血 D. 铁粒幼红细胞贫血 E. 再生障碍性贫血 答案:E; 考点:再生障性贫血的治疗 解析:再生障碍性贫血是一种获得性骨髓造血功能衰竭症,雄激素为再生障碍性贫血的首选用药,故选E。

细目三 急性白血病

【考点透视】
1. 掌握急性白血病的诊断与鉴别诊断、治疗。
2. 理解急性白血病的临床表现、实验室检查及其他检查。
3. 了解急性白血病的病因。

要点	内容
要点一 病因	白血病是指白细胞某一系列在造血组织中呈肿瘤性增殖,并浸润其他组织器官,正常造血受抑制的一种造血干细胞的恶性克隆性疾病。我国急性白血病比慢性白血病多见(约 5.5:1)。成人患者中急粒白血病最多见,在儿童患者中急淋白血病多见。病因尚未阐明,现认为与物理、化学和生物等因素有关。 1. **病毒**。成人 T 细胞白血病是由 I 型人类 T 细胞白血病/淋巴瘤病毒(HTLY-1)所致。 2. **电离辐射**。电离辐射可引起白血病,其作用与放射剂量大小及放射部位有关。而小剂量放射接触能否致白血病尚不肯定。 3. **化学因素**。许多能引起骨髓毒性的化学物质及药物都有致白血病的可能,已发现的有苯、氯霉素、磺胺、保泰松、乙双吗啉、抗癌药(尤其是烷化剂)以及其他细胞毒药物。 4. **遗传因素**。家族性白血病约占白血病的 7%。某些遗传性疾病和免疫缺陷性疾病患者易发生白血病,如先天性全血细胞减少症、先天性血管扩张红斑症等。现认为染色体异常、癌基因突变、活化和抑癌基因失活等是白血病发病的重要机制。 5. **其他**。血液病某些血液病的部分患者最终发展成为急性白血病,如真性红细胞增多症、淋巴瘤、原发性血小板增多症、骨髓增生异常综合征、多发性骨髓瘤等。
要点二 临床表现	急性白血病患者骨髓中白血病细胞大量增殖并浸润各组织、器官,正常造血受抑制。各型急性白血病的临床表现大致相同。★★★ 1. **起病特点**。可急骤或较缓慢。急骤者常有高热、贫血、出血倾向等。 2. **正常血细胞减少的表现**。 (1) 发热和感染。约半数以上患者以发热起病。发热程度不同,多因感染引起。感染以咽峡炎、口腔炎最多见,肺部感染、肛周炎及皮肤感染也较常见。严重感染可致菌血症或败血症,是急性白血病最常见的死亡原因之一。较常见的致病菌有肺炎克雷白杆菌、铜绿假单胞菌、大肠杆菌、金黄色葡萄球菌等。常见的霉菌感染以念珠菌及曲霉菌多见。病毒感染也较多见,并且较重。 (2) 出血。与血小板减少有关,少数可因弥散性血管内凝血而发生。牙龈出血、鼻出血、皮肤瘀斑均为常见症状。结膜或眼底出血可影响视力。晚期可出现颅内出血,引起头痛、昏迷或突然死亡。消化道等内脏出血亦多见。 (3) 贫血。随病情发展而进行性加重,常与出血程度不成比例。引起贫血的主要机制是幼红细胞发育被异常增生的白血病细胞所干扰。呈正细胞正色素性贫血。 3. **白血病细胞增多的表现**。 (1) 淋巴结和肝脾肿大。多为全身浅表淋巴结肿大,质地中等,无压痛。肝脾肿大一般为轻至中度。 (2) 骨骼及关节。胸骨中下段压痛,此体征有助于诊断。四肢关节痛或骨痛在儿童很多见,可误诊为风湿性关节炎。偶尔骨膜上出现无痛性肿块,多发生于眼眶周围,也可出现于颅骨、胸骨、肋骨或四肢骨,称为绿色瘤。 (3) 神经系统。中枢神经系统白血病(CNL)以脑膜浸润最多见。症状多出现于缓解期,也发生于活动期。CNL 以儿童急淋白血病最多见。主要临床表现为头痛、恶心、呕吐、视力模糊、颈项强直等。 (4) 其他。齿龈肿胀多见于急单白血病;皮肤浸润表现为皮疹或皮下结节;睾丸浸润多见于急淋白血病;心肺、消化道等处也可有相应浸润症状。
要点三 实验室检查 及其他检查	★★★ 1. **血象**。贫血及血小板减少极常见。白细胞计数多数增高,$>10 \times 10^9$/L 者称为白细胞增多性白血病;部分患者正常或低于正常范围,称为白细胞不增多性白血病。白细胞增多性白血病患者血片中易找到原始和早期幼稚细胞,数量不等,最高可达 95% 以上。 2. **骨髓象**。是确诊白血病的依据。多数病例骨髓增生明显活跃或极度活跃,原始细胞等于或大于全部骨髓有核细胞的 30%。正常造血细胞严重受抑制,正常幼红细胞及巨核细胞减少。白血病性原始细胞形态有异常改变。

要点	内容
要点三 实验室检查 及其他检查	3. 细胞化学染色。各类型急性白血病的幼稚细胞，在形态学上有时易于混淆，细胞化学染色有助于急性白血病的分类鉴别。 4. 免疫学检查。利用单克隆抗体检测白血病细胞的细胞膜和细胞浆抗原，分析其表型，以了解被测白血病细胞所属细胞系列及其分化程度。细胞遗传学检查有助于白血病的诊断分型及治疗监测。 5. 血生化。尿酸水平增高，特别是在化疗期间；血清乳酸脱氢酶可增高。
要点四 诊断与 鉴别诊断	1. 诊断★★★★ 临床有发热、感染、出血、贫血等症状，体检有淋巴结、肝脾肿大及胸骨压痛，外周血片有原始细胞，骨髓细胞形态学及细胞化学染色显示其某一系列原始细胞≥30%即可诊断。诊断成立后应进一步分型。 2. 鉴别诊断★★★★ (1) 再生障碍性贫血。易与白细胞不增多性白血病相混淆。骨髓检查可作出正确诊断。 (2) 原发性或药物性血小板减少性紫癜。其贫血与出血程度成比例，血液中没有原始细胞，骨髓检查可明确诊断。 (3) 类白血病反应。有原发病史如感染、组织损伤等；一般无明显贫血及出血；骨髓各系细胞形态及比例无明显异常；白细胞碱性磷酸酶活力显著增高。 (4) 传染性单核细胞增多症。血中可出现异常淋巴细胞，易误诊为急性淋巴细胞白血病。但本病无明显贫血及出血，血清嗜异性凝集效价逐渐上升可帮助诊断。
要点五 治疗	★★★★ 急性白血病尤其是儿童急淋白血病，约半数以上可长期生存或治愈。成人急性白血病完全缓解率已达60%～80%。治疗措施包括：①化学治疗：是当前主要的治疗措施，可使白血病缓解，延长患者生存时间。②支持治疗：以保证化疗顺利进行，防止并发症。③骨髓移植：是当前将白血病完全治愈最有希望的措施。 1. 化学治疗。目的是达到完全缓解并延长生存期。完全缓解即白血病的症状、体征完全消失，血象 Hb≥100g/L（男性）或≥90g/L（女性、儿童），中性粒细胞绝对值≥1.5×10^9/L，血小板≥100×10^9/L，外周血中无白血病细胞；骨髓象原粒细胞＋早幼粒细胞≤5%，红细胞及巨核细胞正常。急性白典病的化疗可分诱导缓解和缓解后治疗两个阶段。诱导缓解的目的是要迅速消灭尽量多的白血病细胞，使骨髓的造血功能恢复正常，达到完全缓解的标准，化疗为主要治疗方法。缓解后仍需继续巩固和强化治疗，以便进一步消灭残存的白血病细胞，防止复发，延长缓解和生存时间，争取治愈，此期的主要治疗方法是化疗及造血干细胞移植。白血病复发大多在骨髓，但也可在髓外，如中枢神经系统、睾丸等，故也应重视髓外白血病的防治。 (1) 急性淋巴细胞白血病。①诱导缓解治疗：由长春新碱及泼尼松、组成的 VP 方案是急淋诱导缓解的基本方案。②缓解后治疗：强化巩固、维持治疗及防治中枢神经系统白血病。未行造血干细胞移植治疗者，巩固维持治疗一般需要 3 年。一般应用左旋门冬酰胺酶、甲氨蝶呤等。 (2) 急性非淋巴细胞白血病。①诱导缓解治疗：常用 DA、(3＋7)方案、IA 方案、HA 方案等。②缓解后治疗：其特点为中枢神经系统白血病发生率低；一般维持治疗 2～3 年时间。 2. 支持治疗。 (1) 防治感染。 (2) 纠正贫血：严重贫血输注浓集红细胞。 (3) 控制出血：输注浓集血小板悬液是控制出血的有效措施。 (4) 防治尿酸性肾病。 (5) 加强营养，维持水、电解质平衡。 3. 造血干细胞移植。包括自身骨髓移植及异基因外周血造血干细胞移植。

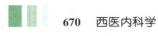

续表

要点	内容
真题精选	患者反复感染,出血2个月。检查:全血细胞减少,肝、脾、淋巴结肿大,骨髓象及淋巴结活检均发现异常组织细胞及多核巨组织细胞。其诊断是 A. 急性淋巴细胞白血病　　　　B. 慢性再生障碍性贫血 C. 特发性血小板减少性紫癜　　D. 恶性组织细胞病　　　E. 慢性粒细胞白血病 答案:A;　考点:急性白血病的诊断 解析:白血病急性期可见红细胞、血小板减少,肝脾淋巴结肿大,B可见全血细胞减少,但肝、脾一般不肿大。故本题选择A。

细目四　白细胞减少症

【考点透视】

1. 掌握白血病减少症的诊断与鉴别诊断、治疗。
2. 理解白血病减少症的概念、临床表现。
3. 了解白血病减少症的病因与发病机制。

要点	内容
要点一 概念	白细胞减少症是由多种原因引起的一组综合征,周围血白细胞持续低于$4×10^9$/L,称为白细胞减少症。近年来白细胞减少症发病增多,已受到临床重视。
要点二 病因与 发病机制	骨髓中生长的粒细胞系来自粒—巨噬细胞系干细胞。原粒、早幼粒及中幼粒细胞均具有分裂能力,属骨髓分裂池,晚幼粒细胞不再分裂,发育成熟至分叶核,积聚于骨髓中等待释放,属骨髓贮备池。释放入血液的粒细胞半数随循环血液流动称为循环池,另一半滞留于小血管壁称为边缘池,两者可互相转换,保持动态平衡。粒细胞在血液中存留6～12小时后进入组织,行使其吞噬细菌及异物等功能。 1. 粒细胞生成减少、成熟障碍。各种放射线物质、化学毒物(苯)、抗肿瘤药及其他化学药物,某些细菌及病毒(肝炎)等均可导致幼粒细胞DNA或RNA合成障碍,直接抑制粒细胞增殖;白血病及恶性肿瘤骨髓转移,营养不良等可影响粒细胞的生成和成熟;良性家族性粒细胞减少症、周期性粒细胞减少症也属生成减少类型。 2. 粒细胞破坏过多。粒细胞破坏超过骨髓代偿能力发生粒细胞减少,见于严重败血症、慢性炎症、脾功能亢进、结缔组织疾病和药物所致免疫性粒细胞减少。引起免疫性粒细胞减少的常见药物是氨基比林,药物引起免疫性粒细胞减少与用药剂量关,多见于重复用药之后。 3. 粒细胞分布紊乱。血管壁上(边缘池)大量粒细胞暂时或长期滞留,以至血循环中(循环池)的粒细胞减少,称为假性粒细胞减少症,见于疟疾、异体蛋白反应及内毒素血症。
要点三 临床表现	★★★ 1. 症状。多为慢性过程,少数患者可无症状而在检查血象时被发现;多数患者有头晕、乏力、食欲减退、低热、失眠、多梦、腰痛等非特异性表现。患者可有支气管炎、肺炎、肾盂肾炎等继发感染。对感染的易感性差异很大。如伴有单核细胞增多者,可无明显感染。 2. 血象。白细胞数一般为$(2～4)×10^9$/L,中性粒细胞百分比正常或轻度减低,淋巴细胞相对增多;粒细胞可有核左移或右移,胞浆有毒性颗粒、空泡等变性。红细胞及血小板大致正常。 3. 骨髓象。可呈代偿性增生,或增生低下,或粒细胞成熟障碍等。
要点四 诊断与 鉴别诊断	1. 诊断★★★ 白细胞数的生理变异较大,必须反复定期检查,以确定是否白细胞持续低于$4×10^9$/L。确定后应寻找原因,需详询病史、全面体格检查和实验室检查,必要时动态观察。骨髓检查可观察粒细胞增生程度,也可除外其他血液病。 2. 鉴别诊断★★★ 需与白细胞不增多性白血病、急性再生障碍性贫血等鉴别。

续表

要点	内容
要点五 治疗	★★★★ 1. 去除病因。理化因素引起者须立即停止接触；由感染引起者，须积极控制感染；继发其他疾病者，须积极治疗原发病等。 2. 一般治疗。劳逸结合，适当锻炼身体，增强体质。有反复感染史者须做好预防措施。对慢性原因不明的轻型患者，白细胞降低不严重、症状不明显、骨髓检查基本正常者，不需药物治疗，可随访观察，多数可呈良性经过。 3. 控制感染。如有感染，应尽早使用抗菌药物，并争取在用药前留取感染灶分泌物、痰、血、大小便进行培养和药敏试验，以指导治疗。若致病菌尚不明确，可根据病史、病情、感染来源选用抗菌药物，一般以广谱抗生素为宜。应多采用抗菌效力不依赖粒细胞数的抗生素如羧苄西林及氨基糖苷类抗生素如阿米卡星、妥布霉素或氧氟沙星联合使用。严重感染者应选用第三代头孢菌素。治疗中应重复细菌培养，调整用药，并注意控制厌氧菌及霉菌感染。 4. 糖皮质激素。可使粒细胞的释放增加，但抑制免疫反应，掩盖感染征象。对免疫性粒细胞缺乏症有一定疗效。仅用于全身衰竭或中毒性休克患者的短期治疗。使用时须同时并用足量广谱抗生素，防止感染扩散。常用氢化可的松静脉滴注，待白细胞回升，体温下降后，逐渐减量至停药。 5. 促进粒细胞生成药物。疗效尚不肯定，常用药有维生素 B_4、核苷酸、鲨肝醇、利血生等。碳酸锂有刺激骨髓生成粒细胞作用，临床效果较肯定，有肾脏病者慎用。以上药物一般可选用 1～2 种，观察 3～4 周，如无效，可换用另一组药物，部分患者近期疗效尚好，但停药后多数复发。 6. 重组人粒细胞集落刺激因子和重组人粒细胞-巨噬细胞集落刺激因子。促进中性粒细胞增生和释放，并增强其吞噬杀菌及趋化功能，疗效明确。
真题精选	患者因头晕、乏力、食欲减退、低热、失眠等就诊，经检查拟诊为白细胞减少症，支持诊断的检查结果是 A. 外周血白细胞<$4×10^9$/L　　B. 外周血白细胞<$3.5×10^9$/L C. 外周血白细胞<$3×10^9$/L　　　D. 外周血白细胞<$2.5×10^9$/L E. 外周血白细胞<$2×10^9$/L 答案：A；　考点：白血病减少症的实验室检查 解析：周围血白细胞持续低于 $4×10^9$/L，称为白细胞减少症。故选 A。

细目五　特发性血小板减少性紫癜

【考点透视】

1. 掌握特发性血小板减少性紫癜的诊断与鉴别诊断、治疗。

2. 理解特发性血小板减少性紫癜的临床表现、实验室检查及其他检查。

3. 了解特发性血小板减少性紫癜的病因与发病机制。

要点	内容
要点一 病因与 发病机制	特发性血小板减少性紫癜(ITP)又称免疫性血小板减少性紫癜，是因自身抗体与血小板结合，导致血小板生存期缩短的常见出血性疾病。临床上分急、慢性两类，前者多见于儿童，常为自限性；后者以青年女性常见，很少自发性缓解。 1. 免疫因素。是 ITP 发病的主要原因。多数患者可测到血小板相关抗体(PAIg)。PAIg 与血小板结合，使血小板破坏增多。同时此种抗体也有抗巨核细胞的作用，致使巨核细胞成熟障碍，血小板生成减少。 2. 感染。细菌或病毒感染与 ITP 发病密切相关。多数急性 ITP 患者在发病前 2 周左右有上呼吸道感染史；血中抗病毒抗体或免疫复合物浓度与血小板计数及寿命呈负相关；慢性 ITP 患者，常因感染而加重。

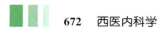

要点	内容
要点一 病因与 发病机制	3. 脾脏作用。脾是 ITP 产生 PAIg 的主要场所,同时使巨噬细胞介导的血小板破坏增多。 4. 其他因素。慢性 ITP 多见于育龄妇女,现已发现雌激素可能有抑制血小板生成,促进血小板破坏的作用。另外,毛细血管通透性增加可能与 ITP 患者的出血向有关。
要点二 临床表现	1. 急性型。以儿童为多见,男女发病率相近。多在发病前 1～2 周有上呼吸道感染史。起病急骤,可有发热、畏寒,广泛、严重的皮肤黏膜出血或血肿。皮肤瘀点一般先出现于四肢,尤以下肢为多,分布不匀。黏膜出血多见于鼻、齿龈、口腔及舌。胃肠道与泌尿道出血亦多见,偶因视网膜出血而失明;颅内出血是本病致死的主要原因。急性型往往呈自限性;或经积极治疗,常在数周内逐渐恢复或痊愈。少数患者可迁延半年以上,亦可演变为慢性。 2. 慢性型。较为常见,多见于青年女性,起病缓慢,出血症状亦轻。多数患者有皮肤瘀点和瘀斑,也可出现鼻出血,齿龈、口腔黏膜出血等。女性患者多以月经过多为主要表现。持续发作者,血小板往往多年持续减少;反复发作者,每次发作常持续数周或数月。患者脾脏可有轻度肿大。出血量多或持续时间较长常引起贫血。该型患者自发缓解较少。
要点三 实验室检查 及其他检查	1. 血象。急性型发作期血小板计数常<$20×10^9$/L,慢性型常在(30～80) ×10^9/L,偶见形态异常如体积增大、颗粒减少、染色过深。贫血程度与出血有关。白细胞计数正常或稍高。 2. 出凝血检查。出血时间延长;血块退缩不良;毛细血管脆性试验阳性;凝血时间正常;血小板寿命明显缩短。 3. 骨髓象。骨髓巨核细胞数增多或正常,急性型幼稚型巨核细胞比例增加,慢性型颗粒型巨核细胞比例增加,但两型均呈现血小板形成型巨核细胞减少。 4. 免疫学检测。80％以上患者可检出血小板相关抗体(PAIgG、IgM)及相关补体(PAC_3)。
要点四 诊断与 鉴别诊断	1. 诊断 ★★★★ ①广泛出血累及皮肤、黏膜及内脏。②至少 2 次检查血小板计数减少,血细胞形态无异常。③脾脏不肿大或轻度肿大。④骨髓巨核细胞数增多或正常,有成熟障碍。⑤排除其他继发性血小板减少症。 2. 鉴别诊断 ★★★★ 应与过敏性紫癜、继发性血小板减少性紫癜进行鉴别: (1) 过敏性紫癜为血管变态反应性疾病,常由感染、食物或药物诱发,紫癜多局限于四肢,尤其是下肢及臀部,成批反复出现,呈对称性分布,多半有变态反应的其他表现如荨麻疹、皮肤水肿等,血小板计数正常,毛细血管脆性试验阳性可资鉴别。 (2) 继发性血小板减少性紫癜多继发于再生障碍性贫血、脾功能亢进症、白血病等,继发性血小板减少性紫癜多有明确的原发病病史及相应的临床表现,结合实验室检查不难进行鉴别。
要点五 治疗	★★★★ 1. 一般治疗。出血症状严重者,应卧床休息,防止创伤,避免使用可能引起血小板减少的药物。 2. 糖皮质激素。首选药物,适用于急性型和慢性型发作期。其机制为:①抑制抗原抗体反应。②抑制单核-巨噬细胞系统,特别是脾脏的巨噬细胞对血小板的吞噬破坏。③ 降低毛细血管通透性。④刺激骨髓造血及血小板向外周血释放。本病对各种糖皮质激素制 剂的疗效相近似,病情严重的可用甲泼尼龙、氢化可的松或地塞米松短期静脉滴注,严重出血者可适当增加剂量,病情改善血小板回升后再经 2～3 周可逐渐减量。急性型 4～8 周为一疗程,大剂量疗法不宜超过 2 周;慢性型常需尔剂量维持 4～6 个月。该药对复发患者仍然有效。使用期间应注意监测血糖、血压变化,预防感染,保护胃黏膜。 3. 脾脏切除。是慢性型患者治疗的重要方法,其机制在于减少血小板抗体的产生,消除血小板的破坏场所。脾切除的缓解率可达 75％～90％,但有部分病例复发,故不作为首选方法。 脾切除的适应证:①经糖皮质激素正规治疗无效,病情迁延 6 个月以上。②对糖皮质激素疗效较差,维持量需大于 30mg/d 者。③对糖皮质激素有禁忌者。手术中切除副脾者疗效可能更好。一般认为脾切除后血小板数持续正常达半年以上者为治愈。

续表

要点	内容
要点五 治疗	脾切除禁忌证：①年龄小于2岁者。②妊娠期。③因其他疾病不能耐受手术者。 **4. 免疫抑制剂。** 对糖皮质激素疗效不佳且不愿切脾者或切脾后疗效不佳者，可单一应用免疫抑制剂治疗，也可与小剂量糖皮质激素合用。常用长春新碱、环磷酰胺、硫唑嘌呤、环孢素等。免疫抑制剂疗程4～6周。病情缓解后即逐渐减量，一般维持3～6个月。免疫抑制剂治疗本病，近期疗效尚好，但停药后仍易复发，且有抑制造血功能的不良反应。 **5. 其他治疗。** ①达那唑：可通过免疫调节与抗雌激素作用，使抗体产生减少，提高血小板数，可与糖皮质激素合用。②输新鲜血液：有较好的止血作用，也可输血小板悬液；反复输注易产生同种抗体，加速破坏血小板，因此血小板悬液仅适用于危重出血患者的抢救及脾切除术前准备或术中应用。③高剂量球蛋白：可抑制自身抗体的产生，适用于急性严重出血难治病例。④免疫血浆置换：适用于急性型，目的在于短期内大量减少血小板抗体。
真题精选	特发性血小板减少可出现的临床表现是 A. 进行性贫血　　　　　B. 皮肤、鼻腔等处发生坏死性溃疡 C. 皮肤、黏膜出血　　　D. 频繁性呕吐　　　　　E. 胸骨压痛 答案：C；考点：特发性血小板减少的临床表现 解析：特发性血小板减少：(1)急性型的主要表现为：①畏寒、发热；②出血部位广泛，皮肤黏膜出血广泛且严重；③脾脏肿大；④预后良好；⑤血小板<$50×10^9$/L。(2)慢性型的主要表现为：①起病缓慢，病程长；②出血轻，一般为皮肤、鼻、齿龈出血和月经过多；③可以轻度脾肿大；④少部分可痊愈；⑤血小板多在$50×10^9$/L以上。A为慢性出血、白血病的表现；B为粒细胞性缺乏症表现；D见于胃肠道疾病和颅高压；E见于白血病。故本题选择C。

第六单元　内分泌与代谢疾病
细目一　甲状腺功能亢进症

【考点透视】
1. 掌握甲状腺功能亢进的诊断与鉴别诊断、治疗。
2. 理解甲状腺功能亢进的临床表现、实验室检查与其他检查。
3. 了解甲状腺功能亢进的病因与发病机制。

要点	内容
要点一 病因与 发病机制	甲状腺腺体本身产生甲状腺激素(TH)过多，引起甲状腺毒症(以神经、循环、消化等系统兴奋性增高和代谢亢进为主要表现)的一组临床综合征，以弥漫性毒性甲状腺肿(Graves病)为最常见病因，占全部甲亢的80%～85%。 Graves病(GD)为器官特异性自身免疫病。以遗传易感为背景，在环境因素的作用下，产生自身免疫反应，出现针对甲状腺细胞TSH受体的特异性自身抗体，不断刺激甲状腺细胞增生和甲状腺激素合成、分泌增加而致Graves病。
要点二 临床表现	★★★★ 1. 甲状腺毒症表现 (1) 高代谢综合征。怕热多汗、皮肤潮湿、低热、多食善饥、体重锐减和疲乏无力；面糖耐量减低或加重糖尿病；血总胆固醇降低。 (2) 精神神经系统。神经过敏、多言好动、烦躁易怒、失眠不安、注意力不集中、记忆力减退、手和眼睑震颤，腱反射亢进，甚至幻想、躁狂症或精神分裂症。偶尔表现为寡言抑郁、淡漠。

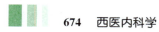

续表

要点	内容
要点二 临床表现	（3）心血管系统。心悸、气短、胸闷等。体征有：①心动过速，常为窦性，休息和睡眠时心率仍快。②第一心音亢进，心尖区常有2/6级以下收缩期杂音。③收缩压升高、舒张压降低，脉压增大，可见周围血管征。④心脏肥大和心力衰竭。⑤心律失常，以心房颤动、房性早搏等房性心律失常多见。 （4）消化系统。食欲亢进，稀便，排便次数增加。 （5）肌肉骨骼系统。肌无力和肌肉萎缩。部分患者发生甲亢性肌病，呈进行性肌无力和肌肉萎缩，多见于近心端的肩胛和骨盆带肌群。少数可见指端粗厚、重症肌无力和骨质疏松。 （6）其他。女性患者出现月经减少或闭经，男性患者出现阳痿，偶有乳腺增生。外周血淋巴细胞增多，可伴血小板减少性紫癜。少数患者有典型的对称性黏液性水肿，局部皮肤增厚变粗，可伴继发感染和色素沉着。 2. 甲状腺肿大。为弥漫性、对称性肿大，质地表现不同，多柔软，无压痛，肿大的甲状腺随吞咽而上下移动。甲状腺上下极可触及震颤，闻及血管杂音，为甲状腺功能亢进症的特异性体征。 3. 眼征。有25％～50％患者伴有眼征，部分可为单侧，按病变程度分为单纯性（良性、非浸润性）突眼和浸润性（恶性）突眼两类。 （1）单纯性突眼。常无明显症状，仅有下列眼征：轻度突眼，Stellwag 征（瞬目减 、睑裂增宽），Gmefe 征（双眼向下看时上眼睑不能随眼球下落），Joffroy 征（向上看时前额皮肤不能皱起）和 Mobins 征（两眼看近物时眼球聚合不良）。 （2）浸润性突眼。自身免疫炎症引起眶内软组织肿胀、增生和眼肌明显病变所致。多见于成年男性，常有明显症状，如眼内异物感、眼部胀痛、畏光、流泪、复视及视力减退等。眼征较单纯性更明显，突眼度超过正常值上限4mm，一般在18mm以上，左右眼可不等（相差＞3mm）。严重者眼睑肿胀肥厚，闭合不全，结膜充血水肿，角膜溃疡或全眼球炎，甚至失明。 4. 特殊表现。 （1）甲状腺危象。甲状腺危象是甲状腺毒症急性加重的综合征，多发生于较重的甲亢未予治疗或治疗不充分的患者。主要诱因有感染、手术、创伤、精神刺激及放射性碘治疗等。临床表现有：高热（体温＞39℃）、心率增快＞140 次/分、烦躁不安、大汗淋漓、厌食、恶心呕吐、腹泻，继而出现虚脱、休克、嗜睡或谵妄，甚至昏迷。部分可伴有心力衰竭、肺水肿，偶有黄疸。白细胞总数及中性粒细胞常升高。血 T3、T4 升高，TSH 显著降低，病情轻重与血 TSH 水平可不平行。 （2）淡漠型甲亢。多见于老年人，起病隐匿，全身症状明显，以纳差、乏力、消瘦、淡漠为主要表现，易发生心绞痛、心力衰竭、房颤等，高代谢表现、甲状腺肿大及眼征不明显。 （3）亚临床甲亢。患者无自觉症状，血 T3、T4 正常，但 TSH 显著降低，部分患者可进展为临床型甲亢。
要点三 实验室检查 及其他检查	★★★ 1. 血清甲状腺激素测定。①TT$_3$ 和 TT$_4$：TT$_3$ 较 TT$_4$ 更为灵敏，更能反映本病的程度与预后。②FT$_3$ 和 FT$_4$：游离甲状腺激素是实现甲状腺激素生物效应的主要部分，且不受血中甲状腺结合球蛋白浓度和结合力的影响，是诊断甲亢的首选指标。 2. TSH 测定。是反映甲状腺功能最敏感的指标，也是反映下丘脑-垂体-甲状腺轴功能、鉴别原发性与继发性甲亢的敏感指标，尤其对亚临床型甲亢和甲减的诊断具有更重要意义。测定高敏 TSH（sTSH）灵敏度更高。 3. 甲状腺自身抗体测定。TSH 受体抗体（TRAb）阳性率75％～96％是鉴别甲亢病因、诊断 GD 的指标之一。TRAb 中的 TSH 受体刺激抗体（TSAb）更能反映自身抗体对甲状腺细胞的刺激功能。多数患者血中可检出甲状腺球蛋白抗体（TGAb）和（或）甲状腺过氧化物酶抗体（TPOAb），如长期持续阳性且滴度较高，则提示可能进展为自身免疫性甲减。 4. 甲状腺摄^{131}I率。主要用于甲状腺毒症病因鉴别：甲状腺功能亢进类型的甲状腺毒症^{131}I 摄取率增高；非甲状腺功能亢进类型的甲状腺毒症^{131}I 摄取率减低。 5. 其他。超声、CT、MRI 等有助于甲状腺、异位甲状腺肿和球后病变性质的诊断。放射性核素扫描有助于诊断甲状腺自主高功能腺瘤。

要点	内容
要点四 诊断与 鉴别诊断	★★★★ 1. 甲亢的诊断。①高代谢症状和体征。②甲状腺肿大。③血清 TT_3、FT_3、TT_4、FT_4 增高，TSH 减低。具备以上 3 项诊断即可成立。 2. GD 的诊断。①甲亢诊断确立。②甲状腺弥漫性肿大（触诊和 B 超证实）。③眼球突出和其他浸润性眼征。④胫前黏液性水肿。⑤TRAb、TSAb 阳性。⑥TGAb、TPOAb 阳性。 ①、②项为诊断必备条件，少数病例可以无甲状腺肿大。③、④、⑤项为诊断的辅助条件，但是为 GD 甲亢诊断的重要依据。⑥项虽非本病的致病性抗体，但提示本病的自身免疫病因。 3. 鉴别诊断。 (1) 亚急性甲状腺炎。发病与病毒感染有关。多有发热，短期内甲状腺肿大，触之坚硬而疼痛。白细胞正常或升高，血沉增高，^{131}I 摄取率下降，TGAb、TPOAb 正常或轻度升高。 (2) 慢性淋巴细胞性甲状腺炎。发病与自身免疫有关。多见于中年女性，甲状腺弥漫肿大，尤其是峡部肿大更为明显，质较坚实。TGAb、TPOAb 阳性，且滴度较高。B 超显示甲状腺内部不均匀低密度回声，核素扫描显示甲状腺功能减低，甲状腺细针穿刺可见成堆淋巴细胞。本病常可逐渐发展成甲减。
要点五 治疗	★★★★ 1. 一般治疗。适当休息、避免精神紧张及过度劳累。补充足够热量和营养，减少碘摄入量，忌用含碘药物。精神紧张和失眠患者可酌用镇静剂。 2. 甲状腺功能亢进的治疗。 (1) 抗甲状腺药物（ATD）。有硫脲类（如丙硫氧嘧啶）和咪唑类（如甲巯咪唑和卡比马唑）两类药物。适应证：①病情轻、中度患者。②甲状腺轻、中度肿大。③年龄＜20 岁。④孕妇、高龄或由于其他严重疾病不适宜手术者。⑤手术前和 ^{131}I 治疗前的准备。⑥手术后复发且不适宜 ^{131}I 治疗者。分为初治、减量和维持期 3 个阶段，疗程通常在 1.5～2.5 年或以上。治疗期每 4 周复查一次血清甲状腺激素水平，维持期每 2 个月复查一次血清甲状腺激素。不良反应有粒细胞减少，药疹和中毒性肝病。 停药的指征为：①肿大的甲状腺明显缩小。②所需的药物维持量小。③血 T_3、T_4、TSH 长期测定在正常范围内。④TSAb 或 TRAb 转阴。目前认为 ATD 维持治疗 18～24 个月可以停药。复发是指甲亢完全缓解，停药半年后又有反复者，多在停药后 1 年内发生。 (2) 放射性 ^{131}I 治疗。甲状腺能高度摄取和浓集碘，^{131}I 衰减时释出大量 β 射线（在组织内的射程约 2mm）可破坏甲状腺滤泡上皮而减少 TH 分泌，并可抑制甲状腺内淋巴细胞的抗体生成。成法安全简便，费用低廉，临床治愈率高，复发率低。适应证：①成人 GD 伴甲状腺肿大 Ⅱ度以上。②ATD 治疗失败或过敏。③甲亢手术后复发。④甲状腺毒症心脏病或甲亢伴其他病因的心脏病。⑤甲亢合并白细胞和（或）血小板减少或全血细胞减少。⑥甲亢合并肝、肾等脏器损害。⑦拒绝手术治疗或有手术禁忌证者。⑧浸润性突眼者。禁忌证：妊娠和哺乳期妇女。主要并发症为甲状腺功能减退，发生甲减后均需用甲状腺素替代治疗。 (3) 手术适应证。①中、重度甲亢，长期服药无效，停药后复发，或不愿长期服药者。②甲状腺显著肿大，压迫邻近器官。③胸骨后甲状腺肿伴甲亢者。④细针穿刺细胞学检查疑恶变者。⑤药物治疗无效或过敏的妊娠患者，需要在妊娠 4～6 个月施行手术。禁忌证：①伴严重 Graves 眼病。②合并较重心、肝、肾疾病，不能耐受手术。③妊娠初 3 个月和第 6 个月以后。 (4) 其他治疗。①β 受体阻滞剂适用于各类甲亢，但主要在药物治疗的初治期使用，可控制心动过速等临床症状。也用于甲状腺危象、^{131}I 治疗前后及手术前准备。常用比索洛尔、美托洛尔等。②复方碘液仅适用于甲状腺危象及手术前准备。 3. Graves 眼病的治疗。轻度 Gmves 眼病病程一般呈自限性，治疗以局部治疗和控制甲亢为主。治疗包括：①畏光：戴有色眼镜。②角膜异物感：人工泪液。③保护角膜：夜间遮盖。④眼周水肿：抬高床头。⑤轻度复视：棱镜矫正。⑥强制性戒烟。⑦有效控制甲亢等。中、重度 Graves 眼病在上述治疗基础上根据具体情况强化治疗，包括甲状腺制剂、免疫抑制剂、放射治疗和眼减压手术。

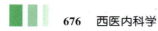

要点	内容
要点五 治疗	4. 甲状腺危象的治疗。积极治疗甲亢是预防危象发生的关键。抢救措施包括：①抑制 TSH 合成：使用大量抗甲状腺药物，首选丙硫氧嘧啶。②抑制 TSH 释放：抗甲状腺药物、复方碘溶液和碘化钠。③迅速阻滞儿茶酚胺释放，降低周围组织对甲状腺激素的反应性，如普萘洛尔。④肾上腺糖皮质激素：常用氢化可的松。⑤对症治疗：如降温、镇静、保护脏器功能、防治感染等。⑥其他如血液透析、腹膜透析或血浆置换等。
真题精选	甲亢患者，给予他巴唑 20mg，一日 3 次，在家中治疗。半个月后应到医院复查 A. 心率、心律　　　B. 心电图　　　C. 甲状腺大小　　　D. 白细胞计数　　　E. 突眼程度 答案：D；　考点：甲状腺功能亢进症的治疗 解析：他巴唑治疗甲状腺功能亢进症的重要副作用为粒细胞减少，往往发生突然且为致命性。可见于初始用药 2～3 个月之内或减量过程中，故本题选择 D。

细目二　糖尿病

【考点透视】

1. 掌握糖尿病的诊断与鉴别诊断、治疗。

2. 理解糖尿病的概念与分类、临床表现、并发症、实验室检查及其他检查。

3. 了解糖尿病的病因与发病机制、糖尿病酮症酸中毒。

要点	内容		
要点一 概念与分类	1. 概念 糖尿病(DM)是由多种病因引起的以慢性高血糖为特征的代谢异常综合征，基本病理生理改变是胰岛素绝对或相对不足，引起糖、蛋白质、脂肪和继发的水、电解质代谢紊乱。早期无症状，典型症状为多尿、多饮、多食、消瘦等。 2. 分类 分为 1 型糖尿病、2 型糖尿病、其他特殊类型糖尿病、妊娠期糖尿病(GDM)4 类。 (1) 1 型糖尿病、2 型糖尿病的临床特点及鉴别要点见下表。		
		1 型糖尿病	2 型糖尿病
	年龄	多见于儿童和青少年	多见于中、老年
	起病	急	多数缓慢
	症状	明显	较轻或缺如
	酮症酸中毒	易发生	少见
	自身免疫性抗体	阳性率高	阴性
	血浆胰岛素和 C 肽	低于正常	正常、高于正常或轻度降低
	治疗原则	必须使用胰岛素	基础治疗、口服降糖药，必要时用胰岛素
	(2) 其他特殊类型糖尿病。按病因及发病机制分为 8 种亚型，包括 1985 年 WHO 分类标准中所有继发性糖尿病，同时也包括已经明确病因的类型，胰腺外分泌疾病、一系列内分泌疾病、药物或化学物质引起者实际上为继发性糖尿病。 (3) 妊娠期糖尿病(GDM)是在确定妊娠后，发现有各种程度的葡萄糖耐量减低或明显的糖尿病，不论是否需用胰岛素或仅用饮食治疗，也不论分娩后这一情况是否持续，均可认为是 GDM。GDM 的临床重要性在于有效处理高危妊娠，从而降低许多与之有关的围生期疾病的患病率和病死率。大部分 GDM 妇女分娩后血糖恢复正常，但仍有些妇女在产后 5～10 年有发生糖尿病的高度危险性。		
要点二 病因与发病机制	1. 1 型糖尿病。某些环境因素如病毒感染、化学物质、饮食因素等作用于遗传易感性个体，激活 T 淋巴细胞介导的一系列自身免疫反应，选择性引起胰岛 β 细胞破坏和功能衰竭，胰岛素分泌绝对缺乏导致 1 型糖尿病。		

要点	内容
要点二 病因与 发病机制	2. 2型糖尿病。遗传因素在2型糖尿病比1型糖尿病更重要,胰岛素抵抗和胰岛β细胞分泌胰岛素功能缺陷,联合环境因素,导致2型糖尿病。中心性肥胖、高热量饮食及缺乏体力活动是导致2型糖尿病最主要的环境因素。
要点三 临床表现	★★★ 1. 无症状期。多数2型糖尿病患者先有肥胖、血压、动脉硬化、高脂血症或心血管病,出现症状前数年已存在高胰岛素血症、胰岛素抵抗。糖耐量减低(IGT)和空腹血糖受损(IFG)被认为是糖尿病的前期状态。 2. 典型症状。为"三多一少"。血糖升高后因渗透性利尿引起多尿,继而因口渴而多饮水。患者体内葡萄糖不能利用,脂肪分解增多,蛋白质代谢负平衡,肌肉渐见消瘦,疲乏无力,体重减轻,儿童生长发育受阻。为了补偿损失的糖分,维持机体活动,患者常易饥、多食,故糖尿病的表现常被描述为"三多一少",即多尿、多饮、多食和体重减轻。1型患者大多起病较快,病情较重,症状明显且严重。2型患者多数起病缓慢,病情相对较轻,肥胖患者起病后也会体重减轻。 3. 其他。反应性低血糖可为首发表现;可有皮肤瘙痒,尤其是外阴瘙痒;视力模糊;女性月经失调,男性阳痿等。
要点四 并发症	★★★ 1. 急性并发症。酮症酸中毒、高血糖高渗状态、乳酸性酸中毒等。 2. 慢性并发症。主要有糖尿病肾脏病变、糖尿病视网膜病变、糖尿病性心脏病变、糖尿病性脑血管病变、糖尿病性神经病变(周围神经病变、自主神经病变)、糖尿病足和其他(如白内障、青光眼、视网膜黄斑病和虹膜睫状体病变、皮肤病变等)。 3. 感染。多为化脓性细菌感染、肺结核和真菌感染等。
要点五 实验室检查 及其他检查	★★★ 1. 尿糖。为诊断的重要线索,但非诊断依据。 2. 血糖。是诊断的主要依据,也是长期监控病情和判断疗效的主要指标。 3. 口服葡萄糖耐量试验(OGTT)。当血糖高于正常范围而又未达到糖尿病诊断标准,须在清晨空腹做OGTT。 4. 糖化血红蛋白A1(GHbAl)测定。GHbAl可反映取血前8～12周的平均血糖状况,是监测糖尿病病情的重要指标。GHbAl≥6.5%有助于糖尿病的诊断,尤其是对于血糖波动较大的患者有诊断意义。 5. 血浆胰岛素、C肽测定反映胰岛β细胞的功能情况。1型糖尿病明显降低,2型糖尿病可呈现升高、正常及降低的变化。 6. 自身免疫反应的标志性抗体。多数1型糖尿病患者在发现高血糖时,胰岛细胞胞浆抗体(ICA)、胰岛素自身抗体(IAA)和谷氨酸脱羧酶抗体(GAD−Ab)测定,其中1种或几种自身抗体可阳性。 7. 其他。血脂、腹部超声、眼底血管荧光造影、肌电图、运动神经传导速度及尿白蛋白排泄率等。
要点六 诊断与 鉴别诊断	1. 诊断★★★★ 有"三多一少"症状,原因不明的酸中毒、脱水、昏迷、休克,反复发作的皮肤疖或痈、真菌性阴道炎、结核病等,血脂异常、高血压、冠心病、脑卒中、肾病、视网膜病、周围神经炎、下肢坏疽以及代谢综合征,高危人群如空腹血糖受损、糖耐量减低、年龄45岁以上、肥胖、糖尿病或肥胖家族史等均为糖尿病的重要诊断线索。糖尿病诊断以血糖异常升高为依据,应注意单纯空腹血糖正常不能排除糖尿病的诊断,应检测餐后血糖,必要时进行OGTT。目前我国采用1999年WHO糖尿病标准,DM、IFG和IGT的诊断标准见下表。 {诊断类型 / 血糖 mmol/L(mg/dL)} 表格见下

诊断类型	血糖 mmol/L(mg/dL)
糖尿病(DM)	FPG≥7,或者OGTT2hPG或随机血糖≥11.1
空腹血糖受损(IFG)	FPG6.1～7.0,且OGTT2hPG<7.8
糖耐量减低(IGT)	FPG<7.0,且OGTT2hPG7.8～11.1

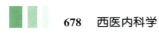

要点	内容
要点六 诊断与 鉴别诊断	注：FPG 为空腹血糖，PG 为随机血糖，随机指餐后任何时间，注意随机血糖不能用于诊断 IFG 和 IGT。 国际糖尿病专家委员会已将 IFG 修订为 5.6～6.9mmol/L。 **2. 鉴别诊断★★★** (1) 肾性糖尿。因肾糖阈降低所致，虽尿糖阳性，但血糖及 OGTT 正常。 (2) 继发性糖尿病。肢端肥大症、库欣综合征、嗜铬细胞瘤等表现有血糖高、糖耐量异常，但有相的临床表现、血中相应激素水平增多以及影像学改变。

要点七 治疗

★★★★

糖尿病强调早期、长期、个体化、积极而理性的治疗原则。

1. 治疗目标。纠正代谢紊乱，使血糖、血脂、血压降至正常或接近正常，消除症状，防止或延缓并发症，提高生活质量，延长寿命。我国 2 型糖尿病的控制目标见下表。

	目标值
血糖 mmol/L *	空腹 3.9～7.2(70～130mg/dL)
	非空腹≤10(180mg/dL)
HbAlc(%)	＜7
血压(mmHg)	＜130/80
HDL－C(mmol/L)	男性＞1(40mg/dL) 女性＞1.3(50mg/dL)
TG(mmol/L)	＜1.7(150mg/dL)
LDL－C(mmol/L)	未合并冠心病＜2.6(100mg/dL)
	合并冠心病＜1.8(70mg/dL)
体重指数(BMI，kg/m²)	＜24
尿白蛋白/肌酐比值(mg/mmol)	男性＜2.5(22mg/g)
	女性＜3.5(31mg/g)
尿白蛋白排泄率	＜20μg/min(30mg/d)
主动有氧活动(分钟/周)	≥150

注：* 毛细血管血糖。

2. 健康教育。有利于提高患者的信心和自我保健能力，有利于积极配合治疗并使疾病控制达标。应对患者和家属耐心宣教，了解糖尿病的基础知识和治疗控制要求。

3. 医学营养治疗。主要是饮食治疗，是各型糖尿病的基础治疗。部分轻症患者只需饮食治疗即可达到理想或良好控制。关键是控制每天摄入的总热量，合理搭配营养成分，定量定时进餐。

(1) 首先计算理想体重[理想体重(kg)＝身高(cm)－105]，然后根据工作性质计算总热量：成人休息状态下 105～125.5kJ/(kg·d)，轻度体力劳动 125.5～146kJ/(kg·d)，中度体力劳动 146～167kJ/(kg·d)，重度体力劳动 167kJ/(kg·d)以上。

(2) 热量来源分配：糖类占饮食总热量的 50%～60%；蛋白质不超过 15%，一般 0.8～1.2g/(kg·d)；脂肪约占总热量的 30%。

(3) 合理分配：每日三餐分配为 1/5、2/5、2/5 或 1/3、1/3、1/3。

4. 运动治疗。长期坚持体育锻炼应作为一项基本措施，适用于病情相对稳定者，尤其是适合于肥胖的 2 型糖尿病患者。

5. 口服降糖药物治疗。

(1) 双胍类。减少肝糖异生和肝糖输出，增加肌肉等外周组织对葡萄糖的摄取和利用，调节血脂，单独应用不引起低血糖反应：常用二甲双胍，分 2～3 次口服。适应证：①2 型糖尿病，尤其是无明显消瘦以及伴血脂异常、高血压或高胰岛素血症的患者，作为一线用药，可单用或联合应用其他药物。②1 型糖尿病，与胰岛素联合应用可能减少胰岛素用量和血糖波动。

续表

要点	内容
要点七 治疗	（2）磺脲类。刺激胰岛 β 细胞分泌胰岛素，餐前半小时服用，主要不良反应为低血糖反应。主要有格列本脲、格列吡嗪、格列美脲等，一般早餐前半小时服用，剂量较大时改为早、晚餐前服用。适应证：①经饮食与运动治疗未能良好控制的非肥胖 2 型糖尿病患者。②肥胖 2 型糖尿病患者应用双胍类血糖控制仍不满意，或因胃肠道反应不能耐受，可加用或改用磺脲类。③胰岛素治疗每日用量在 0.3U/kg 以下者。最常见不良反应为低血糖反应，其他有体重增加、皮肤过敏反应等。 （3）α-葡萄糖苷酶抑制剂。延缓葡萄糖和果糖在小肠的吸收，降低餐后血糖，进餐时服用。主要有阿卡波糖、伏格列波糖等，应在进食第一口食物后立即服用。适应证：①2 型糖尿病或 IGT，尤其是餐后高血糖为主者。②1 型糖尿病用胰岛素时加用本药，可增加疗效，减少胰岛素剂量，避免发生餐前低血糖。 （4）噻唑烷二酮。增强胰岛素在外周组织的敏感性，减轻胰岛素抵抗。主要有罗格列酮、吡格列酮等，每日 1 次或分 2 次口服。适应证：2 型糖尿病，尤其是肥胖、胰岛素抵抗明显者。可单独使用，也可与磺脲类或胰岛素等联合应用。 （5）格列奈类。为胰岛素促分泌剂。有瑞格列奈、那格列奈和米格列奈，于餐前或进餐时口服。适合于 2 型糖尿病早期餐后高血糖阶段或以餐后高血糖为主的老年患者。 （6）胰高血糖素样肽-1 受体激动剂和二肽基肽酶-4 抑制剂。可降低 GHbAlc0.5%～1%，有艾塞那肽和西格列汀。 6. 胰岛素治疗。 （1）适应证。①1 型糖尿病。②2 型糖尿病经饮食、运动和口服降糖药治疗未获得良好控制。③糖尿病酮症酸中毒、高渗性昏迷和乳酸性酸中毒伴高血糖时。④各种严重的糖尿病急性或慢性并发症。⑤手术、妊娠和分娩。⑥2 型糖尿病细胞功能明显减退者。⑦某些特殊类型糖尿病。目前主张 2 型糖尿病患者早期使用胰岛素，以保护 β 细胞功能。 （2）使用原则。应在综合治疗基础上进行。根据血糖水平、3 细胞功能缺陷程度、胰岛素抵抗程度、饮食和运动状况等，决定胰岛素剂量。一般从小剂量开始，用量、用法必须个体化，及时调整剂量。 （3）不良反应。低血糖反应最常见，其他有过敏反应、局部反应（注射局部红肿、皮下脂肪萎缩或增生）、胰岛素水肿、视力模糊等。 7. 手术治疗。通过腹腔镜操作的减肥手术；并发症少。 8. 并发症治疗。①糖尿病肾病应用 ACEI 或 ARB，除可降低血压外，还可减轻微量白蛋白尿，延缓肾衰竭的发生和发展。②糖尿病视网膜病变可使用羟基苯磺酸钙、ACEI、ARB、蛋白质激酶 C-P 抑制剂等，必要时尽早应用激光光凝治疗，争取保存视力。③糖尿病周围神经病变，可用甲基维生素 B_12、肌醇、α-硫辛酸以及对症治疗等。④对于糖尿病足，强调注意预防，防止外伤、感染，积极治疗血管病变和末梢神经病变。 9. 胰腺移植和胰岛细胞移植。仅限于伴终末期肾病的 1 型糖尿病患者。
要点八 糖尿病酮 症酸中毒	糖尿病酮症酸中毒（DKA）是由于糖尿病胰岛素重度缺乏及升糖激素不适当升高，引起糖、脂肪、蛋白质代谢紊乱，出现以高血糖、酮症、代谢性酸中毒和脱水为主要表现的严重急性并发症。 1. 病因。本症多发生在 1 型糖尿病，在一定诱因下 2 型糖尿病也可发生。常见的诱因有感染、停用或减用胰岛素、饮食失调、外伤、手术、麻醉、急性脑血管病、精神因素、妊娠与分娩等。 2. 临床表现。酮症早期"三多一少"、疲倦等症状加重。酸中毒时则出现食欲减退、恶心、呕吐、极度口渴、尿量增多、呼吸深快、呼气有烂苹果味。后期尿少、失水、眼眶下陷、皮肤黏膜干燥、血压下降、心率加快、四肢厥冷。晚期常有不同程度的意识障碍，反射迟钝、消失，昏迷。 3. 实验室检查及其他检查。尿及尿酮呈强阳性。血糖多为 16.7～33.3mmol/L，甚至更高。血酮体和血 β-羟丁酸升高。CO_2 结合力降低，失代偿后 pH 值<7.35，BE 负值增大，阴离子间隙增大。血钠、血氯降低；初期血钾可正常或升高，治疗后钾可迅速下降。白细胞计数增高，常以中性粒细胞增多为主。 4. 诊断。"三多一少"症状加重，有恶心、厌食、酸中毒、脱水、休克、昏迷，尤其是呼吸有酮味（烂苹果味）、血压低而尿量多者，不论有无糖尿病史，均应考虑本症的可能。如血糖升高、尿糖强阳性、尿酮体阳性即可确诊糖尿病酮症；如兼有血 pH 值、CO_2 结合力下降及 BE 负值增大者即可诊断为 DKA。

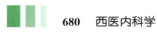

续表

要点	内容
要点八 糖尿病酮症酸中毒	5. 治疗。①立即补液为救治的关键性措施,一般输注 0.9%氯化钠溶液,补液量根据患者体重及失水程度评估,一般在体重的 10%以上。开始补液速度宜快,1～2 小时内输入 1000～2000mL,前 4 小时应输入计算失水量的 1/3。②小剂量(短效)胰岛素治疗,一般 0.1U/(kg·h)持续应用。③纠正酸碱平衡失调,以纠正代谢性酸中毒为主。④充分补钾。⑤去除诱因和处理并发症。
真题精选	1 型糖尿病的临床表现是 A. 有明显的"三多一少"症状　　　B. 中老年多见 C. 肥胖者多见　　　　　　　　　　D. 起病缓、症状轻 E. 对胰岛素较不敏感 答案:A;　考点:糖尿病的临床表现 解析:1 型糖尿病有明显的"三多一少"症状(多饮、多尿、多渴,体重减少),青少年多见,与肥胖无明显关系,婴幼儿起病常急,成年起病者可缓慢进展,在感染或应激时出现酮症及严重高血糖。治疗主要依靠胰岛素,对降糖药不敏感。故本题选择 A。

第七单元　结缔组织病

细目一　类风湿关节炎

【考点透视】

1. 掌握类风湿关节炎的诊断与鉴别诊断、治疗。

2. 理解类风湿关节炎的病理、临床表现、实验室检查及其他检查。

3. 了解类风湿关节炎的病因与发病机制。

要点	内容
要点一 病因与 发病机制	类风湿关节炎(RA)是一种异质性、系统性、以侵蚀性、对称性多关节炎为主要表现的自身免疫性疾病。多发生于中年女性,男女之比为 1:3。 1. 病因。为一种抗原驱动、T 细胞介导及与遗传相关的自身免疫病。 2. 发病机制。主要发病机制为免疫功能紊乱,滑膜关节组织的某些特殊成分或体内产生的内源性物质作为自身抗原,启动特异性免疫应答,导致相应的关节炎症状。
要点二 病理	基本病理改变为滑膜炎,急性期滑膜表现为渗出性和细胞浸润性;进入慢性期,滑膜肥厚,形成绒毛样突起,突向关节腔内或侵入到软骨和软骨下骨质。绒毛又称血管翳,具有很强的破坏性,是导致关节破坏、畸形、功能障碍的病理基础。
要点三 临床表现	类风湿关节炎可发生于任何年龄,80%发生于 35～50 岁。多以缓慢、隐匿方式发病。 **1. 关节表现★★★** (1) 晨僵。见于 95%以上患者,经夜间休息后,晨起时受累关节出现较长时间的僵硬、胶黏着样感觉,一般持续 1 小时以上。 (2) 疼痛。出现最早的表现。最常出现的部位为腕、掌指关节,近端指间关节,其次是趾、膝、踝、肘、肩等关节。多呈对称性、持续性,但时轻时重。 (3) 肿胀。呈对称性,以腕、掌指关节,近端指间关节,膝关节最常受累。 (4) 关节畸形。多见于较晚期患者,常见的有手指关节的尺侧偏斜、鹅颈样畸形、纽扣花畸形等。 (5) 关节功能障碍。分为 4 级:Ⅰ级:能照常进行日常生活和工作。Ⅱ级:能生活自理,并参加一定工作,但活动受限。Ⅲ级:仅能生活自理,不能参加工作和其他活动。Ⅳ级:生活不能自理。

要点	内容
要点三 临床表现	**2. 关节外表现★★★** (1) 类风湿结节。较特异的皮肤表现,出现在 15%～30% 的患者,多出现在关节的隆突部位及皮肤的受压部位,如上肢的鹰嘴突、腕部及下肢的踝部出现皮下小结,大小不一、质硬、无压痛、对称性分布。常提示疾病处于活动阶段。 (2) 类风湿血管炎。重症患者可现出血性皮疹、指(趾)端坏疽、皮肤溃疡、巩膜炎等。 (3) 肺。约 30% 患者可表现为肺间质病变、胸膜炎及肺结节样改变。 (4) 心脏。可伴发心包炎、心肌炎和心内膜炎。超声心动图检查约 30% 患者有心包积液,但多无临床症状。 (5) 神经系统。神经受压是患者出现神经系统病变的常见原因,最常受累的神经有正中神经、尺神经以及桡神经,表现复杂多样。 (6) 其他。可伴有贫血,为正细胞正色素性贫血;血小板增多多见于活动期;口干、眼干等干燥综合征表现。
要点四 实验室检查 及其他检查	**★★★** 1. 血象。有轻度至中度贫血。活动期血小板可增高,白细胞总数及分类大多正常。 2. 炎性。标记物可判断类风湿关节炎活动程度。活动期血沉增快,C反应蛋白升高。 3. 自身抗体。 (1) 类风湿因子(RF)常规检测为 IgM 型,阳性率 70%～80%,且其滴度与疾病的活动性和严重性成正比。 (2) 抗角蛋白抗体谱抗角蛋白抗体(AKA)、抗核周因子(APF)和抗环瓜氨酸肽抗体(CCP)等自身抗体,对RF 的诊断有较高的特异性,有助于早期诊断。但敏感性不如 RF。 4. 关节影像学检查。 (1) X 线摄片。对疾病的诊断、关节病变分期均很重要。首选双手指及腕关节摄片检查,骨损害的 X 线表现分为 4 期:Ⅰ期:可见关节周围软组织肿胀或关节端骨质疏松。Ⅱ期:可见关节间隙狭窄。Ⅲ期:可见关节面出现虫蚀样破坏。Ⅳ期:可见关节脱位或半脱位或关节强直(纤维性强直或骨性强直)。 (2) CT 和 MRI CT。有助于发现早期骨侵蚀和关节脱位等改变。MRI 有助于发现关节内透明软骨、滑膜、肌腱、韧带和脊髓病变。 5. 关节滑液检查。滑液增多,微混浊,黏稠度减低,呈炎性特点,滑液中白细胞升高。 6. 关节镜及针刺活检。关节镜对诊断及治疗均有价值,针刺活检操作简单、创伤小。
要点五 诊断与 鉴别诊断	**1. 诊断★★★★** 按美国风湿病学会 1987 年修订的分类标准,共 7 项:①晨僵持续至少 1 小时(≥6 周)。②3 个或 3 个以上关节肿(≥6 周)。③腕关节或掌指关节或近端指间关节肿(≥6 周)。④对称性关节肿(≥6 周)。⑤类风湿皮下结节。⑥手和腕关节的 X 线摄片,有关节端骨质疏松和关节间隙狭窄。⑦类风湿因子阳性(该滴度在正常的阳性率<5%)。上述 7 项中,符合 4 项即可诊断。 **2. 鉴别诊断★★★★** (1)骨关节炎。①发病年龄多在 50 岁以上。②主要累及膝、髋等负重关节和手指远端指间关节。③关节活动后疼痛加重,经休息后明显减轻。④血沉轻度增快,RF 阴性。⑤X 线显示关节边缘呈唇样骨质增生或骨赘形成。 (2) 痛风性关节炎。①患者多为中年男性。②关节炎的好发部位为第一跖趾关节。③高尿酸血症。④关节附近或皮下可见痛风结节。⑤血清自身抗体阴性。 (3) 强直性脊柱炎。①青年男性多见,起病缓慢。②主要侵犯骶髂关节及脊柱,或伴有下肢大关节的非对称性肿胀和疼痛。③X 线摄片可见骶髂关节侵蚀、破坏或融合。④90%～95% 患者 HLA - B27 阳性而RF 为阴性。⑤有家族发病倾向。

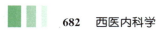

续表

要点	内容
要点五 诊断与 鉴别诊断	(4) 系统性红斑狼疮。早期出现手部关节炎时,须与 RA 相鉴别。其特点:①X 线检查无关节骨质改变。②多为女性。③常伴有面部红斑等皮肤损害。④多数有肾损害或多脏器损害。⑤活动期血清抗核抗体和抗双链 DNA 抗体显著增高。
要点六 治疗	★★★★ 治疗目的在于控制病情,改善关节功能和预后。强调早期治疗、联合用药和个体化原则。 1. 一般治疗。强调患者教育及整体和规范治疗的理念,包括营养支持、适度休息、急性期关节制动、恢复期关节功能锻炼、配合适当物理治疗等。 2. 药物治疗。 (1) 非甾体抗炎药(NSAIDs)。有效缓解症状,但不能控制病情进展,不单独使用。常用布洛芬、萘普生和双氯芬酸。选择性 COX－2 抑制剂有塞来昔布和依托考昔。 (2) 改善病情的抗风湿药及免疫抑制剂(DMARDs)。起效缓慢,对疼痛无缓解作用,但能延缓或阻止关节的侵蚀及破坏。常用甲氨蝶呤、柳氮磺吡啶、来氟米特、抗疟药(如氯喹、羟氯喹)、青霉胺、金制剂和环孢素 A 等。 (3) 糖皮质激素。①伴有血管炎等关节外表现的重症 RA。②不能耐受非甾体抗炎药的患者作为"桥梁"治疗。③其他治疗方法效果不佳者。④伴局部激素治疗指征(如关节腔内注射)。治疗原则是小剂量、短疗程。使用激素必须同时应用抗风湿药。在激素治疗过程中,应补充钙剂和维生素 D。 (4) 植物药制剂。有雷公藤多苷、白芍总苷和青藤碱等。 (5) 生物制剂。包括 TNF－a 拮抗剂、IL－1 和 IL－6 拮抗剂、抗 CD20 单抗以及 T 细胞共刺激信号抑制剂等。 3. 外科治疗。急性期采用滑膜切除术,晚期患者关节畸形,失去功能者,可采用关节成形术或关节置换术。
真题精选	除关节肿痛外,对诊断类风湿关节炎最有意义的表现是 A. 出血性皮疹 B. 弥漫性肺间质病变 C. 足跟、脚掌痛 D. 关节无痛性皮下结节 E. 贫血 答案:D; 考点:风湿性关节炎的诊断 解析:以上选项均为类风湿关节炎的关节外表现,其中对诊断最有意义的是类风湿结节,其大小不一、质硬、无压痛,对称性分布。故选择 D。

细目二　系统性红斑狼疮

【考点透视】

1. 掌握系统性红斑狼疮的诊断与鉴别诊断、治疗。

2. 理解系统性红斑狼疮的临床表现、实验室检查及其他检查。

3. 了解系统性红斑狼疮的病因、病理。

要点	内容
要点一 病因	系统性红斑狼疮(SLE)是自身免疫介导的,以免疫性炎症为突出表现,呈多系统损害的慢性系统性自身免疫病。其发病与遗传因素、内分泌因素和环境因素有关。 1. 遗传因素。SLE 是多基因病,基因与临床亚型及自身抗体有一定相关性。 2. 环境因素。主要有紫外线、药物、化学试剂、微生物病原体等,可诱发本病。内分泌雌激素水平升高等。
要点二 病理	基本病理改变是炎症反应和血管异常,坏死性血管炎,可发生于任何器官。
要点三 临床表现	★★★ 1. 全身症状。活动期患者常伴有发热,以长期低、中度热多见。合并感染时可见持续高热。同时多伴有

要点	内容
要点三 临床表现	疲乏、不适等症状。 2. 皮肤与黏膜特征性的改变。为鼻梁和双颧颊部呈蝶形分布的红斑；皮肤损害包括光敏感、脱发、手足掌面和甲周红斑、盘状红斑、结节性红斑、脂膜炎、网状青斑、雷诺现象等。口或鼻黏膜溃疡常见。 3. 关节和肌肉。患者常有对称性多关节疼痛、肿胀，通常不引起骨质破坏。可出现肌痛和肌无力，少数可有肌酶谱的增高。 4. 狼疮肾炎(LN)。50%～70%的患者会出现临床肾脏受累，肾衰竭是 SLE 的主要死亡原因之一。 5. 神经系统。轻者仅有偏头痛、性格改变、记忆力减退或轻度认知障碍；重者可表现为脑血管意外、昏迷、癫痫持续状态等狼疮脑病。 6. 呼吸系统。干性胸膜炎、胸腔积液、狼疮性肺炎、肺间质性病变、肺动脉高压和弥漫性出血性肺泡炎。 7. 心血管。常出现心包炎、心肌炎、心律失常，重症 SLE 可伴有心功能不全和冠状动脉病变。 8. 消化系统。不同程度的食欲减退、恶心、呕吐、腹痛腹泻、便血等症状。血清转氨酶常升高。 9. 血液系统。活动期约半数患者有贫血，以及白细胞减少和/或血小板减少。部分患者伴有淋巴结肿大和(或)脾肿大。 10. 其他。眼部受累包括结膜炎、葡萄膜炎、眼底改变、视神经病变等，常伴有继发性干燥综合征，SLE 患者妊娠会使病情加重或复发。抗磷脂抗体阳性者可出现异常妊娠如反复流产、胎停等。
要点四 实验室检查 及其他检查	★★★ 1. 一般检查。血常规检查可有贫血、白细胞减少和/或血小板减少。尿常规检查可有蛋白、红细胞和各种管型。血沉在活动期常增快。 2. 自身抗体。 (1) 抗核抗体(ANA)。约 95%SLE 患者呈阳性，特异性较差，不能作为 SLE 和其他结缔组织疾病的鉴别依据。 (2) 抗双链 DNA (dsDNA)抗体。标记性抗体之一。活动期患者阳性率可达 95%，特异性强，对确诊 SLE 和判断其活动性有较大参考价值。抗体滴度高，常提示有肾损害。 (3) 抗 Sm 抗体。标记性抗体之一。阳性率约 25%，特异性强，阳性患者病情缓解后继续呈阳性，故可作为回顾性诊断的依据。 (4) 抗磷脂抗体。阳性率为 30%～40%，阳性患者容易发生动、静脉血栓，习惯性流产，血小板减少等，称为抗磷脂综合征。 (5) 抗核糖体 P 蛋白抗体。阳性率约为 15%，阳性患者常有神经系统损害。 (6) 其他。自身抗体如抗 SSA 抗体、抗 SSB 抗体、抗 U_1RNP 抗体、抗组蛋白抗体、抗红细胞膜抗体、抗血小板膜抗体、抗淋巴细胞膜抗体、抗中性粒细胞胞浆抗体、抗神经元抗体等。20%～40%患者类风湿因子阳性。 3. 补体。血清补体 C3、C4 水平低下有助于 SLE 的诊断，并提示狼疮处于活动期。 4. 狼疮带试验。70%～90%患者可见在真皮与表皮连接处有荧光带，为免疫球蛋白(主要为 IgG，也有 IgM 和 IgA)与补体沉积所致。 5. 肾活检。对狼疮肾炎的分型诊断、治疗、估计预后均有一定价值。 6. 其他检查。X 线、CT、超声心动图、心电图、眼底检查、肝肾功能、心肌酶谱等有利于早期发现 SLE 对各系统的损害。
要点五 诊断与 鉴别诊断	★★★★ 1. 诊断。普遍采用美国风湿病学会(ACR)1997 年推荐的 SLE 分类标准。共 11 项： (1) 蝶形红斑：固定红斑，扁平或高起，在两颧突出部位。 (2) 盘状红斑：片状隆起于皮肤的红斑，有角质脱屑和毛囊栓；陈旧病变可见萎缩性瘢痕。 (3) 光过敏：对日光有明显的反应，引起皮疹，从病史中得知或医生观察到。

续表

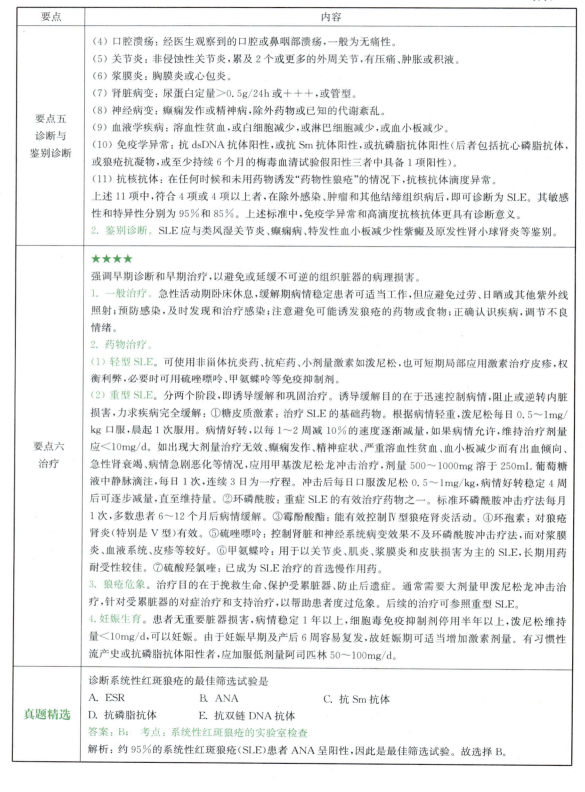

要点	内容
要点五 诊断与 鉴别诊断	(4) 口腔溃疡：经医生观察到的口腔或鼻咽部溃疡，一般为无痛性。 (5) 关节炎：非侵蚀性关节炎，累及 2 个或更多的外周关节，有压痛、肿胀或积液。 (6) 浆膜炎：胸膜炎或心包炎。 (7) 肾脏病变：尿蛋白定量>0.5g/24h 或＋＋＋，或管型。 (8) 神经病变：癫痫发作或精神病，除外药物或已知的代谢紊乱。 (9) 血液学疾病：溶血性贫血，或白细胞减少，或淋巴细胞减少，或血小板减少。 (10) 免疫学异常：抗 dsDNA 抗体阳性，或抗 Sm 抗体阳性，或抗磷脂抗体阳性(后者包括抗心磷脂抗体，或狼疮抗凝物，或至少持续 6 个月的梅毒血清试验假阳性三者中具备 1 项阳性)。 (11) 抗核抗体：在任何时候和未用药物诱发"药物性狼疮"的情况下，抗核抗体滴度异常。 上述 11 项中，符合 4 项或 4 项以上者，在除外感染、肿瘤和其他结缔组织病后，即可诊断为 SLE。其敏感性和特异性分别为 95％和 85％。上述标准中，免疫学异常和高滴度抗核抗体更具有诊断意义。 2. 鉴别诊断。SLE 应与类风湿关节炎、癫痫病、特发性血小板减少性紫癜及原发性肾小球肾炎等鉴别。
要点六 治疗	★★★★ 强调早期诊断和早期治疗，以避免或延缓不可逆的组织脏器的病理损害。 1. 一般治疗。急性活动期卧床休息，缓解期病情稳定患者可适当工作，但应避免过劳、日晒或其他紫外线照射；预防感染，及时发现和治疗感染；注意避免可能诱发狼疮的药物或食物；正确认识疾病，调节不良情绪。 2. 药物治疗。 (1) 轻型 SLE。可使用非甾体抗炎药、抗疟药、小剂量激素如泼尼松，也可短期局部应用激素治疗皮疹，权衡利弊，必要时可用硫唑嘌呤、甲氨蝶呤等免疫抑制剂。 (2) 重型 SLE。分两个阶段，即诱导缓解和巩固治疗。诱导缓解目的在于迅速控制病情，阻止或逆转内脏损害，力求疾病完全缓解：①糖皮质激素：治疗 SLE 的基础药物。根据病情轻重，泼尼松每日 0.5～1mg/kg 口服，晨起 1 次服用。病情好转，以每 1～2 周减 10％的速度逐渐减量，如果病情允许，维持治疗剂量应<10mg/d。如出现大剂量治疗无效、癫痫发作、精神症状、严重溶血性贫血、血小板减少而有出血倾向、急性肾衰竭、病情急剧恶化等情况，应用甲基泼尼松龙冲击治疗，剂量 500～1000mg 溶于 250mL 葡萄糖液中静脉滴注，每日 1 次，连续 3 日为一疗程。冲击后每日口服泼尼松 0.5～1mg/kg，病情好转稳定 4 周后可逐步减量，直至维持量。②环磷酰胺：重症 SLE 的有效治疗药物之一。标准环磷酰胺冲击疗法每月 1 次，多数患者 6～12 个月后病情缓解。③霉酚酸酯：能有效控制Ⅳ型狼疮肾炎活动。④环孢素：对狼疮肾炎(特别是Ⅴ型)有效。⑤硫唑嘌呤：控制肾脏和神经系统病变效果不及环磷酰胺冲击疗法，而对浆膜炎、血液系统、皮疹等较好。⑥甲氨蝶呤：用于以关节炎、肌炎、浆膜炎和皮肤损害为主的 SLE，长期用药耐受性较佳。⑦硫酸羟氯喹：已成为 SLE 治疗的首选慢作用药。 3. 狼疮危象。治疗目的在于挽救生命、保护受累脏器、防止后遗症。通常需要大剂量甲泼尼松龙冲击治疗，针对受累脏器的对症治疗和支持治疗，以帮助患者度过危象。后续的治疗可参照重型 SLE。 4. 妊娠生育。患者无重要脏器损害，病情稳定 1 年以上，细胞毒免疫抑制剂停用半年以上，泼尼松维持量<10mg/d，可以妊娠。由于妊娠早期及产后 6 周容易复发，故妊娠期可适当增加激素剂量。有习惯性流产史或抗磷脂抗体阳性者，应加服低剂量阿司匹林 50～100mg/d。
真题精选	诊断系统性红斑狼疮的最佳筛选试验是 A. ESR B. ANA C. 抗 Sm 抗体 D. 抗磷脂抗体 E. 抗双链 DNA 抗体 答案：B；考点：系统性红斑狼疮的实验室检查 解析：约 95％的系统性红斑狼疮(SLE)患者 ANA 呈阳性，因此是最佳筛选试验。故选择 B。

第八单元　神经系统疾病

细目一　癫　痫

【考点透视】

1. 掌握癫痫的诊断与鉴别诊断、治疗。

2. 理解癫痫的临床表现。

3. 了解癫痫的病因与分类。

要点	内容
要点一 病因	癫痫是一组由不同病因引起的、以大脑神经元过度放电导致短暂中枢神经系功能失常为特征的慢性脑部疾病。与遗传密切相关的癫痫，称为原发性（特发性）癫痫；由脑损害或全身性疾病影响脑代谢失常引起的癫痫，称为继发性（症状性）癫痫。 1. 遗传因素。癫痫具有家族聚集性，特发性癫痫近亲中患病率为2%～6%。 2. 脑部因素。①先天性疾病：染色体异常、先天性脑积水、小头畸形、脑皮质发育不全等。②外伤：产伤、颅脑外伤等。③高热惊厥后遗症。④感染：各种细菌性、病毒性、真菌性或寄生虫性颅内感染。⑤脑血管疾病：出血或缺血性脑血管疾病。⑥颅内肿瘤：脑胶质瘤、脑膜瘤或脑转移癌肿。⑦变性疾病：结节硬化病、阿尔茨海默病、匹克病。 3. 全身因素。①中毒：铅、汞、一氧化碳、乙醇、异烟肼中毒。②营养代谢性疾病：佝偻病、胰岛细胞瘤所致低血糖、甲状腺功能亢进症、甲状旁腺功能减退和维生素B_6缺乏症等。③心血管疾病：阿-斯综合征、高血压脑病等。 4. 其他因素。①年龄：婴儿痉挛多在1周岁内起病，儿童失神癫痫多在6～7岁时起病。②月经：女性患者通常在经期或排卵期频发或加重。③时间：全身性强直-阵挛发作常在晨醒后和睡前发作。④睡眠不足、疲劳、饥饿、便秘、饮酒、情感冲动以及各种一过性代谢紊乱和过敏反应。
要点二 分类与 临床表现	（一）分类 按照1981年国际抗癫痫联盟癫痫发作分类。 1. 部分性发作。 (1) 单纯性：无意识障碍，可分为运动、体觉或特殊感觉、自主神经、精神性症状发作。 (2) 复杂性：有意识障碍，可分为先有单纯部分性发作，继有意识障碍，以及开始即有意识障碍：①仅有意识障碍。②伴自动症。 (3) 部分性发作继发为全面性发作。 2. 全面性发作。全面性强直-阵挛、强直、阵挛、肌阵挛（抽搐性）、失张力（非抽搐性）发作、失神发作（典型与非典型）。 3. 不能分类的癫痫发作。指因资料不充分或不完全，分类标准无法将其归类的发作。 （二）临床表现★★★ 癫痫有多种发作类型，发作的症状均具有短暂性、刻板性、间歇型、反复发作性的特点。常见发作类型如下。 1. 部分性发作 (1) 单纯部分性发作。一般不超过1分钟，表现为简单的运动、感觉、自主神经或精神症状，发作时意识始终存在，发作后能复述发作的细节：①部分运动性发作：局部肢体抽动，多见于一侧口角、手指或足趾，也可累及一侧肢体；发作时头眼突然向一侧偏转，也可伴躯干的旋转，称旋转性发作，可发展成全面性强直-阵挛。②体觉性发作或特殊感觉性发作：体觉性发作为发生在口角、舌、手指或足趾的发作性麻木感、针刺感、触电感等；特殊感觉性发作，视觉性、听觉性、嗅觉性、眩晕性。③自主神经性发作：发作性自主神经功能紊乱，表现为皮肤发红或苍白、血压升高、心悸、多汗、恶心呕吐、腹痛、大便失禁、头痛、嗜睡等。④精神性发作：各类型的遗忘症如似曾相识、似不相识、快速回顾往事、强迫思维等；情感异常如无名恐惧、愤怒、忧郁和欣快等；错觉如视物变大或变小，感觉本人肢体变化等。

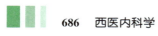

要点	内容
要点二 分类与 临床表现	(2) 复杂部分性发作。均有意识障碍,发作时患者对外界刺激无反应,发作后不能或部分不能复述发作的细节。其典型发作特征为发作起始出现错觉、幻觉、似曾相识感、恐惧、胃气上升感、心悸等症状,随后出现意识障碍、自动症和遗忘症;有时发作开始即为意识障碍,持续数分钟至数十分钟;有的仅有意识障碍。自动症患者往往先瞪视不动,然后做出协调无意识的活动。神志逐渐清醒,对发作情况完全不能回忆。 (3) 部分性发作。继发为全面性发作可由单纯部分性或复杂部分性发作进展而来,患者可出现局灶性脑损害的表现,如头转向一侧或双眼向一侧凝视,或一侧肢体抽搐更剧烈。 2. 全面性发作 (1) 全面性强直-阵挛发作即大发作。以意识丧失和全身对称性抽搐为特征。分 3 期: 1) 强直期:突然意识丧失,摔倒在地,全身骨骼肌持续性收缩;上睑抬起,眼球上翻,喉部痉挛,发出叫声;口先强张,而后突闭,常咬破舌;颈部和躯干先屈曲后反张;强直期持续 10～20 秒后肢端出现微颤转入阵挛期。 2) 阵挛期:震颤幅度增大并延及全身,呈对称性、节律性四肢抽动,先快后慢;最后一次强烈阵挛后抽搐停止,所有肌肉松弛。在以上两期中可见心率增快、血压升高、汗液、唾液和支气管分泌物增多、瞳孔扩大等自主神经征象;呼吸暂时中断致皮肤发绀,瞳孔散大,对光反射、深反射、浅反射消失,病理反射阳性。 3) 痉挛后期:阵挛期后尚有短暂的强直痉挛,造成牙关紧闭和大小便失禁。呼吸先恢复,口鼻喷出泡沫或血沫,心率、血压、瞳孔等恢复正常,肌张力松弛,意识逐渐恢复。自发作至意识恢复 5～10 分钟。醒后感头昏、头痛、全身酸痛乏力,对抽搐全无记忆。 (2) 强直性发作。肌肉强烈收缩,使身体固定于特殊体位,头眼偏斜、躯干呈角弓反张、呼吸暂停、瞳孔散大。 (3) 阵挛性发作。婴儿肢体呈节律性反复抽动。 (4) 肌阵挛发作。全身或某一肌群短暂闪电样肌肉收缩。 (5) 失张力性发作。肌张力突然丧失,表现为头部和肢体下垂,或跌倒。 (6) 失神发作。突然发生和突然终止的意识丧失是失神发作的特征。典型失神发作通常称小发作。多见于儿童或少年,突然短暂的意识丧失,停止当时的活动,呼之不应,两眼瞪视不动,5～30 秒,无先兆和局部症状,可伴有简单的自动性动作,如擦鼻、咀嚼、吞咽等,手中持物可坠落,一般不会跌倒。事后对发作不能回忆,每天可发作数次至数百次。
要点三 诊断与 鉴别诊断	1. 诊断★★★★ (1) 病史。详细而又准确的病史资料是诊断的主要依据。需了解整个发作过程,包括发作的环境、时程、发作时姿态、面色、声音,有无肢体抽搐及大顺序,发作后表现,有无怪异行为和精神失常,既往的发作史,发作的年龄、诱因,发作频率,有无产伤、头颅外伤、脑膜炎、脑炎、寄生虫感染史以及家族史等。 (2) 脑电图。脑电图是诊断癫痫最重要的辅助诊断依据。结合多种激发方法,特殊电极、长程或录像脑电图,阳性率在 80% 以上。但应注意部分患者脑电图检查可始终无异常发现。 (3) 影像学及实验室检查。脑部影像学检查如 CT、MRI、单光子发射计算机断层及各种化验如血常规、血糖、血钙、大便虫卵、脑脊液等检查有助于明确症状性癫痫的病因。 2. 鉴别诊断。应与晕厥、假性癫痫发作(癔病性发作)等鉴别。
要点四 治疗	(一) 发作时治疗★★★★ 1. 一般处理。对全面性强直-阵挛发作患者,要注意防止跌伤和碰伤,解松衣领及裤带,保持呼吸道通畅。防舌咬伤,防止骨折或脱臼,防止窒息。抽搐时间偏长者可给苯巴比妥 0.2g 肌内注射。精神症状发作者应防止其自伤或伤人。 2. 癫痫持续状态的急救。 (1) 迅速控制发作。①安定类药物为首选药。成年患者用地西泮 10～20mg 缓慢静脉注射,15 分钟后如复发可重复给药,或用 100～200mg 地西泮溶于 5% 葡萄糖氯化钠溶液中,于 12 小时内缓慢静脉滴注。

要点	内容
要点四 治疗	②苯妥英钠：溶于 0.9%氯化钠溶液中缓慢静脉注射。③异戊巴比妥钠：溶于注射用水中缓慢静脉注射，至控制发作止。④10%水合氯醛为辅助抗癫痫药物，保留灌肠给药。 (2) 对症治疗。保持呼吸通畅，防止缺氧加重，必要时吸氧或人工呼吸。伴有脑水肿、感染、高热等应做相应处理。 (3) 维持治疗。抽搐停止后，可给苯巴比妥肌内注射，每 8～12 小时 1 次维持控制。同时鼻饲或口服卡马西平或苯妥英钠，待口服药物达到有效血药浓度后可逐渐停用苯巴比妥。 **(二) 发作间歇期治疗★★★★** **1. 治疗原则** (1) 早期治疗：诊断一经确立，均应及时服用抗癫痫药物控制发作。症状轻、检查无异常者，应密切观察，可暂不用药。 (2) 选药与用药个体化：按癫痫的类型选用抗癫痫药物，优选单药治疗，逐渐增大剂量，直至完全控制癫痫发作。 (3) 观察药物的疗效及毒副作用：定期检查血、尿常规，肝功能，药物浓度等，调整药量或逐渐更换抗癫痫药物。 (4) 停药：失神发作应完全控制，至少 1 年后才能停药；其他类型癫痫应完全控制 3 年以上，才能逐渐停药。 (5) 病因治疗。 (6) 其他：争取患者及家属的充分合作。 **2. 常用抗癫痫药物选择** (1) 部分性发作、部分性发作继发大发作：卡马西平、苯妥英钠、苯巴比妥、丙戊酸钠、扑痫酮、氯硝西泮。 (2) 强直阵挛性发作：丙戊酸钠、卡马西平、苯妥英钠、苯巴比妥、扑痫酮、氯硝西泮。 (3) 失神发作：丙戊酸钠、乙琥胺、氯硝西泮。 (4) 婴儿痉挛症：促肾上腺皮质激素、强的松、氯硝西泮。 **3. 手术治疗。**脑部有器质性病变的继发性癫痫、难治性癫痫、不在脑的主要功能区的致病灶，均可考虑手术治疗。
真题精选	患者，男，40 岁，近年来反复发作全身强直，阵挛，昏睡。本次发作强直，阵挛持续时间达 90 分钟以上。应首先考虑的是 A. 癔病性发作　　 B. 癫痫合并低钙血症　　 C. 急性脑出血 D. 急性脑栓塞　　 E. 癫痫持续状态 答案：E；考点：癫痫的诊断 解析：癫痫持续状态是指 1 次发作持续时间超过 30 分钟，或者发作次数频繁且 2 次发作间歇期患者意识不恢复，故本题选择 E。

细目二　脑梗死

【考点透视】
1. 掌握脑梗死的诊断与鉴别诊断、治疗。
2. 理解脑梗死的临床表现、实验室检查及其他检查。
3. 了解脑梗死的病因与发病机制、临床分型。

要点	内容
要点一 病因与 发病机制	脑梗死又称为缺血性脑卒中，是各种原因导致脑动脉血流中断，相应脑组织发生缺血性坏死，从而出现相应神经功能缺失的一组急性脑血管病。 **1. 动脉血栓性脑梗死**是指脑动脉的主干或皮层支管腔狭窄或闭塞并形成血栓，导致脑组织血流中断，出

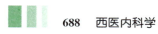
续表

要点	内容
要点一 病因与 发病机制	现缺血、缺氧性坏死。最常见的病因是脑动脉粥样硬化,斑块破溃可穿通和破坏血管内膜,破溃处血小板聚集而形成血栓,加重管腔狭窄甚至闭塞,导致血管供血区的脑组织缺血、软化和坏死,产生脑局灶性症状。 2. 脑栓塞是指来自身体各部位的栓子随血流进入脑动脉引起脑动脉阻塞,导致脑组织缺血、坏死。最常见的病因是心源性脑栓塞,以心脏瓣膜病二尖瓣狭窄伴房颤所形成的附壁血栓脱落及瓣膜病并发感染性心内膜炎的赘生物脱落多见。此外,骨折、手术时的脂肪、寄生虫卵、癌细胞、肾病综合征高凝状态均可引起栓塞。 3. 腔隙性梗死发生于大脑深部及脑干的缺血性微梗死灶,经吞噬细胞清除后形成腔隙。最主要的病因是高血压性小动脉硬化,约占脑梗死的20%。其他还有血流动力学和血液成分异常,各种类型小栓子阻塞和破坏小动脉,引起供血区形成小的梗死灶,其直径常<1.5cm。
要点二 临床表现	1. 一般表现★★★ (1) 动脉血栓性脑梗死。常在安静或睡眠中发病,起病较缓,症状在数小时或1~2天内发展达高峰。 (2) 脑栓塞。可在数秒钟达高峰,且局灶性神经缺失症状与栓塞动脉的供血区的功能对应,具明显的定位症状和体征,可在24小时至3天内逐渐加重。脑梗死多数无头痛、呕吐、昏迷等全脑症状,少数起病即有昏迷、抽搐,类似脑出血,多为脑干梗死。 (3) 腔隙性梗死。往往不引起症状。 2. 常见脑动脉闭塞的表现★★★ (1) 颈内动脉闭塞综合征。可有视力减退或失明、一过性黑朦、Horner综合征;病变对侧偏瘫、皮质感觉障碍;优势半球受累可出现失语、失读、失写和失认。 (2) 大脑中动脉。出现典型的"三偏征",即病变对侧偏瘫、偏身感觉障碍和同向偏盲,优势半球病变伴失语。 (3) 大脑前动脉。病变对侧中枢性面、舌瘫;下肢重于上肢的偏瘫;对侧足、小腿运动和感觉障碍;排尿障碍;可有强握、吸吮反射、精神障碍。 (4) 大脑后动脉。对侧同向偏盲及丘脑综合征。优势半球受累,有失读、失写、失用及失认。 (5) 椎-基底动脉。可突发眩晕、呕吐、共济失调。并迅速出现昏迷、面瘫、四肢瘫痪、去脑强直、眼球固定、瞳孔缩小、高热。可因呼吸、循环衰竭而死亡。 (6) 小脑后下动脉或椎动脉。①延髓背外侧综合征:突发头晕、呕吐、眼震;同侧面部痛,温觉丧失,吞咽困难,共济失调,Horner征;对侧躯干痛温觉丧失。②中脑腹侧综合征:病侧动眼神经瘫,对侧偏瘫。③脑桥腹外侧综合征:病侧外展神经和面神经麻搏,对侧偏瘫。④闭锁综合征:意识清楚,四肢瘫痪,不能说话和吞咽。 (7) 小脑梗死。常有眩晕、恶心、呕吐、眼球震颤、共济失调。 (8) 腔隙综合征。①纯运动性轻偏瘫以同侧的面部、肩和腿完全或不完全的瘫痪为主,不伴有其他缺失体征,在脑卒中的任何时间无嗜睡。②纯感觉性卒中以偏侧感觉减退和(或)感觉异常为主要表现。③感觉运动性卒中出现偏身感觉障碍合并轻偏瘫。④共济失调性偏瘫可有同侧共济失调-脚轻瘫综合征或构音障碍-手笨拙综合征。 3. 临床分型 (1) 完全性卒中。发病后神经功能缺失症状较重、较完全,常有完全性瘫痪及昏迷,于数小时内(<6小时)达到高峰。 (2) 进展性卒中。发病后神经功能缺失症状在48小时内逐渐进展或呈阶梯式加重。 (3) 可逆性缺血性神经功能缺失。发病后神经缺失症状较轻,持续24小时以上,但可于3周内恢复,不留后遗症。

要点	内容
要点三 实验室检查 及其他检查	★★★ 1. CT。急性脑梗死通常在起病24～48小时后可见闭塞血管低密度病变区，并能发现周围水肿区，以及有无合并出血和脑疝。在3～5天内可见缺血性脑肿高峰期，2～3周后完全消退。 2. MRI。早期发现大面积脑梗死，特别是脑干和小脑的病灶，以及腔隙脑梗死。 3. 脑脊液。应在CT或MRI检查后才考虑是否进行腰椎穿刺。有颅内压增高的患者应慎行腰椎穿刺。 4. 其他。数字减影血管造影（DSA）、经颅多普勒（TCD）、磁共振成像血管造影（MRA）对脑血管畸形、脑动脉瘤、脑血管狭窄和闭塞的部位有诊断意义。心电图、TCD频谱图、超声心动图、胸部X线等检查有助于查明栓子来源。
要点四 诊断与 鉴别诊断	1. 诊断要点★★★★ ①有动脉硬化、高血压、糖尿病、心房颤动等病史。②常有短暂性脑缺血发作（TIA）病史，表现为发作性半身乏力、麻木、自主运动功能丧失或眩晕共济失调，持续数分钟至数小时，一般不超过24小时，可完全恢复。③突然起病，出现局限性神经缺失症状，并持续24小时以上；神经系统症状和体征可用某一血管综合征解释；意识常清楚或轻度障碍，多无脑膜刺激征。④脑部CT、MRI检查可显示梗死部位和范围，并可排除脑出血、肿瘤和炎症性疾病。腔隙性梗死诊断需依据CT或MRI检查。 2. 鉴别诊断★★★★ （1）颅内占位病变。病程长，有进行性颅内压升高和局限性神经体征，造影可有脑血管移位，CT、MRI可发现占位病灶。 （2）中枢性面瘫与周围性面瘫。脑卒中引起的面瘫为中枢性面瘫，表现病灶对侧眼裂以下面瘫，皱眉和闭眼动作正常，常伴舌瘫和偏瘫；周围性面瘫表现为同侧表情肌瘫痪、额纹减少或消失、眼睑闭合不全，无偏瘫。
要点五 治疗	1. 一般治疗。★★★★保持呼吸道通畅；控制血压、血糖；维持水、电解质平衡；预防感染。大面积脑梗死可选用20%甘露醇、呋塞米或白蛋白。 2. 溶栓治疗。目前尚不作为常规治疗方法。常用的溶栓药物有重组组织型纤维蛋白溶酶原激活剂（rt-PA）和尿激酶（UK）。 3. 降纤治疗。脑梗死早期可选用降纤治疗，尤其适用于合并高纤维蛋白原血症患者。常用巴曲酶，应用中注意出血倾向。 4. 抗凝治疗。脑栓塞者，如无出血倾向，可考虑抗凝治疗。常用低分子肝素每天1～2次皮下注射。 5. 抗血小板聚集药物。常用阿司匹林、氯吡格雷等。 6. 神经保护剂。可减少细胞损伤，加强溶栓效果，改善脑代谢，常用胞二磷胆碱等。 7. 减轻脑的缺血性损伤。亚低温（321～351）对脑缺血有保护作用；可选用口服尼莫地平作为神经保护剂。 8. 恢复期治疗。早期进行功能锻炼、预防复发、控制危险因素、针灸、理疗等。

细目三　脑出血

【考点透视】

1. 掌握脑出血的诊断与鉴别诊断、治疗。
2. 理解脑出血的临床表现、实验室检查及其他检查。
3. 了解脑出血的病因与发病机制。

要点	内容
要点一 病因与 发病机制	1. 病因。脑出血是指脑内血管破裂导致的脑实质内的出血，脑出血最主要病因是高血压性动脉硬化，还包括血液病、动脉瘤、脑血管畸形、脑动脉炎、脑肿瘤、抗凝或溶栓治疗等。 2. 高血压性脑出血的发病机制。长期高血压可引起脑内小动脉壁纤维素样坏死或脂质透明变性，易形成

要点	内容
要点一 病因与 发病机制	微动脉夹层动脉瘤,当血压骤升时易破裂造成脑出血。脑出血血肿压迫周围组织和脑血液循环障碍、代谢紊乱、血管活性物质释放可引起脑血管痉挛,导致继发性脑水肿和脑缺血发生。脑出血后可因血肿量的不断增大、周围组织水肿及继发性脑水肿使颅内压不断升高,脑组织移位,发生脑疝而致死。
要点二 临床表现	脑出血以 50 岁以上的高血压患者多见,通常在情绪激动和过度用力时急性起病。发病时血压明显升高,突然剧烈头痛、头晕、呕吐,意识障碍和神经缺失症状常在数分钟至数小时内达高峰。根据出血部位不同分为以下常见类型:★★★ 1. 壳核出血(内囊外侧型)。可出现典型的"三偏"征,即对侧偏瘫、对侧偏身感觉障碍和对侧同向偏盲。部分病例双眼向病灶侧凝视,称为同向偏视。出血量大可有意识障碍,病灶位于优势半球可有失语。 2. 丘脑出血(内囊内侧型)。"三偏"征,以感觉障碍明显。上、下肢瘫痪程度基本均等;眼球上视障碍,可凝视鼻尖、瞳孔缩小,光反射消失。 3. 脑桥出血。一侧脑桥少量出血,表现为交叉性瘫痪,两眼向病灶侧凝视麻痹。但多数累及两侧脑桥,出血破入第四脑室,迅速出现深度昏迷、双侧瞳孔针尖样缩小、四肢瘫痪和中枢性高热的特征性体征,并出现中枢性呼吸障碍和去脑强直,多于数天内死亡。 4. 小脑出血。常有眩晕、频繁呕吐、后枕剧痛、步履不稳、构音障碍、共济失调和眼球震颤而无瘫痪。重症者因血肿压迫脑干或破入第四脑室,迅速出现昏迷、中枢性呼吸困难,常因急性枕骨大孔疝死亡。 5. 脑叶出血。头痛、呕吐、脑膜刺激征及出血脑叶的定位症状。额叶可有对侧单肢瘫或偏身轻瘫、精神异常、摸索、强握;左颞叶可有感觉性失语、幻视、幻听;顶叶可有对侧单肢瘫或偏身感觉障碍、失用、空间构像障碍;枕叶为视野缺损。
要点三 实验室检查 及其他检查	★★★ 1. CT。头颅 CT 可显示血肿的部位和形态以及是否破入脑室。血肿灶为高密度影,边界清楚,血肿被吸收后显示为低密度影。对进展型脑出血病例进行动态观察,可显示血肿大小变化、血肿周围的低密度水肿带、脑组织移位和梗阻性脑积水,对脑出血的治疗有指导意义。 2. MRI。可明确部位、范围、脑水肿和脑室情况,除高磁场强度条件下,急性期脑出血不如 CT 敏感。但对脑干出血、脑血管畸形、脑肿瘤比 CT 敏感。 3. 其他。脑脊液检查压力增高,呈均匀血性;脑血管造影(DSA、MRA)可以除外动脉瘤、血管畸形。
要点五 诊断与 鉴别诊断	1. 诊断要点 ★★★★ ①多数为 50 岁以上高血压患者,在活动或情绪激动时突然发病。②突然出现头痛、呕吐、意识障碍和偏瘫、失语等局灶性神经缺失症状,病程发展迅速。③CT 检查可见脑内高密度区。 2. 鉴别诊断 ★★★★ 本病应与其他脑血管病相鉴别(常见脑卒中鉴别表见下表)。昏迷患者缺乏脑局灶症状,应与糖尿病、低血糖、药物中毒引起的昏迷鉴别。鉴别主要依据原发病病史、实验室检查及头颅 CT 检查。 {表见下}

鉴别要点	动脉血栓性脑梗死	脑栓塞	脑出血	蛛网膜下腔出血
发病年龄	60 岁以上多见	青壮年多见	50～60 岁多见	不定
常见病因	动脉粥样硬化	心脏病、房颤	高血压及动脉粥样硬化	动脉瘤、血管畸形
起病状态	多于安静时、血压下降时	不定	活动、情绪激动、血压升高时	活动、激动时
起病速度	较缓(小时、天)	最急(秒、分)	急(分、小时)	急(分)
意识障碍	较少	少、短暂	常有,进行性加重	少、轻、谵妄
头痛、呕吐	少有	少有	常有	剧烈
偏瘫等	有	有	多有	多无

续表

要点	内容			
要点五 诊断与 鉴别诊断	鉴别要点	动脉血栓性脑梗死	脑栓塞	脑出血	蛛网膜下腔出血
	脑膜刺激征	无	无	偶有	明显
	头颅CT	脑内低密度灶	脑内低密度灶	脑内高密度灶	蛛网膜下腔高密度影
	脑脊液	多正常	多正常	血性,压力高	均匀血性
	DSA	可见阻塞的血管	可见阻塞的血管	可见破裂的血管	可见动静脉畸形或动脉瘤

要点五 治疗

1. 内科治疗 ★★★★

(1) 一般治疗。保持安静,避免不必要搬动。确保气道通畅。建立静脉通道,保持营养和水、电解质平衡。注意纠正高血糖和高热。昏迷患者禁食2～3天后应酌情鼻饲营养。加强护理,防止感染和压疮等。

(2) 减轻脑水肿,降低颅内压。①适当控制液体输入,抬高床头(20°～30°),吸氧并控制躁动、疼痛。②气管插管,高流量给氧降低动脉血二氧化碳分压至30～35mmHg。③依病情选择高渗脱水剂或白蛋白。一般不常规使用激素。

(3) 控制血压。如血压显著升高(≥200/110mmHg),在降颅压同时可慎重平稳降血压治疗。血压过低者应升压治疗,以保护脑灌注压。

(4) 亚低温治疗。具有脑保护作用。

(5) 并发症的处理。控制抽搐,首选苯妥英钠或地西泮静脉注射,可重复使用。同时用长效抗癫痫药物。及时处理上消化道出血,注意预防肺部、泌尿道及皮肤感染等。

2. 外科治疗 ★★★★

脑出血后出现颅内高压和脑水肿并有明显占位效应者,外清除血肿、制止出血是降低颅内高压、挽救生命的重要手段。

真题精选

患者,男,68岁。高血压病史20年,近日突然意识丧失,深度昏迷,出现三偏征,伴有高热与呕血。应首先考虑的是

A. 内囊-基底节出血(外侧型)　　B. 内囊-基底节出血(内侧型)

C. 桥脑出血　　D. 小脑出血　　E. 蛛网膜下腔出血

答案:B; 考点:脑出血的诊断

解析:三偏征(偏瘫、偏盲、偏身感觉障碍)最常见于高血压病引起的内囊-基底节出血,C表现为交叉性麻痹和感觉障碍、眼球运动障碍,D为眩晕、眼球震颤、共济失调,E可有脑膜刺激征。故本题选择B。内囊外侧型出血多由豆纹动脉外侧支破裂引起,血肿向内压迫内囊导致。典型的对侧偏瘫和偏身感觉障碍,如为优势半球可有失语;如扩展至额、颞叶或破入脑室可致颅高压、昏迷。内囊内侧型出血典型症状以偏身感觉障碍起病,向外压迫内囊可致偏瘫;向内破入脑室或蔓延至中脑,引起垂直注视麻痹、瞳孔改变、昏迷。

细目四　蛛网膜下腔出血

【考点透视】

1. 掌握蛛网膜下腔出血的诊断与鉴别诊断、治疗。

2. 理解蛛网膜下腔出血的临床表现、实验室检查及其他检查。

3. 了解蛛网膜下腔出血的病因与发病机制。

要点	内容
要点一 病因与 发病机制	脑表面血管破裂后,血液直接流入蛛网膜下腔,称为原发性蛛网膜下腔出血;脑出血破入蛛网膜下腔,称为继发性蛛网膜下腔出血。 1. 病因。原发性蛛网膜下腔出血最常见的病因是脑底囊性动脉瘤破裂,其次为脑动静脉畸形,其他病因有高血压脑动脉硬化、脑动脉炎、结缔组织病、颅内肿瘤、血液病、溶栓或抗凝治疗后等。 2. 发病机制。当动脉瘤破裂,血液涌入蛛网膜下腔,压迫脑组织,可迅速出现脑水肿和颅内压增高。血液阻塞脑脊液循环道路可发生梗阻性脑积水,外溢血液中含有多种血管活性物质可刺激血管和脑膜诱发脑血管痉挛,严重者发生脑梗死及继发性脑缺血。
要点二 临床表现	★★★ 起病前数天或数周有头痛、恶心症状,常在剧烈运动和活动中突然起病,剧烈头痛呈爆裂样发作,可放射至枕后或颈部,并伴喷射性呕吐;少数人有癫痫样发作和精神症状。体检脑膜刺激征明显,早期出现明显颈强直者,应警惕枕骨大孔疝的发生。部分患者有局灶性体征,一侧后交通动脉瘤破裂时,可有同侧动眼神经麻痹,短暂或持久的单瘫、偏瘫、失语等。少数大出血的病例,病情凶险,起病后迅速进入深昏迷,出现去脑强直,因呼吸停止而猝死。 蛛网膜下腔出血的严重并发症有:①再出血,常在2周内发生,多在病情稳定后又再次出现剧烈头痛、呕吐、抽搐、昏迷。②迟发性脑血管痉挛,发生于出血后4～15天,7～10天为高峰期,可继发脑梗死,出现意识障碍和神经定位体征。
要点三 实验室检查 及其他检查	★★★ 1. CT。出现脑基底部脑池、脑沟及外侧裂的高密度影。 2. 脑脊液检查。脑脊液在起病12小时后呈特征性改变,为均匀血性,压力增高,离心后呈淡黄色。 3. 脑血管造影。可明确动脉瘤、脑血管畸形的部位、大小,但急性期可能诱发再出血。数字减影血管造影(DSA)还可发现脑血管痉挛、动静脉畸形、血管性肿瘤等。 4. 其他。眼底检查可有视乳头水肿。经颅多普勒(TCD)对迟发性脑血管痉挛的动态监测有积极意义。血常规、凝血功能、肝功能及免疫学等检查有助于寻找出血的其他原因。
要点四 诊断与 鉴别诊断	1. 诊断★★★★ 诊断依据:①突发剧烈头痛伴脑膜刺激征阳性,眼底检查可见出血,尤其是玻璃体膜下出血。②CT检查阳性,脑脊液均匀血性。③有条件可选择DSA、MRA、CTA等脑动脉造影,有助于明确病因。 2. 鉴别诊断★★★★ 本病应与急性脑膜炎鉴别;与其他脑卒中的鉴别见前表。
要点五 治疗	★★★★ 1. 一般处理。绝对卧床4～6周。避免用力;保持大便通畅;注意水、电解质平衡;预防再出血和迟发性脑梗死。 2. 降低颅压。对脑血管痉挛引起脑水肿和颅内高压症,常用甘露醇、呋塞米、甘油 果糖等。因颅内血肿而病情加重者可采用减压术或脑室引流术。 3. 止血剂。①氨基己酸溶于0.9%氯化钠溶液中静脉滴注,持续7～10天后减量。②氨甲苯酸加入0.9%氯化钠溶液中静脉滴注,维持2～3周。 4. 防治脑血管痉挛。尼莫地平口服。 5. 手术治疗。主要目的在于去除病灶,防止再出血。
真题精选	蛛网膜下腔出血的体征是 A. 高热　　B. 抽搐　　C. 三偏征　　D. 脑膜刺激征明显　　E. 脑脊液大多正常 **答案:D; 考点:蛛网膜下腔出血的临床表现** 解析:蛛网膜下腔出血以青壮年多见,多在情绪激动中或用力情况下急性发生,部分患者可有反复发作头痛史;突发剧烈头痛、呕吐、颜面苍白、全身冷汗,多数患者无意识障碍,但可有烦躁不安。脑膜刺激征多见且明显。故本题选择D。

第九单元 常见急危重症

细目一 心脏骤停与心脏性猝死

【考点透视】

1. 掌握心脏骤停与心脏性猝死的诊断、心肺复苏。

2. 理解心脏骤停与心脏性猝死的概念。

3. 了解心脏骤停与心脏性猝死的病因。

要点	内容
要点一 概念	心脏骤停(SCA)是指心脏机械活动突然停止,射血功能骤然丧失,是临床最危急的情况之一。心脏性猝死是指因各种心脏原因引起急性症状发作后1小时内发生的以意识突然丧失为特征的无法预测的死亡。
要点二 病因	以冠状动脉粥样硬化性心脏病最常见,其他有心肌病、急性心肌炎、主动脉瓣膜病变、二尖瓣脱垂、窦房结病变、预激综合征及先天性和获得性QT间期延长综合征等。尤其既往有原发性室颤或室扑史,无脉性持续性室速史,频发性与复杂性室性快速心律失常史,左室射血分数低于30%或有明显心力衰竭,有QT间期延长伴晕厥史,心肌梗死后期的室性早搏等均是猝死的危险因素。
要点三 诊断	1. 心脏性猝死的临床过程★★★ 一般分为4期:前驱期、终末事件期、心脏骤停和生物学死亡。 (1)前驱期。虽然心脏骤停的确切时刻无法预测,但许多患者在发生心脏骤停前出现前驱症状,如心绞痛发作、胸闷、心悸加重,易于疲劳等。在心电监护下,如发现频发、多源、成对出现的室早或室早R-on-T,短阵室速,心室率低于50次/分,QT间期显著延长等,均可是心脏骤停的先兆,但心脏骤停也可无前驱期表现。 (2)终末事件期。可出现心率明显改变、室性心动过速。在无心电监护下发现低心排血量状态,长时间的心绞痛或急性心肌梗死的胸痛,急性呼吸困难,头晕、黑矇,突然抽搐等,均为其先兆及终末期开始的表现。 (3)心脏骤停。依次出现心音消失、大动脉搏动消失、血压测不出,突然出现意识丧失(心脏骤停后10秒内)或伴短暂抽搐(心脏骤停后15秒);断续出现叹息样的无效呼吸,随后呼吸停止(心脏骤停20~30秒),皮肤发绀。心脏骤停30秒后出现昏迷;心脏骤停后30~60秒出现瞳孔散大、固定。 (4)生物学死亡。心脏骤停至发生生物学死亡的时间取决于原发病的性质,大部分患者在4~6分钟开始发生不可逆脑损害,随后经数分钟发生生物学死亡。 2. 心脏骤停的判断★★★ (1)主要依据。①突然意识丧失。②心音或大动脉(颈动脉、股动脉)搏动消失。③心电图呈现:心室颤动、室性自主心律(即心肌电-机械分离)或心室停搏(心电完全消失而呈一条直线或偶有P波)。在上述3条主要诊断依据中,以心电图的诊断最为可靠,但临床很难做到。为争取时间,单凭第②条就可以决定开始实施心肺复苏(CPR)。 (2)次要依据。①双侧瞳孔散大、固定、对光反射消失。②自主呼吸完全消失,或先呈叹息或点头状呼吸,随后自主呼吸消失。③口唇、甲床等末梢部位出现发绀。次要诊断依据可以及时提醒救治人员及早意识到可能发生心搏骤停,警惕和考虑是否已发生或即将发生心搏停止。
要点四 心肺复苏	(一)初级心肺复苏★★★★ 传统的初级心肺复苏包括畅通气道(airway)、人工呼吸(breathing)和人工胸外按压(circulation),简称为ABC,以达到快速建立有效人工循环,给患者基础生命支持(BLS)的目的。近来强调BLS应包括电话呼救、启动急救医疗服务系统,强调胸外按压的早期CPR和迅速使用自动体外电除颤。最新的指南中强调,基础生命支持最重要。心肺复苏中国专家共识中强调,先进行胸外按压(C),再行保持气道通畅(A)和人工呼吸(B)的操作,但如果明确是由窒息造成的SCA,应进行传统的CPR即A-B-C,新生儿的CPR仍为A-B-C。

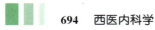

续表

要点	内容
要点四 心肺复苏	1. 畅通气道。使患者仰卧于坚固的平地或平板上,头颈部与躯干保持在同一轴面上,取出义齿,用手指清理口咽部,解开患者衣扣,松开裤带。畅通气道的方法有: (1) 仰头举颏法。一手置于患者的前额,手掌向后方施加压力,另一手示指托住下颏,举起下颏,使下颏尖与耳垂的连线与地面成垂直状态。使患者口张开,便于自主呼吸,同时准备人工呼吸。 (2) 仰头抬颈法。一手置于患者前额使其头后仰,另一手放在颈后,托起颈部。注意不要过度伸展颈椎。该法有损伤脊髓的危险,颈椎损伤者忌用。 2. 人工呼吸。开放气道后,立即耳听、面感、眼观,检查患者有无自主呼吸,如患者自主呼吸已停止,立即进行人工呼吸。 (1) 气管内插管是建立人工通气的最好方法。 (2) 口对口(鼻)呼吸是一种快捷有效的通气方法。畅通气道后,将置于患者前额的手的拇指与食指捏住患者的鼻孔,操作者深吸气后,用口唇把患者的口唇紧密全罩住后缓慢吹气,每次吹气应持续 1 秒以上,待患者胸部扩张后放松鼻孔,让患者胸部自行回缩将气体排出。若患者牙关紧闭或口唇创伤,应用口对鼻呼吸,吹气时捏紧患者口唇操作者口唇密合于患者鼻孔的四周后吹气,其余操作同口对口呼吸。人工通气的频率为每分钟 8～10 次,开始应先连续吹气 2 次。 (3) 其他。目前推荐使用有防护装置的通气方法,有口对面罩呼吸、呼吸球囊面罩装置等。 3. 胸外心脏按压。是建立人工循环的主要方法,应尽量使按压次数＞100 次/分,以保证脑和冠状动脉的灌注。最新指南中进一步强调强化按压的重要性,要求按压间断时间不超过 5 秒,并强烈建议未经培训或不熟练的施救者仅做胸外按压的 CPR,弱化人工呼吸的作用,将 A－B－C 改变为 C－B－A,即连续胸外按压 30 次然后开放气道进行人工呼吸,连续吹气 2 口。 (1) 按压方法。患者仰卧于硬的平面上,施救者跪在患者右侧的胸部旁。按压时,一手掌根置于患者胸骨长轴上,手指背曲不接触胸壁,另一手掌根重叠其上。按压时关节伸直,用肩背部力量垂直向下按压。 (2) 按压部位。接触胸壁的掌根位于胸骨中下部。 (3) 按压深度。成年人使胸骨下陷≥5cm 或胸廓前后径的 1/3,然后放松,放松时掌跟不应离开胸壁。 (4) 胸外心脏按压与人工呼吸的比例。按国际指南建议,胸外心脏按压与人工呼吸的比例为 30:2。应在检查心律前先进行 5 个周期的 CPR,电除颤 1 次后也应立即进行 5 个周期的 CPR,然后再检查心律。一般要求每 2 分钟检查 1 次心律。有 2 位施救者时,一人必须完成 5 个周期约 2 分钟后,方可交换职责。 4. 除颤。多数突发的、非创伤的心搏骤停是心室颤动所致,除颤是最好的复律方法。 目前认为宜尽早除颤。在室颤发生 3 分钟内进行除颤,心跳骤停未及时发现者,在 BLS 2 分钟后即行除颤。 (1) 院外除颤。强调自动体外除颤器(AED)的使用。 (2) 院内除颤。首选非同步直流电击除颤。将两电极分别置于胸骨右缘第 2 肋间和心尖部左乳头外侧,使电极中心在腋前线上。成年人一般 300～360J、小儿 50～150J 能量单相波除颤。对于有植入性起搏器的患者,应把电极放在距起搏器至少 2～5cm 处。暂时不能立即除颤者,可进行心前区捶击(1～2 次)电除颤效果不佳时,视心室颤动的类型,静脉注射肾上腺素,将细颤变为粗颤,再重复电除颤。 **(二) 高级心肺复苏★★★★** 高级心肺复苏是指进一步生命支持(ALS)或成人高级生命支持,即在 BLS 的基础上进行复律、建立人工气道、药物治疗和复苏后治疗等。 1. 心室颤动的处理。①电击除颤:能量双相波为 200J,单相波为 360K 前-侧位是首选的电极位置,在不同情况下电极贴选择前－后、前－左肩胛下和前－右肩胛下位均是合理的。电击后立即从胸外按压开始继续进行 CPR 2 分钟,再检查心律,如需要可再次电击。如果电击后室颤终止,但稍后室颤又复发,可按前次能量再次电击。②室颤/室速持续复发者,继续 CPR,气管插管,开放静脉通道。③肾上腺素 1mg 静脉注射,根据需要 3～5 分钟重复使用,并可增加剂量。④电击除颤最大到 360J(可重复 1 次)。⑤室颤/室速持续或复发可药物治疗,如利多卡因或胺碘酮静脉注射。⑥每次用药 30～60 秒后除颤,除颤能量不超过 360J。

续表

要点	内容
	2. 无脉性电活动/心室停搏的处理。抢救人员应立即进行 CPR 2 分钟,再重新检查心律,观察心律有无变化,如无变化继续循环进行上述抢救措施。一旦有应用抢救药品的条件时,应给予肾上腺素或血管加压素,不推荐使用阿托品。复苏有效时,患者自主心搏恢复并可扪及颈和股动脉搏动。若心电图显示有满意的心律,但扪不到脉搏,则应继续胸外按压和给药。有效心脏复苏指征为:①患者皮肤色泽改善。②瞳孔回缩。③出现自主呼吸。④意识恢复。
	3. 复苏药物。①肾上腺素:为心肺复苏的首选药物。②胺碘酮:适用于难治性室颤和室速。③异丙肾上腺素:仅适用于缓慢性心律失常。④碳酸氢钠:电除颤复律和气管插管后酸中毒持续存在时,循环停止>2 分钟者,静脉使用或参照血气分析给予碳酸氢钠 1mmol/kg 静脉滴注。
	4. 给药途径。可选择的给药途径包括经外周静脉、骨髓腔、中心静脉和气管。首选从上肢静脉、颈内静脉穿刺或锁骨下静脉插管建立的静脉通道给药。肾上腺素、阿托品和利多卡因还可经气管内给药。尽量避免心内注射,除非上述给药途径尚未建立时才心内直接注射肾上腺素。
	(三)心脏搏动恢复后处理
	自主循环恢复后,多种致病因素可导致复苏后综合征的发生,多脏器缺氧造成的微循环障碍,继发性的脑、心、肾等重要脏器的损害等。因此复苏后的治疗目的是完全恢复局部器官和组织的灌注,特别是大脑的灌注,将患者送入监护病房,及时进行脑复苏,积极治疗原发病,避免心脏骤停的再度发生以及引起严重并发症和后遗症。
要点四 心肺复苏	1. 维持有效循环。心脏复跳后可有低心排血量或休克,可选用多巴胺、多巴酚丁胺、去甲肾上腺素等药物治疗。需要时进行血流动力学监测,并根据监测结果给予血管收缩药和(或)扩张药物治疗。
	2. 维持有效呼吸。心跳恢复后患者可有不同程度的呼吸功能异常,应继续使用机械通气和吸氧治疗,保持呼吸道通畅。当自主呼吸有效时,可逐渐减少辅助呼吸。若自主呼吸不出现,常提示严重脑缺氧。
	3. 防治脑缺氧和脑水肿。脑复苏是心肺复苏能否最后成功的关键。
	(1)维持脑灌注压。缺氧性脑损伤的严重程度与心脏骤停的时间密切相关。自主循环恢复后,应保证适当的血压,使平均动脉压不低于 110mmHg。
	(2)控制过度换气。将动脉血二氧化碳分压控制在 25～35mmHg,动脉血氧分压控制在 100mmHg,有利于脑循环自主调节功能恢复和降低烦内压。
	(3)维持正常或偏低的体温。轻度低温(33℃～35℃)可降低颅内压和脑代谢,有益于神经功能的恢复。如有高温应采取降温措施。但过低温度对心脏骤停复苏后的患者可增加血液黏滞度,降低心排血量和增加感染的可能。因此,心脏骤停复苏后不宜诱导过低温。
	(4)脱水。血压平稳后尽早脱水治疗脑水肿。常用 20% 甘露醇快速静脉滴注,每天 2～4 次。也可依据脑水肿程度联合使用呋塞米、白蛋白或地塞米松。
	(5)高压氧治疗。通过增加血氧含量及弥散力,起到提高脑内氧含量、改善脑缺氧、降低颅内压的作用,有条件时可采用。
	4. 维持水、电解质和酸碱平衡。记录水出入量,严密观察电解质,动脉血气变化并及时予以纠正。
	5. 防治急性肾衰竭。心脏骤停时间较长或复苏后持续低血压,或用大剂量收缩血管药物后,可并发急性肾衰竭。其防治关键在于尽量缩短复苏时间,维持有效肾灌注压。如心功能和血压正常而出现少尿,在排除血容量不足之后,可试用呋塞米静脉注射,经注射呋塞米后无效则应按急性肾衰竭处理。
真题精选	心脏性猝死最常见的病因是 A. 预激综合征　　　B. 急性心肌炎　　　C. 心肌病 D. 冠心病　　　E. 主动脉瓣狭窄 答案:D;　考点:心脏猝死的病因 解析:心脏性猝死的病因有:冠心病、心肌病、急性心肌炎、主动脉瓣膜病变、二尖瓣狭窄、预激综合征等,其中以冠心病最常见。故选择 D。

细目二　休　克

【考点透视】

1. 掌握休克的诊断与治疗。
2. 理解休克的概念、病理生理与临床表现。
3. 了解休克的病因与分类。

要点	内容
要点一 概念	休克是机体遭受强烈的致病因素侵袭后,有效循环血量显著下降,不能维持机体脏器与组织的正常灌注,继而发生全身微循环功能障碍的一种危急重症。其主要病理学特征是重要脏器组织微循环灌流不足、代谢紊乱和全身各系统的功能障碍。
要点二 病因与分类	目前多主张按休克的发生原因和病理生理改变进行分类(见下表)。各型休克可单独存在,也可合并存在(复合性休克)。

原因	分类	常见原发病
低血容量	失血性休克	消化道大出血、异位妊娠破裂、产后大出血、动脉瘤及血管畸形破裂等
	失液性休克	严重烧伤、急性腹膜炎、肠梗阻、严重呕吐及腹泻等
	创伤性休克	严重骨折、挤压伤、大手术等。
心泵功能障碍	心源性休克	急性心肌梗死、肺栓塞、急性重症心肌炎、严重二尖瓣狭窄伴心动过速、严重心律失常等
	心脏压塞性休克	大量心包积液、心包内出血、张力性气胸等
血管功能失常	感染性休克	重症肺炎、中毒性菌痢、化脓性胆管炎、创面感染、流行性脑脊髓膜炎、流行性出血热等
	过敏性休克	药物、食物、异种蛋白等过敏
	神经源性休克	创伤、剧痛、脊髓损伤、麻醉、神经节阻滞剂、大量放胸腹水等
	细胞性休克	氢化物、杀虫剂、生物素中毒、缺氧、低血糖等

要点三 病理生理与临床表现

(一)各期休克的临床表现★★★

休克按病理生理改变,分为休克早期(微血管痉挛期)、休克期(微血管扩张期)、休克晚期(微循环衰竭期),各期病理生理变化及临床表现不同。

1. **休克早期**(微血管痉挛期)。由于血液重分配,此期心脑灌流可正常,患者神志一般清楚。该期为休克的可逆期,应尽早消除休克的病因,控制病变发展的条件,及时补充血容量,恢复循环血量,防止向休克期发展。

(1)面色苍白,四肢冰凉,出冷汗,口唇或四肢末梢轻度发绀。

(2)神志清,伴有轻度兴奋,烦躁不安。

(3)血压大多正常,脉搏细速,脉压可有明显减小,也可骤降(见于大失血),所以血压下降并不是判断早期休克的指标。

(4)呼吸深而快。

(5)尿量减少。

2. **休克期**(微血管扩张期)。此期微血管扩张,血液瘀积加重组织缺氧,皮肤黏膜出现花斑样改变甚至发绀,病情进一步加重。

(1)全身皮肤青紫,发凉,口干明显。

(2)表情淡漠,反应迟钝。

(3)体温正常或升高。

要点	内容
	（4）脉搏细弱，浅静脉萎陷，收缩压进行性下降至 60～80mmHg，心音低钝。
	（5）可出现呼吸衰竭。
	（6）出现少尿甚至无尿。
	3. 休克晚期（微循环衰竭期）。由于血液浓缩，血液黏度增高，血液处于高凝状态；酸中毒以及感染性休克毒素的作用最终形成弥漫性血管内凝血，病情恶化，并对微循环和各器官功能产生严重影响，甚至发生多系统器官功能障碍综合征。
	（1）全身静脉塌陷，皮肤发绀甚至出现花斑，四肢厥冷，冷汗淋漓。
	（2）意识不清甚至昏迷。
	（3）体温不升。
	（4）脉搏细弱，血压极低甚至测不到，心音呈单音。
	（5）呼吸衰竭，严重低氧血症，酸中毒。
	（6）无尿，急性肾衰竭。
	（7）全身出血倾向：上消化道、泌尿道、肺、肾上腺等出血。
	（8）多器官功能衰竭：急性心力衰竭、呼吸衰竭、肾衰竭、肝衰竭、脑功能障碍等。
	（二）休克的临床监测★★★
	处于每一期的患者其临床表现不同，及时识别及评估，进行针对性治疗，意义重大。
	1. 临床体征。
	（1）**精神状态**。反映脑组织灌注情况。患者神志淡漠或烦躁、头晕、眼花或从卧位改为坐位时出现晕厥，常表示循环血量不足。
要点三 病理生理与 临床表现	（2）**肢体温度、色泽**。反映体表灌流情况。四肢皮肤苍白、湿冷、轻压指甲或口唇时颜色变苍白而松压后恢复红润缓慢，表示末梢循环不良。
	（3）**脉搏**。休克时脉搏细速出现在血压下降之前。休克指数是临床常用观察休克进程的指标，是脉率与收缩压之比。休克指数＜0.5 表示无休克；1～1.5 表示存在休克；＞2 表示休克严重。
	2. 血流动力学。
	（1）**血压**。是休克诊断及治疗中最重要的观察指标之一。休克早期，血压接近正常，随后血压下降。收缩压＜80mmHg，脉压＜20mmHg，是休克存在的依据。血压回升，脉压增大，表示休克转好。
	（2）**中心静脉压**。中心静脉压受血容量、静脉血管张力、右心功能、胸腔和心包内压力及静脉回心血量等因素的影响，正常值 5～12mmH$_2$O。在低血压的情况下，中心静脉压＜5mmH$_2$O 时，表示血容量不足。
	（3）**肺动脉楔压**。有助于了解肺静脉、左心房和左心室舒张末期的压力，反映肺循环阻力情况。正常值 6～15mmHg。肺水肿时＞30mmHg。肺动脉楔压升高，即使中心静脉压虽无增高，也应避免输液过多，以防引起肺水肿。
	3. 心电图。心电图改变可以显示心脏的即时状态。在心脏功能正常的情况下，血容量不足及缺氧均会导致心动过速。
	4. 肾功能动态监测。尿量、尿比重、血肌酐、血尿素氮、血电解质等。尿量是反映肾灌注情况的指标，同时也反映其他器官灌注情况、临床补液及应用利尿、脱水药物是否有效的重要指标。休克时应留置导尿管，动态观察每小时尿量，抗休克时尿量应＞20mL/h。尿量稳定在 30mL/h 以上时，表示休克已纠正。
	5. 呼吸功能。包括呼吸的频率、幅度、节律、动脉血气指标等。
	6. 生化指标。休克时应监测血电解质、血糖、丙酮酸、乳酸、血清转氨酶、氨等血液生化指标。此外，还应监测 DIC 的相关指标。
	7. 微循环灌注。①体表温度与肛温：正常时二者之间相差约 0.5℃，休克时增至 1℃～3℃，二者相差值愈大，预后愈差。②红细胞比容：末梢血比中心静脉血的红细胞比容大 3% 以上，提示有周围血管收缩，应动态观察其变化幅度。③甲皱微循环：休克时甲皱微循环的变化为小动脉痉挛、毛细血管缺血、甲皱苍白或色暗红。

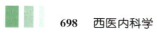

续表

要点	内容
要点四 诊断	★★★★ 1. 诊断要点。①有诱发休克的诱因。②意识障碍。③脉搏细速＞100 次/分或不能触及。④四肢湿冷，胸骨部位皮肤指压征，皮肤花纹，黏膜苍白或发绀，尿量＜30mL/h。⑤收缩压＜80mmHg。⑥脉压差＜20mmHgⓆ⑦高血压患者收缩压较基础血压下降30%以上。符合第①条及②、③、④条中的两项和⑤、⑥、⑦条中的 1 项即可诊断。 2. 分期诊断。临床上按照休克的发展经过及病情轻重分为 3 期，休克分期及指标变化见下表。

指标	早期	中期	晚期
神志	清楚、不安	淡漠	模糊、昏迷
口渴	有	较重	严重
肤色	稍白	苍白	苍白、青紫
肢温	正常或湿冷	发凉	冰冷
血压	正常、脉压小	收缩压低、脉压更小	血压更低或测不出
脉搏	增快、有力	更快	细速或摸不清
呼吸	深快	浅快	表浅、不规则
压甲	1 秒	迟缓	更迟缓
颈静脉	充盈	塌陷	空虚
尿量	正常或减少	少尿	少尿或无尿

要点	内容
要点五 治疗	**(一) 病因防治★★★★** 积极防治引起休克的原发病，去除休克的原始动因如止血、控制感染、输液、镇痛等。 **(二) 紧急处理★★★★** 平卧体位，或头胸与下肢均抬高 20°～30°；保暖，镇静，少搬动；吸氧 2～4L/min 或更高；建立静脉通道；建立必要的监测项目，除生命体征外，主要监测心肺功能、血流动力学和心电图，或按照危重症严重程度评估系统要求设定监测项目。 **(三) 抗休克治疗★★★★** 1. 补充血容量。除心源性休克外，补充血容量是提高心输出量和改善组织灌流的根本措施。输液强调及时和尽早。正确估计补液总量，量需而入。动态观察静脉充盈程度、尿量、血压和脉搏等指标，可作为监护输液量多少的参考指标。有条件时应动态监测中心静脉压(CVP)和肺动脉楔压(PAWP)。 血容量扩充剂分胶体液与晶体液两种。晶体液常用平衡盐液、0.9%氯化钠溶液；胶体液包括全血、血浆、白蛋白、代血浆、右旋糖酐等。开始用晶体液 1000～2000mL，然后补充胶体液，晶体液与胶体液之比为 3:1，胶体液输入量一般不超过 1500～2000mL。中度和重度休克应输部分全血。判断补液量充分的指标为：①收缩压正常或接近正常，脉 压＞30mmHg。②CVP 升高＞12cmH$_2$O。③尿量≥30mL/h。④临床症状好转如神志恢复，皮肤、黏膜红润、温暖等。 2. 纠正电解质与酸碱平衡失调。代谢性酸中毒多因低灌注造成缺氧导致乳酸堆积，排出减少，往往在扩容和氧疗后纠正。严重酸中毒常用 5%碳酸氢钠、11.2%乳酸钠等纠正。 3. 应用血管活性药。患者经紧急抢救和扩容治疗后，如周围循环仍未能改善，血压不稳定，可考虑应用血管活性药物。一般在外周血管扩张(高排低阻型休克)时可酌情选用血管收缩剂；而在外周血管痉挛(低排高阻型休克)时宜选用血管扩张剂；对于不明休克类型者常在补足血容量后试用血管扩张剂或二者联用。休克早期小动脉痉挛，后期则小静脉痉挛，上述两类药物交替或联合使用，以提高血压并维持、改善微循环，增强心肌收缩力和心排血量，改善器官灌流。

续表

要点	内容
要点五 治疗	(1) 拟肾上腺素类。①多巴胺:小剂量选择性扩张肾、肠系膜、冠状动脉和脑部血管,保障重要脏器供血;大剂量时周围血管收缩而升压。②多巴酚丁胺:增加心肌收缩力及心排血量,常用于心源性休克。③异丙肾上腺素:增强心肌收缩力,加快心率作用,适用于脉搏细弱、少尿、四肢冷患者或心率减慢的暂时治疗。④肾上腺素:用于过敏性休克,禁用于心源性休克。⑤去甲肾上腺素:用于极度低血压或感染性休克。⑥间羟胺:作用较弱而持久,目前较常用于升压治疗。 (2) 肾上腺素能α受体阻滞剂。①酚妥拉明:显著扩张小静脉,可增强心肌收缩,常用于心血管急症。②酚苄明:常用于出血性、创伤性和感染性休克。 (3) 莨菪类(抗胆碱类)。包括阿托品、东莨菪碱和654-2(山莨菪碱)等,主要用于感染性休克。 (4) 其他。①硝普钠:用于急性心梗合并心源性休克。②氯丙嗪:用于感染性、创伤性。③血管紧张素胺:升压作用强而短暂。④糖皮质激素:用于感染性休克、过敏性休克和急性心梗合并心源性休克者。 4. 维护脏器功能。主要提高脏器灌注,改善细胞代谢。①增强心肌收缩:常用毛花苷C、多巴酚丁胺。②维护呼吸功能:加强通气与给氧措施,必要时建立人工气道机械呼吸,尽早施行呼气末正压通气(PEEP)防治急性呼吸窘迫综合征(ARDS)。③维护肾功能:持续少尿时,快速静脉注射20%甘露醇或呋塞米,使尿量>100mL/h;若仍无尿,则提示急性肾功能不全,予透析治疗或相应处理。④防治脑水肿:常用20%甘露醇快速静脉滴注,降低颅内压,解除脑血管痉挛。⑤DIC的治疗:在抗休克综合治疗的基础上尽早给予肝素或活血化瘀中药制剂。 **(四) 其他治疗措施★★★★** 1. 纳洛酮。提高左心室收缩压及升高血压,从而提高休克的存活率。 2. 环氧化酶抑制剂。吲哚美辛、阿司匹林、布洛芬可抑制环氧化酶,降低血液黏度,缓解血管痉挛,阻断休克的病理环节。 3. 其他。自由基清除剂(钙拮抗剂、超氧化物歧化酶、过氧化氢酶、谷胱甘肽、谷氨酰胺、甘露醇、辅酶Q_{10}、维生素C、维生素E等)、新鲜冷冻血浆、新鲜血浆冷沉淀物、血栓素合成抑制剂等药物,也可用于休克。
真题精选	休克期患者的临床表现,错误的是 A. 皮肤黏膜苍白 B. 少尿甚至无尿 C. 血压进行性下降 D. 呼吸衰竭 E. 淡漠、反应迟钝 答案:A; 考点:休克的临床表现 解析:考生要掌握休克早期、休克期、休克晚期的临床表现,选项A是休克早期即微循环痉挛期的临床表现,故选择A。

细目三 上消化道出血

【考点透视】
1. 掌握上消化道出血的诊断、治疗。
2. 理解上消化道出血的概念、临床表现。
3. 了解上消化道出血的病因。

要点	内容
要点一 概念	上消化道出血是指屈氏韧带以上的消化道,包括食管、胃、十二指肠、上段空肠以及肝、胰、胆病变引起的出血,是消化系统最常见的急危症。上消化道大出血是指在短时期内的失血量超过1000mL或循环血容量的20%。
要点二 病因	临床上最常见的病因是消化性溃疡,其次是食管胃底静脉曲张破裂、急性胃黏膜损害及胃癌等。 **1. 消化系统疾病** (1) 食管疾病。食管静脉曲张破裂、食管炎、食管贲门黏膜撕裂、食管癌、食管异物,以及放射性损伤和强酸、强碱等化学性损伤。

续表

要点	内容
要点二 病因	（2）胃部疾病。胃溃疡、急性胃黏膜损伤、胃黏膜脱垂、胃癌、胃血管病变（血管瘤、动静脉畸形）及胃憩室等。 （3）十二指肠疾病。十二指肠溃疡、十二指肠炎、憩室、肿瘤等。 （4）肝胆疾病。胆管或胆囊结石、胆道蛔虫病、胆囊或胆管癌、肝癌、肝脓肿或肝动脉瘤破入胆道。 （5）胰腺疾病。急性出血坏死性胰腺炎、胰腺肿瘤。 **2. 全身性疾病** （1）血管性疾病。过敏性紫癜、遗传性出血性毛细血管扩张等。 （2）血液病。血友病、血小板减少性紫癜、白血病、弥散性血管内凝血等。 （3）急性感染。流行性出血热、重型肝炎、钩端螺旋体病及败血症等。 （4）应激性溃疡。各种严重疾病引起的应激状态下（如重度烧伤、脑血管意外、慢性肺心病、呼吸衰竭等）产生的应激性溃疡。 （5）结缔组织病。结节性多动脉炎或其他血管炎、系统性红斑狼疮、白塞病等。 （6）尿毒症。
要点三 临床表现	临床表现取决于病变性质、部位、失血量、失血速度、患者的年龄和一般状况等。★★★ **1. 呕血和黑便。** 呕血和黑便为上消化道大出血的特征性表现。一般情况下，幽门以上大量出血表现为呕血，幽门以下出血表现为黑便。但如果幽门以下出血量大，速度快，血液反流入胃，可兼有呕血；反之，如果幽门以上出血量小或出血速度慢，血液全部流入肠内，则亦仅见黑便。有呕血者往往发生黑便，有黑便者不一定发生呕血。 **2. 失血性周围循环衰竭。** 急性大量出血，因循环血容量迅速减少，静脉回心血量相应不足，故可导致周围循环衰竭。表现为头昏、心悸、出汗、乏力、黑矇、口渴、心率加快、血压降低等，严重时发生休克。 **3. 发热。** 一般在24小时内出现发热，体温多在38.5℃以下，一般持续3～5天后降至正常。 **4. 贫血。** 上消化道大量出血后均有急性失血后贫血。出血早期，红细胞计数、血红蛋白浓度及红细胞比容一般无明显变化。出血后3～4小时以上出现红细胞、血红蛋白数值降低；大量出血2～5小时后，白细胞计数可升高。 **5. 氮质血症。** 上消化道大出血后，数小时内由于大量血液分解产物被肠道吸收，引起血尿素氮浓度增高，称肠性氮质血症。大多在出血后数小时血尿素氮开始上升，24～48小时可达高峰，3～4天后降至正常。
要点四 诊断	★★★★ **1. 大出血诊断的确定。** 根据呕血、黑便和失血性周围循环衰竭的临床表现，呕吐物或黑便隐血试验呈强阳性，内镜及选择性动脉造影等检查，可作出上消化道大出血的诊断。呕血还需与咯血鉴别。 **2. 估计出血量。** ①成人每天消化道出血量达5～10mL，粪便隐血试验阳性。②每天出血量＞50mL，出现黑便。③胃内积血量达250～300mL，可引起呕血。④一次性出血量＞400mL，可引起全身症状如烦躁、心悸、头晕、出汗等。⑤数小时内出血量＞1000mL（循环血容量的20%），可出现周围循环衰竭表现。⑥数小时内出血量＞1500mL（循环血容量的30%），发生失代偿性休克。根据收缩压可估计失血量，血压降至90～100mmHg时，失血量约为循环血容量的20%；血压降至60～80mmHg时，失血量约为循环血容量的30%；血压降至40～50mmHg时，失血量＞循环血容量的40%。提示严重大出血的征象是：收缩压＜80mmHg或较基础压降低＞25%；心率＞120次/分，血红蛋白＜70g/L。 **3. 判断是否继续出血。** 临床上出现下列情况应考虑继续出血：①反复呕血，或黑便次数增多，甚至呕血转为鲜红色，黑便转为暗红色，伴肠鸣音亢进。②虽经补液、输血，周围循环衰竭的表现未见明显改善，或暂时好转又恶化。③血红蛋白浓度、红细胞计数与血细胞比容继续下降，网织细胞计数持续升高。④在体液与尿量足够的情况下，血尿素氮持续或再次增高。 **4. 病因诊断。** 病因诊断除根据病史、症状与体征外，还应进行必要的检查以确定其病因及部位。

续表

要点	内容
要点四 诊断	(1) 胃镜是目前诊断上消化道出血病因的首选检查方法,可以判断出血部位、病因及出血量,还可获得活组织检查和细胞检查标本,提高诊断的准确度。必要时应在发病 24 小时内进行。 (2) 选择性腹腔动脉造影是发现血管畸形、血管瘤等血管病变致消化道出血的唯一方法,一般不作为首选,主要用于消化道急性出血而内镜检查无阳性发现者。本检查须在活动性出血时进行。 (3) X 线钡餐检查主要用于患者有胃镜检查禁忌或不愿进行胃镜检查者,或对经胃镜检查出血原因不明,而病变在十二指肠降段以下小肠段者,则有特殊诊断价值。主张在出血停止 2 周以上和病情基本稳定数天后进行。
要点五 治疗	(一) 一般治疗★★★★ 患者应卧床休息,防止窒息。吸氧,大量出血时应禁食,烦躁不安者可给予适量镇静剂。加强护理,严密监测心率、血压、呼吸、尿量及神志变化,观察呕血及黑便情况,定期复查血红蛋白浓度、红细胞计数、红细胞比容与血尿素氮。必要时进行心电监护。 (二) 补充血容量★★★★ 尽快建立有效的静脉输液通道,立即配血。可先输用葡萄糖氯化钠溶液,开始输液宜快。改善急性失血性周围循环衰竭的关键是输足量全血,紧急输血指征是:①患者改变体位时出现晕厥、血压下降和心率加快。②收缩压<90mmHg(或较基础压下降>25%)。③血红蛋白<70g/L,或红细胞比容<25%。对于肝硬化食管胃底静脉曲张破裂出血者,应输入新鲜血,且输血量适中,以免门静脉压力增高导致再出血,或诱发肝性脑病。 (三) 止血治疗★★★★ 1. 食管胃底静脉曲张破裂大出血。 (1) 药物止血。常用垂体后叶素静脉注射,止血后逐渐减量维持 12～14 小时;生长抑素用于治疗食管胃底静脉曲张出血。为防止食管静脉曲张出血停止后再次出血,需加用预防食管静脉曲张出血药物如硝苯地平、硝酸甘油等。 (2) 气囊压迫止血。压迫胃底食管曲张静脉而止血,止血效果肯定,适用于药物治疗失败或无手术指征者,但患者痛苦大,并发症较多。 (3) 内镜治疗。①硬化栓塞疗法:是控制食管静脉曲张破裂出血的重要方法,但要严格掌握适应证及禁忌证。②食管静脉曲张套扎术:是治疗食管静脉曲张破裂出血的重要手段。 (4) 经皮经颈静脉肝穿刺肝内门体分流术。在 B 超或 CT 引导下的介入治疗技术。 (5) 手术治疗。在大出血期间采用各种非手术治疗不能止血者,可考虑进行外科手术治疗。 2. 非静脉曲张破裂大出血最常见于消化性溃疡。 (1) 提高胃内 pH 值。胃内 pH 值下降可抑制血小板聚集,使形成的血栓溶解,并抑制凝血酶活性,不利于止血。静脉使用抑制胃酸分泌的药物如西咪替丁、雷尼替丁或质子泵抑制剂奥美拉唑等,升高胃内 pH值,可有效止血。 (2) 局部止血措施。①冰盐水洗胃。②胃内注入去甲肾上腺素溶液,老年患者不宜使用。 (3) 内镜下止血。在出血部位附近注射高渗盐水、无水乙醇、1:10000 肾上腺素溶液或凝血酶溶液等;也可选择在内镜下用激光、高频电灼、热探头或微波等热凝固方法进行止血。 (4) 手术治疗。经积极内科治疗仍有活动性出血者,应掌握时机进行手术治疗,指征是:①年龄>50 岁并伴动脉硬化、经治疗 24 小时后出血不止。②严重出血经内科积极治疗后仍不止血。③近期曾有多次反复出血。④合并幽门梗阻、胃穿孔或疑有癌变者。
真题精选	治疗上消化道出血患者首要的措施是 A. 内镜下治疗　　　B. 补充血容量　　　C. 应用制酸剂 D. 冰盐水洗胃　　　E. 应用止血药物 答案:B;考点:上消化道出血的治疗 解析:尽快建立有效的静脉输液通道,立即配血,即补充血容量是治疗上消化道出血的首要措施,故选择 B。

细目四 急性中毒

1. 掌握急性中毒的诊断和治疗。

2. 理解急性中毒的临床表现。

3. 了解急性中毒的概述、病因及机制。

要点	内容
要点一 概述	**(一)病因** 一定量的毒物短时间内进入机体，产生相应的毒性损害，起病急、病情重，甚至危及生命，称为急性中毒。急性中毒的病因有： 1. 职业性中毒。有毒物质的生产、包装、运输、使用过程中，因防护不当或发生意外，毒物经消化道、呼吸道、皮肤黏膜等进入机体而发病，可以导致急性或慢性中毒。 2. 生活性中毒。由于生活中误食、意外接触、自杀、谋杀、用药过量等，毒物进入机体而发生中毒，多数情况下造成急性中毒。 **(二)中毒机制** 不同性质的毒物具有不同的中毒机制，部分毒物多机制、多途径导致急性中毒。 1. 局部刺激、腐蚀作用如强酸、强碱中毒，导致毒物接触部位损伤。 2. 缺氧。通过阻碍氧的吸收、转运、利用，导致机体严重缺氧，如一氧化碳、硫化氢、氰化物等。 3. 抑制体内酶的活性。毒物本身或其代谢产物抑制体内某些酶的活性，导致中毒，如有机磷杀虫药抑制胆碱酯酶、氰化物抑制细胞色素氧化酶、重金属抑制含巯基的酶类等。 4. 干扰细胞功能。某些毒物可导致细胞的重要结构发生异常，甚至导致细胞死亡，如四氯化碳、棉酚等可导致脏器细胞线粒体损害。 5. 与受体竞争。如阿托品可阻断毒蕈碱受体。 6. 麻醉作用。亲脂性毒物可透过血脑屏障并与脑组织及其细胞膜上的脂质结合，从而损害脑功能。 **(三)诊断原则** 1. 采集病史。向现场目击者了解起病经过，获取有关中毒的信息。生活性中毒详细询问患者的精神状态、家庭成员的服药情况、家中留存的可疑毒物；业性中毒应详细询问职业、工种，生产中接触的毒物种类与数量，采取的防护措施，有无意外情况发生等。 2. 体格检查。发现特异性中毒体征。首先明确患者生命体征情况，判定是否立即实施救治，随后仔细检查患者呕吐物、呼出气体的气味，皮肤黏膜颜色、出汗情况、有无皮疹，观察瞳孔大小，并进行系统的体格检查，发现有诊断价值的中毒体征。 3. 辅助检查。留取可疑毒物及呕吐物、血液、尿液等含毒物，快速送检，获取确切的诊断依据。 4. 诊断性治疗。结合患者对特异性解毒剂试验性治疗的反应，协助诊断。 **(四)治疗原则** 1. 一般处理。 (1)边实施救治，边采集病史，留取含毒物或采血送检。 (2)给患者取恰当的体位，保持呼吸道通畅，及时清除口咽、鼻腔内分泌物，给氧。 (3)及时向患者家属交代病情及可能发生的病情变化。 2. 清除未吸收的毒物。根据中毒途径选择。 (1)口服中毒。①催吐：用于神志清醒患者。最简单的方法为用压舌板等刺激咽后壁或舌根催吐，也可服用土根糖浆。意识障碍者禁止催吐。②洗胃：应尽早、反复、彻底洗胃，洗胃方法有口服法、胃管法。③导泻：于洗胃后进行。常用导泻剂有硫酸钠、硫酸镁、甘露醇等。④灌肠：用于中毒时间较长>6小时的患者。常用微温肥皂水高位连续灌肠。 (2)皮肤、黏膜吸收中毒。多为各种农药制造、使用过程中发生中毒。立即应用清水或能溶解毒物的溶剂彻底洗涤接触毒物部位。

续表

要点	内容
要点一 概述	（3）**吸入中毒**。立即将患者移离中毒现场，吸氧。严重患者应用呼吸兴奋剂或进行人工呼吸。 （4）**注射中毒**。中毒早期应用止血带或布条扎紧注射部位上端，或于注射部位放射状注射肾上腺素，减缓毒物吸收。 3. **促进吸收的毒物排出**。 （1）**利尿**。促进毒物由肾脏排泄。快速输液并应用呋塞米静脉注射，或应用 20% 甘露醇静脉滴注。合并有肺水肿患者慎用或禁用。 （2）**吸氧**。用于有毒气体中毒。 （3）**改变尿液酸碱度**。应用碳酸氢钠碱化尿液，用于巴比妥类、异烟肼等中毒；应用维生素等酸化尿液，用于苯丙胺等中毒。 （4）**其他**。血液透析、血浆置换等。 4. **应用特效解毒剂**。特效解毒剂指对某种毒物有特异性解毒作用的药物，明确诊断后应尽早使用，根据病情选择应用剂量与给药途径。 5. **对症治疗**。针对中毒后出现的症状、体征及并发症，给予相应的急救处理。快速纠正危及生命的毒性效应如呼吸心跳骤停、心肺功能衰竭、休克、肺水肿、脑水肿、严重心律失常、弥漫性血管内凝血、急性肾衰竭等。
要点二 急性一氧化碳中毒	**（一）病因与中毒机制** 急性一氧化碳中毒为较常见的生活性及职业性中毒，如未及时发现并实施救治，短时间内危及生命，为常见临床急症。 1. **病因**。任何含碳的物质不完全燃烧，均可产生一氧化碳。 （1）**生活性中毒**。寒冷季节于密封的居室中用煤气或煤炉取暖，因通风不良而引发中毒，应用燃气热水器洗浴不当或煤气泄漏发生意外也为中毒的常见原因。 （2）**生产性中毒**。炼钢、烧窑、煤矿矿井等工作中因产生大量一氧化碳而防护不当时。 2. **中毒机制**。一氧化碳吸收入机体后，85% 与血液中血红蛋白结合，形成稳定不易解离的碳氧血红蛋白，使血红蛋白丧失正常的携氧能力，导致机体组织器官缺氧。高浓度的一氧化碳还可影响氧气由毛细血管向细胞线粒体弥散，导致线粒体损害。此外，一氧化碳可抑制细胞色素氧化酶活性，阻碍组织对氧的利用。大脑与心脏最早发生异常，因缺氧可出现脑细胞能量耗竭、脑细胞水肿、脑内酸性代谢产物蓄积而发生脑细胞间质水肿。继之脑循环障碍而发生脑血栓形成、脑组织缺血性坏死与广泛脱髓鞘病变，为部分患者发生迟发性脑病的病理基础。 **（二）临床表现★★★** 急性中毒的程度及表现取决于患者接触毒物的时间长短、既往健康状况。依据临床表现及血碳氧血红蛋白浓度，将中毒分为轻、中、重 3 级。 1. **轻度中毒**。以剧烈头痛、头晕、乏力、恶心、呕吐、视物不清、嗜睡、意识模糊为特点，可诱发心绞痛发作。查体见口唇黏膜呈樱桃红色。血碳氧血红蛋白浓度为 10% ～20% 。 2. **中度中毒**。出现神志不清，皮肤、黏膜呈明显樱桃红色，伴多汗、烦躁不安，逐渐出现意识障碍，进入昏迷状态。查体可见瞳孔对光反射、角膜反射迟钝，肌腱反射减弱，部分患者开始出现生命体征异常。血碳氧血红蛋白浓度为 30%～40%。 3. **重度中毒**。进入昏迷状态，伴反复惊厥发作，大小便失禁，血压下降，呼吸不规则，瞳孔扩大，各种反射减弱甚至消失，体温升高，可并发肺水肿、脑水肿及心脏、肾脏损害。部分患者呈现去大脑皮层状态，表现为无意识、睁眼、不动、无语，呼之不应，推之不动。此期患者若抢救存活，多遗留中枢神经系统后遗症。 急性一氧化碳中毒患者经治疗病情好转，意识恢复后，于发病数天至数十天之后，出现一系列神经系统功能异常表现，称为迟发性脑病，表现为精神、意识障碍；锥体外系功能障碍；锥体系功能障碍；大脑皮层局灶性功能缺失；周围神经炎等。

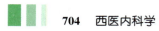

要点	内容
要点二 急性一氧化碳中毒	**（三）诊断★★★** 有导致急性一氧化碳中毒的情况存在,结合临床表现以及血碳氧血红蛋白测定＞10％,可以确定诊断。应注意排除急性脑血管病、其他急性中毒等导致中枢神经功能障碍的疾患与情况。 **（四）治疗★★★★** 1. 一般处理。立即将患者搬移至空气新鲜处,松解衣服,平卧位休息,注意保暖,保持呼吸道通畅。发生呼吸、心跳停止,立即进行心肺复苏术。向患者家属交代病情。 2. 纠正吸氧。关键性治疗。应用面罩吸入纯氧,条件允许吸入含 5％二氧化碳的氧气,可刺激呼吸中枢,加速一氧化碳解离。高压氧舱治疗可增加血液中溶解氧,提高动脉血氧分压,促进氧气向组织弥散,从而迅速纠正缺氧,为最有效的治疗方法。 3. 防治脑水肿。于发病后 24～48 小时达高峰,尤其有意识障碍的中、重度中毒患者,应用 25％甘露醇或/和糖皮质激素、利尿剂治疗。昏迷患者头部冰敷降温。 4. 对症处理。高热者给予物理降温及药物降温;抽搐患者适当应用镇静剂,严重发作的患者可考虑应用人工冬眠;纠正水、电解质失衡,防治感染、肺水肿与急性肾衰竭。 5. 其他。静脉滴注细胞色素 C、维生素 C、能量合剂等;加强护理;注意营养与热量的供给。
要点三 急性有机磷杀虫药中毒	**（一）病因与中毒机制** 1. 病因。有机磷杀虫药品种繁多,为农业生产过程中最常用的杀虫剂。有机磷杀虫药按其对于急性经口进入体内的半数致死量(LD_{50}),分为剧毒类(甲拌磷、内吸磷、对硫磷等),高毒类(甲胺磷、氧乐果、敌敌畏等),中毒类(乐果、敌百虫等),低毒类(马拉硫磷、氯硫磷等)。有机磷杀虫药易挥发而具有一种刺激性蒜味。 (1) 职业性中毒。可因有机磷的生产、运输、使用过程中防护不当,发生中毒,多经呼吸道吸入或经皮肤黏膜吸收中毒。 (2) 生活性中毒。多见于有机磷误服、服毒等,也可因其杀灭蚊虫时使用不当经呼吸道、皮肤中毒。 2. 中毒机制。有机磷杀虫药进入机体后,迅速分布于全身,其中肝脏含量最高,主要在肝脏代谢。有机磷杀虫药进入人体后,以其磷酸根与胆碱酯酶的活性部分紧密结合,形成稳定的磷酰化胆碱酯酶,使胆碱酯酶失去水解乙酰胆碱的能力,从而导致体内胆碱能神经末梢释放的乙酰胆碱蓄积过多,作用于胆碱能受体,使其先过度兴奋,而后抑制,最终衰竭,从而产生一系列中毒症状,严重时可因昏迷、呼吸衰竭而发生死亡。体内胆碱能神经主要包括副交感神经末梢及交感神经节。副交感神经末梢兴奋主要表现为:①腺体分泌增加。②平滑肌痉挛。③心脏抑制。④瞳孔括约肌收缩。交感神经节兴奋,其节后交感神经末梢释放儿茶酚胺增加,出现肌纤维颤动、血压升高、心律失常等。 **（二）临床表现★★★** 接触有机磷杀虫药后至发病,有一定的潜伏期,经口服中毒一般于 10 分钟～2 小时出现症状;经皮肤黏膜吸收中毒,多数在接触后 2 小时以上出现症状。 1. 毒蕈碱样表现(M 样症状)。为出现最早的表现。 (1) 腺体分泌增加。表现为流泪、流涎、大汗,呼吸道分泌物增多,严重时导致发绀、呼吸困难、肺水肿。 (2) 平滑肌痉挛。表现为恶心、呕吐、腹痛、腹泻、大小便失禁等。 (3) 心脏抑制。表现为心动过缓。 (4) 瞳孔括约肌收缩。表现为瞳孔缩小呈针尖样。 2. 烟碱样表现(N 样症状)。见于中、重度中毒,面部、四肢甚至全身肌肉颤动,严重时出现肌肉强直性痉挛、抽搐,表现为牙关紧闭、颈项强直,伴有脉搏加速、血压升高、心律失常等,随后出现肌力减退、瘫痪,严重时因呼吸肌麻痹而出现周围性呼吸衰竭,部分患者出现意识障碍。 3. 中枢神经系统。表现头痛、头晕、行走不稳、共济失调等,病情严重者出现烦躁、抽搐,甚至发生脑水肿,进入昏迷状态。

要点	内容
	4. 其他。经皮肤黏膜吸收中毒，接触毒物部位可出现过敏性皮炎，并可发生水泡与剥脱性皮炎。少数重度急性有机磷杀虫药中毒患者，在发病后 2～3 天出现指端麻木、疼痛，逐渐加重出现肢体乏力，甚至四肢瘫痪、肌肉萎缩等，称为迟发性脑病，多见于甲胺磷中毒。少数患者于急性中毒发生 24 小时后，中毒症状缓解之后，出现肌肉无力，表现为抬头困难、眼球活动受限、上睑下垂、声音嘶哑、吞咽困难，严重时出现呼吸肌麻痹、呼吸困难而发生死亡，称为中间综合征。 **（三）诊断★★★★** 1. 诊断要点 （1）病史。有机磷杀虫药接触史，多在接触后 0.5～12 小时内出现中毒症状，多不超过 24 小时。 （2）临床特点。呼出气、呕吐物有刺激性蒜臭味，以出现毒蕈碱样症状、烟碱样症状及中枢神经系统症状为临床特点。 （3）辅助检查。测定全血胆碱酯酶活力＜70％，为诊断有机磷杀虫药中毒的特异性指标，常作为判断中毒程度、估计预后、评价疗效的重要依据。 2. 分级诊断。依据病情及临床特点、全血胆碱酯酶活力测定，将有机磷杀虫药中毒分为轻、中、重 3 级。 （1）轻度中毒。以 N 样症状为主，表现为头痛、恶心呕吐、多汗、视物不清、乏力、瞳孔缩小等。全血胆碱酯酶活力 70％～50％。 （2）中度中毒。除 M 样症状外，出现 N 样症状：肌肉颤动、瞳孔缩小呈针尖样，伴有呼吸困难、流涎、腹痛、腹泻、步态不稳，意识可清醒。全血胆碱酯酶活力 50％～30％。 （3）重度中毒。除 M 样症状及 N 样症状外，出现中枢神经系统及重要脏器功能障碍的表现：脑水肿、肺水肿、呼吸麻痹等，表现为呼吸困难、发绀、大小便失禁、抽搐及昏迷。全血胆碱酯酶活力＜30％。 **（四）治疗★★★★** 1. 一般处理。立即使患者脱离中毒现场，脱去被污染的衣物鞋袜及首饰、佩戴物，保持呼吸道通畅。 2. 清除毒物。经皮肤、毛发中毒者，应用肥皂水或清水彻底清洗。经口中毒者，立即刺激咽喉部催吐，并经胃管洗胃。选择洗胃液应注意：敌百虫中毒禁用 2％碳酸氢钠洗胃；内吸磷、对硫磷、甲拌磷、乐果等禁用高锰酸钾溶液洗胃；洗胃后给予硫酸镁或硫酸钠经胃管或口服导泻，深昏迷患者禁用硫酸镁导泻，禁用油类导泻剂。 3. 应用特效解毒药物。 （1）抗胆碱能药物。阻断乙酰胆碱的作用，缓解毒蕈碱样症状及中枢神经系统症状，对烟碱样症状无效，不能恢复胆碱酯酶活力。常用阿托品，以早期、足量、反复、持续快速阿托品化为原则，但应注意剂量个体化，尽早达"阿托品化"，即应用阿托品后患者出现意识好转、皮肤干燥、颜面潮红、肺部湿性啰音消失、瞳孔较前扩大、心率较前增快等表现。治疗过程中患者出现瞳孔扩大、烦躁不安、神志不清、抽搐、尿潴留，甚至昏迷，提示发生阿托品中毒，应立即停用。 （2）胆碱酯酶复能剂。可恢复被抑制的胆碱酯酶的活性，并可缓解烟碱样症状。常用药物有碘解磷定、氯磷定、双复磷等。胆碱酯酶复能剂应与阿托品联合应用，两种药物同时应用时，应减少阿托品的剂量，以免发生阿托品中毒。目前临床上已广泛应用复方解毒剂，常用解磷注射液。 4. 对症治疗。针对呼吸抑制、心律失常、肺水肿、休克、脑水肿、抽搐等严重表现，积极采取相应的有效急救措施治疗。必要时适量应用糖皮质激素，及时给予呼吸机治疗。
真题精选	急性一氧化碳中毒的诊断标准是 A. 碳氧血红蛋白＞15％　　　B. 碳氧血红蛋白＞20％ C. 碳氧血红蛋白＞5％　　　　D. 碳氧血红蛋白＞10％ E. 碳氧血红蛋白＞25％ 答案：D；　考点：一氧化碳中毒的诊断 解析：有导致急性一氧化碳中毒的情况存在，结合临床表现及血碳氧血红蛋白测定＞10％，可以确定诊断，故选择 D。

要点三
急性有机磷
杀虫药中毒

细目五　中　暑

【考点透视】

1. 掌握中暑的诊断与鉴别诊断、治疗。
2. 理解中暑的临床表现。
3. 了解中暑的病因、发病机制。

要点	内容
要点一 病因	中暑是指人体长时间暴露于高温或强烈热辐射环境中,引起以体温调节中枢功能障碍、汗腺功能衰竭及水、电解质紊乱等对高温环境适应不全的表现为特点的一组疾病。 1. 环境温度。过高环境温度>35℃且湿度>80%,或工作环境有产热源,长时间工作,无充分降温措施。 2. 机体产热增加。高温环境中从事重体力劳动、发热、甲状腺功能亢进症或应用苯丙胺等药物。 3. 机体散热减少。环境湿度过高、过度肥胖、衣物透气性差等致机体散热障碍。 4. 汗腺功能障碍。先天性汗腺缺乏症、硬皮病、广泛皮肤烧伤后瘢痕形成等。 5. 其他。老年体弱、过度疲劳、肥胖、饮酒、饥饿、失水失盐、应用阿托品或其他抗胆碱能药物而影响汗腺分泌等。
要点二 发病机制	中暑依据发生机制及临床特点,分为热射病、热痉挛、热衰竭。 1. 热射病。由于人体受外界环境中热源的作用,体内热量不能通过生理性散热以达到热平衡,致使体内热蓄积而体温升高,体温调节中枢失控,汗腺功能衰竭,使散热量减少,体温骤增。当体温>42℃时,蛋白质变性,体温>50℃时数分钟内细胞即可发生死亡。 2. 热痉挛。汗液中含有0.3%～0.5%氯化钠,高温环境中大量出汗,导致失水失钠,进而仅补充水分,出现低钠血症,表现为肌肉痉挛、疼痛。 3. 热衰竭。由于人体对高温环境不适应,引起周围血管扩张,循环血容量不足,发生虚脱;亦可伴有过多出汗而失水和失钠。
要点三 临床表现	★★★ 1. 热射病。典型临床表现为高热,体温常>41℃,无汗和意识障碍。先有全身软弱、乏力、头昏、头痛、恶心、出汗减少,继而体温迅速上升,出现嗜睡、谵妄甚至昏迷。查体可见皮肤干燥、灼热、无汗,呈潮红或苍白色,周围循环衰竭时出现发绀;脉率增快、血压偏低,脉压增大,可伴有心律失常;呼吸浅速,病情严重者呈陈-施呼吸、全身肌肉抽搐;瞳孔先缩小后期扩大,对光反射迟钝或消失。危重患者出现休克、心力衰竭、肺水肿、脑水肿、肝肾功能衰竭、弥散性血管内凝血等严重并发症。实验室检查可出现血白细胞总数和中性粒细胞分类增多,蛋白尿和管型尿,血BUN、AST和ALT、LDH、CK增高,血pH值降低,血钠、血钾降低。心电图可出现心律失常和心肌损害表现。 2. 热痉挛。常发生在高温环境中强体力劳动后,患者常先有大量出汗,随后四肢肌肉、腹壁肌肉甚至胃肠道平滑肌发生阵发性痉挛和疼痛。实验室检查多有血钠和血氯降低,尿肌酸增高。 3. 热衰竭。先有头痛、头晕、恶心,继之口渴、胸闷、面色苍白、冷汗淋漓、脉搏细弱或缓慢、血压偏低。可有晕厥、手足抽搐。危重者有周围循环衰竭表现。实验室检查多有低钠和低钾血症。临床可2种或3种中暑类型同时并存,有时不易截然区分。
要点四 诊断与 鉴别诊断	★★★★ 1. 诊断。中暑可根据在高温环境中劳动和生活时出现体温升高、肌肉痉挛和/或晕厥,并排除其他症状相似的疾病后,即可诊断。根据我国《职业性中暑诊断标准》(GB11508—89),将中暑分为以下3级: (1) 先兆中暑。在高温环境中劳动一定时间后,出现头昏、头痛、口渴、多汗、全身疲乏、心悸、注意力不集中、动作不协调等症状,体温正常或略有升高。 (2) 轻症中暑。除有先兆中暑的症状外,出现面色潮红、大量出汗、脉搏决速等表现,体温升高至38.5℃以上。 (3) 重症中暑。包括热射病、热痉挛和热衰竭3型。

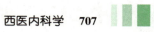

要点	内容
要点四 诊断与 鉴别诊断	2. 鉴别诊断。热射病应与脑炎、有机杀虫药中毒、中毒性肺炎、菌痢、疟疾等疾病鉴别;热衰竭应与消化道出血、异位妊娠、低血糖症等鉴别;热痉挛伴腹痛应与各种急腹症鉴别。
要点五 治疗	★★★★ 1. 紧急处理。应迅速将患者转移至阴凉通风处休息或静卧,口服凉盐水、清凉含盐饮料。 2. 补充水、电解质。有周围循环衰竭者应立即开通静脉通路,静脉滴注 0.9% 氯化钠溶液、葡萄糖和氯化钾溶液。一般患者经治疗后 30 分钟至数小时内即可恢复。热射病患者预后严重,死亡率高。 3. 降温治疗。为热射病的关键性治疗措施。 (1) 物理降温。可将患者浸浴在 4℃ 水中,并按摩四肢皮肤,促进散热。物理降温过程中必须随时观察和记录肛温,待肛温降至 38.5℃ 时,应立即停止降温,将患者转移到室温 25℃ 以下的环境中继续密切观察。或在头部、腋窝、腹股沟处放置冰袋,并用电扇吹风,加速散热。 (2) 药物降温。氯丙嗪是协助物理降温的常用药物,用药过程中要密切观察血压,血压下降时应减慢滴速或停药,低血压时应用间羟胺等。 4. 对症治疗。①保持呼吸道通畅,吸氧。②纠正电解质紊乱及酸中毒。③休克者应用升压药;发生心力衰竭时应用洋地黄制剂;疑有脑水肿者给予甘露醇;急性肾衰竭患者可进行血液透析;发生弥散性血管内凝血时应用肝素,必要时加用抗纤维蛋白溶解。 5. 应用糖皮质激素。糖皮质激素对高温引起机体的应激和组织反应以及防治脑水肿、肺水肿均有一定的效果,可用于热射病。 6. 其他。加强护理,特别是热射病昏迷患者。提供营养丰富的食物及维生素 B 和 C,促使患者早日恢复健康。
真题精选	下列易发生中暑的疾病,错误的是 A. 甲状腺功能减退　　　B. 先天性汗腺缺乏 C. 慢性心力衰竭　　　　D. 大面积皮肤烧伤后 E. 硬皮病 答案:A;　考点:中暑的病因 解析:引起中暑的病因主要有环境温度过高、机体产热增加、机体散热减少、汗腺功能障碍等,选项 B、C、D、E 均可引起中暑,甲状腺功能亢进也可引起中暑,非甲状腺功能减退,故答案选择 A。

北京航空航天大学出版社
读者意见反馈表

尊敬的读者：

　　您好！

　　首先,非常感谢您购买我们的图书。您对我们的信赖与支持将激励我们出版更多更好的精品图书。为了解您对本书以及我社其他图书的看法和意见,以便今后为您提供更优秀的图书,请您抽出宝贵时间,填写这份意见反馈表,并寄至：

　　北京市海淀区学院路 37 号北京航空航天大学出版社市场部(收)

　　邮编:100191　　　　　　传真:010 - 82317028

　　Email:106778237@qq.com　　　网址:http://www.buaapress.com.cn

　　凡提出有利于提高我社图书质量的意见和建议的读者,均可获得北京航空航天大学出版社价值 20 元的图书(价格超过 20 元的图书只需补差价)。期待您的参与,再次感谢！

中医执业及助理医师资格考试笔试重难点精析

读者个人信息：

姓名:_____　　　　　性别:_____　　　　　年龄:_____

身份:学生□　　　　　社会在职人员□　　　　　其他□

文化程度:大专及以下□　　　本科□　　　　　研究生□

电话:_____　　手机:_____　　Email:_____　　QQ:_____

通信地址:_____　　邮编:_____

您获知本书的来源：

新华书店□　　　民营书店□　　　辅导班老师推荐□　　　网络□

他人推荐□　　　媒体宣传(请说明)_____　　　其他(请说明)_____

您购买本书的地点：

新华书店□　　　民营书店□　　　辅导班□　　　网上书店□　　　其他(请说明)_____

您对本书的评价：

内容质量:很好□　　　较好□　　　一般□　　　较差□　　　很差□

您的建议:_____

体例结构:很好□　　　较好□　　　一般□　　　较差□　　　很差□

您的建议:_____

封面、装帧设计:很好□　　较好□　　　一般□　　　较差□　　　很差□

您的建议:_____

内文版式:很好□　　　较好□　　　一般□　　　较差□　　　很差□

您的建议:_____

印刷质量:很好□　　　较好□　　　一般□　　　较差□　　　很差□

您的建议:_____

总体评价:很好□　　　较好□　　　一般□　　　较差□　　　很差□

影响您是否购书的因素:(可多选)

内容质量□　　体例结构□　　封面、装帧设计□　　内文版式□　　印刷质量□

封面文字□　　封底文字□　　内容简介□　　　　前言□　　　　目录□

作者□　　　　出版社□　　　价格□　　广告宣传□　　其他(请说明)_____

您是否知道北京航空航天大学出版社:知道□　　不知道□

您是否买过北京航空航天大学出版社的图书:

买过(书名:_____)□　　没买过□

您对本书的具体意见和建议:

_____
_____
_____
_____
_____

您还希望购买哪方面的图书:

_____
_____
_____
_____

您对北京航空航天大学出版社的具体意见和建议:

_____
_____
_____
_____
_____

其他意见和建议:

_____
_____
_____
_____
_____

北航出版社,为您点亮人生之路!